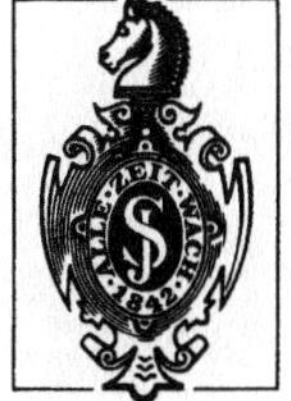

Gynäkologie und Geburtshilfe 1988

Herausgeber
H. Ludwig und D. Krebs

Springer-Verlag
Berlin Heidelberg New York
London Paris Tokyo Hong Kong

Prof. Dr. Hans Ludwig
Universitäts-Frauenklinik
Schanzenstr. 46
CH-4031 Basel
Schweiz

Prof. Dr. Dieter Krebs
Universitäts-Frauenklinik
Sigmund-Freud-Str. 25
D-5300 Bonn 1
Bundesrepublik Deutschland

ISBN-13:978-3-642-74785-4   e-ISBN-13:978-3-642-74784-7
DOI: 10.1007/978-3-642-74784-7

CIP-Titelaufnahme der Deutschen Bibliothek

Gynäkologie und Geburtshilfe 1988 / Hrsg. H. Ludwig u. D. Krebs. –
Berlin ; Heidelberg ; New York ; London ; Paris ; Tokyo : Springer, 1989
    ISBN-13:978-3-642-74785-4

NE: Ludwig, Hans [Hrsg.]

Vorwort

Das vorliegende Buch ist aus den Beiträgen zum 47. Kongreß der Deutschen Gesellschaft für Gynäkologie und Geburtshilfe entstanden, welcher in der Zeit vom 6. bis 10. 9. 1988 in München stattfand. Die Gestaltung des Verhandlungsberichtes als Jahrbuch '88 ist der Versuch, die wissenschaftlichen Ergebnisse des Zweijahreskongresses einer breiteren fachlichen Leserschaft zugänglich zu machen. Die Herausgeber verbinden damit die Hoffnung, die hier erstmals gewählte Gestaltung werde sich auch für die künftigen Kongresse bewähren, damit etwa alle zwei Jahre eine aktuelle Übersicht über das Fachgebiet Gynäkologie und Geburtshilfe im deutschsprachigen Raum zu Verfügung steht. Um dieses Ziel zu erreichen, wurden die Beiträge nicht nach dem Kongreßablauf, sondern nach Themen geordnet. Den Referaten, kenntlich am Druck des Titels in etwas größerer Schrift, wurden die themenbezogenen Beiträge aus Parallelsitzungen zugeordnet, so daß unter der jeweiligen Kapitelüberschrift jeder zugehörige Beitrag zu finden ist. Auf diese Weise mußten zwar gelegentlich Überschneidungen innerhalb der Kapitel in Kauf genommen werden, jedoch ergab sich der, nach Meinung der Herausgeber überwiegende Vorzug, daß nun die meisten Aspekte eines Themas von verschiedenen Seiten beleuchtet werden. Methoden und Ergebnisse so gut wie aller auf ein aktuelles Thema ausgerichteten Arbeitsgruppen sind innerhalb desselben Kapitels zu finden. Die Schwerpunkte der Entwicklung an verschiedenen Kliniken werden über die Jahre hin deutlicher erkennbar werden, wenn weitere Zweijahresbände nach demselben Herausgeber-Prinzip folgen.

Das vorliegende Buch soll eine Arbeitshilfe sein: Auf methodische Detailangaben, auf die zahlenmäßige Erfassung von Ergebnissen und auf die erläuternde Illustration wurde daher besonderer Wert gelegt. Auch die Empfehlung, auf die aktuelle Literatur zu verweisen, wurde von vielen Autoren befolgt. Die Herausgeberbemerkungen zu Beginn jedes Kapitels stellen den Bezug zum Kongreß her. Sie sind dort ausführlicher gehalten, wo neue Entwicklungen beschrieben werden oder wo es die Absicht des Kongreßprogrammes war, Schwerpunkte zu setzen.

Die Herausgeber danken im Namen des Vorstandes der Deutschen Gesellschaft für Gynäkologie und Geburtshilfe dem Springer-Verlag für die bekannt solide Ausstattung des Bandes und insbesondere auch dafür, daß er den Vorschlag, eine Buchausgabe mit der Konzeption eines Jahrbuchs '88 herauszubringen, bereitwillig aufgegriffen hat, obschon dadurch höhere Herstellungskosten entstanden sind.

Basel/Bonn, April 1989

Die Herausgeber:
Hans Ludwig,
Dieter Krebs

Inhaltsverzeichnis

Sitzungen der Arbeitsgemeinschaften

Arbeitsgemeinschaft Gynäkologische Mikrochirurgie

W. Albrich: Stand der multizentrischen AGM-Studie Tubargravidität   3

Arbeitsgemeinschaft Gynäko-Pathologie: Neoplasien und Dystopien des Müllerschen Epithels

C. Dallenbach, H. Miklaw, F. D. Dallenbach: Endosalpingiosis und Leiomyomatosis Disseminata – Differentialdiagnose und therapeutische Konsequenzen   5

Arbeitsgemeinschaft Gynäkologische Balneologie

B. Ehret-Wagener: Indikationsstellungen des gynäkologischen AHB-Verfahrens . . .   6
D. Strauch, R. Kovarik, M. Steyer: Geschlossene CO_2-Gastherapie in Gynäkologie und Geburtshilfe   9

Arbeitsgemeinschaft Gynäkologische Radiologie

M. Bauer, R. Schulz-Wendtland: Grenzen der Bildinterpretation in der Mamma-Sonographie 10
H. Junkermann: Sonographische Markierung okkulter Mammabefunde. 11
K. Henne, M. Bauer: Bildgebende Verfahren bei der Streßinkontinenz 13

Arbeitsgemeinschaft Kinder- und Jugendgynäkologie: Praxis der Kinder- und Jugendgynäkologie

H. P. Zahradnik, W. Schuth: Dysmenorrhoe bei Jugendlichen 14

Arbeitsgemeinschaft Gynäkologische und Geburtshilfliche Endoskopie: Erfahrungen und Fortschritte in der operativen gynäkologischen und geburtshilflichen Endoskopie

K. Semm: Der Wandel von der Laparotomie zur minimal invasiven Chirurgie: hier Pelviskopie 19

Arbeitsgemeinschaft Gynäkologische Urologie

E. Petri: Blasenentleerungsstörungen (Moderatorenbericht) 22

Arbeitsgemeinschaft Schwangerschaftshochdruck/Gestose: Ambulante Diagnostik und Therapie des Bluthochdrucks in der Schwangerschaft

T. Öney: Zur Blutdruckmessung in der Schwangerschaft 23
L. Spätling: Stellenwert von Magnesium in der Prävention der Gestose 24

Geburtshilfe, materno-fetale Medizin

Entwicklungen in der Geburtshilfe

E.-J. Hickl: Einführung 29
H. Albrecht: Zur derzeitigen Situation der operativen Geburtshilfe 30
J. W. Dudenhausen: Die Bedeutung der Zusammenarbeit mit den Hebammen . . . 37
J. W. Dudenhausen: Forschungsschwerpunkte in der Geburtshilfe 38
K.-H. Wulf: Wege zu einem Risikokonzept in der Geburtshilfe und Perinatologie . . 40

Fetalentwicklung

S. Riedewald, B. Arabin, E. Saling: Entwicklung fetalen Verhaltens 51
R. Boos, J. Gnirs, W. Schmidt: Ein „neues" Untersuchungsverfahren zur Erfassung der fetalen Bewegungsaktivität 53
E. Stelzer, F. Wolff, M. Dederichs: Prognostische Wertigkeit des „acustic stimulation test" für den Neugeborenenzustand 54
J. Gnirs, R. Boos, W. Schmidt: Computer-gestützte Analyse fetaler Verhaltenszustände bei Schwangerschaften mit unauffälligem Verlauf und IUGR 55
U. Gembruch, M. Hansmann, D. A. Redel, R. Bald: Zweidimensionale farbkodierte Doppler-Echokardiographie des Feten: physiologische und pathologische Befunde . . 56
C. von Garssen, U. Gembruch, D. A. Redel, R. Bald, M. Hansmann: Fetale Extrasystolie – Diagnose und Management 59
Th. Somville, J. Morgenstern, U. Naumann: Fetale Arrhythmien 60
H. J. Voigt, H. Singer: Differentialdiagnose und Therapie fetaler Arrhythmien . . . 61
U. Gembruch, M. Hansmann, D. A. Redel, A. Gottschlich, R. Bald: Fetale Echokardiographie bei familiärer Belastung in Hinblick auf kongenitale Herzfehler 62
W. Loos, K. T. M. Schneider, R. Celik, R. v. Hugo, H. Graeff: Erste Erfahrungen mit der Korrelation biochemischer Parameter und fetalem und utero-plazentarem Blutfluß 63
K.-H. Schlenkser: Pränatale Diagnostik von Neuralrohrdefekten und klinische Konsequenzen 66
J. Wisser, S. Krone, T. Strowitzki, R. Knitza: Ultraschallembryologie des Zentralnervensystems als Grundlage der Sonopathologie 69
U. Lorenz: Experimentelle und klinische Ergebnisse der fetalen Lungenreifebehandlung 70
L. Spätling, K. Quakernack: Magnesiumsubstitution und Fetalentwicklung 75

Überwachung des Feten – Kardiotokographie, kontinuierliche fetale Blutgasmessung, Stressteste

L. Quaas, H. Schillinger, H. G. Hillemanns: Fetalentwicklung und antepartales Kardiotokogramm 76
D. Rabe, K. Hein, J. Gnirs, W. Schmidt: Pathologische antepartale Kardiotokogramme – Verbesserung der Diagnostik durch vibroakustische Stimulation? 78
R. Schumann, U. Becker, H. Pape, E. Halberstadt: Über die kontinuierliche intrakutane pO_2-Messung in der Eröffnungs und Austreibungsperiode 80
P. van den Berg, S. Schmidt, D. Krebs: Erste klinische Erfahrungen mit einem Monitor zur Überwachung des Feten sub partu mittels transkutaner PCO_2, PO_2 und CTG . . 81
K. T. M. Schneider, W. Loos, A. Hassler, H. Graeff: Die Messung des fetalen Gefäßwiderstandes mit dem Duplexscanner – ein neuer fetaler Streßtest 82

Doppler-Sonographie

W. Schmidt, W. Rühle: Pathologische Doppler-Flow-Untersuchungen – Korrelationen zu pathologischen CTG's 86
W. Hütter, D. Grab, T. Keim, R. Terinde: Die maternalen und fetalen Flow-Muster in der Schwangerschaft 87
F. Kainer, W. Ratei, R. Schürmann: Dopplersonographische Flowmessung bei insulinpflichtigen Diabetikerinnen im III. Trimenon 89
W. Tyka, U. Siekmann: Continous-wave-Dopplerflow-Indices unter Hämodilution in der Spätschwangerschaft 91
E. Weiss, T. Hitschold, P. Berle, H. Müntefering: Dopplersonographische Blutflußmessung der A. umbilicalis: Ist ein Screening sinnvoll? 92
J. Deutinger, R. Rudelstorfer, G. Bernaschek: Gepulste Doppler Strömungsmessungen in der Arteria uterina und in einer Arteria arcuata bei unauffälliger Schwangerschaft 94
B. Arabin, P. L. Bergmann, E. Saling: Klinische Bedeutung der Doppler-Blutflußmessung in uteroplanzentaren und fetalen Gefäßen 95
T. Keim, W. Hütter, D. Grab, R. Terinde: Dopplersonographische Verlaufsbeobachtungen bei Schwangeren mit fetaler Wachstumsretardierung 96

VIII

W. Stolz, H. Reinhard, M. Stolz, G. Bastert: Gepulste Dopplermessungen bei Patientinnen mit Plazentainsuffizienz und ihre klinische Wertigkeit 98

D. Grab, W. Hütter, T. Keim, R. Terinde: Erfahrungen mit dem Continuous-wave-Doppler bei der Überwachung von Mehrlingsschwangerschaften 99

W.-D. Hiltmann, A. Wischnik, A. Hettenbach, F. Melchert: Die Auswirkungen einer Bolusgabe von $MgSO_4$ auf das fetale Herz-Kreislauf-System (dopsonographische Untersuchungen) 101

B. Hünecke, M. H. Carstensen, R. C. Seitz: Dopplersonografische Verlaufskontrollen bei der pränatalen Therapieüberwachung der Rh-Inkompatibilität 102

Bildgebende Verfahren: Sonographie, Kernspintomographie

J. Brökelmann, R. Bald, G. von Hagens, M. Hansmann: Sonographie und plastinierte Großschnitte des kleinen Beckens 106

B. Unteregger, W. Stolz, G. Bastert: Endosonographische Messungen der Zervixlänge in der Schwangerschaft 108

E. Merz, A. Grüßner, F. Kern: Entwicklung eines Wachstumsmodells für die langen fetalen Extremitätenknochen 109

W. Grünsteidel, H. J. Voigt: Pränatale Diagnostik und Prognose der Oligo- und Anhydramnie 113

G. Braems, U. Lang, J. Wolff: Sonographisches Wachstum und Geburtsmaße einer türkischen Population in Deutschland im Vergleich zu einer mitteleuropäischen Population 114

S. Krone, J. Wisser, C. Anthuber: Sonographische Diagnostik in der Kinder- und Jugendgynäkologie 116

M. Tesseraux, G. P. Breitbach, H. Wörner, B. Kramann, G. Bastert: Möglichkeiten der kernspintomographischen Pelvimetrie 118

V. Jaspers, L. Spätling, H. Hötzinger, K. Quakernack: Kernspintomographie und Vaginalsonographie in der Beurteilung des inneren Genitale 118

T. Schröder, L. Spätling, M. Flock, H. Hötzinger, H. K. Beyer: Kernspin- und Computertomographie in der Beurteilung tumoröser Veränderungen des inneren Genitale . . 119

Pränatale Diagnostik

H. Fröhlich, G. Tews, G. Mursch, W. Arzt: Ergebnisse der teratologischen Beratungsambulanz an der Landes-Frauenklinik Linz 121

R. Balke, G. Kunze, K. Hinrichsen, K. Quakernack: Endo- und mikroskopische Studien an Chorionbiopsiematerial 123

M. Chwat, W. Leucht, R. Boos, W. Schmidt: Amniozentesen in der 2. Schwangerschaftshälfte 124

H. Gerlach, H. U. Feldmann: Veränderte Indikationsstellung zur Amniozentese im II. Trimenon durch ein Alpha-Fetoprotein-Screening 126

C. Bäumler, J.-P. Clees: Pränatale Diagnostik konnataler Infektionen 128

M. Saftig, E. Conzelmann, K. Zerres, K. Schander: Pränatale Diagnostik beim Fabry-Syndrom 129

Ch. Brezinka, O. Huter, H. Kirchler, I. Gassner, M. Tötsch: Fehlbildungen des Urogenitaltraktes: Pränatale Diagnostik – Postnatale Entwicklung 130

Pränatale Therapie

M. Gonser, K. Völklein: Dosisberechnung zur transplazentaren Digitalisierung des Feten   133

R. Gerner, U. Dragar, E. Habauer, W. Ott: Thyroxin und Lungenreifung   134

W. Holzgreve, G. Edel, B. Gerlach, P. Miny: Diagnose, Differentialdiagnose und Management fetaler Ovarialcysten – Erfahrungen bei 9 Fällen   135

K.-P. Gloning, T. Schramm, E. Brusis: Fetale Anämie: Diagnostik und Therapie durch Punktion der Nabelschnur   138

W. Ott, U. Becker, E. Halberstadt, R. Schuhmann: Neue Möglichkeiten zur Diagnostik und Therapie der schweren Rhesus-Incompatibilität   139

M. H. Carstensen, B. Hüneke, Chr. Seitz, H. H. Hellwege: Pränatale Therapie der
Rhesus-Erythroblastose 140
R.-Chr. Seitz, H. H. Hellwege, B. Hünecke, M. H. Carstensen: Diagnostik, Perinatalthe-
rapie und Prognose der fetalen Erythroblastose 142

Immunologie der Schwangerschaft, „habitueller" Abort

G. Desoye, G. Dohr, H. H. Kessler: Welche immunologische Mechanismen ermöglichen
eine erfolgreiche Schwangerschaft 146
M. von Ditfurth, B. M. E. Kuntz, U. Kuhn, W. Distler: Der immunologisch bedingte
Abort – Diagnose und Therapie 149
B. Hinney, W. Kuhn, O. Götze, H. Neumeyer: Immuntherapie bei habituell abortieren-
den Paaren 154
T. Strowitzki, R. Wiedemann, W. Mempel, H. Hepp: Immunologische Abklärung bei
habituellen Aborten 157
B. Zowislo, P. Mallmann, G. Spiegel, D. Krebs: Immunologische Diagnostik und Thera-
pie beim habituellen Abort 159
H. H. Kessler, G. Dohr, G. Desoye, R. Winter: Expression von Histokompatibilitäts-
Antigenen an menschlichen Präimplantations-Embryonen 161
O. Heine, J. Neppert, G. Mueller-Eckhardt: Immunologische Untersuchungen zur Ursa-
che des habituellen Abortes 163
B. Hinney, E. Günther, W. Kuhn: Der Nachweis schützender Faktoren in der Schwan-
gerschaft 165
I. Miedaner-Maier, I. Gerhard, W. Eggert-Kruse, B. Runnebaum: Prävalenz ätiologi-
scher Faktoren bei 121 Paaren mit habituellen Aborten 166
P. Mallmann, U. Gembruch, R. Mallmann, M. Hansmann: Nicht immunologischer
Hydrops fetalis, doch eine immunologische Genese? 168
A. Rempen: Spontanabortrate nach sonographisch intakter Frühschwangerschaft . . 169
J. Dietl, H.-P. Horny, F. Buchholz: Lymphoretikuläre Zellen der Dezidua: eine immun-
histologische und elektronenmikroskopische Studie 170
E. Jimenez, M. Unger, G. Bläss, A. Schäfer: Immunhistologische Untersuchung zur
Bedeutung der Hofbauer-Zelle für die transplazentare HIV-Infektionskette 171

HIV-Infektionen/Frauen und AIDS

A. Schäfer, B. Schwartländer, W. Friedmann: Epidemiologie und Klinik der HIV-
infizierten Frau 174
J. W. Dudenhausen: Geburtshilfliches Vorgehen bei HIV-Infektion 179
I. Grosch-Wörner, S. Koch, M. Vocks, A. Schäfer, M. Mielke, U. Wahn, B. Zorr,
U. Maas: HIV-Infektion bei Kindern seropositiver Mütter 185
K. Jahn, L. Beck: AIDS und Frauen – Eine multizentrische Studie 188
E. R. Weissenbacher, M. Lang, H. Hepp, A. Schäfer: HIV/AIDS-Erkrankung in der
Gynäkologie und Geburtshilfe 193

Aszendierende Infektionen und Schwangerschaft – vorzeitiger Blasensprung

W. Künzel: Infektionen als Ursache von Abort und Frühgeburtlichkeit 200
A. Giebel, E. Halberstadt: Zur Frage intrauteriner Infektionen als Frühgeburtsursache . 208
P. Kesternich, H. Jung, M. Schorsch, H. Fendel: Zervikalflora und Prostaglandingehalt
des Zervikalsekretes bei drohender Frühgeburt 209
M. Höckel, R. Zielberg, A. Queißer, Th. Beck, R. Lissner, H. Stopfkuchen: Intravenöses
Humanimmunglobulin zur Prophylaxe der Amnioninfektion beim vorzeitigen Blasen-
sprung 211
Y. Pfisterer, P. Schmidt-Rhode, K.-D. Schulz, M. Kosukavak: C-reaktives Protein
(CRP) beim Amnioninfektionssyndrom 213
V. G. Pahnke, M. Krohn, K. Albrecht, G. Trams: Ergebnisse des konservativen Manage-
ments bei vorzeitigem Blasensprung (VZB) 214
R. Zapf, D. Pediaditakis, K. Schander: Fibrinklebung bei vorzeitigem Blasensprung . 215

V. Ragosch, T. Scheiber, U. Lorenz, C. Eick, M. Fromm, H. Weitzel: Immunologische
Bestimmung von Phosphatidylglyzerol aus dem „Vaginalsekret" bei Verdacht auf vorzei-
tigen Blasensprung 216
D. Kalogirou, E. Kouskouni, G. Davri, P. A. Zourlas: Die Chlamydia trachomatis bei
Schwangeren und Neugeborenen 217
D. Glaser, A. Oehme, W. Ritzerfeld, J. Horst: Erfahrungen mit der Chlamydienserologie
in der Abortsprechstunde 218

Placentainsuffizienz und Präeklampsie

H. P. G. Schneider, B. Karbowski: Morphologische und biochemische Grundlagen der
plazentaren Insuffizienz – Prostaglandinstoffwechsel 220
B. Karbowski, H.-J. Bauch, H. P. G. Schneider: Funktionelle Differenzierung des vaskulären Epithels bei Hochrisikoschwangerschaften 223
P. Brockerhoff, T. Beck, G. H. Rathgen: Mütterlicher und fetaler Metabolismus unter
der Geburt in Abhängigkeit von plazentamorphologischen und respiratorischen Befun- 225
den . . . .
F. Wolff, W. Hamm, A. Bolte: Diagnostik und Therapie bei Früh- und Mangelgeburten
– Effizienz des geburtshilflichen Managements 226
Ch. Sohn, H. Fendel: Die unterschiedliche Durchblutung von Niere und Uterus in
normalen und gestotischen Schwangerschaften 227
R. Seufert, F. Casper, H. Bauer, R. E. Herzog: Präeklampsie bei Geminigravidität . 228
W. Günther, J. H. Fischer, F. Wolff, A. Scharl: Untersuchungen zum Energiestoffwechsel
der Plazenta in Abhängigkeit von klinischen Parametern 229
T. Neßelhut, W. Rath, G. Grospietsch, W. Kuhn: Reduktion der Tamm-Horsfall-
Proteinausscheidung im Urin von Patientinnen mit schwangerschaftsinduzierter Hyper- 230
tonie . . . .
J. Schulze-Tollert, F.-J. Kaltenbach, W. H. Boesken, C. Wilhelm, L. Quaas: SDS-PAA-
Disk-Elektrophorese zur Differentialdiagnose der Präeklampsie sowie besonderer Ver-
laufsformen bei Hypertension in der Schwangerschaft 231
K. Derfler, G. Sunder-Plassmann, G. Steger, M. Endler, P. Balcke: Erhöhte Interleukin-2
Aktivität bei EPH-Gestose 233
P. Anastasiadis, Ph. Anninos, B. Limperis, G. Koutzougeras, G. Galazios: Biomagnetis-
mus der fetalen Zerebralfunktion bei EPH-Gestose 234
F. Hübner, C. Stumpf, H. Schonlau: Zur unterschiedlichen Wertigkeit von Risikofakto-
ren der Frühgeburtlichkeit und ihr Einfluß auf das postpartale kindliche Befinden . . 236
R. K. Schmutzler, I. Soliman, W. Nocke, D. Krebs: Untersuchungen zur Östriolta-
gesrhythmik in Risikoschwangerschaften 237

Schwangerschaftshochdruck

K. T. M. Schneider: Schwangerschaftsinduzierte Hypertonie: Maternale und fetale Hä-
modynamik 240
M. Middeke: Adrenozeptoren und Schwangerschaftshypertonie 244
L. Heilmann: Mikrozirkulation und Schwangerschaftshochdruck 248
R. von Hugo, K. T. M. Schneider, W. Loos, R. Hilsenbeck-Celik: Schwangerschaftshy-
pertonie und ihre Bedeutung für die Blutgerinnung 250
St. Niesert: Humorale Faktoren bei Patientinnen mit Schwangerschaftshypertonie . . 252

Erkrankungen in der Schwangerschaft

N. Widmann, R. Tschada, A. Hettenbach, G. Mickisch: Klinik der komplizierten
schwangerschaftsbedingten Harnstauung 255
D. Rasel, A. Hettenbach, R. Tschada, D. Potempa: Die komplizierte Harnstauung in der
Schwangerschaft: Grundlagen, Therapiekonzept, Ergebnisse 256
R. Tschada, A. Hettenbach, G. Mickisch, D. Rasel: Stellenwert der Hydradationssono-
grafie in der Verlaufsprognose der schwangerschaftsbedingten Harnstauung 257
H. Günter, U. Frei, St. Niesert: Schwangerschaften und Geburten nach Nierentransplan-
tation. Beobachtungen an 13 Patientinnen 259

St. Niesert, C. Jakobi, K. Behrens, A. von zur Mühlen: Postpartale Schilddrüsen-Dysfunktion bei gesunden Patientinnen 260

C. Karl, G. Schieren, Ch. Sohn: Enzymchemische und funktionelle Veränderungen bei Varicosis in graviditate 262

H. J. Prömpeler, A. Vogt, E. E. Petersen: Toxoplasmose-Diagnostik in der Schwangerschaft 263

Diabetes und Schwangerschaft

K. J. Lohe: Diabetes und Schwangerschaft – gynäkologische Aspekte 266

H. Mehnert, B. Hillebrand: Diabetes und Schwangerschaft – internistische Aspekte – Vorurteile und Fakten 272

M. C. H. Häusler, P. A. M. Weiss, H. M. H. Hofmann: Die Risiken des Gestationsdiabetes 278

H. M. H. Hofmann, P. A. M. Weiss: Die Insulintherapie beim Gestationsdiabetes . . 279

W. Burkart, J. P. Hanker, H. P. G. Schneider: Fertilität der Diabetikerin und der gesunden Frau 280

F. Stoz, U. Beyer, A. Wolf: Perinatale Problematik bei kindlicher Makrosomie und ihre Beziehung zum mütterlichen HbA_{1C} 282

U. Schlembach, H. Hölting, N. Golz, H. Mast: Wertigkeit der Fructosamine-Bestimmung als Screening-Test für den Gestationsdiabetes 283

G. Crombach, J. Linnenkamp, C. Müller, F. Wolff: Insulin- und C-Peptidkonzentrationen im Fruchtwasser bei normalen und diabetischen Schwangeren 284

W. Ott, R. Gerner, E. Halberstadt: Zum Nachweis des Phosphatidylglycerols in der normalen und diabetischen Schwangerschaft 285

H. Baumann, J. W. Dudenhausen, A. Huch, R. Huch: Blutzuckerverlauf nach oralem GTT mit 75 g bei Schwangeren 286

Th. Somville, B. Pawlowski, C. Deparade: Analyse der perinatalen Ergebnisse bei 308 diabetischen Schwangerschaften 288

G. Crombach, J. Linnenkamp, F. Wolff, A. Bolte: Ergebnisse der Behandlung des mütterlichen Diabetes in der Schwangerschaft von 1980–1988 289

U. Lang, W. Künzel: Die geburtshilfliche Betreuung diabetischer Schwangerschaften in Hessen 1982–1986 290

Geburtshilfliche Problemfälle

D. Langnickel: Reduktion des organisatorischen Risikos bei Geburtsüberwachung und Entbindung 293

R. Knitza, J. Wisser, H. Hepp, H. Versmold: Klinischer Verlauf und geburtshilfliches Vorgehen bei Mehrlingsschwangerschaften 295

J. M. Wenderlein, U. Rembold: Analysen von 520 Zwillings-Schwangerschaften/-Geburten an der UFK Ulm 296

O. Behrens, K. Mühlhaus: Therapie eines akuten Hydramnions bei Geminigravidität 297

W. Hönigl, H. M. H. Hofmann, W. Urdl, H. O. Mayer: Geburtshilfliche Ergebnisse bei echtem Nabelschnurknoten 298

C. Anthuber, R. Wirsching, B. Schüßler: Postpartale Stuhlinkontinenz nach Dammriß III. Grades? Eine retrospektive Analyse 300

H.-J. Genz, H. Landolt, H. Hruby: Cerebrovaskuläre Komplikationen bei Schwangeren – fünf Kasuistiken 300

W. Arzt, G. Twes, G. Mursch: Die „alte" Primipara – geburtshilfliches Management 302

Operative Geburtshilfe

B. Wollny, D. Kramer, N. Golz, H. Mast: Die Sectio caesarea in Periduralanaesthesie: Verbesserung der perinatalen Morbidität? 304

E. R. Weissenbacher, I. Wachter, K. Gutschow, N. Krebs, W. Mempel: Zur postpartalen Infektion von Sectiopatientinnen mit perioperativer Bluttransfusion 305

H. Prömer, A. Staudach: Geburtsmodus bei Status post Sektio 308

B. Kolanczyk, G. Burrows, F. Klink, A. Seoudy, F. Oberheuser: Indikationswandel, intra- und postoperative Komplikationen der Kaiserschnittentbindungen in den Jahren 1983 bis 1987 an der MUL 309
Ch. Schubring, E. Werner: Blasenentleerung unmittelbar nach Sectio 310
E. Waldschütz, L. Heilmann, W. M. Fischer: Tiefe Venenthrombosen nach Kaiserschnitt 311
K. Kosian, H. Janisch: Bakteriologie der Episiotomie 313
B. Czermak, M. Ringler: Schreckgespenst Dammschnitt: Erwartungshaltungen und erlebnismäßige Folgereaktionen 315
K. Goeschen, O. Behrens, A.-R. Fuchs: Einfluß der Cerclage auf Oxytocin und Prostaglandin – Besteht ein Zusammenhang mit dem Therapieerfolg? 316
V. M. Roemer, J. Burster, J. Legat: Die „Sensor-Zange" – ein neues Instrument für die operative Geburtshilfe 317
D. Christmann, E. Strobel: Die Hysterektomie, eine lebensrettende Maßnahme bei vital bedrohlichen Situationen in der Geburtshilfe 319

Müttersterblichkeit

H. Welsch: Mütterliche Mortalität 321
M. Steiner, H. G. Hillemanns: Müttersterblichkeit in Entwicklungsländern. Ursachen und Maßnahmen zur Reduktion 328

Tokolyse

F. Fallenstein, T. Schröder, R. Balke, L. Spätling, K. Quakernack: Die mütterliche Herzfrequenz unter kontinuierlicher und pulsatiler Tokolyse 330
E. R. Bosse, T. Schröder, F. Fallenstein, L. Spätling, K. Quakernack: Klinisch-chemische Parameter unter kontinuierlicher und pulsatiler Tokolyse 331
R. Hildebrandt, H.-K. Weitzel: Steigerung der fetalen Herzfrequenz unter intravenöser und oraler Tokolyse 333
I. Gerhard, B. Runnebaum, Th. von Holst: Der Einfluß von Fenoterol auf den Zustand des Neugeborenen und die kindliche Entwicklung bis zu 4 Jahren 334

Geburtseinleitung

W. Rath, R. Osmers, W. Kuhn: Die Anwendung von Prostaglandinen zur Geburtseinleitung 336
Ch. Stumpf, H. Schonlau, F. Hübner, P. Kesternich, H. Jung: Klinische Erfahrungen mit intracervikaler Prostaglandin-E$_2$-Applikation zur Geburtseinleitung 337
R. Osmers, W. Rath, A. Conrad, N. Dennemark, W. Kuhn: Eine placebokontrollierte Doppelblindstudie eines neuen, gebrauchsfertigen PGE-2-Gels (Org 2634) zur präoperativen Zervixreifung im 1. Trimenon 339
A. Wischnik, A. Hettenbach, P. Altenburg, F. Melchert: Geburtsverlauf und kindliches Befinden nach Geburtsinduktion mit PGE$_2$-Vaginaltbl. (3 mg) 340
C. Hegele-Hartung, K. Chwalisz, H. M. Beier, W. Elger: Morphologische Aspekte der Cervixreifung unter Antigestageneinfluß 341
H. G. Mutke: Einleitung bei Timing-Störungen zwischen Mutter und Kind. Zeitgeber muß das Kind sein 343

Neonatologie

I. Schrader, V. M. Roemer: Zum Problem der postpartalen Früh-Überwachung des Neugeborenen 346
M. Kirschbaum, A. Kriete, H. R. Duncker, W. Künzel: Die Topographie hypoxiebedingter zerebraler Extravasate 348
W. Kauffels, C. Goecke: Kongenitale Schädelimpressionen 351
A. Luttkus: Rechnergestützte Überwachung von Herz- und Atemfrequenz Neugeborener zur Beurteilung postpartaler Adaptationsstörungen 352

Forschungsbeiträge Perinatologie

G. Link, J. Zempleni, M. Maghsudi: Beeinflußt die Vitaminversorgung der Mutter die Vitaminkonzentration des Feten? 354

A. Hettenbach, L. Dörge, K. Stegmeier, A. Wischnik: Wirkung von Thromboxanantagonisten am graviden Myometrium 357

E. Goepel, M. H. Carstensen, H. Schröder, H. P. Leichtweiß: Acetylsalicylsäurewirkung auf den Alanin- und Glukosetransport in der Meerschweinchenplazenta 358

G. Röckelein, A. Scharl: Postnataler Verschluß der Nabelschnurarterie – Rasterelektronenmikroskopische Befunde 359

C. Eckmann, B. Hüneke, M. H. Carstensen: Atriales natriuretisches Peptid (ANP) in der Schwangerschaft 360

G. Schaller: Der Einfluß der Schwangerschaft auf die Zytokeratinexpression in einem hormonabhängigen Epithel 361

Operative Gynäkologie, gynäkologische Onkologie

Operative Gynäkologie

Th. Schramm, R. Pröbstl, B. Mayr, J. Baltzer: Validierung moderner bildgebender Verfahren in der präoperativen Diagnostik von Adnextumoren 368

M. Völksen, R. Osmers, B. Hinney, H. Kühnle, W. Rath, A. Teichmann, W. Wuttke, W. Kuhn: Prospektive Studie zum klinischen Management zystischer Adnextumoren an Hand sonographischer Kriterien 369

R. A. Steiner, F. Rotta, W. E. Schreiner: Laparoskopische Befunde bei unklaren chronischen Unterbauchschmerzen 370

D. Raatz: Die Second-look-Laparoskopie im künstlichen Aszites 372

H. Kipshagen, G. Nachtwey: Indikationen und Erfahrungen mit einer modifizierten laparoskopischen Antefixation des Uterus 373

P. M. Carsten, M. Stauber, W. D. Berger: Operative Adhäsiolyse und chronischer Unterbauchschmerz 374

M. Fabsits, J. Lahodny: Kombiniertes vaginalchirurgisches Vorgehen zur Behandlung des kompletten Scheidenvorfalles 376

P. Safar, J. Lahodny: Grundsätzliche Überlegungen zur chirurgischen Rektozelenversorgung 377

W. Zieger, A. Hettenbach, A. Wischnik, F. Melchert: Intra- und postoperativer Verlauf von vaginalen Hysterektomien nach gynäkologischen Laparotomien 378

L. Mettler, K. Semm: Vaginale und abdominale Hysterektomie an der Universitäts-Frauenklinik Kiel 379

M. Steyer, G. Heins, C. Goecke: Präoperativer Tastbefund bei Hysterektomie 382

K. Radivojevic, P. Riss: Der Stellenwert der diagnostischen Curettage 384

U. Torsten, G. Schmidt, K. H. Weitzel: Wundheilung an in vitro gesetzten Läsionen an Hautorgankulturen im Vergleich zu fetalchirurgischen Eingriffen bei Mäusen 386

L. Heilmann, M. Kruck, P. Haas, A. E. Schindler: Der Einfluß von niedermolekularem und unfraktioniertem Heparin auf das Gerinnungssystem 389

Eileiter

J. Brökelmann: Funktionelle Morphologie des Eileiters 391

B. Karbowski, H. P. G. Schneider: Organisationsstörung des Tubenepithels 395

B. Seifert, J. Nieder, W. Augustin: Die Bedeutung der Prostanoide für die Funktion des Eileiters 397

M. Reinecke, J. F. H. Gauwerky, K. Schneider: Peptiderge (NPY, NT, VIP, SP, CGRP) Innervation der funktionellen Systeme des Uterus und der Tube des Menschen . . . 399

J. F. H. Gauwerky, M. Reinecke, K. Schneider: Regulative Peptide in der tuba uterina des Menschen 401

M. Korell, R. Wiedemann, H. Wiesinger, P. Scheidel, H. Hepp: Pathoanatomische Veränderungen am proximalen Tubenanteil bei Eileiterschwangerschaften 404

M. K. Hohl: Mikrochirurgie am Eileiter 405
H. A. Hirsch, J. Dietl, E. Neeser: Ergebnisse der organerhaltenden Therapie der Eileiter-
schwangerschaft 409
Ch. Egarter, R. Fitz, P. Husslein: Neue Behandlungsmethode der Tubargravidität durch
Prostaglandin F2a und E2 413
G. Keckstein, A. Wolf, S. Wittek: Tubenzustand nach pelviskopisch operierter (konven-
tionell versus Laser) Tubargravidität 416
D. Wallwiener, A. Ebinger, G. Bastert: Experimentelle und klinische Ansätze zur Tubo-
skopie 418
J. F. H. Gauwerky, M. Reinecke, W. G. Forssmann: Fibrinklebeanastomosen der tuba
uterina unter verschiedenen experimentellen Bedingungen 419
D. Schäfer, J. P. Pfuhl, J. S. E. Dericks-Tan, R. Baumann: Zytogenetische und hormo-
nelle Untersuchungen an Gewebeproben extrauteriner Graviditäten 424
G. Mursch-Edlmayr, P. Hintermüller, G. Tews, H. Fröhlich: Diagnostische Aspekte der
Tubaria 425
G. Wilke, B. Hinney, W. Wuttke, W. Kuhn: Kombination sonographischer und endokri-
nologischer Verfahren zur Diagnose der frühen Extrauteringravidität 427
W. Schmitt, J. Inthraphuvasak, F. Melchert: Fertilitätsraten nach Extrauteringraviditäts-
operationen an 2 Kliniken 429
F. Jänicke, M. Kruck: Fertilität nach tubenerhaltender und ablativer Chirurgie der
Tubargravidität – eine retrospektive Analyse von 491 Fällen 430
G. Keckstein, S. Hepp, A. Wolf: Tubenzustandsdiagnostik: H.S.G., diagnostische Pelvi-
skopie und Rasterelektronenmikroskopie des Fimbrienepithels 432
V. Jaluvka, B. Ebersbach-Schulz: Extrauteringraviditäten nach Tubensterilisierung . . 434
M. Volk, A. Westerburg, H.-P. Pfuhl, R. Baumann: Behandlung der Tubargravidität mit
Methotrexat 435
J.-P. Pfuhl, K. J. Rücker, D. Schäfer, R. Baumann: Extrauteringravidität nach Tuben-
anastomosen mit Fibrinklebung – lichtmikroskopische Beobachtungen 436
G. Tews, W. Arzt, G. Mursch, H. Sadoghi: Die kombinierte laparoskopisch-vaginale
Operationsmethode der Tubargravidität 437
H. Mecke, K. Semm: Die Behandlung der Tubargravidität per pelviskopiam 439
D. Pediaditakis, A. Stille, K. O. Bartz, K. Schander: Ovarialgravidität im 3. Trimenon 440
M. Kusche, K.-H. Schlensker, S. Eren, I. Winkhaus: Indikationsstellung und Erfolgs-
chancen von mikrochirurgischen Operationen und In-vitro-Fertilisationen bei tubarer
Sterilität 441

Hysteroskopie/Hysterosalpingographie

H. Spingler, W. Würfel, P. Albert: Modifizierte Hysteroskopie in der Sterilitätstherapie:
Voruntersuchungen 442
U. Deichert, R. Schlief, I. Juhnke, M. van de Sandt: Die transvaginale Hysterosalpingo-
kontrastsonographie (HKSG) – ein neues Verfahren zur Tubendiagnostik 443
T. Steck, W. Becker, P. Albert, W. Börner: Hystero-Salpingo-Szintigraphie (HSS): eine
Methode zur Untersuchung der Passage durch die weiblichen genitalen Wege . . . 445
E. Herbe, L. Spätling, H. Hötzinger, V. Jaspers: Hysterosalpingographie mittels digitaler
Subtraktion 446

Gynäkologische Infektionen

E. R. Weissenbacher, A. Götz, K. Gutschow, I. Wachter, E. Knöpfle: Infektionsmorbidi-
tät in einer großen Universitäts-Frauenklinik 448
A. Voss, F. Fischbach, W. Loss, H. Graeff: Antibiotika-Prophylaxe bei abdominaler
Hysterektomie: Einmalgabe von Cefotetan 449
G. J. Gerstner: Einmalgabe von 1 g Ceftriaxon versus 3 × 1 g Cefotaxim zur Behandlung
gynäkologischer Infektionen – Eine randomisierte Vergleichsstudie 450
D. v. Kobyletzki, C. A. Primavesi, H. D. Heilmann, A. Wieczorek, J. Hofmann: Zur
Pharmakokinetik von Betabactyl im gynäkologischen Bereich 452
W. Eggert-Kruse, I. Gerhardt, H. Näher, B. Runnebaum: Prävalenz von Chlamydia
trachomatis im Endometrium von Sterilitätspatientinnen 457

D. Spitzer, G. Pohla-Gubo, A. Staudach: Klinik und einfache Laborparameter bei Chlamydien-Infektionen 458
H. W. Eibach, R. Lütticken, T. Mertens, A. Bolte: Klinische und mikrobiologische Diagnostik der aszendierenden genitalen Infektionen 460
K. Gutschow, E. R. Weissenbacher, I. Wachter, A. Götz, G. Maier: Mikrobiologische Untersuchungen zum vaginalen Keimbefall von Fluorpatientinnen 461
C. Peters-Welte, E. R. Weissenbacher, M. Skalitzki, J. Kofler: Untersuchungen zur Verwendung verschiedener Tampongrößen beim Schwimmen 463
W. Behrendt, G. Zieger, H. Bremser: Primäre Actinomycose in Tuboovarial – Konglomerattumoren 464

Onkologie

H. Maass: Hormone in der gynäkologischen Onkologie 466
H. Wilken, B. Gerber: Erfahrungen mit dem subrenalen Kapsel-Assay bei Mammakarzinomen 473
C. Kurbacher, A. Werner, W. Nagel, N. Jäger, D. Krebs: Erfahrungen mit Chemosensibilitätstestungen in agarhaltigen Glaskapillaren 475
A. Jandová, K. Motyčka, J. Kobilková, J. Čoupek: Fraktionen aus humanen Malignitäten und aus Mäuse-LDH Virus als Markers des menschlichen Karzinoms 476
H. Ikenberg, D. Schwörer, C. Spitz, A. Pfleiderer: Humane Papillomvirus- (HPV-) DNA in Vaginalkarzinomen 478
E. Lehmann-Willenbrock: Cholesterinkonzentration im Aszites und Dignität gynäkologischer Erkrankungen 480
G. Wunderer, I. Walter: T-Kinin, ein tumorspezifischer Permeabilitätsfaktor, verstärkt die Aszitesproduktion 481
A. Werner, D. Krebs, U. Bode: Erfahrung mit einer intraoperativen, intraperitonealen Chemotherapie bei fortgeschrittenen gynäkologischen Tumoren 483
A. Vering, R. Th. Michel, M. Stegmüller: Veränderungen der Hormonrezeptorkapazität bei xenotransplantierten Mamma- und Endometriumkarzinomen unter Zytostase . . 484
W. Jäger, C. Meier, L. Wildt, N. Lang: Untersuchungen zum Konzentrationsverlauf des CA-125 während des menstruellen Zyklus 485
W. Jäger, P. Rahn, L. Wildt: Das Carcinoembryonale Antigen (CEA) – verschiedene Ausprägung bei verschiedenen Karzinomen? 486
W. Jäger, G. Bongards, H. Feistel: Verlaufsbeobachtung serologischer Parameter während der Immunszintigraphie mit dem OC-125 487
G. Tscherne: Behandlungsergebnisse bei Trophoblasttumoren 488
M. Theobald, M. Albrecht, R. T. Michel, J. S. E. Dericks-Tan: HGG-Gradient bei Chorioncarcinom und in der Frühschwangerschaft 490
J. Pohl, H. Schillinger, Ch. Wilhelm, A. Pfleiderer: Sonographischer Nachweis von Metastasen in der Milz und am Milzhilus bei Patientinnen mit Ovarialkarzinom und Mammakarzinom 491
B. Seelbach-Göbel, A. Rempen: Zum Einsatz der Vaginalsonographie bei Patientinnen mit Post- und Perimenopausenblutung 493
S. Schmidt, G. Prangenberg, W. Ertmer, D. Krebs: Devitalisierung von farbstoffmarkierten Tumorzellen durch Excimer- und CW-Lasertherapie 494
A. Schneider, W. Eiermann, G. Raab, R. Baumgartner: Photodynamische Lasertherapie bei gynäkologischen Neoplasien: Zellkulturuntersuchungen 495
E. Neu, M. Ch. Michailov, G. Ernst, G. Staehler: Vasomotorische Reaktionen bei menschlichen Genitalgefäßen auf Röntgenstrahlung und Thermostimulation 496

Vulvakarzinom

J. Baltzer: Präkanzerosen und Frühstadien des Vulvakarzinoms 498
H. Pickel, J. Haas, M. Lahousen, E. Petru: Zur Problematik des Mikrokarzinoms an der Vulva 503
P. G. Knapstein, M. Mahlke, W. Poleska, W. Zeuner: Operative Behandlung des Vulva-Karzinoms und plastische Deckung von Vulva-Defekten 504

P. Hohlweg-Majert: Plastische Deckung von großen Vulvadefekten mittels myocutaner Lappenplastik 512
H. G. Bender: Derzeitige Therapie des Vulvakarzinoms. Ergebnisse einer Umfrage an den deutschen Universitäts-Frauenkliniken 513
M. Lahousen: Behandlungsformen und -Ergebnisse beim invasiven Vulvakarzinom . 517
G. Bartzke, M. Henne, T. Beck, R. Kreienberg: Das Vulvakarzinom, Operative Behandlung und klinische Ergebnisse 523
S. Scheit, R. Callies, L. Heilmann, A. E. Schindler: Positive Entwicklungen bei der Behandlung des Vulvakarzinoms 524
N. Vavra, H. Kucera, K. Weghaupt: Ergebnisse der elektrochirurgischen Vulvektomie mit postoperativer Bestrahlung der Inguinallymphknoten beim Vulvakarzinom 525
G. J. Gerstner, B. Gredler, H. P. Friedl: Epidemiologie des Vulvakarzinoms in Österreich 528
R. O. Adrion, W. E. Simon: Lymphknotenmetastasierung beim Vulvakarzinom . . . 529
R. E. Herzog, R. Seufert, F. Casper: Das DNS-Histogramm als Prognosefaktor des Vulvakarzinoms 530
K.-A. Walz, P. Fischer: Tumoröse Veränderungen an der Vulva bei Kindern und Jugendlichen 532
H. Meden, W. Rath, A. Schauer, H. Kühnle, W. Kuhn: Die neurokutane Melanomatose – ein seltenes differentialdiagnostisches Problem des Vulvamelanoms 534

Cervikale intraepitheliale Neoplasie

P. Anastasiadis, M. v. Lüdinghausen, G. Galazios, E. Sivridis: Vergleichende zytologische und histologische Untersuchungen der Portio cervicis bei Pemphigus 536
R. Lettau, G. Emons, F. Oberheuser: Vaginale Keimbesiedelung in Korrelation zu Hormonstatus und Zervixzytologie 539
G. Birmelin, A. Göppinger, H. Ikenberg, U. Hauser, M. Hilgarth, A. Pfleiderer: Verlaufskontrollen bei HPV-assoziierten cervikalen intraepithelialen Neoplasien (CIN) . . . 541
F. Girardi, H. Pickel, J. Haas, H. Pfister, P. Fuchs: Bedeutung der HPV-Infektion im gutartigen, dysplastischen und karzinomatösen Zervixepithel 543
W. Friedmann, A. Schäfer, E. Jimenez, M. Unger: Zervixzytologie bei HIV-positiven Patientinnen 544
A. Schaetzing: Syphilis, Trichomonas und Gardnerella bei Patientinnen mit abnormalem Krebsabstrich 546
H. R. Volkert, B. Ruffing-Kullmann, U. Schenck, H. J. Soost: Befundverläufe bei zytologischem Verdacht auf leichte bis mäßige Dysplasie (Gr. III D) 547
F. Gyergyay, A. Scharl, K.-H. Schlensker: Zum Vorgehen bei suspekter oder positiver Zervixzytologie in der Schwangerschaft 548
D. Pollmann, D. Wallwiener, C. Krampe, G. Bastert: Nd: YAG In-Touch- oder Kontakt-Technik, laser-physikalischer Background und Gewebeeffekte 549
K. J. Neis, M. Tesseraux, C. Claußen, M. Hündgen, G. Bastert: Lokale Therapie cervikaler intraepithelialer Neoplasien mit n-β Interferon 550
B. Ruffing-Kullmann, U. Schenck, H.-J. Soost: Häufigkeit falsch-negativer zytologischer Befunde in der Zervixzytologie 551
H. Wilken, G. Barten, E. Rohde, A. Kiwitt: Schnelle Zunahme von Präkanzerosen der Zervix als Folge des veränderten Sexualverhaltens in den letzten 20 Jahren 552
P. Stickelmann, O. Bauer, W. Windemuth, D. Krebs: Hochmalignes Non-Hodgkin-Lymphom der Cervix uteri 553

Zervixkarzinom

D. S. Mosny, H. G. Bender, H.-G. Schnürch: Immunhistochemische ER- und PR-Befunde am normalen und neoplastischen Portio-Plattenepithel 555
E. Petri, M. Zippe, S. Hackl, F. Casper: Stellenwert der Computertomographie in der präoperativen Diagnostik beim Kollumkarzinom 556
Y. Favre, R. Steiner, F. Bannwart, W. E. Schreiner: Diagnose, Therapie und Verlauf des Ca colli uteri Stadium I a 557
W. Lichtenegger, F. Girardi, G. Ralph: Die Parametriumresektion als Teil der kurativen Lymphonodektomie bei der abdominalen Radikaloperation des Zervixkrebes 559

T. Beck, A. Danneberg, V. Friedberg: Wertigkeit histomorphologischer Befunde für die Ergebnisse operativer Therapie des Zervixkarzinom im Stadium pT_{2b} 560

H.-G. Schnürch, H. G. Bender, L. Beck: Exenterationen in der gynäkologischen Onkologie. Beitrag zu Indikation, Morbidität und Prognose 561

A. Baumgartner, F. Klink, E. Gmelin, O. Jansen: Perkutane Embolisation mit Spiralen beim blutenden Kollumkarzinom 563

D. Mayer-Eichberger, L. Dimpel, P. Stoll, L. Mettler, K. Semm: Nachweis von humanem papilloma Virusgenom in Karzinomen und intraepithelialen Neoplasien der Cervix uteri durch in-situ-Hybridisierung 564

P. Stieber, W. Meier, A. Fateh-Moghadam, W. Eiermann: SCC- und CEA-Serumspiegel bei Patientinnen mit Zervixkarzinom 565

Th. Roos, H. Caffier, R. Kreienberg für Gynäkolog. Tumormarkergruppe: Zur klinischen Wertigkeit des neuen tumorassoziierten Antigens SCC beim Collum-Karzinom 566

W. Neunteufel, G. Tatra, Ch. Bieglmayer: Die Wertigkeit von SCC als Marker beim Zervixkarzinom 567

Endometriumkarzinom

P. Brandner, K. J. Neis, W. Stolz, G. Bastert: Vaginalsonographie am postmenopausalen Uterus: Die non-invasive Früherkennung von Neoplasien 569

B. Schurz, M. Metka, G. Heytmanek, R. Wenzl, E. Reinold: Vaginosonographische Darstellung des Endometriumkarzinoms 570

F. Degenhardt, S. Böhmer, M. Mesrogli: Vaginalsonographische Endometriumsbeurteilung als Möglichkeit zur Erkennung von Korpuskarzinomen 572

Th. Rutt, G. Bastert: Neue Aspekte für die Beurteilung der Ausdehnung des Corpuscarcinoms durch die Anwendung der transrectalen Endosonographie 574

H. J. Beier, D. Kranzfelder: Die Wertigkeit der Endometrium-Zytologie (Endozyte) im Rahmen der gynäkologischen Krebsvorsorgeuntersuchung 575

P. Semle, W. E. Schreiner: Uterusschleimhautpolypen in der Postmenopause und Endometriumskarzinom 576

S. Baer, W. E. Schreiner, P. A. Diener: Zum Problem des Endometriumkarzinoms im reproduktiven Alter 577

H.-J. Lück, J. Hilfrich, F. Degenhardt, G. Stauch: Vergleichende Untersuchung zu Hormonrezeptorgehalt und morphologischen Parametern im Endometriumkarzinom und im nicht-malignen Uterusgewebe 578

H. Rosenthal, T. Beck, W. Weikel, R. Herzog, H. J. Grill: Biochemisch und immunhistochemisch bestimmter Östrogenrezeptorgehalt von Endometriumkarzinomen 581

D. Schwörer, W. Kleine, H. Geyer, A. Pfleiderer: Immunhistochemischer Östrogenrezeptornachweis (ER-ICA) beim Endometriumkarzinom 582

W. Kleine, W. Bergmann, H. Geyer, A. Pfleiderer: Progesteronrezeptoren beim Endometriumkarzinom – ein entscheidender Prognosefaktor 583

Th. Bremen, S. Waibel, G. Leyendecker: Tumorremission eines endometrialen Stromasarkoms nach Behandlung mit GnRH-Analoga 585

U. Haselbach, K. J. Neis, S. Riehm, G. Bastert: Immuncytochemische Darstellung des Östrogenrezeptors und Progesteronrezeptors am Endometrium unter physiologischen Bedingungen 586

Ovarialkarzinom

E. Burghardt: Frühe Formen des Ovarialkarzinoms – gibt es Borderline-Tumore? . . 588

H. Schillinger, M. Kliem, W. Klosa, J. Pohl, Ch. Wilhelm, H. Madjar, J. Zalasa: Dignitätsbeurteilung gynäkologischer Tumore durch einen sonographischen Tumor-Score unter besonderer Berücksichtigung des Ovarialkarzinoms 596

W. Neunteufel, G. Gitsch, K. Schieder, H. Kölbl, G. Breitenecker: Karzinome niedriger maligner Potenz (Borderline-Tumore) des Ovars: Immunmorphologie und Klinik . . 600

R. Osmers, M. Völksen, W. Rath, W. Kuhn: Die Vaginalsonographie: eine Screeningmethode zur Früherkennung von Ovarialtumoren und Endometriumkarzinomen? . . . 602

N. Pateisky, E. Gitsch: Immunszintigraphie und intraoperative Tumorsuche beim Ovarialkarzinom 606

XVIII

W. Meier, P. Scheidel, D. Pfeiffer, H. Hepp: Die Bedeutung der präoperativen Diagnostik beim Ovarialkarzinom 609

R. Adam, D. Thyselius, M. Reinhardt, A. H. Tulusan: Langzeitverläufe von Patientinnen mit Borderline Tumoren der Ovarien 610

R. E. Herzog, R. Seufert, W. Weikel, H. Rosenthal, T. Beck: Zur Abgrenzung der Borderline-Kystome mit Hilfe ihres DNS-Histogrammes 614

I. Wachter, O. Habler: Ovarialtumoren im Kindes- und Jugendalter 615

P. Sevelda, F. Haider, H. Kucera, H. Salzer: Das Ovarialkarzinom im Stadium I – Eine retrospektive Analyse von 222 Patientinnen 617

A. Storz, M. Geppert, W. E. Simon: Ergebnisse der Lymphonodektomie sowie Appendektomie beim Ovarialkarzinom im Stadium I 618

U. Lorenz, H.-K. Weitzel: Neue Entwicklungen in der operativen Therapie des Ovarialkarzinoms 619

R. Winter, H. Pickel, M. Lahousen: Metastasierungswege des Ovarialkarzinoms . . 620

H. Kaesemann, H. Caffier, K. Rotte: Adjuvante Nachbehandlung des „kleinen" Ovarialkarzinoms (FIGO I): Chemotherapie versus Radiogoldbehandlung 622

E. Petru, H. Pickel, M. Lahousen, H. Stettner: Adjuvante Chemotherapie mit Carboplatin/Epirubicin beim radikal operierten Ovarialkarzinom 624

R. von Hugo, M. Hölscher, F. Jänicke: Morbidität, Mortalität und Lebensqualität nach radikal-chirurgischen Eingriffen beim fortgeschrittenen Ovarialkarzinom 625

H. G. Meerpohl, J. Pohl, H. Kühnle, W. Sauerbrei, A. Pfleiderer: Konsolidierungstherapie bei fortgeschrittenem Ovarialkarzinom und Partialremission (PR) 627

N. Golz, D. Kramer, H. Mast: Erfahrungen mit Treosulfan als second-line-Chemotherapie des fortgeschrittenen Ovarialkarzinoms 628

W. Jäger, L. Wildt: Behandlung fortgeschrittener Ovarialkarzinome mit GnRH-Analoga 629

Th. Ahlert, G. Bastert, S. Kaul, V. Schirrmacher: Induktion antitumoraler Immunantwort beim Ovarialkarzinom mit virusmodifizierten autologen Tumorzellen 631

E. Schwarzenau, J. Hilfich, H.-J. Lück: Reduktion der Aszitesneubildung beim Ovarialkarzinom mit Novantron intraperitoneal 632

M. Kusche, K. Reusch, R. Murnik: Prognose des Ovarialkarzinoms in Abhängigkeit vom Tumorstadium bei der Primärbehandlung 634

K. Schieder, Ch. Bieglmayer, H. Kölbl, G. Breitenecker: Tumorheterogenität und Steroidhormonrezeptorstatus als Prognosefaktoren beim Ovarialkarzinom 635

K. Engel, T. Piotrowski, H. Schmid, W. Kühn, M. Kaufmann: Die Bedeutung des Markers CA 125 für die Nachsorge des Ovarialkarzinoms 636

U. Kellner, W. Meier, A. Fateh-Moghadam, W. Eiermann: Prädiktiver Wert von CA 125 für die Operationen beim Ovarialkarzinom 637

C. Waldhör, W. Meier, P. Stieber, W. Eiermann: CA 125 Anstieg als Hinweis auf ein Rezidiv beim Ovarialkarzinom 638

W. Böhm, R. Lücke, B. Ertle, R. Benz, S. Deinert: Klinische Relevanz der Tumormarker für Verlaufskontrolle und Therapieplanung beim Ovarialkarzinom 640

W. Kühn, M. Kaufmann, G. E. Feichter, H. H. Rummel, H. C. Kübler: Klinische Bedeutung des relativen DNA-Gehaltes von Ovarialkarzinomen der Stadien III/IV in Abhängigkeit vom histologischen Typ 643

S. Janke, P. Mallmann, G. Spiegel, S. Bartos, D. Krebs: Zelluläre Immunität gegen Cytosol- und Sediment-assoziierte Antigene als prognostischer Parameter beim Ovarialkarzinom 645

H. Schleich, H. Ebert, W. Wiest, I. Hofmann, J. Inthraphuvasak, F. Melchert: Verändertes RNase-Isoenzymmuster bei Ovarialkarzinomen 646

V. Möbus, H.-J. Grill, K. Pollow, R. Kreienberg: Screening auf Aromataseaktivität in 15 neu etablierten humanen Ovarialzellinien 648

G. S. Pahwa, R. Knuppen, G. Emons: Solubilisierung der GnRH-Bindungsstellen in menschlichen epithelialen Ovarialkarzinomen 649

Mammakarzinom: Proliferationskinetik

H. Krug: Zellzyklus und Katamnese beim Mammakarzinom. Zytophotometrische Untersuchungen 651

R. J. Lellé: Korrelation von Wachstumsfraktion und prognostisch relevanten Parametern beim Mammakarzinom 654

E. Ehrhart, J. Fontaine, G. Unteregger, N. Blin: Untersuchungen zur zellzyklus-spezifischen Expression des Onkogens HER-2/NEU in Mamma-Ca Zellinien   656
K. Friedrichs, W. Jonat, J. Meybohm, S. Singh: Onkogenorganisation und -expression beim Mammakarzinom am Beispiel des Protoonkogens c-erb B2   658
H. Ostertag, W. Jonat, A. Friedl, H. Eidtmann: Aromataseaktivität in Mammakarzi-nomgewebe   660
H. Eidtmann, W. Jonat, H. Ostertag, T. Kunz: Quantitative DNA-Analyse an 128 Mammakarzinom-Gewebsproben   661
E.-D. Jarasch, P. Schloßhauer, M. Kaufmann: Cytokeratine und Desmosomen in Epi-thelien und Karzinomen der Mamma   662
Ch. Scholz, M. Volk, H. Naujoks: Einfluß von Kulturdauer und Osmolarität des Me-diums auf die Kernfläche in-vitro   663

Mammakarzinom: Prognosefaktoren, Diagnostik

W. Krieg, U. Lorenz, T. Scheiber: CA 15-3 und Mammakarzinom   666
D. Seitzer, B. Brandt, W. Niedner: Tumorantigenmodulation als Prognosefaktor beim Mammakarzinom   667
S. Swain, R. Dickson, M. Lippman: Growth Factor Secretion in Human Breast Carci-noma   669
E. Giese, W. Kleine, K. Kaufmehl, A. Pfleiderer: Zur klinischen Bedeutung prognosti-scher Faktoren beim Mammakarzinom   670
K. Reusch, M. Kusche, F. Weber, G. Crombach: Bedeutung der Routinediagnostik bei der Auffindung von Erstfernmetastasen nach Mammakarzinom   672
W. Neunteufel, C. Bieglmayer, T. Szepesi: MCA, ein neuer Tumormarker für Nachsorge-untersuchungen bei Mammakarzinompatienten   673
I. Buck, C. Lindner, K. Böge, H. J. Kitschke: Zur Wertigkeit der Tumormarker CA 15-3 und CEA beim Mammakarzinom   674
M. Scheele, L. Hoffmann, U. Müllerleile: CEA und CA 15-3 als Parameter für Thera-pieentscheidungen beim metastasierten Mammakarzinom   678
H. U. Ulmer, E. Goepel, T. Kunz: Osteocalcin (OC) – Tumormarker zur Verlaufskon-trolle beim ossär metastasierten Mammakarzinom   679
M. Hengstberger: Einsatz blinder Untersuchungsschwestern in der Brustkrebsvorsorge, eine 3-Jahres-Studie   680
K. Diergarten, U. Kessler, W. Eiermann: Abklärung nicht palpabler mammographischer Veränderungen der Mamma   681
Th. Schumacher, E. M. Schindler, R. P. de Dycker, R. L. A. Neumann, A. E. Schindler: Aussagekraft der präoperativen Mammasonographie   683
W. Leucht, D. Rabe, G. Bastert: Mammasonographische Darstellung und Bewertung von Mikrokalzifikationen   684
C. C. Kieback, D. G. Kieback, C. Köppe, C. D. Nitsch: Was trägt die Mammasonogra-phie zur Therapieplanung beim Mammakarzinom bei?   687
G. E. Umbach, U. Kreth, H. J. Deck, H. G. Bender: Bedeutung von Mikrokalzifikatio-nen in der Mammographie   689
R. Schulz-Wendtland, M. Bauer, K.-W. Henne, H.-A. Ladner: Die Stereotaxie als Zu-satzeinrichtung zur Mammographie   689
H. Jung, C. Mittermayer, H. Fendel, P. Kesternich: Wertigkeit einer Feinnadelbiopsie vor histologischer Sicherung eines Mammabefundes   690
P. Weinerowski, G. Kunze, H. Hötzinger: Informationsgewinn durch MR-Diagnostik bei Mammatumoren? Erste Ergebnisse einer Vergleichsstudie   694
D. G. Kieback, C. D. Nitsch, F. K. Beller: Das „Mikrokarzinom" der Mamma – ein sinnvoller Begriff?   695
H. Madjar, E. Giese, H. Schillinger: Durchblutungsmessungen an Mammatumoren. Vergleich mit Prognosefaktoren   697

Mammakarzinom: Hormonrezeptoren

A. Scharl, M. Vierbuchen, B. Conradt, H. Würz: Immunhistochemische und biochemi-sche Steroidrezeptoranalyse in Mammakarzinomen   699

W. Weikel, T. Beck, H. Rosenthal, H. J. Grill: Immunhistochemische Progesteronrezeptorbestimmung (mPR I) beim Mammakarzinom ... 700

G. Speckin, V. G. Pahnke, W. E. Simon, G. Trams: Biochemischer und immuncytochemischer Östrogenrezeptornachweis beim Mammakarzinom ... 701

H. C. Kübler, W. Kühn, H. H. Rummel, M. Kaufmann, K. Klinga: Immuncytochemische Östrogenrezeptorbestimmung beim metastasierenden Mammakarzinom ... 702

St. Lehrer, E. Diamond, H. Kyung Song, W. D. Bloomer, R. Blumenthal: Diminished Corticosterone Levels in Nude Mice Implanted with MCF-7 or ZR-75-1 Human Breast Tumor Cells ... 704

F. Macher, K. J. Neis, S. Kaul, G. Bastert: Immuncytochemische Darstellung des ER und PR von Mammakarzinomen an histologischen Schnitten, Feinnadelaspiraten und Ergüssen ... 707

Mammachirurgie

H. Weitzel, U. Lorenz: Plastisch-ästhetische Karzinomchirurgie der weiblichen Brust . 709

Th. Weyerstahl, Th. Genz, B. Steil: Brusterhaltende Karzinomchirurgie und anschließende Bestrahlung: Therapiefolgen, Komplikationen ... 713

A. Müller, C. Tschahargane, V. v. Haasteren, W. Schmidt: Das Lokalrezidiv nach brusterhaltender Karzinomtherapie ... 714

W. Neuhaus, S. Nasse, M. Kusche, A. Bolte: Sofortrekonstruktion der Mamma nach Mastektomie – eine Maßnahme zur Verbesserung der psychischen Rehabilitation . . 715

D. Kramer, N. Golz, H. Mast: Die sofortige Rekonstruktion der abladierten Brust mit dem Skin-Expander bei der Primärtherapie ... 716

L. Vaczi: Ergebnisse von 300 Mamma-Reduktionsplastiken mit Haut-Verschiebelappenplastiken ... 717

K. Brunnert, A. von der Assen, S. Herkenhoff: Mammareduktionsplastik mit zentralem Drüsenstiel, eine neue Methode ... 719

A. Scarfi: Anwendung des Lasers CO_2 in der plastischen Mamma-Chirurgie sowie Brustkrebschirurgie. Eine Pilotstudie ... 720

Mammakarzinom: Verlaufskontrolle

G. Forell-Engelken, W. Eiermann, M. Untch: Immunologische Untersuchungen von Knochenmarksaspiraten bei Mammakarzinom-Patientinnen zum Zeitpunkt der Primärtherapie ... 722

M. Untch, N. Harbeck, W. Eiermann: Tumorzellen im Knochenmark bei Brustkrebspatientinnen zum Zeitpunkt der Primärtherapie: Nachbeobachtungen über 3 Jahre ... 724

G. Ronay, A. H. Tulusan, C. Schmidt, C. Mennel: Multizentrizität invasiver und mikroinvasiver Mammakarzinome ... 726

H. Schünemann: Programmierte Skelettszintigraphie zur Verlaufsbeobachtung des Mammakarzinoms? ... 727

M. Steinhoff, D. Preim, B. Grün, P. Kopecky, R. Günther: Sonomorphologische Änderungen von Lebermetastasen unter Chemotherapie beim Mammakarzinom ... 729

Mammakarzinom: Chemotherapie/Hormontherapie

M. Kaufmann, H. Schmid, I. Haas: Lebensqualität unter adjuvanter Chemotherapie beim Mammakarzinom ... 730

T. Kunz, W. Jonat, K. Höffken, K. Possinger: 4-Hydroxyandrostendion (4-OHA): ein neuer Aromatasehemmer zur Therapie des postmenopausalen, metastasierten Mammakarzinoms ... 731

S. Lung, G. P. Breitbach, G. Bastert: Kombinations-Chemotherapie mit Mitoxandron, Methotrexat und Cyclophosphamid (NMC) zur Behandlung des metastasierenden Mamma-Carcinoms ... 733

R. Hackenberg, J. Hofmann, A. Rück, K.-D. Schulz: In-vitro Wirkungen von Medroxyprogesteronacetat auf hormonsensitive Mammakarzinomzellen ... 734

R. Kreienberg, H. J. Grill, V. Möbus, K. Pollow: Hochdosierte Megestrolacetat-Therapie beim metastasierten Mammakarzinom ... 735

XXI

P. Christmann, G. Bastert: Wirksamkeit einer Antiprogesterontherapie bei xenotransplantierten menschlichen Mammakarzinomen … 736

J. Hilfrich, M. Kaufmann, W. Jonat, U. Abel für die Gynecological Adjuvant Breast Cancer Group (GABG): Risikoadaptierte adjuvante Chemo- und Tamoxifen-Therapie lymphknotenpositiver Mammakarzinome … 737

M. Neises, U. Abel, M. Kaufmann für die GABG II-Studiengruppe: Adjuvante Hormontherapie mit Tamoxifen bei nodalnegativem und hormonrezeptorpositivem Mammakarzinom … 739

H.-J. Grill, D. Trost, R. Kreienberg, K. Pollow: Randomisierte Tamoxifen-Loading dose-Studie: Bestimmung der Serumspiegel von Tamoxifen und 5 Hauptmetaboliten mit einer neuen HOPLC-Methode … 740

A. Friedl, W. Jonat, H. Eidtmann, H. Ostertag: Antiöstrogenbindungsstellen im Mammakarzinomgewebe … 741

H. Schmid, E. Schachner-Wünschmann, M. Kaufmann: ZOLADEX als Depot GnRH-Agonist beim prämenopausalen metastasierten Mammakarzinom … 741

R. Callies, K. Höffken, J. Klepsch, A. E. Schindler: Endokrine Veränderungen unter der Therapie mit Buserelin beim prämenopausalen Mammakarzinom … 743

B. Laufer, J. S. E. Dericks-Tan, M. Albrecht: Hormonbestimmungen unter der Behandlung mit LH-RH-Analoga bei Patienten mit metastasierendem Mammakarzinom … 744

Gynäkologische Urologie

U. Hesse, C. Anthuber, N. von Obernitz, B. Schüßler: Streßinkontinenz und Prolaps … 746

G. Schär, J. Eberhard: Beziehungen zwischen Miktionsbeschwerden und morphologischen Veränderungen nach Inkontinenzoperationen … 748

J. Eberhard, G. Schär: Beziehungen zwischen Miktionsbeschwerden und tonometrischen Veränderungen im Urethraprofil nach Inkontinenzoperationen … 751

P. Kristen, D. Kranzfelder: Blasenfunktionsstörungen nach Inkontinenzoperationen … 754

H. Wolf, P. v. Coburg, T. Kipke, H. Maass: Die weibliche Rezidiv-Harninkontinenz in Abhängigkeit von der hypotonen Urethra … 755

Th. Schwenzer, P. Neufeind, C. Schwenzer: Vergleichende Untersuchungen zum Streßprofil bei Streßharninkontinenz mit normotoner und hypotoner Urethra … 758

R. Burger: Praktisches Vorgehen bei der Diagnostik von Inkontinenzen mit der daraus resultierenden Therapie … 759

P. Faber: Erfolgsbeurteilung nach Harninkontinenz-Operation – Stellenwert von Anamnese und Meßtechnik … 760

F. Springer, P. Faber: Miktionsstörungen nach Inkontinenzoperationen … 763

G. deGregorio, P. Stein, W. Klosa, H. G. Hillemanns: Computerassistierte Urodynamik … 764

F. Casper, R. Seufert, E. Petri, H. Heidler: Konservatives Therapiekonzept der Streßinkontinenz … 766

J. Bitzer, W. Keller, A. C. Almendral: Psychosomatisches Therapiekonzept bei Urge-Inkontinenz … 767

B. Weingart-Jesse, R. Schürmann: Psychogene postoperative Harnverhaltung … 768

G. Ralph, W. Lichtenegger, K. Tamussino: Der Einfluß der radikalen Parametrienresektion auf die Blasenfunktion … 770

E.-M. Grischke, M. Kaufmann, W. Schmidt: Funktionelle Störungen des unteren Harntraktes nach Primärbehandlung bei Collum- und Corpus-Karzinom … 771

U. Hesse, C. Anthuber, N. v. Obernitz, B. Schüßler: Bedeutung des Blasentrainings nach radikaler Hysterektomie und Inkontinenzoperationen … 773

H. Enzelsberger: Vergleich urodynamischer Befunde vor und nach Schlingenoperation wegen Rezidivinkontinenz … 774

J. Schulze-Tollert, O. Fuhrmeister, G. deGregorio, W. Kleine, F.-J. Kaltenbach: Klinischer Verlauf der Urethrasuspension mit Lyoduramatte … 775

R. Schürmann, G. Ralph: Urodynamische Ergebnisse nach Kolposuspension … 776

W. Fischer, A. Klick: Blasenentleerungsstörungen nach Inkontinenz-Operationen – ein präexistentes Problem? … 777

J. Lahodny: Topografisch-anatomische Überlegungen zur vaginalchirurgischen Streßinkontinenztherapie … 778

M. Wollein, J. Lahodny: Vaginales Gesamtkonzept zur Sanierung von Inkontinenz und Descensus … 779

XXII

J. Kerl, H. G. Hillemanns: Nomenklaturproblematik am Beispiel vaginaler Streßinkontinenzoperationen 780
A. Gradwohl, G. Strasser, J. Lahodny: Miktionsverhalten nach Kurzarmschlingenplastik 782
M. Cornely, H. Palmtag: Die Miktions-Zysto-Urographie: Beurteilung vaginaler Senkungsoperationen 783
H. J. Strittmatter, M. Neises, F. Melchert: Katamnestische und urodynamische Untersuchungen nach Inkontinenz- und Wertheim-Meigs-Operationen 784
E. M. Paterok: Harnleiterverletzung: Verringerung des operativen und forensischen Risikos 785
E. Wight, R. Müller, W. E. Schreiner: Einfluß der anatomischen Veränderungen auf urodynamische Parameter nach Zystourethropexie 787
H. Kölbl, P. Riss: Perkutane Elektrotherapie bei Miktionsstörungen nach Diaphragmaplastik 788
E. Petri: Erfolgsbeurteilung von Inkontinenzoperationen (Moderatorenbericht) . . . 790
B. Schüßler: Klinische, urodynamische und radiologische Parameter zur Erfolgskontrolle nach Inkontinenzoperationen 792
G. deGregorio: Erfolgsbeurteilung von Streßinkontinenzoperationen – subjektiver und objektiver Erfolg – 795
D. Kranzfelder, A. Baumann: Zur Erfolgsbeurteilung von Inkontinenzoperationen. Analyse prä- und postoperativ erhobener morphologischer und funktioneller Befunde . . 798

Blutung, Schock, Sepsis

H. Graeff, R. Deckardt: Blutung, Schock und Sepsis 801
W. Kuhn, H. Graeff, W. Rath, W. Loos: HELPP-Syndrom 817
P. Bung, P. Stickelmann, K. Stepp, D. Krebs: Schwere EPH-Gestosen und Präeklampsien in Verbindung mit Hämolyse, erhöhten Leberenzymen und erniedrigten Thrombozyten – Erfahrungsberichte geburtshilflicher Notfallsituationen 819
L. Heilmann: Mikrozirkulation und Hämorheologie im Schock 821
A. T. Teichmann, P. Arendt, R. Osmers, Ch. P. Speer: Zur Wertigkeit von Leukozyten, C-reaktivem Protein und Granulozytenelastase bei Patientinnen mit vorzeitigem Blasensprung und Amnioninfektion 824
W. Loss, W. Rath, R. v. Hugo, H. Graeff, W. Kuhn: Die septische Ovarialvenenthrombose – Diagnostik und Therapie 827
W. Kleine: Thrombozytopenie und Gravidität 829

Reproduktionsmedizin und Endokrinologie

Reproduktionsmedizin: Extracorporale Befruchtung – IVF/ET, intratubarer Gametentransfer, intratubarer Embryotransfer

B. Rosenbusch, K. Sterzik, M. Djalali, C. Lauritzen: Chromosomenanalyse unbefruchteter menschlicher Eizellen 837
A. Reinthaller, J. Deutinger, J. Kirchheimer, G. Tatra: Plasminogenaktivatoren in Granulosazellen und Fertilisierung menschlicher Eizellen 838
S. Al-Hasani, K. Diedrich, H. van der Ven, A. Reinecke, M. Hartje, D. Krebs: Kryokonservierung menschlicher Oozyten im Vorkern-Stadium 840
E. Siebzehnrübl, J. van Uem, S. Todorow, L. Wildt, N. Lang: Kryokonservierung humaner Pronucleus-Stadien im Rahmen der extrakorporalen Befruchtung 841
J. Kirsch, S. Al-Hasani, S. Blanke, K. Diedrich, H. van der Ven, D. Krebs: In-vitro Fertilisation kryokonservierter Kaninchenoozyten 843
C. Hepnar, S. Al-Hasani, K. Diedrich, H. van der Ven, D. Krebs: Kryokonservierung von Kaninchenoozyten im Vorkern-Stadium 845
B. Rosenbusch, K. Sterzik, V. Sasse, C. Lauritzen: Die Bedeutung des Hamsterova-Penetrationstests als Auswahlkriterium für ein IVF-Programm 847
M. C. Maleika, F. Maleika, U. Deichert: Beeinflussen alternde weibliche oder männliche Gameten die Fertilisationsrate bei der In-vitro-Fertilisation (IVF) 849

M. Grillo, D. Budelmann, H.-H. Riedel: Einfluß des andrologischen Faktors auf die Ergebnisse der IVF der UFK Kiel (1980–1987) 850

G. N. Than, G. Tatra, I. F. Csaba, D. G. Szabó: Serumspiegel von PP12, PP14, SP1 und hCG bei mit AID, IVF-ET oder GIFT behandelten Patientinnen 851

F. Fischl, A. Reinthaller, J. Deutinger, E. Müller-Tyl, P. Riss, Ch. Bieglmayer: Ovulationsstimulation unter GnRH-Agonisten in einem IVF Programm 853

W. Würfel, I. von Hertwig, Th. Steck, P. Albert: Einfluß einer niedrigdosierten Corticoidgabe (Prednisolon 7,5 mg) auf die Qualität der gonadotropininduzierten Zyklusstimulation 854

L. Mettler, Ch. Argiriou, K. Semm: Hypophysen-Desensibilisierung mit Gn-RH-Analoga vor und während einer Gonadotropin-Stimulation im Rahmen des IVF . . 858

Ch. Lindner, W. Braendle, V. Lichtenberg, G. Bettendorf: Kombinierte GnRH-Agonist/hMG-Therapie und ovarielles Überstimulationssyndrom 860

R. Laser, S. Laudon, H. Schmiady, H. Kentenich: Erste Erfahrungen mit einem LH-RH-Trp6-Depot-Präparat zur Vorbereitung eines IVF-Stimulationszyklus 862

J. Urbancsek, T. Rabe, K. Grunwald, B. Runnebaum: Serum-Östradiol, Testosteron und Gonadotropine unter Clomiphen-Stimulation von Patientinnen eines IVF-Programms 863

V. Wetzel, E. Wetzel, F. Detter: Ovarielle Stimulation für IVF: HMG versus HMG/Buserelin nach Buserelinvorbehandlung 865

J. Dietl: Chemie und Biologie der Fertilisation 866

A. Bender, B. Bonn, H. M. Beier: Untersuchungen zur Fortpflanzungsbiologie unter altersbedingten Veränderungen des Endometriums 868

A. Schumacher, Ch. Hegele-Hartung, Th. Jung, B. Fischer: Licht- und Raumtemperatur-Exposition von Präimplantationsembryonen: Entwicklungsfähigkeit und zelluläre Reaktionen 869

K. Beier-Hellwig, K. Sterzik, B. Bonn, H. M. Beier: Sekretproteinmuster und Implantationsbereitschaft des Endometriums 871

B. Fischer, H. M. Beier: Entwicklung von Kaninchenembryonen in einem unphysiologischen asynchronen uterinen Milieu 873

G. Bonatz: Immunaktive Zellen im endometrialen Gewebe während der verschiedenen Phasen des weiblichen ovulatorischen Zyklus 875

H. Hepp, R. Wiedemann, H. Noss: Intratubarer Gemetentransfer 877

R. Wiedemann, R. Sandner, H. Hepp: Der intratubare Gametentransfer 882

K. Diedrich: Die ersten Ergebnisse mit dem intratubaren Embryotransfer 883

T. Katzorke, D. Propping, F. B. Kolodziej, L. Belkien: Ambulante transvaginale Follikelpunktion für IVF: Routinemethode für die Praxis? – Erfahrungen von 1000 Punktionen 888

F. Maleika, M. C. Maleika, P. Hartter, G. Enders: Vergleich zwischen pelviskopischen und sonographisch-transvaginalem Vorgehen zur In-vitro-Fertilisation 890

K. Fiedler, G. Krüsmann, P. Hirsch, J. Mezger, M. Rothenaicher, W. Würfel: Analyse von 247 Schwangerschaften nach IVF und Embryotransfer 890

B. G. Welker, U. Gembruch, K. Diedrich, D. Krebs: Transvaginale Follikelpunktion und Endometriumstruktur 893

K. Sterzik, B. Rosenbusch, V. Sasse, A. Wolf, H. M. Beier, C. Lauritzen: Intravaginale Kultur, eine weitere Vereinfachung der In-vitro-Fertilisation 895

G. Krüsmann, M. Rothenaicher, P. Hirsch K. Fiedler: Untersuchungen von 20 Extrauteringraviditäten nach IVF und Embryotransfer 897

W. Decleer, H. van der Ven, K. Diedrich, A. Werner, S. Al-Hasani, D. Krebs: Tubendurchgängigkeitsprüfung während laparoskopischer Follikelpunktion zu in-vitro-Fertilisation 899

J. Kleinstein, H. Gips, E. Genis, O. Khanaga: Entscheidungshilfen für den therapeutischen Einsatz der Mikrochirurgie, der In-vitro-Fertilisation und des Gametentransfers 900

S. Rimbach, D. Wallwiener, H.-U. Steinau, G. Bastert: Experimentell-chirurgische Basisstudien zur autologen Ovartransplantation 901

Ethik

H. Ludwig: Entwicklungen in der Frauenheilkunde – Gefahren für die Menschenwürde? 903

D. Berg: Probleme der pränatalen Diagnostik 905

J. Gründel: Entwicklungen in der Frauenheilkunde – Gefahren für die Menschenwürde? Theologisch-ethische Aspekte 908
H. Hepp: Entwicklungen in der Frauenheilkunde – Gefahren für die Menschenwürde? 913
H. Jung: Entwicklungen in der Frauenheilkunde – Gefahren für die Menschenwürde? 916
A. Pieper: Entwicklungen in der Frauenheilkunde – Gefahren für die Menschenwürde? Thesen aus der Sicht der philosophischen Ethik 918
St. Wehowsky: Entwicklungen in der Frauenheilkunde – Gefahren für die Menschenwürde? Thesen zur Diskussion 920
D. Berg: Pränatale Diagnostik heute – Eine Auseinandersetzung 921

Gynäkologische Endokrinologie: Antihormone, Klimakterium, Endometriose, topische Therapie

M. Breckwoldt: Antihormone in der Gynäkologie 926
K. Pollow, H. J. Grill, W. Elger, P. Christmann, B. Manz, M. Juchem: Vergleichende Untersuchungen der synthetischen Antigestagene RU 38.486, ZK 98.734 und ZK 98.299 auf der Rezeptorebene 929
O. Ortmann, K. Hansemann, R. Knuppen, G. Emons: Wirkung der Antigestagene RU 486, ZK 98.299 und ZK 98.734 in der gonadotropen Zelle 930
W. Braendle: Kombinierte Gn-RH-Analogen/hMG/hCG-Behandlung 931
T. C. Schlotfeldt, Ch. Lindner, M. Luckhardt, W. Braendle, G. Bettendorf: Analyse von 440 Zyklen der kombinierten GnRH-Agonist/hMG-Therapie: 935
L. Kiesel, K. Bertges, Th. Rabe, Th. von Holst, B. Runnebaum: Therapie der Endometriose 937
P. Rosenbaum, G. Bastert: Erste klinische Erfahrungen bei der Behandlung der Endometriose mittels dem LH-RH-Analogon Zoladex Depot 940
H. Ochs, U. Cirkel, K.-W. Schweppe, H. P. G. Schneider: Abhängigkeit zwischen ovarieller Suppression und Rückgang der Endometriose-Implantate bei LHRH-Analog (Buserelin)-Therapie 941
K. Meinen, M. Crusius, U. Schulz: Turner-Syndrom mit Peritoneal-Endometriose und Aszites – therapeutische Effekte der Buserilin-Therapie 943
I. Gerhard, J. Neumann, A. Hege, W. Eggert-Kruse, H. Minne, B. Runnebaum: Therapie des Uterus myomatosus mit einem GnRH-Analogon 945
W. Distler: Klimakterium – Physiologie oder Pathologie? 947
Th. von Holst, K. Klinga, B. Runnebaum: Endokrinologie des Klimakteriums . . . 952
H. Schmidt-Matthiesen: Operationen bei der alternden Frau 957
H. P. G. Schneider, M. Dören: Osteoporose – Prophylaxe mit Östrogenen, Gestagenen 959
M. Dören, M. Montag, H. P. G. Schneider: Prospektive perimenopausale Östrogen-Gestagen-Substitutionstherapien zur Osteoporoseprävention 963
G. Heytmanek, H. Enzelsberger, B. Schurz, M. Metka: Der periphere Knochenmineralgehalt unter dem Einfluß von Menarche, Parität, Laktation und oraler Kontrazeption 965
M. Metka, G. Heytmanek, H. Enzelsberger, J. Huber, B. Schurz: Arthropathia climacterica – zur Ätiologie und Epidemiologie 966
M. Kusche, K. Kemper, H. Würz, A. Bolte: Perimenopause und Sterilisation 967
W. Zieger, A. Wischnik, F. Melchert: Untersuchungen zur Akzeptanz der intravaginalen Applikation 968

Ovarialinsuffizienz, polyzystische Ovarien

W. Braendle: Ovarialinsuffizienz-Diagnostik: Klinische und labor-analytische Verfahren 970
Ch. Lindner: Behandlung der Ovarialinsuffizienz bei der reifen Patientin mit Kinderwunsch 973
H. P. Zahradnik: Die präklimakterische Patientin 977
M. Luckhardt, T. Schlotfeldt, W. Braendle, G. Bettendorf: Endokrine Parameter der hMG Stimulation bei pharmakologisch induziertem Hypogonadismus 980
J. Schläfke, W. Würfel, P. Albert: Zum Verhalten des Prolaktins bei normoprolaktinämischen Patientinnen unter Gonadotropinstimulation 981

G. Emons, O. Ortmann, C. Schulz, F. Oberheuser: Kombinierte Anwendung von GnRH-Agonisten und Gonadotropinen in der Sterilitätsbehandlung ... 983

E. Kaiser: Differenzierte Anwendung von Cyproteronacetat bei Androgenisierungserscheinungen der Frau ... 985

M. H. Birkhäuser, P. R. Huber, S. Lüdin, E. Neuenschwander: Neue Therapieformen beim Polycystischen Ovar-Syndrom (PCO-S) ... 987

G. Freude, B. Artner, S. Leodolter: Erste Erfahrungen und Ergebnisse mit dem GnRH-Agonisten D-TRP 6 LHRH (Decapeptyl-CR) bei der Behandlung des PCO-Syndroms ... 988

W. Urdl, G. Desoye, B. Schmon, H. M. H. Hofmann, W. Hönigl: Wachstumsfaktoren, Kohlenhydrat- und Fettstoffwechsel bei Frauen mit Polyzystischem Ovar-Syndrom ... 990

T. Sir-Petermann, B. Rabenbauer, L. Wildt: Der Einfluß von Flutamid auf die pulsatile Gonadotropinsekretion bei Frauen mit Hyperandrogenämie ... 993

H. Alexander, M. Birkhäuser, G. Zimmermann, P. Huber, N. Pavic, M. Lehmann, D. Baier, W. Weber, K.-W. Haake: Der spontane endogene LH-Anstieg im stimulierten Zyklus ... 994

Kontrazeption, Sterilisierung

B. Runnebaum, Th. Rabe: Neue Gestagene in oralen hormonalen Kontrazeptiva ... 1000

C. Jung-Hoffmann: Endogene und exogene Hormonspiegel während der Einnahme zweier niedrig-dosierter Ovulationshemmer ... 1005

R. C. Briel, A. E. Schindler, R. v. Hugo, C. Hermann, M. Zwirner: Blutgerinnung und Fibrinolyse unter Oviol ... 1006

H. Geißler: Welche Bedeutung haben Feldstudien mit oralen Kontrazeptiva? Erfahrungen über 10 Jahre ... 1007

M. Sirakov: Sexualaktivität, Abtreibungen und Kontrazeption unter den Jugendlichen ... 1008

P. Wieacker, F. Geisthövel, M. Breckwoldt: Antikonzeption durch zyklische Behandlung mit Buserelin und Progesteron ... 1010

R. Campo, E. Heywinkel, W. Distler: Zusätzliche Bestimmung des 17-Hydroxy-Progesteron zur Festlegung des optimalen Ovulationszeitpunktes ... 1010

U. J. Koch, J. Lorbach, J. Stange, W. Stichel: Die Kupferabgabe der Intrauterinpessare Nova-T und ML Cu 250 short ... 1013

H.-H. Riedel, U. Dernette: Die Entwicklung verschiedener endoskopischer Sterilisationsverfahren unter Berücksichtigung ihrer Komplikationen ... 1016

Hormonrezeptoren

R. T. Michel, A. Vering, M. Mitze, M. Stegmüller: Östradiol- und Tamoxifen-induzierte Hormonrezeptormodulation im Xenotransplantationsmodell ... 1017

G. P. Breitbach, S. Kaul, J. Knodel, H. Schiweck, G. Bastert: Darstellung und Reinigung des menschlichen Prolactin-Rezeptors (hPRLR) ... 1018

M. Mitze, W. Jonat, W. Braendle, T. Kipke: Immunhistologischer und biochemischer Östrogen- und Progesteronrezeptor-Nachweis an normalen Endometrien ... 1019

A. Bernard, W. Jäger, E. Merkle, L. Wildt, N. Lang: Progesteron- und Östradiol-Rezeptoren im Myometrium des schwangeren Uterus ... 1022

Endorphine, Clomid, endogene Steroide

M. Graf, W. Distler, A. Flecken: Diurnale β-Endorphin-Rhythmik in Abhängigkeit von der Zyklusphase ... 1024

W. Distler, M. Graf, H. W. Schlößer: β-Endorphin bei Frauen unter GnRH-Analogon-Depot-Applikation ... 1025

K. F. Westhof, G. Westhof, W. L. Braendle, G. S. diZerega: Follikuläre Steroidsekretion nach innen und außen ... 1027

Th. Eva-Tabitha, J. Neulen, F. Peters, M. Breckwoldt: Die Kurzzeitwirkung von Clomiphencitrat (CC) auf die hypophysäre Gonadotropinausschüttung ... 1028

M. Meyer-Wittkopf, A. Birkenfeld, H. M. Beier: Die Pseudogravidität des Kaninchens
als Lutealphasenmodell: Steroid- und Proteohormonspiegel nach Clomiphencitrat-
Behandlung 1030
A. S. Wolf, R. Benz, G. Keckstein, K. Sterzik: LH-Episoden unter Leistungssport . . 1032

Andrologie

D. H. A. Maas, M. Mesrogli, F. Degenhardt: Sperma-Antikörper im zervikalen und
endometrialen Sekret 1036
E. Roschmann, F. Maleika, M.-C. Maleika, G. Spengler-Schulz: Intrauterine Insemina-
tion mit gewaschenen Spermatozoen in Kombination mit Superovulation bei Ehesterili-
tät (1704 Behandlungszyklen) 1037
H.-J. Born, J. Sandow, H. Hoffmann-Born, H. Kuhl: Die Wirkung eines dimeren Gestagen-
Androgen-Esters auf die Spermatogenese und deren Regulationsmechanismen . . . 1038
U. Wagner, H. Schlebusch, H. van der Ven, D. Krebs: Pestizide in Follikelflüssigkeit und
Seminalplasma 1039
B. Roediger, H. van der Ven, H. Schlebusch, U. Wagner, M. Knapp, S. Al-Hasani,
K. Diedrich, D. Krebs: Einfluß von Pestiziden auf die Funktion von Spermatozoen in
vitro 1041
R. Campo, E. Heywinkel, N. Hofmann: Laser-Doppler-Spektroskopische Messung des
Motilitätsverhaltens von Spermatozoen vor und nach Kontakt mit Oozyten 1042

Allgemeines

Psychosomatik: Paare mit Kinderwunsch

M. Stauber: Psychosomatische Probleme bei kinderlosen Paaren 1047
V. Frick-Bruder: Paarbeziehung und Paardynamik steriler Ehen 1050
H. Kentenich: Ergebnisse aus psychosomatischen Begleituntersuchungen bei IVF-
Patientinnen 1052
H. H. Pusch, W. Urdl, W. Walcher: Untersuchungen zum psychosozialen Hintergrund
von Sterilitätspatienten 1055
M.-T. Maier-Ziegler, W. Stolz, D. Wallwiener, G. Bastert: Psychosomatische Aspekte
und Persönlichkeitsmerkmale der Sterilitätspatientin: Untersuchungen im Rahmen einer
begleitenden psychosomatischen Sprechstunde 1057
A. Martin, I. Gerhard, B. Runnebaum: Beitrag zur emotionalen Belastung von Paaren
mit Kinderwunsch; Messung mittels psychologischer Parameter 1059
I. Gerhard, A. Martin, B. Runnebaum: Streß und Sterilität. Messung emotionaler Belastung bei Kinderwunschpaaren mittels physiologischer Parameter 1061
A. Bühren, J. Blin, K. D. Zang: Psychosoziales Therapiekonzept für Frauen mit Ullrich-
Turner-Syndrom 1062
U. Fuchs: Wie möchten Frauen auf eine Operation vorbereitet werden? Analyse präope-
rativer Ängste und Einstellungen 1063

Psychosomatik: Schwangerschaft und Geburt

D. Richter: Psychosomatisch orientierte Begleitung der Schwangeren und Gebärenden 1065
K. H. Wehkamp, A. Scheffler: Zur psychosomatischen Verarbeitung von prä- und perina-
talem Kindstod und Fehlgeburt 1069
M. Endres, Ch. Scholz, J. Murken: Untersuchungen zum subjektiven Erleben pränataler
Diagnostik und genetischer Beratung 1070
W. Walcher, U. V. Wisiak: Integrierte psychologische Geburtsvorbereitung 1072

G. Hug, A. Hettenbach, S. Gemar, W. Wischnik: Auswirkungen von geburtsvorbereitenden Übungen auf die kindliche Befindlichkeit 1074
J. Wessel: Zum Phänomen der Schwangerschaftsverdrängung 1075
C. D. Constantin: Der psychologische Einfluß der Ultraschall-Untersuchung 1076
C. Dincer, Th. Schramm, G. Schaller, M. Stauber: Zur psychischen Verarbeitung der Ultraschalldiagnose einer schweren fetalen Mißbildung 1077
M. Langer, H. Flores-Genger, M. Ringler, P. Husslein: Psychische Begleitreaktionen von Amniocentese und Chorionsampling 1078
J. Derbolowsky: Körperbewußtsein – ein wichtiger Aspekt psychosomatisch orientierter Gynäkologie und Geburtshilfe 1079

Psychosomatik: Krebskranke

H. Hepp: Ethische Aspekte in der Behandlung krebskranker Frauen 1081
E. Greimel: Ist die psychologische Betreuung unheilbar Kranker delegierbar? 1084
M. Dorfmüller: Die psychologische Betreuung onkologischer Patienten und ihrer Angehörigen 1085
W. Schuth, H. de Temple, A. Pfleiderer: Das Erleben der Chemotherapie 1088
C. Buddeberg, A. Bergant, R. Steiner, C. Landolt-Ritter, A. Riehl-Emde, D. Richter: Krankheitsverarbeitung bei Patientinnen mit Brustkrebs 1089
J. Fiegl, M. Langer, M. Ringler: Psychologisch-medizinische Betreuung von Mammakarzinom-Patientinnen 1090

Rechtsfragen

G. Hirsch: Künstliche Zeugung – juristische und rechtspolitische Situation 1092
K. Ulsenheimer: Stellung und Funktion des gynäkologischen Sachverständigen im Zivil- und Strafprozeß 1094
D. Hiersche: Rechtliche Position des Geburtshelfers gegenüber der werdenden Mutter, dem Vater und dem Kind 1102

Elektronische Datenverarbeitung

U. Siekmann: Seminar: EDV in Gynäkologie und Geburtshilfe 1104
U. Haller, B. Frielingsdorf, M. Litschgi: „PERGYN: Perinatologisch-Gynäkologisches Informationssystem" 1107
B. Hinney, W. Kuhn: Dokumentation operativer Daten mit dBASE-III 1111
M. Pluta, K. Goeschen: Entwicklung eines Geburten-Dokumentations-Systems – Erfahrungen mit diesem System auf einem Kleinrechner 1114
W. Hamm, F. Wolff, H. Ebert, A. Bolte: EDV-gerechtes Krankenblatt zur computergestützten Auswertung von Schwangerschaft und Geburt 1115
U. Hasbargen, P. Scheidel: Anwendung von Computergrafiksystemen zur Präsentation wissenschaftlicher Daten: Hat das Blaudia ausgedient? 1119
K. Friese, S. Querbach: Datenbankgestützte geburtshilfliche Medikamentenberatung der Universitäts-Frauenklinik Mainz 1120
G. Kunze: EDV in der praenatalen Diagnostik – Erfahrungen mit einem eigenen Konzept 1121
H. Hüther, G. Müller, A. Morawski: Überlegungen zum Aufbau eines Diagnosesystems und Dokumentationssystems für die Uni.-Frauenklinik 1122
S. Querbach, R. Seufert, M. Höckel, R. Kreienberg: Datenerfassungssystem für Personalcomputer mit Arztbriefschreibung in der operativen Gynäkologie 1123
K. Kaufmehl, E. Giese, G. Teufel, R. Klar: PC-Nutzung zur integrierten Arztbriefschreibung und Befunddokumentation bei Tumorpatienten 1124
R. Hegerfeld, H. H. Bräutigam: Computergestütztes Qualitätssicherungsprogramm in der operativen Frauenheilkunde 1125
P. A. Riss, K. Radivojevic: Eine einfache und klinisch brauchbare Vulvadokumentation auf Personal Computer 1126

XXVIII

W. Braendle, S. Köhler, A. Plaep, H. H. F. Miltz: Das Informationssystem ISRA/R in
der Gynäkologischen Endokrinologie   1129
R. Sandner, R. Wiedemann, U. Noss, H. Hepp: PC-gestützte Datenerfassung und -Aus-
wertung in einem IVF-Programm   1131
T. Ahlhelm, U. Siekmann: Darstellung und Auswertung von Infektionsdaten über ein
PC-Softwareprogramm (BAKDAS)   1132
J. C. Rageth, W. E. Schreiner, P. Semle: ADJUMED-Datenerfassungskonzept mit PC-
Netzwerk an der Universitäts-Frauenklinik Zürich   1133

Autorenverzeichnis   1135
Sachverzeichnis   1145

Sitzungen der Arbeitsgemeinschaften

Arbeitsgemeinschaft Gynäkologische Mikrochirurgie

Leitung: M. K. Hohl, Baden

Stand der multizentrischen AGM-Studie Tubargravidität

W. Albrich

Frauenklinik im Klinikum Großhadern, Universität München

Einleitung

Seit 1985 läuft die multizentrische, klinische Beobachtungsstudie der Arbeitsgemeinschaft Gynäkologische Mikrochirurgie über organerhaltende Operationen bei Tubargravidität. Dabei soll der Frage nachgegangen werden, inwieweit mit der Konservierung des Eileiters auch dessen Funktion erhalten werden kann. Der direkte „Nutzen" konservierender Operationen wird bei kontralateral fehlender oder vollkommen verschlossener Tube an der Rate späterer intrauteriner Schwangerschaften meßbar, wogegen das Risiko einer wiederholten Tubargravidität nach allen organerhaltenden Operationen erfaßbar sein wird.

Therapieempfehlungen

Je nach Lokalisation der Tubargravidität werden verschiedene Operationsverfahren empfohlen: Bei lateralem Sitz der Tubargravidität kann meist ein einzeitiges Operationsverfahren gewählt werden, z. B. die Salpingotomie, in besonderen Fällen die Expression des Schwangerschaftsproduktes über den ampullären Fimbrientrichter und in Ausnahmefällen auch die einzeitige Resektion und mikrochirurgische Anastomose.

Bei medialer (uterusnaher) Implantation kommt dagegen meist die Resektion des betroffenen Tubenabschnittes in Betracht. Die Wiederherstellung der Tubenkontinuität durch eine mikrochirurgische Anastomose erfolgt gewöhnlich in einer späteren Laparotomie.

Zwischenergebnisse

An der Studie beteiligen sich 25 Kliniken aus Belgien, Finnland, der Schweiz und der Bundesrepublik Deutschland. In der einheitlichen Dokumentation wurden bisher 724 Operationen erfaßt. Von 344 Pat. (47,5%) liegen auch bereits Ergebnisse einer Folgeerhebung vor. Der Ersterhebungszeitraum wird Ende 1988 abgeschlossen sein. Daran schließt sich eine 2 Jahre dauernde Nachbeobachtungsphase an.

Aus den *anamnestischen Daten* ist erwähnenswert, daß 428 Frauen (59,1%) noch nicht geboren hatten, und 96 Frauen (13,3%) bereits eine Tubargravidität erlitten hatten. 249 Pat. gaben aktuellen Kinderwunsch an (34,4%). 77 Frauen standen deshalb in Sterilitätsbehandlung (10,6%). Mit 138 ist die Rate vorausgegangener Adnexoperationen erschreckend hoch (19,1%). 256 (35,4%) der Operationen waren „Notfalloperationen", obwohl die Tube nur bei 103 Frauen bereits rupturiert war (14,2%). Mit 58,7% war die rechte Tube deutlich häufiger betroffen als die linke. Fast zwei Drittel der Tubargraviditäten waren in der lateralen Hälfte der Tube lokalisiert (63,8%), 26,4% in der uterusnahen Hälfte und 9,8% im ampullo-isthmischen Übergang. Bei 72 Frauen fehlte die kontralaterale Tube.

Archives of Gynecology and Obstetrics Vol. 245, No. 1-4, 1989
Verhandlungen der Deutschen Gesellschaft für Gynäkologie und Geburtshilfe,
47. Versammlung, München 6.-10. September 1988
© Springer-Verlag Berlin Heidelberg

Bei 39 weiteren Pat. war sie komplett endständig verschlossen. Damit umfaßt die Zielgruppe, bei der der Nutzen organerhaltender Operationen erfaßbar sein wird, derzeit 111 Frauen (15,3%).

Operationsmethoden

Entsprechend der häufigen ampullären Nidation war auch die ampulläre Salpingotomie der häufigste Operationstyp (n = 294, 40,5%). Die Resektion mit primärer Anastomose wurde nur 16 mal durchgeführt (2,2%). Der zweithäufigste Eingriff war mit 28,2% die Resektion des betroffenen Tubenabschnittes. Die in der Folge erforderliche mikrochirurgische Anastomose wurde aber bisher nur bei 6 der 205 Pat. durchgeführt. Dem Exprimieren kommt mit 11,3% eine unerwartet hohe Bedeutung zu. Auf andere Methoden, insbesondere laparoskopische, verteilen sich die verbleibenden 127 Operationen (17,8%).

Auch wenn *Frühkomplikationen* selten gesehen werden, müssen sie besondere Beachtung finden: 4 Frauen mußten wegen Nachblutungen, 15 wegen persistierender β-HCG-Werte relaparotomiert werden (0,6 bzw. 2,1%).

Nachbeobachtung

Von 344 Frauen liegen bisher Folgeerhebungen vor (Tabelle 1) 85 oder 24,7% wurden bisher wieder gravide. Davon waren 67 (78,8%) intrauterine Schwangerschaften, von denen 8 vorzeitig als Abortus endeten. 34 Schwangerschaften wurden ausgetragen, weitere 25 waren zum Zeitpunkt der Befragung intakt. 18 Pat. erlitten wiederum eine Tubargravidität (21,2%). Weiteren Kinderwunsch gaben 121 der Befragten an. 34 Frauen konnten nicht mehr befragt werden (9,9%).

53 der befragten Frauen waren an der einzig „funktionierenden" Tube operiert worden (Tabelle 2), 9 wurden wieder gravide: 6 intrauterin, 3 wieder extrauterin. 1 Pat. abortierte, 3 Schwangerschaften wurden ausgetragen und 2 waren bei der Befragung intakt. 28 Frauen haben weiteren Kinderwunsch (52,8%). 5 Frauen gelten als verschollen und 11 Pat. haben bisher die erforderliche 2. Operation noch nicht durchführen lassen.

Tabelle 1. Folgeerhebungen (n = 344)

Schwangere Patientinnen	85		24,7%		
intrauterin	67		19,5%		(78,8%)
ausgetragen		34		9,9%	
intakt		25		7,3%	
Abortus		8		2,3%	
extrauterin	18		5,2%		(21,2%)
Weiterer Kinderwunsch	121		35,2%		
Verschollen	34		9,9%		

Tabelle 2. Folgeerhebungen nach Operation der „einzigen" Tube (n = 53)

Schwangere Patientinnen	9		(17,0%)
intrauterin	6		(11,3%)
ausgetragen		3	(5,6%)
intakt		2	(3,8%)
Abortus		1	(1,9%)
extrauterin	3		(5,7%)
Weiterer Kinderwunsch	28		(52,8%)
Verschollen	5		(9,4%)
2. OP noch nicht durchgeführt	11		(20,8%)

Vorläufige Wertung

Der bisherige Verlauf der Studie zeigt interessante epidemiologische Gegebenheiten. Therapeutische Rückschlüsse sind noch nicht zu ziehen. Nach Abschluß der Nachbeobachtungsphase wird sich an der Gruppe der Patientinnen mit „einziger" Tube zeigen lassen, ob über die psychologisch positive Wirkung hinaus organerhaltende Operationen sinnvoll sind.

Arbeitsgemeinschaft Gynäko-Pathologie: Neoplasien und Dystopien des Müllerschen Epithels

Leitung: H.-E. Stegner, Hamburg

Endosalpingiosis und Leiomyomatosis Disseminata – Differentialdiagnose und therapeutische Konsequenzen

C. Dallenbach, H. Miklaw, F. D. Dallenbach

Mannheim

Dystopien und Neoplasien des Müllerschen Epithels im Bereich des kleinen Beckens werden in letzter Zeit häufiger beobachtet, und stellen aufgrund ihrer klinischen Symptomatik, sowie des Operationssitus oft diagnostische Probleme dar. Dies soll anhand von zwei Fallbeobachtungen demonstriert werden.

I. Bei einer 17jährigen Patientin bestanden akute, peritonitische Reizsymptome mit Verdacht auf Appendizitis. Bei der Operation entleerten sich etwa 300 ml rötlicher Aszites, die Appendix selbst war unverändert. Das Mesenteriolum, die Subserosa der Appendix, des Ileums, sowie das Netz jedoch übersät mit kleinen und kleinsten Knötchen, welche nur teilweise entfernt werden konnten. Histologisch bestanden diese Knötchen aus tubulären Drüsen mit einer Auskleidung von flimmerndem Zylinderepithel, entsprechend dem Tubenschleimhautepithel, und umgeben von einer lymphozytären Stromareaktion bis zur Bildung von Lymphfollikeln. Es handelte sich um multiple Endosalpingioseherde im großen Netz und im Bereich des Beckenperitoneums mit reaktiver, granulomatöser Entzündung in der Umgebung. Eine Zweitoperation der Patientin nach einigen Monaten ergab den gleichen Befund. Inzwischen ist die Patientin weitgehend symptomfrei, eine Entartung ist nicht aufgetreten. Differentialdiagnostisch müssen derartige Endosalpingioseherde, welche vom schlummernden Müllerschen Epithel abzuleiten sind, insbesondere abgegrenzt werden von Metastasen primärer, seröspapillärer Ovarialcarcinome, sowie von einem serös-papillären Borderline-Tumor mit Primärsitz im Omentum. Diese Differentialdiagnose ist möglich, insbesondere aufgrund cytologischer Malignitätskriterien, einer fehlenden Basalmembran in Umgebung metastatischer oder carcinomatöser Absiedlungen, sowie einer ausgeprägten desmoplastischen Stromareaktion in Umgebung· maligner Zellansammlungen.

II. Bei einer 44jährigen Patientin traten nach 17jähriger kontinuierlicher Einnahme von Ovulationshemmern multiple kleine und kleinste subperitoneale Knötchen im gesamten Bereich des kleinen Beckens auf. Zusätzlich bestand ein großer Uterus myomatosus. Die Knötchen erwiesen sich histologisch und immunhistochemisch als Leiomyome. Hiermit identische Knötchenbildungen ließen sich tierexperimentell nach Injektionen von Oestradiol bei Mehrschweinchen auslösen; die ersten Knötchen traten 4 Monate nach der Injektion auf. Über die Leiomyomatosis peritonealis disseminata (LPD) liegen bisher rund 50 Fallbeschreibungen in der Literatur vor; 23 Patientinnen waren schwanger, 17 hatten früher 8–17 Jahre lang kontinuierlich Ovulationshemmer eingenommen. Histogenetisch erscheint eine Abstammung vom Müllerschen Epithel naheliegend, welches im Bereich des subperitonealen Mesenchyms pluripotent bleibt und bei adequater individueller Praedisposition auf hormonelle Stimulationen mit disseminiert auftretenden myogen determinierten Proliferationen reagiert. Da die von der Patientin eingenommenen Ovulationshemmer neben Oestradiol einheitlich alle Norethindron als synthetisches Gestagen enthielten, und genau die gleichen Hormone auch im Tierexperiment zu identischen Knötchenbildungen führten, scheint hier eine gezielte Stimulation des Müllerschen Epithels auf diese spezifischen Hormone bzw. Hormonkombinationen vorzuliegen. Eine ähnliche hormonelle Ausgangslage entsteht möglicherweise endogen bei hormonell gestörten Graviditäten. Derartige denkbare Zusammenhänge müssen anhand größerer Fallzahlen und interdisziplinärer Studien noch näher untersucht werden. Die Kenntnis der Stimulierbarkeit schlummernden Müllerschen Epithels ist klinisch bedeutsam bei der Abgrenzung solcher gutartiger Proliferationen von disseminierten Metastasen bösartiger Tumoren.

Arbeitsgemeinschaft Gynäkologische Balneologie

Leitung: J. Schneider, Hannover

Indikationsstellungen des gynäkologischen AHB-Verfahrens

B. Ehret-Wagener

Bad Salzuflen

Als Anschlußheilbehandlung – AHB – werden allgemein Rehabilitationsmaßnahmen bezeichnet, die sich unmittelbar an eine Krankenhausbehandlung anschließen.

Der Sinn der AHB ist die ärztlich überwachte Wiederanpassung des Patienten an die Belastungen des Alltags- und Berufslebens in einer dafür besonders spezialisierten Rehabilitationsklinik. Nach dem sogenannten AHB-Katalog der Rentenversicherungsträger sind gynäkologische Indikationen für eine Anschlußheilbehandlung folgende Erkrankungen

1. Zustand nach akuter rezidivierender Adnexitis.
2. Zustand nach erweiterten vaginalen oder abdominalen Operationen mit Komplikationen wie: Harninkontinenz, Ovarektomie-Syndrom, intraabdominelle Infiltrate und oder Abszesse, Gerinnungsstörung, Zustand nach großen Blutverlusten.
3. Bösartige Geschwulsterkrankungen der Brustdrüse
4. Bösartige Geschwulsterkrankungen der weiblichen Genitale

Diese Indikationsstellung ist logische Folgerung des Rehabilitationsangleichungsgesetzes vom 07.08.74 in dem lt. § 1 Abs. 2 den Behinderten diejenigen gleichgestellt sind, denen eine Behinderung droht.

Archives of Gynecology and Obstetrics Vol. 245, No. 1-4, 1989
Verhandlungen der Deutschen Gesellschaft für Gynäkologie und Geburtshilfe,
47. Versammlung, München 6.-10. September 1988

Die Frage ist nun, inwieweit eine drohende Behinderung im Sinne des Gesetzes auch von anderen, nicht medizinischen praeexistenten Faktoren mitbestimmt wird, die in den Indikationskatalog noch keinen Eingang gefunden haben.

Zur Beantwortung dieser Frage haben wir das Patientinnengut zweier gynäkologischer Rehabilitationskliniken aus dem Jahre 1984 vergleichend untersucht um Aussagen darüber machen zu können, welche biologischen, sozialen und psychischen Merkmale gynäkologische Rehapatientinnen auszeichnen.

Die prozentuale Verteilung der Indikationsstellung zur gynäkologischen Rehabilitation zeigt Tabelle 1:

Tabelle 1. Prozentuale Verteilung der Indikationsstellung zur gynäkologischen Rehabilitation bei 600 Patientinnen

	Kurklinik Paracelsus (BfA)	Kurklinik am Burggraben (LVA)
Unterleibsoperationen (benigne Erkrankungen)	62,0%	73,3%
Mammacarcinom	3,6%	8,2%
Unterleibscarcinom	10,0%	9,2%
Sterilität	7,0%	1,6%
Sonstige	17,0%	7,2%

Wir haben dann unser Augenmerk gerichtet auf die Beschwerdebilder, die gynäkologischen Anamnesen und auf die sozialen Vernetzungen der gynäkologischen Patientinnen.

Bei Beurteilung der Beschwerdeskalen fällt die Multimorbidität auf, die sich in Form von Symptomen oder Symptomkomplexen verschiedener Organsysteme äußert. Neben typischen gynäkologischen Symptomen finden sich bei fast allen Frauen Beschwerdebilder aus der inneren Medizin, der Orthopädie und der Psychiatrie. Der Rückenschmerz ist das am häufigsten vorkommende Einzelsymptom überhaupt.

Eine zeitliche Zuordnung der vielgestaltigen Symptomatik zur gynäkologischen Erkrankung oder zur Operation kann dabei nur insoweit erfolgen, als daß vorbestehende Beschwerden sich verstärkt oder verlagert hatten.

Ebenso besteht praktisch keine Beziehung zum Schweregrad der gynäkologischen Erkrankung, wobei als Parameter das Ausmaß der pathologisch-anatomischen Veränderung, das Ausmaß der gynäkologischen Operation und die perioperative Komplikationsrate dient.

Die gynäkologische Anamnese erweist sich dagegen als aufschlußreich. Die Symptomgeschichte stellt sich bei 53% der Frauen als lange, oft dramatische Anamnese dar, in der bereits mehrere gynäkologische Eingriffe wie Abrasiones, Aborte, Konisationen, komplizierte Schwangerschaften und Geburten, Laparoskopien, Sterilisationen usw. vorausgegangen waren.

Nur 12% der Frauen sind nicht voroperiert. Nicht selten nimmt die gynäkologische Problematik bereits in der Pubertät ihren Anfang.

Ebenso interessant sind die Erhebungen zur aktuellen sozialen Situation und zur Sozialanamnese.

Der soziale Hintergrund unseres Patientinnenkollektivs wird bestimmt durch ungelöste, zum Teil auch unlösbare Konfliktsituationen. Der Reihenfolge der

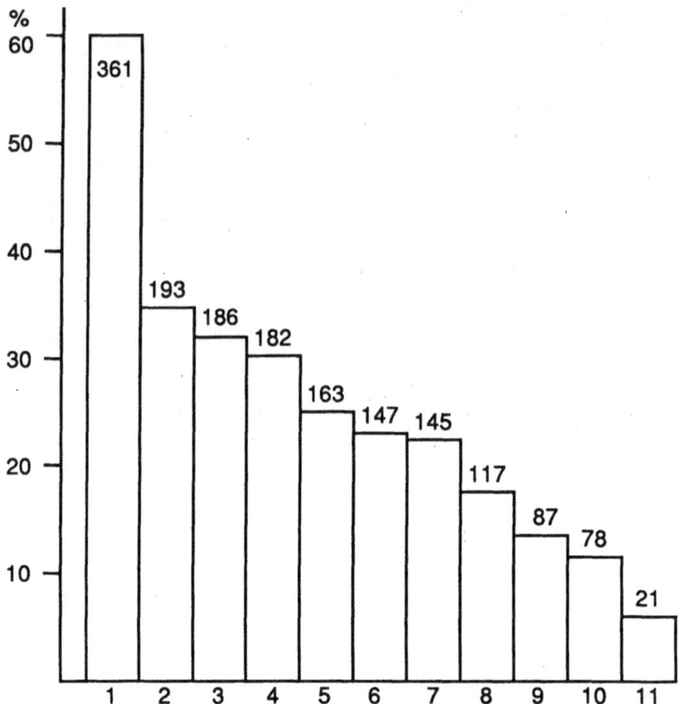

Abb. 1. Prozentuale Verteilung der Beschwerdebilder von Patientinnen der gynäkologischen Rehabilitation der Paracelsus-Klinik in Bad Schwalbach und der Kliniken am Burggraben in Bad Salzuflen. (N = 604). Doppelklassifikation möglich. 1 = Wirbelsäulensyndrome, rheumatische Beschwerden; 2 = Schlafstörungen; 3 = Unterleibsschmerzen; 4 = allgemeine hormonelle Ausfallerscheinungen; 5 = Herz-Kreislaufstörungen; 6 = Erschöpfungszustände; 7 = Kopfschmerzen; 8 = Nervosität; 9 = depressive Verstimmungen; 10 = Hitzewallungen

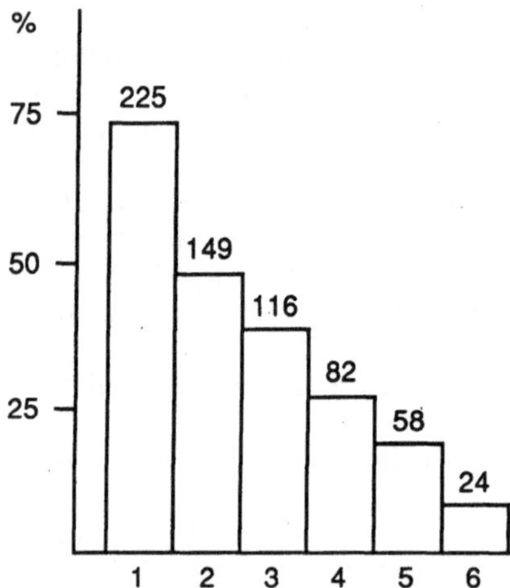

Abb. 2. Prozentuale Verteilung sozialer Problemstellungen von Patientinnen der gynäkologischen Rehabilitation der Kliniken am Burggraben. (N = 304). Doppelklassifikation möglich. 1 = Eheprobleme; 2 = finanzielle Probleme; 3 = Schwierigkeiten im Beruf; 4 = Sorgen um die Kinder; 5 = Alkoholabhängigkeit des Ehemannes; 6 = Pflegebedürftigkeit der Eltern

Häufigkeit nach sind es Eheprobleme, in vielen Fällen durch die Alkoholabhängigkeit des Partners bedingt, finanzielle Schwierigkeiten, z. B. durch Arbeitslosigkeit eines Familienangehörigen, Probleme am Arbeitsplatz, Differenzen mit den Kindern und Pflegebedürftigkeit der Eltern bzw. Schwiegereltern. Zum Zeitpunkt des Beginns der gynäkologischen Erkrankung, die schließlich die Rehabilitationsmaßnahmen erforderlich machte, befinden sich überraschend viele Frauen in der Situation einer bevorstehenden oder vollzogenen Trennungssituation vom Partner oder den flügge gewordenen Kindern. Auch die Sozialanamnese zeigt deutlich eine geschlechtsspezifische negative Bilanz. Unharmonische Ursprungsfamilien mit für die Mädchensozialisation ungünstigen Vater–Mutter-Relationen, Frühehen, frühe häufige Schwangerschaften, Scheidungen, häufiger Partnerwechsel und eigene oder familiäre Suchtproblematik prägen den Lebenslauf dieser Frauen.

Rehabilitation bezeichnet eine Zielsetzung, im Einzelfall ein Ergebnis. Im Falle der gynäkologischen Anschlußheilbehandlung ist es die möglichst rasche Rekonvaleszenz nach stationärer Behandlung, die die Patientin befähigen soll, ohne Zeit- und Leistungseinbuße wieder am aktiven sozialen Leben teilzunehmen. Rehabilitation leitet ihre Bedeutung aber auch von prämorbiden allgemeinen Gesundheitsbeeinträchtigungen und von der prämorbiden Persönlichkeit in ihrem sozialen Lebensbezugssystem her. Inwieweit vorgenannte ungünstige psychosoziale Bedingungen zu gynäkologischen Erkrankungen führen, die z. B. auch Operationsbedürftigkeit nahelegen, ist noch nicht hinreichend bekannt.

Unsere Untersuchungen lassen jedoch den Schluß zu, daß gynäkologische Anschlußheilbehandlungen nicht nur nach dem Schweregrad der Erkrankung oder der Kompliziertheit der Operation beantragt und gewährt werden, sondern daß in der Praxis anamnestische und psychosoziale Faktoren zur Indikationsstellung herangezogen werden. Demzufolge sind zur Differenzierung und zur Optimierung der gynäkologischen Anschlußheilbehandlung bei der Indikationsstellung folgende Punkte zusätzlich zu berücksichtigen:
1. Fragen zur gynäkologischen Anamnese. Hier besonders die Anzahl der gynäkologischen Ereignisse und der gynäkologischen Eingriffe.
2. Fragen zur Multimorbidität
3. Fragen zur aktuellen sozialen Situation. Dabei ist ein einfacher sozialer Index, bestehend aus der Berufssituation und der Familiensituation, durchaus ausreichend.

Geschlossene CO$_2$-Gastherapie in Gynäkologie und Geburtshilfe

D. Strauch, R. Kovarik, M. Steyer

Frauenklinik, Luisenhospital, Bad Aachen

Die Anwendung von Kohlendioxid gehört zu den altbewährten Therapieformen, die schon bei Ovid, Plinius und Tertullian beschrieben wurden. Damals stand die euphorisierende Wirkung im Vordergrund. Medizinisch genutzt wurden und werden u. a. die Wässer von Spa, Karlsbad oder die Gase von Bad Pyrmont. Die Nutzungsformen reichten von Trinkkuren, CO$_2$-haltiger Wässer über CO$_2$-Wannenbäder sowie Vaginalspülungen bis hin zu CO$_2$-Gasbädern.

Zu den gesicherten CO$_2$-Wirkungen gehören die Sympatikolyse, Entspannung der Skelettmuskulatur, Vasodilatation durch direkten Einfluß auf die Gefäßmuskulatur ohne Histamin- oder Serotoninbeteiligung, Verbesserung der Mikrozirkulation, Steigerung der Fluidität des Blutes, Steigerung der Vasomotion,

Normalisierung der adrenalinbedingten Thrombozytenaggregation, Bohr-Effekt, Erhöhung der Sauerstoffsättigung, Euphorisierung, Blutdrucksenkung bei Hypertonie. Die geschlossene CO_2-Gasbadbehandlung (Verfahren nach Kovarik) ist gegenüber üblichen Kohlensäurebädern ungefährlich, einfach, ohne der sonst ständig notwendigen Aufsicht durch Fachpersonal, leicht transportabel, ermöglicht die gleichzeitige Behandlung mehrerer Personen, ist zeitlich unbegrenzt und potenziert die Sympathikolyse durch die Wärmekummulierung. Ihre Kosten sind gering. Die Patientinnen liegen hier in einer Kunststoffhülle, welche mit einem Klettband am Hals oder unterhalb der Achseln verschlossen und in die reines CO_2-Gas eingeleitet wird. Die gute CO_2-Resorption wird durch Befeuchtung der Hornhaut mit Abdunstwasser bewirkt. Die Dauer des Bades beträgt 60 Minuten. Im frühen postoperativen Verlauf wird somit eine bessere Wundheilung, Streßbeseitigung, Schmerzlinderung, Potenzierung der Thromboseprophylaxe, später auch Dekubitusprophylaxe erreicht. Bei hypohormonalen Zuständen entsteht eine Hemmung des ACTH-Adrenalin-Systems und Enthemmung der Gonadotropin-Freigabe. Die sexuelle Reaktivität wird durch die Hormon-Freigaben, trophotrope Umstellung und direkte CO_2-Stimulierung der Genitalrezeptoren angeregt.

Angenehmes Körpergefühl, anabolische Effekte und Hormonstimulierung werden auch bei Anorexia nervosa und anderen kachektisierenden Prozessen, ferner bei Crausosis vulvae ausgenutzt. Das CO_2-Gasbad führt zu konsensueller Hautvasodilatation und -Erwärmung, auch in der nichtbehandelten Haut.

In der Geburtshilfe ist die CO_2-Behandlung bei der H-Gestose, chron. Plazentainsuffizienz, Wachstumsretardierung bereits erfolgreich erprobt worden. Beseitigung der Mikrothrombotisierung in parenchymatösen Organen, bessere Fluidität des Blutes und zentrale Sympathikolyse beseitigt Hypoxämie und führt zur Durchblutungssteigerung u. a. in der Plazenta, in der Leber, im Gehirn und in den Nieren (Diuresesteigerung). Bei der EPH-Gestose wird zur verstärkten Ödemausschwemmung das CO_2-Wasservollbad mit Ausnutzung der Kältediurese und hydrostatischer Diurese in Zwischentagen appliziert (Vollbad, 33 °C, 15 Minuten). Es wurden bisher keine negativen Auswirkungen auf eine bestehende Wehentätigkeit, keine Auslösung einer Wehentätigkeit und keine Veränderungen der fetalen Herzfrequenz beobachtet. Auffällig ist, daß die Vasodilatation noch 5 Stunden lang nach der Applikation zu messen ist, was auf die günstig umgestellte Reaktionslage und nicht auf die direkte CO_2-Wirkung zurückzuführen ist.

Arbeitsgemeinschaft Gynäkologische Radiologie

Leitung: D. von Fournier, Heidelberg

Grenzen der Bildinterpretation in der Mamma-Sonographie

M. Bauer, R. Schulz-Wendtland

Universitäts-Frauenklinik Freiburg

Das Mammakarzinom ist heute die häufigste bösartige Geschwulst der Frau [2]. In Kenntnis der Biologie des Mammakarzinoms haben mehrere Autoren [3, 4, 6, 7] darauf hingewiesen, daß die die Prognose bestimmende Tumorzellaussaat bereits sehr früh erfolgen kann. Alle diagnostischen Methoden bemühen sich Herd-

Archives of Gynecology and Obstetrics Vol. 245, No. 1-4, 1989
Verhandlungen der Deutschen Gesellschaft für Gynäkologie und Geburtshilfe,
47. Versammlung, München 6.-10. September 1988
© Springer-Verlag Berlin Heidelberg

befunde kleiner gleich 1 cm zu entdecken. Nachdem die Sonographie neben Inspektion, Palpation, Mammographie, Zytologie und Thermographie in der komplimentären Mammadiagnostik als Zusatzmethode bei klinisch und/oder mammographisch symptomatischen Frauen ihren festen Platz hat [1, 8], ist es wichtig die differentialdiagnostischen Grenzen der Bildinterpretation in der Mammasonographie aufzuzeigen. Die sonographische Diagnose ist bei Tumoren größer als 1,5 cm der mammographischen überlegen – maligne Veränderungen von weniger als 0,5 cm zu entdecken, stellt sicher eine Rarität dar – Mikrokalk ist nicht abzugrenzen [5]. Die Diagnosestellung Mammakarzinom ist nicht nur von der Größe der Befunde, sondern maßgeblich auch von der makroanatomischen Wuchsform, dem Gehalt an Bindegewebe und dem Grad der Stromainvasion abhängig. Und hier ergeben sich differentialdiagnostisch in der Sonographie Probleme bei der Abgrenzung zum Fibroadenom und zwar dann um so mehr, wenn dieses Verkalkungsfiguren bzw. regressive Veränderungen aufweist. Grenzen der Sonographie werden aber auch erreicht bei der Differentialdiagnose der eingedickten Zyste zum echoarmen Tumor in Involutionsmammae. In diesen Fällen ist die Sonographie der Mammographie sicher unterlegen [9] und auch dynamische sonographische Untersuchungen verbessern das Ergebnis nicht wesentlich.

Zusammenfassend ist zu sagen, daß die Grenzen der Mammasonographie bei einer Herdgröße kleiner 1 cm liegen und die Differentialdiagnose eingedickte Zyste zum echoarmen Tumor in Involutionsmammae bzw. Karzinom zum regressiv veränderten/verkalkten Fibroadenom in der Sonographie schwierig ist. Mikrokalk bleibt sonographisch weiterhin nicht erkennbar.

Literatur

1. Bauer M, Schulz-Wendtland R, v Fournier D (1988) Mammographie-Reihenuntersuchung Radiologe 28:95–102
2. Becker N, Frentzel-Beyme R, Wagner G (1984) Krebsatlas der Bundesrepublik Deutschland. Springer, Berlin Heidelberg New York
3. Fisher E (1982) Die Pathologie sogenannter früher Mammakarzinome. In: Frischbier HJ (Hrsg) Die Erkrankungen der weiblichen Brustdrüse. Thieme, Stuttgart, S 45
4. Fournier v D, Hoeffken W, Junkermann H, Bauer M, Kühn W (1980) Growth rate of 147 mammary carcinomas. Cancer 45:2198
5. Hackelöer BJ, Duda V, Hüneke B, Lauth G, Bald R, Buchholz R (1982) Ultraschallmammographie: Entwicklung, Stand und Grenzen. Ultraschall 3:94–108
6. Krokowski E (1964) Betrachtung zur Dynamik des Geschwulstwachstums. Krebsforsch Krebsbekämpfung 5:189
7. Krokowski E (1977) Muß die heutige Krebstherapie verändert werden? GBK-Mitteilungsdienst 18:6
8. Schulz-Wendtland R (1982) Vergleich verschiedener plattenthermographischer Methoden mit der übrigen Diagnostikenaussage und Histologie. Dissertation, Heidelberg
9. Teubner J, v Kaick G, Junkermann H (1985) 5 MHz Realtime-Sonographie der Brustdrüse. Radiologe 25:449–467

Sonographische Markierung okkulter Mammabefunde

H. Junkermann

Abteilung für gynäkologische Radiologie Universität Heidelberg

Bei der mammographischen Markierung okkulter Mammabefunde gehen wir in Heidelberg wie folgt vor. Die Patientin sitzt. Nach Hautdesinfektion werden 3 Nadeln in einem Abstand von 1 bis 2 cm in der Region des gesuchten Befundes eingestochen. Anschließend wird eine Mammographie in zwei Ebenen durchgeführt. Die Nadel, die dem gesuchten Befund am nächsten kommt, wird belassen, die beiden anderen Nadeln werden entfernt. In etwa 10% ist eine erneute Korrektur des Nadelsitzes und eventuell eine Kontroll-Mammographie erforderlich. Nach ausreichend exaktem Nadelsitz wird ein Markierungsdraht mit gebogenem Haken an der Spitze eingeführt und auf der Haut mit sterilem Verband fixiert.

Demgegenüber kann in geeigneten Fällen eine sonographische Markierung durchgeführt werden. Hierbei liegt die Patientin in Rückenlage, d. h. entsprechend der Position auf dem Operationstisch. Als Kontaktmittel für den Ultraschall wird ein alkoholisches Desinfektionsmittel genutzt. Die Nadel kann auch ohne speziellen Punktionsschallkopf unter Sicht eingestochen werden. Die Nadelspitze läßt sich im dynamischen real-time Ultraschallverfahren (5 oder 7,5 Mhz) im Befund lokalisieren. Bei fraglicher Übereinstimmung des sonographischen mit dem radiologischen Befund kann eine mammographische Kontrolle angezeigt sein. Wenn die Nadelspitze sicher im oder in unmittelbarer Nähe des zu markierenden Befundes liegt, kann der Stahldrahthaken eingeführt werden. Eine sichere Lokalisation sonographisch suspekter Befunde ist auch in mammographisch schwer oder nicht zugänglichen Randbereichen der Brust möglich. Die Vorteile der sonographischen Markierung sind: die Markierung in OP-Lagerung der Patientin, die unter Sicht durchgeführte Punktion, die Möglichkeit der Markierung von Befunden im Randbereich der Brust, die mammographisch nur schwer oder insbesondere mit den in situ befindlichen Nadeln nicht abgebildet werden können.

Vereinzelt werden auch in radiologisch schwer beurteilbaren dichten Brüsten sonographisch suspekte Befunde gefunden, die sich dann nur sonographisch markieren lassen.

Wesentlicher Nachteil der sonographischen Markierung ist, daß sich der mammographisch gerade bei Frühfällen häufig wegweisende Mikrokalk sonographisch nicht darstellen läßt, bzw. diagnostisch nicht verwertbar ist. In einer Serie von 66 konsekutiven klinisch okkulten Befunden, die in unserer Brustsprechstunde präoperativ markiert wurden, fanden sich 14 invasive Karzinome und ein Carcinoma in situ. Alle 14 Karzinome waren im Röntgenbild nachweisbar. Von den 14 invasiven Karzinomen zeigten 11 diagnostisch hinweisende Mikroverkalkungen, die sonographisch nicht nachweisbar waren. Nur 3 von diesen 14 Karzinomen waren auch im Ultraschall sichtbar. Diese drei wurden deshalb sonographisch markiert. Insgesamt konnten von den 66 abklärungsbedürftigen Befunden 17 im Ultraschall markiert werden. Darunter waren 5 benigne Befunde, die nur im Ultraschall auffällig gewesen waren.

Tabelle 1

Histologie	Nur US	Rö. + US	Nur Rö	Summe
Invasives Ca	–	3	11	14
Ca in situ	–	–	1	1
Mastopathie I–II°	3	5	28	36
Entzündungen	–	–	6	6
Fibroadenom	2	4	3	9
Gesamt	5	12	49	66

In drei Fällen war eine Nachresektion erforderlich, da der fragliche Befund nach der Präparatradiographie im ersten Exzisat nicht enthalten war (einmal davon Karzinom).

Unsere Erfahrungen zeigen, daß die sonographische Markierung wegen der Einfachheit, Sicherheit und Schnelligkeit des Vorgehens vorzuziehen ist. Leider ist die Methode jedoch nur in ca. ein Viertel der Fälle anwendbar, da drei Viertel der suspekten okkulten Befunde sonographisch nicht darstellbar sind.

Bildgebende Verfahren bei der Streßinkontinenz

K. Henne[1], M. Bauer[2]

[1] Radiologische Klinik Freiburg, [2] Universitäts-Frauenklinik Freiburg

Voraussetzung für eine ungestörte Blasenfunktion ist ein harmonisches synchrones Zusammenwirken der Muskulatur und Innervation von Blase, Beckenboden und Urethra. Störungen der Harninkontinenz finden wir bei 42–65% der über 40 jährigen Nulliparae [6, 14, 17]. Die Kettencystourethographie [15] ist heute wohl die am weitesten verbreitete Methode zur radiologischen Lagebeschreibung von Blase und Urethra [1, 7, 8]. Man kann bei Bedarf zusätzlich die Vagina und das Rektum kontrastieren, um die anatomischen Veränderungen von Vagina und Rektum beim Pressen zu dokumentieren. Die Röntgenbefunde werden als Durchleuchtungsbefunde mit jeweils einer Dokumentationsaufnahme in Ruhe und beim Pressen erhoben. Man kann die Befunde auch in der Kineradiographie oder über eine Videodokumentation des Durchleuchtungsbefundes darstellen. Die Ausgangslage der Blase in Ruhe und die Veränderungen beim maximalen Pressen müssen ausreichend und sicher dokumentiert werden.

Unser Instrumentarium besteht aus einer auf einen Führungsstab gespannten sterilen Kette, welche nach Benetzung mit einem sterilen anästhesierenden Gleitmittel in die Urethra eingeführt wird, nachdem vorher die Blase entweder retrograd über einen Katheter mit 200–250 ml wässrigem Kontrastmittel und 50 ml Luft gefüllt wurde, oder nachdem die Blase durch das vorausgegangene i.v.-Urogramm kontrastiert ist. Die Einteilung der Streßinkontinenz nach Green [7, 8] mit ihren Konsequenzen für die Therapie hat sich nicht durchgesetzt. Viele harnkontinente Frauen weisen „pathologische" Urethraneigungswinkel und ebenso pathologische hintere Cystourethralwinkel beim Pressen auf [1, 2, 9]. In der UFK Freiburg wird vor der operativen Korrektur einer Streßinkontinenz ein laterales Cystourethrogramm oder ein Viscerogram angefertigt. Der Befund wird nicht mehr nach der Greenklassifikation eingeteilt. Es wird nur beschrieben, wie und wohin sich Blasenhals und Urethra vom Ruheausgangspunkt beim maximalen Pressen bewegen. Mit dieser Art der Beschreibung erfassen wir unseres Erachtens die relative Beweglichkeit des Blasenbodens und der proximalen Urethra besser. Die anatomischen Veränderungen des Blasenbodens und der Urethra beim Pressen können somit rein durch die Befundbeschreibung besser anschaulich gemacht werden. Die bildliche Darstellung der Veränderungen in Ruhe und beim Pressen erhält man durch korrektes Übereinanderprojizieren des Ruhe- und des Preßbildes. Mit dem lateralen Cystogramm kann man die Position und Form der Urethra der Blase und des Blasenhalses in Ruhe und beim Pressen zuverlässig erkennen und dokumentieren. Das laterale Cystourethrogramm ist in unserer Klinik eine adjuvante Methode für die Operationsplanung bei der Harninkontinenz, da man auf diese Weise die anatomischen und funktionellen Veränderungen zeigen kann und so vor der Korrektur der pathologisch veränderten Blasenlage die Wahl des operativen Verfahrens erleichtern kann. Das postoperativ Erreichte kann ebenfalls im lateralen Cystourethrogramm kontrolliert werden.

Literatur

1. Ala-Ketola L (1973) Roentgen diagnosis of female stress urinary incontinence. Roentgenological and clinical study. Acta Obstet Gynecol Scand (Suppl) 23:1–59
2. Ala-Ketola L, Kauppilla A, Vuoria P (1980) Harnabflußstörungen bei Frauen. In: Diethelm L, Heuck F, Olsson O, Strand F, Vieten H, Zuppinger A (Hrsg) Handbuch der medizinischen Radiologie Bd. XIII/2. Springer, Berlin Heidelberg New York, S 264–288
3. Alloussi S, Mast GJ, Zwergel U, Storz W (1985) Physiologie, Pathophysiologie und Differentialdiagnose der Harninkontinenz. Urologe (B) 25:174–176
4. Beck L (1971) Die funktionelle Harninkontinenz der Frau. Gynäkologe 42:59–73
5. De Gregorio G (1988) Mündl. Mitteilung
6. Francis WJA (1960) The onset of stress incontinence. J Obstet Gynaecol Br Emp 67:899–903
7. Green TH Jr (1962) Development of a plan for the diagnosis and treatment of urinary stress incontinence. Am J Obstet Gynaecol 83:632–648
8. Green TH Jr (1975) Urinary stress incontinence: Differential diagnosis, pathophysiology and management. Am J Obstet Gynaecol 122:368–400
9. Hodkinson CP (1970) Stress urinary incontinence. Am J Obstet Gynaecol 108:1141–1168
10. Ingelman-Sundberg A (1952) Urinary incontinence in women, excluding fistulas. Acta Obstet Gynaecol Scand 31:266
11. Lutzeyer W, Melchior H (1977) Physiologie und Pathophysiologie der ableitenden Harnwege. In: Kremling H, Lutzeyer W, Heintz R (Hrsg) Gynäkologische Urologie und Nephrologie. Urban & Schwarzenberg, München Wien Baltimore, S 23–38
12. Mc Guire EJ, Lytton B, Pepe V, Kohorn EJ (1976) Stress urinary incontinence. Am J Obstet Gynaecol 47:255–264
13. Palmtay H, Boettger F, Stahl J, Röhl L (1975) Simultaneus cine urographic and manofluorometric evaluation of the neurogenic component in incontinence. Urol Int 30:77–84
14. Petri E, Thüroff JW (1983) Differentialdiagnostik der Harninkontinenz. In: Petri E (Hrsg) Gynäkologische Urologie. Stuttgart, Thieme, S 211–220
15. Rütte B (1975) Urge- oder Dranginkontinenz. Gynäkol Rundsch (Suppl) 15:66–74
16. Stevens WE, Smith SP (1937) Roentgenological examination of the female urethra. J Urol 37:194–201
17. Wolin LH (1969) Stress incontinence in healthy nulli parous female subjects. J Urol 101:545–549

Arbeitsgemeinschaft Kinder- und Jugendgynäkologie: Praxis der Kinder- und Jugendgynäkologie

Leitung: C. Lauritzen, Ulm

Dysmenorrhoe bei Jugendlichen

H. P. Zahradnik, W. Schuth

Universitäts-Frauenklinik Freiburg

Die schmerzhafte Regelblutung wird je nach Entstehungsart als primäre oder sekundäre Dysmenorrhoe bezeichnet. Die Klassifizierung der geschilderten Beschwerden ist nur möglich, wenn eine ausgedehnte und einfühlsame Anamnese erhoben wurde. Anhand der geschilderten Daten kann dann aufgrund der unbe-

Archives of Gynecology and Obstetrics Vol. 245, No. 1-4, 1989
Verhandlungen der Deutschen Gesellschaft für Gynäkologie und Geburtshilfe,
47. Versammlung, München 6.-10. September 1988
© Springer-Verlag Berlin Heidelberg

dingt erforderlichen gekonnten gynäkologischen Untersuchung eine Unterscheidung zwischen primärer und sekundärer Dysmenorrhoe vorgenommen werden.

Obwohl uns die organpathologische Form schmerzhafter Regelblutungen im folgenden nicht vordringlich beschäftigen wird, möchte ich sie zunächst doch kurz erwähnen. Zur sekundären Dysmenorrhoe kommt es bei pathologischen organischen Veränderungen des Genitaltrakts. Ein Uterus myomatosus, Endometriumspolypen, Endometriose und eine Retroflexio uteri verursachen schmerzhafte Regelblutungen. Entzündliche Veränderungen des inneren Genitale sind häufig mit dem Auftreten des typischen Beschwerdebildes verbunden. Intrauterine Fremdkörper wie inerte- oder Kupfer abgebende Intrauterinpressare können mit einer sekundären Dysmenorrhoe vergesellschaftet sein. Auch Zervixstenosen oder iatrogene Ursachen wie zum Beispiel zu ausgedehnte Konisationen und therapeutische oder kosmetische Koagulationen der Portio führen zu Schmerzen bei der Periode. In den Lehrbüchern häufig erwähnt, wenn auch relativ selten vorkommend, gehen kongenitale Anomalien wie die Hymenalatresie oder uterine Mißbildungen mit dysmenorrhoischen Schmerzen einher.

Mit Ausnahme der zuletzt genannten kongenitalen Gründe sind die Ursachen der bisher geschilderten dysmenorrhoischen Beschwerden sehr selten Probleme, die bei Jugendlichen auftreten. Darüber hinaus dürfte das Beschwerdebild einer Hymenalatresie jedem Gynäkologen erkenntlich sein. Falls schmerzhafte Regelblutungen bei den äußerst selten vorkommenden kongenitalen Mißbildungen auftreten sollten, müßte die Erkennung der Gründe in der heutigen, ultraschallreichen Zeit ebenfalls keine größeren Schwierigkeiten machen.

Therapeutisch muß bei den eben angesprochenen Fällen natürlich die Beseitigung der organischen Ursache im Vordergrund stehen, auch wenn eine symptomatische Begleittherapie bisweilen notwendig ist.

Die primäre Form des Symptoms Dysmenorrhoe tritt vorzugsweise bei jüngeren Frauen auf und kommt nur bei ovulatorischen Zyklen vor. Die Inzidenz primärer schmerzhafter Regelblutungen wird in unterschiedlichen Größenordnungen angegeben. Während in den dreißiger Jahren „nur" 47% aller Studentinnen leichte, 17% mittelschwere und 3% schwere dysmenorrhoische Schmerzen hatten, fand man Anfang der achtziger Jahre bei 72% aller 19jährigen Frauen leichte, bei 19% mittelschwere und fast dreimal so häufig wie früher, nämlich bei 8% schwere dysmenorrhoische Symptomenkomplexe.

Die meisten der Untersuchungen über die Dysmenorrhoe leiden an methodischen Mängeln.
– Die Dysmenorrhoe wird ohne Klassifizierung subjektiver Schweregrade erfaßt.
– Das prämenstruelle Syndrom, zugegebenermaßen weniger das Problem der Jugendlichen, die primäre und die sekundäre Dysmenorrhoe werden nicht strikt getrennt.
– Die Stichprobenbeschreibung hinsichtlich Alter, Parität, sozialem Status usw. ist äußerst mangelhaft.
– Die Stichproben sind schon selektiert, in Schulmädchen, Studentinnen oder aber in Industriearbeiterinnen.

Was unsere hier angesprochene Altersgruppe anbetrifft, so dürften die quantitativen Angaben von Widholm aus dem Jahre 1971 für Finnland ein repräsentatives Bild liefern. Von 5355 finnischen Jugendlichen im Alter von 10–20 Jahren klagten 38,3% über wiederholte und 12,9% über regelmäßige dysmenorrhoische Beschwerden. Eingangskriterium in diese Untersuchung waren subjektiver Leidensdruck und oder Analgetikaeinnahme.

Es ist jedoch gerade bei der Jugendlichen festzustellen, daß der individuelle Krankheitswert der Dysmenorrhoe sich ausschließlich an der subjektiven Intensität und Bewertung entscheidet. Berichte über stärkste Beschwerden können individuell als durchaus normal, zum Frausein gehörig bewertet werden und nicht als Krankheit. Solche Mädchen wollen dann auch nicht vom Turnunterricht befreit werden, bleiben nicht zu Hause und verlangen nur in extremsten Fällen nach Analgesie.

In der einschlägigen Literatur wird immer wieder auf prädisponierende oder hemmende Faktoren für die Ausbildung einer Dysmenorrhoe hingewiesen. Leider wird häufig von Korrelationen berichtet, obwohl es sich um Scheinkorrelationen handelt. Z. B. nehmen Intensität und Häufigkeit der Dysmenorrhoe mit zunehmendem Alter ab. Naturgemäß steigt die Parität an. Bei einer eigenen eben abgeschlossenen Untersuchung an 531 15 – 53jährigen Frauen der Ambulanz der Universitäts-Frauenklinik Freiburg, die diese Unstimmigkeiten berücksichtigte, fanden wir die Parität als den dominanten Faktor bei der Abnahme der Dysmenorrhoehäufigkeit und Symptomatik.

Ferner ist zu beachten, daß aufgrund situativer Einflüsse intraindividuell erhebliche Unterschiede der Manifestationsintensität festzustellen sind. Im Urlaub ist die Dysmenorrhoe lästiger, einschränkender und ärgerlicher bewertet worden als zu Hause.

Was sind die Folgen?

Zunächst gesellschaftspolitisch betrachtet:
- Etwa 30% der Frauen nehmen Analgetika regelmäßig, 10% sind darauf angewiesen.
- 17–22% suchen bei dysmenorrhoischen Beschwerden den Arzt auf.
- 20% unserer Frauen gaben die Notwendigkeit einer mindestens 3-stündigen Bettruhe an. Das bewirkt daß: 1‰ aller weiblichen Arbeitstage, bzw. 1,5% aller krankheitsbedingten Arbeitstage auf das Konto der Dysmenorrhoe gehen.

Wir fanden nicht wie in der Literatur angegeben, daß bei höherer beruflicher Qualifikation die „Ausfallszeiten" geringer würden.

Was sind die individuellen Folgen?
- Schulische Leistungen nehmen ab! Die Berufsausbildung ist gestört. Anpassungs- und Selbstwertprobleme nehmen deshalb zu.
- Der sekundäre Krankheitsgewinn nimmt zu. Beispiel: Ich habe ja jetzt einen guten Grund, mich vor der gefürchteten Klassenarbeit zu drücken.

Welches sind nun die Hintergründe einer primären Dysmenorrhoe?

Bis 1970 wurde ausschließlich die Psyche als Hauptursache genannt. Danach hat man durch die Entdeckung der Prostaglandine dieser Substanzklasse die ausschließliche pathogenetische Rolle zugesprochen. Beides ist sicherlich falsch!

In der Literatur schwanken die Angaben über die Psychogenese der Dysmenorrhoe zwischen 10 und 100%, sind also nicht aussagekräftig. Wenig praxisrelevant dürften auch die ätiologischen Überlegungen der Psychoanalyse sein. Hierzu einige Beispiele:
- Die Menstruation reaktiviert das Minderwertigkeitsgefühl und kindliche Verlusttrauma der Frau gegenüber dem penisbesitzenden Mann. Der symbolische Penisersatz, nämlich Schwangerschaft und Geburt wird durch die Menstruation vereitelt und verstärkt das weibliche Minderwertigkeitsgefühl. Die Fehlverarbeitung ist dann die Dysmenorrhoe (H. Deutsch).
- Die Dysmenorrhoe ist die Reaktivierung frühkindlich destruktiver Phantasien vom blutenden, zerrissenen, zerstückelten Genitale (Golub).
- Die Dysmenorrhoe ist der Protest der in Beruf, Familie, Partnerschaft frustrierten Frau. Dies könne in Hass auf die eigene Weiblichkeit bzw. in depressive Selbstvorwürfe und Regression übergehen (Molinski).
- Dysmenorrhoische Blutungen sind die Endstufe fehlverarbeiteter sexueller Erregung. Die sexuelle Energie ist blockiert und wird am falschen Objekt, nämlich der Menstruation abreagiert (Kumper).

16

Ich glaube die Beispiele haben gezeigt, daß man auf diesem Wege nicht weiterkommen kann.

Psychologische, insbesondere lernpsychologische Aspekte haben in den letzten Jahren zunehmend Bedeutung erlangt. Hierbei sind v. a. physiologische Variablen und deren Wechselwirkungen mit psychischen Faktoren strengstens zu berücksichtigen.

Lernpsychologisch befindet sich die dysmenorrhoische Frau in einem Circulus vitiosus: Mit jeder Menstruation nehmen Intensität und Anzahl damit verbundener negativer Assoziationen und Bewertungen zu. Die physiologische Menstruation wird im Sinne einer erlernten Reaktion mit Schmerz- und Erwartungsfurcht gekoppelt. Darüberhinaus besteht auch bei unserem Stichprobenkollektiv ein signifikanter Zusammenhang zwischen dem Grad der eigenen Dysmenorrhoe und dem der Mutter, Schwester oder sonstiger weiblicher Bezugspersonen.

Wir haben bisher einige epidemiologische Daten und manche psychologische Hintergrundsinformationen nur schlaglichtartig darstellen können. Die simple entweder somatische oder psychogene Hypothese für die Ursache der primären Dysmenorrhoe sollte als völlig unfruchtbar verworfen werden.

Kommen wir nun zur Erläuterung der physiko-chemisch meßbaren Befunde bei der primären Dysmenorrhoe. Die Diagnose einer primären Dysmenorrhoe basiert auf der Schmerzanamnese der jungen Frau. Der gynäkologische Untersuchungsbefund ist normal, im Sonogramm sind keinerlei Besonderheiten zu entdecken, die Zyklen sind ovulatorisch. Die Schmerzintensität ist während des ersten Zyklustages am größten. Als objektivierender Befund der subjektiven Schmerzempfindung werden pathologische Uteruskontraktionen bei dysmenorrhoischen Frauen gefunden. Die spastische Eigenart dieser Kontraktionen hängt v. a. auch mit den hohen Basisdrücken während der einzelnen Kontraktionen und den asynchronen Druckschwankungen zusammen und ist charakteristisch für den ersten Tag der Menstruation. Die an der Ordinate aufgetragene Verniereinheiten geben die Quantifizierung der intrauterinen Druckverläufe wieder und stellen eine Art Gradmesser für die Schmerzhaftigkeit der Menstruation dar. Gefüllte Säulen beziehen sich auf die dysmenorrhoischen Frauen, leere Säulen auf die eumenorrhoischen Kontrollen. Man erkennt deutlich, daß bei dysmenorrhoischen Frauen am 1. Menstruationstag signifikant schmerzhaftere intrauterine Druckverläufe zu finden sind, als an den anderen Tagen und als im Vergleich zu eumenorrhoischen Frauen.

Ferner ist während der intensivsten Schmerzphasen die Durchblutung des Uterus erheblich reduziert, so daß die hiermit verbundene Ischämie wahrscheinlich wesentlich an der Schmerzentstehung einer primären Dysmenorrhoe beteiligt sein dürfte.

Bei all den erwähnten Befunden sind Prostaglandine pathogenetisch mit beteiligt.

Im Menstrualblut werden $PGF_{2\alpha}$ und in geringerem Maße PGE_2 am ersten Blutungstag in höchsten Konzentrationen und insgesamt signifikant höher als bei eumenorrhoischen Frauen gefunden.

Die weißen Säulen geben die $PGF_{2\alpha}$- bzw. PGE_2-Konzentrationen/ml Menstrualblut bei dysmenorrhoischen Patientinnen wieder, die leeren Säulen meinen den gleichen Meßwert bei eumenorrhoischen Frauen.

Auf die gesamte Menstruationsdauer bezogen ist die $PGF_{2\alpha}$-Konzentration im Menstrualblut dysmenorrhoischer gegenüber der eumenorrhoischer Frauen deutlich größer. Prostacyclin (PGI_2) ist allerdings im Menstrualblut dysmenorrhoischer Frauen signifikant niedriger als in dem eumenorrhoischer Kontrollpersonen. Es ist sogar möglich, eine Korrelation zwischen intrauterinem Druck und schmerzaktivem $PGF_{2\alpha}$ aufzuzeigen, so daß man auch die Schmerzintensität den pathologisch erhöhten $PGF_{2\alpha}$-Konzentrationen des Menstrualblutes zuordnen kann. Die in einer Skala quantifizierte größte Schmerzintensität 4 geht mit den höchsten $PGF_{2\alpha}$-Konzentrationen im Menstrualblut einher.

Wenn man bedenkt, daß östradiolabhängig $PGF_{2\alpha}$ für die Uteruskontraktion, während gestagenabhängig PGI_2 für die Relaxation dieses Organs verantwortlich ist, so wird klar, daß hierin ein wesentlicher Schlüssel zum Verständnis der physiko-chemischen Pathogenese der Dysmenorrhoe liegt. Gleichzeitig zeigt dies aber auch therapeutische Möglichkeiten auf:

Durch intrauterine Applikation von Progesteron, z.B. in Form des Progesteron-T (Progesteron-IUP) wird effektiv der pathologisch erhöhte PGF-Spiegel im Menstrualblut reduziert; durch systemische Zufuhr eines Gestagens ist die gleiche Wirkung zu erzielen. Aber auch mit Hilfe einer kombinierten Gabe von Östrogenen und Gestagenen wie bei einer Pille ist die endometriale PGF-Synthese drastisch zu beeinflussen.

Man kann durch Modulation der Katecholaminrezeptoren Veränderungen im endometrialen Prostaglandinmuster hervorrufen, so daß die krampfartigen dysmenorrhoischen Uteruskontraktionen vermindert werden.

Man kann aber auch durch diätetische Maßnahmen die Synthese des Prostaglandinspektrums so verändern, daß statt des stark uteruskontrahierenden $PGF_{2\alpha}$ vermehrt das $PGF_{2\alpha}$ entsteht, das weit weniger schmerzauslösend wirkt. Üblicherweise stellt die Arachidonsäure das hauptsächliche Substrat für die Prostaglandinsynthese dar. Wenn wir aber andersartige mehrfach ungesättigte Fettsäuren anbieten, wie sie z.B. in Fischölen oder bestimmten Pflanzenfetten vorkommen, so versetzt man den Organismus in die Lage, hieraus Prostaglandine zu bilden, deren kontraktionsauslösendes Potential geringer ist. Bei der Prophylaxe von Herz-Kreislauferkrankungen bedient man sich dieses metabolischen Tricks bereits mit gutem Erfolg. Bei der Behandlung der Dysmenorrhoe ist diese Möglichkeit bisher im großen und ganzen noch weitgehend ungenutzt.

Insbesondere kann jedoch die pathologisch gesteigerte $PGF_{2\alpha}$-Synthese dysmenorrhoischer Frauen äußerst effektiv durch nicht steroidale antiphlogistische Substanzen normalisiert werden. Diese Medikamente hemmen das Enzym Cyclooxygenase, so daß die Synthese aller Prostaglandine, eben auch die des $PGF_{2\alpha}$ im Endometrium reduziert wird. Bei Bedarf kann so durch eine vorübergehende Medikamenteneinnahme das dysmenorrhoische Beschwerdebild beseitigt werden.

Was die Präferenzliste therapeutischer Bemühungen bei der primären Dysmenorrhoe der Jugendlichen speziell anbetrifft, so möchte ich abschließend folgende Bemerkungen machen:
– In welchem Umfang die Jugendliche einer Verhaltenstherapie kombiniert mit Entspannungsverfahren durch einen geschulten Psychologen zugänglich ist, sollte bald gültig geklärt werden.
– Ist die Jugendliche aufgrund einer individuell psycho-sozial gestörten Lebens- und Lerngeschichte neurotisch erkrankt, so bietet sich die Kombination von symptomatischer und Gesprächspsychotherapie an. Wie groß der so zu behandelnde Anteil an Jugendlichen ist, muß ebenfalls noch herausgefunden werden.
– An symptomatischen Maßnahmen bieten sich insbesondere für die Jugendlichen an:
  – Diätetische Maßnahmen
  – Bei Bedarf im ethisch-moralischen Rahmen und nach ausführlicher Aufklärung hormonale Kontrazeption
  – Nichtsteroidale Antiphlogistika bei Bedarf, wobei strengstens darauf geachtet werden sollte, das Mädchen mit den Medikamenten nicht sich selbst zu überlassen, sondern stets ansprechbar die Medikation situationsgerecht vorzunehmen.

Wichtig ist, die Jugendliche keinesfalls allein zu lassen.

Arbeitsgemeinschaft Gynäkologische
und Geburtshilfliche Endoskopie:
Erfahrungen und Fortschritte in der operativen
gynäkologischen und geburtshilflichen Endoskopie

Leitung: H. J. Lindemann, Hamburg

Der Wandel von der Laparotomie zur minimal invasiven Chirurgie: hier Pelviskopie

K. Semm

Universitäts-Frauenklinik Kiel

Die Laparotomie d. h. die mehr oder minder breite Eröffnung der Leibeshöhle mit Schnitt durch alle Bauchdeckenschichten, war bislang die einzige Möglichkeit, operative Eingriffe in der Bauchhöhle durchzuführen. Egal ob es galt, kopfgroße Myome zu entfernen oder nur quadratmillimeter große Korrekturen an den Ampullen durchzuführen, jedesmal mußten zu diesem operativen Geschehen am Müllerschen Organ unproportional aggressive destruierende Eingriffe an der Bauchdecke durchgeführt werden, an einem lebenswichtigen und noch dazu völlig gesunden Organ. Diese Hilfsoperation war es aber, die das Leben der Patienten für Tage, oft Monate und Jahre, negativ beeinflußte. Nicht die Operation am Müllerschen Organ minderte die Lebensqualität, sondern der Schnitt durch die Bauchdecke. Als Beispiel sei nur die vaginale Hysterektomie genannt, die im Vergleich zur abdominalen ein unvergleichlich geringeres Trauma darstellt und ausschließlich deswegen ihre Indikation hat.

Die Laparotomie verfolgt zudem – bedingt durch die große physische Belastung für die Patientin – zwei Ziele: Erstens dient sie der sofortigen operativen Therapie des krankhaften Zustandes, zweitens ist es einhellige Aufgabe der Laparotomie ein Rezidiv, also eine Wiederholung des Eingriffes, d. h. eine Re-Laparotomie weitgehend auszuschließen.

In der Gynäkologie sind so aus diesen Überlegungen auch heute noch weltweit folgende nicht organerhaltende Eingriffe Routine und berechtigt: Eileiterschwangerschaft: Adnex- oder Tubektomie; Ovarialzyste: Ovarektomie und Myomatosis: Uterusexstirpation. Resultat: Sterilität, Libidoverlust, Verwachsungsbauch u. a. Damit wird zwar jede Rezidivgefahr ausgeschlossen, die Lebensqualität einer operierten Frau aber durch Organverlust und Verwachsungsbauch in 50% mehr oder minder negativ beeinflußt.

Schon in der Laparotomietechnik vollzog sich deshalb am Organ selbst in den letzten 2 Jahrzehnten ein Wandel von der Makro- zur Mikrochirurgie. Dies, obgleich die physische Belastung bei der Mikrochirurgie infolge des verlängerten Operationsgeschehens größer ist, als bei der normalen Laparotomie, und auch die Rezidivgefahr in Kauf genommen wird. In der ganzen Medizin, ich zitierte als Beispiel nur die Zahnmedizin, geht der Trend zur Organerhaltung.

Zunächst waren es die frustierenden Laparotomien, besser gesagt die laparotomiae explorativae in den 50er Jahren, und später die Forderung von Martius nach Minimaleingriffen an den Tuben: „Je weniger sie an den Tuben operieren müssen, um so erfolgreicher sind ihre Eingriffe!", die mich stimulierten zunächst in München unter Richard Fikentscher, später in Kiel, die klassischen Laparotomietechniken am offenen Bauch wie Schneiden, Ligieren und Nähen, auf endoskopische Verfahren zu übertragen.

Die Hämostase mit destruktiver Hitze, d. h. ehemals Hochfrequenzstrom-Koagulation, wurde durch das optimal steuerbare Endokoagulationsverfahren ersetzt; heute auch in Gemeinschaft mit Lasertechnik einsetzbar.

Die Aufgabe des Schneidens übernehmen Mikro-Schere und -Messer, die des Ligierens und Nähens Endoligatur und Mikronadelhalter. Gemeinsam mit Apparaten, wie z. B. OP-Pneu-Elektronic und Aqua-Purator, Endokoagulator und Rundumsicht-Pelviskopie und Fernsehübertragung hat heute der pelviskopische Operateur teilweise weit bessere optische und technische Bedingungen, als der klassische Operateur. So entstand ein organerhaltender pelviskopischer Operationskatalog. Er enthält heute etwa 75% der in unseren klassischen Operationslehren festgeschriebenen gynäkologischen Eingriffe.

Die pelviskopischen Operationen folgen den mikrochirurgischen Prinzipien, in England spricht man von „minimally invasive surgery". Die Bauchdecke wird nur unwesentlich traumatisiert. Die diesbezüglichen Schmerzen sind gegenüber einer Laparotomie belanglos.

Zusammenfassend sind folgende operativen Eingriffe möglich: Am Uterus, konservativ an den Adnexen, nicht organerhaltend an den Adnexen, bei Extrauteringravidität, bei Endometriose, zur Follikelpunktion, bei Darm- und Netzverwachsungen und am Intestinum und zur Krebsdiagnostik.

Ein Spiegel für Sinn und Unsinn neuer Methoden ist jedoch einzig und allein eine kritische Statistik. Im folgenden darf die Kieler Statistik genannt werden, die inzwischen weltweit, besonders in den USA, bestätigt wurde. Insgesamt führten wir in Kiel seit November 1970 bis August 1988 1544 Pelviskopien durch, davon hatten ¼ diagnostischen, ¾ operativen Charakter.

Zunächst betrachten wir den Übergang von der Laparotomie zur Pelviskopie bei der ektopen Schwangerschaft, zunächst ohne Naht der longitudinalen Salpingotomiewunde, seit 1981 mit Mikronaht und 1985 Ischämie durch POR 8. Die Rezidivrate lag bei 47 Patientinnen mit Kinderwunsch in 3 Fällen, d. h. 7%, auf der ipsilateralen Tube, in 6 Fällen auf der kontralateralen Tube. Diese geringe Rezidivrate rechtfertigt unser konservatives Vorgehen. Im internationalen Schrifttum werden aber auch andere Zahlen genannt, z. B. 25% Rezidivrate. Dort wird jedoch auch mit Laser und ohne Naht gearbeitet. Die postoperative Eileiterdurchgängigkeit liegt bei 70%. Seit Einführung der Pelviskopie zur Therapie der Eileiterschwangerschaft wird auch das Absinken der Tubektomie per laparotomiam evident.

Für unsere Technik ein Beispiel: Typischer Fall einer mit Ultraschall vordiagnostizierten Extrauteringravidität rechts. Injektion mit POR 8 entsprechend dem Verlauf der Blutversorgung der Tuba Falloppii. Longitudinale Koagulation mit dem Punktkoagulator zur sicheren Serosa-Hämostase. Longitudinale Salpingotomie mit der Mikroschere und Präparation der richtigen Schicht.

Extraktion des Schwangerschaftsproduktes und nachfolgendes Spülen des Nidationsbettes mit dem Aquapurator. Adaption der Tubenserosa mit Mikronähten PDS 4–6fach Null. Endsitus einer pelviskopisch operierten EU links und Legen einer Robinson-Drainage. Die Schwangerschaftsrate lag bei 47 Patientinnen mit erneutem Kinderwunsch bei 53%. Die Lebendgeburtenrate bei 47%! Ergebnisse, die wir per laparotomiam nie erreicht haben.

Nun zur viel diskutierten pelviskopischen Ovarialchirurgie. An unselektierten 500 Pelviskopien in Kiel operierten wir zwischen dem 1.11.87 und 30.5.1988 315mal am Ovar. Der Tastbefund wurde dabei in 86% bestätigt. Bei der Art der Eingriffe standen die Ovariolyse mit 34%, die Ovarialbiopsie mit 23% und die

Ovarialzystenenukleation mit 27% im Vordergrund. Die Histologie der 315 pelviskopischen Ovarialoperationen ist aufgegliedert in gutartige Befunde und in maligne Tumoren. Unter 500 Pelviskopien wurden 6 mal maligne Ovarialgeschwülste per pelviskopiam verifiziert und in derselben Sitzung per laparotomiam – zweimal nach Schnellschnitt – der klassischen Behandlung zugeführt. Interessant war die Auflistung der Appendektomien. Von den 500 Pelviskopien waren 145 Patientinnen, d. h. 29% vorab per laparotomiam appendektomiert. Dabei hatten 70 Patientinnen ausschließlich eine Appendektomienarbe und 75 zusätzliche Abdominaleingriffe.

Während bei den reinen Appendektomien nur in 64% Verwachsungsbäuche registriert wurden, stieg die Zahl von Verwachsungen nach gynäkologischen Operationen auf 82% und nichtgynäkologischen Operationen auf 84%. Zur Diskussion steht nun die Erzeugung von Verwachsungen durch pelviskopische Operationen. Von den nicht voroperierten hatten immerhin 26% Verwachsungen im kleinen Becken, wohl hervorgerufen durch vorangegangene Infektionen bzw. bestehende Endometriose. Hatten die Patientinnen vorab schon einmal eine operative Pelviskopie, stieg die Verwachsungsrate auf 42%, wobei aber auszuführen ist, daß hierbei das Endometriosekollektiv 56% beträgt. War dagegen die Patientin vorab laparotomiert, so betrug die Häufigkeit der Verwachsungsbäuche 80%. Diese Zahlen verändern sich auch nicht, wenn man von den 500 Pelviskopien ausschließlich die Ovarialoperationen herausfiltriert oder die Verwachsungsfrequenz per laparotomiam bzw. pelviskopiam operierter Ovarialtumoren gegenübergestellt.

Letztlich noch einige Worte zur vieldiskutierten pelviskopischen Adhäsiolyse. Die Adhäsiolyse gehört mittlerweile zur Routine dank Mikroschere, Endoligatur und Naht. Nur ist die Frage interessant, ist die pelviskopische, insbesondere die extreme Adhäsiolyse, sinnvoll. Die Internisten nennen es Colon irritabile, die Chirurgen lehnen – außer im Ileusfall – Adhäsiolyselaparotomien nach der fünften bzw. sechsten Laparotomie ab. Ich operierte kürzlich eine Patientin mit vorab 11 Laparotomien. Dank unserer Trokar-Perforationsmethode unter Sicht gelang der sichere Einstich. Eine kritische prospektive Studie hat mein Mitarbeiter Dr. Mecke aufgestellt:

Die Einteilung der Adhäsiolysen erfolgte entsprechend der klassischen Schmerz-Nomenklatur. Entsprechend der technischen Möglichkeiten gelang die Adhäsiolyse in 100 bis 64%. 3 bis 5 Tage nach der Adhäsiolyse waren etwa 73% beschwerdefrei. Das Beschwerdebild änderte sich nach 6 Monaten. Nur noch 59% gaben Beschwerdefreiheit bzw. eine Besserung an. Zieht man aber in Betracht, daß es sich in der Gruppe III um mehrfach operierte und deswegen arbeitsunfähige Patientinnen handelte, ist eine Wiedererlangung eines lebenswerten Lebens in 59% ein beachtenswerter operative Fortschritt, der per laparotomiam nicht zu ereichen ist.

Arbeitsgemeinschaft Gynäkologische Urologie

Leitung: E. Petri (Idar-Oberstein)

Blasenentleerungsstörungen
Moderatorenbericht

E. Petri

Städtische Krankenanstalten Idar-Oberstein

Thema des wissenschaftlichen Teiles der Sitzung der Arbeitsgemeinschaft waren „Blasenentleerungsstörungen". In einem einführenden Referat stellte G. Wagner, Wien, die Pathophysiologie der posttherapeutischen Blasenentleerungsstörungen dar, die in ihrer engen Wechselbeziehung zwischen Parasympathikus und Sympathikus für den Detrusor und des Sympathikus, sowie des somatisch innervierten Beckenbodens für die Relaxation des Verschlußmechanismus begründet sind. Mechanische Ursachen für einen postoperativen Harnverhalt liegen vor allem bei Inkontinenzoperationen in Überkorrekturen, Lageveränderungen und traumatisch oder infektbedingten Ödemen und Koagelbildungen.

C. Karl u. Mitarb., Aachen, beschrieben Blasenentleerungsstörungen nach spontaner und operativer Entbindung, durch Uroflowmetrie und sonographische Restharnbestimmung im 3. Trimenon und post partum.

Er konnte zeigen, daß zwar präpartal und am 3. Tage nach der Entbindung deutliche Einschränkungen des Harnabflusses bestehen, welche jedoch sowohl bei den Spontangeburten, als auch bei Schnittentbindungen (dort allerdings etwas rascher) zur Norm zurückgekehrt waren. Ein ungünstiger Einfluß einer subpartalen Analgesie war bereits am 3. postpartalen Tag nicht mehr nachweisbar.

Das Miktionsverhalten bzw. Blasenentleerungsstörungen nach gynäkologischen Radikaloperationen wurde von mehreren Arbeitsgruppen untersucht (W. Stolz u. Mitarb., Homburg und München, M. Neises, Mannheim, G. Debus-Thiede und F. Christ, München, Schweinfurt, G. Ralph u. Mitarb. Berlin).

In der direkten postoperativen Phase findet sich eine Reduktion der Compliance, die nach 3 bis 6 Monaten wieder zunimmt, ohne jedoch den Ausgangswert zu erreichen. Auch der Miktionsdruck sinkt ab, steigt im weiteren Verlauf langsam wieder an und erlaubt nach 3 Monaten einen fast normalen Uroflow.

Eine präoperative urodynamische Untersuchung erlaubt über die Beurteilung des Miktionsverhaltens prognostische Aussagen über postoperativ zu erwartende Blasenentleerungsstörungen. So sind Frauen, die bereits vor dem Radikaleingriff nur mit Bauchpresse ohne Detrusorkontraktion miktionieren können, offenbar prädisponiert, postoperativ verlängert Blasenentleerungsstörungen zu haben. Alle dargestellten Untersuchungen erlauben den Schluß, daß postoperative Miktionsbeschwerden überwiegend durch den Verlust der Elastizität der Blasenwand durch direktes Operationstrauma, Hämatome und Lymphome bedingt sind, die nervale Läsion nur eine Teilkomponente des komplexen Bildes darstellt.

Blasenentleerungsstörungen nach Inkontinenzoperationen sind in der direkten postoperativen Phase durch das perioperative Ödem im Bereich der Urethra und Harnwegsinfekte bedingt (Gradwohl und Lahodny, St. Pölten).

Operative Eingriffe mit relativ hoher Erfolgsrate zeigen auch eine erhöhte Inzidenz an iatrogenen Blasenentleerungsstörungen. So gaben P. Kristen und D. Kranzfelder, Würzburg, Harnwegsinfekte in 38% und obstruktive Miktionsbe-

Archives of Gynecology and Obstetrics Vol. 245, No. 1-4, 1989
Verhandlungen der Deutschen Gesellschaft für Gynäkologie und Geburtshilfe,
47. Versammlung, München 6.-10. September 1988
© Springer-Verlag Berlin Heidelberg

schwerden bei 20% aller Frauen an. Als Spätkomplikation werden für diese Eingriffe vor allem Drangsymptome angegeben, die die Patientin sehr belästigen können. Zur Behandlung postoperativer Miktionsbeschwerden und Erlangung der Restharnfreiheit führten H. Kölbl und P. Riss, Wien, bei 19 Frauen eine Impulsgalvanisation durch. Durch den adjuvanten Einsatz von Alpha-Sympathikolytika, Spasmolytika und Tranquilizern wurde bei den Patienten mit der perkutanen Elektrotherapie eine Restharnfreiheit 2 Tage vor der Vergleichsgruppe erreicht. Bei chronischen Blasenentleerungsstörungen und morphologisch fixierter Blasenhalssklerose, bietet die Blasenhalsinzision in der Technik von Turner-Warwick bei sparsamer Inzisionstiefe ein zuverlässiges Verfahren zur Erleichterung der Miktion und Reduzierung des Restharnes (F. Casper, Mainz).

Auf die Bedeutung des Blasentrainings nach radikaler Hysterektomie und Inkontinenzoperationen wiesen U. Hesse u. Mitarb. München, hin. Sie beginnen nach 10 bzw. 7 Tagen mit dem Blasentraining, wobei bei abgeklemmter suprapubischer Zystostomie in Abständen von 3 Stunden eine Blasenentleerung versucht wird. Miktions- und Restharnvolumen werden von der Patientin im Sinne eines Biofeedback protokolliert. Das individuelle systematische Blasentraining wird in einer entsprechenden urodynamischen Spezialsprechstunde überwacht.

Arbeitsgemeinschaft Schwangerschaftshochdruck/Gestose: Ambulante Diagnostik und Therapie des Bluthochdrucks in der Schwangerschaft

Leitung: H. Kaulhausen, Remscheid, und C. Goecke, Aachen

Zur Blutdruckmessung in der Schwangerschaft

T. Öney

Frauenklinik und Poliklinik im Klinikum Steglitz der Freien Universität Berlin

Die konventionelle indirekte Blutdruckmessung nach der klassischen Methode durch Auskultation der Korotkoff-Töne ist, über die Variabilität des Untersuchers und die bekannten Fehlerquellen hinaus, in der Schwangerschaft durch lagebedingte Veränderungen und unterschiedliche Interpretation der Korotkoff-Geräusche belastet.

Sowohl der diastolische als auch der systolische Blutdruck sind in Seitenlage am niedrigsten. In dieser Lage ist zu berücksichtigen, daß der Blutdruck, bedingt durch den hydrostatischen Druckunterschied, z. B. in linker Seitenlage am rechten (oberen) Oberarm niedriger ist als am linken (unteren) Arm. In Rückenlage kommt es zu einem signifikanten Anstieg des systolischen, aber insbesondere des diastolischen Blutdrucks. Die höchsten Werte werden in sitzender bzw. stehender Position gemessen.

Der diastolische Blutdruck wird in der Schwangerschaft bei dem IV. Korotkoff'schen Ton, also nicht beim Verschwinden der Geräusche (Phase V), sondern im Moment des plötzlichen Leisewerdens (Muffling) abgelesen. Durch die hyperkinetische Kreislaufsituation in der Schwangerschaft können Phase IV und Phase V weit auseinander liegen.

In der ersten Hälfte der Schwangerschaft kommt es zu einem Abfall des Blutdrucks, insbesondere des diastolischen Wertes. Die niedrigsten Werte werden zwischen der 16. und 20. Woche festgestellt. Im weiteren Verlauf der Schwangerschaft kommt es zu einem kontinuierlichen Anstieg beider Meßgrößen. Parallel hierzu verläuft der mittlere arterielle Blutdruck (MAD). Die Bedeutung des MAD-Wertes im zweiten Trimenon (MAD II-Wert) in der Früherkennung der Gestose wird kontrovers diskutiert. Während bei einem MAD II-Wert von <90 mm Hg die Wahrscheinlichkeit einer späteren Gestose gering ist, wird die Empfindlichkeit der Methode unterschiedlich beurteilt (Tabelle 1; [2, 3]. So hatten nur 52 von 227 Patientinnen mit Eklampsie (23%), die von Chesley und Sibai behandelt wurden [1], einen MAD II-Wert von ≥90 mm Hg.

Tabelle 1. Bedeutung des MAD II-Wertes in der Früherkennung der Gestose

	Öney und Kaulhausen 1983 (3)	Moutquin et al. 1985 (2)
Empfindlichkeit	93%	68%
Spezifität	62%	75%
Positiver Aussagewert	32%	14%
Negativer Aussagewert	98%	98%

Im Gegensatz zur normalen Schwangerschaft kommt es bei schwerer Präeklampsie zu einer Umkehr des zirkadianen Rhythmus mit Erhöhung des Blutdrucks in den Mitternachtsstunden. Diese Veränderung des Blutdrucks muß bei der antihypertensiven Therapie der schweren Gestose berücksichtigt werden.

Literatur

1. Chesley LC, Sibai BM (1987) Am J Obstet Gynecol 157:1258
2. Moutquin JM, Rainville C, Giroux C et al. (1985) Am J Obstet Gynecol 151:191
3. Öney T, Kaulhausen H (1983) Früherkennung und Prävention von hypertensiven Komplikationen in der Schwangerschaft. Springer, Berlin Heidelberg New York Tokyo

Stellenwert von Magnesium in der Prävention der Gestose

L. Spätling

Universitäts-Frauenklinik Bochum/Herne

Unsere Beobachtung der Reduktion vorzeitiger Wehentätigkeit durch orale Gabe von Magnesium (-Aspartat-HCl) (Magnesiocard, Verla Pharm, Tutzing) veranlaßte eine Vielzahl von Untersuchungen. Unter anderem wies eine retrospektive Studie auf eine Verringerung der Inzidenz der Gestose durch Magnesiumsubstitution.

Um die Vielzahl der Beobachtungen wissenschaftlich einzuordnen, haben wir an der Universitäts-Frauenklinik Zürich eine Doppelblindstudie durchgeführt, die an der Universitäts-Frauenklinik Bochum ausgewertet und unlängst im

Archives of Gynecology and Obstetrics Vol. 245, No. 1-4, 1989
Verhandlungen der Deutschen Gesellschaft für Gynäkologie und Geburtshilfe,
47. Versammlung, München 6.-10. September 1988

„British Journal of Obstetrics and Gynaecology" (95, 1988, 120–125) publiziert wurde. 568 Schwangere erhielten so früh wie möglich, aber nicht später als mit 16 Schwangerschaftswochen 15 mmol Magnesium-Aspartat-HCl/die oder Asparaginsäure als Placebo. In dem Kollektiv der Frauen mit regelmäßiger Einnahme konnten folgende statistisch signifikante Beobachtungen gemacht werden.

In der Magnesiumgruppe wurden 28 Frauen für 322 Tage hospitalisiert, in der Placebogruppe blieben 54 Frauen 764 Tage hauptsächlich wegen Abortus imminens, Cervixverschlußinsuffizienz und vorzeitigen Wehen im Krankenhaus. Das mittlere Gestationsalter bei Geburt war in der Magnesiumgruppe hauptsächlich wegen erheblich verringerter Frühgeburtlichkeit erhöht. Wahrscheinlich gab es aus diesem Grunde in dieser Gruppe auch mehr Kinder mit Normwerten für Gewicht, Länge und Kopfumfang. In der Magnesiumgruppe wogen nur 6 Kinder gegenüber 18 Kindern in der Placebogruppe weniger als 2500 g. Nach Magnesium substituierter Schwangerschaft war kein Kind leichter als 1500 g im Gegensatz zu 6 in der Placebogruppe. Auch hatte kein Kind einen 10'-Apgar-Wert von weniger als 7 gegenüber 5 in der Placebogruppe. Nur 12 Kinder gegenüber 29 in der Placebogruppe mußten auf die neonatologische Intensivabteilung verlegt werden.

Als Hinweis auf das Leitsymptom der Gestose wurde der maximale systolische und der maximale diastolische Blutdruck ausgewertet. Hier zeigte sich systolisch ein Wert in der Magnesiumgruppe von 125 mm Hg gegenüber 124 mm Hg. Die diastolischen Werte in beiden Gruppen waren im Median mit 73 mm Hg gleich. Der Wert für die 95-Percentile für den maximalen diastolischen Blutdruck liegt mit 85 mm Hg 2 mm Hg unter dem Wert in der Placebogruppe. Unabhängig von ihrer Bedeutung für die Gestose wurden nach Magnesiumsubstitution weniger leichte Ödeme beobachtet.

Mit der vorliegenden Untersuchung konnte kein signifikanter Einfluß einer Magnesiumsubstitution auf das Blutdruckverhalten in der Schwangerschaft festgestellt werden. Wegen der geringen Inzidenz der Gestose in einem Normalkollektiv kann daraus aber nicht geschlossen werden, daß die Magnesiumsubstitution nicht doch einen Stellenwert in der Prävention der Gestose hat. Die generelle Magnesiumsubstitution in der Schwangerschaft verringert in erheblichem Ausmaß die allgemeine Morbidität in der Schwangerschaft und senkt im beschriebenen Kollektiv die Frühgeburtlichkeit (< 2500 g) von 8,2% auf 2,8%. Ein eindeutig positiver Einfluß einer Magnesiumsubstitution auf die Gestose sollte noch in einer prospektiv randomisierten Untersuchung bei Patienten mit definierten Gestosekriterien abgesichert werden.

Geburtshilfe,
materno-fetale Medizin

Entwicklungen in der Geburtshilfe

Das Podiumsgespräch fand am 8. Sept. 1988 statt. *Teilnehmer* waren Prof. Dr. H. Albrecht, Konstanz, Prof. Dr. D. Berg, Amberg, Prof. Dr. J.-W. Dudenhausen, Zürich, Prof. Dr. E.-J. Hickl, Hamburg, Prof. Dr. H. Mentzel, Tübingen und Prof. Dr. K.-H. Wulf, Würzburg. Die Moderation lag in Händen von Prof. Dr. E.-J. Hickl, Hamburg.

Einführung

E.-J. Hickl

Frauenklinik Finkenau, Hamburg

Die Bundesrepublik Deutschland ist das Land mit der geringsten Geburtenrate der Welt.

Unserer Geburtshilfe kommt schon deswegen eine besondere Bedeutung zu. Im Jahre 1987 wurden in Deutschland noch 642 000 Kinder geboren. Nach den statistischen Hochrechnungen wird diese Zahl am Ende dieses Jahrzehnts zwar noch etwas ansteigen, in den neunziger Jahren aber wieder drastisch abfallen. Für das Jahr 2000 wird eine Geburtenzahl von weniger über 500 000 erwartet. Selbst wenn diese Zahlen nur Schätzungen sind, so muß das ein zusätzliches Motiv sein, die wenigen Geburten, die wir noch haben, optimal zu betreuen. Nicht nur die sinkenden Geburtenraten, sondern auch die steigenden Kosten unseres Gesundheitswesens zwingen uns, hier Bilanz zu ziehen. Wie soll die Geburtshilfe in den neunziger Jahren aussehen? Wo müssen unsere Schwerpunkte liegen, worauf müssen wir uns in der Forschung konzentrieren, welche Irrwege gilt es zu vermeiden?

Diesem Ziel soll dieses Podiumsgespräch dienen.

K.-H. Wulf, Würzburg, wird Stellung nehmen zu den Konsequenzen, die sich für unsere Geburtshilfe aus der Analyse von Risikoschwangerschaften ergeben. Voraussetzung für die Erkennung von Risikofaktoren sind verläßliche Risikokataloge. Diese müssen von Zeit zu Zeit dem verbesserten geburtshilflichen Standard angepaßt werden. Es fehlt immer noch an systematischen Analysen zur Erforschung der zahlreichen Faktoren und deren Einwirkung aufeinander.

Computergesteuerte Datenerfassungsprogramme sind in Erprobung, eine zentralisierte Datenverarbeitung sollte angestrebt werden. Dabei sollte dieser Datenschatz nicht nur gehortet, sondern großzügig – selbstverständlich unter Wahrung der Anonymität – der wissenschaftlichen Aufarbeitung zugeführt werden.

H. Mentzel, der Leiter der neonatologischen Abteilung der Universitätskinderklinik Tübingen, wird sich mit den Entwicklungen der Geburtshilfe aus der Sicht des Kinderarztes befassen. In erster Linie geht es darum, daß eine weitere Senkung der Mortalität und Morbidität von Hochrisikoneugeborenen – besonders für die extrem unreifen Frühgeborenen – nur dort erzielt werden kann, wo alle Möglichkeiten der Intensivbetreuung des Kindes und der Mutter gegeben sind. Das sind Perinatalzentren, bei denen Geburtshelfer, Neonatologen und andere Spezialisten zusammenarbeiten. Es hat sich gezeigt, daß die Verlegung von Hochrisikoneugeborenen von der Frauenklinik in eine Kinderklinik wenn irgend möglich vermieden werden sollte.

Aber auch bei klinisch unauffälligen Neugeborenen sollte eine sorgfältige Überwachung in den ersten Lebenstagen sicherstellen, daß Risikofaktoren frühzeitig erkannt und ggfs. behandelt werden.

H. Albrecht aus Konstanz wird eine kritische Bilanz über unsere operative Geburtshilfe ziehen. Es geht sowohl um die Indikation zu Vakuumextraktions- und Zangen-Entbindung, als auch um die Kaiserschnitt-Entbindung.

Er wird über eine Umfrage an den großen deutschen Frauenkliniken berichten. Unübersehbar ist die angestiegene Kaiserschnittfrequenz. Sie hat sich zwischen 1977 und 1987 erheblich erhöht.

Während anfänglich der Anstieg der Kaiserschnitthäufigkeit mit einer Senkung der Neugeborenensterblichkeit einherging, ist jetzt die Neugeborenensterblichkeit etwa gleich geblieben, während die Kaiserschnittrate weiter ansteigt.

Die Gründe dafür werden diskutiert und Möglichkeiten der Senkung der Kaiserschnitthäufigkeit erörtert.

D. Berg, Amberg, wird sich mit der Tatsache befassen, daß die Verbesserung unserer diagnostischen Möglichkeiten in immer früheren Schwangerschaftsstadien immer leichtere Beeinträchtigungen des Feten erkennen läßt.

Daraus ergeben sich schwerwiegende klinische, aber auch ethische und forensische Probleme.

J.-W. Dudenhausen, Zürich, wird auf die Schwerpunkte der Forschung eingehen, bei denen die meisten Fortschritte in der Geburtshilfe zu erwarten sind.

Einer der Hauptpunkte ist die Anwendung und Verbesserung der sog. nichtinvasiven Diagnostik. Es muß unser Ziel sein, Methoden zu entwickeln und zu prüfen, die möglichst kontinuierlich Informationen über das Befinden des Feten liefern, ohne daß sie das Wohlbefinden der Mutter beeinträchtigen und den Feten beeinflussen. Dazu gehört die Doppler-Blutflußmessung, die Registrierung fetaler Aktivitäten, die Anwendung der magnetischen Resonanzspektroskopie und schließlich die Fehlbildungsdiagnostik. Wichtig ist auch eine Ursachenanalyse der Frühgeburtlichkeit und der Mangelgeburtlichkeit.

Er wird auch auf die Tatsache eingehen, daß eine optimale Geburtshilfe nur in einer möglichst guten Zusammenarbeit des Teams Hebamme/Arzt erzielt werden kann.

Zur derzeitigen Situation der operativen Geburtshilfe

H. Albrecht

Frauenklinik Konstanz

Die Sectiorate hat in den letzten 10 Jahren so extrem zugenommen, daß wir uns ernsthaft die Frage stellen müssen, ob Sectioraten von 18, 20 oder sogar 30% mit einer guten Geburtshilfe noch zu vereinbaren sind.

Eine Umfrage an deutschen Frauenkliniken zur derzeitigen Situation der operativen Geburtshilfe bestätigt diese bekannte Zunahme.

Durchschnittliche Zunahme an 16 Universitätskliniken von 1977 11% auf 1987 18% (Abweichungen 1987 zwischen 10 und 32%).

An 56 Frauenkliniken der Zentralversorgung Zunahme 1977 10,5% auf 15% 1987, mit einer Abweichung 1987 von 8–25% und an 37 Frauenkliniken der Grund- und Regelversorgung mit einer Zunahme von 12% auf 14% bei Abweichung zwischen 6 und 22%.

Archives of Gynecology and Obstetrics Vol. 245, No. 1-4, 1989
Verhandlungen der Deutschen Gesellschaft für Gynäkologie und Geburtshilfe,
47. Versammlung, München 6.-10. September 1988

In den verschiedenen Perinatalerhebungen der Bundesrepublik bewegt sich die Sectiorate 1987 zwischen 14 und 16%.

Bei Zunahme der Sectiorate ging eine eindeutige Abnahme der perinatalen Mortalität und des Fetal outcome einher. Der Nachweis für einen causalen Zusammenhang zwischen der Zunahme der Sectiorate und verbesserten perinatalen Ergebnissen ist nur teilweise nachzuvollziehen, und hängt unter anderem von anderen Kriterien, wie zum Beispiel der Intensivierung der Schwangerenvorsorge usw., ab.

Die vaginal-operative Entbindungsfrequenz hat von 1977 bis 1987 in drei befragten Gruppen von Frauenkliniken um 2–3% abgenommen, wobei die Forcepsrate gleichgeblieben ist und die Abnahme in der Rate der Vacuumextraktionen zu finden ist.

Tabelle 1. Umfrage: Operative Geburtshilfe, Vergleich: 1977 zu 1987: Vaginal-operative Entbindungsfrequenz (110 Kliniken, MW + [SD])

	Vag.-Op.		Forceps		VE	
	1977	1987	1977	1987	1977	1987
Uni	11,46 [4,94]	8,69 [2,00]	4,45 [3,90]	4,82 [3,50]	7,01 [4,92]	3,87 [3,01]
Zentral	10,00 [4,61]	8,49 [3,84]	3,56 [2,99]	3,10 [2,80]	6,44 [4,08]	5,39 [3,64]
Regel	9,40 [3,64]	8,29 [4,29]	2,23 [2,50]	2,37 [3,39]	7,17 [3,36]	5,92 [4,18]

Die Gründe, die zu einer Zunahme der Sectiorate laut Umfrage geführt haben, werden anschließend ausführlich vorgestellt.

Insbesondere spricht die, auch heute noch, erhöhte mütterliche Morbidität und Mortalität für Überlegungen, wie sich hohe Sectioraten senken lassen müssen, ohne das gute Fetal-outcome dabei zu gefährden.

Die mütterliche Mortalität in der Gruppe der Kaiserschnitte fällt heute gegenüber den vaginalen Entbindungen immer noch um das 3 bis 4fache höher aus, wobei die Mortalität nach Kaiserschnitten gegenüber vaginalen Entbindungen weit über das 10fache höher ausfällt. Aus einer Zusammenstellung Perinatalerhebung Baden-Württemberg 1987 läßt sich ersehen, daß sich die gesamte Sectiorate, insbesondere aus folgenden Anteilen zusammensetzt: Kinder kleiner 2500 g 2%, den Beckenendlagen größer 2500 g 3%, den Zustand nach Sectio 3% und einem Rest von 5,6%.

Tabelle 2. Perinatalerhebung BW 1987 (n = 84 904 Geburten), Verteilung der Sectioraten

Sectiofrequenz total:	13,6%
Kinder < 2500 g	2% (n = 1726)
BEL > 2500 g	3% (n = 2561)
Zustand nach Sectio	3% (n = 2647)
Rest	5,6%

Es muß davon ausgegangen werden, daß die Zunahme der Sectiorate auch mit ziemlicher Wahrscheinlichkeit durch die Abnahme der vaginal-operativen Entbindungen zu erklären ist, wobei dieser Anteil etwa mit 2% anzusetzen ist.

Die Umfrage zur geburtshilflichen Situation an den deutschen Frauenkliniken zeigt aber auch, daß bei allen Geburten kleiner 2500 g die Sectiofrequenz eher weiter zunehmen wird, und dies sicher auch seine Berechtigung hat.

Auf der anderen Seite ergibt sich aus der Umfrage, daß Kliniken, die über 10 Jahre eine gleiche Sectiofrequenz haben, genauso gute perinatale Ergebnisse aufweisen wie Kliniken, die eine starke Zunahme der Sectiofrequenz haben. Dies läßt sich durch weitere veröffentlichte Studien bestätigen.

Zusammenfassend ergibt sich die These, die Sectiorate darf nicht weiter zunehmen. Möglichkeiten zur Senkung werden vorgeschlagen. Es ergeben sich zusammenfassend vielleicht etwas provokativ folgende Thesen:

Die Sectiorate einer geburtshilflichen Abteilung mit 1000 Geburten pro Jahr und representativen Patientengut soll 10% nicht überschreiten.

Bei Frauenkliniken mit einer sehr hohen Sectiofrequenz, zum Beispiel 18% und mehr, ist es sicher möglich durch bestimmte Maßnahmen die Sectiofrequenz zwischen 4 bis 8% zu senken. Das Problem der hohen Sectiofrequenzen hat die Geburtshelfer schon immer bewegt. Diesbezüglich ein Zitat von Zacherl, Wien 1955: „Die Geburtshilfe ist eine große Kunst und weil diese Kunst schwierig ist, ist es leichter ein guter Caesarist als ein guter Geburtshelfer zu sein" (1955 wurde um Sectiofrequenzen gestritten, die von 2% auf 5% anstiegen).

Ergebnisse im einzelenen

Umfrage Sectio BE-Lage I-Para
Zunahme Universitätskliniken   von 69% 1977 auf 84% 1987
Zunahme Zentralkrankenhäuser von 81% 1977 auf 94% 1987
Zunahme Regelversorgung   von 87% 1977 auf 91% 1987

Zusammenfassendes Ergebnis: Bei Erstgebärenden mit einer Beckenendlage werden höchstens noch in 10% vaginale Entbindungen durchgeführt.

Umfrage Sectio BE-Lage Multipara
Zunahme Universitätskliniken   von 47% 1977 auf 63% 1987
Zunahme Zentralkrankenhäuser von 47% 1977 auf 59% 1987
Zunahme Regelversorgung   von 37% 1977 auf 53% 1987

Ergebnis: Bei den Multipara Beckenendlagen werden etwa in 45% noch vaginale Entbindungen vorgenommen.

Umfrage vaginale Entbindung BE-Lage insgesamt
Abnahme Universitätskliniken   von 41% 1977 auf 22% 1987
Abnahme Zentralkrankenhäuser von 29% 1977 auf 18% 1987
Abnahme Regelversorgung   von 32% 1977 auf 20% 1987

Ergebnis: Die Durchführung vaginaler Entbindung bei Beckenendlagen hat in den letzten 10 Jahren um 10–20% weiter abgenommen.

Umfrage operative Geburtshilfe Sectiorate,
Anteil der kleinen Kinder unter 2500 g.
An den Universitätskliniken hat sich der Anteil der Kaiserschnitte unter 2500 g
von 1977 1,66% auf 1987 4,5% erhöht,
in den Krankenhäusern der Zentralversorgung
von 1977 0,87% auf 1987 2,73%.

Der Anteil der Sectiorate kleiner Kinder unter 2500 g in der Studie Baden-Württemberg 1987 liegt, wie gesagt, bei 2%. Die sehr kleine Fallzahl bei der Umfrage kann nur einen Trend wiedergeben. Es läßt sich aber wohl die Aussage treffen, die Zunahme der Gesamtsectiofrequenz steht in keinem Verhältnis zum Anteil der Sectiorate kleiner 2500 g.

Umfrage operative Geburtshilfe Beckenendlagen-Geburten kleiner 2500 g, Verhältnis Vaginalentbindungen zur sectio, Vergleich 1977 und 1987

Uniklinik	1977 Sectio–vaginal	41% zu 58%
	1987 Sectio–vaginal	74% zu 26%
Zentralkrankenhaus	1977 Sectio–vaginal	36% zu 64%
	1987 Sectio–vaginal	76% zu 24%
Regelkrankenhaus	1977 Sectio–vaginal	33% zu 67%
	1987 Sectio–vaginal	75% zu 25%

Gesamtergebnis: Das Verhältnis vaginale Beckenendlagen-Entbindungen zu Beckenendlagen-Schnittentbindungen hat sich innerhalb von 10 Jahren zugunsten von Schnittentbindungen umgekehrt.

Umfrage operative Geburtshilfe Schädellagen kleiner 2500 g, Verhältnis Spontangeburten zur Sectio 1977 und 1987

Uniklinik	1977 Spontan–Sectio	81% zu 19%
	1987 Spontan–Sectio	62% zu 38%
Zentralkrankenhaus	1977 Spontan–Sectio	83% zu 17%
	1987 Spontan–Sectio	61% zu 39%
Regelkrankenhaus	1977 Spontan–Sectio	85% zu 15%
	1987 Spontan–Sectio	68% zu 31%

Gesamtergebnis: Die Sectiofrequenz bei Schädellagen kleiner 2500 g hat sich gegenüber 1977–1987 praktisch verdoppelt.

Umfrage operative Geburtshilfe Schädellagen kleiner 1500 g, Verhältnis Spontangeburt – Sectio 1977–1987

Uniklinik	1977 Spontan–Sectio	76%–24%
	1987 Spontan–Sectio	36%–64%
Zentralkrankenhaus	1977 Spontan–Sectio	78%–22%
	1987 Spontan–Sectio	37%–63%
Regelkrankenhaus	1977 Spontan–Sectio	83%–17%
	1987 Spontan–Sectio	44%–56%

Gesamtergebnis: Die Sectiorate bei Schädellagen kleiner 1500 g hat sich vollkommen zugunsten der Sectio verschoben, im Durchschnitt von 20% auf 60%.

Operative Umfrage, Zunahme der Geburten 500 bis 1000 g, Befragung

	Krh. + Neonatologie	Krh. ohne Neonatologie
konstant	46%	27,0%
abgenommen	2%	47,5%
zugenommen	52%	25,0%

Vorsichtiger Trend geht zur Regionalisierung

Tabelle 3. Zunahme der Sectiorate kleiner 1500 g, Befragung

	Uni	Zentral	Regel	Alle
ja	94%	78%	62,5%	76%
nein	6%	22%	37,5%	24%

Auch hier möglicher Trend zur Regionalisierung

Umfrage, Gründe der Sectiofrequenz, siehe Tabelle 4. Aus der Tabelle geht hervor, daß das Unbehagen und die Angst vor gutachterlichen Auseinandersetzungen und Gerichtsverfahren ein wichtiger Grund zur Zunahme der Sectiofrequenz darstellt.

Tabelle 4. Umfrage: Operative Geburtshilfe (115 Kliniken), Gründe der Sectiofrequenz-Zunahme

Präventive Gesichtspunkte	36%
Beckenendlagen	30%
Forensische Gründe	28%
Kinder <2500 g	24%
Regionalisierung	17%
Resektio	4%
CTG-Interpretation	4%
Mangel an Erfahrung	4%

Zu der Frage: Ist eine weitere Zunahme der Sectiofrequenz wirklich sinnvoll? Dazu folgende Ergebnisse:

2 Universitätskliniken ohne Zunahme der Sectiofrequenz in den letzten 10 Jahren Sectiorate ist mit 10% gleich geblieben

Die Azidoserate liegt   1977 bei 1,45% und 1987 bei 1,35% und
die perinatale Mortalität total   1977 bei 11‰   und 1987 bei 9‰.

2 Universitätskliniken mit Zunahme der Sectiorate von 10% auf 17%
hier die Azidoserate   1977 1,9% und 1987 1,2%
und die perinatale Mortalität   1977 13‰   und 1987 10‰.

Aus den Tabellen 5 und 6 läßt sich entnehmen, daß sich die Ergebnisse bei gleichbleibender relativ niedriger Sectiofrequenz zu den Ergebnissen bei steigender Sectiofrequenz nicht unterscheiden, obwohl es sich um 4 Universitätskliniken handelt, die sich im Krankengut nicht wesentlich unterscheiden.

Tabelle 5. Umfrage: Operative Geburtshilfe: 2 Universitätskliniken ohne Zunahme der Sectiofrequenz

	1977	1987
Geburten	4199	4412
Sectio	9,75%	10,0%
Kinder <2500 g	8,75%	10,45%
Vag.-Op.	18,5%	10,0%
pH <7,10	1,45%	1,35%
PM −total−	1,13%	0,91%
PM −gereinigt−	0,45%	0,56%

Tabelle 6. Umfrage: Operative Geburtshilfe: 2 Universitätskliniken mit Zunahme der Sectiofrequenz

	1977	1987
Geburten	3830	3498
Sectio	10%	17%
Kinder <2500 g	6%	7,5%
Vag.-Op.	15,5%	11%
pH <7,10	1,9%	1,2%
PM −total−	1,3%	1,0%
PM −gereinigt−	0,3%	0,4%

Als Beispiel für eine niedrige Sectiofrequenz über Jahre werden die Ergebnisse von Seidenschnur, Rostock (Tabelle 7), vorgetragen 1988 auf dem Symposium für Hochrisikoschwangerschaft, zitiert: Die operative Entbindungsfrequenz hat sich in dem Bezirk Rostock seit Jahren nicht geändert und beläuft sich zwischen 5 und 6%. Die vaginal-operativen Entbindungen haben sich ebenfalls nicht geändert, es handelt sich um eine Gesamtgeburtenzahl von etwa 20 000.

Tabelle 7. Effektivitätskriterien 1987, BHK Rostock (2984 Geburten), Seidenschnur (1988)

Sectio	5,2%
Vag.-Op.	13,8%
Frühgeburt < 36. SSW	6,1%
Tokolyse	2,2%
Cerclage	0,1%
pH < 7,10	0,8%
PM	0,95%

Die Effektivitätskriterien, die vom Bezirkskrankenhaus Rostock angegeben werden, zeigen, daß mit einer niedrigen Sectiofrequenz von 5% ausgezeichnete Ergebnisse erzielt werden, und die niedrige Sectiofrequenz nicht zu Ungunsten eines schlechteren Fetal outcome zu sehen ist. Das Bezirkskrankenhaus Rostock verfügt über eine ausgezeichnete perinatologische Infrastruktur mit besten Überwachungsmöglichkeiten.

Demgegenüber die Tabelle der Effektivitätskriterien der Perinatalerhebung Baden-Württemberg 1987 (Tabelle 8), die ähnlich ausfällt wie bei den anderen Perinatalerhebungen mit einer Sectiofrequenz von 14%, perinatale Mortalität von 6‰ und einer Azidoserate kleiner 7,10 von 1,7%.

Tabelle 8. Perinatalerhebung BW 1987 (n = 84 904)

- Sectiofrequenz — Total = 14%,
  — < 37. SSW = 37%
- BEL — Primapara = 94%,
  — Multipara = 68%
- Vaginal-operative Entb.: 9%
- Frühgeburten < 37. SSW: 6,5%
- Cerclage: 2,6%
- Tokolysen: 4,5%
- PM < 2500 g = 60‰
- PM > 2500 g = 2‰
- pH < 7,10 = 1,7%

Wie lassen sich Kaiserschnitte vermeiden (Umfrage: Tabelle 9)? Durch eine strenge kritische Indikationsstellung, besonderen persönlichen Einsatz des Erfahrensten zur Indikationsstellung. Maximale Geburtsleitung. Verstärkte Einzelfallanalyse der durchgeführten Kaiserschnitte mit der Diskussion, welche Kaiserschnitte sich vermeiden lassen. Strenge Gewichtung von Geburtsrisiken.

Weiterer Ausbau und Entwicklung von einheitlichen geburtshilflichen Standards, wie zum Beispiel bereits für die Beckenendlage ausgearbeitet, oder die Leitung der Frühgeburt, Gemini-Schwangerschaften, Mehrlingsschwangerschaften und vorzeitiger Blasensprung usw.

Tabelle 9. Wie lassen sich Kaiserschnitte vermeiden?

• strenge Indikationsstellung	• Intensivierung/Schulung
• persönlicher Einsatz	Sicherheit in CTG-Beurteilung
• maximale Geburtsleitung	• Einsatz der FBA
• Gewichtung der Geburtsrisiken	• Einsatz der Prostaglandinreifung
• Standards (BEL, Frühgeburt, Gemini)	• Indische Brücke, Wendung
• Intensivierung der Ausbildung	

Weitere Intensivierung der Ausbildung mit Schwerpunkt in der Perinatologie. Intensivierung und bessere Schulung mit dem Ziel der größeren Sicherheit in der Cardiotokographiebeurteilung für die Indikationsstellung zur Sectio.

Eine Grundsatzdiskussion über den Einsatz der fetalen Blutgasanalyse. Überlegung über die Möglichkeiten, wie besser vaginale Entbindungen zu erreichen sind, insbesondere mit der Möglichkeit der Prostaglandinreifung. Überlegung zur Beckenendlagenwendung, z. B. Indische Brücke.

Es wurde eine Umfrage versucht (Tabelle 10), in wieweit die fetale Blutgasanalyse bei der Indikation zur Geburtsbeendigung eine Rolle neben der Cardiotokographie spielt. Die Frage lautete: Wie häufig wird zusätzlich zum CTG die Mikroblutgasanalyse benutzt um die Indikation zur Geburtsbeendigung zu stellen. Das Gesamtergebnis zeigt, daß die fetale Blutgasanalyse für die Indikation zur Geburtsbeendigung nur noch selten immer zusätzlich benutzt wird.

Tabelle 10. Umfrage: Operative Geburtshilfe: FBA-Einsatz bei drohender intrauteriner Asphyxie

	Universität n = 17	Zentral-Krh. n = 41	Regel-Krh. n = 34
immer	5 (29%)	2 (5%)	2 (6%)
gelegentlich	10 (59%)	19 (47%)	9 (26%)
selten	2 (12%)	10 (24%)	8 (24%)
nie	0	10 (24%)	15 (44%)

Hier stellt sich auf die Dauer auch das Problem der Ausbildungsfrage, da gerade in den Kliniken, in denen kaum noch die fetale Blutgasanalyse gepflegt wird, die dann, wenn sie benutzt wird, mit bestimmten Risiken anwenderbedingt behaftet ist.

Als Resümee für die zukünftige Entwicklung in der operativen Geburtshilfe ergeben sich zusammenfassend folgende Gesichtspunkte: Hohe Sectiofrequenzen, insbesondere die über 18, 20 sogar 25% sind unnötig und unbedingt zu vermeiden. Es gibt heute bereits Frauenkliniken in denen jede dritte bis vierte Geburt durch Sectio erfolgt. Mit der Zunahme der Sectiofrequenzen sind statistisch keine besseren perinatalen Ergebnisse zu erwarten. Eine Senkung von mindestens 4%, eher bis 8%, ist bei kritischer Beleuchtung des Klinikkrankengutes und der Ausnutzung aller Möglichkeiten, die für eine Senkung der Sectiofrequenz mit anstrebender vaginalen Entbindung in Frage kommt, ohne daß sich dabei die perinatalen Ergebnisse verschlechtern oder sehr gefährdet sind, möglich. Eine Sectiofrequenz um 10%, wie es sie in einigen Kliniken der Bundesrepublik seit über 10 Jahren gibt, mit Besserung der perinatalen Ergebnisse, sollte ein Anreiz für die anderen Kliniken sein, ihre Sectiofrequenz nicht weiter zu erhöhen, sondern eher zu senken. Wichtig ist, das scheint zur Zeit nicht der Fall zu sein, daß eine Bereitschaft zur Senkung der Sectiofrequenz vorhanden ist.

36

Bei den kleinen Kindern, unter 2500 g, insbesondere den Kindern unter 1500 g, wird die Sectiorate weiter zunehmen. Es ist berechtigt, weil in dieser Gruppe die perinatalen Ergebnisse weiter verbessert werden müssen. Wobei aber auch hier darauf hinzuweisen ist, daß bei den Kindern unter 1500 g die maximale Neonatologische Versorgung eine ganz wesentliche Rolle spielt und nicht allein eine Verbesserung der Ergebnisse durch eine erhöhte Sectiorate erreicht wird.

Bei den reifen Kindern ist es wahrscheinlich falsch durch Zunahme der Sectiofrequenz die totale Ausschaltung jeder kleinsten Hypoxieepisode unter der Geburt zu erreichen, in der Angst, auch vor gerichtlichen Auseinandersetzungen eine dadurch vermutete cerebrale und neuromotorische Spätmorbidität, dem sogenannten Minimal Brain Dysfunktion zu vermeiden.

Eine Erarbeitung von klar definierten geburtshilflichen Standards und eine stärkere Intensivierung der Ausbildung in der praktischen Geburtshilfe und Perinatalmedizin sind wesentliche Voraussetzungen.

Die Bedeutung der Zusammenarbeit mit den Hebammen

J. W. Dudenhausen

Klinik und Poliklinik für Geburtshilfe, Universitätsspital Zürich

Wie bei früheren Gelegenheiten möchte ich ausdrücklich festhalten, daß ich in der *gemeinsamen* Arbeit von Hebammen und Ärzten das Optimum der Betreuung für Mutter und Kind sehe [1]. Es ist für mich selbstverständlich, daß das geburtshilfliche Team aus Hebamme und Geburtshelfer, evtl. auch Neonatologen und Anästhesisten in der Gebärabteilung zusammenarbeiten müssen. Diese Vorstellung entspricht nicht unbedingt der Gesetzeslage, die trotz eines neuen Hebammengesetzes nicht als fortschrittlich bezeichnet werden kann. Die Zeit der reinen Hebammengeburtshilfe ist vorbei; *zeitgemäß ist die Hebamme-Arzt-Geburtshilfe.* In diese Rolle müssen beide Berufsstände, Hebamme und Geburtshelfer, sich einleben. Bei dieser Diskussion muß ich aufrufen, in der Diskussion über die Zusammenarbeit von Hebammen und Ärzten das übergeordnete, das Ziel der gemeinsamen Arbeit nicht unbemerkt aus den Augen zu lassen: Nämlich das Wohl von Mutter und Kind. Nicht die Ärzte, nicht die Hebammen, nicht die Technik sind Feinde der Gebärenden, sondern Unachtsamkeit, Gedankenlosigkeit, mangelndes Fragen nach dem Sinn der Arbeit, unreflektierte Routine, Schemadenken, Entscheidungsunlust, Absicherungsdenken. Kompetenz, Augenmaß und Erfahrung des geburtshilflichen Teams, d. h. von Hebamme und Geburtshelfer führen mit einem gezielten Einsatz moderner Technik zu einer humanen Geburtshilfe.

Es darf nicht übersehen werden, daß sich der Tätigkeitsbereich der Hebamme in den letzten Jahrzehnten grundlegend gewandelt hat. Wir sind durch die Forschung im Bereich der Geburtshilfe und die Umsetzung dieser Erkenntnisse in die breite Praxis auf Gebiete vorgestoßen, die jahrhundertelang das unumstrittene Arbeitsgebiet der Hebammen waren. Dadurch sind sich viele Hebammen verdrängt vorgekommen. Auf diesem Hintergrund und unter dem Einfluß alternativer Lebensformen der letzten Jahre müssen wir vielleicht ein gewisses Verständnis für die Kritik aus den Reihen der Hebammen aufbringen. Hickl hat mit Recht darauf hingewiesen, daß der intensive Kontakt der Hebammen mit Schwangeren und Gebärenden meinungsbildend ist [2]. Dieser Gesichtspunkt ist in der täglichen Arbeit mit den Hebammen, der Fortbildung bei Hebammen und der Arbeit an Hebammenschulen zu bedenken. Es ist nicht gleichgültig, wie wir den Schülerinnen moderne Geburtshilfe nahebringen.

Andererseits sollten wir Ärzte den Hebammen im Bereich der Schwangerenberatung und Geburtsvorbereitung mehr Mitarbeit einräumen. Nach den Mutterschaftsrichtlinien können Hebammen einige Untersuchungen selbständig durchführen und den Mutterpaß dokumentieren, wenn sie im Einzelfall vom Arzt angeordnet sind. Es wäre zu überlegen, inwieweit die Hebammen nach skandinavischen Vorbildern in eine häufigere *Schwangerenberatung* integriert werden könnten. Auch sollte die Beratung der Schwangeren über Lebensführung, wie Alkohol, Rauchen, Sport, Reisen, Ernährung durch Hebammen intensiviert werden. Und schließlich sollten wir die Hebammen unterstützen bei der Durchführung der *Geburtsvorbereitung*. Wir müssen uns entscheiden, ob wir die Geburtsvorbereitung durch Hebammen wünschen oder durch sog. Geburtsvorbereiterinnen, einem Kreis aus nicht-medizinisch ausgebildeten Persönlichkeiten.

Literatur

1. Dudenhausen JW (1985) Hebammen heute – Hebammen morgen. Bundeskongreß des Bundes Deutscher Hebammen in Bonn-Bad Godesberg, 15. 5. 85. Gynäkol Geburtsh 9:31
2. Hickl EJ (1987) Auswirkungen der Perinatalmedizin auf die Struktur der Klinischen Geburtshilfe. In: Dudenhausen JW (Hrsg) Das Kind im Bereich der Geburts- und Perinatalmedizin. de Gruyter, Berlin New York

Forschungsschwerpunkte in der Geburtshilfe

J. W. Dudenhausen

Klinik und Poliklinik für Geburtshilfe, Universitätsspital Zürich

Ich möchte kurz auf einzelne Punkte eingehen, bei deren Bearbeitung meines Erachtens Fortschritte in der Geburtshilfe zu erwarten sind. Dieser Themenkatalog mag subjektiv sein. Viele der Themen sind nicht vom Kliniker allein zu lösen. Ein großer Teil ist nur in der interdisziplinären Zusammenarbeit mit Naturwissenschaftlern, Ingenieurwissenschaftlern und Vertretern theoretischer Fächer zu bearbeiten. Impuls und Erfolg in der geburtshilflichen Klinik und Forschung sind heute möglich durch die enge Verzahnung der geburtshilflich/klinischen Arbeit und Forschung mit vielen Nachbardisziplinen. Es ist daher ein besonders wichtiger Punkt, die Bedeutung der interdisziplinären Arbeit betont herauszustellen.

Wie in der gesamten Medizin, ist die Anwendung der *nichtinvasiven Diagnostik* sicherlich ein Hauptpunkt. Vor allem wird es wichtig sein, trotz der verminderten Invasivität eine korrekte Aussage über den fetalen Zustand des Feten zu ermöglichen, es muß also das Ziel sein, Methoden zu entwickeln und zu prüfen, die möglichst kontinuierlich Informationen über das fetale Befinden liefern, ohne die Bequemlichkeit der Mutter einzuschränken und ohne die Notwendigkeit, in den natürlichen Schwangerschafts- und Geburtsverlauf einzugreifen.

Eine wichtige Rolle wird in diesem Zusammenhang in den nächsten Jahren die *Doppler-Blutflußmessung* in uterinen, plazentaren und fetalen Gefäßen spielen. Sowohl die Verminderung der Perfusion auf der mütterlichen oder fetalen Seite der Plazenta, als auch die differenzierte Messung einzelner Gefäßbereiche des Feten werden wichtige und entscheidende Zusatzinformationen zur Kardiotokographie geben. Auch von pathophysiologischen Untersuchungen, für Therapie-

Archives of Gynecology and Obstetrics Vol. 245, No. 1-4, 1989
Verhandlungen der Deutschen Gesellschaft für Gynäkologie und Geburtshilfe,
47. Versammlung, München 6.-10. September 1988
© Springer-Verlag Berlin Heidelberg

kontrollen oder für klinisch pathologische Korrelationsuntersuchung, beispielsweise zum Krankheitsbild der Plazentainsuffizienz sind mit der neuen Methode wichtige Ergebnisse zu erwarten. Allerdings müssen noch verschiedene methodenkritische Fragen geklärt werden.

Eine besondere Bedeutung erhält in diesem Zusammenhang die *Registrierung fetaler Aktivitäten.* Ein schon intensiv studiertes Feld ist das Gebiet des fetalen Verhaltens. Mit den modernen Techniken gelingt es, Lebensäußerungen des Feten schwangerschaftsaltersabhängig zu studieren. Ob man nach den Bewegungen des Feten in der Frühschwangerschaft den Schlaf/Wachrhythmen, den Augenbewegungen, den Extremitäten- oder Rumpfbewegungen, den Atembewegungen oder anderen fetalen Äußerungen des Wohlbefindens des Feten befundet, auf jeden Fall wird die antenatale Diagnostik der Zukunft eine Multi-Zustandsdiagnostik sein.

Auch die Versuche, mit der magnetischen Resonanzspektroskopie, der Positronen-Emissions-Tomographie antenatal Aufschlüsse über den Stoffwechsel fetaler Gewebe zu erhalten, lassen hoffen, daß ohne Eingriffe in das natürliche Geburtsgeschehen eines Tages beim Menschen Ergebnisse über Physiologie und Pathophysiologie des fetalen Stoffwechsels erreicht werden können.

Einen großen Bereich der nicht-invasiven Diagnostik nimmt natürlich die *Fehlbildungsdiagnostik* ein. Wir müssen lernen, die Fehlbildungsdiagnostik zu systematisieren, um Diagnose und Prognose sicherer stellen zu können. In diesem Zusammenhang ist auch die Entwicklung von chromosomalen und genetischen Diagnosen zu verfeinern und sicherer zu gestalten. Sicherlich haben Amniocentese, Chordocentese, DNA-Diagnostik, Fetoskopie, Diagnostik der Hämoglobinopathien, Fetoskopien zur Hautbiopsie, zur Leberbiopsie, die Chorionzottenbiopsie, Fruchtwasseruntersuchung und Gewebeuntersuchung zu Stoffwechselstörungen und viele andere Methoden einen wichtigen Platz in der geburtshilflichen Forschung und Klinik. Es läßt sich aber nicht bezweifeln, daß für den Kliniker die prognostische Wertigkeit mancher pathologischer Chromosomenbefunde schwer zu fassen ist. Das kindliche Schicksal bei ausgefalleneren chromosomalen Befunden muß voraussagbar gemacht werden. Notwendige und überzogene Konsequenzen bei der pränatalen Diagnostik müssen ein wichtiges Gebiet zukünftiger Diskussion und Forschung sein.

Aus den heute möglichen antenatalen Diagnosen ergeben sich vielfältige Ansätze zur *fetalen Therapie,* die in Zukunft ihren Stellenwert beweisen müssen.

Ein wichtiger Schwerpunkt muß die Ursachenanalyse der *Frühgeburtlichkeit und der Mangelgeburtlichkeit* sein. Bevor wir nicht vernünftige Arbeitshypothesen für diese beiden Krankheitsbilder haben, bzw. nicht vernünftige Unterscheidungsmerkmale möglicherweise verschiedener Gruppen dieser Krankheitsbilder, werden wir keine vernünftigen Behandlungsmethoden ersinnen und prüfen können.

Bei den vor uns liegenden Forschungsaufgaben muß darauf geachtet werden, daß Schwangeren und Gebärenden, Mitarbeiterinnen und Mitarbeitern deutlich vor Augen geführt wird, daß die Forschung ausgerichtet ist, auf das Ziel des besseren Verständnisses der Physiologie und Pathophysiologie der Schwangerschaft und Geburt. Das übergeordnete Ziel dieser Forschung ist das Wohl von Mutter und Kind.

Wege zu einem neuen Risikokonzept in der Geburtshilfe und Perinatologie

K.-H. Wulf

Frauenklinik Würzburg

Ansatzpunkte für ein neues Risikokonzept ergeben sich aus den Daten der Perinatalerhebungen. Zusätzliche Informationen sind über die in den Mutterpässen gespeicherten Zahlen zu erwarten, leider fehlt bisher eine Auswertung im Rahmen der Mutterschaftsrichtlinien. Erforderlich ist in Zukunft eine systematische und epidemiologische Risikoforschung sowie eine regionalisierte interdisziplinäre Risikobetreuung.

Das derzeit gängige Risikokonzept in der Geburtshilfe besteht darin:
1. die besonders gefährdeten Schwangerschaften rechtzeitig zu erkennen (Selektion),
2. den Schweregrad der Gefährdung abzuschätzen (Gewichtung) und
3. falls erforderlich, eine weitergehende Betreuung einzuleiten (Intensivüberwachung).

Die Risikobetreuung steht eng im Zusammenhang mit der Zentralisation und Regionalisierung der Geburtshilfe.

1. Selektion von Risikoschwangerschaften

Für den Selektionsprozeß ist die Kenntnis der einzelnen Risikofaktoren Voraussetzung, Risikokataloge können bei der Erfassung behilflich sein. Der Umfang der Risikokataloge ergibt sich daraus, wo man die Grenze zum „noch Normalen" setzt und was man als Basisrisiko tolerieren will. Die Auflistung erfolgt nach der Prävalenz der Häufigkeit oder des Schweregrades der einzelnen Risikofaktoren. Häufigstes Schwangerschaftsrisiko ist in der Bayerischen Perinatalerhebung 1987 die vorzeitige Wehentätigkeit, bei den Geburtsrisiken steht der vorzeitige Blasensprung an erster Stelle. Bemerkenswert ist die gute Übereinstimmung der Risikokataloge in den ersten Positionen zwischen Geburtskliniken und Kinderkliniken. Das gilt für die Risikoschwangerschaften ebenso wie für die Risikogeburten. Auch für die einzelnen Perinatalstudien in der Bundesrepublik gibt es kaum Unterschiede in der Prävalenz.

Tabelle 1. Risikoschwangerschaften (BPE 1987)

Risikofaktoren:	Prävalenz in der	
	Geburtsklinik %	Kinderklinik %
1. Vorzeitige Wehen	10,0	23,5 (1)
2. Älter 35 Jahre	7,0	9,6 (2)
3. Zustand nach Sectio	6,3	7,7 (3)
4. Terminunklarkeit	6,0	7,5 (4)
5. Allergien	4,3	4,9 (13)
6. Ödeme	3,9	5,6 (10)
7. Z. n. 2 o. mehr Aborten	3,8	5,8 (8)
8. Blutungen vor 28. Woche	3,8	5,7 (9)
9. Cervix-Insuffizienz	3,7	6,5 (6)
10. Adipositas	3,7	5,4 (12)
11. Lageanomalien	3,6	6,1 (7)
12. Hypertonie	3,4	6,9 (5)

Archives of Gynecology and Obstetrics Vol. 245, No. 1-4, 1989
Verhandlungen der Deutschen Gesellschaft für Gynäkologie und Geburtshilfe,
47. Versammlung, München 6.-10. September 1988

Tabelle 2. Risikogeburten (BPE 1987)

Risikofaktoren:	Prävalenz in der	
	Geburtsklinik %	Kinderklinik %
1. Vorzeitiger Blasensprung	19,2	29,6 (1)
2. Terminüberschreitung	19,0	12,7 (4)
3. Pathologisches CTG	12,5	22,7 (3)
4. Protrah. Geburt in Austr.	8,8	9,2 (7)
5. Z. n. Sectio/Uterusoperation	7,1	8,7 (8)
6. Grünes Fruchtwasser	7,0	9,3 (6)
7. Protrah. Geburt in Eröffn.	5,0	5,9 (11)
8. Frühgeburt	4,2	27,9 (2)
9. Beckenendlage	4,1	7,8 (9)
10. Mißverhältnis Kopf/Becken	4,0	3,5 (14)
11. Sonstige Ns-Komplikationen	3,6	4,1 (13)
12. Placenta-Insuffizienz	3,4	11,0 (5)

In der Praxis der Schwangerenvorsorge hat sich eine Gliederung der Schwangerschaftsrisiken in Anamnese und Befundrisiken und der Geburtsrisiken in Folgerisiken und Verlaufsrisiken bewährt. *Anamnestische Risiken* sind quasi Hypotheken aus der Vorgeschichte, die in die Schwangerschaft eingebracht werden. Eine erhöhte Gefährdung kann sich sowohl aus der allgemeinen als auch aus der speziell gynäkologisch-geburtshilflichen Anamnese der Schwangeren ergeben. Anamneserisiken nehmen mit dem Alter und der Parität der Schwangeren zu, ihr Einfluß bleibt während des ganzen Schwangerschaftsverlaufes unverändert bestehen und ist auch unter der Geburt noch nachweisbar. *Befundete Risiken* sind weniger alters- und paritätsabhängig. Sie unterscheiden sich von den anamnestischen Merkmalen auch im Hinblick auf den Zeitpunkt ihres Auftretens, die Dauer ihres Nachweises, ihre Behandelbarkeit und ihre Beziehung zum Geburtstermin. Risikoschwangerschaften werden vielfach zu Risikogeburten. Viele Schwangerschaftsrisiken bleiben bis zur Geburt wirksam und können so zu *Folgerisiken* werden, typische *Verlaufsrisiken* kommen hinzu.

Nach den Zahlen der Bayerischen Perinatalerhebung von 1987 treten Anamnese- und Befundsrisiken bei einem Drittel der Schwangerschaften gleich häufig auf, z. T. auch kombiniert, bis zur Geburt bleiben etwa die Hälfte aller Schwangerschaften risikofrei. Unter der Geburt ist mit ca. 50% Folgerisiken zu rechnen, in einem Drittel der Geburten kommen typische Verlaufsrisiken dazu, ca. 40% aller Geburten bleiben risikofrei.

Tabelle 3. Risikofaktoren

Schwangerschaft	Anamnese-Risiko	33%
	Befund-Risiko	33%
	risikofrei	ca. 50%
Geburt	Folge-Risiko	50%
	Verlaufs-Risiko	33%
	risikofrei	ca. 40%

2. Gewichtung von Risikofaktoren

Nach der Erkennung und Auflistung des Risikofaktors sollte die Abschätzung des Schweregrades erfolgen. Maßstab muß die Mortalität und Morbidität von Mutter und Kind sein. Einheitliche Bewertungsgrundlagen gibt es bisher nicht. In der repräsentativen Britischen Perinatalstudie von 1958 wurde als Grad der Gefährdung die sog. Mortality ratio bestimmt, das ist das Verhältnis der Häufigkeit eines Risikofaktors bei allen Neugeborenen zu der Gruppe der perinatal Verstorbenen. Eine Mortality ratio von 100 bedeutet ein mittleres Risiko (moderate risk), Werte darüber zeigen ein erhöhtes (high risk) und solche darunter ein erniedrigtes Risiko (low risk) an.

In der Münchener Perinatalstudie von 1975/77 wurde von der mittleren perinatalen Mortalität ausgegangen (14,9‰). Die Sterblichkeitsrate steigt mit der Anzahl der Risikofaktoren signifikant an, bei fehlendem Risiko liegt die Mortalität deutlich unter dem Mittelwert (4,3‰). Neuere Ergebnisse bringt jetzt die Hessische Perinatalerhebung von 1986 (Künzel). Als Maßstab für den Schweregrad wurde die Mortalität pro Risiko berechnet.

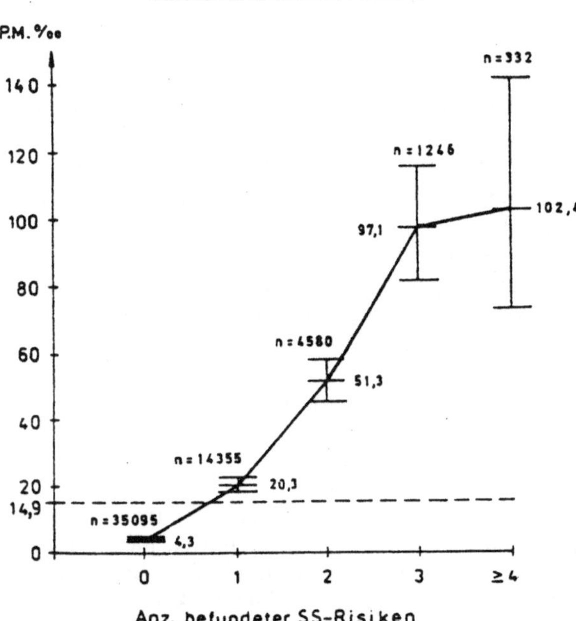

Abb. 1

Im Rahmen der Bayerischen Perinatalerhebung 1987 wurde erstmals eine Gewichtung nach einer Summenquote aus verlegten und verstorbenen Kindern vorgenommen. Ob eine solche Bündelung sinnvoll ist, bleibt abzuwarten. Wir selbst haben mit Unterstützung der Kassenärztlichen Vereinigung Bayerns eine Differenzierung in Verlegungsquote und Sterberate durchgeführt. Das scheint aussagekräftiger. Die Häufigkeit zeigt die generelle Bedeutung des Risikofaktors an, die perinatale Mortalität den individuellen Schweregrad, beide zusammen geben einen Hinweis für das soziale Risiko und die Verlegungsrate als Maßstab für die Morbidität ist wichtig für die Regionalisierung.

Für die Gewichtung der Risikofaktoren sind wir allein von der perinatalen Mortalität ausgegangen und haben uns für die Berechnung des sog. relativen Risikos entschieden. Als Basisrisiko bezeichnen wir die perinatale Mortalität

Tabelle 4. Geburtsrisiken (HEPE 1986)

	Risiko-Häufigkeit (N = 40 695)* %	Risiko-Häufigkeit bei verstorbenen Kindern (N = 267)* %	Mortalität pro Risiko %
Vorzeitige Plazentaablösung	0,6	12,0	13,22
Frühgeburt	4,4	38,2	5,69
Amnioninfektionssyndrom	0,8	6,0	4,92
Diabetes mellitus	0,4	2,2	3,97
Mehrlingsschwangerschaft	1,1	6,7	3,88
Nabelschnurvorfall	0,1	0,7	3,57
Plazentainsuffizienz	2,7	9,7	2,33
Fieber unter der Geburt	0,5	1,9	2,45
Uterusruptur	0,4	1,5	2,35
Beckenendlage	4,9	18,9	2,66
Rh-Inkompatibilität	0,2	0,7	2,02
Gestose-Eklampsie	2,9	6,0	1,37
Plazenta praevia	0,4	0,7	1,40

* Anzahl der Schwangeren

Tabelle 5. Befundsrisiken

	Häufigkeit %	Perinat. Mort. ‰	Verlegungen %
Plazenta praevia	0,3	41	39,2
Oligohydramnie	0,2	106	34,8
Plazenta-Insuffizienz	2,2	23	32,4
Rh-Antikörper	0,1	13	31,1
Hydramnion	0,3	118	28,6
Vorzeitige Wehen	10,0	14	23,4
EPH-Gestose	8,4	15	19,6
1 Risikofaktor	33,9	11	15,9
Risikofrei	66,1	3	5,8

nach risikofreiem Schwangerschafts- und Geburtsverlauf. Setzt man diesen Wert mit eins an, so läßt sich für das Zusatzrisiko der Multiplikationsfaktor, d. h. das relative Risiko, berechnen. Basis- und Zusatzrisiko zusammen ergeben das Gesamtrisiko. Unterscheiden sollte man auch zwischen individuellem und generellem bzw. sozialem Risiko. Risikofaktoren können für den Einzelfall von großer Bedeutung sein, wegen ihrer Seltenheit aber im Rahmen der Gesamtmortalität nur eine untergeordnete Rolle spielen und umgekehrt. Schließlich muß die Risikozeitstruktur beachtet werden. Die Manifestationszeitpunkte der einzelnen Risikofaktoren sind unterschiedlich, auch gibt es Remissionen, spontane und therapeutisch induzierte. Unter Berücksichtigung der Chronologie der Risikofaktoren ergibt sich das Restrisiko.

Bei der Gewichtung von Risikoschwangerschaften und Geburten zeigen sich Gruppenunterschiede. Die befundeten Schwangerschaftsrisiken sind schwerwiegender als die Anamneserisiken (Risikofaktor 3,67 bzw. 2,66), für die Geburtsrisiken ist mit einem relativen Risiko von durchschnittlich 3,00 zu rechnen.

Tabelle 6. Bewertung von Risikofaktoren

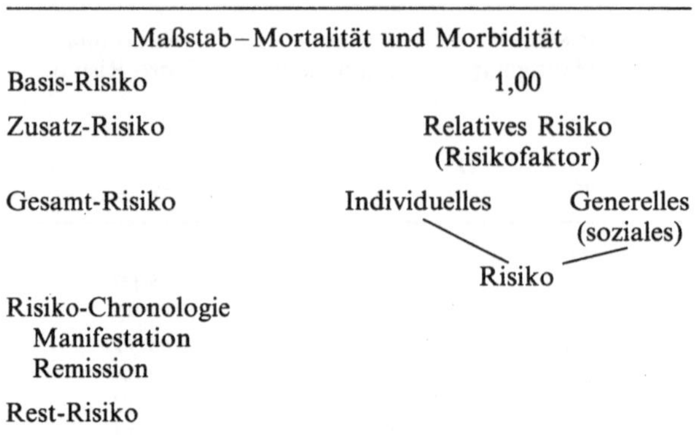

Tabelle 7. Gewichtung von Risikofaktoren (BPE 1987)

	%	Verlegt	Verstorben P.M.	Relatives Risiko
Schwangerschaft				
Risikofrei	45,6	5,8	0,3	1,00
Anamnese-Risiko	33,5	12,7	0,8	2,66
Befund-Risiko	33,9	15,9	1,1	3,67
Geburt				
Risikofrei	35,9	4,1	0,3	1,00
Folge-/Verlaufs-Risiko	64,1	13,0	0,9	3,00

Listet man die Risikofaktoren in den einzelnen Gruppen nach ihrem Schweregrad auf, so dominieren bei den *Anamneserisiken* der Diabetes mellitus, der Zustand nach Totgeburt und nach Mangel- und Frühgeburten. Ein überdurchschnittlich hohes relatives Risiko besteht auch nach besonders psychisch-sozialer Belastung, bei ausgeprägter Adipositas und in verschiedenen Altersgruppen. Bei den *Befundrisiken* dominieren die Poli- und Oligohydramnie, es folgen die Placenta praevia, die Plazentainsuffizienz und die Gestosen. Schwerwiegende *Geburtsrisiken* sind die Ablatio placentae, die Frühgeburt, das Amnioninfektionssyndrom, der Nabelschnurvorfall und die Lageanomalien. Pauschal gehören auch die Mehrlingsgeburten dazu, wobei sich hier die einzelnen Risikofaktoren

Tabelle 8. Anamnese-Risiken, Gewichtung (BPE 1987)

Risiko-Faktor	%	Verstorben P.M.	Relatives Risiko
Diabetes	0,3	1,9	6,33
Zustand nach Totgeburt	2,0	1,6	5,33
Zustand nach Mangel/Frühgeburt	2,2	1,5	5,00
Besondere psychisch/soziale Belastung	2,5	1,15	3,83
Adipositas	3,7	1,0	3,33
Alter <18 Jahre	0,8	0,9	3,00
Alter >35 Jahre	7,0	0,9	3,00

Tabelle 9. Befund-Risiken, Gewichtung (BPE 1987)

Risiko-Faktor	%	P.M.	Relatives Risiko
Hydramnion	0,3	11,8	39,3
Oligohydramnie	0,2	10,6	35.3
Plazenta praevia	0,3	4,1	13,6
Plazentainsuffizienz	2,2	2,3	7,7
E.H-Gestose	4,5	1,9	6,3
Blutungen	4,6	1,5	5,0
Vorzeitige Wehen	10,0	1,4	4,7
Anämie	1,3	0,5	1,7

Tabelle 10. Geburtsrisiken, Gewichtung (BPE 1987)

Risiko-Faktor	%	Operation	P.M.	Relatives Risiko
Ablatio plazentae	0,5	74,8	10,2	34,0 (N = 51)
Frühgeburt	4,2	17,4	4,7	15,7 (N = 197)
Amnioninfektion/Fieber	1,0	46,0	4,5	15,0
Querlage	0,3	90,2	4,4	14,7
Nabelschnurvorfall	0,1	84,9	4,1	13,7 (N = 5)
Beckenendlage	4,1	79,6	2,5	8,3
Vorzeitiger Blasensprung	19,2	7,5	0,6	2,0
Asphyxie (path. CTG)	19,5	39,8	0,5	1,7
Protrahierte Geburt	13,8	34,9	0,35	1,2
Übertragung	19,0	5,6	0,2	0,67
Mehrlinge	1,1		4,6	15,4

summieren. Bemerkenswert sind die großen Unterschiede in der Rate der abdominalen und vaginalen geburtshilflichen Operationen, sie reichen von 90,2% bei der Querlage bis zu 7,5% nach vorzeitigem Blasensprung.

Bei den Geburtsrisiken zeigt sich auch besonders deutlich die Differenzierung zwischen individueller und genereller Bedeutung eines Risikofaktors. Schwerstes individuelles Risiko ist die vorzeitige Plazentalösung mit einer perinatalen Mortalität von 10,2%. Insgesamt starben 51 Kinder im Zusammenhang mit einer vorzeitigen Plazentalösung. Bei etwa gleich großer Mortalität hat die Frühgeburt mit einer Häufigkeit von 4,2% eine viel stärkere soziale Bedeutung im Rahmen der Gesamtmortalität (n = 197) als der gleichgewichtige Risikofaktor Nabelschnurvorfall, der jedoch mit 0,1% (n = 5) nur selten beobachtet wird.

3. Intensivüberwachung von Risikoschwangerschaften – Regionalisierung und Zentralisation der Geburtshilfe

Der Erkennung und Gewichtung von Risikofaktoren muß eine dem Gefährdungsgrad angepaßte besondere Überwachung erfolgen. So steht es schon in den Mutterschaftsrichtlinien. Danach ist der Arzt auch gehalten, ggf. konsiliarische Hilfe in Anspruch zu nehmen und die Risikoschwangere bei der Auswahl einer für sie geeigneten Entbindungsklinik zu beraten und sie dort vorzustellen. Die Intensivüberwachung von Risikoschwangerschaften und -geburten ist an bestimmte organisatorische, apparative und personelle Voraussetzungen geknüpft. Sie erfordert zudem eine große Erfahrung. Den differenzierten Aufgaben entsprechend sollte das Überwachungsprogramm ausgelegt sein. Das ist nicht überall möglich. Maximallösungen können nicht allerorts angeboten werden. Die Frage der Intensivüberwachung ist daher eng geknüpft mit der dringend erforderlichen Regionalisierung der Geburtshilfe und der Zentralisation der sog. Hochrisikoschwangerschaften und Geburten.

Tabelle 11. Betreuung von Risikoschwangerschaften

Intensivüberwachung	Voraussetzungen personell – apparativ organisatorisch, Routine
Regionalisierung	Versorgungsstufen
Konzentration	Generell
Zentralisation	Hoch – Risiko – Geburten

Zu einer allgemeinen Konzentration der Geburtshilfe ist es in der Bundesrepublik in den letzten Jahrzehnten nicht gekommen. Die Anzahl der Entbindungsstätten hat zwar abgenommen, noch stärker war jedoch der Rückgang der Geburtenzahlen. So ging die Geburtenfrequenz pro Klinik weiter zurück. In den letzten Jahren ist in der Bayerischen Perinatalerhebung die mittlere Geburtenzahl/Klinik leicht angestiegen von 524 im Jahre 1984 auf 577 im Jahre 1986. Nur etwa ein Drittel aller Geburten erfolgt in Kliniken mit mehr als 100 Geburten/Jahr, 10–15% der Anstalten haben weniger als eine Geburt/Tag.

Tabelle 12

	1954	1965	1970	1975	1982
„Entbindungsstätten"	1865	1545	1464	1608	1429
Geburten/Jahr	593,5	684,2	559,5	376,4	354,8

Völlig unzureichend ist auch die Regionalisierung, d.h. die Verteilung der Risikopotentiale ihrem Schweregrad entsprechend auf die einzelnen Versorgungsstufen. Nach den Zahlen der Bayerischen Perinatalerhebung 1987 war durchschnittlich mit knapp 55% Risikoschwangerschaften zu rechnen, der Risikoanteil zwischen den größten und kleinsten Kliniken differiert jedoch nur um 10%. Bei den befundeten Schwangerschaftsrisiken ist in allen Größenklassen überhaupt kein signifikanter Unterschied zu erkennen. Entsprechendes gilt auch für die relevanten Einzelrisiken; keine Konzentration beim Zustand nach Sectio caesarea und bei vorzeitiger Wehentätigkeit, in den drei mittleren Größenklassen keine Regionalisierung bei Mehrlingen und Frühgeburten.

Tabelle 13. Regionalisierung der Geburtshilfe (BPE '87) – Übersicht

Geburt/Klin.	%	Risiko-S.	Anam. R.	Bef. R.
– 250	5	47,8	25,8	32,6
250– 499	20	53,9	31,5	34,4
500– 749	20	53,7	32,1	33,6
750–1000	18	52,9	33,4	33,3
1000 +	37	58,1	36,6	36,7
BPE '87	100%	54,9%	33,6%	34,6%

Tabelle 14. Regionalisierung der Geburtshilfe (BPE '87) – Risiken

Geburt/Klin.	Z. n. 2 + Ab.	Z. n. Sectio	Mehrlinge	Vorz. Wehen	Frühg. < 37 W
− 250	2,6	6,1	0,5	10,6	4,6
250− 499	3,1	6,0	0,8	10,3	5,2
500− 749	3,2	5,8	0,9	10,1 ·	5,2
750−1000	3,8	6,5	0,9	9,2	6,3
1000 +	4,8	6,7	1,7	10,8	8,5
BPE '87	3,8%	6,3%	1,1%	10,3%	6,6%

Entsprechende Daten sind auch der Hessischen Perinatalstudie (1986) zu entnehmen. Insgesamt besteht auch hier keine signifikante Korrelation der Risikoschwangerschaften mit der Klinikgröße, allenfalls ein Trend zur Konzentration in den Kliniken mit 1000–1200 Geburten. Diese Aussage gilt auch für relevante Einzelrisiken während Schwangerschaft und Geburt mit einer gewissen Tendenz zur Konzentration der Mehrlingsgeburten und der Frühgeburten. Die ungenügende Regionalisierung dokumentiert sich auch in den Sterblichkeitsziffern. Bei Konzentration zumindest der Hochrisikoschwangerschaften in den größeren Kliniken müßte die Mortalität dort am höchsten liegen. Das ist nicht der Fall. Es besteht weder für die Totgeburtlichkeit noch für die perinatale Mortalität eine Korrelation zur Klinikgröße und der damit gekoppelten Versorgungsstufe, im Gegenteil, die Togeburtlichkeit und die perinatale Mortalität sind am höchsten in den Kleinstkliniken.

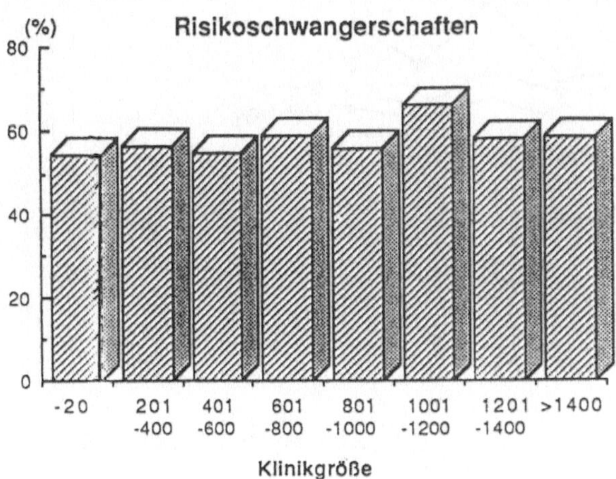

Abb. 2

Es gibt offenbar immer noch Barrieren, die der dringend erforderlichen Regionalisierung und Konzentration zumindest der Hochrisikoschwangerschaften im Wege stehen. Die Entscheidung, eine größere Klinik oder ein geburtshilfliches Zentrum aufzusuchen, kann von vielen Faktoren beeinflußt werden. Sicherlich wird sie durch den erstbetreuenden Arzt mitgesteuert. Er kann das Risiko falsch einschätzen oder sich mehr zumuten als er kann. Dabei geht es weniger um die Fähigkeit des einzelnen, als vielmehr um die organisatorischen, auch personellen Möglichkeiten des betreffenden Klinikverbundes. Der Arzt kann von der Patientin selbst in seiner Haltung bestärkt werden. Vielfach scheuen die Schwangeren den Weg in ein Zentrum, da sie die anonyme Atmosphäre fürchten und die

47

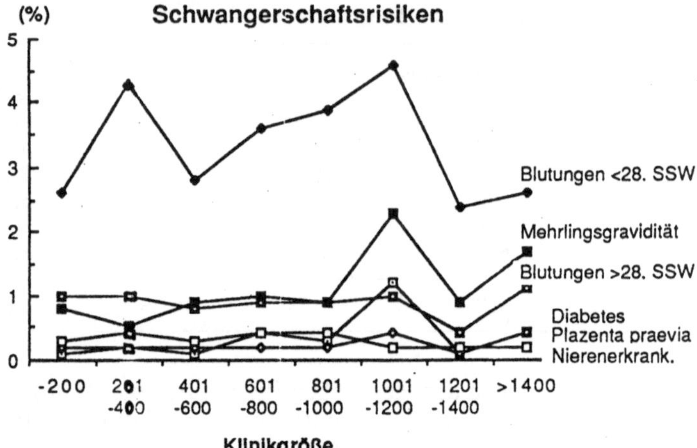

Abb. 3

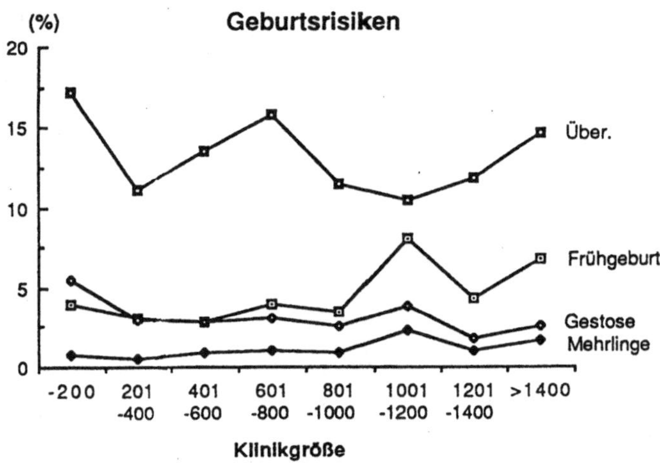

Abb. 4

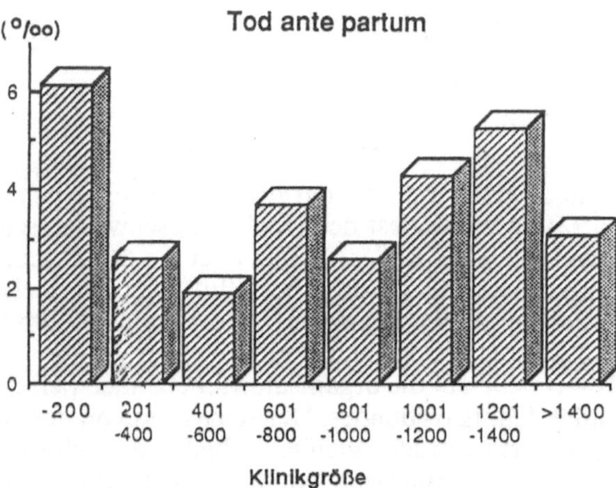

Abb. 5

48

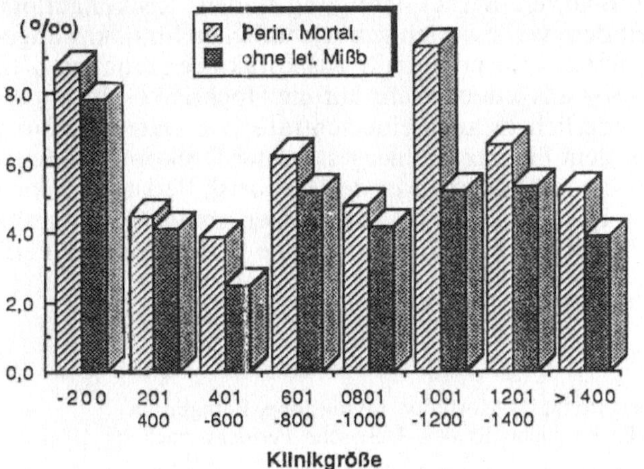

Vertrautheit des eigenen Krankenhauses vermissen. Schließlich stehen auch gesundheitspolitische Parolen einer sinnvollen Konzentration der Geburtshilfe im Wege unter dem falsch verstandenen Motto der familiennahen oder wohnortnahen Betreuung: das Krankenhaus, die geburtshilfliche Abteilung als Statussymbol des Kommunalpolitikers! Ohne Frage gibt es auch standespolitische Zwänge insbesondere wirtschaftlicher Art. Hier ist ein Umdenken aller Beteiligten dringend erforderlich.

Ausblick

Das grundsätzliche Konzept der Risikoschwangerschaften und Risikogeburten sollte beibehalten und nach Möglichkeit verbessert werden. Erforderlich ist eine systematische auch epidemiologische Risikoforschung sowie eine planmäßige auch interdisziplinäre Risikobetreuung nach den Grundsätzen der Regionalisierung. In der Risikoforschung muß es zu einer Aktualisierung und Differenzierung der vorhandenen Risikokataloge kommen unter stärkerer Berücksichtigung der Interaktionen und Kombinationen von Risikofaktoren und der Erfassung besonderer Risikomuster. Dabei sollte einerseits der Verwässerung des Risikobegriffs durch zu umfangreiche Auflistung vorgebeugt werden, anders als aber auch die Unterschiede in der Risikozeitstruktur, d. h. in den Manifestationsräumen und in

Tabelle 15. Systematische epidemiologische Risikoforschung

Aktualisierung und Differenzierung der Risikokataloge

R. – Interaktionen/Kombinationen
R. – Struktur/Muster

Zentralisierte Datenerfassung u. -verarbeitung

  – Rechnergesteuerte R.-Programme

Tabelle 16. Systematische interdisziplinäre Risikobetreuung

Schwangerschaft	Kooperation zwischen Praxis und Klinik
Geburt	Einrichtungen von Perinatal-Zentren

der therapeutischen Beeinflußbarkeit Berücksichtigung finden. Risikokataloge müssen auch von Zeit zu Zeit dem verbesserten geburtshilflichen Standard angepaßt werden, wobei das Bewußtsein für potentielle Risikofaktoren erhalten bleiben sollte. Insgesamt sollten wir uns jedoch mehr auf die Hochrisikoschwangerschaften konzentrieren. Erforderlich ist auch eine zentralisierte Datenerfassung und Datenverarbeitung unter dem Einsatz rechnergesteuerter Risikoprogramme. Sowohl in der Schwangerenfürsorge als auch in der Geburtshilfe ist eine noch engere Kooperation zwischen Praxis und Klinik anzustreben, in der Geburtshilfe selbst geht es um eine maßvolle Konzentration und um die Errichtung von Perinatalzentren.

Literatur

1. Butler NR, Bonham DG (1963) Perinatal Mortality. Livingstone, Edingburgh
2. Künzel W (1986) Das aktuelle kindliche Risiko. Hessische Perinatalerhebung 1986 (im Druck)
3. Künzel W, Klönne HJ (1988) Regionalisierung der Geburtshilfe. 3. Hamburger Symposium 1988 (im Druck)
4. Selbmann HK (1980) Münchner Perinatal-Studie 1975–1977. Deutscher Ärzte-Verlag, Köln-Lövenich
5. Selbmann HK (1988) 10 Jahre Bayerische Perinatal-Erhebung. Referat, Augsburg 1988 (im Druck)
6. Selbmann HK (1988) Epidemiologie der Schwangerschafts- und Geburtsrisiken in der Bundesrepublik Deutschland. Referat, Köln 1988 (im Druck)
7. Wulf K-H (1986) Untersuchungen während der Schwangerschaft. In: Wulf, Schmidt-Matthiesen (Hrsg) Klinik der Frauenheilkunde und Geburtshilfe, Band 4. Urban & Schwarzenberg, München, S 45–79
8. Wulf K-H (1986) Die Bedeutung von Risikofaktoren für den Verlauf von Schwangerschaft und Geburt. In: Melchert, Beck, Hepp, Knapstein, Kreienberg (Hrsg) Aktuelle Geburtshilfe und Gynäkologie. Springer, Berlin

Fetalentwicklung

Einblicke in die Fetalentwicklung mit neuen Untersuchungsmethoden war ein erstes Leitthema für die Sitzung vom 7. 9. 1988, die unter der Leitung von *K.-H. Wulf,* Würzburg, stand. Das Thema wurde durch ein Referat von *H. F. R. Prechtl,* Groningen, eingeleitet, welches an anderer Stelle ausführlich erscheint: H. F. R. Prechtl, „Fetal Behaviour" in A. Hill and J. Volpe (eds.) Fetal Neurology, Int'l. Reviews of Child Neurology. Raven Press, New York (1989). Das Kapitel enthält die Beiträge der Plenarsitzung, soweit eingegangen, und ebenso die Vorträge einer weiteren Sitzung vom 8. 9. 1988 („Erfassung fetaler Verhaltensmuster"), welche von W. Schmidt, Heidelberg/Homburg, geleitet wurde.

Normkurven fetalen Verhaltens zeigen Besonderheiten in einzelnen Verhaltensmustern und Aktivitätsstadien, eine Abnahme fetaler Bewegungen bei Hypoxie und Hydrocephalus kann mit dem *Aktokardiographen* verfolgt werden (Arbeitsgruppe *Saling*). Ergebnisse der Langzeitregistrierung fetaler Bewegungen wurden vorgetragen (Arbeitsgruppe *W. Schmidt,* Heidelberg/Homburg). Der prognostische Aussagewert akustischer Stimulationsteste wurde kritisch untersucht: Änderung des Oszillationstyps, Akzelerationen, Zunahme der Bewegungsaktivität könne allein oder in Kombination auftreten (*E. Stelzer, F. Wolff, M. Dederichs,* Köln). Die Computer-gestützte Analyse fetalen Verhaltens ist möglich (Arbeitsgruppe W. Schmidt). Neu ist der Einsatz der zweidimensionalen farbkodierten Doppler-Echokardiographie für die fetale Herzdiagnostik (Arbeitsgruppe *M. Hansmann,* Bonn). Arbeiten zur Aussagekraft der Herzrhythmusdiagnostik (Bonn, Düsseldorf) schließen sich an. Die Korrelation biochemischer Parameter mit fetalem und uteroplazentarem Blutfluß ergibt überraschende Befunde, wie z. B. erhöhte Fibronectinspiegel in mütterlichen Blut, und erlaubt eine prospektive Bewertung der Schwangerschaftshypertonie, z. B. die Abgrenzung Präeklampsie/Gestose-Hypertonie (Arbeitsgruppe *H. Graeff,* München). Die Sonopathologie des fetalen ZNS wurde eingehend dargestellt (*K.-H. Schlensker,* Köln; *J. Wisser* und Mitarbeiter, München). Die Beeinflussung der fetalen Lungenreifung ist bereits fester Bestandteil einer prophylaktischen Behandlung. *U. Lorenz,* Berlin, hat den Stand des Wissens zusammenfassend dargestellt. Positive Einflüsse einer Behandlung mit Magnesium auf die Fetalentwicklung kommen über Tragzeitverlängerung zustande (*L. Spätling, K. Quakernack,* Bochum). H. L.

Entwicklung fetalen Verhaltens

S. Riedewald, B. Arabin, E. Saling

Institut für Perinatale Medizin der Freien Universität Berlin

Art und Inzidenz fetaler Bewegungen sind Ausdruck fortschreitender Entwicklung fetaler Gehirnfunktionen und variieren mit dem Aktivitätszustand des Feten [1]. Fetale Verhaltensstadien wurden [5] in Analogie zum Verhalten Neugeborener ab der 36. SSW qualitativ definiert. Um pathologisches vom normalem Verhalten differenzieren zu können, ist es notwendig, Normwerte fetalen Bewegungsverhaltens im Verlauf unkomplizierter Schwangerschaften aufzustellen.

Material und Methode

77 Patientinnen mit unkompliziertem Schwangerschaftsverlauf (Serienmessung) wurden zwischen 24/0 und 40/6 SSW über 60 Minuten untersucht. Dabei wurden zwei Ultraschallgeräte und der Aktokardiograph, der die fetale Herzfrequenz registriert und fetale Bewegungen summatorisch als Cluster aufgezeichnet [4] verwandt. Alle Ultraschallbeobachtungen wurden simultan entsprechend ihre Qualität „on-line" aufgezeichnet, jede Minute der Registrierung mit einem Computerprogramm bearbeitet und Normkurven einzelner Parameter in Perzentilenform bezogen auf einen 10-minütigen Beobachtungszeitraum erstellt. Normwerte einzelner Verhaltensparameter wurden ab der 34/0 SSW in den Verhaltensstadien 1F, 2F und 4F [5] sowie ab der 24/0 SSW in den Aktivitätsphasen „aktiv" und „passiv" [1] aufgestellt und mit dem unselektiertem Gesamtkollektiv verglichen. Der Aktokardiograph wurde in Hinblick auf eine Diagnose fetaler Verhaltensstadien überprüft.

Ergebnisse

Fetale Bewegungen nehmen mit steigendem Gestationsalter ab, sie unterscheiden sich in den einzelnen Verhaltensstadien und in den Aktivitätsstufen vom unselektierten Gesamtkollektiv. Im Verhaltensstadium 1F sind sie definitionsgemäß niedrig. In aktiven Phasen sowie im Stadium 2F und 4F finden sich erhöhte Werte fetaler Rumpfbewegungen (> 75. Perzentile des unselektierten Gesamtkollektivs). Schnelle Extremitätenbewegungen liegen in den Verhaltensstadien 2F und 4F oberhalb des Medians für das Gesamtkollektiv. Schnelle Augenbewegungen sind im Stadium 2F erhöht. Langsame Augenbewegungen fallen im Stadium 4F ab, nehmen insgesamt im Schwangerschaftsverlauf jedoch zu. Fetale Bewegungscluster korrelieren mit ultrasonographisch beobachteten Bewegungen des Feten, besonders Kopf- und Rumpfbewegungen werden wiedergegeben. Mittels des Aktokardiographen und einem Ultraschallscanner können fetale Verhaltensstadien ausreichend diagnostiziert werden.

Zusammenfassung

Normkurven fetalen Verhaltens zeigen Besonderheiten in einzelnen Verhaltensstadien und Aktivitätsstufen. Sie ermöglichen ein rasches Einordnen fetaler Aktivität in Normbereiche. Beschrieben wurde eine Abnahme fetaler Bewegungen bei Hypoxie [3] bzw. bei neurologische Störungen wie Hydrocephalus [2]. Der Einsatz des Aktokardiographen vereinfacht die aufwendige Diagnostik fetalen Verhaltens und könnte deren Anwendung in der klinischen Routine erleichtern.

Literatur

1. Arduini D, Rizzo G, Giorlandino L, Vizzone A, Nava S, Dell Aqua S, Romanini C (1985) The fetal behavioural states: An ultrasonic study. Prenat Diag 5:269–276
2. Arduini D, Rizzo G, Caforio L, Romanini C (1988) Development of behavioral states in hydrocephalic fetuses. Fetal Therapy, im Druck
3. Ianniruberto A, Tejani E (1981) Ultrasonographic study of fetal movements. Sem in Perinatol 5:175–181
4. Maeda K (1984) Studies on new ultrasonic doppler fetal actograph and continuous recording of fetal movement. Acta Obstet Gynaec Jpn 36:260–288
5. Nijhuis JG, Prechtl HFR, Martin CB, Bots RSGM (1982) Are there behavioural states in the human fetus? Early Hum Dev 6:177

Ein „neues" Untersuchungsverfahren zur Erfassung der fetalen Bewegungsaktivität

R. Boos, J. Gnirs, W. Schmidt

Universitäts-Frauenklinik, Homburg/Saar

Sogenannte „Aktokardiographen" zur Erfassung der fetalen Bewegungsaktivität basieren auf dem Ultraschall-Doppler-Prinzip, und arbeiten z. Zt. mit starrer, gerätebezogener Hardware. Die bisher einzig reproduzierbare Vergleichsmöglichkeit besteht in simultaner Geräteaufzeichnung und objektivierbarer sonographischer Erfassung fetaler Bewegungen.

Material und Methode

Im Rahmen unserer Untersuchungen über fetale Verhaltenszustände haben wir einen Ultraschall-Breitstrahltransducer (1 MHz), gekoppelt an einen Kardiotokographen, zur Registrierung der fetalen Bewegungsaktivität eingesetzt und mit den von zwei Ultraschalluntersuchern simultan registrierten fetalen Bewegungen (Augen-, Atem-, Extremitäten- und Körperbewegungen) verglichen. Unter Verwendung von zwei Real-Time-Ultraschallgeräten wurden bei bisher 30 Patientinnen simultan von zwei unabhängigen Untersuchern fetale Bewegungen auf Videoband aufgezeichnet. Während der im Mittel einstündigen Untersuchung wurden zeitsynchron die fetale Herzfrequenz und die fetale Bewegungsaktivität mit einem Kardiotokographen registriert. Die apparative Erkennung von fetalen Bewegungen wurde zum einen durch eine Frequenzweiche (Herzfrequenz: 110–500 Hz, Bewegungen: 6–200 Hz), zum anderen durch ein an frühere Untersuchungen adaptiertes Rechnerprogramm mit Simulation der maximalen Bewegungserfassung, ermöglicht. Da es sich um keinen starren Algorithmus handelt, konnte das Programm während der Untersuchungsserie ständig optimiert werden.

Ziel der Untersuchungsserie war die Entwicklung eines Programmes zur rechnergestützten Erkennung und Langzeitregistrierung von fetalen Bewegungen mittels eines Kardiotokographen.

Ergebnisse

Vergleicht man die über den CTG-Transducer ermittelten fetalen Bewegungen mit den retrospektiven Auswertungen vom Videoband, zeigt sich in 70% der Fälle eine Übereinstimmung, sowohl bei Bewegungsblocks als auch Bewegungsgruppen innerhalb dieser Blocks. Die größte Diskrepanz besteht bei der Erkennung von isolierten fetalen Extremitätenbewegungen. Da diese nur 19% aller Bewegungsgruppen ausmachen, erscheint der apparative Registrierverlust nicht zu gravierend. In einigen Fällen kam es aufgrund diverser Störungen (mütterliche Bewegungen, Nachjustieren des US-Transducers, fetaler Schluckauf) zu einer relativ hohen falsch positiv Angabe von fetalen Bewegungen im Kardiotokogramm. Umgekehrt wurden, selbst bei nahezu vollständigem Verlust der Herzfrequenzregistrierung, fetale Bewegungen vom Gerät sicher entdeckt. Abschließend wurden am Ende der Untersuchung die Anzahl und Dauer der apparativ registrierten Bewegungen pro Minute vom Rechner aufsummiert und eine zusammengefaßte Auswertung über den Gesamtregistrierzeitraum berechnet.

Zusammenfassung

Die simultane Registrierung und rechnergestützte Auswertung der fetalen Herzfrequenz und fetaler Bewegungsaktivität mittels eines Ultraschall-Breitstrahltransducers und einem modifizierten Kardiotokographen ist technisch möglich. Der potentielle Nutzen besteht in der Langzeitregistrierung fetaler Bewegungen.

Prognostische Wertigkeit des „acustic stimulation test" für den Neugeborenenzustand

E. Stelzer, F. Wolff, M. Dederichs

Universitäts-Frauenklinik, Köln

In der laufenden Studie soll die klinische Relevanz externer Stimulationsverfahren unter Berücksichtigung des fetalen Verhaltenszustandes im letzten SS-Trimenon untersucht werden. In mehreren Berichten wird der Einfluß exterozeptiver Reize auf den fetalen Zustand beschrieben. Die Objektivierung erwarteter Reaktionen, deren Aufzeichnung und deren Aussagewert über das fetale Wohlbefinden stellt sich jedoch schwierig dar. Aus diesem Grunde wurde in Ergänzung zu der konventionellen CTG-Registrierung die mütterliche Perzeption kindlicher Bewegungen simultan aufgezeichnet. Ziel dieser Untersuchungen war es zu überprüfen, ob ein Unterschied der fetalen Reaktionsweise nach externer akustischer Stimulation zwischen einem Kollektiv mit unauffälligem SS-Verlauf und einem Kollektiv mit fetaler Wachstumsretardierung besteht.

Die Untersuchungsgruppe bestand aus 45 Patientinnen mit unauffälligem SS-Verlauf zwischen der 29. und 42. SSW. Diesem Normalkollektiv (Neugeborene klinisch unauffällig, keine Retardierung, 9–10 Fischer-Punkte in den ausgewerteten CTGs) standen 12 Patientinnen mit fetaler Wachstumsretardierung gegenüber.

Im Laufe einer mind. 40-min CTG-Aufzeichnung wurde sechsmal ein monofrequenter Sinuston (1000/2000 Hz 120 dB) auf die Bauchdecke der Mutter in Höhe des kindlichen Rückens gerichtet. Während der Untersuchung liegt die CTG-Registrierung nicht im Blickfeld der Mutter. Alle Patientinnen erhielten einen Druckknopfschalter, den sie bei jeder spürbaren Kindsbewegung betätigten. Die erwartete Fetalreaktion innerhalb von 20 sek auf einen akustischen Stimulus bezieht sich auf:
1. Änderung des Oszillationstyps von beispielsweise eingeengt undulatorisch auf undulatorisch
2. Akzelerationen (mind. 15/min über BHF)
3. Zunahme der Bewegungsaktivität nach dem Stimulus, erkennbar an der mütterlichen Perzeption sowie evtl. an Ausschlägen des Tokographen.
Diese verschiedenen Reaktionsweisen können allein oder in Kombination auftreten.

Es konnte gezeigt werden, daß über die Gesamtbeobachtungszeit von 45 Minuten ein Unterschied in der fetalen Aktivität zwischen dem Normalkollektiv und dem Kollektiv der wachstumsretardierten Feten laut Auswertung der mütterlichen Perzeption und der Erfassung durch den Tokographen besteht. Nach dem 4-Felder Chi^2-Test ist der Unterschied im Tokogramm signifikant.

Für die Reaktionsbereitschaft auf akustische Stimuli ergab sich für die beiden Gruppen ein Unterschied sowohl in den Akzelerationen als auch Perzeptionen. Eine Signifikanz ist jedoch nicht gegeben. Für beide Gruppen gilt, daß die Fähig-

Archives of Gynecology and Obstetrics Vol. 245, No. 1-4, 1989
Verhandlungen der Deutschen Gesellschaft für Gynäkologie und Geburtshilfe,
47. Versammlung, München 6.-10. September 1988

keit zur Reaktion durch Akzelerationen und Bewegungen im Laufe der Schwangerschaft zunimmt.

Dies bedeutet: Im Einzelfall muß der Fet auf die rein akustische Stimulation nicht mit einer erkennbaren Reaktion antworten. Das Fehlen jedweder Reizantwort auf äußere Stimuli, erkennbar in der Herzfrequenz in Form von Akzelerationen, Änderung des OT, sowie kein Hinweis auf Kindsbewegungen im Tokogramm und nach mütterlicher Angabe, sollten als Hinweis auf eine fetale Gefährdung bewertet werden.

Computer-gestützte Analyse fetaler Verhaltenszustände bei Schwangerschaften mit unauffälligem Verlauf und IUGR

J. Gnirs, R. Boos, W. Schmidt

Universitäts-Frauenklinik, Homburg/Saar

Einleitung

Die etablierten Methoden zur Evaluation fetaler Verhaltenszustände sind relativ aufwendig [2]. In der vorliegenden Studie wurde überprüft, ob handelsübliche Computer- und Software-Systeme diese Aufgabe übernehmen können.

Material und Methode

120 Schwangere wurden am Geburtstermin (37–42 SSW) (19 Feten mit intrauteriner Wachstumsretardierung – IUGR) untersucht. Zeitsynchron wurden sonographisch fetale Augen- (AB) und Körperbewegungen (KB) sowie das CTG (FHF) registriert und für die Datenverarbeitung gespeichert. Zum Einsatz kam ein statistisches Analyse-System (OS SAS Release 5.16, SAS Inst. Inc. Cary, NC) für Großrechner (IBM-System 3090) *und* handelsübliche Personal-Computer (PC). 4 Untersucher definierten visuell die fetalen Verhaltenszustände (1F–4F) mittels polygraphischer Darstellungen der Registrierungen [1]. Die Ergebnisse wurden mit der Computer-Analyse verglichen.

Ergebnisse

Unabhängige Untersucher erzielten bei visueller Analyse (VA) der fetalen Verhaltenszustände eine Übereinstimmung von 85% (75–92%). Für die Computer-Analyse wurden AB, KB und FHF evaluiert. Minutenweise wurde die Ausprägung der Variablen auf Übereinstimmung mit den Verhaltenszuständen überprüft und das Ergebnis über einen Matrix-Drucker direkt ausgedruckt. Aufgrund des starren Auswertungsschemas ergaben sich für richtige oder falsche Zuordnungen keine Unterschiede in den beiden Untersuchungsgruppen. Am zuverlässigsten wurden die Zustände 1F und 3F durch den Rechner erfaßt (Tabelle 1).

Tabelle 1. Prozentuale Verteilung der fetalen Verhaltenszustände – Computer-gestützte Analyse vs. visuelle Analyse

	1F	2F	3F	4F
Untersucher	28%	55%	9%	8%
Computer (Übereinstimmung)	27%	21%	7%	1%
Computer (keine Übereinstimmung)	14%	2%	17%	1%

Archives of Gynecology and Obstetrics Vol. 245, No. 1-4, 1989
Verhandlungen der Deutschen Gesellschaft für Gynäkologie und Geburtshilfe,
47. Versammlung, München 6.-10. September 1988
© Springer-Verlag Berlin Heidelberg

Diskussion

Die Definition eines Verhaltenszustandes erfordert für mindestens 3 Minuten eine Koinzidenz der fetalen Variablen. Durch die Konzeption des gewählten Programmes war eine Analyse im Zeitablauf nicht möglich. Die Bewertungen durch 4 unabhängige Untersucher waren in 15% diskordant. Hierdurch sind z. T. Unterschiede zur Computer-Analyse erklärbar.

Zusammenfassung.

Die computer-gestützte Analyse fetaler Verhaltenszustände erscheint möglich. Eine Programm-Optimierung ist erforderlich (z. B. durch Einsatz sog. „Experten-Systeme").

Literatur

1. Nijhuis JG, Prechtl HFR, Martin CB jr, Bots RSGM (1982) Are there behavioural states in the human fetus? Early Hum Dev 6:177–195
2. Schmidt W, Boos R, Gnirs J, Auer L, Schulze S (1985) Fetal behavioural states and controlled sound stimulation. Early Hum Dev 12:145–153

Zweidimensionale farbkodierte Doppler-Echokardiographie des Feten: physiologische und pathologische Befunde

U. Gembruch, M. Hansmann, D. A. Redel, R. Bald

Universitäts-Frauen- und Kinderklinik Bonn

Two-Dimensional Doppler Echocardiography of the Fetus: Physiologic and Pathologic Findings

Summary. The fetuses of 352 patients at between 16 and 38 weeks of gestation were studied by using two-dimensional Doppler echocardiography (2-DDE). In 32 fetuses, structural and/or functional abnormalities were detected. The advantages of 2-DDE are, in particular, rapid screening for flow abnormalities and, thus, shortening of the Doppler examination time. Further benefits include a rapid diagnosis of valvular regurgitation, valvular stenosis, and abnormal shunting of blood across the cardiac septa. The diagnosis of complex heart defects is facilitated by and, in certain cases, only possible at all using 2-DDE.

Zusammenfassung. Zwischen der 17. und 39. Schwangerschaftswoche wurden 352 Patientinnen mittels der fetalen zweidimensionalen Doppler-Echokardiographie (2-DDE) untersucht. Bei 32 Feten wurden strukturelle und/oder funktionelle Anomalien nachgewiesen. Die Vorteile der 2-DDE waren: schnelles screening nach Flußanomalien und somit beträchtliche Verkürzung der Untersuchungszeit der Doppler-Echokardiographie; rasche Diagnose valvulärer Insuffizienzen und Stenosen sowie interventrikulärer Shunts. So ist die Diagnose komplexer kardialer Fehlbildungen erleichtert und in einzelnen Fällen erst durch die 2-DDE möglich.

Archives of Gynecology and Obstetrics Vol. 245, No. 1-4, 1989
Verhandlungen der Deutschen Gesellschaft für Gynäkologie und Geburtshilfe,
47. Versammlung, München 6.-10. September 1988
© Springer-Verlag Berlin Heidelberg

Einleitung

Indikationen zur detaillierten Untersuchung des fetalen Herzens sind einerseits pathologische sonographische Befunde, wie auffälliger „Vier-Kammer-Blick", Arrhythmie, nicht-immunologisch bedingter Hydrops fetalis, schwere intrauterine Wachstumsretardierung, bestimmte fetale Fehlbildungen (Omphalozele, Hydrozephalie etc.), andererseits maternale Erkrankungen (Diabetes mellitus, Phenylketourie), andererseits das Einwirken gewisser teratogener Noxen in der Embryonalphase, andererseits das Vorliegen eines erhöhten genetischen Risikos in Hinblick auf Herzfehler oder andere gehäuft mit kardialen Anomalien assoziierte Fehlbildungen.

Entscheidend für die Fortschritte der fetalen Echokardiographie war die Entwicklung hochauflösender Real-time-Scanner, die zudem eine M-mode- und gepulste Doppler-Echokardiographie erlauben, wobei die Lokalisation des M-mode-cursor's bzw. der sample volume (= Dopplermeßzelle) im zweidimensionalen Bild erfolgt. So erlauben zweidimensionale Echokardiographie (= 2-DE) und M-mode-Echokardiographie (= ME) eine anatomische Strukturanalyse des fetalen Herzens. Der Blutfluß wird Doppler-echokardiographisch untersucht, wobei zumeist die im zweidimensionalen Bild gesteuerte gepulste Doppler-Technik eingesetzt wird, die durch die genaue Lokalisation des sample volume Flußmessungen in definierten Bezirken des fetalen Herzens und Gefäßsystems erlaubt.

Die neueste Entwicklung ist die farbkodierte Doppler-Echokardiographie oder zweidimensionale Doppler-Echokardiographie (= 2-DDE), über deren Einsatz in der pränatalen Diagnostik berichtet wird.

Patienten

Zwischen September 1985 und Juni 1988 wurden 352 Patienten (354 Feten, da 2 Zwillingsschwangerschaften) mit der 2-DDE untersucht, und zwar zwischen der 17. und 39. Woche nach dem 1. Tag der letzten Regelblutung. Die Indikationen zur fetalen Echokardiographie sind in Tabelle 1 zusammengefaßt. Nur bei 22 Patientinnen (23 Feten) lag kein erhöhtes Risiko in Hinblick auf einen Herzfehler vor.

Tabelle 1. Indikationen zur fetalen Echokardiographie (352 Patienten bzw. 354 Feten)

Indikationen		Zahl der Patienten
1.	Fetale Anomalien	193
1.1	Fetale Arrhythmie	87
1.2	Sonogr. Verdacht auf Herzfehler	20
1.3	Nicht-immunolog. Hydrops fetalis	25
1.4	Rhesus-Inkompatibilität	4
1.5	Intrauterine Wachstumsretardierung	37
1.6	Extrakardiale Fehlbildungen	20
2.	Anamnestisches Herzfehlerrisiko	137
2.1	Herzfehler in der Familie	126
2.2	Maternaler Diabetes mellitus	7
2.3	Noxen in der Frühschwangerschaft	4
3.	Kein erhöhtes Risiko	22

Technik der 2-DDE

Bei der 2-DDE werden B-mode und Dopplerflußmessungen parallel verarbeitet. Die Farbdopplerdarstellung wird dadurch erreicht, daß innerhalb des zweidimensionalen Schnittbildes entlang eines Schallstrahls multiple sample volumes gelegt werden, und zwar nacheinander in jeder radialen Linie des Bildes. Die mittleren Frequenzshifts bzw. mittleren Flußgeschwindigkeiten der einzelnen sample volumes werden mittels Autokorrelation berechnet und farbkodiert, so daß ein zweidimensionales Bild der Flußgeschwindigkeiten entsteht, wobei die Farbe die Flußrichtung und die Helligkeit die Frequenzhilfe wiedergibt. Zusätzlich werden bei einigen Geräten durch Farbbeimischungen Turbulenzen dargestellt [1].

Ergebnisse

Bei 320 Patientinnen wurden Normalbefunde erhoben, was sich nach Ende der Schwangerschaft bestätigte.

Bei 32 Feten lagen kardiovaskuläre Anomalien vor (28 × kongenitale Herzfehler, 1 × kardialer Tumor, 1 × Myokarditis, 2 × Insuffizienzen der AV-Klappen bei nicht-immunologischem Hydrops fetalis). Verglichen mit der 2-DE lieferte die 2-DDE in 17 der 32 Fälle für die exakte Diagnosestellung entscheidende Informationen (Nachweis von Regurgitationen der AV-Klappen: 8 ×; Nachweis interventrikulärer Shunts: 2 ×; Nachweis von Semilunarklappenstenosen: 2 × Lokalisation der Pulmonalarterien beim Truncus arteriosus communis: 2 ×; Nachweis eines retrograden Flusses in deszendierender Aorta bzw. Aortenbogen bei Aortenbogenhypoplasie bzw. Aortenatresie: 2 ×; geringer ventrikulärer Ein- und Ausfluß bei hypoplastischem Ventrikel: 1 ×.

Diskussion

Basierend auf der 2-DE liefert die 2-DDE zusätzliche Informationen über die räumliche und zeitliche Verteilung des kardialen Blutflusses. Trotz der Nachteile für die 2-DDE in der pränatalen Diagnostik (Kleinheit des Untersuchungsobjekts, große Distanz zwischen Schallkopf und fetalem Herz, Abhängigkeit der Untersuchungsbedingungen von der fetalen Lage, hohe fetale Herzfrequenz und häufige fetale Bewegungen) zeigen die Erfahrungen dieser Studie, daß die 2-DDE des Feten den raschen und genauen Ausschluß kardialer Anomalien ermöglicht und in die für die Prognosestellung entscheidende Genauigkeit der Diagnostik kardialer Anomalien beträchtlich erhöht. Insbesondere erlaubt sie ein schnelles „screening" nach Flußanomalien. Der konventionellen Spektral-Doppler-Untersuchung vorgeschaltet, reduziert sie beträchtlich die nötige Untersuchungszeit der Doppler-flow-mapping's des gesamten Herzens, welches bei der Diagnostik komplexer kardialer Fehlbildungen unerläßlich ist.

Literatur

1. Gembruch U, Hansmann M, Redel DA, Bald R (1988) Zweidimensionale farbkodierte fetale Doppler-Echokardiographie – ihr Stellenwert in der pränatalen Diagnostik. Geburtsh Frauenheilk 48:381–388

Fetale Extrasystolie – Diagnose und Management

C. von Garssen, U. Gembruch, D. A. Redel, R. Bald, M. Hansmann

Universitäts-Frauenklinik Bonn, Abteilung Pränatale Diagnostik und
Universitäts-Kinderklinik Bonn, Abteilung Päd. Kardiologie

Fetale Extrasystolen (ES) sind die am häufigsten prä-, intra- und postpartal auftretenden Herzrhythmusstörungen, die in den meisten Fällen eine günstige Prognose haben, da sie häufig spontan sistieren [3]. Die Angaben über ihre Inzidenz schwanken zwischen 3–10% [4, 7].

Methodik

Nach Aufdeckung einer fetalen Arrhythmie ist zunächst ihre genaue Differenzierung erforderlich [5]. Diese ist sehr gut möglich mit der M-mode-, Doppler- und auch der Farbkodierten-Doppler-Echokardiographie, denn hier können sowohl die differentialdiagnostisch wichtigen zeitlichen Verhältnisse zwischen Vorhof und Kammeraktion als auch der Blutfluß aufgezeichnet werden [1, 2, 6].
   Indikation für die Methoden der fetalen Echokardiographie

Strukturdefekte der kardialen Anatomie: – B-Bild – Farbkodierter Doppler – Spektral-Doppler
Differentialdiagnostik fetaler Arrhythmie: – M-mode – Spektral-Doppler – (Farbkodierter Doppler).

Ergebnisse

Von 1982–Juni 1988 untersuchten wir echokardiographisch 302 Feten zwischen der 15. u. 40. SSW, mit dem Verdacht einer fetalen Arrhythmie. Davon bestätigten sich 116 Fälle. Eine weiterführende Differentialdiagnostik ergab für ¾ der Fälle eine supraventrikuläre Extrasystolie (SVES), der Rest verteilte sich auf ventrikuläre (VES) und nicht näher differenzierte ES. Komplikationen beobachten wir bei 17 Feten (14,6%):

1. Congenitale komplexe Herzfehler (11)
2. SVT im Gefolge einer SVES (SVT = Supraventrikuläre Tachykardie) (3)
3. AV-Block II. und III. Grades (2)
4. Myokarditis (1)

Kardiale Dekompensationszeichen traten nicht auf. Antiarrhythmisch therapiert wurden insgesamt 10 Kinder, die übrigen ES sistierten spontan. Es starben intrauterin und postpartal 9 Kinder. Hauptursache waren die angeborenen Herzfehler. Die Schwangerschaft endete in den meisten Fällen mit einer vaginalen Entbindung. Bei der Patientinnen bestand eine Indikation zur Sectio, die in 50% der Fälle aufgrund intrapartaler Arrhythmien gestellt wurde.

Zusammenfassende Diskussion

1. Die Differenzierung fetaler Arrhythmien und der Ausschluß eines congenitalen Herzfehlers gelingt mit den verschiedenen Methoden fetaler Echokardiographie.
2. Die meisten SVES und VES sind als harmlos einzustufen, die häufig spontan sistieren.

Verhandlungen der Deutschen Gesellschaft für Gynäkologie und Geburtshilfe,
47. Versammlung, München 6.-10. September 1988

3. Da als Komplikation eine Paroxysmale (P)SVT drohen kann, sollte die fetale Herzfrequenz 2 × wöchentlich kontrolliert werden.
4. Fetale ES sind keine Indikation zur Therapie in utero.

Literatur

1. Allan LD, Anderson RH, Sullivan ID, Campbell S, Holt DW, Tynan M (1983) Evaluation of fetal arrhythmias by echocardiography. Br Heart J 50:240
2. De Vore GR, Siassi B, Platt LD (1983) Fetal echocardiography III. The diagnosis of cardiac arrhythmias using realtime directed M-mode ultrasound. AM J Obstet Gynecol 146:792
3. Gembruch U, Hansmann M, Bald R, Redel DA (1987) Supraventrikuläre Tachykardie des Feten im dritten Schwangerschaftstrimester im Gefolge einer persistierenden supraventrikulären Extrasystolie. Geburtsh Frauenheilk 47:556–659
4. Gembruch U, Hansmann M, Redel DA, Bald R (1987) Diagnostik und Therapie fetaler Arrhythmien. Vortrag XI. Akadem Tagung Gyn Geburtsh Insbruck Okt 1987
5. Gembruch U, Hansmann M (1985) Die M-mode Echokardiographie bei Diagnostik und Therapie fetaler Arrhythmien. Nordwestdeutsche Gesellschaft Gyn Geburtsh, Braunschweig Okt 1985, Alete Wissenschaftl Dienst:75–76
6. Huhta JC, Strasburger JF, Carpenter RJ, Reiter A, Abinader E (1985) Pulsed Doppler fetal echocardiography. J Clin Ultrasound 13:147
7. Shenker L (1979) Fetal Cardiac Arrhythmias. Obstet Gyn Surv 34:561–572

Fetale Arrhythmien

Th. Somville, J. Morgenstern, U. Naumann

Universitätsfrauenklinik, Biomedizinische Technik Düsseldorf

In der Zeit von Oktober 1984 bis August 1988 wurden 140 Patientinnen mit fetaler Arrhythmie untersucht. Von 102 Patientinnen liegen die Untersuchungsergebnisse und perinatologischen Daten vor. Bei 24 Patientinnen handelte es sich um eine supraventrikuläre Tachykardie (SVT), bei 70 um eine Extrasystolie (ES), und bei 8 um eine kontinuierliche Bradykardie. Bei allen Patientinnen wurde die fetale Herzaktivität ultrasonografisch und mittels Abdominal-EKG oszilloscopisch sichtbar gemacht und auf Magnetband aufgenommen. Desweiteren wurden zum Ausschluß von Herzmißbildungen oder Herzinsuffizienzzeichen eine B-Bild- und eine Time-Motion-Darstellung des fetalen Herzens durchgeführt. Die SVT – definiert als eine Frequenz über 200 bpm, ausgehend von einem Reizzentrum oberhalb des Ventrikels – wurde bei 19 Patientinnen festgestellt. Als Borderline betrachten wir 5 Fälle, die z. B. schlagartig eine Herzfrequenz zwischen 180–200 erreichten oder die postpartal von einer nicht behandelten Basisfrequenz um 190 in eine behandlungsbedürftige SVT überwechselten. Von den 19 Patientinnen mit einer Frequenz über 200 bpm wurden 15 intrauterin über die Mutter behandelt. Bei 12 konnte eine Remission erreicht werden. Nur in 2 Fällen lag bei Beginn der Behandlung ein Hydrops vor. Ein Kind ist intrauterin nach der Remission (30.–32. SSW) und eines postpartal (35. SSW) verstorben. Bei 2 Kindern lag eine Herzmißbildung vor, die bei einem Kind postpartal zu Herzinsuffizienz und Kindestod führte. Die CTG-Registrierung zeigt in den meisten Fällen eine silente (oft verjitterte) Kurve in Höhe der Hälfte der wahren Frequenz. Bei Nicht-Registrierung muß an ein Vorhofflimmern und bei wechselnden Frequenzen im Normbereich an ein Vorhofflattern mit wechselnder Überleitung gedacht werden.

Archives of Gynecology and Obstetrics Vol. 245, No. 1-4, 1989
Verhandlungen der Deutschen Gesellschaft für Gynäkologie und Geburtshilfe,
47. Versammlung, München 6.-10. September 1988
© Springer-Verlag Berlin Heidelberg

Bei 70 Patientinnen wurde die Diagnose einer fetalen Extrasystolie gestellt. Die Patientinnen wurden bis zur Geburt oder zum Verschwinden der Arrhythmie intermittent (täglich bis zweiwöchentlich) kontrolliert. Zwei Kinder sind gestorben: bei einem wurde praepartal die Diagnose einer Trisomie 18 gestellt. Das andere mußte wegen pathologischen CTGs bei Hypertension der Mutter per sectionem in der 31. SSW entbunden werden. Bei der kontinuierlichen Bradykardie ($<$ 100 bpm) handelt es sich in den meisten Fällen um einen A-V Block III. Es bestand eine hohe perinatale Mortalität (5/8) und Mißbildungsrate (3/8). Es fanden sich auch häufig Zeichen der intrauterinen Herzinsuffizienz (3/8). Eine transplazentare Therapie der Herzinsuffizienz blieb in allen Fällen erfolglos. Bei Mißbildungen, breiten und/oder unregelmäßigen QRS-Komplexen ist die Prognose schlecht. Die ventrikuläre Herzfrequenz als solche stellt nicht unbedingt ein prognostisches Kriterium dar. Die vorgestellte Analyse der Zeitreihen erlaubt eine Differentialdiagnose und Langzeitüberwachung der Arrhythmie. Die SVT ohne Hydrops kann in den meisten Fällen intrauterin behandelt werden. Die ES sollte Veranlassung zu einer sorgfältigen Abklärung sein (Ausschluß von seltenen Ursachen und Kombinationen mit anderen Arrhythmien, Differentialdiagnose gegenüber der Pseudobradykardie). Die kontinuierliche Bradykardie wird häufig durch einen A-V Block III verursacht und hat bei gleichzeitiger Mißbildung eine schlechte Prognose.

Differentialdiagnose und Therapie fetaler Arrhythmien

H. J. Voigt[1], H. Singer[2]

[1] Universitäts-Frauenklinik, [2] Universitäts-Kinderklinik, Erlangen

Mit der intensiven Weiterentwicklung der pränatalen Diagnostik und technisch verbesserten Sonographie in der Schwangerenvorsorge ist die Zahl der pränatal festgestellten fetalen Herzerkrankungen deutlich gestiegen. Fetale Herzrhythmusstörungen sind dabei häufiger als strukturelle Herzerkrankungen. Zum Teil stehen beide im ätiologischen Zusammenhang. Von 1985–1987 wurden 124 Fälle fetaler Arrhythmien in der Ultraschallsprechstunde unserer Klinik diagnostiziert und betreut. Als zuverlässiges und früh einsetzbares Verfahren der pränatalen Herzdiagnostik hat sich die fetale Echokardiographie erwiesen. Mit der B-Bild-Echokardiographie, einschließlich M-Mode-Technik, ergänzt durch die gepulste Doppler-Echokardiographie, konnte in allen Fällen die richtige Diagnose gestellt werden. Das fetale EKG oder das Kardiotokogramm sind wegen ihrer geringen Aussagekraft in den Hintergrund getreten. Je nach ihren hämodynamischen Auswirkungen lassen sich die Arrhythmien in 2 prognostisch gegensätzliche Gruppen trennen. Als klinisch harmlos und mit spontaner Rückbildung, spätestens in der Perinatalperiode, erwies sich die Gruppe der Extrasystolien, die ca. 80% der Fälle umfaßte. Herzrhythmusstörungen mit fetalem Notfallcharakter fanden sich in ca. 20%, darunter das Vorhofflimmern/-flattern, die supraventrikuläre Tachyarrhythmie und der totale AV-Block. In dieser Gruppe beobachteten wir 8 × eine kardiale Dekompensation mit Hydropsbildung. 6 Kinder verstarben mit infausten kardialen Strukturanomalien, darunter 2 Fälle mit Abruptio vor der 24. SSW.

Voraussetzung einer gezielten Behandlung war, nach Ausschluß prognostisch infauster struktureller Anomalien, die differentialdiagnostische Identifikation der jeweiligen Arrhythmieform. Bei der echokardiographischen Analyse wurde der

M-Mode-Strahl so plaziert, daß sich die Aktionen der Vorhöfe und Kammern simultan aufzeichnen ließen. Zunächst wurden nach Erfassung der Frequenz und des Rhythmus der Kammeraktion die möglichen Diagnosen eingegrenzt. Nach Hinzunahme von Rhythmus und Frequenz der Vorhöfe war es dann einfacher, die endgültige Diagnose zu stellen. Die Indikationsstellung zur intrauterinen Therapie haben wir nach der Klassifikation der Rhythmusstörungen von der Konstanz des Auftretens, dem Vorliegen einer Herzinsuffizienz und dem Gestationsalter abhängig gemacht. So blieben 6 Therapiefälle, alle Kinder überlebten. Der hohe renale Plasmafluß führt in der Schwangerschaft zu einer hohen Digoxin-Elimination. Fruchtwasser und Fet stellen zusätzliche Kompartimente dar. Bei einem Plazentahydrops muß die Plazentapassage als erschwert angenommen werden. Erst bei extrem hohen mütterlichen Serumkonzentrationen, hart an der toxischen Grenze, war unsere Therapie erfolgreich. Die Überprüfung der Digoxinspiegel im mütterlichen Serum, im Fruchtwasser und fetalen Aszites zeigten, daß ein hoher Konzentrationsgradient vorgegeben sein muß, um fetale therapeutische Spiegel erreichen zu können. Unter engmaschigem kardialen Monitoring der Mutter wurde die Behandlung nach Erreichen eines fetalen Sinusrhythmus ambulant fortgeführt. Mehrfache stationäre Wiederaufnahmen wurden wegen Dosiskorrekturen und Spiegelkontrollen erforderlich.

Tabelle 1. Art und Häufigkeit fetaler Arrhythmien (1985–1987)

Supraventrikuläre Extrasystolie	66	
Blockierte SVES	32	81%
Ventrikuläre ES	3	
Vorhofflimmern/-flattern	4	
Paroxysmale SV-Tachycardie	4	
SV-Tachyarrhythmie	6	
Anhaltende Sinustachycardie	1	19%
AV-Block III°	6	
Anhaltende Sinusbradycardie	1	
SVES mit Übergang in eine SV-Tachyarrhythmie	1	

Literatur

Voigt HJ, Singer H (1985) Fetale Arrhythmien. Geburtsh Frauenh 45:351–359

Fetale Echokardiographie bei familiärer Belastung in Hinblick auf kongenitale Herzfehler

U. Gembruch, M. Hansmann, D. A. Redel, A. Gottschlich, R. Bald

Universitäts-Frauen- und Kinderklinik Bonn

Einleitung

Die Inzidenz angeborener Herzfehler ist 0,7%–0,8%. In 90% der Fälle liegt ein multifaktorieller Erbgang zugrunde. Innerhalb dieser Gruppe liegt das Wiederholungsrisiko bei 2%–5% (abhängig von Typ und Häufigkeit des Herzfehlers in der Bevölkerung), wenn ein Verwandter ersten Grades betroffen war (vorheriges Kind, Elternteil).

Archives of Gynecology and Obstetrics Vol. 245, No. 1-4, 1989
Verhandlungen der Deutschen Gesellschaft für Gynäkologie und Geburtshilfe, 47. Versammlung, München 6.-10. September 1988
© Springer-Verlag Berlin Heidelberg

Patienten

Von 1982 bis 1987 wurden die Feten von 473 Schwangerschaften echokardiographisch wegen familiärer Belastung in Hinblick auf Herzfehler untersucht. Unberücksichtigt blieben in dieser Studie Fälle, bei denen kein multifaktorieller Erbgang vorzuliegen schien (Holt-Oram-, Ivemark-Syndrom etc.). Bei 395 Schwangerschaften (83,5%) hatten ein oder zwei vorherige Kinder der Familie Herzfehler, insgesamt 412 Kinder (53% männlich, 41% weiblich, 6% unbekannt). 293 (71,1%) von ihnen waren zum Zeitpunkt der Echokardiographie verstorben. In 55 Fällen hatte ein Elternteil einen Herzfehler, hierunter in 6 Fällen auch ein vorheriges Kind der Familie.

Methoden

Durchgeführt wurde die fetale Echokardiographie (B-mode, gepulster Doppler und seit 1 Jahr auch farbkodierter Doppler) zwischen der 20. und 24. SSW nach dem 1. Tag der LR.

Ergebnisse

Die Inzidenz von Herzfehlern betrug 2,3% (11/473 Schwangerschaften), wobei in 5 dieser Fälle mehrere Familienmitglieder affektiert waren. So betrugen die Wiederholungsraten 1,9% (7/364) bei nur einem affektierten vorherigen Kind und 17,6% bei zwei affektierten vorherigen Kindern.

4 Herzfehler wurden pränatal exakt diagnostiziert, bei zwei dieser Fälle eine Interruptio durchgeführt. Ein weiterer wurde vermutet, aber konnte nicht gesichert werden. In 7 Fällen unterblieb die pränatale Diagnose (Lungenvenenfehlmündung (1 Fall), Ventrikel- (3 Fälle) und Vorhofseptumdefekte (2 Fälle)). In weiteren 7 Fällen lagen prä- und postnatal extrakardiale Anomalien vor: M. Crouzon, Gaumenspalte, häutige Syndaktilie zweier Zehen. Angiom im Temporalhirn, passagere Zyste des Plexus choroideus. WPW-Syndrom und Placenta praevia totalis.

Diskussion

Durch den kombinierten Einsatz aller Methoden der fetalen Echokardiographie, einschließlich des Farbdopplers lassen sich alle relevanten kardialen Anomalien diagnostizieren. Gerade in Fällen einer familiären Belastung sollte diese Untersuchung erfolgen, da sie von den Eltern schwere Ängste nimmt. Wird jedoch ein Herzfehler diagnostiziert, so kann das perinatale Management optimiert werden (Ort der Entbindung, Prostaglandin-Infusion, Ballon-Atrioseptotomie etc.).

Erste Erfahrungen mit der Korrelation biochemischer Parameter und fetalem und utero-plazentarem Blutfluß

W. Loos, K. T. M. Schneider, R. Celik, R. v. Hugo, H. Graeff

Frauenklinik und Poliklinik der Technischen Universität München

Die Dopplersonographie (DS) erlaubt neue Einblicke in die maternale und fetale Hämodynamik. Damit ergibt sich – auch in Verbindung mit biochemischen Parametern – eine neue Möglichkeit zur Überwachung von Risikoschwangerschaften. Wir haben untersucht, ob eine Korrelation zwischen DS und biochemischen Parametern besteht.

Zunächst wurden in einer Längsschnittuntersuchung an 19 unkomplizierten Schwangerschaften Verlaufskurven des Blutflußes erstellt. Die Schwangeren wurden in 4 wöchentlichen Abständen mit einem gepulsten Doppler-Duplex-Gerät (Acuson 128, Sektor-Transducer mit 3,5 MHz, Highpass-Filter von 100 Hz) untersucht: die Blutflußspektren in der fetalen Aorta descendens, der Umbilikalarterie, der Art. cerebri media und den Art. arcuatae wurden mit Hilfe des Resistenz-Index ausgewertet, die Normalbereiche unter Angabe der Medianwerte sowie der 10. und 90. Perzentile dargestellt. Am jeweiligen Untersuchungstag wurden Blutproben entnommen und die Normalbereiche für die biochemischen Parameter bestimmt.

In der Pathophysiologie der Gestose nimmt die Schädigung des Gefäßendothels eine zentrale Rolle ein. Dies ist auch einer Zusammenstellung der pathophysiologischen Abläufe im Gerinnungssystem bei der Präeklampsie ersichtlich, die Saleh et al. 1987 publizierten [2]: die Schädigung des Endothels aktiviert das Gerinnungssystem, gleichzeitig die Fibrinogenolyse und Fibrinolyse und führt zur Freisetzung von Fibronectin. Wir haben daher bei Risikoschwangerschaften folgende Parameter bestimmt: Fibrinogen, sein Abbauprodukt FGDP, das Antithrombin III, das D-Dimer als Abbauprodukt des Fibrins sowie Fibronectin.

Bisher wurden bei 64 Schwangerschaften, die klinisch als Risikoschwangerschaften eingestuft wurden, Blutflußspektren ausgewertet. Der Begriff Risikoschwangerschaft bezog sich auf das Vorliegen einer Gestations-Hypertension (SIH) entsprechend der Definition der „Internationalen Gesellschaft für das Studium der Hypertension in der Schwangerschaft" vom Juni 1986 bei einem diastolischen RR gleich/über 90 mm Hg oder das Vorliegen einer Retardierung entsprechend einem Geburtsgewicht unterhalb der 10. Gewichtsperzentile nach Lubchenko.

Etwa ein Drittel der Risikofälle war unter klinischen Gesichtspunkten überbewertet worden. Bei 20 Patientinnen lag eine Gestations-Hypertension vor, bei 24 eine Retardierung. Sensitivität und Spezifität der untersuchten Gefäße hinsichtlich Gestations-Hypertension und Wachstumsretardierung sind in Tabelle 1 aufgelistet.

Tabelle 1. Sensitivität und Spezifität der Dopplersonographie (RI) bei klinischen Risikoschwangerschaften (n = 64)

		SIH (n = 20)	Retardierung (n = 24)
Aorta fetalis	Sensitivität (%)	50	62
	Spezifität (%)	54	80
Art. umbil.	Sensitivität (%)	50	75
	Spezifität (%)	64	80
Art. cer. med.	Sensitivität (%)	60	77
	Spezifität (%)	64	78
Art. arcuatae	Sensitivität (%)	53	43
	Spezifität (%)	79	78

Die besten Ergebnisse für beide Risiken fanden sich bei der Umbilikalarterie und der Art. cerebri media. Generell war die Sensitivität der Dopplersonographie für die Erkennung der Hypertension etwas geringer als für die Retardierung. Die

Abbildungen 1 und 2 zeigen die RI-Werte bei Hypertension und Retardierung in der Umbilikalarterie und der Art. cerebri media. Aus der Verteilung der Werte ist der sogenannte „brain sparing"-Effekt abzulesen, der Anstieg des Widerstands in der Umbilikalarterie und das gleichzeitige Absinken des Widerstands in der Art. cerebri media bei kompromittierten Feten: dies entspricht einem pathophysiologischen Konzept, das Saling bereits vor über 20 Jahren formuliert hatte [3].

Bei einem Teil der Risikoschwangerschaften konnten die biochemischen Parameter bestimmt werden: für Fibrinogen und AT III verteilen sich die Werte gleichmäßig über den Normalbereich. Die Werte für das Fibrinogenspaltprodukt FGDP und das Fibrinspaltprodukt D-Dimer sind optisch etwas eindrucksvoller im oberen Anteil des Normalbereichs angesiedelt, allerdings ohne statistische

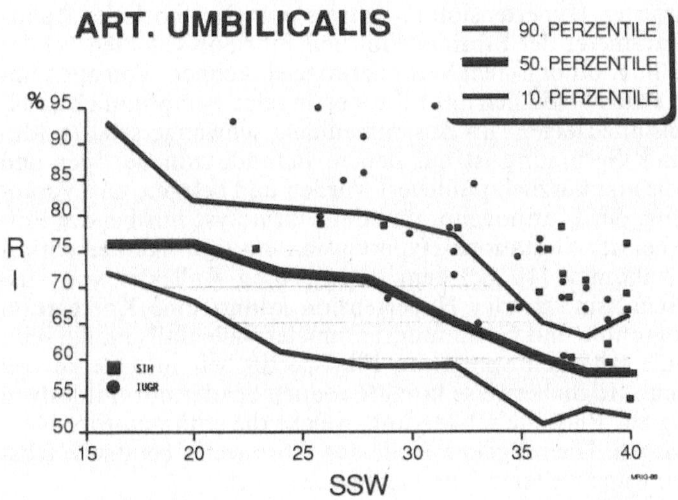

Abb. 1. Verteilung der Meßwerte des Resistenzindex bei Risikoschwangerschaften in der Umbilicalarterie

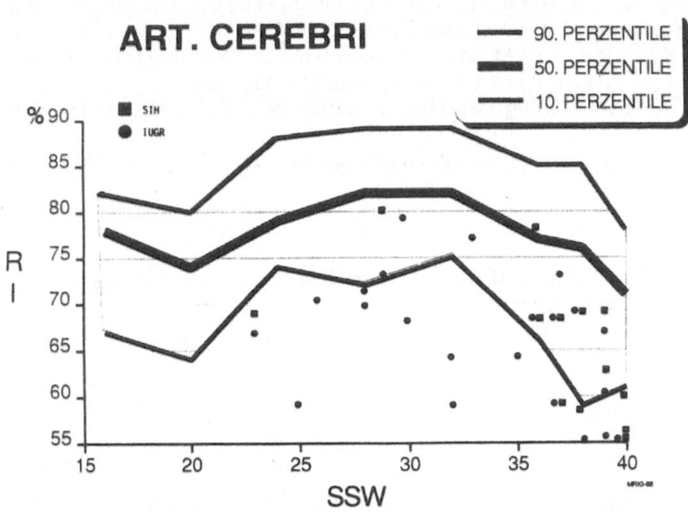

Abb. 2. Verteilung der Meßwerte des Resistenzindex bei Risikoschwangerschaften in der Art. cerebri media

65

Signifikanz. Lediglich beim Fibronectin war der Unterschied der Werte von Risikoschwangerschaften insgesamt zum Normalkollektiv signifikant, nicht jedoch, wenn Hypertension und Retardierung getrennt betrachtet wurden.

Unabhängig von der nicht nachweisbaren Signifikanz der biochemischen Parameter bei Risikoschwangerschaften haben wir untersucht, ob eine Korrelation zwischen biochemischen und dopplersonographischen Meßwerten nachweisbar ist. Es zeigte sich bei der Retardierung vor allem eine gewisse, wenn auch nicht sehr enge Korrelation mit einem Koeffizienten R um 0,5 zwischen dem Fibrinabbauprodukt D-Dimer und dem Fibronectin einerseits und dem Resistenz-Index in der Umbilikalarterie andererseits. Bei der Hypertension lassen sich derartige Korrelationen ebenfalls nachweisen, hier für Fibronectin und Fibrinogenabbauprodukte und dem Absinken des Gefäßwiderstands in der Art. cerebri media.

Wir können festhalten, daß die Dopplersonographie die Erkennung der schwangerschaftsinduzierten Hypertension und etwas sensitiver noch der Retardierung erlaubt. Die Parameter der Fibrinogeno- und Fibrinolyse lassen bei der Hypertension keine pathognomonischen Veränderungen erkennen. Von allen untersuchten Parametern scheint lediglich das Fibronectin relativ empfindlich Schädigungen des Endothels anzuzeigen. Im Zusammenhang schwangerschaftsinduzierte Hypertension und Gerinnung ist auf neuere Befunde von de Boer und Mitarb. hinzuweisen, die erst kürzlich publiziert wurden und belegen, daß Veränderungen der Gerinnung, der Fibrinogeno- und der Fibrinolyse nur bei der Präeklampsie, nicht aber bei der Gestations-Hypertension ein signifikanter pathophysiologischer Wert zukommt [1]. Bei dem untersuchten Kollektiv von ausschließlich schwangerschaftsinduzierter Hypertension konnte eine Korrelation zwischen Dopplersonographie und Gerinnungsparametern allenfalls mäßig sein. Überraschend waren die erhöhten Spiegel an Fibronectin bei einer Reihe von Fällen mit Retardierung. Möglicherweise kommt es auch bei der normotensiven Retardierung frühzeitig zur Endothelschädigung, welche die erhöhten Fibronectinspiegel erklären könnten. Die mögliche Rolle des Fibronectin bei der Wachstumsretardierung scheint uns weiterer Untersuchungen wert.

Literatur

1. de Boer K, Lecander I, ten Cate JW, Borm JJJ, Treffers PE (1988) Placental-type plasminogen activator inhibitor in preeclampsia. Am J Obstet Gynecol 158:518–522
2. Saleh AA, Bottoms SF, Welch RA, Ali AM, Mariona FG, Mammen EF (1987) Preeclampsia, delivery, and the hemostatic system. Am J Obstet Gynecol 157:331–336
3. Saling E (1966) Die O_2-Sparschaltung des fetalen Kreislaufes. Geburtsh Frauenheilk 26:413–418

Pränatale Diagnostik von Neuralrohrdefekten und klinische Konsequenzen

K.-H. Schlensker

Universitäts-Frauenklinik Köln

Antenatal Diagnosis of Neural Tube Defects and Clinical Management

Summary. Today, ultrasound is the most important method for antenatal recognition of defects of the central nervous system. This article reports our 17 years'

Archives of Gynecology and Obstetrics Vol. 245, No. 1-4, 1989
Verhandlungen der Deutschen Gesellschaft für Gynäkologie und Geburtshilfe,
47. Versammlung, München 6.-10. September 1988

experience in antenatal diagnosis and management of neural tube malformations. A total of 103 neural tube defects were diagnosed, including anencephaly (36), rachischisis (31), encephalocele (13), microcephaly (11), and hydrocephalus (35). Ultrasonic findings, clinical histories, and management are reviewed.

Zusammenfassung. Die pränatale Diagnose von Neuralrohrdefekten erfolgt heute fast ausschließlich mit der Sonographie. Von 1970–1987 wurden 103 Fehlbildungen des Neuralrohres entdeckt: Anenzephalie (36), Rachischisis (31), Enzephalozelen (13), Mikrozephalie (11) und Hydrozephalie (35). Anhand der eigenen Beobachtungen werden das diagnostische Vorgehen, das klinische Management und die Resultate abgehandelt.

Die pränatale Diagnose von Neuralrohrdefekten erfolgt heute fast aussschließlich mit Hilfe der Sonographie. Im folgenden Beitrag wird über 17-jährige Erfahrungen in der pränatalen Diagnostik und dem geburtshilflichen Management von Neuralrohrdefekten berichtet. Bei den 103 Störungen handelte es sich um: Anenzephalie (n = 36), Rachischisis (n = 31), Enzephalozele (n = 13), Mikrozephalie (n = 11) und Hydrozephalie (n = 35).

Anenzephalie

Die Diagnose kann heute in der ersten Schwangerschaftshälfte sonographisch sicher gestellt werden. Alle Schwangerschaften wurden vorzeitig beendet, die längste Überlebenszeit eines Kindes nach der Geburt betrug 10 Tage. In 67% wurden Begleitfehlbildungen festgestellt wie Rachischisis (9), Extremitätenmißbildungen (4), Omphalozelen (2) und komplexe Mißbildungen (6).

Rachischisis

In 23 Fällen einer Rachischisis war das Hauptsymptom eine Anenzephalie oder eine Hydrozephalie. Die isolierte Diagnose einer Spina bifida wurde in 8 Fällen (26%) gestellt, davon 3 mit einer Trisomie 18 bzw. 21. Sonographisch charakteristisch sind V- oder U-förmige Defekte der ansonsten geschlossenen Wirbelsäule oder zystische bzw. solide der Wirbelsäule anhängende Tumoren. In Längsschnitten können auch spindelförmige Erweiterungen des Spinalkanals aufgedeckt werden.

Cranium bifidum

Spaltbildungen des Hirnschädels treten fast immer in der Mittellinie, vorwiegend okzipital auf. Sonographisch finden sich zystische oder mehr solide Strukturen dem Hirnschädel anhängend, je nach Inhalt des Bruchsackes. Zusätzlich können sowohl ein Mikrozephalus als auch ein Hydrozephalus oder beide gemeinsam vorliegen. Wir haben 13 Fälle diagnostiziert, vor der 24. Woche wurde die Schwangerschaft abgebrochen, später wurde in 5 von 9 Fällen zur Schonung des Kindes ein Kaiserschnitt durchgeführt. Keines dieser Kinder hat trotz neurochirurgischer Interventionen mehr als 6 Monate überlebt.

Mikrozephalus

Die sonographische Diagnose wurde in 11 Fällen ohne zusätzliche Spaltbildung des Hirnschädels gestellt aufgrund von mehr als 3 Standardabweichungen unterhalb der Norm liegenden Schädelmaßen, während die Meßwerte des Rumpfes und der Extremitäten termingerecht waren. Stets fanden sich schwerwiegende zusätzliche Fehlbildungen. Alle Kinder wurden zwischen der 28. und 38. Woche vaginal geboren.

Hydrozephalus

Von 1970 bis 1987 stellten wir die sonographische Diagnose in 35 Fällen. Da Therapie und Prognose abhängig sind von der zugrundeliegenden Störung, ist es von großer Wichtigkeit, nach möglichen Ursachen gezielt zu suchen. Zur Beurteilung der Ventrikelgröße sind sonographische Messungen der maximalen Länge und Breite der Seitenventrikel und der einzelnen Hörner eingeführt sowie des Ventrikel-Hemisphären-Index. Fehlbeurteilungen können sich allerdings bei falschen Schnittebenen und ungünstiger Geräteeinstellung ergeben, sodaß Verlaufskontrollen unersetzlich sind. Weiter sind auch spontane Rückbildungen von Ventrikulomegalien möglich, wie wir an einem eigenen Fall in der 27.–30. Woche bestätigen konnten, das Kind wurde völlig gesund geboren. Nach der sonographischen Diagnose einer Ventrikulomegalie ist nach den Ursachen zu suchen mittels Sonographie, Amniozentese und Infektionsserologie. Im eigenen Kollektiv fanden wir bis auf 4 Fälle weitere Fehlbildungen wie: Spina bifida (9), multiple Mißbildungen verschiedener Art (9), zerebrale Fehlbildungen (7), Chromosomenanomalien (3), Nierenmißbildungen (2) Toxoplasmose (1). In Tabelle 1 sind der Zeitpunkt der Diagnose und der Entbindungsweg aufgelistet.

Tabelle 1. Hydrozephalus – Zeitpunkt der Diagnose (n = 35) und Entbindungsweg (n = 30)

SS-Woche	Diagnose	SS-Abbruch	Vaginale Geburt	Kaiserschnitt
–24	3	3	–	–
25–31	9	2*	2	–
32–36	17	–	5	3
37–40	6	–	5	10

* 1× zusätzlich Potter-Syndrom, 1× medizinische Indikation

5 Schwangerschaften wurden vorzeitig abgebrochen, dreimal wegen einer Chromosomenanomalie vor der 24. Woche, einmal in der 26. bzw. 27. Woche bei gleichzeitigem Potter-Syndrom bzw. medizinischer Indikation. Einen Kaiserschnitt führten wir in 13 Fällen durch bei günstiger kindlicher Prognose, nur in drei Fällen vor der 36. Woche bei progressivem Hydrozephalus. Die vaginale Entbindung erfolgte zwölfmal, meist bei ungünstiger Prognose. Bei erheblichem Mißverhältnis war dreimal die Ventrikulozentese unter der Geburt erforderlich.

Möglichkeiten des geburtshilflichen Managements zeigt die Tabelle 2, wichtig ist dabei die Einbeziehung der Eltern mit Aufklärung über mögliche Krankheitsverläufe, Behandlungsmöglichkeiten und Prognose.

Tabelle 2. Fetaler Hydrozephalus – Möglichkeiten des Vorgehens

1. Umfassende weiterführende Diagnostik
2. Interdisziplinäres Konsilium unter Einbeziehung der Eltern (Perinatologisches Zentrum)
3. Keinerlei Intervention, Abwarten des spontanen Wehenbeginns
4. Interruptio bei frühzeitiger Diagnose aus eugenischer Indikation
5. Entbindung am Termin bei günstiger Prognose mittels Kaiserschnitt
6. Vorzeitige Entbindung bei progressivem Hydrozephalus bei ausreichender Lungenreife oder nach Therapie zur Beschleunigung der Lungenreifung. Bei günstiger Prognose mittels Kaiserschnitt, bei ungünstiger auf vaginalem Wege.
7. Vaginale Entbindung mit Wehenbeginn oder vorzeitig, falls keine erfolgversprechende Therapie beim Neugeborenen möglich ist ohne Intensivüberwachung des Feten. Eventuell Liquorpunktion (vaginal, transabdominal) bzw. Perforation.
8. Intrauteriner Behandlungsversuch (?) bei progressivem Hydrozephalus mit günstiger Prognose vor der 32. Woche (Ventrikulozentesen, ventrikuloamnialer Shunt).

Ultraschallembryologie des Zentralnervensystems als Grundlage der Sonopathologie

J. Wisser, S. Krone, T. Strowitzki, R. Knitza

Frauenklinik im Klinikum Großhadern der Universität München

Hochauflösenden transvaginale Ultraschallrealtimesonden ermöglichen uns heute nicht nur den Frühnachweis einer intrauterinen Schwangerschaft in der 3. Woche p.c., sondern erstmals auch das Studium der embryonalen menschlichen Entwicklung in vivo.

An der Univ.-Frauenklinik München Großhadern führen wir die Vaginalsonographie seit dem 1. 9. 86 durch. Zur Anwendung kamen bei uns die 7,5 MHz mechanische Sektorsonde am Diasonic DRF 400 und die elektronische 5 MHz Sonde am Akuson 128. Von den insgesamt 286 untersuchten Embryonen konnten in 51 Fällen mit gesichertem Schwangerschaftsalter eine Videoeinzelbildanalyse erfolgen.

In der 6. Schwangerschaftswoche, das Neuralrohr des kranialen Pols weist drei Gehirnbläschen auf, der rostrale Neuroporus schließt sich und die Hirnbeugen bilden sich aus, läßt sich der kraniale vom kaudalen Pol abgrenzen, der Embryo hat sich vom Dottersack abgefaltet, die Herzaktionen können nachgewiesen werden.

In der 7. SSW schließt sich der kaudale Neuroporus. Mit der Differenzierung des Rhombenzephalons in das Myelenzephalon und das Metenzephalon sowie des Prosenzephalons in das Di- und Telenzephalon beginnt das Fünfbläschenstadium. Die Augenanlage ist makroskopisch sichtbar. Ultrasonographisch lassen sich die Hirnbeugen und das Neuralrohr abgrenzen. In der 8. SSW beginnt mit der Differenzierung des Telenzephalons die kortikale Entwicklung, die parallel mit der Differenzierung des Kleinhirns einhergeht. Die Hypophyse und die Kommissurenbahnen bilden sich aus. Sonographisch lassen sich die Gehirnbläschen darstellen, die Ausfaltung des Telenzephalons wird sichtbar. Aus dieser heraus ist ventral der Konus opticus nachweisbar. Nach dorsal hin kommt der 4. Ventrikel zur Darstellung.

Die embryonale Entwicklung des ZNS in der 9. und 10. SSW ist gekennzeichnet durch eine weitere Ausbildung der Großhirnrinde, welche das Dienzephalon zu umhüllen beginnt. Im Ventrikelsystem sind die Plexus chorioidei darstellbar. Die Kleinhirnhälften vereinigen sich. Reflexe sind nachweisbar.

Im Ultraschall lassen sich in den Seitenventrikeln die Plexus darstellen. Die Augenanlage wird sichtbar. Das Kleinhirn ist dorsal nachweisbar. Zu Beginn der 9. SSW sind Extremitätenbewegungen sichtbar.

Die embryonale Entwicklung des ZNS schließt mit der Differenzierung der Großhirnrinde ab. Sonographisch ist als Ausdruck dieser Vorgänge die Gyrierung des Telenzephalons ebenso nachweisbar wie die Anlage der Sinnesorgane.

Ein solches Studium der embryonalen Entwicklung des ZNS läßt die Ausprägung von fetalen Erkrankungen des ZNS besser verstehen. Schädigungen in der 6. SSW können schwerste Fehlbildungen des kranialen Pols bedingen, die in der Regel eine Nichtüberlebensfähigkeit des Embryos bedeuten. In der 7. SSW können neben lumbosakralen Meningomyelozelen Differenzierungsstörungen des Großhirns sowie Anlagestörungen der Kleinhirnanlage verursacht werden. Zwischen der 8. und 10. SSW können neben Kleinhirndysplasien und Balkenmangel vor allem Deformationsstörungen wie Porencephalie und Gyrierungsstörungen auftreten. Die Verbindung zwischen Embryologie und Teratologie bietet uns heute Möglichkeiten, Hinweise für die Ursache von Fehlbildungen zu finden.

Experimentelle und klinische Ergebnisse der fetalen Lungenreifebehandlung

U. Lorenz

Frauenklinik im Klinikum Steglitz der Freien Universität Berlin

Experimental and Clinical Findings after Antepartal Glucocorticoid Treatment for Prevention of Neonatal RDS

Summary. We investigated the effectiveness of antenatal glucocorticoid therapy for prevention of neonatal respiratory distress syndrome (RDS). 637 cases, born before 35 + 6 compl. weeks of gestation, birth weight 2500 g, were analysed retrospectively. No clear results could be obtained at the first attempt. Further subgrouping revealed those premature babies, who had a benefit of antenatal corticoid therapy: Eutrophic babies, born before 32 + 6 weeks of gestation developed RDS in 27% after steroid treatment, 52% if no therapy could be applied. Some other obstetrical factors play a role in the development of RDS: low 1′- and 5′-Apgar scores, premature rupture of membranes 24 h prior to delivery, mode of delivery and sex of the newborn. Following steroid therapy severe states of RDS occurred less frequently. Studies about alternatives to steroid therapy are still in an experimental stage but are quite promising in the future.

Zusammenfassung. Untersucht wurde die Wirksamkeit der Glucocorticoidtherapie zur Vermeidung des RDS von Frühgeborenen. Die retrospektive Analyse von 637 Fällen mit einem Geburtsgewicht 2500 g, geboren vor der 35 + 6 SSW zeigte zunächst kein eindeutges Ergebnis. Erst bei weiterer Aufteilung der Kolektive ergibt sich eine Gruppe von Frühgeborenen, die von der Glcocorticoidprophylaxe profitieren: Es sind dies eutrophe Kinder, die vor der 32 + 6 SSW geboren werden. Hier beträgt die Inzidenz des RDS 27% nach Glucocorticoidbehandlung, 52% ohne Therapie. Weitere geburtshilfliche Umsände mt Einfluß auf das

Archives of Gynecology and Obstetrics Vol. 245, No. 1-4, 1989
Verhandlungen der Deutschen Gesellschaft für Gynäkologie und Geburtshilfe,
47. Versammlung, München 6.-10. September 1988

Entstehen eines Atemnotsyndroms: niedrige 1' und 5' Apgar-Scores, vorzeitiger Blasenprung 24 h vor Geburt, Geburtsmodus und Geschlecht des Kindes nach Kortikoidgabe sind schwere Formen des RDS signifikant seltener. Alternative zur Kortikoidtherapie befinden sich noch im experimentellen Stadium, sollen aber intensiv untersucht werden.

Nur wenige Arbeitsgruppen befassen sich mit dem nach wie vor bestehenden Problem des Atemnotsyndroms bei Frühgeborenen und seiner Vermeidung, d. h. Prävention durch medikamentöse Therapie, z. B. mit Glukokortikoiden. Die Ergebnisse, von Liggins [10] vorgelegt, waren derart stringent, daß die Verhinderung des Atemnotsyndroms – zumindest was die Aufgabe des Geburtshelfers anging – effektiv möglich geworden war durch antepartale Glukokortikoidgaben an die Mutter. Andere Medikamente, als Alternativen zu Kortikoiden oder wenn diese – selten – kontraindiziert waren, wurden nur sporadisch klinisch eingesetzt und systematisch untersucht: Thyroxin, intraaminal appliziert, Ambroxol und Karnitin.

Daß eine vollkommene Prävention des neonatalen Atemnotsyndroms (ANS, RDS) nicht möglich ist, zeigen große prospektive Studien aus den letzten einhalb Jahrzehnten (Tabelle 1):

Tabelle 1. Einige prospektive Studien zum Effekt der Glukokortikoidtherapie auf die Inzidenz des Atemnotsyndroms

Autor/Jahr	Therapie bis kompl. 36. SSW	n Pat.	Kortikoid	% RDS GC	% RDS Kontrolle
Liggins '72	36	213	Beta	9	25
Howie u. Liggins '82	36	821	Beta	10	15,6
Block '77	37	142	Beta	10	27
Morrison '78	35	126	Hydro	9	24
Doran '80	34	137	Beta	5	17
Collab. Group '81	37	661	Dexa	12	18
Kuhn '82	33	205	Beta	26	42
Kwong '86	28	73	Beta	28	68

Durch antepartale Gabe von Glukokortikoiden läßt sich ohne Zweifel eine signifikante Reduktion des ANS des Neugeborenen erzielen, wenn Fälle bis zur vollendeten 36. Schwangerschaftswoche (SSW) behandelt und ausgewertet werden (9% RDS in der behandelten Gruppe, 25% in der Kontrollgruppe [10]. Ungünstiger sind die Ergebnisse für die viel stärker RDS-gefährdeten Kinder, die vor der 33. SSW bzw. vor der 28. SSW geboren werden. Hier beträgt die RDS-Inzidenz im behandelten Kollektiv 26% bzw. 28% und ist damit ebenso hoch wie die unbehandelter Kontrollen bis zur 36. SSW [8, 9]. Außerdem zeigt sich, daß bei sehr großen Untersuchungskollektiven [3, 7] die Ergebnisse in behandelten bzw. unbehandelten Kollektiven sich einander annähern, was durch die großzügige Indikationsstellung zur Behandlung auch nicht mehr besonders ANS-gefährdeter Feten verursacht wird.

Die retrospektive Analyse unseres Patientengutes (UFK Berlin Steglitz, 1980–1985, n = 637 Fälle) ergibt zunächst für Frühgeburten < = 35 + 6 SSW und Geburtsgewicht < = 2500 g keinen Effekt der Kortikoidbehandlung im Hinblick auf eine Senkung der ANS-Häufigkeit (Tabelle 2). Für Kinder mit einem Geburtsgewicht < = 2000 g (smale-for-dates babies ausgeschlossen) ist allenfalls ein

Trend zu erkennen, der für einen Effekt der Kortikoide spricht (Tabelle 3). Erst für Kinder, die vor der 32 + 6 SSW geboren werden ergibt sich, daß durch Kortikoide eine nennenswerte Senkung des ANS-Risikos des Neugeborenen erzielt wird: Mit Glukokortikoidbehandlung beträgt die Erkrankungsinzidenz 27%, ohne Kortikoidbehandlung 52%. Gleichzeitig wird offensichtlich, daß ab der vollendeten 33. SSW die ANS-Inzidenz ansich gering ist und, daß gerade in diesem Zeitraum die meisten Fälle überhaupt behandelt werden (Tabelle 4).

Tabelle 2. Inzidenz des Atemnotsyndroms (RDS) mit und ohne Glukokortikoidbehandlung bei Kindern, die vor der 35 + 6 SSW geboren wurden (UFK Berlin-Steglitz, 1980–1985)

	> 10. Perz. RDS	≤ 10. Perz. RDS
Mit Glukokortikoid	23/100 (23%)	7/28
Ohne Glukokortikoid	17/93 (18%)	7/31

nicht signifikant

Tabelle 3. Inzidenz des Atemnotsyndroms (RDS) mit und ohne Glukokortikoidbehandlung bei eutrophen Kindern (> 10, Perzentile), die vor der 35 + 6 SSW mit einem Gewicht von ≤ 2000 g geboren wurden

	RDS	Kein RDS
Mit Glukokortikoid	14	41
Ohne Glukokortikoid	15	21

nicht signifikant

Tabelle 4. Inzidenz des Atemnotsyndroms mit (GC) und ohne (keine GC) Glukokortikoidbehandlung bei Geburt ≤ 32 + 6 SSW bzw. danach. Signifikant niedrigere RDS-Inzidenz nach Glukokortikoidbehandlung

SSW	GC	Keine GC
≤ 32 + 6	13/48 (27%)	14/27 (52%)
33 + 0 – 35 + 6	1/77	1/9

$X^2 = 4,60$; $p < 0,05$

Außer der Frühgeburtlichkeit haben auch andere geburtshilfliche Umstände Einfluß auf das Entstehen eines Atemnotsyndroms (Tabelle 5). Niedriger 1'-Apgar-Score und ein mäßig schlechter 5'-Apgar-Score sind signifikant häufiger mit ANS asoziiert, ebenso der vorzeitige Blasensprung, kürzer als 24 Stunden vor Geburt. Nach Kaiserschnitt ist die ANS-Rate höher als nach vaginaler Entbindung, ebenso nach inkompletter Kortikoidbehandlung. Auch das Geschlecht des Kindes spielt eine wichtige Rolle: Weibliche Feten profitieren ungleich mehr von einer Kortikoidbehandlung als männliche (Tabelle 6). Durch Glukokortikoide wird der Schweregrad des ANS positiv beeinflußt: RDS des Stadiums III und IV sind signifikant seltener (Tabelle 7).

72

Tabelle 5. Weitere signifikante Faktoren, die neben der Frühgeburtlichkeit die Entstehung eines Atemnotsyndroms fördern

mittleres Gestationsalter (SSW)		29	>	30
mittleres Geburtsgewicht (g)		1400	>	1600
mittlerer APGAR-Wert	nach 1′	3	>	6
	nach 5′	7	>	8
vorzeitiger Blasensprung ≤ od. > 24 h ante partum		32%	>	14%
Geburtsmodus Sectio/vaginal		58%	>	24%
Zeitintervall Therapie bis Geburt ≤ od. > 24 h		50%	>	18%

Tabelle 6. Einfluß des kindlichen Geschlechts auf die Inzidenz des Atemnotsyndroms mit bzw. ohne Glukokortikoidbehandlung

Mit Glukokortikoiden	RDS	Kein RDS
Mädchen	1	24*
Knaben	13	17

* $X^2 = 11,12$; $p < 0,001$

Ohne Glukokortikoide	RDS	Kein RDS
Mädchen	7	12
Knaben	8	9

nicht significant

Tabelle 7. Einfluß der Glukokortikoidbehandlung (GC) auf den Schweregrad des neonatalen Atemnotsyndroms (RDS)

	Mit GC	Ohne GC
RDS I°–II°	10	3
RDS III°–IV°	4	12

$X^2 = 7,74$; $p < 0,01$

Mit den Glukokortikoiden stehen uns wirksame, wenngleich nicht omnipotente Medikamente zur Verfügung, die bei kleinen Frühgeborenen, rechtzeitig appliziert, eine signifikante Senkung der Häufigkeit des Atemnotsyndroms bewirken. Um Lücken im therapeutischen Kaleidoskop zu schließen, z. B. nach vorzeitigem Blasensprung, bei diabetischen Müttern, bei nicht aufzuhaltener Geburt innerhalb der nächsten 24 Stunden, bei Schwangerschaften mit bekannten männlichen Feten, muß nach therapeutischen Alternativen gesucht werden.

Aus im Tierexperiment und in der Organkultur erhaltenen Erkenntnissen zum Surfactantstoffwechsel ergeben sich einige in der Zukunft möglicherweise verwertbare therapeutische Ansatzpunkte: Thyroxin stimuliert RNS- und Proteinbiosynthese; über in der fetalen Lunge nachgewiesene Rezeptoren für T_3 und T_4 wirkt es einerseits supraadditiv stimulierend auf den Effekt der Glukokortikoide als auch erhöhend – vergleichbar den Katecholaminen – auf die intrazelluläre Konzentration des zyklischen AMP [1]. cAMP seinerseits stimuliert die Phospholipid – und besonders die Lezithinbiosynthese [5]. Auch Methylxanthine wie

Theophyllin oder Aminophyllin bewirken eine Erhöhung der cAMP-Konzentration. Diese hat einen positiven Einfluß auf die Enzymsysteme, welche notwendige Vorstufen des Lezithins bereitstellen [6].

Funktionstüchtiges Surfactant besteht aber nicht nur aus den bekannten Phospholipiden, sondern auch aus dem Surfactantapoprotein SAP 35: Auch die Synthese dieses Proteins wird durch cAMP und cAMP-Analoga gesteigert; untersucht in menschlichen Lungengewebskulturen der 20. SSW [14]. In die Regulierung dieser Surfactantproteinsynthese greift EGF (Epidermal Growth Factor) ein. Der EGF-induzierte, stimulierende Effekt wird durch T_3 stärker beeinflußt als durch Dexamethason [15].

Auch β-adrenerge Substanzen (z. B. Ritodrine), deren tokolytischer Wirkung wir uns seit langem bedienen, wirken stimulierend auf den Phospholipidgehalt in der alveolaren Waschflüssigkeit von Schafsfeten [12] und beeinflussen die Druckvolumendiagramme solcher Art vorbehandelter frühgeborener Schafe günstig, so daß diese Diagramme denen reifer Lämmer entsprechen.

Diese Wirkung von β-Adrenergika wird durch in der fetalen Lunge nachgewiesene β-Rezeptoren vermittelt. In Abhängigkeit vom Gestationsalter ist die maximale Bindungskapazität unterschiedlich für männliche und weibliche Feten, höher für weibliche als für männliche, wobei sich am Ende der Zeit die Kurven über die Zeit einander wieder annähern. Dies könnte eine mögliche Erklärung für die geringere RDS-Inzidenz behandelter weiblicher Feten nach Frühgeburt sein [13].

Literatur

1. Ballard PL (1984) Combined hormonal treatment and lung maturation. Seminars Perinatology 8:283–292
2. Block MF, Kling OR, Crosby WM (1977) Antenatal glucocorticoid therapy for the prevention of respiratory distress syndrome in the premature infant. Obstet Gynecol 50:186–190
3. Collaborative Group on Antenatal Steroid Therapy (1981) Effect of antenatal dexamethasone administration on the prevention of respiratory distress syndrome. Am J Obstet Gynecol 141:276–287
4. Doran TA, Swyer P, MacMurray B, Mahon W, Enhorning G, Bernstein A, Falk M, Wood MM (1980) Results of a double-blind controlled study on the use of betamethasone in the prevention of respiratory distress syndrome. Am J Obstet Gynecol 136:313–320
5. Gross I, Wilson CM (1982) Fetal lung in organ culture IV. supra-additive hormone interactions. J Appl Physiol Respirat Environ Exercise Physiol 52:1420–1425
6. Gross I, Wilson CM, Ingleson LD, Brehier A, Rooney SA (1980) Fetal lung in organ culture II. Comparison of dexamethasone, thyroxine, and methylxanthines. J Appl Physiol Respirat Environ Exercise Physiol 48:872–877
7. Howie RN, Liggins GC (1982) The New Zealand study of antepartum glucocorticoid treatment. In: Farell PM (ed) Lung development: Biological and clinical perspectives. Vol II Neonatal respiratory distress. Academic Press, New York, pp 255–265
8. Kuhn RJP, Speirs AL, Pepperell RJ, Eggers TR, Doyle LW, Hutchison A (1982) Betamethasone, albuterol, and threatened premature delivery: benefits and risks. Obstet Gynecol 60:403–408
9. Kwong MS, Egan EA (1986) Reduced incidence of hyaline membrane disease in extremely premature infants following delay of delivery in mothers with preterm labour: use of ritodrine and betamethasone. Pediatrics 78:767–774
10. Liggins GC, Howie RN (1972) A controlled trial of antepartum glucocorticoid treatment for prevention of the respiratory distress syndrome in premature infants. Pediatrics 50:515–525
11. Morrison JC, Whybrew WD, Bucovaz ET, Schneider JM (1978) Injection of corticoids into mother to prevent neonatal respiratory distress syndrome. Am J Obstet Gynecol 131:358–366
12. Warburton D, Parton L, Buckley S, Cosico L, Saluna T (1987) Effect of beta-2-agonist on tracheal fluid flow, surfactant and pulmonary mechanics in the fetal lamb. J Pharmacol Experim Therapeut 242:394–398

13. Warburton D, Parton L, Buckley S, Cosico L, Saluna T (1987) β-receptors and surface active material flux in fetal lamb lung: female advantage. J Appl Physiol 63:828–833
14. Whitsett JA, Pilot T, Clark JC, Weaver TE (1987) Induction of surfactant protein in fetal lung. J Biol Chem 262:5256–5261
15. Whitsett JA, Weaver TE, Lieberman MA, Clark JC, Daugherty C (1987) Differential effects of epidermal growth factor and transforming growth factor-β on synthesis of $M_r = 35000$ surfactant – associated protein in fetal lung. J Biol Chem 262:7908–7913

Magnesiumsubstitution und Fetalentwicklung

L. Spätling, K. Quakernack

Universitäts-Frauenklinik Bochum/Herne

Ein Hauptthema dieses Kongresses ist die Fetalentwicklung. Unsere jüngst publizierte Doppelblindstudie [1] veranlaßt uns zu einem Diskussionsbeitrag zu diesem Thema. 568 Frauen erhielten während der Schwangerschaft Magnesiumaspartathydrochlorid (Magnesiocard, Verla Pharm, Tutzing) oder ein Plazebo. In dem Kollektiv mit regelmäßiger Einnahme mußten in der Magnesiumgruppe nur 26 (12%) Mütter gegenüber 48 (22%) hospitalisiert werden. Unter den Indikationen waren Blutungen, vorzeitige Wehen und Zervixverschlußinsuffizienz in der Plazebogruppe signifikant häufiger. Es wurden nach Magnesiumsubstitution 6 (2,8%) Kinder gegenüber 18 (8,2%) unter 2500 g geboren. Unter 1500 g wurde kein Kind in der Magnesiumgruppe und 6 (2,7%) in der Plazebogruppe gezählt. Nach magnesiumsubstituierter Schwangerschaft waren die Kinder schwerer, länger und hatten einen größeren Kopfumfang. Sie mußten seltener auf die neonatale Intensivstation verlegt werden (7,2% gegenüber 12,4%). Auch die fetale Adaptation war signifikant verbessert. Die einzigen zwei Kinder mit schwerer Mangelentwicklung waren in der Plazebogruppe zu finden. Insgesamt konnte aber keine signifikante Reduktion fetaler Mangelentwicklung nachgewiesen werden.

Schlußfolgernd kann gesagt werden, daß die Magnesiumsubstitution in der Schwangerschaft eine wesentliche Reduktion mütterlicher und kindlicher Morbidität bewirkt. Der in dieser Untersuchung dargestellte positive Effekt der Magnesiumsubstitution auf die Fetalentwicklung ist im Wesentlichen auf die Verlängerung der Gestationsdauer zurückzuführen.

Literatur

1. Spätling L, Spätling G (1988) Magnesium supplementation in pregnancy. A double-blind study. Brit J Obstet Gynaecol 95:120–125

Überwachung des Feten

Kardiotokographie, kontinuierliche fetale Blutgasmessung, Stressteste

Die Sitzung am 10. 9. 1988 wurde von *W. M. Fischer*, Essen, geleitet. Sie enthält einen Beitrag zu Unterscheidungskriterien von physiologischen und pathologischen Veränderungen im „unreifen" CTG (Freiburg). Vor der 30. SSW. weist das CTG häufig undulatorische Irregularität, Dip 0 und ungenaue Phasenwechsel auf. Im Gegensatz dazu zeigt das pathologische CTG aus dieser fetalen Entwicklungsperiode eher eine Einschränkung der Variabilität mit Verlust der für das „unreife" CTG typischen Dip 0. Die Heidelberger Arbeitsgruppe von *W. Schmidt* konnte zeigen, daß vibroakustische Stimulation z. B. in silenten CTG-Phasen in mehr als der Hälfte der Fälle einen Phasenwechsel herbeiführen kann. In der Kombination mit dem anteparta-len CTG gewinnt die vibroakustische Stimulation unter definierten Voraussetzungen so doch prognostischen Aussagewert. Beiträge aus Frankfurt und Bonn beschäftigen sich mit der Anwendung der kontinuierlichen fetalen Blutgasanalyse in Kombination mit dem CTG. Die Bonner Arbeitsgruppe hat die Praktikabilität dieser Kombination unter normalen Gebärsaalbedingungen untersucht. Die Spezifität der Fetalüberwachung sub partu kann verbessert werden. Die Arbeitsgruppe aus München (re. d. Isar) stellt einen neuen fetalen Stresstest vor, der auf der Messung des Gefäßwiderstandes in der Nabelschnurarterie, in der deszendierenden fetalen Aorta und in einer fetalen intrakraniellen Arterie mit Hilfe eines Duplexscanners mißt. H. L.

Fetalentwicklung und antepartales Kardiotokogramm

L. Quass, H. Schillinger, H. G. Hillemanns

Universitäts-Frauenklinik Freiburg

Einleitung

Bei der Beurteilung der fetalen Herzfrequenz müssen physiologische und pathologische Einflußgrößen berücksichtigt werden. Zu den physiologischen Modulatoren gehören der Zeitgang der fetalen ZNS-Reifung und fetale Aktivitätsmuster, die sich in einer phasenbezogenen Änderung der Variabilität und Reaktivität der FHF ausdrücken. Aufgabe der vorliegenden Untersuchung war es, die Entwicklung und zeitliche Dauer dieser FHF-Phasen in Abhängigkeit vom Gestationsalter zu erfassen und in Abgrenzung zu pathologischen FHF-Mustern bei Gestose und Plazentainsuffizienz darzustellen.

Archives of Gynecology and Obstetrics Vol. 245, No. 1-4, 1989
Verhandlungen der Deutschen Gesellschaft für Gynäkologie und Geburtshilfe,
47. Versammlung, München 6.-10. September 1988
© Springer-Verlag Berlin Heidelberg

Methoden

Untersucht wurden die Kardiotokogramme (CTG n=315, HP 8040A, Registrierdauer 60 Min.) von 38 Schwangeren mit unauffälligem Schwangerschaftsverlauf von der 26.–41. Woche. Im Vergleich zu diesem Normalkollektiv wurden retrospektiv über einen 3 Jahreszeitraum 797 antepartale CTGs von 56 Patientinnen mit einer Gestose (28.–40. SSW) ausgewertet. Die Klassifizierung des Schweregrads der Gestose wurde entsprechend der Höhe des mittleren arteriellen Blutdrucks (MAP) festgelegt. Als Beurteilungskriterien der FHF dienten die Variabilität [1], die Anzahl der Akzelerationen und Dip 0 in 30 Min. und die Reaktivität im Non-Stress-Test (NST) [2].

Ergebnisse

Die Auswertung der CTGs des Normalkollektivs ergab einen Anstieg der FHF-Phasen mit undulatorischem Oszillationstyp (Typ IIb) von 24,3 ± 1,6 Min. in der 26. SSW auf 37,2 ± 0,9 Min. in der 39. SSW (Tabelle 1). Im Unterschied dazu war die Dauer einer eingeschränkten Variabilität unabhängig vom Gestationsalter auf durchschnittlich 18 Min. begrenzt. Eine Phasenzuordnung der FHF während der Registrierzeit von 60 Min. war vor der 28. SSW in 68% und im weiteren Schwangerschaftsverlauf in über 90% möglich. Die Anzahl der Akzelerationen/30 Min. stieg im Normalkollektiv von 2,4 ± 1,9 vor der 28. SSW auf 16,6 ± 2,5 bis zum Endtermin an. In Korrelation hierzu lag die Häufigkeit reaktiver NSTs im Normalkollektiv vor der 28. SSW bei 42% und nach der 33. SSW bei über 90%. Im Verlauf der Entwicklung einer reaktiven FHF sank die Anzahl der für das ‚unreife' CTG typischen spikes (Dip 0) von 7,1 ± 2,1 auf 3,2 ± 0,4 (Tabelle 2). Während die Häufigkeit einer normalen undulatorischen Variabilität im Normalkollektiv im Mittel 65% der Registrierdauer betrug, war diese im Gestosekollektiv auf 39% (20,3 ± 1,9 Min.) vermindert. Auch die mittlere Anzahl der Akzelerationen lag mit 2,4 ± 0,6 pro 30 Min. signifikant niedriger im Vergleich zum Normalkollektiv (8,8 ± 0,8). Bei der weiteren Auswertung der CTGs des Gestosekollektivs in Abhängigkeit vom Schweregrad der Gestose wurden die Dauer und die Häufigkeit von FHF-Phasen mit eingeschränkter Variabilität und Reaktivität mit der Höhe der MAP-Werte korreliert. Phasen mit normaler Variabilität, die bei leichter Gestose noch im Mittel in 50% der Registrierzeit aufgezeichnet wurden, traten bei schwerer Gestose in nur noch 17% auf. Entsprechend stieg der prozentuale Anteil pathologisch eingeschränkter FHF-Phasen von 32% auf 67% verbunden mit einem Akzelerationsverlust.

Tabelle 1. Variabilität der fetalen Herzfrequenz, Normalkollektiv n=38, 26.–41. SSW

SSW	CTG	Variabilität					
	n	Normal	%	Eingeschränkt	Gesamt	(%)
26–27	12	24,3 ± 1,6	60	21,1 ± 2,4	40,1 ± 2,2	(68)
28–29	23	29,1 ± 1,8	66	16,6 ± 2,1	44,3 ± 2,3	(75)
30–31	34	31,0 ± 1,7	63	18,2 ± 1,5	49,2 ± 1,5	(81)
32–33	38	30,1 ± 2,1	61	19,6 ± 1,3	48,9 ± 1,9	(80)
34–35	52	35,6 ± 0,9	72	16,4 ± 1,2	50,3 ± 0,9	(84)
36–37	58	36,1 ± 1,2	71	16,8 ± 1,0	51,4 ± 1,2	(87)
38–39	60	37,2 ± 0,9	69	18,1 ± 1,5	54,3 ± 1,3	(92)
40–41	38	36,3 ± 2,2	67	17,3 ± 2,1	53,9 ± 1,9	(90)

Registrierdauer 60 min., ± = SEM

Tabelle 2. Akzelerationen und Dezelerationen (DIP 0), Normalkollektiv n = 38, 26.–41. SSW

SSW	CTG n	Akzelerationen*	Dip 0*	Akz/Dip 0
26–27	12	$1,7 \pm 0,9$	$7,1 \pm 2,1$	0,2
28–29	23	$3,5 \pm 0,6$	$6,3 \pm 1,8$	0,5
30–31	34	$5,4 \pm 0,8$	$4,9 \pm 1,0$	1,1
32–33	38	$7,9 \pm 0,9$	$4,2 \pm 0,5$	1,9
34–35	52	$10,8 \pm 0,7$	$4,0 \pm 0,6$	2,7
36–37	58	$11,4 \pm 0,8$	$3,2 \pm 0,4$	3,6
38–39	60	$11,9 \pm 0,6$	$3,5 \pm 0,3$	3,4
40–41	38	$10,5 \pm 1,4$	$3,8 \pm 0,7$	2,8

Registrierdauer 60 min., * = 30 min., $\pm$ = SEM

Diskussion

Die Ergebnisse des Normalkollektivs zeigen, daß die Entwicklung der FHF-Muster im Verlauf der 26. SSW bis zum Endtermin durch eine Zunahme der Reaktivität, undulatorischer Variabilität und einer dadurch möglichen Phasenzuordnung gekennzeichnet ist. Für die Unterscheidung physiologischer und pathologischer Veränderungen des noch ‚unreifen' CTGs vor der 30. SSW gilt: Das physiologisch unreife CTG ist durch eine überwiegend undulatorische Irregularität, häufige Dip 0 und ungenauen Phasenwechsel charakterisiert. Im Unterschied dazu zeigt das pathologische unreife CTG eine eingeschränkte Variabilität und einen Verlust der typischen Dip 0. Der zunehmende Irregularitätsverlust mit Entwicklung einer konstant eingeschränkten bis silenten Schlag-zu-Schlag Frequenz weist auf die Zentralisierung des fetalen Kreislaufs hin.

Literatur

1. Hammacher K, Brun del Re R (1974) Kardiotokographischer Nachweis einer fetalen Gefährdung mit einem CTG-Score. Gynäk Rundsch 14 Suppl 1:61
2. Evertson LR, Paul RM (1978) Antepartum fetal heart rate testing: the non-stress test. Am J Obstet Gynecol 132:895

Pathologische antepartale Kardiotokogramme – Verbesserung der Diagnostik durch vibroakustische Stimulation?

D. Rabe, K. Hein, J. Gnirs, W. Schmidt

Universitäts-Frauenklinik, Heidelberg

Einleitung

Durch externe Stimulationsteste können Veränderungen der Herztonkurve provoziert werden. Neben mechanischen, akustischen und lichtoptischen Stimulationen, die in ihrer klinischen Wertigkeit z. T. kontrovers betrachtet werden [1], wird in der vorliegenden Arbeit über den Einsatz der *vibroakustischen* Stimulation berichtet. Intrauterine Messungen ergaben relativ geringe Dämpfungswerte bei direkter mechanischer Koppelung der Schallquelle mit der mütterlichen Bauchdecke [2].

Archives of Gynecology and Obstetrics Vol. 245, No. 1-4, 1989
Verhandlungen der Deutschen Gesellschaft für Gynäkologie und Geburtshilfe, 47. Versammlung, München 6.-10. September 1988
© Springer-Verlag Berlin Heidelberg

Patientinnengut und Methodik

Über einen Zeitraum von 2 Jahren wurden an der UFK Heidelberg im Rahmen der üblichen Schwangerenvorsorge 181 Patientinnen zwischen der 28. und 41. SSW, die bei der CTG-Registrierung silente und/oder eingeengt undulatorische Phasen aufwiesen, mit einem Elektrolarynx (At&T; 80–110 Hz, 115 dB) 5 sec lang stimuliert. Der Elektrolarynx wurde transabdominal über dem kindlichen Kopf plaziert. Nach vorher durch Los festgelegter Reihenfolge wurde im Intervall von 4–5 Minuten insgesamt im Mittel 2,5 × „echt" und 2,1 × „sham" (= blind) stimuliert. Eine Reaktion des Feten wurde als positiv gewertet, wenn es innerhalb von 5 sec nach dem Reiz zu einem Herzfrequenzanstieg bzw. Phasenwechsel (PW) in eine Phase höherer Aktivität kam. Von den 181 untersuchten Feten waren 45 wachstumsretardiert (< 5. Perc.), 136 Kinder waren normgewichtig und unauffällig. Von der Untersuchung ausgeschlossen wurden Feten mit bekannter Mißbildung und Schwangere mit Medikamenteneinnahme oder regelmäßiger Wehentätigkeit.

Ergebnisse

Bei einer Gesamtmonitorzeit von 5,762 Minuten fanden wir 22,7% silente und 33,8% eingeengt undulatorische Phasen. Dabei war kein Unterschied zwischen retardierten und normgewichtigen Feten. Vergleicht man die fetale Reaktion auf vibroakustische mit der auf „sham" Stimulation, wurde bei silenter Oszillation im Gesamtkollektiv von 181 Feten nach 145 Stimulationen 99 × (68%) eine Akzeleration registriert; ein PW trat 84 × (58%) auf. Nach insgesamt 95 „sham" Stimulationen reagierten die Feten nur 4 × (4%) und nur 2 × (2%) wurde die „Phase" gewechselt. In den eingeengt undulatorischen Oszillationsphasen wurde auf 163 Stimulationen 111 × (68%) eine Reaktion und 46 × (28%) ein PW beobachtet. In der „sham"-Gruppe fanden sich nach 136 Stimulationen entsprechend seltener Reaktionen (15%) und PW (1,5%). Unterteilt man in unauffällige und retardierte Feten, fällt ein signifikanter Unterschied in der Reaktionsfähigkeit auf (p < 0,001; Chi-Quadrat-Vierfeldertest). Während bei unauffälligen Feten auf 105 „echte" Stimulationen in der silenten Phase 89 × (85%) eine Reaktion und 74 × (70%) ein PW zu verzeichnen war, wurde bei den retardierten bei 40 Stimulationen nur 10 × (25%) eine Reaktion und gleich häufig ein PW (25%) registriert. In der eingeengt undulatorischen Phase wurden vergleichbare Ergebnisse erzielt, mit jedoch deutlich weniger PW (33% bzw. 15%). Die Sensitivität des Testes liegt für beide Phasen bei 73%, die Spezifität bei 83%, bei einem positiven prädiktiven Wert von 60% und einem negativen von 90%.

Diskussion

Viele z. T. sehr optimistische Berichte über erfolgreiche externe Stimulationsversuche zur Evaluation des aktuellen fetalen Zustandes müssen unter besonderer Berücksichtigung des zu Stimulationsbeginn vorliegenden Verhaltenszustandes (Schlaf/Wachzustand) des Feten kritisch betrachtet werden. Durch alleinige vibroakustische Stimulation kann *keine* prospektive Aussage über das fetale Wohlbefinden gemacht werden. Durch die Stimulation gelang es uns jedoch in silenten CTG-Phasen in 58% PW zu provozieren. Dadurch können oft lange CTG-Registrierungen verkürzt werden. Erfolgt auf wiederholten Reiz keine Reaktion bzw. PW, sollten nach unserer Erfahrung zum Ausschluß einer fetalen Gefährdung (z. B. Mangelentwicklung) weitere diagnostische Schritte unternommen werden.

Literatur

1. Boos R, Gnirs J, Auer L, Schmidt W (1987) Kontrollierte akustische und lichtoptische Stimulation des Feten im letzten Schwangerschaftsdrittel. Z Geburtsh Perinat 191:154–161
2. Gnirs J, Boos R, Schmidt W (1987) Intracavitäre Schall- und Lichtmessung im schwangeren Uterus. Arch Gynecol Obstet 242:758–759

Über die kontinuierliche intrakutane pO_2-Messung in der Eröffnungs- und Austreibungsperiode

R. Schuhmann, U. Becker, H. Pape, E. Halberstadt

Universitäts-Frauenklinik, Frankfurt

Die Palette an Möglichkeiten unter der Geburt ein präpathologisches oder suspektes fetales Herzfrequenzmuster im CTG diagnostisch weiterführend abzuklären, ist nicht sehr groß. In den letzten Jahren haben wir uns mit der Entwicklung und Ausbau eines intracutan messenden pO_2-Systems beschäftigt. Die Kombinations-ECG-pO_2-Elektrode selbst besteht aus einem Kunststoffkörper – ähnlich der normalen ECG-Skalpelektrode – aus dem eine hohle metallische Spirale (Meßelektrode) herausragt. Von der Außenfläche der Meßelektrode können die elektrischen fetalen kardialen Potentiale zur Registrierung der Herzfrequenz (CTG) abgeleitet werden. Im Innern der Spirale befindet sich der pO_2-Sensor. Da bei der intracutanen pO_2-Messung weder ein arterieller noch ein venöser Sauerstoffpartialdruck gemessen werden kann, kommt hier ein „anderer" physiologischer Vorgang zum Tragen: Ein O_2-Mangel kann ohne nervale Vermittlung direkt an der Nebenniere Katecholamine freisetzen, wobei diese Reaktion durch das Zuckerkandl-Organ unterstützt wird (Comline). Hierbei steht beim Kinde eine um das Vielfache erhöhte Ausschüttung von Noradrenalin im Vordergrund. Die erhöhten Noradrenalinspiegel bedeuten jedoch einen passageren – entsprechend der Dauer der Streßsituation peripheren Verschluß der Hauptgefäße, so daß das Gewebe-pO_2 in dieser Phase deutlich abfällt. Weiterhin ist die Dauer des peripheren Gefäßverschlusses – unabhängig von der zeitlichen Länge der Streßsituation – auch abhängig von dem Gesamtsäurebasenstatus des kindlichen Blutes. Die erreichte Miniaturisierung der Elektrode macht es möglich, unter der Geburt bei regelmäßiger Wehentätigkeit und einer Muttermundsweite von 2–3 cm nach gesprungener Fruchtblase die Elektrode mittels einer Einführhilfe in das kindliche Hautgewebe „einzudrehen und danach kontinuierlich die FHR als auch das Gewebe-pO_2 zu registrieren. Bis zu einer Muttermundsweite von ca. 5–6 cm läßt sich bei der kontinuierlichen intracutanen pO_2-Messung bei normalem fetalen Herzfrequenzmuster zur Wehenakme korrelierend nach einer Verzögerungszeit ein Anstieg der pO_2-Kurven um ca. 3–4 mm Hg mit einem kompensatorischen Abfall nachweisen. Unter gleichen Bedingungen kann ab einer Muttermundsweite von 6 cm ein Abfall der pO_2-Kurven auftreten, wobei hier eine verlängerte Erholungsphase notwendig ist. Wenn auch dieser Abfall sich nur in einer Größenordnung von 3–5 mm Hg bewegt, so kann es doch bei einer hohen Wehenfrequenz zum Abfall des pO_2-Niveaus über die Zeit kommen, wobei auch nach den o. g. Kriterien ein pO_2-Wert unter 10 mm Hg als kritisch anzusehen ist. Bei geburtsmechanisch bedingten fetalen Herzfrequenzdezelerationen ist die „Schwere" des Abfalles der pO_2-Kurven einmal abhängig von der Dezelerationsfläche, zum anderen von dem Ausgangsniveau der pO_2-Kurve vor Beginn der

80

fetalen Herzfrequenzdezeleration. Ein wichtiges Kriterium für die fetale Kreislaufsituation scheint hierbei jedoch die Erholungsphase nach dem Abfall der pO_2-Kurve zu sein, da dieses auch unabhängig von dem anfänglichen pO_2-Kurven-Niveau ist. Treten die FHR-Dezelerationen in einer zu kurzen zeitlichen Folge auf, ohne daß das pO_2-Ausgangs-Niveau wieder erreicht ist, vergrößert sich der pO_2-Defizit über die Zeit, hierbei sind zunächst noch keine Änderungen im FHR-Muster zu erkennen. Diese treten erst nach einer Latenzzeit auf.

Erste klinische Erfahrungen mit einem Monitor zur Überwachung des Feten sub partu mittels transkutaner PCO_2, PO_2 und CTG

P. van den Berg, S. Schmidt, D. Krebs

Universitäts-Frauenklinik Bonn

Die kardiotokographische Überwachung des Feten unter der Geburt weist eine hohe Sensitivität auf, fetale Acidosen und Hypoxien zu erkennen. Anders gesagt, bei fetaler Hypoxiegefährdung warnt uns das CTG. Leider hat sie nur eine geringe Spezifität; suspekte oder pathologische Herzfrequenzmuster gehen nur in $\pm 30\%$ der Fälle mit einer Präacidose oder Acidose beim Feten einher. Die Fetalblutanalyse ist eine direkte diagnostische Methode, um eine intrauterine Hypoxie auszuschließen. Wie wir 1987 mit der Arbeitsgruppe Saling (Berlin) publizierten ist es möglich, bei kombinierter Überwachung durch CTG und Fetalblutanalyse eine sehr niedrige Acidoserate (pH < 7,20) von 4,8% in der Nabelschnurarterie zu erzielen, bei einer Sectiorate im Gesamtkollektiv von 7,9%. Ein Nachteil der Fetalblutanalyse ist der größere Aufwand, er ist invasiv, und es ist nur eine Momentaufnahme des fetalen Zustandes. Die transkutane PCO_2-Messung dagegen ist eine atraumatische, kontinuierliche Methode der fetalen Überwachung. Die gemessene transkutanen PCO_2-Werte sind ein verläßliches Maß für die PCO_2-Werte im Fetalblut, wie Schmidt und Hansen schon publizierten.

Wir untersuchten jetzt die Praktikabilität einer kombinierten fetalen Überwachung mit CTG und transkutaner PCO_2/PO_2-Registrierung in der Kreißsaalroutine.

Material and Methode

40 Feten mit periodisch oder kontinuierlich suspekten Herzfrequenzmuster wurden mit einem CTG-Gerät, wobei ein neonataler Monitor zur Messung der transkutanen PCO_2 und O_2 Werte integriert wurde, überwacht. Das CTG, die Wehentätigkeit sowie die transkutane PCO_2 und PO_2-Werte wurden simultan polygraphisch registriert. Es wurde eine kombinierte transkutane PCO_2-PO_2-Elektrode von Radiometer verwendet. Diese Elektrode ist aus eine pH Elektrode, eine Referenzelektrode und ein Heizelement aufgebaut. Transkutane PCO_2-Werte werden anhand von pH Veränderungen, die durch CO_2 diffusion durch die Haut verursacht werden, errechnet. Die Messung wurde bei einer Elektrodentemperatur von 42 °C durchgeführt. Die Elektrode wurde direkt vor Applikation mittels zweier unterschiedlicher CO_2 und O_2 Gasmischungen kalibriert. Die Applikation erfolgte mittels eines Saugringes, wobei ein Vakuum von 0,2 A/cm^2 erzeugt wurde.

Ergebnisse

In unserem Kollektiv von 40 Patientinnen wurden 22 Patientinnen spontan entbunden, bei 7 Patientinnen wurde die Geburt vaginal operativ beendet, und in 11 Fällen mittels einer sekundären Sectio caesares. 3 Kinder hatten eine Acidose in der Nabelschnurarterie (pH < 7,20) unmittelbar post partum. In 2 Fällen war hierbei eine deutlicher transkutaner PCO_2 Anstieg zu verzeichnen. Die Zeit zwischen Anlegen der Elektrode und Erreichen einer Steady state der transkutanen PCO_2-Werte betrug im Mittelwert 8 min. Die Applikation war in allen Fällen primär möglich, eine Reapplikation war aber in 5 Fällen problematisch. Wir konnten einen Normbereich für die transkutane PCO_2-Werte definieren, welcher um 50 mm Hg lag.

Diskussion

Insgesamt können wir feststellen, daß die kombinierte Überwachung mit CTG und PCO_2-Werten im Falle eines suspekten CTGs sub partu ein hilfreiches Extradiagnostikum darstellt zur Erkennung einer intrauterinen Komplikation. Vorteile der Methode sind die kontinuierliche Information während einer transkutanen Registrierung. Die frühzeitige Erkennung einer intrauterinen Komplikation und damit Erhöhung der Sensitivität, sowie Vermeidung unnötiger operativer Geburtsbeendigungen bei suspektem CTG und damit eine Erhöhung der Spezifität der fetalen Überwachung. Als Nachteil sehen wir die Voraussetzung einer geöffneten Fruchtblase, die Demobilisierung der Patientin, und trotz der Integrierung der transkutanen Monitor in das CTG-Gerät, der zeitliche Aufwand bei der Registrierung (Eichung und Sterilisierung der Elektrode evtl. Neuapplikation nach Dislokation).

Die Messung des fetalen Gefäßwiderstandes mit dem Duplexscanner – ein neuer fetaler Streßtest

K. T. M. Schneider, W. Loos, A. Hassler, H. Graeff

Frauenklinik rechts der Isar der TU München

Measurement of Fetal Vascular Resistance Using a Duplex Scanner – A New Fetal Stress Test

Summary. In 77 women ($\emptyset$ 41 week, < 7 days before delivery) we compared the resistance index (RI) in the umbilical artery (UA), descending aorta (DA) and intracranial artery (ICA) with an oxytocin challenge test (OCT) and a non stress test (NST). Proof criterias were asphyxia resulting in operative deliveries and metabolic acidosis. The sensitivity in predicting metabolic acidosis was low in all tests, but a high and comparable specificity could be achieved in both the RI and OCT. In predicting fetal asphyxia the RI in the ICA had a high sensitivity, the RI in the UA and DA had the highest specificity of all tests. Centralisation and increased brain perfusion seem to detect fetal asphyxia as a result of placental insufficiency.

Zusammenfassung. Bei 77 Frauen ($\emptyset$ 41 SSW, < 7 Tage vor Geburt), wurde das Meßergebnis des Resistance Index (RI) in der Umbilikalart. (UA), desz. Aorta

Archives of Gynecology and Obstetrics Vol. 245, No. 1-4, 1989
Verhandlungen der Deutschen Gesellschaft für Gynäkologie und Geburtshilfe,
47. Versammlung, München 6.-10. September 1988
© Springer-Verlag Berlin Heidelberg

(DA), und einem intracran. Gefäß (ICA) mit dem Oxytozinbelastungstest (OBT) und Non-Streß-Test (NST) verglichen. Prüfkriterien waren operative Entbindung aus Asphyxiegründen bzw. met. Azidose. Die Sensitivität in der Erkennung der met. Azidose war in allen Testen niedrig, dagegen erzielten sowohl normale RI-Werte als auch ein unauffälliger OBT eine hohe Spezifität. Bei der Vorhersage der fetalen Asphyxie hatte der RI in der ICA eine hohe Sensitivität, in der UA and DA die höchste Spezifität aller Teste. Ein brain sparing Effekt scheint ein frühes Zeichen der Plazentarinsuffizienz zu sein.

Einleitung

Ziel von fetalen Streßtesten ist die rechtzeitige Erkennung asphyxiegefährdeter Feten. Die bisher eingesetzten Teste bezogen sich ausschließlich auf die Analyse der fetalen Herzfrequenz. Der am häufigsten verwandte Streßtest ist der Non-Streß-Test (NST). Häufig wird dieser Test durch einen Oxytozinbelastungstest (OBT) ergänzt. Nachteil beider Teste ist ihr Zeitaufwand (>1 h), im Fall der Oxytozingabe die potentiellen Nebenwirkungen und die Notwendigkeit klinischer Überwachung. Mithilfe der Dopplersonographie steht uns eine neue, nicht-invasive Methode zur Verfügung mit der eine ebenfalls neue Bezugsgröße, nämlich der fetale Gefäßwiderstand gemessen werden kann.

Material und Methode

Prospektiv wurden an 104 Patienten ($\varnothing$ 41. SSW) bei denen ein NST durchgeführt wurde, im unmittelbaren Anschluß der Resistance-Index (RI) in der Umbilicalarterie (UA), descendierenden Aorta (DA) und einer intracraniellen Arterie (ICA) mit einem 3,5 MHz Sectorschallkopf eines Acuson-Duplex Scanners gemessen sowie ein OBT durchgeführt. Als pathologisch wurden Werte über dem einfachen der Standardabweichung (UA, DA) bzw. <1 SD (ICA) eines eigenen Normkollektivs aus 169 Patienten angesehen. Ausgewertet wurden 77 Patienten, bei denen das max. Zeitintervall zwischen Test und Entbindung nicht mehr als 7 Tage betrug. Bei 34 Patienten konnten alle Teste in der erwähnten Abfolge durchgeführt werden. Als Prüfkriterium wurde die metabolische Azidose bzw. die operative Notfallentbindung aus Asphyxiegründen gewählt. Die Dopplerergebnisse flossen nicht in die klinische Entscheidung ein.

Ergebnisse

Das Prüfkriterium metabolische Azidose (pH $< 7,20 +$ base excess < -10) trat insgesamt 7 mal auf. Die unterschiedliche Fallzahl (Tabelle 1) ergibt sich daraus, daß nicht immer alle aufgeführten Teste durchgeführt werden konnten. Das Prüfkriterium war jedoch in allen Kollektiven gleich häufig vertreten. Dieses Ereignis konnte der NST mit 29% am besten voraussagen. Grundsätzlich war die Sensitivität hinsichtlich dieses Prüfkriteriums bei allen Testen enttäuschend niedrig. Die Spezifität war beim OBT mit 89% am höchsten, wurde jedoch noch übertroffen durch Messung des RI in der DA mit 93%. Die Spezifität in den anderen Blutgefäßen lag deutlich höher als die des NST. Aus der niedrigen Sensitivität ergibt sich bei allen Testen ein niedriger positiver Voraussagewert. Beim negativen Voraussagewert wurden in UA und ICA mit dem OBT vergleichbare Resultate erzielt.

Als weiteres Prüfkriterium wurde die operative Entbindung aus Asphyxiegründen untersucht, die im Kollektiv der 34 Patientinnen, an denen alle Streßteste durchgeführt wurden, 10 mal auftrat (Tabelle 2). Die höchste Sensitivität wurde mit 53% wiederum vom NST erreicht. Mit 50% wurde jedoch mit der Messung

Tabelle 1. Prädiktive Wertigkeit konventioneller Streßteste (NST, OBT) versus fetaler Gefäß-widerstands-Index (in UA, DA, ICA). Prüfkriterium: metabolische Azidose n = 7 (pH < 7,2 & BE < –10)

Teste:	NST	OBT	UA	DA	ICA
n =	73	59	77	55	66
Sensitivität (%)	29	17	13	0	14
Spezifität (%)	56	89	74	93	78
+ Vorhersagewert (%)	7	14	5	0	7
– Vorhersagewert (%)	88	90	90	84	89

Tabelle 2. Prädiktive Wertigkeit konventioneller Streßteste (NST, OBT) versus fetaler Gefäß-widerstands-Index (in UA, DA, ICA). Prüfkriterium: operative Entbindung aus Asphyxiegründen n = 10

Teste:	NST	OBT	UA	DA	ICA
n = 34					
Sensitivität (%)	53	13	20	20	50
Spezifität (%)	73	94	92	100	70
+ Vorhersagewert (%)	57	67	50	100	38
– Vorhersagewert (%)	60	53	73	75	76

des RI im intracraniellen Blutgefäß (meist handelte es sich um die Art. cerebri media) ein durchaus vergleichbares Resultat erzielt. Mit dem OBT konnte eine Spezifität von 94% erreicht werden. Ähnlich hochspezifisch waren allerdings auch die Resultate in der UA und noch höher in der DA. Bezüglich des positiven Vorhersagewertes waren die Werte der DA den konventionellen Testen deutlich überlegen. Der negative Vorhersagewert lag bei allen Blutgefäßen höher als bei NST bzw. OBT.

Fallbeispiel

Die Potenz der Dopplersonographie in der Voraussage einer asphyktischen Gefährdung soll folgender Casus demonstrieren: Bei einer 30 j. 1-Para in der 40 1/7 SSW erhielten wir einen unauffälligen, reaktiven NST sowie einen nicht pathologischen OBT. Die Spektralanalyse der Blutflußgeschwindigkeit zeigte am gleichen Tag einen hohen diastolischen Fluß in der ICA und einen niedrigen diastolischen Fluß in der DA. Einen Tag später kam die Patientin mit Blasensprung und Abgang von grünem Fruchtwasser in den Kreissaal. Das CTG zeigte jetzt einen Oszillationsverlust mit Spätdezelerationen sowie rezidivierenden Bradykardien. Das trotz intrauteriner Reanimation pathologisch bleibende CTG veranlaßte zur Notfall-Sectio. Es wurde ein 3300 g schweres Kind mit einem pH von 7,22 und einer verzögerten Adaptation mit einem Apgar von 6/8/10 geboren.

Diskussion

Die einzigen Arbeiten zur Wertigkeit des Dopplers im Vergleich mit fetalen Streß-testen stammen von Farmakides und Trudinger [1, 2]. Beide verglichen aus-schließlich das Dopplerergebnis in der UA mit dem NST bzw. Fischer-Score; zudem wurden verschiedene Prüfkriterien gemeinsam abgefragt, so daß sich die Ergebnisse, die über eine hohe Sensitivität des Dopplers berichten, nicht mit den unseren vergleichen lassen. Wir kommen zu folgenden Schlußfolgerungen: Unabhängig vom Prüfkriterium scheint der NST eine höhere Sensitivität als der OBT zu besitzen, während das umgekehrte für die Spezifität zutrifft. Bei der Beurteilung des RI besitzt die intracranielle Arterie die höhere Sensitivität, die Aorta deszendens die höhere Spezifität. Dies bedeutet, daß die Kombination von NST und OBT bzw. Blutflußmessung in der DA und ICA zu einer Verbesserung der Aussage führt. Bezüglich des Erkennens einer metabolischen Azidose versagen alle angeführten Teste. Möglicherweise führen die zahlreichen unter der Geburt hinzukommenden Einflußgrößen wie Geburtsdauer, Schmerzbekämpfung ect. dazu, daß ein Endergebnis wie das der metabolischen Azidose prospektiv nicht mehr detektiert werden kann. Andererseits will der Kliniker dieses Ereignis vermeiden und bereits im Vorfeld Hinweise für die drohende Asphyxie erhalten.

Die Verschlechterung der Perfusion im Bereich der fetalen Aorta infolge ihrer Widerstandserhöhung weist auf eine Perfusionsverbesserung im Gehirn bei gleichzeitiger Zentralisation hin. Dieser brain sparing Effekt sagt wie diese Untersuchung belegt, die asphyktische Gefährdung des Feten mit einer höheren Treffsicherheit voraus als die bloße Beurteilung der fetalen Herzfrequenz, die durch den NST bzw. OBT interpretiert wird und den Durchblutungsveränderungen nachgeschaltet ist. In Kliniken in denen eine Dopplereinrichtung verfügbar ist kann, wenn unsere Untersuchungen Bestätigung finden, zugunsten der Messung des Gefäßwiderstandes in der Arteria cerebri und der Aorta auf die Durchführung des NST und OBT verzichtet werden. Neben der dadurch verbesserten Aussage, ergeben sich weitere Vorteile, wie eine Zeitersparnis von ca. 1 Stunde für den Patienten, da die Dopplermessung vom Erfahrenen in ca. 15 Minuten zu bewältigen ist, weiter eine deutlich bessere Akzeptanz, da die Testdurchführung nichtinvasiv ist und keine Nebenwirkungen zu erwarten sind. (Mit freundlicher Unterstützung der Sander-Stiftung).

Literatur

1. Farmakides G, Schulman H, Winter D, Ducey J, Guzman E, Penny B (1988) Prenatal Surveillance using nonstress testing and Doppler velocimetry. Obstet Gynecol 71:184–186
2. Trudinger BJ, Cook CM, Jones L, Giles WB (1986) A comparison of fetal heart rate monitoring and umbilical artery waveforms in the recognition of fetal compromise. Br J Obstet Gynaecol 93:171–175

Doppler – Sonographie

Die Sitzung vom 9. 9. 1988 wurde von *A. Huch,* Zürich, und *E.-G. Loch,* Wiesbaden, geleitet. Die Doppler-Flowmetrie hat sich rasch in der klinischen Forschung etabliert. Die Beiträge befassen sich mit der Korrelation von Doppler-Untersuchungen zu pathologischen CTGs, beschreiben maternofetale Flow-Muster und ihre Beziehungen zueinander, bringen Normwertkurven, oder empfehlen bereits die Methode als ein Screening (quantitative Auswertung, 2 Wochen vor der erwarteten Geburt bei Risikoschwangerschaften). Einzelne Beiträge beschäftigen sich im Detail mit der Doppler-Sonographie bei Mehrlingen, bei Rhesus-Inkompatibilität, Diabetes, fetaler Wachstumsretardierung, Plazentainsuffizienz, unter Hämodilution und unter Magnesiumbehandlung. Die Methode dürfte sich weiter durchsetzen und in Risikofällen zur obligaten Ergänzung der antepartalen Kardiotokographie gedeihen.

H. L.

Pathologische Doppler-Flow-Untersuchungen – Korrelationen zu pathologischen CTG's

W. Schmidt, W. Rühle

Universitäts-Frauenklinik Homburg/Saar

Ziel der Studie ist die Evaluation der klinischen Wertigkeit von Doppler-Flow (DF), Kardiotokogramm (CTG) und biometrischen Daten bei einem durch DF-Messungen definierten Hochrisikokollektiv.

In die Studie aufgenommen wurden schwangere Patientinnen, bei denen in DF-Untersuchungen sehr hochpathologische Werte in den qualitativen Parametern, insbesondere der A/B-ratio auftraten (A/B-ratio in der fetalen Aorta >10 oder „enddiastolischer Block", in der Art. umbilicalis >5 oder „enddiastolischer Block"). Bei einem Gesamtpatientengut von 650 Patientinnen trat dies bei 63 (9,78%) auf.

Das gewählte Kollektiv, bei $n=51$ Patientinnen lagen vollständige Daten vor, charakterisierte sich durch eine Frühgeburtenrate von 32%, eine perinatale Mortalität von 6%, eine Rate von untergewichtigen Neugeborenen von über 68%, eine Sectiorate von 74% und eine Zuweisungsrate zur Neonatologie von 80%.

Bei diesen Patientinnen wurden retrospektiv alle DF-Untersuchungen, alle CTG's dieser Schwangerschaft (Score nach Meyer-Menk) sowie die gewonnenen biometrischen Daten vergleichend beurteilt. Bei einem mittleren Beobachtungszeitraum von 4,06 Wochen wurden im Schnitt 39 CTG's, 2,1 DF-Messungen sowie 2,9 US-Biometrien einbezogen.

Bei 39 dieser 51 Patientinnen trat das erste pathologische CTG nach dem Zeitpunkt der ersten DF-Messung auf. Im Median verging ein Zeitraum von 6 Tagen ($>1-14$). Wegen der Linkszentrierung der DF-Messungsergebnisse gilt dies jeweils als Mindestangabe. Aus demselben Grund kann auch über die Fälle, bei denen zuerst pathologische CTG's dokumentiert sind, keine vergleichbare Aussage gemacht werden, da über die Blutflußverhältnisse vor der ersten Doppleruntersuchung prinzipiell nichts ausgesagt werden kann.

Archives of Gynecology and Obstetrics Vol. 245, No. 1-4, 1989
Verhandlungen der Deutschen Gesellschaft für Gynäkologie und Geburtshilfe,
47. Versammlung, München 6.-10. September 1988

Neben diesem möglichen diagnostischen Zeitvorsprung zeigt sich, daß alle Flowergebnisse stets gleichbleibend pathologisch auftraten, während das CTG zum Teil nach eindeutig pathologischen Registrierungen mehrere Tage lang wieder völlig normale Werte zeigte. Andererseits zeigte ein bereits hochpathologischer Flow den terminalen Zustand eines extrem gestreßten Feten nicht mehr an, während dies durch einen im Verlauf beobachteten kontinuierlichen Abfall des CTG-Scores in mehreren Fällen erkennbar war.

Wir raten deshalb zu frühen DF-Messungen, insbesondere bei bestehenden Risikofaktoren, um gefährdete Schwangerschaften frühzeitig einer intensiven perinatologischen Überwachung zuzuführen. Engmaschige CTG-Kontrollen sollten zusätzlich als Entscheidungshilfe für das geburtshilfliche Vorgehen genutzt werden. Damit kann möglicherweise die Versorgung hochgefährdeter Feten früher und optimaler erfolgen.

Die maternalen und fetalen Flow-Muster in der Schwangerschaft

W. Hütter, D. Grab, T. Keim, R. Terinde

Universitäts-Frauenklinik Ulm

Einleitung

Die Einordnung der dopplersonographischen Meßwerte zur frühzeitigen Erkennung von Schwangerschaftsrisiken fordert die Festlegung eines gültigen Normalbereiches. Weiterhin ist es wichtig, die Wirkung verschiedener Variablen, die unabhängig vom Meßvorgang das Ergebnis beeinflussen, zu kennen und bei der Beurteilung des Befundes mit einzubeziehen.

Material und Methodik

Seit Sept. 1986 wurden über 1100 Patientinnen aus der Schwangerenambulanz der Universitäts-Frauenklinik Ulm, beginnend in der 16. SSW dopplersonographisch untersucht. Wir verwenden hierbei einen 4 Megahertz Continuous Wave Doppler, der in einen Spectralanalysator integriert ist. Die Software des Gerätes gestattet eine Berechnung und digitale Anzeige von Resistance- und Pulsatilitätsindex. Der Untersuchungsgang ist in Abb. 1 schematisch dargestellt. Flowmuster werden jeweils von 4 maternalen Gefäßen sowie der Arteria umbilicalis abgeleitet und bewertet. Von über 800 ausgewerteten Schwangerschaftsverläufen erfüllten nur 510 prospektiv wie retrospektiv wirksame Kriterien. Die Bestimmung der Gewichtsentwicklung erfolgt anhand der 10er Percentile der Züricher Wachstumskurve nach Largo [4]. Als Parameter des Geburtsverlaufes kamen Nabelschnurarterien-pH sowie 5 Min. Apgar-Wert zur Anwendung. Drohende fetale Asphyxie, gefolgt entweder von einer eiligen Sectio oder von vaginal-operativer Geburtsbeendigung führt zum Ausschluß aus dem Normalkollektiv.

Ergebnisse

Das Schwangerschaftsalter beeinflußt die Flowmuster der maternalen und fetalen Gefäße in unterschiedlichem Maß. Während sich im Falle der Nabelschnur, insbesondere beim Pulsatilitätsindex ein deutliches Absinken der Meßwerte auch im 3. Trimenon zeigt, ist diese Tendenz bei den uterinen Gefäßen nach der 25.

Verhandlungen der Deutschen Gesellschaft für Gynäkologie und Geburtshilfe,
47. Versammlung, München 6.-10. September 1988

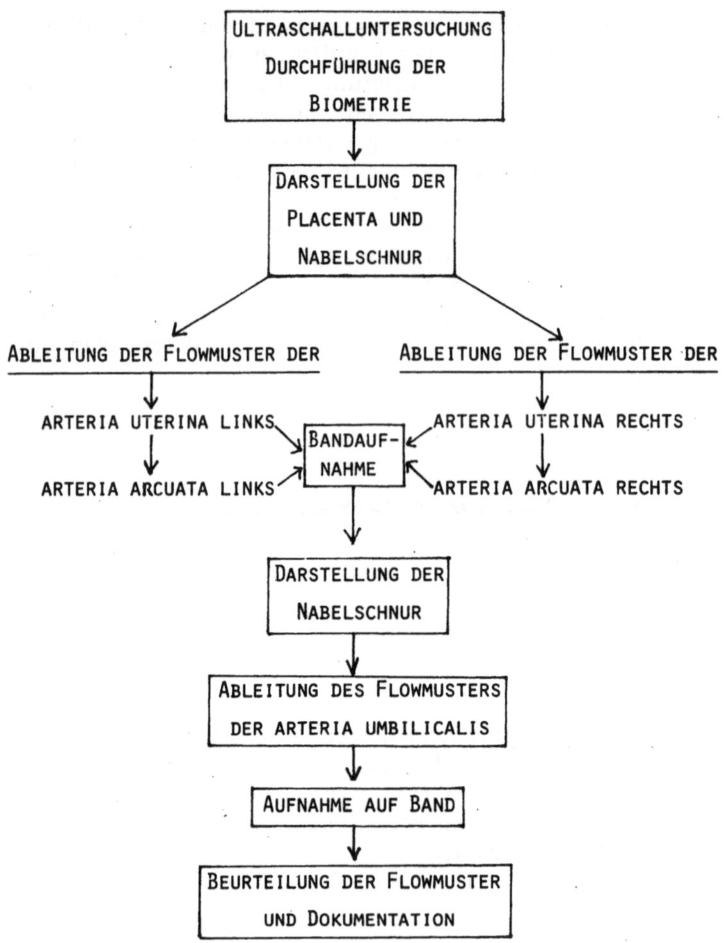

Abb. 1. Schema des Untersuchungsganges

Woche nicht nachzuweisen. Pulsatilitätsindex und Resistance-Index zeigen sowohl auf der mütterlichen als auch auf der kindlichen Seite ein konkordantes Verhalten. Als weitere Einflußgröße haben wir die Herzfrequenz untersucht. Während im Fall der Arteria arcuata 6% der Variabilität der Meßwerte zu Lasten der Herzfrequenz geht, ist dieser Einfluß bei der Arteria umbilicalis noch wesentlich geringer und liegt weit unter 1%. Die Parameter Resistance-Index und Pulsatilitäts-Index unseres Kollektivs wurden auf Normalverteilung geprüft. Es zeigt sich an den Prüfgrößen, Wölbung und Schiefe, daß die Annahme einer Normalverteilung und die Verwendung ihrer Lage und Streu-Parameter nicht empfehlenswert ist. Abhängig von der Placentalage finden sich niedrigere Indexwerte auf der bevorzugten Seite. Während uns der Unterschied im Bereich der Arteriae uterinae vernachlässigbar klein erscheint, wird er bei der Bewertung der Arteria arcuata mit berücksichtigt. Das Auftreten einer Inzisur im frühdiastolischen Teil der Flowkurve uteriner Gefäße findet sich auch bei normalen Schwangeren. Das Auftreten dieser Inzisur wird im Verlauf der Schwangerschaft häufiger, wobei dieses Charakteristikum bei der Arteria uterina deutlich häufiger als bei der Arteria arcuata festgestellt werden kann.

Diskussion

Die Dopplersonographie stellt eine nichtinvasive Methode mit prognostischer Bedeutung bei der Überwachung der Risikoschwangerschaft dar [1–3]. Voraussetzung ist hierfür die Erstellung eines gültigen Normalbereiches. Die Abhängigkeit vom Schwangerschaftsalter bedingt, daß Flowmuster der Arteria umbilicalis nur unter Kenntnis des exakten Schwangerschaftsalters bewertet werden können. Im Gegensatz dazu hat die Herzfrequenz im physiologischen Bereich keinen nennenswerten Einfluß auf die Meßergebnisse bei Mutter und Kind. Da die Parameter Resistance-Index und Pulsatilitäts-Index nicht normal verteilt sind, ist die Angabe eines Quantils die geeignetste Kennzeichnung. Als Lageparameter mit ausreichender Spezifität benutzten wir die 90er Percentile. Die Placentalage hat insbesondere bei den Arteriae arcuatae einen Einfluß auf die Meßergebnisse und muß deshalb berücksichtigt werden.

Zusammenfassung

Die Kenntnis verschiedener Variablen mit Einfluß auf das Meßergebnis ist wichtig und gleichzeitig Voraussetzung für die Einordnung dopplersonographischer Befunde.

Literatur

1. Campbell S, Griffin DR, Pearce JM, Diaz-Recasens J, Cohen-Overbeck TE, Willson K, Teague MJ (1983) New doppler technique for assessing utero-placental blood flow. Lancet 1:675–677
2. Eik-Nes StH, Marsal K, Kristoffersen K, Vernersson E (1981) Noninvasive Messung des fetalen Blutstromes mittels Ultraschall. Ultraschall 2:226–232
3. Friedman DM, Rutkowski M, Snyder JR, Lustig-Gillmann I, Young BK (1985) Doppler Blood Velocity Waveforms in the Umbilical Artery as an Indikator of Fetal Well-Being. J Clin Ultrasound 13:161–165
4. Largo RH, Wälli R, Duc G, Famcerni A, Prader A (1980) Evaluation of perinatal growth. Helv paediat Acta 35:419–436

Dopplersonographische Flowmessung bei insulinpflichtigen Diabetikerinnen im III. Trimenon

F. Kainer, W. Ratei, R. Schürmann

Universitäts-Frauenklinik, Charlottenburg

Einleitung

Durch die präkonzeptionelle Blutzuckereinstellung und straffe Stoffwechselführung während der Schwangerschaft ist es zu einer deutlichen Verbesserung der geburtshilflichen Ergebnisse gekommen. Bei langjährigen Diabetikerinnen ist jedoch auch bei Normoglykämie während der Schwangerschaft mit einer erhöhten Rate von EPH-Gestosen zu rechnen (Burkart, 1986). In der Betreuung von schwangeren Diabetikerinnen spielt neben den üblichen mütterlichen Parametern (HbA1, BZTP) bei uns das Fruchtwasserinsulin eine wesentliche Rolle.

Methode

Wir bestimmen routinemäßig in der 30. und 36. SSW das Fruchtwasserinsulin. Seit August 1987 wurden an der Univ.-Frauenklinik Charlottenburg 20 Frauen mit insulinpflichtigem Diabetes entbunden, bei welchen 2 bis 3 Flowmessungen im III. Trimenon durchgeführt wurden.

Als Meßparameter verwendeten wir die A/B-Ratio. Gemessen wurde neben den Spiralarterien die Nabelarterie sowie die Carotis interna.

Ergebnisse

Im Vergleichsdiagramm (Abb. 1) findet sich kein Zusammenhang zwischen Fruchtwasserinsulingehalt und der A/B-Ratio der Nabelarterie. Ähnliche Ergebnisse findet man bei den übrigen gemessenen Gefäßen.

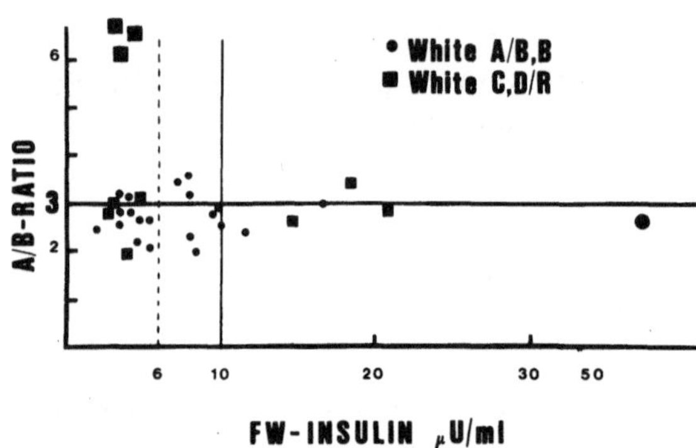

Abb. 1. Vergleich der A/B-Ratio der Nabelarterie (y-Achse) zu den Fruchtwasserinsulinwerten (x-Achse) im III. Trimenon. Eine A/B-Ratio größer 3 wurde als pathologisch eingestuft. FW-Insulinwerte größer als IO µU/l sind eindeutig pathologisch

Auch bei einer 5-fachen Erhöhung des FW-Insulinwertes findet man noch normale Flowwerte. Eine frühzeitige Erkennung einer Fetopathie ist mit der Flowmessung nicht möglich. Bei 3 Fällen mit normalen FW-Insulin fanden wir hoch pathologische Flowkurven. (A/B-Ratio größer als 6). Alle drei Patientinnen wurden primär per sectionem wegen kindlicher Retardierung entbunden. Hier war die Flowmessung eine wertvolle Ergänzung zur FW-Insulinbestimmung.

Zusammenfassend kann gesagt werden, daß die Flowmessung nicht geeignet ist als Überwachungsparameter für die Stoffwechselführung. In der Überwachung von extrem gefährdeten Feten (bei EPH-Gestose, Plazentainsuffizienz) wird die Flowmessung jedoch zunehmend an Bedeutung gewinnen.

Literatur

Burkart W, Holzgreve W, Dame WR, Schneider HPG (1986) Antenatal assessment of fetal outcome in pregnant diabetics. J Perinat Med 14 5:293

Continuous-wave-Dopplerflow-Indices unter Hämodilution in der Spätschwangerschaft

W. Tyka, U. Siekmann

Frauenklinik, Krankenanstalten Konstanz

Die hypervolämische Hämodilution (HD) stellt bei bestimmten Formen von Risikoschwangerschaften mit fehlender maternaler Plasmavolumenvermehrung (PIH, IUGR) ein adjuvantes, die Blutfließeigenschaften verbesserndes Therapiekonzept dar. In der vorliegenden Untersuchung werden die ersten Ergebnisse von simultan unter der HD gemessenen CW-Dopplerflow-Indices in den Aa. arcuatae und in der A. umbilicalis vorgestellt.

Patientengut

n = 16, 28.–40. SSW; Diagnosen: Hämokonzentration (Hkt > 38%) n = 16, PIH n = 10, IUGR (< 5. Gewichtsperz.) n = 2. Methodik: HD mit 500 ml HAES 200,10%, Infusionszeit: 60′. Messung der Flow-Indices (RI, PI) vor Dilution, während Dilution bei 30′ und 60′ sowie 60′ und 24 h *nach* Infusionsende. Zu jedem Messungszeitpunkt RR-Kontrollen (MAD), Hkt-Kontrolle vor und 24 h nach HD.

Ergebnisse

Tabelle 1 faßt die Ergebnisse zusammen

Tabelle 1. (Angaben als Median ± SD)

Zeitpunkt \ Parameter	RI (Aa. arcuatae)	PI (A. umbilicalis)	MAD (mm Hg)
0	0,39 ± 0,10	1,07 ± 0,18	111
30′	0,44 ± 0,12	1,18 ± 0,15	110
60′	0,45 ± 0,11	1,18 ± 0,19	108
p 60′	0,46 ± 0,08	1,21 ± 0,13	116
24 h	0,40 ± 0,09	1,13 ± 0,23	–

Diskussion

Der geringe, nicht signifikante PI-Anstieg in der A. umbilicalis unter HD entspricht unserer Meinung nach dem Anstieg eines Netto-Volumentransfers aus dem uteroplazentaren Strombett in Richtung Fet. Diese Vermutung wird durch indirekte Indices wie der Abfall des kolloidosmotischen Druckes beim Fet [1] bzw. quantitative Flowmessung in der Aorta fetalis [2] unterstützt. Der geringgradige, nicht signifikante Anstieg des RI in den Arkadenarterien entspricht nicht einem Widerstandsanstieg im uteroplazentaren Kreislauf. Da der periphere Gefäßwiderstand (TPR) als errechnete Größe dem Quotienten aus MAD und Herzzeitvolumen (HZV) proportionel ist, leitet sich aus dem konstant bleibenden MAD und dem nachweislichen Anstieg aus HZV [2] die Folgerung ab, daß der TPR abnehmen muß. Diese Überlegungen legen die Vermutung nahe, daß der RI unter hypervolämischen Hämodilutionen als Flowindex nicht geeignet ist, um Widerstandsveränderungen nachzuweisen. Vielmehr scheinen direkte Messungen und Analysen der max. Flowgeschwindigkeitskurve mit dem gepulsten Dopplerverfahren bei der hypervolämischen Hämodilution eine geeignetere Methode darzustellen.

Archives of Gynecology and Obstetrics Vol. 245, No. 1-4, 1989
Verhandlungen der Deutschen Gesellschaft für Gynäkologie und Geburtshilfe,
47. Versammlung, München 6.-10. September 1988
© Springer-Verlag Berlin Heidelberg

Literatur

1. Schröck R (1984) Maternofetal water transfer during haemodilution procedures in pre-eclampsia. In: Symonds EM, Wallenburg MCS, Zuspan FP (eds) 4th World Congress of the International Society for the Study of Hypertension in pregnancy. Amsterdam, p 174
2. Siekmann U, Heilmann L, Klosa W, Quaas L, Schillinger M (1986) Simultaneous investigations of maternal cardiac output and fetal blood flow during hypervolemic hemodilution in preeclampsia – preliminary observations. J Perinat Med 14:59–69

Dopplersonographische Blutflußmessung der A. umbilicalis: Ist ein Screening sinnvoll?

E. Weiss, T. Hitschold, P. Berle, H. Müntefering

Städtische Frauenklinik Wiesbaden und Kinderpathologisches Institut der Universität Mainz

Patientengut und Methoden

251 Einlingsgraviditäten mit gesichertem Gestationsalter wurden zwischen der 28. und 42. Woche p.m. dopplersonographisch untersucht. Die Flußmuster der Nabelarterien wurden durch Bestimmung der A/B-Ratio nach Stuart anhand

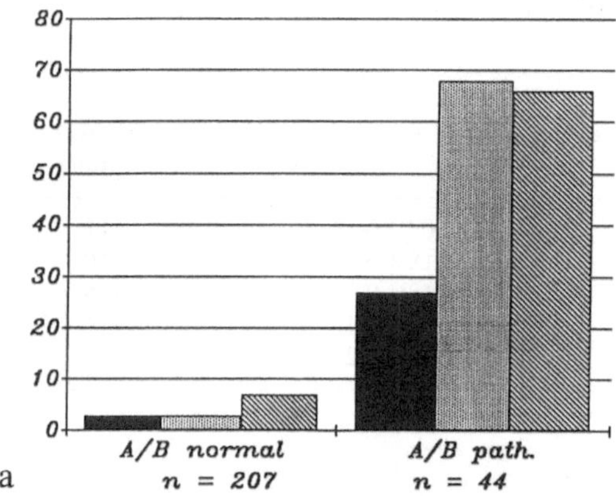

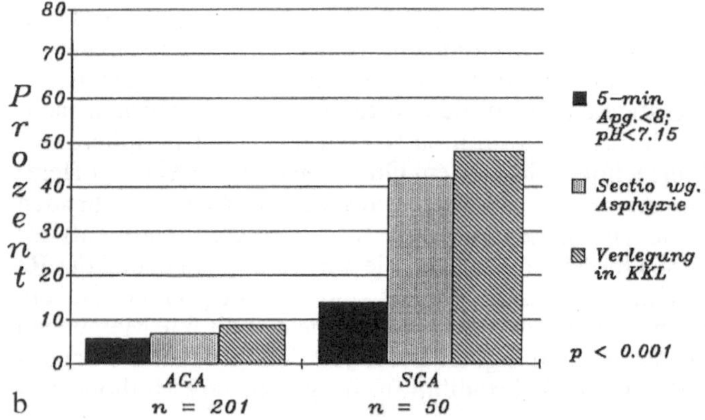

Archives of Gynecology and Obstetrics Vol. 245, No. 1-4, 1989
Verhandlungen der Deutschen Gesellschaft für Gynäkologie und Geburtshilfe,
47. Versammlung, München 6.-10. September 1988
© Springer-Verlag Berlin Heidelberg

einer eigenen Normkurve ausgewertet. Als pathologisch wurden Werte oberhalb der gestationsalterbezogenen 95. Percentile angenommen. Die Messungen wurden mit einem gepulsten Dopplersonographiegerät der FA SMS durchschnittlich 2 Wochen antepartal durchgeführt.

Ergebnisse

In 207 Fällen wurde ein normaler Wert des maximalen relativen enddiastolischen Flußes der Nabelarterien gemessen. Hier fanden sich nur wenige deprimierte oder azidotische Neugeborene sowie eine niedrige primäre Verlegungsrate in die Kinderklinik, beides als Ausdruck einer niedrigen kindlichen perinatalen Morbidität. Ebenso war die Rate an Asphyxiesectiones niedrig. 44 Feten zeigten ein pathologisches Flußmuster der Nabelarterien. Hier fanden sich signifikant häufiger die o.g. peripartalen Komplikationen (Abb. 1 a).

Teilt man dagegen unser Untersuchungskollektiv in eutrophe und hypotrophe Feten unter der 10. Gewichtspercentile ein, wie dies durch die Ultraschallbiometrie als Screeningmethode der plazentaren Insuffizienz üblich ist, so findet sich eine deutlich schlechtere Differenzierung der untersuchten Kriterien (Abb. 1b).

Die histologischen Plazentabefunde wurden in 3 Gruppen qualitativer Veränderungen unterteilt und deren Häufigkeiten bei normalem und pathologischem Flowmuster bestimmt (Abb. 2).

Histologische Gruppen

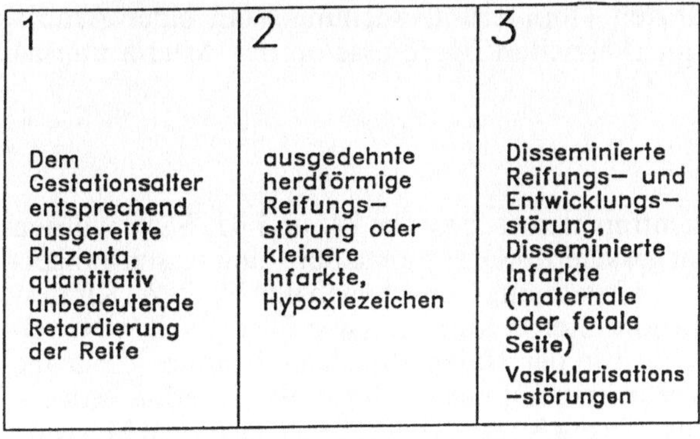

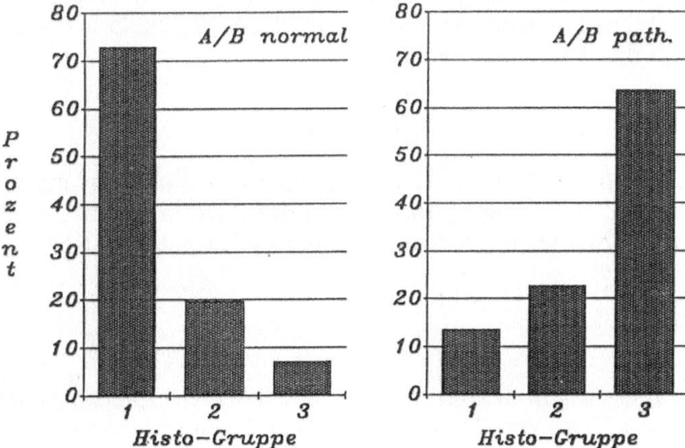

93

Zusammenfassung

Mit der qualitativ beurteilten Flowmessung der Nabelarterie steht eine einfache und nichtinvasive Methode zur Verfügung, die fetale Plazentaperfusion in vivo zu beurteilen und damit Reifungsstörungen der Placenta zu erfassen, die mit einer hohen fetalen Gefährdung einhergehen. Damit ist sie nicht nur zur Differenzierung von Risikograviditäten wie z. B. der intrauterinen Mangelentwicklung geeignet, sie vermag vielmehr auch gefährdete Feten zu erfassen, deren plazentare Störung noch nicht zu biometrisch erfaßbaren Abweichungen geführt hat.

Gepulste Doppler Strömungsmessungen in der Arteria uterina und in einer Arteria arcuata bei unauffälliger Schwangerschaft

J. Deutinger, R. Rudelstorfer, G. Bernaschek

II. Universitäts-Frauenklinik Wien

Einleitung

Die Beurteilung von Messungen der Blutströmungsgeschwindigkeit in mütterlichen Gefäßen ist nach wie vor umstritten. Als Standard gilt bisher die Doppleruntersuchung in einer Arteria arcuata [1]. Transvaginale gepulste Doppleruntersuchungen direkt am Hauptast der Arteria uterina bieten eine neue Möglichkeit der Messung der Uterusdurchblutung [2]. Wir haben in dieser Studie die Ergebnisse der transabdominal durchgeführten Doppleruntersuchungen an einer Arteria arcuata mit denen der transvaginal erzielten Ergebnisse an der Arteria uterina verglichen.

Patienten und Methode

Die Meßergebnisse von 60 Patientinnen zwischen der 24. und 41. SSW wurden ausgewertet. Aufnahmekriterien: gesichertes Gestationsalter, Einlingsschwangerschaft, unauffälliger Schwangerschaftsverlauf, Geburt nach der 37. SSW, Kindesgewicht entsprechend dem Gestationsalter, 5 Min. Apgar größer gleich 9, Nabelschnurarterien pH über 7,25, A/B ratio der Nabelschnurarterie unter 3. Für die transvaginalen gepulsten Doppleruntersuchungen in der Arteria uterina verwendeten wir einen Vaginalscanner der Firma Kretztechnik, Österreich. Die Messung der Arteria arcuata erfolgte mittels transabdominalem Dopplertransducer im unteren Quadranten des Uterus auf jener Seite, die der Plazenta zugekehrt war. Für die Auswertung wurde die A/B ratio herangezogen.

Ergebnisse

Die transabdominale und die transvaginale Messung der Uterusdurchströmung waren in 53 Fällen unauffällig. In 7 Fällen fand sich in der Arteria arcuata eine pathologische A/B ratio, obwohl alle anderen untersuchten Parameter im Bereich der Norm waren.

Diskussion

Die transvaginale Dopplermessung in den Uterinarterien ist der Doppleruntersuchung in einer Arteria arcuata überlegen. Die Messungen erfolgen unter Sicht und

Archives of Gynecology and Obstetrics Vol. 245, No. 1-4, 1989
Verhandlungen der Deutschen Gesellschaft für Gynäkologie und Geburtshilfe,
47. Versammlung, München 6.-10. September 1988

aus der Summe der Durchströmung der beiden Uterinarterien. Dadurch kann auf die Durchblutung in der gesamten Gebärmutter geschlossen werden. Durch die Messung in beiden Uteringefäßen kann bei einer entsprechenden Seitendifferenz ein zusätzlicher Hinweis auf eine pathologische Durchströmung gefunden werden. Die Doppleruntersuchung in einer Arteria arcuata führte in 7 Fällen zu einem widersprüchlichen Ergebnis. Die gepulste Strömungsmessung in einer Arteria arcuata stellt nur den Zustand in einem umschriebenen Endstromgebiet dar. Plazentainfarkte können zu einer Verfälschung des Ergebnisses führen. Die Signale dieses Gefäßes können nur durch seine typische Form identifiziert werden. Messungen in plazentanahen und plazentafernen Gefäßen führen zu kontroversiellen Ergebnissen. Bei 32 Patientinnen mit Schwangerschaftshypertonie konnten in 31 Fällen sowohl pathologische als auch unauffällige Flowmuster in der Arteria arcuata registriert werden [3]. Da bei Risikoschwangerschaften Veränderungen im normalen Flowmuster auftreten, bevor andere klinische Parameter pathologisch werden [4], bietet die Methode der transvaginalen gepulsten Doppleruntersuchung in den Uterinarterien eine neue Möglichkeit der frühzeitigen Erkennung einer fetalen Gefährdung.

Literatur

1. Campbell S, Griffin DR, Pearce JM, Willson K, Teague MJ (1983) New Doppler technique for assessing uteroplacental blood flow. Lancet 1:675–677
2. Deutinger J, Rudelstorfer R, Bernscheik G (1988) Vaginosonographic velocimetry of both main uterine arteries by visual vessel recognition and pulsed Doppler method during pregnancy. Am J Obstet Gynecol, im Druck
3. Hanretty KP, Whittle MJ (1988) Doppler uteroplacental waveforms in pregnancy-induced hypertension: a re-appraisal Lancet 1:850–852
4. Schulman H (1987) The clinical implications of Doppler ultrasound analysis of the uterine and umbilical arteries. Am J Obstet Gynecol 156:889–893

Klinische Bedeutung der Doppler-Blutflußmessung in uteroplanzentaren und fetalen Gefäßen

B. Arabin, P. L. Bergmann, E. Saling

Institut für Perinatale Medizin der FU Berlin und Abteilung für Geburtsmedizin in der Frauenklinik Berlin-Neukölln

Fetale Überwachungsmethoden dienen der rechtzeitigen Erkennung fetaler Gefahrenzustände mit den daraus folgernden klinischen Konsequenzen (intensivierte Überwachung, vorzeitige Entbindung). Mit der vorliegenden Studie wollten wir die klinische Bedeutung der Doppler-Blutflußmessung im Vergleich zu herkömmlichen Überwachungsparametern (CTG, Biometrie, HPL, E_3) untersuchen.

Material und Methode

Perzentilenkurven uteroplazentarer und fetaler Blutflußparameter wurden anhand eines Normkollektivs von 316 Schwangeren aufgestellt [1, 2]. Anhand eines Risikokollektivs von 219 Schwangeren wurden die Sensitivität und Spezifität verschiedener Blutflußparameter sowie herkömmlicher Überwachungsparameter

im Hinblick auf die Vorhersage einer Wachstumsretardierung (Geburtsgewicht
<10. Perzentile) bzw. des Verdachts auf fetale Hypoxie (pathol. antepartuales
CTG, primäre Sektio aus fetaler Indikation) bestimmt. Dabei wurde das Zeitintervall von der Messung zur Entbindung berücksichtigt.

Ergebnisse

Mehr als 2 Wochen vor der Entbindung zeigten die Ergebnisse der Biometrie,
speziell der Thoraxdurchmesser, die höchste Genauigkeit im Hinblick auf die
Vorhersage der Wachstumsretardierung (Sensitivität 89%/Spezifität 92%) in
Kombination mit den Ergebnissen der Doppler-Messung in uteroplazentaren
Gefäßen (Sensitivität 57%/Spezifität 100%). Während der letzten 2 Wochen vor
der Entbindung beobachteten wir einen Anstieg der enddiastolischen Blutflußgeschwindigkeit in der A. carotis communis sowie einen Abfall der Blutflußgeschwindigkeit in der fetalen Aorta thoracalis descendens im Risikokollektiv.
Hierdurch zeigte das Verhältnis der Blutflußgeschwindigkeiten der fetalen A.
carotis communis zur fetalen Aorta die höchste Genauigkeit im Hinblick auf die
Diagnose eines pathologischen antepartualen CTG mit nachfolgender Sektio aus
fetaler Indikation (Sensitivität 95%/Spezifität 60%). Die Umverteilung der Zirkulation im fetalen Kreislauf ging in den meisten Fällen pathologischen Veränderungen im fetalen CTG voraus. Bei vergleichbarer Ausschlußwahrscheinlichkeit
waren die Erkennungsraten der Hormonparameter zu keinem Zeitpunkt der Gravidität den biophysikalischen Methoden überlegen.

   Zusammenfassend folgern wir, daß für Screening-Untersuchungen einer fetalen Wachstumsretardierung zusätzlich zu den biometrischen Untersuchungen die
Doppler-Untersuchung uteroplazentarer Gefäße geeignet ist. Bei Risikoschwangerschaft halten wir fetale Doppler-Blutflußparameter, speziell solche, die auf
eine Umverteilung des fetalen Kreislaufes hinweisen, für die frühe Diagnose einer
möglichen fetalen Hypoxie für sinnvoll.

Literatur

1. Arabin B, Saling E (1987) Die Sparschaltung des fetalen Kreislaufs, dargestellt anhand von
   eigenen quantitativen Doppler-Blutflußparametern. Z Geburtsh Perinat 191:213
2. Arabin B, Bergmann PL, Saling E (1988) Perzentilenkuven qualitativer Doppler-Blutflußparameter uteroplazentarer und fetaler Gefäße. Ultraschall Klin Prax (im Druck)

**Dopplersonographische Verlaufsbeobachtungen bei Schwangeren
mit fetaler Wachstumsretardierung**

T. Keim, W. Hütter, D. Grab, R. Terinde

Universitäts-Frauenklinik, Ulm

Einleitung

Gegenstand der Studie war die Frage, ob mit der technisch relativ einfachen
Untersuchung von uterinen Gefäßen und der Nabelarterie mit dem Continuous-
Wave-Doppler schon frühzeitig die Verdachtsdiagnose „Placentainsuffizienz" gestellt werden kann, um diese Risikoschwangeren rechtzeitig einer entsprechenden
Überwachung zuzuführen.

Archives of Gynecology and Obstetrics Vol. 245, No. 1-4, 1989
Verhandlungen der Deutschen Gesellschaft für Gynäkologie und Geburtshilfe,
47. Versammlung, München 6.-10. September 1988
© Springer-Verlag Berlin Heidelberg

Material und Methoden

Mit dem Continuous-Wave-Doppler „Doptec-9000" wurden 188 Untersuchungen bei 82 Schwangeren mit fetaler Wachstumsretardierung durchgeführt, bei denen das Geburtsgewicht unterhalb der 10. Percentile lag. Jeweils wurden die Flußkurven der Aa. uterinae bds., der Aa. arcuatae bds. sowie der Nabelarterie dargestellt und der Resistance-Index berechnet. Die Strömungskurve eines Gefäßes wurde als pathologisch gewertet, wenn der RI die 90. Percentile, ermittelt an einem Normalkollektiv, überschritt.

Ergebnisse

Innerhalb der letzten Woche vor Entbindung waren bei 82% der Patientinnen Auffälligkeiten in mindestens einem der Gefäße nachweisbar. Bei denjenigen Patientinnen, von denen Untersuchungen mehrere Wochen vor Entbindung vorliegen, waren pathologische Strömungskurven in den mütterlichen Gefäßen, am häufigsten in den Aa. uterinae, zwischen 12 und 1 Woche vor Entbindung etwa gleichbleibend häufig um etwa 50% nachweisbar. Der RI der Nabelarterie war 12 Wochen vor Geburt nur zu etwa 20% pathologisch, 4 Wochen vor Geburt zu etwa 40% und schließlich 1 Woche vor Entbindung zu 68%. Bei 37% der Schwangeren war die Doppleruntersuchung bereits zu einem Zeitpunkt pathologisch, als sonographisch noch kein Rückstand des Thoraxwachstums von mindestens 3 Wochen erkennbar war. 22% fielen durch die Doppleruntersuchung nicht auf oder erst später als bei der sonographischen Wachstumskontrolle. Bei 41% der Schwangeren lagen keine früheren Doppleruntersuchungen vor, und es war die erste Doppleruntersuchung pathologisch gleichzeitig mit der sonographischen Feststellung der Retardierung.

Diskussion

Die Verlaufsuntersuchung zeigt, daß bei der Mehrzahl der Patientinnen mit fetaler Wachstumsretardierung bereits sehr früh Auffälligkeiten in der Strömungskurve, insbesondere der uteroplacentaren Gefäße, auftreten. Dies wird von anderen Autoren bestätigt [1, 2]. Bei mehr als ⅓ der Patientinnen waren pathologische Strömungskurven zu einem Zeitpunkt nachweisbar, als die Schwangerschaft klinisch und sonographisch noch unauffällig war. Die Doppleruntersuchung gab also einen frühen Warnhinweis, so daß diese Risikoschwangeren einer intensiveren Überwachung zugeführt werden konnten.

Zusammenfassung

Verlaufsbeobachtungen bei Schwangeren mit fetaler Wachstumsretardierung durch Untersuchung der uterinen Gefäße sowie der Nabelarterie mit dem Continuous-Wave-Doppler zeigten bei der Mehrzahl der Schwangeren bereits mehrere Wochen teilweise über 12 Wochen) vor Geburt pathologische Strömungskurven, insbesondere der uterinen Gefäße.

Literatur

1. Campbell S, Pearce MF, Hackett G et al. (1986) Qualitative assessment of uteroplacental blood flow: Early screening test for high-risk pregnancies. Obstet Gynecol 68:649–653
2. Trudinger BJ, Giles WB, Cook CM (1985) Flow velocity waveforms in the maternal uteroplacental and fetal umbilical placental circulations. Am J Obstet Gynecol 152:155–163

Gepulste Dopplermessungen bei Patientinnen mit Plazentainsuffizienz und ihre klinische Wertigkeit

W. Stolz, H. Reinhard, M. Stolz, G. Bastert

Universitäts-Frauenklinik, Homburg/Saar und Universitäts Frauenklinik, Heidelberg

Im Zeitraum vom 1. 1. 1987 bis zum 1. 7. 1988 untersuchten wir insgesamt 197 Patientinnen mit der Einweisungsdiagnose Plazentainsuffizienz. Das Gerät, das uns zur Verfügung steht, ist der ACUSON 128, ein Duplex-System mit einem 3,5 MHz Sector-Scan und integriertem Doppler.

Untersucht wurde der Flow in der fetalen Aorta abdominalis, wobei die cut-off-line bei einem RI von 70% festgelegt wurde. Bei pathologischen Werten wurde zusätzlich die A. carotis communis herangezogen. Die Untersuchung von Aorta umbilicalis und Arcuata erbrachte keine signifikante Zusatzinformation.

Bei diesem Bewertungsmaßstab konnten 30 Patientinnen von der Diagnose Plazentainsuffizienz ausgeschlossen werden. 55 wurden als grenzwertig und 112 als pathologisch eingestuft. Alle grenzwertigen und pathologischen Fälle wurden wöchentlichen Kontrollen unterzogen. Von diesen haben bereits 124 entbunden. Bei 91 Patientinnen führte die Doppler-Untersuchung zur stationären Aufnahme.

Nach Ausschluß der Normalbefunde wurden insgesamt 356 Einzeluntersuchungen an der fetalen Aorta durchgeführt. Bei 89 Messungen war der RI grenzwertig (70–79%), bei 267 Messungen lag er im pathologischen Bereich (RI ≥ 80%). Der RI der als pathologisch eingestuften Messungen lag im Vergleich zur Normalpopulation um durchschnittlich 11% höher. Die durchschnittliche Schwangerschaftsdauer der pathologischen Fälle betrug 37,1 Wochen. 87% aller Schwangerschaften mit einem RI ≥ 90% führten zur Einleitung. Das Gewichtsdefizit der Neugeborenen bezogen auf das Normgewicht der entsprechenden Schwangerschaftswoche korreliert mit der Resistenzindex-Zunahme. Der Geburtsmodus stellte sich folgendermaßen dar: 31% Sectio, 14% vaginal operativ, 55% spontan. In 89% der entbundenen Kinder betrug der arterielle p ≥ 7,20.

Eine zusammenfassende Darstellung der Schwangerschaftsverläufe ist problematisch, da jede Gravidität einzeln für sich betrachtet werden muß. Exemplarisch läßt sich die Patientin C. J. demonstrieren, die wir erstmals in der 29. SSW wegen fetalem Wachstumsdefizit zugewiesen bekamen. Der RI der Aorta lag mit 83% eindeutig im pathologischen Bereich, während der Flow der carotis communis normal war. In der 30. SSW betrug der RI der Aorta bereits 100%, die A. carotis communis zeigte jetzt einen deutlichen pathologischen RI von 76%. Zwei Wochen später war der RI der carotis communis bis auf 57% abgefallen. Dieser Befund veranlaßte die auswärtige Klinik nach nochmaliger RDS-Prophylaxe in der 33. SSW die Sectio caesarea durchzuführen. Das Geburtsgewicht betrug 1450 g, das der Plazenta 220 g.

Die gepulste Dopplermessung in der Schwangerschaft ist in unserer Klinik als Screening-Programm, in der Intensiv-Überwachung von Risiko-Graviditäten und bei der Indikationsstellung zur Schwangerschaftsterminierung etabliert. Bei einem RI ≥ 80% wurden zusätzliche Untersuchungen zur Abklärung durchgeführt, bei einem RI ≥ 90% wurde sofort eine stationäre Aufnahme veranlaßt und bei einem RI von 100% die sofortige Entbindung eingeleitet.

Archives of Gynecology and Obstetrics Vol. 245, No. 1-4, 1989
Verhandlungen der Deutschen Gesellschaft für Gynäkologie und Geburtshilfe,
47. Versammlung, München 6.-10. September 1988

Erfahrungen mit dem Continuous-wave-Doppler bei der Überwachung von Mehrlingsschwangerschaften

D. Grab, W. Hütter, T. Keim, R. Terinde

Universitäts-Frauenklinik Ulm

Bei Mehrlingsschwangeren stellen die Frühgeburtlichkeit und die Wachstumsretardierung wesentliche Faktoren für das erhöhte fetale Risiko dar [7]. Eine Retardierung kann im allgemeinen mittels der Ultraschallbiometrie erfaßt werden, deren Aussagekraft ist jedoch bei Mehrlingsschwangeren geringer [6].

Kollektiv und Methodik

Um den Nutzen der Dopplersonographie als zusätzliche Methode zur Risikoabschätzung zu überprüfen, wurden bei 54 Mehrlingsschwangeren (49 Zwillingsschwangeren, 4 Drillingsschwangeren und einer Vierlingsschwangeren) parallel zur Ultraschallbiometrie mittels eines 4-Megahertz-Continuous-wave-Dopplers die Flußmuster der Aa. uterinae und arcuatae sowie nach vorheriger Lokalisation der Nabelschnüre im Realtime Bild der jeweiligen Aa. umbilicales aufgezeichnet. Zur Bewertung der Flußmuster wurde eine Normalwertstudie an 510 Einlingsschwangeren herangezogen [5]: Ein Resistance Index (RI) [4], der oberhalb der 90. Percentile der in der Normalwertstudie gemessenen Werte lag, wurde als pathologisch eingestuft. Das Ergebnis der dopplersonographischen Untersuchungen wurde mit der Gewichtsentwicklung und dem Auftreten von Komplikationen (pathologisches CTG, intrauteriner Fruchttod) in Beziehung gesetzt.

Ergebnisse

Bei 15 Mehrlingsschwangeren wurden im maternalen Kompartiment pathologische Werte registriert, in 18 Fällen wiesen eine oder mehrere Nabelarterien pathologische Werte auf. 27 Schwangerschaften endeten mit der Geburt ausschließlich eutropher Kinder, in der anderen Hälfte der Fälle war mindestens ein Mehrling wachstumsretardiert (< 10. Perzentile der Züricher Wachstumskurve nach Largo), wobei in 22 Fällen ein diskordantes Wachstum mit mindestens einem eutrophen und einem oder mehreren retardierten Kindern vorlag. Abb. 1 zeigt

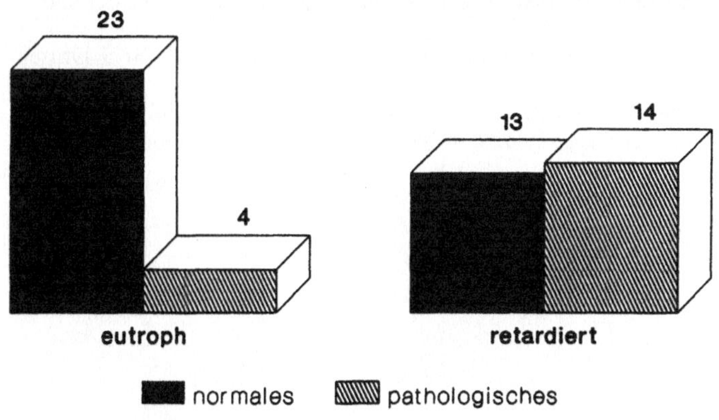

Abb. 1. Blutflußspektrum in den Nabelarterien eutropher und wachstumsretardierter Mehrlinge

Archives of Gynecology and Obstetrics Vol. 245, No. 1-4, 1989
Verhandlungen der Deutschen Gesellschaft für Gynäkologie und Geburtshilfe,
47. Versammlung, München 6.-10. September 1988
© Springer-Verlag Berlin Heidelberg

den Zusammenhang zwischen der Gewichtsentwicklung und dem Ergebnis der Doppleruntersuchung in den fetalen Kompartimenten. Bezieht man nun noch das Auftreten von Komplikationen (path. CTG, IUFT) mit in die Betrachtung ein, so kam es in der Gruppe der Eutrophen in 2/23 bei normalem RI und in 1/4 bei pathologischem RI, in der Gruppe der Retardierten in 3/13 bei normalem RI und in 6/14 bei path. RI zu Auffälligkeiten im CTG bzw. in der letzteren Untergruppe entweder zu CTG Alterationen (4 Fälle) oder zum intrauterinen Fruchttod (2 Fälle): diese Untergruppe stellt also das Kollektiv mit dem höchsten fetalen Risiko dar.

Diskussion

Ein Zusammenhang zwischen diskordanter Gewichtsentwicklung von Mehrlingen und diskordantem Blutfluß in den Nabelarterien wurde in jüngerer Zeit mehrfach beschrieben, die klinische Wertigkeit derartiger Untersuchungen wird jedoch nicht einheitlich beurteilt [1, 2, 3, 7]. Die vorliegende Untersuchung zeigt, daß die Mehrlingsschwangeren, bei denen sich gleichzeitig eine Wachstumsretardierung und ein patholog. Blutfluß nachweisen ließ, mit dem höchsten fetalen Risiko behaftet waren.

Zusammenfassung

Bei 54 Mehrlingsschwangeren wurden parallel zur Ultraschallbiometrie dopplersonographische Untersuchungen durchgeführt. Derartige Untersuchungen können die Diagnose einer Plazentainsuffizienz untermauern und darüber hinaus zur Abschätzung des fetalen Risikos herangezogen werden.

Literatur

1. Arabin B, Jimenez E, Saling E (1987) Die Bedeutung der Doppler-Blutflußuntersuchung bei Geminigravidität. Z Geburtsh Perinat 191:174–180
2. Farmakides G, Schulman H, Saldana LR, Bracero LA, Fleischer A, Rochelson B (1985) Surveillance of twin pregnancy with umbilical arterial velocimetry. Am J Obstet Gynecol 153 (7):789–792
3. Giles WB, Trudinger BJ, Cook CM (1985) Fetal umbilical artery flow velocity-time waveforms in twin pregnancies. Br J Obstet Gynaecol 92:440–497
4. Griffin D, Cohen-Overbeek T, Campbell S (1983) Fetal and uteroplacental blood flow. Clin Obstet Gynaecol 10:565–601
5. Hütter W, Grab D, Keim T, Terinde R (1988) Die maternalen und fetalen Flowmuster in der normalen Schwangerschaft. Ber Gyn 125:652
6. Neilson JP (1981) Detection of small-for-dates twin fetuses by ultrasound. Br J Obstet Gynaecol 88:27–32
7. Nimrod MB, Davies D, Harder J, Dempster C, Dodd G, Mc Dicken N, Nicholson S (1987) Doppler ultrasound prediction of fetal outcome in twin pregnancies. Am J Obstet Gynecol 156:402–406

Die Auswirkungen einer Bolusgabe von MgSO$_4$ auf das fetale Herz-Kreislauf-System (dopsonographische Untersuchungen)

W.-D. Hiltmann, A. Wischnik, A. Hettenbach, F. Melchert

Universitäts-Frauenklinik Mannheim

Zur Therapie der schweren Präeklampsie sowie als Zusatzmedikation zur Tokolyse im Sinne eines physiologischen Ca^{++}-Antagonisten wird von vielen Autoren eine Bolusgabe von 1–4 gr MgSO$_4$ mit anschließender Erhaltungsdosis von 2–4 gr/Stunde empfohlen. Sinn dieser Zusatzmedikation ist die antagonistische Wirkung des Magnesiums auf die kompetitive Bindung des Ca^{++}-Ions an intrazelluläre Strukturen und die Verstärkung der membranständigen cyclo-AMP, wie im Tierexperiment und am isolierten Muskelstreifen nachgewiesen werden konnte. Da Magnesium placentagängig ist steht die Frage im Raum ob Magnesium eine Depression des fetalen kardiovasculären Systems verursachen kann, wie dies für die Betablocker von unserer Arbeitsgruppe gezeigt werden konnte. Ziel unserer Untersuchungen war daher während eines MgSO$_4$ Bolus das Strömungsprofil in der Aorta descendens des Feten zu beobachten. Wir haben an 53 Patientinnen, die wegen Präeklampsie oder vorzeitiger Wehentätigkeit hospitalisiert wurden, die fetalen Stromkurven in der Aorta descendens mit dem gepulsten Doppler von Kretz untersucht. Dazu wurden die Stromkurven gespeichert und computergestützt ausgewertet. Es wurden nur die Patientinnen in die Studie aufgenommen, bei denen während der Bolusgabe und bis zu 2 Minuten danach kein Signalqualitätsverlust auftrat und die Einstellung des Dipplers nicht geändert werden mußte. Bedingt durch den bekannten Wärmeflush und fetale Bewegungen konnten wir nur bei 15 Patientinnen die Stromkurven über den genannten Zeitraum ableiten. Unser Patientenkollektiv bestand im wesentlichen aus 2. Gravidae in der 37. SSW. Als Meßparameter diente die max. systolische und min. diastolische Strömungsgeschwindigkeit. Wir berechneten das Verhältnis der Geschwindigkeiten und den Widerstandsindex in der fetalen Aorta. Wegen der schnellen maternalen Magnesium-Clearance haben wir vor und während der Bolusgabe alle 6 Sekunden das Strömungsprofil analysiert sowie 1 und 2 Minuten danach. Wir applizierten 1 gr MgSO$_4$ in einer Minute. Die max. systolische Strömungsgeschwindigkeit ändert sich unter der Bolusgabe nicht signifikant. Einen Trend zu höheren Werten bis zu 18% bezogen auf den Ausgangswert läßt sich erkennen. Auch die 1 und 2 Minutenwerte liegen in diesem Bereich. Die min. diastolische Strömungsgeschwindigkeit zeigt unter der Bolusgabe ebenfalls keine signifikante Änderung. Eine Tendenz zu niedrigeren Werten bis zu 10% läßt sich erkennen. Das Verhältnis max. systolischer zu min. diastolischer Strömungsgeschwindigkeit beträgt vor der Bolusgabe 5,0. Unter der Bolusgabe steigen die Mittelwerte signifikant um 0,24 bezogen auf den Ausgangswert oder um 24% an. 1 Minute nach der Bolusapplikation werden wieder niedrigere Werte gemessen. Der Widerstandsindex in der Aorta descendens wird durch die Bolusgabe nicht beeinflußt. Er liegt bei 0,8 mit einer geringen Schwankungsbreite der Mittelwerte von 0,02.

Aus unserer Studie ergibt sich folgendes Bild: Unter der hochdosierten Bolusgabe von 1 gr MgSO$_4$ steigt das Verhältnis der Strömungsgeschwindigkeiten kurzzeitig signifikant an. Magnesium hat jedoch nur eine diskrete Wirkung auf die fetale Strömungsgeschwindigkeit in der Aorta. Der Widerstandsindex bleibt unbeeinflußt. Die maternale sedierende und Betamimetika sparende Wirkung des Magnesiums muß nicht durch eine depressorische Komponente auf das fetale kardiovaskuläre System erkauft werden.

Archives of Gynecology and Obstetrics Vol. 245, No. 1-4, 1989
Verhandlungen der Deutschen Gesellschaft für Gynäkologie und Geburtshilfe,
47. Versammlung, München 6.-10. September 1988
© Springer-Verlag Berlin Heidelberg

Dopplersonografische Verlaufskontrollen bei der pränatalen Therapieüberwachung der Rh-Inkompatibilität

B. Hünecke[1], M. H. Carstensen[1], R. C. Seitz[2]

Universitäts-Frauen-[1] und -Kinderklinik[2] Hamburg

Einleitung

Seit 1966 wurden von der Hamburger Arbeitsgruppe 740 pränatale Transfusionen bei 310 Kindern wegen einer Blutgruppeninkompatibilität durchgeführt. Die Überlebensrate stieg von 55% auf 83% für den Zeitraum seit 1985, in dem die Therapiedurchführung und -überwachung modifiziert und intensiviert wurde. Die vorliegenden Daten stellen erste Ergebnisse der dopplersonografischen Verlaufskontrollen nach intraperitonealer Transfusion dar.

Patientenkollektiv und Methode

Bei 5 transfundierten Feten erfolgten 306 Messungen in 106 Sitzungen zwischen der 21. und 35. SSW mit dem COMBISON 320-5 (Kretztechnik). Es wurden die Umbilicalarterie (U.A.), die thoracale Aorta descendens (D.A.) und die Arteria carotis communis (C.C.) erfaßt. Die Messungen erfolgten vor und in täglichen Abständen nach intraperitonealer Transfusion. Aus dem Flußgeschwindigkeitsspektrum wurden folgende Parameter mit dem geräteseitigen Rechnerprogramm ermittelt: der Pulsatilitätsindex (PI) für alle 3 Gefäße, die mittlere Flußgeschwindigkeit (V_{mean}) und die systolische Spitzengeschwindigkeit (V_{peak}) pro Herzzyklus in der Aorta sowie die aktuelle Herzfrequenz. Bei einer mittleren Resorptionsdauer von 6,8 Tagen wurde für die Auswertung der Daten der Zeitraum von 10 Tagen nach Transfusion als „Resorptionsintervall" bezeichnet.

Ergebnisse

Bei 5 Feten erfolgten im Untersuchungszeitraum (8/87-7/88) 20 intraperitoneale Transfusionen (IPT). 16 Resorptionsintervalle wurden dopplersonografisch überwacht. Die Verläufe für den PI in der Umbilicalarterie und Aorta sowie die mittlere Flußgeschwindigkeit in der Aorta sind beispielhaft für eine Patientin in Abb. 1 aufgetragen. Der Verlauf der Parameter PI und V_{mean} ist für den Zeitraum 0–3 und 10 Tage nach IPT für die analysierten Resorptionsintervalle in den Tabellen 1 und 2 wiedergegeben. Tabelle 3 zeigt den Verlauf zwischen Therapiebeginn und Entbindung für den PI in den 3 untersuchten Gefäßen.

Tabelle 1. Parameterverlauf nach IPT, PI, V_{mean} (Tag 0–3 post)

Parameter	N	Anstieg	Abfall
U.A. PI	15	5	10
D.A. PI	15	5	10
C.C. PI	10	5	5
D.A. V_{mean}	13	8	5

Archives of Gynecology and Obstetrics Vol. 245, No. 1-4, 1989
Verhandlungen der Deutschen Gesellschaft für Gynäkologie und Geburtshilfe, 47. Versammlung, München 6.-10. September 1988

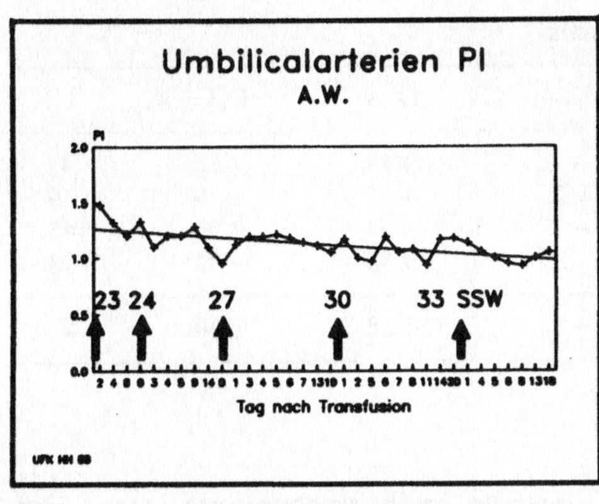

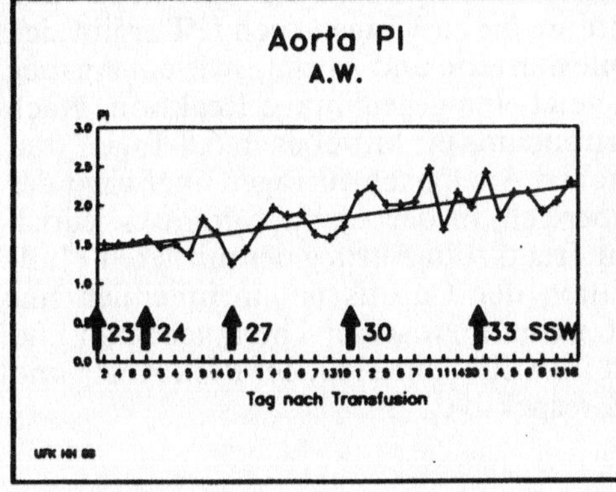

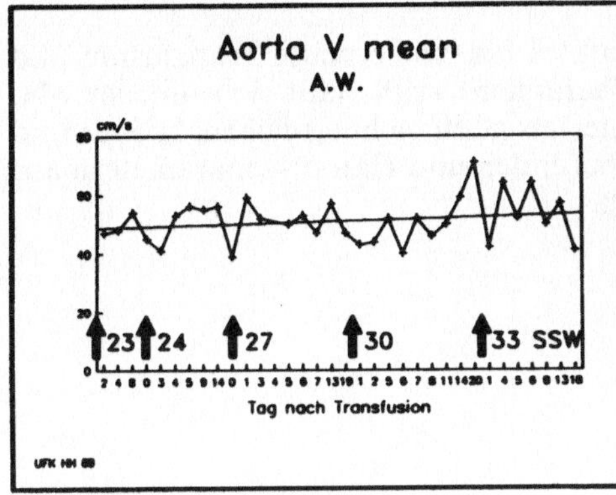

Abb. 1. Verlauf für den PI in Umbilicalarterie und Aorta sowie die mittlere Flußgeschwindigkeit in der Aorta während der
pränatalen Therapie (Pfeil = IPT)

Tabelle 2. Verlauf im Resorptionsintervall, prae IPT – 10 Tage post IPT

Parameter	N	% Anstieg	N	% Abfall	N
U.A. PI	(16)	+13,2	(7)	−19,5	(9)
D.A. PI	(15)	+12,3	(9)	− 8,2	(6)
C.C. PI	(12)	+38,6	(5)	−21,1	(7)
D.A. V_{mean}	(14)	+13,2	(10)	−17,9	(4)

Tabelle 3. PI-Verlauf, praetherapeutisch-praepartial

Name	SSW	dE	U. A. %	D. A. %	C. C. %	HK
K. F.	26 ± 32	0,247	− 2	+ 19	+ 86	42
A. L.	26 ± 34	0,210	− 26	+ 5	+ 9	39
J. M.	23 ± 35	0,340	− 27	+ 34	+ 96	45
A. W.	23 ± 35	0,246	− 29	+ 53	− 31	38
Mittelwert:			− 21	+ 28	+ 40	41

Diskussion

Die Analyse der einzelnen Resorptionsintervalle ergibt ausgeprägte intra- und interindividuelle Schwankungen. Im Zeitraum bis zu 3 Tagen nach IPT ergibt sich in ⅔ der Intervalle ein PI-Abfall in Umbilicalarterie und Aorta sowie ein Anstieg der V_{mean} in der Aorta. ⅓ der Intervalle zeigt eine gegenläufige Reaktion. Nach vollständiger Resorption des Hämatoperitoneums im Mittel nach 6,8 Tagen sind diese Tendenzen schon wieder uneinheitlicher. Auch nach 10 Tagen überwiegt der Widerstandsabfall im Umbilicalarterienbereich, in der Aorta kommt es jedoch bereits zum Wiederanstieg bei erhaltenem Trend zum Anstieg der mittleren Flußgeschwindigkeit. Das Widerstandsverhalten der Carotis ist uneinheitlich mit Überwiegen des PI-Abfalles. Im Gesamtzeitraum zwischen Therapiebeginn und Entbindung fällt der Umbilicalarterien PI im Mittel um 21%, der PI in Aorta und Carotis steigt im Mittel um 28 und 40% respektive.

Schlußfolgerung

Eine Abschätzung des optimalen Zeitpunktes für eine erneute Transfusion und damit stärkere Individualisierung des Therapieintervalls läßt sich mit der Methode anhand des vorliegenden Datenmaterials noch nicht erreichen. Hierzu sind direkte Korrelationen zwischen Dopplerbefunden und Hämolyseparametern aus Fetalblut nach Cordocentese erforderlich.

Bildgebende Verfahren: Sonographie, Kernspintomographie

Die Sitzung am 8. 9. 1988 wurde von *M. Hansmann,* Bonn und *K. Quakernack,* Bochum, geleitet. Sie war neuen Entwicklungen in den bildgebenden Verfahren in der Gynäkologie und Geburtshilfe gewidmet.

Die Plastination von Großschnitten des kleinen Beckens (Brökelmann et al., Bonn) ist ein Weg, zu einer präzisen Erfassung der sonographischen Bildebene (Sagittal- und Iliakalebene), insbesondere neben Uterus und Ovarien auch zu Informationen über Iliakalgefäße, Beckenwandstrukturen und Ureter im Ultraschallbild zu gelangen. Endosonographische Messungen der Cervixlänge werden heute für die Indikationsstellung zur [immer seltener werdenden] Cerclage gefordert (B. Unteregger et al., Homburg). Signifikant ist die Verkürzung der individuell unterschiedlichen Portiolänge (Serienuntersuchungen) und der Nachweis einer Trichterbildung im Bereich des inneren Muttermundes. Eine Arbeitsgruppe aus Mainz legte eine prospektive ultrasonographische Querschnittsstudie an langen Extremitätenknochen vor und errechnete entsprechende Normdaten (E. Merz et al., Mainz). Daß Populationen verschiedener Herkunft deutlich unterschiedliche fetometrische Daten (biparietaler und Thorax-Quer-Durchmesser) ergeben können, wurde mit prospektiven sonographischen Untersuchungen an schwangeren türkischen Frauen nachgewiesen (G. Braems et al., Gießen). Bei sonographisch vermuteter Oligohydramnie kann sich die Amnionauffüllung empfehlen, um zu klaren sonopathologischen Beurteilungen zu gelangen (W. Grünsteidel und H. J. Vogt, Erlangen). Die Indikationen der Sonographie in der Kinder- und Jugendgynäkologie zur Feststellung von Genitalfehlbildungen werden besprochen (S. Krone et al., München). Drei Beiträge beschreiben diagnostische Möglichkeiten, die sich mit der Kernspintomographie ergeben (Homburg, Bochum). Die geburtshilfliche Beckenmessung mit Kernspintomographie ergibt dieselbe Meßgenauigkeit wie die traditionelle Röntgenmessung nach Guthmann-Martius. Die Vaginalsonographie scheint in der Regel für die Beurteilung von Genitaltumoren auszureichen, die Kernspintomographie bringt zusätzlich die Vorteile einer verbesserten Gewebedifferenzierung, ist jedoch nur bei bestimmten Fragestellungen gegenüber der schnell durchführbaren und evtl. sogar als Screening-Methode anwendbaren Vaginalsonographie im Vorteil (V. Jaspers et al., Bochum). Ein Vergleich der Aussagekraft von Computertomographie und Kernspintomographie ergibt vor allem hinsichtlich der Zuordnung von parauterinen Befunden zu Uterus oder Adnexen eindeutig Vorteile der Kernspintomographie, die sich in der Gewebedifferenzierung als konkurrenzlos erweist. Weitere Entwicklungen werden in Richtung auf Verwendung paramagnetischer Kontrastmittel, Anwendung schnellerer Bildfrequenzen und verbesserter Bildnachbearbeitung zu erwarten sein (T. Schröder et al., Bochum). H. L.

Sonographie und plastinierte Großschnitte des kleinen Beckens

J. Brökelmann[1], R. Bald, G. von Hagens[2], M. Hansmann[1]

[1] Universitäts-Frauenklinik Bonn, [2] Anatomisches Institut der Universität Heidelberg

Wir haben transparente, plastinierte Großschnitte von weiblichen Becken (Feten, Frauen) hergestellt und sie Ultraschallbildern gegenübergestellt. Dazu wurden entweder ganze Becken plastiniert und mit einer Diamantdrahtsäge geschnitten [1]; oder es wurden tiefgefrorene Becken geschnitten und die Scheiben plastiniert [2].

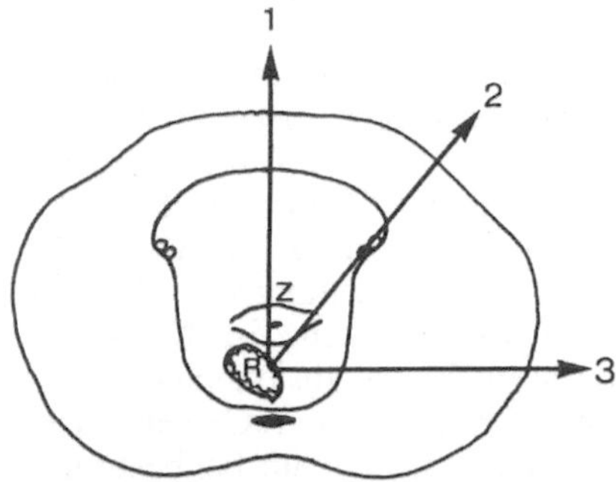

Abb. 1. Orientierungsebenen bei der Vagino-Rekto-Sonographie. (1. Sagittalebene 2. Iliakalebene 3. Frontalebene. Z = Zervix, R = Rektum)

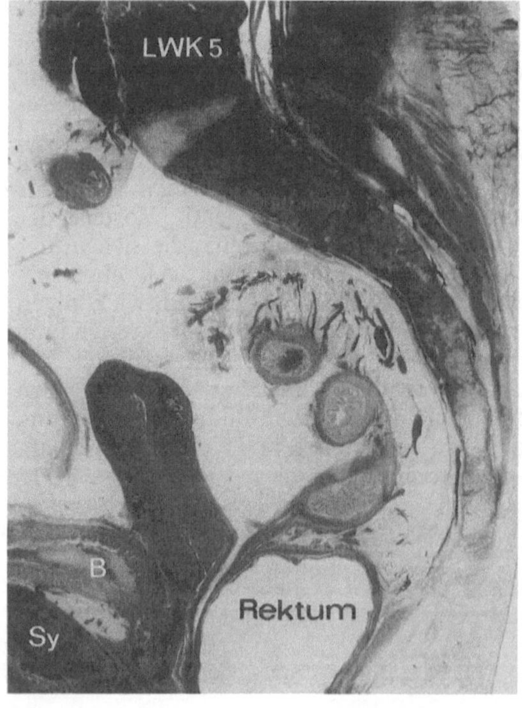

Abb. 2. Sagittalschnitt durch das kleine Becken einer erwachsenen Frau. (B = Harnblase, Sy = Symphyse, LWK5 = V. Lendenwirbelkörper)

Archives of Gynecology and Obstetrics Vol. 245, No. 1-4, 1989
Verhandlungen der Deutschen Gesellschaft für Gynäkologie und Geburtshilfe,
47. Versammlung, München 6.-10. September 1988
© Springer-Verlag Berlin Heidelberg

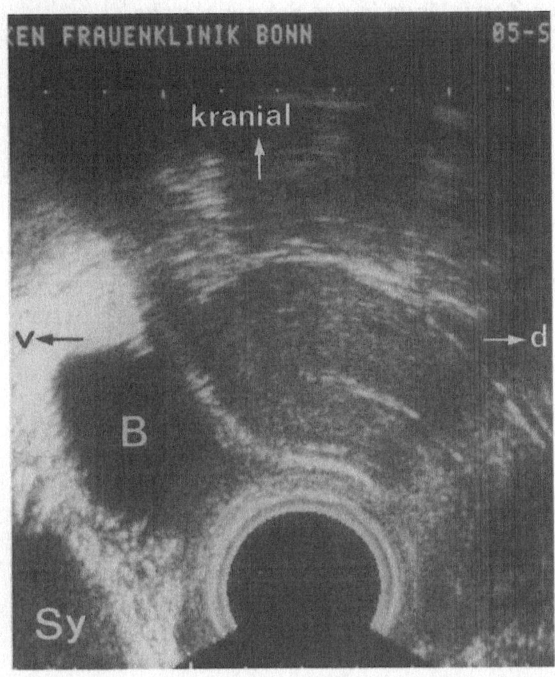

Abb. 3. Vaginalultraschallbild in der Sagittalebene bei anteflektiertem Uterus. (B = Harnblase, Sy = Symphyse, v = ventral, d = dorsal)

Bei der Vagino- und Rekto-Sonographie haben sich bislang folgende Orientierungsebenen bewährt:

1. *Sagittalebene* (Abb. 1, 2, 3)
2. *Iliakalebene* (Abb. 1). Das ist diejenige Ebene, die vom seitlichen Scheidengewölbe oder vom Rektum aus die Iliakalgefäße nach Möglichkeit längs trifft. Meist liegen die Venenplexus des Ovars und der Parametrien zumindest teilweise in dieser Ebene; das Ovar befindet sich überwiegend ventral der Iliakalebene.
3. Die *Frontal-* (oder *Horizontal-*)Ebene spielt kaum eine Rolle, da diese Schnittebene auf die Beckenwand trifft und keine klinisch relevanten Organe anschneidet.

Bei der Orientierung der Schnittbilder hat es sich bewährt, den Schallkopf unten im Bild zu positionieren, damit die Richtung „kranial" auch oben im Bild ist (Abb. 3).

Plastinierte Großschnitte helfen, zusätzlich zu Uterus und Ovarien auch Strukturen wie Iliakalgefäße, Beckenwand, Parametrien und Ureter im Ultraschallbild zu lokalisieren.

Literatur

1. Brökelmann J, Weiers H, Hansmann M, Bald R (1988) Die Struktur der Plazenta in Epoxid-Großschnitten und im Ultraschallbild, Teil I: Die normale Plazenta. Ultraschall Klin Prax 3:70–78
2. Hagens G von, Tiedemann K, Kriz W (1987) The current potential of plastination. Anat Embryol 175:411–421

Endosonographische Messungen der Zervixlänge in der Schwangerschaft

B. Unteregger, W. Stolz, G. Bastert

Universitäts-Frauenklinik Homburg/Saar

Die im Rahmen der Routinevorsorgeuntersuchung während der Schwangerschaft durchgeführte Palpation der Zervix sind immer einer erheblichen subjektiven Interpretation unterworfen. Darüber hinaus findet sich auch eine relativ große Variationsbreite sogenannter Normalbefunde. Inzwischen existieren einige Studien zur ultrasonographischen Beurteilung der Zervix, mit dem Ziel, Kriterien zu entwickeln, die ein einfach zu erhebendes und objektiveres Ergebnis als der Tastbefund liefern. Seit der Entwicklung entsprechender Sonden bietet sich in jüngerer Zeit die Vaginosonographie an.

Ziel dieser Studie war es, Kriterien zur vaginosonographischen Beurteilung der Zervix während eines unkomplizierten Schwangerschaftsverlaufs zu entwikkeln. Darüberhinaus sollte ermittelt werden, ob es Kriterien gibt, die bereits frühzeitig eine drohende Inkompetenz der Zervix anzeigen können.

Es wurden dazu insgesamt 150 Schwangere zwischen der 14. und 36. Schwangerschaftswoche (SSW) transvaginal mit einem 240° Panoramascanner (Kretztechnik) untersucht. Ausgenommen waren Schwangere mit vorzeitiger Wehentätigkeit, manifester Zervixinsuffizienz oder im Zustand nach Konisation.

Abb. 1 zeigt die Zervix im Sagittalschnitt, eine Schnittebene, welche die Beurteilung der Parameter Portiolänge, Zervixlänge und Öffnung des inneren Muttermundes erlaubt.

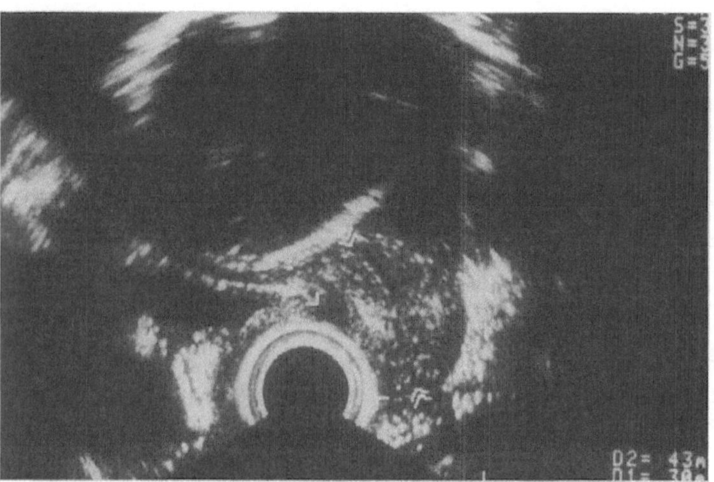

Abb. 1. Darstellung der Cervix im Sagittalschnitt

Die ultrasonographisch gemessene Portiolänge ist immer größer als die tastbare Portiolänge. Es ist immer eine Differenz zwischen Zervix- und Portiolänge vorhanden, die sich im Lauf der Schwangerschaft bis auf 0,5 cm in der 36. SSW verkürzt (Abb. 2). Eine Verkürzung dieser Differenz auf Werte unter 0,5 cm vor der 36. SSW findet man gehäuft bei vorzeitiger Wehentätigkeit und Zervixinsuffizienz, unabhängig von der individuellen Portiolänge. Eine Trichterbildung des inneren Muttermundes wurde bei Zervixinsuffizienz beobachtet, jedoch nur bei

Archives of Gynecology and Obstetrics Vol. 245, No. 1-4, 1989
Verhandlungen der Deutschen Gesellschaft für Gynäkologie und Geburtshilfe,
47. Versammlung, München 6.-10. September 1988
© Springer-Verlag Berlin Heidelberg

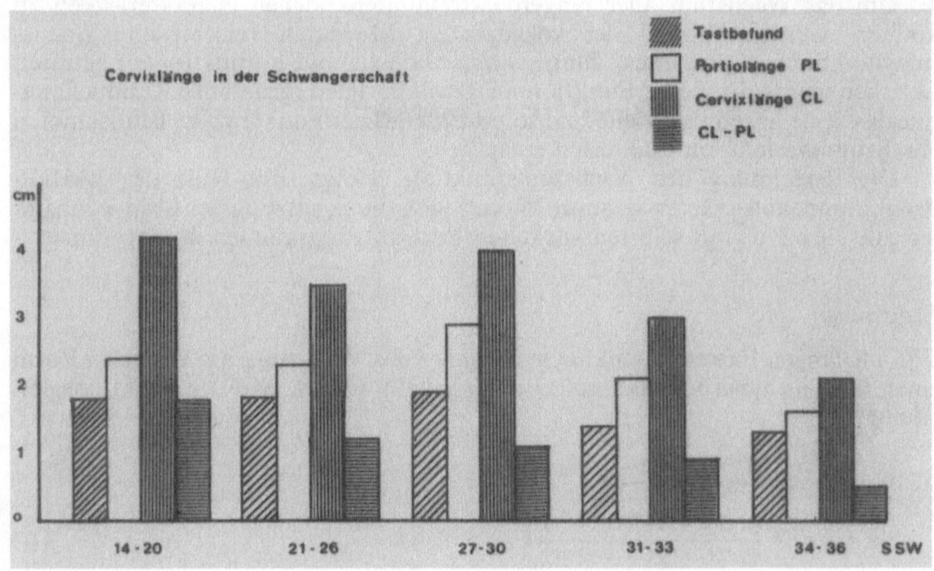

Abb. 2. Veränderung von Portiolänge, Cervixlänge und Tastbefund im Verlauf der Schwangerschaft

50% des Kollektivs. Die meisten von diesen Patientinnen erhielten im weiteren Schwangerschaftsverlauf eine Cerclage. Die Trichterbildung am inneren Muttermund scheint damit ein Kriterium für einen weiter fortgeschrittenen Befund der Zervixinsuffizienz zu sein.

Die vaginosonographische Zervixdarstellung kann sicher nicht den tastenden Finger ersetzen, sie kann aber wichtige und einfach zu ermittelnde Zusatzinformationen über das Auftreten einer Zervixinsuffizienz liefern, die ein differenziertes Vorgehen bei der Therapie erlaubt.

Entwicklung eines Wachstumsmodells für die langen fetalen Extremitätenknochen

E. Merz[1], A. Grüßner[2], F. Kern[2]

Universitäts-Frauenklinik Mainz[1] und Institut für Medizinische Statistik und Dokumentation Mainz[2]

Bei 515 gesunden Einzelkindern mit bekanntem Gestationsalter zwischen der 13. und 40. begonnenen Schwangerschaftswoche wurden im Rahmen einer prospektiven Querschnittstudie die langen Extremitätenknochen sonographisch vermessen. Die Knochen Femur, Tibia, Humerus und Radius wurden in allen Fällen, die Knochen Fibula und Ulna in 385 Fällen biometrisch erfaßt. Alle Messungen erfolgten mit handelsüblichen Ultraschallgeräten (ADR 2140 Kranzbühler, 3,5 MHz u. Combison 202R Kretztechnik, 4 MHz) am gespeicherten Bild mittels elektronischer Markierungspunkte. Die Schallgeschwindigkeit betrug einheitlich 1540 m/sec. Zum Ausschluß eines interpersonellen Fehlers wurden alle Messungen nur vom Erstautor durchgeführt.

Um das Wachstum aller langen Extremitätenknochen charakterisieren zu können, wurden anhand der vorliegenden Meßdaten verschiedene Wachstumsfunktionen (Areasinus, Tangens hyperbolicus und e-Funktionen) getestet. Letztlich wurde diejenige Funktion ausgewählt, die aufgrund der Residuenanalyse das beste Ergebnis erzielte und somit dem aus der Punktewolke beobachteten Wachstumsverlauf am exaktesten entsprach.

Die Berechnung der Wachstumsfunktion erfolgte mit Hilfe des BMDP-Programmpaketes [2] (Programm 3R und 9R), die Schätzung der Prädiktionsintervalle [4] wurde mit selbstentwickelten Fortran-Programmen durchgeführt.

Ergebnisse

Für alle langen Extremitätenknochen konnte das Wachstum am besten in Form einer Tangens hyperbolicus-Funktion dargestellt werden. Mit der Funktionsgleichung

$$f(SSW) = a \times \tanh (b \times (SSW - c))$$

$$= a \times \left(\frac{\text{Exp} (2b \times (SSW - c)) - 1}{\text{Exp} (2b \times (SSW - c)) + 1} \right) \tag{1}$$

konnten die Koeffizienten für die einzelnen Extremitätenknochen wie folgt geschätzt werden:

Koeffizient	a	b	c
Femur	117,4	0,0260	9,61
Tibia	86,6	0,0325	10,04
Fibula	77,8	0,0372	10,67
Humerus	83,8	0,0351	9,87
Radius	61,7	0,0432	10,69
Ulna	71,1	0,0416	10,57

Für alle Knochen wurden die Prädiktionsintervalle für die 5., 10., 50., 90. und 95. Perzentile geschätzt. Dabei erfolgten die Schätzungen über das linearisierte Modell [3]. Da die Streubreite der beobachteten Werte mit fortschreitender Schwangerschaftsdauer deutlich zunimmt, wurden die Prädiktionsintervalle entsprechend der Punktewolke korrigiert. Dabei ergaben sich am Ende der Schwangerschaft etwa doppelt so große Prädiktionsintervalle wie in der 13. Schwangerschaftswoche. Die somit für die einzelnen langen Extremitätenknochen erhaltenen Normkurven sind in Abb. 1, die entsprechenden Normdaten in Form der 5., 50. und 95. Perzentile in Tabelle 1 wiedergegeben.

Im Vergleich zu der üblichen Art, Wachstumskurven mittels Polynomen unterschiedlichen Grades zu glätten, hat ein mathematisches Wachstumsmodell verschiedene Vorteile:

1. Das Wachstum aller langen Extremitätenknochen kann mit einer einzigen mathematischen Funktion mit nur 3 Koeffizienten pro Knochen angegeben werden.
2. Einzelbeobachtungen haben einen geringeren Einfluß auf die Gesamtschätzung als bei höhergradigen Polynomen.
3. Zufällige Schwankungen innerhalb der Daten werden nicht angepaßt, wodurch man einen kontinuierlichen Kurvenverlauf ohne Wellenlinien erhält.

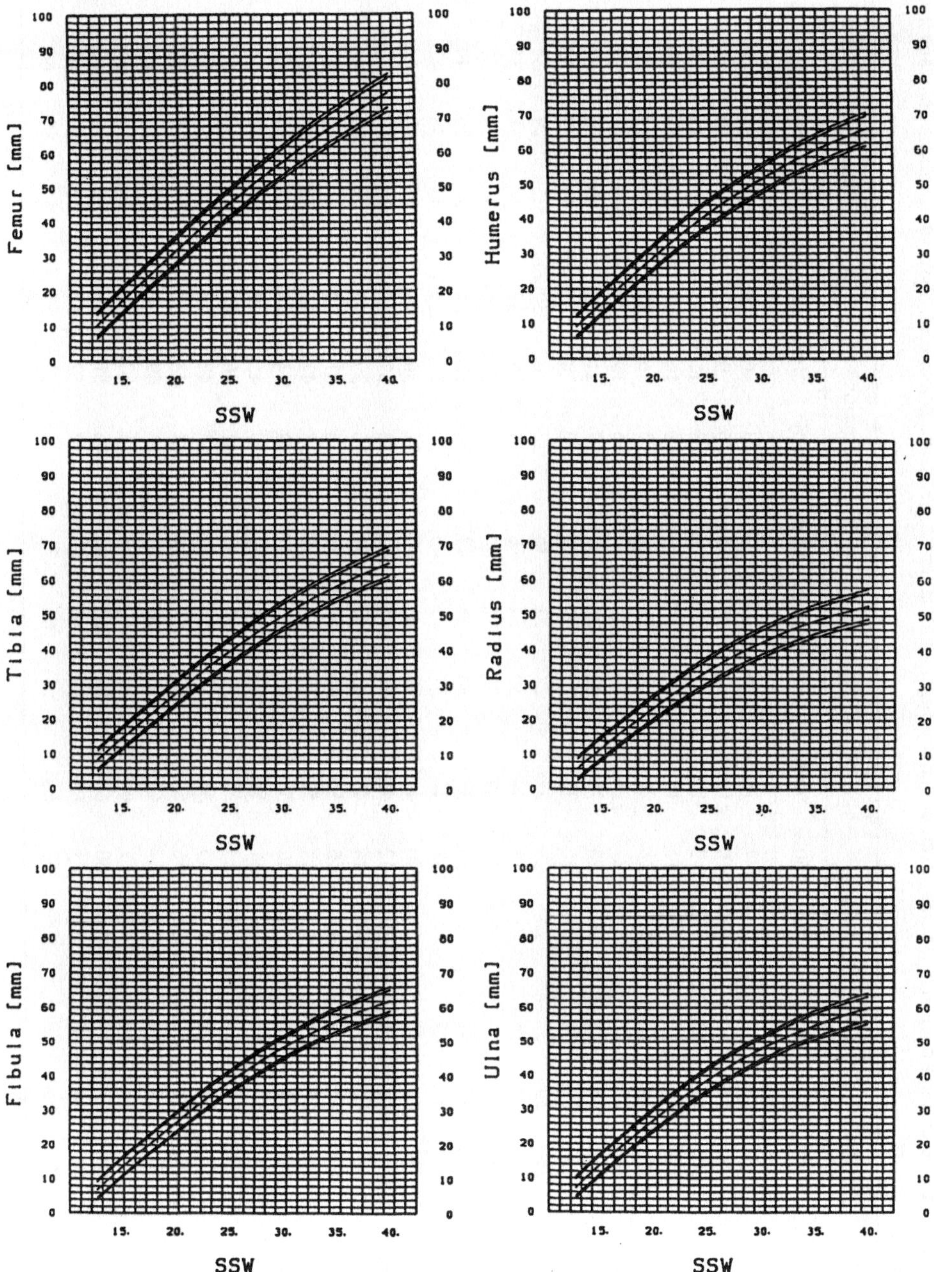

Abb. 1. Normkurven für die langen Extremitätenknochen (5., 10., 50., 90. u. 95. Perzentile) in Abhängigkeit vom Schwangerschaftsalter. Die laufende Schwangerschaftswoche ist durch das Rasterintervall gekennzeichnet

Tabelle 1. Normwerte für die langen Extremitätenknochen in Abhängigkeit vom Schwangerschaftsalter (5., 50. u. 95. Perzentile). SSW = begonnene Schwangerschaftswoche

SSW	Femur			Tibia			Fibula			Humerus			Radius			Ulna		
	5%	50%	95%	5%	50%	95%	5%	50%	95%	5%	50%	95%	5%	50%	95%	5%	50%	95%
13.	6	10	14	5	8	12	4	7	10	6	9	13	3	6	10	4	7	10
14.	9	13	17	8	11	14	7	10	12	9	12	16	5	9	12	7	10	13
15.	12	16	20	10	14	17	9	12	15	11	15	18	8	11	15	10	13	16
16.	15	19	23	13	17	20	12	15	18	14	18	21	10	14	18	12	16	19
17.	18	22	26	16	19	23	15	18	21	17	21	24	13	16	20	15	19	22
18.	21	25	29	18	22	26	18	21	24	20	23	27	15	19	23	18	21	25
19.	24	28	32	21	25	28	20	23	26	22	26	30	17	21	25	20	24	27
20.	27	31	35	23	27	31	23	26	29	25	29	32	20	24	27	23	27	30
21.	29	34	38	26	30	33	25	28	32	27	31	35	22	26	30	25	29	33
22.	32	37	41	28	32	36	28	31	34	30	34	38	24	28	32	28	31	35
23.	35	39	44	31	35	38	30	33	37	32	36	40	26	30	34	30	34	37
24.	37	42	47	33	37	41	32	36	39	34	38	42	28	32	36	32	36	40
25.	40	45	49	35	39	43	35	38	41	37	41	45	30	34	38	34	38	42
26.	43	47	52	37	41	45	37	40	44	39	43	47	32	36	40	36	40	44
27.	45	50	54	39	43	48	39	42	46	41	45	49	33	37	42	38	42	46
28.	47	52	57	41	46	50	41	44	48	43	47	51	35	39	43	40	44	48
29.	50	55	59	43	48	52	43	46	50	45	49	53	36	41	45	42	46	50
30.	52	57	62	45	49	54	44	48	52	47	51	55	38	42	47	44	48	52
31.	54	59	64	47	51	56	46	50	53	49	53	57	39	44	48	45	49	53
32.	57	62	67	49	53	57	48	51	55	50	55	59	40	45	49	47	51	55
33.	59	64	69	50	55	59	49	53	57	52	56	61	42	46	51	48	52	56
34.	61	66	71	52	57	61	51	54	58	53	58	62	43	47	52	49	53	58
35.	63	68	73	54	58	63	52	56	60	55	59	64	44	48	53	50	55	59
36.	65	70	75	55	60	64	53	57	61	56	61	65	45	49	54	52	56	60
37.	67	72	77	57	61	66	55	59	62	57	62	67	45	50	55	53	57	61
38.	68	74	79	58	62	57	56	60	64	59	63	68	46	51	56	54	58	62
39.	70	76	81	59	64	68	57	61	65	60	65	69	47	52	57	55	59	63
40.	72	77	83	60	65	70	58	62	66	61	66	71	48	53	57	55	60	64

Mit Hilfe der vorliegenden Normkurven lassen sich nicht nur frühzeitig Störungen des Knochenwachstums erkennen, sondern es gelingt auch bei Messung aller 6 langen Extremitätenknochen, die unterschiedlichen Zwergwuchsformen näher zu charakterisieren und besser voneinander abzugrenzen.

Literatur

1. Bronstein IN, Semendjajew KA (1968) Taschenbuch der Mathematik. Deutsch, Zürich
2. Dixon WJ (1986) Statistical Software. University of California Press, Berkeley-Los Angeles
3. Kuhnert A, Stienen U (1986) Diagnostik in linearen Regressionsproblemen mit BMDP, SPPS und einem eigenen Programm (incl. Kommentare zu SAS). In: Lehmacher W, Hörmann A (Hrsg) Statistik Software. Fischer, Stuttgart
4. Weisberg S (1980) Applied linear regression. Wiley & Sons, New York Chichester Brisbane Toronto Singapore

Pränatale Diagnostik und Prognose der Oligo- und Anhydramnie

W. Grünsteidel, H. J. Voigt

Frauenklinik der Universität Erlangen-Nürnberg

Die Oligo- und Anhydramnie wurde bereits mehrfach als Leitsymptom fetaler Mißbildungen im Rahmen der pränatalen Diagnostik hervorgehoben. Da bei derartigen Voraussetzungen eine sonoanatomische Beurteilung des Feten aufgrund der fehlenden Wasservorlaufstrecke und der kindlichen Zwangshaltung nur sehr beschränkt möglich ist, versuchten wir durch Amnionauffüllung, Chorionzottenbiopsien und gepulste Dopplersonographie die pränatale Diagnostik zu verbessern.

In den Jahren 1985–1987 konnten wir so 56 Patientinnen mit einer Oligo- oder Anhydramnie untersuchen. Erwartungsgemäß fanden sich am häufigsten Fehlbildungen des uropoetischen Systems (25 Fälle). Bei 22 Kindern konnten keine Fehlbildungen nachgewiesen werden. Allerdings zeigten ⅔ dieser Kinder eine deutliche Wachstumsretardierung (als SGA aufgeführt). Chromosomenaberrationen fanden sich in 4 Beobachtungen (entsprechend 7%). Nur bei drei Fällen konnte postpartal eine Plazentainsuffizienz nachgewiesen werden. In zwei Fällen fand sich ein Amnionbändersyndrom.

Beeindruckend hoch war die Gesamtmortalität aller Beobachtungen. Nur 18 der 56 Kinder waren lebensfähig. Als absolutes Signum malum omnis erwies sich dabei die Anhydramnie. Nur ein Kind überlebte nach vorzeitigem Blasensprung dank intensiver neonatologischer Maßnahmen. Fand sich eine Oligo- oder Anhydramnie vor der 20. SSW sahen wir, wie Hansmann, nur schwere, mit dem Leben nicht vereinbare Mißbildungen und Plazentastörungen.

Anlaß zum Nachdenken gab uns der Zeitpunkt der Zuweisung der Patientinnen. 48% der Fälle konnten vor der 24. SSW abgeklärt werden, was sicher ein Verdienst des III-Stufen Konzepts ist. Die 52% erst später erkannten Fälle erscheint dennoch bedenklich hoch.

Insgesamt konnten wir durch Amnionauffüllung, Chorionzottenbiopsie und Dopplersonographie in allen Fällen eine causale Störung nachweisen oder ausschließen. Die Punktionsverfahren sollten aufgrund ihrer Invasivität dem Punktionserfahrenen vorbehalten bleiben. Bei Unsicherheiten ist daher unbedingt eine Weiterleitung an ein perinatalogisches Zentrum ratsam, insbesondere wenn neben einer unklaren Fruchtwasserreduzierung eine fetale Retardierung vorliegt.

Archives of Gynecology and Obstetrics Vol. 245, No. 1-4, 1989
Verhandlungen der Deutschen Gesellschaft für Gynäkologie und Geburtshilfe,
47. Versammlung, München 6.-10. September 1988
© Springer-Verlag Berlin Heidelberg

Tabelle 1. Oligo- und Anhydramniefälle der UFK Erlangen 1985–1987

	n	SGA	Lebend
Keine Fehlbildungen	22	17	14
vorzeitiger Blasensprung	6	2	1
Urogenitale Fehlbildungen	25	15	4
bilaterale Nierenagenesie (Potter-Syndrom)	5	5	–
multizystische Nierendysplasie (Potter I u. II)	4	2	–
Nierenagenesie + multizystische Niere (Potter II)	1	1	–
multizystische Niere, einseitig (Potter II)	3	3	3
Meckel-Gruber-Syndrom	1	–	–
obstruktive Uropathie mit weiteren Mißbildungen	7	4	1
Prune belly Syndrom	4	–	–
Chromosomenaberrationen	4	4	–
Triploidie	2	2	–
Trisomie 13	1	1	–
Cri du chat Syndrom	1	1	–
Plazentare Insuffizienz	3	3	–
multiple Infarkte	2	2	–
Endarteriitis obliterans	1	1	–
Amnionbändersyndrom	2	2	–
Gesamt	56	41	18

Sonographisches Wachstum und Geburtsmaße einer türkischen Population in Deutschland im Vergleich zu einer mitteleuropäischen Population

G. Braems, U. Lang, J. Wolff

Universitäts-Frauenklinik Giessen

Im Rahmen unserer poliklinischen Betreuung wurde bei *türkischen* Schwangeren das sonographische Wachstum der Feten festgelegt. Hierbei fielen in der zweiten Schwangerschaftshälfte wiederholt kleinere biparietale Durchmesser (BIP) im Vergleich zur *mitteleuropäischen* (*ME*) Population auf, während weitere Parameter wie Thoraxquerdurchmesser (Th q) und Femurlänge (F) dem normalen Verlauf folgen. Zum Ausschluß von Wachstumsretardierungen und Fehlbildungen (Mikrozephalie) erfolgende diagnostische Maßnahmen ergaben keine pathologischen Befunde, die Neugeborenen waren unauffällig. Zur Überprüfung dieser klinischen Beobachtungen wurden die ultrasonographischen Parameter (BIP, Th q und F) und die Geburtsmaße (Geburtsgewicht, Länge und Kopfumfang) für beide Populationen miteinander verglichen. 417 Ultraschallbefunde von 163 türkischen Patientinnen wurden untersucht. Patientinnen mit einer Terminunklarheit wurden ausgeschlossen. Die *BIP* von beiden Populationen verlaufen bis zur 20. SSW gleich (Abb. 1), danach weichen die Mittelwerte für den BIP voneinander. Ab Termin ist der Mittelwert für den BIP bei türkischen Feten 92 bis 93 mm versus 98 mm für den BIP bei ME Feten. Abb. 2 illustriert, daß sich der BIP türkischer Feten (BIP türk) in der zweiten Schwangerschaftshälfte dem BIP minus 2 Standardabweichungen für ME Feten annähert. Der BIP türkischer

Archives of Gynecology and Obstetrics Vol. 245, No. 1-4, 1989
Verhandlungen der Deutschen Gesellschaft für Gynäkologie und Geburtshilfe,
47. Versammlung, München 6.-10. September 1988
© Springer-Verlag Berlin Heidelberg

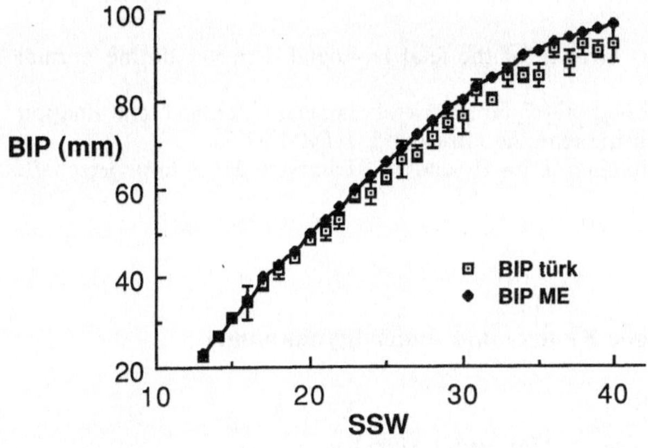

Abb. 1. Der BIP türkischer Feten (BIP türk) im Vergleich zum BIP mitteleuropäischer Feten (BIP ME). Für die türkischen Feten ist der Mittelwert $\pm 2 \times$ „Standardabweichung des Mittelwertes" dargestellt. In der zweiten Schwangerschaftshälfte weichen beide Kurven voneinander. Am Termin ist der BIP türk 92 bis 93 und der BIP ME 98 mm

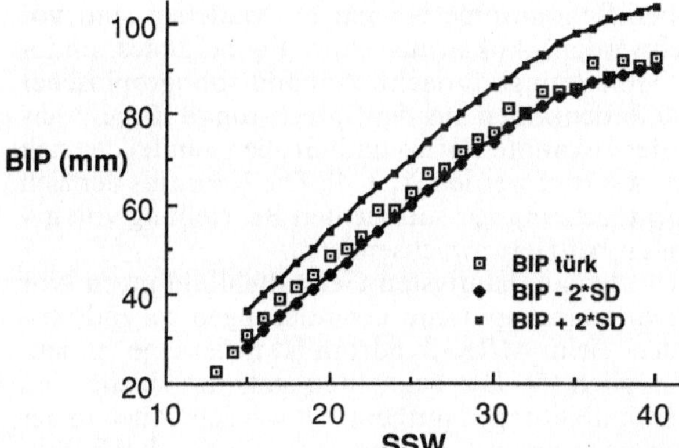

Abb 2. Der BIP türkischer Feten (BIP türk) im Vergleich zum BIP mitteleuropäischer Feten minus 2 Standardabweichungen (BIP $-2 \times$ SD). In der zweiten Schwangeschaftshälfte nähert der BIP türk sich dem BIP $- 2 \times$ SD

Feten am Termin entspricht etwa dem der 35. bis 36. SSW bei ME Feten. Die *Th q* Werte beider Populationen gleichen einander. Ein dem BIP analoger Unterschied zwischen beiden Populationen ist nicht feststellbar. Die Femurlängen (*F*) sind bei den Feten beider Populationen vor der 20. SSW annähernd gleich. In der zweiten Schwangerschaftshälfte sind die F-Werte türkischer Feten kleiner; ihr Verlauf fällt zusammen mit der Kurve für F minus 2 Standardabweichungen für ME Feten. Aufgrund dieser Feststellungen erhebt sich die Frage, ob türkische Neugeborene kleiner sind als ME Neugeborene. Zur Beantwortung wurden die *Geburtsmaße (Geburtsgewicht, Länge und Kopfumfang)* von 244 türkischen und 217 ME Neugeborenen miteinander verglichen. Hierbei handelte es sich um 235 männliche und 226 weibliche Neugeborene. Zwischen beiden Populationen besteht für die 3 Parameter, sowohl in der männlichen als in der weiblichen Gruppe, ebensowenig ein statistischer Unterschied (t-test, Macintosh PC, Program m: MacSS) wie für den Kopfumfang. Innerhalb jeder Population sowohl für die türkischen als auch für die ME sind die Unterschiede zwischen den Geschlechtern für diese 3 Parameter statistisch signifikant (p < 0,001). Aufgrund der vorgestellten Befunde (abweichende sonographische Kurven für BIP und F bei später unauffälligen, eutrophen Neugeborenen) liegt die Vermutung einer abweichenden Kopfform türkischer Feten nahe. Anhand eines größeren Kollektivs sollten sonographische Normkurven für diese spezielle Population erstellt werden, um ggf. unnötige und belastende Maßnahmen der pränatalen Diagnostik zu vermeiden.

Literatur

1. Campbell S, Newman GB (1971) Growth of the fetal biparietal diameter during normal pregnancy. Brit Cwith 78:513
2. Hadlock FP, Deter RL, Harrist RB (1982) Fetal biparietal diameter: A critical re-evaluation of the relation to menstrual age using realtime ultrasound. JUM 1:97
3. Hansmann M (1976) Ultraschallbiometrie im II. und III. Trimester der Schwangerschaft. Gynäkologe 9:133

Sonographische Diagnostik in der Kinder- und Jugendgynäkologie

S. Krone, J. Wisser, C. Anthuber

Frauenklinik im Klinikum Großhadern der Universität München

Indikationen zur gynäkologischen Sonographie bei jungen Mädchen sind vor allem: unklare Unterbauchbeschwerden, Abklärung eines Tastbefundes, endokrine Funktionsstörungen und Fehlbildungsverdacht. Anhand sonographischer Untersuchungsergebnisse von 50 Patientinnen aus der Sprechstunde für Kinder- und Jugendgynäkologie konnte der bekannte Form- und Größenwandel des sich entwickelnden inneren Genitales bestätigt werden [1, 3, 4]. Die Kenntnis der sich ändernden Sonoanatomie ist Voraussetzung zur suffizienten Beurteilung von gynäkologischen Ultraschallbefunden bei Heranwachsenden.

Als pathologische Befunde wurden am häufigsten Genitalfehlbildungen (vor allem Aplasien und Atresien) sowie sonographische Veränderungen bei endokrinen Funktionsstörungen gefunden. Beim MRK-Syndrom ist meist eine eindeutige sonographische Diagnose möglich [5]. Hierbei sollten stets die ableitenden Harnwege im Hinblick auf Begleitfehlbildungen mitbeurteilt werden. Auch in der Planung und Verlaufsbeurteilung einer operativen Therapie von Genitalfehlbil-

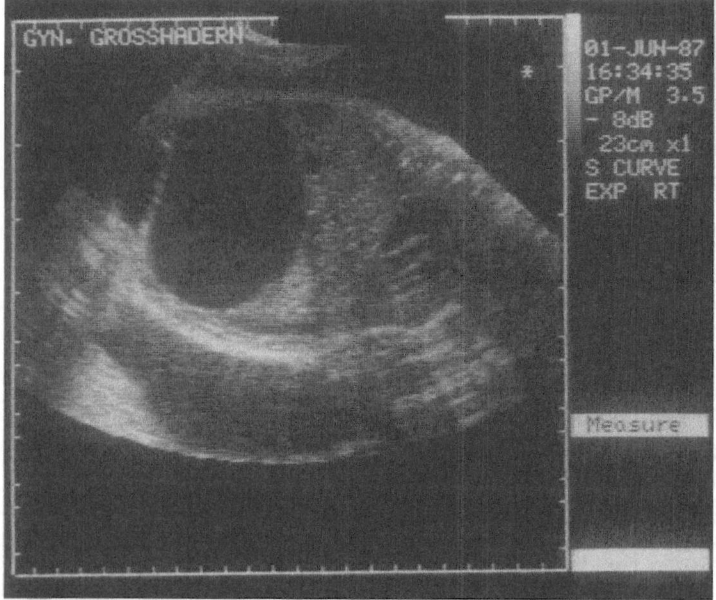

Abb. 1

Archives of Gynecology and Obstetrics Vol. 245, No. 1-4, 1989
Verhandlungen der Deutschen Gesellschaft für Gynäkologie und Geburtshilfe,
47. Versammlung, München 6.-10. September 1988

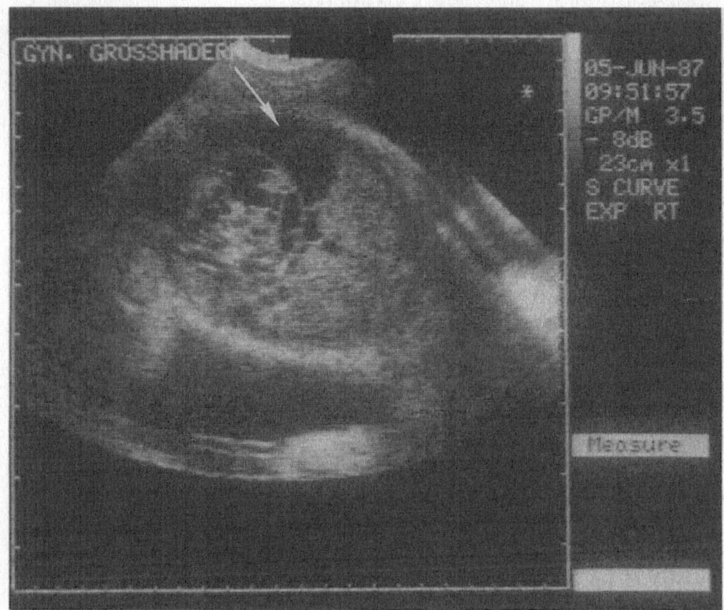

Abb. 2

dungen kann der Ultraschall sinnvoll eingesetzt werden (z. B. Hämatometra infolge Vaginalatresie). Im Rahmen der Abklärung endokriner Funktionsstörungen ist die Beurteilung der Ovarien unverzichtbar (z. B. PCO-Syndrom, Gonadendysgenesie).

Daß kindergynäkologische Sonographie schon pränatal möglich ist und dabei von entscheidendem Einfluß auf das geburtshilfliche Vorgehen und die weitere Therapieplanung sein kann [2] zeigt folgender Fall: Eine 37jährige Erstgebärende wurde uns in der 36. SSW zur weiteren Abklärung einer zystischen Raumforderung im fetalen Abdomen zugewiesen (Abb. 1). Eine Kontrollsonographie nach vier Tagen zeigte freie intraabdominelle Flüssigkeit als Hinweis auf eine Ruptur der Zyste (Abb. 2). Nach der sofort durchgeführten Sectio wurde das Kind operiert, es handelte sich um eine geplatzte Ovarialzyste mit einer intraperitonealen Blutung.

Zusammenfassend sei betont, daß die Sonographie eine entscheidende Rolle bei Diagnose und Therapie von kindergynäkologischen Erkrankungen spielen kann.

Literatur

1. Bernaschek G, Lubec G, Schaller A (1984) Sonographische Untersuchungen über das Wachstum von Uterus und Ovarien zwischen dem 1.–14. Lebensjahr. Geburtsh Frauenheilk 44:727–730
2. Kühl G, Heep J, Paulski HJ, Schütze U (1984) Die pränatale ultrasonographische Diagnose von Ovaralzysten und deren Häufigkeit bei Neugeborenen. Z Kinderchir 39:344–346
3. Nussbaum AR, Sanders RC, Jones MD (1986) Neonatal Uterine Morphology as Seen on Real-Time US. Radiology 160:641–643
4. Orsini LF, Salardi S, Pilu G, Bovicelli L, Cacciari E (1984) Pelvic Organs in Premenarcheal Girls: Real-Time Ultrasonography. Radiology 153:113–116
5. Rosenberg HK, Sherman NH, Tarry WF, Duckett JW, McCrum Snyder H (1986) Mayer-Rokitansky-Kuster-Hauser Syndrome: US Aid to Diagnosis. Radiology 161:815–819

117

Möglichkeiten der kernspintomographischen Pelvimetrie

M. Tesseraux, G. P. Breitbach, H. Wörner, B. Kramann, G. Bastert

Abteilung für Radiodiagnostik der Universitätskliniken Homburg/Saar
und Universitäts-Frauenklinik Homburg/Saar

40 Patientinnen wurden prä- und post partum sowohl mittels konventioneller als auch kernspintomographischer Pelvimetrie untersucht.

Besteht klinisch der Verdacht auf geburtsmechanisch bedingte Störungen des normalen Geburtsablaufs, so kann sich die Indikation zur präpartalen Pelvimetrie stellen. Trotz des nachgewiesenen erhöhten Risikos durch Strahlenexposition während der Schwangerschaft unterzogen sich in den letzten Jahren in den USA 6% aller Schwangeren einer geburtshilflichen Röntgendiagnostik. Mit der Kernspintomographie besitzen wir jedoch die Möglichkeit, Schwangere ohne Strahlenrisiko zu untersuchen.

Zunächst erfolgten vergleichende postpartale Untersuchungen der geburtshilflichen Beckenmaße bei Patientinnen, die aufgrund mechanischer Geburtskomplikationen mittels Sectio caesarea entbunden werden mußten. Hierbei wurden konventionelle Guthmann/Martius-Aufnahmen durchgeführt. Vergleichend dazu wurden mit einem 1,0 Tesla-Kernspintomographen der Fa. Siemens sowohl sagittale als auch paraaxiale Schnittbilder erstellt.

Die Expositionszeit pro Untersuchung bei dem von uns benutzten Kernspintomographen entspricht ca. 11 Min. Die hierbei aufgewendete Hochfrequenzenergie liegt deutlich unter dem vom BGA festgelegten Grenzwert, wodurch die Untersuchung absolut belastungsfrei ist.

Zwischen röntgenologisch bzw. kernspintomographisch ermittelten Beckenmaßen ergab sich eine mittlere Differenz zwischen beiden Methoden für die Conjugata vera, den Querdurchmesser und den Längsdurchmesser des Beckens von weniger als 2 mm. Damit lag die Schwankung innerhalb der Meßgenauigkeit.

Kernspintomographie und Vaginalsonographie in der Beurteilung des inneren Genitale

V. Jaspers, L. Spätling, H. Hötzinger, K. Quakernack

Universitäts-Frauenklinik und Radiologische Klinik Bochum/Herne

Die Vaginalsonographie (VS) hat aufgrund der verbesserten Geräte zunehmende Bedeutung insbesondere in der Follikulometrie und in der Frühgravidität erlangt. Dagegen sind die Erfahrungen im gynäkologischen Bereich noch begrenzt. Dies gilt auch für die Kernspintomographie (MRT). In dieser Studie sollten daher Indikationen und Aussagekraft der beiden Verfahren geprüft werden. Mit beiden Verfahren wurden bisher 27 Patientinnen im Alter zwischen 28 und 72 Jahren mit Verdacht auf einen gynäkologischen Tumor oder ein Karzinom untersucht. Es wurde zur MRT das Signa 1,5 Tesla der Firma General Electric und zur VS das Combison 310/320 der Firma Kretz verwendet.

Die Schnittführung in der MRT kann beliebig gewählt werden, während sie bei der VS durch die Anatomie begrenzt wird. Die Gesamtdarstellung des Beckens ermöglicht beim MRT eine bessere Orientierung, welche bei der VS durch eine etwas gefüllte Harnblase und die Identifizierung des Uterus erleichtert wird.

Archives of Gynecology and Obstetrics Vol. 245, No. 1-4, 1989
Verhandlungen der Deutschen Gesellschaft für Gynäkologie und Geburtshilfe,
47. Versammlung, München 6.-10. September 1988

Im Uterus lassen sich bei der VS das normale Endometrium sowie intrauterine Veränderungen gut darstellen, etwas weniger deutlich auch in der MRT. Die Parametrien-Beurteilung beim Kollumkarzinom beschränkt sich in beiden Verfahren auf die Beschreibung einer Verdickung ohne sichere Unterscheidung zwischen inflammatorischer und neoplastischer Infiltration. Befallene Lymphknoten lassen sich mit beiden Verfahren nicht sicher beurteilen. Schwierigkeiten bereiten in der VS die Identifizierung eines Tumors bei fehlendem Uterus sowie die kraniale Abgrenzung großer Tumoren, während dies in der MRT auch in Beziehung zu Nachbarorganen leichter erkennbar ist. Für die Beurteilung von Ovarialtumoren gelten in der VS die gleichen indirekten Beurteilungskriterien wie bei der abdominalen Sonographie; in der MRT ist zusätzlich eine weitere Differenzierung durch verschiedene Bildgewichtung möglich.

Insgesamt liegen die Vorteile der VS in dem relativ geringen Kosten- und Zeitaufwand bei geringerer Belastung der Patienten. Dagegen erlauben die Gesamtdarstellung des Beckens und die freie, reproduzierbare Schnittführung in der MRT die bessere Zuordnung von Veränderungen zu den Nachbarorganen. Lange Sequenzdauern bedingen in der MRT Artefaktbildung durch Bewegung, die in der VS diagnostisch genutzt werden kann. In beiden Verfahren ist die Differenzierung des Uterus bzw. des Endometriums sowie die Unterscheidung von zystischen gegenüber soliden Tumoren gut, wobei die VS nach unseren Erfahrungen eine etwas größere Auflösung ermöglicht. Die Differenzierung solider Tumoren gelingt leichter bei der MRT und wird durch zusätzliche Kontrastmittelgabe unterstützt.

Mit der VS steht ein schnell durchzuführendes, aussagekräftiges Untersuchungsverfahren zur Verfügung, das bei Verdacht auf gynäkologische Tumoren oder Karzinome, in Zukunft vielleicht auch als Screening-Methode eingesetzt werden sollte. Die MRT sollte dagegen trotz ihrer Vorteile in der Gewebsdifferenzierung wegen des z. Z. hohen Kosten- und Zeitaufwandes Patienten mit bestimmter Fragestellung (z. B. Verdacht auf Karzinom) vorbehalten bleiben, wobei weitere Entwicklungen in Zukunft eine Indikationsausweitung erlauben werden.

Kernspin- und Computertomographie in der Beurteilung tumoröser Veränderungen des inneren Genitale

T. Schröder, L. Spätling, M. Flock, H. Hötzinger, H. K. Beyer

Universitäts-Frauenklinik und Radiologische Klinik Bochum/Herne

Die Computertomographie (CT) hat sich in den letzten Jahren zu einem festen Bestandteil in der Diagnostik tumoröser Veränderungen entwickelt. Bisher liegen nur wenige Erfahrungen in der Anwendung der Kernspintomographie (MR) in der Gynäkologie vor.

In einer vergleichenden Untersuchung sollten beide bildgebenden Verfahren bezüglich der Beurteilung tumoröser Veränderungen des inneren Genitale gegenübergestellt werden. Untersucht wurden bisher 38 Patientinnen im Alter von 22 bis 82 Jahren, bei denen aufgrund anamnestischer Angaben oder aufgrund der vaginalen Untersuchung ein Tumor vermutet wurde. Verwendet wurde ein MR-Gerät Signa (1,5 Tesla) mit supraleitendem Magnetsystem (General Electric (GE)) und ein CT 800 Max (GE).

Unsere Erfahrungen zeigen, daß beide Verfahren eine gute Darstellung des inneren Genitale ermöglichen. Sie sind gleichermaßen geeignet, einen gynäkologi-

schen Tumor zu diagnostizieren und die Tumorgröße zu erfassen. Neben der
Möglichkeit beliebiger Schnittführungen und dem Vorteil einer fehlenden Strahlenbelastung zeichnet sich die Kernspintomographie durch eine hervorragende
Gewebedifferenzierung aus. Nach unterschiedlichen Relaxationszeiten gewich-
tete Bilder ermöglichen einen guten Weichteilkontrast. Der Uterus läßt sich klar
von den Adnexen sowie von Blase und Rektum abgrenzen. Das Endometrium
erscheint signalintensiver als das Myometrium und ist von diesem durch eine
signalarme Grenzschicht, die der basalen Zone des Myometriums entspricht,
getrennt. Strukturunregelmäßigkeiten des Endometriums, die im MR wesentlich
deutlicher als im CT-Bild erkennbar sind, deuten auf ein Korpuskarzinom hin.
Die Invasionstiefe eines Endometriumkarzinoms in das Myometrium läßt sich
kernspintomographisch abschätzen. Auch intramural gelegene Myome, die computertomographisch nicht nachgewiesen werden können, kommen kernspintomographisch gut zur Darstellung. Ovarialtumoren lassen sich bei beiden Verfahren aufgrund der Organvergrößerung nachweisen. Kernspintomographisch kann
darüber hinaus die Binnenstruktur dargestellt werden, was computertomographisch nicht im gleichen Maß gelingt. Zystische Anteile zeigen im T2-betonten
Bild ein starkes Signal und lassen sich von soliden Strukturen differenzieren.
Einblutungen zeigen sich bereits im T1-betonten Bild hell. Im Gegensatz zur
computertomographischen Untersuchung gelingt kernspintomographisch im Regelfall die Zuordnung palpatorisch oder sonographisch unklarer Befunde zum
Uterus oder zu den Adnexen. Neben den Vorteilen eines geringeren Kostenauf-
wandes und fehlender Bewegungsartefakte aufgrund kurzer Aufnahmezeiten ermöglicht die Computertomographie eine gute Darstellung der Ureteren bei intravenöser Gabe eines Kontrastmittels (wie Angiographin), was kernspintomographisch nicht gelingt. Peritonealkarzinosen und Verkalkungsherde lassen sich
computertomographisch genauer darstellen.

Hinsichtlich der Beurteilung von Lymphknotenmetastasen wurden keine eindeutigen Unterschiede bei Anwendung beider Methoden gesehen. Insgesamt bietet das MR in der Diagnostik gynäkologischer Tumoren erwartungsgemäß Vorteile gegenüber dem CT. Durch Verwendung paramagnetischer Kontrastmittel
sowie durch Anwendung schneller Bildfrequenzen und einer besseren Bildnachbearbeitung sind weitere Vorteile zu erwarten.

Pränatale Diagnostik

Die Sitzung vom 9. 9. 1988 stand unter der Leitung von *W. Künzel,* Gießen Sie wurde mit einem Bericht über die ersten 18 Monate einer teratologischen Beratungsambulanz (Linz) eingeleitet. Den weitaus größten Raum nehmen Beratungsfälle mit niedriger Gefährdungswahrscheinlichkeit ein. Darunter fallen Fälle nach Einnahme von Barbituraten, Kortisonderivaten, Analgetika, Tuberkulostatika, Tetrazykline, nach Röntgendiagnostik oder Graviditäten bei liegendem IUD. Ein Schwangerschaftsabbruch ist in diesen Fällen nicht gerechtfertigt. Unbestritten ist die Indikation zur Abruptio bei nachgewiesener Rötelninfektion, nach der Einnahme von Thalidomid, Retinoiden, Zytostatika oder nach Röntgenbestrahlungen von mehr als 100 rad. Eine Kategorie mittlerer Gefährdung (2–25% Schädigungswahrscheinlichkeit) stellen Fälle dar, in denen die Einnahme von Antiepileptika, oralen Antikoagulantien, Aminoglykosiden in der Frühschwangerschaft nachgewiesen werden kann, bzw. eine Infektion mit Zytomegalovirus. Die Chorionvillusbiopsie hat sich als Konkurrenzmethode zur Amniozentese durchgesetzt. Eine morphologische Studie über die Beschaffenheit der Biopsieprobe wird vorgelegt (Bochum). Die Amniozentese im 2. Trimenon wird heute allgemein unter Sicht mit Ultraschall ausgeführt. Die Frequenz schwerer Komplikationen liegt dann bei 0,2% (Heidelberg). Auf die diagnostische Bedeutung eines niedrigen AFP-Titers im Fruchtwasser und Serum im Hinblick auf die Trisomie 21 wird aufmerksam gemacht (Essen). Der Symptomenkomplex vorzeitiger Blasensprung, maternale Leukozytose (mehr als 15 000), Fieber über 37,5 °C und fetale Tachykardie ist signifikant für konnatale Infektionen und sollte zur gezielten Diagnostik mit nachfolgender antibiotischer Therapie beim Neugeborenen (evtl. ohne den Erreger zu kennen) Anlaß geben, um schwere neonatale Infektionen und Neugeborenensepsis zu verhindern (Tübingen). Eine kasuistische Studie illustriert Vorgehen und Aussagekraft der pränatalen Diagnostik zum Ausschluß von fetalen Enzymdefekten (am Beispiel des FABRY-Syndroms). Fehlbildungen des fetalen Urogenitaltraktes können mit großer Zuverlässigkeit erkannt werden. In Fällen mit nicht letalen Defekten ist die postnatale Therapie aussichtsreich und die kontinuierliche prä- und postnatale Verlaufsbeobachtung eindrucksvoll (Innsbruck).

H. L.

Ergebnisse der teratologischen Beratungsambulanz an der Landes-Frauenklinik Linz

H. Fröhlich, G. Tews, G. Mursch, W. Arzt

Landesfrauenklinik Linz

Einleitung

Medikamenteneinnahme, ionisierende Strahlen, mütterliche Infektionserkrankungen und andere schädigende Einflüsse in graviditate – diese Fragestellung ergibt für den beratenden Arzt die schwierige Aufgabe, eine optimale Beratung

der besorgten werdenden Mutter durchzuführen. Die Landesfrauenklinik Linz
führt seit etwa 18 Monaten eine Ambulanz, die sich ausschließlich mit teratologischen Fragestellungen befaßt und damit sowohl Frauen als auch behandelnden
Ärzten zur Seite steht.

Material and Methodik

Es wurden insgesamt 104 Frauen nach schädigenden Einflüssen beraten. Neben
einer ausführlichen Anamnese über Art, Dosierung und Entwicklungsdauer des
schädigenden Agens erscheint uns eine klinische Untersuchung mit sonographisch erhobenen Daten besonders wichtig, um möglichst exakt den Konzeptionstermin zu errechnen. Die zeitliche Beziehung des Einflusses zur Gestationsdauer ist besonders wichtig, da Folgewirkungen teratogener Faktoren praktisch
nur vom 17. bis etwa zum 70. Embryonaltag möglich sind. Gewisse Ausnahmen
bestätigen die Regel.

Ergebnisse

Insgesamt erreichten bis Ende April 1988 von 104 Frauen 90 den Geburtstermin.
Es konnte die Geburt von 80 gesunden Kindern erhoben werden. Bei 7 Patientinnen kam es zur Abruptio graviditatis, meist aus persönlichen Gründen und gegen
unseren Ratschlag. Weiters waren 2 Aborte und eine Extrauteringravidität zu
verzeichnen. Die erfreulichste Tatsache war es, daß bis auf eine leichte Hakenfuß-
stellung links kein einziges mal über eine Fehlbildung berichtet wurde.

Diskussion

Bei der Beratung selbst teilen wir die schädigenden Einflüsse in Kategorien ein:
a) hohe Gefährdung mit Schädigungsraten über 25%, wie z.B.: Rötelninfektion
   in der Frühschwangerschaft, Thalidomid, Retinoide, Zytostatika (insbesonders Folsäureantagonisten), ionisierende Strahlen über 100 Rad.
b) mittlere Gefährdung mit Schädigungen zwischen 2 und 25%, z.B.: Antiepileptika, Coumarine, Aminoglykoside, Zytomegalie
c) keine bzw. niedrige Gefährdung zwischen 0 und 2%, z.B.: Cortisonderivate,
   Analgetica, Barbiturate, Tuberkulostatica, Tetrazykline, diagnostische Röntgenaufnahmen, eingetretene Gravidität bei liegendem IUD.
Die Indikation zur Abruptio graviditatis sehen wir nur in der Gruppe a, allenfalls
bei Vorliegen von zusätzlichen Faktoren in der Gruppe b. Glücklicherweise fallen
jedoch weit über 90% der Beratungsfälle in die Gruppe c.

Zusammenfassung

Meist ist es durch Hinweis auf oben angeführte Gruppenverteilung möglich, die
werdenden Mütter zu beruhigen und zum Austragen ihrer Schwangerschaft zu
motivieren. Die Tatsache, daß in keinem einzigen Fall eine schwere Fehlbildung
zu verzeichnen war und daß fast alle Frauen die Schwangerschaft austrugen,
bestätigt uns in dem derzeitigen Vorgehen.

Endo- und mikroskopische Studien an Chorionbiopsiematerial

R. Balke[1], G. Kunze[1], K. Hinrichsen[2], K. Quakernack[1]

[1] Universitäts-Frauenklinik Herne, [2] Institut für Anatomie, Ruhr-Universität Bochum

Die heute selten angewandte Methode der endoskopischen Chorionbiopsie hat den Vorteil, daß das Chorionbiopsiematerial von der Entnahme an mit Hilfe der Videotechnik bildlich erfaßt werden kann. Diese Bilder stehen zum Vergleich mit mikroskopischen Aufnahmen in verschiedenen Techniken und Vergrößerungen zur Verfügung.

Material, Geräte und Methoden

Die Chorionbiopsie erfolgt mittels Chorionoskop (Fa. Wolf). Nach der Entnahme wird das Material unter dem Stereomikroskop (Hell- und Dunkelfeld; Fa. Wild) analysiert und dessen größerer Anteil zum zytogenetischen Labor gesandt. Der Rest des Materials wird im Institut für Anatomie für Semidünnschnitte und für den Untersuchungsgang im Rasterelektronenmikroskop (= scanning electron microscope („SEM"); Fa. General Electric) präpariert und unter einem Photo-Lichtmikroskop (max. Vergrößerung 1250; Fa. Leitz/ Fa. Zeiss) bzw. anhand von SEM-Aufnahmen (max. Vergrößerung 12 600) beurteilt.

Beobachtungen

1. Chorionoskop: Die Aufnahmen vom Videoband lassen gefäßarme und gefäßreiche Chorion-frondosum-Zotten sowie sog. „sprouts", aber auch Chorion laeve erkennen.
2. Stereomikroskopie: Es werden verschiedene Zottentypen *bei gleichem Schwangerschaftsalter* („brush-like villi" und „root-like villi" [1] sowie ein weiterer pinselförmiger Typ, den wir in Anlehnung an die vorherigen Begriffe „brush-like" genannt haben) dargestellt. *Unterschiede im Schwangerschaftsalter* spiegeln sich in zunehmender Vaskularisierung und Ausbildung von „sprouts". Kontaminierende Dezidua ist gut abgrenzbar.
3. Lichtmikroskopie: Hier lassen sich die bekannten Unterschiede im Verhältnis von Zytotrophoblast und Synzytiotrophoblast (mit zunehmendem Schwangerschaftsalter zuungunsten des Zytotrophoblasten verschoben) nachweisen. Deziduales Gewebe ist erwartungsgemäß sicher identifizierbar.
4. Rasterelektronenmikroskopie: Das ungewöhnlich zarte Material warf zunächst technische Probleme auf, die gelöst werden konnten. Während im Vergrößerungsbereich zwischen 100 und 1000 die Architektur des Zottenbaumes vom Truncus bis zu den Endzotten immer feiner dargestellt werden kann, sind im Bereich von > 1000 bis zur Endvergrößerung von 12 600 die Mikrovilli zunehmend plastischer zu erkennen. Schließlich erscheint ein an einen Berberteppich erinnerndes Muster. Kontaminationen lassen sich auch in der Feinstruktur (12 600fach) gut demonstrieren: Das deziduale Gewebe weist *Kinozilien* auf, die im Chorionmaterial nicht vorkommen. In dieser Endvergrößerung kann neben den Synzytiotrophoblastzellen, deren Grenzen deutlich werden, auch mütterlicher Erythrozyt als Kontaminationszeichen mit der Möglichkeit zum Größenvergleich gezeigt werden.

Im Endoskop und in vergleichenden mikroskopischen Techniken zeigte sich auch am Chorionbiopsiematerial die Vielfalt an Gestalts- und Strukturmerkma-

Archives of Gynecology and Obstetrics Vol. 245, No. 1-4, 1989
Verhandlungen der Deutschen Gesellschaft für Gynäkologie und Geburtshilfe,
47. Versammlung, München 6.-10. September 1988

len, die den anatomischen Disziplinen – nicht aber zwingend dem mit der Chorionbiopsie Befaßten – bekannt ist. Letzterem galt unsere Demonstration.

Literatur

1. Verlinski Y, DeChristopher PJ, Pergament E, Ginsberg NA (1985) Histomorphological aspects of chorionic villi in first trimester fetal diagnosis. In: Fraccaro M, Simoni G, Brambati B (eds) First trimester fetal diagnosis. Springer, Berlin Heidelberg New York, p 178

Amniozentesen in der 2. Schwangerschaftshälfte

M. Chwat, W. Leucht, R. Boos, W. Schmidt

Universitäts-Frauenklinik, Heidelberg

Einleitung

Die transabdominale Amniozentese (AZ), ursprünglich zur Amniographie entwickelt, wurde zunächst routinemäßig bei der Diagnostik des Morbus haemolyticus neonatorum eingesetzt [3, 6, 9]. Sie gewann im Rahmen der Pränataldiagnostik in 2. SS-Trimenon [5, 9] und bei der präpartalen Lungenreifediagnostik im 3. SS-Drittel immer mehr an Bedeutung.

Patientinnengut und Methodik

Von '75–'85 wurden an der UFK HD 1705 transabdominale „Spät"-AZ durchgeführt bis '79 mit Hilfe der sog. „Free-Hand-Needle-Technik", ab '80 nur noch unter kontinuierlicher Ultraschallsichtkontrolle (US-SK). Die Bestimmung der LS-Ratio erfolgte nach [2], von Phosphatidylglyzerol nach [1], die Bilirubinextinktion (ΔE-Wert) wurde bei 490 nm fetometrisch ermittelt [7]. Bei blutigen FW-Proben wurde der Kleihauer-Bethke-Test [4] angewandt.

Ergebnisse

Der Anteil der Patientinnen, die eine „Spät"-AZ erhielten, sank von 13% ('75) auf 6% ('85) ab. die häufigste Indikationsstellung war mit 39% „i.-v.-Tokolyse bei vorzeitiger Wehentätigkeit zur Feststellung der Lungenreife" und in 37% „Terminunklarheit/V.a. intrauterine Wachstumsretardierung". Im Kollektiv mit Durchführung der AZ unter ständiger US-SK ('80–'85) sank die Komplikationsrate im Vergleich zum Kollektiv ohne ständige US-SK ('75–'79) signifikant ab ($p < 0{,}001$). Komplikationslos veliefen 91% der Punktionen gegenüber 77%. Mehrere Punktionsversuche registrierten wir lediglich nur noch in 3% gegenüber 13%, blutige FW-Proben in 2% gegenüber zuvor 6%. Schwere Komplikationen ereigneten sich in 0,2% gegenüber 1,2% (s. Tabelle 1). Untersucher mit mehr als 500 AZ hatten eine signifikant niedrigere Komplikationsrate an schweren Komplikationen (0,5%) und leichteren Komplikationen (14,2%) als weniger erfahrene Untersucher ($p < 0{,}01$).

Tabelle 1. Komplikationen der „Spät"-Amniozentesen ohne fortlaufende Ultraschallkontrolle und mit Ultraschallmonitoring

	ohne US 1975–1979		mit US 1980–1985		
	n	%	n	%	
Anzahl der Amniozentesen	1178		527		
Komplikationslos	912	77	480	91	p < 0,001
Mehrere Versuche	158	13	28	3	p < 0,001
Erfolglose Versuche	8	0,7	1	0,2	
Blutige Fruchtwasserproben	83	6	12	2	p < 0,001
Punktion der Nabelschnur und/oder Placenta	11	0,9	–		
Pathologisches CTG	3	0,3	1	0,2	
Fruchttod als direkte AC-Folge (Placentapunktion, Rhesus-Antikörper-Boosterung)	2	0,17	–		
Leichte Komplikationen (erfolglose Punktion, mehrere Punktionsversuche, Gewinnung von blutigem Fruchtwasser, Auflösung leichter Wehen) zus.:	251	21	46	8	p < 0,001
Schwere Komplikationen (Nabelschnur-/Placentaverletzung, pathol. CTG, Rhesus-Antikörper-Boosterung) zus.:	15	1,2	1	0,2	p < 0,001

Diskussion

Die transabdominale AZ zur Bestimmung der präpartalen Lungenreife hatte sich in den 70er Jahren zu einer Routinemethode im geburtshilflichen Vorgehen entwickelt. Im Beobachtungszeitraum sank die Frequenz ähnlich wie bei anderen Autoren von 13% auf 6% ab. Entscheidend für die Prognose des Neugeborenen ist dessen pulmonale Funktion. Die häufigste Indikation war deshalb auch mit 39% „vorzeitige Wehentätigkeit" und mit 37% „Terminunklarheit/V.a. intrauterine Wachstumsretardierung". Nach Einführung der US-SK beobachteten wir, ähnlich wie andere Untersucher [8], einen signifikanten Rückgang leichter Komplikationen (21% auf 8%), schwerer Komplikationen (1,2% auf 0,2%) und eine signifikante Abhängigkeit der Komplikationsrate von der Erfahrung des Untersuchers.

Zusammenfassung

1750 transabdominale AZ, die in den Jahren '75–'85 bei 1274 Patientinnen im 2. und 3. Trimenon durchgeführt wurden, wurden hinsichtlich der Indikationsstellung, der Ergebnisse und Komplikationen untersucht. Die häufigste Indikation zur AZ in der 2. SS-Hälfte waren „vorzeitige Wehentätigkeit" in 39%, „Terminunklarheit/V.a. intrauterine Wachstumsretardierung" in 37%. Der Prozentsatz der Patientinnen mit „Spät"-AZ sank im Beobachtungszeitraum von 13% auf 6% ab. Bis '79 erfolgte die AZ in der Regel mit Hilfe der sog. „Free-Hand-Needle-Technik", ab '80 nur noch unter US-Monitoring. Durch die ständige US-SK konnte die Frequenz leichter Komplikationen von 21% auf 8%,

die Frequenz schwerer Komplikationen von 1,2% auf 0,2% signifikant gesenkt
werden (p < 0,001). Erfahrene Untersucher (mehr als 500 AZ) hatten eine signifikant niedrigere Rate an schweren Komplikationen (0,5%) und leichten Komplikationen (14,2%) als weniger erfahrene (p < 0,01). Aus unserer Sicht ist die transabdominale AZ in der Spät-SS bei gegebener Indikation und Durchführung des
Eingriffs unter direkter US-SK durch erfahrene Untersucher eine relativ risikoarme und diagnostisch sehr zuverlässige Methode in der Geburtshilfe.

Literatur

1. Cruikshank D (1982) Amniocenthesis for determination of fetal maturity. Clin Obstet Gynecol 25:773–785
2. Gluck L, Kulovic LV, Borer RC (1974) The interpretation and significance of the lecithin-
   sphingomyelin-ratio in amniotic fluid. Am J Obstet Gynecol 120:142–155
3. Jonatha W, Knörr K (1977) Intrauterine Infektion nach diagnostischer Amniocentese in der
   Frühschwangerschaft; DFG-Programm – Pränatale Diagnostik genetisch bedingter Defekte
   – 13. Informationsblatt, München
4. Kleihauer E, Braun H, Bethke K (1977) Demonstration von fetalem Hämoglobin in den
   Erythrocyten des Blutausstriches. Klin Wochenschr 35:637–638
5. Knörr K, Jonatha W, Knörr-Gärtner H (1973) Die genetische Risikoschwangerschaft. Geburtsh Frauenheilk 33:617
6. Kubli F (1977) Transabdominale Amniocentese in der Spätschwangerschaft. Arch Gynäkol
   224:170–178
7. Liley AW (1961) LIquor amnii analysis in management of pregnancy complicated by rhesus
   sensitation. Br J Obstet Gynecol 82:1351–1370
8. Piiroinen O, Erkkola R, Gron-Roos M (1984) Low-risk amniocentesis in the third trimester
   under ultrasound control. Eur J Radiol 4:309–311
9. Schmidt W, Gabelmann J, Müller U, Voigtländer T, Hager HD, Schroeder TM, Garoff L,
   Kubli F (1980) Pränatale Diagnostik. Technik und Ergebnisse von 1000 Fruchtwasserpunk-
   tionen. Geburtsh Frauenheilk 40:761–768

Veränderte Indikationsstellung zur Amniozentese im II. Trimenon durch ein Alpha-Fetoprotein-Screening

H. Gerlach, H. U. Feldmann

Gemeinschaftspraxis Feldmann/Gerlach, Essen

Obwohl die Inzidenz der Trisomie 21 mit zunehmendem mütterlichen Alter steigt,
werden ca. 80% der Kinder mit Down-Syndrom von Frauen geboren, die bei der
Konzeption jünger als 35 Jahre alt waren [4]. Berücksichtigt man bei der genetischen Beratung von Paaren mit unauffälliger Anamnese (primäre Pränataldiagnostik) ausschließlich das mütterliche Alter bei Konzeption und stellt die
Indikation zu Chorionbiopsie oder Amniozentese abhängig davon, ob 25 Jahre
bei der Befruchtung erreicht waren, kann nur ein geringer Teil der Chromosomenaberrationen pränatal diagnostiziert werden.

Auch erniedrigte AFP-Konzentrationen sind bedeutsam!

Seit etwa 15 Jahren ist bekannt, daß erhöhte Alpha-Fetoprotein (AFP)-Konzen-
trationen im Fruchtwasser/Serum schwangerer Frauen gehäuft mit z. B. Anenzephalie, Spina bifida aperta, Omphalozele, kongenitaler Nephrose u. a. assoziiert
sind [5]. Erniedrigte AFP-Konzentrationen werden seit 1984 wiederholt im Zu-

Archives of Gynecology and Obstetrics Vol. 245, No. 1-4, 1989
Verhandlungen der Deutschen Gesellschaft für Gynäkologie und Geburtshilfe,
47. Versammlung, München 6.-10. September 1988

sammenhang mit chromosomalen Aberrationen, insbesondere der Trisomie 21 und Trisomie 18, beschrieben.

Die Korrelation zwischen erniedrigten AFP-Werten in Fruchtwasser und mütterlichem Serum scheint zwischen der 16. und 18. SSW p. m. am deutlichsten zu sein [2].

Trisomie 21-Screening durch Ultraschall und AFP-Bestimmung?

Zur Optimierung unserer Schwangerenvorsorge führen wir daher seit März 1985 neben der intensiven Mißbildungsdiagnostik durch Ultraschall ein AFP-Screening aus dem mütterlichen Serum zum weiteren Fehlbildungsausschluß durch.

Ultrasonographische Verdachtskriterien für eine Chromosomenanomalie können sein: Wachstumsretardierung, Disproportionen, Gesichtsdysmorphien, Hydrops fetalis, kardiovaskuläre Fehlbildungen, Fehlbildungen von Extremitäten und inneren Organsystemen, auffällige Plazentamorphologie, anomale Fruchtwassermenge und auffälliges fetales Bewegungsmuster. Tabelle 1 zeigt für unsere Region relevante AFP-Medianwerte:

Tabelle 1. AFP-Screening im mütterlichen Serum

AFP-Medianwerte in ng/ml (n = 771)

15. SSW	16. SSW	17. SSW	18. SSW	19. SSW	20. SSW
26	30	34	38	43	51

Gemeinschaftspraxis Feldmann/Gerlach, März 1985–Juli 1988

In Tabelle 2 bezeichnen wir AFP-Werte zwischen dem 0,4- bis 0,7fachen bzw. zwischen dem 2,0- bis 2,5fachen des Medianwerts als grenzwertig:

Tabelle 2. AFP-Screening im mütterlichen Serum

Gesamtkollektiv	n = 771	100%
Kontrollen wegen grenzwertiger Befunde	n = 55	7,1%
Amniozentesen wegen erniedrigter AFP-Werte	n = 25	3,2%

Gemeinschaftspraxis Feldmann/Gerlach, März 1985–Juli 1988

AFP-Werte unter dem 0,4fachen des Medians waren bisher bei 25 unter 35jährigen Frauen der Anlaß für die Durchführung einer Amniozentese – bisher ohne Entdeckung einer Trisomie.

Auch im Gesamtkollektiv trat keine Chromosomenstörung auf!
Plädoyer für ein AFP-Screening

Da sich das AFP-Screening aufgrund der geringen Inzidenz von offenen Neuralrohrdefekten in der Bundesrepublik Deutschland bisher nicht etablieren konnte [5], ist es unter Berücksichtigung der zusätzlichen Bedeutung von stark erniedrigten AFP-Werten Zeit zu einer aktuellen Neuorientierung [1] gekommen.

Literatur

1. Ashwood ER, Cheng E, Luthy DA (1987) Maternal Serum Alpha-Fetoprotein and Fetal Trisomy-21 In Women 35 years and older. Am J Med Genet 26:531–539
2. Crandall BF, Matsumoto M, Perdue S (1988) Amniotic Fluid-AFP in Down Syndrome and other Chromosome Abdominalities. Prenatal Diagnosis 8:255–262
3. Fuhrmann W (1988) Die Alpha-Fetoprotein-Bestimmung zur Vorsorge und Diagnose. Gynäkologe 21:125–129
4. Schoenfeld DiMiaio M, Baumgarten A, Greenstein RM, Saal HM, Mahoney MJ (1987) Screening for Fetal Down's Syndrome in Pregnancy by Measuring Maternal Serum Alpha-Fetoprotein Levels. N Engl J Med 317:342–346
5. Weitzel H (1983) Alpha-Fetoprotein in der Geburtshilfe. Gynäkologe 16:148–154

Pränatale Diagnostik konnataler Infektionen

C. Bäumler, J.-P. Clees.

Universitäts-Frauenklinik, Tübingen

Einleitung

Die Häufigkeit von Neugeborenen mit fraglichem oder manifesten Amnioninfektionssyndrom liegt an der Universitäts-Frauenklinik Tübingen bei etwa 6,5%. Eine schnelle Diagnose mit nachfolgender antibiotischer Therapie ist erforderlich, um eine schwere neonatale Infektion oder Sepsis zu verhindern.

Material und Methoden

In einer retrospektiven Studie mit Paarbildung wurden die pränatalen Parameter von 108 Kindern des Jahres 1987 mit einer fraglichen oder manifesten Infektion untersucht. Die Paarbildung mit Neugeborenen ohne Infektion erfolgte anhand der gleichen Parität der Mutter und der identischen Schwangerschaftswoche bei der Entbindung. Die statistische Auswertung erfolgte mittels des Chi-Quadrat-Tests.

Ergebnisse

Das Auftreten vorzeitiger Wehen war mit 12% in der Infektionsgruppe versus 11% vergleichbar. Ein vorzeitiger Blasensprung mehr als 12 Stunden vor Wehenbeginn trat in der Infektionsgruppe bei 47%, in der Kontrollgruppe bei 18% auf.

Bei 57 Mütter der Infektionsgruppe wurde ein bakteriologischer Abstrich aus der Vagina entnommen. Hierbei fanden sich in 34% pathogene Keime. Bei 31 Müttern der Kontrollgruppe fand sich im Vaginalabstrich Standardflora.

Die Geburtsdauer unterschied sich in beiden Gruppen nicht signifikant. Auch das Auftreten von grünem Furchtwasser zeigte in beiden Gruppen keinen signifikanten Unterschied.

Pränatale Zeichen einer Infektion wie mütterliche Leukozytose von mehr als $15\,000/\mu l$, Temperatur von mehr als $37{,}5\,°C$ oder ein Leukozytenanstieg von mehr als $4000/\mu l$ unter der Entbindung traten mit 71% vs. 42% signifikant häufiger in der Infektionsgruppe auf ($<0{,}01$). Eine fetale Tachykardie trat bei 6% der Infektionsgruppe auf, in der Kontrollgruppe jedoch überhaupt nicht. Bei 25% der Mütter mit infizierten Kindern traten pränatal keine Infektionzeichen auf. In der Kontrollgruppe waren dies 58% ($p<0{,}001$).

Archives of Gynecology and Obstetrics Vol. 245, No. 1-4, 1989
Verhandlungen der Deutschen Gesellschaft für Gynäkologie und Geburtshilfe,
47. Versammlung, München 6.-10. September 1988

Der Entbindungsmodus war in beiden Gruppen vergleichbar. In der Infektionsgruppe fand sich ein 1-Minuten-Apgarwert von <8 bei 31%, in der Kontrollgruppe bei 15% (p<0,001). Keinen Unterschied zeigten sich jedoch in den 5- und 10-Minuten-Apgarwerten.

Diskussion

Konnatale bakterielle Infektionen sind signifikant häufiger assoziiert mit vorzeitigem Blasensprung, maternaler Leukozytose von mehr als 15000/µl unter der Entbindung, mütterlichem Fieber von mehr als 37,5 °C und fetaler Tachykardie. Hat das Neugeborene einen 1-Minuten-Apgarwert von 7 oder weniger, sollte gezielt eine neonatale Infektion ausgeschlossen werden.

Auffällig ist, daß 25% der Mütter mit infizierten Kinden präpartal keine Infektionszeichen aufweisen. Auffällig ist ferner, daß bei 42% der Mütter mit postnatal nicht infizierten Kinden mindestens ein Infektionszeichen unter der Entbindung auftrat. Dies zeigt, daß erst bei mehreren Infektionszeichen der Verdacht auf ein Amnioninfektionssyndrom geäußert werden kann.

Pränatale Diagnostik beim Fabry-Syndrom

M. Saftig, E. Conzelmann, K. Zerres, K. Schander

Frauenklinik des Stadtkrankenhauses, Neuwied, Institut für organische Chemie und Biochemie und Institut für Humangenetik der Universität Bonn

In diesem kasuistischen Beitrag wird die pränatale Diagnostik zum Ausschluß eines fetalen Enzymdefektes während der ersten Schwangeschaft einer Konduktorin des Fabry-Syndroms exemplarisch dargestellt.

Das Fabry-Syndrom ist eine x-chromosomal-rezessiv vererbte Fettstoffwechselstörung, eine Sphingolipidose, die in einer Häufigkeit von 1 : 40000 auftritt. Ein angeborener Defekt des Enzym Ceramidtrihexosidase, einer Alpha-Galaktosidase A führt zu einer Speicherung des Glykosphingolipids Ceramidtrihexosid in den Zellen der Blutgefäße, Nerven, Muskulatur und der Niere. Die Symptome sind angiomatös-keratotische Hautveränderungen, krisenhafte Schmerzzustände in den Extremitäten sowie eine Polyneuropathie. Die Patienten versterben meistens im 3. und 4. Lebensjahrzehnt an Nieren- und Herzversagen. Die Krankheit wird manifest nur bei Männern, nur Frauen übertragen sie, diese sind meistens gesund oder zeigen nur geringe Manifestation der Erkrankung [2].

Die Möglichkeiten der pränatalen Diagnostik liegen in der Geschlechtsbestimmung des Feten durch eine Chromosomenanalyse, in der Bestimmung des Ceramidtrihexosidgehaltes in der Amnionzellkultur und in dem Nachweis der Gesamtgewebs-Alpha-Galaktosidaseaktivität in der Amnionflüssigkeit zur Erkennung eines gesunden oder erkrankten männlichen Feten oder zur Diagnose einer heterozygoten weiblichen Erbträgerin [2].

Der Vater und 2 Onkel der 26jährigen I-gravida sind in jungen Jahren am Fabry-Syndrom verstorben, sie selbst und 2 Schwestern sind Konduktorinnen ohne klinische Symptomatik. In der 17. Schwangerschaftswoche wurde eine transabdominale Amniozentese durchgeführt, die einen normalen weiblichen Chromosomensatz ergab. Eine in der Amnionflüssigkeit nach der Methode von Christomanou et al. [1] im Enzym-Assay bestimmte Alpha-Galaktosidase-Aktivität im oberen Normbereich für gesunde Kontrollpersonen erbrachte die

Verhandlungen der Deutschen Gesellschaft für Gynäkologie und Geburtshilfe,
47. Versammlung, München 6.-10. September 1988

Sicherheit, daß der weibliche Fet kein heterozygoter Erbträger war. Der weitere Schwangerschaftsverlauf, die Spontangeburt und der postpartale Verlauf waren für Mutter und Kind ohne Komplikationen.

Zusammenfassung

Das Fabry-Syndrom ist eine x-chromosomal-rezessive vererbte Fettstoffwechsel-störung, die auf einem Alpha-Galaktosidase-A-Defekt beruht, mit schweren Erkrankungssymptomen infolge einer generalisierten Glykosphingolipidspeicherung einhergeht und meist in jungen Jahren zum Tode führt [2].

Es besteht die Möglichkeit, im Rahmen einer pränatalen Diagnostik aus dem Fruchtwasser oder in Zukunft aus der Chorionzottenbiopsie einmal die Geschlechtsbestimmung durchzuführen und weiterhin durch den Nachweis der Alpha-Galaktosidase-Aktivität die Erkrankung eines männlichen Erbträgers zu bestätigen oder auszuschließen und bei einem weiblichen Feten die weitere Vererbungsmöglichkeit zu erkennen [1, 2].

Literatur

1. Christomanou H, Càp C, Sandhoff K (1977) Isoelectric focusing pattern of acid hydrolazes in cultured fibroblasts, leucocytes and cell-free amniotic fluid. Neuropädiatrie 8:238–252
2. Kleyer WJ, Hussarts-Odjik LM, Sacks ES, Jahoda MGJ, Niemeyer MF (1987) Prenatal diagnosis of Fabry's disease by direct analysis of chorionic villi. Prenatal Diagnosis 7: 283–287

Fehlbildungen des Urogenitaltraktes: Pränatale Diagnostik – Postnatale Entwicklung

Ch. Brezinka[1], O. Huter[1], H. Kirchler[1], I. Gassner[2], M. Tötsch[3]

[1] Universitäts-Frauenklinik, [2] Kinderklinik, [3] Pathologie, Innsbruck

An Hand von 10 Fällen von Kindern, die zwischen Herbst 1986 und Frühjahr 1988 zur Welt kamen und bei denen pränatal eine Fehlbildung des Urogenitaltraktes festgestellt worden war, wird versucht, die pränatale Diagnose mit der Entwicklung in den ersten Lebensmonaten bis -jahren zu korrelieren. Bei zwei Kindern waren die Fehlbildungen so massiv, daß sie kurz nach der Geburt starben; die anderen Kinder werden regelmäßig in der Universitäts-Kinderklinik kontrolliert.

1. S. D. Zwillingsschwangerschaft, in der 15. SSW wurde eine Zyste im Abdomen des einen Kindes bei gleichzeitig fehlendem Fruchtwasser festgestellt. Der Karyotyp beider Feten war 46 XY 9q +. Das andere Kind war wohlauf. Wegen Wehen mußte in der 33. SSW eine Sectio durchgeführt werden, das Kind mit der Zyste verstarb bald nach der Geburt, es hatte ein ausgeprägtes Prune Belly-Syndrom.

2. H. G. (m) In der 32. SSW wurde eine Primigravida erstmals gesehen, bei der eine totale Ahydramnie vorlag. Nieren konnten sonographisch nicht dargestellt werden. Kurz darauf traten Wehen auf, das Kind verstarb nach der Geburt, bei der Obduktion zeigten sich beidseits ektope hypoplastische Beckennieren, die nur 1 g wogen.

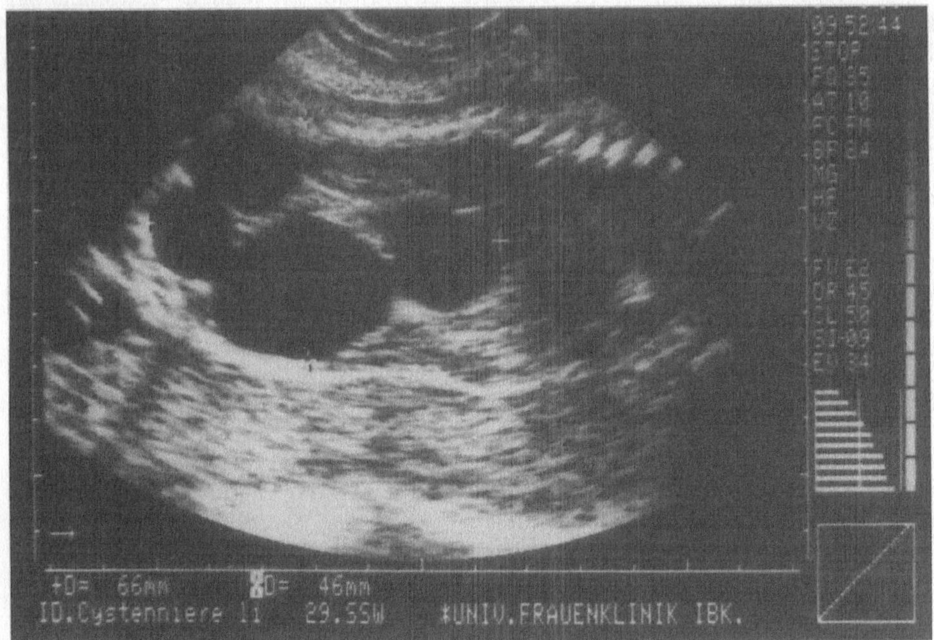

Abb. 1. Fall Nr. 5 K. G. 29. SSW: Im fetalen Abdomen sieht man vier nicht miteinander kommunizierende Zysten, die von der Höhe des Zwerchfells bis ins kleine Becken reichen. Rechts kranial, links kaudal

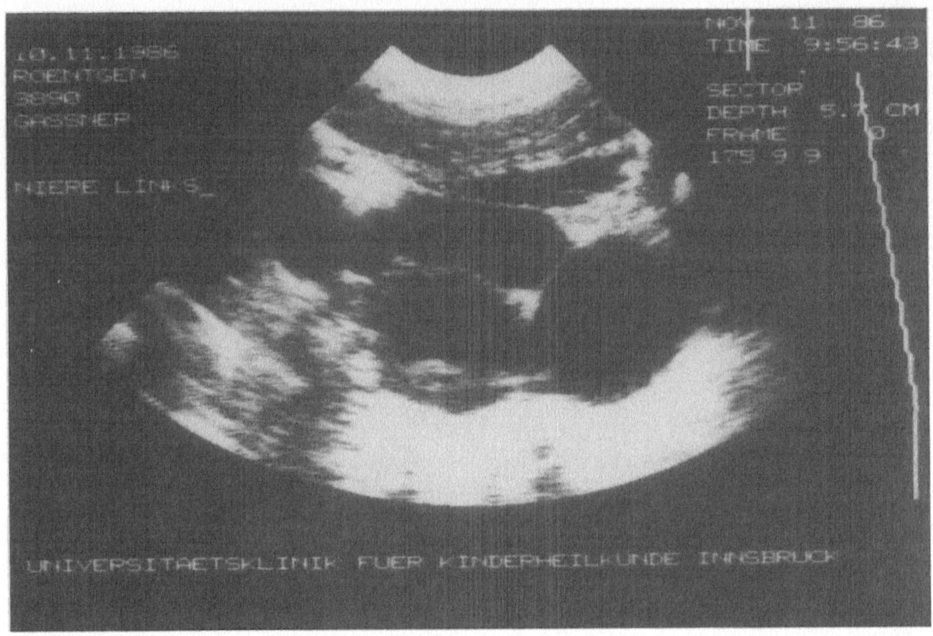

Abb. 2. Fall Nr. 5 K. G. nach der Geburt: Es finden sich mehrere nicht miteinander kommunizierende Zysten an Stelle der linken Niere

3. M.M. (m) In der 17. SSW wurde eine Zyste im fetalen Abdomen bei normalen Fruchtwassermengen festgestellt. Weitere Kontrollen blieben aus, das Kind kam im Alter von 10 Tagen mit Urosepsis in die Kinderklinik. Es hatte primär obstruktive Megaureter beidseits. Es ist 2 Jahre alt, in gutem Zustand, eine Nephrektomie links ist geplant.

4.–7. E.G. (m), K.G. (m), P.H. (w), H.H. (w). Nach der 20. SSW wurde in diesen Fällen festgestellt, daß jeweils eine Niere durch eine Anzahl nicht kommunizierender Zysten ersetzt war. Fruchtwasser war vorhanden. Die Kinder zeigen nach unauffälligen Geburten einseitig multizystisch-dysplastische Nieren (siehe Abb. 1 und 2). Ein Kind (H.E.) wurde zwei Tage nach der Geburt nephrektomiert, wodurch der Befund auch histologisch bestätigt wurde. Alle Kinde sind im guten Zustand.

8.–9. D.W. (m), G.P. (m) In zwei Fällen sah man, wie sich eine Kette kommunizierter Zysten von einem Nierenrest in die Blase hinein fortzusetzen schien. Beide Fälle stellten sich postnatal als Doppelniere mit Ureterocele heraus.

10. F.S. (m) Eine langsam zunehmende Erweiterung der ableitenden Harnwege wurde bei einer von einer therapieresistenten Hyperemesis belasteten Schwangeren beobachtet. Nach der Sectio in der 33. SSW zeigten sich im MCUG posteriore Urethralklappen.

Die 8 Kinder mit nicht-letalen Fehlbildungen – 6 Knaben und 2 Mädchen – gedeihen gut, ihr Zustand ist wesentlich besser, als das eindrucksvolle sonographische Bild bei der Erstdiagnose vermuten ließ [1].

Literatur

1. Pocock RD, Witcombe JB et al. (1982) The Outcome of antenatally diagnosed urological abnormalities. Br J Urol 57:788–792

Pränatale Therapie

Die Sitzung vom 9. 9. 1988 wurde von *H. Schneider,* Bern, geleitet. Sie war klinischen Beispielen gewidmet, in denen heute eine pränatale Therapie mit Erfolg angewendet werden kann. Neben der klassischen intrauterinen Behandlung der fetalen Erythroblastose, welche wesentliche Verbesserungen durch die diagnostischen Möglichkeiten mit der ultraschallgeführten Nabelschnurpunktion und durch die intravasale intrauterine Transfusion erfahren hat (München, Frankfurt, Hamburg), werden besprochen: Transplazentare Digitalisierung bei Rhythmusstörungen mit der gegenüber einer Standarddosisangabe 2-3fachen Digoxindosierung (Tübingen), Thyroxin als Alternative zur Kortikosteroidprophylaxe für die Förderung der fetalen Lungenreifung (Frankfurt), die Entleerung fetaler Ovarialzysten durch Punktion zur Vermeidung von Harnwegs- und Darmkomplikationen (Münster). H. L.

Dosisberechnung zur transplazentaren Digitalisierung des Feten

M. Gonser, K. Völklein

Frauenklinik und Pharmakologisches Institut Universität Tübingen

Bei den ersten Digitalisanwendungen in der Schwangerschaft aus fetaler Indikation, in den 70er Jahren, wurden meist dieselben Dosierungen wie bei nichtschwangeren Erwachsenen (= Standarddosis) verwendet [1]. Dagegen werden seit Anfang der 80er Jahre Dosierungen angegeben, die dem 2- bis 3-fachen dieser Standarddosis entsprechen, um im 3. Trimenon eine effektive transplazentare Digitalisierung zu erreichen. Die mütterlichen Digoxinspiegel liegen dabei in der oberen Hälfte des therapeutischen Bereichs für nichtschwangere Erwachsene [4, 6, 7].

Physiologische Schwangerschaftsveränderungen, wie erhöhtes Körpergewicht und erhöhter Nierenplasmafluß, führen insbesondere im 3. Trimenon zu ausgeprägten Veränderungen der Pharmakokinetik [5]. Die *Fragestellung* war, ob die genannten Dosissteigerungen mit diesen Schwangerschaftsveränderungen begründet werden können, denn Digoxin und seine Derivate haben eine hohe Gewebeverteilung und werden zu 70% renal eliminiert.

Nach einem von Dettli [2] aufgestellten Prinzip zur Dosierungsanpassung bei Niereninsuffizienz, ist die renale Elimination proportional zur endogenen Kreatininclearance. Diese ist jedoch nicht vermindert, sondern im 3. Trimenon um 40% erhöht [5]. Vorausgesetzt, die renale Digoxinelimination ist auch in der Schwangerschaft proportional zur endogenen Kreatininclearance und das Verteilungsvolumen proportional zum Körpergewicht, dann kann nach pharmakokinetischen Regeln [3] die geeignete Dosierung berechnet werden, um einen gewünschten mütterlichen Digoxinspiegel zu erzielen.

Eine Modellrechnung, die die relative, schwangerschaftsbedingte Änderung von Verteilung und Elimination berücksichtigt, ergibt dabei im 3. Trimenon eine Dosissteigerung, die dem 2- bis 2,5-fachen der Standarddosis entspricht.

Zusammenfassung

Physiologische Schwangerschaftsveränderungen führen zu ausgeprägten Veränderungen der Pharmakokinetik, und die Dosierung einer medikamentösen Therapie kann nach pharmakokinetischen Prinzipien bestimmt werden. Die Modellrechnung zur transplazentaren Digitalisierung zeigt, daß die in der Literatur genannten hohen Dosierungen mit gültigen pharmakokinetischen Prinzipien und Modellvorstellungen in Einklang stehen.

Literatur

1. Bergmans MGM, Jonker GJ, Kock HCLV (1985) Fetal supraventricular tachycardia. Review of the literature. Obstet Gynecol Surv 40:61–68
2. Dettli L (1976) Drug dosage in renal disease. Clin Pharmacokinet 1:126–134
3. Gibaldi M, Perrier D (1982) Pharmacokinetics. 2nd ed. Marcel Dekker, New York
4. Kleinman CS, Copel JA, Weinstein EM, Santulli TV, Hobbins JC (1985) In utero diagnosis and treatment of fetal supraventricular tachycardia. Semin Perinatol 9:113–129
5. Krauer B, Krauer F (1977) Drug kinetics in pregnancy. Clin Pharmacokinet 2:167–181
6. Maxwell DJ, Crawford DC, Curry PVM, Tynan MJ, Allan LC (1988) Obstetric importance, diagnosis, and treatment of fetal tachycardias. Br Med J 297:107–110
7. Wladimiroff JW, Stewart DA (1985) Treatment of fetal cardiac arrhythmias. Br J Hosp Med 9:134–140

Thyroxin und Lungenreifung

R. Gerner, U. Dragar, E. Habauer, W. Ott

Universitäts-Frauenklinik Frankfurt

Die Corticoidprophylaxe als antepartale therapeutische Möglichkeit zur Prävention des Atemnotsyndroms ist heute fester Bestandteil der geburtshilflichen Betreuung, ist jedoch bei einigen regelwidrigen Schwangerschaftskomplikationen, wie z. B. Diabetes mellitus oder EPH-Gestose relativ oder absolut kontraindiziert. Als mögliche alternative Präventivbehandlung haben dabei 2 Tatsachen das Augenmerk auf die Schilddrüsenhormone gelenkt: 1. Mehrfach dokumentiert haben wir an einem an Atemnotsyndrom erkrankten Neugeborenen während der Dauer der Erkrankung einen abweichenden Schilddrüsenhormonstatus im Nabelschnurblut und 2. liegen Hinweise vor, daß nach intraamnialer Thyroxininstillation eine Beschleunigung der fetalen Lungenreife erreicht werden kann. Sowohl für die Corticoide als auch für die Schilddrüsenhormone hat sich das rezeptorvermittelte Reaktionsprinzip bestätigt. Der Nachweis pulmonaler Rezeptoren und deren reifungsbedingte Zunahme ist für Corticoide und Schilddrüsenhormone mehrfach belegt, wobei Rezeptoren von untergeordneter Bedeutung als limitierender Faktor für die Surfactantproduktion sein dürften. Der bisher experimentell erfaßbare Effekt der Steroide auf die Lungenreifung ist die Aktivitätsänderung von Enzymen in der Reaktionskette der Lezithinkette (Diglycerid, Cholinphosphotransferase, Enzyme der Re- und Transacylierung), die die Umwandlung von ungesättigtem zu gesättigtem Lezithin katalysieren. Um diese Wirkung auch für Thyroxin nachzuweisen, wurden in einem in vitro-System mit fetalen Rattenlungen Einbauversuche mit markierten Metaboliten C 14-Cholin und C 14-Palmitinsäure durchgeführt und deren Einbau in die Lezithinfraktion gemessen.

Archives of Gynecology and Obstetrics Vol. 245, No. 1-4, 1989
Verhandlungen der Deutschen Gesellschaft für Gynäkologie und Geburtshilfe,
47. Versammlung, München 6.-10. September 1988

Als Ergebnis resultiert, daß unter Thyroxineinfluß in Abhängigkeit von der Konzentration vermehrt Cholin und Palmitinsäure eingebaut werden. In Gegenwart von 0,1 µg und 1,0 µg pro Gramm fetales Lungengewebe wird eine Stimulation des Cholineinbaus von im Mittel 40–50% beobachtet. Der Einbau der Palmitinsäure liegt deutlich niedriger um ca. 20%. Durch Thyroxin erfährt also der Cholinweg eine Aktivierung von ca. 50%; die Enzyme der Re- und Transacylierung erfahren kaum eine induktive Beeinflussung, wie die Einbaurate der Palmitinsäure zeigt. Hieraus wird verständlich, daß auch Thyroxin die Bildung des ungesättigten Lezithins gegenüber dem gesättigten Dipalmityllezithin überwiegt, jedoch nur das gesättigte Dipalmityllezithin als ein Kriterium des funktionstüchtigen Surfactant gilt. Im Gegensatz dazu werden durch Corticoidwirkung im vergleichbaren System Einbauraten von Cholin und Palmitinsäure um 100% und mehr erzielt. Schilddrüsenhormone dürften daher zwar in den allgemeinen Phospholipidmetabolismus der fetalen Lunge eingreifen, wobei die Induktion reifungsspezifischer Reaktionsschritte in den Hintergrund zugunsten anderer Phospholipide tritt, Corticoide hingegen an verschiedenen Regulationspunkten im Surfactant eingreifen und damit über mehrere Komponenten eine Reifungsbeschleunigung erzielen. Daher kann nach heutigem Wissenstand die Membranprophylaxe mit Thyroxin nicht als eine der Glucocorticoidprophylaxe gleichwertige Alternative angesehen werden.

Diagnose, Differentialdiagnose und Management fetaler Ovarialcysten – Erfahrungen bei 9 Fällen

W. Holzgreve[1], G. Edel[2], B. Gerlach[1], P. Miny[3]

[1] Frauenklinik, [2] Pathologisches und [3] Humangenetisches Institut Universität Münster

Über die pränatale Diagnose einer fetalen Ovarialcyste wurde erstmals 1975 berichtet [1]. Seitdem wurden nur wenige weitere Fälle publiziert und das prä- sowie perinatale Vorgehen war sehr uneinheitlich [2, 3]. Kleinere cystische Follikel scheinen sehr viel häufiger als symptomatische angeborene Ovarialcysten zu sein [4]. Da kleine Cysten sich auch spontan zurückbilden können [5] stellt sich die Frage, ob ein abwartendes Verhalten ausreicht. Auf der anderen Seite wurden bei größeren Ovarialcysten in einem hohen Prozentsatz (über 30%) z.T. schwere Komplikationen wie Ovarialtorsionen mit Nekrosen, Dystokie, Zwerchfellhochstand mit nachfolgender Lungenfehlentwicklung und Rupturen, sogar mit letalem Ausgang beschrieben, auch Druck auf Darm und ableitende Harnwege des Feten können vorkommen [6]. In der Tabelle 1 sind unsere Erfahrungen bei 9 pränatal diagnostizierten fetalen Ovarialcysten aufgeführt. Tabelle 1a zeigt die ersten 4 Fälle, bei denen keine pränatalen Interventionen, aber aus verschiedenen Gründen postnatale Laparotomien durchgeführt wurden. Das Hauptproblem bei den operativen Entfernungen neonataler Ovarialcysten ist, daß wegen der engen räumlichen Lagebeziehung der Cystenwand zur Follikelschicht (Abb. 1) häufig auch intaktes Ovarialgewebe verlorengeht. In Abb. 1 b sind die Fälle zusammengefaßt, bei denen intrauterin die Ovarialcysten punktiert wurden und in Tabelle 2 die Ergebnisse der Hormonanalysen. Die endokrinologischen und morphologischen Befunde sind so interpretierbar, daß die hohen Östrogen- und Progesteron-Spiegel auf reifende Follikel, die z.T. hohen Testosteronspiegel auf degenerierende Follikel hindeuten. Luteinisierte Granulosazellen konnten am Rande der operierten Cysten identifiziert werden, und die im peripheren Blut gemessenen

Tabelle 1. Prä- und postnatale Befunde bei 9 Fällen mit fetalen Ovarialcysten

Fall	SSW bei Diagnose	Pränatale Befunde	Maximale Größe (cm)	SSW bei Entbindung	Postnatale Diagnose und Behandlung	Histologie
a. Ohne pränatale Punktionen						
1	37 (30)	Darmdilat. kranial Polyhydramn.	9	40	Follikelcyste Laparotomie	4–20 Schichten mit Follikeln
2	38 (32)	teilweise echogene Binnenstruktur	5	40	stielgedr. Cyste Laparotomie	Einblutungen
3	30	etwas progredient vor ET	6	40	Laparotomie Mikrochirurgie postnatal keine Rückbildung	teilweise degeneriertes Follikelepithel
4	40 (31)	intraabdominaler Ascites	17	40	Laparotomie 450 g Cyste	Follikelepithel wenige Verkalkungen
b. Mit pränatalen Punktionen						
5	30	Binnenstruktur teilweise cystisch	7	39	„wandernder Tumor" stielgedr. Cyste	Einblutungen Verkalkungen
6	36 (31)	Hydronephr. rechts	5	41	sonographisch unauffällig	
7	36 (32)	Zwerchfellhochstand	7	38	sonographisch unauffällig	
8	31	zuletzt progredient	6	40	etwas Flüssigkeit um kleinen solid. Anteil	
9	27 (17)	mütterlicher Diabetes	5	39	Cyste 2 cm wird kleiner	

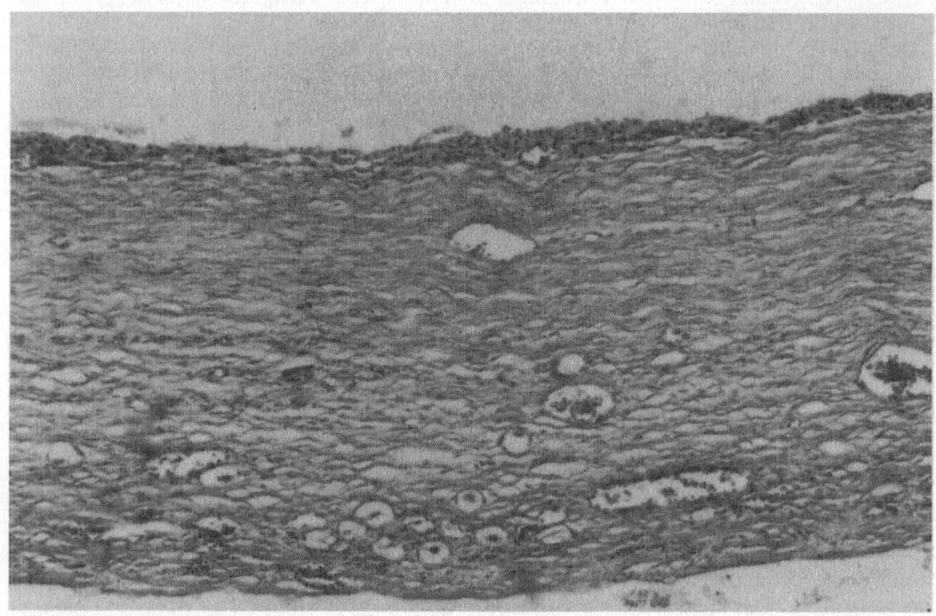

Abb. 1. Histologischer Schnitt durch die Wand einer Ovarialcyste. Am oberen Rand kann das luteinisierte Follikelepithel erkannt werden, am unteren Rand einige intakte Follikel (×80)

Tabelle 2. Hormonwerte in der Cystenflüssigkeit nach pränataler Punktion und im Nabelschnurblut nach der Geburt

Entnahmeort	17-β-Östradiol pg/ml	Progesteron ng/ml	Testosteron ng/ml	FSH mIE/ml	Prolaktin ng/ml
Ovarialcysten (4)	70 500 (35 000–108 000)	1671 (1315–1980)	16,4 (6,2–38*)	2	135
Nabelarterie (2)	(1970–2890)	(503–554)	(0,18–0,22)	2	

* DHEA-Sulfat 1,3 µg/ml

normalen FSH-Werte schließen einen erhöhten Wert zur Schwangerschaftsmitte als Erklärung für das Entstehen fetaler Ovarialcysten nicht aus.

Weil die intrauterinen Punktionen sekundäre Komplikationen wie Stau im Bereich des fetalen Harn- bzw. Darmtrakts verhindern, empfehlen wir eine solche Maßnahme bei allen glatt begrenzten, flüssigkeitsgefüllten Cysten größeren Ausmaßes mit sekundären Komplikationen. In die differentialdiagnostischen Überlegungen sollten Nierencysten, das McKusick-Kaufmann-Syndrom, neurogene Tumoren, Mesenterial-, Urachus-, Omentum- und Choledochuscysten sowie Darmdilatationen einbezogen werden.

Literatur

1. Valenti C, Kasner EG, Yermakov V, Cromb E (1975) Antenatal·diagnosis of a fetal ovarian cyst. Am J Obstet Gynecol 123:216–219
2. Jouppila P, Kirkinen P, Tuononen S (1982) Ultrasonic detection of bilateral ovarian cysts in the fetus. Europ J Obstet Gynecol reprod Biol 13:87–92

3. Sandler MA, Smith SJ, Pope SG, Madrazo BJ (1985) Prenatal diagnosis of septated ovarian cysts. J Clin Ultrasound 13:55–57
4. DeSa DJ (1975) Follicular ovarian cysts in stillborn and neonates. Arch Dis Child 50:45–50
5. Carlson DH, Griscom NT (1972) Ovarian cysts in the newborn. AJR 116:664–672
6. Radman HM, Korman W (1960) Ovarian tumors in children. Am J Obstet Gynecol 79:989–994

Fetale Anämie: Diagnostik und Therapie durch Punktion der Nabelschnur

K.-P. Gloning, T. Schramm, E. Brusis

1. Frauenklinik, Universität München

Durch die ultraschallgeführte Punktion der Nabelschnur, die wir an der 1. Universitäts-Frauenklinik seit 1984 vornehmen, wurde die Entnahme fetalen Blutes zur Diagnostik einfacher und sicherer. Durch den direkten Zugang zum fetalen Kreislauf wurden neue Möglichkeiten der Therapie des Feten, vor allen bei fetaler Anämie, eröffnet. Wir haben die Technik der Punktion von Daffos, Paris, übernommen. Der Darstellung unserer eigenen Ergebnisse bei diagnostischen Nabelvenenpunktionen haben wir den von ihm 1985 angegebenen Normalbereich für die Hb-Werte zugrunde gelegt. Die wesentlichen Indikationen zur Untersuchung fetalen Blutes waren zunächst die Karyotypisierung. In der Einzelbetrachtung ergab sich, daß die Hb-Konzentrationen bei obstruktiven Uropathien eher im niedrigen Bereich liegen, bei Eventeration überwiegend hohe Hb-Konzentrationen gefunden werden. Bei Hydrocephalus fanden wir eine Normalverteilung, bei weiteren, nicht näher aufgegliederten Mißbildungen finden wir überwiegend normale Werte. Insgesamt scheint der Mittelwert etwas niedriger zu sein, als der von Daffos angegebene.

Bei der fetalen Anämie können 2 große Gruppen, nämlich die immunologisch bedingte und die nicht immunologisch bedingte Anämie unterschieden werden. Bei der Diagnostik steht die Untersuchung des fetalen Blutes im Mittelpunkt des Interesses. Neben HBF, Hb und Hämatokrit, Bilirubin und Gesamteiweiß, sollte die Untersuchung ergänzt werden durch die Bestimmung der Retikulozyten und der Blutgasanalyse. Zur gezielten virologischen Untersuchung kann Serum bereitgestellt werden.

Bei 5 Feten aus der Liley-Gruppe I fanden wir normale Hb-Konzentrationen. Die Gruppe II und III zeigte keine eindeutige Beziehung zwischen Hb-Konzentration und Delta-E-Wert. Bei 2 Feten, die in der 24. und 25. Woche einen ausgeprägten Hydrops aufwiesen, kam es in der 28. Woche trotz mehrerer Transfusionen zum IUFT. Von den übrigen 10 Feten waren 3 hydropisch. Alle diese Schwangerschaften endeten mit der Geburt eines gesunden Kindes, das sich im weiteren unauffällig entwickelt hat. Bei der Einzelfalldarstellung zeigt sich, daß es immer wieder nach erfolgreicher Transfusion zum Abfall der Hb-Konzentration kommt. Bislang unbeachtet blieb eine in etwa der Hälfte der Fälle zu beobachtende fetale Hyperbilirubinämie. Ob sich daraus eine Indikation zur Austauschtransfusion ergibt, ist unklar. Werte bis zu 8 mg% wurden von uns gesehen. Unter den Feten mit non-immun-hydrops-fetalis fanden wir in 4 Fällen eine Parvovirusinfektion (Zusammenarbeit mit Dr. Schwarz vom Max-von-Pettenkofer-Institut). Zweimal fand sich ein massiv hydropischer Fetus. Durch intrauterine Transfusion war der Hydrops schnell rückläufig und die Hb-Werte haben sich normalisiert. Im Gegensatz zur immunologisch bedingten Anämie sind die Ver-

Archives of Gynecology and Obstetrics Vol. 245, No. 1-4, 1989
Verhandlungen der Deutschen Gesellschaft für Gynäkologie und Geburtshilfe,
47. Versammlung, München 6.-10. September 1988
© Springer-Verlag Berlin Heidelberg

läufe hier ganz anders. Es kommt nach Überstehen der aplastischen Krise bei der Parvovirusinfektion nicht erneut zum Abfall der Hb-Konzentration, der Hydrops ist rasch rückläufig und die weitere Entwicklung unauffällig. Die Sicherheit des Eingriffes konnte durch die Relaxation der Feten mit Pancuroniumbromid (0,5 mg i. v. oder i. m.) wesentlich verbessert werden. Die Relaxation ist nach 2–3 Stunden reversibel.

Bei der Rhesusinkompatibilität konnte die Rate der gesund überlebenden Kinder durch intrauterine, intravasale Transfusion auf etwa 80–85% angehoben werden. Bei der Parvovirusinfektion konnte durch Diagnostik und intrauterine Transfusion ein neuer pathophysiologischer Zusammenhang erkannt werden. Offene Fragen betreffen die Abstände zwischen den Punktionen und das Verhältnis von intravasalem zu intraperitonealem Transfusionsvolumen. Das Problem der fetalen Hyperbilirubinämie blieb bisher unbeachtet. Ob eine Graft-versus-host-Reaktion zu befürchten ist, und daher bestrahlte Konserven verwendet werden sollten, ist fraglich.

Neue Möglichkeiten zur Diagnostik und Therapie der schweren Rhesus-Incompatibilität

W. Ott, U. Becker, E. Halberstadt, R. Schuhmann

Klinikum der Universität Frankfurt

Zur Beurteilung der kindlichen Gefährdung bei der Rhesusincompatibilität mußten bisher indirekte Kriterien herangezogen werden. Hierzu orientieren wir uns zunächst am mütterlichen Anti-D Antikörpertiter, dann aber am Delta-E Wert aus dem Fruchtwasser und begleitend an zusätzlichen klinischen Zeichen wie Hydrops und vor allem CTG in weiter fortgeschrittenen Schwangerschaften.

In der Behandlung durch intraperitoneale Blut-Transfusionen an den Foeten bestehen Unsicherheiten bezüglich der Resorptionsmengen des Blutes, besonders bei kindlichem Hydrops, aber auch aufgrund einer hypoxämischen Beeinträchtigung des foetalen Peritoneums. Eine zusätzliche Plasmapherese-Behandlung der Mutter haben wir wegen der nur um so höher ansteigenden mütterlichen Antikörpertiter kurze Zeit nach der Plasmapherese-Behandlung nicht mehr eingesetzt. Mit Ausreifung des kindlichen RES etwa um die 18. SSW ist mit einem Beginn der durch mütterliche Rhesus-Antikörper ausgelösten Hämolyse beim Foeten zu rechnen. Über das Ausmaß des Schweregrades der kindlichen Gefährdung gibt das Liley-Schema aber erst ab der 26. SSW verläßliche Werte, gemessen am Delta-E 450 Wert, der oberhalb 0,2 auf eine behandlungsbedürftige Anämie des Foeten schließen läßt. Es bleibt somit ein Intervall von acht Wochen, in dem kein sicherer Nachweis vom Schweregrad der kindlichen Gefährdung geführt werden kann.

Ohne Zweifel hat in den letzten Jahren die Gewinnung von foetalem Blut durch Cordocentese hierbei einen entscheidenden Fortschritt unserer diagnostischen und therapeutischen Möglichkeiten gebracht.

Die direkte ultraschallgeführte foetale Blutentnahme aus der Nabelvene im Bereich der Insertionsstelle der Nabelschnur, eine Technik, die sich vor allem mit dem Namen Daffos verbindet, stellt eine für Foetus und Mutter erfreulich ungefährliche und reproduzierbare Methode dar.

Wir haben bisher bei 12 schwangeren Frauen zwischen der 20. und 28. SSW mit wahrscheinlich schwerer Rhesus-Incompatibilität die Nabelschnurpunktion zur Diagnostik der foetalen Anämie und bisher ab der 23. SSW auch zur Durchführung der direkten intravaskulären Bluttransfusionen an dem Foetus eingesetzt.

Das Kind einer Frau in der 20. SSW wurde so als Rh-negativ erkannt, eine kindliche Gefährdung somit ausgeschlossen. Bei den übrigen 11 Schwangeren zwischen der 23. und 28. SSW fanden wir im foetalen Blut Hb-Werte von 2,0–10,0 g% und Hämatokritwerte von 10–32 Vol%. In dieser Gruppe führten wir insges. 18 intravasculäre und 9 intraperitoneale Bluttransfusionen an den Kindern durch. Die Mengen des transfundierten Erythrocytenkonzentrates der Blutgruppe 0 rh neg. lagen zwischen 10 und 30 ml abhängig vom Gestationsalter. Ein Kind verstarb intrauterin 24 Std nach der Transfusion, wohl auch an den Folgen der hypoxämischen Herzinsuffizienz (Ausgangs-Hb 2 g%), 10 Kinder wurden nach Induktion der foetalen Lungenreifung per Sectio caesarea geboren. Der in 4 Fällen früherbestandene Hydrops hatte sich in allen Fällen zurückentwickelt. Die kindlichen Hb-Werte lagen bei Entbindung zwischen 12–14 g%. Nur ein Kind ist postpartal infolge allgemeiner Unreife verstorben, die anderen entwickelten sich bislang normal.

Pränatale Therapie der Rhesus-Erythroblastose

M. H. Carstensen, B. Hüneke, Chr. Seitz, H. H. Hellwege

Universitätsklinik Hamburg-Eppendorf

Obwohl seit fast 30 Jahren Methoden zur effektiven Prophylaxe der Rhesus-Erythroblastose eingesetzt werden – nämlich die Injektion von Anti D-Immunglobulin – kommen bis zum heutigen Tage fetale Erkrankungen durch blutgruppenspezifische Antikörper vor. Aus einer Umfrage unserer Arbeitsgruppe bei allen Universitätskliniken wissen wir, daß in der BRD bei einer Geburtenzahl von ca. 600 000 Geburten pro Jahr 300–450 Schwangerschaften mit leichten und mittelschweren sowie 50 mit schweren Erythroblastoseerkrankungen jährlich zu erwarten sind. Letztere benötigen eine pränatale Therapie. Von unserer Arbeitsgruppe wurden von 1966–1988 310 Schwangerschaften pränatal behandelt. Durch Optimierung des diagnostischen und therapeutischen Regimes konnten die Überlebensraten von 45% auf 83% im letzten Dreijahreszeitraum angehoben werden. Durch differenzierte serologische Untersuchungen (Spezifität, Titer und Reaktionsmerkmale der Antikörper) im mütterlichen und fetalen Serum sowie im Fruchtwasser, Einsatz der Sonographie und Kardiotokographie, ist es heute möglich, mit hoher Treffsicherheit zu entscheiden, ob, wann und wie oft pränatal transfundiert werden muß. In 96% der Fälle waren irreguläre Antikörper vom Typ Anti-D allein oder in Kombination mit Anti-c, Anti-E, Anti-Kidd oder Anti-Duffy die Ursache für die fetale Haemolyse. In 4% der Fälle führten seltene irreguläre Antikörper der Spezifität Anti-c, Anti-Kidd oder Anti-Duffy zu schweren pränatal transfusionsbedürftigen fetalen Erkrankungen. 49% aller Frauen hatten in früheren Schwangerschaften bereits ein Kind verloren, bei 28% wurde prä- und postnatal bei früheren Schwangerschaften behandelt und nur 23% der Patientinnen hatten keine belastete Anamnese. Die Sensibilisierung erfolgte in 64% durch frühere Schwangerschaften, am häufigsten durch einen Abort, eine Extrauteringravidität oder Blasenmole, bei der die Anti-D-Prophylaxe unterlassen worden war. Anti-D-Versager fanden wir in 23%, Fehltransfusionen in 7% als Ursache, während 6% nicht geklärt werden konnten. In

Archives of Gynecology and Obstetrics Vol. 245, No. 1-4, 1989
Verhandlungen der Deutschen Gesellschaft für Gynäkologie und Geburtshilfe,
47. Versammlung, München 6.-10. September 1988

der folgenden Abb. 1 sind unsere Ergebnisse jeweils in Dreijahreszeiträumen zusammengefaßt dargestellt. Die überlebenden Kinder sind schraffiert, die verstorbenen Kinder als leere Säulen markiert. Die Überlebensraten konnten von 45% auf 83% angehoben werden. Die Anzahl der Transfusionen pro Kind nahm von 1,9 auf 3,6 zu. Die pränatale Therapie ist durch den Einsatz der Sonographie sowie zusätzliche direkte medikamentöse Behandlungen des Feten mit Cortison, Furosemid sicherer und erfolgreicher geworden.

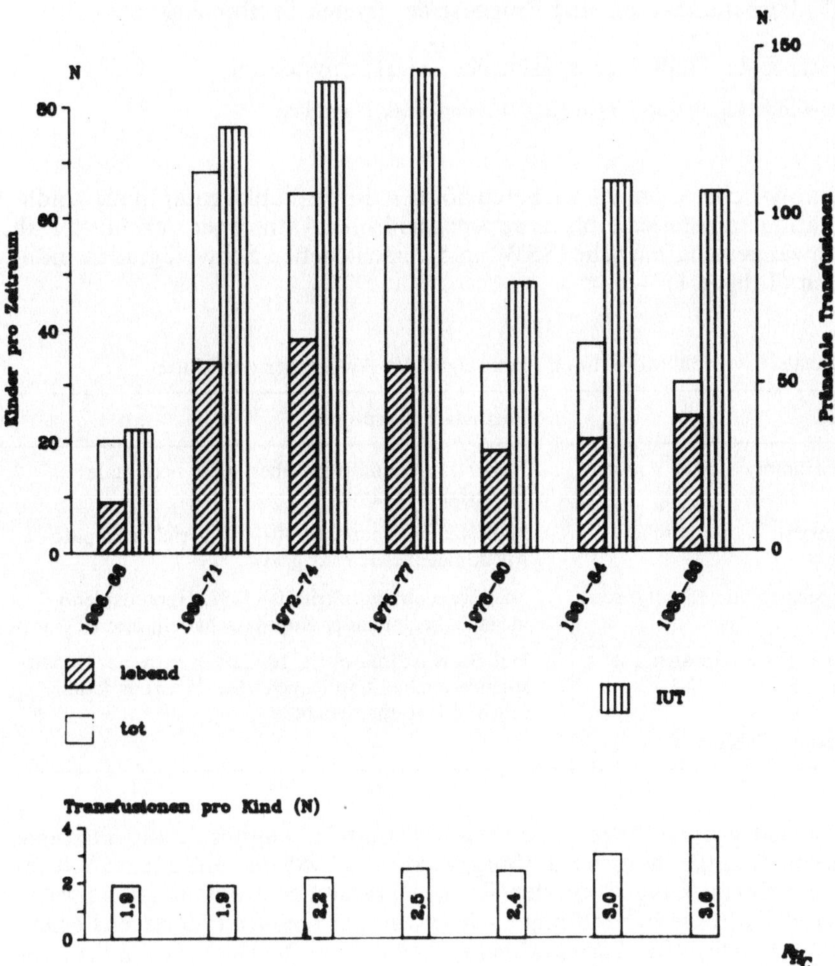

Abb. 1. Fetale immunhämolytische Anämie, Erythroblastosis fetalis, Arbeitsgruppe für prä-, peri- und postnatale Diagnostik und Therapie Universitätsklinik Hamburg Eppendorf 16. 7. 1966–31. 8. 1988, N = 310 Graviditäten

Zusammenfassung

Es muß auch in Zukunft mit schweren pränatal transfusionsbedürftigen fetalen Erythroblastosen gerechnet werden. Die Sensibilisierung erfolgt in ⅔ der Fälle durch eine unterlassene Anti D-Prophylaxe bei früheren Schwangerschaften, in 23% muß ein Versagen der Anti D-Prophylaxe angenommen werden. Die pränatatale Therapie ist durch den Einsatz der Sonographie, zusätzliche direkte medikamentöse Behandlungen des Feten sicherer und erfolgreicher geworden. Die Komplikationen ließen sich reduzieren. Es überleben heute über 80% der Kinder mit einer Morbidität, die sich nicht signifikant von einem Vergleichskollektiv unterscheidet.

Diagnostik, Perinataltherapie und Prognose der fetalen Erythroblastose

R.-Ch. Seitz, H. H. Hellwege, B. Hünecke, M. H. Carstensen

Universitäts-Kinderklinik und Universitäts-Frauenklinik Hamburg

Immunhämolytische Anämien des Feten können durch diaplazentar in die kindliche Zirkulation transferierte blutgruppenspezifische Antikörper der Mutter ab der 20. Schwangerschaftswoche (SSW) in 5 verschiedenen Schweregraden induziert werden (Tabelle 1).

Tabelle 1. Fetale Erythroblastose durch Plazentagängige Antikörper der Mutter

Schweregrad	Postnatale Symptome
I. Leichte Hämolyse ohne Anämie	Nabelvenenhämatokrit über 40%, neonatale Hyperbilirubinämie
II. Kompensierte hämolytische Anämie	Nabelvenenhämatokrit 30−40%, leichte Hepatosplenomegalie, Icterus gravis
III. Dekompensierende hämolytische Anämie	Nabelvenenhämatokrit 20−30%, Hepatosplenomegalie, beginnender Kapillarschaden, Icterus gravis
IV. Dekompensierte hämolytische Anämie	Nabelvenenhämatokrit 10−20%, extreme Hepatosplenomegalie, Kapillarschaden, Hydrops fetalis, schwere Hypoproteinämie
V. Intrauteriner Fruchttod	

In der Arbeitsgruppe für prä-, peri- und postnatale Diagnostik und Therapie des Universitätskrankenhauses Hamburg wurde von 1985 bis 1988 ein am Schweregrad fetaler Erkrankung sowie den Risiken pränataler Transfusion einerseits und postnataler Intensivbehandlung nach vorzeitiger Geburt andererseits orientiertes Konzept abgestufter Perinataltherapie evaluiert. Die Kalkulation der fetalen Gefährdung erfolgte im Schwangerschaftsverlauf zur Prävention einer Aktivierung materner Immunreaktion weitgehend nicht-invasiv auf der Basis der Ergebnisse aus (a) serologischer Charakterisierung der mütterlichen Serumantikörper, (b) Fruchtwasseruntersuchungen zur Abschätzung fetaler Hämolyse-Progredienz, (c) Sonographie und (d) Kardiotokographie. Aus einem Gesamtkollektiv von 203 serologisch überwachten Schwangerschaften mit materner Alloimmunsensibilisierung (53% Anti-D, 25% Anti-D + Zusatzantikörper, 4% Anti-c, 6% Anti-Kell, 12% seltene Blutgruppenspezifitäten) konnten 150 Kinder (74%) mit leichter bzw. vollständig kompensierter mäßiger Immunhämolyse (Schweregrad I und II) ohne Komplikationen nach Spontangeburt einer neonatalen Ikterus-Therapie zugeführt werden. Lediglich 47 Feten (23%) benötigten wegen dekompensierender oder bereits dekompensierter Immunhämolyse

Archives of Gynecology and Obstetrics Vol. 245, No. 1-4, 1989
Verhandlungen der Deutschen Gesellschaft für Gynäkologie und Geburtshilfe, 47. Versammlung, München 6.-10. September 1988
© Springer-Verlag Berlin Heidelberg

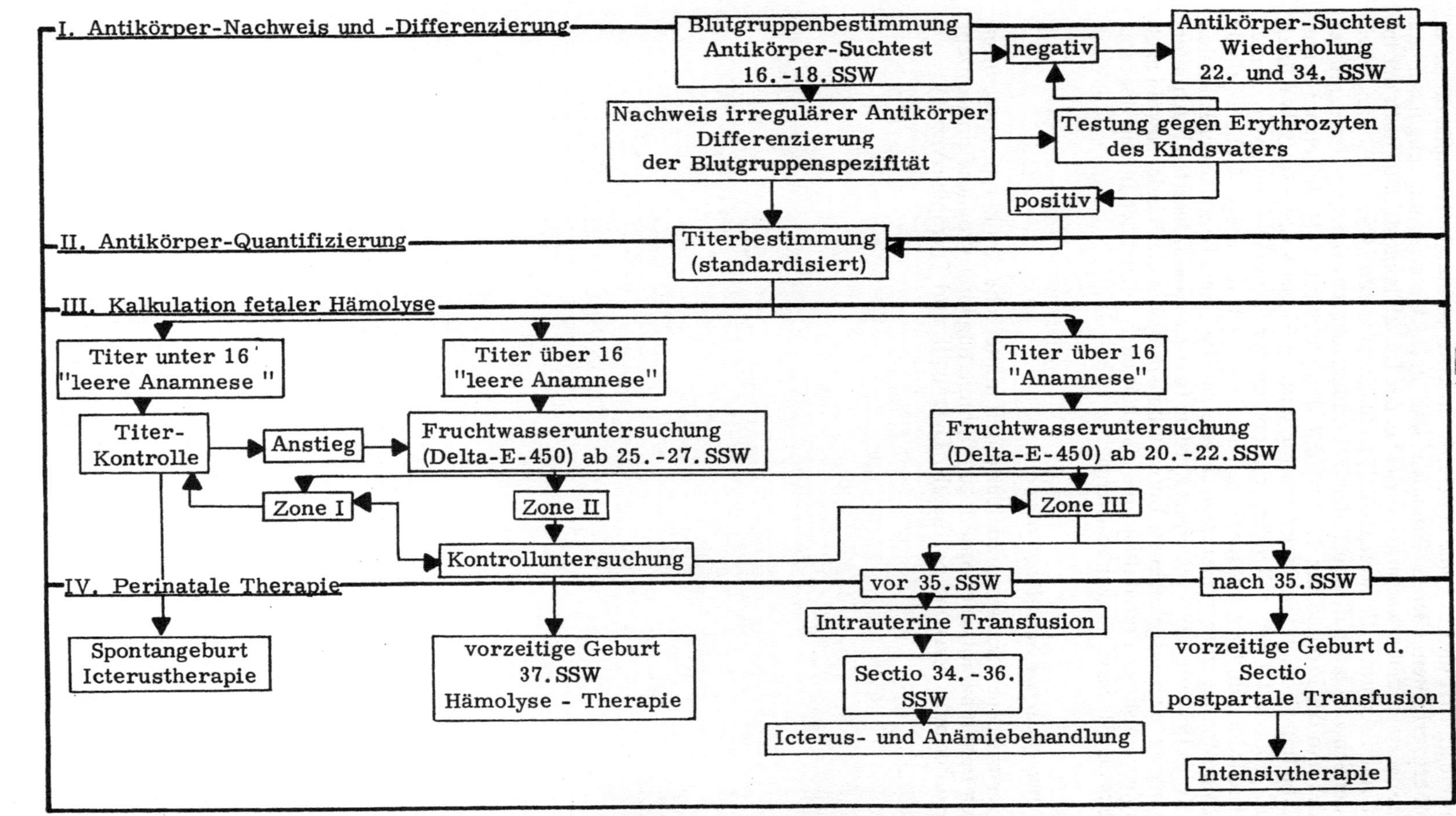

Abb. 1. Serologische Schwangerschaftsüberwachung, perinatale Diagnostik und Therapie der fetalen Erythroblastose

(Schweregrad III und IV) eine erweiterte invasive perinatale Therapie, die 45 in Hamburg erhielten. Bei 6 Patienten war nach Unterlassung engmaschiger Schwangerschaftsüberwachung bereits bei der Initialdiagnostik nur noch der intrauterine Fruchttod (Schweregrad V) zu diagnostizieren (3%). In Abhängigkeit von der Schwangerschaftsdauer, dem Schwangerschaftsrisiko, dem Reifegrad des Kindes und der Progredienz der Immunhämolyse wurden [1] 30 Feten 3–5mal pränatal transfundiert und in der durchschnittlich 33. SSW (29.–36. SSW) durch Sectio geboren, [2] bei 15 Kindern mit erst ab der 29. SSW akut progredienter Anämie jedoch in der durchschnittlich 34. SSW nach vorzeitiger Geburt primär elektiv postnatale Intensivtherapien eingeleitet. Die Überlebensrate der Patienten konnte bis 1988 auf 100% gesteigert werden. In einer standardisierten Nachuntersuchung war eine ausgezeichnete Entwicklungsprognose der Kinder sowohl nach komplikationsloser Pränataltherapie als auch nach neonataler Intensivtherapie jenseits der 31. SSW zu demonstrieren.

Zusammenfassende Schlußfolgerung

Die verschiedenen Schweregrade der durch mütterliche Antikörper ausgelösten fetalen Immunhämolyse erfordern zur Optimierung ihrer Prognose ein Konzept abgestufter prä-, peri- und postnataler Diagnostik und Therapie (Abb. 1).

Immunologie der Schwangerschaft „habitueller" Abort

In diesem Kapitel sind die Beiträge zusammengefaßt, welche zum Thema in der Plenarsitzung vom 9.9.1988 (Vorsitz: *W. Kuhn,* Göttingen) und in der Sitzung „Immunpathologie von habituellen Aborten" (Vorsitz: *E. Daume,* Marburg) gehalten worden sind. Das Manuskript des von *H. Grosse-Wilde,* Essen, gehaltenen Einführungsreferates ist nicht eingegangen. *G. Desoye,* Graz, bespricht jedoch die derzeit diskutierten Hypothesen zu den immunologischen Bedingungen, unter denen eine Schwangerschaft vor der Abstoßung bewahrt wird. Die gedanklichen Ansätze kommen auch heute nicht ohne die von *Peter Medawar* 1953 formulierten Hypothesen aus.

(1) Wird der Embryo nicht als allogen erkannt, etwa weil er keine väterlichen Allogene exprimiert oder deren Antigenizität zu gering ist? Gesichert scheint, daß an der hämochorialen Kontaktzone keine HLA-Oberflächenantigene vorkommen, wohl aber an der deziduchorialen Kontaktzone (Zytotrophoblast des Amniochorions).

(2) Eine systemische Suppression des mütterlichen Immunsystems tritt nicht ein, wohl aber lokale Reaktionen in der Dezidua, denn es gelang, mindestens 3 immunsuppressive Zellpopulationen dort nachzuweisen, die vermutlich hormonell induziert sind.

(3) Auch die Plazenta funktioniert als selektive immunologische Barriere (Adsorption und Phagozytose von Anti-HLA-Antikörpern und Immunkomplexen).

Die Nicht-Abstoßung der Schwangerschaft unter regelhaften Umständen beruht vermutlich auf einem mehrstufig redundanten System. Deshalb lag es nahe, nach Störungen in diesem System bei habituellen Aborten zu suchen. Die Diagnostik beruht auf immunologischen Übereinstimmungen zwischen Vater und Mutter und auf dem Fehlen eines Nachweises von blockierenden Faktoren, welche die Schwangerschaft schützen (gemeinsame HLA, B- oder DR-Antigene; verminderte toxische Reaktion auf paternale Lymphozyten, Erythrocyte-Antibody-Rosette-Inhibition-Test = EIA-Test, Mixed lymphocyte reaction MLR/MLC, keine blockierenden Serumfaktoren).

Eine Wiederholung der Behandlung, nachdem eine erste Schwangerschaft ausgetragen worden ist, scheint nicht erforderlich zu sein (Göttingen). Die Gefahren der Immuntherapie liegen in der möglichen Stimulierung einer eventuell latenten Autoimmunkrankheit. Lupus-Antikoagulans und Cardiolipin-Autoantikörper sollten deshalb vorher bestimmt werden.

Experimentelle Untersuchungen an polyploiden menschlichen Präimplantationsembryonen belegen das Fehlen von HLA-Antigenen an der Oberfläche des mobilen Konzeptus, Blastomere, Zona pellucida (Graz). Ein tierexperimentelles Modell weist den schwangerschaftsschützenden Effekt einer Immunisierung mit allogenen Leukozyten nach (Giessen). Lymphoretikuläre Zellen der Dezidua werden bei Frühaborten immunhistologisch und elektronenoptisch untersucht. Enge Kontakte zwischen Deziduazellen und Makrophagen und Erniedrigung des T4 : T8 Quotienten der mütterlichen Lymphozytenpopulation stützen das Konzept einer immunologischen Toleranz des mütterlichen Organismus gegenüber dem Embryo (Tübingen). Die Heidelberger Arbeitsgruppe (*I. Miedaner-Maier* et al.) legt eine Übersicht zu ätiologisch prävalenten Faktoren bei primären und sekundären Aborten an 121 Paaren vor. Es führen infektiöse Ursachenkombinationen vor endokrinen. Immunologisch abnorme Untersuchungsbefunde bildeten die drittgrößte Ursachengruppe bei primären Aborten   H. L.

Welche immunologische Mechanismen ermöglichen eine erfolgreiche Schwangerschaft

G. Desoye, G. Dohr, H. H. Kessler

Geburtshilflich-gynäkologische Universitäts-Klinik, Institut für Histologie und Embryologie Graz

Immunological Mechanisms Leading to Successful Pregnancy

Summary. Three possibilities are discussed for the immunological mechanisms which may be operative in establishing and maintaining a successful grafting of a semiallogenic embryo: (1) The lack of maternal allogenic recognition due to either the absence or a decreased alloantigenicity of paternal alloantigens (HLA). (2) The local suppression of maternal immune reactions against the embryo by hormonally induced decidual suppressor cells and by molecules released from the placenta. (3) The placenta may serve as an immunological barrier, filtering potentially cytotoxic cells and molecules out of the maternal circulation before they reach the fetus.

Zusammenfassung. Gegenwärtig werden drei immunologische Mechanismen diskutiert, die eine erfolgreiche Schwangerschaft ermöglichen könnten: 1. Fehlende allogene Erkennung des Embryo, entweder weil keine väterlichen Alloantigene exprimiert sind, oder weil deren allogene Wirkung zu gering ist. 2. Lokale Immunsuppression durch hormonell induzierte Suppressorzellen in der Dezidua und durch Substanzen, die von der Plazenta abgegeben werden, und 3. die Plazenta wirkt als immunologische Barriere und filtert potentiell cytotoxische Immuneffektoren, aus der mütterlichen Zirkulation bevor sie den eigentlichen Feten erreichen.

Als Peter Medawar zu Beginn der 50er Jahre darauf hinwies, daß der Embryo neben den mütterlichen auch väterliche Antigene exprimiert und daher vom mütterlichen Immunsystem als „fremd" erkannt und abgestoßen werden müßte, stellte er sofort die bis heute noch unbeantwortete, zentrale Frage der Reproduktionsimmunologie: Welche Mechanismen ermöglichen das immunologische Überleben des Hetero- bzw. Allotransplantates Embryo?

Medawar stellte 1953 3 Hypothesen zur Erklärung des immunologischen Rätsels auf:

1. Der Fetus ist immunologisch unreif, d. h. er exprimiert keine väterlichen Alloantigene und präsentiert sich dem mütterlichen Immunsystem somit nicht als fremd.
2. Das mütterliche Immunsystem ist während der Schwangerschaft inaktiv. Es werden also trotz der Expression väterlicher Antigene keine immunologischen Reaktionen ausgelöst.
3. Der Fetus ist anatomisch von der Mutter getrennt. Eine immunologische, physikalische oder auch physiologische Barriere verhindert so den Übertritt

Archives of Gynecology and Obstetrics Vol. 245, No. 1-4, 1989
Verhandlungen der Deutschen Gesellschaft für Gynäkologie und Geburtshilfe, 47. Versammlung, München 6.-10. September 1988

von mütterlichen immunkompetenten oder cytotoxischen Molekülen und Zellen in den Fetus.

Bis heute bilden diese Hypothesen die Basis aller Erklärungsversuche, denn keine konnte bisher endgültig ausgeschieden oder bestätigt werden.

1. Sind Fetus bzw. Placenta immunologisch unreif?

Es scheint gesichert zu sein, daß menschliche Keimzellen, pathologische Präimplantationsembryonen und Trophoblastzellen der haemochorialen Kontaktzone (der Zotten) keine HLA-Antigene an ihrer Oberfläche besitzen. Die Trophoblastzellen der deziduochorialen Kontaktzone, also der Zytotrophoblast des Amniochorions, hingegen exprimiert Klasse I Antigene, wie sich in einem indirekten Immunfluoreszenztest mit monoclonalen Antikörpern nachweisen läßt. Auch alle anderen Subpopulationen des extravillösen Trophoblasten exprimieren Klasse I-Antigene. Einige Ergebnisse der letzten 2 Jahre deuten jedoch darauf hin, daß diese HLA-Antigene des extravillösen Trophoblasten nicht den klassischen Klasse I HLA-Antigenen entsprechen, sondern möglicherweise eine modifizierte Form mit geringerem Molekulargewicht sind und daher eventuell nicht als Alloantigene erkannt werden können.

Abgesehen von den HLA-Antigenen werden auch andere Antigene als potentielle allogene Immunstimulatoren der Mutter diskutiert. Diese Antigene sollen an Trophoblasten und Lymphozyten exprimiert sein, daher auch der Name Trophoblast-Lymphocyten kreuzreagierende Antigene (TLX-Antigene). Untersuchungen an humanen, abortierten Feten selbst wiesen HLA Klasse II Antigene (des DP-locus) im Dottersack ab der 5. Schwangerschaftswoche nach. Trophoblast und Fet scheinen also nach dem derzeitigen Wissen immunologisch nicht inert zu sein. Welche Mechanismen sind es dann?

2. Ist das mütterliche Immunsystem während der Schwangerschaft inert?

Diese Hypothese wurde sehr bald modifiziert, denn eine generelle Suppression des mütterlichen Immunsystems während der Schwangerschaft müßte ja zu massiven Infektionen führen und kann daher als Mechanismus verworfen werden.

2a. Ist das mütterliche Immunsystem gegenüber dem Embryo supprimiert?

Qualität und Quantität der mütterlichen Immunreaktionen während der Schwangerschaft sind Gegenstand zahlreicher Untersuchungen. Da die immunologische Erkennung von Fremdgewebe üblicherweise in der Bildung zytotoxischer Antikörper bzw. Lymphozyten resultiert, konzentrierte sich die Arbeit zunächst auf den Nachweis dieser Moleküle und Zellen. Allerdings finden sich zytotoxische Antikörper gegen Klasse I Antigene bei der ersten Schwangerschaft nur in rund 10%. Die zellvermittelte Immunantwort (Bildung von zytotoxischen T-Zellen) beginnt erst nach 14 Schwangerschaftswochen und ist in der 40. Woche nur in 90% aller Schwangerschaften nachzuweisen.

Eine mütterliche zytotoxische Immunantwort ist also nicht bei allen erfolgreichen Schwangerschaften zu beobachten. Daher ist noch unklar, ob eine Suppression mütterlicher, immunologischer Reaktionen gegenüber dem Embryo postuliert werden muß. Die Bildung systemischer, Antigen-spezifischer Suppressorzellen ist als notwendige Voraussetzung einer erfolgreichen Schwangerschaft wohl auszuschließen, da derartige Zellen erst nach einer bereits erfolgreichen Schwangerschaft nachgewiesen werden können und auch ihre supprimierende Wirkung bezweifelt wird.

Eher sind lokale Reaktionen in der Dezidua anzunehmen, denn es gelang
bisher mindestens drei – möglicherweise hormonell induzierte – Zellpopulationen
mit immun-suppressiver Wirkung nachzuweisen. Einiges spricht auch für die
Sezernierung von Molekülen mit suppressiven Eigenschaften durch den Trophoblasten selbst.

Eine entscheidende, kausale Rolle mütterlicher Antikörper gegen väterliche
Trophoblast-Antigene, die entweder die afferente oder die efferente Immunantwort durch die Mutter blockieren sollen (blockierende Antikörper), ist ebenfalls
wohl auszuschließen, weil sie nur in jeder zweiten erfolgreichen Schwangerschaft
nachzuweisen sind. Ob andere Moleküle – keine Antikörper – blockierende Wirkung haben können sowie deren allfällige Bedeutung, kann noch nicht beurteilt
werden.

Eine systemische, mütterliche Immunantwort ist als Voraussetzung einer erfolgreichen Schwangerschaft derzeit nicht anzunehmen, lokal begrenzte Reaktionen an den materno-fetalen Kontaktzonen scheinen aber sehr wahrscheinlich.

3. Bildet die Plazenta eine immunologische Barriere?

Medawar schlug schließlich vor, die Plazenta fungiere als selektive Barriere, die
die transplazentare Passage von immuneffektiven Molekülen und Zellen zum
Feten verhindert. Einige Ergebnisse untermauern diese Hypothese, wie z. B. die
Anwesenheit von Fc-Rezeptoren am Trophoblasten sowie Adsorption und Pha-
gocytose von anti-HLA Antikörpern und Immunkomplexen in der Plazenta. Die
Plazenta bildet sich jedoch erst einige Wochen nach der Implantation als anatomische Einheit und kann daher nur danach als Barriere fungieren. Ob dieses Argument gegen die Hypothese spricht, kann erst dann entschieden werden, wenn
gesichert ist, daß Alloantigene exprimiert werden und vor allem, ab welchem
Zeitpunkt.

Es gibt also nach wie vor keine schlüssige Antwort auf die Frage nach den
entscheidenden Mechanismen, die das immunologische Überleben des Embryos
erklären. Die in diesem Artikel kursorisch aufgezeigten Möglichkeiten sind keinesfalls umfassend, die wissenschaftliche Diskussion zu diesem Thema verläuft
heftig und kontroversiell. Die Zukunft wird zeigen, ob die von Medawar zunächst
alternativ gedachten Hypothesen nicht Teile eines möglicherweise mehrstufigen
Konzeptes der Natur sind, um durch redundante Absicherung der Reproduktion
die weitere Evolution sicherzustellen.

Literatur

1. Beer AE (1988) Immunologic aspects of normal pregnancy and recurrent spontaneous abortion. Semin Reprod Endocr 6:163
2. Chaouat G, Kolb JP, Wegmann TG (1983) The murine placenta as an immunological barrier
between the mother and the fetus. Immunol Rev 75:31
3. Chaouat G (1987) Placental immunoregulatory factors. J Reprod Immunol 10:179
4. Clark DA, Cray BA (1986) Reproductive Immunology 1986. Elsevier, Amsterdam
5. Gill III TJ (1985) Immunity and pregnancy. CRC Crit Rev Immunol 5:201
6. Hunziker RD, Wegmann TG (1986) Placental Immunregulation. CRC Crit Rev Immunol
6:245
7. Lewis JE, Coulam CB, Moore SB (1986) Immunologic mechanisms in the maternal–fetal
relationship. Mayo Clin Proc 61:655

Der immunologisch bedingte Abort – Diagnose und Therapie

M. von Ditfurth[1], B. M. E. Kuntz[2], U. Kuhn[3], W. Distler[1]

[1] Universitäts-Frauenklinik Düsseldorf
[2] Institut für Blutgerinnungswesen, Universität Düsseldorf
[3] Institut für Immungenetik, Universitätsklinikum Essen

Immunological Factors in Recurrent Spontaneous Abortion

Summary. As etiological factors responsible for repeated miscarriages disturbances of the maternal-fetal immunoregulation are involved. Diagnostic aspects of the immunobiology of abortion and the clinical management of habitual abortion by immunotherapy are discussed.

Zusammenfassung. In der Schwangerschaft trägt die Mutter ein mit eigener Antigenität ausgestattetes, wachsendes Transplantat, den Embryo oder Fetus. Bei regelrechtem Schwangerschaftsverlauf bildet das maternale Immunsystem blokkierende Faktoren, so daß der Embryo einer Abstoßung durch den mütterlichen Organismus entgeht. Störungen des immunologischen Gleichgewichtes zwischen mütterlichem Immunsystem und Embryo führen zum immunologisch bedingten Abort. Die Diagnostik besteht in dem fehlenden Nachweis schwangerschaftsschützender Faktoren. Neuerdings kann bei den Patientinnen mit immunologisch bedingter Abortneigung eine spezifische Immuntherapie zur Abortprophylaxe durchgeführt werden.

Die erfolgreiche Schwangerschaft wird durch komplexe immunologische Vorgänge ermöglicht, die in vielen Details noch ungeklärt sind. In den letzten Jahren sind weiterführende Erkenntnisse über die immunologische Akzeptanz des „fremden Embryos" gemacht worden. Aus den Erkenntnissen der Grundlagenforschung konnten Konzepte für Diagnostik und Therapie im klinischen Alltag gewonnen werden. Von Bedeutung für die klinische Diagnostik und Therapie des immunologisch bedingten Frühabortes sind:

1. die Tatsache, daß der Embryo als immunogen anzusehen ist und
2. daß eine aktive Auseinandersetzung zwischen mütterlichem Immunsystem und Embryo stattfindet.

Als Parameter einer aktiven immunologischen Auseinandersetzung sind zytotoxische antipaternale Antikörper und blockierende Serumfaktoren nachweisbar. Weiter hat auch das sogenannte HLA-Sharing für die Abklärung des immunologisch bedingten Abortes eine gewisse Bedeutung. Störungen des immunologischen Gleichgewichtes zwischen mütterlichem Immunsystem und Embryo können auf den verschiedensten Ebenen stattfinden und führen zum immunologisch bedingten Abort. Die Diagnose des immunologisch bedingten Abortes wird durch den fehlenden Nachweis schwangerschaftsschützender Faktoren gestellt. Dies entspricht dem aktuellen Wissensstand und kann sich je nach Entwicklung der Forschung ändern.

Zytotoxische antipaternale Antikörper

Zunächst sind die zytotoxischen antipaternalen Antikörper zu nennen, deren Bedeutung im Zusammenhang mit erfolgreicher Gravidität diskutiert wurde. Mowbray [7, 8] brachte die zytotoxischen antipaternalen Antikörper in Zusam-

menhang mit nicht erfolgreicher Schwangerschaft, da sie bei habituell abortierenden Frauen deutlich seltener als bei Frauen mit ausgetragenen Schwangerschaften nachzuweisen waren. Der Nachweis der zytotoxischen Antikörper erfolgt im
Cross match: Väterliche Lymphozyten werden mit mütterlichem Serum inkubiert; sind zytotoxische Antikörper im mütterlichen Serum vorhanden, kommt es
zur Zytolyse. Beer [7] stellte eine Untersuchung zur Bedeutung der zytotoxischen
Antikörper vor. Er zeigte deutlich, daß nach der Geburt des ersten Kindes nur
20% der Frauen zytotoxische antipaternale Antikörper entwickeln, mit der Zahl
der Entbindungen die Inzidenz der Antikörper steigt und daß sie signifikant
seltener bei Frauen mit habituellen Aborten anzutreffen sind. Daraus kann gefolgert werden, daß HLA-Inkompatibilität der Partner und mütterliche Immunantwort auf Fremdantigene nicht mit erhöhter Abortrate verbunden ist und daß
zytotoxische antipaternale Antikörper häufig mit erfolgreicher Schwangerschaft
assoziiert sind, aber nicht Voraussetzung für diese sind. Somit reicht der alleinige
Nachweis dieser Antikörper, wie Mowbray [7, 8] zur Diagnostik des immunologischen Abortes vorstellte, nicht aus. Vor allem vor dem Hintergrund daß zytotoxische Antikörper meist erst spät in der Schwangerschaft gebildet werden (jenseits
der 28. SSW), erscheinen sie als ungeeignet für den Schutz der Frühgravidität [12].

Blockierende Faktoren

Die nächste Gruppe der im Zusammenhang mit dem immunologisch bedingten
Abort diskutierten schwangerschaftsschützenden Faktoren sind die blockierenden Faktoren. Sowohl Beer [1 – 3] als auch die Arbeitsgruppe Taylor, Faulk u. Mc
Intyre [17] beobachteten bei Frauen mit habituellen Aborten unklarer Genese
eine verminderte MLC-Reaktion gegenüber Partnerlymphozyten. Bei Zugabe
von Patientinnenserum war keine partnerspezifische Hemmung nachweisbar.
Zum Nachweis blockierender Serumfaktoren steht im wesentlichen noch ein wei-
teres Testverfahren zur Verfügung, daß von Power [11] beschrieben und zur
Diagnostik des immunologisch bedingten Abortes von Westphal [11] eingeführt
wurde: Der Erythrocyten-Antikörperrosetten-Inhibitionstest (EAI-Test). Dieses
Testsystem dient zum Nachweis blockierender Substanzen aus dem Serum der
Mutter, die die FC-Rezeptoren von väterlichen B-Lymphozyten maskieren. So-
mit bleibt die Rosettenbildung zwischen Rindererythrocyten, die mit heterologen
Antikörpern sensibilisiert wurden und väterlichen B-Lymphozyten nach Inkuba-
tion mit mütterlichem Serum, das blockierende Faktoren enthält, aus. Die im
EAI-Test nachgewiesenen blockierenden Faktoren sind [11]:

1. Nachweisbar nach Transfusionen, Transplantationen und Geburten,
2. vermutlich IgG-Antikörper,
3. nicht gegen HLA Antigene gerichtet und
4. sind sie vor allem bei Frauen mit habituellen Aborten nicht nachweisbar als
   Ausdruck einer fehlenden adäquaten Immunantwort.

HLA-Sharing

Zur Diagnostik des immunologisch bedingten Abortes besitzt auch die HLA-
Typisierung der Partner einen erwähnenswerten Stellenwert, dessen Bedeutung
speziell für die Ätiologie des habituellen Abortes allerdings umstritten ist.
   HLA-Sharing bedeutet HLA-Übereinstimmung der Eltern und führt zu erhöhter Histokompatibilität zwischen Mutter und Feten und somit zu erschwer-
tem Erkennen des Embryos durch das mütterliche Immunsystem. Im Tiermodell
sind Inzuchtstämme vergleichbar, bei denen die Anzahl der lebenden Nachkommen signifikant kleiner ist als bei normaler Differenzierung. Während Beer [1 – 3]
sowie Taylor, Frank u. Mc Intyre [16, 17] eine eingeschränkte genetische Diffe-

renz im HLA-System bei Paaren mit habituellen Aborten nicht klassischer Ursache beschrieben, konnten andere Arbeitsgruppen dies nicht bestätigen [4, 10].

Da der Trophoblast als primäres Zielorgan mütterlicher Immunreaktionen keine typischen HLA-Antigene exprimiert, wird die Bedeutung des HLA-Sharings darin gesehen, daß andere Antigensysteme an das HLA-System gekoppelt vererbt werden. Dies soll z. B. für die TLX-Antigene gelten: Faulk u. Mc Intyre [5] identifizierten 1983 zwei Trophoblastantigene TA1 und TA2. Letztere werden neben dem Trophoblasten auch auf Thrombozyten und Lymphozyten exprimiert und daher TLX-Antigene (Trophoblast-Lymphozyten-kreuzreagierend) genannt. Es wurden drei Allele TLX 1, 2, 3 beschrieben. Neuere Untersuchungen weisen allerdings darauf hin, daß TLX-Antigene nicht an das HLA-System gekoppelt sind [14].

1987 konnte Ober [9] einen neuen Aspekt der HLA-Typisierung beschreiben. Bei Untersuchungen von HLA-Kompatibilität zwischen Vater und Mutter und somit Kind konnte sie zeigen, daß HLA DR-Kompatibilität zu einem verminderten Geburtsgewicht des Neugeborenen führt. Weitere und vor allem größer angelegte Studien sollten nun klären, ob HLA DR-Kompatibilität der Eltern als Risikofaktor für SGA-Nachkommen zu bewerten ist.

Es stellt sich die Frage der Häufigkeit des immunologisch bedingten Abortes. Stray-Pedersen [15] untersuchte 195 Paare mit habituellen Aborten und fand für habituelle Frühaborte in 50,8% keine Ursachen. Da in dieser breit angelegten Studie keine immunologischen Ursachen aufgeführt wurden, muß innerhalb dieser 50% der immunologisch bedingte Abort anzusiedeln sein. Nach Untersuchungen von Beer [3] stellen Patientinnen mit habituellen Aborten unklarer Genese und fehlenden blockierenden Faktoren 58% der Patientinnen, bei denen keine Ursache der Aborte gefunden wurde. Demnach wäre die Häufigkeit des habituellen Abortes immunologischer Ursache zwischen 25 und 50% des Gesamtkollektives anzusiedeln; bei eigenen Untersuchungen an der Universitäts-Frauenklinik Düsseldorf wurde die Diagnose „unklare Abortursache und fehlender Nachweis schwangerschaftsschützender Faktoren" in 39% des untersuchten Gesamtkollektives gestellt.

Zusammengefaßt läßt sich der immunologisch bedingte habituelle Frühabort wie folgt charakterisieren:

1. Wiederholte Aborte mit einem Partner und möglicherweise erfolgreiche Schwangerschaft mit einem anderen Partner.
2. Inadäquate mütterliche Immunantwort; hierbei liegt die Problematik in noch nicht ausreichend vielen Nachweismethoden.

Sind die anderen z. Zt. bekannten Abortursachen ausgeschlossen, so wenden verschiedene Arbeitsgruppen eine spezifische Immuntherapie an. Die Diagnose „immunologisch bedingter Abort" und somit die Indikationsparameter für diese Therapie variieren.

Taylor, Faulk u. Mc Intyre [16, 17] gehen von einer inadäquaten mütterlichen Immunantwort bei habituellen Aborten aus, da zwischen den Partnern TLX-Antigen-Übereinstimmung besteht; sie wählen als Diagnose bzw. Indikationsparameter HLA-Sharing der Partner bei zwei und mehr gemeinsamen HLA-Antigenen. Unander u. Lindholm [18] überprüfen die Bedeutung der blockierenden Serumantikörper. Mowbray [7, 8] immunisierte bei alleinigem Fehlen antipaternaler zytotoxischer Antikörper und die Arbeitsgruppe um Beer [1, 2, 3] stellt die Diagnose des immunologisch bedingten Abortes bei:

1. HLA-Sharing (= >3 gemeinsame HLA, B oder DR Gene),
2. verminderter MLC-Reaktion auf die paternal Lymphozyten verglichen mit Panelzellen und
3. Fehlen von blockierenden Serumfaktoren.

Sind die Indikationsparameter auch sehr unterschiedlich, so zielt die Therapie in allen Fällen danach eine ausreichende Immunantwort zum Schutz der fetoplacentaren Einheit zu erzielen. Da TLX-Antigene sowohl auf Lymphozyten als auch auf Trophoblastzellen exprimiert sind, erscheint eine Immunstimulation mit Lymphozyten sinnvoll und ist das gängige Therapieprinzip. Taylor, Faulk u. Mc Intyre [16, 17] verwenden Fremdspenderlymphozyten in großen Volumina von 2–5 Blutgruppen-kompatiblen Spendern; sie wiederholen die Infusion zweimal vor der Konzeption und führen sie dann in 3wöchentlichen Abständen ab Konzeption bis zur 26. SSW durch. Beer [1–3] therapiert mit väterlichen Zellen aus 50 ml Blut 2× im Abstand von 4–6 Wochen vor der Konzeption intracutan. Mowbray [7, 8] therapierte nur einmalig, aber mit einem großen Volumen zwischen 100 und 400 ml, welches er intravenös, sub- und intracutan applizierte. Unander u. Lindholm [18] kam der Verdienst zu, die Wertigkeit des Indikationsparameters blockierende Substanzen überprüft zu haben, denn sie therapierten sowohl bei Vorhandensein als auch bei Fehlen der blockierenden Faktoren. Alle Frauen, die keine blockierenden Aktivitäten hatten, entwickelten diese nach der Serie von Transfusionen (3mal leukozytenreiches Konzentrat vor der Gravidität von Drittspendern). Bei den Frauen, die gravide wurden, kam es nur bei einer zum Abort. Bei den Frauen, die schon blockierende Serumfaktoren hatten und trotzdem therapiert wurden, trugen alle 5 ihre Schwangerschaft nicht aus. Die weitere Untersuchung dieser 5 Frauen zeigte serologische Zeichen einer Autoimmunerkrankung. Die Untersucher folgern, daß nur die Patientinnen, die keine blockierenden Faktoren haben, von einer Immuntherapie profitieren.

Trotz der Variationsbreiten der Therapiekonzepte werden die Erfolgsdaten der einzelnen Arbeitsgruppen ähnlich hoch angegeben. Nach den neuesten Zahlen liegt die Erfolgsrate übereinstimmend bei 70%. Interesssant ist in diesem Zusammenhang, daß bei der einzig bekannten Doppelblindstudie von Mowbray [7] der Erfolg der Therapiegruppe signifikant höher als in der Placebogruppe lag. An der Universitäts-Frauenklinik Düsseldorf führten wir bisher bei 9 Ehepaaren Immunisierungen durch: 2 Entbindungen und 1 Abort bisher, 2 z. Zt. bestehende Graviditäten sind jenseits der Frühabortgrenze, 2 Patientinnen sind z. Zt. im Therapieintervall, 2 Immunisierungen wurden aus anderer Indikation durchgeführt.

Risiken der Immuntherapie

Unander [18] rät bei Zeichen einer Autoimmunerkrankung von einer Immunstimulation ab, da sonst die Gefahr einer Exazerbation der Erkrankung bestehe. Die Anzahl von Patientinnen mit klinisch unauffälligem Befund, aber serologischen Zeichen einer Immunerkrankung sind größer als angenommen wurde. Da diese Gruppe nicht von der Immuntherapie profitiert, sondern Nachteile erleiden kann, sollte im Rahmen der Abklärung habitueller Aborte auch an eine Bestimmung von Lupus-Antikoagulans und Cardiolipin-Autoantikörper gedacht werden. Beer [1, 3] berichtet ausführlich über kindliche Komplikationen: Neben einer Trisomie 21, die unabhängig von der Immuntherapie gesehen werden muß, berichtet er über 3 schwere Wachstumsretardierungen, die im 2. Trimenon begannen (3 SGA Kinder bei 28 Immunisierungen). Auch bei Patientinnen die aufgrund unzureichender Immunantwort nach Therapie mit väterlichen Lymphozyten Fremdlymphozyten erhalten hatten, war der Anteil von Komplikationen in der Gravidität hoch (Oligohydramnion, vorzeitige Placentalösungen, SGA, Gestose). Erinnert sei an die Wachstumsretardierung als „immunologisch erklärbare Erkrankung". Da die Arbeitsgruppe um Beer [1–3] als Auswahlskriterium HLA-Sharing fordert, ist auch an eine nicht ausreichende Therapie zu denken. Extremes HLA-Sharing wurde von anderen Autoren [13] als Risikofaktor für eine erhöhte Mißbildungsrate beschrieben. Folgerichtig stellt sich die Frage, ob bei extremem HLA-Sharing eine Immuntherapie sinnvoll ist [6]. Zudem ist an eine allergische Reaktion der Mutter bei oder nach der Therapie zu denken, da ihr Fremdantigen appliziert wird. Eine Überwachung für die Zeit nach der Therapie mit der Möglichkeit der Intervention erscheint daher ratsam. Diskutiert wird auch die Induktion von zytotoxischen Antikörpern als Nebenwirkung mit gravierender Bedeutung, z. B. wenn später eine Transplantation erforderlich wird. Hier bietet die Immunisierung mit väterlichen Zellen einen Vorteil gegenüber der Fremdimmunisierung, da nur gegen ein kleines Spektrum der HLA-Antigene Antikörper gebildet werden. Auch die Gefahr von Infektionen (Hepatitis, HIV, Zytomegalie) läßt sich durch das Konzept der Immunisierung mit väterlichen Zellen minimieren. Auch in diesen Fällen ist eine gezielte serologische Untersuchung vor der Therapie zwingend erforderlich.

Zusammengefaßt bietet die Immuntherapie beim habituellen Abort eine große Erfolgschance, jedoch sollte die Indikation in Anbetracht der möglichen Risiken nur nach Abwägung der Vor- und Nachteile und nach Ausschluß aller anderen Aborturschen sowie bei Vorliegen von Anzeichen für eine inadäquate Immunantwort des mütterlichen Immunsystems gestellt werden.

Literatur

1. Beer AE, Quebbemann JF, Hamzaki Y, Semprini AE (1987) Immunotherapy of Recurrent Spontaneous Abortion. In: Gill TJ, Gill TG (ed) Immunoregulation and Fetal Survival, Oxford University Press, New York Oxford, p 286
2. Beer AE, Semprini AE, Xiaoyu Z, Quebbeman JF (1985) Pregnancy Outcome in Human Couples with Recurrent Spontaneous Abortions: HLA Antigen Profiles; HLA Antigen Sharing; Female MLR Serum Blocking Factors; and Paternal Leukocyte Immunization. Expl clin Immunogenet 2:137
3. Beer AE, Shekar SS, Quebbeman JF, Xiaoyu Zhu (1987) Paternal and nonpaternal leukocyte immunization in women with recurrent spontaneous abortions: immune responses and subsequent pregnancy outcome. In: Chaouat G (ed) Immunologie de la Reproduction: Relation Materno-Foetale, Editions INSERM, Paris, p 161
4. Caudle MR, Rote NS, Scott JR, DeWitt C, Barney MF (1983) Histocompatibility in couples with recurrent spontaneous abortion and normal fertility. Fertil Steril 39:793
5. Faulk WP, Mc Intyre JA (1983) Immunological Studies of Human Trophoblast: Markers, Subsets and Functions. Immunol Rev 75:139
6. Gill TJ, Wegmann TG (1987) Immune Recognition, Genetic Regulation, and the Life of the Fetus. In: Gill TJ, Gill TG (ed) Immunoregulation and Fetal Survival, Oxford University Press, New York Oxford, p 3
7. Mowbray JF, Liddel H, Underwood JL, Gibbings C, Reginald PW, Beard RW (1985) Controlled trial of treatment of recurrent spontaneous abortion by immunisation with paternal cells. Lancet I:941
8. Mowbray JF, Underwood JL (1987) Immunisation with paternal cells for recurrent spontaneous abortion. In: Chaouat G (ed) Immunologie de la Reproduction: Relation Materno-Foetale, Editions INSERM, Paris, p 179
9. Ober C, Simpson JL, Ward M, Radvany RM, Andersen R, Elias S, Sabbagha R (1987) Prenatal effects of maternal-fetal HLA compatibility. Am J Reprod Immunol Microbiol 15:141
10. Oksenberg JR, Persitz E, Amar A, Schenker J, Segal S, Nelken D, Brautbar C (1983) Mixed lymphocyte reactivity nonresponsiveness in couples with multiple spontaneous abortions. Fertil Steril 39:525
11. Power DA, Catto GRD, Mason RJ, MacLeod AM, Stewart GM, Stewart KN (1983) The fetus as an allograft: Evidence for protective antibodies to HLA-linked paternal antigens. Lancet 2:701
12. Regan L, Braude PR (1987) Is antipaternal cytotoxic antibody a valid marker in the management of recurrent abortion? Lancet 2:1280
13. Schacter B, Weitkamp LR, Johnson WE (1984) Parental HLA compatibility, fetal wastage and neural-tube defects: evidence for a T/l like locus in humans. Am J Hum Genet 36:1082

14. Stern PL, Beresford N, Thompson S, Johnson PM, Webb PD, Hole N (1986) Characterization of the human trophoblastleukocyte antigenic molecules defined by a monoclonal antibody. J Immunol 137:1604
15. Stray-Pedersen B, Stray-Pedersen S (1984) Etiologic factors and subsequent reproductive performance in 195 couples with a prior history of habitual abortion. Am J Obstet Gynecol 148:140
16. Taylor C, Faulk WP (1981) Prevention of recurrent abortion with leukocyte transfusions. Lancet 1:68
17. Taylor CG, Faulk WP, McIntyre JA, Hill JG, MacLachlan N (1987) The TLX hypothesis and treatment of spontaneous recurrent abortion by immunization with 3rd party lymphocytes. In: Chaouat G (ed) Immunologie de la Reproduction: Relation Materno-Foetale, Editions INSERM, Paris, p 203
18. Unander AM, Lindholm A (1986) Transfusions of leukocyte-rich erythrocyte concentrates: A successful treatment in selected cases of habitual abortion. Am J Obstet Gynecol 154:516
19. Westphal E (1986) Vortrag 18. Tagung der Arbeitsgemeinschaft für Histokompatibilitätstestung Bremen 2.–4. 10. 1986

Immuntherapie bei habituell abortierenden Paaren

B. Hinney[1], W. Kuhn[1], O. Götze[2], H. Neumeyer[2]

[1] Universitäts-Frauenklinik Göttingen, [2] Abteilung Immunologie der Universität Göttingen

Paternal Leukocyte Immunization for Recurrent Spontaneous Abortion

Summary. After habitual abortions and the exclusion of nonimmunological causes of miscarriage, 26 patients were treated with lymphocytes of their partners of prophylaxis of abortion. The first treatment was done during early pregnancy in eight patients. Of the remaining 18, 12 have become pregnant up to now. Five pregnancies have gone to term, one is in the 13th week at the moment, and five are in the 20th week. Two patients lost their baby after the 20th week due to nonimmunological causes. Again seven patients had an early spontaneous, abortion. Thus, the success rate of the immunological therapy is 63.2% at the moment.

Zusammenfassung. 26 Patientinnen mit Zustand nach habituellen Aborten wurden nach Ausschluß nicht immunologischer Aborturrsachen zur Abortprophylaxe mit Lymphozyten des Partners behandelt. Die Erstbehandlung erfolgte bei 8 Patientinnen in der Frühgravidität, von den restlichen 18 Patientinnen wurden bisher 12 schwanger. Eine Schwangerschaft befindet sich z. Zt. in der 13. SSW, 5 Schwangerschaften wurden bisher ausgetragen, 5 sind intakt jenseits der 20. SSW. 2 Patientinnen erlitten aus nicht immunologischen Ursachen einen Spätabort jenseits der 20. SSW. Bei 7 Patientinnen kam es erneut zum Frühabort. Die Erfolgsrate der Immuntherapie liegt damit z. Zt. bei 63,2%.

Einleitung

Als eine Ursache habitueller Aborte wird die Abstoßung des Allotransplantats Fet durch das mütterliche Immunsystem diskutiert. Ursache für diese Abstoßung ist nach Ansicht verschiedener Autoren die fehlende Bildung blockierender oder schützender Faktoren durch das Immunsystem der Mutter. Im Jahre 1981 wurde über die ersten Erfahrungen mit der Übertragung fremder Lymphozyten zur Induzierung dieser blockierenden Faktoren berichtet [1]. Hier sollen die Ergeb-

Archives of Gynecology and Obstetrics Vol. 245, No. 1-4, 1989
Verhandlungen der Deutschen Gesellschaft für Gynäkologie und Geburtshilfe, 47. Versammlung, München 6.-10. September 1988
© Springer-Verlag Berlin Heidelberg

nisse der seit 1985 an der UFK Göttingen durchgeführten Immunstimulationen vorgestellt werden.

Material und Methoden

Von 1985 bis Juli 1988 wurden in Zusammenarbeit mit der Abteilung für Immunologie insgesamt 26 Patientinnen bei Zustand nach habituellen Aborten mit Lymphozyten des Partners behandelt. Voraussetzung für die Therapie waren 3 oder mehr vorausgegangene Frühaborte (bis zur 14. SSW), keine vorausgegangene ausgetragene Gravidität, unauffällige Chromosomenanalyse beider Partner und keine nachweisbaren intrauterinen Aborturursachen. Vor einer Immuntherapie wurde folgende Diagnostik durchgeführt:

Endokrinologische Diagnostik

(Prolaktin, Testosteron, DHEA-S, serielle Progesteronkontrollen in der Lutealphase, $T_3/T_4/TSH_{basal}$).

Infektionsserologische Diagnostik

HLA-Typisierung (ACB + DR/DQ) beider Partner, HLA-Crossmatch, Bestimmung blockierender Faktoren im Serum der Patientin unter Verwendung von Lymphozyten des Partners (EAI-Test) [4]. Mögliche endokrinologische Aborturursachen wurden vor Therapiebeginn korrigiert. Bei Verdacht auf das Vorliegen einer psychischen Problematik wurde eine begleitende Therapie durch einen Psychotherapeuten der Klinik durchgeführt.

Therapie

Zur Therapie wurden dem Partner jeweils 450 ml Blut entnommen. Aus dem daraus gewonnnenen Buffycoat wurden durch anschließende Dichtegradientenzentrifugation weitestgehend erythrozytenfreie Lymphozyten gewonnen. Die Lymphozyten wurden der Patientin zu je 50% intrakutan und intravenös appliziert. Die Übertragung erfolgte unter intensivmedizinischer Überwachung, die Patientin blieb über Nacht in der Klinik [3]. Bei Rhesus-Inkompatibilität erhielt die Patientin jeweils 300 µg Anti-D-Immunglobulin. Die Erstbehandlung erfolgte bei 18 Patientinnen außerhalb einer Gravidität, in den restlichen Fällen zwischen der 5. und 10. SSW. In der Schwangerschaft wurde die Behandlung bis maximal zur 20. SSW in vierwöchentlichen Abständen wiederholt.

Ergebnisse

HLA-Typisierung:

Betrachtet man lediglich die Klasse-I-Antigene, findet sich eine geringfügige Häufung von 3 übereinstimmenden Haplotypen im Patientenkollektiv gegenüber dem 129 Paare umfassenden Vergleichskollektiv. Bei Betrachtung aller untersuchten HLA-Antigene (ACB + DR/DQ) ist die Übereinstimmung der HLA-Haplotypen zwischen den Partnern in einem sicher fertilen Vergleichskollektiv (n = 46) dagegen sogar geringfügig höher.

Therapieerfolg

Bei 8 der 26 behandelten Patientinnen erfolgte die Erstvorstellung in der Frühgravidität. Von den 18 außerhalb der Gravidität behandelten Patientinnen wurden bis zum Zeitpunkt dieser Auswertung 12 schwanger, eine Gravidität befindet sich z. Zt. vor der 20. SSW, d. h. z. Zt. können die Therapieergebnisse bei 19 Schwangerschaften beurteilt werden. 5 Schwangerschaften wurden ausgetragen, 5 sind z. Zt. intakt jenseits der 20. SSW. Bei 2 Patientinnen blieb die Schwangerschaft bis jenseits der 20. SSW intakt, es kam jedoch anschließend aus nicht immunologischen Gründen zum Spätabort. Bei 7 Patientinnen kam es erneut zu einem Frühabort. 12 von 19 Patientinnen, d. h. 63,2% wurden danach bisher aus immunologischer Sicht erfolgreich behandelt.

Einen hohen prädiktiven Wert hinsichtlich der Prognose des Schwangerschaftsverlaufs hat das Ergebnis des EAI-Tests. Dabei galt der Test bei einer Hemmung der Rosettenbildung um mehr als 50% als positiv. Bei Auswertung des EAI-Tests vor und nach Immuntherapie bei insgesamt 18 Patientinnen zeigte sich eine gute Korrelation des Therapieerfolgs, d. h. des Ausgangs der Schwangerschaft mit dem Ergebnis der EAI-Testung nach Therapie (Abb. 1).

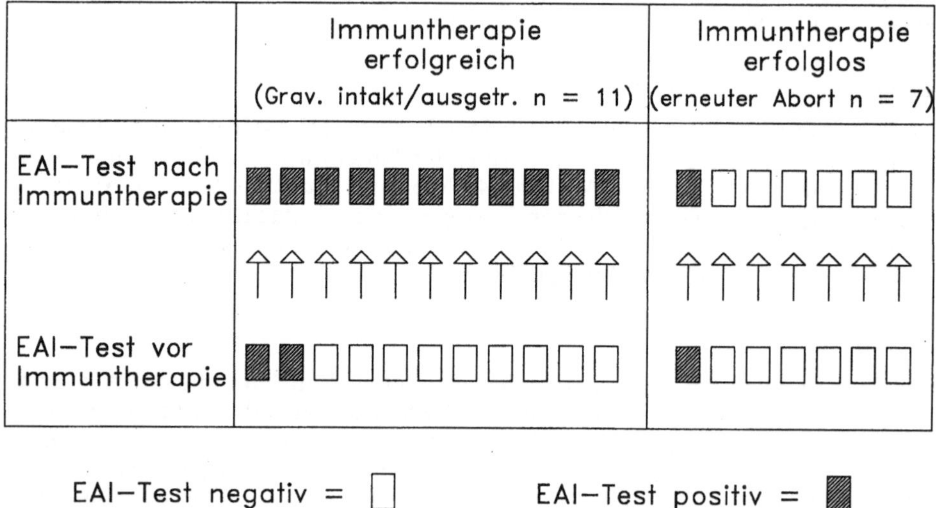

Abb. 1. Erfolg der Immuntherapie in Abhängigkeit vom Ergebnis des EAI-Tests vor und nach Immuntherapie (EAI-Test positiv = Hemmung der Rosettenbildung um > 50%)

3 Patientinnen wurden zwischenzeitlich nach erfolgreicher Immuntherapie und ausgetragener Schwangerschaft erneut schwanger. Bei positivem EAI-Test in der Frühschwangerschaft konnte in allen Fällen auf eine erneute Immuntherapie verzichtet werden, die 3 Schwangerschaften verliefen problemlos. Insgesamt wurden somit bisher 8 Kinder nach Immuntherapie geboren, alle Kinder sind gesund.

Diskussion

Aufgrund der dargestellten Ergebnisse bevorzugen wir z. Zt. folgendes Vorgehen:

1. Vorgehen außerhalb der Gravidität

Bei entsprechender Anamnese wird ein EAI-Test durchgeführt. Ist der Test positiv, wird von der Therapie abgeraten. Bei negativem Test wird zunächst eine

Therapie mit Partnerlymphozyten durchgeführt, anschließend erfolgen wöchentliche Kontrollen des EAI-Tests. Wird der Test positiv, raten wir dem Paar zur Schwangerschaft. Bleibt der Test bis zu 8 Wochen negativ, wird eine Therapie mit Drittspenderlymphozyten empfohlen [2], anschließend wird der Therapieerfolg erneut durch den EAI-Test kontrolliert.

Vorgehen in der Frühgravidität (bis zur 10. SSW)

Bei positivem EAI-Test wird von einer Therapie abgeraten. Bei negativem Test wird die Entscheidung zur Immuntherapie vom Zytomegalieantikörperstatus abhängig gemacht: Falls der Partner einen positiven Zytomegalietest aufweist, dürfen Partnerlymphozyten nicht übertragen werden, es kann ggf. eine Therapie mit zytomegalienegativen Drittspenderlymphozyten empfohlen werden.

Literatur

1. Beer AE, Quebbeman JF, Ayers JWT, Haines RF (1981) Major histocompatibility complex antigens, maternal and paternal immune responses, and chronic habitual abortions in humans. Am J Obstet Gynecol 141:987–999
2. Beer AE, Shekar SS, Quebbeman JF, Zhu X (1987) Paternal and nonpaternal leukocyte immunization in women with recurrent spontaneous abortions: Immune responses and subsequent pregnancy outcome. In: Chaouat G (ed) Reproductive Immunology: Materno-Fetal Relationship. INSERM, p 161
3. Neumeyer H, Kuhn W, Götze O, Hinney B (1985) Zur Prävention habitueller Aborte durch Buffycoat-Transfusionen. Z Geburtsh Perinat 189:197–201
4. Power DA, Catto GRD, Mason RJ, MacLeod AM, Stewart GM, Stewart KN, Shewan WH (1983) The fetus as an allograft: Evidence for protective antibodies to HLA-linked paternal antigens. Lancet 2:701–704

Immunologische Abklärung bei habituellen Aborten

T. Strowitzki[1], R. Wiedemann[1], W. Mempel[2], H. Hepp[1]

[1] Frauenklinik im Klinikum Großhadern, Universität München,
  Abteilung für Transfusionsmedizin, München-Großhadern
[2] III. Medizinische Klinik, Klinikum Großhadern, Universität München

Immunological Aspects in Habitual Abortions

Summary. Since 1985, after excluding nonimmunological reasons for habitual abortion, we have been performing an MCL, a cross-match, and an HLA typing in these patients. Those with a low MLC response and a negative cross-match are considered to be immunological aborters. Only three out of 42 examined couples showed a low response and in 21 of 24 tested couples the cross-match was negative. Of 36 patients with a high response, 10 had successful pregnancies; seven of them shared more than two HLA antigens. An immunological treatment is indicated in patients with low response and a negative cross-match. High responders should have another pregnancy without stimulation. HLA typing is without any consequences.

Zusammenfassung. Seit 1985 führen wir bei Patienten mit habitueller Abortneigung nach Ausschluß anderer Ursachen eine MLC, einen cross-match und eine

HLA-Typisierung durch. Eine immunologische Ursache besteht bei einer low response in der MLC und negativem cross-match. 3 von 42 Paaren waren low responder. Der cross-match war in 21 von 24 Fällen negativ. 36 high responder trugen 10 Schwangerschaften aus, davon teilten 7 zwei und mehr HLA-Allele. Zu einer Stimulation raten wir bei low response und negativem cross-match. High responder sollten eine erneute Schwangerschaft anstreben. Der HLA-Typisierung allein scheint keine Bedeutung zuzukommen.

Einleitung

Die Kenntnisse über Diagnostik und Therapie bei habitueller Abortneigung haben in den letzten Jahren vor allem auf immunologischem Gebiet entscheidende Impulse erfahren. Ursächlich scheint ein Mangel an blockierenden Faktoren, d. h. die väterlichen Antigen maskierende mütterliche Antikörper, zu sein [1]. Eine derart verminderte Immunantwort wurde für Paare mit überdurchschnittlicher Ähnlichkeit im HLA-System bzw. im TLX-System postuliert [2, 3]. Nach Ausschluß nichtimmunologischer Ursachen finden mehrere Tests zur Überprüfung der materno-fetalen Immunantwort Verwendung: EAI-Test, Hemmung der MLC in vitro, MLC und Nachweis zytotoxischer Antikörper im cross-match sowie HLA-Typisierung.

Material und Methodik

Seit 1985 führen wir bei Paaren mit mindestens 3 Frühaborten vom gleichen Partner eine MLC, eine HLA-Typisierung und einen HLA-cross-match auf lymphozytäre Antikörper durch, ergänzt durch eine ausführliche Blutgruppendiagnostik. Eine Indikation zur Immunstimulation sehen wir bei Patienten mit einer low response in der MLC und ergänzend negativem cross-match gegeben. Die Stimulation soll intradermal mindestens 6–8 Wochen vor einer eventuellen Schwangerschaft mit buffy-coat vom Ehemann bzw. von einem kompatiblen Fremdspender durchgeführt werden. Der Erfolg wird durch eine Kontroll-MLC nach 4 Wochen mit cross-match überprüft.

Ergebnisse

1985–Juli 1988 haben wir 42 Paare untersucht. In der MLC fanden sich 36 high responder, 3 Paare reagierten halbhoch und 3 als low responder. Der in 24 Fällen ergänzende cross-match war $3 \times$ positiv. 3 und mehr Übereinstimmungen im HLA-System konnten wir in 8 Fällen feststellen, 2 identische Allele wiesen 16 Paare auf. Von den 36 Patientinnen mit high response sind bislang 10 Schwangerschaften ohne Immunstimulation ausgetragen worden, wovon 3 Patientinnen einen negativen cross-match hatten. 4 der 10 Patientinnen teilten 3 HLA-Allele mit ihrem Partner, 2 teilten 2 Allele. Die 11. Schwangerschaft wurde von einer Patientin mit einer halbhohen Immunantwort in der MLC und negativem cross-match ausgetragen. 5 Patientinnen mit high response haben erneut abortiert. Die 3 low responder haben bislang keine Schwangerschaft ausgetragen. Eine Patientin abortierte nach Immunstimulation und konsekutiv halbhoher MLC-Reaktion erneut. 2 dieser Patientinnen teilten 2 HLA Allele mit ihren Partnern, die 3. sogar 4. Insgesamt sind 2 Patientinnen bisher immuntherapiert worden, wovon 1 erneut abortierte.

Diskussion

Zusammenfassend läßt sich sagen, daß bei nur 3 von 42 Patientinnen eine low response in der MLC als Ausdruck einer manglenden Immunantwort zu finden war. 11 von 18 Patientinnen, die bei high response oder halbhoher Reaktion erneut schwanger geworden waren, haben eine unauffällige Schwangerschaft ohne Stimulation erlebt. Die Bedeutung des HLA-sharing ist derzeit sehr umstritten, dem MHC benachbarte Antigene dürften eher eine Rolle spielen. Von 11 Patientinnen, die ausgetragen haben, teilen in unserem Kollektiv immerhin 7 zwei und mehr HLA-Allele mit ihrem Partner. Cross-match und MLC haben sich als effektive Methoden zur immunologischen Diagnostik erwiesen (low responder konnten in unserem Kollektiv bis heute keine Schwangerschaft austragen). Die Indikation zur Stimulation sollte auf diese Patienten sowie auf Patienten mit ergänzend negativem cross-match beschränkt bleiben, da eine Sensibilisierung in Blutgruppen-Antigenen bzw. ein Restrisiko der Übertragung von Infektionskrankheiten nicht mit letzter Sicherheit ausgeschlossen werden können [4]. High responder sollten eine erneute Schwangerschaft anstreben. Vorrangig bleibt eine engmaschige patientenorientierte Betreuung der Schwangeren.

Literatur

1. Strowitzki T, Wiedemann R, Mempel W, Hepp H (1987) Immunologische Aspekte bei habitueller Abortneigung. Arch Gynecol Obstet 242/1–4:181
2. Beer AB, Quebbeman JF, Ayers JWT, Haines RF (1981) Major histocompatibility complex antigens, maternal and paternal immune responses, and chronic habitual abortions in humans. Am J Obstet Gynecol 141:987
3. Faulk WP, Mc Intyre JA (1983) Immunological studies of human trophoblast: markers, subsets and functions. Immunol Rev 75:372
4. Grosse-Wilde H, Kuhn U (1988) Immundiagnostik und -therapie des habituellen Aborts. Gynäkologe 21:249

Immunologische Diagnostik und Therapie beim habituellen Abort

B. Zowislo, P. Mallmann, G. Spiegel, D. Krebs

Universitäts-Frauenklinik Bonn

Immunologic Diagnostics and Therapy of Habitual Abortion

Summary. We have tested 137 patients with recurrent spontaneous abortions and 55 women with normal pregnancies together with their partners by HLA typing. In the maternal serum the lymphocytotoxic antibodies were analysed by NIH-, prolonged-incubation- and cold-complement test. Women with recurrent spontaneous abortions showed a higher histocompatibility with their males in 4 and 5 loci, lymphocytotoxic antibodies in serum were reduced. 34 patients without lymphocytotoxic antibodies detectable in their serum and with increased paternal histocompatibility were treated by immunotherapy. Until now 11 of these women had successful pregnancies.

Zusammenfassung. Bei 137 Patientinnen mit habituellen Aborten und 55 unauffälligen Schwangeren wurde eine HLA-Typisierung beider Ehepartner und eine Bestimmung lymphozytotoxischer Antikörper im mütterlichen Serum (NIH-, Prolonged-Incubation- und Cold-Complement-Test) durchgeführt. Bei habituell abortierenden Frauen fand sich eine erhöhte Histokompatibilität beider Ehepartner in 4 und 5 Merkmalen, sowie eine Verminderung lymphocytotoxischer Antikörper im Serum. Es wurden 34 Patientinnen ohne nachweisbare lymphozyto-

Verhandlungen der Deutschen Gesellschaft für Gynäkologie und Geburtshilfe,
47. Versammlung, München 6.-10. September 1988

toxische Antikörper und mit erhöhter paternaler Histokompatibilität einer Immuntherapie zugeführt, von denen mittlerweile 11 erfolgreiche Schwangerschaften austragen.

Von einem immunologischen Standpunkt aus betrachtet kann die Schwangerschaft als der erfolgreiche Verlauf einer Toleranzreaktion angesehen werden, bei der der Mutter als immunkompetenter Organismus ein in der Regel zumindest teilweise histoinkompatibler Fet transplantiert wird. Störungen dieser Toleranzreaktion im Sinne einer Abstoßungsreaktion führen nach dieser Vorstellung klinisch zum Abort.

Seit 1984 führen wir routinemäßig bei allen Patientinnen mit mehr als zwei Aborten eine HLA-Typisierung beider Ehepartner und eine Bestimmung lymphozytotoxischer Antikörper im mütterlichen Serum in vier Testmodifikationen (NIH-, Cold-, Rabbit-complement und Prolonged incubation-Test) durch. Anfänglich haben wir zusätzlich noch den Anteil blockierender Serumfaktoren in einem modifizierten Rosetten-Inhibitionstest und über die Hemmung der mitogenen Lymphozytentransformation, sowie den Anteil der für eine Transplantatabstoßung verantwortlichen Lymphozytensubpopulationen im peripheren Blut bestimmt.

Wir haben mittlerweile 137 Patientinnen mit habituellen Aborten untersucht und deren Ergebnisse mit 55 gesunden Kontrollen mit unauffälligem Schwangerschaftsverlauf verglichen.

Wir fanden bei Patientinnen mit habituellen Aborten bezüglich der Verteilung der HLA-Antigenfrequenzen A, B und C keine Abweichung von der spezifischen Normalverteilung. Wir fanden hier jedoch im Vergleich zur Kontrollgruppe eine erhöhte Histokompatibilität beider Ehepartner in 4 und 5 Merkmalen. Die Nachweisrate lymphozytotoxischer Antikörper im mütterlichen Serum war bei Abortpatientinnen im Vergleich zur Kontrolle vermindert. Während beispielsweise im NIH-Test bei 52% der untersuchten Kontrollen lymphozytotoxische Antikörper nachweisbar waren, lag die Nachweisrate bei den habituellen Aborten mit 28% und die Antikörperintensität mit weniger als 50% Zytolyse deutlich niedriger. Den vielversprechenden Ergebnissen zahlreicher anderer Arbeitsgruppen folgend haben wir Patientinnen mit wahrscheinlich immunologisch bedingtem habituellen Abort einer Immuntherapie zugeführt. Die Indikation zu einer Immuntherapie stellten wir nach Ausschluß anderer Abortursachen bei nicht nachweisbaren lymphozytotoxischen Antikörpern in mindestens zwei Testsystemen und erhöhter Histokompatibilität beider Eltern in mindestens drei Merkmalen, in Zweifelsfällen zusätzlich noch unterstützt durch eine verminderte Reaktivität in der gemischten Lymphozytenkultur beider Eltern. Die Therapie erfolgte in Form von intradermalen Lymphozyteninjektionen von mindestens 4×10 paternalen Zellen vor der Schwangerschaft, in der 6.–8. SSW, sowie in Abhängigkeit von den induzierten schwangerschaftsprotektiven Antikörpern in vierwöchigen Abständen bis zur 20. SSW. Nach der zweiten Therapie in der Frühschwangerschaft waren bei der Hälfte der bislang therapierten 34 Patientinnen lymphozytotoxische Antikörper nachweisbar. Die immunologischen Nonresponder wurden erneuten Therapien zugeführt, wodurch die Nachweisrate entsprechender protektiver Antikörper auf 75% anstieg. Wir haben bislang 34 Patientinnen nach diesem Konzept behandelt, von denen zwischenzeitlich 11 Patientinnen erfolgreiche Schwangerschaften ausgetragen haben. Offenbar steht somit durch die Immuntherapie habitueller Aborte bei gesicherter Indikationsstellung ein komplikationsarmes und recht erfolgreiches therapeutisches Konzept zur Verfügung.

160

Expression von Histokompatibilitäts-Antigenen an menschlichen Präimplantations-Embryonen

H. H. Kessler, G. Dohr, G. Desoye, R. Winter

Universitäts-Frauenklinik Graz und Institut für Histologie und Embryologie Universität Graz

Expression of Histocompatibility Antigens on Human Preimplantation Embryos

Summary. The expression of HLA antigens on polyploid human preimplantation embryos, obtained in an in vitro fertilization program, was investigated by indirect immunofluorescence test using a panel of well-defined monoclonal antibodies. Neither HLA class I antigens and β_2-microglobulin, nor HLA class II molecules could be detected on blastomeres and the zona pellucida. It is supposed that the absence of HLA antigens on human preimplantation embryos may be one of the mechanisms important for the acceptance of the embryo by the immunocompetent mother.

Zusammenfassung. Die Expression von HLA-Antigenen an polyploiden menschlichen Präimplantationsembryonen aus einem In-vitro-Fertilisationsprogramm wurde mit Hilfe einer Reihe von monoklonalen Antikörpern unter Verwendung des indirekten Immunfluoreszenztests untersucht. Weder HLA-Klasse-I-Antigene und β_2-Mikroglobulin, noch HLA-Klasse-II-Moleküle konnten an den Blastomeren und der Zona pellucida nachgewiesen werden. Daraus wird geschlossen, daß das Fehlen von HLA-Antigenen an Präimplantationsembryonen einer der Mechanismen für die Akzeptanz des Embryos durch die immunkompetente Mutter ist.

Vom immunologischen Standpunkt aus betrachtet, stellt der menschliche Embryo, der sich am 6. Tag in die Uterusschleimhaut einnistet, ein semiallogenes Transplantat dar und wächst ohne Abstoßung im Uterus der immunkompetenten Mutter heran. Die Mechanismen, die zur Akzeptanz des Embryos führen, sind derzeit noch unzureichend geklärt. Für das Zustandekommen der erfolgreichen Implantation sind wahrscheinlich sowohl mütterliche wie auch embryonale Mechanismen verantwortlich. Auf der mütterlichen Seite steht eine Veränderung der Immunabwehrreaktion, auf der embryonalen möglicherweise eigene Regulationsmechanismen des Präimplantationsembryos. Besonderes Interesse gilt den Antigenen des Haupthistokompatibilitätskomplexes, die für die Transplantatabstoßung von Bedeutung sind. Nachdem wir nachweisen konnten, daß menschliche Eizellen HLA-Antigene (Ag) nicht exprimieren [1], haben wir die Expression von HLA-Ag an pathologisch entwickelten menschlichen Präimplantationsembryonen untersucht.

Untersuchungsgut und Methodik

Alle Embryonen (n = 12) stammten aus dem In-vitro-Fertilisationsprogramm der Universitäts-Frauenklinik Graz, hatten zum Zeitpunkt der Testung das 2- bis 8-Zellstadium erreicht und waren anläßlich der Fertilisationskontrolle, die 16 bis 18 Stunden nach der Insemination durchgeführt worden war, eindeutig als polyploid befundet worden. Die immunzytologischen Untersuchungen wurden am Institut für Histologie und Embryologie der Universität Graz durchgeführt. Zum Nachweis der HLA-Ag wurden monoklonale Antikörper (Ak) gegen HLA-Klasse-I-Ag, β_2-Mikroglobulin und HLA-Klasse-II-Ag verwendet. Die Positiv- bzw. Negativkontrolle wurde ebenfalls mit Hilfe monoklonaler Ak durchgeführt.

Verhandlungen der Deutschen Gesellschaft für Gynäkologie und Geburtshilfe, 47. Versammlung, München 6.-10. September 1988

Alle Ak stammten vom Medizin-Naturwissenschaftlichen Forschungszentrum Tübingen [2]. Zur Darstellung der Testergebnisse diente der indirekte Immunfluoreszenztest im Suspensionsverfahren (keine Schnittmarkierung).

Ergebnisse

An keinem der untersuchten Embryonen konnte eine Expression von HLA-Klasse-I-Ag, β_2-Mikroglobulin oder HLA-Klasse-II-Ag an den Blastomeren nachgewiesen werden (Tabelle 1). Auch die Zona pellucida zeigte keine Reaktivität.

Tabelle 1. Nachweisversuch von HLA-Klasse-I-Ag, β_2-Mikroglobulin und HLA-Klasse-II-Ag an menschlichen Präimplantationsembryonen mit Hilfe monoklonaler Antikörper in einem indirekten Immunofluoreszenztest

Monoklonale Antikörper		Reaktivität der	
		Blastomeren	Zona pellucida
W6/32.HL	(HLA-A, -B, -C)	−	−
TÜ 99	(β_2m)	−	−
TÜ 36	(HLA-DR, -DQ, -DP)	−	−
TÜ 36	(HLA-DR)	−	−
TÜ 7	(Positivkontrolle)	+ + +	+ + +
W/32.HK	(Negativkontrolle)	−	−
FITC-IgG	(Negativkontrolle)	−	−

Schlußfolgerung

Aus den Ergebnissen wird der Schluß gezogen, daß das Fehlen der Expression von Histokompatibilitätsantigenen am menschlichen Präimplantationsembryo eine wichtige Voraussetzung für die Implantation darstellt. Es wurde also offenbar ein Mechanismus gefunden, der für die Akzeptanz des Embryos durch die immunkompetente Mutter mitverantwortlich sein könnte.

Literatur

1. Dohr GA, Motter W, Leitinger S, Desoye G, Urdl W, Winter R, Wilders-Truschnig MM, Uchanska-Ziegler B, Ziegler A (1987) Lack of expression of histocompatibility leukocyte antigen class I and class II molecules on the human oocyte. J Immunol 138:3766–3770
2. Ziegler A, Heinig J, Müller C, Götz H, Thinnes FP, Uchanska-Ziegler B, Wernet P (1986) Analysis by sequential immunoprecipitations of the specificities of the monoclonal antibodies. TÜ 22, 34, 35, 36, 37, 39, 43, 58 and YD1/63.HLK directed against human HLA class II antigens. Immunobiol 171:77–83

Immunologische Untersuchungen zur Ursache des habituellen Abortes

O. Heine[1], J. Neppert[2], G. Mueller-Eckhardt[2]

[1] Frauenklinik und [2] Institut für Klinische Immunologie und Transfusionsmedizin, Universitäts-klinikum Gießen

Influence of Immunization with Allogeneic Spleen Cells on the Rate of Viable Neonates in Mice

Summary. Female CBA/J (H-2^k) mice mated with male DBA/2J (H-2^d) mice show a high level of fetal resorption which can be reduced by immunization with BALB/c (H-2^d) spleen cells. The morphologically defined fetal resorption rate upon which evaluation of the outcome of pregnancy has been based in this strain combination recently, is not equivalent to the rate of viable neonates.

Einleitung

Die aktive Immunisierung mit allogenen Leukozyten ist nach einigen Autoren [4, 5] bei Patientinnen bei der Behandlung des habituellen Abortes erfolgreich. In einem von Chaouat et al. [1] beschriebenen Tiermodell konnte bei Kreuzung von Inzuchtstämmen weiblicher CBA/J (H-2^d) Mäuse mit männlichen DBA/2J (H-2^d) Mäusen eine erhöhte fetale Resorptionsrate, die durch präkonzeptionelle Immunisierung der weiblichen Tiere mit männlichen BALB/c Milzzellen reduziert werden kann, beobachtet werden. Ziel unserer Untersuchungen war es, den schwangerschaftsprotektiven Einfluß einer derartigen Immunisierung auch jenseits des 13. Gestationstages durch Bestimmung der Anzahl lebensfähiger Nachkommen – nicht der fetalen Resorptionsrate – nachzuweisen.

Material und Methoden/Ergebnisse

39 weibliche CBA/J Mäuse (H-2^k) wurden mit ca. 3×10^7 Milzzellen männlicher BALB/c (H-2^d) Mäuse intraperitoneal immunisiert. Die Deckung erfolgte sieben Tage später durch männliche DBA/2J (H-2^d) Mäuse. Als Ergebnis (Tabelle 1) wurde eine erhöhte Nachkommenschaft je Wurf unter den mit BALB/c Milzzellen immunisierten Weibchen gefunden $\bar{x} \pm SD = 4 \pm 2,9$; demgegenüber lag die durchschnittliche Wurfgröße bei der mit syngenen Milzzellen behandelten Kontrollgruppe (n = 20) bei $\bar{x} \pm SD = 2 \pm 2,2$ (p < 0,002).

Tabelle 1

CBA/J ($H-2^k$) × DBA/2J ($H-2^d$)

a) 3×10^7 BALB/cJ ($H-2^d$) Milzzellen
b) 3×10^7 CBA/J   ($H-2^k$) Milzzellen

Muttertiere	Wurfgröße	Nachkommen/Wurf $x \pm SD$ (Bereich)
a) 39	169	$4,3 \pm 2,9^*$ (0–10)
b) 20	39	$1,9 \pm 2,2$ (0–6)

* p < 0,002

Archives of Gynecology and Obstetrics Vol. 245, No. 1-4, 1989
Verhandlungen der Deutschen Gesellschaft für Gynäkologie und Geburtshilfe,
47. Versammlung, München 6.-10. September 1988
© Springer-Verlag Berlin Heidelberg

Diskussion

Der von anderen Arbeitsgruppen [1, 2] beobachtete schwangerschaftsprotektive Effekt der Immunisierung wurde durch unsere Experimente bestätigt; wir konnten erstmalig zeigen, daß der durch die Immunisierung erreichte Erfolg während der gesamten Gravidität aufrechterhalten wird und damit die Wurfgröße beeinflußt. Die Bestimmung der realen Wurfgröße ist im Vergleich zur fetalen Resorptionsrate ein empfindlicher Parameter für die Wirksamkeit der Immunisierung. Auf der Basis der bisher vorliegenden Befunde kann davon ausgegangen werden, daß die maternale Toleranz durch die Gene des MHC und solche von minor histocompatibility loci vermittelt wird [2]. Ein Vergleich dieser tierexperimentellen Untersuchungen mit den Erfahrungen in der Humanmedizin bei Frauen mit habituellen Aborten zeigt, daß beim Menschen wie im Tiermodell ein schwangerschaftsprotektiver Einfluß durch Immunisierung mit allogenen Zellen anzunehmen ist; eine immunologische Grundlage des fetalen Verlustes ist daher wahrscheinlich. Während beim Menschen die nicht intakte Schwangerschaft in der Regel mit der vorzeitigen Spontanausstoßung des Feten beendet wird, wird bei der Maus ein Teil der zahlreichen Nachkommen resorbiert. Dies führt zu einer Reduktion der Wurfgröße. Offen bleibt, inwieweit sich die murine Resorption mit dem Abort des Menschen gleichsetzen läßt. Ob auch beim Tier genetische, anatomische, endokrinologische oder infektiöse Ursachen die fetale Verlustrate beeinflussen, ist unklar. Noch nicht endgültig zu beurteilen sind die Befunde hinsichtlich einer Kompatibilität im HLA-System: während im beschriebenen Mäusemodell MHC-Differenzen bestehen, sind bei Paaren mit habituellen Aborten von einigen Autoren [3, 4] überzufällig häufige Übereinstimmungen in mehreren MHC-kodierten Antigenen beschrieben worden. Inwieweit derartigen Kompatibilitäten ein pathogenetischer Stellenwert zukommt, ist ungeklärt. Immungenetisch scheinen sich die Befunde am Tier nur zum Teil mit den Befunden beim Menschen zu decken. Im Tiermodell ist eine Verringerung der fetalen Resorptionsrate wahrscheinlich an eine Kombination von non-MHC kodierten Antigenen mit dem paternalen H-2^d Haplotyp gebunden.

Literatur

1. Chaouat G, Kiger N, Wegmann TG (1983) Vaccination against spontaneous abortion in mice. J Reprod Immunol 5:389–392
2. Kiger N, Chaouat G, Kolb JP, Wegmann TG, Guenet JL (1985) Immunogenetic studies of spontaneous abortion in mice. Preimmunization of females with allogeneic cells. J Immunol 134:2966–2970
3. McIntyre J, McConnachie PR, Taylor CG (1984) Clinical, immunological and genetical definitions of primary and secondary recurrent spontaneous abortions. Fertil Steril 42:849–856
4. McIntyre J, Faulk WP, Nichols-Johnson VR, Taylor CG (1986) Immunologic testing and immunotherapy in recurrent spontaneous abortion. Obstet Gynecol 67:169–175
5. Taylor C, Faulk WP (1981) Prevention of recurrent abortions with leucocyte transfusions. Lancet ii:68–69

Der Nachweis schützender Faktoren in der Schwangerschaft

B. Hinney[1], E. Günther[2], W. Kuhn[1]

[1] Universitäts-Frauenklinik Göttingen, [2] Institut für Humangenetik Universität Göttingen

Einleitung

Die Abstoßung des Allotransplantats Schwangerschaft wird offenbar durch von der Mutter gebildete schützende Faktoren verhindert. Die z. Zt. am häufigsten angewandten Testverfahren zum Nachweis dieser Faktoren sind die Hemmung der mixed lymphocyte reaction (MLR) [1] und der Erythrocyte-Antibody-Rosette-Inhibition-Test (EAI) [2]. Nach Ansicht zahlreicher Autoren wird ein immunologisch bedingter Abort durch Übertragung fremder Lymphozyten (Immuntherapie) verhindert. In dieser Untersuchung sollten folgende Fragen geklärt werden:
- Liefern MLR und EAI konkordante Ergebnisse?
- Können MLR und/oder EAI im Hinblick auf eine Immuntherapie zur Indikationsstellung beitragen?

Material und Methoden

Die Untersuchung wurde an insgesamt 35 Patientinnen durchgeführt. 27 Untersuchungen wurden außerhalb, 22 zu verschiedenen Zeitpunkten während einer Schwangerschaft durchgeführt. MLR und EAI wurden jeweils mit Partnerlymphozyten durchgeführt. Ein positives Testergebnis sowohl für den MLR als auch für den EAI wurde bei einer Hemmung der Proliferation der Lymphozyten bzw. der Rosettenbildung um mehr als 50% angenommen.

Ergebnisse

In 43 Fällen wurden MLR und EAI parallel durchgeführt. Die Ergebnisse waren zu 86% konkordant, von den 6 diskordanten Fällen war 5mal der MLR positiv bei negativem EAI. Von 8 Patientinnen ohne vorausgegangene Immuntherapie waren zwischen der 6. bis 8. Woche alle MLR und EAI negativ, bis zur 14. SSW wurden nur 2 im MLR und 1 im EAI positiv. Zwischen dem Testergebnis und dem weiteren Verlauf der Schwangerschaft bestand keine Beziehung. Im Gegensatz dazu waren beide Tests bei 6 von 7 Patientinnen, bei denen eine Immuntherapie vorausgegangen war, im gleichen Zeitraum positiv. Die einzige nach Immuntherapie in der Frühgravidität negativ getestete Patientin erlitt erneut einen Frühabort. Bei 20 Patientinnen wurden MLR und EAI als Eingangstest vor einer eventuell durchzuführenden Immuntherapie durchgeführt. 13 dieser Patientinnen wurden bisher anschließend schwanger. Zu erneuten, vermutlich immunologisch bedingten Aborten kam es nur nach negativem Testergebnis.

Diskussion

- Während einer normal verlaufenden Schwangerschaft kann es zu diskordanten Testergebnissen kommen, in den von uns beobachteten Fällen war stets der MLR positiv bei negativem EAI
- Negative MLR- und EAI-Testergebnisse in normalen Frühgraviditäten haben hinsichtlich der Prognose der Schwangerschaft offenbar keine Bedeutung

Verhandlungen der Deutschen Gesellschaft für Gynäkologie und Geburtshilfe,
47. Versammlung, München 6.-10. September 1988

- Negative Testergebnisse in der Frühschwangerschaft nach Immunstimulation zur Abortprophylaxe sind dagegen hinsichtlich der Prognose der Schwangerschaft ungünstig zu bewerten
- Zur Eingangstestung vor Immuntherapie könnten beide Testverfahren von Nutzen sein, zur Kontrolle des Therapieerfolges nach Immuntherapie reicht offenbar der etwas weniger sensible aber auch weniger aufwendige EAI-Test.

Literatur

1. Beer AE, Quebbeman JF, Semprini AE, McGaw TG, Jijon A (1985) Survival and rejection of the fetal allograft. Contr Gynec Obstet 14:114–130
2. Power SA, Catto GRD, Mason RJ, MacLeod AM, Stewart GM, Stewart KN, Shewan WG (1983) The fetus as an allograft: Evidence for protective antibodies to HLA-linked paternal antigens. Lancet 2:701–704

Prävalenz ätiologischer Faktoren bei 121 Paaren mit habituellen Aborten

I. Miedaner-Maier, I. Gerhard, W. Eggert-Kruse, B. Runnebaum

Abteilung für Gynäkologische Endokrinologie Universitäts-Frauenklinik, Heidelberg

Einleitung

Die Immuntherapie bei habituellen Aborten ist nur bei idiopathischer Abortneigung indiziert und erfordert daher eine umfangreiche Abklärung aller potentieller Aborturachen [1, 3, 5]. Da unterschiedliche Pathomechanismen für sekundär (SA) und primär (PA) abortierende Frauen angenommen werden müssen [2, 4], definierten wir als PA die Frauen, die kein lebendes Kind geboren hatten und 2 oder mehr Fehlgeburten oder intrauterine Fruchttode vor der 28. SSW hatten. SA waren Frauen, die neben 2 oder mehr Aborten auch Geburten hatten.

Material und Methodik

Von Februar '85 bis Februar '88 wurden 121 konsekutive Patientinnen (mittleres Alter 32 Jahre) und ihre Ehemänner (mittleres Alter 34,8 Jahre) untersucht. PA waren 81 (67%), SA 40 (33%). Mittlere Abortrate: PA 3,03; SA 3,07 (range 2–10). Nur Frühaborte hatten 65% der PA und 68% der SA. Folgende Methoden wurden angewandt: Hormonanalysen (FSH, LH, Prolaktin, Testosteron, DHEA-S, Progesteron, TRH-Test, ACTH-Test); Endometriumbiopsie; Hysterosalpingographie u./o. Chromolaparoskopie; Zervikalabstriche auf anaerobe und aerobe Bakterien, Mykoplasmen, Chlamydien, Herpes- und Cytomegalievirus (HSV und CMV); Serumtiter gegen Röteln, Syphilis, Listeriose, Toxoplasmose, HSV und CMV; Glukosetoleranztest; HbA1c; Elektrolyte, Kreatinin, Harnsäure, Harnstoff; Anti-DNS-AK; antinukleäre Faktoren; Karyogramm, HLA-Typisierung (A, B, C, DR) und Blutgruppenbestimmung bei beiden Partnern; Spermiogramm; MLC (mixed lymphocyte culture, partnerspez.); HLA-AK-Screening; crossmatch (lymphocytotoxische antipaternale AK).

Ergebnisse

In der Tabelle 1 sind die relativen Häufigkeiten (RH) der einzelnen ätiologisch relevanten Faktoren dargestellt, getrennt für PA und SA. Beim Vergleich der RH zwischen PA und SA fand sich lediglich für die Chromosomenaberration ein

Archives of Gynecology and Obstetrics Vol. 245, No. 1-4, 1989
Verhandlungen der Deutschen Gesellschaft für Gynäkologie und Geburtshilfe,
47. Versammlung, München 6.-10. September 1988

signifikanter Unterschied (p < 0,05). Folgende RH für die Kombinationen pathologischer Ergebnisse wurden unter Nichtberücksichtigung der Befunde des mikrobiellen Screenings erhalten: 1 Ursache: PA (SA): 22% (25%); 2 Ursachen: 30% in beiden Gruppen; 3 Ursachen: 21% (15%); 4 und mehr Ursachen 13% (15%). Es fand sich kein signifikanter Unterschied zwischen PA und SA.

Tabelle 1. RH (%) potentiell relevanter Abortursachen

	PA	SA		PA	SA
1. Endokrinopathie:			4. Chromosomenaberration:		
Lutealinsuffizienz	51	65	Frau	0	11*
NNR-Enzymdefekt	7	16	Mann	0	3
Hyperandrogenämie	11	28	5. Intern. Erkrankungen:	5	5
Hypothyreose	6	16	6. Autoimmunerkrankungen:	3	0
Hyperprolaktinämie	15	12	7. AB0-Inkompatibilität:	7	9
Latenter Diabetes	9	16	8. Pathol. Spermiog.:	13	0
2. Path. Uterusfaktor:			9. Immunol. Parameter		
Uterine Mißbildung	8	10	HLA-Sharing		
Uterus myomatosus	7	6	> 3 loci	26	19
Intrauterine Synechien	3	3	2 loci	31	22
Zervixinsuffizienz	16	22	1 locus	28	35
3. Zervixkolonis.:			0 locus	15	24
Aerobe, anaerobe B.	68	59	Crossmatch pos.	8	14
Chlam. trachom.	6	3	HLA-AK-Screen. pos.	7	7
Mykoplasma hominis	1	2	MLC erniedrigt	16	3
Ureaplasma urealyt.	21	13	MLC blockiert	26	32
Herpes simplex-Virus	4	3			

Diskussion

Unsere Ergebnisse konnten die Befunde von Stray-Pedersen et al. [4] nicht bestätigen, nach denen PA signifikant mehr ätiologisch relevante Abortursachen aufwiesen. Häufigere Chromosomenaberrationen bei SA konnten von Stray-Pedersen et al. [4] nicht gefunden werden. Tendentiell konnten Beobachtungen von McIntyre und Faulk [2] bekräftigt werden, daß PA ein erhöhtes HLA-Sharing und eine erniedrigte antipaternale AK-Bildung aufweisen. Bei ca. 85% aller untersuchten Paare konnte mindestens 1 ätiologisch relevanter Faktor unabhängig von der Parität eruiert werden, bei ca. ⅔ wurden 2 und mehr pathologische Ergebnisse erhalten. Daher empfiehlt sich, schon bei zwei Aborten in der Vorgeschichte eine systematische Abklärung der möglichen Abortursachen vorzunehmen.

Literatur

1. Beer AE, Quebbeman JF, Ayers JWT, Hains RF (1981) Major histocompatibility complex antigens, maternal and paternal immune responses and chronic habitual abortions in humans. Am J Obstet Gynecol 141:987–999
2. McIntyre JA, Faulk WP (1986) Clinical value of research in chronic spontaneous abortion. Am J Reprod Immunol Microbiol 10:121–126
3. Mowbray JF, Liddell H, Underwood JC, Gibbings C, Reginald PW, Beard AW (1985) Controlled trial of treatment of recurrent spontaneous abortion by immunisation with paternal cells. Lancet I:941–943
4. Stray-Pedersen B, Stray-Pedersen S (1984) Etiologic factors and subsequent reproductive performance in 195 couples with a prior history of habitual abortion. Am J Obstet Gynecol 148:140–146
5. Taylor C, Faulk P (1981) Prevention of recurrent abortion with leucocyte transfusions. Lancet II:68–69

Nicht immunologischer Hydrops fetalis, doch eine immunologische Genese?

P. Mallmann, U. Gembruch, R. Mallmann, M. Hansmann

Universitäts-Frauenklinik Bonn

Non-Immunologic Hydrops Fetalis – An Immunologic Cause?

Summary. In 25 women with idiopathic non-immunologic hydrops fetalis and 25 normal pregnant women a HLA-typing of both parents and a determination of lymphocytotoxic antibodies in the maternal serum (NIH-, prolonged incubation-, Rabbit and CoCoCy-Test) was done. In patients with idopathic NIHF we found a higher histocompatibility in 4 oder 5 antigens, further only in 28% we found weak lymphocytotoxic antibodies in the maternal serum, whereas in 52% of the control group. In 4 patients without detectable lymphocytotoxic antibodies and increased paternal histocompatibility an immunotherapy was performed, until now 3 normal pregnancies could be obtained.

Zusammenfassung. Bei 25 Patientinnen mit idiopathischem NIHF und 25 unauffälligen Schwangeren erfolgte eine HLA-Typisierung beider Ehepartner und eine Bestimmung lymphozytotoxischer Antikörper im mütterlichen Serum (NIH-, prolonged incubation-, Rabbit- und CoCoCy-Test). Bei idiopathischem NIHF fand sich eine erhöhte Histokompatibilität beider Ehepartner in 4 oder 5 Merkmalen, weiterhin waren nur bei 28% der Mütter schwache lymphozytotoxische Antikörper nachweisbar, in der Kontrollgruppe hingegen bei 52%. Es wurde bei 4 Patientinnen ohne nachweisbare lymphozytotoxische Antikörper und mit erhöhter paternaler Histokompatibilität eine Immuntherapie durchgeführt, von denen bislang drei Patientinnen unauffällige Schwangerschaften austragen.

Die Genese des idiopathischen nichtimmunologischen Hydrops fetalis (NIHF) ist derzeit trotz größter diagnostischer Bemühungen immer noch nicht bekannt. Es stellt sich die Frage, ob die im Rahmen dieser Erkrankung beim Feten auftretenden morphologischen Veränderungen auch die Folge einer gestörten immunologischen Toleranzreaktion der Mutter gegenüber dem Feten im Sinne einer chronischen Transplantatabstoßung sein können, wie sie auch im Zusammenhang mit dem habituellen Abort, der Gestose und der intrauterinen Wachstumsretardierung diskutiert wird.

In unserem Kollektiv von 300 Fällen eines pränatal diagnostizierten NIHF wurden 37 (12,4%) nach Ausschluß anderer Ursachen als idiopathisch angesehen. Bei 25 Ehepaaren mit idiopathischem NIHF und 25 nach Alter und Parität gepaarten Kontrollen mit unauffälligem Schwangerschaftsverlauf führten wir eine HLA-Typisierung beider Ehepartner und eine Bestimmung lymphozytotoxischer Antikörper im mütterlichen Serum in verschiedenen Testmodifikationen durch.

Die Verteilung der HLA-Antigenfrequenzen A, B und C unterschied sich erwartungsgemäß bei den Frauen mit NIHF nicht von der spezifischen Normalverteilung. Bei idiopathischem NIHF des Feten war jedoch der Anteil der Eltern mit einer erhöhten Histokompatibilität in 4 oder 5 HLA-Merkmalen im Vergleich zur Kontrollgruppe wesentlich erhöht. Weiterhin waren hier im Zytotoxizitäts-Test bei 72% der Mütter keine lymphozytotoxischen Antikörper nachweisbar, die Antikörperausprägung war im positiven Fall auch nur sehr schwach und zeigte in keinem Fall eine Lyse von mehr als 50%.

Diese Befunde haben die Vermutung erhärtet, daß der Pathomechanismus des idiopathischen NIHF möglicherweise als gestörte immunologische Toleranzreak-

Archives of Gynecology and Obstetrics Vol. 245, No. 1-4, 1989
Verhandlungen der Deutschen Gesellschaft für Gynäkologie und Geburtshilfe,
47. Versammlung, München 6.-10. September 1988

tion der Mutter gegenüber dem Feten verstanden werden kann. Wir haben diesen Überlegungen folgend Patientinnen mit vorangegangenen NIHF, insbesondere bei wiederholtem Auftreten, einer Immuntherapie zugeführt, wenn in mindestens zwei der verwendeten Testsysteme keine lymphozytotoxischen Antikörper nachweisbar waren und eine erhöhte Histokompatibilität beider Eltern in mindestens drei Merkmalen bestand. Die Immuntherapie führten wir in Form einer intradermalen Lymphozytentransfusion von mindestens 4×10 paternalen Zellen durch. Die Therapie erfolgte vor der Schwangerschaft und wurde ab der 6.–8. SSW in vierwöchigen Abständen bis maximal zur 24. SSW wiederholt. Die immunologische Therapiekontrolle erfolgte über eine Bestimmung lymphozytotoxischer Antikörper. Bislang wurden 4 Patientinnen, darunter drei Wiederholer, behandelt. Es konnte bei allen Patientinnen eine Induktion schwangerschaftsprotektiver Antikörper erzielt werden. Bei drei der behandelten Patientinnen laufen die Schwangerschaften bislang unauffällig, bei einer Patientin mußte wegen einer fetalen Mißbildung eine vorzeitige Beendigung der Schwangerschaft durchgeführt werden. Da alle bislang bei uns diagnostizierten Fälle mit NIHF bereits ausgeprägte Symptome mit exzessiven Wassereinlagerungen zeigten, haben wir auf eine Behandlung in der Schwangerschaft wegen der geringen Erfolgschancen verzichtet. Trotz des aus der Literatur bekannten niedrigen Wiederholungsrisikos dieser Erkrankung erscheint bei diesem, therapeutisch bislang nicht beeinflußbaren Krankheitsbild die Durchführung des hier beschriebenen therapeutischen Ansatzes bei entsprechender immunologischer Indikationsstellung berechtigt.

Spontanabortrate nach sonographisch intakter Frühschwangerschaft

A. Rempen

Universitäts-Frauenklinik Würzburg

Angaben zur spontanen Aborthäufigkeit von zunächst intakten Schwangerschaften sind für die Beurteilung des Risikos invasiver Eingriffe in der Frühgravidität (Chorionbiopsie, Laparotomie) bedeutsam. Doch basieren die meisten der bisher vorliegenden Studien zur Aborthäufigkeit auf dem Zeitpunkt der klinisch erkennbaren Fehlgeburt, die damit durch den Einschluß von verhaltenen Aborten nicht als Vergleich gegenüber den Abortfrequenzen nach einem operativen Eingriff bei *intakter* Gravidität dienen können. Bei der Auswertung von 555 Graviditäten, bei denen im 1. Trimenon eine vaginale Ultraschalluntersuchung an der Universitäts-Frauenklinik Würzburg durchgeführt worden war, verblieben nach Abzug der Mehrlinge, Schwangerschaftsabbrüche, Fälle mit ungekanntem Schwangerschaftsverlauf sowie der gestörten und ektopen Graviditäten 348 sonographisch intakte Einlingsschwangerschaften. Von diesen abortierten bis zur 16. SSW 26 Frauen (7,5%). Die Verlustrate an zunächst vitalen Schwangerschaften liegt damit deutlich höher als in der Literatur angegeben wird [1]. Da jedoch verschiedene Faktoren die Abortfrequenz beeinflussen können, ist ein unkritischer Vergleich nicht statthaft.

So zeigte sich, daß ein mütterliches Alter über 35 Jahren (15,4%), aber auch unter 20 Jahren (10%) das Abortrisiko erhöht. Ein Abort in der Anamnese führte ebenfalls zu einem Anstieg des Fehlgeburtenrisikos (12,3%). Im untersuchten Kollektiv traten Aborte nur bei Schwangeren auf, bei denen die Untersuchung vor 9 kompletten SSW stattfand (10,5%), während Frühaborte bei Frauen mit vitaler Gravidität nach 9 kompletten SSW nicht beobachtet wurden. Bei vorausgegangener vaginaler Blutung in der Frühschwangerschaft fand sich eine dreimal höhere Fehlgeburtenfrequenz (14,3%) gegenüber den Schwangerschaften ohne Blutung. Bei Uterusanomalien war die Aborthäufigkeit erhöht (156,4%), wenn auch aufgrund der geringen Fallzahl statistisch nicht signifikant. Waren beim Embryo Details wie die Kopfanlage, Extremitäten, aktive Kindsbewegungen oder die Amnionmembran sonographisch zu erkennen, so war die Abortrate deutlich erniedrigt (1,9–4,3%). Da diese Befunde einem Entwicklungsstadium von 8/9 kompletten SSW entsprechen [2], wird damit der Einfluß des Schwangerschaftsalters auf die Aborthäufigkeit bestätigt.

Keinen Einfluß auf die Fehlgeburtshäufigkeit hatten im untersuchten Kollektiv eine vorausgegangene Adnexitis oder Unterbauchoperation, die Sterilitätstherapie und die Uteruslage.

Zusammenfassend belegen die Ergebnisse, daß bei der Abschätzung des zusätzlichen Abortrisikos invasiver Eingriffe in der Frühschwangerschaft stets mit einer nicht immer offensichtlichen Selektion von Einflußfaktoren im betrachteten Kollektiv gerechnet werden muß, die es zu berücksichtigen gilt.

Literatur

1. Berle P (1988) Spontanabortrate in der Frühschwangerschaft. Gynäkologe 21:93–98
2. Rempen A (1987) Vaginale Sonographie der intakten Gravidität im ersten Trimenon. Geburth Frauenheilk 47:477–482

Lymphoretikuläre Zellen der Dezidua: eine immunhistologische und elektronenmikroskopische Studie

J. Dietl[1], H.-P. Horny[2], F. Buchholz[3]

[1] Universitäts-Frauenklinik, Tübingen, [2] Pathologisches Institut, Tübingen,
[3] Universitäts-Frauenklinik, Kiel

Es gibt Hinweise darauf, daß der Dezidua für das Überleben des Säugetierembryos in einem immunologisch fremden Organismus eine zentrale Bedeutung zukommt. In der vorliegenden Arbeit wurde Dezidua aus der 8.–10. SSW immunhistologisch und elektronenoptisch untersucht. Zur Typisierung der Lymphozyten und Zellen des mononukleären Phagozytensystems wurden verschiedene monoklonale Antikörper verwendet. Die Phänotypisierung der lymphoretikulären Zellen in situ ergab in der Mehrzahl Ki-M6 und Ki-M8 +- Makrophagen, die HLA-DR-Antigene exponierten. Nicht häufig waren (OKT 3 +) T-Lymphozyten, die fast alle als OKT 8 + Suppressor/zytotoxische Zellen weiter subtypisiert werden konnten. (OKT 4 +) Helfer/Inducer-Zellen waren nur in geringer Zahl, (TO 15 +) B-Lymphozyten praktisch nicht nachweisbar. Elektronenmikroskopisch sah man eine enge Assoziation zwischen Deziduazelle und T-Lymphozyt, ebenso ließ sich ultrastrukturell ein enger morphologischer Kontakt zwischen Deziduazelle und Makrophagen nachweisen. Diese Befunde, insbesondere der stark erniedrigte T4:T8-Zellen-Quotient, könnten eine weitere Erklärung für die immunologische Toleranz des mütterlichen Organismus gegenüber dem Embryo sein. Beim Frühabort könnte zum Teil eine Verschiebung in Anzahl und Verteilung der intradezidualen lymphoretikulären Zellen die Ursache für die Abstoßung des Feten sein.

Archives of Gynecology and Obstetrics Vol. 245, No. 1-4, 1989
Verhandlungen der Deutschen Gesellschaft für Gynäkologie und Geburtshilfe,
47. Versammlung, München 6.-10. September 1988

Immunohistologische Untersuchung zur Bedeutung der Hofbauer-Zelle für die transplazentare HIV-Infektionskette

E. Jimenez[1], M. Unger[1], G. Bläss[3], A. Schäfer[2]

Universitätsklinikum Rudolf Virchow/Charlottenburg, [1] Institut für Pathologie, [2] Frauenklinik, [3] Robert Koch Institut, Berlin

Einleitung

Ziel unserer Untersuchung war es, nachzuweisen, in welchen Zellen des Chorion villosum virusinduzierte Schäden auftreten und in welchen Zellen sich HIV-assoziierte Strukturproteine nachweisen lassen.

Material und Methode

Wir untersuchten 71 Plazenten HIV-positiver Schwangerschaften der 7. bis 41. SSW, 20 waren Interruptiones, die übrigen 51 Geburtsplazenten. Alle wurden makroskopisch und mikroskopisch untersucht, 34 zusätzlich immunohistochemisch (Tabelle 1) und elektronenmikroskopisch. Von 13 Plazenten, in denen HIV-assoziiertes p-24-Antigen nachgewiesen wurde oder klinischerseits der Virusnachweis am Kind gelang, wurde eine in-situ-Hybridisierung auf HIV-DNS vorgenommen.

Tabelle 1

Antigen (Zielzelle)	Hersteller der Antikörper	n	Darstellungsmethode	Untersuchungsziel
p-24 p-24	Gallo, Niedrig	34	APAAP (Cordell)	HIV-Antigennachweis
p-24	Du Pont	37	APAAP (Cordell) Modifikation nach Artigas für Paraffin eingebettetes Material	HIV-Antigennachweis
T4 (CD 4) T6 (CD 1) T8 (CD 8) Pan B	Dako	34	APAAP (Cordell)	1. Bestimmung des Antigenprofils von Hofbauer-Zellen (plazentare Makrophagen).
p 150/95 Dendritische Retikulumzellen		10		2. B- und T-Zellen Marker zum Nachweis herdförmiger Vermehrung bestimmter Lymphozyten-Untergruppen
Ulex europeus Agglutinin I	EY Labs	71	Avidin-Biotin Complex	Nachweis einer Endothelzell-Schädigung
Kollagen IV	Medac	71	APAAP (Cordell)	Nachweis der Kollagen IV Dichte
Ki 67	Dako	34	APAAP (Cordell)	Mitoseaktivität in Allantois-arterien

Ergebnisse

Makroskopisch fanden sich keine Auffälligkeiten. *Lichtmikroskopisch* lag insbesondere in den Geburtsplazenten eine Allantois-Vaskulopathie [1] vor, die eine

Archives of Gynecology and Obstetrics Vol. 245, No. 1-4, 1989
Verhandlungen der Deutschen Gesellschaft für Gynäkologie und Geburtshilfe,
47. Versammlung, München 6.-10. September 1988
© Springer-Verlag Berlin Heidelberg

auffallende Korrelation zu verminderter CD 4/CD 8-Ratio der Mütter zeigte (Abb. 1). *Immunohistochemisch* zeigten die Hofbauer-Zellen (HZ) ein Antigenprofil vergleichbar den Langerhans-Zellen der Haut (positive Reaktion mit CD 1, CD 4, p 150/95). HIV assoziiertes p-24-Antigen konnte in 13 Plazenten in Hofbauer-Zellen und teilweise auch in bzw. zwischen den Endothelien (möglicherweise infolge von Emigration CD 4-tragender infizierter Zellen) nachgewiesen werden. *Elektronenmikroskopisch* gelang der Virusnachweis bisher nicht. Jedoch auch in der in-situ-Hybridisierung von HIV-DNS waren alle 13 Plazenten positiv.

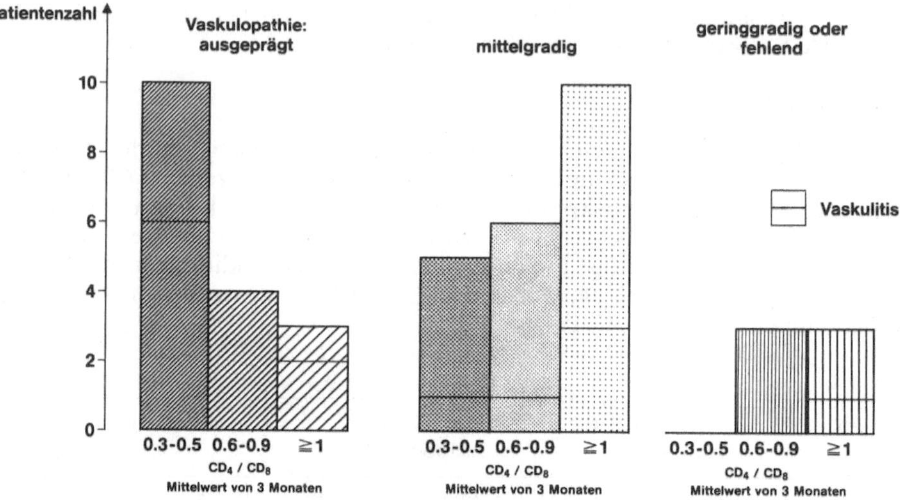

Abb. 1. Korrelation zwischen mütterlicher CD_4/CD_8 Ratio und Allantoisvaskulopathie

Diskussion

Die Allantois-Vaskulopathie ist wahrscheinlich nicht Zeichen einer direkten Virusschädigung (dazu tritt sie zu häufig in HIV-positiven Schwangerschaften auf), sondern möglicherweise auf eine fetale Reaktion auf mütterliche Antikörper vom IgG-Typ zurückzuführen, die die Plazentaschranke passieren. Der Nachweis von HIV-assoziierten Strukturproteinen in Lymphozyten und Makrophagen des mütterlichen Intervillosums, den fetalen HZ und in den villösen Blutgefäßen macht eine transplazentare Virustransmission wahrscheinlich. Infizierte HZ bedeuten jedoch nicht unbedingt Infektion des Kindes. Wie häufig diese infizierten plazentaren Makrophagen in den fetalen Blutstrom einwandern, ist noch unbekannt. Da die in-situ-Hybridisierung deutlich mehr positive Signale als die Immunohistochemie zeigt, erweist sie sich in unserer Untersuchung als die empfindlichere Nachweismethode.

Zusammenfassung

Neben klinischen, virologischen und immunologischen Parametern ergeben sich aus der morphologischen Untersuchung der Plazenta wertvolle Zusatzkriterien zur Bestimmung des kindlichen Risikostatus nach HIV-positiven Schwangerschaften.

Literatur

1. Jimenez E, Unger M, Vogel M, Lobeck H, Wagner G, Schwiermann J, Schäfer A, Grosch-Wörner I (1988) Morphologische Untersuchungen an Plazenten HIV-positiver Mütter. Pathologe 9:228–234

172

HIV-Infektionen/Frauen und AIDS

Die Plenarsitzung vom 7. 9. 1988 stand unter der Leitung von *L. Beck,* Düsseldorf. Sie war den geburtshilflich-gynäkologischen Aspekten der HIV-Infektionen und den Problemen der Kinder HIV-positiver Mütter gewidmet. Bei bestimmten Risikofaktoren ist ein Screening in der Schwangerschaft geboten (Risikokatalog siehe Beitrag *Dudenhausen* bzw. *Jahn* und *Beck*). Der Entbindungsmodus hat auf die vertikale Übertragung offenbar keinen Einfluß. Die Sektio kann sich aus organisatorischen Gründen empfehlen. Die sekundären gynäkologischen Komplikationen (Kolpitis, Herpes, Kondylome, Dysplasien, Zervixkarzinom u. a.) stehen in den spezialisierten Großstadtambulanzen inzwischen im Vordergrund, die Fälle von HIV-Infektion und Schwangerschaft haben abgenommen. Die Infektiosität einer HIV-positiven Frau beruht auf der Kontagiosität von Zervixschleim, Scheidensekret und Blut, mit hoher Wahrscheinlichkeit spielen aber Kofaktoren eine wichtige Rolle. Die heterosexuelle Übertragbarkeit vom Mann auf die Frau ist größer, als die von der Frau auf den Mann. Dem BGA Berlin waren am 30. 7. 1988 unter 2 307 AIDS-Kranken 155 Frauen mit Krankheitssymptomen bekannt. Der überwiegende Anteil sind i. v. Drogenabhängige. Der Altersgipfel liegt bei den 20–35jährigen. Das Programm einer von der Bundesregierung geförderten Multizenterstudie zu „AIDS und Frauen" wird beschrieben (*Jahn* und *Beck*).

H. L.

Epidemiologie und Klinik der HIV-infizierten Frau

A. Schäfer[1], B. Schwartländer[2], W. Friedmann[1]

[1] Universitätsfrauenklinik Berlin Charlottenburg
[2] AIDS-Zentrum am Bundes Gesundheitsamt

Epidemiology and Clinic Data of HIV-Infected Women in the Federal Republic of Germany

Summary. The data available for the epidemiology of AIDS and HIV infection among women in the Federal Republic of Germany describe the distribution of risk groups to urban areas. The highest rates of seroprevalence are found in cities like Berlin, Munich and Frankfurt. These data do not support the initial fear of an explosive heterosexual spread in the female population. Since 1986 the incidence of pregnancies of HIV-infected women in Berlin has remained constant. The number of pregnancies carried to full term decreased because of an increased number of terminations. Another growing problem are gynecological complaints, depending on the duration of the HIV infection, ranging from repeated infectious diseases of the genitals to cervical cancer.

Zusammenfassung. Die epidemiologisch verwendbaren Angaben zur AIDS-Symptomatik und HIV-Infektion von Frauen in der Bundesrepublik zeigen entsprechend der Verteilung der Risikogruppen erhöhte Seroprävalenzen in Ballungsgebieten wie Berlin, München und Frankfurt. Die anfangs gehegten

Befürchtungen einer explosiven heterosexuellen Ausbreitung in die weibliche Bevölkerung lassen sich zur Zeit aus den verfügbaren Daten nicht belegen. Seit 1986 ist die Anzahl von HIV-infizierten Schwangeren in Berlin gleichbleibend, und die Zahl der ausgetragenen Schwangerschaften durch erhöhte Abruptiones rückläufig. Deutlich ansteigend sind jedoch in der Gruppe der Patientinnen mit längerer Dauer der HIV-Infektion gynäkologische Beschwerden von rezidivierenden Genitalinfektionen bis hin zum Zervixkarzinom.

Im August 1983 wurde erstmals die Diagnose der erworbenen Immunschwäche bei einer Frau in der Bundesrepublik gestellt. Bis zum 30. 6. 88 wurden insgesamt 2210 AIDS-Fallmeldungen im zentralen Register des BGA erfaßt. Davon waren 139 Frauen, was einem Anteil von 6,3% entspricht. Der Anteil von Frauen bei den Fallmeldungen ist seit 1984 fast konstant geblieben. Diese Angaben spiegeln bei einer Dauer von meist über 5 Jahren bis zur Entwicklung einer klinischen Symptomatik natürlich nur den epidemiologischen Stand vor dieser Zeit wieder. Einen Hinweis auf die aktuelle epidemiologische Situation ist aus den beim BGA/ DVV gesammelten Daten der seit Okt. 1987 bestehenden Laborberichtspflicht von bestätigten HIV-Tests erhältlich. Unter Berücksichtigung der Retrospektivdaten wurden bis zum 30. 6. 88 2939 Frauen mit HIV-Infektion gemeldet. Dabei war der Anteil der Frauen bei den registrierten Meldungen seit 1985 leicht ansteigend. Von diesen Daten ausgehend ist die Seroprävalenz der HIV-Infektion bei Frauen für die Gesamtbevölkerung der Bundesrepublik nur gering. Sie kann aber wegen der sehr ungleichmäßigen geographischen Verteilung auf wenige Ballungszentren, in denen nur etwa 20% der Gesamtbevölkerung leben, eine epidemiologische Bedeutung gewinnen. So sind die mit Abstand höchsten Prävalenzen für AIDS und HIV-Infektion in den Großstädten Berlin, München und Frankfurt zu finden.

Untersuchungen der DRK-Blutspendedienste aus 2,27 Mio Blutkonserven von 1,33 Mio Spendern von 7/85 bis 6/86 ergaben Seroprävalenzen von 13/100 000 bei Männern und 7/100 000 bei Frauen im Bundesdurchschnitt. Doch ist auch hier die regionale endemische Situation von großer Bedeutung; in 29 000 untersuchten Blutproben in Berlin fanden sich Seroprävalenzen von 344/100 000 für Männer und 183/100 000 für Frauen. Dieser erhöhte Anteil ist sicher auch auf eine vermehrte Teilnahme von sogenannten Risikoträgern zurückzuführen. Von großer Bedeutung zur Einschätzung des Stellenwertes der heterosexuellen Transmission des HIV sind Untersuchungen auf HIV-Antikörper im Rahmen der Schwangerenvorsorge. Denn die Schwangeren bilden als Vertreter der heterosexuell aktiven Frau eine Indikatorpopulation für ein Eindringen des HIV in die Durchschnittpopulation. Bei den vorliegenden in diesem Zusammenhang durchgeführten Untersuchungen fanden sich bei 22 128 untersuchten Schwangeren 21 positive.

Ergebnisse

Die besondere Bedeutung der regionalen Verteilung zeigen 3 Studien aus Berlin. So wies eine Studie des LMUA von 1248 Schwangeren nur eine Positive aus, eine weitere, die in einem kurzen Zeitraum 3600 Schwangere erfaßte, zeigte ebenfalls eine Betroffene. An der UFK Berlin von Sept. 85 bis Juli 88 bei der Schwangerenvorsorge durchgeführte Testungen erbrachten bei 3504 Schwangeren 9 Frauen mit positiven Antikörpern. Davon war 6 der betroffenen Frauen kein Infektionsrisiko bewußt. Von den drei anderen ließ sich bei gezielter Anamnese ein mögliches Expositionsrisiko aufdecken. Hierbei ist jedoch zu bemerken, daß die Frauenklinik Bezirke mit einer großen Überschneidung zwischen Drogenszene und Durchschnittsbevölkerung versorgt.

174

Die Altersauswertung der Daten aus dem AIDS-Register zeigt, daß die meisten AIDS-Fälle in Altersgruppen zwischen 25 und 35 gemeldet sind. Zieht man die Angaben der Laborberichtspflicht dazu, so ist durchschnittlich die HIV-infizierte Frau nur wenige Jahre jünger. Die meisten Fälle finden sich im Altersbereich zwischen 20 und 30 Jahren. Die HIV-Infektion ist somit eine Erkrankung der jungen Frauen im sexuell aktiven Alter. Die Entwicklung des Anteils der Positiven bei den untersuchten Kollektiven kann gewisse Anhalte für den Trend der Ausbreitung der HIV-Infektion liefern. Im Robert-Koch-Institut des BGA Berlin fanden sich 1985 in einem untersuchten Kollektiv von 207 weiblichen Heroinabhängigen ein Anteil von 50% HIV-Positiven; 1987 war bei 194 neu untersuchten drogenabhängigen Frauen der Anteil HIV-Positiver mit immer noch alarmierenden 32% geringer. Im gleichen Institut untersuchte Frauen ohne Drogenabhängigkeit bei anderen Risikoangaben wie erhaltenen Transfusionen oder sexuellem Risikopartner wiesen 1985 bei 1097 Untersuchten einen Anteil von 8% HIV-Positiven und 1987 bei 2195 Untersuchten einen Anteil von 1,4% HIV-Positiven auf. Die gleichen Entwicklungen werden auch von anderen HIV-Ambulanzen berichtet [1].

Fanden sich an der Universitäts-Frauenklinik bei der oben erwähnten Studie 1985 noch 0,42% HIV-positive Frauen von 482 untersuchten Schwangeren, so sank in der weiteren Entwicklung der Anteil kontinuierlich ab. In diesem Jahr wurde bei insgesamt 800 untersuchten schwangeren Frauen bisher noch keine HIV-Positive entdeckt. Dies mag darauf zurückzuführen sein, daß mit dem verbreiteten Testangebot und einem vielleicht doch gestiegenem Risikobewußtsein sich Frauen mit Risikoängsten eher einem HIV-Test unterziehen, sodaß die Diagnose früher gestellt wird. Weiterhin kann auch die Verbreitung des HIV-Testes als Teil der Vorsorgeuntersuchung der Schwangerschaft beim Geburtshelfer bereits ein Teil von Infizierten erfassen.

Insgesamt sind bei den Neuzugängen pro Quartal unter Einbeziehung extern gestellter Diagnosen die Anzahl der Patientinnen mit sexueller Transmission gleichgeblieben. Bei insgesamt deutlich gestiegenen Zuwachsraten ist ihr Anteil sogar abgesunken. An der Universitäts-Frauenklinik wird die Erstdiagnose einer HIV-Infektion heute nur noch selten durch die Klinik selbst gestellt. Das war 1985 anders. Zu diesem Zeitpunkt wurde die Erstdiagnose einer HIV-Infektion fast ausschließlich durch unsere Klinik gestellt. Danach sank der Anteil der Eigendiagnosen kontinuierlich ab. Bei den heute in die Frauenklinik zur Infektionsambulanz kommenden Frauen ist die Diagnose meist schon vor ein bis zwei Jahren gestellt worden. Die deutlichen Zunahmen von Neuzugängen bilden Frauen mit bereits länger bestehender Infektion und etablierter Diagnose, die mit teilweise schweren gynäkologischen Beschwerden die Klinik aufsuchen. Dagegen war noch vor einem Jahr die geburtshilfliche Betreuung HIV-infizierter Schwangerer viel häufiger vertreten (Abb. 1). Die Frauenklinik hat aus dieser Entwicklung die Konsequenz einer besonderen Struktur der Ambulanz gezogen, so ist z. B. der im Ambulanzbereich tätige Arzt auch für die stationär aufgenommenen Patienten zuständig. Der sozialpädagogische Einsatz ist direkt in die Sprechstunde integriert, und die Sprechstunde selber ist eng eingebunden in ein Netz von Hilfsorganisationen, psychosozialen und seelsorgerischen Initiativen. 1985 stand an der Frauenklinik die Schwangerschaft einer HIV-infizierten Frau absolut im Vordergrund. Bezogen auf die Neuzugänge finden sich die höchsten Zahlen von Frauen, die ihre Schwangerschaft auch austrugen, in den Jahren 1986 bis 1987. Heute ist der Anteil der ausgetragenen Schwangerschaften gesunken. Gestiegen bei einer insgesamt seit 1986 konstant gebliebenen Inzidenz von Schwangerschaften ist jedoch der Anteil von Patientinnen, die einen Schwangerschaftsabbruch wünschen. Nehmen wir die Angaben anderer Berliner Kliniken dazu, so unterstreicht dies nur diese Entwicklung (Abb. 2). Dem deutlichen Absinken der geburtshilflichen Einsätze stehen mit der Dauer der HIV-Infektion vermehrte gynäkologische Probleme gegenüber. 1987 fand Grigoriz [2] in einem in New England untersuchten Kollektiv zu 25% eine persistierende Vaginitis, Herpes genitales 10%. Unsere eigenen Auswertungen können dieser Entwicklung gynäkologischer Komplikationen mit der Infektionsdauer nur bestätigen.

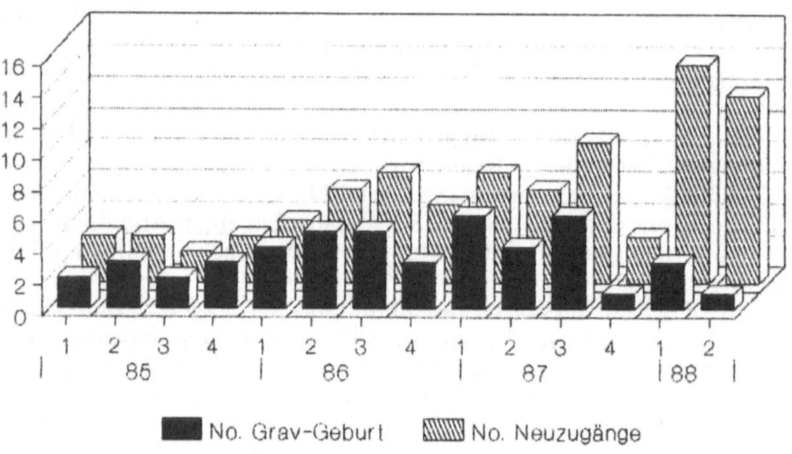

UFK Berlin 1988

Abb. 1. HIV infizierte Frauen-Neuzugänge pro Quartal und ausgetragene Schwangerschaften

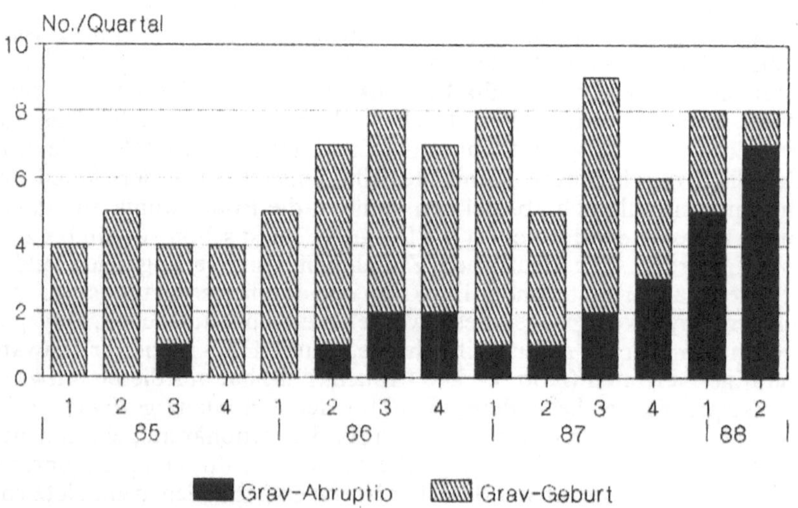

inkl. Angaben anderer Kliniken in Berlin

Abb. 2. HIV und Schwangerschaft Abruptio-Geburt (erweitert)

Die HIV-Infektion ist eine langsam über Jahre verlaufende Infektion, die zu einem kontinuierlichen Verlust der immunologischen Abwehr führt. Wir wissen heute, daß diese Verläufe offensichtlich sehr unterschiedlich sind. Es gibt Patienten, die bereits nach wenigen Jahren ein AIDS-Vollbild entwickeln, wogegen bei

176

anderen über viele Jahre ein asymptomatisches Stadium bestehen kann. Für das Fortschreiten der HIV-Infektion gibt es mehrere Erklärungen.

1. können Zusatzinfektionen als Co-Faktor gewertet werden, die über einen Stimulus der immunkompetenten Zellen dort silent integriertes HIV ebenso zur Replikation stimulieren [3].
2. besteht auch die Möglichkeit, daß diese Zusatzinfektionen bereits schon Ausdruck der HIV-Infektion sind und der Verlauf nur von der Zeit der Infektionsdauer und der individuell unterschiedlichen Potenz des Immunsystems bestimmt wird.
3. gibt es Hinweise, daß im Verlauf einer HIV-Infektion autoaggressive Antikörper gegen Immunozyten gebildet werden können, die im Sinne einer Graftversus-host Reaktion die eigene Abwehrkraft weiter schwächen.

Es ist bei der Betreuung von HIV-infizierten Frauen deshalb auch wichtig, den aktuellen Immunstatus zu kennen und sich ein Bild von dem Entwicklungstrend der Schwächung der Immunabwehr zu machen. Dazu gehören eine Vielfalt von Untersuchungen, die zum Teil aus dem geburtshilflichen Bereich durchaus vertraut sind, da sie auch den immunsuppressiven Einfluß einer Schwangerschaft kennzeichnen.

In der folgenden selektiven Aufzählung sind die mit einer Schwangerschaft interferierenden Untersuchungen mit * gekennzeichnet. Als charakteristisch im Verlauf einer HIV-Infektion finden sich ein Antigenstimulationsverlust*, ein PWM-Stimulationsverlust, ein Anstieg der CD_8-Zellen, ein Absinken der $CD_{4/8}$-Ratio, ein progredienter Verlust von CD_4-Zellen*, ein Absinken von natural killer cell-Aktivität*, ein ConA-Stimulationsverlust, ein PHA-Stimulationsverlust*, weiterhin ein Ansteigen der Immunkomplexe, der Immunglobuline, des Neopterins, des B_2-Mikroglobulins, der Thymidin Kinase und der freien Interleukin-2-Rezeptoren*. Mit weiterer Progredienz läßt sich immer häufiger aus peripheren Lymphozyten das HIV anzüchten und es manifestiert sich eine Antigenämie.

Für eine klare Beurteilung des Zusammenhanges zwischen der zugrunde liegenden HIV-Infektion und der Häufung gynäkologischer Komplikationen sind für ein entsprechend diagnostisches und therapeutisches Vorgehen detaillierte Informationen zum Studium und Ausmaß der Erkrankung von Bedeutung.

In einer die letzten 24 Monate betreuten Gruppe von 82 HIV-infizierten Patientinnen fanden wir in 35% chronische Unterbauchschmerzen, die die Patientin wiederholt in die Ambulanz führten. Im untersuchten Kollektiv fand sich weiterhin bei 22% eine Candidiasis, eine Vaginitis und Cervicitis in 31% und in 11% eine Aktivierung einer genitalen Herpesinfektion. 14% wiesen eine sekundäre Amenorrhoe auf, die bei einem Teil auch drogenbedingt sein konnte. 22% klagten über Menorrhagien, in 4% fand sich eine akute Adnexitis, in 19% eine chronische teils sehr schwer zu therapierende Adnexitis, in 4% Tuboovarialabszesse. Bei 9% fanden sich polyzystische Ovarien. In 8% kam es im Verlauf zu einer Reaktivierung eines Herpes zoster und in 32% zu einer für HIV-Infizierte typischen, häufig sehr quälenden itching folliculitis.

Eine weiter spezifisch gynäkologische Problemstellung bei HIV-positiven Patientinnen ist eine deutlich gehäufte Tendenz zur schweren Dysplasie bis hin zur Neoplasie, die auch von anderen Arbeitsgruppen berichtet wird [4, 5]. In unserem Kollektiv fanden wir in 44% suspekte Cervixcytologien, in 6% Cervixcarcinome und einen Fall eines Ovarialcarcinoms (Abb. 3).

Wesentlich ist in diesem Zusammenhang eine hohe Inzidenz von Papillomavirusinfektionen, sodaß diskutiert werden muß, inwieweit Virusinteraktionen entweder direkt zwischen Papillomavirus-HIV vielleicht auch unter Beteiligung von HSV bzw. systemisch mit einem Verlust der T-Zell gebundenen Zytotoxizität zur Carcinogenese beitragen. Dieser besondere Aspekt mit seiner Überschneidung

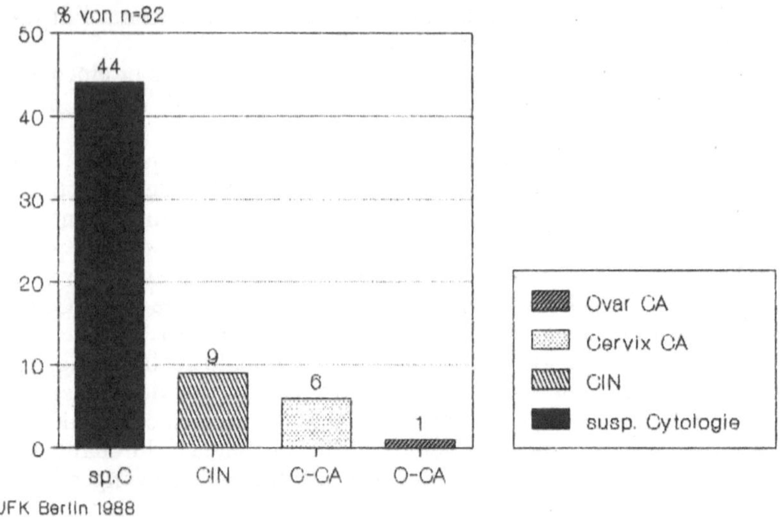

Abb. 3. HIV Infektion bei Frauen gynäkologische Beschwerden

zur Grundlage der Karzinogenese sollte ein wissenschaftlicher Schwerpunkt im Bereich der Gynäkologie zukommen.

Die gezeigten epidemiologischen Daten geben keinen Anhalt für die ursprüngliche Befürchtung einer expotentiellen und explosiven Entwicklung der HIV-Infektion in der Bundesrepublik. In den Beratungsstellen und bei den HIV-Untersuchungen im Vorsorgerahmen der Schwangerschaft zeigt sich eher ein Absinken des Anteils von HIV-Infektionen in den untersuchten Kollektiven. So ist die Erstdiagnose einer HIV-Infektion an unserer Klinik z. Zt. selten geworden. Diese Schlußfolgerungen sind selbstverständlich bei der unsicheren Datenlage nur vorläufig und sollten vor dem Hintergrund teilweise dramatischer Entwicklungen in der dritten Welt unsere Initiativen zur Prävention und Diagnose eher verstärken. Weiterhin steht z. Z. bei sinkenden Zahlen ausgetragener Schwangerschaften und steigender Bereitschaft zum Schwangerschaftsabbruch weniger die geburtshilfliche, sondern die gynäkologische Seite unseres Faches gefordert. Es sind nach den bisherigen Entwicklungen der HIV-Infektion bei Frauen mit fortschreitender Infektionsdauer wachsende gynäkologische Probleme zu erwarten.

Literatur

1. Fenner O, Krasemann E, Lennartz H (1988) HIV1-Infektionen während der Schwangerschaft Münch med Wschr 130:328–333
2. Grigoriz A (1987) Woman with AIDS/ARC. III Int Conf AIDS, Washington WP. 60
3. Bowen DL, Lane HC, Fauci AC (1986) Immunologic abnormalities in the aquired immunodeficiency syndrom. Progr Allergy 37:207–211
4. Philpot CR, Harcourt C, Edwards J, Grealis A (1988) Human immunodeficiency virus and femal prostitutes, sidney 1985, genitourinary medicine 64:193–197
5. Bradbeer CS (1988) Is infection with HIV a risk factor for cervical intra-epithelial neoplasia. IV Int Conf AIDS, Stockholm: 7614

178

Geburtshilfliches Vorgehen bei HIV-Infektion

J. W. Dudenhausen

Klinik und Poliklinik für Geburtshilfe, Universitätsspital Zürich

Obstetrical Management of Patients with HIV Infection

Summary. When counselling an HIV-seropositive pregnant woman, one must consider both the fate of the mother in relation to pregnancy-induced effects on the HIV infection and the development rate of the transplacental infection to the child. The difficulties in correctly diagnosing HIV infection in the newborn are discussed; it is estimated that in about 30% of cases the fetus becomes infected. Factors which may influence the risk of infection to the child are the mother's immunological status, the time interval since the mother was first infected, the mode of delivery, and breastfeeding.

Zusammenfassung. Bei der Beratung einer HIV-seropositiven Schwangeren ist das mütterliche Schicksal infolge der Beeinflussung der HIV-Infektion durch die Schwangerschaft und die Rate der transplazentaren Infektion des Kindes zu bedenken. Es wird auf die Schwierigkeiten der Diagnose der HIV-Infektion beim Neugeborenen hingewiesen. Heute wird eine Übertragungsrate von etwa 30% auf den Feten angenommen. Als beeinflussende Faktoren für das Übertragungsrisiko werden der mütterliche immunologische Status, die Zeitspanne seit der Erstinfektion der Mutter, der Geburtsmodus und das Stillen angesehen.

HIV-seropositive Schwangere sind sowohl in primären, als auch zunehmend in sekundären Risikogruppen anzutreffen. Über die HIV-seropositiven bisexuellen Männer, über die infizierten Drogenabhängigen und die infizierten Hämophilen (den sog. primären Risikogruppen) kann die HIV-Infektion in Gruppen von Frauen ohne eigenes Risikoverhalten eintreten (sekundäre Risikogruppen).

Die Durchseuchung Schwangerer ist in den verschiedenen Erdteilen unterschiedlich. Eine Übersicht von Fleming über die Seropositivitätsrate Schwangerer in Afrika sind Zahlen bis zu 20% zu entnehmen [5]. In Norwegen wurden 0,012% HIV-seropositive Schwangere, in Schweden 0,089% gefunden [1]. Stauber und Mitarbeiter haben bei HIV-Testung von Blutproben Schwangerer in der Berlin-Charlottenburger Universitätsfrauenklinik 0,5% seropositiv gefunden [34]. Weissenbacher hat in München von Meldungen aus 22 Kliniken berichtet, daß bei 862 monatlichen Testungen 6 HIV-seropositive Frauen, davon drei im Stadium III, ermittelt wurden [35]. Eberle vom Max von Pettenkofer-Institut München fand bei 1600 Schwangeren 0,2% Seropositive [4]. Aus dem mittleren Westen der Vereinigten Staaten wurden im März 88 von Hoff und Mitarbeitern über 0,21% HIV-seropositive Neugeborene berichtet [7]. Die Untersuchung erfolgte an 48000 Neugeborenen, bzw. an deren Guthrie-Test-Karten. Bei der Interpretation der Zahlen muß die Unterschiedlichkeit der Kollektive beachtet werden. In einer Sammelstatistik in der BRD von 16000 untersuchten Schwangeren fanden sich 0,07%, wobei Schäfer auf den rapiden Rückgang im Nicht-Risikokollektiv hinwies [31].

Wenn auch diese großen Unterschiede auf der Welt die Situation bei uns in Europa nicht so dramatisch erscheinen lassen, so muß doch auf die Bedeutung hingewiesen werden, die sich bei steigenden Infektionszahlen ergeben können. Jonathan Mann hat auf der Gesundheitsministerkonferenz über AIDS in London im Januar 1988 die Bedeutung der HIV-Infektion für die Säuglingssterblichkeit

Verhandlungen der Deutschen Gesellschaft für Gynäkologie und Geburtshilfe, 47. Versammlung, München 6.-10. September 1988

größenordnungsmäßig abgeschätzt [17]: Bei einer Rate von 5% HIV-seropositiven Schwangeren schätzt er eine Säuglingssterblichkeit auf 13 per 1000 Lebendgeborene.

1. Übertragungswege und -häufigkeit

Zur Infektion des Kindes kann es während der Schwangerschaft oder während der Geburt transplazentar, in den mütterlichen Geburtswegen oder in der Neonatalperiode durch die Muttermilch oder sonstigen innigen Kontakt kommen. Der transplazentare Virusübertritt ist beschrieben. So ist der Berliner Arbeitsgruppe der Virusnachweis in fetalen Organen nach Abruptio in der 20. SSW gelungen [11]. Andere Autoren haben die transplazentare Transmission eines in der 28. Woche geborenen Kindes [15] bzw. eines in der 15. Woche abortierten Feten zeigen können. Jimenez et al. haben eine zwar nicht HIV-spezifische, aber doch häufig anzutreffende Vaskulopathie der Allantoisgefäße beobachtet, die mit einem erniedrigten T_4/T_8-Quotienten der Mutter korrelierte [9].

Es ist postuliert worden, daß die frühe pränatale Infektion zu Fehlbildungen führen kann. Einige Autoren haben bei Infizierten und klinisch an AIDS oder AIDS related complex erkrankten Kindern bestimmte kraniofaziale und andere somatische Fehlbildungen gefunden, die sie auf die intrauterin erworbene HIV-Infektion zurückführen [8, 18]. Andere Autoren haben keine signifikanten Auffälligkeiten an Fehlbildungen, Retardierungen oder perinatalen Anpassungsstörungen gefunden [28]. Möglicherweise sind die beschriebenen Fehlbildungen durch andere Umstände oder Umweltfaktoren, die das Kind der HIV-seropositiven Mutter getroffen haben, hervorgerufen.

Eine zentrale Frage bei Entscheidungen über das geburtshilfliche Vorgehen bei HIV-Seropositivität ist die Häufigkeit, mit der beim Neugeborenen eine HIV-Infektion angenommen, bzw. nachgewiesen wird. Bei der Beantwortung ergeben sich verschiedene Schwierigkeiten. Zum einen erlaubt die übliche IgG-Antikörperbestimmung im Nabelschnurblut wegen des mütterlichen Leihtiters keine definitive Diagnose bei oder kurz nach der Geburt. Bei gesunden Kindern, denen die HIV-seropositive Mutter IgG Antikörper geliehen hat, wird der HIV-Test durchschnittlich im Alter von 8, maximal von 12–15 Monaten negativ. Erst nach 15 Monaten ist dann zu entscheiden, ob ein Kind eine HIV-Infektion übertragen bekommen hat. Die IgM-Bestimmung, der Antigennachweis oder der kulturelle Virusnachweis im Nabelschnurblut sind methodisch wesentlich aufwendiger und letztendlich auch nicht beweisend.

Schwierig zu interpretieren ist die Beobachtung, daß ein Kind HIV-seropositiver Eltern beschrieben wurde, das an AIDS verstarb und mehrfach im ELISA- und Western-blot-Test negativ war [12]. Auch wurde von Virusisolationen von asymptomatischen HIV-seronegativen Kindern berichtet [24]. Hier ergibt sich die von anderen Infektionen bekannte Möglichkeit einer Immuntoleranz ohne eigene Antikörperbildung bei früher intrauteriner Infektion des Feten.

In der Literatur werden Übertragungsraten während Schwangerschaft und Geburt von 17–65%, ja sogar von 65–95% angegeben [27]; auch in prospektiven Studien ergibt sich eine Häufigkeit von 22–51%. Die Unterschiede erklären sich durch die verschiedenen Studienpopulationen, die verschiedenen Follow-up Längen und auch die unterschiedlichen pädiatrischen AIDS-Definition. Mit zunehmender Beobachtungsdauer drängt sich in den letzten Monaten der Eindruck auf, als ob die Infektionsraten ursprünglich als zu hoch angesehen worden seien. So hat Peckham von der Europäischen Multi-Center-Studie im Juni 88 in Stockholm eine materno-fetale Transmissionsrate von 23,5% mitgeteilt. Die Follow-up Zeiträume sind aber teilweise zu kurz und die Kollektive für schlüssige Aussagen klein. Durch eine Umfrage in den letzten Wochen wurde versucht, einige aktuelle

180

Zahlen aus dem deutschsprachigen Raum für die Beantwortung dieser Frage zusammenzutragen (Tabelle 1). Diese Übersicht über die mir genannten Zahlen ergibt eine Übertragungsrate von etwa 40% und eine Erkrankungsrate von etwa 10%. Die Gruppe um Semprini hat veröffentlicht, daß sich die Übertragungsrate bei etwa 30% anzudeuten scheint [25]. Um diese Frage endgültig zu klären, muß eine größere Gruppe unter vergleichbaren Kautelen nach gleichen Definitionen und Untersuchungsmethoden beobachtet werden.

Tabelle 1. Übertragungshäufigkeit Angaben im deutschsprachigen Raum (unvollständig)

	Kinder HIV-sero-positiver Mütter		Davon > 15 Mon. alt und in Kontrolle	Davon infiziert	Davon sympto-matisch
Grosch-Wörner (6)	41		15	6	1
Rosendahl (29)	38		20	10	2
Petersen (26)	6		2	1	0
Nadal, Seger, Hunziker, Lauper (21)	16		10	3	3
			⌐——— > 18 Mon. ———⌐		
Kind (13)	96	prospektiv	21		5
	42	retrospektiv	32		10 + 1?

2. Gibt es Faktoren, die das Übertragungsrisiko beeinflussen?

Die vertikale Transmission scheint mit zunehmender Schwere der mütterlichen Erkrankung, d. h. bei höheren Stadien der Erkrankung [32] und abnehmendem T_4/T_8 Quotienten begünstigt zu werden [23]. Der pathogenetische Mechanismus dieser Begünstigung ist nicht bekannt; jedoch sollen nach Mok et al. die Kinder erkrankter Mütter ein 9fach höheres Risiko haben, ebenfalls an AIDS zu erkranken, als Kinder von HIV-seropositiven, nicht-symptomatischen Müttern [20]. Mit zunehmendem Abstand von der Primärinfektion, d. h. mit zunehmender Infektionsdauer, nimmt das Übertragungsrisiko zum Feten zu, ebenso hat ein nachgeborenes Kind das höhere Infektionsrisiko [32].

Besondere Bedeutung als Einflußfaktor auf die Übertragungsrate sollte dem Geburtsmodus zukommen. In den frühen 80iger Jahren wurde der Rat gegeben, bei HIV-seropositiven Schwangeren die Schwangerschaft durch abdominale Schnittentbindung zu beenden. Chiodo et al. zeigten an 7 vaginal geborenen und 5 durch Schnittentbindung geborenen Kindern einen deutlichen, wenn auch statistisch nicht signifikanten Unterschied der seropositiven Nabelschnurblutproben [3]. Man sah in der abdominalen Schnittentbindung den Vorteil in der Vermeidung der peripartalen Infektion des Kindes und auch den Schutz des betreuenden Personals. Nachdem nun die transplazentare Virustransmission als gesichert angesehen wird, muß der Gewinn für das Kind durch die abdominale Schnittentbindung in Frage gestellt werden. Minkoff et al. haben in einer vergleichenden Studie an Gruppen mit verschiedenem Geburtsmodus bei 33 Frauen im Stadium IV keine Unterschiede im Alter der Kinder bei Auftreten von AIDS-Symptomen gefunden [19]. Semprini et al. sahen in einer Gruppe von 24 HIV-seropositiven Müttern keinen Gewinn für das Kind durch die abdominale Schnittentbindung, bzw. keine statistisch signifikante Reduktion der Übertragungshäufigkeit [33]. Die bisher vorliegenden Ergebnisse über das Übertragungsrisiko bei verschiedenen geburtshilflichem Vorgehen lassen also kein eindeutiges Ergebnis mitteilen.

Es scheint aus Sicht des Übertragungsrisikos allein, sich keine Empfehlung zur abdominalen Schnittentbindung zu ergeben.

Zu bedenken ist allerdings, daß die Möglichkeiten der Überwachung bei vaginaler Entbindung eingeschränkt sind. Es besteht Einigkeit über die Empfehlung, keine Kopfschwartenelektrode zu benutzen und auch keine Fetalblutanalyse durchzuführen. Somit erscheint aus der Sicht der Vermeidung einer hypoxischen Gefährdung und aus organisatorischen Gründen der Operationsplanung für manche Geburtshelfer die abdominale Schnittentbindung indiziert zu sein.

Schließlich muß auf den Faktor des Stillens bei der Übertragungshäufigkeit eingegangen werden. Es steht heute außer Zweifel, daß das HIV in der Muttermilch bei infizierten Frauen nachweisbar ist. Aber die Frage ist systematisch nicht bearbeitet, ob bei allen HIV-seropositiven Frauen Viren in der Muttermilch nachweisbar sind. Darüber hinaus scheinen die vorläufigen Ergebnisse des Europäischen Multicenter Studie auf ein nur geringes Risiko durch das Stillen hinzudeuten [20]. Aus Einzelmitteilungen wird aber die Empfehlung abgeleitet, die Milch HIV-seropositiver Frauen nicht oder nur nach Pasteurisierung an das Neugeborene zu verfüttern.

3. Möglichen Einfluß der Schwangerschaft auf die HIV-Infektion

Nach Besprechung der Bedeutung der HIV-Infektion für das Kind wollen wir unsere Aufmerksamkeit auf den möglichen Einfluß der Schwangerschaft auf die HIV-Infektion lenken. Bei der Beantwortung dieser Fragestellung ist zu berücksichtigen, daß die Schwangerschaft selbst eine immunsuppressive Wirkung hat. Auch während des normalen Schwangerschaftsverlaufes ist eine verminderte Lymphozytenfunktion und eine verminderte T_4 Zahl beschrieben. Dieser den vermehrt in der Schwangerschaft gebildeten Kortikosteroiden, dem Choriongonadotropin und dem plazentaren Laktogen zugeschriebenen Einfluß ist ein zum Erhalt der Schwangerschaft sinnvoller Mechanismus, andererseits wird hierin auch die Ursache der vermehrten Morbidität an verschiedenen viralen Erkrankungen während der Schwangerschaft gesehen. Die endokrinologischen Einflüsse können möglicherweise auch den Verlauf der HIV-Infektion beschleunigen, wobei eindeutige klinische und experimentelle Daten zur Beantwortung dieser Fragestellung noch fehlen. Eine prospektive Studie in Amerika wird hoffentlich zu der Frage in Zukunft eine Antwort geben. Möglicherweise besteht auch bei asymptomatischen HIV-seropositiven ein geringerer Einfluß als bei erkrankten Schwangeren [10].

Die Durchsicht der Literatur zeigt differierende Ergebnisse; Scott et al. verfolgten asymptomatische HIV-Seropositive 28–30 Monate nach Geburt ihres Kindes [32]. Etwa ⅔ von ihnen entwickelten AIDS-Symptome. Diese relativ hohen Zahlen – gegenüber dem Krankheitsverlauf anderer Gruppen – legten den Verdacht einer bedeutenden Verschlechterung nahe. Ob dieser Effekt sich durch eine frühzeitige Schwangerschaftsbeendigung umgehen läßt, ist wissenschaftlich nicht bewiesen. Andere Autoren haben neuerdings Kasuistiken vorgelegt, die den Einfluß der Schwangerschaft auf die HIV-Infektion als nicht so dramatisch ansehen lassen [25].

4. Beratung HIV-seropositiver Schwangerer

Die dargelegten Ergebnisse ziehen für die Beratung HIV-seropositiver Schwangerer einige Überlegungen nach sich. Wie soll die HIV-seropositive Schwangere in der Frühschwangerschaft beraten werden: zum Fortsetzen oder Beenden der Schwangerschaft?

Bei dem Rat muß das Risiko der Verschlechterung der HIV-Infektion für die Mutter und das Risiko der Virusübertragung auf das Kind berücksichtigt werden. Trotz der intensiven weltweiten wissenschaftlichen Bearbeitung des Themenkomplexes HIV-Infektion können heute diese Risiken mit harten Daten nicht abgeschätzt werden. Sicherlich müssen im Einzelfall neben den dargelegten Literaturergebnissen die Bedingungen des Umfeldes mitberücksichtigt werden. Wenn die Entscheidung zur Fortsetzung der Schwangerschaft getroffen wird, sollen neben der geburtshilflichen Schwangerenbetreuung infektiologische Kontrollen durchgeführt werden.

Lassen Sie mich zum Schluß auf die Frage der routinemäßigen Diagnostik der HIV-Infektion in der Schwangerschaft eingehen. Sicherlich gibt es viele ärztliche Argumente für ein generelles Screening – natürlich mit Einverständnis der Schwangeren – auf HIV-Antikörper bei allen Schwangeren.

Dieses auch von manchen geforderte Vorgehen muß folgende Gesichtspunkte berücksichtigen:

1. Wie häufig sind positive Testergebnisse bei Schwangeren, die nicht zu primären oder sekundären Risikogruppen im Bezug auf die HIV-Infektion zu rechnen sind? Schäfer hat aus Berlin berichtet, daß 66% der HIV-seropositiven Schwangeren zu primären und 21% zu sekundären Risikogruppen hätten gezählt werden müssen [30]. Bei 14% ließ sich aus den Angaben der Schwangeren kein Risiko erkennen, allerdings erwiesen sich bei mehr als ⅓ dieser Frauen die Partner als HIV-positiv.

2. Mit der ELISA-Technik werden – vor allem bei Schwangeren, die einer Gruppe mit niedrigem Risiko angehören – sehr häufig falsch positive Testergebnisse erstellt, die im Western-blot-Test dann negativ sind [22].

3. Es ist eine HIV-Antikörper-Testung in der Frühschwangerschaft zur Beratung über Fortsetzung oder Beendigung notwendig, bei Seronegativität und vor allem bei anhaltendem Risikoverhalten ist die Wiederholung in der Spätschwangerschaft angezeigt [2].

4. Kuss hat eine Nutzen-Kosten Analyse zu einem generellen Screening erstellt und fand, daß für eine als positiv erkannte Schwangere 1 bis 5 Millionen DM auszugeben wären [14].

Für eine HIV-Testung nach Indikationsliste – wie wir sie in Zürich empfehlen – (Tabelle 2) ist die Güte der Risikoerfassung wesentliche Voraussetzung, damit möglichst alle HIV-seropositiven Schwangeren erkannt werden. Unsere Empfehlung ist – ähnlich wie die der CDC 1985 [2] – eine ausführliche Risikoklärung und die HIV-Antikörperbestimmung bei Personen der primären und sekundären Risikogruppen.

Tabelle 2. Personengruppen, bei denen eine HIV-Antikörpertestung in der Schwangerschaft indiziert ist

- Intravenös Drogenabhängige
- Prostituierte, ausgeprägte Promiskuität
- Frauen mit HIV-seropositiven Partnern
- Frauen mit Partnern mit homosexueller Erfahrung bzw. drogenabhängig
- Hämophile bzw. Frauen mit hämophilen Partnern
- Frauen bzw. Frauen mit Partner, die zwischen 1977 und 1985 Bluttransfusionen oder Blutprodukte erhalten haben
- Frauen aus Zentralafrika oder aus der Karibik bzw. Frauen mit solchen Partnern

Literatur

1. Brattebö G, Wiseborg T (1985) HIV monitoring of pregnant women. Lancet I:713
2. CDC (1985) Recommendations for assisting in the prevention of perinatal transmission of human T-lymphotropic virus type III/Lymphadenopathy-associated virus and acquired immunodeficiency syndrom. MMWR 34:721
3. Chiodo F, Ricchi E, Costigliola P et al. (1986) Vertical transmission of HTLV-III. Lancet I:739
4. Eberle J, Deinhardt F, Gürtler LG et al. (1988) Vorläufige Resultate der Untersuchungen von Schwangeren auf Anti-HIV. III. Internationaler Workshop über Infektionen in der Gynäkologie und Geburtshilfe, München
5. Fleming AF (1988) AIDS in Africa – An update. AIDS-Forschung 3:116
6. Grosch-Wörner I (1988) Persönliche Mitteilung. Daten präsentiert bei IV. International Conference on AIDS. Stockholm
7. Hoff R, Berardi VP, Weiblen BJ et al. (1988) Seroprevalence of human immunodeficiency virus among childbearing women. N Engl J Med 318:525
8. Iosub S, Bamji M, Stone RK et al. (1987) More on human immunodeficiency virus embryopathy. Pediatrics 80:512
9. Jimenez R, Unger M, Vogel M et al. (1988) Morphologische Untersuchungen an Plazenten HIV-positiver Mütter. Pathologe 9:1
10. Johnstone FD, MacCallum L, Brettle RP et al. (1988) Does infection with HIV affect the outcome of pregnancy? Br Med J 296:467
11. Jovaisas E, Koch MA, Schäfer A et al. (1985) LAV/HTLV III in 20-week fetus. Lancet I:1093
12. Kind C (1987) HIV-Infektion und Schwangerschaft. Dtsch med Wschr 112:1483
13. Kind C (1988) Neonatale HIV-Studie. Jahresversammlung der schweizerischen Gesellschaft für Pädiatrie, Zug
14. Kuss E (1988) Zur Aufnahme von Tests auf Anti-HIV-IgG (HIV-Primärtests) in die allgemeine Vorsorgeuntersuchung für Schwangere. Geburts Frauenheilk 48:465
15. Lapointe N, Michaud J, Pekovic D et al. (1985) Transplacental transmission of HTLV III virus. N Engl J Med 312:1325
16. Larsson G, Lindgren S, Ottenblad C et al. (1988) HIV-screening av gravida kvinnor – ett ars resultat och erfarenheter. Laekartdin 85:332
17. Mann J (1988) Global AIDS: Epidemiology, impact, projections, global strategy. In: World Health Organization, AIDS – Prevention and controll. Pergamon Press, Oxford New York Beijing Frankfurt Sao Paulo Sydney Tokyo Toronto
18. Marion RW, Wiznia AA, Hutcheon RG et al. (1986) Human T-cell lymphotropic virus type III (HTLV-III) embryopathy. Am J Dis Child 140:638
19. Minkoff H, Nanda D, Menez R et al. (1987) Pregnancies resulting in infants with acquired immunodeficiency syndrome or AIDS-related complex. Obstet Gynec 69:258
20. Mok JQ, Giaquinto C, de Rossi A et al. (1987) Infants born to mothers seropositive for human immunodeficiency virus. Lancet I:1164
21. Nadal D, Seger R, Hunziker U, Lauper U (1988) persönliche Mitteilung
22. Näher H, Tilgen W, Tilz G et al. (1986) Falsch positive Ergebnisse beim Nachweis von Anti-LAV/HTLV III-Antikörpern im Enzymimmunoassay. Hautarzt 37:338
23. Nzilambi N (1987) Third International Conference on AIDS, Washington DC
24. Pahwa S, Koplan M, Fikrig S et al. (1986) Spectrum of human T-cell lymphotropic virus type III infection in children. JAMA 255:2299
25. Pardi G, Semprini E, Ravizza M (1988) HIV infection in pregnancy: perinatal outcome and perspectives of prenatal diagnosis. XI. European Congress of Perinatal Medicine, Rome
26. Petersen E (1988) Persönliche Mitteilung
27. Pyun KH, Ochs HD, Dufford MTW et al. (1987) Perinatal infection with human immunodeficiency virus. N Engl J Med 317:611
28. Qazi QH, Sheikh TM, Fikrig S et al. (1988) Lack of evidence for craniofacial dysmorphism in perinatal human immunodeficiency virus infection. J Pediatr 112:7
29. Rosendahl C (1988) Persönliche Mitteilung
30. Schäfer A (1988) HIV-Infektion und Schwangerschaft. 1. Deutscher AIDS Kongress, München
31. Schäfer A (1988) HIV-Infektion und Schwangerschaft. Sitzung Bund Deutscher Hebammen, München

32. Scott GB, Fischl MA, Klimas N et al. (1985) Mothers of infants with the acquired immuno-
    deficiency syndrome. J Amer med Ass 253:363
33. Semprini AE, Vucetich A, Pardi G et al. (1987) HIV infection and AIDS in newborn babies
    of mothers positive for HIV antibody. Brit med J 294:610
34. Stauber M, Schäfer A, Grosch-Wörner I (1987) Zur Frage eines Screenings auf HIV-
    Antikörper in der Schwangerschaft. Geburtsh Frauenheilk 47:87
35. Weissenbacher ER (1988) Praktische Hinweise zur geburtshilflich-gynäkologischen Füh-
    rung HIV-positiver/AIDS-erkrankter Frauen. III. Internationaler Workshop über Infektio-
    nen in der Gynäkologie und Geburtshilfe, München

HIV-Infektion bei Kindern seropositiver Mütter

I. Grosch-Wörner, S. Koch, M. Vocks, A. Schäfer, M. Mielke, U. Wahn, B. Zorr,
U. Maas

Universitätsklinikum Rudolf Virchow, Standort Charlottenburg, Kinderklinik, Berlin

HIV-Infection in Children from Seropositive Mothers

Summary. Both resolved and still open questions are discussed. The natural
course of HIV infection from the time at which a child becomes symptomatic is
known. The incidence rate of HI-virus transmission to the child remains uncer-
tain. Likewise the time of transmission and its cofactors as well as data about the
incubation and latency periods remain open questions. The greatest problem
thus, is the early and reliable definition of HIV infection. Initial results from
prospective HIV-perinatal studies are presented, showing that a transmission rate
between 20% and 40% is to be reckoned with.

Zusammenfassung. Gesicherte und noch offene Fragen werden diskutiert. Be-
kannt ist der natürliche Verlauf der HIV-Infektion ab dem Zeitpunkt, an dem die
Kinder symptomatisch werden. Unbekannt ist, wie häufig das HI-Virus auf das
Kind übertragen wird, ebenso sind Zeitpunkt der Übertragung, Kofaktoren der
Transmission und Daten über die Inkubationszeit und Latenzperiode offen. Das
größte Problem ist die frühe und zuverlässige Definition der HIV-Infektion. Erste
Ergebnisse aus prospektiven HIV-Perinatalstudien werden referiert. Zur Zeit ist
von Transmissionsraten zwischen 20 bis 40% auszugehen.

Problematik, Fragestellung

Aus retrospektiven Studien gut bekannt ist der natürliche Verlauf der HIV-
Infektion bei Kindern ab dem Zeitpunkt, an dem sie symptomatisch werden [5].
Die für das Kindesalter charakteristische klinische Symptomatik, die deutlich
unterschiedlich zu der bei Erwachsenen ist, und die Art des Immundefektes sind
gut beschrieben. Alle anderen interessierenden Fragen sind offen.

Die für Eltern, Geburtshelfer und Pädiater gleichermaßen zentrale Frage nach
der Häufigkeit der Transmission des Virus auf das Kind kann 1988 nur annähe-
rungsweise angegeben werden. Der Zeitpunkt und die begünstigenden Faktoren
für eine vertikale HIV-Transmission sind noch nicht endgültig geklärt. Die Dauer
der Inkubationszeit ist unbekannt und das Auftreten einer akuten mononukleosen-
ähnlichen HIV-Krankheit am Ende der Inkubationszeit wurde bei Kindern bisher nicht beschrieben. Der Zeitpunkt der Manifestation der HIV-Infektion wurde

                                    185
Verhandlungen der Deutschen Gesellschaft für Gynäkologie und Geburtshilfe,
47. Versammlung, München 6.-10. September 1988

bislang nach Beobachtungen in retrospektiven Studien und ersten prospektiven Studien als sehr früh beschrieben. Rubinstein [5] gibt das mittlere Alter der Kinder bei Erkrankungsbeginn mit 5,5 Monaten an. Nach Lawrence [3] soll aber mit einer zweiten Gruppe von Kindern zu rechnen sein, die mit 5,5 Jahren eine ähnlich lange Latenzperiode haben wie die Erwachsenen.

Ursache für diese offenen Fragen ist, daß sie nur aus prospektiven Studien ableitbar sind. Und die inzwischen weltweit durchgeführten HIV-Perinatalstudien sind noch zu kurz und z. T. durch zu geringe Patientenzahlen belastet, als daß sie verbindliche Aussagen zu den gestellten Fragen geben könnten. Eine weitere Schwierigkeit ist gegeben. Durch prospektive Verlaufsbeobachtungen intrauterin HIV-exponierter Kinder hat sich gezeigt, daß es bis heute nicht möglich ist, die HIV-Infektion bei Neugeborenen und jungen Kindern HIV-infizierter Mütter zuverlässig und früh nachzuweisen. Da der Nachweis HIV-spezifischer IgG-Antikörper aufgrund des passiven Transfers zunächst diagnostisch nicht verwertbar ist, sind direkte Nachweisverfahren wie Virusanzucht, Virusantigennachweis oder Genomnachweis einzusetzen. Es hat sich aber gezeigt, daß bei allen Methoden mit falsch positiven und falsch negativen Ergebnissen zu rechnen ist. Zur Zeit wird die polymerase chain reaction (PCR) als Methode der Wahl favorisiert. Noch ist diese Methode aber nicht etabliert und wie bei allen anderen Nachweisverfahren auch ist mit Zurückhaltung die Zuverlässigkeit dieser Methode bezüglich Sensitivität und Spezifität abzuwarten.

Erste Ergebnisse prospektiver Studien

Im September 1986 wurde in Brüssel im Rahmen der Europäischen Gemeinschaft eine multizentrische HIV-Perinatalstudie begonnen [4]. Beteiligt sind 8 klinische Zentren in Europa. 268 Kinder konnten ab Geburt prospektiv nach einem definierten Protokoll klinisch, immunologisch und virologisch longitudinal überwacht werden. 100 Kinder sind älter als 15 Monate, die längste Beobachtungszeit ist 3 ½ Jahre. Wahrscheinlich infiziert sind von diesen 100 Kindern 24 Kinder, die Transmissionsrate ist damit 24%. Unter Einschluß der Kinder, die jünger als 15 Monate sind, sind 34 Kinder infiziert, 10 sind erkrankt. Die Prävalenz der symptomatischen HIV-Infektion innerhalb des genannten Beobachtungszeitraumes ist damit 29%. Bemerkenswert ist, daß alle 10 Kinder im ersten Lebensjahr erkrankten, keines der Kinder im zweiten oder dritten Lebensjahr. Dies scheint die von Lawrence [3] formulierte Hypothese von zwei Gruppen von HIV-infizierten Kindern mit deutlich unterschiedlich langer Latenzperiode zu bestätigen. Weiter ist damit zu rechnen, daß 69% der Kinder mit 15 Monaten seronegativ sind. Damit ist mit einer Persistenz der passiv übertragenen Antikörper über das Alter von 15 Monaten hinaus zu rechnen. In der Pariser HIV-Perinatalstudie konnten bislang 308 Kinder HIV-infizierter Mütter prospektiv überwacht werden. Die Transmissionsrate wird mit 30% angegeben [2]. Amerikanische Autoren rechnen mit Transmissionsraten unter 20% [1].

Eigene Untersuchungen

Im Februar 1985 wurde in Berlin eine HIV-Perinatalstudie begonnen. Das Untersuchungsprogramm sieht neben der vierteljährlichen klinischen und neurologischen Untersuchung apparative Untersuchungen wie ein Sonogramm des Abdomens und Schädels (halbjährlich) und eine kardiologische Untersuchung mit Elektrokardiogramm und ein Elektroenzephalogramm jährlich vor. Folgende Laboruntersuchungen werden bei Geburt und alle 3 Monate durchgeführt: Virusanzucht HIV, HIV-Antigen im Serum und in peripheren Lymphozyten (p24),

HIV-RNA (in situ-Hybridisierung), HIV-Antikörper IgG und IgM, Immunglobuline im Serum, IgG-Subklassen. Spezifische Antikörper (Candida, Tetanus) vor und nach Impfung und nach Exposition, Mitogen/Antigenstimulation (PHA, ConA, PWM, Tetanustoxoid), absolute Lymphozytenzahlen, Lymphozytensubpopulationen relativ und absolut, Zytomegalie-, Epstein-Barr-, Hepatitis- und Toxoplasmoseserologie. BSG, CRP, Transaminasen, ganzes Blutbild

Patienten

Insgesamt werden in Berlin 71 Kinder betreut. 9 Kinder sind durch Bluttransfusionen oder Gerinnungsderivate infiziert worden, 62 Kinder sind Kinder HIV-infizierter Mütter. Von diesen 62 Kindern konnten 52 Kinder prospektiv von Geburt an überwacht werden. Das Risiko der Mütter der intrauterin HIV-exponierten Kinder stellt sich folgendermaßen dar: 46 Mütter sind oder waren drogenabhängig (74%), 13 Mütter sind durch ihre Partner infiziert worden (21%) und bei 3 Müttern ist das Risiko nicht eruierbar.

Ergebnisse

Die Ergebnisse beziehen sich ausschließlich auf von Geburt an prospektiv beobachtete Kinder. Da 6 Kinder der Beobachtung entgangen sind, können nur die Ergebnisse von 46 Kindern zur Auswertung herangezogen werden. 2 dieser Kinder sind verstorben, ein Kind mit 7 Monaten in P-O unter dem Bild des plötzlichen Kindstod, ein Kind mit 4 Wochen aufgrund seiner Unreife. 44 Kinder leben, 28 Kinder sind älter als 15 Monate, 16 Kinder sind jünger. 10 der 28 Kinder, die älter als 15 Monate sind, sind infiziert. Die vertikale Transmissionsrate ist damit 37,5%. Eines dieser Kinder ist weiter seropositiv im Alter von 18 Monaten und ist symptomatisch in P2-A. 9 Kinder sind seronegativ geworden und sind klinisch und immunologisch unauffällig (P1-A). Das älteste infizierte Kind ist 3 Jahre. Unter den jüngeren Kindern sind weitere 2 Kinder infiziert. Ein Kind hat AIDS und ein Kind ist nach P1-B zu klassifizieren. Beide erkrankten Kinder wurden innerhalb des ersten Lebensjahres symptomatisch. Die Prävalenz der symptomatischen HIV-Infektion ist innerhalb der genannten Beobachtungszeit 16%.

Zusammenfassung

1. Das Problem der frühen und zuverlässigen Definition der HIV-Infektion ist nicht gelöst.
2. Aus diesem Grunde ist auch die vertikale Transmissionsrate bis heute nicht zuverlässig anzugeben. Zur Zeit ist abhängig von den angewandten Methoden und der Untersuchungshäufigkeit – von Transmissionsraten zwischen 20–40% auszugehen.
3. Angaben zur Prävalenz der symptomatischen HIV-Infektion sind abhängig von der Beobachtungsdauer. Zur Zeit ist sie in 3–4jährigen Studien um 30%.
4. Die Manifestation der HIV-Infektion erfolgt bei einem Teil der betroffenen Kinder früh innerhalb des ersten Lebensjahres.
5. Bei älteren HIV-infizierten asymptomatischen Kindern ist nach derzeitigen Erkenntnissen im Alter von 5,5 Jahren mit der Manifestation der HIV-Infektion zu rechnen.

Diese Arbeit wurde durch das BMJFFG (Kapitel 1502, Titel 68505) sowie das BMAS (Nr. VA 2-43335-13/2) gefördert.

Literatur

1. Andiman WA, Simpsen J, Dember L, Fraulino L, Miller G (1988) Prospective Studies of a cohort of 50 infants born to human immunodeficiency virus (HIV). Abstract 6590, IV International Conference on AIDS, June 12–16, Stockholm, Sweden
2. Blanche S (1988) The French experience. Vortrag European Community Workshop on the perinatal and heterosexual transmission of HIV. 19–21 September, London, U.K.
3. Lawrence CH, Thomas P, Morse D, Truman B, Auger I, Williams R, Degruttola V (1988) Incubation Periods for maternally transmitted pediatric AIDS cases. Abstract 7268 IV International Conference on AIDS, June 12–16, Stockholm, Sweden
4. Peckham CH (1988) Consequences of HIV infection in pregnancy. Results from the European collaborative study. Abstract 4027, IV International Conference on AIDS, June 12–16, Stockholm Sweden
5. Rubinstein A (1986) Pediatric AIDS. Curr Prob Pediatr 16:365–409

AIDS und Frauen – Eine multizentrische Studie

K. Jahn, L. Beck

Universitäts-Frauenklinik, Düsseldorf

AIDS and Women – A Multicenter Study

Summary. Case studies and epidemic surveys clearly show that HIV can be transmitted from males to females, from females to children in utero, and from females to males, as well as from males to males. Studies of heterosexual transmission prove that the extent of transmission varies: female partners of HIV-infected men have the highest incidence; transmission from infected women to their children is approximately 25%–50%. The unsolved questions in gynecology and obstetrics are presented and examined on the basis of a multicenter study of the experience with AIDS and in consultation with HIV-infected patients, so that a better understanding of AIDS might lead to improved treatment and counselling.

Zusammenfassung. Fallberichte und epidemiologische Untersuchungen zeigen deutlich, daß HIV von Männer auf Frauen, von Frauen auf Kinder in utero und von Frauen auf Männer übertragen werden kann. Studien über die heterosexuelle Übertragung belegen, daß das jeweilige Ausmaß der Übertragung verschieden sein kann: weibliche Partner von Männern mit HIV-Infektionen weisen die höchste Quote auf. Die Übertragung von infizierten Frauen auf ihre Kinder wird mit 65% angegeben. Im Rahmen einer multizentrischen Studie mit mehreren Frauenkliniken, die bereits Erfahrungen mit dem Krankheitsbild und der Betreuung von HIV-positiven Patienten haben, werden Fragestellungen nachgegangen, die in der Beratung und Behandlung zu Verbesserungen führen können.

Einleitung

Vor ca. 6 Jahren gerade als neue Krankheit erkannt, beschäftigt heute die Immunschwäche AIDS weltweit Regierung und Parlament, Gesundheitsplaner, Kommissionen und Kongresse, nicht zu schweigen von jenen ungezählten Einzelnen, die sich innerhalb und außerhalb des Krankenhauses der Patienten annehmen.

Im Mai 1988 sind über 88 000 AIDS-Fälle offiziell der WHO von 138 Ländern gemeldet worden. Das anfängliche Verständnis der Krankheit als eine Seuche der

Archives of Gynecology and Obstetrics Vol. 245, No. 1-4, 1989
Verhandlungen der Deutschen Gesellschaft für Gynäkologie und Geburtshilfe,
47. Versammlung, München 6.-10. September 1988
© Springer-Verlag Berlin Heidelberg

Homosexuellen war ein Trugschluß. Innerhalb der USA hat sich die Infektion zwar zuerst in den erkennbaren Betroffenengruppen – Homosexuelle, Drogensüchtige und Bluter – bestürzend schnell verbreitet. Nachdem das Virus den Rahmen der primären Risikogruppen gesprengt hat, scheint auch die Verbreitung bei Prostituierten, heterosexuellen Partnern von Infizierten und Kindern infizierter Mütter sowie andere „sekundäre Betroffenengruppen" nicht anders, sondern in der Infektion allenfalls langsamer abzulaufen.

Da einerseits möglicherweise ein einziger, oder wenige sexuelle Kontakte mit einem Infizierten für eine Ansteckung ausreichen, andererseits bei sexuell aktiven Paaren mit nur einem infizierten Partner jahrelang keine Infektion stattfindet, ist die Frage nach möglichen Kofaktoren, die das Angehen der Infektion erleichtern, von großer Bedeutung.

HIV-Infektion in der Gynäkologie und Geburtshilfe

Die Erreger von AIDS, HIV I und HIV II, werden in erster Linie durch Geschlechtsverkehr (Sperma, CK-Sekret), aber auch durch Blut- und Blutprodukte übertragen. Seitdem auch ungeborene Kinder durch ihre HIV-positive Mutter vertikal (prä-, peri-, postnatal) infiziert werden können, hat die Erkennung der Infektionen einen hohen Stellenwert in der Schwangerenvorsorge erhalten. Nicht nur in der Geburtshilfe, mit den Fragen der Überwachung einer Schwangerschaft bei einer HIV-positiven Mutter, sondern auch in der Gynäkologie haben sich spezielle Fragen im Zusammenhang mit der Infektion von Frauen ergeben, so daß auch in der allgemeinen Sprechstunde über Verhütung und Bekämpfung von AIDS gesprochen werden sollte. Exakte Zahlen über die HIV-Infektion liegen, außer von kleinen Schwangerenkollektiven, nicht vor. An einer multizentrischen Studie, einem Modellprogramm der Bundesregierung zur Bekämpfung der Immunschwächekrankheit, sollten mehrere Frauenkliniken beteiligt werden, die bereits Erfahrungen mit dem Krankheitsbild und der Betreuung von HIV-positiven Patientinnen haben.

Das Programm stellt eine Verbindung dar zwischen klinischer Forschung, ambulanter und stationärer Betreuung von HIV-positiven Frauen, Angehörigen HIV-positiver Frauen und der psychosozialen Bewältigung bei Problemen mit HIV-Infektionen. Ziel der klinischen Studie ist es, ein besseres Bild der Erkrankung zu erhalten, den Einfluß, z. B. der Schwangerschaft bei HIV-positiven Patientinnen zu verfolgen, Therapieansätze zu erhalten, um Patienten effektiver vor den mit der Infektion auftretenden Problemen zu schützen.

Studienziele und Fragestellungen

Frauen spielen in der Gesamtepidemiologie eine nicht unbeachtliche Rolle. Am 30. 07. 88 waren dem BGA in Berlin von 2307 Gesamtfällen 155 Frauen bekannt (6,7%). Waren am 30. 05. 86 von 488 Gesamtfällen nur 22 Frauen erkrankt (4,5%) so ist mittlerweile eine Steigerung um 2,3% zu verzeichnen. Der überwiegende Anteil der Frauen in der Verteilung nach dem Infektionsrisiko liegt bei den i. v. Drogenabhängigen. Am 30. 04. 86 waren es noch 11, die sich durch i. v. Drogenabusus infizierten und nur 4, die durch heterosexuelle Kontakte zu HIV-Positiven infiziert wurden. Bereits am 28. 11. 86 gab es 22 i. v. Drogenabhängige, gegenüber von 10 durch heterosexuelle Kontakte infizierte Frauen. Die Altersverteilung bei der Erstmanifestation liegt entsprechend der Tabellen vom BGA zwischen 20 und 35 Jahren am höchsten. Es handelt sich also überwiegend um Frauen im reproduktionsfähigen Alter, die mit Fragen im Umfeld von Empfängnisverhütung und Verhinderung einer Infektion den Gynäkologen aufsuchen.

Tabelle 1. Ziele der multizentrischen Studie „AIDS und Frauen"

1. HIV-Infektionen in der Geburtshilfe
   1.1 Schwangerschaft und Geburt
   1.2 Einfluß auf das mütterliche Immunsystem
   1.3 Einfluß auf den Feten

2. HIV-Screening in der Schwangerschaft
   2.1 Auswertung und Beurteilung

3. HIV-Infektionen in der Gynäkologie
   3.1 Heterosexuelle Übertragbarkeit/Infektiosität der Frau
   3.2 Abklärung von Kofaktoren
   3.3 HIV-Infektionen und zervikale Dysplasie, Überwachung und Abklärung
   3.4 Abklärung von HIV-AK bei Kinderwunsch-Patientinnen + Ehemännern

4. Fragen der Schwangerschaftsverhütung bei HIV-infizierten Frauen:
   Infektionsprävention bei infiziertem Partner

5. HIV-Infektion und Prostitution: Untersuchung über die Häufigkeit und das Verhalten
   von Prostitutierten

6. HIV-Infektion und Drogenabhängigkeit, Frauenspezifische Präventionsansätze

7. Psychosoziale Betreuung von Betroffenen, Nicht-Betroffenen und Angehörigen

---

Patientinnengruppen

Es wurde vorgeschlagen, in eine multizentrische Studie aufzunehmen (nach den
Empfehlungen des CDC, Atlanta):
1. Ratsuchende (cave AIDS phobie)
2. Schwangere
3. Angehörige und Partnerinnen bereits HIV-positiver Männer
4. HIV-drogenabhängige Frauen
5. Frauen mit häufig wechselnden Partnern, insbesondere Prostituierte
6. Frauen mit sexuell übertragbaren Erkrankungen
7. Frauen aus Endemiegebieten oder mit Partnern aus Endemiegebieten
8. Kinderwunschpatientinnen aus der Sterilitätssprechstunde

HIV-Infektion in der Geburtshilfe

HIV wird vertikal von der Mutter auf das Kind übertragen. Die Übertragungs-
wege sind prä-, peri- oder postnatal anzusehen. Postpartal wird eine Übertragung
durch Muttermilch angenommen, vor allem dann, wenn bei der Mutter eine
frische Infektion vorliegt [2, 3, 5]. Es bestehen Unsicherheiten in der Häufigkeit
in der Übertragung auf das Ungeborene, ebenso wie sich die Schwangerschaft auf
den Immunstatus der Mutter auswirkt. Auch besteht noch keine klare Angabe,
wann eine kindliche Infektion stattfindet. Zur Frage der intrauterinen Übertragung des Virus wird neben dem direkten diaplazentaren Weg und dem peripartalen Infektionsweg durch kontaminiertes Sekret die Plazenta als Zielorgan des
Virus verantwortlich gemacht.

Als wissenschaftlich zu prüfende Aussage gelten die verschiedenen Übertra-
gungswege in der Schwangerschaft und unter der Geburt: frühzeitiger Nachweis
des Virus an embryonalem Material, z. B. bei Schwangerschaftsabbruch, Aufarbeitung des Abortmaterials und der Plazenta bei ausgetragenen Schwangerschaften. Obwohl zu dem Problem des Entbindungsmodus kasuistische Mitteilungen
vorliegen, können nur große epidemiologische Zahlen Aufschluß darüber geben,

inwieweit das Infektionsrisiko vom Entbindungsmodus abhängt. Das könnte in einer prospektiv angelegten Studie geleistet werden.

Bei Austragung der Schwangerschaft wird eine Überwachung der Schwangeren empfohlen, mit Verlaufskontrollen bezüglich des serologischen Nachweises von bakteriellen, virologischen und mykrotischen Infektionen, zusätzliche Überwachung des Feten durch Ultraschall und durch CTG.

Ziele der Untersuchung bei HIV-Infektion und Schwangerschaft bestehen vorrangig darin festzustellen:

1. Risikofaktoren zu erfassen, die bei einer Frau zu einer HIV-Infektion führen (Screening)
2. Überwachungsparameter aufzustellen, die eine Aussage darüber erlauben, ob z. B. eine Verschlechterung des Immunstatus durch eine Schwangerschaft eintritt
3. Überprüfung der zellulären und tumoralen Immunität ebenso der Versuch einer Virusanzucht

HIV-Screening in der Schwangerschaft

Im Rahmen einer Vorsorgeuntersuchung hatten 1000 Schwangere, die in der Zusammensetzung als repräsentativ für Hamburg angesehen werden können, dem Ausschluß einer HIV-Infektion durch serologische Methoden zugestimmt. Dieses wurde in einer Untersuchung von Fenner, Krasemann und Lehnert aus Hamburg [1] veröffentlicht. Im untersuchten Kollektiv konnte kein einziger Fall einer HIV-Infektion nachgewiesen werden. Im Vergleich dazu die Zahlen aus unserer Universitäts-Frauenklinik Düsseldorf. Wir untersuchen seit dem 01. 01. 87 Patientinnen auf freiwilliger Basis in unserer Schwangerenambulanz, von den 200 Patientinnen war keine positiv. Diese Fakten bedeuten nicht, daß man auf das breite, freiwillig zugelegte Schwangerenscreening verzichten sollte. Analog den amerikanischen Beobachtungen werden zunehmend Frauen betroffen. Ein aufklärendes Gespräch vor der freiwilligen Screeningblutentnahme kann als echte Prävention für noch nicht infizierte Frauen gesehen werden. Außerdem kann sich nur durch ein Screening eine Frau, die nichts von einer HIV-Infektion ahnt, zu einem Abbruch entschließen. Ebenfalls kann durch die Kenntnis der HIV-Infektion Mutter und Kind optimal bis zur Geburt betreut werden.

HIV-Infektion in der Gynäkologie

Die jetzt zu beobachtenden AIDS-Fälle sind auf Infektionen zurückzuführen, die vor mehreren Jahren stattgefunden haben. Nach den statistischen Angaben aus den USA erwartet man, daß der Anteil der homosexuellen Männer zurückgehen wird, nicht jedoch die Anzahl der HIV-positiven Drogenabhängigen. Unklar ist, inwieweit HIV-Infektionen in die heterosexuelle Bevölkerung hineingetragen werden. Nur von ganz begrenzten Kollektiven konnte man bislang sichere Daten über die HIV-Infektion gewinnen: diese Beweise beruhen darauf, daß ein positiver HIV-Test bei Neugeborenen zwar keine Infektion der Kinder, mit Sicherheit aber eine Infektion der Mutter beweist. Dazu stellen sich die Fragen, in welchem Maße eine Frau im Rahmen des heterosexuellen Verkehrs als Infektionsquelle von Bedeutung ist, wie häufig finden sich im Cervikal- bzw. Scheidensekret zur Ansteckung führende Viren, welche möglichen Kofaktoren sind von Bedeutung.

Von Weyerstahl, Schäfer und Genz liegt eine Veröffentlichung vor, bei der im Zeitraum von 1984–87 an der Universitäts-Frauenklinik in Berlin bei 45 HIV-positiven Patientinnen ein auffallend hoher Prozentsatz an pathologischen Abstrichen von Portio und Cervix erhoben wurde: 37,8% aller Abstriche waren in die Gruppe IIID–V einzuordnen [4]. In 5 Fällen fanden sich bei histologischen Kontrollen ein Oberflächenkarzinom bzw. ein invasives Cervixkarzinom. In unserem eigenen Kollektiv von 17 geburtshilflich betreuten HIV-positiven Patientinnen fanden sich in zwei Fällen ein Pap IIID. Eine sorgfältige zytologische Kontrolle bei HIV-infizierten Patientinnen wird deshalb für unumgänglich gehalten.

Zu den Fragen der psychologischen Begleitung von HIV-positiven Frauen in Konfliktsituationen bei Prostitution und bei Drogenabhängigkeit:

Eine HIV-Infektion bei Frauen bringt viele spezifische Problemstellungen mit sich. Betroffene Frauen stehen in der Regel größeren psychischen und sozialen Problemen gegenüber als Männer. In den meisten Fällen sind HIV-positive Schwangere alleinerziehende Mütter. In diesem Fall wird die Krankheit zu einer Bedrohung, die zusätzlich mit finanziellen und gesellschaftlichen Problemen belastet ist. Außerdem ist die Zukunft der Kinder durch die Erkrankung der Mutter fragwürdig geworden. Da es sich bei den Betroffenen oftmals um Drogenabhängige oder ehemalige Drogenabhängige handelt, muß man klarsehen, daß weder für die Kinder eine klare Prognose gegeben werden kann noch für die infizierte/ erkrankte Mutter die Zukunftsperspektiven für eine normale Lebenssituation sich deutlich bessert.

Eine weitere Problemgruppe stellen die Angehörigen infizierter Männer dar. Zum einen wird die unklare Lebenserwartung des Partners zu einem Problem, zum anderen die soziale Isolation sowie der möglicherweise erzwungene Verzicht auf Kinder unter Berücksichtigung einer möglichen Infektion. Zusätzlich stellt sich hier die Frage der Infektion bzw. Prävention bei infiziertem Partner. Offiziell wird die Benutzung von Kondomen zur „Infektionsprophylaxe" propagiert, die Anwendung läßt jedoch zu wünschen übrig. In Kombination mit spermaziden Substanzen ist keine 100%ige Sicherheit gewährleistet. Produkte, die Monoxonal-9 enthalten scheinen zu einer Inaktivierung des HIV zu führen. Da der überwiegende Teil der Frauen aus der Drogenszene kommt, wird ein soziales Auffangnetz zu erörtern sein, welches schnell und unbürokratisch Hilfe leistet. Bei Vorliegen einer Heroinanamnese ist aus kindlichen Gründen die Betreuung in einer Frauenklinik erforderlich. Die Indikation für eine Überbrückungshilfe mit Methadon ist zu diskutieren. Parallel zu der medikamentösen Hilfe ist die psychosoziale Zuwendung dringend erforderlich.

Neben der klinischen Betreuung HIV-infizierter Frauen und Partnerinnen HIV-infizierter Männer sollte in der Studie Frauen die Möglichkeit gegeben werden, in psychosozialer Richtung Hilfe zu erhalten. Bei Patientinnen mit HIV-Infektionen ergeben sich Probleme, die überwiegend aus deren speziellen Lebensformen entstehen. Zu der psychischen Betreuung zählt der Ausbau eines tragfähigen Arzt-/Patientenverhältnisses, das bis zur psychologischen Vorbereitung zur Geburt hin da sein sollte. Ebenfalls sollte eine Vorbereitung auf eine postpartale Mutter-/Kindbeziehung erfolgen (Entspannungsübungen, Atemtechnik, Konfrontation mit der Relevanz der Mutter-/Kindbeziehung). Die sozialen Hilfen umfassen einmal die Fragen der Adoption, der Kindunterbringung sowie die Unterstützung in finanzieller Hinsicht. Ebenfalls sollten Informationen von örtlichen Gesundheitsämtern und Sozialdiensten über postpartale Hilfen an die Frauen weitergeleitet werden.

Studienteilnehmer

Von 5 Kinderkliniken in der Bundesrepublik Deutschland wurde eine prospektive Longitudinalstudie zur Betreuung HIV-exponierter Kinder angeregt. Nicht nur an den assoziierten Frauenkliniken werden HIV-positive Frauen betreut. Es bietet sich jedoch an, Frauenkliniken, den Kinderkliniken angegliedert, in die multizentrische Studie „Frauen und AIDS" einzubinden. Eine interdisziplinäre Zusammenarbeit ist nicht nur mit den Kinderärzten gefordert, sondern auch mit den Immunologen, Pathologen, Internisten, Andrologen und Urologen, so daß sich aus dieser Zusammenarbeit schon Kliniken herauskristallisieren, die über ein Angebot der Fachleute verfügen. Für die niedergelassenen Kollegen, die in ihrer Sprechstunde HIV-positive Frauen betreuen, bietet die Klinik mit dem Angebot an Fachleuten die Möglichkeit zu einer schnellen Beratung bei Problemfällen.

Zusammenfassung

Für gezielte Maßnahmen der Bekämpfung der Immunschwäche AIDS in gynäkologisch-geburtshilflichen Bereichen ist die genaue Kenntnis der Zahl der Infektionen nötig. Die relevanten Themenkomplexe – Schwangerschaft, Interruptio, Verhütung – sind bis jetzt in keinem standardisierten Programm zusammengefaßt.

Es wäre zu wünschen, daß die in Zusammenarbeit mit dem BMJFFG schon seit mehr als einem Jahr erarbeitete Multizenterstudie „AIDS und Frauen" möglichst bald durch die endgültige Zusage und Unterstützung des Ministeriums zum Wohle der Betroffenen anlaufen könnte.

Literatur

1. Fenner O, Krasemann E, Lennartz H (1988) HIV I-Infektionen während der Schwangerschaft. MMW 130:328
2. Senturia YD, Ades AE, Peckam CS, Giaquinto C (1987) Stillen und HIV-Infektion. Lancet I:869 (Dt. Ausgabe)
3. Thiry L, Sprecher-Goldberger S, Jonckheer T, Levy J, Perre P v. d., Henrivaux P, Cogniaux-Leclerc J, Clumeck N (1985) Isolation of the AIDS-virus form cell-free breastmilk to three healthy virus carriers. Lancet II:891
4. Weyerstahl Th, Schäfer A, Genz T (1988) MMW, 130:350 Zytologie bei HIV-infizierten Patienten in Gynäkologie und Geburtshilfe. MMW, 130:350
5. Ziegler JB, Johnson RO, Cooper DA, Gold J (1985) Postnatal transmission of AIDS associated virus from mother to infant. Lancet I:896

HIV/AIDS-Erkrankung in der Gynäkologie und Geburtshilfe

E. R. Weissenbacher, M. Lang, H. Hepp, A. Schäfer

Universitäts-Frauenklinik, Klinikum Großhadern, München

Einleitung

Seit der Entdeckung des HI-Virus durch Luc Montagnier 1983 und seiner Bestätigung durch Roberto Gallo 1984 wird auch in der Gynäkologie und Geburtshilfe intensiv an der klinischen Problematik der HIV-Infektion von schwangeren und nicht schwangeren Frauen sowie der Klinik und Epidemiologie der AIDS-kranken gynäkologischen und geburtshilflichen Patientin geforscht. Obwohl in Deutschland schon einige Erfahrung mit HIV-positiven Schwangeren vorliegen, ist die Zahl der in Deutschland entbundenen und über 15 Monate verfolgten Kinder mit unter 200 relativ gering. Diese Zahlen verteilen sich noch dazu auf einzelne Zentren, so daß epidemiologische und klinische Aussagen lediglich unter Zuhilfenahme der aktuellen internationalen Literatur getroffen werden können. So wurden unter Zuhilfenahme der einschlägig bekannten Literaturdienste und mit Berücksichtigung des Weltkongresses über AIDS in Stockholm im Juni 1988 sowie unter Einbringen der Erfahrungen der deutschen Arbeitsgruppen folgende Fragestellungen bearbeitet:

Fragestellungen (siehe auch Literaturanhang):
1. Wie groß ist die HIV-Prävalenz bei gynäkologischen Patientinnen?
2. Wie groß ist die HIV-Prävalenz bei Schwangeren?
3. Wie groß ist die Transmissionsrate der Infektion von der Mutter auf das Kind?
4. Wie hoch ist die Transmissionswahrscheinlichkeit durch das Stillen?
5. Zur Frage des Entbindungsmodus
6. Zur Frage der heterosexuellen Transmission
7. Auswirkung der Schwangerschaft auf die HIV-Infektion bzw. AIDS-Erkrankung

1. HIV-Prävalenz bei gynäkologischen Patientinnen

Die HIV-Prävalenz ist unterschiedlich bei den gynäkologischen Patientinnen je nach Rasse, sozialem Status bzw. Zugehörigkeit zu Risikogruppen wie i. v.-Drogenabhängigkeit, Prostitution, Partner HIV-positiv und schwankt auch erheblich nach geographischer Lage.

In europäischen Untersuchungen liegen die mitgeteilten Prävalenzraten bei bis zu einem halben Prozent. Dagegen beträgt die Seroprävalenz des HI-Virus in endemischen Gebieten Zentralafrikas zwischen 6,2% (F. Dnis, Elfenbeinküste) und 44% (N'Galy, Zaire). Die Untersuchung von N'Galy (Zaire), der über 20 000 Patienten testete, zeigt, daß in der Altersklasse zwischen den 15. und 30. Lebensjahr Frauen viermal häufiger infiziert waren als Männer. Die Ehefrauen von 5796 Fabrikarbeitern aus Zaire, die selbst zu 3% HIV-positiv waren, hatten in 2,5% HIV-Antikörper. Zeigten die Patientinnen Risikoverhalten, beispielsweise durch Ausübung der gewerblichen Prostitution, so steigt die HIV-Prävalenz auf Werte zwischen 30 und 40% an (z. B. F. Dnis mit 32,8% Seroprävalenz bei Prostitutierten). Gesamtprävalenzraten aus den Vereinigten Staaten, wie sie z. B. von E. Schoenbaum et al. aus New York City mitgeteilt wurden, belaufen sich auf bis zu 14,1% (er konnte diese Angabe der Seroprävalenz des HI-Virus von 14,1% bei Patienten ermitteln, die aus den unterschiedlichsten Gründen die Notaufnahme einer New Yorker Klinik in der Bronx aufsuchten). Für die Vereinigten Staaten trifft es ebenfalls zu, daß es Regionen mit sehr hoher Prävalenz gibt (dies zeigte R. M. Selik et al. vom Centers for Disease Control, Atlanta, der schlußfolgerte, daß die HIV-Infektion auf wenige hauptstädtische Zentren der USA verteilt ist), und daß das Virus überdurchschnittlich häufig in Risikogruppen vertreten ist.

2. HIV-Prävalenz bei Schwangeren

Einleitend kann man festhalten, daß durch die Einführung eines Schwangerschaftsscreenings für HIV-Antikörper derzeit und in Zukunft zunehmend sehr verläßliche Daten über die Durchseuchung des HI-Virus in diesem Teilkollektiv der Bevölkerung vorliegen. Nenrion und andere aus Frankreich konnten bei über 270tausend Schwangeren ohne anamnestisches Risiko für eine HIV-Infektion des Jahres 1987 (das entspricht über einem Drittel der Geburten in Frankreich dieses Jahres) eine Gesamtprävalenz von 0,3% ermitteln. Diese Prävalenzangabe steigt auf 3,8%, wenn die Patientinnen ein Risiko für eine HIV-Infektion aufweisen, wie die Arbeit von Ciraru-Vigneron belegt. Die Häufigkeit der HIV-Positivität

schwanger Frauen war in der Teilgruppe der ehemals i. v.-Drogenabhängigen
mit 58% enorm hoch. Ähnliche Zahlen wurden aus den Vereinigten Staaten
mitgeteilt (R. Hoff et al., Massachusetts), wobei die Gesamtprävalenz 0,21%
betrug und in Abhängigkeit von Stadt-Land zwischen 0,8 und 0,09% variierte.
Deutlich höhere Prävalenzdaten ergaben die Untersuchungen schwangerer
Frauen aus Afrika, wobei auch hier Schwankungen innerhalb bestimmten Regionen feststellbar sind. So betrug die Prävalenz des HI-Virus bei Schwangeren an
der Elfenbeinküste 3,3% (F. Dnis et al.) unter der ländlichen Bevölkerung Ätio-
piens (D. Zewdie et al.) nahezu Null, und in Malawi 6,5% (H. M. Ntaba).

3. Materno-fetale Transmission

Entscheidend, und dadurch besonders belastend für die Mütter ist der Umstand,
daß eine Transmission auf das Kind nur aufgrund des zeitlichen Verlaufs klinischer Erscheinungsbilder und des Antikörpernachweises bzw. der Virusisolation
beim Kind verifiziert werden kann. Es können also nur Kinder, die passiv erhaltene mütterliche Leihantikörper bereits verloren haben, hinsichtlich der Transmissionswahrscheinlichkeit beurteilt werden. Selbst dann bleibt noch ein Erkran-
kungsrisiko für die Kinder, da Fälle bekannt sind, wonach zwischenzeitlich
antikörpernegative Säuglinge noch im zweiten Lebensjahr erneut und dann originäre, das heißt, vom Kind gebildete HIV-Antikörper aufwiesen. Die Angaben der
materno-fetalen Transmission schwanken zwischen 20 und 50%. Allerdings muß
zwischen symptomloser HIV-Positivität und symptomatischer AIDS-Erkrankung bei der Mutter unterschieden werden. Jüngste Ergebnisse aus unterschiedlichen Untersuchungen scheinen die Hypothese zu bestätigen, daß eine bereits an
AIDS erkrankte schwangere Frau (nach der CDC-Klassifikation Stadium III und
IV) mit höherer Wahrscheinlichkeit die Erkrankung auf das Kind überträgt als
eine „nur" HIV-positive schwangere Frau, die klinisch und immunologisch unauffällig ist.

4. Wie hoch ist die Transmissionswahrscheinlichkeit durch das Stillen?

Diese Frage läßt sich in Prozenten ausgedrückt sicher nicht beantworten. Da es
aber L. Thiry et al. gelang, das HI-Virus aus Muttermilch zu isolieren, muß die
Muttermilch als potentiell infektiös betrachtet werden. Die genannte Untersuchung und Arbeiten von Ziegler et al. konnten bei zum Zeitpunkt der Geburt
sicher HIV-negativen Frauen, die aus geburtshilflichen Gründen Bluttransfusionen (mit HIV-infiziertem Blut) erhielten, weiterhin nachweisen, daß die Kinder
über die Muttermilch infiziert wurden.

5. Zur Frage des Entbindungsmodus

Die Frage, ob der Entbindungsmodus einen Einfluß auf die HIV-Trans-
missionswahrscheinlichkeit hat, kann derzeit nicht eindeutig beantwortet werden.
Es liegt leider nur eine vergleichende Arbeit vor, die sich diesem Problem widmet.
F. Chiodo et al. untersuchten 12 Neugeborene von HIV-positiven Müttern. Die
Mütter zeigten alle immunologische Veränderungen. 5 von ihnen mußten als
Patientinnen mit ARC eingestuft werden. In 3 Fällen gelang ein HIV-
Antikörpernachweis bei den vaginal entbundenen Kindern, der bei den per sectio-
nem entbundenen Kindern nicht erfolgte. Ob es bedingt durch die geringe Fall-
zahl allerdings bereits möglich ist, Rückschlüsse auf die Transmission in
Abhängigkeit des Entbindungsmodus zu ziehen, muß fraglich bleiben. Im übrigen waren die Frauen mit Symptomen der AIDS-Erkrankung in den Gruppen
ungleich verteilt.

6. Zur Frage der heterosexuellen Transmission

An dem Problem der heterosexuellen Transmission arbeiten verschiedene Gruppen aus unterschiedlichen Ländern, die alle Paare mit je einem HIV-positiven und einem HIV-negativen Partner über einen längeren Zeitraum beobachten. Ziel dieser z. T. prospektiv kontrollierten Studien ist es, Parameter herauszuarbeiten, die die heterosexuelle Übertragung wahrscheinlich machen und unabhängige Größen der heterosexuellen Transmission zu definieren. Es werden Raten von 50 bis 60% für die Transmission des HI-Virus vom Mann auf die Frau angegeben, die deutlich über den Raten von etwa 30% für die Übertragung von der Frau auf den Mann liegen. Versucht man, die einzelnen Ergebnisse aus den unterschiedlichsten Untersuchungen zu werten, so zeigt sich trotz der z. T. widersprüchlichen Befunde dennoch eine Tendenz für die Wertigkeit einzelner Faktoren, die die Transmission wahrscheinlich machen oder wenigsten begünstigen. So herrscht unter den Autoren einhellig die Meinung, daß die Anzahl der sexuellen Kontakte ein ebenso untergeordneter Faktor für die heterosexuelle Transmission darstellt wie die Dauer der Exposition eines seronegativen zu seinem seropositiven Partner. Demgegenüber stellt das Krankheitsstadium der HIV-Infektion in der Mehrzahl der Untersuchungen einen wesentlichen Realisationsfaktor für die Transmission dar. Ähnlich entscheidend bzw. mit dem Stadium der Erkrankung korrespondierend, beeinflußt der immunologische Status, gemessen an der T4-Zellzahlverminderung das Transmissionsrisiko. Inwieweit bestimmte Sexualpraktiken, wie beispielsweise der Anal-Oral-Verkehr die heterosexuelle Transmission beeinflussen, kann aber anhand der widersprüchlichen Mitteilungen der Veröffentlichungen der letzten Jahre letztlich nicht beantwortet werden. Eindeutig und auch unmittelbar verständlich scheint der Befund, daß das Risiko der Transmission durch sexuelle Aktivität mit Angehörigen aus den Hauptrisikogruppen – hier vor allem intravenös Drogenabhängigen – steigt. Eine Erhöhung der Transmissionsrate ist auch bei Patienten mit ätiologisch unterschiedlichen Schleimhautläsionen nachweisbar.

7. Auswirkung der Schwangerschaft auf die HIV-Infektion bzw. AIDS-Erkrankung

Hierzu liegen wenige Einzelfallkasuistiken vor, wie die Arbeit von G. Scott aus dem Jahre 1985, der Mütter untersuchte, deren Neugeborene Symptome der AIDS-Erkrankung entwickelten. Er konnte zeigen, daß in einem follow-up von 30 Monaten post partum ein Teil der Frauen spezifische Symptome im Sinne der AIDS-Erkrankung entwickelten. Dieser Befund kann allerdings nicht darüber aussagen, inwieweit die Schwangerschaft zu einer Symptomprogredienz der HIV-Infektion führt. Auch die Arbeitsgruppe um H. Minkoff und anderen konnten keine direkte Aussage über die Entwicklung der AIDS-Erkrankung bei HIV-positiven schwangeren Frauen machen. Ob für die Mütter, die ein HIV-infiziertes Kind zur Welt bringen, in der Folgezeit das Risiko steigt, symptomatisch im Sinne der AIDS-Erkrankung zu werden, ist nicht vom natürlichen Verlauf der HIV-Infektion abzugrenzen. Eine vergleichende Studie von F. D. Johnstone konnte keine faßbaren Unterschiede hinsichtlich des klinischen Zustandsbildes von HIV-positiven schwangeren Frauen im Vergleich zu einer negativen Kontrollgruppe erbringen.

Zusammenfassung

1. HIV-Prävalenz bei gynäkologischen Patientinnen

Infektionsraten werden zwischen 1% (Münchner Arbeitsgruppe) und 40% angegeben. Die Unterschiede sind je nach Patientenkollektiv bedingt, und die Rate der HIV-positiven Patientinnen hängt von der Berücksichtigung

a) der Rasse
b) des endemischen Gebiets,
c) der Risikogruppen (Prostituierte, i.v.-Drogenabhängige, Gabe von Bluttransfusion) ab.

Bei der Normalbevölkerung ohne Risiko werden keine genauen Angaben gemacht. Die Schätzungen betragen für Deutschland einschließlich Risikogruppen etwa 10 000 bis 100 000 HIV-Positive, wobei entsprechend der Relation bei den AIDS-Erkrankten 7 bis 8%, also etwa 7000 bis 8000 Frauen, geschätzt werden.

2. HIV-Prävalenz bei Schwangeren

Hier wird eine Prävalenz von 0,1 bis 6,0% je nach Anteil der Risikogruppen geschätzt bzw. in der Literatur angegeben (bei ehemaligen Drogenabhängigen wurden sogar bis zu 60% HIV-Antikörper im Schwangerschaftsscreening nachgewiesen). Weitere Zahlen werden durch ein systematisches, in vielen Kliniken begonnenes Schwangerenscreening erhalten werden können.

3. Materno-fetale Transmission

Die Angaben schwanken zwischen 20 und 50%. Interessanterweise sind in den letzten Jahren die Transmissionsraten in den einzelnen Arbeiten stetig gesunken, so daß man heute im Durchschnitt von einer Transmissionsrate von etwa 30% statt den früher angegebenen 50% ausgeht.

4. Transmissionswahrscheinlichkeit durch Stillen

Nach den einzelnen kasuistischen Darstellungen, wonach es einwandfrei zur Infektion der Säuglinge gekommen ist, bei Müttern, die erst nach der Geburt (z.B. durch Gabe von Blut) HIV-positiv wurden und ein anderer Infektionsweg außer über die Muttermilch nicht möglich war, und weitere Arbeiten vorliegen, wonach das Virus in der Muttermilch nachgewiesen wurde, muß man vom Stillen nach wie vor abraten.

5. Zur Frage des Entbindungsmodus

Zur Frage des Entbindungsmodus liegen nach wie vor keine eindeutigen Arbeiten vor, die den einen oder anderen Weg als den für Mutter und Kind besseren beschreiben würden. Hier sind weitere Untersuchungen abzuwarten und der Entbindungsmodus unter geburtshilflichen Gesichtspunkten zu sehen.

6. Zur Frage der heterosexuellen Transmission

Bei den Transmissionswegen der heterosexuellen Gruppe scheint es festzustehen, daß die Infektionsraten von einem HIV-positiven Mann auf eine HIV-negative Frau höher sind (zwischen 20 und 80%, durchschnittlich um die 50%) im Vergleich zu der Übertragung von einer HIV-positiven Frau auf einen HIV-negativen Mann (zwischen 9 und 70%, im Durchschnitt um die 40%). Der Anteil der Heterosexuellen am Gesamtanteil der infizierten HIV-Patientinnen wird absolut größer, weltweit in Relation ist jedoch kein signifikanter Anstieg festzustellen.

7. Verschlechterung der HIV-Infektion bzw. der AIDS-Erkrankung durch die Schwangerschaft

Hier sind erste Daten gegeben, daß die Immunitätslage sich bei der HIV-Infizierten im Gegensatz zur AIDS-Erkrankten nicht dramatisch ändert. Hier sind weitere Untersuchungen jedoch abzuwarten.

Vorschlag zur Diskussion für die Empfehlungen der Standardkommission „HIV-Infektion/AIDS-Erkrankung der Deutschen Gesellschaft für Perinatale Medizin."

1. HIV-Prävalenz bei gynäkologischen Patientinnen

Ein allgemeines HIV-Screening aller Risikogruppen (heterosexueller, HIV-positiver Partner, i.v.-Drogenabhängigkeit, Prostitution, Bluttransfusion vor 1985) ist zu empfehlen, desweiteren das HIV-Screening bei Patientinnen der sog. Kinderwunschsprechstunden.

2. HIV-Prävalenz bei Schwangeren

Das HIV-Screening bei Schwangeren ist empfehlenswert, weil das Wissen um den HIV-Status der Patientinnen für Mutter, Kind, Hebammen, behandelnden Arzt und Pflegepersonal von Wichtigkeit sind.

3. Materno-fetale Transmission

Die materno-fetale Transmission der HIV-Infektion scheint nicht mehr in dem hohen Maße wie bisher angenommen um die 50 bis 60% der Fall zu sein, sondern bei einem Prozentsatz von etwa 20 bis 30% zu liegen. Die Entscheidung über einen Schwangerschaftsabbruch kann ausschließlich nach ausführlichen und sorgfältig geführten Gesprächen zwischen der Patientin und dem behandelnden Arzt getroffen werden. Die in den letzten Jahren beobachtete niedrigere Transmissionsrate zum Kind und die ersten Anzeichen über eine Nichtverschlechterung der Immunitätslage der HIV-positiven Schwangeren müßte hier sorgfältig in die Überlegungen mit eingehen.

4. HIV-Infektion und Stillen?

Vom Stillen ist generell abzuraten.

5. Zur Frage des Entbindungsmodus

Aufgrund der jetzigen Daten ist auch heute eine Entscheidung über den Entbindungsmodus nicht zu treffen. Hier können selbstverständlich organisatorische Gesichtspunkte in die Entscheidung mit einfließen. Die Entscheidung ob Sectio oder vaginal ist jedoch nach dem heutigen Stand des Wissens allein aufgrund geburtshilflicher Indikation zu treffen.

6. Frage der heterosexuellen Transmission

Der Anteil der heterosexuellen Patientinnen in der Bundesgesundheitsamt-Statistik bei den AIDS-erkrankten Frauen steigt gemessen an den absoluten Zahlen, ist jedoch weltweit relativ gleichbleibend, so daß ein signifikanter relativer Anstieg nicht festzustellen ist.

7. Auswirkungen der Schwangerschaft auf die HIV-Infektion bzw. AIDS-Erkrankung

Es sind weitere Untersuchungen notwendig, um Auswirkungen der Schwangerschaft auf die HIV-Infektion bzw. die AIDS-Erkrankung zu erkennen.

Der Standardkommission Arbeitsgruppe HIV-Infektion/AIDS-Erkrankung der Deutschen Gesellschaft für Perinatale Medizin stellt abschließend folgendes fest:

1. Ein ursprünglich befürchteter dramatischer Anstieg von Neuinfektionen durch sexuelle Transmission hat sich bis heute nicht bestätigt.
2. Die Betreuung HIV-positiver schwangerer Patientinnen sollte nur von Ärzten durchgeführt werden, die entsprechende Fort- und Weiterbildung auf diesem Gebiet nachweisen können.
3. Eine Betreuung der schwangeren und entbindenden HIV-Patientin/AIDS-Erkrankten sollte immer in Zusammenarbeit mit den entsprechenden Fachkollegen aus Virologie, Innerer Medizin, Neurologie etc. erfolgen.
4. Bei einer zu erwartenden Entbindung sollte rechtzeitig der Pädiater in die Betreuung einbezogen werden, um eine übergangslose Betreuung des Kindes durch geschulte Pädiater zu ermöglichen. Von geburtshilflicher Seite aus sollte gewährleistet sein, daß die für die HIV-Diagnose bzw. den Ausschluß der Infektion des Kindes notwendigen Untersuchungen durchgeführt werden können (Virusanzucht, Nabelschnurblut, Placentauntersuchungen etc.).
5. Eine Entbindung Schwangerer sollte wenn möglich an hierfür ausgerichtete Zentren durchgeführt werden. Falls dies nicht möglich ist, sollten im Umgang mit HIV-positiven/AIDS-erkrankten Patientinnen erfahrene, konsiliarisch tätige Kolleginnen und Kollegen aus den Zentren beratend zur Seite stehen.

Aszendierende Infektionen und Schwangerschaft – vorzeitiger Blasensprung

Das Referat „Infektionen als Ursache von Abort und Frühgeburtlichkeit" hielt *W. Künzel,* Gießen, im Plenum am 10. 9. 1988. Die sich hier anschließenden Beiträge stammen aus einer themenbezogenen Sitzung vom 7. 9. 1988, die unter der Leitung von *D. Berg,* Amberg, stand. Klinische Studien haben eine eindeutige Beziehung zwischen Infektion einerseits und der Häufigkeit von Aborten oder Frühgeburten andererseits erwiesen. Bestimmte Bakterien (Phospholipase-A_2-Bildner) sind über ihre Einwirkung auf den Arachidonsäurestoffwechsel des Amnions an der Stimulation der Wehentätigkeit ebenso beteiligt, wie die Leukozytenimmigration in das Amniochorion (Chorioamnionitis). Die lokale Prostaglandinsynthese wird gestartet. Im Lichte dieser pathogenetischen Zusammenhänge erscheint Tokolyse und Cerclage in vielen Fällen als ausschließlich symptomatische Maßnahme. Zumindest bei Nachweis von Streptokokken, Escherichia coli, Listerien ist eine antibiotische Behandlung indiziert. Ob der Nachweis von Mykoplasmen wegen des statistisch eindeutigen Zusammenhangs mit vorzeitigen Wehen eine gezielte Behandlung nach sich ziehen soll, bleibt umstritten. Endotoxine wurden im mütterlichen Plasma und in Fruchtwasserproben bei vorzeitiger Wehentätigkeit gefunden (*Giebel* und *Halberstadt,* Frankfurt). Sie können unter Umständen durch Immunoglobulinbehandlung neutralisiert werden: In einer prospektiven randomisierten Studie konnte ein Rückgang der infektiösen Morbidität des Feten nach Verabreichung von Immunoglobulinkonzentraten (initial 20 g, danach wöchentlich 10 g i.v.) an die Mutter nachgewiesen werden. Zervikalflora und Prostaglandingehalt des Zervixsekretes ergaben keine verwertbaren Beziehungen (Aachen). Fünf Beiträge befassen sich mit diagnostischen oder therapeutischen Aspekten beim vorzeitigen Blasensprung. Das Verhalten des C-reaktiven Proteins kann die Entscheidung für oder gegen ein abwartendes Management beim vorzeitigen Blasensprung erleichtern (Marburg, Bremen). Weitere Erfahrungen mit der Fibrinklebung des kaudalen Einhautlecks werden mitgeteilt (Neuwied). Ein solches Leck kann durch den Nachweis von Phosphatidylglyzerol im Vaginalsekret gesichert werden (Sensitivität 71%). Ob Chlamydieninfektionen für die Ätiologie rezidivierender Spätaborte eine Rolle spielen, bleibt offen. H. L.

Infektionen als Ursache von Abort und Frühgeburtlichkeit

W. Künzel

Klinikum der Justus-Liebig-Universität, Zentrum für Gynäkologie und Geburtshilfe Gießen

Durch den Rückgang der perinatalen Mortalität von etwa 35‰ im Jahre 1960 auf weniger als 10‰ 1986 konzentriert sich die Aufmerksamkeit in der Geburtshilfe immer mehr auf eine Gruppe von Patienten, die trotz intensiver therapeutischer

Archives of Gynecology and Obstetrics Vol. 245, No. 1-4, 1989
Verhandlungen der Deutschen Gesellschaft für Gynäkologie und Geburtshilfe,
47. Versammlung, München 6.-10. September 1988
© Springer-Verlag Berlin Heidelberg

Bemühungen in ihrem Anteil am Geburtengut unverändert ist: Die Gruppe der Patienten mit Spätabort und Frühgeburtsrisiko.

Das Problem: Abort und Frühgeburt

Eine Analyse der perinatalen Mortalität der Hessischen Perinatalstudie von 1986 konnte belegen, daß etwa 45% der Kinder vor Geburtsbeginn und 55% der Kinder nach der Geburt sterben (Künzel 1987). Die hohe Sterblichkeit nach der Geburt wird im wesentlichen durch eine Sterblichkeit in der Gruppe der Frühgeburten verursacht.

Der Anteil der Kinder mit einem Geburtsgewicht von 2000 g und weniger beträgt in dieser Gruppe 60%. Unsere diagnostischen und therapeutischen Bemühungen müssen sich deshalb auf diese Gruppe von Frauen konzentrieren bei denen immer wieder Aborte und Frühgeburten auftreten und es gilt aufzuzeigen, welche kausalen Faktoren mit diesem Ereignis verknüpft sind.

In einer groß angelegten, prospektiven Studie der Deutschen Forschungsgemeinschaft von 1964 bis 1970 konnte gezeigt werden, daß bei 324 Patienten, die ab 6. Woche der Schwangerschaft beobachtet wurden, die Schwangerschaft in ca.

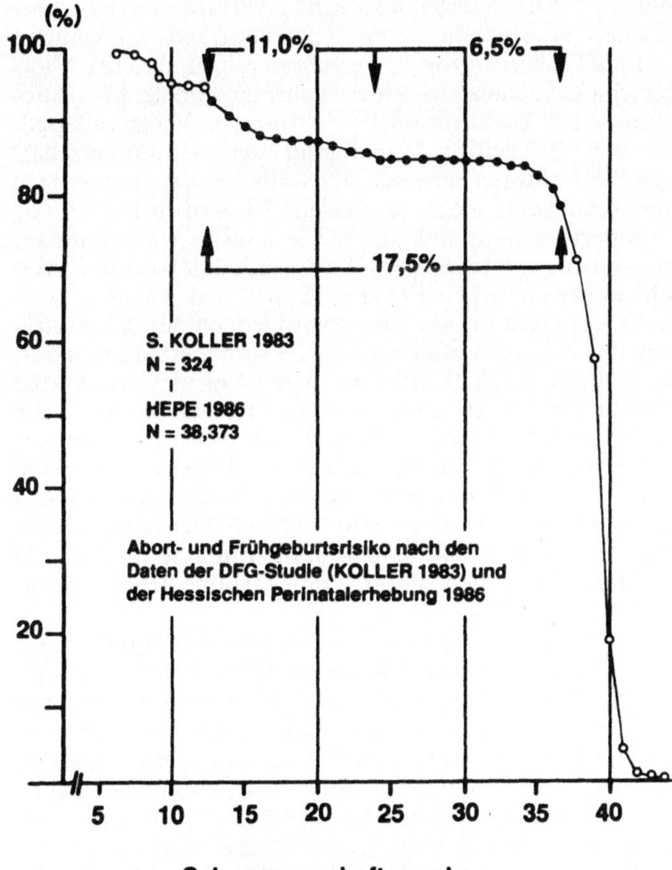

Abb. 1. Abort und Frühgeburtsrisiko zwischen der 12. und 37. Schwangerschaftswoche. Von vor in der 6. Woche nachgewiesenen Schwangerschaften enden 5% bis zur 12. Woche, 11% zwischen 12. und 23. Woche und 6,5% zwischen der 24. und 37. Woche

16% der Fälle mit einem Abort bis zur 28. Schwangerschaftswoche endete. Davon fielen 11% der Aborte in die 13. bis 14. und 4% der Aborte in die 15. bis 28. Woche der Schwangerschaft (Koller 1983).

Die Daten der Hessischen Perinatalerhebung von 1986, deren Analyse 38 373 Schwangerschaften zugrunde liegen zeigen, daß etwa 8,1% der Schwangerschaften vor der 38. Woche enden (Künzel 1987).

Bezogen auf die gesamten Schwangerschaften erfolgt daher eine vorzeitige Beendigung der Schwangerschaft zwischen der 12. und 27. Woche in 11%, von der 28. bis 34. Woche in 1,4% und in der 35. bis 37. Woche in 5,1% der Fälle. Insgesamt resultiert daraus eine vorzeitige Beendigung der Schwangerschaft zwischen der 12. bis 37. Schwangerschaftswoche von 17,2%. Werden diese Beobachtungen auf die gesamte Geburtenrate der Bundesrepublik Deutschland übertragen, so heißt das, daß ca. 100 000 Schwangerschaften als Spätaborte oder als Frühgeburt enden.

Klinische Befunde

Der vorzeitigen Beendigung der Schwangerschaft liegen vielfältige Ursachen zugrunde. Die Entwicklung des Feten in utero kann zu jedem Zeitpunkt der Schwangerschaft unterschiedlichen Störungen ausgesetzt sein. Schwangerschaftsimmanente Störungen sind strukturelle und numerische Aberrationen der Chromosomen, die in einer hohen Prozentzahl einen Abort bewirken. So konnten Knörr und Knörr-Gartner (1977) bereits vor vielen Jahren zeigen, daß bei Aborten bis zur 16. Schwangerschaftswoche zu 47 Prozent chromosomale Aberrationen den Abort herbeiführen. Auch konstitutionelle Faktoren im Verschlußapparat der Cervix mögen eine frühzeitige Beendigung der Schwangerschaft begünstigen. Immunologische Faktoren scheinen ebenfalls bei der frühzeitigen Beendigung der Schwangerschaft eine Rolle zu spielen. So wird in letzter Zeit immer mehr die Frage diskutiert, ob immunologische Mechanismen nicht nur am Abortgeschehen sondern auch am Entstehen der Gestose und damit einer vorzeitigen Beendigung der Schwangerschaft beteiligt sind (Lewis et al. 1986).

Ein hoher Anteil von Aborten und Frühgeburten wird jedoch durch Infektionen ausgelöst. Infektionen, die in einigen Fällen durch die veränderte immunologische Lage während der Schwangerschaft offenbar begünstigt werden. Welche klinischen Hinweise bestehen für die Annahme, daß Infektionen während der Schwangerschaft als Ursache für das Abortgeschehen und für die Frühgeburtlichkeit eine wesentliche Bedeutung haben? Heisterberg et al. (1986) untersuchten Frauen, die nach einem induzierten Abort eine Adnexitis hatten, und stellten diese Gruppe Frauen gegenüber, die nach einem artefiziellen Abort keine Adnexentzündung hatten. In der Gruppe mit Adnexentzündung traten Spontanaborte häufiger auf: 22% (7 von 32), als bei Frauen: 5% (15 von 293) ohne Adnexentzündung nach einem artefiziellen Abort.

Die Daten der Hessischen Perinatalstudie 1986 liefern ebenfalls Hinweise auf Infektionen als Ursache von Aborten und Frühgeburten (Künzel 1987). Frauen, die vor der 36. Woche entbunden werden, haben häufiger Aborte in der Anamnese, als Frauen die am Termin entbinden. So beträgt die Inzidenz von Aborten im Frühgeburtenkollektiv im Mittel 10 bis 15%, am Termin jedoch nur 3 bis 4%. Bei Patienten, die vor der 36. Schwangerschaftswoche entbinden wird auch häufiger eine Frühgeburt in der Anamnese beobachtet: Im Mittel etwa 10% vor der 34. Schwangerschaftswoche und nur noch 1% nach der 37. Woche. Auch Blutungen vor der 28. Schwangerschaftswoche waren häufiger (7 bis 15% gegenüber 3% am Termin) bei Frauen nachzuweisen, die vor der 34. Woche entbunden wurden. Blutungen, die durch eine Placenta praevia ausgelöst wurden betrugen im Mittel 2% bis zur 36. Woche. Auf Infektionen weist auch die hohe Inzidenz des Blasen-

sprungs vor Wehenbeginn hin: In 30 bis 40% bei Frauen mit Frühgeburten. Das
bestätigten Befunde von Hoskins et al. 1983. Später fällt die Häufigkeit des Blasensprungs vor Wehenbeginn ab und beträgt nur noch 15% am Termin. Die
vorzeitige Wehentätigkeit ist häufig mit einer Cervixinsuffizienz – in etwa 20 bis
30% der Fälle – kombiniert. Häufig tritt auch ein Amnioninfektionssyndrom auf:
In 20 bis 30% der Fälle in den frühen Schwangerschaftswochen, häufig in Verbindung mit dem vorzeitigen Blasensprung. Fieber unter der Geburt findet sich im
Mittel bei etwa 5% der Patienten mit Frühgeburt und nur in 1% bei Patienten am
Termin.

Aufgrund dieser anamnestischen und befundeten Daten der Hessischen Perinatalstudie 1986 ist davon auszugehen, daß Infektionen häufig mit der vorzeitigen Beendigung der Schwangerschaft kausal verknüpft sind.

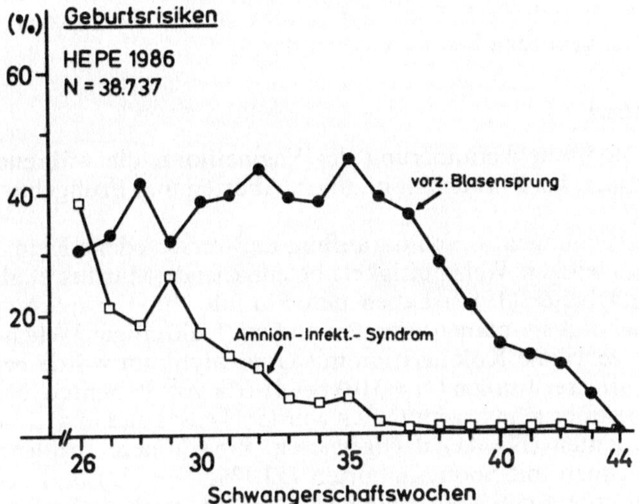

Abb. 2. Häufigkeit von Blasensprung vor Wehenbeginn und Amnioninfektions-Syndrom bei
Frauen, die zwischen der 26. und 44. Woche entbunden worden sind.
Der vorzeitige Blasensprung bei Frauen, die vor der 36. Woche entbinden, tritt in 30–40% auf,
aber nur in 15% bei Frauen, die am Termin entbinden

Die Vaginalflora während der Schwangerschaft

Um aber die Infektionen und den Keimnachweis während der Schwangerschaft
richtig beurteilen und einstufen zu können, ist es wichtig, die Veränderungen der
normalen Keimbesiedlung der Vagina während der Schwangerschaft zu kennen.
Bereits 1884 hat Döderlein die Dominanz von Organismen in der Vagina beschrieben, die seinen Namen tragen. Diese Lactobazillen oder Döderleinschen
Stäbchen leben in einer glycogenreichen Vagina während der reproduktiven Jahre
und schützen durch die Bildung von Milchsäure die Vagina vor pathogenen
Organismen, da sie nicht in der Lage sind bei einem niedrigen pH-Wert von 4.0
zu überleben. In einer Gruppe von gesunden, nichtschwangeren Frauen fanden
Lindner et al. (1978) den Lactobazillus in etwa 90% der vaginalen Organismen
vertreten. Andere Bakterien, allerdings von geringer Zahl, waren Staphylokokken, Streptokokken, Peptokokken, Bakteroides und Diphteroides. Bei 20% der
Frauen, bei denen keine Lactobacillen gefunden wurden, wurden andere Organismen in großer Zahl nachgewiesen (Übersicht: Gi BBS 1987).

Die hormonellen Veränderungen der Schwangerschaft führen zu einer Änderung in der Vaginalflora. In einer prospektiven, longitudinalen Studie haben Goplerud, Ohms und Galask (1976) die Vaginalflora einer Gruppe von Frauen in verschiedenen Stadien der Schwangerschaft, am 3. Tag post partum und 6 Wochen später untersucht. Sie konnten beobachten, daß die Dominanz von Lactobacillen während der Schwangerschaft kontinuierlich ansteigt. Damit war ein Abfall in der Zahl der anderen Organismen, insbesondere der anaeroben Organismen, verbunden. Obgleich potentielle pathogene Keime nachgewiesen werden konnten, war ihre Zahl klein und auch sie fielen während der Schwangerschaft weiter ab. Diese Änderung, die während der Schwangerschaft zu einer günstigeren Vaginalflora führt, sind wahrscheinlich die Folge des ständigen Anstieges der Östrogene, und des Progesterons, dem daraus resultierenden Anstieg des Glycogengehaltes in der Vaginalschleimhaut und dem damit verbundenen Anstieg der Anzahl von acidophilen Lactobacillen. Die Gefahr der genitalen Infektion während der Schwangerschaft ist deshalb reduziert. Die Vaginalflora stellt daher nur eine geringe Gefahr für das Neugeborene bei der Geburt dar.

Wehentätigkeit und Infektion

Offenbar ist diese physiologische Veränderung der Vaginalflora, die während einer Schwangerschaft erfolgt, bei Frauen mit häufigen Aborten und Frühgeburten gestört.

Eine Reihe von Untersuchungen weisen daraufhin, daß verschiedene Keime an der Entstehung der vorzeitigen Wehentätigkeit beteiligt sind (Martius et al. 1988). Naessens und Mitarbeiter (1987) haben den Einfluß von Ureaplasma urealytikum bei 633 Frauen mit spontanen Aborten und mit frühzeitiger Wehentätigkeit untersucht. Eine zervikale Kolonisation mit U. urealytikum wurde bei 42,6% unauffälliger schwangerer Frauen (N = 310) bei 41,6% von Patienten, bei denen ein Schwangerschaftsabbruch vorgenommen wurde (N = 84) und in 41,5% bei normalen fertilen Patienten (N = 41) nachgewiesen. Eine höhere Inzidenz bestand jedoch bei 122 Frauen mit Spontanaborten (53,3%; N = 122) und bei Patienten mit wiederholten spontanen Aborten (64,5%; N = 76). Auch die Besiedlung des Endometriums war bei Patienten mit wiederholten Spontanaborten höher (27,6) als bei normalen fertilen Frauen (9,7%).

Eine besondere Rolle in der vorzeitigen Wehentätigkeit spielt auch die Infektion mit Streptokokken der Gruppe B (Daugaard et al. 1988, Morales and Lim 1987). Mit Streptokokken B-infizierte Patientinnen hatten nach Untersuchungen von Newton and Clark (1988) einen frühen Blasensprung und eine kürzere Dauer der Eröffnungsperiode – 76,8 Stunden gegenüber 138,5 Stunden – als Patienten ohne eine solche Infektion. Die Häufigkeit einer systemischen Infektion für Frühgeborene ist ebenfalls sehr viel höher als für Reifgeborene am Termin. Bouton, Klein und Lane (1965) berichten über eine Infektionsrate von 5% bei Kindern, die vor der 37. Woche geboren wurden, und nur über eine Rate von 0,1 bis 0,5% bei Reifgeborenen. Die hohe Infektionsrate für Frühgeborene mag einerseits die Unreife reflektieren, es scheint aber auch möglich, daß eine frühe neonatale Infektion, bereits in utero oder durch die vaginale Geburt hervorgerufen wurde. Zur Zeit gilt die Infektion mit Streptokokken der Gruppe B und mit Escherichia coli als die häufigste Infektionsform. Lamont et al. (1986) hat die Vaginalflora von 74 Frauen, die Zeichen der Frühgeburt aufwiesen, mit einer Gruppe von 26 Frauen mit gleichem Gestationsalter, die aus anderen Gründen entbunden wurden und keine Zeichen der Frühgeburt hatten, verglichen. Die Kriterien für abnormale, vaginale Kolonisation waren sehr eng gefaßt. Jeder Keim, ausgenommen Neisseria Gonorrhoea, wurde als normal angesehen, sofern nicht eine hohe Zahl von Leukozyten und anderen Keimen nachgewiesen wurden.

Eine abnormale Kolonisation wurde in 47% bei Frauen mit vorzeitigen Wehen und nur in 15% der Kontrollen gefunden. Ein histologischer Nachweis für eine Chorionamnionitis wurde in 56% der Studiengruppe und nur in 10% der Kontrollen nachgewiesen. Im peripheren Blutbild ließ sich jedoch kein Unterschied in der Höhe der Leukozytenzahlen zwischen beiden Gruppen finden.

Biochemie der Wehentätigkeit bei Infektionen

Die Induktion der Wehentätigkeit durch bakterielle Infektionen des Genitaltraktes während der Schwangerschaft ist bisher noch nicht endgültig geklärt.

Wenn Bakterien im Genitaltrakt zur Wehentätigkeit führen können, so erfolgt das möglicherweise über einen Anstieg der intrauterinen Prostaglandinkonzen-

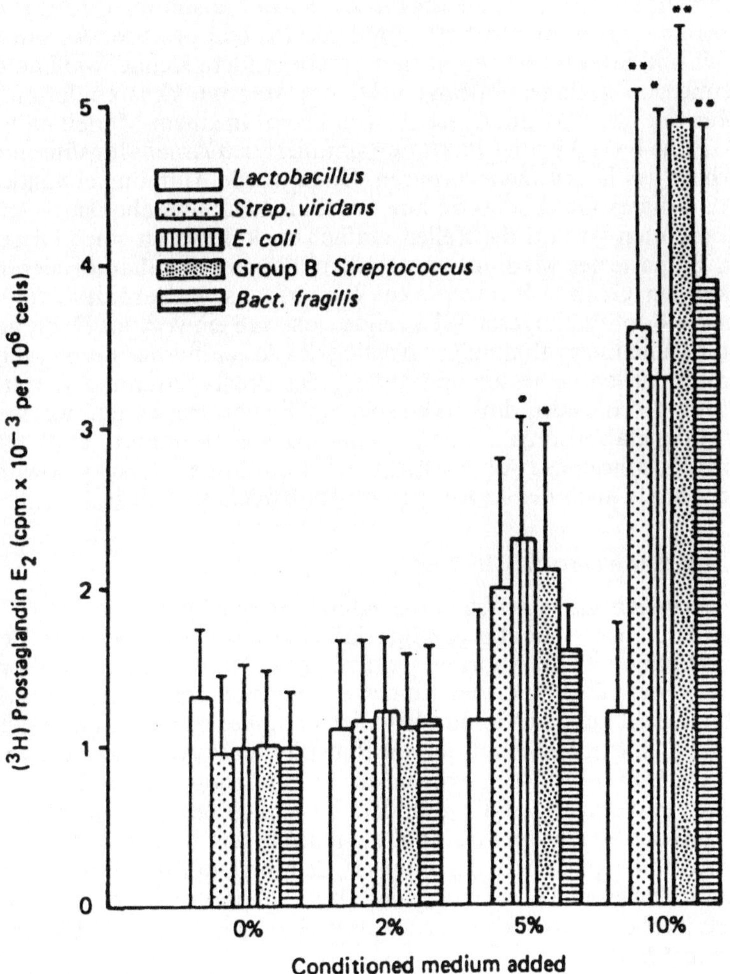

Abb. 3. Die Freisetzung von Prostaglandin E$_2$ von Amnionzellkulturen, die nach elektiver Sectio am Termin vor Eintritt der Wehentätigkeit gewonnen werden.
Die Zellkulturen wurden mit einem Medium aus Keimen in unterschiedlicher Konzentration kultiviert. Bei weiteren Keimkonzentrationen der Gruppen Streptokokkus viridans, E. coli, Streptokokken B und Bakt. fragilis stieg die PGE$_2$ Freisetzung signifikant an, jedoch nicht bei Lactobazillus (aus Bennet 1988)

tration (Romero et al. 1987a, 1987b). Dies könnte einerseits durch eine Freisetzung von Prostaglandinen erfolgen, die von den Keimen selbst gebildet oder durch Modulation des Arachidon-Säure-Metabolismus in anderen Zellen ausgelöst werden. Bennet et al. (1986, 1987, 1988) hat eine Reihe von Keimen – Escherischia coli, betahämolysierende Streptokokken der Gruppe B, Streptokokkus viridans und Bakteroides fragilis – ausgetestet mit der Frage, ob sie an der Bildung der Arachidonsäure, der Grundsubstanz des Prostaglandinstoffwechsels beteiligt sind. Er kam zu dem Ergebnis, daß alle Keime wohl Arachidonsäure aufnahmen, jedoch nicht in der Lage waren Prostaglandine selbst zu bilden, weder über den Cyclooxygenase- noch über den Lipoxygenaseenzymweg. Die Erhöhung der intrauterinen Prostaglandinkonzentration wird deshalb nicht durch einen intrinsischen biosynthetischen Weg der getesteten Keime hervorgerufen. Bejar et al. (1981) konnten zeigen, daß eine Anzahl von Organismen, die im weiblichen Genitaltrakt gefunden werden, in der Lage sind, Phospholipase A2 zu synthetisieren. Die Organismen, die die größte Zahl von Phospholipase A2 produzieren gemessen an hydrolysierten Fettsäuren pro Protein pro Stunde, waren Bacteroides fragilis und Streptokokkus viridans, wobei andere Keime, wie Lactobacillus und Keime von geringer Pathogenität, wie Staphylokkus epidermidis weit geringere Mengen von Phospholipase A2 freisetzen. In einem Modell haben Bennet et al. (1987) die Fähigkeit der Bakterien simuliert den Arachidonsäuremetabolismus innerhalb des Uterus zu induzieren. Dazu wurde Amnion verwendet, da bekannt ist, daß dieses Gewebe aktiv am Arachidonsäuremetabolismus teilnimmt, leicht zu erhalten ist und die Zellen einfach zu kultivieren sind. Diesen Zellen wurde ein präpariertes Medium von Escherichia coli, betahämolysierenden Streptokokken der Gruppe B, Streptokokkus viridans, Bacteroides fragilis und Lactobacillus acidophilus zugesetzt. Es zeigte sich, daß ein von der Dosis des zugesetzten Bakterienmediums abhängiger Anstieg des Arachindonsäuremetabolismus in den Amnionzellen gemessen am Anstieg des Prostaglandins E_2, stattfand. Daraus wurde geschlossen, daß Bakterien ein Enzym freisetzten, welches den Arachidonsäuremetabolismus in den Amnionzellen stimuliert. Daß das durch das Enzym Phospholipase A2 geschieht, wird durch den Anstieg sowohl der Cyclo-Oxygenase als auch des Lipoxygenase-Stoffwechsels belegt.

Schlußfolgerung und therapeutische Ansätze

Welche Schlußfolgerungen sind aus den vorgelegten Untersuchungen zu ziehen?

Klinische Studien haben eindeutig gezeigt, daß eine Beziehung zwischen der Infektion und der Häufigkeit von Aborten und Frühgeburten besteht und Laboruntersuchungen beweisen, daß Bakterien an der Stimulation der Wehentätigkeit über einen direkten Effekt auf das Amnion beteiligt sind. Auslösende Ursache für die Wehentätigkeit ist eine hohe Sekretion von Phospholipase A2, sezerniert von pathogenen Keimen. Damit wird der Arachidonsäuremetabolismus in den Amnionzellen stimuliert und Prostaglandin gebildet. Zusätzlich besteht jedoch auch die Möglichkeit, daß die Migration von Leukozyten, die das Bild einer Chorionamnionitis hervorrufen, ebenfalls in der Lage ist, den intrauterinen Prostaglandinstoffwechsel zu induzieren. Leukozyten sind also auch in der Lage, ihre Prostaglandinsynthese über die Einwirkung von Interleukin zu induzieren (Romero, Mitchel und Duram 1985).

Für den Kliniker bleibt die Frage, welche präventiven Maßnahmen und therapeutischen Ansätze in Hochrisikogruppen oder bei vorzeitiger Wehentätigkeit zu empfehlen sind. Hier ist ein Umdenken notwendig. Bei entsprechend belastender Anamnese gehört zur Prävention sicherlich die gesamte diagnostische Palette um eine Infektion möglichst früh nachzuweisen (Übersicht: Link und Künzel 1987). Inwieweit beim Nachweis von Mycoplasmen und Chlamydien eine gezielte Therapie einzuleiten ist, ist heute noch umstritten. Ohne Zweifel ist jedoch die antibiotische Behandlung beim Nachweis von Streptokokken, Escherichia coli, Listerien oder anderen pathogenen Keimen zwingend, da diese Keime auch im fetalen Organismus, in der Amnionflüssigkeit und der Plazenta nachgewiesen wurden (Quinn et al. 1987). Die Wehenhemmung mit Tokolytika kann bei Kenntnis dieser Befunde nur eine symptomatische, keine kausale Therapie sein, wie auch die Cervixumschlingung in vielen Fällen keine kausale Therapie darstellen kann.

Literatur

Bejar R, Curbello V, Davis C, Gluck L (1981) Premature labor and bacterial sources of phospholipase. Obstet Gynecol 57:473

Benett PR, Myatt L. Elder MG (1988) Preterm labour; Bacterial cell products stimulate prostaglandin E2 production by amnion. Abstract 222, 24th British Congress on Obstetrics and Gynaecology, Cardiff

Bennet PR, Rose MP, Myatt L, Elder MG (1987) Preterm labour; Stimulation of arachidonic acid metabolism in human amnion cells by bacterial products. Am J Obstet Gynaecol 156:649–655

Bouton K, Klein S, Lange R (1965) Septicaemia in newborn infants. Am J Dis Children 110:29

Daugaard HO, Thomsen AC, Henriques U, Östergard A (1988) Group B streptococci in the lower urogenital tract and late abortions. Am J Obstet Gynecol 158:28–31

Goplerud CP, Ohms MJ, Galask RP (1976) Aerobic and anaerobic flora of the cervix during pregnancy and the puerperium. Am J Obstet Gynecol 126:858

Heisterberg L, Heborn S, Andersen LF, Petersen H (1986) Sequelae of Induced First-Trimester Abortion: A Prospective Study Assessing the Role of Postabortal Pelvic Inflammatory Disease and Prophylactic Antibiotics. Am J Obstet Gynecol 155:76–80

Hoskins EM, Elliot E, Shennan AT (1983) Outcome of very low-birth weight infants born at a perinatal center. Am J Obstet Gynecol 145:135–140

Knörr K, Knörr-Gartner H (1977) Das Abortgeschehen unter genetischen Aspekten. Gynäkologe 10:3–8

Koller S (1983) Risikofaktoren der Schwangerschaft. Springer, Berlin Heidelberg New York Tokio

Künzel W (1987) Kongreß für Perinatalmedizin Berlin 1987, Podiumsgespräch: Infektionen als Abort- und Frühgeburtsursache

Künzel W (1987) Das aktuelle kindliche Risiko – Analyse von 285 Todesfällen der Hessischen Perinatalerhebung 1986, Symposium Freiburg 1987

Lamont RL, Taylor-Robinson D, Newman M, Wigglesworth J, Elder MG (1986) Spontaneous early preterm labour associated with abnormal genital bacterial colonisation. J Obstet Gynaecol 93:804

Lewis JE, Coulam CB, Moore SB (1986) Immunologic Mechanisms in the Maternal-Fetal Relationship. Mayo Clin Proc 61:655

Lindner JGEM, Plantana FHF, Hookcamp-Korstanje JAA (1978) Quantitative studies of the vaginal flora of healthy women and obstetric and gynaecological patients. J Microbiol 11:233

Link G, Künzel W (1987) Die Behandlung und Überwachung von Patienten mit Frühgeburtszeichen bis zur 32. Woche der Schwangerschaft. Gynökologe 20:20–31

Martius J, Krohn AMA, Hillier SL, Stamm WE, Holmes KK, Eschenbach DA (1988) Relationship of Vaginal Lactobacillus species, Cervical Chlamydia trachomatis, and Bacterial Vaginosis to Preterm Birth. Obstet Gynec 71:89–95

Morales WJ, Lim D (1987) Reduction of group B streptococcal maternal and neonatal infections in preterm pregnancies with premature rupture of membranes through a rapid identification test. Am J Obstet Gynecol 157:13.6

Naessens A, Foulon W, Cammu H, Goosens A, Lauwers S (1987) Epidemiology and pathogenesis of ureaplasma urealyticum in spontaneous abortion and early preterm labor. Acta Obstet Gynecol Scand 66:513–516

Newton ER, Clark M (1988) Group B streptococcus and preterm rupture of membranes. Obstet Gynecol 71:198–202

Quinn PA, Butany J, Taylor J, Hannah W (1987) Chorionamnionitis: Its association with pregnancy outcome and microbial infection. Am J Obstet Gynecol 156:379–387

Romero R, Mitchell M, Duram S (1985) A possible mechanism for premature labor in gram negative maternal infection; A monocyte product stimulates prostaglandin release by the amnion. 32nd Annual Meeting Society of Gynecological Investigation, Abstract 219

Romero R, Emamian M, Wan M, Quintero R, Hobbins JC, Mitchell MD (1987) Prostaglandin concentrations in amniotic fluid of women with intra-amniotic infection and preterm labor. Am J Obstet Gynecol 157:1461–1467

Romero R, Quintero R, Emamian M, Wan M, Grzyboski C, Hobbins JC, Mitchell MD (1987) Arachidonate lipoxygenase metabolites in amniotic fluid of women with intra-amniotic infection and preterm labor. Am J Obstet Gynecol 157:1454–1460

Ronald S, Gibbs MD (1987) Mikrobiology of the female genital tract. Am J Obstet Gynecol 156:491–495

Zur Frage intrauteriner Infektionen als Frühgeburtsursache

A. Giebel, E. Halberstadt

Abteilung Geburtshilfe der Frauenklinik der J. W. Goethe Universität Frankfurt/M.

Die Prostaglandine (PG) spielen nach heutigen Erkenntnissen eine wesentliche Rolle in der Entstehung von Wehen. Das produktionslimitierende Substrat in der PG-Synthese ist die Arachidonsäure, die hydrolytisch durch Phospholipase A_2 freigesetzt wird. Neben dem Amnion, als Bestandteil der menschlichen Eihäute, das die wichtigste Rolle als Lagerstätte dieser notwendigen Precursoren spielt [2, 3], wurde über gramneg. Bakterien, die vermehrt im Fruchtwasser (FW) von Patientinnen mit Amnioninfektionssyndrom (AIS), Chorioamnionitis und mit vorzeitiger Wehentätigkeit gefunden wurden, als Träger höchster spezifischer Aktivität der Phospholipase A_2 berichtet [1]. Gramneg. Keime lassen sich spezifisch über die Bestimmung von Endotoxinen, als deren Zellwandbestandteile, nachweisen. Auch Endotoxine können einen direkten Einfluß auf die PG-Synthese, besonders in Makrophagen und Monozyten, nehmen [4, 5]. Wir gingen hier der Frage nach, in welchem Ausmaß sich Endotoxine nicht nur qualitativ, sondern auch quantitativ sowohl im Blut, als auch im FW vorzeitig wehender Patientinnen nachweisen lassen.

Bei siebzehn Schwangeren, mit einem Gestationsalter <36. Schwangerschaftswoche, mit im CTG nachweisbaren, regelmäßigen Kontraktionen im Abstand von max. 10 Minuten und Veränderungen der Cervixscores, wurde neben den üblichen Infektionsparametern und der bakteriellen Besiedlung von Cervikalkanal und FW, der Endotoxingehalt in Plasma und FW mit einem neuen quantitativen Limulus-Amoebozyt-Lysat (LAL) Test bestimmt.

Wie zu erwarten, ließen sich Endotoxine in jeder Plasmaprobe nachweisen, wobei die pyrogene Konzentrationsschwelle bei 10 pg/ml liegt, und 20–50 pg/ml unter Umständen bereits eine bedrohliche Situation hervorrufen können. Werte über 20 pg/ml zeigten sich nur bei zwei Patientinnen. Überraschender Weise fanden sich auch in jeder FW-Probe bei vorzeitiger Wehentätigkeit Endotoxine, wobei es aber im Gegensatz zum Plasma keine Vergleichswerte mit entsprechender Aussagefähigkeit gibt. Auffallend ist jedoch im Vergleich die signifikant höhere Endotoxinkonzentration im FW, und das, obwohl gleichzeitig bei unserem Kollektiv nicht eine einzige FW-Probe einen positiven mikrobiologischen Befund, unter Anwendung der äußerst sensiblen Nachweismethode mit dem Bactec 66 System, ergab.

Bei der geringen Fallzahl läßt sich zwar keine allgemeingültige Aussage machen, die Vermutung liegt aber nahe, daß zwar das Zerfallsprodukt, in diesem

Archives of Gynecology and Obstetrics Vol. 245, No. 1-4, 1989
Verhandlungen der Deutschen Gesellschaft für Gynäkologie und Geburtshilfe,
47. Versammlung, München 6.-10. September 1988

Falle die Endotoxine, nicht mehr jedoch die Keime selbst, bei guter antibakterieller Situation des FWs, nachweisbar sind. Auch der Wert einer Anwendung des qualitativen LAL-Testes zur frühzeitigen Diagnose eines AIS bleibt, nicht zuletzt unter dem Aspekt der Beurteilbarkeit, erst noch nachzuweisen [6].

Literatur

1. Bejar R, Curbelo V, Davis C, Gluck L (1981) Premature labor. II. Bacterial sources of phospholipase. Obstet Gynecol 57:479–482
2. Carsten ME, Miller JD (1987) A new look at uterine muscle contraction. Am J Obst Gynecol 157:1303–1315
3. Davidson BJ, Murray RD, Challis JRG, Valenzuela GJ (1987) Estrogen, progesterone, prolactin, prostaglandin E_2, prostaglandin $F_{2\alpha}$, 13,14-dihydro-15-keto-prostaglandin $F_{2\alpha}$ and 6-keto-prostaglandin $F_{1\alpha}$ gradients across the uterus in women in labor and not in labor. Am J Obst Gynecol 157:54–58
4. Kurland JI, Bockman R (1978) Prostaglandin E production by human blood monocytes and mouse peritoneal macrophages. J Exp Med 147:952–957
5. Rietschel ETh, Brade H (1987) Lipopolysaccharide, die Endotoxine und O-Antigene gramnegativer Bakterien: Chemische Struktur, biologische Wirkung und serologische Eigenschaften. Infection 15:133–141
6. Romero R, Kadar N, Hobbins JC, Duff GW (1987) Infection and labor: The detection of endotoxin in amniotic fluid. Am J Obstet Gynecol 157:815–819

Zervikalflora und Prostaglandingehalt des Zervikalsekretes bei drohender Frühgeburt

P. Kesternich, H. Jung, M. Schorsch, H. Fendel

Frauenklinik der Rheinisch Westfälischen Technischen Hochschule Aachen

Die durch eigene Untersuchungen [3] bei der Zervixinsuffizienz diagnostizierte atypische zervikale Bakterienflora war Anlaß, diese als möglichen Cofaktor bei der drohenden Frühgeburt zu bestimmen, zumal in jüngster Zeit Infektionen als Ursache der drohenden Frühgeburt besonders im Rahmen der Diagnostik und Differentialdiagnostik vermehrt Aufmerksamkeit gewidmet wird [4]. Der theoretische Zusammenhang zwischen genitalen Infektionen und vorzeitiger Wehentätigkeit besteht einerseits in der bakterieninduzierten Freisetzung von Prostaglandinen [6] durch die Phospholipase-A-Aktivität der Mikroorganismen [1]. Andererseits führt die bakterielle Sekretion von Endotoxinen [5] zur intrazervikalen Zellalteration mit reaktiver Prostaglandinsynthese.

Zur Überprüfung dieses theoretischen Zusammenhanges erfolgte erstens die Bestimmung der zervikalen Bakterienflora bei 35 Patientinnen mit drohender Frühgeburt im Vergleich zu 60 symptomfreien Schwangeren. Zweitens wurde der Prostaglandingehalt des Zervikalsekretes durch radioimmunologische Bestimmungen des chemisch stabilen, nicht enzymatischen Abbauproduktes 15-Keto 13,14-dihydroprostaglandin $F_{2\alpha}$ ($F_{2\alpha}M$) in einer Pilotstudie von 16 Patientinnen bestimmt.

Bei der zervikalen Keimbesiedlung bei drohender Frühgeburt fanden sich erhöhte Anteile von Streptokokken (10,5%), E. coli (7%) sowie Candida albicans (17,5%). In 10,5% konnten keine Keime nachgewiesen werden. In keinem der 95 mikrobiologisch untersuchten Abstriche fanden sich Mykoplasmen oder Ureaplasmen (Tabelle 1). Die Prostaglandinkonzentration wurde auf die nach Lowry gemessene Eiweißkonzentration bezogen und beträgt pg/mg Protein/ml Lösung und lag in der Größenordnung von 151–1746. Die Werte in Klammern bedeuten, daß die meßbare Eiweißkonzentration kleiner oder etwa 0,1 mg betrug (Tabelle 2). Statistisch lassen sich aus diesen Meßwerten keine Beziehungen ableiten.

Tabelle 1. Zervikalflora in gravididate (n = 60) und bei drohender Frühgeburt (n = 35)

Zervikalflora	In gravididate (n = 60) Angabe in %	Bei drohender Frühgeburt (n = 35) Angabe in %
Aerobe Keime		
Staphylococcus aureus	5	0
Koagulaseneg. Staphylokokken	11	7
Streptokokken	5	10,5
Klebsiellen	0	3,5
Enterokokken	11	14
Haemophilus vaginalis	1,5	0
E. coli	0	7
Proteus	1,5	0
Anaerobe Keime		
Bacteroides	0	3,5
Lactobazillen	83	80,5
Eubacterium lentum	0	3,5
Pilze		
Candida albicans	6	17,5
Keine Keime	1,5	10,5
Mykoplasmen	0	0

Tabelle 2. Prostaglandinkonzentrationen ($F_{2\alpha}M$) des Zervikalsekretes in gravididate (n = 9) und bei drohender Frühgeburt (n = 7)

Lfd.-Nr.	$PGF_{2\alpha}M$ in gravididate	Lfd.-Nr.	$PGF_{2\alpha}M$ bei drohender FG
1	318	1	815
2	897	2	434
3	(3750)	3	585
4	151	4	304
5	229	5	(2370)
6	904	6	228
7	1746	7	352
8	(2350)		
9	924		

Die differierende Keimbesiedlung ebenso wie der Nachweis einer fehlenden physiologischen Flora könnte der Hinweis für eine lokale Milieustörung sein, insbesondere in Verbindung mit fehlender physiologischer antibakterieller Aktivität des Zervikalmukus. Dies führt zu einer Phospholipase-A-Freisetzung aus der Bakterienwand sowie Sekretion von Endotoxinen. Die geringe Phospholipase-A-Aktivität o.g. Bakterien, möglicherweise auch das Fehlen einer wirklichen lokalen Entzündung, könnte Grund für das Ausbleiben eines reaktiven Konzentrationsanstieges von Prostaglandin $F_{2\alpha}$ sein. Ob bei den untersuch-

ten Patientinnen mit vorzeitiger Wehentätigkeit eine wirkliche Zunahme der soge-
nannten gap junctions vorlag, deren Konzentrationen nur unter erhöhtem
Einfluß von Östrogenen und Prostaglandinen zunimmt [2], muß in einer nächsten
Studie geprüft werden, um hier eine mögliche Korrelation zu finden.

Literatur

1. Bejar R, Curbelo V, Davis C, Gluck L (1981) Premature Labor. II. Bacterial Sources of
   Phospholipase. Obstet Gynecol 57:479
2. Husslein P (1985) Über die Ursachen des Geburtsbeginnes beim Menschen. Rolle von Oxytocin und Prostaglandinen. Z Geburtsh Perinat 189:95–102
3. Kesternich P, Jung H, Markos-Pusztai S, Schorsch M, Kieffer Ch (1987) Atypische Keimbesiedlung der Cervix in graviditate – auslösender Faktor der Zervixinsuffizienz? Vortrag des
   XIII. Deutschen Kongresses für Perinatale Medizin, 01.–04. 12. 1987 Berlin
4. Link G, Künzel W (1987) Die Behandlung und Überwachung von Patienten mit Frühgeburtszeichen bis zur 32. Woche der Schwangerschaft. Gynäkologe 20:20–31
5. Romero RMD, Roslansky P, Oyarzun E, Wan M, Emamian M, Novitsky TJ, Gould MJ,
   Hobbins JC (1988) Labor and infection. II. Bacterial endotoxin in amniotic fluid and its
   relationship to the onset of preterm labor. Am J Obstet Gynecol 158:1044–1049
6. Spätling L (1987) Die Frühgeburt vor der 34. Schwangerschaftswoche: Häufigkeit, Ursachen
   und Früherkennung. Gynäkologe 20:4–13

Intravenöses Humanimmunglobulin zur Prophylaxe der Amnioninfektion beim vorzeitigen Blasensprung

M. Höckel[1], R. Zielberg[1], A. Queißer[2], Th. Beck[1], R. Lissner[3], H. Stopfkuchen[2]

[1] Universitäts-Frauen- und [2] -Kinderklinik Mainz, [3] Biotest Pharma Frankfurt

Im Management des vorzeitigen Blasensprungs beim unreifen aber lebensfähigen
Kind besteht bis heute kein Konsens. Studien zur Bedeutung verschiedenster
diagnostischer und therapeutischer Maßnahmen kommen zu unterschiedlichen
Ergebnissen [1]. Die klinische Besonderheit dieser pathologischen Situation in der
Schwangerschaft liegt in einer gegenläufigen Risikodynamik: Während das kindliche Risiko der Unreife mit der Prolongierung der Schwangerschaft nach dem
Blasensprung fällt, steigen sowohl das kindliche als auch das mütterliche Risiko
der aszendierenden Infektion an. Ein erfolgversprechender therapeutischer Ansatz liegt deshalb in Maßnahmen der Infektionsprophylaxe.

Die Wirksamkeit einer prophylaktischen Behandlung mit Antibiotika oder
Lokaltherapeutika konnte bisher nicht überzeugend aufgezeigt werden [3]. Unter
Berücksichtigung des Pathomechanismus der aszendierenden Chorioamnionitis
und der körpereigenen Abwehrmechanismen haben wir ein Konzept zur Prophylaxe der Amnioninfektion entwickelt, das die Immunmodulation der Mutter nach
gesichertem Blasensprung durch frühzeitige intravenöse Gabe von Immunglobulinen der Klassen IgA, IgG und IgM vorsieht.

Material und Methoden

Zur Prüfung der Wirksamkeit der Immunglobulinprophylaxe führen wir an der
Universitätsfrauenklinik Mainz seit 1987 eine prospektive randomisierte kontrollierte Studie an Patientinnen mit vorzeitigem Blasensprung in der 25.–35. SSW

Archives of Gynecology and Obstetrics Vol. 245, No. 1-4, 1989
Verhandlungen der Deutschen Gesellschaft für Gynäkologie und Geburtshilfe,
47. Versammlung, München 6.-10. September 1988

© Springer-Verlag Berlin Heidelberg

durch. Die Patientinnen der Behandlungsgruppe erhalten – zusätzlich zur Standardtherapie – innerhalb von 24–48 h nach Auftreten des Blasensprunges i.v. Infusionen von initial 20 g eines humanen IgG-, IgA- und IgM-haltigen Immunglobulinpräparates mit breitem antimikrobiellem Wirkungsspektrum (Pentaglobin®, Biotest Pharma Frankfurt). Danach werden Erhaltungsdosen von 10 g pro Woche bis zur Entbindung gegeben. Die Patientinnen der Kontrollgruppe werden nur mit der Standardtherapie (Bettruhe, low-dose Heparinisierung, Lungenreifungsbehandlung, Tokolyse) behandelt.

Indikationen zur Entbindung in beiden Gruppen sind klinische und labormedizinische Hinweise für eine Amnioninfektion, fetale Hypoxiezeichen oder Wehen trotz Tokolyse. Durch strenge Ausschlußkriterien und exakte operationale Definition der Studienparameter versuchen wir, die Qualität der Studie zu sichern und den Einfluß von Kovariaten so gering wie möglich zu halten.

Ergebnisse

Die blind durchgeführte Zwischenauswertung der Daten von 15 Patientinnen und 18 Kindern (Stand: August 1988) ergab eine Prolongierung der Schwangerschaft in der Behandlungsgruppe (n = 7) um 8,4 ± 4 Tage (Median 10 Tage) gegenüber 5,8 ± 2,9 Tage (Median 5 Tage) in der Kontrollgruppe (n = 8). Alle Kinder der Kontrollgruppe (n = 10) hatten bei der Entbindung eine labormedizinisch nachgewiesene Infektion, in 80% wurde anhand klinischer Symptome eine Sepsis diagnostiziert. Demgegenüber hatten in der Behandlungsgruppe (n = 8) 50% der Kinder keinerlei Infektionszeichen. In den übrigen 50% konnte eine Infektion bei der Geburt nur labormedizinisch diagnostiziert werden. In keinem Fall bestand eine Sepsis. Der Effekt der Sepsisreduktion ist signifikant (p = 0,007, zweiseitig, Fisher's Exakter Test). Die klinischen Ergebnisse korrelieren mit den Befunden der Plazentahistologie. Die Verteilung der morphologisch bestimmten Stadien und der Schweregrade der Chorioamnionitis zeigte in der Kontrollgruppe eine Häufung der höheren Stadien und ausgeprägterer Schweregrade, während in der Behandlungsgruppe die niedrigeren Stadien und geringeren Schweregrade dominierten bzw. überhaupt keine Chorioamnionitis nachweisbar war.

Diskussion

Das vorgestellte Behandlungskonzept basiert auf der physiologischen Bedeutung der Immunglobuline im Rahmen der Infektabwehr und der bewiesenen Wirksamkeit von Immunglobulinpräparaten zur Prävention von Infektionen [5]. Für die Studie zur Prophylaxe der Amnioninfektion wurde das einzige zur Verfügung stehende Immunglobulinpräparat, das neben IgG auch die Klassen IgA und IgM enthält (Pentaglobin®) gewählt, da diesen beiden Immunglobulinklassen im Zusammenhang mit einer Amnioninfektion möglicherweise eine besondere Rolle zukommt. IgA als Sekretionsprodukt der Zervixschleimhaut und Fruchtwasserbestandteil könnte die Abwehr der Amnioninfektion in der Frühphase unterstützen. IgM als vorwiegend intravasales Immunglobulin könnte Endotoxine wirksam neutralisieren und damit die Auslösung von Wehen verhindern [4]. Tatsächlich führt ein vorzeitiger Blasensprung bereits ohne klinische Infektionszeichen zu einer deutlichen Erhöhung von maternalen Immunglobulinspiegeln ([2], eigene Ergebnisse). Die zusätzliche therapeutische Zufuhr von Immunglobulinen mit breitem Spektrum, die früher als die endogenen Immunglobuline zur Infektabwehr zur Verfügung stehen, könnten den sich andeutenden therapeutischen Effekt erklären. Die Fortsetzung der Studie wird zeigen, ob sich der aufgezeigte Trend verifizieren und in allen Punkten statistisch sichern läßt.

Zusammenfassung

Mit einer prospektiven randomisierten kontrollierten Studie prüfen wir bei Patientinnen mit vorzeitigem Blasensprung in der 25.–35. SSW den Effekt einer Immunglobulinprophylaxe der aszendierenden Amnioninfektion. Die erste Zwischenauswertung mit 15 Patientinnen zeigt, daß die i.v. Gabe eines IgG-, IgA- und IgM-haltigen Immunglobulinpräparates innerhalb von 24–48 h nach dem Blasensprung zu einer deutlichen Reduzierung der infektiösen Morbidität beim Feten führt und läßt einen Trend zur Schwangerschaftsverlängerung erkennen.

Literatur

1. Garite TJ (1985) Premature rupture of the membranes. The enigma of the obstetrician. Am J Obstet Gynecol 151:1001–1005
2. Ismail MA et al. (1985) Immunoglobulins in prolonged ruptured membranes. Am J Obstet Gynecol 153:390–393
3. Miller JM, Pastorek JG (1986) The microbiology of premature rupture of the membranes. Clin Obstet Gynecol 29:739–757
4. Romero R et al. (1988) Labor and infection. II. Bacterial endotoxin in amniotic fluid and its relationship to the onset of preterm labor. Am J Obstet Gynecol 158:1044–1049
5. Snydman DR et al. (1987) Use of cytomegalovirus immune globulin to prevent cytomegalovirus disease in renal-transplant recipients. N Engl J Med 317:1049–1054

C-reaktives Protein (CRP) beim Amnioninfektionssyndrom

Y. Pfisterer, P. Schmidt-Rhode, K.-D. Schulz, M. Kosukavak

Universitäts-Frauenklinik, Marburg

Es soll die Validität des CRP's bei der Diagnose eines Amnioninfektionssyndroms (AIS) im Vergleich zu Leukozyten- und Temperaturbestimmung überprüft werden.

Über einen Zeitraum von 5 Jahren mit 7000 Entbindungen wurden 75 schwangere Patientinnen untersucht, deren Kinder postpartal eine Keimbesiedlung oder Sepsis aufwiesen. Das Vergleichskollektiv bestand aus 75 Patientinnen mit vorzeitigem Blasensprung, deren Kinder postpartal völlig unauffällig waren. Bestimmt wurden CRP, Leukozyten und Temperatur. 70 Kinder wiesen eine Mischinfektion auf, 5 hatten eine reine β-hämolysierende Streptokokkeninfektion.

Wir fanden eine Falschpositivitätsrate von 9% beim CRP, 19% bei der Temperatur und 24% bei den Leukozyten. Das CRP zeigt eine Sensitivität und eine Spezifität von über 80% bei bakterieller Besiedlung des Neugeborenen, während die Leukozyten eine Sensitivität von 50% und eine Spezifität von 75% aufwiesen. Die Temperatur war nur in 45% sensitiv, aber in 80% hochspezifisch für eine Infektion. Bei den rein β-hämolysierenden Streptokokkeninfektionen fand sich bei keinem Infektparameter eine Sensitivität bzw. Spezifität. Bei retrospektiv erstellten Kasuistiken zeigte sich, daß bei postpartal gesicherter Infektion mit sehr hohen CRP-Konzentrationen bzw. raschem Anstieg zu rechnen ist. Allerdings sind auch Infektionen bei negativem CRP möglich sowie unspezifische CRP-Erhöhungen ohne Infektion, wobei hier die Konzentrationen dicht am Normalbereich liegen.

Somit ist die quantitative CRP-Bestimmung bei der Diagnostik des AIS eine gute und notwendige Ergänzung zu den üblichen klinischen Laborparametern.

Ergebnisse des konservativen Managements bei vorzeitigem Blasensprung (VZB)

V. G. Pahnke, M. Krohn, K. Albrecht, G. Trams

Frauenklinik II, Zentralkrankenhaus, Bremen

C-reaktives Protein ist ein Akutphase-Protein, das zeitlich *vor* den üblichen Ent-zündungslaborparametern reagieren soll. Daher haben wir an einer größeren Pat.-Zahl mit VZB geprüft, ob ein konservatives Management bei täglicher CRP-Bestimmung mit erhöhten fetalen und mütterlichen Komplikationen behaftet ist oder nicht.

Methodik

Die Diagnose VZB (n = 106) wurde gestellt nach Anamnese, klinischer Untersuchung und Ultraschall. Bei Aufnahme lag keine Chorionamnionitis vor. 44,3% der Pat. wurden tokolytisch behandelt. 35% wurden zur Förderung der Lungenreife mit Bethamethason therapiert. Nur bei 9% war phasenkontrastmikroskopisch eine Kolpitis erkennbar. Diese Pat. wurden kurzfristig vaginal mit Betaisodona-Supp. behandelt. 18% der Pat. wurden systemisch mit Cephalosporinen therapiert, weil eine Verlängerung der Tragzeit trotz fraglichem AIFS wenigstens bis zur Komplettierung der Lungenreife erforderlich war. Bei ausreichend reifen Kindern leiteten wir nach einer Frist von 24 Std. bei 59% der Pat. die Geburt ein. In den übrigen Fällen wurden zum Ausschluß eines beginnenden AIFS neben Temperatur- und CTG-Kontrollen täglich CRP, Leukozytenzahl und das Differentialblutbild bestimmt.

Ergebnisse

Die Geburt konnte bei 27% der Pat. mit unreifen Kindern bis zu einer Woche hinausgezögert werden. Wegen extremer kindlicher Unreife haben wir bei 14% der Mütter die Geburt um mehr als eine Woche hinausgeschoben. Die Anzahl der vaginalen Untersuchungen prä- und intrapartal betrug durchschnittlich 7, der Median lag bei 5. Keine Pat. hatte Temperatur bei Aufnahme, präpartal waren es 5,6%. Das CRP war bei Aufnahme in 33% bzw. in 46% präpartal pathologisch erhöht. Eine Leukozytose (LZT) war bei Aufnahme in 62,3% der Fälle nachweisbar und erhöhte sich auf 63,2% der Pat. Eine Linksverschiebung (LVS) stellten wir in 36,8% bei Aufnahme und in 41,5% vor der Geburt fest. Eine Kombination von pathologischem CRP mit LZT und LVS lag bei Aufnahme in 10,3%, präpartal bei 23,6% der Pat. vor. Nur 28,3% der Pat. hatten bei Aufnahme weder LZT noch LVS oder pathologisches CRP. In 61% kam es zur Spontangeburt. Es wurden 9% vaginal-operative Entbindungen und 30% Sectiones notwendig. Bei 17,9% war die Hauptindikation ein AIFS. Die Rate der mütterlichen postpartalen Komplikationen war sehr gering. Bei 2,9% der Fälle trat eine Endometritis bzw. Sekundärheilung auf, wobei wir allerdings bei 40,6% der Pat. eine postpartale Antibiotikaprophylaxe über 24 Std. durchführten. Als Indikation galt dabei Fieber sub partu, Sectio bei länger als 24 Std. zurückliegendem VZB, bei pathologischem CRP und bei Spontangeburten der dringende Verdacht auf ein AIFS. Die 1-Min.-Apgar-Werte lagen bei 83% der Kinder zwischen 7 bis 10, bei 11% betrug der Wert 6 mit Besserung nach 5 bzw. 10 Min. 6% der Kinder wurden mit einem 1-Min.-Apgar von ≤ 5 geboren. Der aktuelle pH-Wert in der Nabelarterie betrug bei 91% der Kinder ≥ 7,20, 6% hatten eine pHNa von 7,10 bis 7,19 und nur 3% der Kinder wiesen eine schwere Azidose auf, d. h. der pHNa war < 7,10. Es erkrankten lediglich 4 Kinder an einer erfolgreich therapierten Sepsis.

Archives of Gynecology and Obstetrics Vol. 245, No. 1-4, 1989
Verhandlungen der Deutschen Gesellschaft für Gynäkologie und Geburtshilfe,
47. Versammlung, München 6.-10. September 1988

Schlußfolgerung

Beim Vergleich der Sensitivität (SE) und Spezifität (SP) der Laborparameter
zeigte nur die CRP-Bestimmung eine ausreichend hohe SE mit hoher SP. Dies
läßt sich auch daran erkennen, daß das relative Risiko eines AIFS bei pathologischem CRP 3,5 ist. Ein abwartendes Management ohne primäre Antibiose bei
Kontrolle des CRP ist für Mutter und Kind ohne nennenswerte Risikoerhöhung
vertretbar.

Fibrinklebung bei vorzeitigem Blasensprung

R. Zapf, D. Pediaditakis, K. Schander

Frauenklinik des Stadtkrankenhauses Neuwied

In diesem kasuistischen Beitrag wird der Erfolg einer zweimaligen hochintra- und
suprazervikalen Fibrinklebung bei vorzeitigem Blasensprung in der 25. Schwangerschaftswoche unter Antibiotika- und Tokolyseschutz exemplarisch dargestellt.

Die 38-jährige III-gravida, 0-para mit sehr ungünstiger Fertilitätsanamnese
(Hyperprolaktinaemie mit längerfristigen Amenorrhoen, Thalassaemia minor,
Uterus subseptus, Zustand nach einem Spätabort vor 17 Jahren und einem Frühabort vor 9 Jahren) hatte in dieser, unter der Behandlung mit Bromokriptin
eingetretenen Schwangerschaft erneut eine Blutung in der 9. Schwangerschaftswoche, eine Amniozentese in der 16. Woche ergab einen normalen männlichen
Chromosomensatz. In der 19. Woche erfolgte wegen einer beginnenden Zervixinsuffizienz eine Zervixzerklage. In der 25. Woche wurde nach vorzeitigem Blasensprung innerhalb von 3 Stunden eine intra- und suprazervikale Fibrinklebung mit
2 ml des aus humanem Frischplasma gefertigten und mit aktiver Thrombinlösung,
Kalzium-Chlorid und Aprotinin verfestigten Tissucoll® durchgeführt. Nach 48
Stunden mußte wegen eines erneuten Fruchtwasserabganges diese Fibrinklebung
wiederholt werden, dabei wurde eine größere Plombe von 4 ml Tissucoll® oberhalb des inneren Muttermundes eingelegt. Eine Kontraktionsbereitschaft sistierte
unter intravenöser Tokolyse mit Fenoterol, unter der Langzeitantibiotikagabe
mit Ampicillin, nach Allergisierung mit Erythromycin normalisierte sich das zunächst positive c-reaktive Protein. Nach unauffälligem Verlauf erfolgte am Ende
der 34. Woche ein erneuter reichlicher Fruchtwasserabgang mit Wehentätigkeit.
Bei der Vorgeschichte und bei der Beckenendlage wurde die primäre Sektio
durchgeführt. Dabei wurde ein 2470 g schwerer und 48 cm langer lebensfrischer
Junge geboren. Die Plazenta hatte Zeichen einer eitrigen Chorionamnionitis ohne
Hinweise auf eine Plazentainsuffizienz.

Schlußfolgerungen

1. Voraussetzung für eine erfolgreiche Fibrinklebung ist ein möglichst kurzzeitig
   – wenige Stunden – zurückliegender Blasensprung mit klinischem Ausschluß
   einer intrauterinen Infektion [1].
2. Die Fibrinklebung sollte nicht nur intrazervikal sondern vor allem suprazervi-
   kal im Bereich des unteren Eipoles in ausreichender Dosierung erfolgen, z. B.
   mit 4 ml Tissucoll® [2, 3].
3. Vor der Fibrinklebung sollte Fruchtwasser zur bakteriologischen Untersuchung entnommen weden [2].

Archives of Gynecology and Obstetrics Vol. 245, No. 1-4, 1989
Verhandlungen der Deutschen Gesellschaft für Gynäkologie und Geburtshilfe,
47. Versammlung, München 6.-10. September 1988
© Springer-Verlag Berlin Heidelberg

4. Nach dem Eingriff ist strikte Bettruhe einzuhalten, es sollten eine prophylaktische Antibiotikagabe und eine Tokolyse durchgeführt werden [1].
5. Bei nicht vollständigem Sistieren des Fruchtwasserabganges ist die Fibrinklebung zu wiederholen [2].

Literatur

1. Baumgarten K, Moser S (1986) The technique of fibrin adhesion for premature rupture of the membranes during pregnancy. J Perinat Med 14:43–49
2. Genz HJ (1979) Die Behandlung des vorzeitigen Blasensprunges durch Fibrinklebung. Med Welt 30:1557–1559
3. Ludwig H, Genz HJ, Gerlach H, Metzger H (1981) Behandlung von Eihautlecks im 2. Trimenon durch Fibrinversiegelung des unteren Eipoles. Arch Gynec 232:466–468

Immunologische Bestimmung von Phosphatidylglyzerol aus dem „Vaginalsekret" bei Verdacht auf vorzeitigen Blasensprung

V. Ragosch, T. Scheiber, U. Lorenz, C. Eick, M. Fromm, H. Weitzel

Frauenklinik, Klinikum Steglitz, Freie Universität Berlin

Die Sicherung eines vorzeitigen Blasensprunges kann sehr schwierig sein. Die derzeit verfügbaren Methoden (Lackmus, Bromthymolblauprobe, etc.) sind wenig zuverlässig. Wir prüften, ob durch den Nachweis einer praktisch spezifisch nur im Fruchtwasser vorkommenden Substanz – Phosphatidylglyzerol (PG) – im Vaginalsekret die Blasensprungdiagnostik verbessert werden kann. PG, Bestandteil des fetalen Surfactant-Faktors, kann im Fruchtwasser etwa ab der 34. SSW nachgewiesen werden. PG permeiert das intakte Chorioamnion nicht, wie durch 20 Diffusionsversuche in der Using-Kammer nachgewiesen wurde. Das Vaginalsekret wurde nach Entnahme chloroform-methanolisch extrahiert, danach PG mittels Amniostat-FLM super-sensitive-Assay (Fa. Laboserv, Gießen), semiquantitativ bestimmt. Insgesamt wurden Proben von 150 Frauen untersucht (nicht gravide: n=35, Frühgravide–20. SSW: n=16, Gravide 21–42. SSW: n=99). Bei 49 Frauen lag ein sicherer Blasensprung vor, bei 50 Frauen war ein Blasensprung klinisch nicht nachweisbar.

Ergebnisse

Bei nicht graviden Frauen konnte in keinem Fall PG im Vaginalsekret nachgewiesen werden, in der Frühgravidität war in einem von 16 Fällen PG (falsch) positiv (Tabelle 1). Bei Frauen ohne Blasensprung bis zur 35. SSW (n=10) ergab sich *ein* falsch positiver PG-Nachweis. Nach der 35. SSW (n=40) ließ sich bei 8 von 40 Frauen PG im Vaginalsekret nachweisen (Tabelle 2). Zwischen 20. und 35. SSW bei Frauen mit sicherem Blasensprung war in 3 von 7 Fällen PG nachzuweisen. Nach der 36. SSW war in 30 von 42 Fällen PG im Vaginalsekret positiv, in 12 Fällen negativ (Tabelle 3). Dies ergibt eine Sensitivität von 71% für die Diagnose des vorzeitigen Blasensprungs mit Hilfe des immunologischen Nachweises von PG im Vaginalsekret.

216

Tabelle 1. Immunologischer Nachweis von Phosphatidylglyzerol (PG) im Vaginalsekret nicht gravider Frauen und bei Frauen bis zur 20. Schwangerschaftswoche (n = 51)

	PG pos.	PG neg.
nicht gravide	0	35
−20 SSW	1	15

Tabelle 2. Immunologischer Nachweis von Phosphatidylglyzerol (PG) im Vaginalsekret von Frauen ohne Blasensprung (n = 50)

	PG pos.	PG neg.
20−35 SSW	1	9
36−42 SSW	8	32

Tabelle 3. Immunologischer Nachweis von Phosphatidylglyzerol (PG) im Vaginalsekret von Frauen mit sicherem Blasensprung (n = 49)

	PG pos.	PG neg.
20−35 SSW	3	4
36−42 SSW	30	12

Zusammenfassung

1. Im Amniondiffusionsversuch ist eine Passage von Phosphatidylglyzerol durch die intakte Eihaut nicht nachzuweisen. 2. Im Vaginalsekret nicht schwangerer Frauen findet sich kein PG, in der Frühschwangerschaft nur in einem von 16 Fällen. 3. Bei vorzeitigem Blasensprung ab der 36. SSW ist der Nachweis von PG in 71% der Fälle richtig positiv, bei Frauen ohne Blasensprung in 80% richtig negativ.

Die Chlamydia trachomatis bei Schwangeren und Neugeborenen

D. Kalogirou, E. Kouskouni, G. Davri, P. A. Zourlas

II. Universitäts-Frauenklinik, Athen

Während der Schwangerschaft können Endozervikalinfektionen durch Chlamydien (C. trachomatis) eine Frühgeburt und sogar nach der Geburt zu Infektionen des kleinen Beckens führen. Bei infizierten Müttern kann bei den Neugeborenen eine Konjunktivitis, Otitis media, Laryngitis oder eine Pneumonie als Folge der Chlamydieninfektion auftreten. In einer prospektiven Studie wurde die Häufigkeit mit Chlamydien bei Schwangeren und Neugeborenen bestimmt und eine mögliche Beeinflussung der Schwangerschaft untersucht. Zwischen September 1983 und März 1987 wurden bei 420 unausgewählten unauffälligen Schwangeren Zervikal- und Urethralabstriche entnommen. Der Nachweis von C. trachomatis erfolgte mittels der direkten Immunfluorescenzmethode. Das durchschnittliche Alter der Frauen betrug 26,3 Jahre, die Anzahl der Graviditäten im Durchschnitt 2,3. Bei der Abstrichentnahme war die durchschnittliche Gestationsdauer 24,5 Wochen. Bei 24 Frauen konnte eine Infektion durch Chlamydien nachgewiesen werden. Dies entspricht einer Häufigkeit von 5,8%. Zum Vergleich: In der internationalen Literatur wird über eine Häufigkeit zwischen 2 und 18% berichtet.

Untersuchungen in dem griechischem Raum ergaben Raten von 4 bis 14%. Bei 380 Frauen konnte der Schwangerschaftsverlauf bis zur Entbindung beobachtet werden. Bei allen Chlamydienpositiven Frauen wurde eine Therapie mit Erythromycin 2 g täglich während 3 Wochen sowohl bei den Frauen als auch bei den Männern verordnet. 4–6 Wochen nach der Therapie wurden die Frauen und die Männer nachkontrolliert auf C. trachomatis, und alle waren negativ. Chlamydien-positive Frauen zeigten einen signifikant häufigeren frühzeitigen Blasensprung und sie wiesen eine vergleichbare Schwangerschaftsdauer auf. Chlamydien-positive Frauen waren signifikant jünger als -negative. Die gleiche Beobachtung ist in der Literatur beschrieben. Das mittlere Geburtsgewicht der Kinder Chlamydien-positiver Mütter lag signifikant unter dem der Kinder von Chlamydien-negativen Müttern. Alle Neugeborenen von Chlamydien-positiven Müttern wurden am ersten und sechsten postpartalen Tag auf Chlamydien untersucht (Abstriche aus Conjunctiva, Rachen, Anus, Genitale) und bei keinem konnte eine Infektion festgestellt werden. Zusammenfassend gesehen kann aus den hier berichteten Untersuchungen geschlußfolgert werden, daß abgesehen von einem niedrigen Geburtsgewicht der Kinder infizierter Frauen sowie einem häufiger frühzeitigen Blasensprung, keine Beziehung zwischen Chlamydieninfektion und Schwangerschaftsverlauf beobachtet werden konnte. Bei durchgeführter Therapie bringt die Feststellung der Chlamydieninfektion im Cervicalkanal keine Infektion der Neugeborenen mit sich. Weitere Untersuchungen sind erforderlich, um zu erklären, ob eine Chlamydieninfektion der Mutter zu einer verkürzten Gestationsdauer und/oder zu einer Hypotrophie des Neugeborenen führen kann.

Erfahrungen mit der Chlamydienserologie in der Abortsprechstunde

D. Glaser [1], A. Oehme [2], W. Ritzerfeld [2], J. Horst [1]

[1] Institut für Humangenetik Universität Münster, [2] Institut für Medizinische Mikrobiologie, Universität Münster

In der folgenden Untersuchung versuchten wir mittels serologischer Methoden Auskunft über die noch unklare Rolle [4] der Chlamydieninfektion bei Frauen mit rezidivierenden Aborten zu bekommen.

Das Untersuchungskollektiv bestand aus 66 Frauen mit mindestens zwei Frühaborten. Uns standen zur Verfügung: anamnestische Angaben, die histologischen Befunde der Aborte, elterliche Chromosomenanalysen und die Befunde der Chlamydienserologie bei den Frauen. Wir bestimmten mit einem indirekten Immunperoxidase-Test (IPAzyme Chlamydia (R), Savyon Diagnostics Ltd., Tel Aviv, Israel) die IgG- und IgA-Antikörper. IgG-Werte $\geq 1 : 128$ wurden bei IgA-Werten $\geq 1 : 16$ als Zeichen einer aktiven Infektion, bei negativen IgA-Werten als Zeichen einer zurückliegenden Infektion angesehen [6]. Bei einer aktiven Infektion erfolgte eine Tetrazyklin- (bzw. Erythromycin-) Therapie [3].

Von den 66 Frauen hatten 46 eine negative Chlamydienserologie (Negativ-), 14 eine zurückliegende (Positiv-) und 6 eine aktive (Aktiv-Gruppe) Infektion. Das Durchschnittsalter bei der Diagnostik (ca. 30 Jahre), bei der ersten Schwangerschaft (ca. 24,5 Jahre) und die Anzahl der Schwangerschaften (ca. 3,6) waren zwischen diesen Gruppen nicht signifikant unterschiedlich. Die durchschnittliche Anzahl der Aborte war identisch (ca. 2,6), nicht jedoch die Anzahl der Lebendgeburten. Der hier beobachtete Unterschied zuungunsten der Aktiv-Gruppe sollte angesichts des kleinen Kollektivs nur als Trend verstanden werden. Die Anzahl

Archives of Gynecology and Obstetrics Vol. 245, No. 1-4, 1989
Verhandlungen der Deutschen Gesellschaft für Gynäkologie und Geburtshilfe,
47. Versammlung, München 6.-10. September 1988
© Springer-Verlag Berlin Heidelberg

der Kürettagen differierte nicht signifikant von 2,4 in der Negativ-Gruppe über 2,9 in der Positiv-Gruppe zu 3,2 in der Aktiv-Gruppe. In der Aktiv-Gruppe hatte bei einer Ratsuchenden zweimal eine Blasenmole bestanden, eine andere mit drei Aborten hatte eine Lupus-erythematodes-artige Kollagenose. Die o. g. Zahlen deuten bei den gewählten Titergrenzen im Vergleich zu Literaturangaben [1, 5] und eigenen Erfahrungen an anderen Kollektiven auf eine recht große Häufigkeit (obere Normgrenze und darüber) der Chlamydieninfektion bei Frauen mit rezidivierenden Aborten hin. Wegen fehlender Altersunterschiede und identischer Abortanzahlen sind die drei Gruppen vergleichbar. Bei der Einzelfallanalyse ergaben sich in zwei Fällen Aspekte, die gegen eine ätiologische Rolle von Chlamydieninfektionen sprechen. Das untersuchte Kollektiv ist zu klein, um eine mögliche Rolle der Kürettagen bei der Manifestation einer Chlamydieninfektion herausstellen zu können [2]. Serologische Untersuchungen benötigen u. E. zu große Kollektive für statistisch verbindliche Aussagen. Wir sehen Möglichkeiten zur Klärung der Rolle von Infektionen bei rezidivierenden Aborten durch prospektive Studien mit einer umfassenden Untersuchung aller bekannten Aborturachen am Einzelfall.

Zusammenfassung

Unter 66 Frauen mit mindestens zwei Frühaborten hatten 14 serologisch eine zurückliegende Chlamydieninfektion und 6 eine aktive Chlamydieninfektion. Die Einzelfallanalyse läßt Chlamydieninfektionen als ätiologischen Faktor rezidivierender Aborte unwahrscheinlich erscheinen. Die gefundene Häufigkeit rechtfertigt jedoch weitere Untersuchungen zur Rolle der Chlamydieninfektionen bei rezidivierenden Aborten.

Literatur

1. Csango PA, Sarov B, Schiotz H, Sarov I (1988) Comparison between cell culture and serology for detecting Chlamydia trachomatis in women seeking abortion. J Clin Pathol 41:89–92
2. Giertz G, Kallings I, Nordenvall M, Fuchs T (1987) A prospective study of Chlamydia trachomatis infection following legal abortion. Acta Obstet Gynecol Scand 66:107–109
3. Hoyme UB (1987) Chlamydial infections in gynaecology and obstetrics. Scand J Urol Nephrol 104:159–163
4. Munday PE, Porter R, Folder PF et al. (1984) Spontaneous abortion, an infectious aetiology. Br J Obstet Gynaecol 91:1177–1180
5. Osborne NG, Hecht Y, Gorsline J et al. (1988) A comparison of culture, direct fluorescent antibody test, and a quantitative indirect immunoperoxidase assay for detection of Chlamydia trachomatis in pregnant women. Obstet Gynecol 71:412–415
6. Sarov I, Insler V, Sarov B et al. (1984) Specific serum IgA antibodies in the diagnosis of active viral and chlamydial infections. In: Sanna A, Morace G (eds) New horizons of microbiology. Elsevier, Amsterdam, pp 157–168

Plazentainsuffizienz und Präeklampsie

Die Sitzung vom 9. 9. 1988 stand unter der Leitung von *H. Jung*, Aachen und *H. P. G. Schneider*, Münster. Die war vorzugsweise pathophysiologischen Aspekten der Präeklampsie gewidmet und wurde durch einen Übersichtsvortrag von H. P. G. Schneider und B. Karbowski eingeleitet, in welchem die Beziehungen zwischen bekannten biochemischen Daten und dem Prostaglandinstoffwechsel im Mittelpunkt standen. In einem weiteren Beitrag geht dieselbe Arbeitsgruppe auf die Differenzierung des Endothels ein. Mütterliche und fetale metabolische Daten lassen sich in Beziehung setzen zu plazentamorphologischen und Gasstoffwechselbefunden. Renale Gefäßveränderungen können einen Frühhinweis auf drohende Gestose bedeuten. Dieser Befund hat Bedeutung erlangt, seit es möglich ist, Veränderungen der Nierendurchblutung dopplersonographisch an der Schwangeren zu erfassen (*Ch. Sohn* und *H. Fendel*). In diesen Zusammenhang gehört auch die vermehrte Gestose-Gefährdung von Mehrlingsschwangerschaften. Energiestoffwechsel der Plazenta und neue Befunde zur Differentialdiagnose der Proteinurie, sowie der Nachweis einer erhöhten Interleukin-2 Aktivität helfen Brücken zu schlagen zwischen klinischen Phänomenen einerseits und der Beteiligung immunologischer Faktoren andererseits, woraus sich weitere Belege ergeben, daß die Präeklampsie als eine Störung der Immunantwort auf die Schwangerschaft aufgefaßt werden darf. Vielleicht eröffnen die methodischen Ansätze mit der fetalen Magnetenzephalographie einen neuen diagnostischen Zugang, die Funktion des wachsenden fetalen Gehirns zu erfassen (*P. Anastasiadis* und Mitarbeiter). Die Darstellung der Unterschiede in der Wertigkeit von Risikofaktoren für Frühgeburtlichkeit und ein ergänzender Beitrag zur Östradioltagesrhythmik bei Risikoschwangerschaften schließen das Kapitel ab.

H.L.

Morphologische und biochemische Grundlagen der plazentaren Insuffizienz – Prostaglandinstoffwechsel

H. P. G. Schneider, B. Karbowski.

Universitäts-Frauenklinik Münster

Das maternale Gefäßsystem muß sich anpassen an die veränderten Volumen- und Durchflußbedingungen während der Schwangerschaft. Das maternale Plasmavolumen erhöht sich ab der 6. Schwangerschaftswoche, dehnt sich rasch im zweiten Schwangerschaftstrimenon aus, um dann nur noch geringfügig im letzten Trimenon anzusteigen. Das Plasmavolumen steigt wesentlich stärker an als das Zellvolumen (mittlerer Plasmavolumenanstieg von 1074 ml versus 350 ml Anstieg des roten Zellvolumens) (Brinkman 1975). Um sich dann dem erhöhten Volumen und kardialen Auswurf ohne signifikante Erhöhung des mütterlichen Blutdruckes anpassen zu können, bedarf es einer Reduktion des peripheren Gefäßwiderstandes. Es gibt zwei Mechanismen für eine solche Absenkung des Gefäßwiderstandes:

Archives of Gynecology and Obstetrics Vol. 245, No. 1-4, 1989
Verhandlungen der Deutschen Gesellschaft für Gynäkologie und Geburtshilfe,
47. Versammlung, München 6.-10. September 1988

a) Eine Erhöhung der Blutfraktion des kardialen Auswurfes, die durch das uteroplazentare Gefäßbett als zusätzlichem Kompartiment zirkuliert
b) Vasodilatation im mütterlichen Gefäßbett.

Die Erhaltung eines normalen mütterlichen Blutdruckes und der uteroplazentaren Perfusion und damit einer suffizienten Austauschfunktion über die Plazenta
hängt ab von der Vasodilatation sowohl im mütterlichen Kreislauf als auch lokal
in der uteroplazentaren Einheit. Prostazyklin und Prostaglandin E_2 sind wesentlich verantwortlich für diese Funktion.

Gant et al. (1974) konnten zeigen, daß die Pressorwirkung von Angiotensin II
sich ab der 22. SSW bei den Patientinnen verstärkt, die später eine Präeklampsie
entwickeln. Desgleichen erkennt man bei diesen Patientinnen einen deutlichen
Abfall der metabolischen Clearance von Dehydroepiandrosteron-Sulfat. Schon
diese Untersuchungen zeigen, daß die sich entwickelnde Präeklampsie Ausdruck
einer Störung der homöostatischen Mechanismen der Blutdruckregulation und
der unterplazentaren Perfusion ist. Eine Präeklampsie ist assoziiert mit einer 40
bis 60%igen Reduktion der Perfusion von Uterus und Plazenta. Wenn die Präeklampsie Folge einer solchen Störung der Blutzirkulation ist, dann sind die
klinischen Symptome dieser Erkrankung eine späte Manifestation subklinischer
Störungen, die zunächst die Perfusion beeinträchtigen und dann zur Hypertension führen mit den morphologischen Begleiterscheinungen an der Plazenta.

Bei der Suche nach Substanzklassen, die für die Vasodilatation in der Schwangerschaft in Frage kommen, stößt man zwangsläufig auf die Prostaglandine.
Erstens sind das PG-E und das Prostazyklin potente Vasodilatatoren, die den
peripheren Gefäßwiderstand herabsetzen und den Blutdruck absenken durch
Erschlaffung der glatten Muskulatur der arteriellen Gefäßwand. Zweitens ist die
Mehrheit der Prostaglandine nur wirksam in der unmittelbaren Nachbarschaft
ihres Syntheseortes gemäß ihrer Funktion als Gewebshormone.

Aus Tier- und Humanuntersuchungen konnten folgende Schlußfolgerungen
gezogen werden:

1. Angiotensin II erhöht die uterine Perfusion
2. Angiotensin II erhöht die PG-E-Produktion des graviden Uterus
3. Eine Hemmung der Prostaglandinsynthese senkt den basalen Blutdurchfluß,
   blockiert die Reaktion der PG-E-Synthese und der Blutperfusion auf Angiotensin II und erhöht den systemischen Blutdruck.

Diese Ergebnisse stehen im Einklang mit der Vorstellung, daß die E-Prosta-
glandine die uteroplazentare Perfusion und den maternalen Gefäßtonus erhalten
sowie die Reaktion auf Vasokonstriktoren abschwächen.

Das gesamte Renin-Angiotensin-Aldosteron-System ist in der Schwangerschaft aktiviert, wahrscheinlich als Folge einer Stimulation der Angiotensinogen-
Synthese durch Östrogene. Die Beobachtung, daß Blutgefäße Prostaglandine
produzieren (Alexander und Gimbrone 1976; Speroff und Dorfman 1977) führte
zu der Überlegung, daß vaskuläre Prostaglandine verantwortlich sind für die
begleitende Vasodilatation im Zusammenhang mit der Aktivierung des Renin-
Angiotensin-Aldosteron-Systems. Deshalb reflektiert der Blutdruck über die
uteroplazentare Perfusion eine Balance dieser Faktoren. Die Pressorreaktion gegenüber Angiotensin II in der Schwangerschaft wird bestimmt durch die vaskuläre Resistenz gegenüber dem Pressor. Östrogene, offensichtlich über ihren Einfluß auf den Prostaglandinstoffwechsel (Resnick 1981), sind das Primärsignal
ungestörter Entwicklung und normalen Wachstums. Worüber die plazentare
Östrogensekretion reguliert wird, bleibt eine wichtige Frage der Plazenta-
Physiologie. Offenbar steuert die fetoplazentare Einheit ihre eigene Östrogenpro-
duktionsrate (Fujieda et al. 1982). Die steigenden Östrogenspiegel aktivieren das

Aldosteron-System mit Ausdehnung des Blutvolumens und stimulieren zur gleichen Zeit die Prostazyklinproduktion fetaler und maternaler Gefäße, um die Vasodilatation und Blutzirkulation auf dem Erfordernisniveau zu erhalten. Eine verminderte Prostazyklinproduktion ist als Charakteristikum der chronischen plazentaren Insuffizienz mit Konversionsstudien von C 14 markierter Arachidonsäure zu 6-Keto-PGF$_{1\alpha}$ an Umbilicalarterien nachgewiesen worden (M. Stuart et al. 1981).

Die intrauterine Wachstumsretardierung ist häufig assoziiert worden mit einer extensiven arteriosklerotischen Läsion der uteroplazentaren Arterien (Sheppard und Bonnar 1976), Verschlußthrombosierungen dieser Gefäße und plazentarer Infarkte (Wallenburg et al. 1973, 1979). Die reduzierte PGE$_2$ Bildung bei chronischer Plazentainsuffizienz führt zur Inbalance der Plättchen-Gefäßhomöostase. Es kommt zu einer verkürzten Lebensspanne der Plättchen mit erhöhtem Plättchenverbrauch als Folge einer Thrombosierung der uteroplazentaren Arterien, nachfolgender inadäquater plazentarer Perfusion und eines insuffizienten fetalen Wachstums.

Es gibt einige Hinweise für den therapeutischen Nutzen des Aspirin bei plazentaren Perfusionsstörungen. Die kürzere Halbwertzeit des plättchenproduzierten Thromboxans gegenüber dem vaskulären Prostazyklin würde einer niedrigen Aspirindosis eine Verschiebung der Homöostase zugunsten des Prostazyklin erlauben.

Das pathologische Erscheinungsbild der Blutgefäße im plazentaren Bett bei präeklamptischen Schwangerschaften hat erstaunliche Ähnlichkeit mit den Blutgefäßveränderungen mikroangiopathischer Syndrome (De Wolf et al. 1975). Diese Läsionen mit fibrinoider Nekrose, akuter Atherose und intraluminaler Thrombose sind beschrieben worden bei intrauteriner Wachstumsretardierung, diabetischer Schwangerschaft und beim systemischen Lupus erythematodes sowie bei der Präeklampsie; alles Beispiele sicher sehr unterschiedlicher Krankheitsmechanismen, jedoch möglicherweise alle auf den gleichen Pathomechanismus eines gestörten Prostaglandin-Prostazyklinstoffwechsels zurückzuführen.

Wir haben den Einfluß atherogener Risikofaktoren wie Hypertonus, Diabetes mellitus und Nikotinabusus auf kultivierte Endothelzellen der Nabelschnurvene untersucht. Zugleich wurde nach Veränderungen im Prostaglandinstoffwechsel gefahndet, die möglicherweise für die Pathogenese der Arteriosklerose von Bedeutung sein könnten. Die Ergebnisse zeigen, daß Faktoren des Diabetes mellitus oder Nikotinabusus eine funktionelle Differenzierung des vaskulären Epithels hervorrufen. Diese äußert sich in vitro in einer verminderten Zellproliferation und einem verringerten Zellwachstum. Risikofaktor-belastete Endothelzellen sind durch vasoaktive Hormone wie z. B. Adrenalin oder Noradrenalin leichter aktivierbar. Diese Beobachtung hat möglicherweise klinische Bedeutung für die Progredienz der arteriosklerotischen Erkrankung, da im Plasma dieser Patientinnen häufig signifikant erhöhte Adrenalin- und Noradrenalinspiegel gemessen werden. Der atherogene Stress führt zu einer funktionellen Differenzierung des Endothels mit zunächst stark vermehrter Prostazyklinsynthese. Bei längerer Einwirkung der atherogenen Noxe kommt es schließlich zu einem Verlust der Bildung von Prostaglandin E$_2$ und einer vermehrten Prostaglandin F$_{2\alpha}$-Synthese, eine Konstellation, die der arteriosklerotischen Läsion des Gefäßendothels Vorschub leistet. Nach R. Ross (1986) führt der eben beschriebene Stimulus auf das vaskuläre Endothel zur Induktion von Wachstumsfaktoren. Monozyten haften am Endothel. Es kommt zur subendothelialen Wanderung von Monozyten, Bildung von sog. fatty-streaks und weiterer Freisetzung von Wachstumsfaktoren wie PDGF. Die fatty-streaks werden in fibröse Plaques umgewandelt, so daß schließlich Plättchen, Makrophagen und Endothelzellen an der Produktion von Wachstumsfaktoren beteiligt sind. Das überlagernde Endothel wird durch die sich vermehrenden Makrophagen geschädigt, die erhöhte mitotische Aktivität der Endothelzellen führt schließlich zur Haftung von LDL-Cholesterin und Ausprägung fibröser Plaques.

Unsere Untersuchungen an kultivierten Nabelschnurendothelien von Raucherinnen und Diabetikerinnen legen den Gedanken nahe, daß als Folge der Funktionsstörung des Gefäßendothels die atheromatöse Läsion mit der sich ausbildenden Plazentainsuffizienz eintritt. Die nachgewiesenen Zusammenhänge maternaler Erkrankungen wie Hypertonus, Diabetes mellitus und Nikotinabusus mit einer durch den Prostaglandinstoffwechsel vermittelten chronischen Plazentainsuffizienz weisen auf die hohe Bedeutung der Prävention im Vergleich zur therapeutischen Intervention herkömmlicher Art hin.

Literatur

Speroff L, Dorfman GS (1977) Prostaglandins and pregnancy hypertension. Clin Obstet Gynecol 4:635

Alexander RW, Gimbrone MA Jr (1976) Stimulation of Prostaglandin E synthesis in cultured human umbilical vein smooth muscle cells. Proc Nats Acad Sci 73:1617

Gent NF, Chand S, Whalley PJ, MacDonald PC (1974) The nature of pressor responsiveness to Angiotensin II in human pregnancy. Obstet Gynecol 43:854

Ylikorkala O, Makila UM, Viinikka L (1981) Amniotic fluid Prostacyclin and Thromboxane in normal, prae-eclamptic, and some other complicated pregnancies. Am J Obstet Gynecol 141:487

Stuart M, Sunderji SG, Yambo T, Clark DA, Allen JB, Elrad H, Slott JH (1981) Decreased Prostacyclinproduction: A characteristic of chronic placental insufficiency syndromes. Lancet 116:1128

Karbowski B, Bauch H-J, Schneider HPG (1988) Funktionelle Differenzierung des vaskulären Endothels bei Hochrisikoschwangerschaften. Archiv Gynecol, im Druck

Brinkman CR (1975) Physiology and pathophysiology of maternal adjustments to pregnancy. In: Aladjem S, Brown AK (eds) Clinical Perinatology. Mosby, St. Louis

Resnik R (1981) The endocrine regulation of uterine blood flow in the non-pregnant uterus: a review. Am J Obstet Gynecol 140:151

Fujieda K, Faiman C, Feyes FL, Winter JSD (1982) The control of steroidogenesis by human fetal adrenal cells in tissue culture: IV. The effects of exposure to placental steroids. J Clin endocrinol Metab 54:89

Sheppard BL, Bonnar J (1976) The ultrastructure of the arterial supply of the human placenta in pregnancy complicated by fetal growth retardation. Br J Obstet Gynecol 83:948–959

Wallenberg HCS, Stolte LAM, Janssens J (1973) The pathogenesis of placental infarction. A morphological study in the human placenta. Am J Obstet Gynecol 116:835–840

Wallenberg HCS, van Kessel PH (1979) Platelet life span in pregnancies resulting in small-for-gestational-age infants. Am J Obstet Gynecol 134:739–742

De Wolf F, Robertson WB, Brosens I (1975) The ultrastructure of acute atherosis in hypertensive pregnancy. Am J Obstet Gynecol 123:154

Ross R (1986) The pathogenesis of atherosclerosis. N Engl J Med 314:488–500

Funktionelle Differenzierung des vaskulären Epithels bei Hochrisikoschwangerschaften

B. Karbowski[1], H.-J. Bauch[2], H.P.G. Schneider[1]

[1] Frauenklinik und [2] Institut für Arterioskleroseforschung der Universität Münster

Bei maternalem Diabetes mellitus, aber auch Nikotinabusus führt das Versagen der materno-fetalen hämodynamischen Funktionseinheit zu einer chronischen Plazentainsuffizienz.

Archives of Gynecology and Obstetrics Vol. 245, No. 1-4, 1989
Verhandlungen der Deutschen Gesellschaft für Gynäkologie und Geburtshilfe,
47. Versammlung, München 6.-10. September 1988
© Springer-Verlag Berlin Heidelberg

Wir führten stoffwechselphysiologische Untersuchungen durch zum Verhalten des Prostaglandinmetabolismus in kultivierten Nabelschnurendothelien (EC) von Risikoschwangeren (n = 23) und gesunden Kontrollschwangeren (n = 20). EC wurden aus Nabelschnurvenen nach der von Jaffe et al. (1973) beschriebenen Methode isoliert und kultiviert. Subkonfluente Kulturen wurden mit 10 µCi ^{3}H-Arachidonsäure (spez. Akt. 210 Ci/mMol) 24 h inkubiert. Arachidonsäuremetabolite wurden aus dem Medium extrahiert, mittels Dünnschichtchromatographie oder HPLC aufgetrennt und die Radioaktivität in den Prostaglandinderivaten autofluorographisch bzw. durch Szintillationsmessung quantitativ bestimmt. Kultivierte Endothelzellen aus Umbilikalvenen (HUVEC) stark rauchender oder diabetischer Mütter zeigten eine verminderte Proliferation im Vergleich zu HUVEC gesunder Individuen. Die verminderte Zellproliferation unter Kulturbedingungen weist möglicherweise auf einen erhöhten Anteil wachstumsgeschädigter oder nekrotischer Zellen hin. Dies könnte ursächlich durch die in-vivo-Exposition mit den Risikofaktoren Rauchen oder Diabetes mellitus bedingt sein. Statistische Untersuchungen unterstützten diese Hypothese. Im Vergleich zu geeigneten Kontrollzellen konnte ein signifikant verringertes Wachstum sowohl bei HUVEC stark rauchender Mütter und Mütter mit Diabetes mellitus beobachtet werden. An der Regulation hämodynamischer Prozesse sind u. a. vasoaktive Hormone wie Noradrenalin und Adrenalin beteiligt. Beide Substanzen beeinflussen sowohl die Permeabilität als auch die Aktivierung von Gefäßwandzellen. Wir untersuchten daher den Einfluß von Adrenalin auf die Proliferation der HUVEC. Eine Supplementierung des Kulturmediums mit Adrenalin (10^{-7}M) bewirkte eine Aktivierung der Zellen. Sie reagierten mit einer gesteigerten Proliferation, die dosisabhängig ist. HUVEC von rauchenden oder diabetischen Müttern zeigten eine wesentlich größere Empfindlichkeit gegenüber Adrenalin. HUVEC rauchender Mütter zeigten im Vergleich zu gesunden Kontrollen ausgeprägte Veränderungen im Prostaglandinstoffwechsel. Sowohl eine verminderte Prostazyklinsynthese als auch eine stark verminderte Bildung von PGE_2 wurde im Vergleich zu gesunden Kontrollen beobachtet. HUVEC diabetischer Mütter zeigten abhängig vom Schweregrad der Erkrankung ausgeprägte Veränderungn in der Prostaglandinsynthese. Die Synthese von PGE_2 war allgemein reduziert, eine besonders drastische Reduktion von mehr als 80% wurde beim Diabetes mellitus, Stadium White F, beobachtet. Die Synthese von Prostazyklin (PGI_2) war in HUVEC von Diabetikerinnen, Stadium White B, um 25% erhöht, während sie bei Diabetikerinnen, Stadium White F, um 25% reduziert war. Ein Einfluß von Diabetes mellitus auf die Synthese des proaggregatorisch und vasokonstriktorisch wirksamen $PGF_{2\alpha}$ konnte nicht beobachtet werden. Im Dünnschichtchromatogramm wurde in HUVEC von Müttern mit Diabetes mellitus, White B, das gleiche Arachidonsäuremetabolitenspektrum beobachtet wie bei gesunden Kontrollen, während beim Stadium White F mit den Metaboliten X und Y Substanzen gebildet werden, deren Struktur und pharmakologische Wirkung bisher unbekannt sind.

Unsere Ergebnisse zeigen, daß eine längere in-vivo-Exposition mit den Faktoren Rauchen und Diabetes mellitus eine funktionelle Differenzierung des vaskulären Epithels auslöst. Diese äußert sich unter Kulturbedingungen in einer verminderten Zellproliferation, einer gesteigerten Sensibilität gegenüber vasoaktiven Substanzen, z. B. Adrenalin, und einer verminderten Synthese vasodilatatorisch und antiaggregatorisch wirksamer Prostaglandine, PGI_2 und PGE_2. Die Ergebnisse erhärten die Hypothese, daß die initialen Ereignisse in der Pathogenese der Plazentainsuffizienz mit den Frühveränderungen der Pathogenese der Arteriosklerose des vaskulären Epithels bzw. der unspezifischen Mesenchymreaktion vergleichbar sind.

Literatur

Jaffe EA, Nachman RL, Becker CG, Minick CR (1973) Culture of human endothelial cells derived from umbilical veins. Identification by morphometric and immunologic criteria. J Clin Invest 52:2745–2756

Mütterlicher und fetaler Metabolismus unter der Geburt in Abhängigkeit von plazentamorphologischen und respiratorischen Befunden

P. Brockerhoff, T. Beck, G. H. Rathgen

Universitäts-Frauenklinik Mainz

Fragestellung

Eine adäquate respiratorische und metabolische Versorgung des Feten ist wesentliche Voraussetzung für eine ungestörte intrauterine Entwicklung. Außer einer funktionell ausreichenden plazentaren Austauschfläche sind hierfür zahlreiche Einstellungsreaktionen des mütterlichen Stoffwechsels essentiell. Insbesondere im Hinblick auf chronische, aber auch akute Störungen der fetalen Versorgung sind Wechselwirkungen zwischen metabolischen und respiratorischen Abläufen unter der Geburt sowie deren Beziehungen zu morphologischen Plazentabefunden von Interesse.

Material und Methode

Bei 20 spontanen Geburten nach der 36. Schwangerschaftswoche wurden im mütterlichen Blut bei Wehenbeginn, bei Abnabelung und 2 Stunden post partum sowie im Nabelvenen- und Nabelarterienblut die Konzentrationen der unveresterten Fettsäuren (UVFS) der Kettenlänge C_{12} bis C_{24}, der Triglyceride, der Phospholipide, des Laktats, Pyruvats, Insulins, C-Peptids und der Glukose neben Parametern der Respiration bzw. des Säure-Basen-Haushalts (pH, pO_2, pCO_2, BE) bestimmt. Neben der Dokumentation klinischer Daten (u. a. Geburtsdauer, Gewicht des Neugeborenen, Apgar-Score) erfolgte in allen Fällen eine morphologische Untersuchung der Plazenta, wobei im Rahmen der histologischen Untersuchung insbesondere auf mögliche Zeichen einer nutritiven Plazentainsuffizienz (u. a. Endozottenmangel) geachtet wurde.

Ergebnisse

Bei 10 Geburten lagen weder klinisch noch plazentamorphologisch auffällige Befunde vor. Bei diesem Normalkollektiv wurde unter der Geburt für die Glukose, das Insulin, C-Peptid und Pyruvat ebenso ein signifikanter Konzentrationsanstieg im mütterlichen Blut beobachtet wie für die UVFS. Die fetalen Serumkonzentrationen bei Abnabelung waren außer dem Pyruvat bei allen Substraten niedriger als die mütterlichen. Signifikante arterio-venöse Konzentrationsdifferenzen im Nabelschnurblut konnten für Glukose und UVFS bei höheren venösen, für Pyruvat bei höheren arteriellen Konzentrationen nachgewiesen werden.

Dem Normalkollektiv wurden zwei pathologische Vergleichskollektive gegenübergestellt:

In 5 Fällen mit signifikant erniedrigtem Geburts- und Plazentagewicht bestanden deutliche morphologische Hinweise auf eine chronische Plazentainsuffizienz. In diesem Kollektiv wichen die untersuchten mütterlichen und fetalen Parameter nur gering von denen des Normalkollektivs ab. Auffällig waren hier lediglich erhöhte fetale Laktatspiegel bei der Abnabelung.

Bei weiteren 5 Fällen wurde der pH-Wert im arteriellen Nabelschnurblut unter 7,20 bestimmt. In diesen Fällen, bei denen auch die fetalen pO_2- und pCO_2-Werte auf eine – leichte – Azidose hindeuteten, wurde als Ursache hierfür stets eine Nabelschnurumschlingung festgestellt. Auch in diesem Kollektiv wurde eine deutliche Laktatzunahme im fetalen Blut bei Abnabelung im Vergleich zum Normalkollektiv beobachtet. Gleichzeitig aber wurde in diesen Fällen zusätzlich eine erhebliche Zunahme der Pyruvatspiegel der Feten nachgewiesen.

Diskussion

Die vorliegenden Befunde sind Ausdruck einer gut funktionierenden Adaptation des fetalen Stoffwechsels, dessen Hauptenergiequellen mütterliche Glukose und UVFS sind, auch unter chronischen oder akuten antepartalen Streßbedingungen. Möglicherweise kommt hierbei dem Rücktransfer des Pyruvats – vor allem bei anaerober Stoffwechselsituation – eine besondere Bedeutung zu.

Diagnostik und Therapie bei Früh- und Mangelgeburten – Effizienz des geburtshilflichen Managements

F. Wolff, W. Hamm, A. Bolte

Universitäts-Frauenklinik Köln

Der Anteil der Kinder mit einem Geburtsgewicht von < 2500 g beträgt nach den Perinatalerhebungen ca. 6 – 7 % in den einzelnen Bundesländern. Ihr Anteil an der perinatalen Mortalität (PM) beträgt dagegen nahezu 70 %. Dies macht die Bedeutung der Früh- und Mangelgeborenen, die hauptsächlich in dieser Gruppe zu finden sind, für die PM deutlich. Im folgenden sollen zwei Studien vorgestellt werden, die die Frage untersuchen sollen, inwieweit sich durch Diagnostik und Therapie die PM beeinflussen läßt.

In der ersten Studie wurden 178 Geburten der Jahre 1975 bis 1985 mit schwerer Retardierung ≤ 3. Gewichtsperzentile nach Hohenauer untersucht. Während das geburtshilfliche Management im ersten Zeitraum aufgrund der geringen Verbreitung der biophysikalischen Methoden eher exspektativ war, wurde 1976 – 1985 ein aktives prospektives geburtshilfliches Vorgehen gewählt. Entsprechend sank die Rate der Spontangeburten von 73 auf 51,7 %, während die Sektiorate von 10,3 auf 38,1 % stieg. Trotzdem erhöhte sich die PM von 6,5 auf 12 %. Ursache war eine Zunahme der schwer dystrophen Kinder ≤ 1000 g, von 1,3 auf 12 %. Obwohl die Sterblichkeit unreif-dystropher Neugeborener noch erheblich höher ist als reif-dystropher oder unreifer Neugeborener war die Asphyxierate der Kinder nach aktivem Vorgehen deutlich niedriger. So ergaben Nachuntersuchungen der Kinder bis zum Schulalter eine Abnahme der neurologischen Spätschäden.

In der zweiten Studie untersuchten wir in einer Einzelfallanalyse die Möglichkeit einer Senkung der PM durch Intensivierung der tokolytischen Therapie. 382 Frühgeburten der Jahre 1979 – 1983 wurden untersucht. 344 wiesen vorzeitige

Archives of Gynecology and Obstetrics Vol. 245, No. 1-4, 1989
Verhandlungen der Deutschen Gesellschaft für Gynäkologie und Geburtshilfe,
47. Versammlung, München 6.-10. September 1988

Wehen auf. Davon wurden 133 Schwangere wegen eines Blasensprunges (41%), einer schweren Gestose (17,3%) oder fortgeschrittener Cervixinsuffizienz (51,9%) nicht tokolytisch behandelt. In 211 Fällen war es trotz der Wehenhemmung zur Frühgeburt gekommen. Nur in 4 Fällen wäre in dieser Gruppe durch vorzeitigeren Behandlungsbeginn die Frühgeburtlichkeit möglicherweise verhindert worden. Die PM wurde dadurch nicht beeinflußt, da diese Kinder überlebten. In 37 Fällen ohne Wehen wurde die Schwangerschaft wegen fetaler Gefährdung eingeleitet. Insgesamt läßt sich durch eine Intensivierung der Behandlungsmaßnahmen keine weitere Senkung der PM erwarten.

Beide Studien machen deutlich, daß das geburtshilfliche Management einer ständigen Erfolgskontrolle bedarf. Nur dann ist auch bei Hochrisikoschwangerschaften in Zukunft eine weitere Senkung der PM und Morbidität der überlebenden Kinder zu erreichen.

Die unterschiedliche Durchblutung von Niere und Uterus in normalen und gestotischen Schwangerschaften

Ch. Sohn, H. Fendel

Frauenklinik der Medizinischen Fakultät der RWTH Aachen

Die zusätzliche Blutversorgung von Uterus und Plazenta in der Schwangerschaft führt zu einer erheblichen Ausdehnung der peripheren Blutstrombahn. Der periphere Widerstand nimmt ab der 14. SSW bis zur 24. SSW kontinuierlich ab und erreicht gegen Endtermin der Schwangerschaft wieder normale Werte, wie sie außerhalb der Schwangerschaft gefunden werden. Eine Ausnahme hierbei macht wohl die Nierendurchblutung, für die eine Zunahme bis zur Geburt nachgewiesen ist. Bei Gestosen sind dagegen deutliche Anstiege des Gesamtgefäßwiderstandes schon zu früheren Schwangerschaftszeitpunkten festzustellen. Welches der beiden Organe – Niere oder Plazenta – für die Gestosesymptomatik ursächlich in Frage kommt, ist nicht geklärt. Zur Klärung der Frage hinsichtlich der renalen Durchblutungsverhältnisse in normalen Schwangerschaften und pathologisch verlaufenden Schwangerschaften mit Hypertonie und Proteinurie führten wir dopplersonographische Untersuchungen an arteriellen, renalen und uterinen Gefäßen durch. Drei Kollektive kamen zur Untersuchung: 61 schwangere Patientinnen mit unauffälligem Schwangerschaftsverlauf und 21 antihypertensiv behandelte schwangere Patientinnen mit Hypertonie und Proteinurie wurden zwischen der 35. und 38. SSW an uterinen und renalen Gefäßen dopplersonographisch untersucht. An 31 nicht-schwangeren Probandinnen wurden dopplersonographisch die renalen Gefäße untersucht. Bei keiner der Patientinnen war eine Nierenerkrankung bekannt. Mit Hilfe des Ultraschallgerätes „Ultramarc 4" der Firma SMS erfolgte die Doppleruntersuchung der rechtsseitigen Nierengefäße. Die uterinen Gefäße wurden nach der von Campbell beschriebenen Methode untersucht. Als Dopplerparameter wurden die A/B-Ratio, der Resistanceindex und der Pulsatilitätsindex berechnet. Die Unterschiede zwischen den einzelnen Gruppen wurden auf ihre Signifikanz hin überprüft. In der normalen Schwangerschaft fanden sich in renalen Gefäßen deutlich geringere Widerstände. Sowohl die Kurvenform als auch die Parameter unterschieden sich zwischen den beiden Gruppen mit normalen und gestotischen Schwangerschaftsverlauf signifikant: Die renale und uterine Durchblutung ist bei gestotischer Schwangerschaft deutlich erhöht, hier entspricht die Nierendurchblutung derjenigen außerhalb der Schwangerschaft. Unsere Ergebnisse zeigen also, daß in der Normalschwangerschaft die Niere neben der Plazenta eine deutliche Bevorzugung in der Durchblutung einnimmt. Dagegen zeigt sich in gestotischen Schwangerschaften ein deutlicher Rückgang sowohl der renalen als auch der uterinen Durchblutung, was sich nicht nur in den errechneten Dopplerparametern zeigt, sondern auch in der veränderten Form der Dopplerkurve. Auffallend ist, daß dabei die Einschränkung der renalen Durchblutung mit einer Widerstandserhöhung um rund 18% verglichen mit den unauffälligen Schwangerschaften deutlicher ausfiel, als die Widerstandserhöhung in den uterinen Gefäßen mit rund 13%. Die Frage bleibt offen, ob die arteriellen, renalen Widerstandszunahmen den arteriellen uterinen Widerstandsveränderungen vorausgegangen sind und somit eine renale Ursache der Gestose wahrscheinlich macht. Die veränderten renalen Dopplerparameter bei Patientinnen mit Gestose sind in Einklang mit den bekannten renalen morphologischen Veränderungen bei Präeklampsien und Eklampsien. Aus unseren Ergebnissen kann also gefolgert werden, daß die renalen Gefäßveränderungen einen evtl. Frühhinweis auf eine sich ausbildende Gestose darstellen und dopplersonographisch zu erfassen sind. Falls dies an einem größeren Patientenkollektiv bestätigt wird, wäre die Dopplersonographie der renalen Gefäße in die Routine einzubeziehen.

Präeklampsie bei Geminigravidität

R. Seufert, F. Casper, H. Bauer, R. E. Herzog

Universitätsfrauenklinik Mainz

Die Geminigravidität geht mit einer erheblichen größeren fetalen und mütterlichen Gefährdung einher und weist – insbesondere für die Präeklampsie – eine Reihe spezifische Besonderheiten auf.

Ziel der retrospektiven Studie an 211 Geminigraviditäten der Jahre 1980–1987 der Mainzer UFK war es, Verläufe und Fetal outcome von Präeklampsiegraviditäten mit normotensiven Geminigraviditäten zu vergleichen.

32 von 211 Patientinnen (15,1%) wießen die Kriterien der Präeklampsie unter Verwendung der ISSHP-Definition auf.

Das Durchschnittsalter der Präeklampsiegruppe (Gruppe P) lag mit 27,3 Jahren gegenüber 29,1 der normotensiven Gruppe (Gruppe N) signifikant niedriger (p < 0,05). Dagegen lag der Anteil der Erstparitäten mit 20/32 (62%) in Gruppe P gegenüber 41% in Gruppe N deutlich höher (p < 0,05). Das durchschnittliche Gestationsalter lag mit 35/1 Wochen in Gruppe P gegenüber 36/6 Wochen in Gruppe N deutlich niedriger (p < 0,05).

Der Entbindungsmodus (Abb. 1) wies in beiden Gruppen – insbesondere für die Sectio Rate – deutliche Unterschiede auf.

Gruppe P: primäre Sectio 17/32 (53%)
            sekundäre Sectio 5/32 (15%)
Gruppe N: primäre Sectio 30%
            sekundäre Sectio 17%

Der Anteil der vaginal operativen Eingriffe war in beiden Gruppen etwa gleich.

In der Präeklampsiegruppe kam es in 2 Fällen zur Eklampsie, wobei eine Patientin eine Sinus Cerebri Thrombose entwickelte. 2 Patientinnen entwickelten das HELLP-Syndrom. Die Geburtsgewichte lagen mit 2310 g für Kind 1 und mit

Archives of Gynecology and Obstetrics Vol. 245, No. 1-4, 1989
Verhandlungen der Deutschen Gesellschaft für Gynäkologie und Geburtshilfe, 47. Versammlung, München 6.-10. September 1988
© Springer-Verlag Berlin Heidelberg

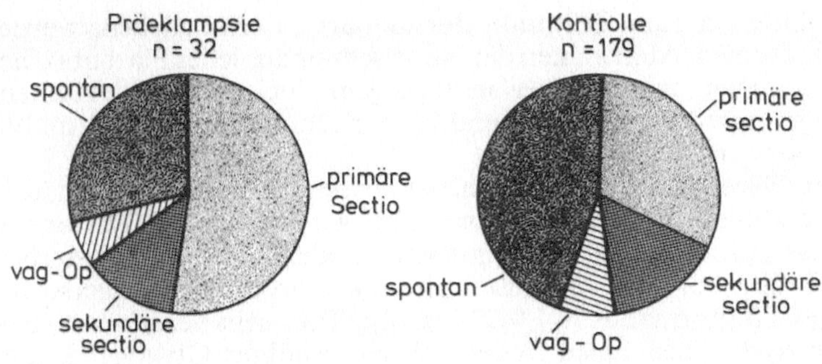

Abb. 1. Entbindungsmodus (n = 211)

2190 g für Kind 2 in der Präeklampsiegruppe gegenüber 2510 g für Kind 1 und 2390 g für Kind 2 in der Normalgruppe deutlich niedriger (p < 0,01).

Die Geburts-PH-Werte wie auch der 5 Minuten und 10 Minuten Apgarwert waren in beiden Gruppen nicht signifikant unterschiedlich (p < 0,05).

Ebenfalls war die perinatale Mortalitätsrate mit 9,4% in der Präeklampsie-gruppe gegenüber 5,6% in der normotensiven Gruppe deutlich erhöht.

Geminigraviditäten, bei denen eine Präeklampsie auftritt, stellen ausgesprochene Risikograviditäten dar.

Die Patientinnen sind jünger, weisen mehr Erstparitäten auf und entbinden im Durchschnitt 11 Tage früher.

Die kindliche Prognose ist trotz höherer Sectiofrequenz ungünstiger, insbesondere für den zweiten Zwilling.

Die durchschnittliche Verweildauer der Kinder in der Kinderklinik ist in der Präeklampsiegruppe (Kind 1: 38 Tage, Kind 2: 44 Tage) gegenüber der normo-tensiven Gruppe (Kind 1: 31 Tage, Kind 2: 33 Tage) ebenfalls deutlich verlängert.

Untersuchungen zum Energiestoffwechsel der Plazenta in Abhängigkeit von klinischen Parametern

W. Günther[1], J. H. Fischer[2], F. Wolff[1], A. Scharl[1]

[1] Frauenklinik und [2] Institut für Experimentelle Medizin der Universität Köln

Die Plazenta besitzt aufgrund ihrer vielfältigen Aufgaben einen intensiven Energiestoffwechsel, dessen Funktionieren Voraussetzung für die normale Entwicklung der Gravidität und ein zeitgerechtes fetales Wachstum ist. Zur Beurteilung der verschiedenen Komponenten des Plazentametabolismus bei unteschiedlichem klinischen Verlauf wurde bei 19 Plazenten von 16 Patientinnen, die mittels Sectio caesarea entbunden wurden, mit Hilfe enzymatischer Methoden der Gehalt an den Adeninnukleotiden ATP, ADP und AMP, sowie an Glykogen, Glukose und Laktat bestimmt. In 6 Fällen handelte es sich dabei um eine elektive Schnittentbindung am Termin nach völlig komplikationslosem Schwangerschaftsverlauf. In 5 Fällen wurde eine vorzeitige Entbindung vor der 38. SSW bei zeitgerechtem Wachstum der Feten durchgeführt. Bei 3 Patientinnen bestand die Sektioindikation in einer ausgeprägten fetalen Retardierung am Termin, die sich auch postpartal bestätigte. In 5 Fällen lag sowohl eine deutliche fetale Wachstumsretardierung, als auch eine Unreife des Feten vor. Um eine möglichst genaue Messung des

Energiestatus der Plazenta zum Zeitpunkt der Geburt zu ermöglichen, wurde innerhalb einer Minute nach Abklemmen der Nabelschnur aus jeder Plazenta eine Gewebsprobe entnommen, mittels einer in flüssigem Stickstoff vorgekühlten breitflächigen Zange gepreßt, eingefroren und bis zur Durchführung der Analysen bei $-40\,°C$ präserviert.

Der Gehalt der Plazenta an energiereichen Phosphaten wies keine eindeutige Korrelation zu klinischen Parametern wie Frühgeburtlichkeit, Dystrophie oder fetaler Azidose auf. Lediglich die Summe der Adeninnukleotide war bei Dystrophen und Frühgeborenen als Ausdruck eines chronischen Sauerstoffmangels mit $5,67 \pm 0,33$ (normal: $6,20 \pm 0,29$) µmol/g TG leicht vermindert. Bei den Plazenten von dystrophen Feten findet sich ein erhöhter Glykogengehalt ($70,7 \pm 11,2$ µmol/g TG; Kontrollen: $47,5 \pm 4,2$ µmol/g TG). Dies belegt, daß die Plazenta, wie z.B. Herz oder Lunge, anders als die Leber, bei chronischer Hypoxie Glykogen speichert, das somit nicht zur Energieversorgung des Feten eingesetzt wird. Da ein Großteil des plazentaren Glykogens um die großen Blutgefäße herum angelagert ist, könnte es hier als Energiereservoir für vasomotorische Regulationsmechanismen dienen. Die Tatsache, daß bei histologischen Untersuchungen im Bereich der kleinen peripheren Plazentazotten, in denen der Gas- und Nährstoffaustausch stattfindet, kaum Glykogen nachweisbar ist, erklärt, warum in unserer Studie bei schwerer Präeklampsie, die ja mit einer verminderten Proliferation kleiner villöser Gefäße, d.h. einer relativen Vermehrung der zentralen glykogenreichen Anteile einhergeht, besonders hohe Glykogenspiegel festgestellt wurden. Der Laktatgehalt der Plazenten frühgeborener und dystropher Feten war im Vergleich zur Kontrollgruppe ($1,41 \pm 0,21$ µmol/g FG) mit $2,52 \pm 0,50$ µmol/g FG signifikant erhöht und zeigte eine deutliche Korrelation zum NSA-pH. Dies spricht dafür, daß dieses Laktat aus der fetalen Zirkulation stammt und nicht aus einer vermehrten anaeroben Glykolyse des Plazentagewebes. Die Plazenta wechselt somit bei prolongiertem Sauerstoffmangel nicht auf die anaerobe Glykolyse zur Enegiegewinnung.

Reduktion der Tamm-Horsfall-Proteinausscheidung im Urin von Patientinnen mit schwangerschaftsinduzierter Hypertonie

T. Neßelhut, W. Rath, G. Grospietsch, W. Kuhn

Universitäts-Frauenklinik Göttingen

Mit Hilfe einer miniaturisierten SDS-Polyacrylamid-Gelelektrophorese (SDS-PAGE) wurde die Proteinfraktur aus Spontan- bzw. Katheterurinen von 114 Patientinnen mit schwangerschaftsinduzierter Hypertonie und 7 Patientinnen mit Hellp-Symptomatik untersucht und mit einem Kontrollkollektiv aus 64 Patientinnen mit unkompliziertem Schwangerschaftsverlauf und 46 nichtschwangeren Probanden beiderlei Geschlechts verglichen. Die Ergebnisse zeigen, daß kein Unterschied in den SDS-PAGE-Bandenmustern der Harnproteine zwischen Männern und nichtschwangeren Frauen einerseits und Patientinnen mir normalem Schwangerschaftsverlauf andererseits gefunden wird. Bei schwangerschaftsinduzierter Hypertonie kommt es zu zahlreichen Veränderungen in den Elektrophoresemustern. Insbesondere verändert sich eine Proteinbande mit dem Molekulargewicht von 105 kD, die in Abhängigkeit vom Schweregrad der Erkrankung entweder stark abgeschwächt wird oder nicht mehr nachweisbar ist. (Abb.1). Dies betrifft 97 der untersuchten Patientinnen mit schwangerschaftsinduzierter Hyper-

Archives of Gynecology and Obstetrics Vol. 245, No. 1-4, 1989
Verhandlungen der Deutschen Gesellschaft für Gynäkologie und Geburtshilfe,
47. Versammlung, München 6.-10. September 1988
© Springer-Verlag Berlin Heidelberg

tonie und alle Patientinnen mit Hellp-Symptomatik. Postpartal kommt es mit
Ausnahme von 2 Fällen innerhalb von 14 Tagen zur völligen Normalisierung der
SDS-PAGE-Bandenmuster. Das Protein mit dem apparenten Molekulargewicht
von 105 kD wurde mit Hilfe der Westernblot-Technik unter Einsatz von Anti-
Tamm-Horsfall-Protein-Antikörpern als Tamm-Horsfall-Protein identifiziert.
Bei Patientinnen mit Hellp-Symptomatik konnten hohe Titer eines Antikörpers
der Klasse IgG gegen Tamm-Horsfall-Protein nachgewiesen werden. Diese Befunde unterstützen die Hypothese, daß das Krankheitsbild der Schwangerschaftshypertonie durch immunologische Faktoren beeinflußt bzw. ausgelöst wird.

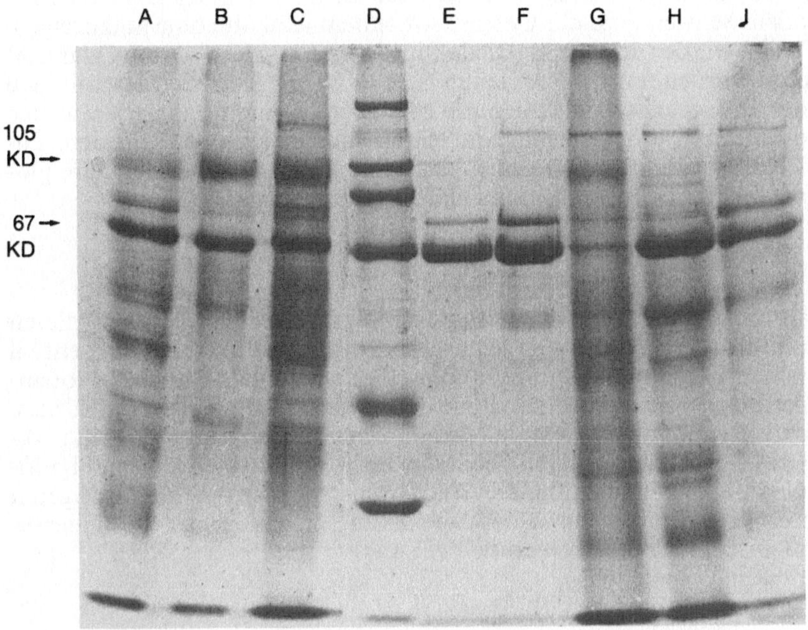

Abb. 1. Auftrennung von Urinproteinen in der SDS-Polyacrylamid-Gelelektrophorese: A/B:
nichtgravide Probanden; C: normale Gravidität 38. SSW; D: Molekulargewichtsstandard in kD:
205, 116, 97, 67, 45, 29; E/F/H: hypertensive Schwangere 30.–39. SSW (Verschwinden der Bande
105 kD, Verstärkung der Albuminbande 67 kD); G/I: hypertensive Schwangere 6.–9. Tag post
partum (Wiederauftreten der Bande 105 kD)

SDS-PAA-Disk-Elektrophorese zur Differentialdiagnose der Präeklampsie sowie besonderer Verlaufsformen bei Hypertension in der Schwangerschaft

J. Schulze-Tollert, F.-J. Kaltenbach, W. H. Boesken, C. Wilhelm, L. Quaas

Abteilung Geburtshilfe und Gynäkologie, Marienhospital, Düsseldorf

Die Schwierigkeit einer Differentialdiagnose einer Proteinurie bei Hypertension
in der Schwangerschaft ist bekannt. Die von Waldmann und Boesken [1, 2]
beschriebene Disk-Elektrophorese gestattet eine differenzierte Analyse der im
Urin von Frauen mit Schwangerschaftshypertonie anzutreffenden Proteine und

Archives of Gynecology and Obstetrics Vol. 245, No. 1-4, 1989
Verhandlungen der Deutschen Gesellschaft für Gynäkologie und Geburtshilfe,
47. Versammlung, München 6.-10. September 1988
© Springer-Verlag Berlin Heidelberg

somit möglicherweise eine prognostische Aussage für weiterfolgende Schwangerschaften.

Material und Methode

Von 1979–1987 wurde bei insgesamt 227 Patientinnen mit einer Hypertonie in der Schwangerschaft eine Analyse des Urins mittels SDS-PAA-Disk-Elektrophorese durchgeführt. Es war das Ziel, herauszufinden, ob eine Unterscheidung zwischen einer durch die Gestose bedingten Nephropathie und einer schon vorher bestehenden glomerulären oder tubulären Nierenerkrankung möglich sei. Zudem war es von Interesse, Zusammenhänge zwischen den Ergebnissen der Disk-Elektrophorese mit dem Schweregrad der Gestose sowie dem fetal outcome aufzuzeigen. Klinische Daten, wie der mittlere arterielle Blutdruck (MAP) sowie die Quantität der Proteinurie wurden mit dem Proteinmuster in Bezug gesetzt. Qualitativ ließ sich neben der physiologischen Proteinurie eine überwiegend tubuläre sowie eine glomeruläre Form mit unterschiedlichen Selektivitätsgraden unterscheiden. Zudem fand sich eine Mischform, die eine gemischte mikro-makromolekuläre glomeruläre und eine partielle mikromolekuläre Proteinurie darstellt.

Ergebnisse

Das Ausmaß der Glomerulopathien stieg mit dem Schweregrad des mittleren arteriellen Blutdruckes (MAP). Die gemischte Proteinurieform war prozentual am häufigsten vertreten (42,3%). Physiologische und tubulär bedingte Proteinurien korrelierten negativ mit der Zunahme des mittleren arteriellen Blutdruckes. Glomerulopathien mit hoher Selektivität zeigten eine größere Rate an nicht reaktiven Non-Streß-Tests und positiven Oxytocin-Belastungstests sowie eine signifikant höhere Häufigkeit an intrauteriner Wachstumsretardierung und niedrigeren Apgarwerten. Unter Einbeziehung des Selektivitätsgrades zeigen die Untersuchungen, daß je selektiver die Proteinurieform war, umso schwerer sich die hypertensive Erkrankung darstellte.

Zusammenfassung

Aus den dargestellten Ergebnissen ergibt sich zur Prognose und dem Management von Schwangerschaft und Geburt bei den verschiedenen Proteinurieformen folgendes: Während bei der tubulären Proteinurieform entsprechend einer interstitiellen Nierenerkrankung im allgemeinen eine ambulante Überwachung ausreicht, erfordert die gemischte Form eine intensive Überwachung mit dem Ziel einer frühzeitigen Hospitalisierung. Höchste Aufmerksamkeit verlangt die glomeruläre Form und hier spezieller die mit hoher Selektivität.

Literatur

1. Boesken WH, Kopf R, Schollmeyer R (1973) Differentiation of proteinuria diseases by discelectrophoretic molecular weight analysis of urinary proteins. Clin Nephrol 1:311
2. Kaltenbach FJ, Boesken WH, Wilhelm C, Ziupa J, Toussaint MN, Quass L (1983) Urinary protein patterns and preeclampsia. In: Clinical and Experimental Hypertension, Part B – Hypertension in Pregnancy, p 133
3. Waldmann TA, Stober W, Mogielnicki RP (1972) Renal Handling of low Molekular weight proteins. J clin Invest 52:2162

232

Erhöhte Interleukin-2 Aktivität bei EPH-Gestose

K. Derfler, G. Sunder-Plassmann, G. Steger, M. Endler, P. Balcke

I. Medizinische Universitäts-Klinik, Wien

Einleitung

Die Pathogenese der EPH-Gestose ist weiterhin unklar, es wird jedoch vermutet, daß immunologische Vorgänge dieser Erkrankung zugrunde liegen. Verschiedene Faktoren wie eine gesteigerte Anzahl der T-Helperzellen bei verminderter bzw. normaler Zahl an Suppressorzellen [1], eine erhöhte Killerzellaktivität [2] und positive zirkulierende Immunkomplexe [3] stützen diese Annahme. Interleukin-2 (IL-2) wird nach Antigenstimulierung unter Präsenz des Monkines Interleukin 1 aktivierten T-Zellen synthetisiert und bedingt eine Proliferation der T-Zellpopulation [4].

Methode

Untersucht wurden im Rahmen einer retrospektiven Datenanalyse 11 Patientinnen mit normaler Schwangerschaft (*Gruppe A:* Normotonie: syst. RR < 130 mm Hg, diast. RR < 90 mm Hg keine Ödeme, Proteinurie < 300 mg/Tag) als auch 13 Patientinnen mit EPH-Gestose (*Gruppe B*). Die IL-2 Serumaktivität wurde mittels eines Enzym-Immunoassay bestimmt (31 Bestimmungen).

Resultate

Die Ergebnisse sind in Tabelle 1 zusammengefaßt.

Tabelle 1

n	Gruppe A 11	Gruppe B 13
IL-2 Aktivität (U/l)	nicht nachweisbar	270 ± 313 (23 – 1000)
ZIK (U/l)	4/11 pos.	9/13 pos.
Geburtsgewicht (Gramm)	3385 ± 439 (2500 – 4100)	2449 ± 945 (800 – 3840)
Plazentagewicht (Gramm)	579 ± 78 (450 – 680)	515 ± 154 (280 – 860)
Plazentainfarkte	2/11	6/13

Diskussion

Unsere Ergebnisse zeigen, daß eine erhöhte IL-2 Aktivität bei allen Patientinnen mit EPH-Gestose feststellbar war, wobei zum Zeitpunkt der Untersuchung 7 Patientinnen noch keine klinische Symptomatik bzw. einen erhöhten Blutdruck oder eine Proteinurie aufwiesen, diese Symptome jedoch in den folgenden Schwangerschaftswochen entwickelten. Zirkulierende Immunkomplexe waren zwar statistisch signifikant häufiger in der Gruppe B vertreten, konnten aber auch in Gruppe A gefunden werden (Gruppe A/Gruppe B: 36/69%). Unsere Daten sind ein weiteres Indiz für eine immunologische Genese der EPH-Gestose, insbe-

Archives of Gynecology and Obstetrics Vol. 245, No. 1-4, 1989
Verhandlungen der Deutschen Gesellschaft für Gynäkologie und Geburtshilfe,
47. Versammlung, München 6.-10. September 1988
© Springer-Verlag Berlin Heidelberg

sonders der Involvierung des T-Zellsystems, was mit früheren Arbeiten korreliert
[1, 2]. Das Auftreten einer glomerulären Proteinurie nach bereits bestehender
Erhöhung von IL-2 stützt die These der immunologischen Genese der renalen
Schädigung, wie bereits früher diskutiert [5]. Ob IL-2 als wesentlicher und zuver-
lässiger Parameter zur Identifizierung von Patientinnen, die eine Gestose entwikkeln werden, anzusehen ist, muß durch weitere prospektive Studien geklärt werden.

Literatur

1. Lelle RJ, et al. (1986) Lymphcyte subpopulation in gestosis. Zentralbl Gynäkol 108:919–924
2. Toder V, et al. (1983) Activity of natural killer cells in normal pregnancy and EPH-gestosis.
   Am J Obstet Gynecol 145:7–10
3. Pachi A, et al. (1980) Immuno complexes in the sera and amniotic fluids of human pregnancy.
   J Perinat Med 8:109–111
4. Taniguchi T (1988) Regulation of cytokine gene expression. Ann Rev Immunol 6:439–464
5. Derfler K (1988) Proteinurie bei normaler Schwangerschaft und EPH-Gestosis. Acta Med
   Austriaca (im Druck)

Biomagnetismus der fetalen Zerebralfunktion bei EPH-Gestose

P. Anastasiadis, Ph. Anninos, B. Limperis, G. Koutzougeras, G. Galazios

Frauenklinik der Dimokritos-Universität von Thrakien, Nosokomeion, Alexandroupolis,
Griechenland

Einleitung

Bis heute gibt es keine zuverlässige Methode der Überwachung der normalen oder
gestörten Funktion des fetalen Zentralnervensystems (ZNS) [10]. Nachfolgend
berichten wir über ein empfindliches Untersuchungsverfahren zur Funktionsprü-
fung des ZNS des Feten vor allem bei EPH-Gestosen, die Magnetoencephalogra-
phie [3–5].

Material und Methodik

Wir haben vom 1.2.87 bis 1.2.88 bei 27 Schwangeren mit leichter und schwerer
EPH-Gestose (nach [9]) die Hirnfunktion der Feten mit dem Biomagnetometer
SQUID untersucht (1-Kanal-Biomagnetometer Modell 601, Biomagnetic tech-
nologies, Los Angeles, CA). Die Schwangeren waren zwischen 17 und 38 Jahre alt
und befanden sich in der 36. bis 38. Schwangerschaftswoche. Die Befunde wurden
sowohl untereinander als auch mit denen der 30 Feten unauffälliger Schwangerschaften in der 39. bis 41. Woche verglichen. Vor jeder Untersuchung wurden alle
Metallgegenstände aus dem Bereich des Magnetometers entfernt. Nach Feststellung der fetalen Schädellage per Ultraschall wurde der Detektor über dem kindlichen Kopf und im Abstand von 3 mm zur Bauchhaut angesetzt. Alle Feten
befanden sich in Schädellage; dabei wurde jeweils parietal und okzipital an zwei
Meßpunkten kontrolliert. Die Intensität der Magnetfelder an den untersuchten
Stellen wurde gemessen, gespeichert und mittels Computer aufgezeichnet. Nach
der Untersuchung wurde das durchschnittliche Eigenmagnetfeld des Raumes und
des Gerätes selbst aufgenommen.

Archives of Gynecology and Obstetrics Vol. 245, No. 1-4, 1989
Verhandlungen der Deutschen Gesellschaft für Gynäkologie und Geburtshilfe,
47. Versammlung, München 6.-10. September 1988
© Springer-Verlag Berlin Heidelberg

Ergebnisse

Bei normaler Gravidität kommt es bei insgesamt niedriger Intensität des emittierten magnetischen Feldes zu gleichförmigen Wellenbewegungen mit regelmäßig verteilten Amplituden. Die mittlere Linie stellt die Stärke des Magnetfeldes des Raumes und des Gerätes selbst dar.

Im Gegensatz dazu der Befund eines Fetus bei schwerer EPH-Gestose (Abb. 1): Wellenformen mit ungleicher Verteilung der Amplituden und hoher Intensität des emittierten magnetischen Feldes.

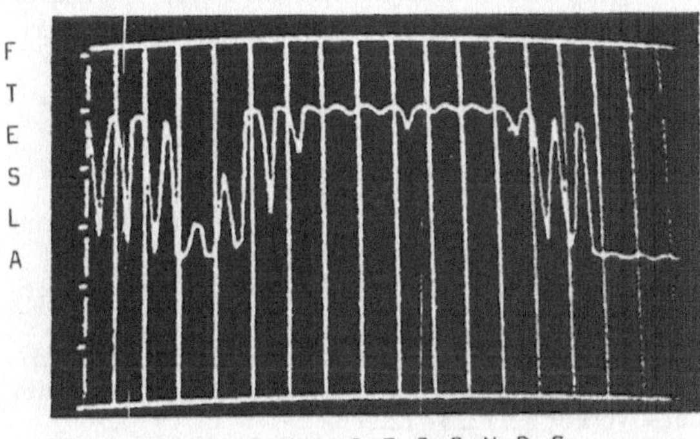

Abb. 1. Pathologischer Befund eines Fetus bei schwerer EPH-Gestose, der durch Wellenformen mit ungleicher Verteilung der Amplituden und hohe Intensität des emittierten magnetischen Feldes charakterisiert ist. (Hohe)

Die statistische Verteilung nach der FOURIER-Analyse ergibt bei Feten physiologischer Schwangerschaften niedrige Intensität zwischen 1 und 8 Hz, die im Verlauf der Kurve abnimmt. Beim Fetus bei schwerer EPH-Gestose wird eine hohe Intensität zwischen 2 und 7 Hz mit einem Peak bei 4 Hz erkennbar (Abb. 2).

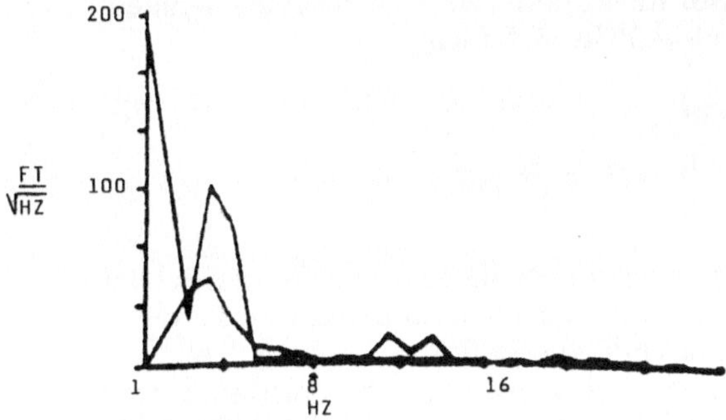

Abb. 2. Intensität des emittierten magnetischen Feldes nach Fourier-Analyse beim Fetus mit schwerer EPH-Gestose

Nach Mapping von 32 Meßpunkten im Parietalbereich eines Feten bei schwerer EPH-Gestose läßt sich sogar ein pathologischer Herd lokalisieren.

Post partum wurde eine Korrelation zwischen den Befunden von biomagnetischen Untersuchungen, Kardiotokographie, pH-Wert des Blutes der Nabelschnurarterie und Apgar festgestellt.

Diskussion

Vorläufige Anwendungen des Biomagnetometers bei Feten wurden von [3, 4, 7] mitgeteilt. Über das technische Procedere wurde im Einzelnen bereits von uns berichtet [1, 2]. Trotz kleiner Patientenzahl und geringer Erfahrungen glauben wir, daß die vorgestellte neuartige Technologie als nicht invasive, zeitsparende und der Patientin zumutbare Methode künftig Informationen über die Funktion des ZNS des Fetus während der Schwangerschaft geben kann.

Zusammenfassung

Es wurden die Stärkegrade der emittierten Magnetfelder von fetalen Gehirnen gegen Ende der Schwangerschaft bei Gesunden und Frauen mit EPH-Gestose gemessen, sog. fetale Magnetenzephalographie. Es finden sich bei Feten normaler Schwangerschaften wie auch bei denen pathologischer Graviditäten charakteristische Wellenformen und Frequenzen.

Literatur

1. Anastasiadis P, Anninos Ph, Limperis V (1988) Biomagnetic readings of the fetus brain activity in normal pregnancies using SQUID. Br J Obstet Gynecol (in press)
2. Anninos Ph, Anogianakis G, Lehnertz K, Pantev C, Hoke M (1987) Biomagnetic measurements using SQUID. Intern J Neuroscience 36:149–168
3. Blum T, Bauer R, Saling E (1984) Fetale Magnetencephalographie. Z EEG – EMG 15:34–37
4. Blum T, Saling W, Bauer R (1985) First magnetoencephalographic recording of the brain activity of the human fetus. Br J Obstet Gynecol 92:1224–1229
5. Cohen D (1968) Magnetencephalography. Science 161:784–786
6. Fischer WM, Thews G (1967) In: Ewerbeck H, Elert R, Friedberg V (Hrsg) Prophylaxe und Therapie perinataler Fruchtschäden. Thieme, Stuttgart
7. Goeshen K, Pluta M, Rothe J, Saling E (1983) Measurement of the motor nerve conduction velocity: precise method of estimating maturity in newborn. Br J Obstet Gynecol 90:61–68

Zur unterschiedlichen Wertigkeit von Risikofaktoren der Frühgeburtlichkeit und ihr Einfluß auf das postpartale kindliche Befinden

F. Hübner, C. Stumpf, H. Schonlau

Frauenklinik, Medizinische Fakultät der RWTH Aachen

Ziel unserer Arbeit war es, die Bedeutung von Risikofaktoren für den Schwangerschaftsverlauf bei Frühgeburtlichkeit am eigenen Krankengut zu verdeutlichen und den Einfluß auf das postpartale kindliche Befinden darzustellen.

In unserer Studie untersuchten wir 574 Schwangerschaftsverläufe bei Frühgeburtlichkeit und einem Geburtsgewicht unter 2500 g der Jahre 1976–1986 und verglichen diese anhand eines standardisierten Erhebungsbogens mit einer entsprechenden Kontrollguppe mit einem Geburtsgewicht über 2500 g der gleichen Jahrgänge.

Die durchschnittliche Frühgeburtenrate in unserem Kollektiv lag in den untersuchten 11 Jahren bei durchschnittlich 7,65%. Ein Drittel dieser Fälle zählen zu den eigentlichen SMGA-Kindern mit einer Gestationszeit jenseits der 37. SSW, aber einem Geburtsgewicht unter 2500 g.

Hochsignifikante Unterschiede zwischen den untersuchten Gruppen fanden sich vor allem in folgenden Parametern:

1. Das Verhältnis von Erst- zu Mehrparae lag im Frühgeburtenkollektiv bei 3:2, in der Kontrollgruppe jedoch bei 1:1. Bei der Altersverteilung zeigte sich, daß

Archives of Gynecology and Obstetrics Vol. 245, No. 1-4, 1989
Verhandlungen der Deutschen Gesellschaft für Gynäkologie und Geburtshilfe,
47. Versammlung, München 6.-10. September 1988

im Frühgeburtenkollektiv die Erstparae bis 24 Jahren und die Mehrparae bis 22 Jahren prozentual gehäuft vertreten sind.
2. Besonders kleine und besonders schwere Frauen waren im Frühgeburtenkollektiv gehäuft vertreten.
3. Eine vorausgegangene Sterilitätsbehandlung, wozu sowohl operative als auch konservative bzw. hormonelle Therapien gezählt wurden, fand sich bei jeder 10. Patientin mit Frühgeburt, jedoch nur bei jeder 36. aus dem Kontrollkollektiv.
4. Die wiederholte vorausgegangene Fehlgeburt fand sich signifikant häufiger im Frühgeburtskollektiv.
5. Jede 3. Patientin mit aktueller Frühgeburt gab schon anamnestisch zumindest eine Frühgeburt an, während in der Kontrollguppe nur jede 20. Patientin eine vorausgegangene Frühgeburt aufwies.
6. Das Verhältnis von Raucherinnen zu Nichtraucherinnen lag in unserem Frühgeburtenkollektiv bei 2:1, während es in der Kontrollgruppe umgekehrt bei 1:2 lag.
7. Die Azidosefrequenz war bei den Gewichtsklassen unter 2000 g achtfach erhöht.
8. Bei den sehr leichten Frühgeburten fanden sich gehäuft schlechtere Apgarwerte, vor allem nach einer und nach fünf Minuten.

Vergleichen wir innerhalb des Frühgeborenenkollektives die Kinder unter 2500 g und einer Gestationszeit mit weniger als 260 Tagen mit den SMGA-Kindern bei einer Gestationszeit über 260 Tagen, so zeigen erstere die deutlich höhere Azidosefrequenz und signifikant häufiger niedrigere Apgarwerte vor allem nach eine und nach fünf Minuten. Diese Ergebnisse zeigen auch, daß die Definition der Frühgeburt allein nach dem Geburtsgewicht nicht der Komplexität der Frühgeburtlichkeit Rechnung trägt.

Als Schlußfolgerung der in dieser Studie erhaltenen Ergebnisse zeigt sich, daß durch rechtzeitiges Erkennen von Risikofaktoren der möglichen Frühgeburt und entsprechend engmaschige Überwachung und ggf. Therapie solcher Risikoschwangerschaften möglichst ein Entbindungstermin jenseits der 32. SSW und ein Geburtsgewicht über 2000 g erzielt werden sollte. Die Prognose der frühen Frühgeburt mit einem Gewicht unter 1000 g bzw. einer Gestationszeit weniger als der 29. SSW ist weiterhin äußerst ernst.

Untersuchungen zur Östrioltagesrhythmik in Risikoschwangerschaften

R. K. Schmutzler, I. Soliman, W. Nocke, D. Krebs

Universitäts-Frauenklinik, Bonn

Einleitung

Das in der Nebennierenrinde (NNR) gebildete Dehydroepiandrosteronsulfat wird in der Leber 16-α-hydroxyliert. Da die fetale Leber eine größere Kapazität zur 16-α-Hydroxylierung hat als die mütterliche, liefert sie 90% der Vorstufen an die Plazenta. Über mehrere Synthesewege wird dort Östriol (E_2) gebildet, welches zu 80% in den mütterlichen Kreislauf sezerniert wird. Die Bedeutung der mütterlichen E_3-Konzentration als Überwachungsparameter der fetalen Situation wird jedoch durch die große Streubreite der Normalwerte stark eingeschränkt. Einige

Verhandlungen der Deutschen Gesellschaft für Gynäkologie und Geburtshilfe,
47. Versammlung, München 6.-10. September 1988

Untersucher [1, 3] beobachteten eine E_3-Tagesrhythmik, welche spiegelbildlich zum Kortisol verläuft. Dies wurde mit „feedback"-Reaktionen zwischen mütterlicher Kortisol-Konzentration und fetaler Hypophysen-NNR-Achse erklärt. Die E_3-Tagesrhythmik und insbesondere abendliche Sekretionsepisoden wurden als sensiblerer Parameter im Vergleich zu Einzelbestimmungen dargestellt. Für Risiko-Schwangerschaften wurden niedrigere abendliche E_3-Werte und fehlende Sekretionsepisoden postuliert. Diese Untersuchungen blieben nicht unumstritten: Patrick u.a. [2] fanden eine aufgehobene Tagesrhythmik in der Spät-Schwangerschaft.

Material und Methode

Die E_3-Profile wurden nach dem Muster von Reck und Breckwoldt [3] durchgeführt. Blutentnahmen erfolgten um 8.00 Uhr, 9.00 Uhr und abends ½-stündlich zwischen 18.00 und 22.00 Uhr. Zur E_3-Bestimmung wurde der Amerlex-MRia von Amersham zur direkten Bestimmung des freien E_3 verwendet. Wir führten insgesamt 77 E_3-Profile durch, davon 51 in pathologischen und 26 in normalen Schwangerschaften.

Ergebnisse und Diskussion

Bei dem Vergleich der mittleren Morgenwerte mit den mittleren Abendwerten konnte weder bei den pathologischen noch den normalen Schwangerschaften ein abendlicher Anstieg nachgewiesen werden. Zum Nachweis abendlicher Sekre-

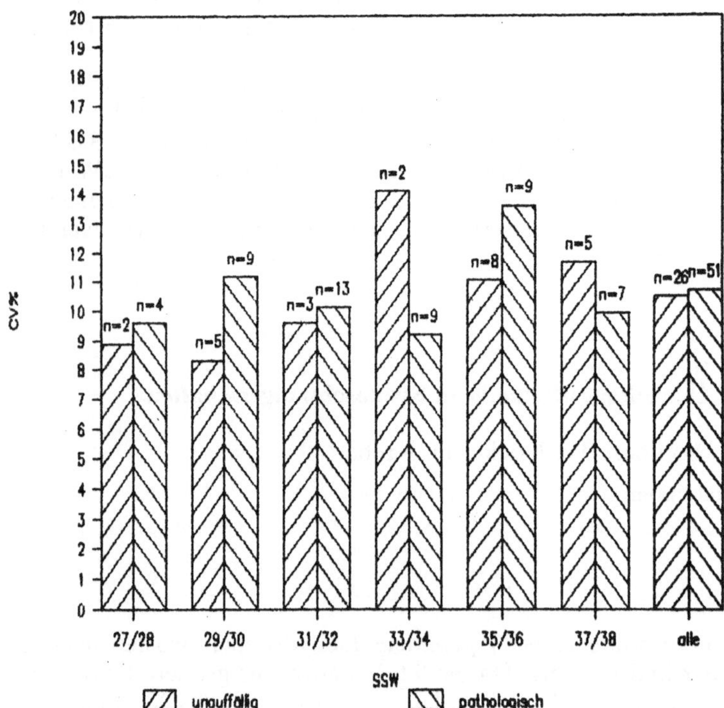

Abb. 1. Der Variationskoeffizient (CV%) der mittleren Abendwerte dient als Maß für Sekretionsepisoden und ist gegen das Schwangerschaftsalter aufgetragen. Es besteht keine signifikanten Unterschiede zwischen pathologischen und unauffälligen Schwangerschaften. Es wurden jeweils 2 Schwangerschaftswochen zusammengefaßt. n = Anzahl der E_3-Profile

tionsepisoden wählten wir den Variationskoeffizienten der mittleren Abendwerte
als Maß für die E_3-Dynamik. Die unauffälligen Schwangerschaften zeigten jedoch keine größere Sekretionsepisoden als die pathologischen (Abb. 1). Eine
Einschränkung der abendlichen Sekretionsepisoden in pathologischen Schwangerschaften war somit in unserem Kollektiv nicht nachweisbar.

Deutliche Unterschiede zeigten sich jedoch bei dem Vergleich der mittleren
Abendwerte (Abb. 2). Die mittleren Abendwerte lagen mit Ausnahme der
35./36. SSW bei den Normalschwangerschaften deutlich höher und waren im
Student-T-Test auf dem 5%-Niveau signifikant in der 27./28., 33./34. und
37./38. SSW.

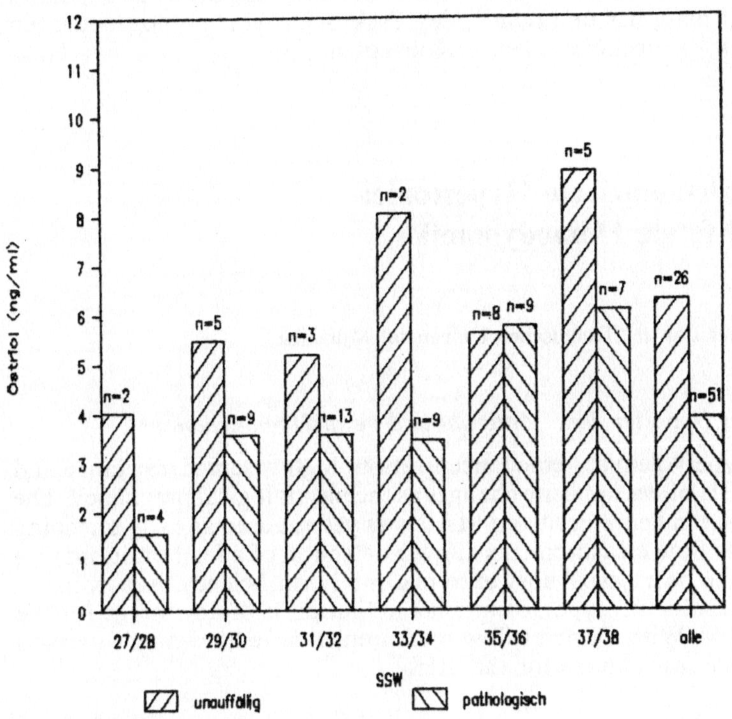

Abb. 2. Mittlere Abendwerte der pathologischen und unauffälligen Schwangerschaften von der
28.–30. Schwangerschaftswoche (SSW).
Die Unterschiede sind statistisch signifikant (L=0,05) in der 27./28., 33./34. und 37./38. SSW.
n = Anzahl der E_3-Profile

Nach diesen Ergebnissen ist aufgrund der starken Schwankungen der
E_3-Werte der Mittelwert eine Mehrfachprobe aussagekräftiger als eine Einzelbe-
stimmung. Dieser Mittelwert differenziert besser zwischen pathologischer und
normaler Schwangerschaft als die Tagesrhythmik.

Literatur

1. Goebel R, Kuss E (1974) Circadian rhythm of serum unconjegated estriol in late pregnancy.
   J Clin Endocrinol Metab 39:969–972
2. Patrick J, Challis J, Campbell K, Carmichael L, Natale R, Richardson B (1980) Circadian
   rhythms in maternal plasma cortisol and estriol concentrations at 30 to 31, 34 to 35, and 38
   to 39 weeks' gestational age. Am J. Obstet Gynecol 136:325–334
3. Reck G, Kronitz B, Breckwoldt M (1987) Die Bedeutung des Östriolprofils als endogener
   Funktionstest der fetoplazentaren Einheit. Geburtsh Frauenheilk 47:774–788

Schwangerschaftshochdruck

Die folgenden Beiträge wurden auf Einladung gehalten und sind der Inhalt eines Seminars, welches am 8. 9. 1988 unter dem Vorsitz von *L. Heilmann,* Essen/Rüsselsheim, im Rahmen des Kongresses veranstaltet wurde. Sie beschäftigen sich mit materner und fetaler Hämodynamik, Katecholaminen, Katecholaminrezeptoren und anderen humoralen Faktoren, mit Mikrozirkulation, Hämorrheologie und Blutgerinnung bei schwangerschaftsinduzierter Hypertonie und sie geben einen Einblick in den gegenwärtigen Stand der Diskussion von pathogenetischen Konzepten.   H. L.

Schwangerschaftsinduzierte Hypertonie: Maternale und fetale Hämodynamik

K. T. M. Schneider

Frauenklinik rechts der Isar der Technischen Universität München

Pregnancy Induced Hypertension: Maternal and Fetal Hemodynamics

Summary. With hypervolemia, hemoconcentration, high vascular resistance and hypertension the SIH offers opposite changes as the physiological pregnancy. The absence of a decrease in hematocrit and MAP is as yet not used as early screening possibility. Doppler flow measurements allow a detection of a fetal brain sparing effect which seems to be a typical answer to placental insufficiency. According to the till published results the hypervolemic hemodilution is of advantage for the mother and the fetus. With Doppler flow measurements we have a new method to verify therapeutic conceptions for the SIH.

Zusammenfassung. Mit Hypovolämie, Hämokonzentration, hohem Gefäßwiderstand und Hochdruck bietet die SIH das konträre Bild zur physiologischen Schwangerschaft. Das Ausbleiben einer Hk-Absenkung bzw. des MAD-Abfalls sind u. U. noch nicht ausreichend genutzte Screeningmöglichkeiten. Ein neues Screeningverfahren bietet die dopplersonographische Erkennung eines fetalen brain sparing Effektes, der jedoch auch bei Plazentainsuffizienz anderer Genese gefunden werden kann. Die hypervolämische Hämodilution scheint für Mutter und Kind Vorteile zu bringen. Mit der Dopplersonographie steht uns eine neue Methode zur nichtinvasiven Überprüfung von Therapiekonzepten zur Verfügung.

Einleitung

Die Kenntnis der physiologischen Schwangerschaftsveränderungen erleichtert das Verständnis der Pathophysiologie bei der schwangerschaftsinduzierten Hypertonie (SIH) und der Interaktion zwischen maternofetalem Kreislauf. Weiter sollen neuere diagnostische und therapeutische Ansätze besprochen werden, bei denen Veränderungen der Hämodynamik eine zentrale Rolle spielen.

Archives of Gynecology and Obstetrics Vol. 245, No. 1-4, 1989
Verhandlungen der Deutschen Gesellschaft für Gynäkologie und Geburtshilfe,
47. Versammlung, München 6.-10. September 1988
© Springer-Verlag Berlin Heidelberg

Physiologische Veränderungen in der Schwangerschaft

Bei der *Mutter* kommt es in der Schwangerschaft zu einer Erhöhung des Blutvolumens um etwa 30% infolge einer Vermehrung des Plasmas um ca. 35%, während die zellulären Bestandteile nur um 25% zunehmen. Die Folge ist eine physiologische Hämodilution mit Absenkung des Hämatokrits (Hk) auf Werte um 35%. Die Zunahme des Blutvolumens führt zu einem höheren Schlagvolumen und mit einer Steigerung der Herzfrequenz zu einer Erhöhung des Herzzeitvolumens (HZV) um 30%. Durch das Hinzukommen der fetoplazentaren Einheit (Gefäßquerschnittsverbreiterung) und der Gefäßweitstellung (Gestagen- bzw. Prostazyklin-Effekt) sinkt der periphere Gefäßwiderstand (PVR). Dies führt zu einem Abfall des mittleren arteriellen Druckes (MAD) [2]. Diese Widerstandserniedrigung konnten wir durch eine Abnahme des dopplersonographisch gemessenen Resistance-Index in den Arteriae arcuatae bis zur 22. SSW an 291 normotensiven Patienten bestätigen.

Betrachten wir die *fetale Seite,* nimmt die uterine Durchblutung in der Schwangerschaft entsprechend dem exponentiellen Wachstum des Feten rasch zu. Sie verändert sich proportional zum MAD und umgekehrt proportional zum PVR. Da letzterer, wie in der physiologisch verlaufenden Schwangerschaft deutlich, der MAD aber nur geringfügig abnimmt, steigt die uterine Durchblutung erheblich an [4].

Zusammenfassend haben wir in der physiologisch verlaufenden Schwangerschaft eine „high-output-low resistance & pressure" Situation, verursacht durch die Plasmazunahme und den durch die Querschnittsverbreiterung und Hämodilution erniedrigten Widerstand.

Pathophysiologie bei der SIH

Als zentrale *maternale hämodynamische Charakteristik* gilt eine generalisierte Organminderperfusion und eine Gefäßwiderstandserhöhung. Morphologische Untersuchungen zeigen, daß die Spiralarterien durch insuffiziente Trophoblastinvasion ihren Muskelmantel behalten und dadurch eng bleiben. Im Gegensatz zur physiologisch verlaufenden Schwangerschaft liegt bei der SIH eine Verminderung des Plasmavolumens vor [3]. Bei unveränderter Erythrozytenzahl führt dies zu einer Hämokonzentration. Der Abfall des peripheren Widerstands als Mitvoraussetzung für eine zunehmende Uterusperfusion unterbleibt. Stattdessen kommt es zu einer vermehrten Empfindlichkeit des Gefäßsystems auf pressorische Substanzen, wodurch konsekutiv auch der Blutdruck ansteigt. Erst zu diesem Zeitpunkt wird die Erkrankung mit konventionellen Überwachungsmethoden faßbar. Untersuchungen mit einem Swan-Ganz-Katheter bei der *unbehandelten* Präeklampsie weisen auf einen doppelt so hohen Gefäßwiderstand, ein vermindertes HZV und einen erniedrigten pulmonalen Kapillardruck hin [10].

Für den Feten liegen bis jetzt nur wenige Befunde vor: die Widerstandsregelung der Plazenta liegt in den präplazentaren Gefäßabschnitten. 80–90% der uterinen Gesamtdurchblutung gehen durch Plazenta. Wie tierexperimentelle Untersuchungen belegen, scheint es eine kritische Grenze für die O_2-Aufnahme des Uterus und damit für die fetale Versorgung zu geben: bei einer uterinen Durchblutung >100 ml/min bleibt die O_2-Aufnahme des Uterus annähernd konstant, darunter fällt sie jedoch proportional ab. Es kommt zu Bradykardien der fetalen Herzfrequenz, wenn die uterine Durchblutung um 30–50% reduziert wird [5, 7]. Eine Hämokonzentration beim Feten selbst scheint ebenfalls die Durchblutung ungünstig zu beeinflußen. Jouppila [6] fand bei chronisch gestressten Feten einen ansteigenden Hk in der Umbilicalvene bei gleichzeitiger Abnahme der dopplersonographisch gemessenen Durchblutung der Vena umbilicalis.

Gegenüber der physiologischen Schwangerschaft bietet die *SIH eine Umkehrung der Verhältnisse* (Abb. 1): das gesunkene HZV verringert das plazentare Angebot, ein hoher MAD ist Ausdruck des gesteigerten Gefäßwiderstandes. Bei gleichzeitig schlechteren Fließeigenschaften durch die Hämokonzentration nimmt die uterine Perfusion ab.

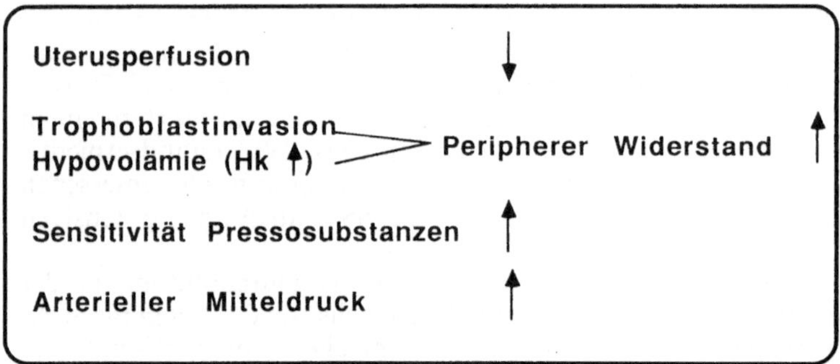

Abb. 1. Gesicherte hämodynamische Veränderungen bei der schwangerschaftsinduzierten Hypertonie (SIH)

Diagnostische Möglichkeiten

Die meisten Teste, die zum Screening auf EPH-Gestose Verwendung finden, basieren auf dem Erkennen der veränderten hämodynamischen Parameter auf der maternalen Seite wie z. B. der Roll-over-test. Die dopplersonographische Messung des Gefäßwiderstandes in den mütterlichen Spiralarterien gibt den frühesten Hinweis auf eine später sich entwickelnde SIH [1]. Aus den bisherigen Arbeiten ist die globale Trefferrate unabhängig vom untersuchten Blutgefäß mit 30–52% relativ niedrig. Es finden sich jedoch Hinweise, daß mit dieser Methode im Mittel 7 Tage früher als z. B. mit CTG oder Ultraschall schwere mit Mangelentwicklung einhergehende Verlaufsformen erkannt werden können [9]. Was leistet die Methode im eigenen Patientengut? Die RI-Werte von 31 Schwangeren mit

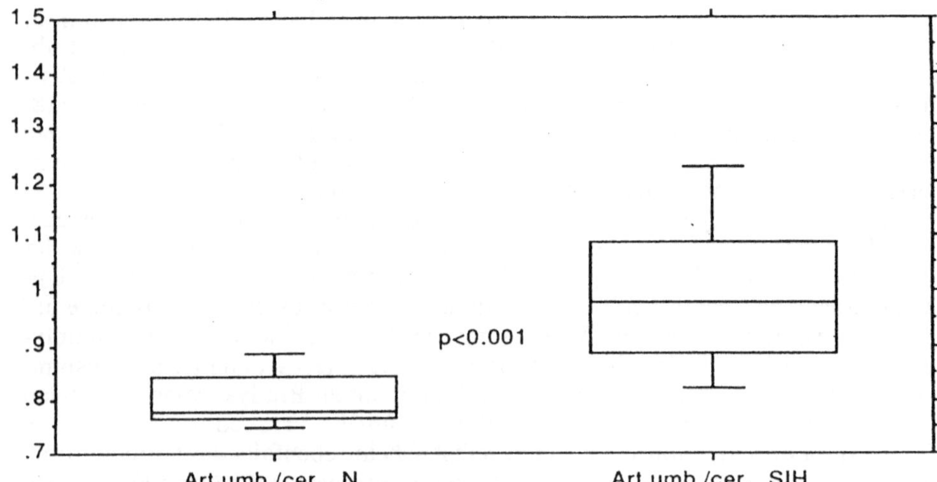

Abb. 2. Ratio Resistance-Index Art. umbilicalis/Art. cerebri media bei SIH (n = 31 und normotensiven Schwangeren (n = 291)

SIH wurden mit 291 normotensiven Schwangeren verglichen (Abb. 2). In den box plots sind die 50., 25. und 75. sowie durch die T-Balken, die 10. und 90. Perzentile dargestellt. Die Ratio Umbilical-/Cerebralarterie demonstriert den Unterschied zum Normkollektiv am eindrücklichsten. Sie zeigt, daß der Fet bei plazentarer Minderperfusion eine Blutumverteilung zugunsten des Gehirns aufweist.

Therapiekonzepte

Es soll hier nur auf neuere, dopplersonographische Untersuchungen eingegangen werden: Rasmussen [8] publizierte als erster eine Normalisierung von flow und Gefäßwiderstand nach einer kombinierten Therapie mit Plasmaexpansion und Antihypertensiva. Eine *simultane* Untersuchung von mütterlichen und fetalen hämodynamischen Parametern zeigte nach Plasmaexpansion mit 500 ml Dextran einen signifikanten Anstieg des Schlagvolumens und beim Feten einen Anstieg der aortalen Blutflußgeschwindigkeit um jeweils >20%. Umgekehrt war nach Gabe von NaCl keine signifikante Veränderung feststellbar. Wir führten im letzten Jahr bei 11 Frauen mit *unbehandelter* SIH eine hypervolämische Hämodilution mit im Mittel 125 ml 20% Humanalbumin durch. Der MAD vor Hämodilution betrug 110 mm Hg. Er sank bis zum 2. Tag ab und stieg am 3. Tag wieder leicht an. Einen Tag nach Hämodilution war der Hk um ca. 10% abgefallen, die Ratio RI Umbilical/Cerebralarterie zeigte im Mittel eine Verminderung des vorhandenen brain sparing Effektes. Obwohl wir nur bei 5 dieser 11 Patienten diese Ratio konsequent vor- und nach Hämodilution erheben konnten ist interessant, daß zwischen mütterlichen Hk-Abfall und Aufhebung des brain sparing Effektes eine lineare Beziehung zu bestehen scheint (Abb. 3).

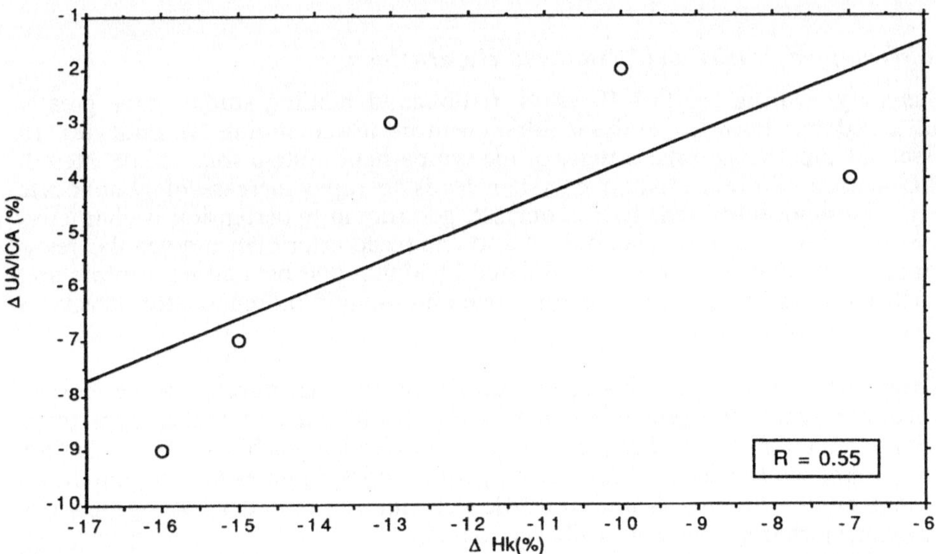

Abb. 3. Delta-Hämatokrit und Delta-Resistanceindex UA/ICA nach hypervolämischer Hämodilution (n = 5)

Zusammenfassung

Mit Hypovolämie, Hämokonzentration, hohem Gefäßwiderstand und Hochdruck bietet die SIH das konträre Bild zur physiologischen Schwangerschaft. Die

bisher genutzten hämodynamischen Veränderungen wie Blutdruckerhöhung genügen streng genommen nicht den Anforderungen an eine echte Screeningmethode, da sie bereits klinisch *vorhandene* Symptome erfassen. Das Ausbleiben
einer Hk-Absenkung bzw. des MAD-Abfalls im 1. Trimenon sind sicher noch
nicht ausreichend genutzte Screeningmöglichkeiten. Eine relativ sensitive Möglichkeit Hinweise für eine sich später entwickelnde SIH zu erhalten, liegt nach
unseren dopplersonographischen Untersuchungen in der Erkennung eines fetalen
brain sparing Effektes. Dieser ist hierfür jedoch nicht pathognomonisch sondern
kann auch bei einer Plazentainsuffizienz anderer Genese gefunden werden. Immer mehr Befunde sprechen dafür, daß die Hämodilution für Mutter und Kind
einen Benefit bedeutet. Mit der Dopplersonographie steht uns für die nicht-
invasive Überprüfung derartiger Therapiekonzepte eine neue Methode zur Verfügung.

Mit freundlicher Unterstützung der Sander-Stiftung

Literatur

1–10 beim Verfasser

Adrenozeptoren und Schwangerschaftshypertonie

M. Middeke

Medizinische Poliklinik der Universität München

Adrenoceptor Density and Gestational Hypertension

Summary. During the last 10 years, radioligand binding studies have greatly
advanced our knowledge about adrenoceptors in circulating lymphocytes. In
essential hypertension the activity of the sympathetic system seems to be altered.
Stimulation of the sympathetic system leads to rapid increase of lymphocyte
beta-2-adrenoceptor density. In contrast, gestational hypertension is characterized by a decrease in cardiac output and enhanced arteriolar and venolar resistance. Peripheral resistance is modulated by alpha- and beta adrenoceptors and
further studies are needed to characterize and quantify adrenoceptor density in
gestational hypertension.

Zusammenfassung. Der Schwangerschaftshochdruck ist durch eine gesteigerte
vaskuläre Reaktivität gekennzeichnet. In Parallelität zur essentiellen Hypertonie
könnte man annehmen, daß hier ebenfalls ein Anstieg der beta-2-Adrenozeptor
Dichte eine Rolle spielen könnte. Der Lymphozyt ist ein gutes Modell, um dieses
System zu untersuchen. Dadurch würde sich eine Lücke in der Pathogenese der
Schwangerschaftshypertonie schließen lassen.

Aus prognostischen und differentialtherapeutischen Gründen ist es wichtig zwischen den Formen der eigentlichen Schwängerschaftshypertonie im Rahmen einer Präeklampsie bzw. Eklampsie einerseits und der chronischen, schwanger-
schaftsunspezifischen Hypertonie zu unterscheiden. Die chronische Hypertonie
ist in der Regel eine sich in die Schwangerschaft forsetzende essentielle oder
primäre Hypertonie.

Archives of Gynecology and Obstetrics Vol. 245, No. 1-4, 1989
Verhandlungen der Deutschen Gesellschaft für Gynäkologie und Geburtshilfe,
47. Versammlung, München 6.-10. September 1988
© Springer-Verlag Berlin Heidelberg

Nur selten sind eine vorbestehende sekundäre Hypertonie (Nierenerkrankungen, Nierenarterienstenose, Hyperaldosteronismus, Aortenisthmusstenose, Phäochromocytom) Ursache der chronischen Hypertonie. Die chronische Hypertonie ohne Proteinurie hat eine bessere Prognose als die schwangerschaftsspezifische Hypertonie mit Proteinurie.

Die chronische (essentielle) Hypertonie unterscheidet sich wesentlich in ihrer Hämodynamik von der schwangerschaftsspezifischen Hypertonie und ist wahrscheinlich auf einen erhöhten Sympathikotonus zurückzuführen; hingegen spielen bei der schwangerschaftsspezifischen Hypertonie Regulationsstörungen des Prostaglandinstoffwechsels und anderer neurohumoraler Systeme eine wesentliche Rolle (siehe Beiträge Wallenburg, Heilmann, von Hugo und Niesert).

Untersuchungen zur Rolle der Katecholamine, der Katecholaminrezeptoren (Adrenozeptoren) und ihrer Interaktion bei der chronischen Hypertonie liegen bisher nicht vor. Daher muß zunächst auf die bekannten Phänomene bei der essentiellen Hypertonie zurückgegriffen werden. Die Übereinstimmung in der Hämodynamik, insbesondere in der zirkadianen Blutdruckregulation, legt nahe, daß bei der chronischen Hypertonie in der Schwangerschaft die gleichen Mechanismen zugrunde liegen, wie bei der essentiellen Hypertonie.

Differentialdiagnose

Die Anamnese kann sehr wichtige Aufschlüsse über die Form der Hypertonie liefern. Eine vorbestehende essentielle Hypertonie ist meistens schon bekannt; eine positive Familienanamnese (hypertone Eltern?) spricht sehr für eine essentielle Hypertonie. Andererseits kommt aber auch eine Präeklampsie bzw. Eklampsie familiär gehäuft vor. Vorbestehende sekundäre Hypertonieformen (mit oder ohne Proteinurie) sind ebenfalls meistens bereits bekannt. Selten entwickelt sich jedoch eine Glomerulonephritis oder eine andere Nierenerkrankung

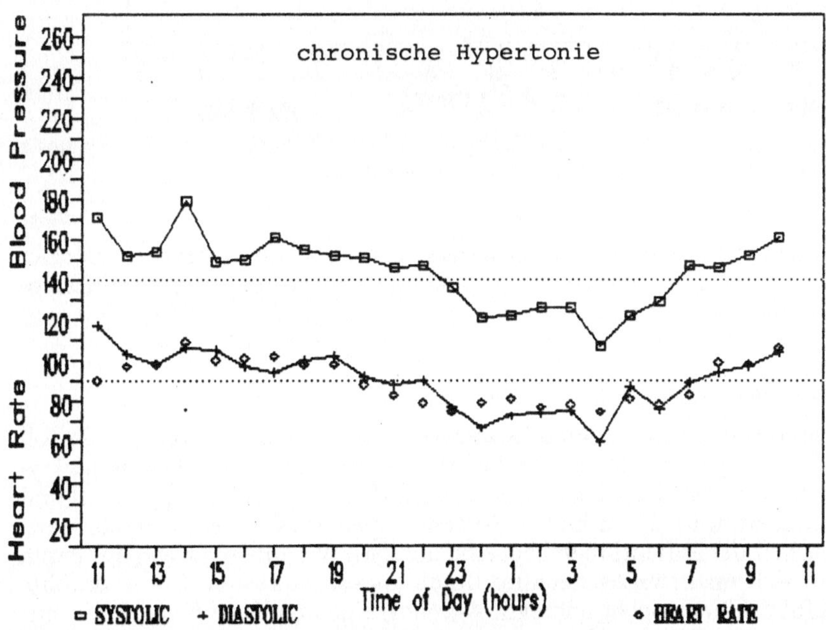

Abb. 1. Tagesverlauf von Blutdruck und Herzfrequenz bei einem Patienten mit chronischer Hypertonie. Es tritt ein Blutdruckabfall zwischen 24.00 Uhr und 6.00 Uhr auf

mit Hypertonie erst in der Schwangerschaft. Die indirekte ambulante Blutdruck-Langzeitmessung ist zwar inzwischen technisch sehr weit fortgeschritten und einfach durchführbar, jedoch wegen des apparativen Aufwandes nur an wenigen Zentren möglich. Das mit der Langzeitmessung ermittelte 24-Stunden-Profil kann sehr gut zwischen der chronischen Hypertonie und der schwangerschafts-spezifischen Hypertonie, bzw. sekundären Hypertonieformen differenzieren: während bei der chronischen Hypertonie der gleiche Tag-Nacht-Rhythmus be-steht wie bei der essentiellen Hypertonie (Abb. 1), kommt es bei der schwanger-schaftsspezifischen Hypertonie und bei den sekundären Hypertonieformen zu keinem nächtlichen Blutdruckabfall [1–3]. Hier kann der Blutdruck in der Nacht sogar höher sein als am Tag (Abb. 2). Daher ist es wichtig, den Blutdruck mor-gens, abends und evtl. auch in der Nacht zu messen.

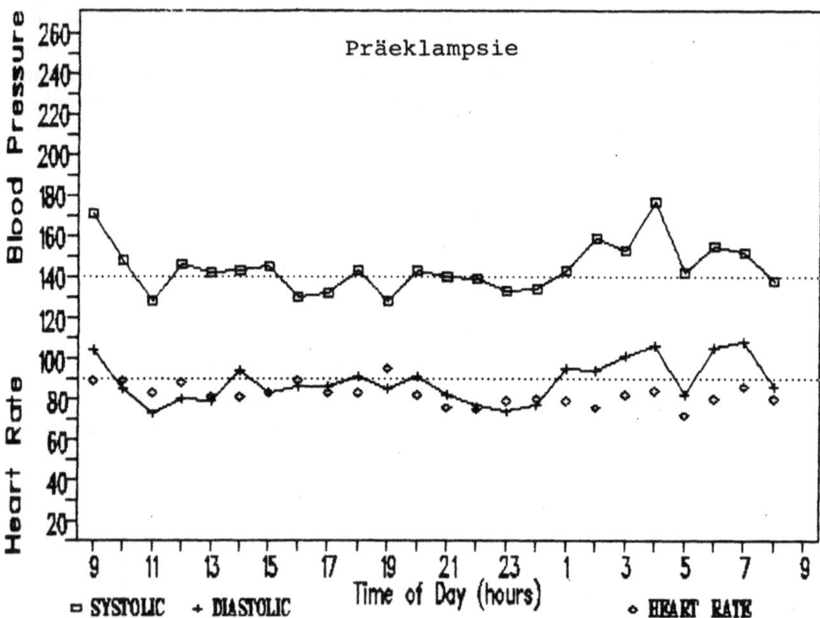

Abb. 2. Tagesverlauf von Blutdruck und Herzfrequenz bei einer Patientin mit Präeklampsie. Zwischen 24.00 Uhr und 6.00 Uhr treten Blutdruckspitzen auf

Eine Proteinurie spricht für eine schwangerschaftsspezifische Hypertonie. Der Angiotensintest und die Dopplersonographie sind weitere Verfahren zur differen-tialdiagnostischen Beurteilung.

Pathomechanismus

Auf den Pathomechanismus der schwangerschaftsspezifischen Hypertonie soll hier nicht eingegangen werden (siehe die anderen Beiträge). Die chronische Hy-pertonie ist die häufigste Form der Hypertonie während der Schwangerschaft und entspringt wiederum in einem hohen Prozentsatz einer essentiellen Hypertonie. Bei der Mehrheit der Patientinnen liegt eine familiäre Veranlagung vor, auf deren Hintergrund sich im Erwachsenenalter durch andere Faktoren (Streß, erhöhte Kochsalzzufuhr, Übergewicht und evtl. Alkohol) eine manifeste Hypertonie ent-wickelt. Dem sympathischen Nervensystem wird eine überragende Rolle bei der Entstehung und Aufrechterhaltung der Hypertonie zugeschrieben.

246

Adrenozeptoren

Katecholamine als Vermittler sympathiko-adrenerger Reize, aktivieren spezifische Adrenozeptoren (alpha- und beta-Rezeptoren), die die Wirkung auf zellulärer Ebene hervorrufen, z. B. eine Vasokonstriktion der glatten Gefäßmuskulatur, die zum Blutdruckanstieg führt. Die Messung der Katecholamine im Plasma ergab jedoch keine signifikanten Ergebnisse bei der essentiellen Hypertonie [4]. Die Gefäßreagibilität auf Katecholamine ist allerdings bei Patientinnen mit essentieller Hypertonie signifikant gesteigert im Vergleich zu normotensiven Kontrollen [5]. Es lag nahe anzunehmen, daß eine erhöhte Anzahl von Adrenozeptoren für diese gesteigerte Gefäßreagibilität verantwortlich sei. Tatsächlich konnte bei Patienten und Patientinnen mit essentieller Hypertonie eine höhere Anzahl von β-Adrenozeptoren an peripheren Lymphozyten nachgewiesen werden [6–8]. Dagegen sind die Befunde bezüglich der Anzahl thrombozytärer alpha-Adrenozeptoren bei der essentiellen Hypertonie widersprüchlich [9, 10]. Unter der Annahme, daß die lymphozytären β-Adrenozeptoren andere Rezeptoren in innervierten Organen repräsentieren (z. B. präsynaptische β-Adrenozeptoren) kann man von einer gesteigerten adrenergen Sensitivität ausgehen, die bei der essentiellen Hypertonie für die Blutdruckerhöhung verantwortlich ist. Zwar liegen ähnliche Untersuchungen bei der chronischen Hypertonie in der Schwangerschaft nicht vor, aber aufgrund der beschriebenen hämodynamischen Ähnlichkeiten ist eine adrenerge Sensitivitätssteigerung auch hier anzunehmen. Das gute Ansprechen der chronischen Hypertonie auf eine Betablockade würde dieses Konzept unterstützen.

Literatur

1. Redman CWG, Beilin LJ, Bonnar J, Qunsted MK (1976) Variability of blood pressure in normal and abnormal pregnancy. In: Lindheimer MD, Katz Al, Zuspan FD (eds) Hypertension in pregnancy. Wiley, New York, pp 53–60
2. Dame WR, Bachour G, Böttcher HD, Beller FK (1977) Direkte kontinuierliche Blutdruckmessung bei normalen und präeklamptischen Schwangeren. Geburtsh Frauenheilk 37:708
3. Middeke M, Beck B, Mika E, Holzgreve H (1988) Zirkadianes Blutdruckprofil bei sekundärer Hypertonie. Wissenschaftl. Tagung Deutscher Hochdruckliga, Berlin November 1988: Clin. and Exp. Hypertension (1989)
4. Goldstein DS (1981) Plasma norepinephrine in essential hypertension A study of the studies. Hypertension 3:48
5. Goldenberg Z, Pines KL, Baldwin EDF, Greene DG, Roh CE (1948) The hemodynamic response of man to norepinephrine and epinephrine and its relation to the problem of hypertension. Am J Med 5:792
6. Middeke M, Remien J, Block LH, Kirzinger S, Landrock A, Holzgreve H (1983) Beta$_2$-Adrenoceptor density on membranes and on intact mono nuclear cells in essential hypertension. Res Exp Med 183:227–232
7. Brodde OE, Prywarra A, Anlauf M, Daul A, Bock KD (1983) Increased number of β_2-adrenoceptors in circulating lymphocytes of patients with essential hypertension. J Hypertens 1 (suppl 2):263–266
8. Middeke M, Remien J, Holzgreve H (1984) The influence of sex, age, blood pressure and physical stress on β_2-adrenoceptor density of mononuclear cells. J Hypertens 2:261–264
9. Jones CR, Elliot HL, Deighton N, Howie CA, Reid JL (1985) Alpha-adrenoceptor number and function in platelets from treated and untreated patients with essential hypertension and age and sex matched controls. J Hypertens 3 (suppl 3):153
10. Brodde OE, Daul AE, O'Hara N, Khalifa AM (1985) Properties of alpha- and beta-adrenoceptors in circulating blood cells of patients with essential hypertension. J Cardiovasc Pharmacol 7 (suppl 6):162

Mikrozirkulation und Schwangerschaftshochdruck

L. Heilmann

Zentrum für Frauenheilkunde, Essen

Microcirculation in Gestational Hypertension

Summary. The hypervolaemic and vasodilated circulation in normal pregnancy results in a high flow- low blood viscosity situation. In contrast, patients with gestational hypertension may have a contracted plasma volume. Hypovolaemia is reflected in a higher haematrocrit than normal. In the cases of a hypovolaemic state, hemoconcentration is associated with a low cardiac output. In fetal distress and proteinuric hypertension the rheological data has a high predictive value for perinatal complications.

Zusammenfassung. Die Mikrozirkulationsstörungen beim proteinurischen Schwangerschaftshochdruck umfassen die periphere Vasokonstriktion – einschließlich der ausbleibenden Vasodilatation der plazentaren Gefäße – sowie die Störung rheologischer Faktoren des Blutes. Die rheologischen Eigenschaften können als Hyperviskositätssyndrom beschrieben werden. Die gestörte Blutrheologie bewirkt die Freisetzung einer Reihe von Mediatoren des Arachnoidonsäurestoffwechsels, wobei den Leukozyten eine besondere Bedeutung zukommt.

Der proteinurische Schwangerschaftshochdruck ist durch die gleichzeitige Erhöhung des venolären und arteriolären Widerstandes gekennzeichnet. Dadurch kommt es zu einer Verminderung des Herz-Zeit-Volumens. Bei der essentiellen Hypertonie dagegen spielen Störungen des venolären Rückstromes eher eine untergeordnete Rolle. Der venoläre Widerstand wird im Gegensatz zum arteriolären Widerstand überwiegend von rheologischen Faktoren und weniger von vasomotorischen beeinflußt. Damit steht im Mittelpunkt des pathophysiologischen Geschehens des proteinurischen Schwangerschaftshochdruckes die verschiedenen Folgen einer generalisierten Mikrozirkulationsstörung (Tabelle 1).

Tabelle 1. Determinanten einer Mikrozirkulationsstörung

1. Störungen des vaskulären Tonus
2. Störungen des Erythrozytenflusses durch Hyperviscosität
3. Veränderungen der Erythrozytenverformbarkeit
4. Okklusion kleiner Gefäße durch rigide Leukozyten oder Leukozytenaggregate
5. Störungen des Lymphtransportes

I. Venöser Widerstand und Hämorheologie

Der venöse Widerstand, der in der Mikrozirkulation als venolärer Widerstand imponiert, wird durch den venösen Gefäßtonus und die Viskosität des Blutes beeinflußt. Tierexperimentelle Untersuchungen von Guyton und Richardson (1961) haben gezeigt, daß eine Polyzythämie zu einer Reduktion des venösen Rückstromes zum Herzen um 40% führt. Andererseits führt eine venöse Dilatation bei Anämien oder leichter Hypoxie zu einem 50%igen Anstieg des venösen Rückstromes (Guyton 1973).

Die proteinurische Hypertonie in der Schwangerschaft kann diese Regulationsmechanismen folgendermaßen beeinflussen (Tabelle 2).

Archives of Gynecology and Obstetrics Vol. 245, No. 1-4, 1989
Verhandlungen der Deutschen Gesellschaft für Gynäkologie und Geburtshilfe,
47. Versammlung, München 6.-10. September 1988

Tabelle 2. Hämorheologische Störfaktoren für den venösen Widerstand

1. Lokale venöse Konstriktion oder Kompression der Vena cava
2. Einschränkung der Funktion der Plazenta als arterio-venöse Fistel
3. Pathologische Fließeigenschaften des Blutes

II. Fließeigenschaften des Blutes beim proteinurischen Schwangerschaftshochdruck

Die Fließbedingungen beim proteinurischen Schwangerschaftshochdruck mit den niedrigen Schubspannungen poststenotisch (Plazenta) bzw. peripher können zu einer erheblichen Erhöhung des Gefäßwiderstandes führen. Dadurch überwiegen in der peripheren Zirkulation von Niere, Leber, Gehirn und Skelettmuskulatur die Transfergradienten aufgrund des erhöhten Filtrationsdruckes, wodurch sich über lokale Bluteindickungen die Fließeigenschaften im Sinne eines Circulus vitiosus ungünstig beeinflussen. Eine ausreichende Fluidität des Blutes ist weiterhin Voraussetzung für den Transport und Austausch von erythrozytenständigen und hämoglobingebundenen Sauerstoff an das Gewebe. Die Sauerstoff-Transportkapazität hängt von der Perfusion und der Sauerstoffsättigung des Blutes ab, die wiederum hauptsächlich eine Funktion des Hämoglobinspiegels ist. Damit errechnet sich die Sauerstofftransportkapazität aus dem Produkt von Herz-Zeit-Volumen, Hämatokrit und Hüfner-Faktor (1.34). Es ergibt sich somit für die Klinik eine wichtige Aussage, daß die Erhöhung des Hämatokrites einen kritischen Punkt übersteigen kann, an dem die Sauerstoffkapazität nicht weiter ansteigt. Die Ursache ist die Tatsache, daß die Fluidität des Blutes mit ansteigenden Hämoglobin überproportional abfällt, was die Perfusion einschränkt und den Sauerstofftransport limitiert.

III. Fließeigenschaften des Blutes und die Beziehung zur Klinik des Schwangerschaftshochdruckes

Während die Rolle des Hämatokrites bei der Präeklampsie sowohl für die Schwere der Erkrankung bei der Mutter, als auch für das fetale Risiko lange bekannt ist, sind erst in den letzten 10 Jahren Überlegungen zur Interaktion der verschiedenen Blutbestandteile mit dem Plasma, dem Herz-Zeit-Volumen und mit der klinischen Situation angestellt worden.

Nach Garn (1981) und Murphy (1987) ist bekannt, daß jede Steigerung des Hämatokrites über 38% mit einer signifikanten Zunahme von Schwangerschaftskomplikationen und der perinatalen Mortalität verbunden ist. Auch bei den klinisch manifesten Formen kann man den Einfluß eines erhöhten Hämatokrites in Relation zum fetalen Schicksal sehen. Sagen (1984) fand bei den schweren Präeklampsien in 82% eine Hämokonzentration und errechnete einen hohen Voraussagewert des erhöhten Hämoglobinwertes (Sensivitität: 0,82, Spezifität: 0,93) für eine fetale Pathologie. Berücksichtigt man das Plasmavolumen, so war nach Goodlin (1983) schon bei 81% der Frauen mit einem Hämatokrit über 41% eine Verminderung des Plasmavolumens unter 2 SD des Mittelwertes zu verzeichnen. Das unterstreicht die Bedeutung der physiologischen Hämodilution für das fetale Wohlergehen.

In einer eigenen Studie an 52 proteinurischen Hypertonien und 39 chronischen Hypertonien konnten wir die Bedeutung der Hämorheologie und Hämodynamik wie folgt darstellen (Tabelle 3).

Untersucht man die maternalen Parameter bei den intrauterin und postnatal verstorbenen Kindern (Tabelle 4) in unserem Krankengut, so sieht man, daß Hämokonzentration und niedriges Herz-Zeit-Volumen nur bei den proteinurischen Hypertonien ausgeprägt ist, während bei den chronischen Hypertonien andere Faktoren für die fast gleiche hohe perinatale Mortalität (12,8% vs 17,3% bei der Präeklampsie) verantwortlich sind.

Tabelle 3. Hämodynamische und Hämorheologische Parameter

Parameter	A (N = 52)	B (N = 39)	C (N = 40)
Herz-Zeit-Volumen (l/min)	3,11± 1,52	3,77± 1,6	6,56±0,8
Gefäßwiderstand	3,62± 1,41	2,99± 1,4	1,05±0,1
Hämatokrit (%)	38,20± 4,80	37,20± 4,7	35,20±3,4
Leukozyten (/nl)	12,70± 4,50	10,51± 3,0	9,10±1,6
Erythrozytenaggr. (−)	27,20± 6,10	26,80± 7,0	20,32±4,9
Plasmaviskosität (cst)	1,29± 0,11	1,35± 0,1	1,31±0,04
Erythr. Flow (μl/s)	7,23± 4,51	8,28± 3,8	10,71±1,8
Fibronectin (mg%)	53,62±16,3	44,10±10,9	28,53±1,8

A = Präeklampsie, B = chronische Hypertonie, C = Normale Schwangerschaft

Tabelle 4. Maternale Faktoren im Zusammenhang mit der perinatalen Mortalität

Parameter	Präeklampsie	Chron. Hypertonie
Gewicht (g)	1085	1168
	(500−2260)	(510−3200)
Herz-Zeit-Volumen (l/min)	3,0 ± 1,2	3,2 ±1,1
MAD (mm/Hg)	127 ±13	122 ±5,0
Hämatokrit (%)	41,1 ± 5	33,2 ±8
Plasmaviskosität (cst)	1,32± 0,1	1,37±0,1
Proteinurie (‰)	0,1−8,0‰	2 × negativ
		3 × positiv
		(1,5−5,0‰)
Perinatale Mortalität	9 (17,3%)	5 (12,8%)

Schwangerschaftshypertonie und ihre Bedeutung für die Blutgerinnung

R. von Hugo, K. T. M. Schneider, W. Loos, R. Hilsenbeck-Celik

Frauenklinik und Poliklinik rechts der Isar der Technischen Universität München

Coagulation and Pregnancy Induced Hypertension

Summary. Pregnancy induced hypertension is not associated with coagulation changes in the sense of hypercoagulability or chronic disseminated intravascular coagulation. Doppler flow measurements show an increased restistance index in the Arteria umbilicalis in 50% of our patients.

Zusammenfassung. Patientinnen (n = 10) mit schwangerschaftsinduzierter Hypertonie (SIH) zeigen keine Veränderungen des Gerinnungssystems, die einer Hyper-

Archives of Gynecology and Obstetrics Vol. 245, No. 1-4, 1989
Verhandlungen der Deutschen Gesellschaft für Gynäkologie und Geburtshilfe, 47. Versammlung, München 6.-10. September 1988

koagulabilität oder einer chronisch verlaufender DIC zuzuordnen wären. Der fehlende Anstieg des Plasmafibronektionspiegels spricht für weitgehend integre Verhältnisse an den Endothelien.

Der doppler-sonographisch nachweisbare Anstieg des Widerstands in der Arteria umbilicalis ist nur bei der Hälfte der Patientinnen nachweisbar.

Die Untersuchung von Gerinnungsveränderungen bei der schwangerschaftsinduzierten Hypertonie (SIH) muß sich an Beobachtungen orientieren, die bei der Präeklampsie erhoben wurden.

Die Ursache der Gestose ist nach wie vor unklar, die Behandlung demzufolge symptomatisch und sie beherrscht das Krankheitsbild in schweren Fällen nur durch die Beendigung der Schwangerschaft. Eine mehr oder minder stark ausgeprägte Gerinnungsstörung begleitet die Erkrankung in schweren Fällen. Es konnten sogar intravaskuläre Fibrinniederschläge in Glomerulumkapillaren von Patientinnen, die nach Eklampsie verstorben waren, nachgewiesen werden. Die Mehrzahl der Gerinnungsveränderungen bei der Präeklampsie wurde einer chronisch verlaufenden intravaskulären Gerinnung zugeordnet.

Inzwischen ist es möglich, Abbauprodukte aus quervernetzten Fibringerinnseln, die typischerweise dimere Gammaketten und damit das terminale Abbauprodukt der Quervernetzungsregion des Fibrins enthalten, zu messen. Die Analyse von weit über 30 Fällen von Verbrauchskoagulopathien in der Geburtshilfe zeigte jedoch, daß nur in 10% ein solches Syndrom bei der Präeklampsie festgestellt werden konnte. Zu dieser Beobachtung paßt auch, daß es in prospektiven Studien nicht gelang, durch die Anwendung von Heparin den klinischen Verlauf der Präeklampsie günstig zu beeinflussen.

Während früher schwere Erkrankungsfälle als Eklampsien klinisch in Erscheinung traten, wird in neuerer Zeit zunehmend neben den Zeichen der Präeklampsie eine Symptomentrias aus Hämolyse, erhöhten Leberenzymen und einer Thrombozytopenie beobachtet und unter dem Syndrom des HELLP-Syndroms subsumiert.

Im Vordergrund der klinischen Symptomatik stehen dabei Schmerzen, die vom Epigastrium ausgehen und bei jeder zweiten Patientin von Übelkeit und Erbrechen begleitet sind. Die häufigste Laborveränderung ist eine Thrombozytopenie, die zum klinischen Schweregrad korreliert. Als Ausdruck der Hämolyse finden sich in den meisten Fällen Fragmentozyten, außerdem wird eine Erhöhung des Bilirubin und der Lactat-Dehydrogenase beobachtet. 7 Patientinnen wiesen eine Hämoglobinämie und Hämoglobinurie auf.

Die Gerinnungsanalyse bei diesen kritisch-kranken Patientinnen zeigte bei der partiellen Thromboplastinzeit und Thrombinzeit nur in 10% verlängerte Werte. Jede zweite Erkrankte hatte einen verminderten Antithrombin-III-Spiegel. Der Fibrinogenwert war bei 90% der Patientinnen im Normbereich, was ein schwerwiegendes Argument gegen das Bestehen einer Verbrauchskoagulopathie darstellt. Fibrinabbauprodukte wurden bei 7 von 10 untersuchten Patientinnen über erhöhte D-Dimerspiegel nachgewiesen; die Werte waren jedoch nicht so hoch, wie wir sie in ausgeprägten Fällen von Verbrauchskoagulopathien in Zusammenhang mit der vorzeitigen Lösung der Plazenta oder der Fruchtwasserembolie beobachten.

Geht man davon aus, daß das Ansteigen von Fibrinabbauprodukten der empfindlichste Indikator für intravasale Fibrinfreisetzung ist, so zeigen sich bei der schwangerschaftsinduzierten Hypertonie nur bei etwa 30% der Fälle pathologische Werte. Auch die Fibrinogenspiegel waren im Falle der von uns untersuchten Patientinnen im Normbereich. Eine vergleichbare Verteilung wurde auch für die Antithrombin-III-Bestimmung festgestellt. Für die Fibrinogenabbauprodukte zeigt sich eine geringgradige Erhöhung der Meßwerte bei SIH im Vergleich zu unkomplizierten Schwangerschaften.

Es ist das Verdienst der Arbeitsgruppe um E. Mammen aus Detroit, auf erhöhte Fibronektinspiegel bei der Präeklampsie hingewiesen zu haben. Während im Falle der Verbrauchskoagulopathie eher niedrigere Fibronektinspiegel beobachtet werden, interpretiert man die erhöhten Konzentrationen bei der Präeklampsie als Folge endothelialer Gefäßschäden. Es gelang inzwischen auch, Fibronektin histochemisch in Plazenten bei Präeklampsie-Patientinnen nachzuweisen.

Für den Fall der schwangerschaftsinduzierten Hypertonie ist es jedoch nicht möglich, bei mehr als 30% der Patientinnen erhöhte Fibronektinspiegel festzustellen. Eine analoge Untersuchung bei Patientinnen mit wachstumsretardierten Feten zeigt hingegen mehr als 50% erhöhte Fibronektionwerte. Flußmessungen mit gepulstem Ultraschalldopplerverfahren zeigen für die Arteria cerebri media des Fetus keine Widerstandsverminderung. Hingegen scheinen die Widerstandswerte in der Arteria umbilicalis bei 50% der Feten in Terminnähe bei der SIH erhöht zu sein.

Zusammenfassend zeigt sich also, daß die schwangerschaftsinduzierte Hypertonie keine Blutgerinnungsveränderungen im Sinne einer Hyperkoagulabilität und keine erhöhte Fibronektinfreisetzung auslöst. Ob eine Verminderung der 2,3 Dinor-6-Keto PGF 1a Abbauprodukte des Prostazyklins im Harn als empfindlicher Indikator der hypertensiven Regulationsstörung entscheidend ist, wie es Fitzgerald und Mitarbeiter beschrieben haben, muß erst in weiteren Studien reproduziert werden.

Humorale Faktoren bei Patientinnen mit Schwangerschaftshypertonie

St. Niesert

Medizinische Hochschule Hannover

Pregnancy Induced Hypertension

Summary. The etiology of pregnancy induced hypertension is unknown. The publications are reviewed concerning atrial natriuretic peptide, leukotienes, angiotensin-converting-enzyme and digoxin-like-antibody in hypertensive pregnant women.

Die Ätiologie der Schwangerschaftshypertonie ist bisher ungeklärt. In dem Übersichtsreferat werden einige mögliche kausale Faktoren der Schwangerschaftshypertonie, nämlich das atrial-natriuretische Peptid, Leukotriene, Angiotensin-Converting Enzym und Digoxin-like Antibody, dargestellt. Unter den humoralen Faktoren werden endokrine und immunologische Substanzen verstanden. In diesem Referat sollen das atrial-natriuretische Peptid (ANP), Leukotriene, Angiotensin-Converting-Enzym und Digoxin-like-Antibody erwähnt und die neuesten Ergebnisse im Hinblick auf die Pathophysiologie der Schwangerschaftshypertonie dargestellt werden.

Das atrial-natriuretische Peptid (ANP) bewirkt eine starke Natriurese und spielt daher bei der Volumenhomöostase eine Rolle. Methodische Probleme

Archives of Gynecology and Obstetrics Vol. 245, No. 1-4, 1989
Verhandlungen der Deutschen Gesellschaft für Gynäkologie und Geburtshilfe, 47. Versammlung, München 6.-10. September 1988

erschweren die Beurteilung der Ergebnisse der verschiedenen Arbeitsgruppen und führen daher auch zu unterschiedlichen Aussagen, inwiefern die ANP-Konzentration sich in der Schwangerschaft ändert. Für normotensive Schwangere geben mehrere Autoren einen Anstieg des ANP an. Bei Patientinnen mit einer Schwangerschaftshypertonie ist das Plasmavolumen erniedrigt, es wären also erniedrigte ANP-Konzentrationen zu erwarten. Dagegen sind bisher von mehreren Arbeitsgruppen u. a. von Otsuki et al. [5] und Miyamato et al. [2] erhöhte ANP-Konzentrationen bei hypertensiven Schwangeren festgestellt worden. Weitere Untersuchungen über den genauen Mechanismus der ANP-Freisetzung sind notwendig, um diesen Widerspruch zu klären. In eigenen Untersuchungen haben wir die Interaktion des Renin-Angiotensin-Aldosteron-Systems (RAAS) und des ANP bei schwangeren Patientinnen untersucht. Bei zwölf gesunden Frauen wurde in der 28.–32. Schwangerschaftswoche ein Angiotensin-Belastungstest (ABT) durchgeführt. Während des ABT wurde ein diastolischer Blutdruckanstieg von 20 mm Hg durch die A II-Infusion erzielt. Unter diesen Bedingungen kam es zu einem signifikanten Anstieg der ANP-Spiegel [3]. Diese Untersuchungen zeigten erstmals, daß beim Menschen ein durch Angiotensin II-bedingter diastolischer Blutdruckanstieg mit einem signifikanten Anstieg der ANP-Konzentration im peripheren Plasma einhergeht. Ein Zusammenhang zwischen dem RAAS und der ANP-Sekretion wäre in Anbetracht der gegensätzlichen physiologischen Wirkungen (Gefäßkontraktion – Gefäßdilatation) denkbar.

Leukotriene sind neben den Prostaglandinen die wichtigsten Arachidonsäure-Metaboliten, bekannt sind die Leukotriene B 4, C 4 und D 4. Die Leukotriene C 4 und D 4 führen neben einer Erhöhung der Gefäßpermeabilität auch zu einer Vasokonstriktion. Untersuchungen bei normotensiven und hypertensiven Schwangeren sind bisher nicht durchgeführt worden. Neben den direkten physiologischen Eigenschaften gibt es auch Interaktionen zwischen Leukotrienen und Prostaglandinen. Ein instabiles Zwischenprodukt der Leukotrien-Synthese, nämlich 12-HPETE kann die Prostazyklin-Synthese hemmen. Bekanntlich ist die Prostazyklin-Konzentration bei Patientinnen mit Schwangerschaftshypertonie erniedrigt. Ogburn et al. [4] zeigten, daß bei präeklamptischen Patientinnen 12-HPETE erhöht ist. Es erscheint sinnvoll, weitere Untersuchungen über den Leukotrien-Stoffwechsel bei Patientinnen mit Schwangerschaftshypertonie durchzuführen.

In der normalen Schwangerschaft ist eine erhöhte Aktivität des Renin-Angiotensin-Aldosteron-Systems nach Ansicht der meisten Arbeitsgruppen anzunehmen. Die Konversion des Angiotensin I zu Angiotensin II wird durch das Angiotensin-Converting-Enzym (ACE) bewirkt, das in der Lunge und auch in der Plazenta lokalisiert ist. Bei normotensiven Schwangeren haben die bisherigen Untersuchungen sowohl erhöhte, als auch erniedrigte ACE-Konzentrationen ergeben, bei hypertensiven Schwangeren zeigten u. a. Lee et al. [1] erhöhte Werte für dieses Enzym. Eine Reihe von Fragen sind in diesem Zusammenhang ungeklärt, z. B. wie können bei hypertensiven Schwangeren mit erniedrigten Konzentrationen für Renin, Angiotensin I und Angiotensin II erhöhte ACE-Spiegel vorliegen. Weitere Untersuchungen sollten daher auch die Plazentamorphologie mit einer eventuell veränderten ACE-Synthese und dementsprechend erniedrigten ACE-Konzentration berücksichtigen.

Von den zahlreichen immunologischen Faktoren möchte ich hier nur Digoxin-Like-Antibody (DLA) erwähnen, der eine Natriurese bewirken kann. Zwar liegen Berichte über eine Erhöhung des DLA bei hypertensiven Schwangeren vor, eine kürzlich veröffentlichte Studie von Phelps et al. [6] konnte allerdings keine Veränderung der DLA-Konzentrationen bei hypertensiven Schwangeren nachweisen. Methodische Probleme erschweren die Interpretation der Ergebnisse verschiedener Arbeitsgruppen erheblich, so daß eine endgültige Aussage über die Bedeutung des DLA bei Schwangerschaftshypertension verfrüht erscheint.

Weitere Untersuchungen sind notwendig, vor allem im Hinblick auf die Bedeutung des atrial-natriuretischen Peptids und die Leukotriene, um die Widersprüche der dargestellten Ergebnisse verschiedener Studien zu klären.

Literatur

1. Lee MI, Bottoms SF, Sokol RJ, Todd HM (1987) Angiotensin converting enzyme activity in hypertensive pregnancy. J Perinat Med 15:258–262
2. Miyamoto S, Shimokowa H, Sumioki H, Tuono A, Nakano H (1988) Circadian rhythm of atrial natriuretic peptide, aldesterone, and blood pressure during the third trimester in normal and preeclamptic pregnancies. Am J Obstet Gynecol 158:393–399
3. Niesert St, Günter HH, Kaulhausen H (1987) Atrial natriuretic peptide during pregnancy. Lancet II:404–405
4. Ogburn PL, Williams PP, Johnson SB, Holman RT (1984) Serum arachidonic acid levels in normal and preeclamptic pregnancies. Am J Obstet Gynecol 148:5–9
5. Otsuki Y, Okamoto E, Iwata I, Nishino E, Mitsuda N, Mori M, Takagi T, Sugita N, Tanizawa O (1987) Changes in concentration of human atrial natriuretic peptide in normal pregnancy and toxaemia. J Endocr 114:325–328
6. Phelps SJ, Cochran EB, Gonzalez-Ruiz A, Tolley EA, Hammond KD, Sibai BM (1988) The influence of gestational age and preeclampsia on the presence and magnitude of serum endogenous digoxin-like immunoreactive substance(s). Am J Obstet Gynecol 158:34–39

Erkrankungen in der Schwangerschaft

Die Sitzung vom 9. 9. 1988 stand unter der Leitung von *H. Jung,* Aachen und *H. P. G. Schneider,* Münster. Die vorgetragenen Beiträge beleuchten diagnostische und therapeutische Probleme der Harnstauung in der Schwangerschaft, bringen eine Übersicht über die Beobachtung von 13 Schwangerschaften nach Nierentransplantation (*H. Günter, U. Frei, St. Niesert*), orientieren über eine prospektive Studie über die Schilddrüsenfunktion *post partum,* neue enzymchemische und funktionelle Veränderungen bei Varicosis in graviditate und schließlich über den Verlauf von Toxoplasmainfektionen bei 44 infizierten Schwangeren (*E. E. Petersen* und Mitarbeiter). H. L

Klinik der komplizierten schwangerschaftsbedingten Harnstauung

N. Widmann [1], R. Tschada [2], A Hettenbach [1], G. Mickisch [2]

[1] Frauenklinik, [2] Urologische Klinik im Klinikum Mannheim, Universität Heidelberg

Bei etwa 8% aller Schwangeren liegt eine höhergradige und oft beidseitig ausgeprägte Harnstauung vor, die als pathologisch zu werten ist. Komplikationen entstehen vor allem durch die Begünstigung aufsteigender Infektionen [3]. Bei manifester Pyelonephritis gravidarum wird über eine erhöhte Inzidenz an Früh- und Mangelgeburten berichtet [2]. Ziel unserer Untersuchungen war deshalb, im Rahmen einer klinischen Studie bei ausgeprägter schwangerschaftsbedingter Harnstauung causale Zusammenhänge mit der erhöhten Frühgeburtlichkeit aufzuzeigen.

Wir haben hierzu zunächst Daten aus einer Gruppe von 103 Schwangeren mit ausgeprägter Harnstauung (Gruppe I) denjenigen aus einer nach Zufallskriterien ermittelten Kontrollgruppe von 111 Schwangeren (Gruppe IV) gegenübergestellt. Bei 33 Patientinnen mit ausgeprägter schwangerschaftsbedingter Harnstauung und vorzeitigen Wehen erfolgten sonografische Mehrfachuntersuchungen und urinbakteriologische Kontrollen vor und während der Tokolyse (Gruppe II). Schließlich wurde bei 26 Schwangeren mit Harnstauung vor und unter Tokolyse das stündlich ausgeschiedene Harnvolumen und die Reninplasmakonzentration bestimmt (Gruppe III).

Nur etwa die Hälfte der 103 Patientinnen aus Gruppe I bot ein typisches klinisches Beschwerdebild. Bei 45 dieser Schwangeren bestand eine tokolysepflichtige vorzeitige Wehentätigkeit. Von 33 Schwangeren mit ausgeprägter Harnstauung, die vor Beginn der Tokolyse infektfrei waren (Gruppe II), entwikkelten 11 Frauen meist zwischen dem dritten und sechsten Behandlungstag eine floride Pyelonephritis. Abgesehen von den Fällen mit hochgradiger Stauung fand sich in beiden Kollektiven kein unmittelbarer Zusammenhang zwischen Ausprägungsgrad der Stauung und der Inzidenz an vorzeitigen Wehen und Pyelonephritis. Innerhalb einer nach Zufallskriterien ermittelten Kontrollguppe von 111 Schwangeren (Gruppe IV) lag die Rate an vorzeitiger Wehentätigkeit bei lediglich 6,3% und die Inzidenz an Pyelonephritis gravidarum bei 4,5% der Fälle (p < 0,001).

Archives of Gynecology and Obstetrics Vol. 245, No. 1-4, 1989
Verhandlungen der Deutschen Gesellschaft für Gynäkologie und Geburtshilfe,
47. Versammlung, München 6.-10. September 1988
© Springer-Verlag Berlin Heidelberg

Die ausgeprägte schwangerschaftsbedingte Harnstauung ist somit häufig mit vorzeitigen Wehen assoziiert (44%). Unter der Tokolyse kommt es initial wegen Flüssigkeitsrestriktion, tokolyticainduzierter Harntransportstörung, Flüssigkeitsverschiebung, und exzessivem Anstieg der Reninplasmakonzentration zu einem erheblich verminderten Harnvolumen bei gleichzeitiger Zunahme der Harnstauung. Unter solch ungünstigen Verhältnissen wundert es nicht, daß 33% der Patientinnen mit ausgeprägter Harnstauung (Gruppe II) eine ascendierende Infektion während der Tokolyse bekamen. Die Infektion ihrerseits kann vorzeitige Wehen begünstigen und unterhalten. So ist die spontane Kontraktilität des Myometriums im Organbad bei 39 °C höher als bei normaler Körpertemperatur [1].

Zusammenfassend bieten Patientinnen mit ausgeprägter schwangerschaftsbedingter Harnstauung oft eine uncharakteristische Klinik. Vorzeitige Wehen sind die häufigste assoziierte Komplikation. Die tokolytische Behandlung begünstigt aufsteigende Harnwegsinfektionen, die ihrerseits die Wehenbereitschaft des Myometriums steigern. Die Kenntnis und Beachtung dieser Zusammenhänge scheint bei der Betreuung und Behandlung von Schwangeren mit ausgeprägter Harnstauung zur Senkung der Frühgeburtlichkeit von entscheidender klinischer Bedeutung.

Literatur

1. Bauer PK, Wiest W, Hiltmann WD, Hettenbach A (1987) Untersuchungen zur Bedeutung der Körpertemperatur auf das Kontraktionsverhalten des graviden Myometriums. Arch Gynecol obstet 242:7381
2. Muth H (1971) Über den Einfluß der Pyelonephritis gravidarum auf die Entwicklung der Frucht. Zentralb Gynäkol 32:1089
3. Tischendorf D, Riesner H (1987) Sonografische Untersuchungen zum Zusammenhang Cystopyelitis gravidarum und Nierenbeckenstauung. Geburtsh Frauenheilk 47:280

Die komplizierte Harnstauung in der Schwangerschaft: Grundlagen, Therapiekonzept, Ergebnisse

D. Rasel[1], A. Hettenbach[1], R. Tschada[2], D. Potempa[2]

[1] Frauenklinik, [2] Urologische Klinik im Klinikum Mannheim, Universität Heidelberg

Die schwangerschaftsbedingte Harnstauung ist im allgemeinen ein physiologisches und nicht behandlungsbedürftiges Phänomen. Komplikationen entstehen in erster Linie durch die Begünstigung von aufsteigenden Infektionen und vorzeitigen Wehen. Zur Therapie steht derzeit neben symptomatischer Schmerzbehandlung, physikalischen Maßnahmen und Antibiose nur die invasive interne oder externe Harnableitung zur Verfügung [1]. Ziel unserer Untersuchungen war deshalb, ein causales, nicht invasives Therapiekonzept abzuleiten. Wir haben hierzu den Gehalt an β_1 und β_2-Rezeptoren in Gewebeproben menschlicher Nieren (nach Tumornephrektomie) bestimmt. Bei 26 Schwangeren mit komplizierter Harnstauung und 11 etwa gleichaltrigen Patientinnen mit Steinerkrankung erfolgten direkte Messungen der kontraktilen Aktivität am oberen Harntrakt vor und nach Bolusinjektion von 10 mg Metoprolol. Schließlich erhielten 36 Schwangere mit komplizierter Harnstauung Metoprolol 3 × 50 mg per os als Langzeitmedikation.

Archives of Gynecology and Obstetrics Vol. 245, No. 1-4, 1989
Verhandlungen der Deutschen Gesellschaft für Gynäkologie und Geburtshilfe, 47. Versammlung, München 6.-10. September 1988
© Springer-Verlag Berlin Heidelberg

In den Gewebeproben aus unterschiedlichen Arealen der menschlichen Niere, insbesondere aus dem Gebiet der Endkelche fanden wir konstant ein Verhältnis $\beta_1 : \beta_2$-Rezeptoren von 70% zu 30%. Das Ergebnis weist darauf hin, daß am oberen Harntrakt vermehrt β_1-Rezeptoren vorkommen, so daß der Einsatz einer selektiv β_1-wirksamen Substanz sinnvoll erscheint. Unter Bolusinjektion von 10 mg Metoprolol war nur bei Schwangeren mit komplizierter Harnstauung eine signifikante Steigerung vor allem der Kontraktionsfrequenz im Nierenbecken nachweisbar. Ein Kollektiv aus etwa gleichaltrigen Patientinnen mit Steinerkrankungen zeigte bei Injektion der gleichen Dosis keine meßtechnisch objektivierbaren Effekten. Der Grund für diese unterschiedliche Wirkung scheint in qualitativen und quantitativen Veränderungen des Betarezeptorensystems während der Schwangerschaft zu liegen.

Indikation zur Langzeitbehandlung mit Metoprolol waren allein oder in Kombination die Symptome Flankenschmerz, beidseitige Stauung, vorzeitige Wehen und Pyelonephritis. Die Behandlung wurde im Einzelfall zwischen der 19. und 34. Schwangerschaftswoche begonnen und bis 14 Tage vor dem errechneten Temin beibehalten. Nach einer Behandlungsdauer von 2–4 Wochen war bei 25 der 36 Patientinnen ein Rückgang der Harnstauung und in den übrigen Fällen eine unveränderte Ausprägung objektivierbar. Eine stetige Zunahme bis zum Termin, wie sie normalerweise beobachtet wird [2], war bei keiner der mit Metoprolol behandelten Patientinnen nachweisbar. Vorzeitige Wehen und Pyelonephritis traten ebenfalls signifikant seltener in Erscheinung.

Zusammenfassend bietet Metoprolol somit neben symptomatischer Schmerzbehandlung, antibiogrammgerechter Infekttherapie und der invasiven Harnableitung eine nebenwirkungsarme Alternative zur Therapie der komplizierten Harnstauung in der Schwangerschaft. Die Wirkung beruht auf einer gesteigerten Ansprechrate des β-Rezeptorensystems während der Schwangerschaft und auf einem hohen Anteil an β_1-Rezeptoren am oberen Harntrakt. Gleichzeitig werden häufige Begleitkomplikationen und hier vor allem vorzeitige Wehen signifikant reduziert.

Literatur

1. Heinz A, Hallwachs O (1983) Stauungsniere in der Gravidität – Erfahrungen mit der inneren Harnleiterschienung. Therapiewoche 33:3317
2. Lentsch P, Schretzenmaier M, Dierkopf W, Hesse U, Schüßler B (1987) Die Dilatation der oberen Harnwege in der Schwangerschaft – Inzidenz, Schweregrad und Verlaufsbeobachtungen. Urologe [A] 26:122

Stellenwert der Hydratationssonografie in der Verlaufsprognose der schwangerschaftsbedingten Harnstauung

R. Tschada[1], A. Hettenbach[2], G. Mickisch[1], D. Rasel[2]

[1] Urologische Klinik, [2] Frauenklinik im Klinikum Mannheim, Universität Heidelberg

Komplikationen bei schwangerschaftsbedingter Harnstauung entstehen vor allem durch die Begünstigung aufsteigender Infektionen und Auslösung von vorzeitigen Wehen. Zur Therapie werden derzeit invasive (z. B. Pigtailkatheter) oder nicht invasive (β-I-Blockade) Konzepte propagiert [2, 3]. Die Indikation zur Behandlung konnte bisher wegen des Fehlens prognostisch verläßlicher Parameter grundsätzlich erst nach dem Auftreten von entsprechenden Komplikationen gestellt werden. Wir haben deshalb untersucht, inwieweit die Belastungssonografie Informationen über den weiteren Verlauf einer schwangerschaftsbedingten Harnstauung liefert.

Das Kollektiv bestand aus 16 Patientinnen mit schwangerschaftsbedingter Harnstauung unterschiedlicher Ausprägung (Grad I–III, in Anlehnung an die Emmett-Klassifikation). Die Untersuchung wurde jeweils zwischen der 19. und 32. Schwangerschaftswoche durchgeführt. Alle Patientinnen waren zu diesem Zeitpunkt infektfrei und ohne subjektive Beschwerden. Im Anschluß erfolgten sonografische Mehrfachuntersuchungen und Urinkontrollen in 14-tägigem Abstand bis zur Entbindung. Bei 3 der 16 Schwangeren erfolgte eine orale Flüssigkeitsbelastung (0,51/15 Minuten), in den übrigen Fällen wurde Laevulose mit Ringerlösung im Wechsel (0,51/15 Minuten) parenteral infundiert. 10 Patientinnen erhielten nach einer Infusionsmenge von 1 Liter zusätzlich 250 ml einer 20-prozentigen Mannit-Lösung. Eine mindestens zweistündige Flüssigkeitskarenz vor Beginn der Untersuchung war in allen Fällen obligat. Vor, unter und nach der Flüssigkeitsbelastung wurden jeweils in 15-minütigem Abstand die Kelch- und Nierenbeckendurchmesser beider Nieren sowie die maximale Schnittfläche der Hohlsysteme sonografisch aufgezeichnet [1]. Außerdem wurden ebenfalls alle 15 Minuten die von der Patientin spontan gelassenen Harnportionen registriert. Aus der Zunahme der Stauung bei maximaler Diurese und der entsprechenden Urinportion wurde für jede einzelne Patientin ein Quotient errechnet und mit dem weiteren Verlauf der Harnstauung bis zur Niederkunft in Beziehung gesetzt.

Während bei 10 Schwangeren lediglich eine geringe Steigerung und bei 3 Patientinnen sogar eine Abnahme der Dilatation der Nierenhohlsysteme unter der Belastung erfolgte, boten 3 Patientinnen bereits in der Anfangsphase der Flüssigkeitsbelastung eine erhebliche Zunahme der Stauung. 2 dieser Schwangeren und eine der übrigen Patientinnen klagten während der Untersuchung über Flankenschmerzen. Im weiteren Verlauf der Schwangerschaft traten hier im Gegensatz zu den übrigen Patientinnen mehrfach Komplikationen (Pyelonephritis, vorzeitige Wehen) auf. Außerdem wurde in der Verlaufskontrolle eine überdurchschnittliche Zunahme der Harnstauung beobachtet. Mit der Einschränkung, daß bisher nur ein kleines Kollektiv untersucht wurde, ist somit die diureseabhängige Zunahme einer schwangerschaftsbedingten Harnstauung ein geeigneter Parameter zur Abschätzung ev. auftretender Komplikationen, so daß frühzeitig präventive Maßnahmen eingeleitet werden können. Unter Flüssigkeitsbelastung induzierbare Flankenschmerzen sind ebenfalls als prognostisch ungünstiges Zeichen zu werten.

Literatur

1. Bauer HW (1986) Das Lasixsonogramm zur funktionellen Abklärung der Ureterabgangsenge. Helv chir Acta 53:217–219
2. Heinz A, Hallwachs O (1983) Stauungsniere in der Gravidität – Erfahrungen mit der inneren Harnleiterschienung. Therapiewoche 33:3317
3. Tschada R, Hettenbach A, Wiest W, Potempa J (1986) Die protektive Wirkung von Metoprolol bei der komplizierten Harnstauung in der Schwangerschaft. 38. Verhandlungsb Dt Ges Urol, S 451–453

Schwangerschaften und Geburten nach Nierentransplantation. Beobachtungen an 13 Patientinnen

H. Günter, U. Frei, St. Niesert

Frauenklinik der Medizinischen Hochschule Hannover

Schwangerschaften nach Nierentransplantation sind mit einem sehr hohen Risiko verbunden. Abstoßungsreaktionen, Einschränkung der Leber- und Nierenfunktion, Schwangerschaftshypertonus, Infektionen, erhöhte Sectiorate sowie Frühgeburtlichkeit, Retardierung und neonatale Infektionen treten als Komplikation häufiger auf. Insbesondere über die Anwendung des neuen Immunsuppressivums Cyclosporin-A (Cy-A) in der Gravidität liegen bisher nur wenige Kasuistiken vor.

In den Jahren 1976 bis 1988 wurden 13 nierentransplantierte Frauen an unserer Klinik entbunden. Die Immunsuppression war in 6 Fällen (Gruppe A) mit Azathioprin (125 mg/die) plus Cortison (7,5–15 mg Prednison/die) und in weiteren 7 Fällen (Gruppe B) mit Cy-A (2,6–6,6 mg/kg Körpergewicht) plus Cortison (5–10 mg Prednison/die) durchgeführt worden.

Eine signifikante Reduktion der Nierenfunktion im Verlauf und nach der Schwangerschaft zeigte sich bei drei der mit Cy-A behandelten Patientinnen. In beiden Gruppen waren fünf Patientinnen präexistent hyperton; eine nennenswerte Dosissteigerung der Antihypertensiva war nicht notwendig. Vier Patientinnen der Gruppe A und sechs Patientinnen der Gruppe B hatten rezidivierende Harnwegsinfekte. Akute Zytomegalie- oder Herpes-simplex-Virusinfektionen wurden nicht beobachtet. In der Azathioprin-Gruppe traten jeweils zwei cholostatische Hepatosen und zwei diabetische Stoffwechsellagen auf.

Die Entbindungen erfolgten in Gruppe A zwischen der 28. und 42. SSW (5 Frühgeburten), In Gruppe B zwischen der 35. und 40. SSW (2 Frühgeburten). Neben insgesamt 5 Sectiones und 3 vaginal-operativen Geburten, kam es zu 5 Spontanentbindungen. In der Azathioprin-Gruppe kam es zu einer ungeklärten Totgeburt in der 30. SSW. Das Kind war zeitentsprechend entwickelt, die Mutter hatte eine ausgeprägte cholostatische Hepatose. Auch 2 schwere Atemnotsyndrome waren zu beobachten. Hiervon konnte ein Kind (Entbindung in der 36. Woche) erfolgreich behandelt werden, während das Kind einer Sectioentbindung bei vorzeitiger Plazentalösung in der 28. SSW einen Tag post partum verstarb. Zwei Kinder der Cyclosporin-Gruppe waren nach dem Perzentilendiagramm von Hohenauer hypotroph, ein Kind der Azathioprin-Gruppe hypertroph; alle übrigen Kinder lagen zwischen der zehner und neunziger Perzentile. Schwere Mißbildungen waren nicht zu beobachten. Die Cy-A-Konzentration im Nabelvenenblut betrug 60–85% der jeweiligen Konzentration im mütterlichen Blut.

Zusammenfassend können wir feststellen, daß signifikante Reduktionen der Nierenfunktion lediglich in der Cyclosporin-Gruppe auftraten, Cholostasen (möglicherweise durch Azathioprin bedingt) und diabetische Stoffwechsellagen (möglicherweise durch die höhere Cortisondosis bedingt) jedoch nur in der Azathioprin-Gruppe zu beobachten waren. Die Kinder Cyclosporin-behandelter Mütter scheinen häufiger durch eine Wachstumsretardierung, die Kinder Azathioprin-behandelter Mütter häufiger durch Frühgeburtlichkeit gefährdet zu sein. Jedoch sind weitere Untersuchungen an größeren Kollektiven notwendig, um diese vorläufigen Beobachtungen zu bestätigen.

Archives of Gynecology and Obstetrics Vol. 245, No. 1-4, 1989
Verhandlungen der Deutschen Gesellschaft für Gynäkologie und Geburtshilfe,
47. Versammlung, München 6.-10. September 1988
© Springer-Verlag Berlin Heidelberg

Postpartale Schilddrüsen-Dysfunktion bei gesunden Patientinnen

St. Niesert, C. Jakobi, K. Behrens, A. von zur Mühlen

Frauenklinik und Klinische Endokrinologie, Medizinische Hochschule Hannover

Postpartum Thyroid Dysfunction in Healthy Women

Summary. Elevated thyroid antibodies (AB) have been described in clinically healthy women indicating a postpartum thyroid dysfunction. We evaluated the incidence of the postpartum thyroid dysfunction in Hannover, FRG. 121 women were examined 1–5 days pp and 2–4 months later; 76 were restudied 5–7 months pp. Every time T3, T4, TSH, TBG, microsomal AB and thyroglobulin AB were determined. Six patients showed increased TAB and 10 increased MAB titers. Severe clinical symptoms were not complained. In some patients these elevated titers turned to normal subsequently. Further studies must evaluate the prognosis of this disease.

Zusammenfassung. Erhöhte Schilddrüsen-Antikörper (AK) werden bei gesunden Wöchnerinnen als Zeichen einer Schilddrüsen-Dysfunktion beobachtet. Es wurde die Inzidenz erhöhter AK-Titer in der Frauenklinik der MHH ermittelt. 121 Frauen wurden 1–5 Tage post partum (pp) und 2–4 Monate pp, 76 Frauen 5–7 Monate pp untersucht. Es wurden T3, T4, TSH, TBG, mikrosomal AK und Thyreoglobulin-AK bestimmt. 10 Patientinnen hatten erhöhte MAK und sechs erhöhte TAK-Titer. Bei gesunden Frauen normalisierten sich die Werte später. Weitere Untersuchungen müssen die Prognose der postpartalen Schilddrüsen-Dysfunktion zeigen.

In den letzten Jahren berichteten verschiedene Autoren, daß bis zu 12% gesunder Patientinnen post partal eine Schilddrüsen-Dysfunktion entwickeln. Der klinische Verlauf dieser Schilddrüsen-Dysfunktion umfaßt als erstes Stadium zwischen dem 1. und 3. Monat post partum (pp) eine schmerzlose Thyreoiditis. Danach tritt eine Thyreotoxikose mit niedrigem Jod-uptake auf. Etwa drei bis sechs Monate nach der Entbindung folgt ein Stadium der Hypothyreose, die etwa drei bis fünf Monate andauert. Die Hypothyreose kann nach drei bis fünf Monaten in einen euthyreoten Zustand übergehen oder als permanente Hypothyreose bestehen bleiben. Bei drei bis fünf Prozent der Patientinnen soll eine permanente Hypothyreose auftreten. Die Erkrankung kann unterschiedlich verlaufen, bei einigen Patientinnen werden nur einzelne Stadien beobachtet, oder es fehlen klinische Symptome einer Schilddrüsenerkrankung. In vielen Fällen ist das einzige Zeichen einer postpartalen Schilddrüsen-Dysfunktion das Auftreten pathologischer Schilddrüsen-Antikörper-Titer. Die Angaben der Inzidenz differieren in der Literatur erheblich, dies ist wahrscheinlich durch unterschiedliche Definition und Untersuchungszeitpunkte bedingt.

Material und Methodik

Es sollte im Rahmen einer prospektiven Studie an der Frauenklinik der Medizinischen Hochschule Hannover die postpartale Schilddrüsenfunktion untersucht werden. In den Jahren 1987 und 1988 wurden 121 gesunde Patientinnen nach der Entbindung in diese Studie aufgenommen. Das Alter der Patientinnen lag zwi-

Archives of Gynecology and Obstetrics Vol. 245, No. 1-4, 1989
Verhandlungen der Deutschen Gesellschaft für Gynäkologie und Geburtshilfe,
47. Versammlung, München 6.-10. September 1988

schen 17 und 43 Jahren, 68 Frauen waren Primigravida und 53 Multigravida. Die erste Untersuchung wurde am 1. bis 6. Tag post partum, eine zweite Untersuchung zwei bis vier Monate und die dritte Untersuchung fünf bis sieben Monate später durchgeführt. Zu jedem Zeitpunkt erfolgte eine klinische Untersuchung und genaue Anamnese. Ferner wurden als Laborparameter Trijodthyronin (T3), Thyroxin (T4), TSH, thyroxinbindendes Globulin, mikrosomale Antikörper (MAK) und Thyreoglobulin-Antikörper (TAK) bestimmt.

Diskussion

In der Literatur berichteten Amino et al. (1982) aus Japan über eine Inzidenz von 5,5% Schilddrüsen-Dysfunktion drei Monate pp, erhöhte Antikörper-Titer wurden bei 12,2% der Frauen gefunden. Jansson et al. (1984) aus Schweden zeigte bei 6,5% der Frauen eine Hyper- bzw. Hypothyreose (2. und 5. Monat p.p.), Antikörper-Titer-Erhöhungen waren bei 9,6% nachweisbar. Auch Fung et al. (1988) aus England beobachtete bei 12,9% der Frauen eine postpartale Schilddrüsen-Dysfunktion und teilweise erhöhte Antikörper-Titer. In unserem eigenen Kollektiv fanden sich bei der Untersuchung 2 bis 4 Monate pp in 7,4% erhöhter Schilddrüsenantikörper, nach 5–7 Monaten post partum lag der Wert bei 3,9%. Es zeigten sich also auch in dieser Untersuchung bei klinisch unauffälligen und gesunden Patientinnen pathologische Schilddrüsenantikörper-Titer, allerdings nicht in der Häufigkeit, wie sie von anderen Autoren berichtet wird. Insbesondere wurde keine klinisch symptomatische Hyper- oder Hypothyreose beobachtet. Inwieweit die Frauen zu späterem Zeitpunkt eine permanente Schilddrüsenstörung entwickeln, bleibt weiteren Untersuchungen vorbehalten.

Ergebnisse

Bisher sind 121 Patientinnen zweimal und 76 Patientinnen dreimal untersucht worden. Bei der ersten Untersuchung war bei zwei Frauen MAK und TAK erhöht. Die zweite Untersuchung zeigte bei sechs bzw. drei Patientinnen eine Erhöhung von MAK und TAK (4,9 bzw. 2,5%); bei der dritten Untersuchung waren die Antikörper-Titer bei zwei bzw. einer Patientin (2,6 bzw. 1,3%) erhöht. Die Schilddrüsenhormone T3 und T4 zeigten bei der ersten Untersuchung keine pathologischen Werte, dagegen bei der zweiten Untersuchung bei 10,7% der Frauen und bei der dritten Untersuchung bei 6,6% pathologische Werte. Eine Erniedrigung der Hormone T3 und T4 wurden bei fünf Patientinnen (4,1%) bei der Zweituntersuchung nachgewiesen. Bei allen Frauen mit pathologischen Untersuchungsergebnisse wurde ein TRH-Test und eine Schilddrüsensonographie durchgeführt. Es ergaben sich zwei pathologische TRH-Teste bei einer Patientin mit MAK bzw. TAK-Erhöhung. Die Schilddrüsensonographie war nur bei einer Frau auffällig, die Schilddrüse zeigte eine echoarme Struktur wie bei einer leichten Thyreoiditis.

Die klinische Untersuchung ergab bei den 12 Patientinnen mit pathologischen Antikörpern keine Auffälligkeit, nur eine Frau klagte über Müdigkeit, eine Zunahme des Halsumfangs wurde ebenfalls bei einer Patientin beobachtet. Haarausfall und Schweißausbrüche bemerkten drei Patientinnen mit erhöhten Antikörper-Titern. In dem Kollektiv der Antikörper-negativen Patientinnen (109 Frauen) war eine Zunahme des Halsumfanges bei 13 Frauen nachweisbar, über starke Müdigkeit klagten vier Patientinnen. Auch im Hinblick auf die Familienanamnese, d.h. ob Schilddrüsenerkrankungen oder Autoimmunerkrankungen bei Verwandten ersten Grades gehäuft waren, unterschieden sich die beiden Kollektive nicht.

Literatur

Amino N, Mori H, Iwatani Y, Tanizawa O, Kawashima M, Tsuge I, Ibaragi K, Kumahara Y, Miyai K (1982) High prevalence of transient post partum thyrotoxicosis. N Engl J Med 306:849–852
Fung HYM, Kologlu M, Collison K, John R, Richards CJ, Hall R, McGregor AM (1988) Postpartum thyroid dysfunction in Mid Glamorgan. Br Med J 296:241–244
Jansson R, Bernander S, Karlsson A, Levin K, Nilsson G (1984) Autoimmun thyroid dysfunction in post partum period. J Clin Endocrinol Metab 58:681–687

Enzymchemische und funktionelle Veränderungen bei Varicosis in graviditate

C. Karl, G. Schieren, Ch. Sohn

Frauenklinik der Medizinischen Fakultät der RWTH Aachen

Einleitung

Die Varicosis e graviditate stellt im Hinblick auf ihre Ätiologie noch immer ein ungelöstes Problem dar. Diskutiert werden einerseits eine mechanische Obstruktion der venösen Abflußwege durch den schwangeren Uterus und andererseits ein in der Schwangerschaft veränderter Bindegewebsstoffwechsel [2–4]. Ziel der vorliegenden Untersuchungen war es, venöse Funktionskontrollen mit den Daten enzymchemischer Veränderung zu korrelieren.

Material und Methodik

Untersucht wurden insgesamt 165 schwangere Frauen zwischen der 8. und 40. Schwangerschaftswoche. Die Werte wurden verglichen mit 26 nichtschwangeren, venengesunden Frauen der gleichen Altersgruppe. Die Venenfunktion wurde mit der Licht-Reflexions-Rheographie (LRR) überprüft und dabei die venöse Auffüllzeit t_0 (sec) als aussagekräftigster Parameter bestimmt. Aus dem Kubitalvenenblut der Probandinnen wurden folgende Parameter bestimmt: Östradiol, Progesteron, Elastase, Alpha-1-Antitrypsin, Alpha-2-Makroglobulin, Kreatin-Kinase, Prokollagen-III-Peptid, β-N-Acetylglukosaminidase, Laktatdehydrogenase.

Ergebnisse

Die venöse Auffüllzeit t_0 (sec) zeigte mit zunehmendem Schwangerschaftsalter eine rückläufige Tendenz, was auch schon in früheren Untersuchungen gezeigt wurde [5, 6]. Die Verkürzung der venösen Auffüllzeit t_0 (sec) nahm mit in der Schwangerschaft steigendem Östradiol, Progesteron und β-N-Acetylglukosaminidasekonzentrationen zu. Die übrigen überprüften Parameter waren nicht signifikant verändert und zeigten keine Korrelation zur venösen Auffüllzeit t_0 (sec).

Diskussion und Schlußfolgerung

Betrachtet man die Ergebnisse in ihrer Gesamtheit, so finden sich deutlich schwangerschaftsspezifische Veränderungen der Venenfunktion, der hormonellen

Archives of Gynecology and Obstetrics Vol. 245, No. 1-4, 1989
Verhandlungen der Deutschen Gesellschaft für Gynäkologie und Geburtshilfe,
47. Versammlung, München 6.-10. September 1988

Parameter Östradiol und Progesteron sowie der β-NAG-Aktivität. Die venöse Obstruktion alleine kann daher kein ausreichender ätiologischer Faktor sein, zumal auch nach Ludwig [8] 66% der Schwangerschaftsvarizen im 1. Trimenon entstehen. Der erhöhten β-NAG-Aktivität dürfte bei der Ätiologie der Varikosis e graviditate eine entscheidende Rolle zufallen. Sie führt nach Laszt [9] zu einer Kollagendegeneration der Tunica media der Venenwand, die histologisch nachgewiesen wurde. Die enzyminduzierten morphologischen Veränderungen der Venenwand können zur venösen Funktionseinbuße beitragen. Für einen hormoninduzierten Anstieg der β-NAG-Aktivität sprechen folgende Tatsachen: 1. Wäre die β-NAG-Aktivität makrophageninduziert [10], so müßte die Elastase erhöht sein, was in der vorliegenden Untersuchung nicht der Fall war. 2. Die Plazenta konnte als Ursprungsort durch die Arbeiten von Eddlow [1] und Platt [7] ausgeschlossen werden. 3. Ausgedehnte Leberzellschädigungen, welche ebenfalls einen Anstieg der β-NAG-Aktivität bewirken, konnten durch die Bestimmung der LDH ausgeschlossen werden. Diese Hypothese der hormoninduzierten Veränderung des Bindegewebsstoffwechsels muß noch an speziellen Zellkulturpräparationen weiter untersucht werden.

Literatur

1. Eddlow, Huddleston (1971) Placental enzymes: specific activities and isoenzyme patterns during early and late gestation. Am J Obstet Gynecol 111/3:360
2. Fegan, Lambe, Henry (1967) Steroid Hormones and Varicose Veins. Lancet II:1070
3. Goodrich, Wood (1966) The effect of 17β-Estradiol on periphal venous distensibility and venous blood flow. Am J Obstet Gynecol 96/3
4. Ikard, Kent, Folse (1971) Lower limb venous dynamics in pregnant woman. Surg Gynecol Obstet 192:483
5. Karl, Wienert, Blaczek, Linden (1983) Die venöse Hämodynamik der unteren Extremitäten in Gravidität und Wochenbett. Swiss Med 5/4a:25–27
6. Karl, Liedtke, Linden (1985) Nichtinvasive Untersuchungen zur Hämodynamik der unteren Extremitäten in der Gravidität mit Hilfe der Licht-Reflexions-Rheographie. In: Klinische Forschung in der Gynäkologie und Geburtshilfe, X. Akademische Tagung der deutschsprachigen Hochschullehrer in der Gynäkologie und Geburtshilfe, Köln im Mai 1984. Thieme, Stuttgart New York
7. Laszt, Zwillenberg (1971) Die Feinstruktur der Venenwand. Angiologica 8:318
8. Ludwig (1970) Varicosis e graviditate. Gynäkologe 2:166
9. Platt D, Platt M (1968) Hyaluronidase-, β-Clukosaminidase- und β-Acetylglukosaminidaseaktivität im menschlichen Serum während der Schwangerschaft. Klin Wochenschr 46:768
10. Schrecker et al. (1979) Effect of macrophage activation by immunoadjuvants on serum levels of Lysosomal Hydrolases in Mice. Immunopharmacol 1 (2):219

Toxoplasmose-Diagnostik in der Schwangerschaft

H.J. Prömpeler, A. Vogt, E.E. Petersen

Universitäts-Frauenklinik und Institut für Immunologie der Universität Freiburg i. Brsg.

Einleitung

Die Toxoplasmose (T) ist auch heute noch eine gefürchtete Infektion in der Schwangerschaft (SS), da die Erstinfektion während einer SS zur konnatalen

(kon.) T. mit z. T. schweren kindlichen Schäden führen kann. Jährlich werden
etwa 300–600 Kinder mit einer kon. T. geboren [2]. Die besondere Problematik
liegt darin, daß einmal eine T.-Infektion ohne serologische Untersuchung wegen
des vorwiegend subklinischen Verlaufs [2] nicht erkannt werden kann, und daß
die T.-Infektion zur Persistenz über Monate und Jahre neigt [3]. Wird die Erstuntersuchung erst in der SS durchgeführt, so kann bei einem IgM-Antikörper
(AK)-Nachweis, der für eine floride Infektion spricht, oft nicht sicher entschieden
werden, seit wann die Infektion besteht.

Material und Methodik

Über den Verlauf von 44 (2%) von 2206 untersuchten Schwangeren, bei denen
während SS-Betreuung von 1985–1988 in der Univ.-Frauenklinik Freiburg
(UFKF) IgM-AK für Toxoplasmose nachgewiesen wurden und über 4 zugewiesene Fälle mit z. T. schweren T.-Schäden wird berichtet. Zur Eingrenzung der
Aktualität der T.-Infektion wurden die verschiedenen Tests wie Komplementbin-
dungsreaktion (KBR) der ind. Immunfluoreszenztest (IFT), der ind. Hämaggluti-
nationstest (IHAT), der ind. Immunfluoreszent-Test nach Abtrennung der IgM-
Fraktion (IgMnA) und in Einzelfällen ein Westernblott durchgeführt. Die
Titerhöhen der einzelnen Testmethoden, bei denen eine frische floride Infektion,
eine ältere noch floride Infektion, eine noch floride abklingende Infektion und
eine ausklingende bzw. abgeheilte Infektion angenommen wurde, sind nach [3]
festgelegt worden.

Ergebnis

Durch Verlaufskontrolle der Titerwerte wurde eine Aussage über die Dauer und
Aktualität der Infektion bei den 44 Pat. versucht (Tabelle 1). Durch die Analyse
früherer Serumproben und durch Untersuchungen in der Früh-SS (bei 20 Pat. lag
die Erstuntersuchung vor der 10. SSW) konnte bei 14 Pat. mit einer floriden bzw.
noch floriden, abklingenden T. der wahrscheinliche Infektionszeitpunkt vor der
SS an genommen werden. Insgesamt wurden 10 Pat. mit Rovamycin® bzw mit
Daraprim® u. Durenat® behandelt. 2 Pat. lehnten die im 3. Trimenon empfohlene
Therapie ab. 2 Pat. wurden auf eigenen Wunsch, obwohl die T. als abgeheilt
beurteilt wurde, behandelt. Alle 34 bisher in der UFKF geborenen Kinder sind

Tabelle 1. Floridität der Toxoplasmoseinfektion bei Patientinnen mit IgM-Toxoplasmose Antikörper in der Schwangerschaft

	Patienten	Infektion vor Schwangerschaft	Therapie	Abort (SSW)
Frische, floride Toxo-plasmose	5		4	1 (24. SSW)
Ältere noch floride Toxoplasmose	6	3	2	1 (9. SSW)
Noch floride abklingende Toxoplasmose	15	11	3	
Zustand nach Toxo-plasmose	14	14	1	
Nicht beurteilbar	4			2 (8./9. SSW)
	44	28	10	4

264

gesund. Die Analyse des Nabelschnurblutes von 10 Kindern ergab nur spezifische IgG-AK. Diesem günstigen Verlauf stehen 4 zugewiesene Pat. mit z. T. schweren kindlichen Schäden gegenüber: Zwei Fälle mit ausgeprägtem Hydrocephalus (HC) bei nicht erkannter T. in der SS.: Der eine mit intrauterinem Fruchttod in der 34. SSW der andere Fall mit Sectio caesarea wegen Mißverhältnis in der 38. SSW und zufriedener Entwicklung des Kindes. Zwei Fälle mit frischer T. in der Früh-SS und früher Therapie mit Rovamycin®: In einen Fall wird ein gesundes Kind nach nochmaliger Therapie in der 32. SSW mit Daraprim® u. Durenat® für 5 Wochen bei persistierenden hohen IgM-Titern geboren. Im anderen Fall kommt es zur schweren fet. T. mit HC und nekrotisierter Entzündung aller Organe mit histolog. Erregernachweis.

Diskussion

Die Ergebnisse zeigen, daß die T. auch heute noch ein ungelöstes Infektions-Problem in der SS ist. Genaue Zahlen liegen in der BRD nicht vor. Bei einer geschätzten Häufigkeit von 2–4% florider T.-Infektionen in der SS, die nur z. T. erkannt werden und dann häufig nicht eindeutig in behandlungsbedürftige und nichtbehandlungsbedürftige unterschieden werden können, erscheint ein allgemeines Screening auf Toxoplasmose vor der SS oder bei der 1. Untersuchung ein Ausweg aus diesem Dilemma. In Fällen mit sicher frischer florider T. sind zur Vermeidung von fetalen Schäden trotz Therapie invasive diagn. Maßnahmen wie die Analyse des Nabelschnurblutes und des Fruchtwassers während der SS zur Überwachung der therapeutischen Effektivität und Therapieentscheidung zu empfehlen [1].

Literatur

1. Daffos F, Forestier F, Capella-Pavlovsky M, Thulliez Ph, Aufrant Ch, Valenti D, Cox WL (1988) Prenatal Management of 746 Pregnancies at Risk for Congenital Toxoplasmosis. N Engl J Med 318:271–275
2. Enders G (1986) Infektionen der Mutter und des Feten. In: Klinik der Frauenheilkunde und Geburtshilfe, Bd 5: Die gestörte Schwangerschaft. Urban und Schwarzenberg, München Wien Baltimor, S 306–314
3. Petersen EE (1988) Infektion in der Gynäkologie und Geburtshilfe. Thieme, Stuttgart New York

Diabetes und Schwangerschaft

Das Kapitel wird mit zwei Beiträgen, die am 10. 9. 1988 als Fortbildungsreferate vor dem Plenum gehalten wurden, eingeleitet. *K. H. Lohe,* München, referiert die Erfahrungen von 305 in der Schwangerschaft betreuten Diabetikerinnen. *H. Mehnert* und *B. Hillebrand,* München, setzen sich mit einigen immer noch verbreiteten irrtümlichen Auffassungen auseinander („acht falsche Aussagen") und geben eindeutige Empfehlungen, die darin gipfeln, die Behandlung diabetischer Schwangerer zu zentralisieren. Die mütterliche diabetische Stoffwechsellage sollte womöglich schon vor der Konzeption und sicher während der ganzen Schwangerschaft normalisiert sein.

Die sich an die beiden Referate anschließenden Beiträge zum Thema wurden unter dem Vorsitz von *P. A. M. Weiss,* Graz, am 8. 9. 1988 vorgetragen und diskutiert. Sie besprechen im Detail besondere Risiken des Diabetes für die Schwangerschaft, die Insulintherapie, Fertilität, fetale Makrosomie, mütterliches HbA1C, Fruchtwasser, Phosphatidylglyzerol, Vorschläge für ein Screening (Fruktosamin) und schließlich perinatale Ergebnisse aus vieljährigen klinischen Beobachtungen der Düsseldorfer und Kölner Klinik bzw. aus Hessen. H. L.

Diabetes und Schwangerschaft – gynäkologische Aspekte

K. J. Lohe

Gynäkologisch-geburtshilfliche Abteilung, Städt. Krankenhaus München-Schwabing

Durch eine straffe Stoffwechselführung bei schwangeren Diabetikerinnen konnten die mütterliche und kindliche perinatale Mortalität und Morbidität denen bei stoffwechselgesunden Frauen weitestgehend angeglichen werden. Die Voraussetzung für diese auch im Schrifttum mitgeteilte Feststellung liegt in einem engen, erfolgreichen Zusammenwirken von Diabetologen, Geburtshelfern, Neonatologen und Ophthalmologen. An unserem Schwabinger Krankenhaus geht diese fruchtbare Kooperation seit Anfang der 70er Jahre ganz wesentlich von den Diabetologen um H. Mehnert aus, die frühzeitig die Bedeutung der Normoglykämie für Mutter und Kind während der Schwangerschaft, aber auch schon präkonzeptionell erkannt haben.

Einige Aspekte der geburtshilflichen Tätigkeit bei Diabetikerinnen, die sich während der Schwangerschaft und unter der Geburt ergeben, sollen aufgezeigt werden.

Unsere Erfahrungen (Tabelle 1) beruhen auf 305 Geburten bei Diabetikerinnen, die von 1971 bis 1987 bei einer Gesamtzahl von 20 721 Geburten, das sind 1,5%, abgelaufen sind. Auf den üblichen Rückgang der Geburtenzahlen in den 70er Jahren folgt seit 1984 eine langsame Zunahme, während die Entwicklung bei den Geburten diabetischer Frauen in den 80er Jahren wesentlich rasanter vor sich gegangen ist. Der Anteil der Geburten bei Diabetikerinnen an der Gesamtgeburtenzahl beträgt 1986 und 1987 gut 4%.

Archives of Gynecology and Obstetrics Vol. 245, No. 1-4, 1989
Verhandlungen der Deutschen Gesellschaft für Gynäkologie und Geburtshilfe, 47. Versammlung, München 6.-10. September 1988

Tabelle 1. KMS: Geburten 1971–1987

Jahr	Gesamtzahl an Geburten	Geburten bei Diabetikerinnen	%
1971	1724	1	0,1
1972	1594	10	0,6
1973	1530	8	0,5
1974	1649	5	0,3
1975	1484	5	0,3
1976	1440	15	1,1
1977	1343	11	0,8
1978	1218	11	0,9
1979	1169	13	1,1
1980	1064	22	2,1
	n = 14 215	n = 101	x̄ = 0,7
1981	974	20	2,1
1982	954	28	2,9
1983	846	15	1,8
1984	844	32	3,8
1985	922	26	2,8
1986	975	42	4,3
1987	991	41	4,1
	n = 6506	n = 204	x̄ = 3,1
	20 721	305	1,5%

Wir verwenden bei der Klassifikation der schwangeren Diabetikerinnen die von Mehnert u. Mitarb. modifizierte Einteilung von White (Tabelle 2). Mehnert hat hierbei die Gruppe Bg eingeführt, wobei Diabetikerinnen zusammengefaßt werden, die erstmals in der Schwangerschaft insulinpflichtig werden. Die Gruppe D enthält diabetische Schwangere mit sog. Background-Retinopathie, die Gruppe FR diejenigen mit fortgeschrittenen Gefäßveränderungen des Augenhintergrundes und/oder der Niere.

Tabelle 2. Klassifikation der schwangeren Diabetikerinnen (modifiziert nach White)

Gruppe	Manifestationsalter	Diabetesdauer	Gefäßbeteiligung
A	Diabetesregulierung nur mit Diät		
Bg	Diabetesregulierung mit Insulin		
B	über 20 J.	unter 10 J.	–
C	vor 20 J.	mehr als 10 J.	–
D			nicht prolif. Retinopathie
FR			prolif. Retinopathie und/oder diabet. Nephropathie

Während sich in den 80er Jahren die Zahl der diabetischen Geburten gegenüber den 70er Jahren verdoppelt hat, hat sich trendmäßig von 1981 bis 1987 eine deutliche Zunahme der Gestationsdiabetikerinnen (Gr. A + Bg) und eine auffallende Abnahme der Frauen mit schwerer Gefäßbeteiligung (Gr. FR) ergeben (Tabelle 3). Mehr als die Häfte der betreuten diabetischen Schwangeren gehört den Gruppen B und D an.

Tabelle 3. Klassifikation der diabetischen Schwangeren 1971–1987

Gruppe	1971–1980		1981–1987		1971–1987	
A	1	1%	22	10,8%	23	7,5%
Bg	9	8,9%	24	11,8%	33	10,8%
B	31	30,8%	49	24,0%	80	26,2%
C	16	15,8%	29	14,2%	45	14,8%
D	28	27,7%	61	29,9%	89	29,2%
FR	16	15,8%	19	9,3%	35	11,5%
	101	100%	204	100%	305	100%

Zur Überwachung von Mutter und Kind in der Schwangerschaft

Es besteht kein Zweifel an der Tatsache, daß jede Schwangerschaft bei einer Diabetikerin eine Risikogravidität darstellt.

Es hat sich bei uns im Laufe der Jahre wegen des leichten Informationsaustausches sehr bewährt, daß sich die geburtshilfliche Routineuntersuchung jeweils unmittelbar an die diabetologische Beratung anschließt.

Hierbei (Tabelle 4) sind nach Feststellung der Schwangerschaft geburtshilfliche Routinekontrollen bis zur 34. SSW in 2wöchentlichen Abständen, danach wöchentlich ratsam. Besonderes Augenmerk ist u. a. auf die bei der Diabetikerin vermehrt vorkommenden Infektionen des Genitales, Harnwegsinfekte, EPH-Gestosen und eine beginnende Hydramnionbildung zu richten. Erfreulich ist bei unseren Schwangeren mit Typ I-Diabetes die Feststellung, daß in zunehmendem Maße die erste Diabeteseinstellung und gynäkologische Untersuchung in der Schwangerschaft früher erfolgen. Während bis 1980 sich 63% der Typ I-Diabetikerinnen bis zur 16. SSW erstmalig untersuchen ließen, waren es von 1981 ab bereits 84% aller Typ I-Diabetikerinnen.

Tabelle 4. Schwangerenvorsorge bei Diabetikerinnen (KMS 1988)

Routineuntersuchung:	ab 16. SSW alle 2 Wochen ab 35. SSW wöchentlich
Ultraschall:	erste 4 Monate alle 4 Wochen ab 20. SSW alle 2 Wochen ab 35. SSW wöchentlich
CTG:	ab 28.–30. SSW alle 2 Wochen ab 35. SSW wöchentlich
OBT:	ab 35.–36. SSW individuell, bei V. a. Plazentainsuff. früher
Stat. Aufnahme:	individuell, in der Regel in der 38. SSW Gr. FR in der 36. SSW

Ganz eindeutig im Vordergrund der geburtshilflichen Methoden zur Überwachung der kindlichen Entwicklung in der Schwangerschaft steht das biophysikalische Monitoring mit Sonographie und Kardiotokographie, in der späten Schwangerschaft in Verbindung mit dem Wehenbelastungstest. Dem biochemischen Monitoring mit der Bestimmung von HPL und Östriol im Serum oder von Östrogenen im 24-Stunden-Sammelurin kommt nur sekundäre Bedeutung zu.

Frühe Ultraschalluntersuchungen helfen, die Terminberechnung zu bestätigen. Während in den ersten 4 Schwangerschaftsmonaten sonographische Untersuchungen in 4wöchentlichen Abständen vorgenommen werden, empfehlen sich ab der 20. SSW Ultraschalluntersuchungen in 14tägigen Abständen, um fetale Mißbildungen zu sichern oder eine sich entwickelnde diabetische Fetopathie rechtzeitig erkennen zu können. Bei den Mißbildungen ist besonders auf Fehlanlagen des Neuralrohres, des Gefäß-, Skelett- und Urogenitalsystems zu achten.

Von der 35. SSW ab werden wöchentliche Ultraschallkontrollen vorgenommen, wobei in erster Linie die Erkennung einer Makrosomie oder einer fetalen Retardierung im Sinne der plazentaren Insuffizienz im Vordergrund steht.

Das wichtigste Instrument zur Registrierung einer intakten kindlichen Herztontätigkeit bzw. einer sich akut einstellenden plazentaren Insuffizienz, die bei diabetischen Schwangeren gefürchtet ist, stellt die pränatale Kardiotokographie dar. Sie ist vom Zeitpunkt der fetalen Lebensfähigkeit ab in 2wöchentlichen, von der 35. SSW ab dann in wöchentlichen Abständen ratsam. Ein besonders sensibler Indikator der funktionellen Kapazität der Plazenta stellt der Oxytocin-Belastungstest dar. Dieser kann von der 35. bis 36. SSW ab individuell, bei Verdacht auf Plazentainsuffizienz auch früher eingesetzt werden. Solange das fetale Herztonmuster unter den induzierten Wehen der Norm entspricht, besteht kein Grund, die Schwangerschaft zu beenden. Der Wehen-Belastungstest sollte häufiger und bei geringstem Verdacht auf zwei- bis dreimal wöchentlich wiederholt werden, da bei diabetischen Schwangeren ein intrauteriner Fruchttod vor Ablauf einer Woche nach unauffälligem Belastungstest mitgeteilt worden ist.

Da bei guter Diabeteseinstellung, normaler kindlicher Entwicklung und intakter fetoplazentarer Einheit die Entbindung möglichst nahe am errechneten Geburtstermin erfolgen kann, werden schwangere Diabetikerinnen heutzutage in der Regel um die 38. SSW herum stationär aufgenommen. Natürlich ist eine vorzeitige Aufnahme und Entbindung bei schlecht zu regulierendem Diabetes, bei Schwangerschaftskomplikationen und intrauteriner Wachstumsretardierung indiziert. Diabetikerinnen der Gruppe FR nehmen wir ab der 36. Woche zur späteren primären Schnittentbindung auf.

Zur Entbindung

Die wichtigste Entscheidung für den Geburtshelfer liegt in der richtigen Wahl des Zeitpunktes und der Art der Entbindung bei der schwangeren Diabetikerin. Bei straffer Stoffwechselführung ist heute die Entbindung zunehmend an den errechneten Geburtstermin herangerückt. Verglichen mit den Jahren 1971 bis 1980 (Tabelle 5), wo noch die Hälfte der diabetischen Schwangeren vor der 38. SSW

Tabelle 5. Entbindungszeitpunkt bei 305 diabet. Schwangeren der Jahre 1971–1987

	1971–1980		1981–1987	
27.–33. SSW	8	7,9%	3	1,5%
34.–37. SSW	41	40,6%	42	20,6%
38.–39. SSW	43	42,6%	75	36,8%
40.–41. SSW	9	8,9%	84	41,1%
	101	100%	204	100%

entbunden wurde, lag von 1981 ab der Entbindungszeitpunkt nur noch bei knapp einem Fünftel der Entbundenen im frühgeburtlichen Bereich.

Das geburtshilfliche Vorgehen entspricht mit Ausnahme der diabetischen Schwangeren mit Augenhintergrundveränderungen dem bei stoffwechselgesunden Frauen. Um eine Verschlechterung der Retinopathie zu vermeiden, indizieren wir zur Geburtsbeendigung der Schwangeren der Gruppe D großzügig die Vakuumextraktion, bei denen der Gruppe FR die primäre Schnittentbindung. So ergibt sich (Tabelle 6) bei den 305 entbundenen Diabetikerinnen der Jahre 1971 bis 1987 eine Gesamtsektiorate von 53%, wobei von 1981 bis 1987 die Zahl der Kaiserschnitte rückläufig war (48% gegenüber 62%).

Tabelle 6. Art der Entbindung bei 305 diabet. Schwangeren der Jahre 1971–1987

Gruppe	1971–1980			1981–1987		
	Spontan	Vakuum/ Forceps	Sectio	Spontan	Vakuum/ Forceps	Sectio
A u. Bg	20%		80%	60%	5%	35%
B u. C	41%	6%	53%	51%	13%	36%
D	39%	4%	57%	26%	15%	59%
FR	6%	6%	88%	10%		90%
Gesamt	33%	5%	62%	42%	10%	48%

53%

Bei den Indikationen, die jeweils zur Sektio geführt haben, stehen die Insuffizienz der Plazentafunktion, die diabetogenen Gefäßveränderungen und die Gestosen im Vordergrund (Tabelle 7).

Tabelle 7. Indikationen zur Sektio bei 161 diabet. Schwangeren (KMS 1971–1987)

Pathologisches CTG	44
Pathologischer OBT	14
HPL-, Oestriolabfall	15
Vorzeitige Plazentalösung	1
Proliferative Retinopathie	34
EPH-Gestose	16
Zunehmendes Hydramnion	6
Amnioninfekt nach vorzeitigem Blasensprung	2
Beckenendlage	13
Mißverständnis	6
Zustand nach Sectio	6
Geburtsstillstand in der Eröffnungsperiode	5

Zum Schicksal der Kinder

Aus den 305 Schwangerschaften der Jahre 1971 bis 1987 gingen bei 5 Zwillingsgeburten 310 Kinder hervor. Die perinatale Mortalität in diesem Zeitabschnitt betrug bei 12 kindlichen Todesfällen 3,9%. Von 1981 bis 1987 ging die kindliche perinatale Mortalität auf 0,5% zurück. Das eine verstorbene Kind war in der 37. SSW vor der stationären Aufnahme der Mutter aufgrund eines echten Nabelschnurknotens intrauterin abgestorben. Diabetesbedingt ist somit seit 1981 nach forcierter Stoffwechseleinstellung kein Kind mehr gestorben.

Die Angaben im Schrifttum über die Häufigkeit kongenitaler Mißbildungen bei Kindern diabetischer Mütter schwanken zwischen 4 und 18%. An unserem Krankengut (Tabelle 8) ergab sich im Zeitraum von 1971 bis 1980 eine kindliche Mißbildungsrate von 10,8%, die von 1981 bis 1987 auf 3,3% zurückging und damit dank energischer Diabeteskontrolle im Bereich eines stoffwechselgesunden Kollektivs liegt.

Tabelle 8. Fehlbildungen

1971–1980: 11 von 101 Kindern

Bg	1.	Kleiner Ventrikelseptumdefekt
B	2.	Anencephalus
	3.	Klumpfuß rechts
	4.	Ventrikelseptumdefekt
C	5.	Doppelbildung rechter Daumen
D	6.	Syn- bzw. Klinodaktylie 2. und 3. Zehe
	7.	Phokomelie-Fibulaaplasie, kontrakter Spitzfuß bds.
	8.	Klumpfuß rechts
FR	9.	Rechtskonv. Skoliose d. BWS m. Block- u. Keilwirbelbildung
	10.	Transpos. der gr. Gefäße mit Ventrikelseptumdefekt
	11.	Valvuläre Aortenstenose bei Bicuspidalklappe

1981–1987: 7 von 209 Kindern

Bg	1.	Hydrocephalus internus
B	2.	Tiefe Trachealstenose infolge Pulmonary Sling Syndrom u. Fehlabgang d. li. Pulmonalart. mit Ventr. Septumdefekt
	3.	Ventrikelseptumdefekt
D	4.	Hypospadie
	5.	Analatresie u. totale Lungenvenenfehlmündung
	6.	Aplasie Zeige- und Mittelfinger
	7.	Athyreose

Bei einem mittleren Geburtsgewicht von 3308 g ließen sich bei den 310 geborenen Kindern von 1971 bis 1987 11% Frühgeborene errechnen, wenn man ein Geburtsgewicht unter 2500 g als Definition ansetzt. 15% der Kinder wogen mehr als 4000 g. Unter Berücksichtigung der Perzentilenwerte jedes Neugeborenen auf den Kurven für intrauterines Wachstum nach Hohenauer ergab sich eine Makrosomierate von 23% mit Geburtsgewichten oberhalb der 90er Perzentile. Im Vergleich zu einem Normalkollektiv ist die Makrosomierate damit gut doppelt so hoch. Mangelgeborene Kinder mit einem Perzentilenwert unter 10 fanden sich lediglich in 9 Fällen (0,3%).

Stellt man die kindlichen Merkmale „Makrosomie", „diabetische Fetopathie" und „Blutzuckerabfall innerhalb der ersten halben Lebensstunde unter 30 mg/dl" der nach HbA1-Werten gruppierten mütterlichen Stoffwechseleinstellung gegenüber (Tabelle 9), so ergibt sich nach einer Auswertung unserer beiden Arbeitsgruppen bei 97 Typ I-Diabetikerinnen der Jahre 1984 bis Mitte 1987 eine diffuse Verteilung der makrosomen Kinder über alle Gruppen, während die fetopathischen und hypoglykämischen Neugeborenen bei mäßiger und schlechter Einstellung des mütterlichen Blutzuckers überrepräsentiert sind.

Tabelle 9. Zusammenhang zwischen kindlichen diabet. Merkmalen und Diabeteseinstellung (nach Hillebrand u. Mitarb. 1988)

n = 99 +1 IUFT*		Makrosomie	Fetopathie	BZ 30′ pp. < 30 mg/dl
I	Sehr gute Einstellung	17,4%		34,8%
II	Gute Einstellung	25,9%	11,1%	29,6%
III	Mäßige Einstellung	24,1%	20,7%	41,3%
IV	Schlechte Einstellung	19,0%	20,0%	40,0%

I   HbA1 bis 10. SSW <7,5%, dann <7%   II   HbA1 bis 10. SSW >7,5%, dann <7,5%
III   HbA1 bis 10. SSW >8,5%, dann >7%   IV   Kontrollbeginn nach 14. SSW

Die Betrachtung nur weniger Aspekte der Problematik der Schwangerschaft bei Diabetes mellitus erlaubt, folgende Statements festzuhalten:

1. Mütterliche und kindliche Morbidität und Mortalität bei schwangeren Diabetikerinnen sind so gut oder schlecht wie der Zeitpunkt des Beginns und die Art der diabetischen Stoffwechseleinstellung.
2. Jede Schwangerschaft bei einer Diabetikerin ist eine Risikogravidität, die einer entsprechend intensiven Betreuung bedarf.
3. Bei guter Stoffwechsellage entspricht das geburtshilfliche Vorgehen dem bei stoffwechselgesunden Frauen. Bei Diabetikerinnen mit Gefäßveränderungen ist eine operative Entbindung z. T. vorzeitig ratsam.
4. Bei straffer Diabeteseinstellung lassen sich Morbidität und Mortalität der geborenen Kinder in etwa dem Niveau der Neugeborenen stoffwechselgesunder Frauen angleichen.

Diabetes und Schwangerschaft – internistische Aspekte: Vorurteile und Fakten

H. Mehnert, B. Hillebrand

III. Medizinische Klinik, Städt. Krankenhaus München-Schwabing

Vorbemerkungen

Zwei Prinzipien, deren Ziel die fortlaufende und ausreichende Versorgung des Föten mit Glukose, der ersten und wichtigsten Energiequelle, darstellt, charakterisieren die Veränderungen in der Gravidität:

Einmal handelt es sich um das sog. „beschleunigte Fasten" oder nach Freinkel „accelerated starvation". Dies ist ein gesteigerter kataboler Zustand in der Nüchternphase, bei dem es zu einem raschen Fettabbau mit stärkerer Erhöhung der freien Fettsäuren und Ketonkörper im Blut kommt im Vergleich zum nichtgraviden Zustand. Gleichzeitig fallen Blutzucker- und Aminosäurenspiegel merklich ab, einerseits durch gesteigerte Diffusion der Glukose, andererseits durch einen aktiven transplazentaren Transport vieler Aminosäuren.

Das zweite Prinzip, das bei Nahrungszufuhr wirksam wird, führt zu einem raschen Wiederauffüllen der mütterlichen Energiespeicher bei gleichbleibender Substratextraktion durch den Föten. Dies wiederum wird als „erleichterter Aufbau" oder „facilitated anabolism" bezeichnet. Dabei beobachtet man bei Nah-

272

rungsaufnahme eine gewisse Erhöhung der Blutzuckerspiegel der Mutter mit einer verstärkten Tendenz zur kohlenhydratinduzierten Hypertriglyzeridämie. Die Aminosäurenspiegel im Blut steigen weniger stark an und halten ihr Niveau kürzere Zeit als im nichtschwangeren Zustand.

Durch diese Änderungen, die ineinander übergreifen, wird insgesamt eine umfassende Erniedrigung von Blutglukose- und Blutaminosäurenspiegel sowie eine anhaltende Erhöhung der Triglyzerid- und Cholesterinspiegel erreicht. Die Veränderungen der Verteilung und Verfügbarkeit der Energiesubstrate werden begleitet und z. T. verursacht von deutlichen Veränderungen der Insulinspiegel. Während am Anfang der Schwangerschaft – wenn die Insulin-antagonistischen Effekte der metabolisch aktiven Steroide und der Placentahormone noch nicht wirksam sind – die basalen Insulinspiegel niedrig liegen, steigen sie mit Zunahme dieser Hormone im zweiten und dritten Trimemon der Schwangerschaft sehr stark an. Der Haupteffekt wird dabei von dem humanen Placenta-Laktogen beigesteuert. Zur Erhöhung der basalen Insulinspiegel addieren sich die erheblichen postprandialen Spitzen der Insulinsekretion nach Zufuhr von Kohlenhydraten. Darüber hinaus geht diese basale und postprandiale Insulinspiegelerhöhung mit einer peripheren Insulinresistenz einher, deren Ursache noch nicht völlig geklärt ist. Trotz dieser Insulinresistenz ist die Erzielung „physiologischer Verhältnisse" – also die Übertragung der Befunde bei Nichtdiabetikerinnen auf die Verhältnisse bei Diabetikerinnen – mit konsequenter Verabreichung relativ hoher Insulindosen nicht problematisch. Wie noch ausgeführt werden wird, läßt sich vielmehr ohne Schwierigkeiten eine „scharfe" Blutzuckereinstellung mit ausgezeichneten HbA_1-Werten bei Diabetikerinnen fast stets erreichen.

In wenigen Bereichen der Diabetologie herrschen derartige Vorurteile bzw. irrtümliche Meinungen vor wie bei dem Problemkomplex „Diabetes und Schwangerschaft". Im folgenden soll aufgrund langjähriger eigener Erfahrungen zu acht häufig gebrauchten, aber eindeutig falschen Aussagen Stellung genommen werden.

Erste falsche Aussage: Eine Glukosurie während der Schwangerschaft ist harmlos und benötigt keine weitere Abklärung

Der Literatur ist zu entnehmen, daß bei circa 15% der Schwangeren in der Tat eine harmlose Schwangerschaftsglukosurie vorliegt. Völlig vergessen wird dabei aber häufig die Tatsache, daß sich mit der Glukosurie auch das Auftreten eines Diabetes – hier wohl im Sinne eines Gestationsdiabetes – ankündigen kann. Gerade die Tatsache, daß in der Schwangerschaft generell die Nierenschwelle für Glukose absinkt, ermöglicht eine Frühdiagnostik der diabetischen Stoffwechselstörung, die durch die Glukosurie nahegelegt und durch Blutzuckerkontrollen – eventuell unter Hinzuziehung eines oralen Glukosetoleranztests – bestätigt werden muß. Es kann also keine Rede davon sein, daß eine Glukosurie während der Schwangerschaft stets harmlos ist. Jeder Gynäkologe und Internist ist gehalten, mit Hilfe von Blutzuckerbestimmungen – auch unter Hinzuziehung eines oralen Glukosebelastungstests (100 g Glukose in 400 ml Wasser) – zu eruieren, ob nicht doch eine der so gefährlichen diabetischen Stoffwechselsituationen während der Schwangerschaft vorliegt. Diese Fahndung nach einem Gestationsdiabetes mittels OGTT sollte aber nicht nur bei Glukosurie durchgeführt werden, sondern auch bei allen Fällen, die ein erhöhtes Risiko haben:
Ältere Frauen (älter als 32–33 J.),
Übergewichtige,
Frauen mit auffälliger geburtshilflicher Anamnese (Totgeburten, Mißbildungen, Kinder mit Geburtsgewicht von mehr als 4500 g).
EPH-Gestosen,
Frauen, bei denen ein Typ-II-Diabetes gehäuft in der Verwandschaft auftrat.

Zweite falsche Aussage: Ein Gestationsdiabetes benötigt keine Therapie, da er sowieso wieder verschwindet

Im Gegensatz zu der eindeutigen Situation, die gegeben ist, wenn eine manifeste Diabetikerin schwanger wird, sind die Verhältnisse beim Auftreten eines Diabetes während der Schwangerschaft komplizierter. Die deletäre Bagatellisierung dieser Situation im o. g. Sinne muß vermieden werden. Vielmehr ist zu bedenken, daß der Gestationsdiabetes sich als außerordentlich nachteilig für die kindliche Prognose erweist. Patientinnen, die während der Schwangerschaft unter Alltagsbedingungen eine Glukosurie und eine Hyperglykämie oder aber solche Befunde nach Belastung mit Glukose entwickeln, sind in jedem Falle diabetologisch behandlungsbedürftig. Sie müssen eine Diät verordnet bekommen und haben damit zu rechnen, daß sie durch die allmählich fortschreitende Verschlechterung der Stoffwechselsituation (vermehrte Inkretion von laktogenem Plazentarhormon) sogar insulinbedürftig werden. Man *soll* nicht nur, man *muß* sogar in dieser Situation mit Insulingaben die Patientinnen normoglykämisch halten, da die perinatale Mortalität des Kindes bei Gestationsdiabetes der Mutter sonst außerordentlich hoch ist.

Dritte falsche Aussage: Das Kind einer diabetischen Mutter wird mit hoher Wahrscheinlichkeit ebenfalls zuckerkrank. Deswegen Vermeidung oder vorzeitiger Abbruch der Schwangerschaft aus eugenischen Gründen!

Untersuchungen im letzten Jahrzehnt haben eindeutig erkennen lassen, daß der von vornherein insulinbedürftige Typ-I-Diabetes anders vererbt wird als der Typ-II-Diabetes, der sich zumeist bei älteren übergewichtigen Menschen findet. Interessanterweise hat sich dabei feststellen lassen, daß die hereditäre Penetranz bei Typ-II-Diabetikern wesentlich größer ist als bei Typ-I-Patienten. Da aber die weitaus meisten schwangeren Diabetikerinnen schon wegen des jüngeren Lebensalters Typ-I-Diabetikerinnen sind, kann man erfreulicherweise feststellen, daß die Wahrscheinlichkeit zur Weitervererbung des Diabetes sehr gering ist. Die Wahrscheinlichkeit, daß das Kind einer Diabetikerin bis zum 18. Lebensjahr ebenfalls einen Diabetes entwickelt, ist kaum größer als 1% und kann deswegen praktisch vernachlässigt werden. Die Indikation zur Abruptio grviditatis aus eugenischen Gründen ist also keinesfalls gegeben. Selbst bei einem Diabetes beider Eltern ist die Wahrscheinlichkeit, daß das Kind keinen Diabetes bekommt, wesentlich größer als die Möglichkeit der Manifestation eines Typ-I-Diabetes!

Vierte falsche Aussage: Schon die geringsten Anzeichen einer mütterlichen Mikroangiopathie (Retinopathie) rechtfertigen einen Schwangerschaftsabbruch

Diabetologen und Gynäkologen, die früher in der Indikationsstellung zum Schwangerschaftsabbruch großzügiger waren, haben aus vielen Beispielen gelernt, daß nur erhebliche Gefäßkomplikationen im Sinne der Mikroangiopathie eine Abruptio rechtfertigen. In der internistischen Praxis häufen sich die Fälle von Langzeitdiabetikerinnen, die trotz mäßig oder stark ausgeprägter Mikroangiopathie schwanger werden wollen. Der Internist ist vor allem bei Vorliegen einer auch nur mäßig ausgeprägten Nephropathie geneigt, diesem Wunsch zu wiedersprechen. Wenn eine solche Patientin trotzdem schwanger wird, liegt es nahe, daß die behandelnden Ärzte eine Abruptio graviditatis vorschlagen. Viele Frauen, die als Diabetikerinnen nicht Menschen zweiter Klasse sein wollen und sich ein Kind wünschen, widersprechen aber dem Vorschlag der behandelnden Ärzte. Es ist erstaunlich festzustellen, wie sehr nachträglich diesen Frauen Recht gegeben wird. So haben wir in den vergangenen Jahren zahlreiche Fälle mit proliferierender Retinopathie und beginnender Nierenerkrankung (einschließlich Hypertonus) dennoch einem guten Schwangerschaftsende zuführen können. Die Entbindung erfolgte dann allerdings meistens mit Sectio caesarea. Trotzdem soll der behandelnde Arzt sich angesichts solcher Ergebnisse die Aufgabe nicht zu leicht machen und mit den Frauen die Probleme besprechen, die durch eine Mikroangiopathie auftreten können, insbesondere auch im Hinblick auf die Möglichkeit, daß sich eine bereits bestehende Nephropathie der Mutter durch die Schwangerschaft verschlechtert.

Fünfte falsche Aussage: Schwangeren Diabetikerinnen ist eine intensivierte Insulintherapie mit mehreren Injektionen täglich oder mit einer Insulinpumpe sowie mit ständigen Blutzuckerselbstkontrollen aus psychologischen Gründen nicht zuzumuten

Jeder der das Glück hat, eine größere Zahl von schwangeren Diabetikerinnen betreuen zu können, weiß, daß diese Aussage grundfalsch ist. Gerade diese Patientinnen nehmen viel auf sich, um ein gesundes lebendes Kind zu bekommen. Sie spritzen um der erwünschten scharfen Stoffwechselführung willen bis zu vier- und fünfmal täglich Insulin oder lassen sich an eine Insulinpumpe anschließen. Außerdem führen sie bis zu acht Blutzuckerselbstkontrollen täglich durch und sind jederzeit bereit, sich zusätzlichen ärztlichen Kontrollen (HbA$_1$-Werte, Kreatinin, Blutdruckmessungen etc.) zu unterziehen. Wenn die Bereitschaft der schwangeren Diabetikerin für ein volles Engagement im Hinblick auf ihre Stoffwechselführung nicht vorliegen würde, wären alle Bemühungen der behandelnden Ärzte umsonst.

Sechste falsche Aussage: Der Diabetes ist während der Schwangerschaft nicht einstellbar (HPL- und Cortisoleinwirkung)

Die Einteilung von 97 Typ-I-Diabetikerinnen nach der Qualität ihrer Stoffwechseleinstellung ergab bei uns folgende Resultate: 23,7% waren optimal eingestellt mit einem HbA$_1$-Wert, der am Ende der Schwangerschaft unter 7% lag (Normalbereich bis 8%). Eine gute Einstellung erzielten 26,8% mit einem späteren HbA$_1$-Wert unter 7,5%. Eine mäßige Einstellung mit etwas erhöhten Werten um 8% war bei 28,9% zu beobachten. Lediglich in einer vierten Gruppe war nur eine unbefriedigende Stoffwechseleinstellung in 20,6% zu beobachten, da der Überwachungsbeginn erst nach der 14. Schwangerschaftswoche einsetzte. Es handelte sich dabei um Patientinnen, die von außerhalb relativ spät in unsere Behandlung kamen.

Die Aussage, daß der Diabetes während der Schwangerschaft nicht einstellbar ist, ist also nicht zu halten. Ein wesentlicher Grund für die erreichbare Qualität der Stoffwechselführung ist die oben skizzierte unbedingte Kooperation der Mutter. Hinzu kommt aber auch die Tatsache, daß das Wissen um die Vorzüge einer guten Stoffwechselführung die therapeutischen Richtlinien verschärft hat und daß durch die mehrfache tägliche Insulininjektion eine intensivierte erfolgreiche Behandlung möglich wurde.

Siebte falsche Aussage: Eine normnahe Blutzuckereinstellung der Mutter mit gelegentlichen Hypoglykämien schadet dem Kind

Es hat sich gezeigt, daß die Normalisierung der mütterlichen diabetischen Stoffwechsellage präkonzeptionell und während der gesamten Schwangerschaft die wichtigste Erklärung für die zunehmenden Erfolge bei der Betreuung diabetischer Schwangerer darstellt. Die bedeutsamste Folgerung aus den in der normalen Schwangerschaft ablaufenden Stoffwechselveränderungen für die Diabetikerin ist, daß das Therapieziel nicht auf den Blutzuckerstandardwerten beruhen kann, die für Diabetikerinnen außerhalb der Schwangerschaft gelten. Die Blutzuckerrichtwerte müssen vielmehr deutlich darunter liegen, nämlich die Nüchternblutzucker unter 90 mg/dl und die postprandialen Werte nicht über 140 mg/dl. Dabei hat sich im Gegensatz zu der obigen falschen siebten These gezeigt, daß gelegentliche Hypoglykämien der Preis für eine gute Einstellung und damit für ein gesundes Überleben des Fetus sind.

Vier folgenschwere Tatsachen begründen unseres Erachtens die große Bedeutung, die der Normalisierung der mütterlichen diabetischen Stoffwechsellage – selbst mit gelegentlichen Hypoglykämien – bereits präkonzeptionell zukommt: Verminderung des Mißbildungsrisikos, Verminderung der Gefahr der Retinopathieverschlechterung, Verminderung des Hypoglykämierisikos in der Frühschwangerschaft und Verminderung der Gefahr einer frühen Wachstumsretardierung mit verzögerter Plazentaentwicklung. Fuhrmann und Mitarbeiter konnten mit einer aufsehenerregender Fallzahl demonstrieren, daß die Zahl der Mißbildungen auf ein normales Maß gesenkt werden konnte, wenn bereits zum Zeitpunkt der Konzeption eine gute Stoffwechsellage besteht. „Die geplante Schwangerschaft" ist trotz Aufklärung der Frauen schwierig zu realisieren. Nach unseren Erfahrungen steigen bei vielen Frauen das Verantwortungsbewußtsein und die Motivation erst mit dem Wissen um ein Kind. Oft ertragen die Diabetikerinnen nicht die Zeit längeren Wartens auf Konzeption, was infolge des bei den zuckerkranken Frauen häufig unregelmäßigeren Zyklusverlaufs nicht ungewöhnlich ist. Immerhin läßt sich aber doch bei den meisten geschulten Patientinnen zu einem frühen Zeitpunkt das Ziel einer Normoglykämie verwirklichen. Ihr Wert, unter Inkaufnahme gelegentlicher Hypoglykämien, ist unbestritten sowohl im Hinblick auf das Mortalitäts- und Morbiditätsrisiko der Kinder als auch hinsichtlich des Komplikationsrisikos der Mutter während der Schwangerschaft. Die Ergebnisse und Erkenntnisse, die bei guter Diabeteseinstellung in der Schwangerschaft gefunden wurden, führten sogar dazu, die Klassifikation des Risikogrades nicht mehr nach Diabetesdauer und Spätkomplikationen zu treffen – wie es noch von Priscilla White eingeführt wurde –, sondern nach der Qualität der Stoffwechselführung.

Achte falsche Aussage: Die kindliche perinatale Mortalität ist erheblich größer als bei Kindern stoffwechselgesunder Frauen

In Zusammenarbeit mit unseren Gynäkologen und Neonatologen haben wir bei 240 aufeinanderfolgenden Schwangerschaften nur einen kindlichen Todesfall infolge Nabelschnurumschlingung, also nicht aufgrund des vorliegenden Diabetes der Mutter, beobachtet. Wir liegen damit in einem Bereich der Mortalitätsrate, die sich nicht mehr von der perinatalen Mortalität nichtdiabetischer Frauen unterscheidet. Dies ist um so bemerkenswerter, als nicht wenige Frauen – wie oben erwähnt – mit Gefäßkomplikationen zu uns kamen, die an sich das Schwangerschaftsrisiko deutlich erhöhen.

Abschließend sei festgestellt, daß in den letzten zehn Jahren die perinatale Mortalität sowie die Morbidität von Mutter und Kind bei Schwangerschaften von Diabetikerinnen erheblich gesenkt werden konnten. Für diese außerordentlich befriedigenden Ergebnisse gibt es viele Erklärungen. Die wichtigsten sind:
1. Zentralisation der Betreuung durch ein eingespieltes Team von Diabetologen, Gynäkologen, Neonatologen und Ophthalmologen,
2. Normalisierung der mütterlichen diabetischen Stoffwechsellage präkonzeptionell und während der gesamten Schwangerschaft,
3. Klassifikation und frühzeitige Aufdeckung des Diabetes und seiner Komplikationen,
4. Prophylaxe und Behandlung von Schwangerschaftskomplikationen,

5. Entbindung möglichst nahe am errechneten Termin,
6. erfolgreiche Behandlung von Erkrankungen der Neugeborenen mit den Methoden der neonatalen Intensivmedizin.

Die Problemstellung hat sich unter Beachtung dieser Maßnahmen verschoben: Nicht mehr die perinatale Mortalität, sondern die noch immer geringfügig erhöhte Rate an kindlichen Mißbildungen gilt es zu bekämpfen. Nur mit einer geplanten Schwangerschaft und einer präkonzeptionellen Stoffwechseleinstellung kann erreicht werden, daß auch dieses Restrisiko vermindert wird.

Zusammenfassung

In wenigen Bereichen der Diabetologie existieren so viele irrtümliche Meinungen wie bei dem Problemkomplex „Diabetes und Schwangerschaft". So wird eine Glucosurie während der Gravidität, die in vielen Fällen auf einen Gestationsdiabetes hindeutet, häufig vernachlässigt und als harmlose Schwangerschaftsglucosurie abgetan. Dabei wäre eine konsequente Behandlung des Gestationsdiabetes für das Schicksal des Kindes von großer Bedeutung. Die Annahme, daß das Kind einer diabetischen Mutter mit hoher Wahrscheinlichkeit ebenfalls zuckerkrank wird, ist falsch. Gerade beim Typ-I-Diabetes ist die hereditäre Penetranz außerordentlich gering. Es ist nicht erforderlich, wegen einer geringfügigen Mikroangiopathie einen Schwangerschaftsabbruch vorzunehmen. Schwangere Diabetikerinnen sind durchaus bereit, sich einer intensiveren Insulintherapie mit mehreren Injektionen täglich oder mit einer Insulinpumpe sowie mit ständigen Blutzuckerselbstkontrollen zu unterziehen. Der Diabetes selbst erweist sich dabei als gut einstellbar, ja dank der hervorragenden Kooperation der hochmotivierten Schwangeren zumeist als besser einstellbar als vor der Schwangerschaft. Eine normnahe Blutzuckereinstellung der Mutter mit gelegentlichen geringgradigen Hypoglykämien schadet dem Kind nicht. Die kindliche perinatale Mortalität ist unter einem solchen Therapieregime nicht größer als bei Kindern stoffwechselgesunder Frauen. Die großen Erfolge bei der Behandlung diabetischer Schwangerer beruhen insbesondere auf der Zentralisierung der Betreuung mit einem eingespielten Team von Diabetologen, Gynäkologen, Neonatologen und Ophthalmologen sowie auf der Normalisierung der mütterlichen diabetischen Stoffwechsellage präkonzeptionell und während der gesamten Schwangerschaft. Für die Zukunft gilt es, bereits eine optimale präkonzeptionelle Stoffwechseleinstellung anzustreben, um die noch immer geringfügig erhöhte Rate an kindlichen Mißbildungen zu reduzieren.

Literatur

1. Freinkel N (1980) Of pregnancy and progeny (Banting Lecture). Diabetes 29:1023–1035
2. Freinkel N, Dooley SL, Metzger BE (1985) Care of the pregnant woman with insulin-dependent diabetes mellitus. N Engl J Med 313/2:96–101
3. Freinkel N, Metzger BE (1979) Pregnancy as a tissue culture experience: the critical implications of maternal metabolism for fetal development. In: Elliot K, O'Connor M, Another AN (eds) Ciba Found Symp 63:3–23
4. Fuhrmann K, Reiher H, Semmler K, Fischer F, Fischer M, Glockner E (1983) Prevention of congenital malformations in infants of insulin-dependent diabetic mothers. Diabetes Care 6:219–223
5. Fuhrmann K, Reiher H, Semmler K, Fischer M, Glöckner E (1986) Congenital anomalies: Etiology, Prevention and Prenatal diagnosis. In: Jovanovic L, Peterson ChM, Fuhrmann K (eds) Diabetes and Pregnancy. Teratology, Toxicity and Treatment
6. Hadden DR (1986) Diabetes in pregnancy 1985. Diabetologia 29:1–9
7. Hillebrand B (1988) Diabetes und Schwangerschaft – ein vertretbares Risiko und eine Chance zur besseren Diabetesbewältigung. In: Strian F, Hölzl R, Haslbeck M (eds) Verhaltensmedi-

zin und Diabetes mellitus. Springer, Berlin Heidelberg New York London Paris Tokyo, S 376–397

8. Jovanovic L, Peterson ChM (1986) Modern Management of Diabetes and Pregnancy. In: Jovanovic L, Peterson ChM, Fuhrmann K (eds) Diabetes and Pregnancy. Teratology, Toxicity and Treatment. Praeger, New York Westport/Connecticut London, pp 291–320

9. Oakley NW, Beard RW, Turner RC (1972) Effect of sustained maternal hyperglycemia on the fetus in normal and diabetic pregnancies. Brit Med J 1:466–469

Die Risiken des Gestationsdiabetes

M. C. H. Häusler, P. A. M. Weiss, H. M. H. Hofmann

Geburtshilflich-Gynäkologische Universitäts-Klinik Graz

Im deutschen Sprachraum muß heute bei 1–2% aller Schwangeren mit einem insulinbedürftigen Gestationsdiabetes und bei 6–8% mit einer Diät erfordernden Stoffwechselstörung gerechnet werden [4]. Der Gestationsdiabetes birgt mütterliche, fetale und kindliche Risiken in sich, die sich in aktuelle und prospektive unterteilen lassen.

Die aktuellen mütterlichen Risiken liegen in einer 4fachen Häufung von Harnweginfekten, einer 8fachen von EPH Gestosen und einer 2,5fachen Häufung von Kaiserschnittentbindungen.

Das prospektive mütterliche Risiko ist das Auftreten eines manifesten Diabetes nach 5 Jahren in 15% und nach 15 Jahren in 50% der Fälle. Dazu kommen noch Komplikationen wie Hypertension, cerebraler Insult, Obesitas, Herzinfarkt und Nierenversagen, welche in dieser Population signifikant häufiger nachweisbar sind, als in der übrigen Bevölkerung [2].

Das *aktuelle fetale Risiko* ist der intrauterine Fruchttod. 20–30% der Mehrgebärenden mit insulinbedürftigem Gestationsdiabetes hatten einen intrauterinen Fruchttod (IFT) zu beklagen:

Bei 309 Schwangeren mit IFT, die in den Jahren 1978–1987 der Grazer Frauenklinik zugewiesen wurden, waren in 12% Plazentareifungsstörung und ein pathologischer oraler Glukosetoleranztest (oGTT) im Wochenbett nachzuweisen. Der Gestationsdiabetes (GD) war somit an dritter Stelle der bekannten mutmaßlichen Ursachen eines IFT. Da ein oGTT im Wochenbett erwiesenermaßen oft falsch negativ ausfällt, müssen auch in den IFT Gruppen bei EPH Gestose, Mißbildung, Retardierung und „unklare Genese" unerkannte Fälle eines GD vermutet werden. Salzberger und Liban wiesen 1975 bei 1000 IFT anhand des histologischen Befundes in 28% eine Zuckerstoffwechselstörung als wahrscheinliche Todesursache nach [3]. Ein weiteres fetales Risiko des GD ist die Mißbildungsrate von mehr als 5%. An einem erhöhten Fruchtwasserinsulingehalt erkennt man den fetalen Hyperinsulinismus [4]. Dieser hat eine Reihe von Komplikationen bei Neugeborenen zur Folge, welche unter dem Sammelbegriff „Diabetogene Fetopathie" zusammengefaßt werden. Es sind dies die neonatale Hypoglykämie (79%), der Cushingoide Status (71%), Hyperbilirubinämie (57%), Geburtsgewicht über 90. Perzentile (57%), erhöhte Frühgeburtlichkeit, Atemnotsyndrom, Hypocalcämie, Hyperviskositätssyndrom und neonatale Mortalität.

An vorderster Stelle der *prospektiven kindlichen Risiken* steht die nicht genetisch bedingte Vererbung einer Diabetesdisposition, welche von Freinkel et al. als „Fuel Mediated Teratogenesis" bezeichnet wird [1]. Es handelt sich um eine Schädigung und Fehlkonditionierung des fetalen Inselapparates. Diese Kinder

Archives of Gynecology and Obstetrics Vol. 245, No. 1-4, 1989
Verhandlungen der Deutschen Gesellschaft für Gynäkologie und Geburtshilfe, 47. Versammlung, München 6.-10. September 1988
© Springer-Verlag Berlin Heidelberg

neigen zu Fettsucht im Schulalter, haben in 25% eine erhöhte Insulinantwort auf Glucosereize und in 18% eine herabgesetzte Glucosetoleranz. Alle fetalen und kindlichen Risiken sind in hohem Maße davon abhängig, ob ein GD erkannt und einer adäquaten Therapie zugeführt wird. In diesen Fällen ist die perinatale Mortalität (PM) kaum erhöht, welche bei unerkannten Fällen jedoch um 20% beträgt. Aus eigenen Untersuchungen und aus Angaben der Literatur kann hochgerechnet werden, daß die allgemeine PM mit 1–2‰ durch einen nicht erkannten GD belastet ist. In Anbetracht all dieser Risiken, insbesondere jedoch wegen des hohen Diabetesrisikos der Kinder nicht erkannter oder unzureichend behandelter Gestationsdiabetikerinnen, ist eine aggressive Diagnostik und Therapie sowohl aus ethischen als auch forensischen Gründen indiziert.

Literatur

1. Freinkel N, Metzger BE, Phelps RL, Dooley SL, Ogata ES, Radvany RM (1985) Heterogeneity of Maternal Age, Weight, Insulin Secretion, HLA Antigens, and Islet Cell Antibodies and the Impact of Maternal Metabolism on Pancreatic B-Cell and Somatic Development in the Offspring. Diabetes 34 Suppl 2:1–7
2. Mestman JH (1988) On the further fate of women who had gestational diabetes. In: Weiss PAM, Coustan DR (eds) Gestational Diabetes. Springer, Wien New York, pp 191–198
3. Salzberger M, Liban E (1975) Diabetes and antenatal fetal death. Isr J Med Sci 11:623–628
4. Weiss PAM (1988) Gestational diabetes: A survey and the Graz approach to diagnosis and therapy. In: Weiss PAM, Coustan DR (eds) Gestational Diabetes. Springer, Wien New York, pp 1–55

Die Insulintherapie beim Gestationsdiabetes

H. M. H. Hofmann, P. A. M. Weiss

Geburtshilflich-Gynäkologische Universitäts-Klinik Graz

Einleitung

Dem Gestationsdiabetes liegt ein relativer Insulinmangel zu Grunde [1]. Die Insulinproduktion der Schwangeren reicht nur zur Abdeckung des normalen Tagesbasalbedarfes aus. Die mit der Nahrungsaufnahme verbundene zusätzliche Insulinproduktion erfolgt nur verzögert und mengenmäßig zu gering. Dies führt zur Hyperglykämie und damit zu einem Glucoseüberangebot an den Feten, der mit einer überschießenden Insulinproduktion und -ausschüttung reagiert. Die Insulintherapie beim Gestationsdiabetes muß sich daher allein auf die Bedürfnisse des Feten ausrichten, der wesentlich höhere Ansprüche an die Stoffwechselqualität stellt als die Schwangere selbst.

Material und Methode

Zwischen der 20. und 28. SSW wird ein oraler Glucosetoleranztest durchgeführt. Eine diätetischen Therapie wird bei Überschreiten des Grenzwertes von 160 mg/% (Klasse A) begonnen und eine Kontrolle des Insulingehaltes im Fruchtwasser (FWI) zwischen der 28. und 30. SSW durchgeführt. Bei erhöhtem Wert (>10 mU/ml) wird mit einer Insulintherapie begonnen (Klasse AB).

Ergebnisse

In den letzten 10 Jahren wurden an unserer Klinik 46 811 Frauen entbunden. Bei 6783 wurde während der Schwangerschaft ein Diabetesscreening durchgeführt.

Verhandlungen der Deutschen Gesellschaft für Gynäkologie und Geburtshilfe,
47. Versammlung, München 6.-10. September 1988

Der Klasse A waren 460 Patientinnen oder 6,8%, der Klasse AB 58 oder 0,9%
und der Klasse B0 41 oder 0,6% zuzurechnen. Insgesamt wurden 559 oder 8,2%
Gestationsdiabetikerinnen erkannt und entsprechend der beschriebenen Kriterien behandelt.

Therapie

Die Diät unterscheidet sich nicht von jener insulinpflichtiger Diabetikerinnen.
Besonderes Augenmerk wird jedoch auf ein Kalorienlimit von ca. 35 kcal pro kg
Idealgewicht (Broca-10%) und auf die Aufteilung der Nahrung in 5 Mahlzeiten
gelegt. Neben der Kontrolle des Blutzuckertagesprofils, sowie des Fructosamin-
spiegels ermöglicht eine Fruchtwasserinsulinbestimmung in der 36. SSW eine
weitere Beurteilung der Diätbehandlung. Bei der Ersteinstellung mit Insulin wird
folgend vorgegangen: Nach Erheben eines Blutzuckertagesprofiles wird der Insulinbedarf mit einer Basis-Bolustherapie abgedeckt [2]. Die Aufteilung der Ta-
gesinsulinmenge erfolgt in 3 Einzeldosen Altinsulin zu den Mahlzeiten und einer
Dosis Depotinsulin am Abend zur Abdeckung des nächtlichen Insulinbasalbe-
darfes. Dieser liegt bei circa 1 Einheit Insulin pro kg aktuellem Körpergewicht in
24 Stunden. Der hohe Insulinbedarf resultiert aus der peripheren Insulinresistenz,
die für den Gestationsdiabetes pathognomonisch ist. Darüberhinaus wird durch
die exogene Insulinzufuhr die Insulineigenproduktion auf die Hälfte reduziert.

Diskussion

Die geburtshilflichen Ergebnisse bei Gestationsdiabetes im Vergleich mit dem
Gesamtgeburtenkollektiv zeigten keine statistisch signifikanten Unterschiede
hinsichtlich der Gestationszeit, des Geburtsgewichtes oder der Anzahl an Kindern über der 90. Gewichtsperzentile. Nach rechtzeitiger Diagnose des Gestationsdiabetes unterscheidet sich auch die perinatale Mortalität nicht mehr von
jener stoffwechselgesunder Frauen. Eine weitere Senkung der kindlichen Morbidität hängt von der richtigen Entscheidung zur Insulintherapie ab.

Literatur

1. Weiss PAM (1988) Gestational diabetes: A survey and the Graz approach to diagnosis and
   therapy. In: Weiss PAM, Coustan DR (eds) Gestational Diabetes. Springer, Wien, pp 1–55
2. Hofmann HMH, Weiss PAM, Kainer F (1988) Insulin treatment of gestational diabetes. The
   basal bolus concept. In: Weiss PAM, Coustan DR (eds) Gestational Diabetes. Springer, Wien,
   pp 142–149

Fertilität der Diabetikerin und der gesunden Frau

W. Burkart, J. P. Hanker, H. P. G. Schneider

Universitäts-Frauenklinik, Münster

Nach Einführung des Insulins in die Therapie des Diabetes mellitus nahm die
Fertilität von Diabetikerinnen rasch zu, heute wird von vielen Autoren kein
Unterschied zur gesunden Frau mehr gesehen. Um quantitative Daten zu der
genannten Thematik zu erhalten, führten wir eine katamnestische Untersuchung
unter gesunden Frauen und Diabetikerinnen durch.

Archives of Gynecology and Obstetrics Vol. 245, No. 1-4, 1989
Verhandlungen der Deutschen Gesellschaft für Gynäkologie und Geburtshilfe,
47. Versammlung, München 6.-10. September 1988

Die Frauen (337 Diabetikerinnen und 1368 Gesunde) wurden anhand eines einfachen Fragebogens zu Menarche, Stabilität des Monatszyklus und Schwangerschaften befragt. Die Angaben wurden mit Alter und Broca-Index sowie bei Diabetikerinnen mit Dauer und Manifestationszeitpunkt der Erkrankung korreliert.

Jüngere Frauen wiesen ein signifikant niedrigeres Menarchealter auf als Ältere. Bei früher Diabetesmanifestation lag das mittlere Menarchealter über dem der Kontrollen und über dem von Frauen mit später Manifestation (p < 0,01). Die Prävalenz der primären Amenorrhoe war 1,55% bei Gesunden und 2,8 bzw. 1,0% bei Diabetikerinnen mit früher (DVM) bzw. später (MVD) Manifestation (vgl. Tabelle 1).

Tabelle 1. Mittleres Menarchealter

Alter	Kontrollen	DVM	MVD
bis 20	13,0 ± 1,3	13,5 ± 1,2	12,1 ± 1,2
bis 30	13,3 ± 1,3	13,7 ± 1,4	12,9 ± 1,4
bis 40	13,0 ± 1,7	13,8 ± 1,6	12,5 ± 1,3
bis 50	13,5 ± 1,5	14,8 ± 1,6	12,8 ± 1,2
bis 60	14,2 ± 1,6	15,5 ± 1,1	13,3 ± 1,5

Oligomenorrhoe und sekundäre Amenorrhoe waren unter Diabetikerinnen häufiger als unter gesunden Frauen, die Prävalenz der Polimenorrhoe war in allen drei Gruppen gleich. Die Häufigkeit regelmäßiger Zyklen in Abständen von 28 ± 3 Tagen ist in Tabelle 2 dargestellt.

Tabelle 2. Prävalenz der Eumenorrhoe

Alter	Kontrollen	DVM	MVD
bis 20	81,7%	50%	75%
bis 30	84,3%	68%	82%
bis 40	83,7%	63%	70%
bis 50	79,4%	100%	75%

75% der über 35jährigen gesunden Frauen gaben spontane Schwangerschaften an, 8,5% waren erst nach Behandlung schwanger geworden, ein Prozent war steril. Bei Diabetikerinnen waren die entsprechenden Zahlen 70,5%, 1,4% und 2,9%. Auffallend war der hohe Anteil von Diabetikerinnen ohne Kinderwunsch (22,7 vs 7,5%). Bei mütterlichem Diabetes war die Rate von Fehlgeburten/ Abbrüchen erhöht (22,7 vs 17,1%), ebenso die Rate von Totgeburten (6,3 vs 1,5%).

Wir schließen aus unseren Ergebnissen, daß die Fertilität der Diabetikerin auch heute noch geringfügig eingeschränkt ist. Dies ist zum einen bedingt durch eine freiwillige Beschränkung der Fruchtbarkeit, zu anderen ist die Rate von Schwangerschaften ohne lebensfähiges Kind erhöht.

Perinatale Problematik bei kindlicher Makrosomie und ihre Beziehung zum mütterlichen HbA$_{1C}$

F. Stoz, U. Beyer, A. Wolf

Universitäts-Frauenklinik Ulm, Ulm/Donau

Die erheblichen perinatalen Probleme bei Schwangerschaften mit überschweren Kindern und eventuelle Zusammenhänge mit mütterlichen Stoffwechselstörungen wurden untersucht.

Patientengut und Methode

175 Geburten mit über 4000 g schweren Kindern des Jahres 1986 (gesamt 2339) wurden bezüglich kindlicher und mütterlicher Risikofaktoren analysiert. Alle Befunde wurden zum postpartal gemessenen mütterlichen HbA$_{1C}$-Wert in Beziehung gesetzt (Norm: $3,9 \pm 0,7\%$).

Ergebnisse

Mit zunehmendem Geburtsgewicht stieg die Rate der Schnittentbindungen (S), der kindlichen Morbidität (M) und der Verlegungen (V) in die Kinderklinik (4000–4250 g: 11% S, 31% M, 13% V; 4260–4500 g: 25% S, 43% M, 27% V; über 4500 g: 30% S, 64% M, 32% V), der Anteil mütterlicher Adipositas (7%, 13%, 23%) sowie die Rate pathologisch erhöhter HbA$_{1C}$-Werte (15%, 21%, 41%) an. Bezüglich aller untersuchter Parameter zeigt sich ein Zusammenhang mit einem pathologischen HbA$_{1C}$ der Mutter (Tabelle 1).

Tabelle 1. Perinatale Befunde bei kindlicher Makrosomie in Abhängigkeit vom mütterlichen HbA$_{1C}$

	HbA$_{1C}$ 4,7%	HbA$_{1C}$ 4,7%
Geburten über 4000 g (n = 175)	137	38
Sectio caesarea	23 (16,8%)	11 (29%)
Morbidität der Kinder	41 (30%)	17 (44,7%)
Adipositas	16 (11,7%)	8 (21,1%)
EPH-Gestose	5 (3,6%)	4 (10,5%)

Diskussion

Die Ergebnisse belegen die Untersuchung von Madanlou [1], wonach die perinatalen Risiken ab einem Geburtsgewicht von 4000 g zunehmen. Andererseits bestehen eindeutige Zusammenhänge dieser Komplikationen mit einer gestörten mütterlichen Stoffwechsellage [2, 3]. Wie Weiss [4] fanden wir bei fast einem Viertel der Mütter Hinweise auf eine Glucosetoleranzstörung. Die Ergebnisse in der Schwangerenambulanz der UFK Ulm rechtfertigen die Forderung nach einem generellen Diabetes-Screening.

Zusammenfassung

Sowohl die mütterliche wie auch die kindliche perinatale Problematik ist bei Schwangerschaften mit überschweren Kindern erhöht und korreliert mit dem

282

Archives of Gynecology and Obstetrics Vol. 245, No. 1-4, 1989
Verhandlungen der Deutschen Gesellschaft für Gynäkologie und Geburtshilfe,
47. Versammlung, München 6.-10. September 1988

mütterlichen HbA$_{1C}$ als Ausdruck einer Glucosetoleranzstörung. Nur ein Screening mittels des oGT kann diese Risiken vermindern.

Literatur

1. Modanlou HD, Komatsu G, Dorchester W, Freeman RK, Bosu SK (1982) Large-for-gestational-age neonates: Anthropometric reasons for shoulder dystocia. Obstet Gynecol 60:417
2. Pollak A, Brehm R (1981) Glykosiliertes Hämoglobin bei Müttern von übergewichtigen Neugeborenen. Gynäk Rdsch 21 Suppl 2:164
3. Stoz F, Zeller I, Beischer W (1987) Dokumentation von 20 Fällen von Gestationsdiabetes aus der Universitäts-Frauenklinik Ulm. Probl perinat Med 15:122
4. Weiss PAM, Pürstner P (1984) Insulin levels in Amniotic Fluid of Normal and Abnormal Pregnancies. Obstet Gynecol 63:371

Wertigkeit der Fructosamine-Bestimmung als Screening-Test für den Gestationsdiabetes

U. Schlembach, H. Hölting, N. Golz, H. Mast

Frauenklinik, St. Bernward Krankenhaus, Hildesheim

Die diabetogene Wirkung der Schwangerschaft auf den Kohlenhydratstoffwechsel ist heute unbestritten; etwa 15% der Diabetikerinnen erlebt die Manifestation ihrer Erkrankung während der Schwangerschaft.

Es liegt deshalb nahe, durch geeignete Screeningmethoden während einer Gravidität die latente diabetische Stoffwechsellage der Mutter zu diagnostizieren, um damit die erhöhte Morbidität und Mortalität des Fetus zu verhindern.

Über die Wertigkeit des oralen Glukose-Toleranz-Tests (oGTT) als Screeningverfahren besteht heute – trotz unterschiedlicher Verfahrensweisen – allgemeine Einigkeit. Da er jedoch ein aufwendiger und zeitraubender Test ist, wurde nach einfacheren Methoden gefahndet. Baker und Roberts (Auckland, Neuseeland) wiesen mehrfach auf eine hohe Korrelation des oralen Glukose-Toleranz-Tests (oGTT) mit der Bestimmung der Fructosamine im Serum hin, so daß sie diese einfach durchzuführende Analyse als alleiniges Screeningverfahren vorschlagen.

Die Aufgabe unserer Arbeit war es festzustellen, ob die einfache und billige Fructosamin-Bestimmung tatsächlich den oralen Glukose-Toleranz-Test (oGTT) als Screeningmethode des Gestationsdiabetes ablösen kann.

Im Jahre 1987 wurden im St. Bernward Krankenhaus Hildesheim bei 1425 Geburten 1454 Kinder geboren. Hierbei wurden 110 (7,7%) LGA-Babies mit einem Gewicht >4000 g geboren. Zum Nachweis einer latenten diabetischen Stoffwechsellage wurde in einer Vergleichsstudie bei den Müttern am 1. postpartalen Tag sowohl ein 2 Std. oraler Glukose-Toleranz-Test (oGTT) als auch eine Fructosaminebestimmung im Serum durchgeführt.

Der orale Glukose-Toleranz-Test (oGTT) wurde wie folgt vorgenommen: Nach Bestimmung des Nüchtern-Blutzuckers Gabe von 100 g Glukose oral, dann Bestimmung des 1 h- und 2 h-Blutzuckerwertes nach der Glukose-Oxydase-Methode aus Kapillarblut. Folgende Normwerte wurden zugrunde gelegt: Nüchtern-Blutzucker 90 mg%, 1 h-Wert 160 mg%, 2 h-Wert 120 mg%. Als pathologisch wurde der orale Glukose-Toleranz-Test (oGTT) angesehen, wenn 2 der 3 Blutzuckerwerte über diesen Normwerten lagen. Die Fructosamine im Serum wurden von der Firma „bioscientia" bestimmt mit folgenden Normwerten: Normale Einstellung 2,8 mmol/l, ungenügende Stoffwechseleinstellung > 3,7 mmol/l.

Es konnten nun folgende Ergebnisse erzielt werden:

Bei 110 Patientinnen zeigte sich in 47% der Fälle ein normaler oraler Glukose-Toleranz-Test (oGTT), in 32% war der Test pathologisch, in 20% war nur ein Blutzuckerwert pathologisch. Die Fructosamine waren lediglich in 2 von 110 Fällen erhöht (1,8%), wobei eine Korrelation mit einem pathologischen oralen Glukose-Toleranz-Test (oGTT) lediglich einmal gefunden wurde. Bei 74 Patientinnen mit einem unauffälligen oralen Glukose-Toleranz-Test (oGGT) fand sich einmal ein pathologischer Fructosamine-Wert.

Insbesondere bei den 36 Fällen mit pathologischem oralen Glukose-Toleranz-Test (oGTT) konnte also in 35 Fällen keine Übereinstimmung der beiden Methoden erzielt werden; es findet sich lediglich eine Korrelation von 0,3%.

Diese Ergebnisse stehen im krassen Gegensatz zu den Arbeiten von Baker und Roberts, die bei guter Vergleichbarkeit der Methodik eine Übereinstimung von über 80% nachweisen. Unserer Meinung nach kann die Fructosamine-Bestimmung nicht als Screeningverfahren bei Gestationsdiabetes eingesetzt werden. Der teuere und arbeitsaufwendigere orale Glukose-Toleranz-Test (oGTT) bleibt weiterhin die Methode der Wahl.

Insulin- und C-Peptidkonzentrationen im Fruchtwasser bei normalen und diabetischen Schwangeren

G. Crombach, J. Linnenkamp, C. Müller, F. Wolff

Universitäts-Frauenklinik Köln

In der laborchemischen Überwachung diabetischer Schwangerschaften kommen fast ausschließlich mütterliche Parameter wie mittlere Blutzuckerwerte (MBZ) und glykosilierte Hämoglobine (HbA1) zum Einsatz. Da beide Parameter keinen direkten Rückschluß auf den funktionellen Zustand des kindlichen Inselzellapparates zulassen, wurde in einer im Juni 1987 begonnenen Studie untersucht, ob die im Pankreas in äquimolaren Mengen gebildeten und mit dem Urin in das Fruchtwasser ausgeschiedenen Parameter Insulin (FWI) und C-Peptid (FWCP) zur Überwachung diabetischer Schwangerschaften geeigneter sind. Es wurden Fruchtwasserproben von 197 stoffwechselgesunden Schwangeren (16.–42. SSW), von 23 schwangeren Diabetikerinnen (18.–41. SSW), und von 49 Frauen mit anderen pathologischen Befunden in der Gravidität (19.–42. SSW) gewonnen. Die Fruchtwasserproben wurden bei aus anderen klinischen Gründen indizierten Amniozentesen oder bei Geburten entnommen. Insulin und C-Peptid wurden radioimmunologisch bestimmt (Insulin RIA 100, Fa. Pharmacia und C-Peptid RIA-Mat, Fa. Mallinckrodt).

Tabelle 1 gibt den Verlauf der FWI- und FWCP-Konzentrationen im Fruchtwasser normaler Schwangerschaften wieder.

Erhöhte FWI-(FWCP-)Werte (> 97-Perzentile des Normalkollektivs) fanden sich bei 4 (2) der diabetischen Schwangeren. Die bei den Diabetikerinnen gemessenen höchsten Einzelwerte betrugen 15,4 µU/ml für das FWI und 3,9 ng/ml für das FWCP. Das FWI (FWCP) waren nur bei 1 (1) von 16 normoglykämischen Diabetikerinnen, aber bei 3 (2) von 7 unzureichend eingestellten Patientinnen mit MBZ >100 mg% erhöht. Bei der Korrelation zur perinatalen Morbidität

Archives of Gynecology and Obstetrics Vol. 245, No. 1-4, 1989
Verhandlungen der Deutschen Gesellschaft für Gynäkologie und Geburtshilfe,
47. Versammlung, München 6.-10. September 1988
© Springer-Verlag Berlin Heidelberg

Tabelle 1. Insulin und C-Peptid im Fruchtwasser (P. = Perzentile)

SSW	N	Insulin			C-Peptid		
		Bereich μU/ml	50-P. μU/ml	97-P. μU/ml	Bereich ng/ml	50-P. ng/ml	97-P. ng/ml
15–20	37	0,3–4,9	2,1	3,7	0,1–1,5	0,1	0,5
21–26	8	1,1–4,2	3,2	4,1	0,1–1,4	0,4	1,2
27–32	22	1,1–5,6	3,1	5,6	0,2–1,5	0,9	1,5
33–37	21	1,2–9,3	2,7	7,6	0,4–2,4	1,3	2,3
38–42	109	0,5–5,9	2,6	5,2	0,1–7,0	1,0	2,4

(Tabelle 2) zeigten FWI und FWCP die Makrosomie und Hypoglykämie in der Hälfte bzw. einem Drittel der Fälle richtig an. Dies war allerdings auch aus dem Verlauf der MBZ ersichtlich.

Tabelle 2. Laborparameter und perinatale Morbidität

Kinder diabetischer Mütter	N	FWI >97-P.	FWCP >97-P.	MBZ >100 mg%	HbA1 >7,5%
Unauffälliges Kind	12	1	0	2	2
Makrosomie (>97-P.)	4	2	2	3	2
Hypoglykämie (<30 mg%)	6	2	1	3	2

Erhöhte FWI-(FWCP-)Konzentrationen fanden sich auch bei 1 (1) von 11 Frauen mit postpartal suspektem/pathologischem Glukosetoleranztest, bei 1 (0) von 21 Schwangeren unter Betamimetika-Tokolyse und/oder Glukokortikoid-Lungenreifung, bei 5 (2) von 9 Frauen mit Rhesusunverträglichkeit und bei 1 (0) von 8 Schwangeren mit kindlicher Fehlbildung.

Bei etwa 75% der untersuchten diabetischen Schwangerschaften bestand eine Korrelation des FWI und FWCP zur mütterlichen Blutzuckereinstellung und zum kindlichen Zustand. In dem kleinen und durch die Vorbehandlung selektionierten Kollektiv war allerdings kein Vorteil der FWI- und FWCP-Bestimmung gegenüber der MBZ-Messung erkennbar.

Zum Nachweis des Phosphatidylglycerols in der normalen und diabetischen Schwangerschaft

W. Ott, R. Gerner, E. Halberstadt

Universitäts-Frauenklinik Frankfurt

Der Surfactantkomponente Phosphatidylglycerol (im folgenden mit PG abgekürzt) wird zunehmende Bedeutung als Parameter der fetalen Lungenreife zugeordnet, wobei er als sogenannte „kleine Komponente" nur ca. 10% der Phospholipide der reifen Lunge ausmacht und in seiner Synthese einer androgenetischen Zeitenfolge unterliegt. Aufgrund klinisch chemischer Erfahrung zeigt sich, daß die Nachweisbarkeit von PG im Fruchtwasser auf einen funktionstüchtigen Surfactant schließen läßt. Die Synthese der einzelnen Surfactantkomponenten ist den

Verhandlungen der Deutschen Gesellschaft für Gynäkologie und Geburtshilfe, 47. Versammlung, München 6.-10. September 1988

Einflüssen verschiedener Faktoren ausgesetzt, so gilt Cortisol als reifungsstimulierender, Insulin hingegen als reifungsretardierender Faktor. Vorliegende Studie berichtet über den Nachweis von PG im Fruchtwasser im Zeitraum der 33.–41. SSW, wobei die Ergebnisse eines Normalkollektivs, einem Kollektiv von Probanden mit gestörtem Glucosestoffwechsel (manifester oder latenter Diabetes mellitus, gestärkter Glucose-Toleranztest, erhöhter Glucosegehalt im Fruchtwasser) gegenübergestellt sind. Es zeigt sich, daß der PG-Nachweis des Normalkollektivs in der 33.–35. SSW ausnahmslos negativ ist, in der 36. SSW mit ca. 10% erstmals positiv ist. Diese Nachweisbarkeit erhöht sich in der 37. SSW auf 65% und beträgt ab der 38. SSW 100%. Somit zeigt sich, daß in der 37. SSW bereits mehr als die Hälfte der Fruchtwasserproben PG-positiv sind, ab der 38. SSW sämtliche Fruchtwasserproben durch die Nachweisbarkeit des PG Lungenreife anzeigen. Die Ergebnisse des Patientenkollektivs mit gestörtem Kohlehydratstoffwechsel sind denen des Normalkollektivs gegenübergestellt, wobei auch hier PG erstmals in der 36. SSW mit einer dem Normalkollektiv vergleichbaren Häufigkeit nachweisbar ist. Im weiteren Schwangerschaftsverlauf zeichnet sich dann ein auffallender Unterschied zu den gesunden Probanden ab, denn die Anzahl der PG-positiven Fruchtwasserproben nimmt nur allmählich zu, so daß in der 38./39. SSW lediglich 40% der Analysen positiv ist. Aus der Gesamtbetrachtung zeichnet sich deutlich ab, daß PG zwar auch bei diabetischer Stoffwechsellage in der 36. SSW nachweisbar ist, im weiteren Schwangerschaftsverlauf jedoch mit einer signifikant niedrigeren Häufigkeit als im Normalkollektiv, wobei die höchste Häufigkeit der PG-positiven Ergebnisse in der 38.–40. SSW mit 40% dokumentiert ist. Die Eigenschaften des PG als effektive Surfactantkomponente und Stabilisierungsfaktor erklärt sich ansatzweise aus seiner hohen Affinität zu den Aminosäuren der Hyprophase und seiner Neigung zur Komplexbildung und den Fettsäuren anderer Phospholipide, sowie aus einer synthesestimulierenden Wirkung für das gesättigte Lezithin. Bei Feten diabetischer Mütter dürfte die durch die Hyperglykämie bedingte Hyperinsulinämie schwerwiegend an den Komplikationen der Lungenreifung beteiligt sein. Beispielsweise erhöht die Hyperinsulinämie die Aufnahme von Myoinositol, das wiederum die Synthese von Phosphatidylinositol begünstigt, auf Kosten der Synthese von PG. Hieraus könnte das verzögerte Auftreten oder gar das Fehlen von PG und als Folge dessen die Minderung der Stabilitätseigenschaften des Surfactant erklärt werden.

Blutzuckerverlauf nach oralem GTT mit 75 g bei Schwangeren

H. Baumann, J. W. Dudenhausen, A. Huch, R. Huch

Klinik und Poliklinik für Geburtshilfe, Universitätsspital Zürich

Die WHO-Empfehlung, in der Schwangerschaft die Glukosetoleranz mit 75 g Glukose zu testen und die gleichen Beurteilungskriterien wie außerhalb der Schwangerschaft zu verwenden [1], sind umstritten. Ziel dieser Arbeit waren die Analyse und der Vergleich der Blutzuckerverläufe eines Risikokollektivs mit den WHO-Kriterien.

Material und Methodik

Analysiert wurden die Glukosetoleranzteste (GTT) mit 75 g Glukose, die zwischen 1983 und 1987 aus den verschiedensten Gründen (anamnestische und be-

Archives of Gynecology and Obstetrics Vol. 245, No. 1-4, 1989
Verhandlungen der Deutschen Gesellschaft für Gynäkologie und Geburtshilfe,
47. Versammlung, München 6.-10. September 1988

fundete Risiken) in der Schwangerschaft (zwischen 24 und <28 SSW n=21, zwischen 28 bis <32 SSW n=38, und zwischen 32 und 42 SSW n=108) und im frühen Wochenbett (n=30) indiziert wurden. Die Blutzuckerbestimmung (BZ) erfolgte im kapillären Plasma mit dem Beckman Glukose-Analysator. Die vier Gruppen unterschieden sich nicht in der Parität, in der Größe und dem Gewicht vor der Schwangerschaft. Signifikanzberechnungen zwischen den einzelnen Gruppen wurden mit dem U-Test nach Whitney-Mann durchgeführt.

Ergebnisse

Die Medianwerte des Nüchternblutzuckers lagen für alle Gruppen unter 5 mmol/l, nach 60 Minuten zwischen 8,9 und 9,5 mmol/l, nach 120 Minuten zwischen 7,4 und 8,1 und 180 Minuten zwischen 4,2 und 5,4 mmol/l (Abb. 1). Im letzten Trimenon waren die Werte nach 180 Minuten signifikant höher als vor 28 SSW; sonst unterschieden sich die Werte in den einzelnen Gruppen während der Schwangerschaft nicht. Alle Werte im Wochenbett hingegen waren statistisch signifikant tiefer als während der Schwangerschaft. In einem Test war der Nüchternblutzucker über 7,8, in vier Fällen lag der 120-Minutenwert über 12,2 mmol/l.

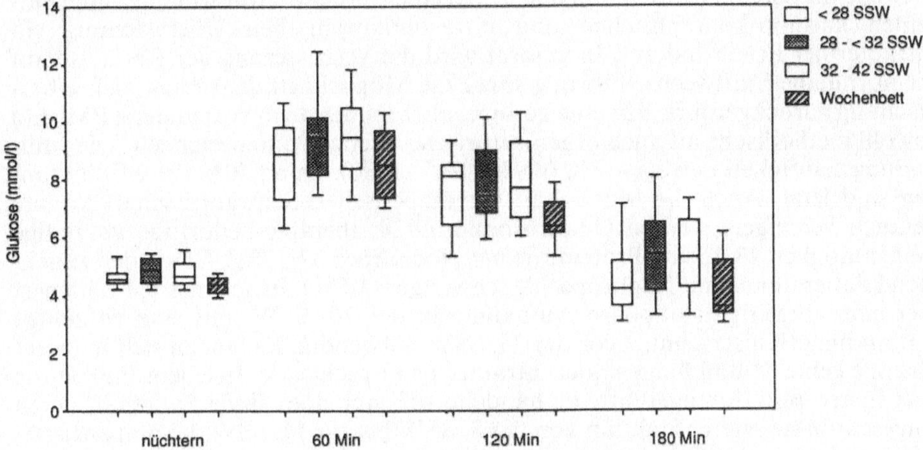

Abb. 1. Blutzuckerverläufe nach Belastung mit 75 g Glukose dargestellt in box plots (die box umfaßt die 25. und 75. Percentile (P) mit dem Median, die horizontalen Striche die 10. und 90. P) zu verschiedenen Zeitpunkten in der Schwangerschaft

Diskussion

Von 197 in einem Risikokollektiv durchgeführten GTT erfüllte kein Test die WHO-Kriterien eines Gestationsdiabetes (Nüchternblutzucker im kapillären Plasma über 7,8 und nach 120 Minuten über 12,2 mmol/l [1]; in 22% lag jedoch der BZ nach 120 Minuten im Grenzbereich (zwischen 8,9 und 12,2 mmol/l). Im Vergleich mit den Testkriterien von O'Sullivan (die allerdings für eine Belastung mit 100 g Glukose gelten) würde in unserem Kollektiv in 20% ein Gestationsdiabetes vorliegen. Wir sind der Ansicht, daß die WHO-Kriterien zu hoch angesetzt sind und von den WHO-Empfehlungen Abstand genommen werden sollte, solange keine prospektiv erhobenen Daten vorliegen.

Literatur

1. WHO Study Group Report (1985) Diabetes mellitus. Technical Report Series 727, World Health Organization, Geneva, pp 9–20

Analyse der perinatalen Ergebnisse bei 308 diabetischen Schwangerschaften

Th. Somville, B. Pawlowski, C. Deparade

Universitätsfrauenklinik, Diabetes-Forschungsinstitut, Medizinische Klinik Abteilung E, Düsseldorf

An der Universitätsfrauenklinik Düsseldorf wurden in den Jahren 1981–1986 in enger Zusammenarbeit mit Diabetologen und Kinderärzten 308 Schwangerschaften von Patientinnen mit Kohlenhydratstoffwechselstörungen betreut. Die perinatalen Ergebnisse wurden denen der 184 Schwangerschaften aus den Jahren 1975–1980 gegenübergestellt. Der Anteil an Primigravidae beträgt 57% und ist unverändert gegenüber den Vorjahren. Die Gruppe A nach White ist in diesem Kollektiv mit 19% vertreten. Es findet sich eine deutliche Zunahme der Gruppen C, D und F (17/24, 19/29 und 0,5/3,6%). Die perinatale Mortalität liegt bei 1,9% (2,7% 1975–1980). Die Hälfte der perinatalen Mortalität wird durch schwere Mißbildungen verursacht und ist überwiegend in den Gruppen B und C zu verzeichnen. 2 Fälle eines intrauterinen Fruchttodes (32. und 38. SSW) zeigten Pathologie im Bereich der fetalen Nieren. Bei einer Patientin trat trotz der intermittenten kardiotokographischen und ultrasonographischen Überwachung ein intrauteriner Fruchttod auf. Insgesamt wird die Verbesserung der Resultate auf die normnahe Stoffwechselführung sowie die Möglichkeit der perinatalen Überwachung zurückgeführt. Für eine geringe, aber immer noch vorhandene PM sind sowohl methodische als auch organisatorische Grenzen aufzuzeichnen. Die Mißbildungshäufigkeit beträgt 4,2% (4,9% 1975–1980). Rund 40% der Mißbildungen sind letal. Auch die Morbidität der diabetischen Schwangerschaft konnte deutlich verringert werden (Makrosomie 39/28, therapie-bedürftige vorzeitige Wehentätigkeit 23/15 und Proteinurie u/o Hochdruck 39/12%). Es werden zunehmend Patientinnen mit Nephropathie schwanger (3,6%). In den meisten Fällen ist hier eine vorzeitige stationäre Aufnahme in der 30. SSW und eine vorzeitige Entbindung (Kaiserschnitt) vor der 35. SSW notwendig. Es fanden sich in dieser Gruppe keine Mißbildungen oder intrauterinen Fruchttode. In einem Fall wurde eine Interruptio durchgeführt. Es handelte sich um eine blinde Patientin, deren eingeschränkte Nierenfunktion von der 8. SSW bis zur 11. SSW dekompensierte. Die Häufigkeit der Schnittentbindung liegt unverändert bei 50%, obwohl die Spontanentbindung am Termin angestrebt wird und rund 80% der Geburten in oder nach der 38. SSW stattfinden. Hierbei ist zu bedenken, daß in den letzten Jahren immer mehr Patientinnen der Gruppen D und F schwanger wurden und der Anteil der Resektiones steigend ist (12%). Sehr häufig wird bei den Diabetikerinnen am Termin noch ein geburtsunreifer Befund vorgefunden. Eine Geburtseinleitung wird dementsprechend erschwert. Bei 26 Diabetikerinnen wurden 1986 Prostaglandintabletten (3 mg) zur Geburtseinleitung verabreicht. In 50% war eine sekundäre Sektio wegen Geburtsstillstand notwendig. Bei 11 Patientinnen wurden unkoordinierte Wehentätigkeit, bei 3 eine Tachysystolie und bei 5 Dauerkontraktionen registriert. Die Methode hat sich als wenig effizient erwiesen. Eine Portioreifung mit Prostaglandingel würde wahrscheinlich bessere Voraussetzungen für eine Geburtseinleitung schaffen. Zusammenfassend kann eine signifikante Verbesserung der perinatalen Ergebnisse festgestellt werden. Weitere Fortschritte können durch eine präkonzeptionelle normnahe Stoffwechseleinstellung und eine effiziente Anwendung der bestehenden Empfehlungen und diagnostischen Möglichkeiten erreicht werden.

Archives of Gynecology and Obstetrics Vol. 245, No. 1-4, 1989
Verhandlungen der Deutschen Gesellschaft für Gynäkologie und Geburtshilfe,
47. Versammlung, München 6.-10. September 1988

Ergebnisse der Behandlung des mütterlichen Diabetes in der Schwangerschaft von 1980–1988

G. Crombach, J. Linnenkamp, F. Wolff, A. Bolte

Universitäts-Frauenklinik Köln

Von Januar 1980–August 1988 wurden 122 diabetische Einlingsschwangerschaften betreut, entsprechend einer Inzidenz von 1,73% am gesamten Geburtengut. In 63 Schwangerschaften lag ein Gestationsdiabetes (GD) der Klassen White A_1 ($n = 50$) und A_2 ($n = 13$) vor. Bei 59 Frauen bestand ein schon vor der Schwangerschaft insulinpflichtiger Diabetes (ID) der Klassen White B ($n = 26$), C ($n = 16$), D ($n = 14$), R ($n = 2$) und RF ($n = 1$). Die Diagnose bzw. die klinische Erstbehandlung des GD (ID) erfolgte im Mittel in der 29. (18.) SSW. Ziel der alleinigen diätetischen Therapie (GD 63%, ID 0%) bzw. der kombinierten diätetischen und Insulinbehandlung (GD 22%, ID 98%) war die normoglykämische Stoffwechseleinstellung mit mittleren Blutzuckerwerten (MBZ) von unter 100 mg% und HbA_1-Werten von unter 7%, die in 68% beim GD und in 64% beim ID gelang. In 15% der Fälle mit GD und in 2% beim ID war eine präpartale Therapie nicht mehr möglich. Mütterliche Komplikationen im Schwangerschaftsverlauf waren beim GD (ID) Spätgestosen in 22% (25%), vorzeitige Wehentätigkeit in 25% (17%), Harnwegsinfekte in 11% (25%), Genitalinfektionen mit Candida- oder B-Streptokokken in 19% (37%), Hydramnion in 6% (3%), und therapiebedürftige Hypoglykämien in 0% (32%) der Fälle. Patientinnen mit GD (ID) wurden in 16% in der 29.–37. SSW und in 84% (71%) in der 38.–42. SSW entbunden. Der Anteil der Kinder unter 2500 g und über 4000 g Geburtsgewicht beim GD (ID) lag bei 5% (19%) bzw. 22% (8%). Der Anteil an Spontangeburten betrug 60% (41%), und die Sektiorate lag bei 29% (39%) beim GD (ID). Die Indikation zur Sektio beim GD (ID) war in 33% (52%) der Fälle wesentlich durch den Diabetes mitbedingt, wobei beim GD die Makrosomie und beim ID die Plazentainsuffizienz die Hauptursachen waren. An postpartalen kindlichen Komplikationen fanden sich Makrosomien ($>$ 97-Perzentile nach Hohenauer) in 25% (10%), Dystrophien ($<$ 3-Perzentile nach Hohenauer) in 0% (2%), Hypoglykämien (unter 30 mg%) in 21% (25%), beatmungspflichtige respiratorische Anpassungsstörungen in 16% (10%) und therapiebedürftige Hyperbilirubinämien in 16% (25%) der Fälle mit GD (ID). Kindliche Mißbildungen fanden sich nur bei einer Patientin mit GD (2%), aber bei 8 Frauen (14%) mit präkonzeptionell nicht normoglykämisch eingestelltem ID (Tabelle 1). Perinatal verstarben 3 der 122 Kinder (GD 2%, Nephroblastomatose; ID 3%, intrauteriner Fruchttod

Tabelle 1

White-Klasse	Stat. Aufnahme (SSW)	MBZ (mg%) 1. Trimenon	Mißbildung
B	19,6	130–170	Hydrozephalus, Gaumenspalte
B	34,2	110–150	Hydrozephalus
B	15,4	160–180	Fallot-Tetralogie
C	29,5	110–140	ASD, offener Ductus Botalli
C	16,4	200–300	Kaudales Regressionssyndrom
D	18,7	140–200	Lippenkiefergaumenspalte
D	31,5	110–150	Nierenagenesie links
E	17,4	200–250	ASD, offener Ductus Botalli

Archives of Gynecology and Obstetrics Vol. 245, No. 1-4, 1989
Verhandlungen der Deutschen Gesellschaft für Gynäkologie und Geburtshilfe,
47. Versammlung, München 6.-10. September 1988
© Springer-Verlag Berlin Heidelberg

der 29. SSW bei dekompensiertem Diabetes, Frühgeburt der 30. SSW). Die Ergebnisse zeigen, daß sich durch normoglykämische Stoffwechselführung des mütterlichen Diabetes die kindliche Morbidität und Mortalität senken lassen, die hohe Mißbildungshäufigkeit beim ID aber nur durch schon eine präkonzeptionell erfolgende Blutzuckereinstellung vermindert werden kann.

Die geburtshilfliche Betreuung diabetischer Schwangerschaften in Hessen 1982–1986

U. Lang, W. Künzel

Universitäts-Frauenklinik Gießen

Die Kombination von Schwangerschaft und Diabetes mellitus bedeutet ein erhöhtes Risiko für Mutter und Kind. Dies belegt eine trotz sinkender Tendenz gegenüber der nicht-diabetischen Population deutlich höhere perinatale Mortalität, ebenso wie die unter Kindern diabetischer Mütter häufigere Inzidenz neonataler Komplikationen [2, 4, 6]. Um diese Faktoren ebenso wie das vor allem durch die erhöhte Frequenz operativer Entbindungen wahrscheinliche maternale Risiko an einem größeren Kollektiv überprüfen zu können, wurde eine zusammenfassende statistische Analyse der in den Jahren 1982–1986 durch die Hessische Perinatalerhebung (HEPE) erfaßten Schwangerschaften diabetischer Mütter (n = 446) im Vergleich zum Kollektiv der Schwangerschaften nicht-diabetischer Mütter (n = 111/390) erstellt. In 1986 beteiligten sich 64 geburtshilfliche Institutionen mit 41 159 Entbindungen an der Erhebung. 450 Kinder diabetischer Mütter (KDM), dies entspricht 0,4% der durch die HEPE von 1982–1986 erfaßten 113 128 Neugeborenen, wurden hinsichtlich perinataler Mortalität und neonataler Morbidität untersucht. Auswahlkriterium diabetischer Schwangerschaft war die Angabe „Diabetes mellitus" als Geburtsrisiko. Anamnestische und befundete Schwangerschaftsrisiken, Geburtsrisiken, Entbindungsmodus und Geburtsgewicht wurden analysiert, statistisch signifikante Gruppenunterschiede zwischen diabetischen (D) und nicht-diabetischen (N) Schwangerschaften durch Chi²-Test geprüft. Die anamnestischen Schwangerschaftsrisiken bestätigen die bekannten Merkmale diabetischer Schwangerschaften, insbesondere den erhöhten Prozentsatz an Sterilitätsbehandlungen, Früh- und Fehlgeburten, Malformationen und operativen Entbindungen in vorausgegangenen Schwangerschaften. 9,9% der diabetischen Schwangeren sind älter als 37 Jahre, im nicht-diabetischen Kollektiv sind dies 3,4%. Unter den befundeten Schwangerschaftsrisiken fallen Gewichtsabweichungen (D 18,6% vs. N 7,0%), Hypertonie (D 11,2% vs. N 3,9%) und EPH-Gestose (D 4,3% vs. N 1,0%) sowie vorzeitige Wehentätigkeit (D 20,6% vs. N 11,9%) und ein pathologisches CTG ante partum (D 7,8 vs. N 2,0%) ins Gewicht. Folgerichtig sind unter den Geburtsrisiken Frühgeburt (D 13,8% vs. N 4,7%), Gestose (D 9,2% vs. N 3,6%) und Plaszentainsuffizienz (D 7,8% vs. N 2,6%) sowie das pathologische CTG (D 23,3% vs. N 12,5%) vertreten; Geburtsstillstand in der Eröffnungsperiode (D 13,2% vs. N 5,4%), absolutes oder relatives Mißverhältnis (D 6,4% vs. N 3,3%) und der Status nach Sectio (D 14,3% vs. N 6,0%) weisen auf den hohen Anteil abdominaler Schnittentbindungen unter diabetischen Schwangeren hin (D 44,9% vs. N 15,8%). Die Gewichtsverteilung der KDM favorisiert die über- und untergewichtigen Kinder (Abb. 1). Die perinatale Mortalität ist für KDM mit 4,89% nahezu achtmal so hoch wie für Kinder nicht-diabetischer Mütter (KNDM) (Abb. 2). Diabetische Mütter zeigen

Archives of Gynecology and Obstetrics Vol. 245, No. 1-4, 1989
Verhandlungen der Deutschen Gesellschaft für Gynäkologie und Geburtshilfe,
47. Versammlung, München 6.-10. September 1988
© Springer-Verlag Berlin Heidelberg

post partum häufigere Temperaturanstiege (D 3,4% vs. N 1,0%) und nicht näher spezifizierte zusätzliche Erkrankungen (D 4,3% vs. N 0,7%). Die erhöhte neonatale Morbidität der KDM dokumentiert sich vor allem in der Beatmungsnotwendigkeit (KDM 5,0% vs. KNDM 1,2%) und einer endokrinologischen oder metabolischen Störung (KDM 19,7% vs. KNDM 0,17%).

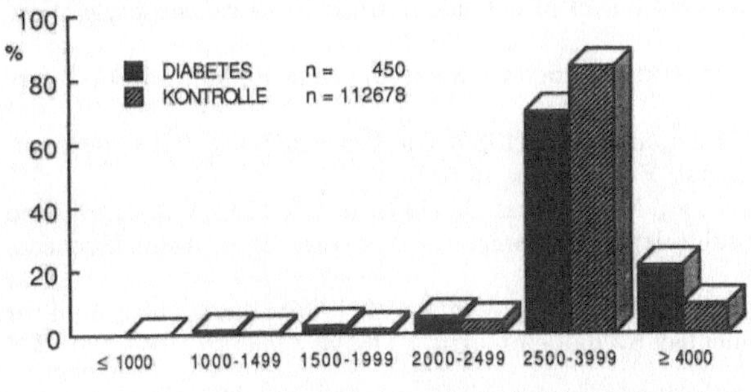

Abb. 1. Geburtsgewicht von Kindern diabetischer Mütter im Vergleich zum nicht-diabetischen Kontrollkollektiv. Der Anteil von Kindern unter 2500 g beträgt bei Diabetikerinnen 9%, beim Kontrollkollektiv 6,3% (p < 0,001). Die Quote über 4000 g schwerer Kinder ist bei Diabetikerinnen mit 21,1% deutlich erhöht (p < 0,0001)

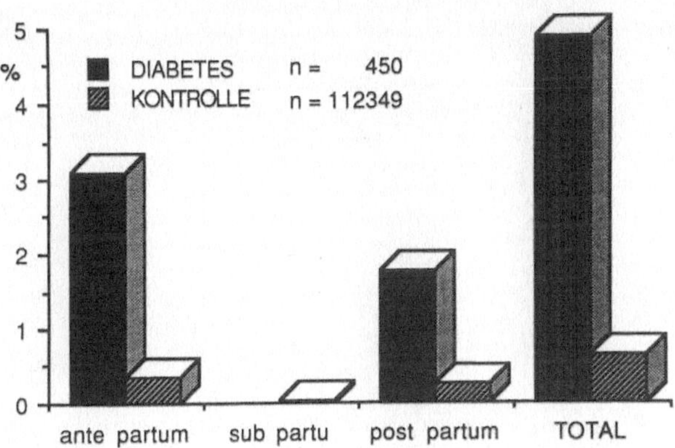

Abb. 2. Die perinatale Mortalität gemäß WHO-Definition bei Kindern diabetischer Mütter im Vergleich zum Kontrollkollektiv der Kinder nicht-diabetischer Mütter. Die perinatale Mortalität der Diabetikerkinder ist mit 4,89% gegenüber 0,63% deutlich erhöht (p < 0,00001), der Schwerpunkt liegt mit 3,17% ante partum. Sub partu verstarb kein Kind einer Diabetikerin

Die im Rahmen der HEPE für den o. a. 5-Jahreszeitraum erhobenen Daten erlauben folgende Schlüsse:

Der Schwerpunkt der perinatalen Mortalität von KDM liegt ante partum (3,17%), eine weiter verbesserte und intensivierte Überwachung der diabetischen Schwangerschaft erscheint notwendig [5, 6]. Der gegenüber dem Restkollektiv erhöhte Anteil von Neugeborenen über 4000 g unter den KDM (21,1% vs. 9,4%) weist auf die Notwendigkeit engmaschig kontrollierter Stoffwechselführung und straffer metabolischer Einstellung hin, die auch die neonatale Mortalität günstig beeinflussen sollte [1, 3, 7].

291

Literatur

1. Carson BS, Philipps AF, Simmons MA, Battaglia FC, Meschia G (1980) Effect of sustained insulin infusion upon glucose uptake and oxygenation of the ovine fetus. Pediatr Res 14:147–151
2. Connell FA, Vadhein C, Emanuel I (1985) Diabetes in pregnancy: a population based study of incidence referral for care and perinatal mortality. Am J Obstet Gynecol 151:598–603
3. Grasso S, Roversi GD (1987) Oversized infant of diabetic mother: its cause and prevention. J Perinat Med 15:73–82
4. Molsted-Pedersen L (1980) Pregnancy and diabetes – a survey. Acta Endocrinol 94 (Suppl 238):13–19
5. Quaas L, Siebers JW, Klosa W, Hillemanns HG (1986) Die Überwachung der Schwangerschaft bei Diabetes mellitus. Geburtsh Frauenheilk 46:631–636
6. Traub AI, Harley JMG, Cooper TK, Maguinness S, Hadden DR (1987) Is centralized hospital care necessary for all insulin-dependent pregnant diabetics. Br J Obstet Gynaecol 94:957–962
7. Willman SP, Leveno KJ, Guzick DS, Williams ML, Whalley PJ (1986) Glucose threshold for macrosomia in pregnancy complicated by diabetes. Am J Obstet Gynaecol 154:470–475

Geburtshilfliche Problemfälle

Die Sitzung vom 7. 9. 1988 stand unter der Leitung von *P. Holweg-Majert,* Hannover. Das Kapitel wird eingeleitet durch einen Beitrag von D. Langnickel, Bremen, über Vorschläge zur Reduktion des *organisatorischen Risikos* bei der Geburtsüberwachung und Entbindung. Es folgen drei Beiträge über klinische Analysen und zu Problemen bei Mehrlingsschwangerschaften, mehrere kasuistische Beiträge und abschließend Reflektionen zum geburtshilflichen Management bei den „alten" Primipara.   H. L.

Reduktion des organisatorischen Risikos bei Geburtsüberwachung und Entbindung

D. Langnickel

Frauenklinik, Zentralkrankenhaus St. Jürgenstraße, Bremen

Die inadäquate Bereitstellung von Personal und/oder Geräten für Geburtsüberwachung und Entbindungen bedingt vermeidbare Risiken, wie erhöhte perinatale Morbidität und Mortalität. Höchstrichterliche Urteile betreffen neben der Haftung des Mitarbeiters zunehmend organisatorisches Verschulden, z. B. des Krankenhausträgers. Zur Quantifizierung organisatorischer Risiken [1] wurden über einen Zeitraum von 11 Jahren die zirkadiane Verteilung gleichzeitig belegter Gebärbetten, gleichzeitig laufender Geburten sowie die Kumulation von Entbindungen bei unterschiedlichen Geburtenraten untersucht. Zwischen 1000 und 1900 Geburten/Jahr stieg der Prozentsatz von Entbindungen, bei denen der zeitliche Abstand zur nächsten Entbindung 15 Minuten oder weniger betrug, von 3,6 auf 10,8% an – der Prozentsatz entsprechender Geburten, von denen eine operativ beendet wurde, von 1,6 auf 3,7%, und der Prozentsatz von Entbindungen, die zusammen mit 2 anderen in einem Zeit-Intervall von 30 Minuten oder weniger auftraten, von 0,3 auf 1,3%. Viele Kliniken mit 1000–2000 Geburten/a haben 2 Hebammen gleichzeitig im Dienst, die nach Empfehlung der Deutschen Krankenhaus Gesellschaft (DKG) von 1978 maximal 4 Geburten gleichzeitig überwachen sollen. Abb. 1 zeigt die akkumulierte maximale Belegung von Gebärbetten zur gleichen Zeit bei verschiedenen Geburtenraten. Überschreitet das Verhältnis Patientin/Hebamme 1/1, tritt bei Einzelkreißsälen das Risiko 1: diskontinuierlicher Überwachung auf, überschreitet es 2/1, ist eine Überwachung nach den Empfehlungen der DKG nicht mehr gegeben (Risiko 2). Eliminiert man die Nachgeburtsperioden und praepartalen Intensivüberwachungen in den Gebärbetten, so findet sich sub partu Risiko 1 in 11,5–31,5% aller Schichten bzw. 301–895 h/a, und Risiko 2 in 0,7–4,3% aller Schichten bzw. 9–75 h/a bei Geburtenraten zwischen 1000–1900/a. Sub partu (ohne Nachgeburtsperiode) waren maximal 6 Gebärbetten gleichzeitig belegt (in 0,9% aller Schichten bei 1900 Geburten/a). Insbesondere sub partu können moderne CTG Überwachungssysteme Personal ergänzen bzw. teilweise ersetzen. Bei der 1968 eingeführten Stufe I: Bettseitige CTG-Überwachung, wurde das CTG nicht mehr kontinuierlich überwacht, wenn das Verhältnis Gebärende/Hebamme 1/1 überstieg. Mit Einführung der Stufe II: Zentralisierte CTG-Überwachung, wurde 1973 dieses Problem eliminiert um den Preis, daß eine Mitarbeiterin an die Kontrolle der

Sichtgeräte in der Zentrale gebunden und von den Patientinnen ferngehalten wurde, wenn das Verhältnis Gebärende/Hebamme 1/1 überstieg [2]. Mit Inbetriebnahme des Neubaues der Frauenklinik 1986 wurde die Stufe III: Mitarbeiterbegleitende CTG-Überwachung, eingeführt [3]. U.a. in allen Geburtsräumen installierte zentrale Sichtgeräte, die von bis zu 9 Patientinnen je 20 min. CTG's zeigen, informieren die Mitarbeiter in 12 Räumen über alle laufenden Geburten, während die Hebammen bei den Patientinnen sein können. Invers blinkende CTG's signalisieren die Überschreitung vorprogrammierter Grenzwerte. Das computergestützte System erlaubt eine Anpassung an den jeweils aktuellen Kenntnisstand. Interaktion und Austausch von Personal und Geräten werden dadurch erleichtert, daß Geburtsräume, Risikoschwangerenstation und praenatale Diagnostik nebeneinander auf einer Ebene untergebracht sind. Gegenüber der Überwachung mittels Auskultation (vor 1968) ist die intrapartale fetale Mortalität im Zeitraum der Stufe III, CTG-Überwachung, auf 0,27‰, d. h. um insgesamt 92% abgesunken.

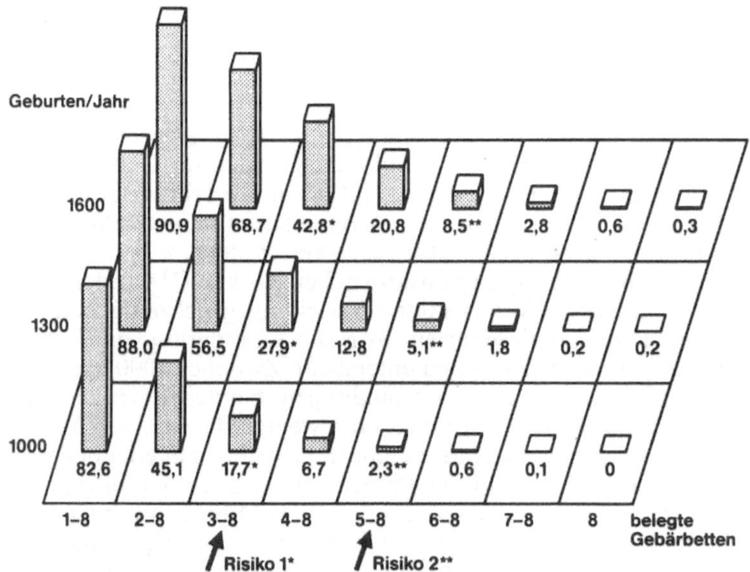

Abb. 1. Akkumulierte maximale Belegung von Gebärbetten zur gleichen Zeit in Prozent aller Schichten bei verschiedenen Geburtenraten/Jahr. Risiko 1: Diskontinuierliche Überwachung; Risiko 2: Überschreitung der von der DKG empfohlenen Obergrenze (1 Hebamme überwacht bis zu 2 Gebärende)

Literatur

1. Langnickel D (1989) Reduction of organizational problems in modern obstetrics. Proceedings of the XI. European Congress of Perinatal Medicine, Rome, 1988, Harwood Academic Publisher, London (im Druck)
2. Langnickel D (1978) Kreißsaalorganisation. In: Die programmierte Geburt. Thieme, Stuttgart, S 79
3. Langnickel D (1988) Staff escorting centralized cardiotocographic surveillance (level 3 cardiotocographic surveillance). J Perinat Med 16:319

Klinischer Verlauf und geburtshilfliches Vorgehen bei Mehrlingsschwangerschaften

R. Knitza, J. Wisser, H. Hepp, H. Versmold

Frauenklinik im Klinikum Großhadern der Universität München

Nach der Hellinschen Hypothese aus dem Jahre 1895 ist das Auftreten von Mehrlingsschwangerschaften ein seltenes Ereignis. Durch die verschiedenen, derzeit praktizierten Verfahren der Sterilitätsbehandlung nach hormonaler Stimulation steigt jedoch die Inzidenz von Mehrlingsschwangerschaften deutlich an.

An der Universitäts-Frauenklinik München Großhadern wurden in der Zeit vom 1.1.88 bis 25.8.88 bei einer Gesamtgeburtenzahl von 7716 187× Zwillinge, 16× Drillinge, 7× Vierlinge und 3× Fünflinge geboren, was bezogen auf Vierlings- und Fünflingsschwangerschaften eine Inzidenzsteigerung gegenüber der Hellinschen Hypothese um mehr als 3 Zehnerpotenzen bedeutet. Während die Steigerung der Zwillingsgraviditäten etwa zu einem Viertel aus vorangegangenen Sterilitätsbehandlungen resultiert, kehrt sich das Verhältnis bei Drillingen um. Bei allen von uns betreuten Vierlings- und Fünflingsschwangerschaften war eine Sterilitätsbehandlung vorausgegangen. Derartige Schwangerschaften mit Mehrlingen höherer Ordnung müssen als „Fehlleistungen der Medizin" angesehen werden und sollten nicht als medizinische Erfolge in sensationsträchtigen Überschriften dargestellt werden. Trotz eines sprunghaften Anstieges der mittleren maternalen Hospitalisierungsdauer bei Mehrlingsschwangerschaften höherer Ordnung findet sich eine deutliche Abnahme der mittleren Tragzeit in Abhängigkeit zur Anzahl der Kinder.

Obgleich bei allen Vierlings- und Fünflingsschwangerschaften eine Dauertokolyse zur Unterdrückung muttermundswirksamer Wehentätigkeit während der letzten antepartalen Wochen durchgeführt wurde, konnten diese Schwangerschaften nicht über die Phase der Frühgeburtlichkeit fortgeführt werden.

Tabelle 1. Tragzeit und Dauer der antepartalen Hospitalisierung

	Tragzeit	Hospitalisierungsdauer (Tage)
Zwillinge (n = 187)	246	10
Drillinge (n = 16)	221	30
Vierlinge (n = 7)	205	35
Fünflinge (n = 3)	200	28

In Kenntnis des Frühgeburtsrisikos führen wir bei Mehrlingsschwangerschaften höherer Ordnung generell eine RDS-Prophylaxe mit Cortikoiden ab der 27. SSW durch. Hingegen wird eine prophylaktische Zerklage bei Mehrlingsgraviditäten unsererseits nicht generell durchgeführt.

Tabelle 2. Geburtsgewichte der Vierlinge und Fünflinge (g)

I.	II.	III.	IV.	I.	II.	III.	IV.	V.
1300	1370	1110	1160	1400	1530	1370	1875	850
1030	970	920	1100	1050	900	1260	1125	1110
1030	1200	870	1150	800	770	790	870	720
990	1200	1280	1050					
1025	1280	1180	830					
780	850	505	820					
1220	1370	710	670					

Archives of Gynecology and Obstetrics Vol. 245, No. 1-4, 1989
Verhandlungen der Deutschen Gesellschaft für Gynäkologie und Geburtshilfe,
47. Versammlung, München 6.-10. September 1988
© Springer-Verlag Berlin Heidelberg

Bereits aus den Geburtsgewichten der Mehrlinge höherer Ordnung wird klar, daß diese Kinder einer intensiven neonatologischen Erstversorgung bedürfen, die allein schon aus personell-logistischen Gründen nur in einem geburtshilflich-perinatologischen Zentrum optimal gewährleistet werden kann.

Analysen von 520 Zwillings-Schwangerschaften/-Geburten an der UFK Ulm

J. M. Wenderlein, U. Rembold

Universitäts-Frauenklinik, Universität Ulm

In einer retrospektiven Studie interssierten klinische Tendenzen bei Zwillingsschwangerschaften und -Geburten in den letzten 22 Jahren. Verglichen wurden die Zeiträume 1965–74, 1975–80, 1981–83 und 1984–87. Eine gleichgroße Kontrollgruppe wurde gebildet, indem jede der Geminigeburt folgende Spontangeburt anhand der Geburtenbücher ausgewählt wurde. Das geburtshilfliche Vorgehen und der Vergleich 1. und 2. Zwilling interessierten besonders.

Zum Schwangerschaftsverlauf

Hospitalisierungen vor der Geburt nahmen in dem 22-jährigen Beobachtungszeitraum deutlich zu. Bis 1974 wurden 2 von 10, danach 7 von 10 Frauen mit Gemini-Gravidität in den Wochen vor der Geburt hospitalisiert. Das traf nur für jede 6. Frau mit Einlings-Gravidität zu. Mehrere stationäre Aufenthalte vor der Geburt wurden ab 1984 seltener, Krankenhausverweildauer von über 3 Wochen vor der Geburt kam nach 1980 nur halb so oft vor wie in den 5 Jahren zuvor. In den letzten Jahren werden Frauen mit Zwillingsgravidität kürzer und seltener hospitalisiert. Zwillingsschwangerschaften, die erst bei der Geburt festgestellt werden, sind recht selten geworden. Nach 1980 traf das für 1 von 100 Geminischwangerschaften zu, in den 5 Jahren zuvor für jede 10. Gravidität, und im Jahrzehnt zuvor für die Hälfte aller Geminischwangerschaften. Seit 1981 wird jede 5. Gemini-Schwangerschaft bis zur 12. Schwangerschaftswoche diagnostiziert, ohne nennenswerte Änderung bis 1987.

Cerclagen bei Gemini-Schwangerschaften wurden vor 1975 gar nicht durchgeführt, in den Jahren danach bei weit über der Hälfte und 1987 nur noch bei einem Fünftel. Die Cerclage-Operationen wurden immer früher durchgeführt d. h. bis zur 20. Schwangerschaftswoche. In den ersten Jahren nach Cerclage-Einführung traf das für 3 von 10, inzwischen für 8 von 10 Frauen mit Geminigravidität zu. Tokolyse-Behandlung wegen Gemini-Gravidität werden in den letzten 12 Jahren mit unveränderter Häufigkeit bei 6 von 10 Frauen durchgeführt.

Geburtmodus

Geburtseinleitungen bei Gemini-Gravidität wurden in den 10 Jahren vor 1975 bei jeder 30. Frau durchgeführt, zwischen 1975 und 80 bei jeder 5. Frau, in den letzten Jahren ähnlich selten wie vor 1975.

Die Sectio-Frequenz bei Gemini-Gravidität hat in den 22 Jahren deutlich zugenommen und zwar um das Dreifache. In den letzten 3 Jahren handelte es sich in fast der Hälfte der Fälle um Kaiserschnitt bei Gemini. Dieser stetig zunehmenden Sectio-Frequenz bei Gemini sei die entgegengesetzte Entwicklung bei Ein-

Archives of Gynecology and Obstetrics Vol. 245, No. 1-4, 1989
Verhandlungen der Deutschen Gesellschaft für Gynäkologie und Geburtshilfe,
47. Versammlung, München 6.-10. September 1988

lingsschwangerschaften gegenübergestellt. Im Vergleich zu 1975 bis 1980 wurden zwischen 1984 und 1987 nur noch halb so oft Kaiserschnitte bei Einlingen durchgeführt.

Bei Geminigeburten wurde ab 1975 zunehmend die Möglichkeit der Peridural-Anaesthesie genutzt und zwar bei fast ⅔ der Geburten. Bei Einlings-Geburten wurde die PDA nur halb so oft genutzt, mit sinkender Tendenz. In den letzten 3 Jahren wurde bei vaginalen Zwillingsgeburten in 9 von 10 Fällen eine PDA gelegt und bei 4 von 10 Gemini-Kaiserschnitten.

Bei vaginaler Entbindung galt auch in den letzten Jahren noch, daß der 2. Zwilling eine größere Geburtsbelastung erfährt als der 1. Zwilling. Dies zeigte sich u. a. daran, daß 1-Minuten-Apgarwerte bis 7 bei 2. Zwillingen doppelt so oft vorkamen wie beim 1. Zwilling. Diese Unterschiede ergab es erwartungsgemäß nicht bei Sectio.

Aus dem vielfältigen Datenmaterial wurden nur 2 praktische klinische Aspekte dargestellt, die auch in Zukunft relevant sein dürften.

- Geminischwangerschaften werden zunehmend ambulant betreut. Längere Hospitalisierungen werden nicht mehr für notwendig erachtet.
- Bei Gemini wird nicht nur bei Unreife, sondern auch wegen des Geburtsrisikos des 2. Zwillings immer häufiger die Sectio caesarea gewählt.

Therapie eines akuten Hydramnions bei Geminigravidität

O. Behrens, K. Mühlhaus

Frauenklinik der Medizinischen Hochschule Hannover

Das akute Polyhydramnion ist eine seltene Komplikation bei Zwillingsschwangerschaften. Unbehandelt liegt die perinatale Mortalität bei 100%. In dem vorliegenden Fall berichten wir über den erfolgreichen Therapieversuch eines ausgeprägten akuten Polyhydramnions durch serielle Entlastungspunktionen.

Eigene Beobachtung

Bei einer 33jährigen Zweitgravida wurde in der 19. Schwangerschaftswoche ein Hydramnion bei bisher komplikationsloser Geminigravidität festgestellt. In der Folgezeit entwickelte einer der beiden Feten einen bis zu vierwöchigen Wachstumsrückstand und das Hydramnion nahm rapide zu, sodaß in der 22. Schwangerschaftswoche der Fundus uteri den Rippenbogen erreichte und eine zunehmende Zervixinsuffizienz registriert werden mußte.

Unter der Verdachtsdiagnose eines feto-fetalen Transfusionssyndroms führten wir ab der 22. SSW wegen drohender Fehlgeburt transabdominale Punktionen zur Entlastung des zwischenzeitlich extrem ausgeprägten Hydramnions durch. Insgesamt wurden bei 12 Punktionen 11 Liter Fruchtwasser abgezogen und die punktierte Menge konnte bei guter Toleranz von 500 auf 2000 ml pro Sitzung gesteigert werden.

Ab der 28. Schwangerschaftswoche normalisierte sich die Fruchtwassermenge spontan ohne weitere Eingreifen. Beide Kinder waren mit vierwöchiger Größendifferenz stetig weitergewachsen, der größere zeigte keine kardialen Insuffizienzzeichen.

In der 34. SSW sistierte das Wachstum des kleineren Zwillings. Die Größendifferenz betrug jetzt 5 Wochen und es wurde elektiv ein Kaiserschnitt durchgeführt. Dabei wurden ein eutropher Knabe von 2215 g sowie ein schwer hypotropher Knabe von 1590 g entbunden. Beide Kinder waren lebensfrisch und gesund. Die Untersuchung der Plazenta bestätigte makroskopisch, histologisch und auch röntgenologisch die Diagnose eines feto-fetalen Transfusionssyndroms.

Diskussion

Das akute Polyhydramnion tritt typischerweise bei monozygoten Zwillingen im zweiten Trimenon auf. Als häufigste Ursachen finden sich feto-fetale Transfusionen, Diabetes mellitus und Rhesusunverträglichkeiten, im Gegensatz zum chronischen Polyhydramnion aber nur selten fetale Fehlbildungen.

Unbehandelt beträgt die perinatale Mortalität 100%. Zur Verhinderung der drohenden Fehl- bzw. Frühgeburt wird daher empfohlen, frühzeitig eine Therapie mit seriellen Entlastungspunktionen zu beginnen [1, 2, 3]. Zur Normalisierung des intrauterinen Druckes ist dabei individuell auch die Punktion größerer Fruchtwassermengen in einer Sitzung möglich.

Literatur

1. Brown GR (1980) Letter to the editor. Br J Obstet Gynaecol 87:255
2. Mills WG (1980) Letter to the editor. Br J Obstet Gynaecol 87:256
3. Rivett LC (1933) J Obstet Gynaecol Br Emp 40:522

Geburtshilfliche Ergebnisse bei echtem Nabelschnurknoten

W. Hönigl, H. M. H. Hofmann, W. Urdl, H. O. Mayer

Geburtshilflich-Gynäkologische Universitätsklinik Graz

Ein echter Nabelschnurknoten (NSK) kommt bei 0,3–2,1% aller Geburten vor [2, 4]. Echte Knoten entstehen, wenn der Ungeborene bei vermehrter motorischer Aktivität durch eine Schlinge der Nabelschnur hindurchschlüpft. In einer retrospektiven Untersuchung wurde der Geburtenjahrgang 1987 an der Universitätsfrauenklinik Graz im Hinblick auf das Vorkommen von echten NSK untersucht.

35 von 4100 Geburten (0,85%) des Untersuchungszeitraumes waren durch echte NSK kompliziert. Bei 29 Geburten (0,7%) war ein einfacher Knoten zu verzeichnen, in 6 Fällen (0,15%) trat ein doppelter NSK auf. 15/35 Frauen waren Erstgebärende, 12 Frauen zweitgebärend und 8 Frauen mehrgebärend mit mindestens 2 vorangegangenen Geburten.

Die mit echtem NSK assozierte perinatale Mortalität betrug 3% (1/35). Die Frucht war vor der Klinikeinweisung in der 38. Woche infolge eines echten doppelten NSK und einer fetomaternalen Makrotransfusion abgestorben [3].

In 28/35 Fällen erfolgte eine Spontangeburt. Bei 5/35 Gebärenden wurde ein Kaiserschnitt durchgeführt. Die Indikation war: intrauterine Asphyxie (3/5), Beckenendlage und tokolyserefraktäre Frühgeburt in der 34. Woche (1/5), Zustand nach Myomenukleation (1/5). Mittels Beckenausgangszange wurde eine Gebärende mit rezidivierendem Spontanpneumothorax entbunden. Einmal erfolgte eine Extraktion wegen persistierender Bradykardie bei Fußlage und Nabelschnurvorfall.

Archives of Gynecology and Obstetrics Vol. 245, No. 1-4, 1989
Verhandlungen der Deutschen Gesellschaft für Gynäkologie und Geburtshilfe, 47. Versammlung, München 6.-10. September 1988

Die Nabelschnüre mit echtem NSK waren zwischen 60 und 120 cm lang. Eine zusätzliche Nabelschnurumschlingung fand sich bei 9/35 Geborenen. In 6 Fällen (17%) war die Umschlingung einfach, in 3 Fällen (9%) doppelt.

Mißfärbiges Fruchtwasser war bei 7/35 Geburten (20%) zu verzeichnen, während es im Gesamtgeburtengut nur in 9,4% auftrat. Bei 8 Frauen (23% vs. 16%) wurde die Geburt mittels Oxytocininfusion unterstützt. In jeweils 4 Fällen war die Indikation eine primäre bzw. sekundäre Wehenschwäche. Wegen suspektem oder pathologischem Kardiotokogramm (Ctg) wurde bei jeweils 18% der Ungeborenen eine Mikroblutuntersuchung durchgeführt.

Tabelle 1. Allgemeine Daten von 35 Geborenen mit echtem NSK

	Median	Streubereich
Gestationsalter (Jahre)	40	34–43
Geburtsgewicht (g)	3210	2290–4160
Länge (cm)	50	45–53
Nabelarterien-ph	7,26	6,97–7,40
Nabelvenen-ph	7,31	7,02–7,46
Apgar 1	9	0–9
Apgar 5	10	0–10

26/34 Lebendgeborenen waren biochemisch (Nabelarterie (NA) >7,20) und klinisch (Apgar$_1$ 7–10) unbeeinträchtigt und vital. 5 Lebendgeborene wiesen eine leichte peripartale Asphyxie auf (NA 7,11–7,19 oder Apgar$_1$ 4–6). Bei 3/34 Neugeborenen war eine schwere peripartale Asphyxie (NA < 7,10 oder Apgar$_1$ kleiner 4) zufolge eines doppelten straffen NSK zu verzeichnen [3].

In 19/35 Fällen (54%) vs. 47,1% wurde der Kinderarzt zur Geburt gerufen. 8/19 erstversorgten Neugeborenen (23% vs. 15,6%) wurden auf der Neonatologischen Station aufgenommen. 2 Frühgeborene und ein Kind mit schwerer peripartaler Asphyxie und Mekoniumaspirationssyndrom bei doppeltem NSK konnten nicht spätestens mit der Mutter entlassen werden.

Der echte NSK findet sich häufig als ein Zufallsbefund nach unauffälligem Geburtsverlauf. Die prallelastische Konsistenz der reifen Nabelschnur, die durch die Whartonsche Sulze und den Perfusionsdruck der Nabelschnurgefäße bedingt ist, wirkt der Bildung straffer Knoten entgegen [1]. Klinisch relevante Zirkulationsbehinderungen treten nur in 10–20% der Fälle auf. Diese fetalen Gefahrenzustände können zu jedem Zeitpunkt vor und unter der Geburt manifest werden. Im Ctg weisen meist plötzlich auftretende breite variable Dezelerationen oder Bradykardien in der späten Eröffnungsperiode oder in der Austreibungsperiode auf eine NS-Komplikation hin. Unter der Geburt wird der Geburtshelfer bei kontinuierlicher kardiotokographischer Überwachung diese Ergebnisse rechtzeitig erkennen und im Falle einer kindlichen Bedrohung die Geburt rasch beenden.

Literatur

1. Chasnoff IJ, Fletcher MA (1977) True knots of the umbilical cord. Am J Obstet Gynecol 127:425–427
2. Hartge R (1979) Über das Vorkommen von Nabelschnurknoten. Geburtsh u Frauenheilk 39:976–980
3. Hönigl W, Urdl W, Hofmann HMH, Mayer HO (1988) Doppelter echter Nabelschnurknoten und Geburtsverlauf. Gynäk Rdschau suppl: im Druck
4. Spellacy WN, Gravem SA, Fisch RO (1966) The umbilical cord complications of true knots, nuchal coils and cords around the body. Am J Obstet Gynecol 94:1136–1142

Postpartale Stuhlinkontinenz nach Dammriß III. Grades?
Eine retrospektive Analyse

C. Anthuber, R. Wirsching, B. Schüßler

Frauenklinik im Klinikum Großhadern der Universität München

In einer retrospektiven Analyse wurde der Einfluß eines Dammriß III. Grades auf das anorektale Schließmuskelorgan untersucht. Die Untesuchung bestand aus klinischer Kontinenzbeurteilung nach einer modifizierten Punkteliste nach KELLY und aus der Spinkter-Rektum-Manometrie. 40 Pat. mit DR III wurden zwei Kontrollkollektiven gegenübergestellt: 40 Pat. mit Episiotomie und 15 Schwangeren. Alter, Parität und Entbindungsmodus waren vegleichbar. Im DR III-Kollektiv mehr mediane Episiotomien und die Kinder im Mittel etwa 300 g schwerer. Die DR III-Gruppe und die Epi-Patientinnen wurden im Wochenbett und 4 bis 8 Monate postpartal untersucht, die Schwangeren zwischen der 30. und 40. SSW. Manometrische Parameter: anorektale Druckdifferenz in Ruhe und beim Husten, Spinktertonus in Ruhe und bei maximaler Kontraktion.

Manometrisch ließ sich bei den DR III-Pat. sowohl im Wochenbett wie auch nach 4 bis 8 Monaten eine Funktionseinbuße des anorektalen Schließmuskelorgans nachweisen. Besonders betroffen war die Kontraktionskraft des Musculus sphincter ani externus.

Auch klinisch unterschieden sich die DR III- von den Epi-Pat. deutlich: 8 der DR III-Pat. waren im Wochenbett partiell inkontinent. Nach 4 bis 8 Monaten waren alle DR III-Pat. kontinent, allerdings bestanden noch bei ca. einem Drittel diskrete Funktionsstörungen des analen Sphinkters (z. B. mangelnde Diskrimination zwischen flüssigen, festen oder gasförmigen Stuhlpartikeln, gelegentliche Streßkontinenz für Winde, verkürzte Warnzeit). Die genannten Symptome sind Ausdruck einer gestörten Feinkontinenz bzw. Kontinenzreserve.

Cerebrovaskuläre Komplikationen bei Schwangeren – fünf Kasuistiken

H.-J. Genz, H. Landolt, H. Hruby

Universitäts-Frauenklinik Basel

Subarachnoidalblutungen treten ein- bis fünfmal auf zehntausend Schwangerschaften auf. Die Mortalität beträgt 12–80%. Sie sind mit 5–10% an der mütterlichen Gesamtmortalität beteiligt. Die Hälfte der Blutungen tritt zwischen der 23. und 36. Schwangerschaftswoche auf [1, 2]. In der Universitätsklinik Basel wurden von 1985 bis 1987 fünf Fälle behandelt.

Ergebnisse

Die Subarachnoidalblutungen traten unabhängig von Alter und Parität auf. Drei Fälle ereigneten sich im letzten Drittel der Schwangerschaft, je ein Fall in der 9. Woche und während des späten Wochenbettes nach Spontangeburt. Risikofaktoren waren in keiner Schwangerschaft erkennbar. Eine Schwangerschaft wurde in der 10. Woche abgebrochen. Vier Kinder haben gesund überlebt. Drei Kinder wurden durch Sektion geboren: zwei reife Feten unmittelbar nach Diagno-

Archives of Gynecology and Obstetrics Vol. 245, No. 1-4, 1989
Verhandlungen der Deutschen Gesellschaft für Gynäkologie und Geburtshilfe,
47. Versammlung, München 6.-10. September 1988

sestellung, ein Kind erst 32 Tage nach Blutung und nach abgeschlossener Lungenreifung mit Dexamethason. Bei zwei Frauen wurde das Aneurysma operativ durch „Clipping" ausgeschaltet. In einem Fall kam es zur Spontanthrombosierung, so daß nicht operiert werden mußte. Zwei Frauen verstarben ohne Operation. Nur eine Patientin konnte durch eine sofortige Operation geheilt werden. Bei zwei Frauen blieben erhebliche cerebrale Defekte zurück. In letzter Zeit wird eine sofortige Operation angestrebt, um so weitere Blutungen zu verhindern und um eventuell auftretende Vasospasmen behandeln zu können, während man früher wegen der Vasospasmen erst später operiert hat.

Intravenöse Anaesthesieverfahren werden bei gleichzeitigem Monitoring mütterlicher und fetaler Kreislaufparameter bevorzugt. Die Operation erfolgt bei normotonem Blutdruck. Die Ergebnisse sind in Tabelle 1 zusammenfassend dargestellt.

Tabelle 1. Zusammenfassung der Ergebnisse (SAB = Subarachnoidalblutung, CAG = Carotisangiogramm)

Patientin:	G. B.	A. R.	H. T.	M. H.	M. I.
Alter:	34 J.	27 J.	39 J.	28 J.	19 J.
Parität:	III	I	II	I	II
SSW SAB:	9. SSW	29. SSW	36. SSW	40. SSW	6. Wo. p. p.
CAG:	A. comm. ant.	A. car. int. re. Vasosp.	A. cer. med. li. Vasosp.	A. comm. post. re. Vasosp.	no flow
Grad:	III	III–IV	III	II	V
Partus:	Interr. 3. Tag	Sektio 32. Tag	Sektio 1. Tag	Sektio 1. Tag	spontan −6 Woche
Clipping:	3. Tag	50. Tag	–	–	–
Verlauf					
– Mutter:	Rehab. gut	Hemipl. POS[+++]	Rehab. Aphasie	Tod Vasosp.	Tod Hirntod
– Kind:	–	gut	gut	gut	gut

Zusammenfassung

Subarachnoidalblutungen in der Schwangerschaft sind schicksalhaft. Frühsymptome oder Risikofaktoren gibt es nicht. Nach Diagnosestellung soll die Mutter rasch operiert werden. In der Spätschwangerschaft kann die Sektio in gleicher Narkose durchgeführt werden. Die Indikation für Computertomographie und Angiographie muß großzügig gestellt werden.

Literatur

1. Barrett JM, Van Hooydonk JE, Boehm FH (1982) Pregnancy-related rupture of arterial aneurysms. Obstet Gyneccol Surv 37:557–566
2. Reuteler C, Seiler R (1986) Die Subarachnoidalblutung in der Schwangerschaft. Arch Gynecol 239:268–271

Die „alte" Primipara – geburtshilfliches Management

W. Arzt, G. Tews, G. Mursch

Landesfrauenklinik Linz

Einleitung

Die Einreihung der „alten" Erstgebärenden (nach Definition der FIGO die 35-jährige und ältere Primipara) unter die Risikoschwangerschaften und -geburten erscheint gerechtfertigt, zumal das gehäufte Vorkommen verschiedener Komplikationen während Schwangerschaft und Geburt zu einer erhöhten operativen Entbindungsfrequenz führt.

Material und Methodik

Untersucht wurden die Jahre 1977 – 1986 – 1987 an der Landesfrauenklinik Linz (Gesamtgeburtenzahl ca. 3000/Jahr) hinsichtlich der erhöhten Risikofaktoren bei Angehörigen dieser Risikogruppe und über Verbesserungen im geburtshilflichen Management wird berichtet.

Ergebnisse

Frühgeburten, Begleiterkrankungen (Herz-Gefäßkrankheiten, Diabetes mellitus) sowie *EPH-Gestosen* waren in unserem Kollektiv nicht signifikant gehäuft vorgekommen. Die *Beckenendlagenfrequenz* bei der alten Primipara war gegenüber dem Gesamtgeburtenkollektiv auf mehr als das Doppelte erhöht (9,85%). Jede 4. Geburt begann mit einem *vorzeitigen Blasensprung*. Dabei mußten noch 1977 vor Beginn der Prostinära alle Schwangerschaften wegen primärer Wehenschwäche durch Schnittentbindung beeendet werden, während 1986 und 1987 keine einzige Frau mehr aus dieser Indikation allein einem Kaiserschnitt zugeführt werden mußte. Diese deutliche Verbesserung ist dem gezielten Einsatz der Prostaglandin-E$_2$-Vaginaltabletten und der Anwendung der Epiduralanästhesie zu verdanken.

Die *Geburtsdauer* betrug durchschnittlich 7 Stunden 29 min., eine protahierte Eröffnungsperiode (über 12 Stunden) war nur in 2 Fällen vorgekommen. Die Austreibungsperiode lag 1987 bei 30 min., allerdings benötigten fast alle Primiparae eine Wehenunterstützung mit Oxytocin.

Die *operative Entbindungsfrequenz* (Sektio, Vakuum) konnte von ca. 63% im Jahre 1977 auf 28% im vergangenen Jahr gesenkt werden. Die *Sektiorate* war bei allgemein nahezu gleichbleibender Sektiofrequenz (zuletzt 6,63%) bei der alten Erstgebärenden von 47% auf 19% im Jahre 1987 abgesunken, so daß wir 1987 auf eine Rate *vaginaler Entbindungen* von über 81% verweisen können, während diese 1977 nur bei 52% lag. Erfreulicherweise haben wir im Beobachtungszeitraum kein einziges Kind verloren (*perinatale Mortalität*=0), auch die Zahl postpartaler Depressionen und Azidosen war äußerst gering (durchschnittlicher arterieller Nabelschnur-pH der letzten beiden Jahre 7,25). Die *Mißbildungsrate* lag deutlich über der sogen. natürlichen Mißbildungsrate (10%). *Rißverletzungen* waren aufgrund der Rigidität des Muttermundes und der Weichteile relativ häufig, im Vergleich der *Nachgeburtsperiode* bestanden keine Unterschiede zum Gesamtgeburtenkollektiv. Im *Wochenbett* traten Subinvolutio uteri, Anämie, Stillschwierigkeiten und Mastitiden gehäuft auf.

Archives of Gynecology and Obstetrics Vol. 245, No. 1-4, 1989
Verhandlungen der Deutschen Gesellschaft für Gynäkologie und Geburtshilfe,
47. Versammlung, München 6.-10. September 1988

Diskussion und Zusammenfassung

Durch betont prospektive, aktive Geburtsleitung und gezielten Einsatz moderner geburtshilflicher Methoden – als Hauptpfeiler Epiduralanästhesie und Prostaglandin-E_2-Vaginaltabletten – konnte die Frequenz operativer Entbindungen bei der alten Primipara im Beobachtungszeitraum deutlich herabgesetzt werden. Wir sehen die Konstellation Primipara über 35 Jahre als absolute Indikation zur Epiduralanästhesie. Durch großzügige Anwendung d. Prostintabletten, der internen Geburtsüberwachung und der Mikroblutuntersuchung konnte bei niedriger Sektiofrequenz ein ausgezeichnetes fetal outcome erzielt werden, wodurch wir uns in unserem Vorgehen bestätigt sehen.

Operative Geburtshilfe

Die Sitzung mit Beiträgen zur Operativen Geburtshilfe vom 7. 9. 1989 stand unter der Leitung von *F. Oberheuser*, Lübeck. Sie brachte Beiträge zur Sectio (Periduralanaesthesie, postpartale Infektion, Geburtsmodus nach vorausgegangener Sectio, Indikationswandel, Blasenentleerung nach Sectio, Venenthrombosen nach Sectio), zur Bakteriologie des rasierten und unrasierten Dammes, zur psychologischen Verarbeitung des Dammschnittes, zu möglichen Einflüssen der Cerclage auf das endogene Oxytocin, und zur „Sensor"-Zange als neuem geburtshilflichen Instrument. Das Kapitel wird abgeschlossen mit einem Bericht über Indikation zu und Verlauf nach geburtshilflicher Hysterektomie als Notmaßnahme.　　　　　　　　H. L.

Die Sectio caesarea in Periduralanaesthesie: Verbesserung der perinatalen Morbidität?

B. Wollny, D. Kramer, N. Golz, H. Mast

St. Bernward Krankenhaus, Frauenklinik, Hildesheim

Seit vielen Jahren bieten wir Frauen zur Schmerzausschaltung unter der Geburt die kontinuierliche Katheter-PDA an. Auch die abdominalen Entbindungen führen wir in einem hohen Prozentsatz in dieser Form der Regionalanaesthesie durch.

Für den Kreißsaalbereich wird die PDA von den Gynäkologen selbst gelegt, bei geplanten Kaiserschnittentbindungen durch den Anaesthesisten. Im Kreißsaal bevorzugen wir die Lendenwirbelhöhe L 3/4, bei geplanten Operationen L 2/3. Damit läßt sich in fast allen Fällen eine ausreichende Analgesie erreichen.

Für die Jahre 1981–1986 untersuchten wir retrospektiv die Daten der Kinder, die durch Sectio caesarea geboren worden waren. Als objektives Maß kamen der aktuelle arterielle Nabelschnur-pH und die Vitalitätsbeurteilung nach Apgar zur Auswertung.

Bei einer Gesamtgeburtenzahl von knapp 8800, entsprechend 1400 bis 1500 Geburten pro Jahr, führten wir in 831 Fällen eine Sectio caesarea durch, dies entspricht einer Sectio-Rate von 9,5%. Dabei stieg die Sectio-Rate von 7,2% im Jahr 1981 auf 11,6% 1985, um 1986 auf 10,5% leicht zu fallen.

Durchschnittlich 75% der Frauen, die durch Sectio caesarea entbunden wurden, erhielten zur Analgesie eine PDA, im Jahr 1984 sogar 82%, 1986 nur 65%. Die geringe Sectio-Rate 1986 hängt mit einem ungewöhnlich häufigen Auftreten geburtshilflicher Notfälle zusammen.

Die perinatale Morbidität, beurteilt am aktuellen, arteriellen NS-pH zeigte folgende Ergebnisse:

Leichte Azidosen mit einem NS-pH < 7,2 fanden sich bei 8,4% der Kinder, deren Mütter durch Sectio in PDA entbunden worden waren, im Gegensatz zu 11,8% bei Sectio in ITN.

Entsprechend schwere Azidosen mit NS-pH < 7,1 bei 2,6% der PDA-Gruppe gegenüber 9,6% der ITN-Gruppe.

Archives of Gynecology and Obstetrics Vol. 245, No. 1-4, 1989
Verhandlungen der Deutschen Gesellschaft für Gynäkologie und Geburtshilfe,
47. Versammlung, München 6.-10. September 1988
© Springer-Verlag Berlin Heidelberg

Diese Zahlen sind nur bedingt zu verwerten, da geburtshilfliche Notfälle, wie NS-Vorfall, blutende Placenta praevia, vorzeitige Placenta-Lösung eine Entbindung in PDA verbieten.

Werden die Patientinnen mit Noteingriffen nicht erfaßt, so ergeben sich vergleichbare Zahlen bezüglich der Azidose-Rate.

Für die leichte Azidose eine Rate von 8,3% bei Vollnarkose gegenüber 8,4% bei PDA. Für die schwere Azidose eine Rate von 3,1% bei ITN gegenüber 2,6% bei PDA.

Bei der Auswertung der Vitalitätsbeurteilung nach Apgar fanden wir nach 1 Minute bei 16,9% der Kinder der PDA-Gruppe und bei 41,9% der Kinder der ITN-Gruppe Werte <7.

Nach 5 Minuten zeigten 7% gegenüber 17% der Kinder Werte <7. Auch hier sind die entsprechend bereinigten Daten natürlich für die Gruppe der Sectiones bei Vollnarkose niedriger.

Dennoch ergeben sich nach Ausschluß der Notfallpatientinnen folgende Zahlen: Nach 1 Minute weisen 29,3% der Kinder der Vollnarkose-Gruppe gegenüber 16,9% der Kinder der PDA-Gruppe eine Apgar-Punktzahl <7 auf, nach 5 Minuten noch 10,5% gegenüber 7%.

Wir halten deshalb die kontinuierliche Katheter-PDA, auch für die Sectio caesarea, für eine ausgezeichnete Methode der Analgesie und empfehlen sie allen Frauen, bei denen kein Notfall vorliegt. Die Akzeptanz dieser Methode ist dementsprechend hoch, zumal die Patientinnen ein – wenn auch verändertes – Geburtserlebnis haben, da sie ihr Kind sofort nach Entwicklung sehen und hören können. In diesem Zusammenhang sind wir in den letzten Jahren dazu übergegangen, zunehmend mehr Väter im Operationssaal zuzulassen und haben damit bisher beste Erfahrungen gemacht.

Zur postpartalen Infektion von Sectiopatientinnen mit perioperativer Bluttransfusion

E. R. Weissenbacher, I. Wachter, K. Gutschow, N. Krebs, W. Mempel

Frauenklinik im Klinikum Großhadern der Universität München

Nach einer von Tartter und Mitarbeitern 1986 durchgeführten und im American Journal of Surgery veröffentlichten Arbeit über die perioperative Bluttransfusion, verbunden mit infektiösen Komplikationen nach colorektaler Krebschirurgie ist eine signifikante Zunahme der infektiösen Morbidität durch die Bluttransfusion beschrieben. Nach der Literatur sind Anästhesie, Blutverlust, Transfusion und Ausmaß der Operation mit einer postoperativen Immunsuppression verknüpft. Unsere Studie behandelt die Frage, ob es aufgrund von Bluttransfusionen nach Kaiserschnittentbindungen zu einem Anstieg der postpartalen mütterlichen Infektionsrate kommt. Dabei werden 57 Sectiopatientinnen mit Bluttransfusion einem Vergleichskollektiv von Sectiopatientinnen ohne Bluttransfusion gegenübergestellt. Von diesen 57 Patientinnen mit Transfusion wurde in 14 Fällen die Bluttransfusion intraoperativ verabreicht, 1 Patientin bekam Blut vor Beginn der Sectio und in 42 Fällen wurde die Transfusion zwischen dem 1. und 9. Tag nach Schnittentbindung verabreicht. Die Transfusionsgruppe und Kontrollgruppe wurden paarweise „gematcht", im Hinblick auf das Alter der Patientinnen, im Hinblick auf die Indikation zur Sectio und das Jahr der Sectio.

Verhandlungen der Deutschen Gesellschaft für Gynäkologie und Geburtshilfe, 47. Versammlung, München 6.-10. September 1988

Postpartale Infektionen in beiden Gruppen wurden wie folgt definiert: Eine rektale Körpertemperaturerhöhung über 38 °C, eine Leukozytenzahl höher als 10000 über mehr als 48 Stunden. Für die Diagnose Harnwegsinfekt wurde der Erregernachweis im Katheterurin von mehr als 100000 Keimen pro ml zu Grunde gelegt, Wundheilungsstörungen wurden durch Abstriche verifiziert, Sepsisfälle durch eine positive Blutkultur. Die Diagnose Pneumonie wurde klinisch und radiologisch gesichert, die Endomyometritis nach Amnioninfektionssyndrom durch die bakteriologische Untersuchung der Lochien.

Neben diesen genannten Merkmalen Temperatur, Leukozytenzahl, Art des Infektes und Erregernachweis wurden weitere folgende Merkmale miterfaßt: das Alter, die Gravidität, die Parität und die Zahl der vorausgegangenen Sectiones. Desweiteren wurden Faktoren untersucht, die mit einer erhöhten Infektionsgefährdung der Mutter einhergehen, nämlich die Zahl der vaginalen Untersuchungen, der vorzeitige Blasensprung, die Geburtszeit, die Dauer der Eröffnungs- und Austreibungsperiode sowie die Verweildauer von Blasenkatheter und Redondrainage. Von allen quantitativen Merkmalen wurden Mittelwert und Standardabweichung berechnet. Mit dem Mantel-Haenszel-Test wurde statistisch geprüft, ob die Assoziation von Bluttransfusion und Infektion nach Berücksichtigung einiger Störvariablen nachweisbar ist.

Bezüglich der sog. unwesentlichen Unterschiede zwischen beiden Gruppen lassen sich keine wesentlichen Unterschiede erkennen: das betrifft das Alter, die Gravidität, die Parität, die Zahl der vorausgegangenen Sectiones, die Schwangerschaftsdauer und den Zeitpunkt der Sectio. In der Literatur wurden Parameter beschrieben, die mit einer erhöhten Infektionsrate einhergingen, und zwar sind dies die lange Zeitdauer vom Blasensprung bis zur Geburt des Kindes, im weiteren ein langer Geburtsverlauf, häufige vaginale Untersuchungen und die lange Verweildauer von Blasenkatheter und Redondrainage. Bei uns konnten keine relevanten Unterschiede in den Gruppen festgestellt werden.

Relevante Unterschiede traten bezüglich Narkosedauer, dem Blutverlust und der damit verbundenen Anämie, sowie der Antibiotikaprophylaxe auf. Listet man nun die Sectioindikationen vergleichend in der Transfusions- sowie in der Kontrollgruppe auf, so ergibt sich das Bild aus Tabelle 1. Wertet man nun die Art der Infekte aus, so zeigt sich, daß man in der Kontrollgruppe in erster Linie Harnwegsinfekte und leichte Störungen im postpartalen Verlauf findet (eine Ausnahme zeigt sich bei 2 Patientinnen, wobei die eine an einer Pneumonie, die

Tabelle 1. Infektion von Sectiopatientinnen mit Bluttransfusion

Indikation	Sectio-Indikationen	
	Transfusionsgruppe	Kontrollgruppe
Placenta praevia	12	12
Vorzeitige Plazentalösung	5	4
Plazentainsuffizienz	6	4
EPH-Gestose	9	8
Mißverhältnis	4	9
Einstellungsanomalie	8	5
Geburtsunmögliche Lage	7	11
Protrahierter Geburtsverlauf	14	14
Sekundäre Wehenschwäche	5	2
Vorzeitiger Blasensprung	9	8
Drohende Uterusruptur	8	10
Pathologisches CTG	23	19

andere an einer Sepsis erkrankt war). Das Krankheitsspektrum der Transfusionsgruppe ist sehr vielseitiger im Wochenbett, dabei findet man meist schwerere Störungen, in erster Linie Harnwegsinfekte, Wundheilungsstörungen, Endometritiden und immerhin in 4 von 57 Fällen auch Sepsis.

Bringt man nun in die Erhebung die Menge an verwendeten Blutkonserven ein, so wurden bei 47 von 57 Patientinnen 1 bis 2 Konserven transfundiert, 1 Patientin erhielt 13 Vollblutkonserven wegen einer intraoperativen Hypotension, eine andere ebenfalls 13 Konserven postpartal wegen Verdacht auf Fruchtwasserembolie mit nachfolgender Verbrauchskoagulopathie. Wegen vorzeitiger Lösung und starker Blutung erhielt 1 Patientin 7 Konserven, die übrigen erhielten in der postpartalen Phase zwischen 1 bis 5 Vollblut- bzw. Erythrozytenkonzentrate. Erythrozytenkonzentrate wurden zahlenmäßig am häufigsten verabreicht, nämlich bei 40 Patientinnen. Eine Kombination aus Vollblut- und Erythrozytenkonzentraten wurden 3 × infundiert.

Ergebnisse

Infektionen im Wochenbett traten in der Transfusionsgruppe in 56,1 %, in der Kontrollgruppe in 45,6 % auf. Das bedeutet, daß die Transfusionsgruppe eine etwa 10 % höhere Infektionsrate aufwies. Dies ließ sich statistisch allerdings nicht absichern.

Unter der Berücksichtigung von Störvariablen, wie Anämie, Narkosedauer und Antibiotikaprophylaxe waren diese Unterschiede zwischen beiden Gruppen zwar noch gegeben, statistisch aber nicht signifikant, so daß die vermeintliche Assoziation von Bluttransfusion und Infekt weitgehend durch diese Störvariablen erklärt wird. Während die Kontrollgruppe in 85 % durch typische postoperative Störung wie Harnwegsinfekte, Wundheilungsstörung bestimmt war, traten in der Transfusionsgruppe wesentlich vielseitigere und ungewöhnlichere Infektionen auf, die mit der Sectio nicht in Verbindung gebracht werden konnten, z. B. Parotitis, eine Appendicitis acuta und eine Herpes simplex-Infektion der Augen, die noch am ehesten Ausdruck einer Immunsuppression waren. Im Vergleich der beiden Gruppen untereinander vielen erhebliche Differenzen hinsichtlich Narkosedauer, Blutverlust und Anämie sowie perioperativer Antibiotikaprophylaxe auf. Während einer bis zu 90 Minuten andauernden Narkose waren die Unterschiede zwischen Transfusions- und Kontrollgruppe hinsichtlich der Infektrate gleich, nämlich 56 zu 53 %. Bei längerdauernden Narkosen bestand ein viel größerer Unterschied zu Ungunsten der Transfusionsgruppe, nämlich 56 zu 31 % in der Infekthäufigkeit und ein Anstieg der Assoziation zwischen Bluttransfusion und Infektrate. Bei anämischen Patientinnen war ein Anstieg der Assoziation von Bluttransfusion und Infekt sowie ein deutlicher Unterschied in den Prozentsätzen zwischen Transfusionsgruppe und Kontrollgruppe nachweisbar, nämlich 57 zu 36 %. Die Auswertung des Einflusses der Antibiotikaprophylaxe führte zu folgendem Ergebnis: Bei den Patientinnen, die keine Prophylaxe erhalten hatten, war die Infektrate höher. Das ist mit ein Grund, warum wir bei einer sekundären Sectio eine Antibiotikaprophylaxe durchführen.

Zusammenfassend kann man also sagen, daß die Ergebnisse von Tartter nicht auf die Verhältnisse in der Geburtshilfe bei Sectiones übertragen werden können. Eine vermeintliche Assoziation von Bluttransfusion und Infekt sind weitgehend durch die Störvariablen Anämie, Narkosedauer und Antibiotikaprophylaxe erklärt. Weitere Untersuchungen dazu sind wünschenswert.

Geburtsmodus bei Status post Sektio

H. Prömer, A. Staudach

Landesfrauenklinik Salzburg

Unter dem Gesichtspunkt der allgemein steigenden Sektiorate haben wir alle Geburten bei Status post Sektio der letzten 10 Jahre analysiert. Von 1978 bis 1987 wurden an der Landesfrauenklinik Salzburg 20900 Frauen entbunden, die Sektiorate war bei 8,44%. Ein Zustand nach Sektio bestand bei 500 Frauen.

Bei 159 Frauen (31,8%) wurde eine *primäre Re-Sektio* durchgeführt. Die Indikationen waren die zwei- oder mehrmals vorangegangene Sektio (n = 31), gleichbleibende Indikationen wie bei der Erstsektio (n = 74), z. B. absolutes Schädel-Becken-Mißverhältnis und drittens Indikationen unabhängig von der vorangegangenen Sektio, z. B. Frühgeburtlichkeit oder Plazenta praevia (n = 54). Die übrigen 68,2% sollten spontan entbunden werden, in 23,2% war jedoch *sekundär* die *Re-Sektio* indiziert. Die häufigste Indikation war der Geburtsstillstand, Zeichen der Dystokie durch die vorhandene Sektionarbe (n = 45), an zweiter Stelle die intrauterine Asphyxie (n = 21). Bei 13 Fällen war die drohende *Uterusruptur* Re-Sektioindikation, was sich in 6 Fällen bestätigte. Dazu kamen 5 weitere Frauen mit klinisch stiller Ruptur. Insgesamt ergibt sich daraus eine *Rupturrate* von 3,5% bezogen auf die angestrebten Spontangeburten bzw. 14% der sekundären Re-Sektiones. Eine Uterusruptur am wehenlosen Uterus haben wir nicht beobachtet.

Die *Geburtseinleitung* bei Zustand nach Sektio bedarf einer strengen Indikation. Wir haben bei 48 Frauen (14%) eine Oxytocineinleitung durchgeführt, bei 3 Frauen kam es zur Uterusruptur. In der retrospektiven Einzelfallanalyse war allen dreien gemeinsam eine sehr lange Geburtsdauer von 16, 18 und 19 Stunden. Eine Uterotomienarbe war wenige Zentimeter dehiszent, eine Narbe völlig dehiszent und der dritte Uterus mußte wegen völliger Zerreißung exstirpiert werden. Eine bei der Erstsektio gemessene Conjugata vera war nicht bekannt und damit auch nicht das in den beiden letzten Fällen vorgelegene Schädel-Becken-Mißverhältnis.

Bei der Analyse der 52,4% Spontangeburten nach vorangegangener Sektio waren die *vaginal-operativen* Entbindungen zur Verkürzung der Austreibungsperiode mit 10% deutlich höher als im Normalkollektiv (4%). Manuelle Plazentalösungen, atonische Nachblutungen und eine unter Spontangeburt aufgetretene Uterusruptur ergaben insgesamt eine Komplikationsrate von 5,7% bezogen auf alle angestrebten Spontangeburten.

Zusammenfassung und Management

Über einen Zeitraum von 10 Jahren haben wir bei einer Sektiorate von 8,44% eine Re-Sektiorate von 47,6% gesehen. Vergleichend dazu Tabelle 1.

Tabelle 1. Re-Sektiorate

Hirdes und Schmidt, 1973 Bochum	48,5%
Jama, 1985 Chicago	56%
Lahousen, 1986 Graz	44,7%
Wessel u. a., 1988 Berlin	44%
Mursch-Edlmayr u. a., 1988 Linz	48,6%

Archives of Gynecology and Obstetrics Vol. 245, No. 1-4, 1989
Verhandlungen der Deutschen Gesellschaft für Gynäkologie und Geburtshilfe,
47. Versammlung, München 6.-10. September 1988
© Springer-Verlag Berlin Heidelberg

Voraussetzung für die exakte Geburtsleitung ist das Bekanntsein der Indikation zur Erstsektio. Das geplante Management wird mit der Frau vor Geburtsbeginn besprochen und damit die endgültige Wahrscheinlichkeit der Spontangeburt nach vorangegangener Sektio. Die CTG-Überwachung wird kontinuierlich durchgeführt und Wehenmittel nur unter strenger Indikation verabreicht. Eine Verkürzung der Austreibungsperiode durch Forzeps- oder Vakuumextraktion ist anzustreben. Eine obligate Nachtastung haben wir bisher nicht durchgeführt und sehen auch aufgrund dieser Analyse keine Veranlassung dazu.

Indikationswandel, intra- und postoperative Komplikationen der Kaiserschnittentbindungen in den Jahren 1983 bis 1987 an der MUL

B. Kolanczyk, G. Burrows, F. Klink, A. Seoudy, F. Oberheuser

Klinik für Frauenheilkunde und Geburtshilfe, Medizinische Universität zu Lübeck

Die Sectio-Häufigkeit ist in den letzten Jahren nicht nur in der BRD wesentlich angestiegen. In einigen US-Bundesstaaten bewegen sich die Zahlen wohl auch aus forensischen Gründen auf 30% zu. Gleichzeitig ist ein Rückgang der perinatalen Mortalität erzielt worden.

Ziel einer retrospektiven Studie war es, den Wandel der Indikationsstellung und die intra- und postoperativen Komplikationen von Kaiserschnittentbindungen der Jahre 1983 bis 1987 der MUL zu untersuchen. In diesen Jahren wurden bei uns 6552 Frauen entbunden, davon 1135 durch Schnittentbindung. Das entspricht einer Sectio-Frequenz von durchschnittlich 17,3%. Bei den genannten Zahlen ist zu berücksichtigen, daß die MUL eine Klinik der Maximalversorgung ist, so daß das Zahlenmaterial durch ein selektiertes Patientengut überdurchschnittlich stark belastet wird. In dem untersuchten Zeitraum ist der Anteil der Frauen über 35 Jahre von 11,3% auf 12,9% angestiegen. Bei den Beckenendlagenentbindungen ist ein Zuwachs von 4,5% auf 6,6% zu verzeichnen, wobei hier die Sectio-Frequenz von 75,4% auf 71,9% rückläufig ist. Die Erstparität stellt keine unbedingte Indikation zur Schnittentbindung dar. 1983 hatten 7,6% der Neugeborenen ein Geburtsgewicht unter 2500 g, 1987 dagegen 10,2%. Einen Großteil machen dabei die Frühgeburten zwischen der 18. und 32. SSW aus. Die Kombination BEL und Frühgeburten oder Mangelentwicklungen trug zur Vermehrung der Schnittentbindungen bei. Die Mehrlingsgeburten mit verschiedenen Risiken haben um 20% zugenommen.

Auch ein Grund für das Ansteigen der Sectio-Frequenz liegt in der Indikationsänderung bei den Schnittentbindungen. Im untersuchten Kollektiv zeigt sich ein relativ konstanter Anteil mütterlicher Indikationen mit etwa 14%. Darunter fallen in erster Linie: Zustand nach Uterusoperationen, mütterliche Erkrankungen, Placenta praevia, Fieber unter der Geburt. Bei 5,6% der entbundenen Frauen ging ein Kaiserschnitt voraus. Von diesen Fällen erfolgte in 41% eine Spontangeburt. Der Anteil kindlicher und fetomaternaler Indikationen hingegen ist von 68% auf 77,7% angestiegen. An der Spitze steht dabei die drohende intrauterine Asphyxie. Diese Diagnose wird in den verschiedenen Kliniken nicht nach vergleichbaren Kriterien gestellt, insbesondere fließt sie oft in eine bestehende Sammelindikation ein. An der MUL erfolgt die Diagnose vor allem durch das CTG, gestützt durch die Blutgasanalyse. Eine weitere fetale Indikation ist die Placentainsuffizienz, oft vergesellschaftet mit Gestose, Anämie und Übertragung. Verwertbare Kriterien sind dabei retardiertes Wachstum, Ultraschalldiagnostik

Verhandlungen der Deutschen Gesellschaft für Gynäkologie und Geburtshilfe,
47. Versammlung, München 6.-10. September 1988

und Hormonanalysen. Bei erwiesener Insuffizienz wird man kaum das Risiko einer längeren Wehentätigkeit eingehen.

Komplikationen der 1135 Sectiones waren gering. Intraoperativ 5 Harnblasenverletzungen, als Folge daraus entwickelte sich einmal eine Blasen-Uterusfistel. Darüber hinaus waren 3 Hysterektomien wegen nicht stillbarer Blutungen mit Placenta increta notwendig. Bei den postoperativen Komplikationen stehen bei uns die Harnwegsinfekte mit 28,2% an erster Stelle, gefolgt von Anämien. Erneute Eingriffe waren in 32 Fällen = 3,1% notwendig, davon 27 Sekundärnähte und Hämatomausräumungen und 5 Relaparotomien mit dreimal Ileus und zweimal Hysterektomien bei nicht stillbaren Blutungen, wobei trotz medikamentösen Einsatzes eine Subinvolution des Uterus vorlag. In dem untersuchten Zeitraum kam es zu einem mütterlichen Todesfall durch eine Lungenembolie. Aufgrund unserer Ergebnisse glauben wir, daß sich an Schwerpunktkliniken in Zukunft die Sectio-Frequenz bei 17–18% einpendeln wird. Eine Reduktion würde aller Voraussicht nach nur zu Lasten der kindlichen Indikation erfolgen. Dies kann im Interesse der kindlichen Morbidität und Mortalität nicht angestrebt werden.

Blasenentleerung unmittelbar nach Sectio

Ch. Schubring, E. Werner

Abteilung Geburtshilfe und Gynäkologie, Ev. Krankenhaus Gießen

Durch den Dauerkatheter geht die Information über die spontane Blasenentleerung verloren. Außerdem ist die Vermeidung des Dauerkatheters die beste Prophylaxe von postoperativen Harnwegsinfektionen. Diese Arbeit soll zur Klärung der Frage beitragen, ob ein Dauerkatheter bei Sectio erforderlich ist. Die Untersuchung erfolgte an 134 Patientinnen mit Sectio. 73 Patientinnen erhielten auf die übliche Weise für 2 Tage einen Dauerkatheter unmittelbar vor der Operation (Gruppe 1). 61 Patientinnen wurden nach Spontanmiktion vor der Operation ohne Dauerkatheter entbunden (Gruppe 2). Vor der Sectio lag bei den untersuchten Patientinnen kein Harnwegsinfekt vor. Das Alter der Patientinnen lag unter 35 Jahren, die Operationszeit unter 45 min. Die Sectio wurde in Intubationsnarkose vorgenommen mit einer Infusionsmenge zwischen 1500–2000 ml bis 6 Stunden nach der Operation. Nach der Sectio wurden die Patientinnen nach dem Erwachen aus der Narkose angehalten, beim ersten Harndrang möglichst spontan Urin zu lassen. Katheterisiert wurde, wenn die Patientinnen nach 6 Stunden keinen Urin spontan gelassen hatten. Eventuell notwendige weitere Katheterisierungen erfolgten in 6 Stunden Abstand oder wenn sehr starker Harndrang angegeben wurde. Bei 3 notwendigen Katheterisierungen wurde ein Dauerkatheter gelegt.

Die Zahl der postoperativ notwendigen Katheterisierungen in Gruppe 2 war niedrig. Nur 26,3% (n = 16) der Patientinnen mußten katheterisiert werden, davon 14,8% (n = 9) nur einmal. In Gruppe 2 mit allen notwendigen Katheterisierungen fanden sich signifikant weniger Bakteriurien als in Gruppe 1. 23,3% (n = 17) der Patientinnen in Gruppe 1 hatten eine Bakteriurie und 8,2% (n = 5) in Gruppe 2. Komplikationen während und nach der Operation, die man dem Fehlen des Katheters hätte anlasten können, konnten wir nicht beobachten. Insbesondere die Harnblase bereitete keinerlei Probleme bei der Operation. Es gab keine Harnblasenverletzungen. Auch die Bilanzierung der Flüssigkeitszufuhr mit der ausgeschiedenen Urinmenge war durch Messung der durch Spontanmik-

Archives of Gynecology and Obstetrics Vol. 245, No. 1-4, 1989
Verhandlungen der Deutschen Gesellschaft für Gynäkologie und Geburtshilfe,
47. Versammlung, München 6.-10. September 1988

tion ausgeschiedenen Urinmenge möglich. In der Gruppe 2 war keine persistierende Blasenfunktionsstörung festzuhalten, insbesondere keine Blasenatonie, obwohl wir in 3 Fällen bei der Katheterisierung Urinmengen von 700–800 ml gewannen.

Die gefundene niedrige postoperative Kathetisierungsrate und der wenig gestörte Miktionsablauf haben ihre Ursache in einer ungestörten nervalen Versorgung des unteren Harntraktes nach Sectio. Die Traumatisierung der Blase, des Blasenbodens und der Urethra durch den Durchtritt des Kindes durch den Geburtskanal fallen weg [2, 4]. Die niedrige Zahl der Bakteriurien in Gruppe 2 erklärt sich durch den fehlenden Katheterismus, da die postoperativen Bakteriurien im wesentlichen auf Katheter zurückzuführen sind [1, 3]. Anästhesieeinflüsse auf den Miktionsablauf sind im einzelnen schwer abzuschätzen, stehen aber sicher in Zusammenhang mit der individuellen Verträglichkeit und Dosierung der verabreichten Anästhetika.

Das Einlegen eines Dauerkatheters bei Sectio ist nicht unbedingt erforderlich. Die postoperative Katheterisierungsrate ist niedrig. Blasenentleerungsstörungen treten bei 26,3% der Patientinnen in Gruppe 2 auf. Die postoperativen Bakteriurien sinken signifikant gegenüber der Gruppe mit Dauerkatheter.

Literatur

1. Bartzen PJ, Hafferty FW (1987) Pelvic laparotomy without an indwelling catheter. Am J Obstet Gynecol 156:1426–1432
2. Frohneberg D, Petri E (1983) Postoperative und postpartale Harnabflußstörungen. In: Petri E (Hrsg) Gynäkologische Urologie. Thieme, Stuttgart New York, S 113
3. Hirsch HA, Niehues U (1988) Mütterliche Morbidität nach Sectio. Geburtsh Frauenheilk 48:1–7
4. Sohn CH, Karl C, Funk A, Bering W (1988) Nicht-invasive Diagnostik prä- und postpartaler Harnabflußstörungen. Z Geburtsh Perinat 192:73–76

Tiefe Venenthrombosen nach Kaiserschnitt

E. Waldschütz, L. Heilmann, W. M. Fischer

Zentrum für Frauenheilkunde, Abteilung für Geburtshilfe und Perinatale Medizin, Essen

Die Angaben in der Literatur zur Thrombosefrequenz nach Kaiserschnitt liegen zwischen 0 und 3% [4]. Prospektive Studien mit einer exakten Diagnostik, z. B. dem radioaktiven Fibrinogentest, der Phlebographie oder Impedanzphlebographie, sind bisher nur von Friend [2], bzw. von Bergqvist [1] et al. durchgeführt worden. Vor dem Hintergrund dieser Untersuchungen führten wir eine prospektive Erhebung zur Thromboseprophylaxe bei Sectio durch. Als Screeningmethode zur Diagnose von proximalen, tiefen Beinvenenthrombosen benutzten wir die Impedanzphlebographie nach Wheeler [7]. Dementsprechend wurde eine Thrombose angenommen, wenn an zwei aufeinanderfolgenden Untersuchungstagen die venöse Kapazität unter 100 mm und gleichzeitig der venöse Ausstrom unter 30 mm/3 s lagen. Bei jeder Patientin wurden vier Impedanzphlebographien durchgeführt: praeoperativ und am 3., 5. und 7. postop. Tag. Zur Thromboseprophylaxe hatten alle Patientinnen dreimal 500 ml 10% Hydroxyäthylstärke, kurz Haes genannt, erhalten. Während der Sectio, am Abend des Op-Tages und am ersten postop. Tag wurden 500 ml Haes verabreicht. Haes beeinflußt die Gerinnungsfaktoren hauptsächlich über die Hämodilution, bewirkt einen geringen Abfall des Faktor VIII und eine leichte Hemmung der Plättchenaggregation [3–6].

Insgesamt wurden 106 Patientinnen untersucht. Die Risikofaktoren waren folgendermaßen verteilt: 36% Gefäßerkrankungen, 22% Multiparität, 14% Übergewicht, 8% Gestosen, 8% Langzeittokolysen, 6% Infektionen und nur 6% ohne Risiko. Drei Patientinnen, d. h. 2,8%, entwickelten eine proximale, tiefe Venenthrombose am linken Bein, eine bekam eine szintigraphisch gesicherte Lungenembolie. Im Mittel traten die Thrombosen am 3. postop. Tag auf. Die Frauen waren 26, 27 und 41 Jahre alt. Bei allen lag die Plasmaviskosität über 1,3 cst, zwei hatten AT III-Werte unter 8 IU/ml und eine Erythrozytenaggregation über 28. Weiterhin entwickelten zwei Frauen postoperative Wundhämatome und zwei zeigten eine verstärkte intraoperative Blutungsneigung. Sechs Patientinnen mußte eine Bluttransfusion verabreicht werden.

Die postoperativen Laborwerte zeigten einen Abfall des Hämatokrits, der aber nach zehn Tagen den Ausgangswert wieder erreichte. Die zunehmende postoperative Thrombozytose wurde nicht beeinflußt. Auch der typische Anstieg des Fibrinogens bis zum 5. Tag wurde nicht unterdrückt. Bis zum 10. Tag waren die Fibrinogenwerte unter die praeoperativen Werte gesunken. Der Abfall des Faktor VIII sowie die leichte Verlängerung der PTT wurden bis zum 10. postop. Tag beobachtet. Auch die Erythrozytenaggregation fiel kontinuierlich ab. Plasmaviskosität, AT III und kolloidosmotischer Druck zeigten einen Anstieg innerhalb des physiologischen Normbereichs.

Zusammenfassung

1. Thrombosefrequenz nach Kaiserschnitt unter einer Prophylaxe mit 1500 ml Haes lag bei 2,8%. Damit gehören die Kaiserschnittpatientinnen zur low-risk Gruppierung.
2. Die Wirkung von Haes erstreckt sich auf die Hämodilution, Abfall des Faktor VIII und der Erythrozytenaggregation. Die Thrombozyten werden nicht beeinflußt.
3. Die Effektivität gegen eine low-dose Heparinprophylaxe wird in einer Nachfolgestudie geprüft.

Literatur

1. Bergqvist A, Bergqvist D, Hallböök T (1979) Acute deep vein thrombosis (DVT) after cesarean section. Acta Obstet Gynaecol Scand 58:473–476
2. Friend JR, Kakkar VV (1970) The diagnosis of deep vein thrombosis in the puerperium. J Obstet Gynaecol Brit Comm 77:820–823
3. Harke H, Pieper C, Meredig J, Rahmann S, Rüssler P (1980) Rheologische und gerinnungsphysiologische Untersuchungen nach Infusion von HÄS 200/0,5 und Dextran 40. Anaesth 29:71–77
4. Heilmann L (1985) Die medikamentöse Therapie akuter thrombotischer Venenprozesse in der Gravidität und im Wochenbett. In: Klüken N (Hrsg) Gravidität, Risikofaktor bei Venen- und Lymphgefäßkrankheiten? Schattauer, Stuttgart, S 25
5. Popov-Cenić S, Müller N, Kladetzky RG, Hack G, Lang U, Safer A, Rahlfs VW (1977) Durch Prämedikation, Narkose und Operation bedingte Änderungen des Gerinnungs- und Fibrinolysesystems und der Thrombozyten. Einfluß von Dextran und Hydroxyäthylstärke (HÄS) während und nach der Operation. Anaesth 26:77–84
6. Staedt U, Schwarz M, Heene DL (1986) Hämodilution bei akuter zerebraler Ischämie. Medwelt 37:660–663
7. Wheeler HB, O'Donnel JA, Anderson FA, Penney BC, Peura RA, Benedict C Jr (1975) Bedside screening for venous thrombosis using occlusive impedance phlebography. Angiol 26:199–210

Bakteriologie der Episiotomie

K. Kosian, H. Janisch

II. Universitäts-Frauenklinik Wien

Einleitung

Aus bakteriologischer Sicht nimmt die Vulva Dammregion gegenüber anderen Hautarealen eine gesonderte Stellung ein, zumal neben den üblichen vorhandenen Hautkeimen, bedingt durch die unmittelbare Nähe zu Vulva und Anus, auch Keime der Vaginal- und der Darmflora nachweisbar sind.

Material und Methode

Bei hundert Patientinnen wurde unter der Geburt jeweils unmittelbar vor und nach der Episiotomie, sowie im Wochenbett, eine Keimanalyse im Episiotomiebereich vorgenommen, wobei bei 50 Frauen eine chirurgische Operationsvorbereitung mit Rasur des Vulva-Dammbereiches erfolgte. Ein gleich großes Patientenkollektiv wurde lediglich mit Hautdesinfektionsmaßnahmen ohne Rasur vorbereitet. Die Keimanalyse erfolgte mit GkA-Keimindikatoren für Oberflächen der Fa. Biotest unmittelbar vor und nach der Episiotomie, sowie am vierten Tag postpartal.

In allen Fällen handelte es sich um Spontangeburten am Termin. Die Anzahl der Primiparae und der Multiparae war gleich verteilt. Der Zeitraum von Blasensprung bis zur Geburt war in beiden Gruppen ident. Ebenso wurden beide Patientenkollektive unter der Geburt gleich häufig vaginal untersucht. Frauen die während der Schwangerschaft wegen einer Infektion der Geburtswege in Behandlung standen wurden in die Untersuchung nicht aufgenommen.

Ziel dieser Studie war es festzustellen, ob durch eine Verletzung der Integrität dieses Hautbezirkes durch eine Episiotomie eine Veränderung des Keimgleichgewichtes in bezug auf Prävalenz und Pathogenität verursacht wird.

Ergebnisse

Staphylokokkus epidermidis war mit 75% am häufigsten vertreten, danach die aeroben Sporenbildner, die als Anflugkeime gelten, in 20% der Fälle. Der Anteil von Darmkeimen wie Enterokokken, Escherichia coli und Proteus mirabilis war mit 15% nachweisbar. Einmal konnte Pseudomonas aeruginosa im Rahmen einer oberflächlichen Wundinfektion in der Kultur gesehen werden. Das Ergebnis aller nachgewiesenen Keime bezogen auf die Keimzahl zeigt, daß die Hautkeime gegenüber den Darmkeimen relativ häufiger gesehen wurden, vor allem in der Patientengruppe mit Vulvarasur (Abb. 1).

Die Anzahl der Darmkeime ist etwa gleichmäßig verteilt. Die Infektion mit Pseudomonas scheint in der Gruppe von Frauen mit Vulvarasur auf, wobei der Nachweis postpartal erbracht wurde. Ein Vergleich zwischen den Gruppen der Hautkeime und der Darmkeime, untersucht in beiden Kollektiven, zeigte keine statistische Signifikanz. Betrachtet man die Ergebnisse der Keimanalysen bezogen auf die Wundheilung am vierten Tag post partum, fällt in der Gruppe mit rasierter Vulva eine doppelt so hohe Rate an oberflächlichen Wundheilungsstörungen auf (8%) als in dem Kollektiv mit unrasierter Vulva (4%).

Verhandlungen der Deutschen Gesellschaft für Gynäkologie und Geburtshilfe,
47. Versammlung, München 6.-10. September 1988

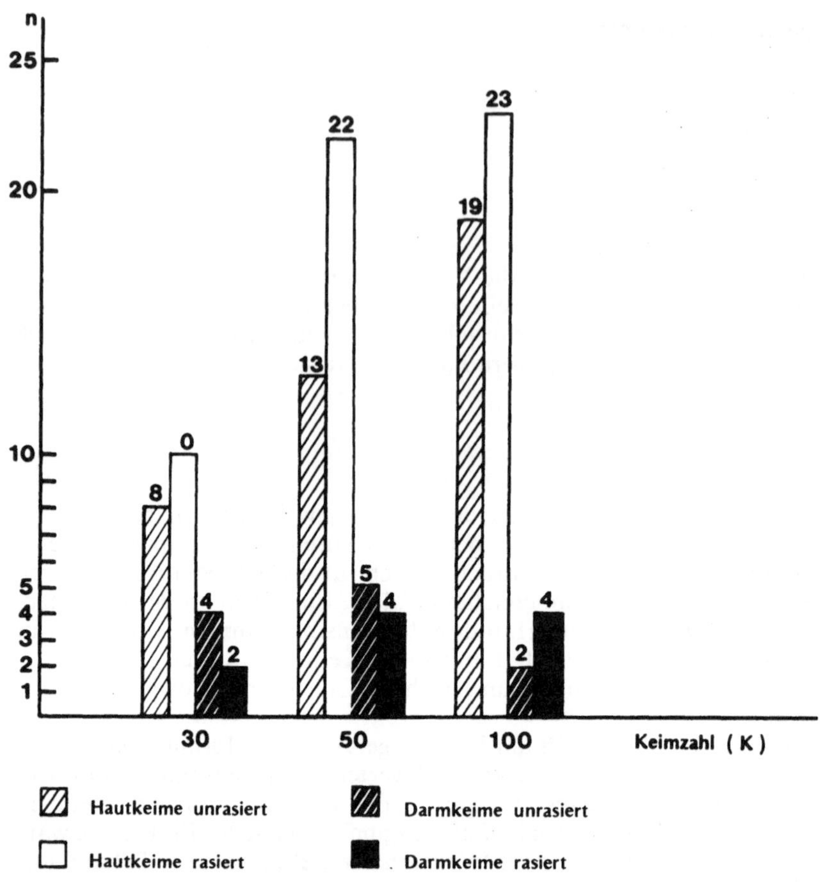

Abb. 1. Gesamtnachgewiesene Keime bezogen auf die Keimzahl

Diskussion

Das vermehrte Auftreten von fakultativ pathogenen Hautkeimen in der Gruppe von Frauen mit rasierter Vulva-Dammregion postpartal weist auf einen vermehrten Keimaustritt aus den durch die Rasur verletzten Haarfollikeln hin. Damit in Verbindung ist auch die schlechtere Heilungsrate der Episiotomiewunde zu sehen. Eine chirurgische Vorbereitung der Dammregion mit Schamhaarrasur vor der Episiotomie scheint neben hygienischen Maßnahmen zur Hautdesinfektion unserer Meinung nach nicht erforderlich.

Literatur

Long AE (1967) The unshaved perineum at parturition. Am J Obst Gynec 99:333–336

314

Schreckgespenst Dammschnitt: Erwartungshaltungen und erlebnismäßige Folgereaktionen

B. Czermak, M. Ringler

I. Universitätsfrauenklinik und Institut für Tiefenpsychologie, Wien

Die vorliegende Arbeit hat sich die Erarbeitung folgender Fragen zum Ziel gesetzt:

Wie sehr und wobei fühlen sich Frauen durch die Episiotomie behindert.

Welche Variablen modulieren das Erleben der Episiotomie. Es wurden die Aussagen von 53 Frauen ausgewertet. Die Frauen wurden in einem semistrukturierten Interview zu zwei Zeitpunkten befragt:

T1 36–40 SSW

T2 Ende der ersten postpartalen Woche

Zusätzlich füllten die Frauen zu jedem Termin eine visuelle Analogskala, ein Eigenschaftsprofil und ein State-Trait-Angstinventar nach Spielberger aus. Befragt wurden Frauen der I. Universitätsfrauenklinik in Wien und Frauen mit geplanter Hausgeburt.

Zur 1. Fragestellung:

Nach der Geburt geben 77% der Frauen Schmerzen durch den Dammschnitt an, davon 32% starke Schmerzen. 90% fühlen sich durch den Dammschnitt insgesamt behindert, 92% beim Sitzen, 60% bei der Betreuung des Kindes.

Schmerzen bei der Sexualität erwarten 32% drei Monate lang, 17% länger. In ihrem Lebensgefühl insgesamt fühlen sich durch den Dammschnitt 57% der von uns Befragten negativ beeinflußt. Dies stimmt mit den Ergebnissen von Kitzinger, 1981 und Kumar und Robson, 1981 überein.

Zur 2. Fragestellung:

Besondere Bedeutung haben das Gefühl der Bedrohtheit, die Erwartungshaltung und das Erleben der Notwendigkeit des Dammschnitts.

Wesentlich mehr Frauen die den Dammschnitt als Bedrohung angeben, erleben ihn behindernd, schmerzend und negativ für ihr Lebensgefühl.

Ein deutlicher Zusammenhang läßt sich auch zwischen dem Maß, in dem der Dammschnitt als Notwendigkeit angesehen wird, und der Bedrohung durch den Dammschnitt erkennen. Geringere Bedeutung für die Wertung des Dammschnitts als Bedrohung haben Schmerz und Behinderung. Es zeigte sich weiters, daß Frauen die den Dammschnitt nicht bedrohlich angeben, alle Fragen zum Dammschnitt auf einer visuellen Analogskala wesentlich negativer angeben, als verbal, im Gegensatz zu jenen Frauen, die den Dammschnitt von vornherein bedrohlich angeben. Dies läßt auf eine unterschiedliche Fähigkeit, Probleme zu verbalisieren und zu verarbeiten, schließen. Insgesamt gelang es jenen Frauen, die einen Dammschnit bedrohlich finden und seine Notwendigkeit nur bedingt akzeptieren zu 68,8% einen Dammschnitt zu verhindern, während bei der anderen Gruppe von Frauen nur 31,2% nicht geschnitten wurden oder gerissen sind.

Literatur

Kitzinger S (1981) Episiotomie. National childbirth Trust, London

Kumar R, Brant HA, Robson KM (1981) Childbearing and maternal sexuality: A prospective survey of 119 primiparae. J Psychosom Res 25:373–383

Einfluß der Cerclage auf Oxytocin und Prostaglandin –
Besteht ein Zusammenhang mit dem Therapieerfolg?

K. Goeschen, O. Behrens, A.-R. Fuchs

Frauenklinik der Medizinischen Hochschule Hannover

Der Sinn der Cerclage gerät zunehmend in Zweifel. Prospektive randomisierte Studien konnten zumindest bei prophylaktischer Indikation keine Tragzeitverlängerung nachweisen. Wir untersuchten deshalb den Einfluß der Cerclage auf die Plasmaspiegel von Oxytocin (OT) und 13,14-dihydro-15-keto-Prostaglandin-F (PGFM) und ob ein Zusammenhang mit dem weiteren Verlauf der Schwangerschaft besteht. Dazu wurde bei 25 Frauen von der 9. bis 31. SSW jeweils vor, 3 Stunden sowie 3 Tage nach Cerclage Blut entnommen und der Zervixbefund palpatorisch und sonographisch kontrolliert. 20 Schwangere wiesen eine Zervixinsuffizienz auf, in 5 Fällen bestand eine prophylaktische Indikation zur Cerclage.

Ergebnisse

Von der 9. bis 31. SSW fanden sich präoperativ konstante Werte für OT (0,55 µU/ml) und PGFM (130 pg/ml). Bei Frauen mit nachfolgender Frühgeburt ($<$ 38 SSW) lagen die OT-Werte vor Cerclage doppelt so hoch wie bei solchen mit Reifgeburten und fielen unmittelbar postoperativ signifikant ab. Innerhalb von 3 Tagen kehrten sie wieder in den Ausgangsbereich zurück ($p < 0{,}05$). Frauen mit Reifgeburten dagegen behielten auch postoperativ unverändert niedrige OT-Spiegel (Abb. 1). PGFM stieg bei allen Frauen postoperativ von 130 auf 180 pg/ml signifikant an und fiel innerhalb von 3 Tagen wieder zum Ausgangsniveau zurück ($p < 0{,}05$).

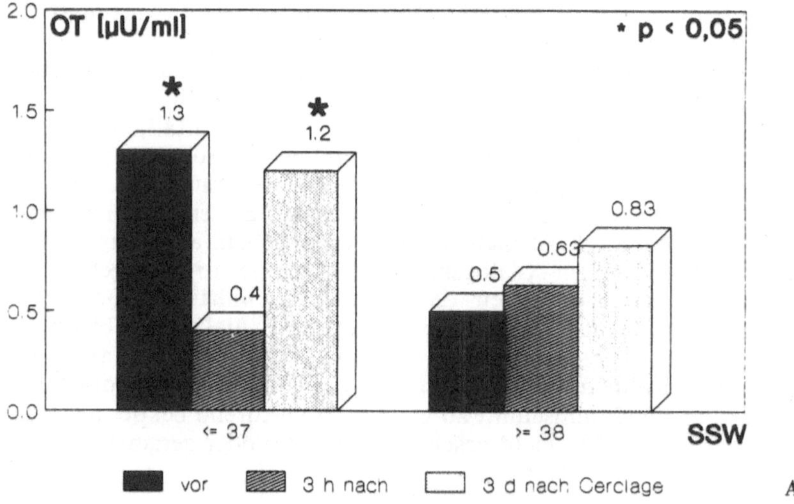

Abb. 1

Schwangere mit hohen präoperativen OT-Werten ($> 0{,}6$ µU/ml) wiesen eine signifikant kürzere Schwangerschaftsdauer als solche mit niedrigen OT-Werten ($< 0{,}6$ µU/ml) auf (37 vs. 39,5 SSW; $p < 0{,}05$). Auch bei erhöhten PGFM-Ausgangswerten war die Schwangerschaftsdauer tendenziell verkürzt.

Archives of Gynecology and Obstetrics Vol. 245, No. 1-4, 1989
Verhandlungen der Deutschen Gesellschaft für Gynäkologie und Geburtshilfe,
47. Versammlung, München 6.-10. September 1988
© Springer-Verlag Berlin Heidelberg

Diskussion

Ferguson [1] beschrieb erstmals den Zusammenhang zwischen Dilatation des inneren Muttermundes und ansteigenden OT-Werten. Der den inneren Muttermund wieder verschließende Cerclagefaden könnte diesen Mechanismus inaktivieren und so bei Schwangeren mit späterer Frühgeburt ein Absinken des OT-Spiegels zu bewirken. Da es sich aber nur um einen kurzfristigen Effekt handelt, scheint die Regulation der OT-Werte wesentlich von anderer Seite beeinflußt zu werden. Fehlende OT-Veränderungen bei Frauen mit Reifgeburten könnten durch eine falsche Indikationsstellung zur Cerclage begründet sein. Allerdings waren die präoperativen Zervixbefunde in beiden Gruppen gleich. Der PGFM-Anstieg als Folge der Manipulation an der Portio ist nur kurzfristig.

Literatur

1. Ferguson JCW (1941) A study of the motility of the intact uterus at term. Surg Gynecol Obstet 73:349

Die „Sensor-Zange" – ein neues Instrument für die operative Geburtshilfe

V. M. Roemer, J. Burster, J. Legat

Frauenklinik, Kreiskrankenhaus Detmold

Verschiedene Autoren [2–4] haben Meßdaten vorgelegt, die deutlich machen, wie groß bei einer Zangenentbindung die applizierten Druck- und Zugkräfte sein können. Brand und Saling [1] konnten kürzlich zeigen, daß in über 8% aller vaginal-operativen Entbindungen sonographisch nachweisbare Hirnblutungen (Grad II und darüber) auftreten. Es schien daher sinnvoll, den Causalzusammenhang zwischen den applizierten Kräften und einer potentiellen fetalen Gefährdung genauer zu analysieren.

Methodik

In Zusammenarbeit mit der Firma burster, Präzisionsmeßtechnik, wurden in die Zangenlöffel der Kielland-Zange ein Druck- und ein Zugsensor eingebaut, die den auf den kindlichen Kopf ausgeübten Druck und die notwendigen Zugkräfte zu messen erlauben. Die vier elektronischen Signale werden über einen Transmitter, der auf einer kleinen Lafette von Kreißsaal zu Kreißsaal gefahren werden kann, in einen kleinen Computer (Hewlett Packard) eingegeben und können dort weiterverarbeitet werden. Die Eichung der Zange kann elektronisch kontrolliert werden: Hierzu wird die Zange in einen Kalibrierkopf gelegt, der die ausgeübten Druck- und Zugkräfte elektronisch registriert und mit den in der Zange selbst auftretenden Kräften vergleicht. Eine evtl. notwendige Korrektur wird computerintern vorgenommen, also in das Auswertungsprogramm automatisch eingegeben. Ziel mußte sein, von jeder Zangenentbindung ein Zeitdruck- sowie ein Zeitzugdiagramm zu erstellen. Da alle vier Signale, die beiden Druck- und Zugkraftsignale, im Gedächtnis des Computers abgespeichert sind, kann der Geburtshelfer an einem Bildschirm das Zeitkraftdiagramm ansehen und über eine Hardcopy-Einheit graphisch ausgeben. Auch während der Operation können die Druck- und Zugkräfte auf dem Monitor verfolgt und dergestalt kontrolliert werden. Die notwendigen Patientendaten, der Name des Operateurs sowie die Indikation(en) zur Zangenentbindung können über ein Keyboard eingegeben werden. Nach der Operation kann ein dokumentationsfähiges Zeitkraftprotokoll (Abb. 1) erstellt werden.

Auch ein erfahrener Geburtshelfer wird immer wieder von schwer gehenden Zangen überrascht. Wie stark man im Einzelfall wirklich ziehen darf, ohne Schaden anzurichten, weiß letztlich niemand. Der Geburtshelfer wußte bisher nie, wieviel Kraft er tatsächlich appliziert hat, d. h. es fehlte jegliche objektive Kontrolle. Um hier zu einer praktikablen, neuen Lösung zu kommen, wurde im Computerprogramm eine Stelle eingebaut, wo vom Geburtshelfer numerische Grenzen eingegeben werden können, bei deren Überschreitung automatisch ein Warnsignal ertönt. Der Operateur hört also, wann ein bestimmter Druck bzw. bestimmter Zug überschritten wird. Diese willkürlich gesetzte Grenze erscheint später auch im Protokoll (in Abb. 1 liegt sie bei 10 kp). Es ist anzunehmen, daß die Grenzen für eine Frühgeburt sehr viel tiefer liegen müssen als für ein reif geborenes Kind.

Ergebnisse

Bisher liegen Messungen bei acht Forzepsentbindungen vor. Die auf den kindlichen Kopf ausgeübten Druckkräfte schwanken dabei zwischen 6 und 13 kp. Bei schwergehenden Zangen mit occipito-posteriorer Einstellung führt die Rotation des Kopfes regelmäßig zu einer Druckreduktion von 2–3 kg, also zu einer schonenden Entbindung. Es hat sich ferner gezeigt, daß bei asymmetrischer Lage der Zange die Druckkräfte in den beiden Zangenlöffeln sich nicht mehr gegenseitig aufheben; es entsteht vielmehr ein „Drucküberschuß" in einem der Zangenlöffel, der möglicherweise in Verbindung mit einer zu hohen Kraftapplikation für eine intracerebrale Blutung verantwortlich zu machen ist. Zu Druckdifferenzen kommt es auch bei der instrumentellen Rotation (Abb. 1). Sie muß daher besonders langsam und vorsichtig erfolgen. Für eine statistische Auswertung erschien uns das vorliegende Datenmaterial noch zu klein. Die metrische Zange scheint zumindest als Lehr- und Lerninstrument eine Bereicherung zu sein. Sie wird uns helfen, die Gefahrenmomente beim vaginal-operativen Entbinden besser zu erkennen.

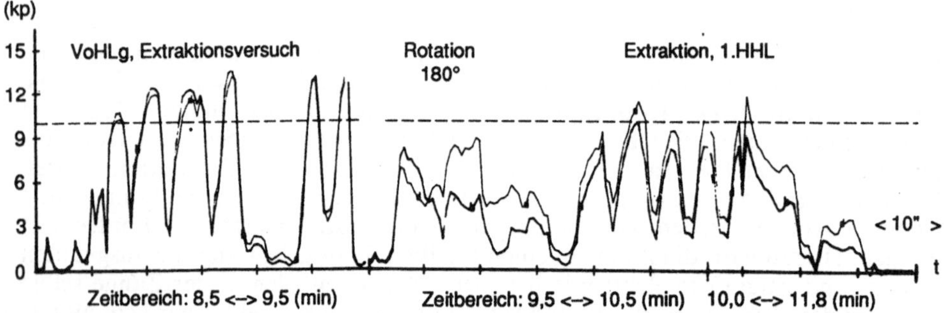

Abb. 1. Typisches Druckprofil einer Rotationszange. Im linken Teil der Abbildung (8,5–9,5 min) erkennt man die hohen Druckamplituden, bedingt durch den Extraktionsversuch bei Vorderhauptslage; Höhe +3. Die Druckamplituden erreichen Werte von 13,1 kp. Die Druckkurven im linken und rechten Zangenlöffel sind nahezu deckungsgleich, d. h. die auftretenden Drucke neutralisieren sich. Bei der Rotation (Mitte der Abbildung) werden im linken und rechten Zangenlöffel unterschiedliche Drucke gemessen. Die Extraktion erfolgt dann deutlich müheloser, was sich in Druckamplituden zwishen 8 und 10 kp äußert. Die Abbildung wurde aus 3 Einzelabbildungen zusammengestellt

318

Literatur

1. Brand M, Saling E (1988) Obstetrical factors and intracranial hemorrhage. In: Perinatal events and brain damage in surviving children. Springer, Berlin Heidelberg New York, p 216
2. Laufe L (1987) Obstetrics forceps – past, present and future. In: Problems of the pelvic passageway. Springer, Berlin Heidelberg New York, p 123
3. Moolgaoker AS, Ahamed SOS, Payne PR (1979) A comparison of different methods of instrument delivery based on electronic measurements of compression and traction. Obstet Gynec 54:299–309
4. Pearse WH (1963) Electronic recording of forceps delivery. Am J Obstet Gynecol 86:43–50

Die Hysterektomie, eine lebensrettende Maßnahme bei vital bedrohlichen Situationen in der Geburtshilfe

D. Christmann, E. Strobel

Städtisches Krankenhaus, Frauenklinik, Aschaffenburg

Die Müttersterblichkeit nach der WHO-Definition beinhaltet alle Todesfälle im Zusammenhang mit Schwangerschaft, Geburt und Wochenbett bis 42 Tage post partum. Dabei zählt der Tod durch Verbluten oder durch Sepsis zu den Hauptursachen von letalen Komplikationen. Bei diesen schweren geburtshilflichen Problemfällen, verursacht durch eine Massenblutung oder durch ein septisches Krankheitsbild, stellt die rechtzeitig durchgeführte Hysterektomie in vielen Fällen die einzig lebensrettende Maßnahme dar. An unserer Klinik mußten in den vergangenen 10 Jahren 27 geburtshilfliche Patientinnen mit einer Hämostase-Störung oder Sepsis hysterektomiert werden, wovon 10 Patientinnen von anderen Krankenhäusern zuverlegt waren. In diesem Zeitraum wurden rund 11 000 Schwangere bei uns entbunden. 8 Patientinnen, Durchschnittsalter 27 Jahre, boten das Krankheitsbild einer Sepsis. 4 Patientinnen waren durch abdominale Schnittentbindung, 3 Patientinnen spontan entbunden worden. Ausgangspunkt der Sepsis war bei allen 4 durch Sectio entbundenen Frauen eine Nahtdehiszenz der Uterotomie. Bei den spontan Entbundenen war in 2 Fällen eine nicht erkannte Uterusruptur der Ausgangspunkt für die Sepsis und einmal eine infizierte Episiotomie. Intraoperativ mußten 2 Patientinnen reanimiert werden. Wegen erneuter Abszeßbildung im Abdominalbereich mußten wir 2 Patientinnen relaparotomieren. Eine 23jährige Patientin mit febrilem Abort verloren wir trotz Hysterektomie und intensiv-medizinischer Bemühungen unter dem Krankheitsbild eines septischen Schocks. Als seltene postoperative Komplikation beobachteten wir bei einer 18jährigen Erstpara am 7. Tag nach Hysterektomie eine Purpura fulminans. Von den 19 Patientinnen mit einer Hämostase-Störung, Durchschnittsalter 29 Jahre, waren 10 Patientinnen durch abdominale Schnittentbindung, 9 Patientinnen spontan entbunden. Bei den Blutungsursachen dominierten die anatomischen Plazentahaftungsstörungen (5 Patientinnen) und die vorzeitige Lösung der Plazenta (3 Patientinnen). Bei 4 Wöchnerinnen trat die starke Blutung post partum infolge einer nicht erkannten Uterusruptur oder wegen Plazentaresten auf. Sehr seltene Ursachen waren eine Hemmkörperhämophilie sowie ein Faktor XIII-Mangel. Der geschätzte Blutverlust betrug bei 11 Frauen bis 4000 ml, bei 4 Patientinnen bis 6000 ml und 4 Patientinnen wiesen einen Blutverlust bis 9000 ml auf. 2 Frauen mußten intraoperativ reanimiert werden. 4 Patientinnen mußten wegen intraabdominaler Nachblutungen relaparotomiert werden. Bei 6 Patientinnen trat postoperativ eine Verbrauchskoagulopathie auf. Von diesen 19 Frauen verloren wir eine 32jährige III.-Gravida, die rechnerisch in der 36. SSW einen Autounfall erlitten hatte, in dessen Folge es neben einem Polytrauma zu einer vorzeitigen Plazentalösung, intrauterinem Fruchttod und einem protrahierten Schock gekommen war. Erst 2 Stunden nach dem Unfallereignis konnten wir bei der Patientin die erforderliche Sectio caesarea und Hysterektomie durchführen. Die Patientin verstarb im protrahierten Schock. Aufgrund der hier dargelegten Daten bei unseren 27 Patientinnen kommen wir zu folgendem Schluß: Durch die Hysterektomie überwanden 25 der hier vorgestellten 27 Frauen ihr schweres Krankheitsbild einer Sepsis oder Hämostasestörung. Nur 2 Frauen konnten trotz Hysterektomie und intensiv-medizinischer Maßnahmen nicht gerettet werden. Uns erscheint dieses Verhältnis günstig, wird doch in ähnlichen Berichten vom Verlust von 4 von 22 Frauen [2] oder sogar von 8 von 21 Frauen [1] berichtet.

Literatur

1. Heilmann L, Genz H-J, Ludwig H (1982) Schwere geburtshilfliche Hämostasedefekte: Diagnostik und therapeutisches Vorgehen. Geburtsh Frauenheilk 42:853–856
2. Hohlweg-Majert P, Geisbüsch R (1985) Sectio caesarea mit nachfolgender Hysterektomie. Geburtsh Frauenheilk 45:167–169

Müttersterblichkeit

Das Podiumsgespräch war von *H. Welsch,* München, vorbereitet worden, dessen folgender Bericht die Beiträge zusammenfaßt. Die Teilnehmer kamen aus verschiedenen europäischen Ländern: Österreich, DDR, Großbritannien. *K. Peter,* vertrat anästhesiologische, *W. Schramm* hämostaseologische Gesichtspunkte, *J. Wilske* die Rechtsmedizin. Das Kapitel wird mit einem Beitrag zur Müttersterblichkeit in Entwicklungsländern (Freiburg) abgeschlossen.

H. L.

Mütterliche Mortalität

H. Welsch

Dieses Podiumsgespräch sollte „Gynäkologen und Geburtshelfer in Klinik und Praxis ansprechen, den Stand des Wissens wiedergeben, aber auch Ratschläge für die klinische und praktische Tätigkeit enthalten".

Geburtshelfer aus vier Staaten (Deutsche Demokratische Republik, England, Österreich, Bundesrepublik Deutschland) berichteten über die Entwicklung der Müttersterblichkeit im Verlauf der letzten 35 Jahre (Tabelle 1). Die DDR weist seit 1965 in ihrer amtlichen Statistik *alle* Todesfälle während Schwangerschaft, Geburt und Wochenbett mit Unterteilung in direkte und indirekte Müttersterbefälle einschließlich nicht-gestationsbedingter Todesfälle aus.

Tabelle 1. Direkte (unmittelbare) und indirekte (mittelbare) mütterliche Mortalität je 100000 Lebendgeborene

	DDR		England u. Wales	Österreich	BRD	Bayern
1953	138,1 (409)***		68,5 (469)	132,2 (135)	168,7 (1312)	179,6 (258)
1963	115,1 (347)		36,4 (311)	60,1 (81)	82,8 (873)	77,4 (143)
1973	27,0* (49)	23,0** (41)	18,1 (122)	22,4 (22)	45,9 (292)	43,6 (50)
1983	15,0* (36)	16,0** (37)	8,6 (54)	11,1 (10)	11,4 (68)	9,8 (11)
1984	17,0* (38)	13,0** (31)	8,2 (52)	4,5 (4)	10,8 (63)	18,0 (20)
1985	15,0* (34)	12,0** (28)	7,0 (46)	6,9 (6)	10,7 (63)	18,0 (20)
1986	11,7* (26)	12,1** (27)	6,8 (45)	6,9 (6)	8,0 (50)	11,8 (14)
1987	noch nicht bekannt		6,8 (46)	6,9 (6)	8,7 (56)	12,5 (15)

*   Direkte Müttersterbefälle
**   Indirekte Müttersterbefälle *und* nicht-gestationsbedingte Todesfälle
*** 1954

Unterschiedlich hohe Mortalitätszahlen stellen zwangsläufig die Frage nach der methodischen Vergleichbarkeit einzelner Landesstatistiken. Dabei geht es zunächst um das Problem der Erfassung möglichst aller Müttersterbefälle, also um die Meldedisziplin (amtliche Kontrolle?, Meldepflicht?, weitere Registrierungsmöglichkeiten mit zusätzlichem Datenvergleich?), ferner um die Höhe der Obduktionsrate, um Fragen der Signierung und Zuordnung sowie um eventuelle

Einzelfalluntersuchungen bei Müttersterbefällen auf freiwilliger oder staatlich verfügter Grundlage. Diese Punkte wurden zunächst ausführlich diskutiert.

Die amtliche Registrierung von Müttersterbefällen erfolgt grundsätzlich mit Hilfe ärztlicher Todesbescheinigungen. Das weitere Vorgehen in den einzelnen Ländern differiert aber erheblich:

In der DDR (Woraschk) ermöglicht ein zweifaches Registrierungssystem eine praktisch lückenlose Erfassung aller Todesfälle während Schwangerschaft, Geburt und Wochenbett und einen hohen Grad der Genauigkeit statistischer Angaben. Die staatliche Zentralverwaltung für Statistik erfaßt die Müttersterbefälle mit Hilfe ärztlicher Todesbescheinigungen entsprechend der 9. Rev. der ICD. Das Erfassungssystem des Gesundheitswesens (Amtliche Meldepflicht!) erstreckt sich auf alle Todesfälle während Schwangerschaft, Geburt und Wochenbett. Es besteht eine generelle Obduktionspflicht (innerhalb von 48 Std. post mortem) bei allen Todesfällen im Verlauf der Gestation ohne Einspruchsrecht der Angehörigen. In die amtlichen Todesstatistiken gehen ausschließlich Obduktionsdiagnosen ein.

Die Auswertung jedes einzelnen mütterlichen Todesfalles im Verlauf der Gestation erfolgt durch die seit 1958 in allen Bezirken der DDR existierenden Fachkommissionen zur Bekämpfung der Müttersterblichkeit. Diese Fachkommissionen haben (ohne richterliche Kompetenz) die tatsächliche Todesursache zu klären und unter dem Aspekt der Vermeidbarkeit Stellung zu nehmen, ob Prophylaxe, Diagnostik und Therapie im Einzelfall dem jeweiligen Stand der medizinischen Wissenschaft entsprochen haben. Aus der Feststellung eines vermeidbaren Todesfalls resultieren für den behandelnden Arzt keine straf- oder zivilrechtlichen Konsequenzen.

Die Erfassung von Müttersterbefällen in England und Wales (Schneider) zeigt Abb. 1. Obwohl keine amtliche Meldepflicht besteht, wird die Erfassungsquote auf ca. 99% geschätzt. Alle ärztlichen Todesbescheinigungen gehen an das Office of Population, Census and Surways (OPCS) in London (9. Rev. der ICD seit 01. 01. 1979). Im Zeitraum 1979–1981 betrug bei direkten Müttersterbefällen die Obduktionsquote 97,7%. Während in die amtliche Statistik in der Regel nur die klinischen Todesursachen eingehen, weist der Confidential Report die Obduktionsdiagnosen aus. Der „District Medical Officer" (entspricht etwa unserem Öffentlichen Gesundheitsdienst auf Landkreisebene) verschickt ein Formular MCW 97 an alle mit dem Todesfall befaßten Personen (GH = Geburtshelfer; PA = prakt. Arzt; HE = Hebamme; AN = Anaesthesist; PA = Pathologe; GM = Gerichtsmediziner). Die auf freiwilliger Basis ausgefüllten Formulare werden vom District Medical Officer anonymisiert an eine der insgesamt 15 Regionalkommissionen (Geburtshelfer, Anaesthesist, Pathologe) zur Stellungnahme gesandt und von dort an den Chief Medical Officer (CMO) in London weitergeleitet. In Zusammenarbeit mit 12 weiteren Fachexperten wird das Gesamtmaterial mit Unterstützung des OPCS ausgewertet. Seit 1952 werden diese Einzelfalluntersuchungen für eine Zeitspanne von jeweils drei Jahren als „Report on Confidential Enquiries into Maternal Deaths in England and Wales" veröffentlicht. 1986 erschien der bisher letzte Bericht für die Jahre 1979–1981. Mit Hilfe der Coroners werden ca. 0,9% aller Müttertodesfälle erstmals erfaßt, während 0,1% der Sterbefälle ohne OPCS nicht in den Confidential Report eingehen würden. Während bis 1978 in den Confidential Enquiries bei der Beurteilung mütterlicher Todesfälle „avoidale factors" aufgeführt worden sind, wird seit 1979 aus juristischen Gründen nur noch die Defintion „substandard care" gebraucht.

In Österreich (Beck) werden Müttersterbefälle aufgrund der „Anzeige des Todes" vom Statistischen Zentralamt registriert (9. Rev. der ICD seit 01. 01. 1980). Neben diesem offiziellen Erhebungsverfahren gibt es seit 1980 eine Einzelfallanalyse (Beck, Friedl, Vutuc). Alle Geburtshilflichen Abteilungen, Pa-

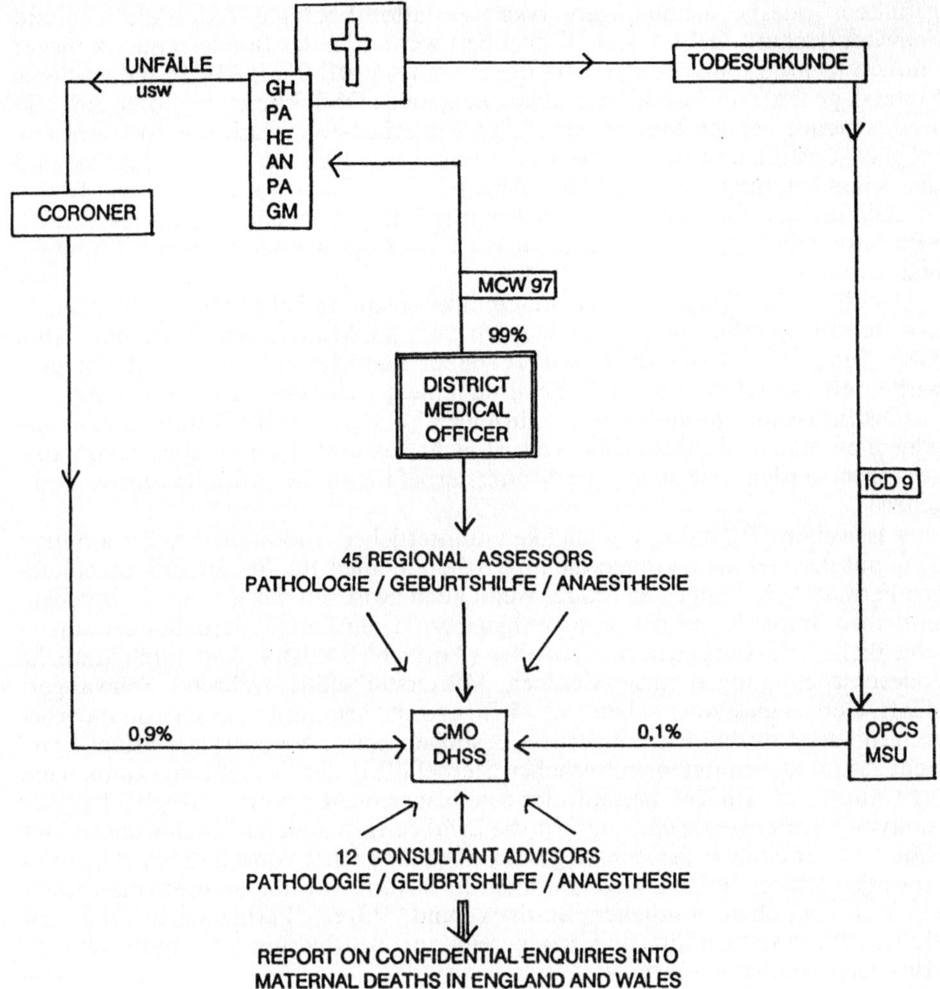

Abb. 1. Erfassung der mütterlichen Mortalität in England und Wales seit 1952

thologischen Institute und Gerichtsmedizinischen Institute werden von den Autoren angeschrieben und um Angaben zu den Todesfällen ersucht. „Mit beiden Erhebungsverfahren läßt sich derzeit in Österreich eine annähernd lückenlose Registrierung der Müttersterbefälle erzielen." Eine Obduktion erfolgt in Österreich a) im Krankenhaus ohne Einspruchsmöglichkeit der Angehörigen, b) als sanitätspolizeiliche Leichenöffnung und c) als gerichtliche Obduktion. „Es kann angenommen werden, daß mindestens 90% aller Müttersterbefälle in Österreich obduziert werden." Die Obduktionsdiagnosen gehen bereits in die amtliche Statistik ein.

In der Bundesrepublik Deutschland (Welsch) erfolgt die amtliche Erfassung von Müttersterbefällen ausschließlich mit Hilfe ärztlicher Todesbescheinigungen (9. Rev. der ICD seit 01. 01. 1979). Fehlen im Leichenschein diesbezügliche Hinweise und Eintragungen, insbesondere bei den Fragen nach vorausgegangener Schwangerschaft bzw. Entbindung innerhalb der letzten 6 Wochen vor dem Tod, entgeht der Sterbefall der Statistik. Es gibt keine amtliche Meldepflicht und offenbar meist keine Rückfragen bzw. amtliche Kontrollen bei ungenügend ausgefüllten Todesbescheinigungen. Nicht gestationsbedingte Todesfälle während Schwangerschaft, Geburt und Wochenbett werden in der Bundesrepublik bisher amtlich nicht gesondert registriert (in Bayern seit 01. 01. 1987). In die amtliche Statistik gehen, von Ausnahmen abgesehen, keine Obduktionsdiagnosen ein. „So sehr es gerade bei den Müttersterbefällen wünschenswert wäre, die Todesursache möglichst exakt und differenziert zu kennen, ist doch daran zu erinnern, daß die Klassifizierung aufgrund der Angaben zur Todesursache in der Todesbescheinigung erfolgt und dabei vielleicht später gewonnene Erkenntnisse, auch Sektionsergebnisse, meist nicht mehr berücksichtigt werden können" (Zimmermann, 1986).

Es gibt keine Angaben über die Obduktionsquote bei Müttersterbefällen in der Bundesrepublik. In Bayern wurden von 83 Müttersterbefällen der Jahre 1983–1987 nur 55 obduziert (60%); dabei handelte es sich 32mal um eine pathologisch-anatomische und 18mal um eine gerichtliche Leichenöffnung.

Die Erfassungsquote der in den einzelnen Ländern der BRD statistisch unterschiedlich hohen Müttersterblichkeit ist nicht bekannt. Es muß aber davon ausgegangen werden, daß nicht alle Müttersterbefälle in die offizielle Statistik eingehen.

Als weitere Erfassungsmöglichkeit mütterlicher Todesfälle im Zusammenhang mit der Geburt kommen die inzwischen in allen Bundesländern angelaufenen Perinatalerhebungen in Frage. Wenn auch zwischen der wohnortbezogenen, amtlichen Statistik und den krankenhausbezogenen Perinatalerhebungen unterschiedliche Erfassungskriterien bestehen (Amtliche Statistik: Alle durch ärztliche Todesbescheinigungen ausgewiesenen Müttersterbefälle während Schwangerschaft, Geburt und Wochenbett (bis 24 Tage nach Gestationsende); Perinatalerhebungen: Alle durch Perinatalerhebungsbögen ausgewiesenen gestations- *und* nicht gestationsbedingten mütterlichen Sterbefälle in der Entbindungsklinik nach der Geburt des Kindes), besteht hier eine bisher nicht genutzte Möglichkeit des anonymen Datenvergleichs, um, wie die Erfahrungen anderer Länder zeigen, mit Hilfe eines zweiten Erfassungsweges zu einer möglichst vollständigen Registrierung aller Müttersterbefälle zu kommen. In Bayern wird dieser anonyme Datenvergleich zwischen amtlicher Statistik und Bayer. Perinatalerhebung seit 01. 01. 1987 durchgeführt und hat bereits zur Auffindung von zwei weiteren Müttersterbefällen geführt.

Abgesehen von den zwischen 1953–1977 von Dietel und Keding in Hamburg durchgeführten Untersuchungen gibt es in der Bundesrepublik trotz einer bereits 1972 von der Konferenz der für das Gesundheitswesen zuständigen Minister und Senatoren des Bundes und der Länder ausgesprochenen und in der Folgezeit öfter wiederholten Empfehlung bisher keine Einzelfalluntersuchungen von Müttertodesfällen durch ärztliche Kommissionen. 1984 hat der Vorstand der Bayerischen Gesellschaft für Geburtshilfe und Frauenheilkunde die Einsetzung einer Kommission „Mütterliche Mortalität" zur Durchführung von Einzeluntersuchungen auf freiwilliger Basis und unter strikter Wahrung des Datenschutzes bei möglichst allen Müttersterbefällen in Bayern beschlossen. Über Teilbereiche dieser Untersuchungen wurde bereits wiederholt vorgetragen (Welsch und Krone, 1985–1988). Nach Abschluß des ersten 5-Jahres-Zeitraumes werden wir in Kürze ausführlich über unsere Resultate berichten.

In den Jahren 1983–1986 wurden in der DDR 134 direkte Müttersterbefälle mit folgenden Todesursachen registriert: Embolien (35); Haemorrhagien (31); Infektionen (24); Gestosen (21); Aborte (0); Extrauteringravidität (4); Sonstige Ursachen (17). Narkosetodesfälle wurden nicht gesondert ausgewiesen. Von den direkten Müttersterbefällen der Jahre 1985 und 1986 (n = 60) wurden beim gegenwärtigen Erkenntnisstand 14 (23%) als „vermeidbar" und 16 (27%) als „möglicherweise vermeidbar" eingeschätzt (Fritsche et al. 1988).

Das OPCS ermittelte für England und Wales in den Jahren 1983 bis 1987 243 direkte Müttersterbefälle; als Todesursachen wurden angegeben: EPH-Gestosen (32); Aborte (31), darunter EUG (19); Thromboembolien (29); Fruchtwasserembolien (22); Haemorrhagien (18); Infektionen (8); Narkosetodesfälle (8), sonstige Ursachen (95).

Während die amtliche Statistik für Österreich in den Jahren 1984–1987 22 Müttersterbefälle ausweist, ergaben die Einzelfalluntersuchungen für diese Zeitspanne 31 Müttertodesfälle (direkt 20, indirekt 11). Den direkten Müttersterbefällen lagen folgende Todesursachen zugunde: Blutungen (6); Infektionen (5); Thromboembolien (3); EPH-Gestosen (2); Fruchtwasserembolien (2); sonstige (2), kein Narkosetodesfall. Seit 1975 sind in Österreich bei den Todesursachen Haemorrhagien und Gestosen rückläufig. Unverändert blieb der Anteil der Thromboembolietodesfälle. Dagegen nahmen Infektionen, Fruchtwasserembolien und indirekte Todesursachen in der Berichtszeit zu. Es muß aber darauf hingewiesen werden, daß in Österreich trotz Anwendung der 9. Rev. der ICD auch in der Statistik der Einzelfalluntersuchungen Todesfälle durch Selbstmord oder cerebrale Aneurysmablutungen im Gegensatz zur Bundesrepublik Deutschland und anderen Ländern nicht als Müttersterbefälle ausgewiesen werden.

In den Jahren 1983–1987 wurden in Bayern 80 Müttersterbefälle amtlich registriert. Im Rahmen unserer Einzeluntersuchungen ermittelten wir 83 Müttersterbefälle und erhielten in 81 Fällen Einzelheiten zur Krankengeschichte mitgeteilt. Die Todesursachen (Tabelle 2) wurden unter Verwendung von 50 Sektionsprotokollen zusammengestellt. Bei 4 der 9 EPH-Gestosen Todesfälle konnte retrospektiv die Diagnose HELLP-Syndrom gestellt werden. Unter den 83 Sterbefällen finden sich 2 bei EUG und 6 nach Aborten (2mal Thromboembolien und 4mal Sepsis).

Tabelle 2. Einzelfalluntersuchungen von Müttersterbefällen in Bayern 1.1. 1983–31. 12. 1987. Todesursachen nach Auswertung zusätzlicher ärztlicher Angaben (n = 81) und von Obduktionsbefunden (n = 50)

Todesursachen	n		%
Hämorrhagischer Schock	17	(10)	20,5
Thrombo-Embolien	16	(6)	19,3
Fruchtwasserembolien	5	(4)	6,0
Infektionen	14	(10)	16,9
EPH-Gestosen	9	(4)	10,8
Narkose-Todesfälle	4	(4)	4,8
Sonstige Ursachen	6	(4)	7,2
Mittelbare/direkte MSTF	12	(8)	14,5
Gesamtzahl der MSTF	83	(50)	100,0

In Klammern Anzahl der Obduktionen

Nach Peter beträgt die anaesthesiebedingte Mortalität beim allgemeinchirurgischen Krankengut ca. 0,1‰, bei geburtshilflichen Patientinnen liegt sie mit 0,013–0,017‰ deutlich niedriger. Seit den 50er Jahren ist es zu einer erheblichen Zunahme anaesthesiologischer Interventionen im Bereich der Geburtshilfe und zu einer Abnahme anaesthesiebedingter mütterlicher Todesfälle, bezogen auf die Anzahl durchgeführter Anaesthesien, gekommen. Die überwiegende Mehrzahl anaesthesiebedingter mütterlicher Todesfälle ereignet sich bei der in Vollnarkose durchgeführten dringlichen oder notfallmäßigen Schnittentbindung. Als

Hauptursachen anaesthesiebezogener mütterlicher Mortalität kommen Aspiration von saurem Mageninhalt, die erschwerte oder nicht durchführbare Intubation sowie der im Gefolge beider Ereignisse auftretende hypoxische Herzkreislaufstillstand in Frage. Seltene Ursachen sind die postoperative zentrale Atemdepression (Opioide, zentral wirksame Sedativa), die peripher muskuläre Ateminsuffizienz (Muskelrelaxantien), die Asystolie (Succinylcholin, Vecuronium, Fentanyl, Halothan, Peritonealzug), allergische Reaktionen mit anaphylaktischem Schock sowie Lokalanaesthetikaintoxikationen (Krämpfe, Asystolie).

Wenn auch die nicht-nüchterne und die erschwert zu intubierende Patientin systemimmanente Risiken der geburtshilflichen Anaesthesie darstellen, ereignen sich doch ca. 50% der anaesthesiebezogenen mütterlichen Todesfälle unter suboptimalen anaesthesiologischen Versorgungsbedingungen. Signifikante Unterschiede in der anaesthesiebezogenen mütterlichen Mortalität ergeben sich, sobald die personellen Voraussetzungen die Praesenz eines in der geburtshilflichen Anaesthesie qualifizierten Anaesthesisten ermöglichen, der kontinuierlich verantwortlich in die geburtshilflichen Abläufe integriert ist. Diesem Umstand muß sowohl im Hinblick auf die Bedarfszahlen von Anaesthesisten als auch auf den Umfang der geburtshilflichen Anaesthesie während der Ausbildung Rechnung getragen werden.

Als Haemostaseologe setzte sich Schramm mit bewährten und neuen Möglichkeiten zur Prophylaxe und Therapie von Thromboembolien und peripartalen Gerinnungsstörungen auseinander, nachdem von geburtshilflicher Seite bei der statistischen Aufarbeitung der Todesursachen im Verlauf der letzten 4–5 Jahre die große klinische Bedeutung gerade dieser Krankheitsbilder in allen vier Berichtsländern eindrucksvoll herausgestellt worden war.

Bei der Fruchtwasserembolie mit ihrer hohen mütterlichen Mortalität besteht im zweiten Stadium neben dem kardiopulmonalen Schockzustand eine echte „Gerinnungskatastrophe" mit weitgehendem Aufbrauch der Gerinnungsfaktoren, einschließlich des Gerinnungssubstrates Fibrinogen. Dementsprechend muß im Vordergrund der Therapie die Substitution fehlender Faktoren, insbesondere des Fibronogens, stehen bei gleichzeitiger Hemmung der überschießenden Fibrinolyse mit Aprotinin. Die früher aus hypothetischen Gründen empfohlene Gerinnungshemmung durch Heparin ist in der Akutsituation, aufgrund der meist dramatischen Blutungsneigung, nicht zu empfehlen. Bei der Wahl der Antifibrinolytika ist das Aprotinin aufgrund der gezielten Plasminhemmung den synthetischen Antifibrinolytika (Tranexamsäure, Epsilonaminocapronsäure), die zusätzlich die gewebsständige Fibrinolyse hemmen, vorzuziehen.

Es gibt derzeit kein Testverfahren zur Voraussage des individuellen Thromboserisikos. Risikofaktoren sind Übergewicht, Immobilisation, Mehrlingsschwangerschaften, thrombophile Diathesen (Antithrombin-III-, Protein-C-, Protein-S-Mangel, Hypofibrinolyse) und operative Eingriffe. Weitere gleichwertige Parameter sind die Eigen- bzw. Familienanamnese bezüglich manifester Thrombosen. Bei solchen Frauen ist eine Thromboembolieprophylaxe dringend anzuraten. Während bei Patientinnen mit früherer tiefer Venenthrombose und möglicherweise noch bestehendem postthrombotischen Syndrom eine low-dosis Heparinisierung während nahezu der gesamten Schwangerschaft zu empfehlen ist, kann in den übrigen Fällen je nach klinischer Situation die Prophylaxe auf die gefährdete Situation bzw. peripartal begrenzt werden.

In absehbarer Zeit wird möglicherweise das bisher verwandte unfraktionierte Heparin durch klarer definierte sogenannte niedermolekulare Heparine abgelöst werden. Niedermolekulare Heparine hemmen im Gegensatz zum unfraktionierten Heparin überwiegend Faktor X und nicht Thrombin. Ob die dadurch weitgehend fehlende Beeinflussung der Thrombinzeit und der PTT zu einer verminderten Blutungsneigung führt, ist noch offen. Die längere Halbwertszeit der niedermolekularen Heparine ermöglicht eine effektive und praktikable Thromboseprophylaxe mit täglich einmaliger Injektion. Da nach bisherigen Daten keine Placentagängigkeit gefunden werden konnte, besteht kein Einwand gegen die Verabreichung niedermolekularer Heparine in der Gravidität.

Als Gerichtsmediziner setzte sich Wilske mit Leichenschau und Obduktion bei Müttersterbefällen auseinander. Ursache für die in Bayern mit 60% unbefriedigend niedrige Obduktionsrate sind oft der entsprechende Wunsch der Angehörigen und manchmal auch der Polizei, teilweise das Fehlen eines Kostenträgers und nur selten religiöse Motive. Daneben besteht gelegentlich auch Unkenntnis über die Möglichkeiten, die dem Leichenschauer zur Erreichung einer Obduktion zur Verfügung stehen. Von entscheidender Bedeutung ist neben dem vollständigen Ausfüllen des Leichenscheins die Wahl der richtigen Todesursachenkategorie.

Natürliche Todesursache

Wird eine solche bestätigt, ist eine pathologisch-anatomische Obduktion anzustreben. Diese Form sollte immer dann vorgezogen werden, wenn ein unmittelbares oder mittelbares Drittverschulden, ein Suizid oder ein eventueller Behandlungsfehler ausgeschlossen werden können oder zumindest sehr unwahrscheinlich sind und die Durchführung der Obduktion gewährleistet ist. Vorteilhaft an dieser Form ist, daß bei Todeseintritt im Krankenhaus die Durchführung einer Obduktion meist keine Probleme macht. Von Nachteil sind das erforderliche Einverständnis der Angehörigen (allerdings sind auch ohne Einverständnis keine strafrechtlichen Konsequenzen zu erwarten), der später mögliche Vorwurf der Verschleierung eines Behandlungsfehlers und eine evtl. nur unbefriedigende Exkulpierungsmöglichkeit von diesem Vorwurf. Bei Todesfällen außerhalb eines Krankenhauses entsteht zusätzlich das Problem des fehlenden Kostenträgers.

Nicht natürliche Todesursache

Diese muß bereits dann festgestellt werden, wenn auch nur Anhaltspunkte in dieser Richtung vorhanden sind. Eine Meldung an die Polizei muß erfolgen, die Staatsanwaltschaft entscheidet dann hinsichtlich einer gerichtlich angeordneten Obduktion. Vorteile sind die Kostenübernahme, das aufgehobene Verweigerungsrecht der Angehörigen und eine vollständige, vor allem strafrechtliche, Abklärung. Bei Vorliegen der Möglichkeit eines Behandlungsfehlers führt die Selbstanzeige zu einer prozeßtaktisch günstigeren Position, beinhaltet jedoch durch das scheinbare Eingestehen eines Fehlers die Gefahr einer vorweggenommenen und möglicherweise unbegründeten Rufschädigung.

Todesursache nicht aufgeklärt

Diese Rubrik sollte (möglichst verbunden mit einer Meldung an die Polizei) immer dann gewählt werden, wenn eine sichere Einordnung in eine der beiden oben genannten Todesursachen nicht möglich ist. Sie ist generell anzuraten bei Todesfällen im Rahmen ärztlicher Maßnahmen, auch wenn keinerlei Verschulden gesehen werden kann. Als Vorteil zeigt sich, daß die Staatsanwaltschaft über das weitere Vorgehen entscheiden muß und damit auch die Verantwortung dafür übernimmt. Dadurch ist (mit regionalen Unterschieden) eine Obduktion meist erzielbar bei gleichzeitiger Kostenübernahme und aufgehobenem Verweigerungsrecht der Angehörigen. Ein Verschleierungsvorwurf kann nicht erhoben werden und meist wird bei Vorwürfen eine Exkulpierung erzielt. Von Nachteil kann der Widerstand der Angehörigen wegen polizeilicher Nachermittlungen und aufgehobenem Obduktionsverweigerungsrecht, aber auch der Widerstand der Polizei wegen der dann erforderlichen Nachermittlungen sein. Bei Vorliegen eines Behandlungsfehlers ist dieses Vorgehen im Hinblick auf ein Strafverfahren evtl. etwas ungünstiger als eine Selbstanzeige.

Liegen keine Anhaltspunkte für ein Verschulden des behandelnden Arztes oder dritter Personen vor, so ist die Durchführung einer pathologisch-anatomischen Obduktion anzustreben, um die klinischen Fragestellungen umfassend beantworten zu können. Wird jedoch eine Obduktion unter strafrechtlichen Gesichtspunkten bzw. auf Veranlassung der Staatsanwaltschaft vom Rechtsmediziner durchgeführt, so bietet sich für die Beantwortung spezieller klinischer Fragestellungen die Anwesenheit des Klinikers bei der Obduktion bzw. die sofortige oder spätere Hinzuziehung des Pathologen nach jeweiliger Zustimmung des Staatsanwaltes an.

Das Podiumsgespräch endete mit Empfehlungen zur weiteren Reduzierung der Müttersterblichkeit in der Bundesrepublik Deutschland:

1. Verstärkte Regionalisierung von Risikoschwangerschaften und Risikogeburten, insbesondere von Hochrisikopatientinnen, entsprechend den Empfehlungen der Mutterschaftsrichtlinien.
2. Frühzeitige Erkennung gravierender anamnestischer und befundeter Risiken (z. B. Zustand nach tiefen Thrombosen; beginnender septischer Schock; HELLP Syndrom u. a.).
3. Exakte und vollständige Dokumentation in den ärztlichen Todesbescheinigungen, insbesondere bei der Frage nach Schwangerschaft bzw. Entbindung innerhalb der letzten 6 Wochen vor dem Tod.
4. Rückfragen der Staatlichen Gesundheitsämter bei ungenügend dokumentierten ärztlichen Todesbescheinigungen.
5. Obduktion möglichst aller Todesfälle während Schwangerschaft, Geburt und Wochenbett.
6. Einzeluntersuchungen bei allen Todesfällen während Schwangerschaft, Geburt und Wochenbett in allen Bundesländern, z. B. durch regionale Fachgesellschaften (in Bayern seit 01. 01. 1983) einschließlich anonymen Datenvergleich mit Perinatalerhebungen (in Bayern seit 01. 01 1987). Drei der vier am Podium beteiligten Länder (DDR, England und Wales, Österreich) führen derartige Einzeluntersuchungen, teilweise bereits seit Jahrzehnten, durch.
7. Regelmäßige Publikation von Resultaten derartiger Einzeluntersuchungen und Berücksichtigung dieser Ergebnisse bei der Themenwahl der ärztlichen Fortbildung.

Müttersterblichkeit in Entwicklungsländern.
Ursachen und Maßnahmen zur Reduktion

M. Steiner, H. G. Hillemanns

Universitäts-Frauenklinik, Freiburg

Bei konstantem Bevölkerungswachstum im gegenwärtigen Umfang werden im Jahr 2000 mehr als 6,4 Milliarden Menschen auf der Erde leben. Die zu dieser Entwicklung beitragenden Länder weisen neben fehlender bzw. unzureichender Gesundheitsfürsorge hohe Sterblichkeitsziffern auf. Staatliche und überregionale Entwicklungshilfemaßnahmen führten in erster Linie zur Reduktion der Säuglings- und Kindersterblichkeit. Sie ist 8–10mal höher als in hochentwickelten

Archives of Gynecology and Obstetrics Vol. 245, No. 1-4, 1989
Verhandlungen der Deutschen Gesellschaft für Gynäkologie und Geburtshilfe,
47. Versammlung, München 6.-10. September 1988
© Springer-Verlag Berlin Heidelberg

Ländern. Gravierenden zeigt sich jedoch die Situation im Bereich der Müttersterblichkeit in den Ländern Afrikas, Mittel- und Südamerikas wie auch in Indien und Bangladesch. Nach Schätzungen der WHO 1985 muß von ca. 500 000 mütterlichen Todesfällen ausgegangen werden, d. h. 20–25% aller Todesfälle von Frauen in Entwicklungsländern stehen in Zusammenhang mit Schwangerschaft und Geburt. Die Müttersterblichkeit liegt im Vergleich zu hochentwickelten Staaten mit 5–10 Sterbefälle pro 100 000 Lebendgeborene um den Faktor 10–100 höher. Ursächlich für diese Todesfälle sind hier in erster Linie Sepsis, Eklampsien und Blutungen. Vor allem betroffen sind wie Untersuchungen in Bangladesch, dem Land mit einer der höchsten Sterblichkeit, Frauen mit hoher Parität, sehr niedrigem und höherem Alter. Die Hälfte aller mütterlichen Todesfälle sind im Zusammenhang mit illegalen Schwangerschaftsabbrüchen zu sehen. In einigen südamerikanischen Staaten liegt die Todesrate bei 50–80 Fällen pro 1 Million Frauen der Altersgruppe 15–44 Jahre, vergleichend dazu hochentwickelte Länder mit unter 1 Todesfall pro 1 Mio. Frauen dieser Altersgruppe. Ca. 300 Millionen Frauen in Entwicklungsländern die keine Kinder mehr wünschen, stehen keine effektiven und durchgreifenden Antikonzeptionsmöglichkeiten zur Verfügung. Bei Betrachtung des Maßnahmekatalogs sind neben Errichtung und Ausbau von Basic Health Units und Mobil Units für ländliche Gebiete, Forcierung der Gesundheitserziehung und Verbesserung der gesellschaftlichen Situation der Frau, der Integration der Familienplanung in das Gesundheitsvorsorgesystem und der Möglichkeit einer qualitativ guten Betreuung in der Schwangerschaft und Geburt Priorität einzuräumen. Durch staatliche Maßnahmen zur Zielerreichung der Verminderung der Fruchtbarkeit und Legalisierung der Schwangerschaftsunterbrechung konnte am Beispiel Chiles und Singapurs die Müttersterblichkeit drastisch gesenkt werden. Aufgrund der Tatsache, daß bis zum Jahr 2000 nach Angaben der WHO ca. 2 Milliarden Frauen ihre Kinder zuhause zur Welt bringen werden d. h. die Hausgeburtenrate liegt in den untersuchten Ländern zwischen 70–93%, der Beistand durch Traditional Birth Attendants schwankt zw. 30–50% für Indien und Bangladesch, ist der Ausbau der TBA's personell und fachlich notwendig, d. h. es bleibt zu fordern: Einbindung und Überwachung der Hoch-Risikogruppen wie Multiparae, Frauen unter 18 Jahren und über 35 Jahren, Frauen die keine Kinder mehr wünschen im Familienplanungsservice, Einsatz von Kontraktionsmitteln und Antibiotika, Training der TBA's und Hebammen zur Erkennung der Symptome der Präeklampsie, check-lists, Anwendung einfach strukturierter Überwachungsblätter. Zu diskutieren bleibt auch die Frage nach der Ausbildung von Nichtärzten zur Durchführung von Sectiones, Kurettagen in ländlichen unterversorgten Gebieten analog des Vorgehens bei Eingriffen wie Vasoektomie, Sterilisationes und Einlagen von IUPs. Daneben bedarf die Aussagekraft der statistischen Daten Maßnahmen zur flächendeckenden Analyse. Die Reduktion der mütterlichen Mortalität in Entwicklungsländern ist eine noch zu bewältigende Aufgabe in der Geburtshilfe.

Tokolyse

Die Sitzung zum Thema „Tokolyse" vom 10.9.1988 stand unter der Leitung von *H. Weidinger,* Bayreuth. Sie war der Abgrenzung von kontinuierlicher und pulsatiler Tokolyse gewidmet, der Suche nach einem Medikationsschema mit geringeren positiv chronotropen Nebenwirkungen. Ein weiterer Beitrag beschäftigt sich mit der fetalen Herzfrequenz unter oraler versus intravenöser Gabe von Fenoterol und kommt zu dem Ergebnis, daß „gerade die orale Gabe von Fenoterol zu einer permanenten Steigerung der fetalen Herzfrequenz bis an die obere Grenze des Normalbereiches führt". Der letzte Beitrag referiert eine erste prospektive Studie zur kindlichen Entwicklung bis zum 4. Lebensjahr nach Tokolyse mit Fenoterol (keine negativen Befunde).

H. L.

Die mütterliche Herzfrequenz unter kontinuierlicher und pulsatiler Tokolyse

F. Fallenstein, T. Schröder, R. Balke, L. Spätling, K. Quakernack

Forschungsabteilung Universitäts-Frauenklinik Bochum/Herne

Das Ansteigen der mütterlichen Herzfrequenz ist eine der bekanntesten Nebenwirkungen bei der Betamimetikatokolyse. In einer am Zürcher Universitätsspital durchgeführten Studie konnten wir zeigen, daß bei der Bolustokolyse, d.h. der pulsatilen Abgabe von Fenoterol zur Behandlung vorzeitiger Wehentätigkeit weniger als 1/5 der bei kontinuierlicher Infusion verabreichten Gesamtdosis benötigt wird [1]. Es stellt sich daher die Frage, ob auch das Verhalten der Herzfrequenz in diesen beiden Therapieformen unterschiedlich ist.

Die vorliegende in der Uni-Frauenklinik Bochum durchgeführte Studie umfaßt 29 Frauen, die wegen vorzeitiger Wehen oder wegen Cerclage intravenös tokolysiert wurden. Die Patientinnen wurden abwechselnd der Bolustokolyse bzw. der Dauerinfusion zugeteilt. Die Gruppen waren hinsichtlich Alter, Parität, Gravidität und Gestationsalter homogen. Die Dosierung erfolgten soweit wie möglich nach einheitlichen Richtlinien: eine Cerclagepatientin erhielt zu Beginn alle sechs Minuten einen Bolus (3, 4 oder 5 µg Fenoterol abhängig vom Körpergewicht). Nach 6 Stunden wurde das Bolusintervall verdoppelt, nach weiteren 6 Stunden abermals auf 24 Minuten erhöht. Nach insgesamt 24 Stunden intravenöser Behandlung wurde auf orale Therapie umgestellt. Die Patientinnen mit vorzeitigen Wehen erhielten eine höhere Eingangsdosis, nämlich alle 3 Minuten einen Bolus. Die Reduktionsstufen waren dieselben wie bei der Cerclage. Natürlich richteten sich die Zeitpunkte der Dosisanpassungen nach der jeweiligen klinischen Situation, eine absolute Vergleichbarkeit der Dosierungen kam daher nicht erwartet werden. Ein ähnliches Dosierungsschema wurde für die Gruppe der mit kontinuierlicher Infusion behandelten Patientinnen festgelegt. Die Ermittlung der Herzfrequenz erfolgte mit Hilfe von EKG-Langzeitaufzeichnungen auf Magnetbandkassetten. Zu Beginn einer jeden Messung wurden 12 Stunden aufgezeichnet, dann jeweils eine halbe Stunde vor bis zwei Stunden nach jeder Dosisänderung.

Archives of Gynecology and Obstetrics Vol. 245, No. 1-4, 1989
Verhandlungen der Deutschen Gesellschaft für Gynäkologie und Geburtshilfe,
47. Versammlung, München 6.-10. September 1988
© Springer-Verlag Berlin Heidelberg

Im Gesamtkollektiv wurde bei Beginn der i.v. Tokolyse ein mittlerer Anstieg der Herzfrequenz um 20% gefunden, bei der 1. Dosisreduktion ein Abfall um 6% und bei der 2. Dosisreduktion ein Abfall um 5%. Diese Veränderungen entsprechen den Erwartungen. Dagegen überrascht ein enormer Wiederanstieg von 14% beim Übergang von intravenöser auf oraler Therapie.

Tabelle 1. Mittlere prozentuale Änderung der Herzfrequenz

	Bolus	Kontinuierlich	p
Beginn i.v.	19,7	21,2	>0,5
1. Reduktion	−6,6	−5,0	>0,5
2. Reduktion	−5,0	−5,3	>0,5
Ende i.v. → oral	16,0	12,2	>0,4

Tabelle 1 zeigt, daß das Tokolyseverfahren auf die relativen Herzfrequenzveränderungen im Zusammenhang mit den Dosiswechseln praktisch keinen Einfluß hat. Bei den absoluten Herzfrequenzen deutet sich jedoch ein möglicher Unterschied an: der Medianwert beträgt unmittelbar vor Beendigung der Infusion in der Gruppe Bolustokolyse 96 $\min^{-1}$ und in der Gruppe mit kontinuierlicher Tokolyse 101 $\min^{-1}$. Ob hinter dieser Tendenz eine statistisch signifikante Aussage steht, muß mit weiteren Untersuchungen abgeklärt werden.

(Unterstützt durch die DFG Sp 213/2-1)

Literatur

1. Spätling L, Fallenstein F (1986) Intermittierende parenterale Applikation von Betamimetika zur Wehenhemmung. In: Jung H, Fendel H, Karl C (Hrsg) Neueste Ergebnisse über Betamimetika. Steinkopff, Darmstadt, S 43−50

Klinisch-chemische Parameter unter kontinuierlicher und pulsatiler Tokolyse

E. R. Bosse, T. Schröder, F. Fallenstein, L. Spätling, K. Quakernack

Forschungsabteilung Universitäts-Frauenklinik Bochum/Herne

Wie wir 1985 feststellen konnten [1], wird bei der pulsatilen Tokolyse (Bolustokolyse = BT) nur 1/5 der üblichen Betamimetikamenge benötigt. Es sollte geprüft werden, ob der bekannte Einfluß der Betamimetika auf den gesamten Stoffwechsel im Vergleich kontinuierlicher Tokolyse (KT) und BT unterschiedlich ausfallen kann. Es wurden 29 Patientinnen, die wegen vorzeitiger Wehen oder Zervixverschlußinsuffizienz hospitalisiert wurden, alternierend der jeweilige Methode je nach Indikation zugeteilt. Das Kollektiv zeigte in Bezug auf Alter, Gravidität, Parität und Gestationsalter bei Tokolysebeginn keine signifikanten Unterschiede. Die Dosierungsschemata können der nachfolgenden Abb. 1 entnommen werden.

Die Zeitpunkte der Dosisanpassungen bei den Frauen mit vorzeitigen Wehen richten sich nach der jeweiligen klinischen Situation; eine absolute Vergleichbarkeit der Dosierungen kann daher nicht erwartet werden. Wegen der geringen Größe des Kollektivs wurden zunächst beide Gruppen, d.h. Zervixverschlußin-

Verhandlungen der Deutschen Gesellschaft für Gynäkologie und Geburtshilfe,
47. Versammlung, München 6.-10. September 1988

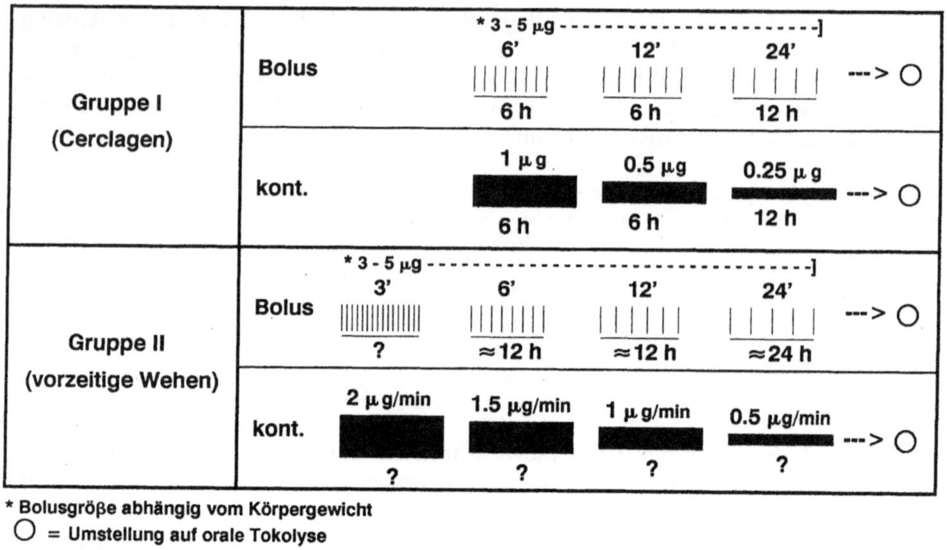

Gruppe I (Cerclagen)	Bolus	* 3 - 5 µg ------------------------] 6' 12' 24' ‖‖‖‖‖‖‖ ‖‖‖‖‖‖ ‖‖‖‖‖ ---> ◯ 6 h 6 h 12 h
	kont.	1 µg 0.5 µg 0.25 µg ---> ◯ 6 h 6 h 12 h
Gruppe II (vorzeitige Wehen)	Bolus	* 3 - 5 µg ------------------------------------] 3' 6' 12' 24' ‖‖‖‖‖‖‖‖‖ ‖‖‖‖‖‖‖ ‖‖‖‖‖‖ ‖‖‖‖‖ ---> ◯ ? ≈12 h ≈12 h ≈24 h
	kont.	2 µg/min 1.5 µg/min 1 µg/min 0.5 µg/min ---> ◯ ? ? ? ?

* Bolusgröße abhängig vom Körpergewicht

◯ = Umstellung auf orale Tokolyse

Abb. 1. Tokolyseschemata

suffizienz und vorzeitige Wehen, zusammen ausgewertet. Die Paarvergleiche wurden nach dem Wilcoxon-Test durchgeführt. Wir konnten vor Beginn der Therapie und 24 h danach beim Hämoglobin (Hb), Hämatokrit (Hk), Gesamteiweiß (GE), Thrombozyten (Thr), Kalium (K), Kalzium (Ca), sowohl bei der BT als auch bei der KT einen Abfall beobachtet, der bei der BR ausgeprägter zu sein scheint. Beim Natrium (Na), Kreatinin (Kr), Blutzucker (BZ), GOT, GPT, y-GT haben wir keine Unterschiede festgestellt. Die Harnsäure (HS) stieg bei der KT leicht an ($p < 0{,}05$). Um den Verlauf beobachten zu können, wurde die Gruppe der Frauen mit vorzeitigen Wehen separat ausgewertet ($n = 12$). Die statistische Auswertung erfolgte mit dem U-Test nach Wilcoxon, Mann und Whitney. Es wurden vor, am 1., 2., 4. und 8. Tag nach Therapiebeginn Hb, Hk, Thr, Kr, HS, Ca, Na, K, GE, BZ, GOT, GPT, y-GT untersucht. Hk und Hb waren bei der BT am Tag 2 signifikant erhöht ($p < 0{,}05$). Bei den Thr, Kr, HS, K, GE, BZ, GOT, y-GT haben wir keine signifikanten Unterschiede festgestellt. Bei der KT zeigte Na am Tag 4 einen signifikant höheren Wert ($p < 0{,}05$), Ca war an Tag 2 signifikant niedriger ($p < 0{,}05$) und die GPT zeigte am Tag 2 und Tag 4 signifikant höhere Werte.

Obwohl die Betamimetikadosis bei der BT erheblich niedriger ist, konnte man bezüglich der Wirkung auf den Stoffwechsel keine wesentlichen Unterschiede zwischen beiden Verfahren feststellen.

(Unterstützt durch die DFG Sp 213/2-1)

Literatur

1. Spätling L. Fallenstein F (1986) Intermittierende parenterale Applikation von Betamimetika zur Wehenhemmung. In: Jung H, Fendel H, Karl C (Hrsg) Neueste Ergebnisse über Betamimetika. Steinkopff, Darmstadt, S 43–50

Steigerung der fetalen Herzfrequenz unter intravenöser und oraler Tokolyse

R. Hildebrandt, H.-K. Weitzel.

Frauenklinik, Klinikum Steglitz, Freie Universität Berlin

Betamimetika sind heute Mittel der ersten Wahl zur Behandlung von vorzeitigen Wehen in der Schwangerschaft. Die Auswirkungen auf den Feten – Herzfrequenzsteigerung, postpartale Hypoglykämie – erachtete man bislang als gering und, gemessen am Profit, den der Fet von der Verlängerung der Schwangerschaft hat, als tolerierbar. Insbesondere die orale Tokolyse wurde für Mutter und Kind als risikoarm angesehen. Im Rahmen einer prospektiven Studie zur Risikoabschätzung einer Behandlung mit Betamimetika konnten wir an einem größeren Kollektiv fetale Herzfrequenzmessungen bei gleichzeitiger Bestimmung der Fenoterolspiegel im mütterlichen Plasma durchführten und stellten uns die Frage, ob die orale Gabe von Fenoterol zu einer vergleichbaren oder gar einer ausgeprägteren Steigerung der FHR führt als die intravenöse Gabe.

Bei insgesamt 115 Frauen wurden zwischen der 26. und 37. SSW die fetale Herzfrequenz (FHR) unter i.v. Gabe von 0,67–4,0 µg/min oder oraler Gabe von 35–40 mg/d Fenoterol registriert. Die FHR wurde gemittelt aus einer Registrierung des CTG übe 30 min. Die Bestimmung des Fenoterol im Plasma erfolgte mittels RIA. Die statistischen Berechnungen wurden mit den U-Test durchgeführt.

Faßt man die FHR jeweils eines Feten unter oraler bzw. intravenöser Behandlung zusammen und stellt sie einander sowie einem Kontrollkollektiv unbehandelter Frauen gegenüber, so zeigt sich, daß der Medianwert der FHR unter i.v.-Gabe mit 150,2 bpm um ca. 10 Schläge höher liegt als der des Kontrollkollektivs mit 141,3 bpm. Noch höher liegt der Medianwert der FHR unter oraler Gabe mit 156,8 bpm. Der Unterschied beider Gruppen zum Kontrollkollektiv und der Unterschied zwischen den Applikationsformen ist statistisch signifikant. Eine Abhängigkeit der FHR vom Gestationsalter und von der Behandlungsdauer war nicht nachweisbar. Die Differenz zwischen oraler und intravenöser Behandlungsform bestand unabhängig vom mütterlichen Plasmaspiegel (80–4000 pg/ml).

Die Steigerung der mütterlichen Herzfrequenz um ca. 50% ist bekannt und – bedingt durch Adaptation der Rezeptoren – im Verläufe weniger Tage reversibel. Die Steigerung der FHR unter i.v. Dauerinfusion beträgt maximal 20%, abhängig vom mütterlichen Plasmaspiegel bei einer transplazentaren Passage von ca. 70%. Eine Adaptation von dem bei der Mutter beobachteten Ausmaß läßt sich jedoch auch im Verlaufe mehrerer Wochen nicht feststellen. Die FHR der von uns untersuchten Feten zeigten auch nach mehrwöchiger Behandlung unverändert hohe Werte. Nach den Angaben der Literatur ist die Zahl der Betarezeptoren noch beim Neugeborenen geringer als beim Erwachsenen. Unsere Beobachtungen zur FHR unter Betamimetikagabe an die Mutter scheinen diesen Befund zu bestätigen. Darüberhinaus lassen unsere Daten vermuten, daß hinsichtlich der Funktionsweise insbesondere die Adaptation der fetalen Rezeptoren sich von der des Erwachsenen unterscheidet.

Die deutliche Differenz der FHR unter oraler und i.v. Gabe könnte in Zusammenhang stehen mit der unterschiedlichen Metabolitmenge im mütterlichen (und fetalen!) Kreislauf.

Klinisch bedeutsam scheint, daß gerade die orale Gabe von Fenoterol zu einer permanenten Steigerung der FHR bis an die obere Grenze des Normalbereichs führt, gerade diese Behandlungsform also nicht risikoarm ist.

Archives of Gynecology and Obstetrics Vol. 245, No. 1-4, 1989
Verhandlungen der Deutschen Gesellschaft für Gynäkologie und Geburtshilfe,
47. Versammlung, München 6.-10. September 1988
© Springer-Verlag Berlin Heidelberg

Der Einfluß von Fenoterol auf den Zustand des Neugeborenen und die kindliche Entwicklung bis zu 4 Jahren

I. Gerhard, B. Runnebaum, Th. von Holst

Abteilung für Gynäkologische Endokrinologie der Universitäts-Frauenklinik Heidelberg

Die Frühgeburt muß als wichtigste Ursache für die perinatale Sterblichkeit angesehen werden. Erst durch den Einsatz betaadrenerger Substanzen kam es zu einem wesentlichen Fortschritt in der tokolytischen Therapie. Da diese Substanzen jedoch auf diaplazentarem Wege, wenn auch in niedriger Konzentration, den Fetus erreichen, stellte sich frühzeitig die Frage nach möglichen Nebenwirkungen, die unter Umständen erst während der kindlichen Entwicklung in Erscheinung treten könnten. Aus diesem Grund wurde bereits 1976 eine prospektive Studie an der Universitäts-Frauenklinik Heidelberg geplant, die nach genauer Erfassung der mütterlichen Daten während Schwangerschaft und Geburt auch die kindliche Entwicklung verfolgen sollte.

Material und Methodik

Von 1976 bis 1979 wurden 869 Schwangere, die vor der 20. Schwangerschaftswoche die Klinik aufsuchten, betreut. 404 von ihnen wurden mit Wehenhemmern (WH) behandelt, wobei ausnahmslos Fenoterol (Partusisten®) eingesetzt wurde. 74 erlitten trotzdem eine Frühgeburt vor der vollendeten 36. Schwangerschaftswoche. Von den 465 Frauen, die keine WH erhielten (Kontrollgruppe), hatten 16 eine Frühgeburt. Sämtliche Daten der Schwangerschaft und Geburt wurden verschlüsselt und nach 1, 2 und 4 Jahren mit den Befunden der kindlichen Entwicklung vervollständigt, die sich auf Fragebögen an die Eltern stützten, auf die kinderärztlichen Vorsorgeuntersuchungen U1–U8 und Krankenhausberichte, falls die Kinder stationär gewesen waren. Die Auswertung der Daten erfolgte mit den SAS, wobei die folgenden Tests (T) angewandt wurden: Kruskal Wallis T, Wilcoxon T, Wilcoxon-Paar T, Chiquadrat T, Vorzeichen T. Das Signifikanzniveau wurde auf $p < 0{,}01$ festgelegt.

Ergebnisse

Das Risiko einer Frühgeburt trotz Fenoterol-Therapie war signifikant erhöht bei Nulliparae, Frauen mit Aborten oder Zyklusstörungen in der Vorgeschichte und Frauen mit niedrigem Körpergewicht. Die Schwangerschaften der Frauen mit Frühgeburten waren signifikant häufiger kompliziert durch Blutungen, Anaemien, Hypertonie, ABO- und Rh-Inkompatibilität. Die Kinder wurden häufiger durch Kaiserschnitt entbunden. Die kindliche Entwicklung war auf allen Ebenen entsprechend der Frühgeburtlichkeit bis zu vier Jahren verzögert.

Die Frauen mit erfolgreicher Fenoteroltherapie und Geburt nach der 26. Schwangerschaftswoche wiesen dieselben Risikofaktoren bezüglich einer Frühgeburt auf. Obwohl die Geburt nach der 36. Schwangerschaftswoche eintrat, lag sie durchschnittlich eine Woche früher als in der unbehandelten Gruppe. Aufgrund dieser früheren Schwangerschaftsbeendigung waren Größe, Gewicht und Kopfumfang der Neugeborenen in der Fenoterolgruppe signifikant erniedrigt. Die Kinder mußten häufiger postpartal beatmet werden, außerdem waren Knabengeburten signifikant häufiger. Die kindliche Entwicklung zeigte bis zum 4. Lebensjahr keine Unterschiede in diesen beiden Gruppen.

Archives of Gynecology and Obstetrics Vol. 245, No. 1-4, 1989
Verhandlungen der Deutschen Gesellschaft für Gynäkologie und Geburtshilfe,
47. Versammlung, München 6.-10. September 1988

Um die Fenoterol- mit der Kontrollgruppe unabhängig von der Gestationsdauer vergleichen zu können, wurden matched pairs (n = 54) mit den Kriterien Alter der Frau, frühere Aborte und Entbindungswoche gebildet. Der Zustand der Neugeborenen unterschied sich in den beiden Gruppen nicht. Die Kinder der Fenoterolgruppe waren mit 1 und 2 Jahren motorisch und somatisch weiter entwickelt als die Kinder der Kontrollgruppe. Mit 4 Jahren wurden bei ihnen allerdings signifikant häufiger Sehstörungen festgestellt, und sie wurden seltener als lebhaft beschrieben. Beginn, Dauer und Art der betamimetischen Therapie waren von der Schwere des Krankheitsbildes abhängig und zeigten keinen davon unabhängigen Einfluß auf den Zustand des Kindes bei der Geburt und die kindliche Entwicklung.

Diskussion

In der vorliegenden Studie wurden die bekannten Risikofaktoren für eine Frühgeburt bestätigt. Bisher gab es keine größere prospektive Studie zur kindlichen Entwicklung nach Fenoteroltherapie. Bei Nachuntersuchungen von Kindern, deren Mütter unterschiedliche Betamimetika in der Schwangerschaft erhalten hatten, waren bisher keine negativen Einflüsse auf die Entwicklung festgestellt worden [1 – 5]. Somit ist auch aufgrund unserer Ergebnisse eine großzügige Fenoteroltherapie bei Risikoschwangerschaften sinnvoll, um die Frühgeburtshäufigkeit zu senken.

Literatur

1. Van der Crabben H, Haering M, Büngerer H, Giesen I, Paul, R (1973) Nachuntersuchung von Kindern, deren Mütter wegen Frühgeburtsbestrebungen mit dem Betamimetikum Th 1165a behandelt wurden. In: Dudenhausen JW, Saling E (Hrsg) Perinatale Medizin, Bd. IV, 1. Aufl. Thime, Stuttgart, S 396–398
2. Freysz H, Willard D, Lehr A, Messer J, Boog G (1977) A long term evaluation of infants who received beta-mimetic drug while in utero. J Perinat Med 5:94–99
3. Polowczyk D, Tejani N, Lauersen N, Siddig F (1984) Evaluation of Seven- to Nine-Year old children exposed to ritodrine in utero. Obstet Gynecol 64:485–488
4. Weidinger H, Wiest W, Dietze S, Witzel K (1973) Die Auswirkungen langzeitiger Wehenhemmung auf das Neugeborene und den Säugling. In: Dudenhausen JW, Saling E (Hrsg) Perinatale Medizin, Bd. IV, 1. Aufl., Thime, Stuttgart, S 389–392
5. Zimmermann E, Rottenhöfer Z, Spindler I, Weidinger H (1975) Verlaufsbeobachtungen bei Kindern, deren Mütter während der Schwangerschaft mit Partusisten und Isoptin behandelt wurden. In: Dudenhausen JW, Saling E, Schmidt E (Hrsg) Perinatale Medizin, Bd. IV, 1. Aufl., Thieme, Stuttgart, S 328-330

Geburtseinleitung

Die Sitzung vom 8. 9. 1988 war vorzugsweise dem Thema „Prostaglandine zur Geburtseinleitung" gewidmet und wurde von *P. Husslein,* Wien, geleitet. Die Kliniken Göttingen, Aachen und Mannheim legten ihre Erfahrungen mit verschiedenen Prostaglandinanwendungen dar. In die Sitzung wurde auch ein Beitrag zur Cervixreifung durch *Antigestagene (C. Hegele-Hartung, K. Chwalisz, H. M. Beier, W. Elger,* Aachen und Berlin) aufgenommen, der den morphologischen Aspekten der Anwendung eines Progesteronantagonisten (RU 38 486 und ZK 98 299) im *Tierexperiment* nachging.   H. L.

Die Anwendung von Prostaglandinen zur Geburtseinleitung

W. Rath, R. Osmers, W. Kuhn

Universitäts-Frauenklinik Göttingen

Im Vergleich zum Oxytocin mit fast ausschließlich myometriumstimulierender Wirkung ermöglichen Prostaglandine (PG) aufgrund ihres pharmakologischen Synergismus von Zervixreifung und Weheninduktion eine erfolgreiche Geburtseinleitung auch bei unreifer Zervix. Unter Berücksichtigung ihrer differenten Wirkungen auf den Gesamtorganismus sollte die Anwendung von PG medizinisch begründet sein; die Einleitung einer normalen, unkomplizierten Schwangerschaft am Termin durch PG halten wir nicht für indiziert. Bei geburtsunreifer Zervix (Bishop score <5) stellt die intrazervikale Applikation von PGE_2, gelöst in 1–3 ml Gel, die Methode der Wahl der Geburtseinleitung dar. Mit diesem Verfahren wird bei unreifer Zevix in 74–86% der Fälle eine vaginale Entbindung innerhalb von 24 Stunden erreicht, bei 80% der Patientinnen kommt es innerhalb von 6 Std. zu einer Verbesserung des Bishop scores um mindestens 3 Punkte. Uterine Überstimulierungen mit Herztondezelerationen treten bei 3–5% der Schwangeren auf. Aufgrund der raschen Wirkstofffreisetzung aus dem wasserlöslichen Gel sollte eine Kardiotokographie (CTG) unmittelbar nach der PG-Gelgabe über einen Zeitraum von 2 Std. durchgeführt werden [1]. Nach eigenen Untersuchungen bei 158 mit PGE_2-Gel eingeleiteten Risikogeburten lag die Rate leichter und fortgeschrittener kindlicher Azidosen bei 8,2% und war damit nicht signifikant häufiger als in unserem gesamten Geburtenkollektiv des Vergleichszeitraumes [3]. Gebrauchsfertige PGE_2-Gele sind bisher kommeziell nicht verfügbar und vom Bundesgesundheitsamt (BGA) zur Geburtseinleitung nicht zugelassen. Dies kann im Einzelfall forensische Probleme ergeben, da es sich bei einer nicht zugelassenen Anwendung um eine klinische Erprobung oder einen therapeutischen Vesuch handelt. Vom BGA zugelassen und im Handel erhältlich sind die 3 mg PGE_2-Vaginaltabletten, die wir bei einem Bishop score ≥ 5 zur Geburtseinleitung anwenden. In dieser Indikationsstellung führt die Applikation der Vaginaltablette in 80–94% der Fälle zu einer vaginalen Entbindung/24 Std., ohne daß mit eine erhöhten fetalen Azidosemorbidität gerechnet werden muß [2]. Bei unreifer Zervix liegt die Erfolgsrate allerdings nur bei ca. 60%/24 Std., die Häufigkeit fetaler Azidosen ist gegenüber der Anwendung bei geburtsreifer Zervix deutlich erhöht. Ein CTG sollte 2 Std. post appl. oder spätestens dann, wenn die

Archives of Gynecology and Obstetrics Vol. 245, No. 1-4, 1989
Verhandlungen der Deutschen Gesellschaft für Gynäkologie und Geburtshilfe,
47. Versammlung, München 6.-10. September 1988
© Springer-Verlag Berlin Heidelberg

Patientin Wehen verspürt, durchgeführt werden. Bei korrekter Anwendung beträgt die Frequenz uteriner Überstimulierungen 1–3%. Die Vorteile der PGE_2-Vaginaltablette gegenüber der intravenösen Oxytocin-Infusion liegen in dem einfachen Applikationsmodus, der besseren Bewegungsfreiheit der Patientin und dem geringeren technischen und personellen Aufwand, nachteilig ist der schwer abschätzbare Wirkungseintritt.

Die Einführung von PG in die Geburtshilfe hat die Möglichkeit zur medikamentösen Geburtseinleitung wesentlich bereichert. Ausreichende Kenntnisse über die Wirkungen der Substanzen, die Beachtung der Kontraindikationen und Anwendungsrichtlinien, eine adäquate CTG-Überwachung und die Beherrschung etwaiger PG-induzierter Komplikationen sind essentielle Voraussetzungen für eine erfolgreiche Anwendung von PG in der geburtshilflichen Praxis.

Literatur

1. Dennemark N, Rath W (1985) Lokale Prostaglandintherapie zur Geburtseinleitung bei Risikoschwangerschaften. Gynäkol Prax 9:657–667
2. Husslein P, Egarter C, Sevelda P (1986) Geburtseinleitung mit 3 mg Prostaglandin E_2-Vaginaltabletten. Eine Renaissance der programmierten Geburt? Geburtsh Frauenheilk 46:83–87
3. Rath W, Kuhn W (1988) Prostaglandine in Gynäkologie und Geburtshilfe. Arzneimitteltherapie 6:111–121

Klinische Erfahrungen mit intracervikaler Prostaglandin-E_2-Applikation zur Geburtseinleitung

Ch. Stumpf, H. Schonlau, F. Hübner, P. Kesternich, H. Jung

Frauenklinik der Medizinischen Fakultät der RWTH Aachen

Eine Geburtseinleitung ist heute an eine medizinische Indikation gebunden. Als Indikationen zur Geburtseinleitung betrachten wir eine schwere mütterliche Grunderkrankung, den vorzeitigen Blasensprung nach 24 Stunden und mehr, das Amnioninfektionssyndrom, die Präeklampsie bei mütterlicher und kindlicher Gefährdung, Blutungen verschiedener Genese, die Plazentainsuffizienz oder die Rh-Inkompatibilität. In einer prospektiven Studie nahmen wir in den Jahren 1986 und 1987 bei 119 Patientinnen eine Geburtseinleitung bei geburtsunreifer Cervix mittels intracervikaler Prostaglandin-E_2-Applikation (0,5 mg PGE_2 in 1,5 ml Tylose-Gel) vor und verglichen den kindlichen Zustand post partum mit dem Restkollektiv der nicht eingeleiteten Lebendgeburten des gleichen Zeitraumes. Nach einem ersten Einleitungsversuch kam es in 66,4% aller Fälle innerhalb von 24 Std. zur Geburt. Bei sehr unreifer Cervix ≤ 8 Punkte [1] lag der Einleitungserfolg beim vorzeitigen Blasensprung signifikant höher als bei intakter Fruchtblase, während bei reiferem Ausgang-Score von mehr als 8 Punkten kein Unterschied bestand. Beim Vergleich der Erst- und Mehrgebärenden bezüglich des Einleitungserfolges, der Geburtsdauer und der Sectiofrequenz, ergaben sich unabhängig von der Cervixreife statistisch gesichert bessere Ergebnisse zugunsten der Mehrgebärenden. Uterine Überstimulationen in Form von Polysystolien und/oder Dauerkontraktionen mit pathologischen CTG-Mustern registrierten wir in 12,8% aller Fälle. Durch intravenöse Betamimetikum-Gabe waren Dauerkontraktionen in allen Fällen zu beseitigen und dadurch eine Normalisierung der Cardiogramme zu erreichen. Polysystolien verursachten zwar seltener pathologische CTG-Muster, sie waren jedoch in einzelnen Fällen tokolyserefraktär. Beim vorzeitigen Blasensprung fanden sich Überstimulationen statistisch gesichert seltener als bei intakter Fruchtblase. Mehrfache Einleitungsversuche führten im Vergleich zur einmaligen Prostaglandin-Gabe häufiger zu protrahierten Geburtsverläufen, Fieber sub partu und ging mit einer höheren Rate an Schnittentbindungen einher. Der kindliche Zustand post partum nach prostaglandininduzierter Geburt war im Vergleich zum Restkollektiv der nicht eingeleiteten Lebendgeburten des gleichen Zeitraumes nicht unterschiedlich. Die Häufigkeit schwerer Azidosen mit einem arteriellen Nabelschnur-pH-Wert von weniger als 7,10 lag in beiden Teilkollektiven unter 1% (Tabelle 1). Als materne Komplikationen sind 3 Fälle mit drohender und 1 Fall mit partieller Uterusruptur mit Einriß der Serosa und Teilen der Muskularis an der Fundushinterwand zu erwähnen. Uterusrupturen nach Prostaglandin-Gabe sind in der Weltliteratur als äußerst selten anzusehen und ihr Auftreten ist nur nach unphysiologisch hohen Prostaglandin-Dosen, potenteren Prostaglandin-Analogen, gleichzeitiger Oxytocin-Gabe oder Zustand nach vorangegangenen Operationen am Uterus beobachtet worden [2]. Auch in unserem Kollektiv gibt es zumindest Hinweise, daß die Kombination von mehrfachen Einleitungsversuchen, zusätzlicher Oxytocin-Gabe in der Eröffnungsperiode und protrahiertem Geburtsverlauf oder der Zustand nach Sectio eine Uterusruptur nach Prostaglandin-Gabe möglicherweise begünstigten (Tabelle 2). Zusammenfassend wirkt sich die intracervikale Prostaglandin-Anwendung bei strenger Indikationsstellung und Verzicht auf mehrfache Einleitungsversuche insbesondere bei unreifer Cervix, nicht nachteilig auf Mutter und Kind aus, wenn eine entsprechende Überwachung gewährleistet ist.

Tabelle 1. Kindlicher Zustand post partum im Vergleich zum Restkollektiv der Lebendgeburten 1986/87

Art. Nabelschnur-pH (act.)	PGE_2-Gel-Gruppe (n = 116)	Restkollektiv (n = 2250)
7,10–7,19	12,90% (n = 13)	10,40% (n = 235)
<7,10	0,86% (n = 1)	0,58% (n = 13)

Tabelle 2. Drohende und partielle Uterusruptur nach intracervikaler PGE_2-Applikation

	Einl.-Vers.	Oxytocin	Z. n. Sectio	protr. Geb.-Verl.
Ruptur				
partiell (n = 1)	3	+	−	+
drohend (n = 3)	3	−	−	+
	2	+	−	+
	1	−	+	−

Literatur

1. Claman P, Carpenter RJ, Reiter A (1984) Uterine rupture with the use of vaginal prostaglandin E_2 for induction of labour. Am J Obstet Gynecol 150:889–890
2. Jung H, Lamberti, G, Wilms G (1981) Die Geburtsprognose bei der Einleitung mittels eines modifizierten „Geburtsreife-Score". 9. Deutscher Kongreß Perinat Med Berlin, 1979. Perinat Med 9:306–309

Ein placebokontrollierte Doppelblindstudie eines neuen, gebrauchsfertigen PGE-2-Gels (Org 2634) zur präoperativen Zervixreifung im 1. Trimenon

R. Osmers, W. Rath, A. Conrad, N. Dennemark, W. Kuhn

Universitäts-Frauenklinik Göttingen

In einer placebokontrollierten Doppelblindstudie wurde an der Universitäts-Frauenklinik Göttingen bei insgesamt 50 Primigravidae vor einem geplanten Schwangerschaftsabbruch im 1. Trimenon entweder ein 500 mg-PGE-2-Gel oder ein Placebogel intrazervikal 6 Stunden vor dem operativen Eingriff appliziert. Es handelt sich hierbei um ein neues Ready-for-use-Gel, das in einer 2 Kompartimentenspritze direkt vor der Verwendung gemischt werden muß und bei $+4°$ bis $+8°$ lagerungsfähig ist. Beim Trägergel handelte es sich um eine Polydextran-Gel.

Placebogruppe und die OHG 2436-Gruppe unterschieden sich bezüglich der klinischen Eingangskriterien, Gestationsalter und Patientenalter nicht signifikant voneinander. Die initialen Zervixweiten wiesen mit $3,5 \pm 1,0$ mm in der OHG 2436-Gruppe gegenüber $3,6 \pm 1,2$ mm im Placebokollektiv ebenfalls keine signifikanten Unterschiede auf. Im präoperativen Überwachungszeitraum beklagten insgesamt 17 von 25 Patientinnen in der mit Wirksubstanzen behandelten Gruppe unterschiedliche intensive Schmerzen, die in 7 Fällen jedoch keiner Behandlung bedurften. 6 Patientinnen benötigten ein Spasmolytikum und 5 Schwangere ein zentrales Analgetikum. Die stärksten subjektiven Intensitäten und Häufigkeiten registrierter Schmerzen lagen mit 48,9% in den ersten 2 Stunden nach Prostaglandin-Applikation. Bis auf 1 Fall mit Emesis wurden keine gastrointestinalen Nebenwirkungen im OHG 2436-Kollektiv registriert. So traten keine vaginalen Blutungen oder gar ein Abort auf.

Die prostaglandintherapierte Gruppe wies mit $7,8 \pm 2,0$ mm versus $5,2 \pm 1,2$ mm eine hoch signifikant größere Dilatationsweite gegenüber dem Placebokollektiv auf. Dies entspricht einem Dilatationszuwachs von $4,9 \pm 2,3$ mm gegenüber $2,0 \pm 1,2$ mm in der Placebogruppe. Insgesamt fanden sich in der letztgenannten signifikant häufiger Dilatationskräfte über 12 newton. Dies gilt besonders für die mit einem hohen operativen Risiko verbundenen Schwangerschaften am Ende des 1. Trimenons.

Symptom Schmerz, ein klinischer Parameter für besonders gute Wirksamkeit eines lokal applizierten PGE-2-Gels? Vergleichen wir unter diesem Aspekt Patientinnen mit und ohne Schmerzen in der Wirksubstanzgruppe, so finden sich keine signifikanten Unterschiede. Tendenziell sind die gemessenen Kräfte in der Schmerzgruppe sogar höher als im Vergleichkollektiv. Zusammenfassend läßt sich sagen, daß das von uns untersuchte Ready-for-use-Gel mit einer Dosierung von 500 mg PGR-2 in 2,5 ml Polydextran-Gel alle bisher bekannten PGE-2-typischen Zervixeffekte aufweist (1, 2, 3). Es kommt zu einem insgesamt guten präoperativen Softening bei tolerablen Nebenwirkungen. Ein weiterer Vorteil des neuen 2-Kompartimentensystems sind neben dem einfachen Handling die weniger anspruchsvollen Lagerungsbedingungen bei $+2°$ bis $8°C$.

Literatur

Mandlekar AV, Ganguli AC, Krishna UR, Purandare VN (1981) Cervical dilatation in late first trimester termination by prostaglandin, hylase and isogel. Prostaglandins Med 6 (4):381–387

Ulmsten U, Wingerup L, Elkmann G (1983) Local application of prostaglandin E2 for cervical ripening or induction of term labor. Clin Obstet Gynecol 26 (1):95–105

Rath W, Theobald P, Kuehnle H, Kuhn W, Hilgers H, Weber L (1982) Changes in collagen content of the first trimester cervix uteri after treatment with prostaglandin F2 alpha gel. Arch Gynecol 231 (2):107–110

Geburtsverlauf und kindliches Befinden nach Geburtsinduktion mit PGE$_2$-Vaginaltbl. (3 mg)

A. Wischnik, A. Hettenbach, P. Altenburg, F. Melchert

Klinikum Mannheim, Frauenklinik, Mannheim

Einleitung

Zur Weheninduktion und Zervixreifung haben sich in der Geburtshilfe lokale PGE$_2$-Präparationen etabliert. Die Methode wird jedoch wegen der entfallenen Möglichkeit der Wirkstoffsteuerung mancherorts kritisiert. Darüber hinaus wurde von erhöhter Azidoseraten berichtet.

Material und Methoden

Bei 186 Patientinnen mit V. a. Übertragung, Plazentainsuffizienz, beg. Amnioninfektionssyndrom, Präeklampsie sowie vorzeitigem Blasensprung wurden 3 mg PGE$_2$ (Minprostin E$_2$® (Fa. Upjohn)) ins hintere Scheidengewölbe eingelegt. Erst- und Mehrgebärende waren jeweilig hälftig vertreten, 61% befanden sich in der 39.–41. SSW, der Rest davor. Eine halbe Stunde nach Einlage wurde die Patientin mobilisiert, CTG-Kontrollen erfolgten 2 und 6 h nach Einlage, eine telemetrische Kontrolle erfolgte in Fällen, in denen das Ausgangs-CTG dies geraten erscheinen ließ. Ließen 6 h nach Einlage weder CTG noch vaginale Untersuchung einen Fortschritt erkennen, wurde die Repetitionsdosis (3 mg) eingelegt.

Ergebnisse

Die systemische Verträglichkeit war sehr gut, der Blutdruck blieb im Mittel stabil, nur 1,6% gaben Übelkeit an. 13,2% benötigten eine analgetische Zusatztherapie. Wichtig erscheint die Berücksichtigung der zwischen Einlage und beginnender Muttermundseröffnung liegenden Latenzphase, die mehrheitlich unter 7 h liegt. Eröffnungs- und Austreibungsphase wichen nicht signifikant vom Gesamtkollektiv unserer Klinik ab, obwohl die Einlage z. T. bei unreifen Zervixbefunden bzw. vor dem errechneten Termin erfolgte. Die Zeit zwischen Einlage und Geburt und Zervix-Ausgangsscore korrelieren erwartungsgemäß invers, jedoch mit erheblicher Streuung (r = −0,45 (Erstgeb.) bzw. −0,27 (Mehrgeb.)). Die Prognose vom Zervix-Ausgangsbefund für die Geburtsdauer erscheint daher problematisch. Die Analyse der Wehen ergibt, daß im Geburtsverlauf mehr die Wehendauer als die -frequenz zunimmt. Die Fischerscores wiesen im Geburtsverlauf sogar eine leicht steigende Tendenz auf. Mehrfach-Einlagen waren in 20,1% erforderlich, 89% aller Patientinnen waren innerhalb 36 h nach Einlage entbunden. Entbindungsmodi (Vergleich: Ges.-koll. unserer Klinik): Spontan 73,6% (67,4%), Vakuumextraktion 5,2% (4,2%) Forzeps 7,5% (5,8%), Sectio 12,6% (23,3%, hiervon 11,5% sekundär). Apgarwerte: 1'8,5/ 5'9,5/ 10'9,8. Die Azidoserate lag bei 3% (Klinikwert 4,8%).

Diskussion und Schlußfolgerungen

Aufgrund der vorliegenden Befunde halten wir die Anwendung von 3 mg PGE$_2$ als Tablette bei entsprechender Indikation auch bei unreiferen Cervices für vertretbar. Die Sorge, sich an einem „Point of no return" zu befinden erscheint uns unbegründet, da uterine Hyperstimulationen mit 2,1% sehr selten und immer

Archives of Gynecology and Obstetrics Vol. 245, No. 1-4, 1989
Verhandlungen der Deutschen Gesellschaft für Gynäkologie und Geburtshilfe,
47. Versammlung, München 6.-10. September 1988
© Springer-Verlag Berlin Heidelberg

einer Bolus-Tokolyse zugänglich waren. Die Anwendung geringerer Dosen erscheint uns beim Vergleich mit der von uns früher angewendeten 2 mg-Dosierung nicht gerechtfertigt. Beachtet die Patientin die Kontaktaufnahme mit dem Kreißsaal bereits bei diskreten Symptomen des Geburtsbeginns, ist nach unseren Befunden die geschilderte, diskontinuierliche Überwachung ausreichend. Wegen der hohen Akzeptanz und minimaler Alterationen bei Mutter und Kind erscheint uns diese Form der Einleitung eine gute Alternative zum Oxytocin.

Morphologische Aspekte der Cervixreifung unter Antigestageneinfluß

C. Hegele-Hartung[1], K. Chwalisz[2], H. M. Beier[1], W. Elger[2]

[1] Abteilung Anatomie und Reproduktionsbiologie, Medizinische Fakultät der RWTH Aachen,
[2] Forschungslaboratorien der Schering AG, Berlin

Einleitung

Progesteron spielt in der Regulation der Cervixreifung eine wichtige Rolle [1]. die neuen 11β-substituierten Steroide vom Typ des RU 38486 und ZK 98299 sind hochwirksame Inhibitoren des natürlichen Progesterons [2]. Ziel der vorliegenden Studie war es, in der schwangeren Cervix die immer noch fragliche endokrine Steuerung des Progesterons mit Hilfe eines solchen Progesteronantagonisten (AG) zu überprüfen.

Material und Methodik

22 Meerschweinchen wurden gepaart (Tag 0) und am 49. und 59. Tag p.c. in den Versuch genommen (normale Tragzeit 65–68 Tage). Sie erhalten am 49. Tag p.c. 10 mg und am 59. Tag p.c. 1 mg ZK 98299 als einmalige s.c. Injektionen (Kontrolltiere: nur Trägervehikel). Nach 16–24 h, d.h. am 50. und 60. Tag p.c. wurden die Tiere unter Narkose laparotomiert und der untere Genitaltrakt nach Punktion der Aorta abdominalis mit 2,5% Glutaraldehyd perfusionsfixiert. Nach Einbettung in Araldit wurden die Cervices licht- und transmissionselektronenmikroskopisch ausgewertet.

Ergebnisse

Die Cervix uteri von allen untersuchten Kontrolltieren war fest, der Cervixkanal geschlossen. In der Cervixwand dominierte straffes kollagenes Bindegewebe mit dicht aneinandergereihten kollagenen Fibrillen (Abb. 1). Von der zellulären Seite her fielen inaktive Bindegewebszellen sowie vereinzelte freie Zellen wie Granulozyten, Makrophagen und Mastzellen auf.

Nach Applikation zeigte sich am 50. und 60. Tag p.c. ein deutlicher cervixerweichender Effekt, dessen Ursache im kollagenen Bindegewebe anzusiedeln war. Die kollagenen Fibrillen waren im Vergleich zur Kontrolle signifikant reduziert und häufig nur noch als kleine Bruchstücke vorhanden (Abb. 2). Die Interzellularsubstanz erschien, bedingt durch sehr starke Ödemdurchtränkung des Gewebes, vermehrt. In den kollagenolytischen Regionen waren große Bindegewebszellen mit vielen synthetisch aktiven Zellorganen sowie eine Invasion mit freien Zellen zu sehen. Während diese morphologischen Veränderungen am 60. Tag p.c. das gesamte Bindegewebe der Cervixwand betrafen, waren sie am 50. Tag p.c. nur herdförmig ausgeprägt.

Archives of Gynecology and Obstetrics Vol. 245, No. 1-4, 1989
Verhandlungen der Deutschen Gesellschaft für Gynäkologie und Geburtshilfe,
47. Versammlung, München 6.-10. September 1988

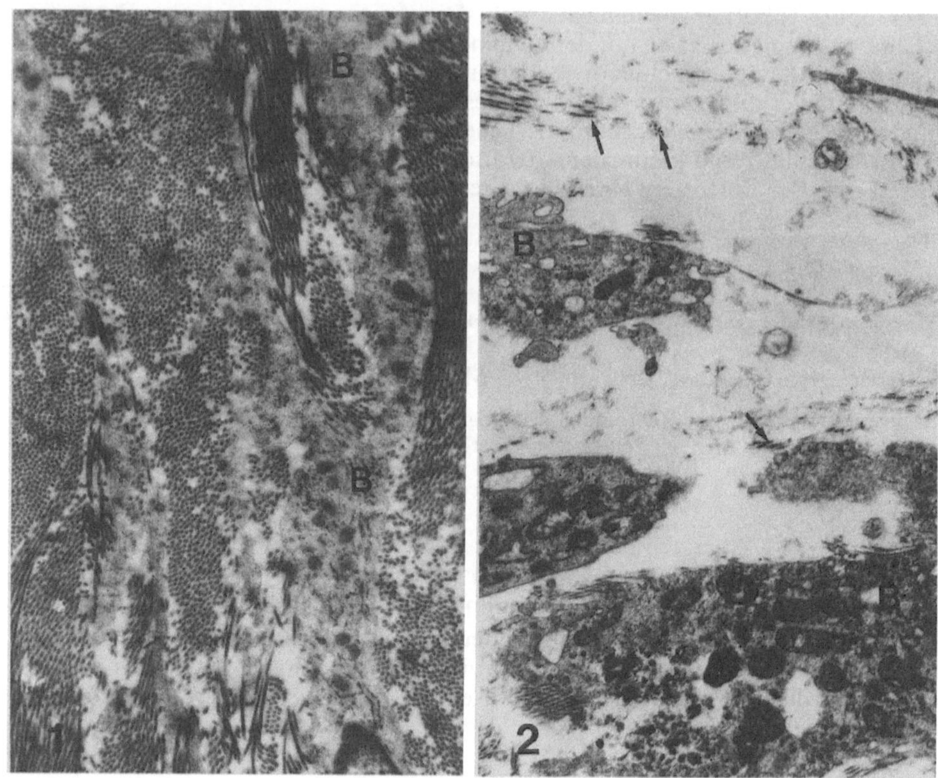

Abb. 1. TEM-Aufnahme der Cervixwand am 60. Tag p.c. (Kontrolle). Dominierend sind dicht gepackt Kollagenfibrillen und inaktive Bindegewebszellen (B) mit spärlicher Zellorganellen-ausstattung. $\times 11\,000$

Abb. 2. TEM-Aufnahme der Cervixwand am 60. Tag p.c. (AG-Tier). Nur noch wenige Kollagenfibrillenbruchstücke (Pfeile) sind vorhanden. Es überwiegen die ödemdurchtränkte Interzellularsubstanz sowie hoch aktive Bindegewebszellen (B). $\times 11\,000$

Diskussion

Die vorliegende Studie zeigt, daß AG eine cervixerweichende und -dilatierende Wirkung beim Meerschweinchen besitzen. Während der pränatalen Phase der Gravidität nimmt die Empfindlichkeit der Cervix auf AG zu. Dies kommt dadurch zum Ausdruck, daß am 49. Tag p.c. eine höhere AG Dosis (Faktor 10) benötigt wird, um eine Cervixreifung 24 h später zu induzieren und zum anderen, daß die kollagenolytischen Veränderungen 24 h nach AG Gabe am 49. Tag p.c. lediglich herdförmig ausgeprägt sind im Vergleich zu den Beobachtungen 10 Tage später. Eine ähnliche zunehmende Effizienz mit fortschreitender Schwangerschaft ist auch für PGE_2, Sulproston und Oxytocin bekannt [3], die Ursachen hierfür jedoch noch unklar.

Das kollagene Bindegewebe ist direkter Angriffspunkt der AG. Es konnte gezeigt werden, daß AG eine massive Kollagenolyse induzieren, für welche einerseits aktivierte Bindegewebszellen sowie andererseits freie Zellen verantwortlich sein dürften. Diese Veränderungen stimmen mit dem physiologischen Reifungsprozeß der Cervix bei der Geburt überein [4]. Da zudem bekannt ist, daß diese Substanzen in niedriger Dosierung eine Cervixreifung ohne gleichzeitige Kon-

342

traktionen des Corpus uteri bewirken [3], wäre der Einsatz von AG für die menschliche Geburtshilfe zu überprüfen.

Zusammenfassung

Der Einfluß von ZK 98 299, einem Progesteronantagonisten, auf die Cervixreifung wurde an schwangeren Meerschweinchen elektronenmikroskopisch untersucht. Es zeigte sich eine massive Umgestaltung im kollagenen Bindegewebe mit Verminderung der kollagenen Fibrillen, Zunahme der Grundsubstanz sowie Aktivierung und Vermehrung der zellulären Komponente. Diese ZK 98 299 induzierten Effekte stimmen mit den physiologischerweise auftretenden morphologischen Veränderungen bei der Cervixreifung zum Zeitpunkt der Geburt überein.

Literatur

1. Csapo AI (1981) Force of labour. In: Itty L, Kaminetzky HA (eds) Principles and practice of obstetrics and perinatalogy. John Wiley & Sons, New York, pp 761–799
2. Moguilewski M, Philibert D (1985) Biochemical profile of RU-486. In: Baulieu EE, Segal SJ (eds) The antiprogestin steroid RV 486 and human fertility control. Plenum Press, New York, London, pp 87–99
3. Elger W, Beier S, Chwalisz K, Fähnrich M, Hasan SH, Henderson D, Neef G, Rohde R (1986) Studies on the mechanisms of action of progesterone antagonists. J Steroid Biochem 25:835–845
4. Junqueira LCU, Zugaib M, Montes GS, Toledo OMS, Krisztan RM, Shigihara KM (1980) Morphologie and histochemical evidence for the occurrence of collagenolysis and for the role of neutrophilic polymorphonuclear leucocytes during cervical dilation. Am J Obstet Gynecol 138:273–281

Einleitung bei Timing-Störungen zwischen Mutter und Kind. Zeitgeber muß das Kind sein

H. G. Mutke

Praxis, München

Bei etwa 10 bis 20% der Geburten kommt es zu einer Timing-Störung zwischen den beiden biologischen Systemen Kind und Mutter. Einerseits kann das Kind seine Entwicklung bis zur optimalen Geburtsreife schneller oder langsamer absolvieren, andererseits kann unabhängig davon auch die Tragzeit bei der Mutter erheblichen Schwankungen unterliegen. Solche Timing-Störungen führen oft als Übertragungen zu geburtsunnötigen Übergewichten, die zu schweren Hirnschäden beim Kind führen können, oft auch mit lebenslangen Folgen, und oft auch unnötig lange und schwere Geburten verursachen. Eine „natürliche", komplikationslose Geburt wird immer nur dann möglich sein, wenn vier biologische Systeme synchron zusammenarbeiten:
1. Der Schwangerschaftsverlauf der Mutter, der, bis zum Eintreten der Spontanwehen individuell bedingt, länger oder kürzer sein kann.
2. Die Entwicklung des Kindes bis zur optimalen Geburtsreife, die etwa in einem Zeitraum von 10–14 Tagen um den errechneten Zeitpunkt herum anzusetzen ist, innerhalb dem Unter- oder Überschreiten der Reife und des Gewichtes wohl unerheblich sind.

3. Die ausreichende Funktion der Placenta bis zu ihrer drohenden Insuffizienz, die vielleicht von Fall zu Fall ein extrem übergewichtiges Kind gerade noch ernähren kann, aber auch unter der Geburt, mit Todesfolge, u. U. plötzlich ganz zusammenbricht, und

4. die Geburtsreife der Cervix, welche offensichtlich eine eigene Funktion hat und keineswegs unter der Geburt nur passiv aufgeweitet wird.

Beim Zusammenspiel der einzelnen Faktoren zwecks Geburtsauslösung gibt offenbar das Kind mit zunehmender Reife durch Oxytocinausscheidung das erste Signal, wie es Fuchs und Mitarbeiter von der Cornell-University in New York laborexperimentell nachweisen konnten. Bereits dadurch sind Timing-Störungen insofern verständlich, als das Kind früher oder später, auch mehr oder weniger Oxytocin sezernieren kann, aber auch die Mutter darauf ganz unterschiedlich mit Wehen reagieren könnte. Ein weiterer wichtiger Faktor in diesem komplizierten Zusammenspiel ist die zeitgerechte Cervixreifung. Einerseits kann lange vor der Geburtsreife des Kindes sich die Cervix bereits spontan öffnen, was leicht zu einem Blasensprung und zur folgenden Frühgeburt führt, andererseits kann bei längst geburtsreifem Kind die Cervix noch verschlossen und völlig geburtsunreif sein.

Im Gegensatz zu den Jahren 1967 bis 1980, als wir uns mit dem Problem: „Zeitgeber Kind" beschäftigten, wissen wir heute über das Zusammenspiel zwischen Oxytocin und den Prostaglandinen erheblich mehr, jedoch hatten wir schon damals fast regelmäßig beobachten können, daß die Uterusmuskelempfindlichkeit auf Syntocinon® erst dann voll gegeben ist, wenn der Uterus nach Ablassen des gesamten Fruchtwassers voll tonisieren kann. Der vorangehende Teil drückt dann auf den oberen Teil der Cervix, die sich dann oft überraschend schnell öffnet, und wenn das Kind kein unnötiges Übergewicht hat, die schnelle, komplikationslose Geburt ermöglicht. Daß diese dann oft überraschend schnelle Öffnung der Cervix durch Prostaglandine ermöglicht wird, lokal in der Cervix durch den Andruck von oben gebildet, war uns damals noch nicht bewußt, so daß wir auf dem Kolloqium in Freiburg 1976 in der Diskussion in erhebliche Schwierigkeiten kamen, da wir die leichte Öffnung einer unreifen Cervix bei solchen Einleitungen zwar behaupten, jedoch damals noch nicht erklären konnten.

Da man einerseits bei der heute so sehr propagierten intravaginalen Prostaglandinapplikation meistens die Blase vorher nicht öffnet, um den Einleitungsversuch abbrechen zu können, was von den Prostaglandinenthusiasten immer wieder als großer Vorteil angegeben wird, andererseits eine ausreichende Oxytocin-Sensibilisierung des Uterus erst nach Ablassen des Fruchtwassers und Tonisieren der Muskulatur zu erreichen ist, stellt sich die Frage, ob die Anwendung der Prostaglandine ohne vorherige Blasensprengung nicht als Kunstfehler anzusehen ist.

Das zeitgerechte Einsetzen der Spontangeburt kann sich auch physiologischerseits nur an der optimalen Geburtsreife des Kindes orientieren, das ja offensichtlich auch dazu das erste Signal gibt, jedoch sind die diversen Zeitverschiebungen in Richtung Frühgeburt und Übertragung schon aufgrund des multifaktoriellen Geschehens, das nur im exakten Timing eine „natürliche" kindoptimale Geburt ermöglicht, leicht verständlich. Zur Orientierung für den wirklichen Zeitpunkt der Geburt können wir heute nicht mehr den üblicherweise „errechneten Termin" bezüglich der Schwangerschaftsdauer der Mütter ansetzen, sondern dürfen uns nur noch am geburtsoptimalen Zustand des Kindes orientieren, welcher heute leicht beurteilbar ist. Wir hatten auch bereits 1967/68, nur mit der klinischen Erfahrung, niemals unnötig übergewichtige und auch deswegen keine geburtsgeschädigten Kinder nach diesen Einleitungen beobachten können.

Die vielen Prozeße, die in den letzten Jahren wegen lebenslanger Hirnschäden solcher unnötig hochgewichtigen Kinder anhängig sind, wären leicht vermeidbar gewesen, wenn man die Geburtshelfer hätte zwingen können, Wochen vor diesem errechneten (unbrauchbaren) Termin, prophylaktisch denkend, zur Verhinderung solcher geburtsgeschädigter Kinder, unabhängig vom errechneten Termin zeitig genug einzugreifen, was aber bisher einfach nicht möglich war, da sich auch der erfahrene Geburtshelfer nicht vom „errechneten Termin" freimachen kann, und nicht begreifen will, daß das Kind der Zeitgeber für die Geburt ist, und bei Timing-Störungen zwischen Kind und Mutter von ihm zum Zeitgeber gemacht werden muß.

Zeitgeber für die Geburt ist, auch von der Natur aus gesehen, das Kind und bei Timing-Störungen muß es heute der Geburtshelfer sein.

Die Tabelle 1 zeigt eklatante Fälle von Timing-Störungen zwischen Kind und Mutter, Spontangeburten nach Inseminationsbehandlung, so daß der Tag der Befruchtung der Eizelle genau bekannt war, hier jedoch aus Platzgründen nur einige Fälle aus 120 solcher Geburten aufgeführt werden konnten.

Tabelle 1

I.	II.	III.	IV.	V.	VI.	VII.
20. 10. 80	02. 10. 80	−18 Tage	3750 g	262 Tage	245 Tage	30. 01. 80 (17. Tag)
19. 01. 81	29. 12. 80	−21 Tage	3550 g	261 Tage	245 Tage	28. 04. 80 (16. Tag)
17. 10. 80	25. 09. 80	−22 Tage	3750 g	258 Tage	247 Tage	21. 01. 80 (11. Tag)
03. 11. 79	22. 11. 79	+19 Tage	4500 g	300 Tage	283 Tage	13. 02. 79 (18. Tag)
26. 04. 81	06. 04. 81	−20 Tage	4100 g	261 Tage	250 Tage	31. 07. 80 (12. Tag)
17. 10. 81	10. 11. 81	+24 Tage	4720 g	304 Tage	289 Tage	26. 01. 81 (16. Tag)
28. 10. 80	08. 11. 80	+11 Tage	5000 g	292 Tage	278 Tage	04. 02. 80 (14. Tag)
22. 10. 84	27. 09. 84	−25 Tage	3720 g	255 Tage	235 Tage	03. 02. 84 (20. Tag)

I = konventionell (nach Naegele) errechneter Geburtstermin, II = Termin der Spontangeburt, III = Differenz zwischen nach Naegele-Termin und Spontangeburt, IV = Gewicht des Kindes, V = Tragzeit vom ersten Tag der letzten Periode bis zur Spontangeburt, VI = tatsächliche Tragzeit gerechnet von der Ovulation bis zur Spontangeburt, VII = letzte Insemination (Eisprungtag), Tag der Empfängnis

Neonatologie

Die Sitzung vom 9.9.1988 wurde von *E. Halberstadt,* Frankfurt, geleitet. Die eingegangenen Beiträge berichten über Erfahrungen mit der Frühüberwachung des Neugeborenen, welche durch das Monitoring über „Fessel"-Elektroden erleichtert wird. Nur etwa ein Drittel der Neugeborenen haben eine normale Herzfrequenz, je ein Drittel fällt durch Tachykardie (über 10 Minuten Dauer) bzw. durch kurzzeitige Frequenzabfälle auf. Vorrichtungen über eine „on line" Dokumentation der Reanimation werden beschrieben (*I. Schrader, V. M. Roemer,* Detmold). Zumindest tierexperimentell ist es gelungen, die Topographie der prähaemorrhagischen zerebralen Extravasationen nach Asphyxie zu erfassen und ihre Ausdehnung quantitativ zu bestimmen (Arbeitsgruppe *W. Künzel,* Gießen). Die Klinik der konnatalen Schädelimpressionen vor allem nach vaginal operativen Entbindungen wird erörtert. Impressionen, die eine Tiefe von mehr als einer Kalottenbreite haben, sollten innerhalb der ersten Lebenswoche operativ korrigiert werden (*W. Kauffels, C. Goecke,* Hannover). H. L.

Zum Problem der postpartalen Früh-Überwachung des Neugeborenen

I. Schrader, V. M. Roemer

Frauenklinik, Kreiskrankenhaus Detmold

I. Postpartale Herzfrequenzregistrierung

Einleitung

Die ersten 15–30 Minuten nach der Geburt sind auch beim lebensfrisch geborenen Kind kritisch und daher gleichermaßen überwachungsbedürftig, wie die Austreibungsperiode selbst. Trifft dies für lebensfrisch geborene Kinder zu, so gilt dies in noch höherem Maße für deprimierte Neugeborene. Jeder gutachterlich tätige Geburtshelfer weiß, wie unvollständig und ungenau die Dokumentation der Reanimationsvorgänge eines Neugeborenen häufig ist. Daraus resultiert nicht selten, daß der Geburtshelfer für alle nicht dokumentierten Fehler des Neonatologen mit verantwortlich gemacht wird. Ziel war es daher, eine störungsfreie, neonatale Frühüberwachung und eine ebenso störungsfreie, präzise Dokumentation der Reanimationsmaßnahmen apparativ zu entwickeln.

Methodik

Will man die neonatale Herzfrequenz unmittelbar nach der Geburt störungsfrei aufnehmen, muß man Elektroden haben, die in Sekundenschnelle angelegt werden können und die störungsfrei arbeiten (Abb. 1). Durch den Überwachungsvorgang sollte weder der Geburtshelfer behindert, noch das Mutter-Kind-Verhältnis beeinträchtigt werden. Wir haben in Zusammenarbeit mit der UFK Basel (Prof. Dr. H. Ludwig) handschellenartige Elektroden aus Kunststoff entwickelt, die sofort nach der Geburt an drei Extremitäten des Neonaten angelegt werden und dergestalt das fetale EKG registrieren. Die Elektroden sind in ver-

Verhandlungen der Deutschen Gesellschaft für Gynäkologie und Geburtshilfe, 47. Versammlung, München 6.-10. September 1988
© Springer-Verlag Berlin Heidelberg

schiedenen Größen vorhanden; so können auch kleine Frühgeburten, die erfahrungsgemäß besonders sensibel reagieren, überwacht werden. Das Triggersignal der fetalen R-Zacke wird telemetrisch an einen Cardiotokographen übermittelt, der die neonatale Herzfrequenz instantan aufzeichnet. Dieses System wurde anhand von über 150 Geburten erprobt. Die Signalübermittlung und Verarbeitung war störungsfrei. Das Kind kann nach der Geburt bei der Mutter verbleiben, ohne daß die Überwachung abreißt. Die Überwachung kann von allen Kreißbetten aus realisiert werden.

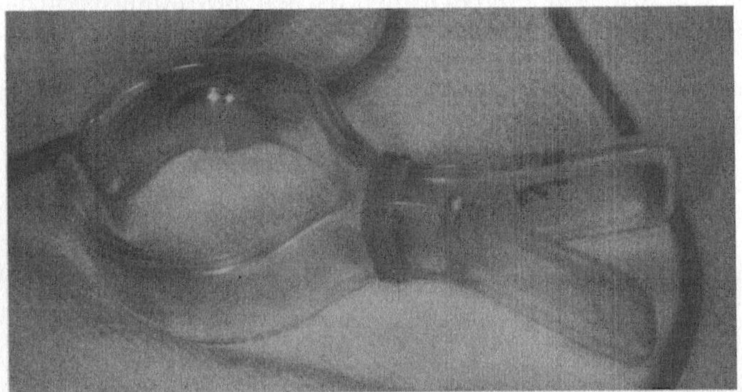

Abb. 1. „Fessel-Elektrode" in Nahaufnahme. Die Spannung der Elektrode an der kindlichen Extremität kann durch einen kleinen Gummizug variabel gestaltet werden. Nach Gebrauch kann die Elektrode völlig auseinander genommen und gereinigt werden

Ergebnisse

In einem Kollektiv von 151 Neonaten mit einer normalen Aziditätsziffer von 1,3% waren nur gut ⅓ aller postpartalen Herzfrequenzkurven völlig unauffällig: 30% der Kinder hatten Tachycardien (>160 BPM, >10 Min.), 26% spitze, kurz dauernde Frequenzabfälle („Spikes") und ca. 10% Bradycardiephasen oder Dezelerationen. Besonders Frühgeburten zeigten häufig auffällige postpartale Herzfrequenzkurven. Wir haben den Eindruck, daß die postpartale Herzfrequenzüberwachung ebenso wichtig ist wie das Monitoring in der Austreibungs- und Preßperiode selbst, wobei dies für alle Neugeborenen zutrifft.

II. Dokumentation der Reanimation

Einleitung

Kein Neonatologe kann simultan dokumentieren und reanimieren. Der reanimierende Arzt kann aber seine Wahrnehmungen, seine Gedanken und Maßnahmen laut aussprechen und zwar so, daß diese Information auf ein kleines Magnetband aufgenommen wird. Ein solches Magnetband kann von einer Schreibkraft hinterher leicht abgehört werden. Das einzige Problem, das sich bei einer solchen „on-line-Dokumentation" stellt, ist die Zeitachse. Beim Abhören des Bandes muß eine zeitliche Zuordnung aller Beobachtungen und Maßnahmen zweifelsfrei möglich sein.

Methodik

Um dieses zu realisieren, haben wir in Zusammenarbeit mit der Firma Grundig einen elektronischen Monitor gebaut, der in Minutenabständen ein gut hörbares,

in der Lautstärke variables Signal abgibt, das über das Richtmikrophon ebenfalls
aufgenommen wird und dessen Häufigkeit die Minutenanzahl widergibt. Nach
Ablauf von fünf Minuten ertönt ein zweites Signal, das sich zum ersten hinzuge-
sellt und nach Ablauf von 10 Minuten ein neues, drittes Signal, so daß insgesamt
20 Minuten Reanimationszeit zeitlich erfaßt werden. Die zeitliche Auflösung
beträgt also eine Minute, was uns ausreichend erschien. Alle angesprochenen
Geräteeinheiten sind in einem kleinen Neonatalmonitor zusammengefaßt, der
telemetrisch durch einen Knopfdruck vom Geburtsbett aus gestartet wird, wenn
das Kind in toto geboren ist. Diese einfachen Apparaturen haben sich als außerordentlich hilfreich erwiesen, insbesondere bei asphyktischen, beatmungsbedürf-
tigen Neonaten. Mit Hilfe des Magnetbandes kann ein Reanimationsprotokoll
präzise erstellt werden. Im Einzelfall kann ein solches Magnetband auch aufbewahrt werden und den Krankenunterlagen beigefügt werden. Eine Darstellung
der Ergebnisse ist naturgemäß nicht möglich.

Die Topographie hypoxiebedingter zerebraler Extravasate

M. Kirschbaum, A. Kriete, H. R. Duncker, W. Künzel

Universitäts-Frauenklinik, Gießen und Institut für Anatomie und Zytobiologie, Gießen

Einleitung

Hirnblutungen sind gefürchtete Folgen einer peripartalen Asphyxie [2]. Die Hirn-
blutung ist die pathologisch-anatomisch gut dokumentierte Reaktion des zerbra-
len Organsystems auf eine Asphyxie; sie muß allerdings bereits die Folge einer
Reihe von vaskulären und parenchymatösen Reaktionen im Gehirn sein, die
schließlich zu Lecks in Blutgefäßen oder zur Rhexis von Gefäßen führen, die
größer als die korpuskulären Blutbestandteile sind. In bereits anderenorts vorgetragenen Versuchsergebnissen [3, 4] konnten wir zeigen, daß schon mit der Zunahme nichtflüchtiger Säuren im Blut (Absinken des Base-Excess) die prähämorrhagischen Extravasate (EV) im Hirnparenchym zunehmen. Die Beschreibung
der räumlichen Verteilung dieser EV fehlte bisher. Exemplarisch am Hirn eines
nicht asphyktischen und eines asphyktischen Meerschweinchenfeten zeigen unsere Ergebnisse die Zunahme der prähämorhagischen asphyxiebedingten EV und
deren dreidimensionale Verteilung.

Material und Methoden

Für unsere Versuche wählten wir 2 Meerschweinchenfeten am 60. Gestationstag
aus. In maternaler Allgemeinnarkose laparotomierten wir und luxierten über eine
kleine Uterotomie eine Nabelschnurschlinge hervor, in die wir 0,2 ml 0,2%ige
Meerrettichperoxidase (HRP) injizierten. Ein Fet wurde dann einer präpartalen
Asphyxie ausgesetzt; ein weiterer Fet diente als Kontrolle. Eine Blutprobe wurde
danach zur Blutgasanalyse entnommen und die Feten dekapitiert. Die Gehirne
wurden präpariert und in 2%iger kalter Formalinlösung fixiert. Nach Einbettung
wurden beide Gehirne in Serienschnitten aufgearbeitet. Zu Darstellung der EV
wiesen wir die extravasale HRP durch DAB-Reaktion nach. Die anliegenden
Schnitte wurden nach Klüver-Barrera gefärbt zur Darstellung der zerebralen
Kerngebiete. Die folgenden Schritte beinhalten eine neue Methode zur Beschreibung von EV, die deshalb in Einzelheiten dargestellt wird: 150 äquidistante histo-

Archives of Gynecology and Obstetrics Vol. 245, No. 1-4, 1989
Verhandlungen der Deutschen Gesellschaft für Gynäkologie und Geburtshilfe,
47. Versammlung, München 6.-10. September 1988
© Springer-Verlag Berlin Heidelberg

logische Schnitte und 150 äquidistante Schnitte mit der HRP-Nachweisreaktion wurden nun über eine Makropräparateinrichtung in DIN A 4 Größe abgezeichnet. Die Graphiken dienten als Grundlage der folgenden elektronischen Bildverarbeitung [1, 5]. Durch Eingabe von Gehirnprofilen mit dem Kontron Videoplan II wurden Konturliniendatenfiles erstellt. Die Gehirnoberflächenkonturen, die Anordnung der Gehirnventrikel und der Kerngebiete sowie die Verteilung der EV wurden durch räumliche Rekonstruktion untersucht. Die Gehirnvolumina, die Ventrikelvolumina und die Volumina der Gehirngebiete mit EV wurden auf der Basis eines 3-D-Meßprogramms berechnet und boten die Grundlage für die Quantifizierung der asphyxiebedingten vaskulären Noxe im Hirnparenchym.

Ergebnisse

Die Blutgasanalyse der beiden Feten bei Versuchsende ergab folgende Werte: Fet A (nicht asphyktisches Kontrolltier): pH 7,29, pCO_2 51,1 mm Hg, PO_2 8,3 mm Hg, BE $-2,6$ MEq/l. Fet B (Asphyxie): pH 6,92, pCO_2 106,4 mm Hg, PO_2 8,6 mm Hg, BE $-14,5$ mEq/l.

Abb. 1 zeigt die Außenkontur des Gehirns mit Darstellung der nachgewiesenen EV, rechts bei dem nicht asphyktischen, links bei dem asphyktischen Gehirn. Mittels der 3-D-Meßtechnik ergibt sich eine Zunahme der EV zwischen beiden Gehirnen um 42%. Bei der Betrachtung der EV von verschiedenen Winkeln wird deutlich, daß die überwiegende Menge der EV periventrikulär angeordnet ist. Zur Darstellung der Extravasationen in verschiedenen Hirnsegmenten haben wir die Gehirne rechnerisch in 9 frontal geschnittene Scheiben zerlegt und die Extravasate in beiden Hirnen miteinander verglichen. Abb. 2 zeigt die rostrocaudale Verteilung der EV bei dem Gehirn des asphyktischen und des nicht asphyktischen Meerschweinchenfeten.

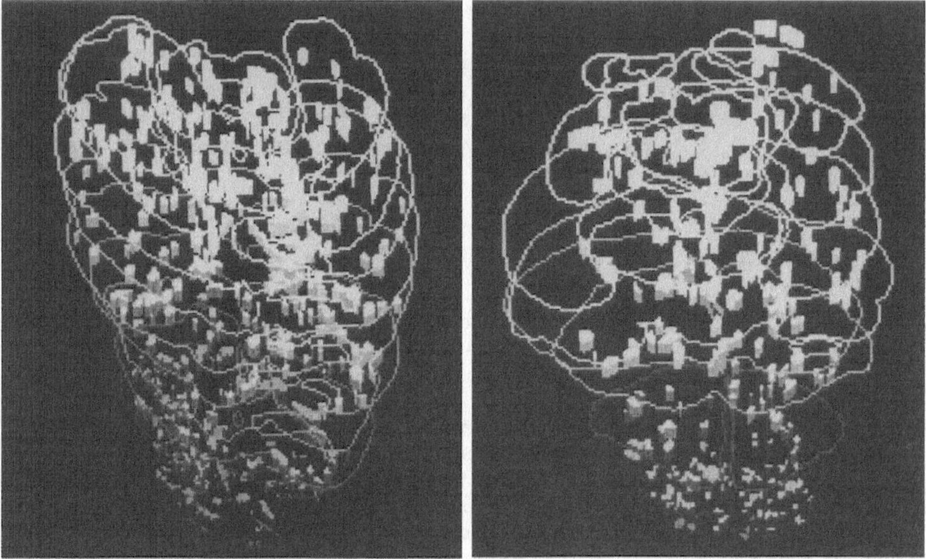

Abb. 1. Dreidimensionale Rekonstruktion der Außenkonturen und der prähämorrhagischen Extravasate am Gehirn eines asphyktischen (links) und eines nicht asphyktischen (rechts) Meerschweinchenfeten. Die Zunahme der Extravasate beträgt 42

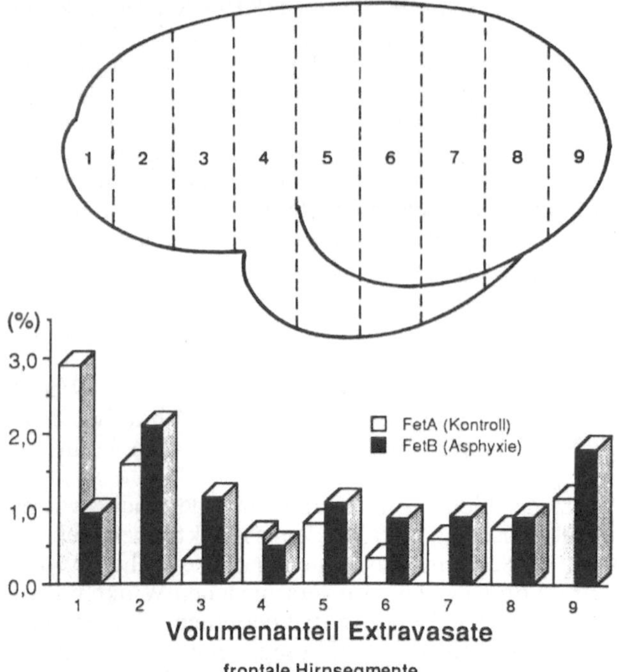

Abb. 2. Prozentuale Verteilung der Extravasate in 9 frontalen Hirnsegmenten am Gehirn eines asphyktischen und eines nicht asphyktischen Meerschweinchenfeten

Diskussion

Unsere Versuche an 30 Meerschweinchenfeten mit Evans blue als Tracer konnten ebenfalls eine Zunahme der Extravasation mit sinkendem Ph und Anstieg des Säureüberschusses nachweisen [3, 4]. An vorliegenden Befunden konnten wir exemplarisch die räumliche Verteilung der EV mittels der 3-D-Rekonstruktionstechnik demonstrieren. Die prähämorrhagische Extravasation ist wohl ein Phänomen, welches seine Ursache in der Asphyxie hat und dessen Auswirkungen schon am Ende der Asphyxie im Hirngewebe nachweisbar ist. Sie ist also eine *frühe* Folge einer Asphyxie und kann die morphologische Vorstufe für die nach 1–2 Tagen auftretenden Hirnblutungen darstellen.

Wir danken Herrn Ing. grad. H.J. Weimar für die umfassende technische Assistenz.

Literatur

1. Duncker HR, Kriete A (1988) Eine neue Dimension der Anschaulichkeit; Dreidimensionale Rekonstruktions- und Meßverfahren in der Mikroskopie. Spiegel der Forschung 5/2:15–19
2. Jensen A, Schuhmacher R (1987) Intrakranielle Blutungen: Ursache, Diagnostik und Bedeutung. Gynäkologe 20:52–64
3. Kirschbaum M, Bödecker RH, Künzel W (1987) Experimentelle intrauterine Asphyxie und ihre Auswirkung auf die Blut-Hirn-Schranke im Großhirn des Meerschweinchens. Gynäk Rdsch 27, Suppl 1:123–124
4. Kirschbaum M, Sefkow S, Jensen A, Künzel W (1988) The blood brain barrier in acute asphyxia. Proc XI Europ Congr Perinat Med Rome. Harwood Academic Publishers, Chur London Paris New York Melbourne (im Druck)
5. Kriete A (1987) Die dritte Dimension des Mikrokosmos – digitale Bildanalysesysteme erschließen den räumlichen Aufbau mikroskopischer Strukturen. Optoelektronik Magazin 3/4:346–349

Kongenitale Schädelimpressionen

W. Kauffels, C. Goecke

Frauenklinik, Medizinische Hochschule Hannover, Podbielskistr. 380, 3000 Hannover 51

Die kongenitale Schädelimpression des Neugeborenen ist ein seltenes Ereignis; die Inzidenz wird mit ca. 0,03% angegeben. Als Ursache wird eine chronisch mechanische intrauterine Druckbelastung angenommen.

Ätiologisch werden mütterlich skelettale und uterine Druckeinwirkungen genannt. Darüber hinaus sind fetale Faktoren, wie Druck durch Extremitäten oder Beckenendlage, und instrumentelle Ursachen beschrieben. – In den beiden berichteten Fällen handelt es sich um angeborene Impressionen des knöchernen Schädels bei reifen Neugeborenen. Eine fronto-parietale und eine temporale Impression wurden bei den neurologisch unauffälligen Kindern jeweils in der 1. Lebenswoche operativ angehoben und heilten komplikationslos ab.

Die postpartale Diagnostik sollte eine neuropädiatrische Untersuchung mit EEG-Aufzeichnung beinhalten. Zusätzlich ist die radiologische Darstellung des Schädels in 2 Ebenen obligat. Empfohlen wird ein Schädel-CT und eine Schädelsonographie. Die optimale Therapie wird noch kontrovers diskutiert; bekannt sind methodisch das Abwarten der Spontanhebung, die Saugelevation mit Vakuum und die am meisten favorisierte operative Anhebung mittels Bohrloch und Extension oder Elevationshebel. Die derzeit gültige neurochirurgische Lehrmeinung ist, daß eine einfache Schädelimpression dann angehoben werden sollte, wenn die maximale Impressionstiefe größer als die Dicke der umgebenden Kalotte ist, in der Regel also bei mehr als 5 mm Tiefe. Der Eingriff sollte in der 1. Lebenswoche erfolgen.

Zusammenfassung

Bekanntermaßen gehört die Schädelfraktur zu den Risiken der operativen Entbindung durch Vakuum oder Forceps. Bei einer postpartal diagnostizierten iatrogenen und insbesondere nicht iatrogenen Schädelimpression sollte bei fraglicher Pathogenese des Symptoms und auch bei meist fehlender neurologischer Symptomatik aus geburtshilflich-forensischen Gründen alsbald eine pädiatrische bzw. neuropädiatrische Untersuchung erfolgen. Unerläßlich ist die Erhebung eines radiologischen Schädelstatus, die schädelsonographische Untersuchung und/ oder ein Schädel-CT. Bei Entbindung durch Sectio ist die Messung der Conjugata vera und die Austastung des mütterlichen Beckens empfehlenswert, um ätiologisch eine mütterlich-skelettale Ursache ausschließen zu können.

Auch wenn das therapeutische Vorgehen noch kontrovers diskutiert wird, sind die meisten (neurochirurgischen) Autoren der Meinung, eine Schädelimpression mit einer Tiefe von mehr als Kalottendicke innerhalb der ersten Lebenswoche operativ zu versorgen, um eine spätere kortikale Druckbelastung zu vermeiden.

Literatur

Abbassioun K (1986) Spontaneus intrauterine depressed skull fractures. Child's Nerv Syst 2:153–156

Ben-Ari Y (1986) Congenital depression of the neonatal skull. Eur J Obstet Gynecol Reprod Biol 22:249–255

Giroud M (1987) La fracture du crâne avec embarrure en période néonatale. Possibilité de lésions cérébrales sous-jacentes. Ann Pédiatr (Paris) 34 (6):417–422
Steinbok P (1987) Management of simple depressed skull fractures in children. J Neurosurg 66:506–510

Rechnergestützte Überwachung von Herz- und Atemfrequenz Neugeborener zur Beurteilung postpartaler Adaptationsstörungen

A. Luttkus

Frauenklinik Charlottenburg, Freie Universität Berlin

Einleitung

Auf der Suche nach einer einfachen und nichtinvasiven Methode zur Überwachung adaptationsgestörter Neugeborener wurden Herz- und Atemfrequenzen (HF/AF) erfaßt und in ihrem Verlauf dargestellt.

Methode

Im Kreißsaal und auf der Kinderstation der Uni-Frauenklinik Charlottenburg werden über Klebeelektroden abgeleitete H- und AF-Signale von Apnoemonitoren digital erfaßt und im Abstand von 5 Sekunden vom Rechner der Klinik gespeichert. Der Rechner ermittelt daraus das 10. und 90. Perzentil sowie den Median, die als Diagramm auf einem bettseitigem Bildschirm erscheinen.

Ergebnisse

Die Auswertung von 140 HF- und AF-Verläufen von Neugeborenen, die nicht verlegt wurden, läßt folgende Aussagen über HF + AF in den ersten sechs Lebensstunden zu:

1. Das Alter eines Kindes hat den größten Einfluß auf die Höhe der HF. Während der ersten sechs Lebensstunden sinkt die HF kontinuierlich ab.
2. Gewicht, Geschlecht und Gestationsdauer haben einen Einfluß auf die Höhe der HF.
3. Die Schwankungsbreite der HF und der AF nimmt im Laufe der ersten sechs Lebensstunden zu.
4. Alter, Gestationszeit, Gewicht und Geschlecht beeinflussen die Höhe der AF nicht.

Jedes kardio-respiratorische Diagramm enthält erstens die aktuellen Patientendaten und zweitens die individuellen Normwerte abhängig von den genannten Variablen. Damit werden Höhe und Dauer aller Abweichungen von der Norm augenfällig erfaßt. Liegen HF oder AF länger als 30 Minuten über dem 90. oder unter dem 10. Perzentil, wird das KRD als auffällig betrachtet.

Um die Zuverlässigkeit dieser Methode zur Aufdeckung von Adaptationsstörungen zu prüfen, wurde zunächst anhand von 80 Fällen die Übereinstimmung von kardiorespirographischem und klinischem Befund, also der Verlegung in die Kinderklinik verglichen.

Von den 66 Kindern, die in der Frauenklinik blieben, hatten 61 ein unauffälliges und 4 ein auffälliges KRD. Bei den 4 unauffälligen Kindern bestand eine

Archives of Gynecology and Obstetrics Vol. 245, No. 1-4, 1989
Verhandlungen der Deutschen Gesellschaft für Gynäkologie und Geburtshilfe, 47. Versammlung, München 6.-10. September 1988

diskrete Anpassungsstörung, die nicht zur Verlegung führte. Von den 14 verlegten Kindern wurden zehn durch das KRD als Abweicher von der Norm erkannt. Drei der vier falsch als unauffällig eingeschätzten Neugeborenen wurden im Laufe der ersten beiden Lebenstage in die Kinderklinik verlegt und dort wegen des Verdacht der Neugeboreneninfektion antibiotisch (ohne Erregernachweis) behandelt. CrP-Erhöhungen oder Verschiebungen im Differentialblutbild waren nachweisbar gewesen. Rö-Thoraxuntersuchungen zeigten in allen 3 Fällen keinen pathologischen Befund. Ein Erregernachweis aus Abstrichen von Nase, Rachen, Ohr und Nabel gelang größtenteils nicht. Ein Kind wurde zur Beobachtung verlegt. Dieses Kind wurde nach 4 Tagen zurückverlegt.

Zusammenfassung

Auch unter dem Vorbehalt der geringen Fallzahl erscheint die nichtinvasive und das Mutter-Kind-Verhältnis nicht belastende kardio-respirographische Überwachung als eine Bereicherung der Diagnostik von frühen Anpassungsstörungen Neugeborener.

Forschungsbeiträge Perinatologie

Die Leitung der Sitzung vom 8. 9. 1988 lag bei *Renate Huch,* Zürich. Aufgenommen wurden Beiträge zu originellen Forschungsarbeiten über die Vitaminversorgung der Mutter und des Feten, über Thromboxanantagonisten im Myometrium des graviden Uterus, zur Azetylsalizylsäurewirkung auf den Alanin- und Glukosetransport in der Plazenta, zum postnatalen Verschluß der Nabelarterie (Rasterelektronenmikroskopie), zum natriuretischen Peptid in der Schwangerschaft, dessen Bestimmung im Fruchtwasser als weiteres prognostisches Kriterium für Risikoschwangerschaften angeregt wurde und über die Zytokeratinexpression im Vaginalepithel unter Schwangerschaftseinflüssen.

H. L.

Beeinflußt die Vitaminversorgung der Mutter die Vitaminkonzentration des Feten?

G. Link, J. Zempleni, M. Maghsudi.

Zentrum für Frauenheilkunde und Geburtshilfe und Institut für Ernährungswissenschaften der Universität Gießen

Verschiedene Untersuchungen weisen darauf hin, daß selbst in hochzivilisierten Ländern die Vitaminbedarfsdeckung während der Schwangerschaft nicht immer gesichert ist [1]. – Andererseits ist bekannt, daß wasserlösliche Vitamine, zu denen der B-Komplex gehört, im fetalen Blut in höherer Konzentration vorhanden sind als im maternalen Blut. Daraus ergab sich die Frage, ob die Vitaminversorgung der Mutter die Vitaminkonzentration des Feten beeinflußt.

Unter der Geburt wurden bei 31 Schwangeren Blutproben aus der Nabelvene, der Nabelarterie und der mütterlichen Vene entnommen und die Plasmakonzentrationen der B-Vitamine über eine HPLC-Analyse gemessen. Zur Beurteilung der Vitamin B_1-Versorgung wurde Gesamtthiamin bestimmt, für Vitamin B_6 das katalytisch aktive Pyridoxal-5-Phosphat und für Vitamin B_2 wurden das freie Riboflavin sowie die katalytisch aktiven Coenzymformen als Flavinmononukleotid (FMN) gemessen.

Die Konzentration von freiem Riboflavin ist in der Nabelvene 3–4mal so hoch wie in der mütterlichen Vene. Die Konzentration der Coenzymformen, angegeben als Gesamt-FMN, beträgt dagegen in der mütterlichen Vene das zweifache der Nabelvenenkonzentration. Die entgegengesetzten diaplazentaren Konzentrationsänderungen beruhen wahrscheinlich darauf, daß die Coenzymformen zum größten Teil in der Plazenta in freies Riboflavin umgewandelt werden [2]. – Für Thiamin ergibt sich ein transplazentarer Konzentrationsanstieg um den Faktor 11 und für Pyridoxalphosphat eine Zunahme um den Faktor 7. Die Konzentration der Nabelarterie liegt bei allen Vitaminen geringfügig unter der Nabelvenenkonzentration. Bei allen Vitaminen nimmt die Konzentration in der Nabelvene zu, wenn die mütterlichen Werte ansteigen. Ferner besteht eine signifikante Beziehung zwischen der Nabelvenenkonzentration und der Konzentrationsdifferenz von Nabelvene und Nabelarterie (Abb. 1). Da die umbilikale Konzentrationsdifferenz mit steigenden Vitaminwerten in der Nabelvene zunimmt, ergibt sich die Feststellung, daß die fetale Vitaminaufnahme erhöht ist, wenn das Vitaminangebot an den Feten größer wird.

Archives of Gynecology and Obstetrics Vol. 245, No. 1-4, 1989
Verhandlungen der Deutschen Gesellschaft für Gynäkologie und Geburtshilfe,
47. Versammlung, München 6.-10. September 1988
© Springer-Verlag Berlin Heidelberg

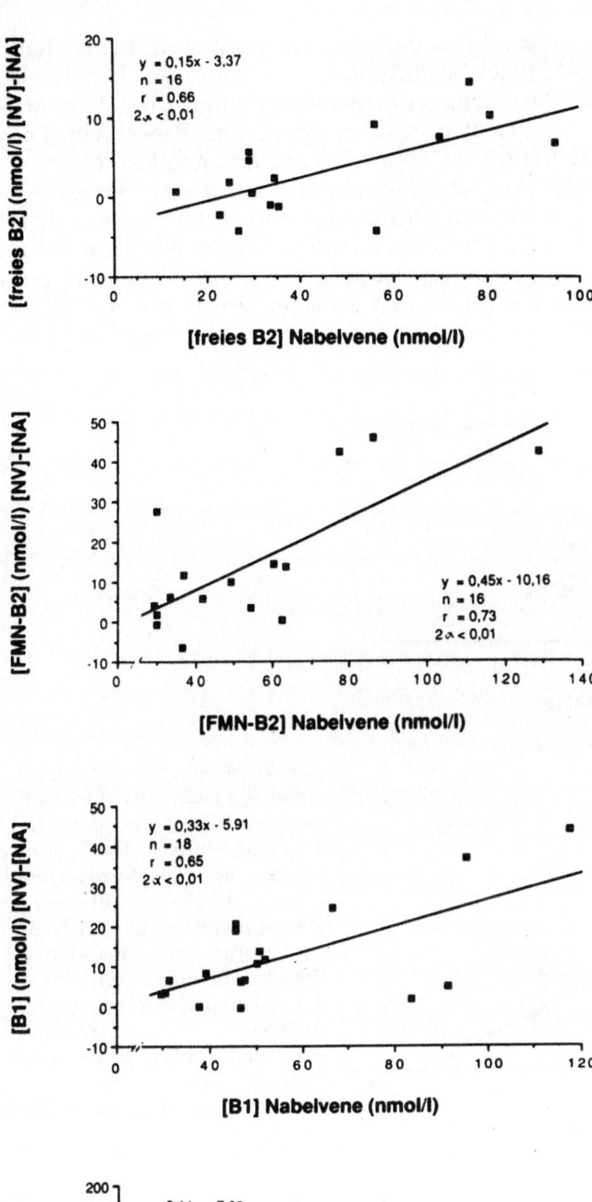

Abb. 1. Korrelationsdiagramme zwischen der Nabelvenenkonzentration und der Konzentrationsdifferenz zwischen Nabelvene und Nabelarterie. Die umbilikale Konzentrationsdifferenz des freien Vitamins B_2, des FMN-B_2 und des Vitamins B_1 nimmt mit steigender Nabelvenenkonzentration zu. Beim Vitamin B_6 besteht die gleiche Tendenz; wegen zu weniger Meßpunkte im Bereich größerer Differenzen kann aber keine statistische Signifikanz nachgewiesen werden

Einzelbeobachtungen weisen darauf hin, daß das Geburtsgewicht beim Menschen durch einen Vitamin B₂-Mangel beeinflußt werden kann [4]. Der fetale Stoffwechsel benötigt besonders die Coenzymformen des Vitamins B₂, denn der Verbrauch des Plasma-FMN's überwiegt gegenüber dem freien Riboflavin. Die Höhe der umbilikalen FMN-Differenz ist vom Gewicht des Kindes abhängig (Abb. 2): Die plasmatische FMN-Aufnahme nimmt bei niedrigen Geburtsgewichten zu. Der Zusammenhang wird noch deutlicher, wenn anstelle des Gewichtes das Gewichtlängenverhältnis als Kriterium des intrauterinen Wachstums betrachtet wird. Ein niedriger Ponderalindex weist auf ein im Verhältnis zur Körperlänge reduziertes Gewicht hin [3] und ist zu einer relativ hohen fetalen FMN-Aufnahme korreliert.

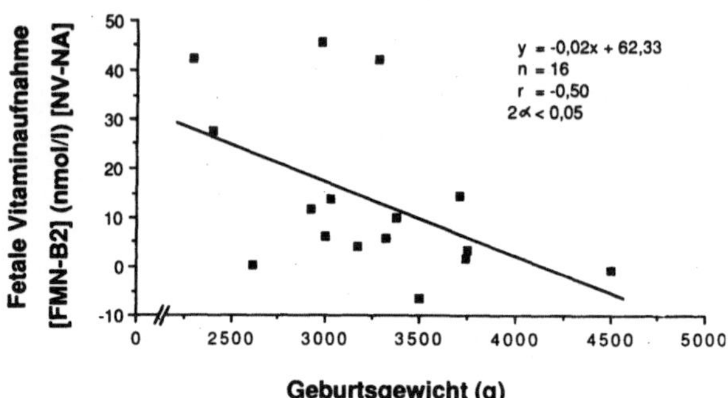

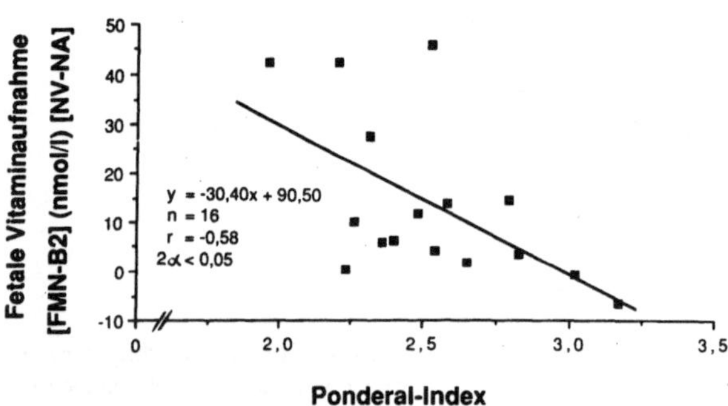

Abb. 2. Beziehung zwischen Geburtsgewicht bzw. Gewichtlängenverhältnis (Ponderal-Index) und fetaler FMN-B₂ Aufnahme aus dem Plasma (umbilikale FMN-B₂ Differenz). Die Aufnahme des FMN-B₂ wird größer, wenn das Geburtsgewicht abnimmt. Auf Grund des höheren Korrelationskoeffizienten ist der Zusammenhang zwischen Ponderalindex und FMN-B₂ Differenz noch stärker und weist auf die fetale Dystrophie hin

Schlußfolgerungen

Die zunehmende umbilikale Konzentrationsdifferenz bei ansteigender Konzentration des Nabelvenenblutes läßt sich eine vermehrte Vitaminaufnahme des Feten schließen, wenn das Angebot größer wird. Die erhöhte FMN-Aufnahme bei reduziertem intrauterinen Wachstum weist auf einen Anpassungsversuch des Feten hin, der intrauterinen Mangelversorgung entgegenzuwirken.

Literatur

1. Kübler W (1987) Ernährung während der Schwangerschaft. Gynäkologe 20:83–87
2. Lust JE, Hagermann DD, Villee CA (1954) The transport of riboflavin by human placenta. J clin Invest 33:38–40

356

3. Miller HC, Hassanein K (1974) Maternal factors in "fetally malnourished" black newborn infants. Am J Obstet Gynecol 118:62–67
4. Ramsay VP, Neumann C, Clark V, Swendseid ME (1983) Vitamin cofactor saturation indices for riboflavin, thiamin, and pyridoxine in placental tissue of Kenya women. Am J Clin Nutr 37:969–973

Wirkung von Thromboxanantagonisten am graviden Myometrium

A. Hettenbach, L. Dörge, K. Stegmeier, A. Wischnik

Universitäts-Frauenklinik Mannheim

Der begrenzte Effekt von β-Mimetika zu Tokolyse ist u. a. durch Veränderungen im Verhältnis kontraktions- und relaxationswirksamer Prostaglandine bedingt. Da an anderen Organen sowohl die Blockade des Thromboxan (TX) Rezeptors als auch des PGF_2 Rezeptors durch BM 13177 sowie 13505 gezeigt werden konnte, sollte deren Wirkung auf die durch PGE_2, PGF_2, das TX-Mimetikum U 46619 und Oxytocin hervorgerufene Motilitätssteigerung an 100 superfundierten humanen Myometriumstreifen untersucht werden. Die Veränderung von Basaltonus, Amplitude, Frequenz und Motilitätsindex gingen in die Auswertung der Muskelpräparate ein.

Außer einer geringen Verminderung des Ruhetonus hatten bei alleiniger Inkubation mit ansteigender Konzentration weder BM 13177 noch BM 13505 einen signifikanten Einfluß auf die spontane Uterusaktivität. Die Tonussteigerung durch PGF_2 wurde von BM 13177 und BM 13505 vollständig aufgehoben, die durch PGE_2 bedingte Motilitätssteigerung signifikant gehemmt ($p = 0{,}01$). Die tonus- und frequenzsteigernde Wirkung des Thromboxanmimetikums U 46619 wurde von den beiden Antagonisten gehemmt. Die Tonussteigerung durch Oxytocin konnte durch BM 13177 vermindert, jedoch die Zunahme der Kontraktionsfrequenz und -amplituden hingegen nicht beeinflußt werden. Die Thromboxanantagonisten hemmen somit die durch exogene Prostaglandine ausgelöste Steigerung der Uterusmotilität. Da die Motilitätssteigerung durch PGF_2 in gleichem Maße wie die Steigerung durch das selektive TX-Mimetikum U 46619 hervorgerufen wird und durch die Zugabe der TX-Antagonisten ebenfalls vollständig zu unterdrücken war, ist wahrscheinlich, daß der TX- und der PGF_2-Rezeptor identisch sind.

Bei Frauen mit vorzeitigen Wehen sind erhöhte Prostaglandin-Plasmakonzentrationen nachzuweisen, die bei frustraner Tokolyse perisistieren [1]. Ebenso lassen sich bei frühzeitigem Blasensprung [2], vor allem, wenn zusätzlich eine Chorionamnionitis besteht [3], eine erhöhte Prostaglandinfreisetzung aus dem Amnion nachweisen. Daher könnte der Einsatz von TX-Antagonisten eine Möglichkeit zur unterstützenden Therapie der vorzeitigen Wehentätigkeit werden.

Literatur

1. Husslein P, Vavra N, Fitz R, Sevelda P, Fuchs A, Fuchs F (1988) Do prostaglandin plasma levels allow a prognosis ot tocolysis? 1st European Congress on prostaglandins in reproduction (ECPR) Vienna, Austria
2. Kragt H, Noort W, De Zwart F, Keirse M (1988) Relationship between prelabour rupture of the membranes and prostaglandin release in preterm labour. ibid
3. Lopez Bernal A, Hansell D, Khong T, Keeling J, Turnbull A (1988) Effect of chorionamnionitis on prostaglandin E production by human amnion cells in preterm labour. ibid

Acetylsalicylsäurewirkung auf den Alanin- und Glukosetransport in der Meerschweinchenplazenta

E. Goepel, M. H. Carstensen, H. Schröder, H. P. Leichtweiß

Abteilung Experimentelle Medizin, Universitäts-Frauenklinik, Hamburg-Eppendorf

Von Yudilevich [4] wurde nachgewiesen, daß der Glukosetransport in der isol. Meerschweinchenplazenta durch die Prostaglandine (PG) E_2 und F_{2a} gehemmt wird. Dies konnte durch eigene Untersuchungen [2] auch für den Alanintransport bestätigt werden. Es stellte sich jetzt die Frage, ob die transporthemmende Wirkung durch PG-Syntheseinhibitoren beeinflußt werden kann und welche Wirkung die Inhibitoren selbst auf den Transport ausüben.

Zwölf Plazenten wurden isoliert und matern und fetal perfundiert [3]. Um eine getrennte Unterstützung der maternen (villösen) und fetalen (basalen) Seite durchführen zu können, benutzten wir die Methode der arteriellen Bolusinjektion mit zwei unterschiedlichen Tracern. Zum Transport angeboten wurde die radioaktiv markierte Aminosäure ^{3}H-L-Alanin oder ^{3}H-D-Glukose. Als Referenzsubstanzen dienten die Isomere ^{14}C-D-Alanin bzw. ^{14}C-L-Glukose, die nur unspezifisch durch die Plazenta gelangen [1]. Gemessen wurde sowohl die maximale Aufnahme, als auch die gesamte (totale) aufgenommene Substratmenge eines injizierten Bolus.

Ergebnisse

Wenn Acetylsalicylsäure (ASA) unserem Perfusionsmedium in unterschiedlichen Dosen zugegeben wurde und die Aufnahme von ^{3}H-L-Alanin gemessen wurde, sahen wir eine dosisabhängige Hemmung sowohl der maximalen, als auch der totalen Aufnahme. Bereits bei einer pharmakologischen Dosis von 135 µmol/l kam es auf der maternen Seite zu einer Hemmung der max. Aufnahme um $13,4 \pm 5,6\%$ und der tot. Aufnahme um $29,5 \pm 26,8\%$. Bei einem Fünffachen der Dosis lag die Hemmung bei $64,2 \pm 21,3\%$ bzw. $80,0 \pm 10,9\%$. Fetal wurde die max. Aufnahme bei einer pharmakologischen Dosis von 135 µmol/l um $9,5 \pm 26,3\%$, die tot. Aufnahme jedoch um $52,4 \pm 34,4\%$ gehemmt. Weniger ausgeprägt war der Effekt der ASA bei der Aufnahme von ^{3}H-D-Glukose. Bei 135 µmol/l war matern die Hemmung der max. und tot. Aufnahme $9,8 \pm 6,1\%$ bzw. $7,3 \pm 2,1\%$. Fetal zeigte sich in pharmakologischer Dosis keine Aufnahmehemmung.

Diskussion

Durch unsere Untersuchungen konnte nachgewiesen werden, daß die ASA einen hemmenden Effekt auf die Transportfunktionen der Meerschweinchenplazenta haben kann. Inwieweit diese Ergebnisse auf Schwangere zu übertragen sind, läßt sich derzeit nicht genau beantworten. Eine hochdosierte langandauernde Acetylsalicylsäuretherapie, wie sie z. B. zur maximalen Wehenhemmung zusätzlich eingesetzt wird, sollte nur mit Zurückhaltung und dem Wissen über eine mögliche nutritive Minderversorgung des Feten durchgeführt werden.

Literatur

1. Carstensen MH, Leichtweiß HP (1986) L-Alanin Carriers at Maternal and Fetal Surface of the Guinea Pig Placenta Trophoblast. Gynecol obstet Invest 22:172–185

Archives of Gynecology and Obstetrics Vol. 245, No. 1-4, 1989
Verhandlungen der Deutschen Gesellschaft für Gynäkologie und Geburtshilfe, 47. Versammlung, München 6.-10. September 1988

2. Goepel E, Carstensen M, Friede G, Leichtweiß HP (1987) Prostaglandinwirkung auf den L-Alanintransport in der isolierten Meerschweinchenplazenta. Arch Gynecol Obstet 242:591–592
3. Leichtweiß HP, Schröder H (1981) L-Lactate and D-Lactate Carriers on the Fetal and Maternal Side of the Trophoblast in the isolated Guinea Pig Placenta. Pflügers Arch 390:80–85
4. Yudilevich DL, Eaton BM, Mann GE (1981) Carriers and Receptors at the Maternal and Fetal Side of the Placenta Studied by a Single-circulation Paired-tracer Dilution Technique. Placenta Suppl 2:139–150

Postnataler Verschluß der Nabelschnurarterie – Rasterelektronenmikroskopische Befunde

G. Röckelein, A. Scharl

Pathologisches Institut Erlangen, Universitäts-Frauenklinik Köln

Rasch nach der Geburt treten in den Nabelschnurgefäßen Kontraktionsringe auf, die nach dem Erstbeschreiber als Hobokensche Klappen bezeichnet werden. Die Nabelschnur ist frei von Nerven [1], die Entstehung der Klappen ist nur über lokale Mediatoren des Endothels oder der Media denkbar. Da Schnittmethoden zur Untersuchung großer Endothelareale ungeeignet sind, setzten wir die Rasterelektronenmikroskopie ein.

Material und Methode

Mittlere Nabelschnurdrittel aus unauffälligen Schwangerschaften, Bearbeitung unmittelbar post partum, teils in prall blutgefülltem Zustand Formol-fixiert (9 Fälle), teils perfusionsfixiert (9 Fälle, gepuffertes Glutaraldehyd, Druck 100 cm H_2O). Um die Nabelschnur unverändert zu erhalten, gingen wir dazu über, nach frühzeitiger Abnabelung die Präparate in flüssigem Stickstoff einzufrieren (6 Fälle).

Ergebnisse

Weitlumige Gefäßabschnitte zeigten ein gleichförmiges Endothel mit spindelig geformten, in Gefäßlängsrichtung ausgerichteten Endothelien. Die Kontraktionsringe enthielten Endothelien, die fingerförmige Ausläufer (sog. pleps) aufwiesen. In gut dilatierten Gefäßen fehlten pleps, sie müssen als Folge der Kontraktion aufgefaßt werden. Sog. subendotheliale Vakuolen fanden sich in kontrahierten Nabelschnurarterien; größere Vakuolen, die zentral unter den Endothelzellen hervorquollen, schoben die Endothelien lumenwärts vor sich her und gaben ihnen ein „mützenartiges" Aussehen. Randständig unter den Endothelien gelegene Vakuolen neigen zur Ruptur, es fanden sich häufig kraterartige Defekte. Diese „Endothelfenster" stellen keine Endothellücke oder -tunnel, sondern „traumatische Rupturen" der Endothelzelle und des zugehörigen Myofibroblasten" dar. Es entsteht eine kontinuierliche Verbindung zwischen der Gefäßmedia und dem Blut.

Unmittelbar mit der Entstehung der subendothelialen Vakuolen im Zusammenhang stehen die lückenhaften Basalmembranen, deren Existenz die Vakuolenpenetration unter das Endothel erst ermöglicht.

Zur Tiefe hin schloß sich eine Schicht von spindeligen Myofibroblasten an, die fast ausschließlich in der Längsrichtung des Gefäßes angeordnet war. Dazwi-

schen fanden sich in weiten Abständen schräg gelagerte Myofibroblasten, die oft
große Teile der Gefäßzirkumferenz durchzogen.

Diskussion

Die querverlaufenden Myofibroblastenbündel können die Entstehung der Hobo-
kenschen Klappen einleiten: geringe Tonisierung bewirkt eine kleine Falte, die
durch eine Ausbreitung in tieferen Mediaschichten zur Einkerbung des Gefäßes
führt [4]. Der teleologische Sinn besteht in der Unterbrechung der Nabelschnur-
zirkulation nach der Geburt des Kindes [2]. Die Reaktionsauslöser sind in den
Endothelien zu vermuten [3]. Wahrscheinlich sind nur die kräftigeren Muskel-
querbündel in der Lage, das Lumen der Gefäße einzuengen und damit die Entstehung der Klappe einzuleiten.

Literatur

1. Becker V (1981) Nabelschnur. In: Becker, Schiebler, Kubli (Hrsg) Die Plazenta des Menschen, Thieme, Stuttgart
2. Hughes T (1966) Physiologist 9:207
3. Röckelein G, Hey A (1985) Z. Geburtsh Perinat 189:65–68
4. Scharl A (1986) Z Geburtsh Perinat 190:266–274

Atriales natriuretisches Peptid (ANP) in der Schwangerschaft

C. Eckmann, B. Hüneke, M. H. Carstensen

Universitäts-Frauenklinik Eppendorf, Hamburg

Das ANP ist ein Hormon, das in den Vorhöfen des Herzens gebildet wird und die
Volumenhomöostase reguliert. Es fördert die Natriurese und Vasodilatation, die
Reninsekretion wird gehemmt [1].

Wir haben überprüft, welche Normwerte sich im Laufe der Schwangerschaft
(SS) im Serum finden, in welchen Konzentrationen das ANP im Fruchtwasser
(FW) nachweisbar ist, und ob daraus Rückschlüsse auf eine gestörte SS möglich
sind. ANP wurde im 2. und 3. Trimenon bei normalen und pathologischen SS im
maternen Serum (MS), Nabelvenen- (NV), Nabelarterienblut (NA) und im FW
mit einem direkten RIA für 125-J-ANP bestimmt.

Ergebnisse

Bei der *ungestörten SS* betrugen die ANP-Werte im MS im 2. Trimenon (n = 17)
130 ± 27 pg/ml, im FW 116 ± 14 pg/ml. Im 3. Trimenon (n = 12) betrugen die
Werte im MS 130 ± 39 pg/ml, im NA 163 ± 25 pg/ml, im NV 153 ± 21 pg/ml. Im
FW war ANP nicht mehr nachweisbar.

Beim *nicht immunologischen Hydrops fetalis (NIHF)* fanden sich folgende
ANP-Konzentrationen im 3. Trimenon (n = 3): MS 135 ± 25 pg/ml, NA $194 \pm$
38 pg/ml, NV 232 ± 35 pg/ml, FW 118 ± 23 pg/ml.

Bei Patientinnen mit schwerer *Rhesus (RH)-Inkompatibilität* (delta E jeweils
in Zone III nach Liley) ergaben sich folgende ANP-Konzentrationen im 3. Trimenon (n = 4): MS 137 ± 20 pg/ml, NA 201 ± 26 pg/ml, NV 167 ± 39 pg/ml, im
FW war ANP nicht nachweisbar. Alle Feten waren durch pränatale Bluttransfusionen ausreichend substituiert.

Archives of Gynecology and Obstetrics Vol. 245, No. 1-4, 1989
Verhandlungen der Deutschen Gesellschaft für Gynäkologie und Geburtshilfe,
47. Versammlung, München 6.-10. September 1988
© Springer-Verlag Berlin Heidelberg

Diskussion und Zusammenfassung

Die ANP-Konzentrationen im *MS* schwangerer Frauen unterscheiden sich im Laufe der SS nicht signifikant untereinander, wenn eine Störung der SS ausschließlich das fetale Kompartiment betrifft (z. B. RH-Inkompatibilität, NIHF). Frühere Untersuchungen haben gezeigt, daß die ANP-Konzentrationen deutlich erhöht sind, wenn z. B. eine EPH-Gestose und damit eine Störung der mütterlichen Kreislaufverhältnisse vorliegt [2, 3].

Im Gegensatz zu anderen Publikationen fanden wir keine signifikanten Unterschiede der ANP-Konzentrationen zwischen *NV-* und *NA-Blut* [4].

Die ANP-Konzentrationen im *FW* liegen bei der ungestörten SS im 2. Trimenon in der gleichen Größenordnung wie im MS und fallen zum Ende der SS auf nicht meßbare Werte ab. Ähnlich verhält es sich offenbar bei den SS, die durch eine RH-Inkompatibilität gestört sind, bei denen aber durch regelmäßige intrauterine Transfusionen die Ausbildung einer fetalen Anämie verhindert worden ist.

Bei SS mit einem NIHF finden sich dagegen im 3. Trimenon deutlich erhöhte ANP-Konzentrationen im FW. Da wir bei zwei Feten Zeichen einer Niereninsuffizienz und bei einem anderen eine Tachyarrhythmie feststellten, könnte dies die erhöhten ANP-Konzentrationen erklären.

Zusammengefaßt zeigen unsere Ergebnisse, daß bestimmte fetale Erkrankungen mit einer erhöhten ANP-Sekretion einhergehen. Somit könnte die Bestimmung des ANP im FW ein weiterer Parameter in der Überwachung von bestimmten Risikoschwangerschaften sein.

Literatur

1. Arendt RM, Gerbes AL (1986) Atrialer natriuretischer Faktor. Dtsch med Wochenschr 111:1849–1854
2. Hirai N, Yanaihara R, Nakayama T, Ishibashi M, Yamaji T (1988) Plasma levels of atrial natriuretic peptide during normal pregnancy and in pregnancy complicated by hypertension. Am J Obstet Gynecol 159:27–31
3. Miyamoto S, Shimokawa H, Sumioki H, Touno A, Nakano H (1988) Circadian rhythm of plasma atrial natriuretic peptide, aldosterone, and blood pressure during third trimester in normal and preeclamptic pregnancies. Am J Obstet Gynecol 158:393–399
4. Yamaji T, Hirai N, Ishibashi M, Takaku F, Yanaihara T, Nakayama T (1986) Atrial natriuretic Peptide in Umbilical Cord blood: Evidence for a circulating Hormone in Human Fetus. J Clin Endocrinol Metabol 63:1414–1417

Der Einfluß der Schwangerschaft auf die Zytokeratinexpression in einem hormonabhängigen Epithel

G. Schaller

I. Frauenklinik der Universität München

Einleitung

Keratine (K) sind die spezifischen Strukturproteine der intermediären Filamente in Epithelien. Sie bilden eine Familie von 19 Mitgliedern, von denen jeweils immer nur einige exprimiert werden und so mit distinkten Keratinmustern unterschiedliche Epithelien charakterisieren [6]. Darüber hinaus korreliert die Expression bestimmter Keratine eng mit Funktionszuständen des Epithels, wie Proliferation und Differenzierung. So zeigen K 4/K 13 die Differenzierungsrichtung zum nicht verhornenden [7] und K 1/K 10 zum verhornenden Plattenepithel an [1]. Reguliert wird die Keratinexpression im hormonabhängigen Vaginalepithel (VE), zumindest bei der Ratte, durch Östradiol und Östriol [3, 4].

Material und Methoden

Um beim Menschen den Einfluß der Schwangerschaft und der Parität auf die Keratinexpression zu überprüfen, haben wir mit Hilfe von Gelelektrophorese [5], Immunblotverfahren [8] sowie immunhistochemischen Präparaten [2] VE von 5 Schwangeren am Termin, 32 nicht schwangeren Frauen in der Geschlechtsreife und 14 Frauen in der Postmenopause untersucht. Die Expressionsgrade einzelner K wurden semiquantitativ bestimmt und mit der einfaktoriellen Varianzanalyse, bezüglich der Parität, auf Signifikanzen hin untersucht.

Ergebnisse

Der Immunblot zeigt, daß im VE der nichtschwangeren Frau gleichzeitig die Keratine 4/13 und 1/10 exprimiert werden. Bei den untersuchten Schwangeren am Termin ließen sich zwar die Keratine 4/13 nachweisen, nicht aber die Keratine 1/10. Dieser Befund konnte immunhistochemisch gesichert werden. Bezüglich der Expressionsstärke von Keratin 1 und 4, in Abhängigkeit von der Parität, findet sich für K 1 während der Geschlechtsreife eine signifikante Zunahme nach der Geburt des ersten Kindes, um mit der Geburt jedes weiteren Kindes den erreichten Expressionsgrad in etwa beizubehalten. Umgekehrt ist bei Frauen in der Postmenopause, die ein oder mehrere Kinder geboren haben K 1 deutlich, im Gegensatz zur Nullipara vermindert. Auf die Expression von K 4 nimmt die Parität während der Geschlechtsreife wenig Einfluß. In der Postmenopause hingegen verhält sich der Expressionsgrad von K 4 nahezu komplementär zu der von K 1. Das anamnestische Ereignis der Geburt induziert bei der postmenopausalen Frau, im Gegensatz zur Nullipara, eine signifikante Vermehrung von K 4.

Diskussion

Bei der Nichtschwangeren finden sich nebeneinander die Differenzierungsrichtungen zur Verhornung (K 1/K 10) und zur Nichtverhornung (K 4/K 13). Das VE ist somit bezüglich der Expression von Zytokeratinen ein gemischt-expressives Epithel. In der Schwangerschaft hingegen läßt sich ausschließlich die Differenzierungsrichtung der Nichtverhornung nachweisen. Es liegt also nur hier ein reiner Typ des nicht verhornenden Plattenepithels vor. Das anamnestische Ereignis der Geburt verändert bei nichtschwangeren Frauen den Expressionsgrad, zumindest von K 1 und K 4 derart, daß im Gegensatz zur Nullipara, während der Geschlechtsreife die Differenzierungsrichtung der Verhornung und während der Postmenopause die Richtung der Nichtverhornung verstärkt wird. So ergibt sich als Hypothese, daß die spezifische hormonelle Situation der Schwangerschaft (Östriol?) zur aktuellen Suppression einer Differenzierungsrichtung führt und über die Schwangerschaft hinaus bleibend die Ansprechbarkeit der Zellen des gemischt-expressiven VE für Hormone (Östradiol?) verändert.

Zusammenfassung

Bei der nichtschwangeren Frau finden sich im Vaginalepithel nebeneinander die Differenzierungsrichtungen der Verhornung und der Nichtverhornung, während in der Schwangerschaft ausschließlich die Richtung der Nichtverhornung besteht. Das Ereignis der ausgetragenen Schwangerschaft verändert mutmaßlich bleibend den Expressionsgrad der Keratine 1 und 4.

Literatur

1. Cooper D, Schermer A, Sun T-T (1985) Biology of Disease. Classification of Human Epithelia and Their Neoplasms using Monoclonal Antibodies to Keratins. Strategies, Applications and Limitations. Lab Invest 52:243–256
2. Cordell JL, Falini B, Erber WN, Ghosh AK, Abdulaziz Z, MacDonald S, Pulford KAF, Stein H, Mason DY (1984) Immunoenzymatic Labeling of Monoclonal Antibodies Using Immune Complexes of Alkaline Phosphatase and Monoclonal Anti-Alkaline Phosphatase (APAAP-Complexes). J Histochem Cytochem 32:219–229
3. Kronenberg MS, Clark JH (1986) Identification and Analysis of Keratin Polypeptides from Rat Vaginal Epithelium. Endocrinology 117:1469–1479
4. Kronenberg MS, Clark JH (1986) Changes in Keratin Expression during the Estrogen-Mediated Differentiation of Rat Vaginal Epithelium. Endocrinology 117:1480–1489
5. Laemmli UK (1970) Cleavage of structural proteins during assembly of the head of the bacteriophage T4. Nature (London) 227:680–685
6. Moll R, Franke WW, Schiller DL, Geiger B, Krepler R (1982) The Catalog of Human Cytokeratins: Patterns of Expression in Normal Epithelia, Tumors, and Cultured Cells. Cell 31:11–24
7. Muijen van GNP, Ruiter DJ, Franke WW, Achtstätter T, Haasnoot WHB, Ponec M, Warnaar SO (1986) Cell Type Heterogeneity of Cytokeratin Expression in Complex Epithelia and Carcinomas as Demonstrated by Monoclonal Antibodies Specific for Cytokeratins Nos. 4 and 13. Exp Cell Res 162:97–113
8. Towbin H, Staehelin T, Gordon J (1979) Electrophoretic Transfer of Proteins from Polyacrylamide Gels to Nitrocellulose Sheets: Procedure and Some Applications. Proc Natl Acad Sci USA 76:4350–4354

Operative Gynäkologie, gynäkologische Onkologie

Operative Gynäkologie

Die Sitzung vom 10. 9. 1988 stand unter der Leitung von *N. Lang,* Erlangen. Berichtet wird über die Ergebnisse präoperativer abdominaler bzw. vaginaler Ultraschalluntersuchung and anderer bildgebender Verfahren (CT, NMR) bei Adnextumoren. Die Sonographie schneidet hinsichtlich Außenbegrenzung, Wand- und Binnenstruktur, Größe und Dignitätseinschätzung gegenüber CT und NMR am besten ab (*Schramm* et al., München). Die Vaginalsonographie bei 206 Adnextumoren ergab ca. 30% Blastome und ca. 70% funktionelle Zysten. Es wird der Vorschlag gemacht, nur postmenopausale Patientinnen mit zystischen Adnexbefunden primär zu laparotomieren, prämenopausale Patientinnen ohne akute Symptomatik zunächst mit hochdosierten Ovulationshemmern zu behandeln und erst bei Persistenz des Befundes nach Behandlung zu operieren (Göttingen). Die Aussagekraft der diagnostischen Laparoskopie bei unklaren Unterbauchbeschwerden wird weiter untermauert, wobei die hohe Inzidenz von Adhäsionen auffällt: 42% minimale oder schwere Adhäsionen (Zürich, Berlin). Die Laparoskopie kann als „Second-look"-Maßnahme in der Überwachung des Ovarialkarzinoms nach Primärbehandlung eingesetzt werden, wenn man sich des künstlichen Aszites (2–3 l Kochsalzlösung) bedient und die abgesaugte Flüssigkeit auch als Lavage für nachfolgende zytologische Untersuchung ausnutzt (*Raatz*). Die operative Beseitigung eines symptomatischen Retroflexio ist laparoskopisch möglich und hat in dieser Modifikation noch ihre Anhänger (*Kipshagen* und *Nachtwey*). Eine operationstechnische Möglichkeit der Kombination der „Kurzarmschlingen-

plastik" mit der sakrospinalen Kolpofixation wird vorgestellt (*Fabsits* und *Lahodny*) und die „Rektoplastik" von *Lahodny* im Zusammenhang mit einem funktionellen Konzept der Beckenbodendammkorrektur beschrieben (*Safar* und *Lahodny*). An Hand eines sehr großen vaginal operativen Krankengutes (3500 vaginale Hysterektomien) werden Komplikationen besprochen, die sich nach vorausgegangenen gynäkologischen Laparotomien ergeben können: Blutungen, die zusätzliche operative Schritte erfordern, 30%; Blasenläsionen 2,3% (Mannheim). Die Kieler Universitäts-Frauenklinik berichtet über die Auswertung von 8760 abdominalen und vaginalen Hysterektomien, besondere Aufmerksamkeit verdient die sonst weniger angewendete Kippmethode der vaginalen Hysterektomie. Die Komplikationszahlen (z. B. 0,81% Blasenläsionen bei abdominalem, 0,46% bei vaginalem Vorgehen), Indikationen und plastische Zusatzoperationen (53% der vaginalen Hysterektomien mit zusätzlicher Kolporrhaphie) werden angegeben. Über die Treffsicherheit der präoperativen Einschätzung von Größe, Form und Beweglichkeit als Ausdruck klinikinterner Qualitätskontrolle wird an Hand der Ergebnisse von 1662 Hysterektomien (*Steyer, Heins, Goecke*), über den Stellenwert der diagnostischen Kürettage (*Radivojevic, Riss*) wird berichtet. Erste Ergebnisse der Thromboseprophylaxe mit niedermolekularem Heparin auf der Grundlage einer prospektiven randomisierten Doppeltblindstudie werden vorgelegt (Essen). Die Beiträge über Radikaloperationen sind in den jeweiligen Tumorkapiteln enthalten.

H. L.

Validierung moderner bildgebender Verfahren in der präoperativen Diagnostik von Adnextumoren

Th. Schramm, R. Pröbstl, B. Mayr, J. Baltzer

1. Universitäts-Frauenklinik München, Radiologische Klinik der Universität München

Bildgebende Verfahren werden in der Gynäkologie eingesetzt zur Überprüfung von Tastbefunden, Indikation und Planung von Operationen sowie zur Überprüfung des Therapieerfolges – z. B. bei Chemotherapie –, zur Rezidivdiagnostik und in zunehmendem Maß zur Früherkennung. Aufgrund der einfachen Handhabung und der hohen Sicherheit steht die Sonographie an erster Stelle, CT und Kernspin sind ergänzende Methoden, insbesondere bei onkologischen Fragestellungen.

An der 1. UFK München wurde von 1. 1. 1984 bis 31. 12. 1986 bei 270 Patientinnen, die unter dem klinischen Verdacht auf einen Adnextumor operiert wurden, eine präoperative Ultraschalluntersuchung durchgeführt, bei 125 Patientinnen zusätzlich eine Narkoseuntersuchung, bei 72 eine Computertomographie, bei 17 eine Kernspintomographie (NMR). Die Validierung der bildgebenden Verfahren und der Narkoseuntersuchung erfolgte anhand der Beschreibung des Operationssitus und der pathologisch-histologischen Diagnosen. Bei den 270 Patientinnen fanden sich 71 Ovarialcarcinome sowie 306 benigne Tumoren (173 Pat. mit einer, 87 Pat. mit zwei, 10 Pat. mit drei Diagnosen): Uterus myomatosus 47, funktionelle Cysten 39, Kystome 45, Ovarialfibrome 19, Dermoide 34, entzündliche Tumoren 51, Endometriosecysten 43, außergynäkologische Tumoren 28. Zur Validierung der Verfahren wurden die Kriterien Lokalisation, Organzuordnung, Außenbegrenzung, Tumorwand, Binnenstruktur, Größe herangezogen. Tabelle 1 zeigt die Anzahl der in bezug auf Operationssitus und Histologie richtigen Befunde. In fast allen Kriterien ist die Sonographie der Computertomographie überlegen. Die außerordentlich schlechten Zahlen für die NMR sind durch die im Untersuchungszeitraum noch relativ geringe Erfahrung mit der Methode zu erklären.

Tabelle 1. Vergleich Diagnostik/Op-Situs, Pathologie. Richtig-Positive in % der Diagnosen

	US	CT	NMR	NU
Lokalisation	57	56	29	44
Organzuordnung	57	65	47	49
Außenbegrenzung	59	48	13	34
Tumorwand	73	54	oA	68
Binnenstruktur	60	40	26	43
Größe	70	55	36	40

Eine Validierung hinsichtlich der Verdachtsdiagnose schien nicht sinnvoll, da insbesondere bei benignen Tumoren bewußt eine definitive Festlegung selten erfolgte. Wichtiger ist die Fähigkeit der Verfahren, benigne und maligne Tumoren zu unterscheiden. Zur Validierung dieses Kriteriums wurde für jedes Verfahren eine Vier-Felder-Tafel erstellt, aus der Sensitivität, Spezifität, positive und negative prädiktive Werte berechnet wurden. Die Ergebnisse zeigt Tabelle 2. Auch hier kommt der Sonographie ein hoher Stellenwert zu, vor allem bei Berechnung des diagnostischen Zugewinns (Pos. präd. Wert-Prävalenz), der für die Sonographie bei 21%, bei den anderen Verfahren bei 10% (CT, NU) bzw. 2% (NMR) liegt.

Archives of Gynecology and Obstetrics Vol. 245, No. 1-4, 1989
Verhandlungen der Deutschen Gesellschaft für Gynäkologie und Geburtshilfe,
47. Versammlung, München 6.-10. September 1988
© Springer-Verlag Berlin Heidelberg

Tabelle 2. Voraussagefähigkeit für Malignität von Adnextumoren

	US	CT	NMR	NU
Prävalenz	71/270	31/58	11/17	46/125
Ovarial-Ca	26,3%	53,4%	64,7%	36,8%
Sensitivität	81,7%	67,7%	72,3%	73,9%
Spezifität	67,8%	55,6%	50,0%	50,6%
Positiver prädiktiver Wert	47,5%	63,6%	66,7%	46,6%
Negativer prädiktiver Wert	91,2%	60,0%	40,0%	76,9%

Prospektive Studie zum klinischen Management zystischer Adnextumoren an Hand sonographischer Kriterien

M. Völksen, R. Osmers, B. Hinney, H. Kühnle, W. Rath, A. Teichmann, W. Wuttke, W. Kuhn

Universitäts-Frauenklinik Göttingen

In einer prospektiven Studie wurden in einem Untersuchungszeitraum von 21 Monaten an der Universitäts-Frauenklinik Göttingen insgesamt 206 zystische Ovarialtumoren vaginalsonographisch untersucht. Diese Studie sollte klären, inwieweit unter Einbeziehung von vaginalsonographischen Kriterien und klinischer Symptomatik ein Management von zystischen Adnextumoren möglich ist. Das Ziel war neben der möglichst sicheren Erfassung von Blastomen die Vermeidung einer operativen Übertherapie.

Alle Untersuchungen wurden mit einer 5 MHz Vaginalsonde und 240° Schallwinkel durchgeführt (Combison 320, Fa. Kretz), Ausschlußkriterien waren neben dem Vorliegen einer Schwangerschaft sämtliche Zysten im fertilen Alter mit einer Durchschnittsgröße von weniger als 3 cm. In Abhängigkeit von der klinischen Symptomatik, d. h. Fehlen oder Anwesenheit von perakuten Beschwerden, den vaginosonographischen Zystenkriterien und dem Alter der Patientin bestand neben der operativen Abklärung in Form der Laparotomie und Laparoskopie mit Fensterung oder vaginalen Punktion eine konservative Therapiemöglichkeit, d. h. entweder die sonographische Kontrolle in 6 Wochen oder die Applikation eines hochdosierten Ovulationshemmers.

Bei bisher 206 ausgewerteten zystischen Adnextumoren fanden sich in 29,1% Blastome und in 70,9% funktionelle Zysten. In Abhängigkeit vom Patientenalter konnte ein Häufigkeitsgipfel von zystischen Adnexprozessen zwischen dem 21. und 30. Lebensjahr dargestellt werden. Ab dem 40. Lebensjahr kommt es zu einem steilen Anstieg der Blastominzidenz bei gleichzeitiger Abnahme des prozentualen Anteils von Retentionszysten. Bei Patientinnen mit perakuter Beschwerdesymptomatik fand sich nur bei 14,3% aller Patientinnen histologisch ein Blastom. Eine sichere Differenzierung anhand des klinischen Bildes ist jedoch nicht möglich. Legt man aber die durchschnittliche Zystengröße berechnet aus dem arithmetischen Mittel der 3 Dimensionen zugrunde, so findet man einen Anstieg der Blastome von 12% bei Zysten unter 4 cm Größe auf 56% oberhalb von 6 cm Größe. Aber auch oberhalb von 8 cm halten sich Retentionzysten und Blastome prozentual noch nahezu die Waage. Zieht man das sonographische Erscheinungsbild heran, so finden sich bei einkammrigen glattwandigen Zysten 74,5% Retentionszyten und 25,5% Blastome. Den höchsten Prozentsatz mit

68,0% Blastomen zeigen Zysten mit solide imponierenden Wandanteilen. Auch die Kombination von sonographischen Kriterien, Patientenalter und Zystengröße führt zu keiner wesentlichen Verbesserung der Vorhersagbarkeit von Blastomen. Als sicherster und praktikabelster Weg, um eine Über- bzw. Untertherapie zu vermeiden, hat sich für uns ein differenziertes klinisches Vorgehen erwiesen. So wurden von insgesamt 206 Ovarialzysten zunächst 42,3% konservativ therapiert, d. h. 35,0% wurden nach 6 Wochen einer erneuten vaginalsonographischen Untersuchung zugeführt, wobei 72,3% der Befunde nicht mehr nachzuweisen waren. Unter den persistierenden Befunden fanden sich in 26,7% Blastome und in 73,3% operationsbedürftige Retentionszysten, jedoch wie erhofft keine einzige funktionelle Zyste. Bei 7,3% aller Zysten (einkammrig glattwandig und kleiner als 6 cm) wurde eine Therapie mit einem hochdosierten Ovulationshemmer durchgeführt. Von diesen konnten 60% zur Remission gebracht werden, unter den therapierefraktären Befunden fanden sich in 75% operationsbedürftige Retentionszysten und 25% Blastome, aber wiederum keine einzige funktionelle Zyste. In dem sehr begrenzten Kollektiv der Laparoskopien mit Fensterung (5,4%) fanden sich ausschließlich Retentionszysten und kein einziges Blastom, wobei mit 90,9% die funktionellen Zysten den Hauptanteil ausmachten. Insgesamt wurden in unserer Studie 93,2% aller Zysten adäquat operiert. In 6,8% verzeichneten wir eine Übertherapie.

Aufgrund der gewonnenen Ergebnisse schlagen wir daher folgendes klinisches Vorgehen bei diagnostizierten Adnextumoren vor:

1) Patientinnen in der Postmenopause sollten primär einer Laparotomie zugeführt werden.

2) Prämenopausale Patientinnen ohne perakute klinische Symptomatik werden bei einkammrigen glattwandigen Zysten unter 6 cm Größe einem über 2 Zyklen dauernden Therapieversuch mit hochdosierten Ovulationshemmern unterzogen. Bei Befundpersistenz erfolgt auch hier die Laparotomie. Bei prämenopausalen Patientinnen mit Ovarialzysten mit Binnenstrukturen oder einkammrigen glattwandigen Zysten von mehr als 6 cm Größe erfolgt eine sonographische Kontrolle in 4–6 Wochen. Bei Befundpersistenz erfolgt auch hier eine Abklärung ausschließlich per laparotomiam.

3) Prämenopausale Patientinnen mit perakuter Beschwerdesymptomatik sollten einer diagnostischen Laparoskopie unterzogen werden. Nur in Fällen mit einem laparoskopisch begründeten Verdacht auf eine Einblutung darf eine Fensterung mit Gewinnung von Histologie und Zytologie durchgeführt werden. In Zweifelsfällen sollte auch hier die Entscheidung zur Laparotomie erfolgen.

Wir glauben, daß somit zukünftig ein einfaches und praktikables Management zystischer Adnexprozesse bei weitestgehender Optimierung des operativen Vorgehens möglich ist.

Laparoskopische Befunde bei unklaren chronischen Unterbauchschmerzen

R. A. Steiner, F. Rotta, W. E. Schreiner

Universitäts-Frauenklinik Zürich

Klagen über chronische unklare Unterbauchschmerzen (cUBS) sind in der gynäkologischen Praxis so häufig, daß erst eine immer wieder erscheinende Patientin mit rezidivierenden Klagen den Gynäkologen zu beunruhigen vermag. Es wird dann aufgrund der Dauer, der Intensität und, nicht zuletzt, der Glaubwürdigkeit

Archives of Gynecology and Obstetrics Vol. 245, No. 1-4, 1989
Verhandlungen der Deutschen Gesellschaft für Gynäkologie und Geburtshilfe,
47. Versammlung, München 6.-10. September 1988
© Springer-Verlag Berlin Heidelberg

der angegebenen Beschwerden entschieden werden müssen, ob zur weiterführenden Abklärung, nebst den üblichen, einfachen Untersuchungen, eine diagnostische Laparoskopie (LS) durchgeführt werden soll [5]. Um den diagnostischen Wert der LS und mögliche Ursachen (cUBS) zu evaluieren, haben wir retrospektiv unser Krankengut untersucht. Von insgesamt 1139 diagnostischen LS konnten 224 Fälle (20%) im Rahmen dieser Studie ausgewertet werden (1. 1. 81–31. 12. 85). Es handelte sich ausschließlich um Patientinnen mit cUBS und durchwegs normalen genitalen Tastbefunden, sowie normalen Laborparametern. Das Alter verteilte sich auf die reproduktive Phase und betrug durchschnittlich 33 Jahre. Die Schmerzen projizierten sich bei 39% in den rechten, bei einem Viertel in den linken und bei 11% in die Mitte des Unterbauches. Die Patientinnen litten zum Teil schon lange unter den angegebenen Beschwerden, nämlich knapp 50% seit mehr als einem Jahr. 54% der Patientinnen gaben anamnestisch Abdominaleingriffe an, davon wurden 45% zweimal bis mehrmals operiert. Die laparoskopischen Befunde, sowie eine vorsichtige Interpretation bezüglich des Zusammenhanges mit den Beschwerden, sind in Tabelle 1 ersichtlich:

Tabelle 1. Laparoskopische Befunde

Unauffälliger Situs:		28%: Keine Ursache
Befunde:		
– Minimale Adhäsionen	(29%)	
– Uterus myomatosus	(5%)	
– Subakute Entzündungen	(4%)	42%: Mögliche Ursache
– Ovarialzysten	(3%)	
– Varia	(1%)	
– Endometriose	(17%)	
– Schwere Adhäsionen	(13%)	30%: Wahrscheinliche Ursache

In der Literatur zeigt sich eine breite Streuung der Angaben über normale Befunde bei cUBS von 7% bis 68% [3, 4]. An Pathologie findet man am häufigsten eine Endometriose und Adhäsionen, während Karzinome nur sehr selten entdeckt werden. Patientinnen mit somatischen Befunden können in der Folge einer gezielten Therapie zugeführt werden. Solche ohne pelvine Pathologie zeigen interessanterweise in gewissen Fällen alleine aufgrund der Feststellung normaler Befunde eine Besserung der Beschwerden [2]. Zumindest aber ermöglicht diese Gewißheit einigen Frauen, mit ihren Beschwerden besser leben zu können. Patientinnen mit normalen Befunden, die vom Placeboeffekt der diagnostischen LS nicht profitieren können, sollten sinnvollerweise einer psychischen Exploration zugeführt werden [1]. Zusammenfassend zeigt sich, daß durch die LS bei cUBS in ca. ⅔ unserer Fälle eine zuverlässige Aussage über die Ursache möglich ist. Da nur 28% völlig normale pelvine Befunde zeigen, scheint uns primär eine somatische Abklärung vor einer allfälligen psychischen Exploration gerechtfertigt. Zudem können gleichzeitig therapeutische Eingriffe durchgeführt werden, so daß vielen Frauen die invasivere Laparotomie erspart bleibt.

Literatur

1. Duignan N, Jordan J, Coughlan B, Logan-Edwards R (1972) 1000 consecutive cases of diagnostic laparoscopy. J Obstet Gynaec Brit Cwlth 79:1016–1024
2. Frangenheim H, Kleindienst W (1974) Chronic pelvic disease of unknown origin. J Reprod Med 13:23
3. Liston W, Bradford W, Downie J, Kerr M (1972) Laparoscopy in a general gynecologic unit. Am J Obstet Gynecol 113:672
4. Ohlgisser M, Sorokin Y, Heifetz M (1985) Gynecologic laparoscopy. A review article. Obstet Gynecol Surv 40:385–396

Die Second-look-Laparoskopie im künstlichen Aszites

D. Raatz

Abteilung für Gynäkologie der Frauenklinik Berlin-Neukölln

Die derzeitige Behandlung der von den inneren Genitalorganen ausgehenden bösartigen Erkrankungen der Frau besteht in der primären Operation mit Entnahme der befallenen Organe und Ausräumung der abführenden Lymphwege. Sowohl die radikale als auch die palliative Operation zur Tumorverkleinerung sind Ausgangspunkte für die folgende Chemotherapie. Wir operativ tätigen Gynäkologen werden danach von den Onkologen mit folgenden Fragen konfrontiert:

Tabelle 1. Fragen des Onkologen an den Operateur

1. Tumorpersistenz? (Qualität)
2. Tumorprogredienz/Tumorprogression? (Quantität)
3. Metastasierungsgrad? (Lokalisation)
4. Möglichkeit der operativen Reduktion?

Diese Fragen konnten wir bislang nur mit der Second-look-Laparotomie beantworten.

In unserer Klinik wurde 1985 die Laparoskopie im künstlichen Aszites entwickelt.

Zunächst wird die Laparoskopie wie üblich in Allgemeinnarkose mit dem Anlegen eines Pneumoperitoneums begonnen. Nach dem orientierenden Rundblick wird der größte Teil des CO_2 abgesaugt und durch 2–3 l warme physiologische Kochsalz- oder Ringer-Lösung ersetzt. Durch das physikalisch dichtere Medium Wasser bekommen die intraabdominal gelegenen Organe einen größeren Abstand voneinander. Der Gas enthaltende Darm und der häufig Luft enthaltende Magen schwimmen an der Flüssigkeitsoberfläche und entfalten so große Teile der Mesenterialwurzel. Es ist mit dieser Methode möglich, alle Organe des Bauchraumes zu inspizieren und Gewebeproben zu entnehmen, ohne die Bauchhöhle zu eröffnen. Durch den Vergrößerungseffekt der in die Flüssigkeit eingetauchten Optik und die Möglichkeit, eine nahezu Kontaktinspektion durchzuführen, ergeben sich Dimensionen, die im Bereich der Lupenvergrößerungen liegen und mit der kolposkopischen Betrachtung der Portio vergleichbar sind. Am Ende des Eingriffes wird durch Lagewechsel der Patientin die Flüssigkeit abgesaugt und die Gesamtmenge von annähernd 3 l zur zytologischen Untersuchung eingesandt. Wir haben insgesamt 61 Tumor-Patientinnen 87 Laparoskopien im künstlichen Aszites unterzogen und mußten zweimal der Laparoskopie eine Laparotomie anschließen, weil die intraoperativ erkannten Tumoranteile die Eröffnung der Bauchhöhle notwendig machten.

Tabelle 2. Vorteile der Laparoskopie im künstlichen Aszites gegenüber der Second-look-Laparotomie

	Laparoskopie im künstlichen Aszites		Laparotomie
Dauer	3 Tage		ca. 10 Tage
Adhäsionsbildung	keine		evtl. erheblich
Aussagemöglichkeit		identisch	
Wiederholbarkeit	unbegrenzt		begrenzt

Archives of Gynecology and Obstetrics Vol. 245, No. 1-4, 1989
Verhandlungen der Deutschen Gesellschaft für Gynäkologie und Geburtshilfe,
47. Versammlung, München 6.-10. September 1988

Indikationen und Erfahrungen mit einer modifizierten laparoskopischen Antefixation des Uterus

H. Kipshagen, G. Nachtwey

Frauenklinik des St.-Johannes-Hospitals, Dortmund

Einleitung

Eine Indikation zur Antefixationsoperation wird wegen des oft fraglichen Zusammenhanges zwischen Retroflexio uteri und Schmerzen und wegen der schlechten Erfahrungen mit den seit Jahrzehnten bekannten Antefixationsoperationen per laparotomiam (Antefixationsschmerzen, Adhäsionen, Ileus, Sterilität) sehr zurückhaltend gestellt [6, 7]. Weitgehend anerkannt ist die Antefixationsoperation, wenn 1. bei der mobilen Retroflexio uteri nach Aufrichtung und Fixierung durch ein Hodge-Pessar für 2 Tage Beschwerdefreiheit eintritt und 2. bei der fixierten Retroflexio uteri durch Adhäsionen oder/und Endometriose des Douglasraumes nach Beseitigung der Fixation ein Rezidiv oder Retroflexio fixata befürchtet werden muß [1 – 7].

Methodik

Wir haben eine laparoskopische Antefixationsoperation durchgeführt, die sich an die Methode nach Doleris in der Variante von Simpson anlehnt [6]. Nach Einführen von Laparoskop und Arbeitstrokar werden Zusatzoperationen wie Adhäsiolyse, Endometriosekoagulation, Probeexzision oder Pertubation durchgeführt. 2 QF bds. der Linea alba werden in der Pfannenstielebene 3 cm lange Hautinzisionen gelegt. Die Externusaponeurose wird freigelegt. Mit einer langen stumpfen Klemme werden die Aponeurosen und Muskeln perforiert. Retroperitoneal wird die Klemme entlang dem Lig. rotundum unter laparoskopischer Sicht vorgeschoben. Das Ligament wird 3–4 cm lateral des Uterus gefaßt, durch die Aponeurosen gezogen und mit der obersten mit einem Etibondfaden vernäht. Das retroperitoneale Vorgehen verhindert eine Taschenbildung, in der sich eine Dünndarmschlinge inkarzerieren kann.

Ergebnisse

In den Jahren 1980–86 wurden 200 Pat. mit Unterleibsschmerzen und Retroflexio uteri in unsere Klinik eingewiesen. Bei 32 Pat. führten wir die laparoskopische Antefixationsop. durch. Der Verlauf von 27 Pat. im mittleren Alter von 28 Jahren konnte ausgewertet werden. Bei 10 Pat. wurde wegen einer Retroflexio mobilis nur die Antefixation gemacht. Bei 17 Pat. wurde zusätzlich 13mal eine Endometriose koaguliert, 11mal Adhäsionen durchtrennt und 11mal wegen Sterilität chromopertubiert. Alle Pat. wurden vom Autor und Koautor operiert. Nach 14–36 Monaten wurde die postoperative Anamnese im persönlichen Gespräch erhoben.

Tabelle 1. Postoperative Anamnese, n = 27

Partus	11
davon Z. n. Sterilität	6
Schmerzen in graviditate	0
Unterleibsschmerzen	5
d. h. 20 von 25 Pat. geheilt	
Dyspareunie	6
d. h. 17 von 23 Pat. geheilt	
Operation erfolgreich	23

Archives of Gynecology and Obstetrics Vol. 245, No. 1-4, 1989
Verhandlungen der Deutschen Gesellschaft für Gynäkologie und Geburtshilfe,
47. Versammlung, München 6.-10. September 1988
© Springer-Verlag Berlin Heidelberg

Die folgenden Befunde wurden bei der gyn. Untersuchung erhoben.

Tabelle 2.

Uterus anteflektiert	27
mobil	27
Schmerzen bei der Untersuchung	0

Die laparoskopische Antefixation in unserer Modifikation ist bei der richtigen Indikation eine sehr erfolgreiche schonende Operation.

Literatur

1. Eduah SB (1983) Die Antefixatio uteri unter Laparoskopie. Gynäkol Rundsch 22 Suppl 3:75–78
2. Frangenheim H (1980) Diagnostische und operative Laparoskopie in der Gynäkologie. Hans Marseille, München
3. Frantzen Ch. (1986) Mikrochirurgische Tubenkorrektur. In: Fertilität 2/3:115–119
4. Hoynck van Papendrechten HP et al. (1975) Antefixation of the uterus using laparoscopy. Ned Tijdschr Geneesk 119:301–304
5. Junker H (1977) Lagekorrektur des hypermobilen retroflektierten Uterus durch Ligamenta rotunda-Doppelung per laparoskopiam. Arch Gynäkol 224:281–288
6. Käser O (1983) Atlas der gynäkologischen Operationen, 4. Auflage, Thieme, Stuttgart
7. Müller P, Dellenbach P (1984) Die Rückwärtsverlegung des Uterus. In: Klinik der Frauenheilkunde, Band VIII, Urban-Schwarzenberg, München

Operative Adhäsiolyse und chronischer Unterbauchschmerz

P. M. Carsten, M. Stauber, W. D. Berger

Universitätsfrauenklinik Berlin-Charlottenburg

Die Problematik chronischer Unterbauchschmerzen ist bekannt. Wir wollten bei Berücksichtigung der laparoskopischen Adhäsiolyse sehen, ob Fortschritte zu erzielen sind. So wurden 170 Patientinnen mit chronischen Unterbauchschmerzen, die in die UFK Bln.-Chlbg. aufgenommen wurden, untersucht. (Befragung über Schmerzen, Kontrolle der Operationsberichte, Gießen-Test zur psychologischen Evaluierung, Nachuntersuchungsfragebogen.) – Als Kontrollgruppe dienten 147 Patientinnen, die sich einer laparoskopischen Tubensterilisation unterzogen haben. Nach diesen Untersuchungen, bei denen das Krankengut in Gruppen in Abhängigkeit von der Lokalisation und Ausdehnung der Adhäsionen, der operativen Adhäsiolyse, der anamnestisch angegebenen Schmerzdauer, der abdominellen Voroperationen, der gynäkologischen Diagnosestellung und der Bewertung des Therapieerfolges durch die Patientin etc. berücksichtigt wurden, stellen sich u. a. die Ergebnisse wie folgt dar: 1. Tatsächlich fanden sich in 87,1% Adhäsionen in der Untersuchungsgruppe. In der Kontrollgruppe fanden sich nur 40,8%. Berücksichtigt man die weiteren Befunde wie Endometriose, Ovarialbefunde, Adnexitis etc., dann finden sich (bedingt durch Mehrfachbefunde) in der Untersuchungsgruppe 133,6% Auffälligkeiten, während es in der Kontrollgruppe nur 56,4% waren. 2. Die Schmerzentwicklung steht in Beziehung zu Voroperationen. 30,8% voroperierter Frauen der Normalbefundgruppe stehen 87,5% der Adhäsionsgruppe gegenüber. Interessant ist auch, daß in der Adhäsionsgruppe

Archives of Gynecology and Obstetrics Vol. 245, No. 1-4, 1989
Verhandlungen der Deutschen Gesellschaft für Gynäkologie und Geburtshilfe, 47. Versammlung, München 6.-10. September 1988
© Springer-Verlag Berlin Heidelberg

77,5% der Frauen appendektomiert waren, während es in der Normalbefundgruppe nur 30,8% sind. 3. Die Resultate der Adhäsiolyse im Hinblick auf die
Schmerzentwicklung zeigt die Abbildung 1.

Tabelle 1. Prozentuale Verteilung der Schmerzentwicklung in Abhängigkeit von der Durchführung der operativen Adhäsiolyse: alle Adhäsionsfälle I, vollständige Adhäsiolyse II, Adhäsiolyse teilweise III, keine Adhäsiolyse IV

Schmerzentwicklung	I	II	III	IV
Keine Schmerzen	21,3	29,6	10,0	18,2
Weniger Schmerzen	46,8	44,5	50,0	50,0
Unverändert Schmerzen	21,3	14,8	30.0	27,3
Stärkere Schmerzen	10,6	11,1	10,0	4,5

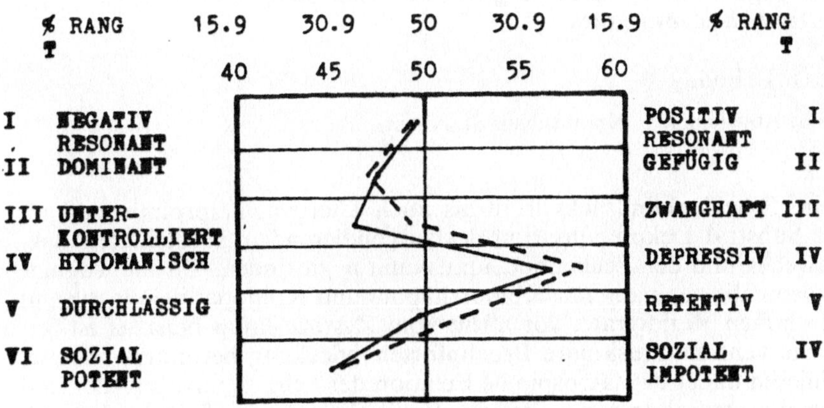

Abb. 1. Psychische Strukturdominanten von Patientinnen mit ausgedehnten (n = 59) und geringfügigen oder nichtvorhandenen Adhäsionen (n = 19). Ausgedehnt ——, nicht vorh./gering ---

Es ist festzustellen, daß die operative Verwachsungslösung bzw. das Unterlassen keinen signifikanten Einfluß auf die Bewertung des Behandlungsergebnisses
hatte. Eine Beschwerdefreiheit wurde lediglich in 21,3%, eine Beschwerdebes-
serung bei 46,8% erzielt. Die Schmerzentwicklung in der Durchführung der operativen Adhäsiolyse zeigt aber auch, daß Patientinnen, bei denen eine weitergehende bis vollständige Adhäsiolyse durchgeführt wurde, häufiger eine Be-
schwerdebesserung angeben, als Patientinnen mit teilweiser durchgeführter Adhäsiolyse bzw. unterlassener Adhäsiolyse. 4. Zum Zeitpunkt der stationären Behandlung nahmen 35,7% Analgetika. Die durchschnittliche Schmerzdauer war
22,8 Monate. Es ließ sich feststellen, daß mit einer Zunahme der Schmerzdauer
ein günstiges therapeutisches Ergebnis unwahrscheinlicher wird. 5. Zur psychischen Evaluierung wurde u. a. der Gießen-Test benutzt. Von den zahlreichen
Einzelergebnissen zeigt sich u. a., daß Patientinnen, die die UFK wegen chronischen Schmerzen aufsuchten, depressiver sind als die Normalbevölkerung.

Während Patientinnen mit einer über 2 Jahre andauernden Schmerzanamnese
eine hochsignifikante Depressivität aufweisen, sind Patientinnen, bei denen die
Schmerzdauer nur bis zu 1 Jahr beträgt, im Vergleich zu dieser Gruppe und zur
Normalbevölkerung weniger als depressiv anzusehen. Das läßt evtl. die Deutung
zu, daß die depressive Stimmungslage durch die Schmerzen verstärkt wird, eine
Signifikanz läßt sich aber nicht herausstellen. Folgende Schlußfolgerungen sind

zu treffen: Patientinnen mit chronischen Unterbauchschmerzen weisen tatsächlich gynäkologische Befunde auf. Operative Adhäsiolyse bzw. unterlassene Adhäsiolyse geben hinsichtlich des Therapieerfolges keine signifikanten Unterschiede. Die Neigung zur depressiven Stimmungslage kann sowohl Folge der chronischen Schmerzzustände, als auch Ausdruck einer vorgegebenen depressiven Grundstruktur sein. Damit ergibt sich die Forderung, daß bei Patientinnen mit chronischen Unterbauchschmerzen neben einer differenzierten gynäkologischen Diagnostik auch eine gründliche psychische Evaluierung erfolgen sollte. Konsequent muß auch sein die Zurückhaltung bei der Indikation zur operativen Adhäsiolyse. Durch eine umfassende Befundbesprechung mit den Patientinnen kann oft mehr für die Überwindung der Symptomatik getan werden.

Kombiniertes vaginalchirurgisches Vorgehen zur Behandlung des kompletten Scheidenvorfalles

M. Fabsits, J. Lahodny

Gynäkologische Abteilung A.ö. Krankenhaus St. Pölten

Sowohl beim Scheidenblindsackvorfall als auch Uterovaginalprolaps sind als organisches Substrat Dekompensation des suspendierenden, verdichteten Beckenbindegewebes und der Beckenbodenmuskulatur zu finden. Da die Vaginae fixatio sacrospinalis vaginalis mit Kolporrhaphie und Kolpoperineoplastik mit einer relativ hohen Rezidivrate, vor allem vom Zystozelentyp behaftet ist, erschien uns die ventrale muskuläre Bruchpfortenabdeckung besonders wichtig. Wir kombinieren daher die sacrospinale Fixation der Scheide mit ventraler und dorsaler Bruchpfortenabdeckung. Bei der Verfolgung dieses Zieles ergibt sich folgendes Hauptproblem: Nach Anlegen der ventralen Levatorplastik ist das Operationsgebiet in der Form eingeengt, daß der Zugang zum Ligamentum sacrospinale fast unmöglich würde. Zur Umgehung dieser Schwierigkeit haben wir die einzelnen Schritte so aufeinander abgestimmt, daß die anatomischen Ebenen vorerst nur präpariert und mit Nähten armiert werden. Dabei muß das Operationsfeld zwar öfters gewechselt werden, die tieferliegenden Strukturen sind aber unbeeinträchtigt erreichbar. Im einzelnen gehen wir wie folgt vor:

1. Mediane Kolpotomie der hinteren Scheidenwand, etwa ⅔ der Länge von cranial. Präparation des Spatium rectovaginale mit ausreichender Freilegung des Rektums.
2. Vordere Kolpotomie, seitliche Präparation und Darstellung der Ligamenta pubourethralia posteriora. Diese werden mit weit ausgreifenden Nähten gefaßt und zur Kurzarmschlingenplastik vereinigt.
3. Präparation des ventralen Levators (Muskulus puborectalis). Dieser muß soweit mobilisiert werden, daß er sich spannungsfrei in der Medianen vereinigen läßt. Zwei kräftige Vicrylnähte werden vorgelegt und mit Fadenklemmen gesichert.
4. Aufsuchen des rechten Ligamentum sacrospinale. Am besten gelingt dies teils digital, teils mit Hilfe langer Blätter. Auch das Ligamentum sacrospinale wird mit zwei vorgelegten Vicrylnähten bewehrt und die Fäden bezeichnet.
5. Ventraler Bruchpfortenverschluß durch Knoten der vorgelegten Puborektalisnähte.
6. Verschluß der vorderen und hinteren Scheidenwunde mit Ausnahme der obersten, d.h. der cranio-caudalsten Naht.

Archives of Gynecology and Obstetrics Vol. 245, No. 1-4, 1989
Verhandlungen der Deutschen Gesellschaft für Gynäkologie und Geburtshilfe,
47. Versammlung, München 6.-10. September 1988
© Springer-Verlag Berlin Heidelberg

7. Sacrospinale Fixation der Vagina. Eine Naht faßt den rechten Scheidenhaut-
lappen. Die zweite Naht führen wir durch beide Lappen, so daß nach Zügelung
der Naht gleichzeitig der oberste Kolpotomieverschluß entsteht.
8. Art und Anlage der dorsalen Levator- und Kolpoperineoplastik determinieren
die endgültige Lumenweite der Scheide.

Zur Operation kamen 48 Patientinnen mit „Totalprolaps". In dieser Gruppe
fanden sich Rezidivfälle nach vorangegangener Hysterektomie und Kolpoperineoplastik, sowie Frauen mit Zustand nach einfacher Hysterektomie, als auch
Totalprolapse im Sinne einer Primäroperation. Durchschnittlich 6 Monate postoperativ wurde nach viscerographischen, urodynamischen und klinischen Standards nachkontrolliert. Es fanden sich 3 Rektozelenrezidive, jedoch keine Zysto-
und Enterozelenrezidive. An subjektiven Beschwerden mußten wir feststellen:
Harndrangsymptome 31%, Pollakisurie 29%, Nykturie 25%; Dyspareunie 29%,
Streßinkontinenz 6%.

Grundsätzliche Überlegungen zur chirurgischen Rektozelenversorgung

P. Safar, J. Lahodny

Gynäkologische Abteilung, A.ö. Krankenhaus St. Pölten

Neueren Literaturangaben zufolge liegt die Rektozelenrezidivrate nach vaginalen
Eingriffen bei 54,8%. Auch wir konnten früher ähnliche Ergebnisse beobachten.
Um eine rezidivfreie Rektozelenversorgung zu gewährleisten, muß man einige
Besonderheiten zur funktionellen Anatomie berücksichtigen.

1. Die Lage über dem Enddarm, einem Hohlorgan mit unterschiedlichem
Füllungszustand und wechselnder Mobilität, verbieten die operative Umwandlung der hinteren Vaginalwand in eine starre Platte.

2. Geburtstraumatische Veränderungen, insbesondere der Scheidenhinterwand, führen zu Überdehnungen oft um das Dreifache der ursprünglichen Länge.

3. Unzureichende Befestigung des dorsalen und cranialen Scheidenendes am
Beckenbindegewebsgrundstock bereiten oft bei Rektozelenkorrektur, vor allem
bei Sanierung eines Prolapses vom Rektozelentyp, Schwierigkeiten.

Zur kausalen Korrektur des multifaktoriellen Rektozelenproblems müssen
daher folgende Bedingungen erfüllt sein:
- Fixierung des oberen Scheidenendes an verläßlich tragende Strukturen, möglichst tief im kleinen Becken
- Straffung des Aufhängeapparates der hinteren Scheidenwand und bindegewe-
biger Bruchpfortenverschluß
- Ausschaltung der Längsüberdehnung der Scheidenhinterwand
- Verhinderung einer Perineozele durch dorsalen, muskulären Beckenbodenbruchpfortenverschluß

Um diesen Anforderungen gerecht zu werden, wählen wir daher folgendes
operative Vorgehen:

1. Die Befestigung des hinteren, oberen Scheidenendes durch Einnährung in
die Ligamenta sacrouterina oder im Levatortor.

2. Bei sehr großen Rektozelen oder beim Prolaps vom Rektozelentyp kommt
die Befestigung durch die vom Vorredner besprochene Vaginae fixatio sacrospinalis vaginalis vermehrt zur Anwendung.

3. Die zusätzliche mediane Vereinigung der Ligamenta sacrouterina ermöglicht den bindegewebigen Bruchpfortenverschluß, wodurch der direkte Druck der
Eingeweidelast auf die hintere Vaginalwand entfällt.

4. Um der Längsüberdehnung der Scheidenhinterwand zu begegnen, führen
wir die sogenannte Rektoplastik als Teil des Gesamtkonzeptes nach Lahodny
durch:
Es entsteht dabei eine quere, interparakolpane Scheidenstabilisierung, ohne
Verengung oder nennenswerte Verkürzung der Vagina.
5. Schließlich kommt für den dorsalen, muskulären Beckenbodenbruchpfortenverschluß bei weiter Scheide die konventionelle intravaginale Levatorplastik
zur Anwendung. Bei engen Scheidenverhältnissen ermöglicht die perineale, prä-
anale Levatorplastik als Teil des Gesamtkonzeptes nach Lahodny einen funktionellen muskulären Verschluß der Bruchpforte. Von März 1987 bis Jänner 1988
haben wir nach dem oben angegebenen Vorgehen 98 Patientinnen – entweder mit
deutlicher Rektozele oder mit einem Rektozelenrezidiv nach vaginaler Hysterektomie und konventioneller Diaphragma- und Kolpoperineoplastik – operiert. Bei
den klinischen und viszerographischen Nachuntersuchungen von 76 Patientinnen
konnten wir eine deutliche Besserung der Ergebnisse erzielen. Auch durch großzügige Anwendung der Vaginae fixatio sacrospinalis vaginalis in 18,4% der Fälle
betrug insgesamt die Rektozelenrezidivrate im nachuntersuchten Kollektiv 5,7%.
Dyspareuniebeschwerden wurden von 25% geäußert.

Literatur

Lahodny J (1988) Operative Behandlung der Rektozele. Gynäkol Prax (im Druck)
Richter K (1963) Die Prophylaxe und Therapie des Scheidenvorfalles nach Uterusexstirpation.
  Geburtsh Frauenheilk 23:1063
Richter K (1967) Die operative Behandlung des prolabierten Scheidengrundes nach Uterusexstirpation. Ein Beitrag zur Vaginae fixatio sacrotuberalis nach Amreich. Geburtsh Frauenheilk 27:10
Stöcklin MW, Alder ChG (1986) Subjektive und objektive Verbesserung der weiblichen Harninkontinenz nach vaginalen und abdominalen Inkontinenzoperationen. Geburtsh Frauenheilk
  46:524–529

**Intra- und postoperativer Verlauf von vaginalen Hysterektomien
nach gynäkologischen Laparotomien**

W. Zieger, H. Hettenbach, A. Wischnik, F. Melchert

Frauenklinik, Klinikum Mannheim

Inwieweit durch vorausgegangene geburtshilfliche oder gynäkologische Operationen der intra- und postoperative Verlauf der später durchgeführten vaginalen
Hysterektomie beeinflußt wird, wurde anhand einer retrospektiv angelegten Auswertung aus einem Krankengut von 3500 vaginal hysterektomierten Patientinnen
der Frauenklinik Mannheim aufgezeigt. Von 446 Frauen, die vor einer vaginalen
Hysterektomie gynäkologisch oder geburtshilflich laparotomiert worden waren,
gingen 380 Patientinnen in die Auswertung mit ein. Zum Vergleich wurde aus dem
selben Krankengut ein zufällig ausgesuchtes Kollektiv von 200 nicht voroperierten Frauen gegenübergestellt. Die vorausgegangenen Operationen wurden in
5 Gruppen unterteilt: Operationen am Uterus, an den Uterusbändern, sowie
Sectiones, Adnexoperationen und laparoskopische Sterilisationes. Die Durchführung der vaginalen Eingriffe erfolgte nach der in der Operationslehre von Käser,
Iklé und Hirsch beschriebenen standardisierten Technik. Neben anamnestischen
und biometrischen Daten wurden OP-Dauer sowie intra- und postoperative

Komplikationen dokumentiert. Blutungen, die eine über die übliche Technik hinausgehende Ligatur notwendig machten, wurden beim voroperierten Kollektiv mit 30% und beim nicht voroperierten Kollektiv mit 25% fast gleich häufig gesehen. Während in 35% der voroperierten Fälle Schwierigkeiten beim Eröffnen des vorderen Peritoneums beschrieben wurden, betrug bei der Kontrollgruppe der Prozentsatz nur 28%. Schlüsselt man die Zahl 36% bei Zustand nach Voroperation genauer auf, so sieht man, daß insbesondere bei Zustand nach Sectio in 55% der Fälle Schwierigkeiten bei Eröffnung des vorderen Peritoneums entstanden. Das Eröffnen des hinteren Peritoneums dagegen war so selten mit Schwierigkeiten behaftet, daß weder eine Abhängigkeit von einer bestehenden Voroperation zu relativieren war, noch vergleichende Literaturangaben zu finden waren. Wie erwartet, und wie in der Literatur beschrieben (Hinz et al.), waren Verwachsungen mit 34% bei der voroperierten Gruppe signifikant häufiger zu sehen als beim Kontrollkollektiv mit 15%. Während bei den schweren Komplikationen die Blasenläsion mit 2,3% bei der voroperierten Gruppe am häufigsten auftrat, war bei der Kontrollgruppe keine Blasenkomplikation zu finden. Gerade bei Zustand nach Sectio lag das Risiko mit 8% deutlich höher als nach anderen Voroperationen mit 1%. Eine Umlagerung erfolgte bei insgesamt 5 Fällen, wobei die Ursachen in 3 Fällen Blasenverletzungen bei Zustand nach Re-Sectio waren. Die postoperativen Komplikationen wie Fieber, Nachblutungen oder pulmo-/cardiale Komplikationen und Thrombosen waren unabhängig von Voroperationen in beiden Kollektiven gleich häufig und lagen im Bereich der in der Literatur angegebenen Häufigkeit. Wird eine vaginale Hysterektomie bei gynäkologisch bzw. geburtshilflich voroperierten Patientinnen durchgeführt, so ist die Rate der operationstechnischen Schwierigkeiten fast doppelt so hoch wie bei nicht voroperierten Patientinnen, wobei jedoch diese operationstechnische Probleme in 99% der Fälle vaginal zu lösen waren. Im Hinblick auf die eindeutigen Vorteile einer vaginalen Hysterektomie sehen wir in einer Voroperation bei guter Beweglichkeit und Zugängigkeit des Uterus keine Kontraindikation zur vaginalen Hysterektomie. Vielmehr sollte die Entscheidung bei voroperierten Patientinnen in undogmatischer Weise individuell beurteilt und ggf. in Narkose überprüft werden.

Vaginale und abdominale Hysterektomie an der Universitäts-Frauenklinik Kiel

L. Mettler, K. Semm

Einleitung

Da die Uterusexstirpation, ob vaginal oder abdominal vorgenommen, eine der großen Operationen in der Gynäkologie ist, bei deren Indikationsstellung wohl immer ernste Maßstäbe gesetzt werden müssen, scheint es sinnvoll von Zeit zu Zeit die vorgenommenen Operationen unter den verschiedenen Fragestellungen auszuwerten, um so den Operateuren Material an die Hand zu geben, sie durch diese Rückmeldungen in die Lage zu versetzen das Trauma der bei den jeweiligen Indikationen und Altersgruppen adäquaten Technik so gering wie möglich zu halten und andererseits auch den malignen Erkrankungen mit ausreichender Radikalität begegnen zu können.

Material und Methoden

In der vorliegenden Auswertung liegen die in dem Zeitraum 1960–1987 vorgenommenen 8760 abdominalen und vaginalen Uterusexstirpationen zugrunde

Verhandlungen der Deutschen Gesellschaft für Gynäkologie und Geburtshilfe, 47. Versammlung, München 6.-10. September 1988

(Abb. 1). 4,8% der Hysterektomien wurden supracervikal und 95,2% als totale Hysterektomie in 75,6% per laparotomiam und in 24,4% per vaginam durchgeführt. Während das Vorgehen bei der Laparotomie als überall auf die gleiche Art und Weise durchgeführt, entsprechend den Lehrbüchern von Käser et al. (1972), Stoeckel (1947), Seitz und Amreich (1955), Werner und Sederl (1952) und Martius und Husslein (1971) nicht extra definiert werden muß, sollen die Operationsschritte für die vaginale Uterusexstirpation – wie sie an der Universitäts-Frauenklinik Kiel ausgeführt werden – hier noch einmal kurz angeführt werden.

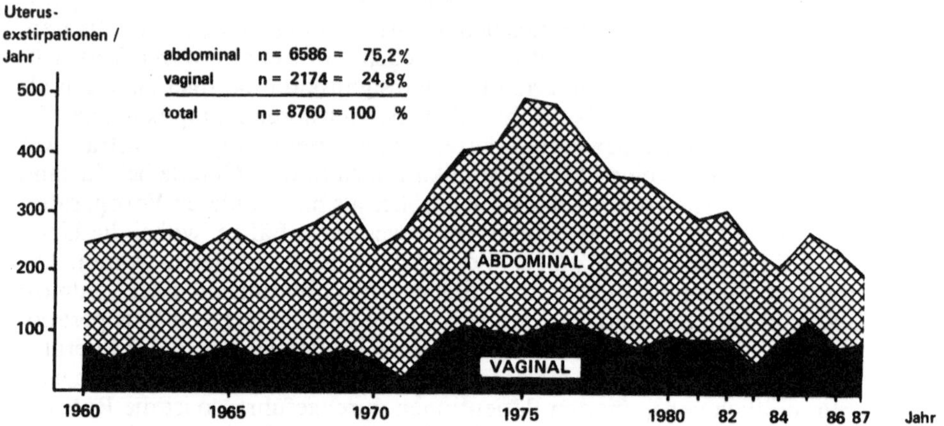

Abb. 1. Uterus-Exstirpation an der UFK Kiel 1960–1987

Ab 1920 nahm sich Walter Stoeckel (von 1910–1922 Direktor der Universitäts-Frauenklinik Kiel) der vaginalen Hysterektomien an und entwickelte sie gegen den einsetzenden Trend zu Gunsten der Laparotomie so weiter, daß man heute mit Recht von einer Schauta-Stoeckelschen Operation sprechen kann. Sein Vorgehen bei dieser Operation bezüglich der Colpocoeliotomie sowie des Absetzens des Uterus vom Fundus uteri her ist bis heute die an der Universitäts-Frauenklinik Kiel praktizierte Methode der vaginalen Uterusexstirpation (Kippmethode) und hat sich im Laufe der Zeit wegen der geringen Komplikations-häufigkeiten und der einfacheren Ausführungen der ursprünglichen von Schauta angegebenen Technik als überlegen erwiesen (Stoeckel 1947).

Die vaginale Uterusexstirpation mit Colpo-Coeliotomia anterior an der Universitäts-Frauenklinik Kiel umfaßt folgende Schritte:
1. Hohe Circumzision der Cervix
2. Eröffnung der Excavatio vesio uterina
3. Digitales Beiseiteschieben der Ureteren
4. Vorkippen des Fundus uteri mit Kletterhaken
5. Absetzen der Adnexe und Ligg. teretia
6. Eröffnen der Excavatio rectouterina
7. Absetzen der Ligg. cardinalia und sacrouterina
8. Verschluß der Peritonealhöhle
9. Adaptation der Ligg. teretia, Adnex- und Ligg. sacrouterina-Stümpfe
10. Verschluß der Scheide durch Einnähen der Peritonealecknähte, der Adaptationsnähte der Ligg. teretia, Adnex- und Ligg. sacrouterina-Stümpfe.

Der Wechsel des Lehrstuhlinhabers der Kieler Frauenklinik im Jahre 1970 zeigt sich in einer Abwandlung der Operationstechniken. Seit 1972 wird nahezu jede dritte Hysterektomie transvaginal durchgeführt. Indikationen zur Uterusexstirpation, die Ureter- und Darmverletzungen, die radikale Operation nach Wertheim, Sakamoto und Schauta, die Verteilung der Uterusexstirpation nach Altersgruppen, die 5 häufigsten Indikationen zur Uterusexstirpation, die Häufigkeit der Adnektomien bei den abdominalen und vaginalen Uterusexstirpationen, die Häufigkeit der Indikationen „Myom", „Collum-Ca.", „Corpus-Ca.", „Prolaps und Senkung" und „Ovarialtumoren" wurden ausgewertet.

Ergebnisse

Am häufigsten wurde die Indikation „Myom" (in 41,5%) ausgesprochen. 94% der uteri wurden bei dieser Indikationsstellung abdominal entfernt. An erster Stelle wurden Prolapse und Senkungen vaginal operiert (93,4%), am seltensten die Ovarialtumoren mit 0,3%, während für das Collum-Carcinom mit 68,1% für das vaginale Vorgehen sowie für das Corpus-Carcinom mit 18,6% mehr von Fall zu Fall über den operativen Weg entschieden wurde.

Auf der anderen Seite hat sich in den letzten 28 Jahren eine erhebliche Verschiebung in der Indikationsstellung zur vaginalen und abdominalen Hysterektomie ergeben. So wurden von 1971–1987 fünfmal so viel Uteri bei den Indikationsstellungen Prolaps und Senkung vaginal exstirpiert wie 1960–1970. Dagegen wurde das Corpus-Carcinom in 34,7% nur noch in 8,8% der Fälle vaginal operiert. Eine weitere Veränderung hat sich beim Collum-Carcinom ergeben, die von 1960–1970 nur in 13,3% abdominal operiert wurden, wohingegen 1971–1987 47,5% der Collum-Carcinome mit der abdominalen Uterusexstirpation angegangen wurden. Bei der Zahl der Collum-Carcinome sind die Carcinome der Stufe I a mit ausgewertet.

Beispielhaft sind die Verlaufskurven der Myomenukleationen und der Corpus-Carcinom-Operationen in Abbildung 2 und 3 dargestellt. Das Durchschnittsalter aller operierten Patientinnen lag bei 49,1 Jahren und unterschied zwischen vaginalen (48,9 Jahre) und abdominalem Vorgehen 49,4 Jahre nur wenig, wohingegen es bei den verschiedenen Operationsindikationen zwischen 43 (Ca. colli uteri I a, b) und 60 Jahren (Corpus-Carcinom) schwankt.

Durchschnittlich bei jeder 111. Operation wurde eine Läsion intraoperativ gesetzt. Deutlich fällt die Überlegenheit der vaginalen Hysterektomie ins Auge. Durchschnittlich jede 99. abdominale Hysterektomie führte zu einer Läsion, jedoch nur jede 173. vaginale Uterusexstirpation. Am häufigsten wurde die Blase eröffnet – 0,81% der abdominalen Operationen – 0,46% der vaginalen Operatio-

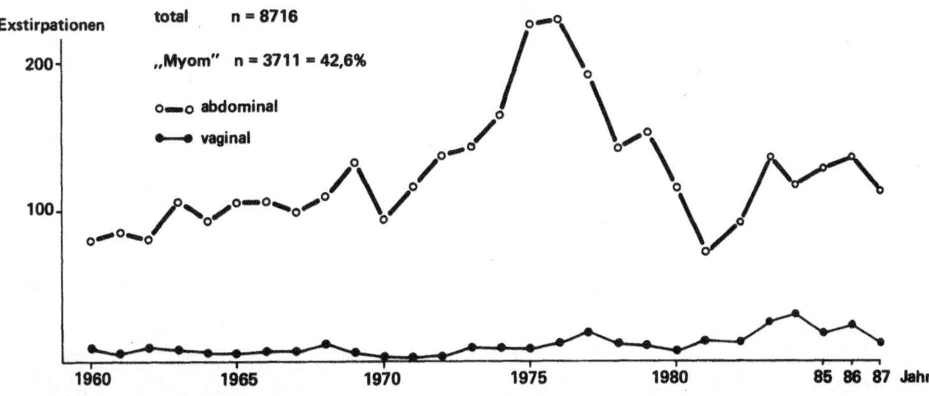

Abb. 2. Häufigkeit „Myom" als Indikation zur Uterus-Exstirpation an der UFK Kiel 1960–1987

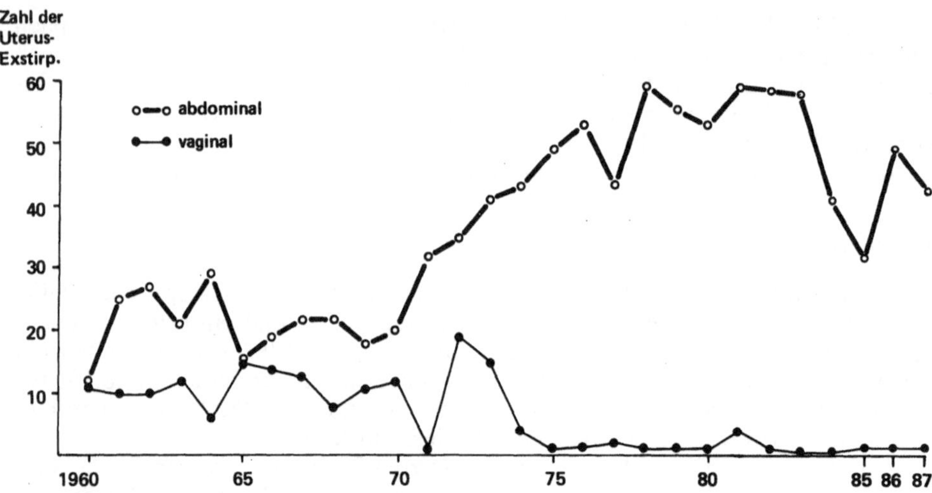

Abb. 3. Häufigkeit „Corpus Ca" als Indikation zur Uterus-Exstirpation an der UFK Kiel 1960–1987

nen. Gefolgt von den Verletzungen des Intestinums (0,19% der abdominalen Operationen und 0,21% der vaginalen Operationen). 44,1% der Hysterektomien wurden von einer bilateralen Adnektomie begleitet. Eine plastische Operation wurde in 41,6% aller vaginalen Uterusexstirpationen vorgenommen. Zwischen 1971 und 1987 wurden 53% aller vaginalen Hysterektomien zusätzlich mit einer Colpoperineorrhaphia anterior oder posterior versorgt.

Literatur

Käser O, Friedberg V, Ober K-G, Thomson K, Zander J (1972) Gynäkologie und Geburtshilfe, Band III, Spezielle Gynäkologie. Thieme, Stuttgart
Stoeckel W (1947) Lehrbuch der Gynäkologie. 11. Auflage, S. Hirzel, Leipzig
Seitz L, Amreich IA (1955) Biologie und Pathologie des Weibes. Ein Handbuch der Frauenheilkunde und Geburtshilfe. 4 Bd., Gynäkologie 1. Teil, 2. Auflage. Urban & Schwarzenberg, Berlin, S 910
Werner P, Sederl J (1952) Die Wertheimsche Radikaloperation bei Carcinoma colli uteri. Urban & Schwarzenberg, Wien, Innsbruck
Martius G, Husslein H (1971) Die gynäkologischen Operationen und ihre topographisch-anatomischen Grundlagen. Thieme, Stuttgart

Präoperativer Tastbefund bei Hysterektomie

M. Steyer, G. Heins, C. Goecke

Luisenhospital Aachen

Besteht eine Indikation zur Hysterektomie, wird präoperativ über den Operationsweg entschieden. Aus den unterschiedlichen Vor- und Nachteilen der abdominalen und der vaginalen Hysterektomie ergeben sich die Indikationen und Kontraindikationen beider Verfahren. Während die vag. Hyst. mit einem geringe-

Archives of Gynecology and Obstetrics Vol. 245, No. 1-4, 1989
Verhandlungen der Deutschen Gesellschaft für Gynäkologie und Geburtshilfe,
47. Versammlung, München 6.-10. September 1988
© Springer-Verlag Berlin Heidelberg

ren allg. Operationsrisiko behaftet ist, stellt die abd. Hyst. geringere Anforderungen an die Größe und Beweglichkeit des Uterus.

Material und Methode

Bei 1662 Hysterektomien aus den Jahren 1972–1983 wurden retrospektiv die präoperativen Palpationsbefunde mit den Operationspräparaten (pathol. Gutachten) verglichen. Die präoperativen Aussagen über die Größe des Uterus, Form, Konsistenz, Stellung und Beweglichkeit wurden ausgewertet und den pathologischen Angaben über den Uterus (Länge, Gewicht, Myometriumdicke, Myome) gegenübergestellt.

Ergebnisse

Im Zehnjahreszeitraum schwankte die Zahl der jährlichen Hysterektomien zwischen 130 und 250, 1975–1978 wurde besonders viel operiert. Das durchschnittliche Alter der Pat. betrug 45,4 Jahre.

Insgesamt waren 2556 Diagnosen aufgeführt, bei ca. der Hälfte der Pat. stellten zwei oder mehr Diagnosen die Indikation zur Op. Die Diagnosen „Uterus myomatosus" und „Descensus" bildeten mit 915 bzw. 561 Nennungen den größten Anteil, gefolgt von „Ovarialzysten und sonstigen Adnexerkrankungen" (331 ×), „Blutungsauffälligkeiten" (330 ×) und „Karzinomen" (183 ×).

Bei der palpatorischen Uterusgröße waren die Untersucher auf 8 (+ 1) Größenangaben festgelegt, deren Verteilung aus Tabelle 1 ersichtlich ist. Ihnen entsprachen erwartungsgemäß ansteigende Längen- und Gewichtsmaße der extirpierten Organe.

Tabelle 1.

Tastbefund Größe	n	Histologie	
		cm ($\bar{x}$)	g ($\bar{x}$)
Klein	246	7,8	74,2
Normal	636	9,0	88,2
Plump	403	9,6	127,3
Frauenfaust	264	10,1	149,6
Faustgroß	273	10,9	188,7
Mannsfaust	203	11,4	232,6
Doppelfaust	107	12,0	369,8
≥ Dreifaust	66	14,1	563,6
Andere A.	77		

Die Uteruskonsistenz und -form wurden präoperativ entsprechend Tabelle 2 beschrieben. 81% der klinischen Diagnosen „Uterus myom." wurden pathohistolog. bestätigt. Je größer die getasteten Myomknoten waren, desto sicherer erfolgte die Bestätigung. Bei Myomen unterschiedlicher Größe wurde das jeweils größte verglichen. Die Zuordnung der klinischen Angaben zu den pathol. Befunden ergab die in Tabelle 2 aufgezeigten Übereinstimmungen. Den palpatorischen Kriterien „Stellung und Beweglichkeit" des Uterus läßt sich kein Befund am extirpierten Organ zuordnen. Klinische Angaben zur Lage des Uterus fanden sich entsprechend der in Tabelle 3 aufgeführten Häufigkeit.

Tabelle 2.

Tastbefund Konsistenz	n	Histologie ja
Normal	19	10
Derb	416	153 (37%)
Höckrig	310	234 (78%)
Mehrknollig	130	123 (95%)
Kirschg. Myom	21	13 (62%)
Pflaumeng.	37	32 (86%)
Mandarineng.	32	31 (97%)
	(965)	

Tabelle 3. Tastbefund, Stellung/Beweglichkeit

Anteflekt.	638
Streckstellung	130
Retroflekt.	245
Andere A.	50
	(1063)
Mobil	818
Eingeschränkt	259
Adhärent	85
Andere A.	23
	(1185)

Folgerung

Bestehen keine sonstigen Indikationen für eine Laparotomie, hängt es von der palpatorischen Beurteilung der Verhältnisse im kleinen Becken ab, wie oft der Operateur das adequate Operationsverfahren wählt bzw. wie oft der Pat. die Nachteile der weniger geeigneten Op. zugemutet werden.

Eine kritische Gegenüberstellung von vermuteten und tatsächlichen Operationssitus, d. h. der Treffsicherheit der präoperativen Einschätzung von Größe, Form und Beweglichkeit des Uterus, stellt somit eine Qualitätskontrolle präoperativer Diagnostik dar.

Der Stellenwert der diagnostischen Curettage

K. Radivojevic, P. Riss

2. Universitäts-Frauenklinik Wien

Einleitung

Die derzeit geübte Praxis der Abklärung abnormer uteriner Blutungen mittels Cervixdilatation und diagnostischer Curettage wird von einigen Autoren in Frage gestellt, selbst die Wertigkeit der praeoperativen Curettage vor Hysterektomie zum Carcinomausschluß wird als gering angegeben [1, 2]. Ambulante Verfahren werden mehr in den Vordergrund gestellt [3, 4]. Als Screening bei Risikogruppen werden sie als Mittel der ersten Wahl angegeben; andererseits wird auf den therapeutischen Nutzen der Curettage bei abnormen Blutungen und die Normalisierung des Menstruationsmusters hingewiesen [5, 6].

Fragestellung

Kann an unserer Klinik innerhalb des Untersuchungszeitraumes ein diagnostischer und/oder therapeutischer Nutzen abgeleitet werden?

Neben Beantwortung dieser Frage soll versucht werden, eine Bestandsaufnahme über die an der Klinik durchgeführten Curettagen zu geben.

Material und Methode

Es wurden innerhalb eines halben Jahres alle Curettagen auf folgende Fragen untersucht:

Archives of Gynecology and Obstetrics Vol. 245, No. 1-4, 1989
Verhandlungen der Deutschen Gesellschaft für Gynäkologie und Geburtshilfe,
47. Versammlung, München 6.-10. September 1988

1. Welche sind die häufigsten klinischen Indikationen?
2. Welche anamnestischen Risikofaktoren bestehen?
3. Wie oft wurde eine Hormontherapie versucht?
4. Bestand vor der Curettage eine Anämie?
5. Welche Anästhesieform kam zur Anwendung?
6. Wie wurde curettiert (fraktioniert, einfach)?
7. Welche Komplikationen traten auf?
8. Welche histologischen Diagnosen wurden gestellt?

Ergebnisse

Im untersuchten Zeitraum wurden 234 Curettagen durchgeführt (24 einfach, 210 fraktioniert); in 7 Fällen mit paracervikaler Blockade, in den übrigen in Allgemeinnarkose. Die klinischen Indikationen zur Curettage sind in Tabelle 1 zusammengefaßt. In 21 Fällen von postmenopausaler Blutung, in 15 mit Metrorrhagia climacterica und in 9 mit rez. Metrorrhagie waren Risikofaktoren für ein Endometriumcarcinom (Adipositas, Hypertonie, Diabetes mell.) vorhanden. Präoperativ wurde bereits in 21 Fällen mit rezidivierender Metrorrhagie und in 8 mit Metr. clim. eine hormonelle Blutstillung versucht. 12 Patientinnen mit Metr. clim., 5 mit rez. Metr. und 2 mit postmenopausaler Blutung hatten infolge der Blutung einen Hämoglobinwert unter 10,5 g%. Komplikationen waren selten: 2 Harnwegsinfekte, 3 Uterusperforationen und in 2 Fällen Fieber über 38,5°. Die histologischen Diagnosen sind in Tabelle 2 zusammengefaßt.

Tabelle 1

	n	
Postmenopausale Blutung	56	(davon 2 unter Östrogentherapie)
Metrorrhagia climacterica	66	
Rezidiv. Metrorrhagie	69	(davon 4 mit liegendem IUD)
Hypermenorrhoe	15	(davon in 9 Fällen ein Uterus myomatosus)
Pap III	6	
Polypus cervicis	12	
Cavumpolyp	2	
Pap V	1	
Histiozyten im Abstrich	3	
St.p. TBC Therapie	2	
Primärtumorsuche	2	

Tabelle 2

	C	P	S	I	G	Po	K
PMB	5	5	2	27	1	11	5
Metr. clim.	3	11	15	19	8	3	7
Rez. Metr.	1	23	26	15	3	0	1
Hypermenorrhoe	0	5	6	1	2	0	1
Pap III	0	1	0	3	0	1	1

C	Carcinom
P	Proliferationsphase
S	Sekretionsphase
I	inaktives Endometrium
G	gland. cyst. Hyperplasie
Po	Cervix- bzw. Corpusschleimhautpolyp
K	kein Material gewonnen

Zusammenfassung

Unsere Untersuchung zeigt, daß die Indikation zur Curettage durchaus großzügig gestellt werden soll – vor allem im Hinblick auf Abklärung abnormer Blutungen post- und perimenopausal, aber auch bei rezidivierender Metrorrhagie und erfolgloser hormoneller Blutstillung.

Wundheilung an in vitro gesetzten Läsionen an Hautorgankulturen im Vergleich zu fetalchirurgischen Eingriffen bei Mäusen

U. Torsten, G. Schmidt, K. H. Weitzel

Klinik für Geburtshilfe und Gynäkologie Universität Berlin

Im Jahr 1927 machte Dr. Shields Warren aus Boston eine interessante Entdeckung: Durch die intraperitoneale Injektion von FW konnten bei Guinea-Schweinen, Katzen und Hunden postoperative peritoneale Adhäsionen in ihrem Ausmaß und ihrer Anzahl deutlich verringert werden. 1971 legten die Doktoren Somasundaram und Prathap von der Universität von Manila Untersuchungsergebnisse vor; die Wundheilung intrauterin operierter Kaninchen unterschied sich eklatant von der Heilung nach der Geburt operierter Jungkaninchen: nicht nur, daß unabhängig vom Alter des Feten keine Epithelialisierung der Wundoberfläche stattfand, es kam auch zu keiner Schorfbildung, zu keiner Leukozyteninfiltration, zu keiner Bildung von Granulationsgewebe und insbesondere auch zu keiner Wundkontraktion.

Dr. Schmidt von der Kieferchirurgischen Klinik des Klinikums Steglitz und wir fanden diese Erkenntnisse bei unseren fetalchirurgischen Eingriffen bei A-J-Mäusen bestätigt. Bei diesem Stamm treten bei bis zu 12% der Feten spontan Lippen-Kiefer-Gaumenspalten auf. Diese Inzidenz ließ sich durch eine einmalige Verabreichung von 60 mg Phenytoin/kg am 10. Gestationstag auf 84% steigern. Operiert wurden die schwangeren Tiere am 17. Tag unter Anästhesie mit Rompun + Ketanest. Per laparotomiam haben wir das rechte bzw. linke durchsichtige Uterushorn unter dem Mikroskop dargestellt (Abb. 1). Es folgte dann eine kleine Hysterotomie über der fetalen Schnauze, wodurch nur ein minimaler Verlust an FW gewährleistet wird, während Plazenta und Nabelschnur geschont werden können. Bei Spaltfeten frischten wir die Lippenspaltränder mit einer Mikoschere an und vernähten sie einschichtig mit einer 10/0 Ethilon Naht (Abb. 2). Lag keine Spalte vor, wurde die Oberlippe mit einem Mikromesser in ihrer gesamten Dicke durchtrennt und auf die gleiche Art vernäht. Anschließend verlagerten wir die fetale Schnauze in den Uterus zurück und vernähten den Hysterotomieschnitt fortlaufend. Die Bauchdecken wurden 2schichtig verschlossen. Bei jedem Wurf wurde nur ein Fet des Wurfs mikrochirurgisch operiert (Abb. 3), um die OP-Zeit kurz zu halten. In den meisten Fällen wurde die Schwangerschaft ausgetragen und endete sponan am 18/19 Tag, was der regulären Tragzeit entspricht. Bei der lichtmikroskopischen Untersuchung der Präparate kamen wir zu folgendem Ergebnis: 24–48 h nach der OP waren die Wundseiten nicht mehr vom umgebenden Gewebe zu unterscheiden. Die Epithelialisierung erfolgte schnell, eine Schorfbildung bzw. Makrophageninvasion fand nicht statt, mesenchymale Zellen wanderten ein. An dieser Stelle interessierte uns jetzt, weshalb die Wundheilung intraoperativ besser ist als im postpartalen Leben. In Zusammenarbeit mit Embryonalpharmakologen gelang es uns, Organkulturen in vitro zu züchten. Es handelt sich dabei um Oberlippenhaut von 6 Monate alten Spaltkindern. Diese Haut-

Archives of Gynecology and Obstetrics Vol. 245, No. 1-4, 1989
Verhandlungen der Deutschen Gesellschaft für Gynäkologie und Geburtshilfe,
47. Versammlung, München 6.-10. September 1988

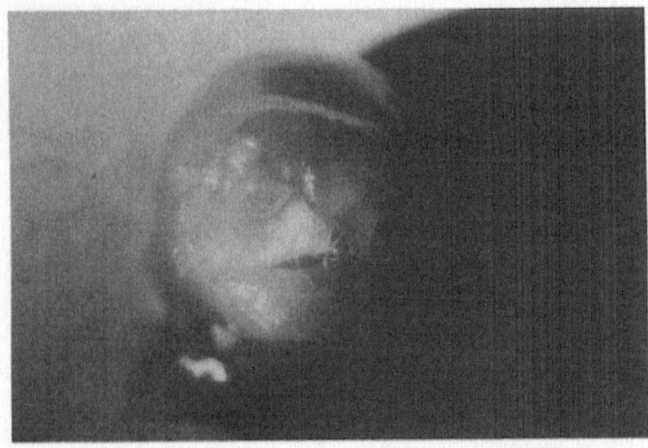

Abb. 1. Uterushorn mit 17 Tage alten A-J-Mäuse-Fet

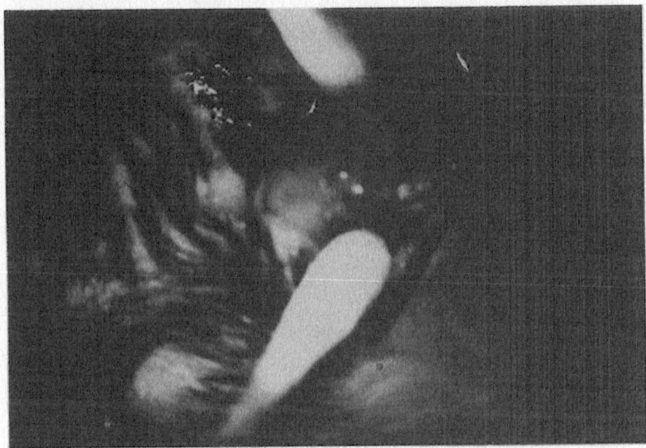

Abb. 2. Spaltfet mit angefrischten Lippenspalträndern

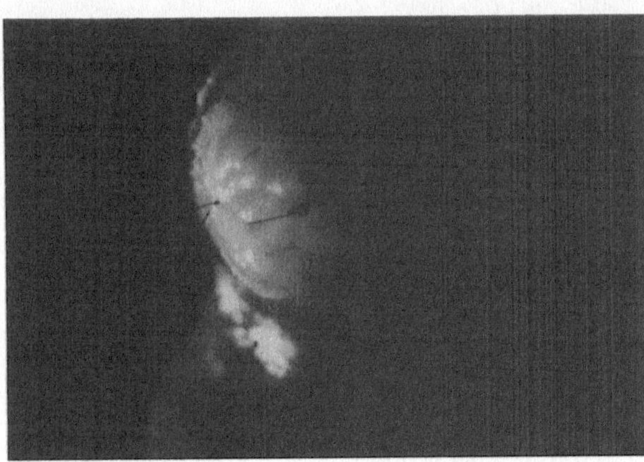

Abb. 3. Spaltfet, Lippenspaltränder mit einschichtiger 10-0 Ethilon-Naht adaptiert

organkulturen behandelten wir auf 2 verschiedene Arten: eine Gruppe wurde ausschließlich in HAM F-12 Medium mit Zusatz von Aminosäuren, Glucose, Ascorbinsäure und fetalem Kälberserum kultiviert; die andere Gruppe beließen wir in o.g. Medium unter Zusatz von FW in einem Mischungsverhältnis 2 zu 1.

Am Tag 0 setzten wir einen Schnitt bis in die Subcutis der Hautstücke, der Wundgrund wurde mit einem Faden markiert, jeden 3. Tag fand ein Medienwechsel statt. Die Organstücke wurden in einer Medien-Luft-Grenze in einer angefeuchteten Atmosphäre bei 5% CO_2 in Luft bei 37 °C kultiviert. Es gelang uns mit dieser Methode, bis zu 12 Tage alte vitale Kulturen zu züchten.

Unsere bisherigen Ergebnisse (Abb. 4 und 5): Mit und ohne FW-Einfluß findet bereits am 5. Tag eine Differenzierung der Epidermis statt: unten eine Schleimhautzellschicht, in den Faden hinein wandern Epidermiszellen (das, was in vivo später als Fadengranulom imponiert), zuunterst das Stratum corneum mit leeren Zellhüllen.

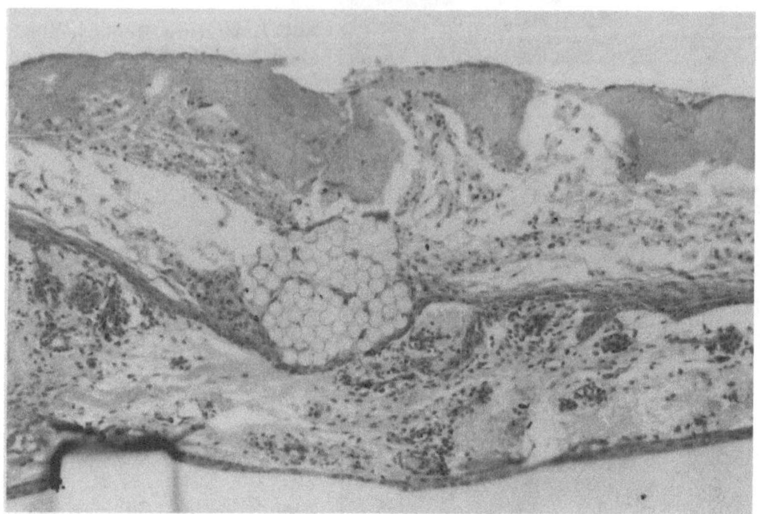

Abb. 4. Tag 5 der Hautorgankultur *mit* Fruchtwasser: Stratum Corneum überschichtet den Faden vollständig

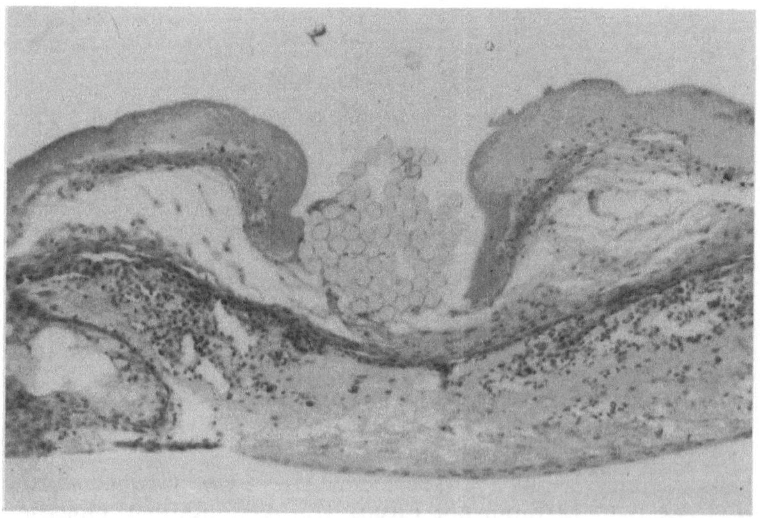

Abb.5. Tag 5 der Hautorgankultur ohne Fruchtwasser: Stratum Corneum-Defekt über dem Faden

Bei den in FW gezüchteten Hautorgankulturen sieht man jedoch ein Stratum corneum, welches den Faden vollständig überschichtet. Die Basalmembran ist einlagig, direkt unterhalb der Fadenmarkierung befindet sich eine stärkere Granulozytheninfiltration.

Worauf die beschleunigte und qualitativ bessere Wundheilung beim Feten zurückzuführen ist, kann ich zum gegenwärtigen Zeitpunkt nicht erläutern. Die in vitro Versuche deuten darauf hin, daß die sterile wasserhaltige Umgebung und hohe Konzentration an Wachstumsfaktoren allein bereits zu diesem Phänomen führen könnten. Jedoch müssen weitere Faktoren auf die Beeinflußbarkeit der Wundheilung hin untersucht werden. Dazu gehören: ein unterentwickeltes RES beim Feten, eine hohe Zellteilungsrate mit einem hohen Grad an Differenzierbarkeit sowie ein noch gering entwickeltes Blutgerinnungssystem.

Zu einzelnen dieser Fragen laufen z. T. noch Experimente.

Literatur

Warren S (1928) Effects of Ammionic Fluids on Serous Surfaces, Arch Path 6: 860

Der Einfluß von niedermolekularem und unfraktioniertem Heparin auf das Gerinnungssystem

L. Heilmann, M. Kruck, P. Haas, A. E. Schindler

Zentrum für Frauenheilkunde, Essen

Die Prophylaxe mit low dose Standard Heparin 3×5000 IU s.c. alle 8 Stunden ist in der Gynäkologie zur Verhütung postoperativer Thrombosen gut etabliert. Mittlerweile werden eine Reihe von niedermolekularen Heparinen mit der gleichen antithrombotischen Aktivität wie unfraktioniertes Heparin, aber mit geringer Blutungsneigung in den verschiedenen Bereichen der operativen Medizin geprüft. In der vorliegenden Studie sollten die hämostaseologischen Parameter nach Applikation von 3×5000 IU unfraktioniertem Heparin (UFH) bzw. 1×1500 IU niedermolekularem Heparin (LMWH, Fa. Sandoz, Nürnberg, FRG) überprüft werden.

Patientengut und Methodik

Aus einer prospektiven randomisierten Doppel-Blind-Studie zur Thromboseprophylaxe bei gynäkologischen Operationen bei Patientinnen über 40 Jahre von insgesamt 300 Frauen wurden 160 Frauen in die Untersuchung einbezogen. 80 Patientinnen erhielten 500 IU UFH $3 \times$ täglich. Die andere Gruppe erhielt 1500 IU LMWH und 2 Placeboinjektionen. In jeder Gruppe wurde das Heparin 2 Stunden präoperativ und dann alle 8 Stunden gespritzt. Die Blutentnahme erfolgte 2 Stunden nach der ersten Injektion. Das Screening für die Thrombose wurde mit Hilfe der Impedanzphlebographie durchgeführt.

Parameter

Hämatokrit, Anti-Xa-Aktivität, aPTT, TAT, D-Dimer, Alpha-2-Antiplasmin, Plasminogen, Protein C, Fibrinogen, F VIII: Ag.

Verhandlungen der Deutschen Gesellschaft für Gynäkologie und Geburtshilfe, 47. Versammlung, München 6.-10. September 1988

Der Hämatokrit fiel in beiden Gruppen identisch ab: $40,0 \pm 4,7\%$ auf $33,3 \pm 3,9\%$ (10. Tag, LMWH) bzw. $40,1 \pm 4,1\%$ auf $33,5 \pm 3,5\%$ (10. Tag, UFH). Die aPTT stieg von $36,8 \pm 8,6$ s auf $42,5 \pm 13,4$ s (5. Tag) an und fiel am 10. Tag auf $37,3 \pm 6,5$ s (LMWH) ab. Beim UFH war der Verlauf ähnlich ($35,8 \pm 6,0$ s, am 5. Tag: $39,2 \pm 8,6$ s, am 10. Tag: $39,7 \pm 9,9$ s). Die Anti-Xa-Aktivität stieg beim LMWH auf das Doppelte gegenüber dem UFH an ($0,064 \pm 0,020$ E/ml: 5. Tag, $0,055 \pm 0,0189$/ml: 7. Tag, $0,022 \pm 0,015$ E/ml: 8. Tag, 9. und 10. Tag: keine Aktivität). Beim UFH waren die Werte folgendermaßen verteilt: $0,022 \pm 0,013$ E/ml: 5. Tag, $0,030 \pm 0,017$ E/ml: 7. Tag, $0,012 \pm 0,004$ E/ml: 8. Tag, 9. und 10. Tag: keine Aktivität). Die Verläufe vom D-Dimer, Faktor VIII: Ag, Fibrinogen, TAT, Alpha-2-Antiplasmin und Protein C zeigten keine Unterschiede in den einzelnen Gruppen.

Klinische Resultate und Schlußfolgerungen

Unter den 160 Patientinnen traten 2 tiefe Beinvenenthrombosen auf, die der UFH-Gruppe zugeordnet werden konnten. Die Blutungskomplikationen in beiden Gruppen waren identisch. Intraoperative Blutverluste > 750 ml und Bluttransfusionen waren ähnlich in der Frequenz (10 vs. 8 bzw. 7 vs. 6). Dagegen war die Akzeptanz und die Verträglichkeit (Stichhämatome, Allergie) in der UFH-Gruppe schlechter (19 vs. 8).

Damit bietet sich von hämostaseologischer Seite die einmalige Injektion von niedermolekularem Heparin *ohne Dihydergot* zur Thromboseprophylaxe in der Gynäkologie an.

Eileiter

Das Thema „Eileiter" war ein Bestandteil des Hauptprogrammes. Die Plenarsitzung am 8. 9. 1988 wurde von *D. Krebs*, Bonn, geleitet. Sie brachte die beabsichtigte synoptische Darstellung und vereinigte Referate zur Morphologie, Physiologie, Mikrochirurgie, zur Tubargravidität und zum intratubaren Gametentransfer. Auch Beiträge zur nicht-operativen Behandlung der Tubargravidität wurden aufgenommen. Dem Auditorium sollten so alle gynäkologischen Aspekte an dem Organ Tube, mit Ausnahme akut entzündlicher Erkrankungen, in einer gemeinsamen Sitzung vermittelt werden, um Sachkenner aller Gebiete für die Diskussion zu vereinigen. Es zeigte sich bald bei der Vorbereitung, daß das Thema „Eileiter" gegenwärtig intensiv bearbeitet wird. Deshalb mußten 2 weitere Sitzungen zu „Tube – Extrauterine Gravidität" eingerichtet werden. Diese standen unter der Leitung von *P. Scheidel*, München, und *A. Wolf*, Ulm. Die eingegangenen Beiträge zu diesen beiden Sitzungen sind gleichfalls in diesem Kapitel zu finden, hingegen wurden die Referate „Intratubarer Gametentransfer" (*H. Hepp*, München) und „Intratubarer Embryotransfer" (*K. Diedrich*, Bonn) dem Kapitel Reproduktionsmedizin eingefügt, in welchem alle Vorträge zu Aspekten der assistierten Befruchtung zusammengefaßt werden. Der Aufbau beider Kapitel illustriert das Prinzip der Herausgeber, thematisch Verwandtes zu vereinigen, was für den Ablauf des Kongresses aus räumlichen und zeitlichen Gründen getrennt untergebracht werden mußte. H. L.

Funktionelle Morphologie des Eileiters

J. Brökelmann

Universitäts-Frauenklinik und Tumorzentrum Bonn

Functional Morphology of Fallopian Tubes

Summary. Human fallopian tubes were examined after injection with epoxy resins, after formation of tissue blocks, and after sectioning the blocks with a diamond saw. Calibers of arteries and veins were measured in these transparent sections. Fallopian cubes of women in the reproductive phase of life receive their blood mainly from the ovarian artery, while those of postmenopausal women predominantly get their blood from the uterine artery. There are special arterial cushions around the intramural part of the tube, around the abdominal os of the tube, and within the mucosal folds of the ampulla. The hypothesis is advanced that the cushions may play a role as sphincters, and in the case of the mucosal folds as an arterial, pulse-triggered pump for egg transport. The ovarian fimbria contains muscle bundles which may be important for the capture of the egg.

Zusammenfassung. Menschliche Eileiter wurden nach Gefäßinjektion, Plastination und Anfertigen von transparenten, farbigen Großschnitten untersucht. Gefäßkalibermessungen zeigen, daß der Eileiter in der geschlechtsreifen Phase der Frau von der A. ovarica aus versorgt wird, während er in der Postmenopause das

Blut hauptsächlich von der A. uterina erhält. Im intramuralen Teil der Tube, im
Bereich des Infundibulum tubae und besonders in den Schleimhautfalten der
Ampulle bestehen arterielle Polster, die wahrscheinlich eine Funktion als Sphink-
tere haben, im Falle der Schleimhautfalten möglicherweise aber auch als pulsgesteuerte, arterielle Pumpe für den Ei-Transport fungieren. Die Fimbria ovarica
enthält Muskelbündel, die für den Ei-Auffangmechanismus von Bedeutung sein
können.

Das Referat beschränkte sich auf die Gefäßversorgung und Fragen des Ei-
Transportes. Folgende neuartige *Methoden* geben neue Einblicke in die Funktion
der Tube:
1. Ausgießen der Gefäße mit farbigen Epoxid-Harzen.
2. Plastination großer Gewebsblöcke.
3. Herstellen von farbigen, transparenten Serienschnitten mit einer Diamantdrahtsäge.
4. Dreidimensionales Auftrennen von Gewebeblöcken [3, 4].

Gefäßarchitektur

Wir haben die Arterien des inneren Genitales einer 44jährigen Frau von den
Aa. uterinae aus mit rotem Harz injiziert. Während der *Gefäßinjektion* richteten
sich die zunächst schlaffen Tuben auf, ebenso ihr Fimbrienkranz; es entstand
gleichzeitig eine Einschnürung im Infundibulum tubae. Allein die Füllung der
Arterien hatte den Tuben am 2. Tag post mortem wieder Form und Gestalt
gegeben. Die räumliche Anordnung der Gefäße und ihr Füllungsdruck dürften
daher für die Tube formgebend und funktionsbestimmend sein.
   Aus *Kalibermessungen* (Abb. 1) muß geschlossen werden, daß in der Phase der
Geschlechtsreife die Tube 1. im Nebenschluß der A. ovarica liegt, und daß sie 2.
hauptsächlich von der A. ovarica versorgt wird, nicht von der A. uterina.

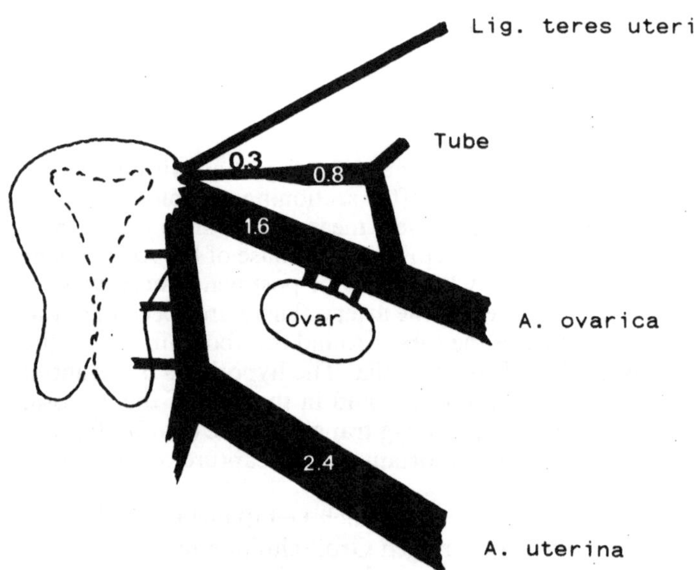

Abb. 1. Kaliber der Arterien des inneren Genitales (in mm; geschlechtsreife Frau)

392

Ein Vergleich der Arterien-Kaliber des Genitales aus der Geschlechtsreife mit
einem Genitale aus der *Postmenopause* zeigt, daß es besonders die Ovarialgefäße
sind, die nach der Menopause schrumpfen (Abb. 2). Wahrscheinlich erhält in der
Postmenopause das Genitale sein Blut hauptsächlich über die A. uterina. Diese
Kalibermessungen müssen noch an einem größeren Kollektiv bestätigt werden.
Die bisherigen Ergebnisse weisen aber auf die Schlüsselfunktion des Ovars und
der Ovarialgefäße für die Durchblutung der Tube hin.

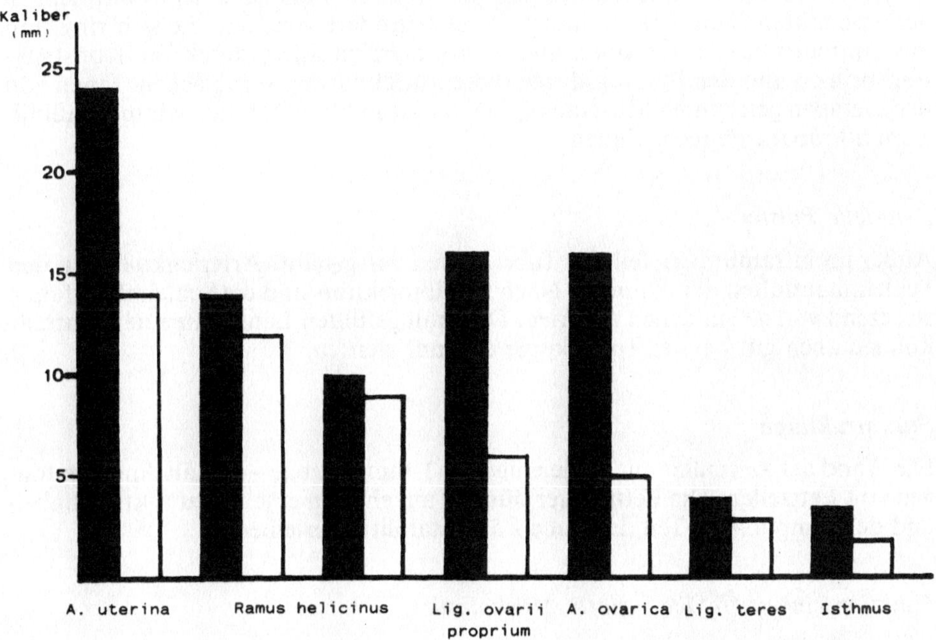

Abb. 2. Kaliber der Arterien des inneren Genitales in der Phase der Geschlechtsreife (■) und
in der Postmenopause (□)

Hormonabhängigkeit der Gefäße

Flimmerzellen und glatte Muskelzellen der Tube sind östrogenabhängig, wahrscheinlich auch die Gefäße: Schmidt [7] konnte bei der Ratte zeigen, daß alle zum
Uterus führenden Gefäße (Aorta abdominalis oberhalb der Nierengefäße bis hin
zu den Kapillaren des Uterus) nach 7tägiger Östrogenbehandlung größere Kaliber aufweisen als die Gefäße der Kontrolltiere. Auch in den Ovarialgefäßen
wurden dopplersonographisch zyklische Veränderungen nachgewiesen [8]. Es ist
deshalb anzunehmen, daß sich die Tubengefäße unter Östrogeneinfluß ähnlich
dilatieren wie die Uterusarterien. Zusammen mit Spoek und Lüsebrink haben wir
nachgewiesen, daß Östradiol eine Dilatation der Beckengefäße innerhalb von
Sekunden bewirkt [2]. Dieser Kurzzeiteffekt könnte für die Tubenbewegungen,
mit denen sich z.B. der Fimbrientrichter bei der Ei-Aufnahme über das Ovar
stülpt, von Bedeutung sein.

Sphinkter in der Pars uterina tubae

Zusammen mit Beuscher-Willems haben wir um den intramuralen Teil der Tube
untersucht und keinen separaten Muskel-Sphinkter gefunden [1]. Die uterine

Öffnung der Tube war jedoch immer durch einen Endometriumwulst verschlossen. Zusätzlich besteht um das Tubenlumen im Bereich des Stratum vasculare ein Polster von kleinen Arterien, das einen funktionellen Sphinkter darzustellen scheint.

Sphinkter des Infundibulum tubae

An der abdominalen Öffnung der Tube befindet sich in vivo und nach Gefäßfüllung post mortem eine Einschnürung des Tubentrichters nahe dem Fimbrien. In Serienschnitten sieht man in diesem Bereich größere Arterien, die sich rings um das Ampullenlumen anordnen und wahrscheinlich allein durch ihr Konstruktionsprinzip und den Füllungsdruck diese Einschnürung verursachen. Einen von den Gefäßen getrennten Musculus sphincter infundibuli konnten wir in gefäßinjizierten Präparaten nicht finden.

Arterielle Polster

Außer im intramuralen Teil der Tube fanden wir gehäuft Arterienknäuel in den Schleimhautfalten der Ampulle: Nach Gefäßinjektion sind die Schleimhautfalten strotzend von gewundenen Arterien. Die prall gefüllten Längsfalten der Ampulle können auch gut bei der Tuboskopie erkannt werden.

Stützstrukturen

Die Wand der Ampulle – nicht diejenige des Isthmus tubae – enthält Ansammlungen von Fettzellen. Die Fettpolster dürften am ehesten eine Stützfunktion haben und dem ampullären Teil der Tube Längsstabilität verleihen.

Funktionseinheit Gefäße – glatte Muskulatur

Die spiralisierten Arterien der Längsfalten befinden sich in einem Netz von glatten Muskelzellen. Beide bilden eine Funktionseinheit und stellen möglicherweise ein arterielles, kontraktiles Polster dar, das im Rhythmus des Herzschlages pulsiert. Da die Pulswelle von der A. ovarica aus entlang der Ampulle zum Isthmus und zum Uterus zieht, mag die Spekulation erlaubt sein, daß die Schleimhautfalten eine arterielle, pulsgesteuerte Pumpe darstellen könnten, die eine Propulsion des Eies in Richtung Uterus verursacht.

Ei-Transport

Die Hypothese, daß peristaltische Tubenbewegungen den Ei-Transport bewerkstelligen, wurde 1976 aufgrund von Untersuchungen von Halbert et al. [5] fallengelassen. Diese Autoren wiesen nach, daß ein Ei-Transport auch bei pharmakologisch gelähmter Muskulatur möglich ist. Bis vor einigen Jahren galt dann die Hypothese, daß der uteruswärts gerichtete Zilienstrom das Ei durch die Tube befördern soll. Frauen mit Kartagener-Syndrom jedoch, bei denen Zilien wegen eines angeborenen Defektes nicht schlagen, sind normal fertil [6]. Somit geriet auch diese Hypothese ins Wanken. Da wir also zur Zeit keine überzeugende Erklärung für den Mechanismus des Ei-Transports haben, rege ich an, die Hypothese der arteriellen Pumpe zu verfolgen. Auch an anderen Teilen des Körpers (Nabelschnurgefäße, Schwellkörper des Rektums, des Penis und der Klitoris) existieren besondere, arterielle Gefäßkonstruktionen, die die Funktion einer Pumpe oder eines Sphinkters übernehmen.

Fimbria ovarica

In ihr liegen neben dem Ramus tubarius der A. ovarica kleine, subperitoneale Muskelbündel, die von der Tube kommend in Richtung Ovar umbiegen. Diese Muskelzüge dürften sich bei der Ovulation kontrahieren und das Tubenostium an das Ovar ziehen. Werden diese Fimbrie und ihre Arterie durchtrennt, so erhält die Tube ihre Blutversorgung vom Uterus her, und diese könnte die Fertilität der Frau herabsetzen.

Zukünftige Forschung

Folgende Forschungsprojekte erscheinen jetzt sinnvoll: Kalibermessungen (Mensch, Tier, Zyklusabhängigkeit) Durchblutungsmessungen der A. ovarica (dopplersonographisch) Gefäßveränderungen (bei Raucherinnen, Gestose, Diabetes) Blutflußmessungen (Endometriose, retrograder Menstruation) Druckmessungen im Lumen der Ampulle (arterielle Druckwelle?) Ziel des Referates war es zu zeigen, wie wichtig die Arterien für Struktur und Funktion der Tuben sind und wie notwendig moderne morphologische Forschung für unser klinisches Verständnis ist. Dieser Forschungsrichtung und ihren Vertretern sollte ein Platz an der Universität ermöglicht werden.

Literatur

1. Beuscher-Willems B (1987) Der intramurale Teil der menschlichen Tube untersucht an transparenten Harzschnitten. Dissertation, Bonn
2. Brökelmann J, Lüsebrink P, Schmidt A, Idel P (1984) Direktwirkung von Oestradiol auf die Beckengefäße. Ber Gynäkol Geburtsh 120:111
3. Brökelmann J, Prondzinsky R (1985) Herstellung von Großschnitten plastinierter Gewebe mittels einer Diamantdrahtsäge. Verh Anat Ges 79:199−200
4. Brökelmann J, Weiers H, Hansmann M, Bald R (1988) Die Struktur der Plazenta in Epoxid-Großschnitten und im Ultraschallbild. Teil I: Die normale Plazenta. Ultraschall Klin Prax 3:70−78
5. Halbert SA, Tam PY, Blandau RJ (1976) Egg transport in the rabbit oviduct; the roles of cilia and muscle. Science 191:1052
6. Jean Y, Langlais J, Roberts KD, Chapdelaine A, Bleu G (1979) Fertility of woman with nonfunctional ciliated cells in the fallopian tubes. Fertil Steril 31:349−350
7. Schmidt A (1985) Einfluß von Östradiol und Progesteron auf die Kaliber der den Uterus versorgenden Gefäße der Ratte. Disertationsarbeit Bonn
8. Taylor KJW, Burns PN (1985) Duplex Doppler Scanning in the Pelvis and Abdomen. Ultrasound Med Biol 11:643−658

Organisationsstörung des Tubenepithels

B. Karbowski, H.P.G. Schneider

Frauenklinik der Westfälischen Wilhelms-Universität Münster

Entzündliche Tubenveränderungen sind überwiegend irreversible Zustände, wobei trotz Wiederherstellung der freien Tubenpassage der regelrechte Gametentransport beeinträchtigt ist. Wesentlich für den Gametentransport sind Muskelkontraktionen der Tunica muscularis, Volumenschwankungen der Lamina propria und Zilienschlag und Sekretproduktion der Tunica mucosae. Endo- und Myosalpinx werden zyklusabhängig hormonell beeinflußt. Nach Wiederherstel-

lung der freien Tubenpassage bei mechanisch induzierten Hydrosalpingen als
Modell für eine dünnwandige Hydrosalpinx wurde bei 36 Kaninchen die Tubenfunktion überprüft, indem die Salpingoskopie und morphologische Tubenveränderungen (Rasterelektronenmikroskopie, Immunhistochemischer Östrogenre-
zeptor-Nachweis) mit dem Nidationsindex 2, 8, 16 und 24 Wochen postoperativ
verglichen wurden. Die Hälfte der Tiere erhielt im Intervall Östradiolbenzoat i. m.
(20 µg/2,5 kg KG an 4 aufeinanderfolgenden Tagen, Fredricsson, 1959) nach
Clipresektion und mikrochirurgischer Reanastomosierung der Tuben (Abb. 1).

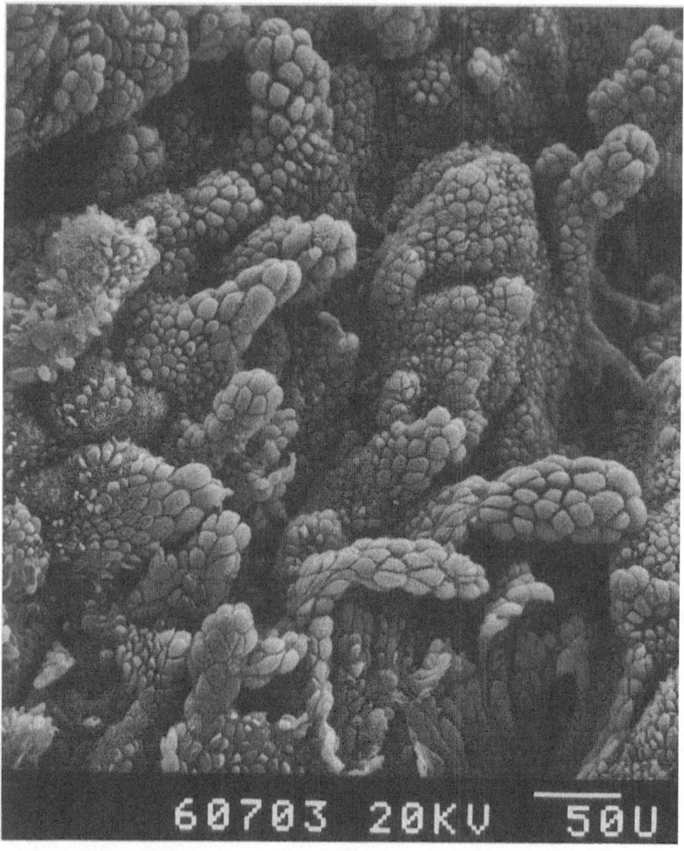

Abb. 1. Östrogeneinfluß auf die Regeneration der Tubenmukosa des Kaninchens 1 Woche nach
operativer Wiederherstellung der freien Tubenpassage einer Hydrosalpinx, Stadium III (SEM,
× 270)

Bereits 8 Wochen nach operativer Wiederherstellung der freien Tubenpassage
zeigte eine Hydrosalpinx, Stadium III nach Vasquez et al. (1983) eine vollständige
Regeneration der Tubenmukosa. Eine Östrogenapplikation bewirkte in den ersten 2 Wochen postoperativ eine gesteigerte Regeneration sekretorischer und
zilientragender Zellen der Tubenmukosa. Mit zunehmendem Intervall postoperativ war dieser Effekt jedoch nicht mehr nachweisbar. Die vollständige Regeneration der Mukosa war rasterelektronenmikroskopisch 8 Wochen postoperativ zu
sehen. Die Salpingoskopie half ergänzend bei der Beurteilung der Tubenfalten
und Mukosa, erlaubte jedoch keine Aussage über zu erwartende oder ausblei-

bende Schwangerschaften. Östrogenrezeptoren waren sowohl im Epithel (sekretorische und zilientragende Zellen) als auch in der Tubenwand- wie Gefäßwandmuskulatur nachweisbar. In der Hydrosalpinx war bezogen auf den immunreaktiven Nachweisscore (Produkt aus Färbeintensität und Prozentsatz positiver Zellen) der prozentuale Anteil östrogenpositiver Zellen im Vergleich zur normalen Tube gleich, jedoch war die Färbeintensität deutlich vermindert im Epithel wie in der Muskulatur. Trotz vollständiger Regeneration der Tubenmukosa blieb der Nidationsindex vermindert. Er betrug 2 und 8 Wochen nach Wiederherstellung der freien Tubenpassage 0 mit oder ohne Östrogenapplikation, 16 Wochen postoperativ ohne Östrogengabe 0, mit Östrogengabe 30, nach 24 Wochen ohne Östrogengabe 17, mit Östrogengabe 60. Wir sahen 24 Wochen nach operativer Wiederherstellung der freien Tubenpassage im Modell der mechanisch induzierten Hydrosalpinx beim Kaninchen keine Korrelation zwischen Regeneration der Tubenmukosa, aber möglicherweise zwischen der Regeneration der Tubenmuskulatur und dem Nidationsindex. Dies könnte auf eine fortbestehende Funktionsstörung der Tubenmuskulatur trotz Mukosaregeneration und ihre Bedeutung für den Eizelltransport hinweisen.

Literatur

Fredricsson B (1959) Proliferation of rabbit oviduct epithelium after estrogenic stimulation, with reference to the relationship between ciliated and secretory cells. Acta morphol Neerl Scand 2:193–202

Vasquez G, Winston RML, Boeckx W, Gordts S, Brosens IA (1983) The epithelium of human hydrosalpinges: a light optical and scanning electron microscopic study. Br J Obstet Gynecol 90:764–770

Die Bedeutung der Prostanoide für die Funktion des Eileiters

B. Seifert, J. Nieder, W. Augustin

Klinik für Gynäkologie und Geburtshilfe der Medizinischen Akademie Magdeburg

Der Effekt von primären Prostaglandinen E und F für die Physiologie und Pathophysiologie tubarer Funktionen gilt als etablierte Erkenntnis. Das Ziel unserer Untersuchungen war darauf ausgerichtet, Informationen über zyklusabhängige Aktivitäten des PG-Metabolismus in verschiedenen Regionen des Eileiters bei normaler und abnormaler Funktion zu erhalten. Es konnte ein Anstieg des Prostaglandinspiegels (PGE und PGF-Äquivalent) vom intramuralen Teil bis zu Maximalwerten in den Fimbrien festgestellt werden (Abb. 1).

Während der uterotubare Anteil und der Isthmus nur geringe Konzentration aufweist, konnten in der Ampulle und aus Extrakten der Fimbrienregion Maximalwerte von etwa 100 ng PG/g Feuchtigkeit nachgewiesen werden.

Es konnten auch zyklusabhängige Unterschiede analysiert werden.

In der Lutealphase was der Gehalt des PGF-Quotienten doppelt so hoch, und zwar sowohl im isthmischen als auch im ampullären Teil der Tube. Die PGE-Konzentration stieg in geringem Umfang an, so daß in der Sekretionsphase des Zyklus insgesamt eine Verschiebung zugunsten von PGF-Konzentrationen typisch ist.

Insgesamt niedrige Werte fanden sich in der Perimenopause (3 Fälle) und bei Patientinnen mit Hydrosalpinx (2 Fälle) (Abb. 2).

Verhandlungen der Deutschen Gesellschaft für Gynäkologie und Geburtshilfe,
47. Versammlung, München 6.-10. September 1988

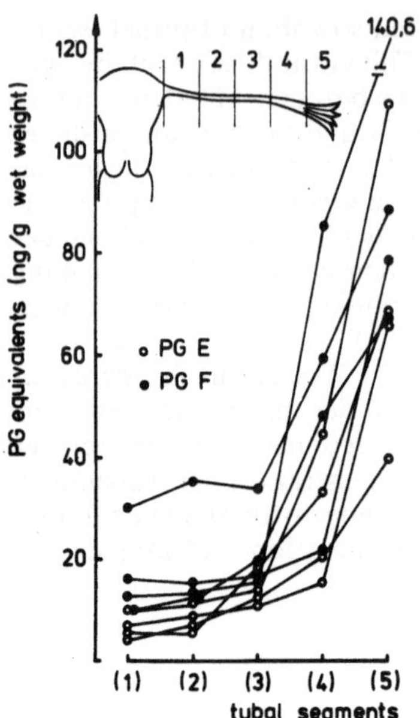

Abb. 1. Konzentration der Prostaglandine E und F in verschiedenen Abschnitten des menschlichen Eileiters

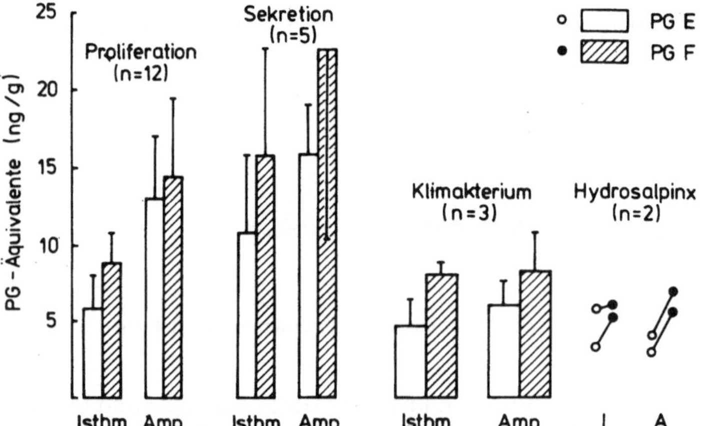

Abb. 2. Der Prostaglandingehalt im Eileiter während verschiedener Zyklusphasen sowie im Klimakterium und bei Hydrosalpinx

Die überwiegende Lokalisation der Prostaglandine befindet sich in der Mucosa, demnach im Fimbrienanteil und widerspiegelt im Verlaufe des Zyklus die steroidale hormonvermittelte Enzyminduktion.

Es steht deshalb außer Zweifel, daß diese Substanzen in die funktionellen Abläufe reproduktiver Vorgänge einbezogen sind, deren Effekt bei therapeutischen Eingriffen wie z. B. den Sterilitätsoperationen aber auch der konservativen Behandlung der Extrauteringravidität zu berücksichtigen ist.

Peptiderge (NPY, NT, VIP, SP, CGRP) Innervation der funktionellen Systeme des Uterus und der Tube des Menschen

M. Reinecke[1], J. F. H. Gauwerky[2], K. Schneider[1]

[1] Universitäts-Frauenklinik, [2] Anatomie III, Heidelberg

Peptides (NPY, NT, VIP, SP, CGRP) and Innervation in Uterus and Oviduct

Summary. With the use of immunohistochemistry NPY-IR, NT-Ir, VIP-IR, SP-IR and CGRP-IR nerve fibers were localized in the human uterus and oviduct. Each peptide showed a characteristic distribution pattern and the respective nerve fibers innervated in distinct manners the different target cell systems, i. e. surface epithelium, vasculature and smooth muscle layers. The functional implications of our results are discussed.

Einleitung

Während die klassischen Transmitter des autonomen Nervensystems (Noradrenalin, Acetylcholin) sowohl in der differentiellen Versorgung der einzelnen Organe als auch in ihrer Wirkungsweise an den verschiedenen Zielzellen seit langem klar definiert sind, liegen bisher nur wenige Befunde zu einer zusätzlichen Innervation mit Neuropeptiden vor. Es wurde daher die mögliche peptiderge Innervation des Genitaltraktes der Frau mit immunhistochemischen Methoden untersucht. In diese Studien wurden die Neuropeptide Neuropeptid Y (NPY), Neurotensin (NT), Vasoaktives intestinales Polypeptid (VIP), Substanz P (SP) und Calcitonin gene-related peptide (CGRP) einbezogen.

Material und Methoden

Die Untersuchungen wurden an menschlichen Tuben (n = 9) durchgeführt, die anläßlich abdominaler Hysterektomie gewonnen worden waren. Alle Patientinnen waren praemenopausal; ihr mittleres Alter betrug 42,5 Jahre. Das Gewebe wurde in Bouinscher Lösung immersionsfixiert und nach Dehydrierung in einer aufsteigenden Alkoholreihe routinemäßig in Paraplast eingebettet. Als immunhistochemische Nachweistechnik diente die Peroxydase-Antiperoxydase (PAP) Reaktion. Die Spezifität der erzielten Reaktionen wurde mit zahlreichen positiven und negativen Kontrollreaktionen abgesichert. Die dargestellten Nervenfasern werden daher im Folgenden als Neuropeptid-immunreaktiv (-IR) bezeichnet.

Ergebnisse

Alle von uns untersuchten Neuropeptide waren immunhistochemisch in Nervenfasern des Uterus und der Tube nachweisbar. Für jedes Neuropeptid war ein distinktes, spezifisches Innervations- und Verteilungsmuster zu verzeichnen.

1. Uterus

NPY-IR Fasern zeigten mit Abstand die größte relative Innervationsdichte in allen Regionen und Schichten des Uterus (Tabelle 1). Eine besonders starke Versorgung war am Gefäßsystem, und hier vor allem am arteriellen Schenkel, zu beobachten. Die Arterien und Arteriolen waren weiterhin in moderater Dichte auch mit CGRP-IR und VIP-IR sowie in geringerem Maße auch mit NT-IR und

SP-IR Fasern innerviert. Während die vaskuläre Versorgung mit peptidergen Nerven in der Subserosa, der Muskularis und der Basalis als relativ homogen zu bezeichnen ist, traten an den Spiralarterien der Funktionalis zur NPY-IR und SP-IR Nerven auf. Die glatten Muskelzellen der Muskularis waren in unterschiedlicher Dichte (Tabelle 1) mit allen untersuchten Neuropeptiden versorgt. Eine besonders hohe Innervationsdichte war für NPY-IR und CGRP-IR Fasern zu verzeichnen. In geringerem Maße lagen auch VIP-IR, SP-IR und NT-IR Fasern in Kontakt mit den Muskelzellen vor. Während im gesamten Bereich des Fundus und Corpus uteri keine Innervation des Drüsenepithels zu beobachten war, zeigten die Cervixdrüsen eine beachtliche Dichte von NPY-IR und SP-IR in unmittelbarem Kontakt mit dem Oberflächenepithel.

Tabelle 1. Verteilung und relative Häufigkeit peptiderger Nerven im Uterus des Menschen

	Endometrium				Myometrium	
	L. functionalis		L. basalis			
	Gefäß-system	Drüsen	Gefäß-system	Drüsen	Gefäß-system	Musku-latur
Fundus						
NPY	+	−	+ +	−	+ + +	+ + +
VIP	−	−	−	−	+	+
SP	+	−	+	−	+	+
CGRP	−	−	−	−	+	+ +
NT	−	−	−	−	+ / −	+
Corpus						
NPY	+	−	+ +	−	+ +	+ + + +
VIP	−	−	−	−	+	+ +
SP	+	−	+	−	+	+
CGRP	−	−	−	−	+	+ + +
NT	−	−	−	−	+	+
	Gefäß-system	Drüsen-feld				
Portio						
NPY	+ +	+ +			+ + +	+ + + +
VIP	+ +	+			+ + +	+ + +
SP	+	+			+ +	+ + +
CGRP	−	−			+	+ + +
NT	+	−			+	+

2. Tuba uterina

Wie im Uterus ließen sich auch in der Tube alle untersuchten Neuropeptide immunhistochemisch nachweisen, wobei ebenfalls alle Peptide in vasomotorischen Nerven auftraten. Die in der Tube beobachteten Verteilungsmuster (Tabelle 2) ähnelten den im Uterus aufgefundenen Gegebenheiten (Tabelle 1). So waren wiederum nur NPY-IR, VIP-IR und SP-IR Fasern in Kontakt zum Tubenepithel zu finden, während das Auftreten von CGRP-IR und NT-IR Nerven in dieser Lokalisation zweifelhaft ist. Die Innervation der Tubenmuskulatur muß als dichter als die der Muskularis des Uterus bezeichnet werden. Im Bereich der Tube selber war dagegen eine Zunahme der peptidergen Innervationsdichte von der Ampulle zum Isthmus zu beobachten.

400

Tabelle 2. Verteilung und relative Häufigkeit peptiderger Nerven in der Tube des Menschen

	NPY	VIP	SP	CGRP	NT
Tunica mucosa					
Gefäßsystem	+ + +	+ +	+	+ / −	+
Epithel	+ +	+	+ / −	−	−
Tunica muscularis					
Gefäßsystem	+ + + +	+ +	+	+	+
Ringmuskulatur	+ + + +	+	+	+ + +	+ +
Längsmuskulatur	+ + + +	+	+	+ +	+
Tunica subserosa					
Gefäßsystem	+ +	+ +	+ +	+ / −	+

Diskussion

Unsere Untersuchung hat gezeigt, daß alle funktionellen Systeme des Uterus und der Tube der Frau, d. h. die glatte Muskulatur, die verschiedenen Abschnitte des Gefäßsystems und partiell auch das Oberflächenepithel, in unerschiedlicher und für jedes Neuropeptid charakteristischer Weise von NPY-IR, VIP-IR, SP-IR, CGRP-IR und NT-IR Nervenfasern innerviert werden. Über eine mögliche Koexistenz dieser Neuropeptide miteinander und/oder mit den klassischen Transmittern des peripheren autonomen Nervensystems sowie ihre Zugehörigkeit zum afferenten oder efferenten Schenkel des peripheren Nervensystems können bisher für den weiblichen Genitaltrakt des Menschen keine definitiven Aussagen gemacht werden, während bei einigen anderen Säugern bereits Befunde vorliegen. Erste Ergebnisse unserer Arbeitsgruppe deuten eine partielle Koexistenz von NPY-IR mit adrenergen und von VIP-IR mit cholinergen Fasern an. Auf Grund ihrer immunhistochemischen Lokalisation ist für die von uns untersuchten Neuropeptide eine Beteiligung an der peripheren Regulation des Blutflusses durch den menschlichen Uterus und die Tube, an ihrer motorischen Aktivität und an der Sekretion der Cervixdrüsen sowie des Oberflächenepithels der Tube zu postulieren.

Regulative Peptide in der tuba uterina des Menschen

J. F. H. Gauwerky[1], M. Reinecke[2], K. Schneider[2]

[1] Universitäts-Frauenklinik, [2] Anatomie III, Heidelberg

Regulative Peptides in the Tuba Uterina

Summary. In the human oviduct the occurrence and distribution of nerves containing substance P(SP), neurotensin (NT) and neuropeptide Y(NPY) immunoreactivity hase been analysed previously. In vitro application of synthetic NT and SP resulted in dose-dependent excitatory effects on the different parameters of oviductal motility (resting tension, force and amplitude of spontaneous contractions). While NPY alone was found to exert no effects, it antagonized the action of acetylcholin. Thus, our results indicate that NT and SP may have a

Verhandlungen der Deutschen Gesellschaft für Gynäkologie und Geburtshilfe,
47. Versammlung, München 6.-10. September 1988

neurotransmitter and NPY a neuromodulator function in the regulation of oviductal motility.

Einleitung

Auf Grund der durch unsere Arbeitsgruppe immunhistochemisch nachgewiesenen Lokalisation peptiderger Nervenendigungen in der menschlichen Tube kann eine wesentliche Beteiligung an den regulativen Mechanismen dieses Organs postuliert werden. Ein zentraler Aspekt der Tubenfunktion ist der Gametentransport. Nach unseren heutigen Vorstellungen ist er das Ergebnis einer Interaktion von Tubenmotilität und -kontraktilität, ziliarer Aktivität, intraluminalen Flüssigkeitsbewegungen und Veränderungen der intraluminalen Architektur und des Faltenreliefs. Bei den im Folgenden dargestellten Experimenten haben wir die motorische Aktivität der menschlichen Tube untersucht. Wir haben uns weiterhin auf bestimmte Neuropeptide konzentriert, von denen auf Grund der eigenen immunhistochemischen und der an anderen Organen gewonnenen Ergebnisse eine regulierende Wirkung auch an der Tube zu erwarten ist.

Material und Methode

Die Untersuchungen wurden an Operationspräparaten der menschlichen Tube (n = 15, mittl. Alter 42 Jahre, prämenopausal), die anläßlich einer Hysterektomie gewonnen wurden, durchgeführt. Direkt nach Entnahme der Präparate wurden diese in eine gekühlte (6 °C) Elektrolytlösung („Organbad": 128 mM NaCl, 4,7 mM KCl, 1,2 mM $MgCl_2$, 2,5 mM $CaCl_2$, 14,5 mM $NaHCO_3$, 1,2 mM NaH_2PO_4, 10 mM Glucose) gelegt und die Tube in helikale Streifen (2 mm breit und 10 mm lang) geschnitten. Diese Tubenstreifen wurden in dem Organbad bei 37 °C aufgespannt (Vorspannung 2 g) und nach einer Äquilibrierungszeit von einer Stunde ihre motorische Aktivität mit Hilfe eines Transducer- und Verstärkersystems gemessen. Die Experimente wurden mit aufsteigenden molaren Konzentrationen der synthetischen Peptiden NPY, Substanz P (SP) und Neurotensin (NT) durchgeführt.

Ergebnisse

Mit zunehmenden molaren Konzentrationen von NT (1 nM → 1 µm) kommt es zu einer Zunahme der Kontraktionsfrequenz und der Kontraktionsamplitude. Die Frequenz der autonomen Kontraktionen nimmt um 55% und die Amplitude um das 9fache des Ausgangswertes zu (Abb. 1). Der Ruhetonus steigt ebenfalls an. Diese Effekte setzen prompt ein und überdauern die Auswaschung um mehr als 10 Minuten. Die zusätzliche Applikation des Antiserums RRF 5/7 zum Organbad in einer Verdünnung von 1:500 verhindert diese Effekte an der menschlichen Tube fast vollständig. In gleichen molaren Konzentrationen führt SP kaum zu einer Steigerung der Kontraktionsfrequenz und nur einer geringen Steigerung der Kontraktionsamplitude, jedoch zu einer exzessiven Erhöhung des Grundtonus (Abb. 1). Im Gegensatz zu NT hält die Wirkung von SP nur wenige Minuten an. Für NPY konnten wir in molaren Konzentrationen von 1 pM bis 10 µM keinen direkten Effekt auf die Tubenmotilität nachweisen. Kontraktionsfrequenz, Kontraktionskraft und der Grundtonus waren von NPY unabhängig. Es scheint jedoch einen modulierenden Effekt zu haben: Acetylcholin führt zu einer Abnahme der Kontraktionsamplitude (17 → 12 mg) und der Kontraktionsfrequenz (0,062 → 0,048 HZ). Zusätzlich steigt der Grundtonus und erreicht nach 2 Minuten ein Plateau, das ungefähr 7 Minuten anhält. Die Applikation von NPY (1 nM) führt zu einer Antagonisierung dieser Acetylcholin-Effekte (Abb. 2).

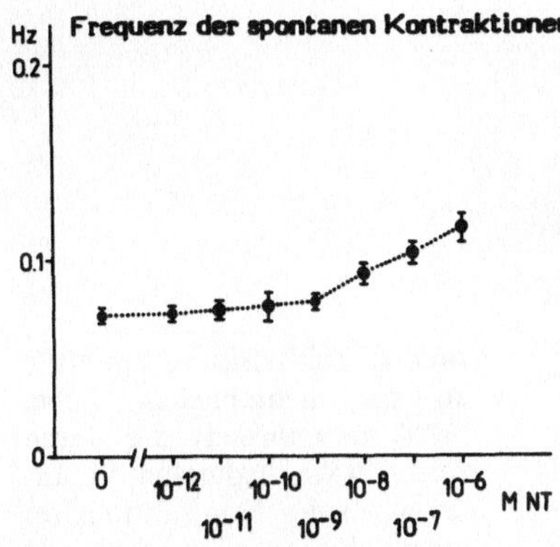

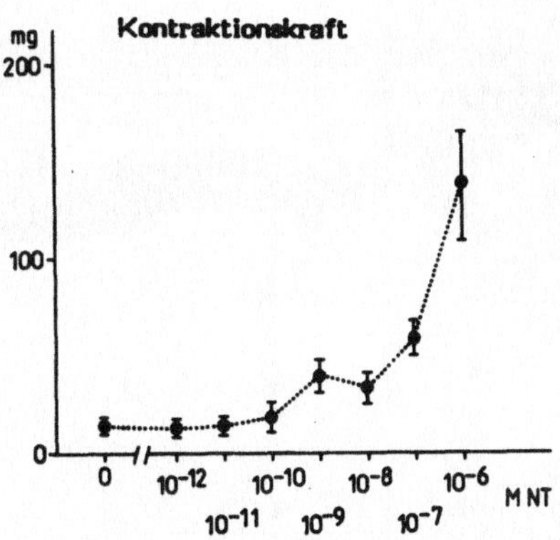

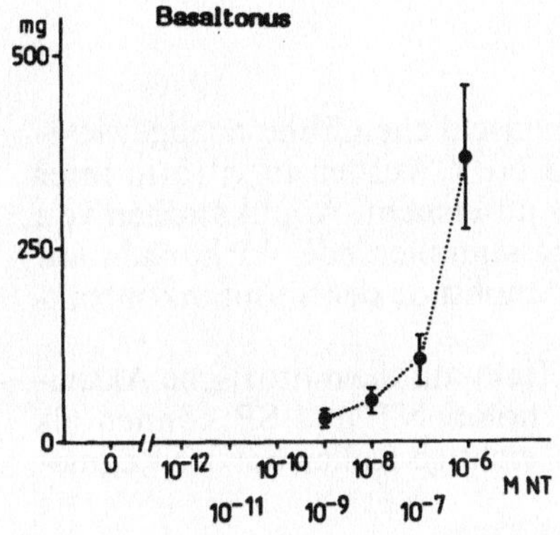

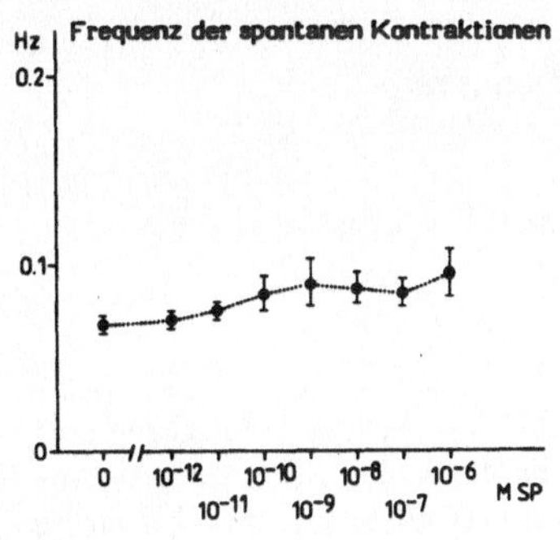

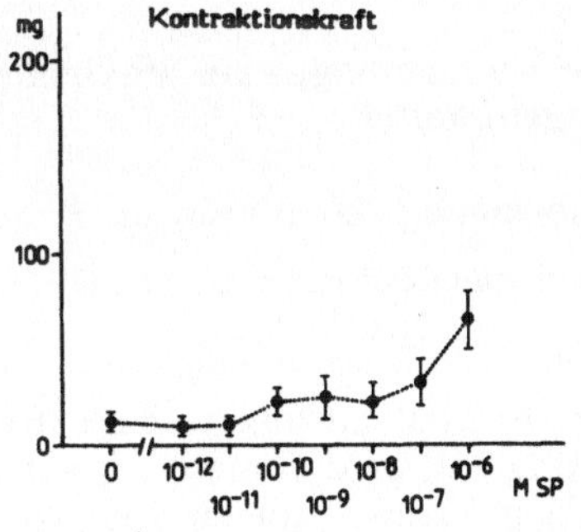

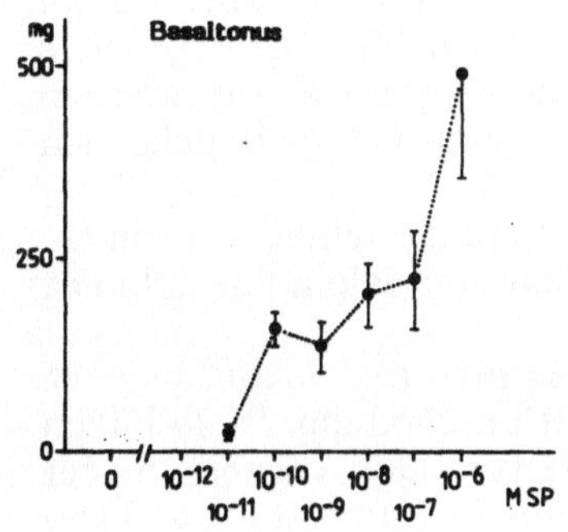

Abb. 1. Die Wirkung der Neuropeptide NT und SP an der menschlichen Tube. Darstellung der Frequenz und Amplitude autonomer Kontraktionen sowie des Basaltonus in Abhängigkeit von der NT- und SP-Konzentration. Angabe von Mittelwerten mit Standardabweichung

403

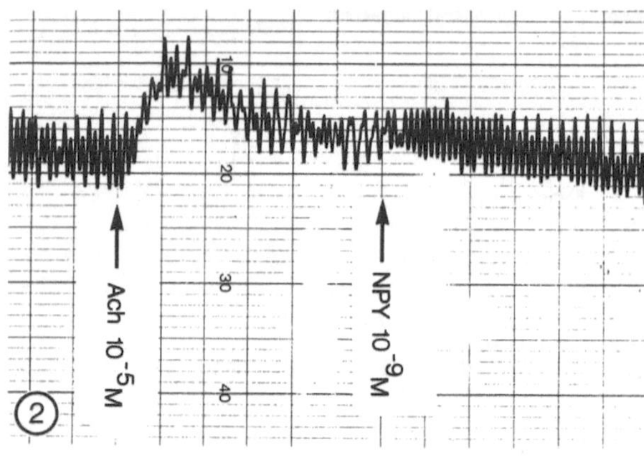

Abb. 2. Zur Wirkung von NPY an der menschlichen Tube: NPY antagonisiert die durch Acetylcholin bedingten Veränderungen der Kontraktionsfrequenz, Kontraktionsamplitude und des Basaltonus

Zusammenfassung

Die immunhistochemisch in Nervenfasern der menschlichen Tube nachgewiesenen Neuropeptide Neurotensin, Substanz P und NPY wurden in vitro in ihrer Wirkung auf die mechanische Aktivität der Tube untersucht. Applikationen von synthetischem NT und SP haben dosisabhängige stimulierende Wirkungen auf den Ruhetonus sowie auf die Frequenz und die Amplitude der Spontankontraktionen.

Die Applikation von NPY allein hat keinen Effekt auf die motorische Aktivität, antagonisiert aber die Wirkung von Acetylcholin. NT und SP können als Neurotransmitter und NPY als Neuromodulator wichtige Rollen bei der Regulation der Tubenfunktion spielen.

Pathoanatomische Veränderungen am proximalen Tubenanteil bei Eileiterschwangerschaften

M. Korell, R. Wiedemann, H. Wiesinger, P. Scheidel, H. Hepp

Frauenklinik im Klinikum Großhadern, Universität München

Die Ätiologie der Eileiterschwangerschaft (EUG) ist seit langem Gegenstand klinischer Forschung und wird kontrovers beurteilt. Trotz ihrem häufigerem ampullären Sitz werden Veränderungen am proximalen Tubenanteil als Ursache diskutiert. Seit 1985 untersuchen wir systematisch Salpingektomie-Präparate anläßlich einer EUG. In Serien-Querschnitten werden die histologischen Befunde an der Implantationsstelle und am proximalen Tubenpart betrachtet. Die Ergebnisse bezüglich des Nidationsortes sind jedoch uneinheitlich. Es ist schwierig zwischen durch die Eileiterschwangerschaft entstandenen und schon vorher bestehenden Veränderungen zu unterscheiden.

Die am proximalen Tubenabschnitt erhobenen Befunde teilten wir ein in: proximal unauffällig, akut bzw. chronisch entzündlich und Salpingitis isthmica nodosa.

Von den insgesamt 82 Tuben waren 36 (43,9%) proximal unauffällig. 26 Präparate (31,7%) zeigten Zeichen einer chronischen Entzündung. In 20 Fällen (24,4%) lag eine Salpingitis isthmica nodosa (SIN) vor. Die Angaben in der Literatur schwanken dabei von 8 bis 63% für die chronische Entzündung und von

Archives of Gynecology and Obstetrics Vol. 245, No. 1-4, 1989
Verhandlungen der Deutschen Gesellschaft für Gynäkologie und Geburtshilfe,
47. Versammlung, München 6.-10. September 1988
© Springer-Verlag Berlin Heidelberg

3 bis 57% bezüglich der SIN. Sie liegen jedoch deutlich über den Zahlen in den Kontrollkollektiven.

Da nun einerseits Veränderungen am proximalem Tubenpart bei Extrauteringraviditäten gehäuft festzustellen sind, andererseits nach Tubenoperationen die EUG-Rate bekanntermaßen erhöht ist, interessierte uns die Frage, ob das Ausmaß dieser Veränderungen das Auftreten von Eileiterschwangerschaften beeinflußt.

Dazu untersuchten wir die resezierten Tubenabschnitte bei 69 Patienten anläßlich einer mikrochirurgischen proximalen Tubenanastomose. Die Ergebnisse teilten wir in unsere bekannten 3 Prognosestadien ein. Im Stadium I besteht bei intakten Tubenwandschichten, lediglich geringer entzündlicher Reaktion und ausreichender Gewebsresektion eine gute Prognose. Bindegewebsvermehrung und Ausbreitung der entzündlichen Reaktion im Stadium II verringern jedoch bereits die Aussichten auf eine intrauterine Schwangerschaft. Veränderungen des Stadium III sind so ausgedehnt und eine Resektion „im Gesunden" meist nicht möglich, so daß die Prognose als schlecht einzustufen ist.

Nach einem follow-up von >12 Monaten wurden die erzielten Schwangerschaften den einzelnen Stadien zugeordnet. Bei 11 von 27 Patienten des Stadium I kam es zu einer intrauterinen Schwangerschaft bei lediglich einer EUG. Im Stadium II ist die EUG-Rate deutlich erhöht. Neben 2 intrauterinen traten 6 extrauterine Schwangerschaften bei 24 Patienten auf. Im Stadium III (18 Pat.) konnte keine Schwangerschaft erzielt werden.

Betrachtet man das Spezialkollektiv der Patienten mit SIN, welches mit einer Rate von 42,9% (29 von 69 Pat.) vertreten ist, kommt man zu folgendem Ergebnis: im einzigen Fall des Stadium I trat auch eine intrauterine Schwangerschaft ein. Bei 13 Patienten im Stadium II traten 3 extra- und lediglich 1 intrauterine Schwangerschaft ein. 15 Patienten wurden dem Stadium III zugeordnet. Es findet sich somit in diesem Kollektiv mit SIN eine deutliche Verschiebung zu schlechten Prognosestadien.

Zusammenfassend läßt sich sagen: Veränderungen am proximalen Tubenabschnitt treten bei Eileiterschwangerschaften eindeutig gehäuft auf. Inwieweit diese Befunde auch die Prognose dieser Patienten beeinflußt, soll in einer derzeit laufenden Folgeerhebung geklärt werden. Das Ausmaß der Schäden bestimmt bei Patienten mit proximaler Tubenpathologie sowohl die Gesamtprognose als auch die EUG-Inzidenz. Dies sollte postoperativ das weitere therapeutische Vorgehen bestimmen.

Mikrochirurgie am Eileiter

M. K. Hohl

Kantonsspital Baden, Schweiz

Microsurgery of the Human Fallopian Tube

Summary. The goal of infertility surgery is to restore anatomic relationships to as close to normal as possible, maximizing the chances for conception and intrauterine pregnancy. The outcome has been markedly, improved by the advent of microsurgical techniques. More than 10 years of microsurgical experience have enabled us to clearly define situations where infertility surgery is especially successful. In refertilization after tubal sterilization, the results with microsurgery are unsurpassed. In proximal, but also distal, postinfectious tubal disease, intra-uterine pregnancy rates are clearly better than those achieved with in vitro fertilization or other techniques.

Vor ziemlich genau 100 Jahren hatte man erkannt, daß pathologisch veränderte Eileiter eine Ursache von Sterilität sind und ebenso lange wurde immer wieder versucht dieses Problem operativ zu lösen. Die darauffolgenden 50 Jahre waren aber gekennzeichnet durch enttäuschend seltene Erfolge nach derartigen Eingreifen. In einer Sammelstatistik berichtet Greenhill 1937 [1] über ausgetragene Schwangerschaften bei nur 4,4% der operierten Patientinnen. Bei einer ähnlichen Zusammenstellung lagen die Erfolge 1956 bei etwa 15,6% [5]. In Palmer's Serie [4] aus derselben Zeit mit über 25% Erfolgen wurden jedoch nur 15% der Patientinnen operiert. Diese Resultate sind deshalb nicht unbedingt Ausdruck einer verbesserten Operationstechnik sondern eher als eine extreme Selektion der Patientinnen mit weniger schweren Tubenschäden zu sehen. Überhaupt litt die Aussagekraft aller klinischen Untersuchungen unter dem Fehlen einer vergleichbaren Klassifikation die das Ausmaß des Tubenschadens berücksichtigt. Vergleiche waren deshalb kaum möglich. Kein Wunder daß die Tubenchirurgie bis vor kurzem den zweifelhaften Ruf hatte ein frustrierendes Unternehmen mit schlechten Erfolgschancen zu sein. Die Beobachtung, daß durch eine Operation größerer Schaden angerichtet werden kann als der bereits vorhandene [2], führte zur Idee die Technik an die Erfordernisse der feinen, leicht verletzbaren Strukturen des menschlichen Eileiters anzupassen. So erfolgte in den siebziger Jahren die Einführung mikrochirurgischer Prinzipien bei der operativen Therapie tuboperitonealer Sterilität. Neben der Verbesserung der Operationstechnik ging es jedoch auch darum die Aussagekraft einer Erfolgsbeurteilung zu verstärken. Die Arbeitsgemeinschaft gynäkologischer Mikrochirurgie (AGM) der Deutschen Gesellschaft für Gynäkologie hat es unternommen dafür Standards zu formulieren. Auf diese stützen sich die folgenden Ausführungen. Im einzelnen sind dies:
1. Einheitliche Nomenklatur der durchgeführten Eingriffe.
2. Nur Patientinnen mit bilateraler Pathologie oder nur einer Tube wurden berücksichtigt.
3. Bei unterschiedlicher Pathologie beider Seiten erfolgt die Zuordnung zur prognostisch günstigeren.
4. Als Erfolg gilt nur eine Schwangerschaft mit lebendem Kind.
5. Die Auswertung erfolgt mit Hilfe der life table Methode.

Die nun folgende Übersicht basiert unter anderem auf 470 vom Autor operierten Patientinnen der Jahre 1978–88 (Universitäts-Frauenklinik Basel, Kantonsspital Baden). Zur Auswertung kamen 324 Patientinnen mit tubarer Sterilität mit einem follow-up von mehr als einem Jahr, welche den oben angegebenen Kriterien entsprachen.

1. Refertilisation nach Tubensterilisation

Die Ergebnisse der herkömmlichen makrochirurgischen Operationen konnten dramatisch verbessert werden. Die Zahl der Frauen mit lebenden Kindern nach Operation stieg, dies belegen zahlreiche Statistiken [3], auf global etwa 60% an. Die Zahl der Extrauteringraviditäten ist achtmal tiefer als mit herkömmlicher Technik und nicht wesentlich höher als in der Durchschnittsbevölkerung. Die eigenen Ergebnisse gehen aus Tabelle 1 hervor. Die kumulative Wahrscheinlichkeit einer Schwangerschaft die zu einem lebenden Kind führt, beträgt 77% wobei über zwei Drittel der Patientinnen innert der ersten zwei Jahre nach Operation schwanger wurden. Entscheidend beeinflußten die Ergebnisse die minimale

Länge des zur Verfügung stehenden Eileiters, das Alter der Patientin und die Fertilität des männlichen Partners. Wurden nur Frauen mit noch guter natürlicher Fertilität (Alter unter 40 Jahren) und ausreichender Eileiterlänge (ein Eileiter länger als 4 cm) berücksichtigt, konnten 44 von 54 Patientinnen von einem lebenden Kind entbunden werden (82%).

Tabelle 1. Ergebnisse nach Mikrochirurgie (pro Patient nur 1 SS gezählt)

Operation	n Pat.	Schwangerschaften (SS)	SS mit lebendem Kind	Abort	EUG
Refertilisation	61	82%	72%	3%	5%
Prox. Anastomosen (postentzündlich)	40	70%	50%	5%	15%
Adhäsiolyse	71	45%	38%	6%	4%
Fimbrioplastik	55	47%	35%	2%	11%
Salpingostomie	97	38%	21%	3%	14%
Total	324	170 (53%)	128 (40%)	12 (4%)	32 (10%)

2. Postentzündliche tubare Sterilität

Die operative Therapie ist problematischer als bei der Korrektur eines lokalisierten Schadens wie zum Beispiel nach Tubenligatur da wir es hier mit einer Pansalpingopathie zu tun haben. Die Infektion führt nicht nur zu einer Einschränkung der Beweglichkeit des Fimbrientrichters wegen Adhäsionen, zu einer endständigen Stenose oder einem vollständigen Verschluß des distalen Eileiters, sondern auch zu einer mehr oder weniger ausgeprägten Zerstörung der normalerweise vorhandenen histologischen Feinstrukturen der Muskulatur, der Muskulatur, Gefäßanatomie aber auch der Fimbrienhärchen tragenden Epithelien. Die erzielten Ergebnisse widerspiegeln ziemlich exakt das Ausmaß des Tubenschadens (Tabelle 1). Die günstigsten Resultate (Schwangerschaften mit lebendem Kind bei 50% der operierten) wurden erzielt nach Anastomose bei proximalem Tubenverschluß obwohl es sich hier um den schwierigsten, technisch anspruchsvollsten Eingriff handelt. Bei makroskopisch weitgehend lokalisierter Pahtologie findet man trotzdem mittels licht- und elektronenmikroskopischen Untersuchungen mehr oder weniger ausgeprägte postentzündliche Veränderungen auch anderer makroskopisch unauffälliger Tubenabschnitte. Deshalb erstaunt die im Vergleich zur Refertilisierung etwas tiefer liegenden Schwangerschaftsraten nicht. Gleicherweise läßt sich so der relativ hohe Prozentsatz von Extrauteringraviditäten erklären. An zweiter Stelle stehen die Resultate nach Adhäsiolyse (38%) gefolgt von jenen nach Fimbrioplastiken (35%) und Salpingostomien (21%). In der Gruppe mit Salpingostomien sind auch Patientinnen eingeschlossen mit einer, wie wir heute wissen, besonders schlechten Prognose (bindegewebig umgewandelte, sogenannte starre Tuben, ausgeprägte intratubare Adhäsionen etc.).

Auch bei der Behandlung der postentzündlichen Tubensterilität konnten die Ergebnisse mit mikrochirurgischer Operationstechnik verbessert werden so schwierig ein historischer Vergleich ist. Die Zahl der lebenden Kinder stieg auf das Doppelte, die Zahl der Eileiterschwangerschaften blieb allerdings unverändert hoch [6]. Beobachtet man die operierten Patientinnen über einen längeren Zeitraum (follow-up bis 5 Jahre) stellt man fest, daß auch noch mehrere Jahre nach einer Operation Schwangerschaften auftreten können. Außerdem wurden bei

33% der Patientinnen mehr als eine Schwangerschaft beobachtet die bei 15% zu einem oder mehreren weiteren lebenden Kindern geführt hat.

Die Ergebnisse fallen im Vergleich mit der einzigen für solche Fälle in Frage kommenden therapeutischen Alternative, der in vitro Fertilisation mit Embryotransfer, nach wie vor sehr günstig aus (bis 20% Schwangerschaften bei IVF pro Laparoskopie, 8–15% lebende Kinder [7], aber auch die Grenzen auf welche gesetzt werden durch die postentzündlich irreversible Organschädigung die einer alleinigen operativen Therapie nicht zugänglich ist.

3. Wahl des therapeutischen Verfahrens

Das Ziel einer operativen Therapie des Eileiters ist nicht Selbstzweck. Es geht darum, die Voraussetzung für eine ungestörte Schwangerschaft zu schaffen. Heute kann dieses Ziel auch mit anderen Methoden erreicht werden. Ein Prestigedenken bei der Wahl des geeigneten Verfahrens ist abzulehnen. In die Entscheidungsfindung gehen ein Effizienz des Verfahrens, Verfügbarkeit, Praktikabilität und nicht zuletzt auch Akzeptanz. Betrachtet man die Effizienz steht nach über 10-jähriger Erfahrung mit mikrochirurgischer Tubenchirurgie, untermauert von zahlreichen Statistiken, die auch strengen Maßstäben genügen, fest, daß die Mikrochirurgie in geübten Händen bis heute unübertroffen ist bei Refertilisierung und beim proximalen Tubenverschluß. Auch die Ergebnisse bei postentzündlichen distalen Tubenveränderungen vergleichen sich selbst bei einem unselektionierten Krankengut vorteilhaft mit den Ergebnissen der in vitro Fertilisation. Eine genaue Analyse der Patientinnen läßt uns eine nicht kleine Gruppe mit einer schlechten Prognose identifizieren (weniger als 10% Erfolgschancen). Bei diesen Patientinnen mit Status nach Eileitertuberkulose, ausgedehnten pelvinen Adhäsionen ohne präparatorische Ebene, ausgedehnten intratubären Adhäsionen, bindegewebig umgewandelten starren Tuben, fehlender Ampulle steht heute als Therapie der Wahl eindeutig die in vitro Fertilisation fest. Daneben gibt es aber auch primäre Indikationen für den Gametentransfer (z. B. bei Endometriose) oder laparoskopischer Operationen (leichtere Formen von Adhäsionen).

Die Kenntnis der Möglichkeiten und Grenzen der verschiedenen Therapieformen verbunden mit einer umfassenden prätherapeutischen Diagnostik erlaubt uns heute die Behandlung des tuboperitonealen Faktors zu individualisieren.

Das Gewebebewußtsein und das gewebeschonende Operieren in der Gynäkologie sind durch die Einführung der Mikrochirurgie gefördert worden. Dies sollte für alle jene, welche Frauen im reproduktionsfähigen Alter operieren oberstes Gebot sein und ein Auftrag an jene die angehende Chirurgen und operativ tätige Gynäkologen ausbilden, diese Prinzipien weiterzuvermitteln.

Literatur

1. Greenhill JP (1937) Evaluation of salpingostomy and tubal implantation for the treatment of sterility. Am J Obstet Gynecol 24:684
2. Grant A (1971) Infertility surgery of the oviduct. Fertil Steril 22:496
3. Hohl MK, Schneider W, Häberle M, Hendry M (1987) Mikrochirurgie in der Gynäkologie – Indikationen, Ergebnisse und Grenzen. Ther Umschau 44:350
4. Palmer R (1960) Salpingostomy. A critical study of 396 personal cases operated upon without polyethylene tubing. Proc roy Soc Med 53:357
5. Siegler AM, Hellman LM (1956) Tubal plastic surgery. Report of a surgery. Fertil Steril 7:170
6. Winston RML (1981) Is microsurgery necessary for salpingostomy? The evaluation of results. Aust NZJ Obstet Gynaecol 21:143
7. Wood C (1985) Current state and future of IVF. Clinic Obstet Gynaecol 12:753

Ergebnisse der organerhaltenden Therapie der Eileiterschwangerschaft

H. A. Hirsch, J. Dietl, E. Neeser

Universitäts-Frauenklinik Tübingen

Results of Conservative Treatment of Tubal Pregnancy

Summary. Worldwide, the incidence of nonruptured tubal pregnancy has increased, and so has the feasibility of conservative management of this condition. Following conservative surgery the rate of intrauterine pregnancy is significantly higher than after salpingectomy. The rate of ectopic pregnancy has not (or hardly) increased. For a surgeon skilled in this technique, the laparoscopic approach has advantages because it avoids laparotomy. For the time being, medical treatment of ectopic pregnancy with methotrexate, prostaglandins, and antiprogesterone should be confined to clinical studies. For nonviable, nonruptured tubal pregnancy with decreasing HCG titers expectant management seems possible; following conservative treatment, monitoring of HCG until it becomes undetectable is mandatory.

Zusammenfassung. Die Häufigkeit nichtrupturierter Tubargraviditäten hat weltweit zugenommen und damit auch die Möglichkeit, die befallene Tube zu erhalten. Nach organerhaltenden Operationen treten im Vergleich zur Salpingektomie häufiger intrauterine Schwangerschaften auf. Die Rate erneuter Extrauteringraviditäten (EUG) ist kaum erhöht. Bei entsprechender Übung bietet die laparoskopische Operation wegen des kleineren Eingriffes Vorteile. Die medikamentöse Behandlung der EUG mit Methotrexat, Prostaglandinen oder Antiprogesteron sollte derzeit noch Studien vorbehalten werden. Bei abgestorbener, nichtrupturierter EUG mit abfallenden HCG-Werten ist das Abwarten der spontanen Rückbildung möglich. Nach organerhaltender Behandlung ist die Kontrolle des HCG bis zur Normalisierung obligat.

Die Methoden der organerhaltenden Therapie der Eileiterschwangerschaft werden unter zwei Gesichtspunkten besprochen:
1. Die Behandlung der gegenwärtigen, evtl. lebensbedrohlichen Erkrankung.
2. Die Auswirkungen dieser Therapie auf die spätere Fertilität.

I. Abwarten der spontanen Rückbildung

Die weltweite Zunahme der Extrauteringravidität ist vor allem durch die Zunahme von nichtrupturierten Tubargraviditäten bedingt (Abb. 1). Daraus ergeben sich zwei Folgerungen:
1. Die nichtrupturierten Tubargraviditäten sind zu einem Teil selbst limitiert; ein Teil davon stirbt ab und wird resorbiert.
2. Dadurch ist die Voraussetzung für eine organerhaltende Behandlung und für das Abwarten der spontanen Rückbildung gegeben.

Die Voraussetzungen für das exspektative Vorgehen sind: Klinisch stabile Patientin, niedriges Beta-HCG mit abfallendem Titer, frühe, nicht rupturierte Tubargravidität.

Aus neueren Publikationen [2] über das Abwarten ergibt sich, daß in etwa 10% (0–29%) eine Operation der EUG sekundär doch erforderlich wird. Nach

Verhandlungen der Deutschen Gesellschaft für Gynäkologie und Geburtshilfe,
47. Versammlung, München 6.-10. September 1988

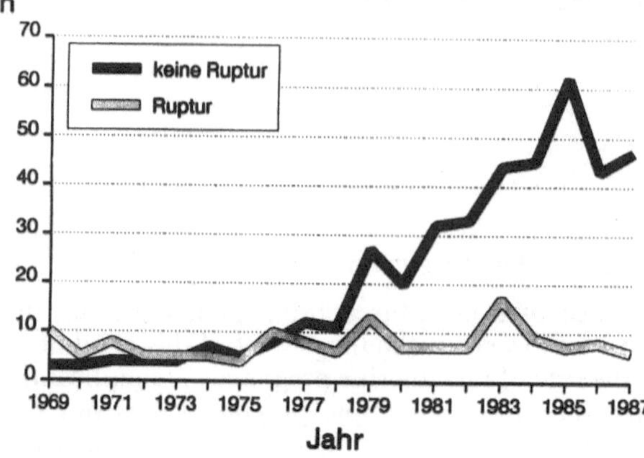

Abb. 1. Anzahl der rupturierten und nichtrupturierten Extrauteringraviditäten, die von 1969 bis 1987 an der Universitäts-Frauenklinik Tübingen behandelt wurden

Resorption der Extrauteringravidität sind 7 von 18 Frauen (39%) die weitere Kinder wollten, wieder schwanger geworden. Die Rate der erneuten Extrauteringraviditäten betrug 28% (5 von 18).

Die Nachteile des Abwartens der spontanen Rückbildung sind: Längere Zeit der Unsicherheit, evtl. Auftreten einer intraabdominellen Blutung, dadurch evtl. die Notwendigkeit einer Salpingektomie, evtl. Entstehen einer sog. „chronischen" EUG durch unvollständige Resorption [1], Risiko eines Chorionepithelioms (1:5333), nachfolgende Fertilität noch nicht beurteilbar.

II. Medikamentöse Behandlung

a) Methotrexat

Bei der systemischen Behandlung wird 4× jeden 2. Tag 1 mg/kg i.m. oder i.v. verabreicht, dazu an den dazwischenliegenden Tagen 0,1 mg/kg Leucovorin i.m. oder oral [12]. Bei der lokalen Behandlung [4] wurde Methotrexat direkt in die Extrauteringravidität in der Tube injiziert (10–50 mg).

Die Voraussetzungen für die Behandlung mit Methotrexat sind: frühe nichtrupturierte Schwangerschaft mit konstanten oder ansteigenden HCG-Werten.

Aus den Publikationen der letzten Jahre ergibt sich: In 85% (72/84) Rückbildung der EUG, Normalisierung von HCG in 5–60 Tagen, Nebenwirkungen wie Stomatitis, Gastritis, Übelkeit, SGOT-Erhöhung bei 0–25%, 70% (28/41) der Tuben später durchgängig.

b) Prostaglandine

Die Prostaglandinderivate PGF 2α und 15-Methyl-PGF 2α wurden in die Tubargravidität und in das Corpus luteum-tragende Ovar als einmalige Gabe injiziert [5]. Von anderen Autoren wurde zusätzlich Prostaglandin E2 drei Tage lang systemisch verabreicht [3]. Die Rückbildungsraten lagen um 90%. Manchmal traten gastrointestinale und kardiovaskuläre Komplikationen auf (Näheres siehe Beitrag von Egarter und Husslein).

c) Antiprogesteron

Das antiprogesteron RU 486 wurde von einer Pariser Arbeitsgruppe 28 Patientinnen 4 Tage lang in einer Dosis von 200 mg täglich oral varabreicht [9]. Am 6./7. Tag danach wurde von einer Second look-Laparoskopie das Schwangerschaftsprodukt entfernt und histologisch untersucht. Bei 26 Patientinnen war es zu einer Rückbildung, bei 2 zu einer Progression der Extrauteringravidität gekommen. Danach wurden 8 intrauterine und 2 extrauterine Schwangerschaften beobachtet.

Vor- und Nachteile der medikamentösen Behandlung

Die Vorteile sind: Keine Laparotomie, keine oder nur kurze stationäre Behandlung, Fertilität im Vergleich zur Operation möglicherweise verbessert (bisher noch nicht beurteilbar).

Die Nachteile sind Nebenwirkungen, und zwar gastrointestinale bei Prostaglandinen und toxische bei Methotrexat. Die naheliegende Befürchtung, daß das Zytostatikum später bei der behandelten Patientin karzinogen und bei ihren Nachkommen teratogen wirkt, ist aufgrund bisheriger Beobachtungen bei onkologischen Patientinnen zwar unwahrscheinlich, aber nicht mit letzter Sicherheit ausgeschlossen [3, 12]. Die Tube kann unter der Behandlung rupturieren und muß dann entfernt werden. Die Schwangerschaft kann weiterbestehen, die Versagerquote liegt bei 10–20%.

III. Operative Behandlung

Die operative Behandlung der Tubargravidität kann chirurgisch, durch Eröffnung der Bauchhöhle [8, 13] oder endoskopisch durch das Laparoskop [6, 10, 11] erfolgen. Die wichtigsten Operationsmethoden sind:

a) Durch Laparotomie

- Salpingotomie oder Salpingostomie, bei Sitz der Gravidität in der Ampulle des Eileiters oder nahe am Fimbrientrichter;
- Segmentresektion oder partielle Salpingektomie, vorwiegend bei Sitz der Gravidität im Isthmus des Eileiters. Nach Entfernung des Tubensegmentes können die beiden Stümpfe sofort oder später bei einer zweiten Operation wieder vereinigt werden.
- Expression bei Schwangerschaften nahe am Fimbrientrichter.

b) Durch Laparoskopie

- Salpingotomie bei Sitz der Tubargravidität in der Ampulle
- Segmentresektion bei isthmischer Tubargravidität; die Vereinigung der Eileiterstümpfe ist einem späteren Eingriff vorbehalten.
- Koagulation einer frühen Tubargravidität im Isthmus.

An der Universitäts-Frauenklinik Tübingen wurden die organerhaltenden Operationen seit 1976 zunehmend angewendet. Von 1983–1987 wurden jeweils zwischen 70 und 80% der Eileiterschwangerschaften tubenerhaltend operiert. Von den Patientinnen, die den organerhaltenden Eingriff wünschten, konnten in diesen Jahren jeweils rund 90% der Eingriffe so durchgeführt werden.

Die wichtigsten Komplikationen sind: Bei etwa 10% ist die gewünschte organerhaltende Operation aus technischen Gründen oder wegen des schlechten Zustandes der Patientin nicht durchführbar. Laparoskopisch gelingt sie bei 30–90% der Patientinnen [6, 10, 11]. Die große Spannbreite ist durch die Aufschlußkriterien der jeweiligen Studien bedingt. Bei 1–3% treten Nachblutungen auf, und bei 2–3% (0–5%) persistiert die Gravidität und wächst weiter. Deshalb muß nach organerhaltenden Operationen der Abfall des HCG unbedingt überwacht werden. Im Vergleich zur Salpingektomie ist nach tubenerhaltenden Operationen die Rate intrauteriner Schwangerschaften deutlich, die Rate von erneuten Extrauteringraviditäten dagegen kaum erhöht (Tabelle 1). Eine Zusammenstellung der Literatur ergibt ganz ähnliche Ergebnisse [7].

Tabelle 1. Schwangerschaften nach EUG-Operation an der Universitäts-Frauenklinik Tübingen [7]

	Intrauterine Schwangerschaften	Erneute EUG
Tube erhalten (107)	64%	20%
Salpingektomie (69)	41%	17%

Der Vorteil der organerhaltenden Operation kommt im besonderen Maße dann zum Tragen, wenn nur noch eine Tube vorhanden ist. Bei 201 Patientinnen mit einer Tubargravidität in der einzig verbliebenen Tube wurden in der Literatur 45% intrauterine und 23% extrauterine Schwangerschaften berichtet [7].

Literatur

1. Cole T, Corlett Jr RC (1982) Chronic ectopic pregnancy. Obstet Gynecol 59:63–68
2. Dericks-Tan JSE, Taubert H-D (1988) Spontaneous regression of presumed ectopic pregnancy. Eicosanoids Fatty Acids 5:33–43
3. Egarter C, Husslein P (1988) Prostaglandins in the treatment of tubal pregnancy. Eicosanoids Fatty Acids 5:44–49
4. Feichtinger W, Kemeter P (1988) Nonsurgical approach to unruptured ectopic pregnancy by injection under transvaginal sonography control. Eicosanoids Fatty Acids 5:27–32
5. Lindblom B, Källfelt B, Hahlin M, Hamberger L (1987) Local prostaglandins F2α injection for termination of ectopic pregnancy. Lancet 1:776–777
6. Mecke H, Semm K (1988) Ergebnisse der pelviskopischen Behandlung von 155 Tubargraviditäten. Gynäkol Prax 12:469–480
7. Menton M, Neeser E, Hirsch HA (1988) Fertilität nach Tubargravidität: Vergleich von tubenerhaltenden Operationen und Salpingektomien (in Vorbereitung)
8. Neeser E, Hirsch HA (1987) Diagnostische und therapeutische Eingriffe bei Extrauteringravidität. Geburtsh Frauenhk 47:149–153
9. Paris FX, Henry-Suchet J, Tesquier L, Loysel T, Pez JP, Loffredo V, Roger M, De Brux J (1986) Intérêt d'un stéroide à action antiprogestérone dans le traitement de la grossesse extra-utérine. Resultats preliminaires. Rev fr Gynecol Obstet 81:33–35
10. Pouly JL, Mahnes H, Mage G, Canis M, Bruhat MA (1986) Conservative laparoscopic treatment of 321 ectopic pregnancies. Fertil Steril 46:1093–1097
11. Reich H, Johns D, Nezhat C (1988) Laparoscopic treatment of 105 consecutive tubal pregnancies. Eicosanoids Fatty Acids 5:21–26
12. Sauer MV, Gorrill MJ, Rodi IA, Yeko TR, Treenberg LH, Bustillo M, Gunning JE, Buster JE (1987) Nonsurgical management of unruptured ectopic pregnancy: an extended clinical trial. Fertil Steril 48:752–755
13. Scheidel P, Hepp H (1985) Organerhaltende Chirurgie der Tubargravidität. Geburtsh Frauenhk 45:691–701

Neue Behandlungsmethode der Tubargravidität durch Prostaglandin F2a und E2

Ch. Egarter, R. Fitz, P. Husslein

I. Universitäts-Frauenklinik Wien, Österreich

New Treatment of Tubal Pregnancy by Prostaglandin F2a and E2

Summary. The present paper reports on the treatment of 30 tubal pregnancies verified by laparoscopy by means of intratubal prostaglandin (PG) F2a and systemic PG E2. Tubal pregnancy was successfully treated in 25 patients; three patients exhibited side effects. The comparison with surgical management showed better results concerning the tubal patency in the PG-treated group. Further studies should clarify whether this technically simple procedure is superior to the existing methods.

Zusammenfassung. In dieser Studie wird über die Erfolge der Therapie von Eileiterschwangerschaften mit Prostaglandin (PG) F2a und PG E2 bei 30 Patientinnen berichtet. Nur 5 Patientinnen mußten einer anschließenden operativen Therapie unterzogen werden; 3 Patientinnen wiesen systemische Nebenwirkungen auf. Der Vergleich mit herkömmlicher chirurgischer Therapie bezüglich der späteren Durchgängigkeit der betreffenden Tuben fiel stark zugunsten der PG behandelten Gruppe aus. Das technisch einfache Prozedere sollte durch weitere Vergleiche gegenüber der bisherigen Behandlungsmethode abgeklärt werden.

Einleitung

Durch eine wesentliche Verbesserung der Diagnostik, wie beispielsweise die Entwicklung sensibler Schwangerschaftsteste oder die Einführung der Laparoskopie und des Vaginal-Ultraschalles, gelingt es heute, Eileiterschwangerschaften viel früher zu diagnostizieren, als noch vor einigen Jahren. Dadurch werden auch Eileiterschwangerschaften klinisch festgestellt, die noch vor einigen Jahren nicht erkannt worden sind und von denen möglicherweise ein gewisser Teil spontan abstirbt, resorbiert wird und im weiteren keine klinischen Probleme verursacht.

Durch diese Vorverlegung der Diagnose sind auch die Aussichten für eine tubenerhaltende Therapie der Extrauteringravidität gestiegen. Die Entwicklung konservativer Behandlungsverfahren hat jedoch nur zum Teil mit der Frühdiagnostik Schritt gehalten. Mit Ausnahme laparoskopischer Operationstechniken bei dieser Indikation sind Berichte über konservative Alternativen wie beispielsweise ein nur abwartendes Verhalten oder die Gabe von Methotrexat eher die Ausnahme geblieben.

Literaturberichte von ausgedehnten Studien zur frühzeitigen medikamentösen Beendigung von Schwangerschaften, bei denen – obwohl Eileiterschwangerschaften nie definitiv ausgeschlossen waren – keine Probleme in dieser Richtung beobachtet wurden, brachten uns auf die Idee der Anwendung von PG F2a in dieser Indikation.

Untermauert wurde unser Therapieansatz durch erste in-vitro Untersuchungen der Wirkung von PG F2a auf Streifen von tubulärem Gewebe, in denen eine starke kontraktile Wirkung auf die Muskelschicht der Tube und auch ein vasokonstriktiver Effekt demonstriert werden konnte [1].

Patientengut und Methodik

Nach Genehmigung des Projektes durch eine universitäre Ethik-Kommission und entsprechende Aufklärung der Patientinnen über die verschiedenen vorhandenen Möglichkeiten haben wir bisher insgesamt 30 nicht rupturierte Eileiter-schwangerschaften durch lokale PG F2a und systemische PG E2-Derivat Gabe behandelt.

Patientinnen, bei denen sich der Verdacht auf eine Eileiterschwangerschaft durch die Laparoskopie bestätigte, wurden auf folgende Weise behandelt: In allen Fällen injizierten wir 5–10 mg PG F2a transabdominell in die jeweilige Eileiter-schwangerschaft, wobei es neben einer Auftreibung der Tuben zu einer enormen Verstärkung der Gefäßzeichnung – offenbar durch Vasokonstriktion – kam. In keinem Fall jedoch wurde bei dieser Vorgangsweise eine akute Blutung verursacht [2].

Weitere 2–5 mg PG F2a injizierten wir bei den ersten 9 Eileiterschwanger-schaften in das entsprechende Corpus luteum, wodurch es bei 3 Patientinnen zu einer wenige Minuten dauernden Hypertonie und Tachykardie kam. Eine Patien-tin entwickelte schließlich postoperativ – wahrscheinlich durch ungenügende Überwachung – zusätzlich ein Lungenödem. Nach adäquater Therapie konnten jedoch alle diese Patientinnen am 3. postoperativen Tag entlassen werden. Ge-warnt durch diese immer unmittelbar im Anschluß an die intraovarielle Injektion auftretenden Nebenwirkungen, haben wir bei den weiteren Patientinnen, diese intra*ovarielle* PG Dosis weggelassen und auch die intra*tubare* PG F2a Dosis entsprechend langsam und unter ständiger Blutdruckkontrolle verabreicht. Seit-her haben wir bis auf einen bei Extubation der Patientin auftretenden Laryngo-spasmus keine systemischen Nebenwirkungen mehr beobachtet. In der Annahme eines gewissen luteolytischen Effektes applizieren wir seither nur 25 mg Östrogen in das das Corpus luteum tragende Ovar.

Zumindest an den ersten 3 postoperativen Tagen erhielten die Patientinnen zusätzlich jeweils 500 µg Nalador, ein synthetisches PG E2 Derivat intramuskulär appliziert.

Ergebnisse

Abb. 1 zeigt den postoperativen Verlauf der β-hCG Werte. 5 Patientinnen wurden einige Tage nach der initialen PG Injektion bei steigenden β-hCG Werten oder bei klinisch auffälligem Befund einer Laparotomie und operativen Ausräumung der Eileiterschwangerschaft unterzogen.

Alle Patientinnen konnten innerhalb kürzester Zeit aus der stationären Beob-achtung entlassen werden; der Abfall der β-hCG Werte bis auf 0,0 wurde entspre-chend dokumentiert.

Um einen Vergleich mit der bisher üblichen Therapie der Eileiterschwanger-schaft an unserer Klinik durchzuführen, haben wir das operative Management

Tabelle 1. Chirurgisches Management der Ei-leiterschwangerschaft an der I. Universitäts-Frauenklinik Wien in den Jahren 1986/87

Salpingektomie	22 (29,7%)
Partielle Salpingektomie	17 (22,9%)
Salpingotomie	21 (28,3%)
„Milking"	8 (10,8%)
Laparoskopische Operation	4 (5,4%)
Laser	1 (1,3%)
Sonstige	1 (1,3%)
	74 (100%)

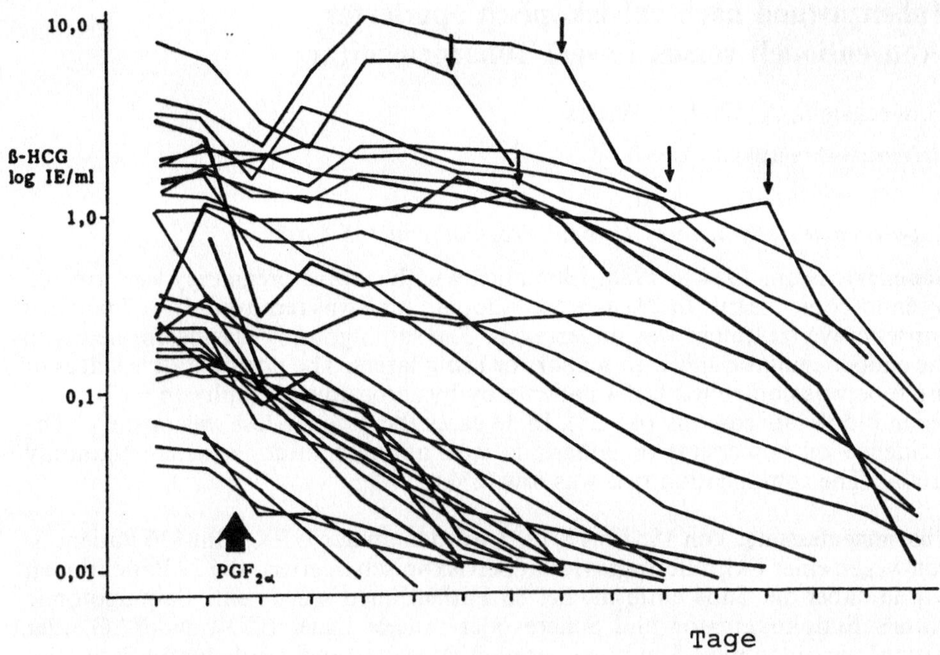

Abb. 1. β-hCG-Werte nach Applikation von PG F2a; ↓ Laparotomie

der Jahre 1986 und 1987 retrospektiv zusammengestellt. Fast ein ⅓ der Patientinnen haben wir in diesem Zeitraum radikal durch Salpingektomie operiert (Tabelle 1).

Diskussion

Der wohl faszinierendste Aspekt an dieser neuen Behandlungsform ist, neben der technischen Einfachheit und geringen Morbidität, vor allem die Tatsache, daß von den bisher 13 nachuntersuchten Frauen im Rahmen der Hysterosalpingographie insgesamt 11 einen freien Kontrastmitteldurchtritt im betroffenen Eileiter aufwiesen und eine Patientin mittlerweile in der 20. SSW. sehr wahrscheinlich durch den betreffenden Eileiter intrauterin konzipierte. Im Gegensatz dazu zeigte das Kollektiv mit klassischem Management in 12 von 14 Fällen einen kompletten Tubenverschluß.

Zweifelsohne wird diese neue Vorgangsweise bei Eileiterschwangerschaft noch weiter überprüft werden müssen, bevor endgültige Aussagen getroffen werden können. Wir sind aber fest davon überzeugt, daß diese offenbar den Eileiter besonders schonende Behandlungsform relativ rasch Verbreitung finden wird, da es sich um eine sehr wirksame und – bei Beachtung der Sicherheitskautelen – risikoarme Methode handelt.

Literatur

1. Hahlin M, Bokström H, Lindblom B (1987) Ectopic pregnancy: in vitro effects of prostaglandins on the oviduct and corpus luteum. Fertil Steril 47:935
2. Egarter Ch, Husslein P (1988) Treatment of Tubal Pregnancy by Prostaglandins Lancet I:1104

Tubenzustand nach pelviskopisch operierter (konventionell versus Laser) Tubargravidität

G. Keckstein, A. Wolf, S. Wittek

Universitäts-Frauenklinik Ulm

Laparoscopic Treatment of Ectopic Pregnancy in 136 Cases

Summary. From 1984 to 1988, 136 patients with ectopic pregnancy were treated by endoscopic means. In 29 cases the fallopian tube was removed. In 107 patients conservative treatment was undertaken. The salpingotomy was performed with the endocoagulator and with scissors or using lasers. The postoperative status of the tube was controlled in 54 patients by hysterosalpingography ($n=17$) or by second-look laparoscopy ($n=37$). In 38 cases the patency test was positive. The incidence of postoperative adhesions was minimal after laser salpingotomy (16%). The complication rate was low (2%).

Zusammenfassung. Von 1984 bis 8/1988 wurden an der UFK Ulm 136 Patientinnen wegen einer Extrauteringravidität pelviskopisch operiert. Bei 29 Patientinnen wurde dabei die Tube entfernt, bei 83 Patientinnen wurde eine Salpingotomie mittels Endokoagulator und Schere oder mittels Laser (CO_2, Nd:YAG oder Argon) vorgenommen. Der postoperative Tubenzustand wurde bei 54 Patientinnen überprüft (Hysterosalpingografie $n=17$ oder „second look" Laparoskopie $n=37$). Dabei zeigte sich in 38 Fällen eine frei Tubendurchgängigkeit (70%). Das Auftreten von postoperativen Verwachsungen war nach Laseranwendung (17%) geringer als nach konventioneller OP-Technik. Die Komplikationsrate (2%) war niedrig. Die Studie zeigt den Vorteil der endoskopischen Laseranwendung zur Therapie der Tubargravidität.

Einleitung

Neben der Einführung von nichtchirurgischen Behandlungsmethoden der Extrauteringravidität (EUG) findet die Pelviskopie gegenüber der konventionellen Laparotomie immer mehr Verbreitung. Von 1986 bis 7/1987 wurden an der UFK Ulm 136 Patientinnen diesem Verfahren zugeführt. Neben der radikalen Salpingektomie wird insbesondere bei noch bestehendem Kinderwunsch eine konservative Operation durchgeführt. Dabei wurden seit 1986 verschiedene Laserarten (Nd:YAG, CO_2, Argon) zur Eröffnung der Tube (Salpingotomie) eingesetzt.

Ziel dieser Studie war es, den Tubenzustand nach konservativer Therapie mittels Kontrollpelviskopie oder Hysterosalpingografie zu untersuchen und den Vorteil der Laseranwendung zu überprüfen.

Material und Methodik

Von 1/1984 bis 7/1988 wurden 136 Patientinnen wegen einer Extrauteringravidität pelviskopisch behandelt. Bei 29 Patientinnen wurde eine Salpingektomie mittels Dreischlingentechnik nach Semm durchgeführt. In 83 Fällen wurde bei nicht rupturierter Tube ein konservierendes Vorgehen gewählt: Zur Vermeidung einer verstärkten kapillären Blutung wurden 2,5 IE POR-8® (in 10 ml NaCl verdünnt) in die Mesosalpinx injiziert. Die Eröffnung der Tube (Salpingotomie) erfolgte in 41 Fällen mittels Thermokoagulator und Schere und in 42 Fällen mittels Laser (CO_2 $n=5$, Fa Häreus, Nd: YAG Laser $n=19$ mit Saphirspitzen versehen.

Archives of Gynecology and Obstetrics Vol. 245, No. 1-4, 1989
Verhandlungen der Deutschen Gesellschaft für Gynäkologie und Geburtshilfe,
47. Versammlung, München 6.-10. September 1988

Fa MBB, Argon-Laser $n=18$, hgm). Bei 12 Patientinnen bestand zum Zeitpunkt der Operation bereits eine Tubarruptur, hier wurde der Trophoblast abgesaugt. Bei klaffenden Wundrändern mußte in 3 Fällen eine adaptierte Naht (Endonaht, 4-0) vorgenommen werden. Bei 12 Patientinnen mit Tubarabort erfolgte die Entfernung des Trophoblasten ebenfalls mittels Extraktion oder Absaugen. Vor Entfernung des Instrumentariums wurde eine Robinsondrainage in den Douglas'schen Raum eingebracht und nach 12 Stunden entfernt.

Wöchentliche β-HCG-Kontrollen erfolgten bis zum Erreichen von Normalwerten.

Ergebnisse

a) Tubenzustand: 54 Patientinnen wurden mittels HSG oder Chromopertubation bezüglich Tubendurchgängigkeit kontrolliert:

Salpingotomie	$(n=43)$: 70,4%	(38/43)	durchgängig
konv.	$(n=20)$: 70%	(14/20)	durchgängig
Laser	$(n=23)$: 78,3%	(18/23)	durchgängig
Tubarruptur	$(n=\ \ 6)$: 40%	(2/ 5)	durchgängig
Tubarabort	$(n=\ \ 6)$: 50%	(3/ 6)	durchgängig.

Durch 37 Kontrollpelviskopien wurde der Adhäsionsstatus nach EUG-OP ermittelt, dabei wurde der distale Tubenanteil (Fimbrientrichter) getrennt beurteilt. 11 dieser Patientinnen hatten zum Zeitpunkt der EUG bereits fertilitätseinschränkende Verwachsungen.

Verwachsungen nach kons. EUG-OP:		peritubar		perifimbriale Verwachs.	
Salpingotomie	$(n=28)$	39%	(11/28)	21,4%	(6/28)
Tubarabort	$(n=\ \ 5)$	40%	(2/ 5)	40%	(2/ 5)
Tubarruptur	$(n=\ \ 4)$	75%	(3/ 4)	50%	(2/ 4)
Salp. kons. Salp. tomie		50%	(5/10)	30%	(3/10)
Laser Salp. tomie		33%	(6/18)	17%	(3/18).

b) Komplikationen: In 3 Fällen mußte eine Re-Laparoskopie durchgeführt werden (Nachblutung $n=1$, Trophoblastpersistenz $n=2$).

c) Rezidive: nach pelviskopisch operierter EUG:
ipsilateral $n=5$ (4,6%), kontralateral $n=7$ (5%).

Diskussion

Der Trend zur konservierenden Therapie der EUG wurde durch verschiedene Studien bereits diskutiert [7]. Verschiedene Autoren haben die laparoskopische Entfernung per pelviscopiam beschrieben [1, 5, 6].

In einer großen Studie konnte Pouly [4] die Vorteile der laparoskopischen Konservierung der Tuben nachweisen. De Cherney et al. beschrieb die Behandlung von 14 intakten Tubargraviditäten [2]. Dabei erfolgte die lineare Salpingotomie mittels monopolarem Koagulationsstrom. Wegen der Risiken bei der Anwendung von mono- oder bipolarem Strom empfiehlt Semm et al. die Benützung des Thermokoagulators. Von anderen Autoren wurde deswegen die laparoskopische Anwendung des CO_2-Lasers empfohlen [3]. Der Erfolg der Operationen wurde an der nachfolgenden Schwangerschaftsrate überprüft. Dies ist allerdings nur bei Patientinnen mit einer verbliebenen Tube möglich.

Ziel unserer Studie war es, die Tubendurchgängigkeit und das Auftreten von postoperativen Verwachsungen zu überprüfen und mit der angewandten OP-

Technik zu vergleichen. Dabei zeigte sich, daß die pelviskopische Therapie eine zukunftweisende OP-Technik ist.

Nach einer frühen Diagnose und pelviskopischer Therapie einer intakten EUG bestand anschließend eine Durchgängigkeitsrate von 70,4%. Die schonende Anwendung des Lasers bringt mit einer Durchgängigkeitsrate von 78,3% einen leichten Vorteil gegenüber der konservierenden Operationsmethode mit 70%. Das Auftreten von peritubaren Verwachsungen war nach Laseranwendung mit 33% wesentlich niedriger als bei konventionellen OP-Methoden mit 50%. Verwachsungen, welche den Fimbrientrichter beeinträchtigen sind nach Laseranwendung ebenfalls deutlich niedriger (17% gegenüber 30%). Das schlechteste Ergebnis zeigt sich nach bereits erfolgter Tubarruptur. Eine große Verschlußrate (80%) und eine hohe Inzidenz von Verwachsungen (pertubar 75%, Fimbrien 50%) zeigen die Notwendigkeit einer frühen Diagnosestellung und Therapieeinleitung. Eine ähnliche Rezidivrate auf der ipsilateralen Seite (4,6%) und kontralateralen Seite (5%) zeigen keinen signifikanten Unterschied und bestätigen die Strategie des konservativen Vorgehens.

Zusammenfassung

Die endoskopische Therapie der EUG ist aufgrund unserer Ergebnisse als zukunftsweisende Alternative zum konservativen Vorgehen per laparotomiam anzusehen.

Bei weiterbestehendem Kinderwunsch sollte ein tubenerhaltendes Vorgehen gewählt werden. Die besten Ergebnisse sind bei nicht rupturierter Tubargravidität zu erzielen.

Das Eröffnen der Tube mittels Laser ist dabei den konventionellen pelviskopischen OP-Techniken überlegen.

Literatur

1. Bruhat MA, Manhes A, Mage G, Luc Pouly J (1980) Treatment of ectopic pregnancy by means of laparoscopy. Fertil Steril 33:411
2. De Cherney AH, Romero R, Naftolin F (1981) Surgical management of unruptured ectopic pregnancy. Fertil Steril 35:21
3. D. Alan Johns, Hardie RP (1980) Management of unruptured ectopic pregnancy with laparoscopic carbon diaxide laser Fertil Steril 4:46
4. Pouly JL, Mahnes H, Canis G, Bruhat M (1986) Conservative laparoscopic treatment of 321 ectopic pregnancies. Fertil Steril 46:1093
5. Shapiro Hi, Adler DH (1973) Excision of an ectopic pregnancy through the laparoscope. Am Obstet Gynecol 117:290
6. Soderstrom RM (1975) Unusual uses of laparoscopy. Reprod Med 15:77
7. Weckstein LN (1985) Current perspective on ectopic pregnancy. Obstet Gynecol Surg 40:259

Experimentelle und klinische Ansätze zur Tuboskopie

D. Wallwiener, A. Ebing, G. Bastert

Universität-Frauenklinik Heidelberg

Nachdem von Conier erstmals die Tuboskopie per Laparoskopie durchgeführt wurde, sollten nun im Rahmen der vorliegenden Pilotstudie die Voraussetzungen

Archives of Gynecology and Obstetrics Vol. 245, No. 1-4, 1989
Verhandlungen der Deutschen Gesellschaft für Gynäkologie und Geburtshilfe,
47. Versammlung, München 6.-10. September 1988
© Springer-Verlag Berlin Heidelberg

für eine prospektive Studie zur Beurteilung der Wertigkeit der Tuboskopie als Selektionskriterium bei der operativen Pelviskopie durchgeführt bzw. geschaffen werden. Im einzelnen sollte eingegangen werden auf die verschiedenen endoskopischen Varianten die gegeben sind, die optischen Darstellungsmöglichkeiten und die Gegenüberstellung der Techniken bei den uns von der Industrie gegebenen Endoskopen, die letztendlich nicht als Tuboskope existieren, sondern die größtenteils von der Palette der urologischen Endoskope übernommen wurden. Des weiteren sollte ein vereinfachtes Quantifizierungsschema zur Beurteilung der Mucosaschädigung geschaffen werden, um möglichst interindividuelle Abweichungen bei der Beurteilung der Mucosa auszuschalten.

Die verschiedenen Optiken wurden von der Auflösung her modellhaft durchgetestet und dann im Rahmen der mikrochirurgischen Routineeingriffe bzw. selektiv im Rahmen von operativen Pelviskopien angewandt.

Bei der Gegenüberstellung der verschiedenen zur Verfügung stehenden Endoskope konnten wir feststellen, daß starre Tuboskope eine sehr gute Auflösung und eine sehr gute fotografische Dokumentationsmöglichkeit gezeigt haben, aber für den laparoskopischen Einsatz nur beschränkt einsetzbar sind. Für die einzeitige laserlaparoskopische oder operative Pelviskopie haben sich die flexiblen Endoskope bewährt, die ein sehr gutes Handling ermöglichen, weil man sie über den Zweit- und Dritteinstich einführen kann. Was die Aussagemöglichkeiten angeht sehen wir aufgrund des praktikablen und sehr vereinfachten Graduierungsschema der Mucosa-Schädigungen die Voraussetzungen zur Durchführung einer prospektiven Studie zur endgültigen Bewertung der Wertigkeit der Tuboskopie gegeben. Unsere Arbeitshypothese, d.h. die Möglichkeit der intraluminalen Laser-Tuboskopie am uterotubaren Übergang des Minischweins, müssen wir aufgrund technischer Schwierigkeiten zumindest zum jetzigen Zeitpunkt verneinen.

Literatur

Cornier E (1984) La fibotuboscopie ampullaine. J Gynecol Obstet Biol Reprod 1:49 (Endoscopy of the tube)
Henry-Suchet J (1985) Acta Europaea fentilitatis, Vol. 16, n-2

Fibrinklebeanastomosen der tuba uterina unter verschiedenen experimentellen Bedingungen

J. F. H. Gauwerky[1], M. Reinecke[2], W. G. Forssmann[2]

[1] Universitäts-Frauenklinik, [2] Anatomie III, Heidelberg

Reanastomosis of the Fallopian Tube with Fibrin Glue

Summary. Morphology and fertility was studied in 40 female New Zealand White rabbits after reanastomosis of the fallopian tube with fibrin glue and conventional microsurgical techniques. Isthmic anastomoses with and without resection of tubal segments as well as ampullary anastomoses were investigated. Gluing was as effective as microsuturing. Morphological studies demonstrated good healing of the oviduct. Gluing of ampullary segments, however, seems to increase the risk for dehiscence and formation of tubal fistulas at the site of anastomosis.

Einleitung

Die Ergebnisse rekonstruktiver Tubeneingriffe sind durch die Einführung mikrochirurgischer Techniken mit Verwendung feinster Instrumente und Nahtmaterialien deutlich verbessert worden. Der Fibrinkleber, als Alternative zu konventionellen Nahttechniken, ist bereits in der Allgemeinchirurgie, der Neurochirurgie, Dermatologie und der Gefäßchirurgie mit Erfolg eingesetzt worden. In einer ersten kontrollierten Studie von Gauwerky und Mitarb. (1986) konnte die Effektivität von Fibrinklebeanastomosen an dem einfachen tierexperimentellen Modell der isthmisch-isthmischen Anastomose nach Dissektion nachgewiesen werden. Erste Anwendungen bei Tubenanastomosen am Menschen durch Baumann und Mitarb. (1986) in Form einer kombinierten Naht-Klebetechnik sind erfolgversprechend. Die vorliegende Arbeit soll die Ergebnisse weiterer experimenteller Studien zu diesem Thema darstellen, wobei auch großlumige, ampulläre, Anastomosen und isthmische Anastomosen nach Resektion von Tubensegmenten untersucht wurden.

Material und Methoden

Es wurden drei verschiedene Anastomosetypen untersucht und zwar:

1. isthmisch–isthmisch, ohne Resektion   20 Tiere
2. ampullär–ampullär, ohne Resektion   10 Tiere
3. isthmisch–isthmisch, nach Resektion (1,5 cm)   10 Tiere

Das mittlere Gewicht der Tiere betrug 2570 g wobei zwischen den einzelnen Behandlungsgruppen keine signifikanten Unterschiede bestanden. Die Narkose wurde mit Pentobarbital (Nembutal®) eingeleitet und mit einem Halothan®-Lachgas-Sauerstoffgemisch aufrechterhalten. Je nach Randomisierung wurde unter aseptischen Bedingungen nach einem Flankenschnitt auf der einen Seite eine mikrochirurgische Anastomose mit Hilfe konventioneller Nahttechniken und kontralateral unter Verwendung eines Fibrinklebers durchgeführt. Zur Befeuchtung peritonealer Oberflächen erfolgte eine konstante Irrigation mit Ringerlactat (Zusatz von 5000 I.E. Heparin/l). Eine zusätzliche Adhäsionsprophylaxe oder Antibiotikatherapie wurde nicht durchgeführt.

Mikrochirurgische Technik

Die Nahttechnik entsprach der üblichen Technik mit vier Muskularisnähten und fortlaufendem Verschluß der Serosa im Isthmusbereich, bzw. 6–7 seromuskulären Einzelknopfnähten im Bereich der Ampulle. Als Nahtmaterial wurde Polyglactin 910 (Vicryl®) der Stärke 11-0 verwendet, armiert mit einer 0,05 mm starken 3/8 Kreis Rundkörper-Nadel. Die Nahtanastomose wurde ohne Splint durchgeführt.

Fibrinklebung

Die Klebung erfolgte über einen Splint. Im Isthmusbereich wurde ein monofiler, nicht resorbierbarer Faden (Co-polymer aus Polyester und Succinaten, 0,3 mm Durchmesser) verwendet, im Bereich der Ampulle ein 1,1 mm starker Polyäthylenkatheter. Für isthmische Anastomosen wurde er nach Perforation eines Uterushornes über die uterotubare Verbindung hinaus in den isthmischen zu anastomosierenden Tubenabschnitt vorgeschoben, für ampulläre Anastomosen über den Fimbrientrichter eingeführt. Mit zwei nach Winston modifizierten Acland Klemmen wurde der proximale und periphere Tubenstumpf gefaßt. Dadurch war eine fast vollständige Hämostase zu erzielen. Danach wurden die zwei Kompo-

420

nenten des Klebers mit einer an der Spitze circulär geschliffenen Kanüle (Innendurchmesser: 0,16 mm) auf die Stümpfe aufgetragen und die Tubenenden vereinigt. Auch dieser Eingriff erfolgte unter mikroskopischer Sicht. Nach Durchführung und Festigung der Anastomose (im Mittel 2 Minuten nach Applikation des Klebers) wurden die Klemmen und der Splint entfernt.

Fertilitätsstudien

Nach 4–12 Wochen wurden die Tiere mit einem sicher fertilen Bock acht Tage lang zusammengesetzt. Zwei Wochen später erfolgte, sofern eine Schwangerschaft eingetreten war, eine Laparotomie. Dokumentiert wurden die Zahl der corpora lutea (entspricht der Zahl der Ovulationen), die Zahl der Implantationen, die Tubendurchgängigkeit und möglicherweise aufgetretene Adhäsionen. Die Kopulationsphase wurde bis zu dreimal wiederholt. Der Nidationsindex, als Maß für die Tubenfunktion, wurde aus dem Quotienten: Zahl der Implantationen/ Zahl der corpora lutea berechnet.

Morphologische Studien

Zum Zeitpunkt der Fertilitätsdokumentation wurden die Adnexen über einen in die abdominale Aorta vorgeschobenen Katheter perfusionsfixiert. Die Tubensegmente wurden exzidiert und, wie von Meller beschrieben, für die Raster- (REM) und Transmissionselektronenmikroskopie (TEM) vorbereitet.

Ergebnisse

Fertilitätsstudien

In Abbildung 1 sind die Ergebnisse unserer Fertilitätsuntersuchungen zusammengefaßt. Zwischen Klebeanastomose und Mikronaht bestehen für alle drei Anastomosierungstypen hinsichtlich der Tubenfunktion (Nidationsindex) keine signifikanten Unterschiede. Gleiches gilt auch für die Ovarialfunktion. Die Resektion von Tubensegmenten führt zu einer in unserer Serie geringfügigen Minderung der Tubenfunktion (Nidationsindex 0,73/0,70 vs. 0,63/0,62). Sämtliche Tuben waren bis auf eine nach ampullär–ampullärer Klebeanastomose durchgängig. In der

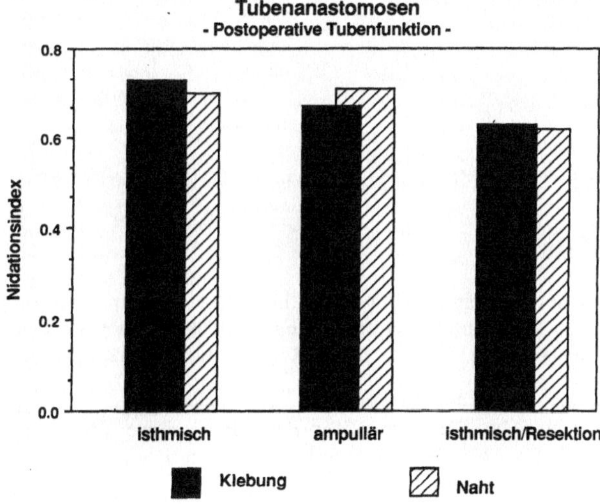

Abb. 1. Zusammenfassung der funktionellen Untersuchungen. Darstellung des Nidationsindex. Zwischen Klebe- und Mikronaht-Technik bestehen in allen Behandlungsgruppen keine signifikanten Unterschiede (Gruppe 1: 0,73 vs. 0,70, Gruppe 2: 0,67 vs. 0,71, Gruppe 3: 0,63 vs. 0,62)

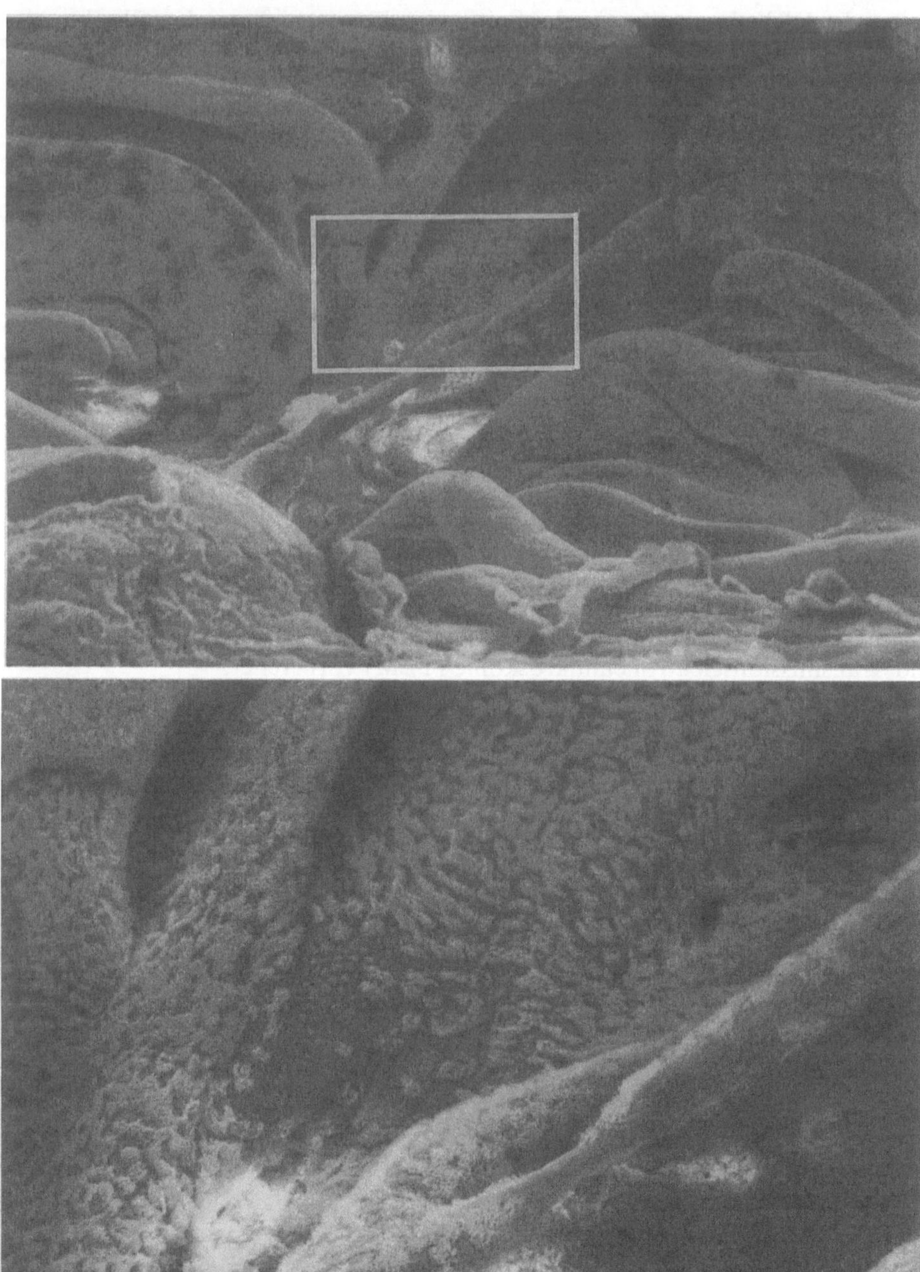

Abb. 2. Rasterelektronenmikroskopisches Bild einer isthmisch–isthmischen Klebeanastomose 46 Tage postoperativ. a) REM × 80. Deutliche Unterbrechung der Faltenstruktur mit zentralem Regenerationsbezirk. b) Ausschnitt aus Abb. 1a). REM × 320. Regenerationsbezirk mit vermindertem Zilienbesatz

Abb. 3. Rasterelektronenmikroskopisches Bild einer ampullären Klebeanastomose (Pfeil) 107 Tage postoperativ. a) REM × 40. b) REM × 640. Mit einzelnen Erythrozyten besetzter Fibrinclot bei ansonsten unauffälliger Oberflächenstruktur

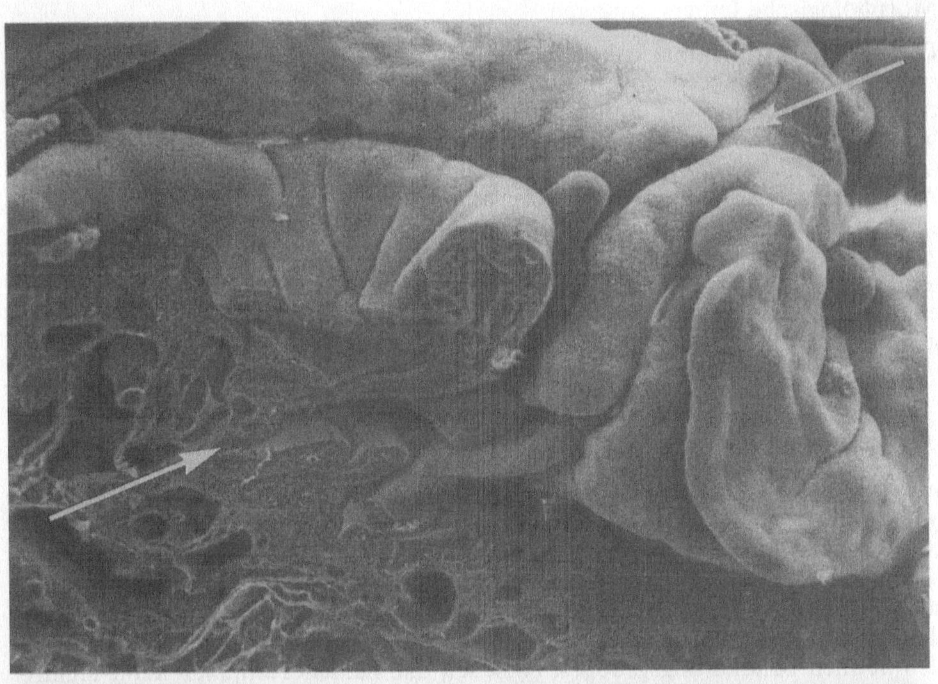

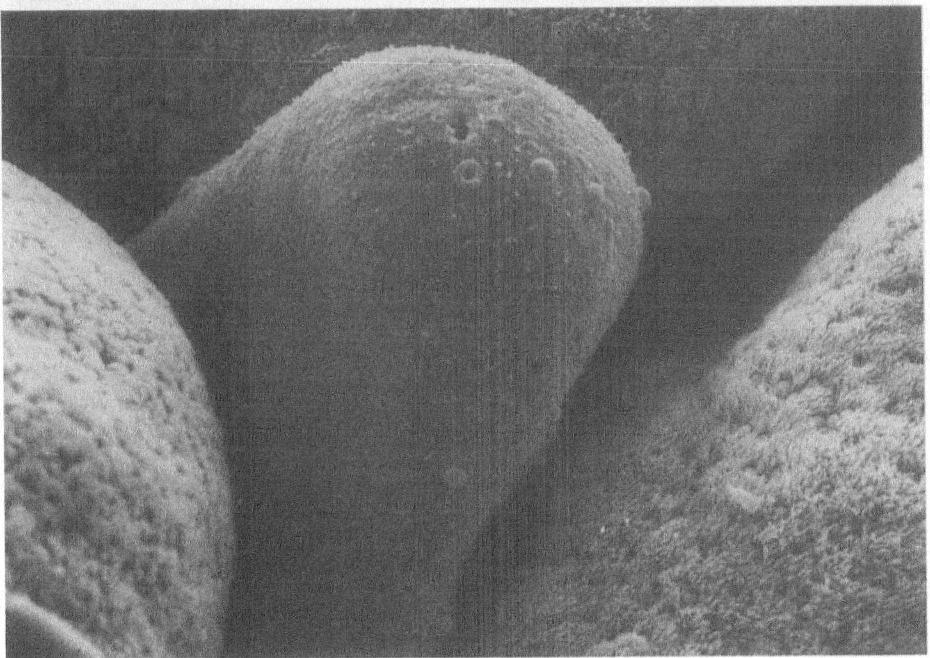

1. Behandlungsgruppe (isthmische Anastomose ohne Resektion) wurden drei
Tiere auf der geklebten und eins auf der genähten Seite nicht schwanger bei
gleichzeitig kontralateral eingetretener Schwangerschaft. In der Behandlungsgruppe 2 (ampulläre Anastomosen) und 3 (isthmische Anastomosen nach Resektion) wurde je ein Tier auf der geklebten und eins auf der genähten Seite nicht
schwanger.

Morphologische Untersuchungen

Die rasterelektronenmikroskopischen Untersuchungen zeigten im Anastomosenbereich sowohl bei den isthmischen als auch bei den ampullären Anastomosen eine Unterbrechung der Faltenstruktur (Abb. 2). Sowohl bei Klebe- als auch bei Nahtanastomosen wurden noch lange postoperativ Regenerationsbezirke (Abb. 2b) im Anastomosenbereich gefunden. Vor allem bei ampullären Klebe-Anastomosen (Abb. 3a) waren Fibrinreste nachweisbar (Abb. 3b). In einem Fall einer isthmisch–isthmischen Klebe-Anastomose wurden intratubare Adhäsionen gesehen. Zwei ampulläre Klebe-Anastomosen waren von Komplikationen begleitet. Einmal trat eine Fistelbildung mit Bildung eines akzessorischen Ostiums auf, einmal eine Dehiszenz mit sekundärer Ausbildung einer Hydrosalpinx. Im übrigen zeigten die transmissionselektronenmikroskopischen Untersuchungen die vollständige Integrität der epithelialen Zellen im Anastomosenbereich.

Zusammenfassung

An vierzig Kaninchen wurde die Fertilität und Morphologie nach Durchführung mikrochirurgischer Anastomosen mit Fibrinkleber und unter Verwendung konventioneller Nahttechniken in drei Behandlungsgruppen (isthmische Anastomosen ohne Resektion, ampulläre Anastomosen, isthmische Anastomosen nach Resektion von Tubensegmenten) untersucht. Bezüglich Zahl der Ovulationen, Zahl der Implantationen, des Nidationsindexes und der Schwangerschaftsrate bestanden in allen Behandlungsgruppen zwischen den beiden Techniken keine signifikanten Unterschiede. Die morphologischen Studien zeigten unabhängig von der verwendeten Technik im Bereich der Anastomosen eine Unterbrechung der Faltenstruktur mit einzelnen Regenerationsbezirken. Vor allem bei ampullären Klebe-Anastomosen konnten intraluminale Fibrinablagerungen beobachtet werden. Bei diesen großlumigen Anastomosen muß die Gefahr der Dehiszenz, der Fistelbildung und der Ausbildung von intraluminalen Adhäsionen bei Fibrinklebung als erhöht angesehen werden.

Literatur

Baumann R, Volk M, Taubert HD (1986) Refertilisierung unter zusätzlicher Anwendung von Fibrinkleber. Geburtsh Frauenheilk 46:234–236
Gauwerky JFH, Heinrich D, Vierneisel P, Kubli F (1986) Mikrochirurgische Anastomosen der Tuba uterina mit Fibrinkleber. Fertilität 2:104–107
Meller K (1981) General methods in scanning electron microscopy. In: Heym Ch, Forssmann WG (eds) Techniques in neuroanatomical research. Springer, Berlin Heidelberg New York

Zytogenetische und hormonelle Untersuchungen an Gewebeproben extrauteriner Graviditäten

D. Schäfer, J. P. Pfuhl, J. S. E. Dericks-Tan, R. Baumann

Zentrum für Frauenheilkunde und Geburtshilfe, Universitäts-Klinikum Frankfurt

In den letzten Jahrzehnten ist eine weltweite Zunahme ektoper Schwangerschaften (EUG) zu beobachten. Verschiedene Ursachen werden hierfür verantwortlich gemacht: Optimierung der Diagnostik, Verwendung des IUD, Veränderungen im Sexualverhalten etc..

424

Als Hauptursachen einer EUG werden Schädigungen der Tube sowie Störungen ihrer Motilität angesehen. Die Frucht selbst sollte jedoch keinen großen Einfluß hierauf besitzen. Um mehr Information darüber zu erhalten, entwickelten wir eine Technik, mit der lebendes EUG-Gewebe in vitro kultiviert werden kann.

Das Gewebe wurde intra operationem gewonnen und von mütterlicher Kontamination befreit. Es wurden Kurz- und Langzeitkulturen angelegt. Die zytogenetische Auswertung erfolgte nach Aufarbeitung mittels GTG-Bandenfärbung. Im Überstand wurden die Konzentrationen von HCG, CEA, CA 19-9, CA 12-5 und CA 15-3 gemessen. Um ganze Gewebestücke in der Kultur zu vermeiden, stellen wir seit weniger Zeit vor dem Kulturansatz eine Zellsuspension her. Das Schwangerschafts-Alter der Proben betrug 4–8 Wochen p. m..

Bis heute wurde Gewebe von 17 EUG's kultiviert. Bemerkenswert ist das Überwiegen des weiblichen Karyotyps mit 7:4. Numerische oder strukturelle Aberrationen traten nicht auf. 2. EUG's zeigten in verschiedenen Ansätzen eine erhöhte Chromosomenbrüchigkeit.

Der HCG-Verlauf zeigt, daß auch in vitro eine Freigabe von HCG stattfindet. Wegen der in der Kultur verbliebenen Gewebestücke konnten wir anfangs nicht eindeutig entscheiden, ob es sich um eine bloße Freisetzung von HCG aus diesen, eine Produktion in diesen, eine Produktion durch den gewachsenen Monolayer oder um eine Kombination von allem handelt. Die Ergebnisse der aus Zellsuspensionen angelegten Kulturen legen es nahe, daß es sich um eine Kombination von Sekretion bzw. Produktion durch restliche kleinste Gewebestücke und Produktion durch den wachsenden Monolayer handelt. Embryonales und amniales Gewebe weist keine HCG-Sekretion auf.

Wurde ausschließlich embryonales oder choriales Gewebe kultiviert, lagen alle untersuchten Tumormarker im Normbereich. Bei Kulturen mit Anteilen von Tubenschleimhaut war CA 12-5 signifikant erhöht. Möglicherweise könnte dies als Test auf maternale Kontamination dienen. Bemerkenswert erscheint uns, daß nicht nur Endometrium, sondern auch Tubenschleimhaut eine positive Reaktion für CA 12-5 und, in geringerem Maß, für CA 19-9 und CA 15-3 zeigt.

Obgleich wir uns mit dieser Thematik künftig noch intensiver befassen müssen, glauben wir, daß das entwickelte Kultursystem geeignet ist, sowohl zur Untersuchung von EUG-Gewebe als auch zur Austestung von Substanzen zur konservativen Behandlung ektoper Schwangerschaften eingesetzt zu werden.

Diagnostische Aspekte der Tubaria

G. Mursch-Edlmayr, P. Hintermüller, G. Tews, H. Fröhlich

Landesfrauenklinik Linz, Österreich

Die Frequenz der Extrauterinschwangerschaften (EU) liegt heute bereits bei ungefähr 2%. Eine Zunahme der Adnexitis, der Tubensterilisation, mikrochirurgischer Sterilitätsoperationen, das Intrauterinpessar, vor allem aber auch eine verbesserte frühzeitige Diagnostik sind ursächlich anzunehmen.

Material und Methode

Bei Blutungen oder Schmerzen in der Frühschwangerschaft wird sofort eine vaginale Ultraschalluntersuchung durchgeführt, um Lage und Intaktheit der Schwangerschaft (SS) festzustellen. Bei Verdacht auf EU (fehlender intrauteriner

Fruchtsack, Pseudogestationsring, parauteriner TU, Douglascele) erfolgt die Bestimmung von Beta-HCG, Progesteron und Östradiol, um eine prognostische und differentialdiagnostische Information zu erhalten. Erhärtet sich der Verdacht der EU, wird die diagnostische Pelviskopie angeschlossen und das operative Vorgehen festgelegt.

Ergebnisse

1987 haben wir 62 Eileiterschwangerschaften diagnostiziert. 18mal sahen wir eine rupturierte EU, 44mal fanden wir eine stehende Tubaria, die in 37 Fällen (84,09%) sonographisch richtig diagnostiziert wurde. Bei 48 Patienten haben wir einen kompletten endokrinologischen Status mit Beta-HCG, Östradiol und Progesteron abgenommen. In 50% fanden wir dabei ein Beta-HCG unter 1000 E, in weiteren 33% zwischen 1000 und 5000 E und nur in 16,6% über 10 000 E. Entsprechend niedrig waren auch die Progesteronwerte (in 66,6% unter 5 ng, in 29,12% zwischen 5 und 15 ng und nur in 4,16% über 20 ng). Ein praktisch identes Verhalten zeigten erwartungsgemäß die Östradiolwerte, die nur in 16,7% über 200 ng lagen.

Diskussion

Seit Einführung der vaginalen Endosonographie konnten die diagnostischen Ergebnisse der EU deutlich verbessert werden. Nach wie vor führen indirekte Kriterien wie fehlender intrauteriner Fruchtsack, Pseudogestationsring oder parauteriner Tumor zur Diagnose [5]. Um häufig falsch-positive Befunde zu vermeiden, sollte man die EU sonographisch erfassen können. Die endokrinologische Diagnostik stützt sich auf den Verlauf des Beta-HCG, wobei ein exponentieller Anstieg alle 2 Tage für eine intakte Schwangerschaft gefordert wird [4]. Bei einer gestörten SS sind subnormale HCG-Anstiege und entsprechend niedrige Progesteron- und Östradiolwerte zu erwarten. Bei der EU fanden wir erwartungsgemäß in 88% HCG-Werte unter 5000 E, was durch die frühe Destruktion des Trophoblasten in der Tube erklärt werden kann. Auffallend war allerdings in 48% die hormonelle Konstellation von HCG-Werten unter 1000 E und Progesteronwerte unter 5 ng, die wir beim Abortus nur in 12% nachweisen konnten. Unserer Meinung nach kann daher mit Hilfe der vaginalen Endosonographie und der Endokrinologie eine EU in 95% innerhalb weniger Stunden diagnostiziert werden. In 5% wird aber die diagnostische Pelviskopie erst die endgültige Diagnose liefern, weshalb wir sie in jedem Fall als dritten diagnostischen Schritt fordern und die Douglaspunktion als obsolet erachten. Die so häufig niedrigen Hormonprofile könnten allerdings Anlaß zu einem konservativen Vorgehen sein, so daß eine invasive Diagnostik nur bei Anstieg der HCG-Werte oder klinischer Beschwerden notwendig wäre. Spontanheilungen [1, 6] sind bei EU mehrmals beschrieben worden, was in jedem Fall bei der Beurteilung medikamentöser Therapieerfolge [2, 3] zu berücksichtigen ist.

Zusammenfassung

Die frühzeitige Diagnose der EU ist heute mit Hilfe der Sonographie, der Endokrinologie, in wenigen Fällen nur mit Hilfe der Pelviskopie rasch und einfach möglich. Dies ist ein wesentlicher Schritt zur tubenerhaltenden Therapie.

Literatur

1. Dericks-Tan JSE, Taubert HD (1988) Spontaneous regression of presumed ectopic pregnancy. Eicosanoids fatty Acids 50:33–43
2. Egarter Ch, Husslein P (1988) Treatment of tubal pregnancy by prostaglandins. Lancet i:1104
3. Feichtinger W, Kemeter P (1988) Conservative treatment of ectopic pregnancy by transvaginal aspiration under sonografic control and methotrexate-injections. Lancet i:1104
4. Gerhard J, Runebaum B (1987) Endokrinologie der Schwangerschaft. Gynäkolog Endokrinol 16:489–500
5. Hansmann M, Hackelöer BJ, Staudach A (1985) Ultraschall in Geburtshilfe u. Gynäkologie. Springer, Berlin Heidelberg New York Tokyo, S 63–68
6. Lund J (1955) Early ectopic pregnancy. J Obstet Gynecol 62:70

Kombination sonographischer und endokrinologischer Verfahren zur Diagnose der frühen Extrauteringravidität

G. Wilke, B. Hinney, W. Wuttke, W. Kuhn

Universitäts-Frauenklinik, Göttingen

Einleitung

Die Verdachtsdiagnose Extrauteringravidität (EUG) wird nicht selten bei positivem SS-Schnelltest und fehlendem sonographischem Nachweis eines intrauterinen Fruchtsackes (FS) gestellt. Der Nachweis von freier Flüssigkeit im Douglas legt zusätzlich den V. a. eine intraabdominelle Blutung nahe. In der vorliegenden prospektiven Studie sollten durch kombinierte sonographische und endokrinologische Untersuchungen an Frühgraviditäten mit bekanntem Konzeptionstermin Kriterien zur sicheren Differenzierung von extra- und intrauterinen Schwangerschaften erarbeitet werden.

Methode

An 95 Patientinnen mit exakt bekanntem Konzeptionstermin (Zstd. n. IVF, GIFT, AIH) wurden in der 5. und 7. SSW in 2- bis 3tägigen Abständen der mittl. FS-Durchmesser (arithmet. Mittel aus dem größten Längs-, Quer- und Anterior-Posterior-Durchmesser) mit einem 5 MHz-Rotor-Vag.-Scanner und der HCG-Spiegel im Serum mit einem RIA bestimmt.

Ergebnisse

Das FS-Wachstum folgt einer e-Funktion und läßt in der 5. und 6. SSW einen Rückschluß auf den Konzeptionstermin von +3 Tagen zu (Abb. 1). Unter günstigen anatomischen Verhältnissen gelingt der Nachweis eines FS bei 3 mm (16.–22. Tag p.c.), unter ungünstigen Verhältnissen (gestreckter, retroflektierter Uterus oder Uterus myomatosus) dagegen u. U. erst bei 5 mm Durchmesser (20.–25. Tag p.c.). Die semilogarithmische Darstellung der HCG-Spiegel im Serum in Abhängigkeit vom FS-Durchmesser läßt eine erhebliche Streuung erkennen (Abb. 2). So können bei einem FS-Durchmesser von 3 mm HCG-Werte zwischen 120 und 1020 mU/ml, bei 5 mm zwischen 640 und 4230 mU/ml gefunden werden.

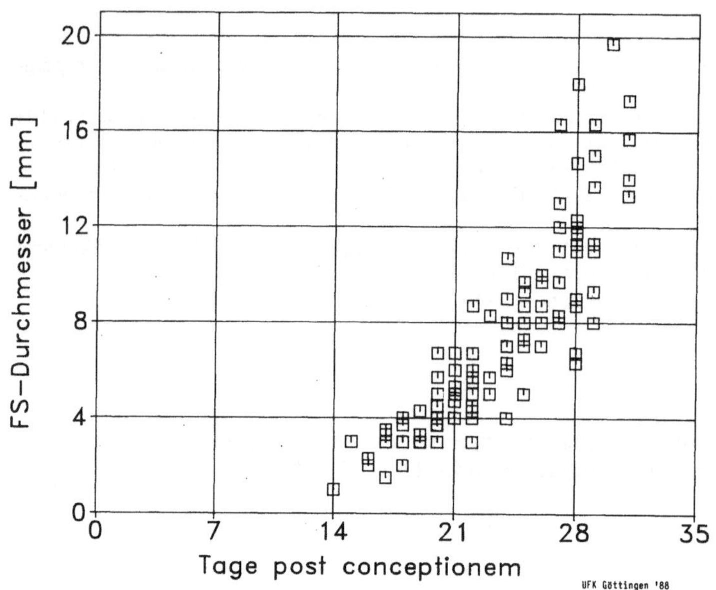

Abb. 1. Mittlerer FS-Durchmesser in Abhängigkeit vom Gestationsalter

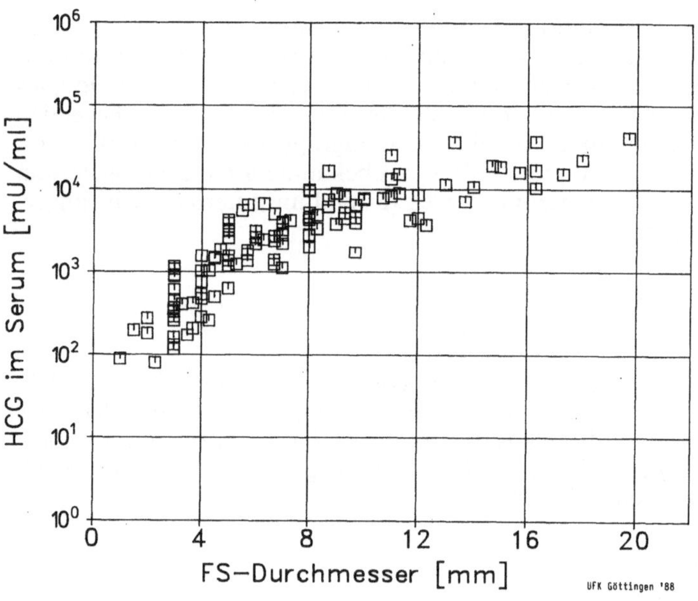

Abb. 2. Semilogarithmische Darstellung des Serum-β-HCG in Abhängigkeit vom FS-Durchmesser

Diskussion

Aufgrund der vorliegenden Untersuchung bevorzugen wir folgendes Vorgehen: bei positivem SS-Test und fehlendem vag. sonogr. Nachweis eines intrauterinen FS wird jenseits des 22. Tages p.c. bei vorhandener Douglasflüssigkeit die vaginalsonographisch kontrollierte, risikoarme Douglaspunktion durchgeführt. Bei Aspiration von Blut wird laparoskopiert ggf. primär laparotomiert, bei seröser

428

Flüssigkeit wird der HCG-Spiegel parallel in der Dougl.flüss. und im Serum bestimmt. Ist dieser in der Dougl-flüss. deutlich höher als im Serum, liegt der Verdacht einer noch nicht rupturierten EUG nahe [1]. Im umgekehrten Fall sowie bei fehlender Dougl.flüss. kann kontrollierend abgewartet werden. Bei HCG-Spiegeln 4000 mU/ml oder stagnierenden Spiegeln ohne intrauterinen FS-Nachweis sollte eine diagnostische Laparoskopie vorgenommen werden.

Schlußfolgerung

Die Anwendung des vorgestellten Diagnoseschemas konnte in mehreren Fällen überflüssige Laparoskopien vermeiden, ohne jedoch das individuelle Risiko der Patientin zu erhöhen.

Literatur

1. Dericks-Tan JSE et al. (1985) Inverse ratio of HCG in peritoneal fluid to that in serum in normal and tubal pregnancies. Europ J Obstet Gynec Reprod Biol 19:375

Fertilitätsraten nach Extrauteringraviditätsoperationen an 2 Kliniken

W. Schmitt, J. Inthraphuvasak, F. Melchert

Frauenklinik, Klinikum Mannheim

Die Salpingektomie ist zur Behandlung der Tubargravitität anerkannt. Nach Einführung mikrochirurgischer Behandlungsmethoden wird eine organerhaltende Therapie häufiger durchgeführt und über die Folgen der beiden operativen Verfahren diskutiert [1, 3]. Da in den letzten Jahrzehnten über eine Zunahme von Eileiterschwangerschaften berichtet wurde [4], war es für uns von Interesse für einen gleichen Zeitraum an zwei vergleichbaren Kliniken, die sich jedoch in der jeweiligen bevorzugten Behandlungsmethode unterschieden, die post-operativen Fertilitätsraten zu vergleichen. In bezug auf Risikofaktoren fanden sich keine wesentlichen Unterschiede zwischen den beiden Kliniken. In Klinik A wurden von 97 Patientinnen 51 organerhaltend operiert. In Klinik B dagegen 8 von 111. 82% der organerhaltend operierten Patientinnen und 30,3% der radikal operierten Patientinnen hatten postoperativ Kinderwunsch. Nach organerhaltender Operation wurden 62% der Patientinnen intrauterin schwanger. Ein EUG-Rezidiv hatten 12% in der ipsilateralen, 12% in der kontralateralen Tube. Nach radikaler Operation wurden 65% intrauterin schwanger. 12% hatten ein EUG-Rezidiv in der kontralateralen Tube.

Tabelle 1

	n	Intrauterine Gravidität	EUG-Rezidiv kontralateral	EUG-Rezidiv ipsilateral
Klinik A konservativ operierte Patienten	32	20	4	4
Klinik B radikal operierte Patienten	17	11	2	0

Der Wert einer organerhaltenden Operation zeigt sich, wenn die kontralaterale Seite verschlossen ist oder fehlt. 9 (50%) von 18 Patientinnen bekamen ein Kind. 3 (17%) Patientinnen hatten ein EUG-Rezidiv. Nach einer Literaturzusammenstellung [2] traten nach radikaler Operation intrauterine Graviditäten (IUG) in 33% und EUG-Rezidive in 15% auf. Nach organerhaltender Operation war die IUG-Rate 47%, die EUG-Rate 10%. Bei kontralateral fehlendem oder verschlossenem Eileiter war die IUG-Rate 65%, die EUG-Rate 17%. Folgerung: 1. Über das höhere EUG-Rezidiv-Risiko bei 2 noch vorhandenen Eileitern muß die Patientin präoperativ aufgeklärt werden. Bei dringlichem Kinderwunsch ist eine organerhaltende Operation bei intakter Gegenseite gerechtfertigt. 2. Bei nicht abschätzbarem Kinderwunsch und jüngeren Patientinnen, bei denen ein Kinderwunsch noch nicht besteht, ist eine Segmentresektion mit Verschluß des proximalen Stumpfes zu diskutieren, um diesen Eileiter als Reserveorgan zu erhalten. Dieser kann, wenn der kontralaterale Eileiter für eine Fertilisierung ausfällt, an einem mikrochirurgischen Zentrum rekanalisiert werden. 3. Bei kontralateral fehlendem oder verschlossenem Eileiter ist bei bestehendem Kinderwunsch eine organ- und primär funktionserhaltende Operation anzustreben.

Literatur

1. Inthraphuvasak J (1986) Mikrochirurgische Behandlungsverfahren zur Behandlung der extrauterinen Gravidität. In: Melchert F et al. (Hrsg) Aktuelle Geburtshilfe und Gynäkologie. Springer, Berlin Heidelberg New York
2. Karbowski B (1988) Persönliche Mitteilung. (Veröffentlichung vorgesehen)
3. Scheidel P, Hepp H: Organerhaltende Chirurgie der Tubargravidität. Geburtsh Frauenheilk 21:633
4. Weström L et al. (1981) Incidence, trends and risks of ectopic pregnancy in a population of women. Br Med J 282:15

Fertilität nach tubenerhaltender und ablativer Chirurgie der Tubargravidität – eine retrospektive Analyse von 491 Fällen

F. Jänicke, M. Kruck

Frauenklinik der Technischen Universität München, Klinikum rechts der Isar

Einleitung

Das Ereignis einer Extrauteringravidität (EU) weist auf das Bestehen eines tubaren Sterilitätsfaktors hin. So wird in der Literatur auch über 50–90% Kinderlosigkeit nach EU berichtet. Ziel unserer Untersuchung war die Klärung der Bedeutung einzelner Faktoren für die Fertilitätsprognose.

Material und Methoden

491 Patientinnen der Jahre 1971–1986 wurden mit einem standardisierten Brief angeschrieben und über Geburten, Aborte und Rezidive, Kinderwunsch sowie Kontrazeption befragt. Geantwortet haben 318 Patientinnen, hiervon hatten 213 Patientinnen Kinderwunsch. 150 dieser Patientinnen (70%) wurden durch Salpingektomie behandelt, 63 (30%) mit tubenerhaltenden Eingriffen. Die kumulative Rate intrauteriner Graviditäten (die zur Geburt führten) wurde mit der Methode nach Kaplan-Meier ermittelt und graphisch dargestellt.

Archives of Gynecology and Obstetrics Vol. 245, No. 1-4, 1989
Verhandlungen der Deutschen Gesellschaft für Gynäkologie und Geburtshilfe,
47. Versammlung, München 6.-10. September 1988
© Springer-Verlag Berlin Heidelberg

Ergebnisse

Im Gesamtkollektiv der Patientinnen mit Kinderwunsch beträgt die kumulative Schwangerschaftsrate 45% (n = 213). Die mediane Zeit bis zur Konzeption ist 12 Monate. Nach 24 Monaten ohne Kontrazeption ist die Chance einer intrauterinen Schwangerschaft < 10%! Die Schwangerschaftsanamnese hat keinen wesentlichen Einfluß auf die Fertilitätsprognose: Nulligravida 49%, Nullipara 44%, Parität 47%. Eine deutliche Abhängigkeit der Fertilität zeigt sich vom Alter der Patientin: ≤ 25 Jahre: 75% 26–30 Jahre: 48% > 30 Jahre: 31% (s. Abb. 1). Bei den operativen Befunden bestimmt vor allem der Zustand der anderen Tube die Prognose: Andere Tube makroskopisch unauffällig: 61%; verändert (postentzündlich, Adhäsionen): 22%. Hier wird die größte Differenz in den Schwangerschaftsraten erkennbar. Der Operationsmodus hat einen unerwartet niedrigen Einfluß auf die Fertilität: Konservierende Operation 46% (n = 61) (Salpingotomie 49%) vs. Salpingektomie 44% (n = 144). Berücksichtigt man jedoch den Zustand der kontralateralen Tube und vergleicht die Operationsverfahren dann, so zeigt sich: Unauffällige andere Tube: Konservierende OP 68% vs. radikale OP 58%. Veränderte andere Tube: Konservierende OP 29% vs. radikale OP 18%. Die Tubenerhaltung erhöht die Konzeptionschancen also um 10%, unabhängig vom Zustand der anderen Tube (s. Abb. 2). Die Rezidivraten betragen bei Salpingektomie 8%, bei tubenerhaltenden Eingriffen 6%, wobei sich die Rezidive auf operierte und andere Tube gleich verteilen (3%/3%). Die Schwangerschaftsrate nach der 2. EU beträgt bei den dann noch potentiell fertilen Frauen mit Kinderwunsch (n = 15) nur noch 13%.

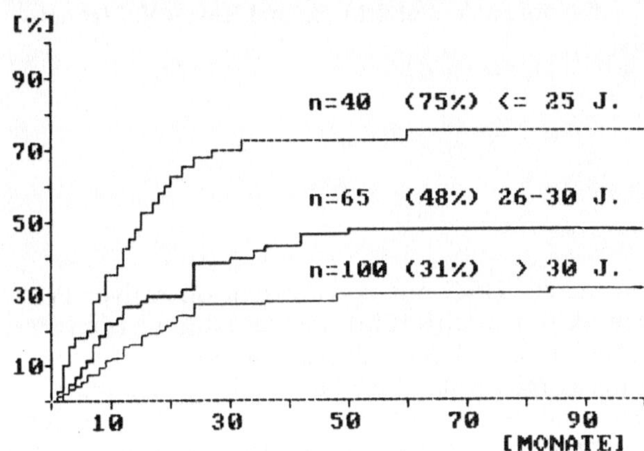

Abb. 1. Kumulative Schwangerschaftsrate (Geburten) in % in Abhängigkeit vom Alter. Auf der Zeitachse sind die Monate ohne Kontrazeption angegeben. Alle Patientinnen äußerten Kinderwunsch

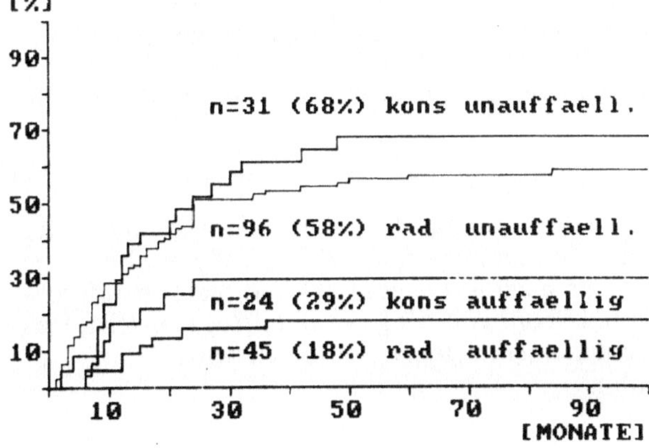

Abb. 2. Kumulative Schwangerschaftsrate (Geburten) in % in Abhängigkeit vom Operationsmodus (konservativ oder radikal) und vom Zustand der kontralateralen Tube (makroskopisch unauffällig oder verändert)

Zusammenfassung und Diskussion

Über die Hälfte der Frauen nach EU bleibt ungewollt kinderlos aufgrund eines tubaren Sterilitätsfaktors. Die wesentlichen Prognosefaktoren für die spätere Fertilität sind der Zustand der anderen Tube und das Alter. Nach 12 Monaten ohne Kontrazeption sind die Hälfte der Frauen schwanger, nach 24 Monaten sinkt die Chance auf unter 10%. Nach Ablauf dieser Frist wäre also zu erwägen, der Patientin zu einer in vitro Fertilisation zu raten, da die Chancen hierbei dann bereits höher wären. Die tubenerhaltende Operation erhöht die Schwangerschaftsraten nur um etwa 10%, unabhängig vom Zustand der anderen Tube. Sie sollte deshalb allen Frauen mit Kinderwunsch angeboten werden, besonders da die Rezidivrate nicht erhöht zu sein scheint. Nach einem Rezidiv besteht nur eine geringe Chance einer intrauterinen Gravidität (13%). Auch hier ist eine IVF/ET zu diskutieren, um keine unnötige Zeit zu verlieren.

Literatur

De Cherney A, Kase N (1979) Conservative surgical management of unruptered ectopic pregnancy. Obstet Gynecol 54:451

Bronson RA (1977) Tubal pregnancy and infertility. Fertil Steril 28:221

Centers for Disease Control (1984) Ectopic pregnancies – United States 1970–1980. MMWR 33:201

Tubenzustandsdiagnostik: H.S.G., diagnostische Pelviskopie und Rasterelektronenmikroskopie des Fimbrienepithels

G. Keckstein, S. Hepp, A. Wolf

Universitäts-Frauenklinik Ulm

Einleitung

Bei 60 Sterilitäts-Patientinnen wurde ein HSG mit diagnostisch-operativer Pelviskopie zur Abklärung des Tubenfaktors durchgeführt. Bei der HSG wurden die Mukosafalten, die Tubendurchgängigkeit und der Dilatationsgrad der Tube bestimmt. Bei der Pelviskopie wurde eine Chromopertubation durchgeführt, die Tubenwand beurteilt, ein Adhäsionsstatus erstellt und eine Fimbrienbiopsie zur Untersuchung am Rasterelektronenmikroskop (REM) entnommen. Bisher wurden 33 Kontrollpelviskopien und 2 Kontroll-H.S.G.'s durchgeführt. Ziel dieser Studie war es, eine möglichst genaue und zuverlässige Tubenzustandsdiagnostik zu erstellen. Zweitens sollte die prognostische Aussagekraft dieser Befunde in bezug auf das operative Vorgehen und das Operationsergebnis überprüft werden.

Material und Methodik

Bei dieser prospektiven Studie wurden Scores aus der Literatur entnommen. Der Dilatationsgrad wurde modifiziert nach Donnez et al. [2], die Tubenmukosa, die Tubenwand und der Adhäsionsstatus nach Mage et al. [8] und die Tubendurchgängigkeit nach einem modifizierten Score von Mage et al. (1986) beurteilt. Das Ergebnis der Neostomie wurde nach einem eigenen Score beurteilt:
1 = sehr gute Eversion, Tube mobil
2 = gute Eversion, Tube immobil

Archives of Gynecology and Obstetrics Vol. 245, No. 1-4, 1989
Verhandlungen der Deutschen Gesellschaft für Gynäkologie und Geburtshilfe,
47. Versammlung, München 6.-10. September 1988
© Springer-Verlag Berlin Heidelberg

3 = mäßig gute Eversion
4 = schlechte Eversion
Für die Untersuchung am REM wurde von einer repräsentativen Stelle eine
Biopsie entnommen, von welcher 4–8 repräsentative Photographien angefertigt
wurden (ursprgl. Vergr.: 1250fach). Der planimetrisch ermittelte Zilien-Anteil
wurde in 3 Gruppen eingeteilt: Gruppe 1 = 60–100%, Gruppe 2 = 30–60%,
Gruppe 3 = < 30%.

Ergebnisse

1. Die freie Durchgängigkeit der Tube (H.S.G.) konnte in der Pelviskopie in 90%
   bestätigt werden, ein proximaler Block nur in 55%, ein inkompletter distaler
   Block nur in 47% (41% davon waren in der Pelv. freie Tuben) und ein kompletter distaler Block in 81%. Von 33 freien Tuben in der H.S.G. wurde nur bei
   zweien der Verdacht auf Adhäsionen geäußert. In der Pelviskopie hatten dagegen 23 der 33 Tuben (= 70%) Adhäsionen um die distale Tube.
2. Beim Vergleich des Mukosa-Befundes (H.S.G.) mit dem REM-Befund hatten
   74% der Tuben mit normalem Faltenrelief einen normalen REM-Befund, bei
   verringerten Falten hatten 50% einen normalen REM-Befund und 43% mäßige Deziliation. Tuben ohne Falten hatten zu 54% einen guten REM-Befund,
   und zu 46% bestand mäßige bis starke Deziliation.
3. Beim Vergleich der Tubenwand (Pelv.) mit dem REM-Befund ergab sich keine
   eindeutige Korrelation. Auffällig war nur der Prozentsatz von 71% bei Tuben
   mit gutem REM-Befund und dünner Tubenwand.
4. Beim Vergleich des Dilatationsgrades der Tube (H.S.G.) mit dem REM-Befund
   ergab sich keine eindeutige Korrelation. Die stark dilatierten Tuben hatten zu
   58% einen guten REM-Befund.
5. Vergleich Tubenwand mit Wiederverschlußrate (Kontrollpelviskopie): 60%
   der dünnen Tuben blieben offen und 47% der verdickten bis sklerotischen
   Tuben.
6. Vergleich Dilatationsgrad mit Wiederverschlußrate (Kontrollpelv.): 43% der
   mäßig dilatierten Tuben blieben offen und 70% der stark dilatierten Tuben. Im
   bisherigen Verlauf der Studie traten 12 Schwangerschaften auf, darunter 3
   Extrauteringraviditäten.

Diskussion

Nach unseren Ergebnissen hat die H.S.G. eine gute Aussagekraft in bezug auf
freie Tuben und kompletten distalen Block. Bei proximalem Block und inkom-
plettem distalen Block könnte das falsch-positive Ergebnis durch den ungenügenden Druck und Kontrastmittelanstieg in die Tube bedingt sein. Eine schlechte
Aussagekraft besitzt die H.S.G. in bezug auf peritubare Verwachsungen: 64% der
peritubaren Verwachsungen wurden in der H.S.G. nicht diagnostiziert. Dies wird
von anderer Seite bestätigt [5]. Bei den REM-Untersuchungen ergaben sich im
allgemeinen keine eindeutigen Tendenzen. Auffällig waren nur relativ gute Zilien-
Dichten bei stark dilatierten und bei dünnwandigen Tuben, was im Widerspruch
zu anderen Autoren steht [10, 3]; es muß jedoch wegen geringer Fallzahlen (n = 12
bzw. n = 7) mit Vorbehalt betrachtet werden. Bei den Tuben mit verdickten bis
sklerösen Tubenwänden (n = 49) hatten 57% eine normale Zilien-Dichte und 33%
eine mäßige Deziliation. Auch dieses Ergebnis widerspricht demjenigen von anderen Autoren [10, 3]. Insgesamt muß bei der Entnahme von Fimbrienbiopsien und
deren Untersuchung am REM beachtet werden, daß die Biopsie an einer repräsentativen Stelle entnommen wird, entsprechend dem Verteilungsmuster von bes-
serem und schlechterem Epithel. Ebenso muß die Biopsie sorgfältig durchgemu-

stert werden, im Hinblick auf Zilien-dichtere und -ärmere Stellen, um dann repräsentative Photographien anzufertigen.

Bei der Wiederverschlußrate ist die Tendenz erkennbar, daß dünnwandige (n = 10) und stark dilatierte Tuben (n = 10) eher offen bleiben als dickwandige (n = 19) und mäßig dilatierte (n = 7). Diese vorläufige Ergebnis muß im weiteren Verlauf der Studie überprüft werden.

Literatur

1. Bateman BG, Nunley WC, Kitchin JD (1987) Surgical management of distal tubal obstruction – are we making progress? Fertil Steril 48:523–542
2. Donnez J, Casanas-Roux F, Ferin J, Thomas K (1984) Fimbrial ciliated cells percentage and epithelial height during and after salpingitis. Europ J Obstet Gynec Reprod Biol 17:293–299
3. Donnez J, Casanas-Roux F (1986) Prognostic factors of fimbrial microsurgery. Fertil Steril 46:200–204
4. Fedele L, Zamberletti D, Marchini M, Vercellini P, Cavalli G (1984) Degree of endosalpingeal deciliation (by S.E.M.) in hydrosalpinx is not prognostic for post-surgical fertility. Acta Europaea Fertilitatis 15:199–204
5. Ismajovich B, Wexler S, Golan A, Langer L, David MP (1986) The accuracy of hysterosalpingography versus laparoscopy in evaluation of infertile women. Int J Gynaecol Obstet 24:9–12
6. Lescoat D, Segalen J, Priou G, Arvis P (1985) Hydrosalpinx et sterilité. Intérêt de l'étude de microbiopsies tubaires en microscopie électronique à balayage. J Gynecol Obstet Biol Reprod 14:675–680
7. Ludwig H, Metzger H (1976) The Human Reproductive Tract. 1. Aufl., Springer, Berlin Heidelberg New York
8. Mage G, Pouly JL, Bouquet de Jolinière J, Chabrand S, Bruhat MA (1984) Obstructions tubaires distales: microchirurgie ou fécondation in vitro. J Gynecol Obstet Biol Reprod 13:933–937
9. Vasquez G, Boeckx W, Winston R, Brosens IA (1980) Human tubal mucosa and reconstructive microsurgery. In: Proceedings of the Serono Symposia: Microsurgery in Female Infertility, p 41–57
10. Vasquez G, Winston R, Boeckx W, Gordts S, Brosens IA (1983) The epithelium of human hydrosalpinges: a light optical and scanning electron microscopic study. Brit J Obstet Gynecol 90:764–770

Extrauteringraviditäten nach Tubensterilisierung

V. Jaluvka, B. Ebersbach-Schulz

Frauenklinik der Freien Universität Berlin im Klinikum Steglitz

Mit der weltweiten Verbreitung der Tubensterilisierung per laparoscopiam erscheinen zunehmend auch Mitteilungen über Versager dieser Form der definitiven Kontrazeption. Im Gegensatz zu Versagern beim laparotomischen Vorgehen handelt es sich dabei häufiger um extra- als um intrauterine Graviditäten.

Bei der Eileiterschwangerschaft nach vorausgegangener Tubensterilisierung kommen zwei ätiologische Faktoren in Frage: 1) Fistelbildung zwischen dem proximalen Tubenstumpf und der Bauchhöhle und 2) Regeneration des Eileiters mit Rekanalisation des verschorften Tubenteiles.

Die klinische Problematik der Versager von Tubensterilisierungen kann nach zwei Gesichtspunkten analysiert werden: 1. Die Anzahl der späteren Tubargraviditäten im Operationsgut der Sterilisierungen per laparoscopiam. Hier ist als repräsentatives Beispiel die Arbeit von Neeser und Hirsch zu nennen: von 7743 Sterilisationen in den Universitäts-Frauenkliniken Basel und Tübingen haben die

Archives of Gynecology and Obstetrics Vol. 245, No. 1-4, 1989
Verhandlungen der Deutschen Gesellschaft für Gynäkologie und Geburtshilfe, 47. Versammlung, München 6.-10. September 1988

Autoren 24 Versager registriert. Die hier erfaßten 18 Tubargraviditäten haben so einen proportional hohen Anteil von 75%. 2. Die Anzahl der vorausgegangenen Sterilisierungen per laparoscopiam bei Frauen, die wegen einer Extrauteringravidität operiert wurden. Hier möchten wir unser Material analysieren.

Vom 1. 1. 1978 bis zum 31. 12. 1986 sind in unserer Klinik 366 Frauen wegen einer Extrauteringravidität operiert worden. 15 Patientinnen (d. h. 4,1% bzw. jede fünfundzwanzigste Frau) wiesen in der Anamnese eine Tubensterilisierung auf. Sechs Patientinnen sind innerhalb des ersten Jahres nach Tubensterilisierung schwanger geworden. Wir verzeichneten jedoch auch Versager im Intervall von 8,9 und sogar 16 Jahren.

Zwölf Frauen sind per laparoscopiam sterilisiert worden. Zweimal wurde eine Sterilisierung nach Madlener durchgeführt und einmal wurden die Tuben per vaginam ligiert. Interessant sind die Einweisungsdiagnosen. Ein Verdacht auf Tubargravidität bestand außerhalb der Klinik lediglich in fünf Fällen. Die anderen Diagnosen lauteten: zweimal „Unklare Unterbauchbeschwerden“, zweimal „Adnextumor“ und jeweils einmal „Akutes Abdomen“, „Verdacht auf Ovarialzyste“, Abortus incompletus“, „Pelvioperitonitis mit Schock“, „Lebensmittelvergiftung“. Bei einer Patientin mit Quincke-Ödem wurde ein Verdacht auf eine intrauterine Gravidität geäußert. Diese Frau wurde zur Abruptio eingewiesen.

In unserem Material war die Gravidität elfmal im distalen und viermal im proximalen Tubenteil. Bei einer Frau wurde nach laparoskopischer Diagnosesicherung die Tube gleich per laparoscopiam entfernt. Bei 14 Frauen wurde auf der entsprechenden Seite eine Salpingektomie durchgeführt. Die andere Tube wurde achtmal im bestehenden Zustand belassen, zweimal nach Labhardt, zweimal nach Madlener ligiert und zweimal entfernt. Einmal wurde beim Vorliegen eines Uterus myomatosus eine abdominale Hysterektomie vorgenommen. Bei einer Patientin hat der Pathologe keinen Hinweis auf vorausgegangene Sterilisierung der Tuben gefunden. Nach unserem Wissen hatte die Durchtrennung beider Ligg. rotunda für den ersten Operateur keine juristischen Folgen gehabt.

Zusammenfassung

1. Die Tubensterilisierung per laparoscopiam stellt einen neuen ätiologischen Faktor der Tubargravidität dar. 2. Die Tubensterilisierung in der Anamnese trägt bei den differentialdiagnostischen Überlegungen dazu bei, daß eine Eileiterschwangerschaft als wenig wahrscheinlich gehalten wird. 3. Zu unterstützen ist die Forderung von Neeser und Hirsch, daß bei der Aufklärung vor der Sterilisierung sowohl auf die Möglichkeit von Versagern als auch auf den relativ hohen Anteil der nicht vermeidbaren Tubargraviditäten hingewiesen werden soll.

Literatur

Neeser E, Hirsch HA (1985) Tubengravidität und Tubensterilisierung. Geburtsh Frauenheilk 45:702–705

Behandlung der Tubargravidität mit Methotrexat

M. Volk, A. Westerburg, H.-P. Pfuhl, R. Baumann

Universitäts-Frauenklinik Frankfurt/Main

In den letzten Jahren sind zahlreiche Arbeiten erschienen, die über eine Zunahme der Extrauterinschwangerschaften berichten [2, 5, 6].

Infolge der verbesserten Diagnostik (HCG, US) ist es heute möglich bis zu 85% der Tubargraviditäten vor der Ruptur zu erkennen. Dadurch kann man in vielen Fällen tubenerhaltend operieren [2, 5]. In all diesen Fällen ist es obligatorisch, postoperativ serienmäßig HCG zu bestimmen. Problematisch wird die Situation, wenn das HCG wieder ansteigt. Dann muß relaparotomiert und die Tube doch noch ganz oder partiell entfernt werden. Als Alternative hierzu bietet sich in einzelnen Fällen die Methotrexatbehandlung an [1–3, 6, 7]. Wir berichten über eine 26jährige Patientin, die wir wegen einer nach Abrasio und laparoskopischer Entfernung des Schwangerschaftsprodukts (histologisch bestätigt) persistierenden EUG (ansteigende HCG-Werte im Serum) mit Methotrexat behandelten.

Sie erhielt 5 Tage lang je 50 mg Methotrexat i. v. und am 6. Tag einmal 15 mg Leukovorin i. v. Vom 3.–6. Tag nach der Behandlung bestanden Unterbauchbeschwerden und eine deutliche Stomatitis. Die HCG-Werte im Serum fielen nach der Behandlung rasch ab und nach 10 Tagen wurde die Patientin in gutem Zustand entlassen. Mehrere HCG-Kontrollen bis zu acht Wochen danach zeigten HCG-Werte kleiner 5 mU/ml.

Die Chemotherapie der EUG ist eine Methode, die zur Zeit nur für besonders gelagerte Einzelfälle und nach ausführlichen Beratungen mit den betroffenen Frauen in Frage kommt. Vor einer häufigeren Anwendung müssen noch zahlreiche Fragen hinsichtlich der Sicherheit und des späteren genetischen Risikos geklärt werden [1, 2, 4, 7–9].

Literatur

1. Cowan BD, McGehee RM, Bates GW (1986) Treatment of persistent ectopic pregnancy with methotrexate and leukovorum rescue: a case report. Obstet Gynecol 67:50
2. Farabow WS, Fulton JW, Fletcher V (1983) Cervical pregnancy treated with methotrexate. NC Med J 44:91
3. Neeser E, Hirsch HA (1987) Diagnostische und therapeutische Eingriffe bei Extrauteringravidität. Geburtsh Frauenheilk 47:149–153
4. Rustin GJS, Booth M, Dent J, Salt S, Rustin FKD, Bagshawe KD (1984) Pregnancy after cytotoxic chemotherapy for gestational trophoblastic tumors. Brit Med J 288:103
5. Scheidel P, Hepp H (1985) Organerhaltende Chirurgie der Tubargravidität. Geburtsh Frauenheilk 45:691
6. Strathy JH, Coulam CB, Marchbanks P, Annegers JF (1984) Incidence of ectopic pregnancy in Rochester, Minnesota, 1950–1981. Obstet Gynecol 64:37
7. Tanaka T, Hayashi H, Kutsuzawa T, Fuchimoto S, Ichinoe K (1982) Treatment of interstitial ectopic pregnancy with methotrexate: report of a successful case. Fertil Steril 37:851–852
8. Tscherne G (1987) Schwangerschaften nach zytostatischer Behandlung von Trophoblasttumoren. Geburtsh Frauenheilk 47:267–269
9. Walden AM, Bagshawe KD (1979) Pregnancies after chemotherapy for gestational trophoblastic tumors. Lancet 8:1241

Extrauteringravidität nach Tubenanastomosen mit Fibrinklebung – lichtmikroskopische Beobachtungen

J.-P. Pfuhl, K. J. Rücker, D. Schäfer, R. Baumann

Zentrum für Frauenheilkunde und Geburtshilfe, Universität Frankfurt

Wir führen an der Universitätsfrauenklinik Frankfurt seit 1984 Refertilisationen sowie Tubenanastomosen wegen anderer Ursachen unter zusätzlicher Anwen-

Archives of Gynecology and Obstetrics Vol. 245, No. 1-4, 1989
Verhandlungen der Deutschen Gesellschaft für Gynäkologie und Geburtshilfe, 47. Versammlung, München 6.-10. September 1988
© Springer-Verlag Berlin Heidelberg

dung von Fibrinkleber durch. Über die Zweckmäßigkeit dieses Vorgehens ist ausführlich diskutiert worden, sie soll nicht Gegenstand dieses Beitrags sein.

Bis heute haben wir (8/88) 38 Refertilisationen durchgeführt. Bei 32 Patientinnen liegt eine Nachbeobachtungszeit von min. 12 Mo. vor. Die intrauterine Schwangerschaftsrate liegt bei diesem Kollektiv im Moment bei ca. 60%. Leider hatten wir auch drei Extrauterinschwangerschaften (EU). Diese Zahl veranlaßt uns, unsere bisher angewandte Methode kritisch zu überdenken bzw. das Problem der EU nach Tubenanastomosen zur Diskussion zu stellen. Unsere Technik der Anastomose ähnelt der Einstichtechnik nach Swolin: Ein oder zwei 8/0 Fäden werden durch die Muskularis gelegt. Nach der Adaptation der Stümpfe durch Knüpfen dieser Nähte wird die Anastomose mit Fibrinkleber gesichert. Durch wenige 7/0 Einzelknopfnähte wird das Anastomosengebiet peritonealisiert. In Anlehnung an Silber und Cohen (Microsurgery 1980) wurde kein Splint benutzt.

Bei allen drei Patienten zeigen die Tubenpräparate deutlich, daß die Adaptation der Tubenstümpfe nicht zu einem deckungsgleichen Zusammenfügen der Tubenlumina führte. Die histologischen Bilder demonstrieren in allen Fällen eine zumindest streckenweise Lumenduplikatur mit periluminärer Versprengung von Tubenschleimhaut bzw. Blindsackbildung mit quer verlaufender Verbindung beider Lumina. Die Granulationsgewebebildung insbesondere um die Muskularisnaht ist erheblich und hat mit hoher Wahrscheinlichkeit einen Einfluß auf die Tubenschleimhaut. Ebenfalls dürfte die ausgedehnte narbige Durchflechtung der glatten Muskulatur nicht ohne Einfluß auf den Eitransport sein. Ein direkter Nachweis des Fibrinklebers war erwartungsgemäß nicht mehr möglich.

Die dargestellten Fälle zeigen, wie schwierig es ist, aus histologischen Befunden auf die Funktion eines so komplexen Organs wie es die menschliche Tube ist, Rückschlüsse zu ziehen. Gerade eine Patientin, bei der es nach der Anastomose der einen vorhandenen Tube zunächst zu einer intrauterinen Schwangerschaft kam, unterstreicht dies. Auch bei der dritten Patientin kann davon ausgegangen werden, daß derselbe Operateur auf beiden Seiten die gleiche Anastomosentechnik anwandte, jedoch auf der einen Seite mit dem Ergebnis einer intrauterinen Schwangerschaft, auf der anderen aber kam es zu einer EU. Mit Sicherheit stehen die beobachteten EU in direktem Zusammenhang mit den dargestellten Mängeln der Anastomosen. Daß es zumindest im Fall einer Patientin mit nur noch einer vorhandenen, anastomosierten Tube zunächst zu einer intrauterinen Schwangerschaft kam, zeigt, daß neben der optimalen, mikrochirurgischen Anastomosentechnik auch noch andere Faktoren für den Transport bzw. die Wanderung der Zygote verantwortlich sein müssen. Möglicherweise hat uns die einfache Applikation von Fibrinkleber dazu verführt, die Adaptation der Tuben nicht immer mit der gebotenen Sorgfalt durchzuführen. Als Konsequenz der aufgeführten Tubargraviditäten führen wir seit Beginn diesen Jahres alle Anastomosen über einen kurzzeitig eingelegten Splint durch. EU haben wir seither nicht mehr gesehen.

Die kombinierte laparoskopisch-vaginale Operationsmethode der Tubargravidität

G. Tews, W. Arzt, G. Mursch, H. Sadoghi

Landesfrauenklinik Linz

Einleitung

Die Behandlung der Tubargravidität erfolgt trotz gewisser Fortschritte auf dem Gebiet der laparoskopischen Operationstechnik (Semm, Frangenheim) in den meisten Kliniken nach wie vor durch das klassische abdominelle Vorgehen. Die Entfernung des Schwangerschaftsproduktes per hinterer Zöliotomie, wie noch von Reiffenstuhl beschrieben, ist weitgehend in Vergessenheit geraten. Seit September 1986 bemühen wir uns, die Technik der Laparoskopie mit der hinteren Zöliotomie zu vereinen.

Operative Technik

Die endgültige Diagnose der Tubargravidität erfolgt an unserer Klinik wie üblich durch die Laparoskopie. Nach Diagnosestellung erfolgt die Entscheidung entweder zur üblichen Laparotomie mit Erhaltungsversuch der Tube (Ind.: vorhandener Kinderwunsch) oder zum gemischt laparoskopisch-vaginalen Vorgehen (abgeschlossener Kinderwunsch, Z. n. Tubensterilisation). Bei letzterem koagulieren wir die betroffene Tube proximal der Auftreibung mit nachfolgender Durchtrennung. Anschließend wird umgelagert, der Douglas per hinterer Zöliotomie eröffnet und das Schwangerschaftsprodukt samt Tubenanteil mittels Klemme von der Mesosalpinx abgesetzt. Anschließend erfolgt der Verschluß mittels Peritoneal- und Scheidenschleimhautnähten.

Material und Methodik

In den vergangenen 22 Monaten wurden an unserer Klinik 113 Tubargraviditäten beobachtet. Bei 5315 Geburten in diesem Zeitraum entspricht diese Zahl 2,1%. Von diesen 113 Patientinnen erfüllten 23 die Voraussetzungen für ein gemischt laparoskopisch-vaginales Vorgehen (=20,3%).

Diskussion

Die beschriebene Operationstechnik hat sich bewährt und bei oben angeführten Indikationen einen festen Platz im therapeutischen Handeln eingenommen. Insbesonders die verkürzte Operationsdauer, der kurze Spitalsaufenthalt, das hervorragende kosmetische Ergebnis und die geringen postoperativen Schmerzen sprechen für einen Beibehalt dieses Vorgehens. Den Vorteil gegenüber der rein laparoskopischen Operationstechnik sehen wir in dem geringeren technischen Aufwand und der relativ einfachen Technik bei gleichen postoperativen Ergebnissen.

Ergebnisse

Der Krankenhausaufenthalt war bei dieser Operationstechnik wesentlich verkürzt (3,5 Tage gegenüber 10,5 Tage bei Laparotomie)! Von den insgesamt 23 Operationen verliefen 21 ohne jedes Problem mit einer Operationsdauer von durchschnittlich 55 min. In einem Fall zwang eine Blutung aus der Mesosalpinx zur Umlagerung, in einem anderen Fall waren bei einem gesicherten vollständigem Tubarabort postoperativ ansteigende HCG-Werte der Grund für eine Tubenexstirpation per Lap.

Die Behandlung der Tubargravidität per pelviskopiam

H. Mecke, K. Semm

Universitäts-Frauenklinik und Michaelis-Hebammenschule, Kiel

Die Behandlung der Tubargravidität (EUG) erfolgt in zunehmendem Maße organerhaltend und per pelviskopiam [1–3]. An der Universitäts-Frauenklinik Kiel operierten wir von 1978–1987 202 EUG's per pelviskopiam. Das Durchschnittsalter der Patientinnen betrug 29 Jahre. Die Anzahl der an den Tuben voroperierten Patientinnen war hoch und betrug 25%. Insgesamt hatten 28 Patientinnen (14%) an der ipsi- oder kontralateralen Tube zuvor eine Tubargravidität gehabt, bei 22 war eine Sterilitätsoperation an der ipsi- oder kontralateralen Tube vorausgegangen. Abhängig vom Operationssitus, Alter und evtl. Kinderwunsch der Patientin bestehen pelviskopisch 3 Möglichkeiten der Behandlung: 1. Tubektomie, 2. Entfernung des Schwangerschaftsproduktes bei Tubarabort, 3. tubenerhaltende Operationen durch Salpingotomie. Bei 25 von 202 Patientinnen führten wir nach der 3-Schlingen-Technik nach Semm [4] eine Tubektomie durch. 177 operierten wir organerhaltend, davon 153 Patientinnen durch Salpingotomie. Bei 24 Patientinnen bestand ein Tubarabort. Eine Tubarruptur stellt keine Kontraindikation für organerhaltendes, pelviskopisches Vorgehen dar. Weder bei den Patientinnen mit Tubarabort, noch bei denen mit Tubektomie traten Komplikationen auf. Bei 14 konservierend operierten Patientinnen (7%) mußten wir eine Re-Pelviskopie oder Laparotomie durchführen. Die Hauptindikationen waren Nachblutungen (5 Patientinnen) und unklare postoperative Unterbauchschmerzen bzw. länger als 10 Tage anhaltend positiver Schwangerschaftstest (5 Patientinnen). In keinem der letztgenannten Fälle fanden wir einen Hinweis auf einen verbliebenen Trophoblastrest. In 2 Fällen entwickelte sich postoperativ eine Hämatosalpinx bei nachgewiesenen Resten chorialen Gewebes, einmal trat eine Infektion auf und eine Patientin wurde außerhalb unseres Hauses laparotomiert. Bei einer pelviskopisch kontrollierten CO_2-Pertubation fanden wir die operierte Tube bei 11 von 16 Patientinnen (69%) frei durchgängig. Bei 74 Patientinnen mit Kinderwunsch fand sich innerhalb eines Beobachtungszeitraumes von 1–6 Jahren eine intrauterine Schwangerschaftsrate von 57%. Ein Rezidiv der ipsi- oder kontralateralen Tube trat bei je 5 der per pelviskopiam behandelten Patientinnen (je 7%) auf. 2 von 6 Patientinnen mit pelviskopisch organerhaltender operierter EUG und fehlender kontralateralen Tube wurden intrauterin schwanger und von gesunden Kindern entbunden. Der Vorteil der pelviskopischen Behandlung der EUG liegt in der geringen psychischen Belastung, geringem Wundschmerz und fast fehlender Rekonvaleszenzzeit. Die Schwangerschaftsraten sind denen nach Behandlung per laparotomiam zumindest ebenbürtig.

Literatur

1. De Cherney AH, Romero R, Naftolin F (1981) Surgical management of unruptured ectopic pregnancy. Fertil Steril 35:21–24
2. Mecke H, Semm K (1988) Ergebnisse der pelviskopischen Behandlung von 155 Tubargraviditäten. gynäkol prax 12:469–480
3. Pouly JL, Mahnes H, Mage G, Canis M, Bruhat MA (1986) Conservative laparoscopic treatment of 321 ectopic pregnancies. Fertil Steril 46:1093–1097
4. Semm K (1979) New methods of Pelviscopy (Gynecologic Laparoscopy) for Myomectomy, Ovariectomy, Tubectomy and Adnectomy. Endoscopy 2:85–93

Archives of Gynecology and Obstetrics Vol. 245, No. 1-4, 1989
Verhandlungen der Deutschen Gesellschaft für Gynäkologie und Geburtshilfe,
47. Versammlung, München 6.-10. September 1988
© Springer-Verlag Berlin Heidelberg

Ovarialgravidität im 3. Trimenon

D. Pediaditakis, A. Stille, K. O. Bartz, K. Schander

Frauenklinik und Pathologisches Institut des Stadtkrankenhauses Neuwied

In diesem kasuistischen Beitrag werden die Symptomarmut, die Möglichkeiten der Fehldeutung in der Diagnostik sowie die Entwicklung einer akuten Plazentainsuffizienz und die konservative operative Therapie einer bis zur 35. Woche fortgeschrittenen Ovarialgravidität exemplarisch dargestellt.

Blutungen in der Frühschwangerschaft und eine konstante „retrozervikale Resistenz" waren die einzigen Besonderheiten in der Schwangerschaft der 30jährigen II-gravida, I-para. Nach einem stumpfen Bauchtrauma ohne Anhalt für eine aktive intraabdominale Blutung erfolgte die Hospitalisierung und Intensivüberwachung von der 25. Woche an. Der unverändert nachweisbare retrozervikale Tumor wurde sonographisch als retrochoriales organisiertes Hämatom gedeutet. Nach unauffälligem Verlauf kam es in der 35. Woche zum plötzlichen Absterben des Feten nach akutem Abfall der HPL- und Östriolwerte. Bei der wegen der unklaren retrozervikalen Resistenz, einer Beckenendlage des Feten und eines ungünstigen Vaginalbefundes durchgeführten Sektio zeigte sich der Fruchtsack im rechten Ovar entwickelt, der sonst normal entwickelte Fet hatte Zeichen der akuten Asphyxie, die Plazenta zeigte ausgeprägte degenerative Veränderungen. Der „retrozervikale Tumor" entsprach dem kontrahierten Uterus. Das rechte Ovar wurde zusammen mit der Ovarialschwangerschaft vom Uterus sowie von der seitlichen Beckenwand abgelöst und entfernt. Der Uterus und die linke Adnexe blieben erhalten.

Mit einer Häufigkeit von 1:30000 aller Schwangerschaften und 1−3% der Extrauterinschwangerschaften gilt die Ovarialgravidität als ein sehr seltenes Ereignis, ca. 12% erreichen das 3. Trimenon, diese Fälle sind charakterisiert durch ihre Symptomarmut [1, 2]. Hier ist ein konservatives Vorgehen bis zur Lebensfähigkeit des Kindes zu diskutieren [2]. Der eigene Fall legt dar, daß eine akute Plazentainsuffizienz sich dabei jederzeit ohne Vorwarnung entwickeln kann [2].

Zusammenfassung

1. Als wesentliche klinische Hinweise für eine fortgeschrittene Ovarialgravidität müssen ein in der Schwangerschaft neu aufgetretener Unterbauchtumor – der nichtgravide normalgroße Uterus – und eine persistierende Lageanomalie des Feten gewertet werden.
2. Die Überwachungsmaßnahmen wie Kardiotokographie, laborchemische Überprüfung der Plazentafunktion und auch die Sonographie liefern keine eindeutigen Befunde zur Sicherung der Diagnose.
3. Die Operation der fortgeschrittenen Ovarialgravidität sollte so konservativ wie möglich erfolgen.

Literatur

1. Hallat JG (1982) Primary ovarian pregnancy: A report of twenty-five cases. Amer J Obstet Gynec 143:55
2. Williams PC, Malvar TC, Kraft JR (1982) Term ovarian pregnancy with delivery of a live female infant. Amer J Obstet Gynec 142:589

Archives of Gynecology and Obstetrics Vol. 245, No. 1-4, 1989
Verhandlungen der Deutschen Gesellschaft für Gynäkologie und Geburtshilfe,
47. Versammlung, München 6.-10. September 1988
© Springer-Verlag Berlin Heidelberg

Indikationsstellung und Erfolgschancen von mikrochirurgischen Operationen und In-vitro-Fertilisationen bei tubarer Sterilität

M. Kusche, K.-H. Schlensker, S. Eren, I. Winkhaus

Universitäts-Frauenklinik Köln

Mit einer Frequenz von 20–40% stellen Erkrankungen des Eileiters die zweithäufigste und schwerwiegendste Ursache der weiblichen Sterilität dar. Im Kollektiv der Sterilitätssprechstunde der Universitätsfrauenklinik Köln ist der tubare Faktor mit 21% repräsentiert.

Mit der Mikrochirurgie des Eileiters sowie der In-vitro-Fertilisation stehen uns zwei Methoden zur Behandlung des tubaren Sterilitätsfaktors zur Verfügung.

Die nachfolgenden Ergebnisse der Kölner Frauenklinik sollen dazu beitragen, Selektionskriterien zu erarbeiten, um möglichst nur Patientinnen mit akzeptablen Chancen auf eine nachfolgende Gravidität einer mikrochirurgischen Revision der Tuben zuzuführen, während die anderen Patientinnen primär der In-vitro-Fertilisation zugeführt werden sollen.

Nach 52 Salpingostomien in den Jahren 1978–1985 wurden 11 intrauterine Graviditäten, entsprechend 21,2%, und 3 extrauterine Graviditäten, entsprechend 6%, registriert. Das Kollektiv von bis Ende 1986 salpingostomierter Patientinnen (n = 88) wurde darüber hinaus unterteilt in Patientinnen mit einer mäßigen und einer starken Tubenwandfibrose. In die Gruppe mit mäßiger Fibrose fielen 40, in die Gruppe mit starker Fibrose 48 Patientinnen. Von den 40 Patientinnen mit mäßiger Fibrose zeigten 13 Patientinnen (32,5%) eine intrauterine Gravidität, während von den Patientinnen mit starker Fibrose lediglich 6 Patientinnen (12,5%) eine intrauterine Gravidität aufwiesen. Desweiteren untersuchten wir das Kollektiv mit Mehrfacheingriffen an einer Tube. Diese wurden in 63 Fällen vorgenommen. Es wurden hierbei in 14,3% intrauterine und in 6,2% extrauterine Graviditäten verzeichnet.

An der Kölner Frauenklinik wurden im Rahmen der In-vitro-Fertilisation 240 Follikelpunktionen mit 172 Embryotransfers durchgeführt, was einer Fertilisationsrate von 71,7% entspricht. Die Schwangerschaftsraten bezogen auf die Follikelpunktion betragen 8,7%, bezogen auf die Embryotransferrate 12,2%.

Aufgrund der Erfahrungen der Kölner Klinik mit der Mikrochirurgie und der In-vitro-Fertilisation werden folgende Empfehlungen gegeben:
1. Patientinnen, die Kontraindikationen für eine Sterilitätsoperation, Reokklusionen nach Sterilitätsoperation oder eine Saktosalpinx mit ausgeprägter Tubenwandfibrose und starker Mukosaschädigung oder Erkrankungen der Tube aufweisen, die Mehrfacheingriffe an einer Tube notwendig werden lassen, sollten primär der extrakorporalen Befruchtung mit anschließendem Embryotransfer zugeführt werden.
2. Patientinnen mit mäßiggradig ausgeprägter Saktosalpinx, mäßiger Tubenwandfibrose und wenig ausgeprägtem Mukosaschaden haben immer noch höhere Chancen, eine Schwangerschaft zu erreichen nach mikrochirurgischer Eileiteroperation.

Verhandlungen der Deutschen Gesellschaft für Gynäkologie und Geburtshilfe,
47. Versammlung, München 6.-10. September 1988

Hysteroskopie/Hysterosalpingographie

Die Sitzung wurde von *H. J. Lindemann,* Hamburg geleitet. Sie beschäftigte sich mit vielversprechenden diagnostischen Neuerungen wie der transvaginalen Katheterisierung der Tubenostien als Vorbereitung für den Gameten- bzw. Embryotransfer im Rahmen der assistierten Befruchtung (*H. Spingler* et al., Würzburg), der sonographischen Darstellung von Tubenlichtung und -passage mittels Echovist (*U. Deichert* et al., Marburg), der Hysterosalpingoszintigraphie zur Prüfung der transuterinen Partikelwanderung in die Tuben und in die freie Bauchhöhle (*T. Steck* et al., Würzburg), schließlich der digitalen Subtraktionshysterographie zur Verbesserung der Bildqualität für die Darstellung der Tubenlichtung (*E. Herbe* et. al., Bochum).

H. L.

Modifizierte Hysteroskopie in der Sterilitätstherapie: Voruntersuchungen

H. Spingler, W. Würfel, P. Albert

Universitäts-Frauenklinik, Würzburg

Ziel unserer Untersuchungen war es abzuschätzen, inwieweit ein transuteriner, intratubarer Gameten- oder Embryotransfer unter hysteroskopischer Kontrolle durchführbar ist. Die Technik des intratubaren Gametentransfers wurde erstmals von Asch 1984 beschrieben, wobei bis heute die Pelviskopie obligater Bestandteil dieser Methode ist. Unter Berücksichtigung der Schwangerschaftsraten von In-Vitro-Fertilisation (IVF) und Gametentransfer (GIFT) zeichnet sich zunehmend die Tendenz ab, die Gesamtbelastung für die Patientin zu reduzieren, d. h. die Anzahl pelviskopischer Eingriffe und Allgemeinnarkosen möglichst klein zu halten. In Ergänzung zur ultraschallkontrollierten, transvaginalen Follikelpunktion wäre daher auch beim nachfolgenden Embryotransfer nach IVF ein hysteroskopischer Weg unter Umgehung der bislang notwendigen Pelviskopie von Vorteil.
 Das hysteroskopische Verfahren sollte daher
1. ambulant ohne Allgemeinnarkose durchführbar sein
2. ohne vorangehende Zervixdilatation auskommen
3. atraumatisch ohne Touchierung des Endometriums erfolgen, um Blutungen und somit schlechtere Arbeits- und Nidationsbedingungen zu vermeiden.

Methodik

Diese Anforderungen erfüllte weitgehend ein modifiziertes Chorionoskop der Fa. Storz. Das Instrument verfügt über die üblichen Anschlußmöglichkeiten für Gasinsufflation, Kaltlicht sowie eine übliche Hopkins-Optik mit Ablenkung des Blickwinkels um 30 Grad. Der Außendurchmesser des Schaftes beträgt lediglich $3{,}7 \times 5{,}0$ mm.

Ergebnisse

Bei etwa 35 Patientinnen, bei denen im Rahmen der Sterilitätsdiagnostik zwischen dem 7. und 12. Zyklustag die pelviskopische Abklärung des inneren Geni-

Archives of Gynecology and Obstetrics Vol. 245, No. 1-4, 1989
Verhandlungen der Deutschen Gesellschaft für Gynäkologie und Geburtshilfe,
47. Versammlung, München 6.-10. September 1988

tale erforderlich war, sollte beurteilt werden, inwieweit sich die Tubenostien durch einen in den Arbeitskanal eingeführten Epiduralkatheter der Fa. Portex (0,9 mm) möglichst atraumatisch sondieren ließen. Die atraumatische Passage des Zervikalkanals gelang in der Regel mühelos. Nach Identifizieren des Ostiums wurde der Katheter 1–2 cm in die Tube eingebracht. Zu diesem Zeitpunkt wurde die CO_2-Insufflation beendet, der Tranfer vorgenommen und das Instrument rasch entfernt. Wir begannen diese Methode im Rahmen unseres IVF-Programmes routinemäßig anzuwenden, wobei vor allem Patientinnen mit idiopathischer, immunologischer und andrologischer Sterilität in Frage kamen. Bei bislang drei erfolgten hysteroskopischen Tranfers resultierte *eine* biochemische Schwangerschaft. Der Eingriff dauerte 2–3 Minuten, die Akzeptanz war sehr gut.

Zusammenfassung

1. Die Belastung der Patientin ist auf ein Minimum reduziert, falls man vaginale Follikelpunktion mit hysteroskopischem Tranfer kombiniert
2. Die Vorteile von IVF *und* GIFT bleiben erhalten:
   – die direkte Information über das Fertilisationsvermögen der Gameten in vitro ist zugänglich
   – die frühe Embryonalentwicklung läuft im Tubenmilieu ab und kommt den physiologischen Bedingungen am nächsten
3. Im Falle der Nicht-Fertilisation kann im Gegensatz zum bisher üblichen GIFT-Verfahren auf einen überflüssigen Tranfer gänzlich verzichtet werden.

Die transvaginale Hysterosalpingokontrastsonographie (HKSG) – ein neues Verfahren zur Tubendiagnostik –

U. Deichert, R. Schlief, I. Juhnke, M. van de Sandt

MZ Frauenheilkunde, Abteilung Gynäkologische Endokrinologie und Reproduktion, Universität Marburg

Eine direkte Sichtbarmachung der Tubenpassage in der Sonographie ist zuvor noch *nicht* beschrieben. Ziel dieser vorliegenden Arbeit war es, die Aussage der Hysterosalpingokontrastsonographie (HKSG) bezüglich der Tubenpassage mit den konventionellen Methoden zu vergleichen, je nach Indikation der HSG oder Chromolaparoskopie.

Material und Methode

Wir führten bei insgesamt 54 Patientinnen (Pat.) mit einer Sterilitätsproblematik in Vollnarkose zuerst die HKSG, dann den konventionellen Eingriff durch. Bei liegendem HSG-Besteck oder Intrazervikalkatheter erfolgte die vaginosonographische Übersicht. Unter intermittierender Injektion des Kontrastmittels (NaCl-Lösung) entfaltete sich das Cavum uteri und die Uteruswandverhältnisse wurden beurteilt [1]. Anschließend wurden die Adnexabgänge eingestellt und die Durchströmung der Tuben unter Injektion weiterer Kontrastmittel beobachtet.

Im ersten Teil der vorliegenden Arbeit verwendeten wir bei 8 Pat. zur Darstellung der Tubenpassage ebenfalls sterile Kochsalzlösung (Kollektiv 1), im zweiten Teil dafür bei 46 Pat. ein echogenes Ultraschallkontrastmittel (Echovist, Kollektiv 2). Die HKSG-Befunde wurden mit denen des anschließenden konventionellen Eingriffs verglichen. Komplette Übereinstimmung zwischen HKSG und konventionellem Eingriff war gegeben, wenn die Beurteilung der Passage für beide Tuben einer Pat. in beiden Methoden übereinstimmte.

Teilübereinstimmung wurde gewertet, wenn 1. die Tuben je nach Erscheinen von Flüssigkeit im Douglas – als ein- oder beidseits offen eingestuft wurden – also ohne exakte Seitenlokalisation oder 2. nur 1 Seite im Vergleich übereinstimmend beurteilt wurde. Bei Verwendung von NaCl-Lösung (Kollektiv 1) lag die Darstellung einer offenen Tube dann vor, wenn eine schmale Auffüllung des Tubenlumens wahrnehmbar war. Zur Aussage „Tubendurchgängigkeit" in der HKSG im Kollektiv 2 forderten wir die Darstellung der antegraden Flüssigkeitsströmung bis in den Isthmus tubae, also über die Pars intramuralis hinaus (Abb. 1).

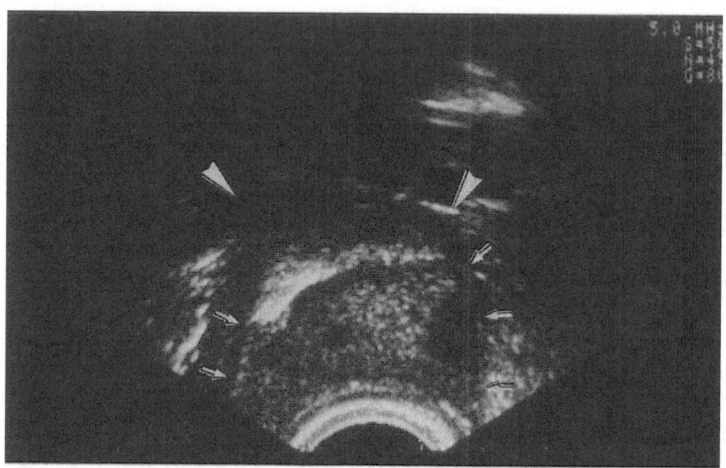

Abb. 1. Kontrastsonographische Darstellung beidseits durchgängiger Tuben. Uterus im Querschnitt, intraluminaler Flow des Ultraschallkontrastmittels ($\rightrightarrows$)

Ergebnisse

Im Kollektiv 1 fanden sich einmal eine komplette, 5mal eine Teilübereinstimmung und 2mal Nichtübereinstimmung. Für das Kollektiv 2 ergab sich 33mal eine komplette Übereinstimmung mit der Vergleichsmethode, 12mal eine Teilübereinstimmung und 1mal Nichtübereinstimmmmung. In keinem einzigen Fall wurden – verglichen mit der konventionellen Methode – fälschlicherweise offene Tuben diagnostiziert.

Diskussion

Wir sehen in der transvaginalen HKSG folgene Vorteile:
1) Die Abklärung der Tubenpassage erfolgt nur mit minimalem Risiko.
2) Eine Strahlenbelastung wie bei der HSG entfällt; das heißt, es sind zur Durchführung auch *keine* entsprechenden des Strahlenschutzgesetzes ausgewiesenen Räumlichkeiten notwendig.
3) Aus der Erfahrung mit 3 Fällen außerhalb der vorliegenden Untersuchung wissen wir, daß die HKSG auch ohne Narkose bei den Pat. gut toleriert wird.
4) Bis auf die seltene Galaktosämie ist eine Unverträglichkeit des verwendeten echogenen Ultraschallkontrastmittels nicht bekannt.
5) Neben der Tubendiagnostik können im selben Eingriff die Uteruswandverhältnisse und intrauterine Befunde – Myome, Septen – abgeklärt werden [1].

Nachteil: Gegenüber der Chromolaparoskopie (als dem riskanteren Eingriff) ist bei der HKSG verständlicherweise eine Beurteilung des Eiauffangmechanismus auf Adhäsionen nicht möglich. Nach unserer Auffassung könnte der transvaginalen HKSG unter den gegebenen Bedingungen in der Sterilitätsdiagnostik einmal der Stellenwert einer Methode zum Tubenscreening zukommen.

Literatur

1. Deichert U, van de Sandt M, Lauth G, Daume E (1988) Die transvaginale Hysterokontrastsonographie (HKSG) – Ein neues diagnostisches Verfahren zur Differenzierung intrauteriner und myometraler Befunde. Geburtsh Frauenheilk (im Druck)

Hystero-Salpingo-Szintigraphie (HSS): eine Methode zur Untersuchung der Passage durch die weiblichen genitalen Wege

T. Steck [1], W. Becker [2], P. Albert [1], W. Börner [2]

[1] Universitäts-Frauenklinik Würzburg
[2] Klinik und Poliklinik für Nuklearmedizin der Universität Würzburg

Seit langem ist die Tatsache bekannt, daß unbewegliche, inerte Substanzen aus der Vagina in kurzer Zeit die Tube und das Ovar erreichen können [1]. Die Hystero-Salpingo-Szintigraphie (HSS) ist ein nuklearmedizinisches Verfahren, beschrieben zuerst von Iturralde und Venter [2], zur Prüfung der Transportvorgänge in den genitalen Wegen. Die Methode demonstriert die passive Wanderung eines in das Scheidengewölbe eingebrachten Tracers von etwa Spermatozoengröße in Richtung Uterus, Tuben und Peritonealhöhle. Vom methodischen Ansatz her steht die HSS damit im Gegensatz zur Hysterosalpingographie (HSG), bei der das Kontrastmittel unter positivem Druck durch Uterus und Tube gepreßt wird. Hier soll über unsere ersten Erfahrungen mit der HSS berichtet und die Aussagekraft der Methode diskutiert werden. Zur Durchführung einer HSS markierten wir Humanalbumin-Makroaggregate (Partikelgröße 5–40 µm) mit Tc-99m (phys. HWZ 6 h). 8–10 MBq Aktivität in 1–2 ml 0,9% NaCl wurden zur Zyklusmitte im Rahmen einer Speculumeinstellung vor die äußere Mündung des Zervikalkanals deponiert. Bei 10 Patientinnen wurden mit einer Gammakamera (hochauflösender Kollimator, 50000 Impulse) in a.p.-Projektion vom kleinen Becken über 4 h dynamische Aufnahmen angefertigt (12 Bilder/h). Bei weiterer 13 Patientinnen wurden Aufnahmen nach 5 min, 30 min, 1 h, 2 h, 3 h und 4 h nach Applikation angefertigt. Bei einem Normalbefund stellte sich bereits auf den frühen Aufnahmen über der Aktivität in der Vagina Aktivität in der Endozervix und im Cavum uteri dar. Die Tuben kamen nach 5–90 min als dünne Bänder von Aktivität zur Darstellung. Freie Beckenaktivität war nach 10–180 min nachweisbar. Bei einer pathologischen Tubenpassage kam es zu keinem Übertritt der Aktivität aus dem Uterushorn in die Tube oder nicht zu einer Verteilung von Aktivität in der freien Bauchhöhle. Bisher wurde an 23 Patientinnen eine HSS durchgeführt (Alter 23–42 Jahre). Alle Frauen hatten einen regelmäßigen, ovulatorischen Zyklus. Die Untersuchungen wurden in der unmittelbar präovulatorischen Phase durchgeführt, weil die Tuben zur Zyklusmitte „am offensten" [3] sind. Das Normalkollektiv bildeten 6 gesunde, fruchtbare Frauen ohne Adnexitis in der Anamnese. Das Untersuchungskollektiv bildeten 17 Sterilitätspatientinnen. Bei allen Frauen aus dem Normalkollektiv ließ sich Aktivität in den Tuben nach durchschnittlich 30 min und freie Beckenaktivität nach durchschnittlich 2 h darstellen. Bei 17 Sterilitätspatientinnen wurden 23 Tuben als funktionell offen und 9 als funktionell verschlossen beurteilt, in einem Fall war die Beurteilung zweifelhaft. In 7 Fällen wurde die Tubendurchgängigkeit zusätzlich mit einer HSG geprüft, dabei ergaben sich in allen Fällen übereinstimmende Ergebnisse. Beim Einsatz von 8–10 MBq Tc-99m betrug die Strahlenbelastung etwa 0,75 cGy pro Ovar [4]. Die Absorptionsdosis der Ovarien bei einer HSG beträgt dagegen bis zu 6,7 cGy [5] zuzüglich der durch die Durchleuchtung verursachten Dosis. Somit beträgt die Strahlenbelastung der Ovarien bei der HSS nur ein Teil der durchschnittlich bei einer HSG aufgenommenen Dosis. Zusammenfassend handelt es sich bei der HSS um ein physiologisch orientiertes Verfahren zur Prüfung der Tubenpassage. Da das Radionuklid den mittzyklischen Flüssigkeitsströmen in Uterus und Tube passiv folgt, ist damit der funktionelle Zustand von Uterus und Tube beurteilbar. Die Technik ist nicht invasiv und nicht schmerzhaft. Diskrepante Ergebnisse zur HSG haben wir nicht gefunden, sind aber bekannt [6], wenn es sich um eine rein anatomisch durchgängige Tube handelt mit gestörter funktioneller Kapazität (defekte Schleimhaut). Die HSS ist zur Prüfung der Tubenpassage bei den meisten Fragestellungen geeignet. Wir sehen in der HSS ein komplementäres Verfahren zur HSG, besonders bei Patientinnen mit idiopathischer Sterilität.

Literatur

1. Egli GE, Newton M (1961) The Transport of Carbon Particles in the Human Female Reproductive Tract. Fertil Steril 12:151–155
2. Iturralde M, Venter PF (1981) Hysterosalpingo–Radionuclide–Scintigraphy (HERS). Sem Nucl Med 11:301–314
3. Arduini D et al. (1985) A New Radioisotopic Method in the Study of Female Reproductive Apparatus. Nuc Compact 16:66–70
4. Stone S et al. (1985) Radionuclide Evaluation of Tubal Function. Fertil Steril 43:757–760
5. National Council on Radiation Protection and Measurements (1977) Medical Radiation Exposure of Pregnant and Potentially Pregnant Women. NRCP Report N. 54, Washington, D.C., pp 9–11
6. McCalley M et al. (1985) Radionuclide Hysterosalpingography for Evaluation of Fallopian Tube Patency. J Nucl Med 26:868–874

Hysterosalpingographie mittels digitaler Subtraktion

E. Herbe, L. Spätling, H. Hötzinger, V. Japsers

Marienhospital Herne, Ruhruniversität Bochum

Die Hysterosalpingographie (HSG) hat neben der Pelviskopie einen festen Platz in der Fertilitätsdiagnostik zur Beurteilung des Uteruscavums und der Tuben. Die Strahlenbelastung der Gonaden soll dabei möglichst gering gehalten werden. Mit der Weiterentwicklung der computergesteuerten Röntgentechnik lassen sich mittels digitaler Subtraktion (DS) Aufnahmen gewinnen, wie sie für die Gefäßdarstellung bei der digitalen Subtraktionsangiographie seit langem gebräuchlich sind. Mit dem Einsatz der digitalen Subtraktion in der HSG sollen die zusätzlichen Möglichkeiten im Vergleich zur konventionellen Röntgentechnik erprobt werden. Zuerst wird eine Leeraufnahme, das Maskenbild, erstellt, dann das Fül-

Archives of Gynecology and Obstetrics Vol. 245, No. 1-4, 1989
Verhandlungen der Deutschen Gesellschaft für Gynäkologie und Geburtshilfe, 47. Versammlung, München 6.-10. September 1988
© Springer-Verlag Berlin Heidelberg

lungsbild nach Kontrastmittelgabe. Die rechnerische Subtraktion der Maske vom Füllungsbild eliminiert die statischen Bildelemente wie Skelet und Weichteile.

Es wird bei 9 Patientinnen mit Kinderwunsch eine DS-HSG durchgeführt. Außer bei einer Patientin hat zuvor keine invasive Diagnostik stattgefunden. Wir benutzen das DSA-Gerät DF 5000 der Fa. General Electric mit einer hochauflösenden Bildmatrix von 1028 × 1028 Pixeln. Die Lagerung ist problemlos. Durch Unterlegen eines Keiles kann eine ausreichende Beckenhochlagerung erzielt werden.

Nach Desinfektion und Anlage des Cohen-Adapters wird unter kurzer Durchleuchtung die korrekte Einstellung des Beckens kontrolliert. Die Bildfrequenz (1–3/s), der Vergrößerungsfaktor und die Bildanzahl (in der Regel 10–20 Aufnahmen) werden vorgegeben.

Es werden etwa 5–10 ml nichtionisches Ultravist 300 (Fa. Schering) appliziert. Während der Injektion werden in gepulster Technik die Aufnahmen im Echtzeitverfahren auf dem Monitor eingeblendet. Bei freiem Abfliessen des Kontrastmittels in die Bauchhöhle wird die Serie gestoppt zur Reduzierung der Strahlendosis. Auf Grund der kontinuierlichen Datenspeicherung und der hohen Bildfrequenz kann bei der Nachverarbeitung die dynamische Kontrastmittelanflutung dokumentiert werden.

Die Bildnachverarbeitung erlaubt ferner eine Verbesserung der Aufnahmequalität durch Anpassung von window und level, Filtertechnik und Wahl einer geeigneten Maske. Bewegungsartefakte lassen sich z. T. durch Pixelshifting eliminieren. Auch eine nachträgliche Vergrößerung ist möglich.

Zusammenfassung

1. Höhere Bildausbeute bei geringerer Strahlenbelastung durch den Wegfall der kontinuierlichen Durchleuchtung.
2. Durch das Echtzeitverfahren gute Steuerbarkeit der HSG.
3. Durch die Subtraktion überlagernder Strukturen wie Darm und Knochen, die kontinuierliche Darstellung der Kontrastmittelanflutung und die ausgereifte Bildnachverarbeitung erhält man eine detailreichere überlagerungsfreie Darstellung von Uteruscavum und Tubenlumina mit der digital subtrahierten HSG.

Gynäkologische Infektionen

Die Sitzung vom 8. 9. 1988 wurde von *G. Oehlert,* Hanau, geleitet. Dieser Bericht beginnt mit einer Übersicht zur Infektionsmorbidität einer Universitäts-Frauenklinik (*Weissenbacher* et al., München). Es schießen sich Mitteilungen über Ergebnisse von klinischen Prüfungen mit Antibiotika (Cefotetan, Ceftriaxon/Cefotaxim, Ticarcillin/Clavulanat) im operativen und nichtoperativen Bereich an. Der Nachweis von Chlamydien-Antikörpern bei Sterilitätspatientinnen trägt zur Klärung der Ätiologie bei und ist dem Direktnachweis von Chlamydien im Zervixsekret aber auch dem aus Endometriumbiopsien überlegen (*W. Eggert-Kruse* et al., Heidelberg). Epidemiologie und Labordiagnostik von Infektionen mit Chlamydien in Relation zu anderen Erregern ergeben sich aus umfangreich angelegten Studien in zwei Frauenkliniken (Salzburg, Köln). Die Erhebungen in einer poliklinischen Sprechstunde ergaben in knapp einem Viertel einen pathologischen Erregerbefund in der Scheide, es führen Staphylococcus epidermidis, Streptococcus faecalis, E. coli und Candida albicans (*K. Gutschow* et al., München). Aszendierende Aktinomykose-Infektionen sind zwar selten, jedoch gelegentlich eine langwierige Komplikation bei intrauteriner Kontrazeption. Die Penicillinbehandlung wurde bis zu 6 Monaten forgeführt (*W. Behrendt* et al., Hanau). Eine Untersuchung über Vaginaltampons beim Schwimmen führte zu der Empfehlung, möglichst kleine Tampongrößen zu verwenden, um dem Eindringen von Wasser in die Scheide vorzubeugen (*C. Peters-Welde* et al., München).

H. L.

Infektionsmorbidität in einer großen Universitäts-Frauenklinik

E. R. Weissenbacher, A. Götz, K. Gutschow, I. Wachter, E. Knöpfle

Frauenklinik im Klinikum Großhadern der Universität München

Die Gesamtmorbidität, bezogen auf 1000 in der Klinik behandelter Patienten betrug 14,6%, d. h. 146 Patienten entwickelten im Verlauf ihres stationären Aufenthalts eine infektiologische Komplikation. Die gesicherte Diagnose der Patienten ist eine teilweise die Infektionsmorbidität mitbestimmender Parameter, der neben dem Alter der Patienten einen nicht unwesentlichen Einfluß auf Häufigkeit und Art der Infektion darstellt. Aus diesem Grund wurden 1000 Patienten nach Diagnosen und Alter aufgelistet, um Klarheit über Häufigkeit der einzelnen Krankheitsbilder und das damit durchschnittlich assoziierte Erkrankungsalter zu erfassen.

Mit den gynäkologisch-geburtshilflichen Diagnosen korrespondierend bzw. daraus direkt ableitbar waren die operativen Eingriffe, die wieder gesondert dargestellt wurden. Wenn man die infektiologischen Komplikationen, hier vor allem Wundinfektionen und Harnwegsinfektionen, untersucht, fällt die Zuordnung zu bestimmten gynäkologischen Eingriffen auf.

Dies sind neben der abdominalen Hysterektomie vor allem Eingriffe, die direkt operativ an Vulva und Vagina erfolgten. So stellt die vaginale Hysterektomie mit 50%iger Harnwegsinfektionsrate eine außerordentlich hohe Komplika-

Archives of Gynecology and Obstetrics Vol. 245, No. 1-4, 1989
Verhandlungen der Deutschen Gesellschaft für Gynäkologie und Geburtshilfe,
47. Versammlung, München 6.-10. September 1988
© Springer-Verlag Berlin Heidelberg

tionsrate dar. Wundinfektionen traten in 4,3% der Fälle auf, wobei hierbei ein klares Überwiegen der Infektionsraten bei intraabdominalen Eingriffen zu erkennen war. Ein weiteres faßbares Ergebnis der Untersuchung lag in der Tatsache, daß ab einem bestimmten Blutverlust die Infektionsrate signifikant anstieg, so beträgt diese bei intraoperativen Blutverlusten bis ca. 800 ml zwischen 2 und 4%, um dann bei Blutverlusten über 1000 ml auf 5 bis 10% anzusteigen.

Das Erregerspektrum der nicht nosokomialen Harnwegsinfektionen ging mit über 50% der Fälle ganz zu Lasten von E. coli, gefolgt von Enterokokken. Proteus, Klebsiellen, Streptokokken und andere wurden zwar vereinzelt als Keim isoliert, beschränken sich aber zahlenmäßig auf wenige Fälle als Ursache der Harnwegsinfektion. Bei der Wundinfektionen spielten im Gegensatz dazu Staphylokokkus aureus und epidermidis erwartungsgemäß die entscheidende Rolle.

Antibiotika-Prophylaxe bei abdominaler Hysterektomie: Einmalgabe von Cefotetan

A. Voss, F. Fischbach, W. Loss, H. Graeff

Frauenklinik und Poliklinik der Technischen Universität München

Der Nutzen einer perioperativen Antibiotika-Prophylaxe bei abdominaler Hysterektomie (abd. HE) wird kontrovers diskutiert [1, 2]. Ziel dieser Studie war es, die Wirkung einer präoperativen Einmalgabe von 2 g Cefotetan sowie die Bedeutung von Risikofaktoren (RF) bei abd. HE zu untersuchen. 144 Pat. mit abd. HE gingen in der Zeit von 02. 86 bis 04. 87 in die Studie ein. Als RF galten: Abrasio 1–7 Tage bzw. Konisation 2–14 Tage präoperativ und ein liegendes IUD. Die Pat. wurden entsprechend dem Vorliegen dieser RF aufgeschlüsselt und anhand eines Randomschemas den Gruppen I bis IV zugeteilt. Pat. der Gruppe II (ohne RF) und der Gruppe IV (mit RF) erhielten präoperativ 2 g Cefotetan i. v. Die Gruppen I (ohne RF) und III (mit RF) erhielten keine perioperative Antibiotikagabe. Die Parameter der postoperativen Morbidität waren wie folgt definiert: Febrile Morbidität: rektale Temp. 38,0 °C an 2 postoperativen Tagen mit Ausnahme des ersten Tages. Sepsis: Temperaturen 39,0 °C, positive Blutkultur und Schüttelfrost. Harnwegsinfektion (HWI), Keimzahl 10^5 bzw. 10^2 bei gleichzeitigem Vorliegen klinischer Symptome. Wundinfektion: sekundäre Wundheilung mit Induration, Rötung, Serom oder Eiterung. Gesamtkomplikationsrate: Vorliegen von Sepsis, Pneumonie, Wundinfektion, HWI oder Abszeßbildung.

Ergebnisse

Der Vergleich der Gruppe I mit der Gruppe II zeigte eine signifikante Reduktion der postoperativen HWI von 68 auf 32%, der Gesamtkomplikationsrate von 79 auf 32% und des zusätzlichen Antibiotikaverbrauches von 73 auf 29%. Unterschiede ergaben sich auch bezüglich der febrilen Morbidität und der Wundinfektionsrate, diese waren jedoch nicht signifikant. Die postoperative Hospitalisationszeit betrug in beiden Gruppen 13,0 Tage (siehe Tabelle 1).

Risikopat. mit Prophylaxe (Gruppe IV) zeigten im Vergleich zu ihrer Kontrollgruppe (Gruppe III) eine signifikante Reduktion der febrilen Morbidität, der HWI, der Wundinfektionen, der Gesamtkomplikationsrate und des zusätzlichen Antibiotikaverbrauches. Die Dauer des postoperativen Krankenhausaufenthaltes verkürzte sich bei Pat. mit Prophylaxe um 1,4 Tage (siehe Tabelle 1).

Tabelle 1. Übersicht der Ergebnisse

	Gruppe I (n = 56) %	Gruppe II (n = 41) %	Gruppe III (n = 23) %	Gruppe IV (n = 24) %
Febrile Morbidität	44	24	52	25
Harnwegsinfektion	68	32	61	17
Wundinfektionsrate	5	0	17	0
Gesamtkomplikationsrate	79	32	83	21
Zusätzliche AB-Gabe	73	29	63	29
Krankenhausaufenthalt (d)	13,0	13,0	14,4	14,4

Der Vergleich der Gruppen II und III ergab ebenfalls eine signifikante Senkung aller Parameter der postoperativen Morbidität (siehe Tabelle 1). Der postoperative Krankenhausaufenthalt verkürzte sich bei Prophylaxe-Pat. um 1,4 Tage.

Beim Vergleich der Kontrollgruppen I und III wurde eine signifikante Zunahme der Wundinfektionen von 5 auf 17% bei Pat. mit RF beobachtet. Die febrile Morbidität, die Gesamtkomplikationsrate und der postoperative Krankenhausaufenthalt waren im Risikokollektiv erhöht (nicht signifikant).

Diskussion

Die Einmalgabe von 2 g Cefotetan reduziert die postoperative Morbidität nach abd. HE. Abrasio, Konisation und liegendes IUD erhöhen die postoperative Morbidität und sind deshalb als RF einzustufen. Eine AB-Prophylaxe ist bei abd. HE für Pat. mit und ohne RF empfehlenswert, weil sie effektiv und kostensparend ist.

Literatur

1. Cartwright PS, Pittaway DE, Jones HW, Entman SS (1984) The use of prophylactic antibiotics in obstetrics and gynecology. A review. Obstet Gynecol Surv 39:537−552
2. Duff P (1982) Antibiotic prophylaxis for abdominal hysterectomy. Obstet Gynecol 60:25−29

Einmalgabe von 1 g Ceftriaxon versus 3 × 1 g Cefotaxim zur Behandlung gynäkologischer Infektionen – Eine randomisierte Vergleichsstudie

G. J. Gerstner

Geburtshilflich-gynäkologische Abteilung, Allg. ö. Krankenhaus Stockerau, Österreich

Einleitung

Ceftriaxon weist als einziges Zephalosporin eine Halbwertszeit von 6−8 Stunden auf, welche eine Einmalgabe/Tag erlaubt. Ziel der Studie war es, die Wirksamkeit einer Einmalgabe von 1 g Ceftriaxon im Vergleich zu 3 × 1 g Cefotaxim in einer randomisierten Studie zu prüfen [1, 2].

Archives of Gynecology and Obstetrics Vol. 245, No. 1-4, 1989
Verhandlungen der Deutschen Gesellschaft für Gynäkologie und Geburtshilfe,
47. Versammlung, München 6.-10. September 1988
© Springer-Verlag Berlin Heidelberg

Patientinnen und Methodik

Eingeschlossen wurden hospitalisierte Patientinnen mit folgenden Diagnosen: 1) Adnexitis, 2) pelvine oder Wundinfektionen nach vaginaler oder abdominaler Hysterektomie, 3) Harnwegsinfektionen, 4) Endometritis postpartum, nach Sectio oder Abortus, 5) puerperale Mastitis. Beide Regimes wurden mindestens 4–5 Tage gegeben und abgesetzt, nachdem die Patientin 24–48 Stunden kein Fieber und/oder keine Beschwerden mehr hatte. Die Patientinnen wurden klinisch, mittels Routinelabor (Skg, Leukozyten, CRP) und, wo immer möglich, bakteriologisch überwacht.

·Ergebnisse

In die Studie wurden 37 gynäkologische und 7 geburtshilfliche Patientinnen aufgenommen. In der Ceftriaxon-Gruppe wurden 77,3% geheilt und 13,6% gebessert, in der Cefotaxim-Gruppe 81,8% bzw. 18,2%. Bei den 2 Ceftriaxon-Versagern handelte es sich um eine schwere pelvine Infektion nach vaginaler Hysterektomie, welche auf Metronidazol ansprach, bzw. um eine Chlamydiensalpingitis.

Diskussion

Erst seit Einführung der neueren Zephalosporine der 2. und 3. Generation wurde über Monotherapien berichtet. Sowohl mit Ceftriaxon als auch mit Cefotaxim wurden ähnlich gute Resultate (100% und 91–98% Heilung) bei geburtshilflich-gynäkologischen Infektionen berichtet. Die Einmalgabe von Antibiotika hat sowohl praktische als auch ökonomische Vorteile [3, 4].

Zusammenfassung

Die Einmalgabe von 1 g Ceftriaxon scheint bei der Behandlung mittelschwerer gynäkologischer Infektionen ebenso effektiv zu sein wie ein konventionelles Regime von 3 × 1 g Cefotaxim pro Tag. Weitere Untersuchungen mit einer größeren Patientenzahl, besonders mit sehr schweren Infektionen, sind notwendig, um dieses Konzept zu untermauern.

Literatur

1. Gerstner GJ (1987) Ceftriaxon versus Cefotaxim in the treatment of obstetric and gynecologic infections – a randomized clinical trial. In: Berkarda P et al. (eds) Progress in Antimicrobial and Anticancer Chemotherapy. ECOMED, Landsberg, p 1231–1233
2. Gerstner GJ (1988) Einmalgabe von 1 g Ceftriaxon versus 3 × 1 g Cefotaxim zur Behandlung gynäkologischer Infektionen – eine randomisierte Vergleichsstudie. Gynäk Rdsch 28 Suppl: (im Druck)
3. Gordin FM, Wofsy CB, Mills J (1985) Once-daily Ceftriaxone for skin and soft tissue infections. Antimicrob Ag Chemother 27:648–649
4. Hoepelman IM, Rozenberg-Arska M, Verhoef J (1988) Comparison of once daily Ceftriaxone with Gentamicin plus Cefuroxime for treatment of serious bacterial infections. Lancet I:1305–1309

Zur Pharmakokinetik von Betabactyl im gynäkologischen Bereich

D. v. Kobyletzki, C. A. Primavesi, H. D. Heilmann, A. Wieczorek, J. Hofmann

Marienhospital und Hygiene-Institut, Gelsenkirchen

Für die Wirksamkeit eines Antibiotikums sowohl bei therapeutischer wie bei perioperativer prophylaktischer Anwendung ist die Konzentration am Ort der gewünschten Wirkung entscheidend. Das Breitspektrum-Antibiotikum Betabactyl® wird aufgrund seines Wirkungsspektrums häufig bei Operationen oder Infektionen im gynäkologischen Bereich eingesetzt. Bisher fehlen jedoch Daten über die erreichbaren Wirkstoffkonzentrationen am Ort einer möglichen Infektion.

Betabactyl (Ticarcillin plus Clavulanat) ist die Formulierung des bewährten Carboxypenicillins Ticarcillin mit dem β-Laktamase-Inhibitor Clavulansäure. Der Zusatz des Inhibitors schaltet die auf der Bildung von β-Laktamasen (Penicillinasen) beruhende bakterielle Resistenz der meisten klinisch wichtigen Stämme aus. Ticarcillin erlangt damit seine Wirksamkeit insbesondere gegen resistente Stämme von Staphylokokken, Anaerobiern (z. B. Bacteroides spp.) und Enterobacteriaceen (z. B. Klebsiella spp., Proteus spp.) zurück. In dieser Arbeit wurden die Konzentrationsverläufe von Ticarcillin und Clavulansäure in Geweben nach der prophylaktischen Gabe von Betabactyl untersucht.

Material und Methoden

Insgesamt 33 Patientinnen erhielten 3,2 g bzw. 5,2 g Betabactyl (3 bzw. 5 g Ticarcillin jeweils mit 0,2 g Clavulansäure) präoperativ als Kurzinfusion. Alle Patientinnen hatten nach Aufklärung über die Studie ihr Einverständnis erklärt. Unmittelbar nach Absetzen des Operationspräparates wurden von den verschiedenen Geweben (Endometrium, Myometrium, Tube, Ovar, Appendix) Proben entnommen, von anhaftendem Blut befreit und alsbald in flüssigem Stickstoff bis zur Analyse tiefgefroren.

Der Abstand der Gewinnung des Operationspräparates vom Ende der Betabactyl-Infusion variierte zwischen 0,3 und 3,5 Std. Die Bestimmung der Konzentrationen von Ticarcillin und Clavulanat erfolgte mikrobiologisch mittels Agardiffusions-Methode [4] mit Ps. aeruginosa NCTC 1001 als Testorganismus für Ticarcillin und K. aerogenes NCTC 11228 für Clavulanat. Eichreihen wurden mit jedem Ansatz mitgeführt.

Die erhaltenen Daten wurden biostatistisch ausgewertet.

Ergebnisse und Diskussion

Die Konzentrationsverläufe in Myometrium, Endometrium, Ovar und Tube sind in den Abb. 1–4 dargestellt. Die errechneten Eliminations-Halbwertszeiten für Ticarcillin (ca. 1 h) und Clavulansäure (ca. 0,8 h) im Serum sind etwas geringer als die von Höffken et al. [4] und Bodey et al. [2] angegebenen, was auf die Volumenzufuhr während der Operation sowie auf das pharmakokinetische Modell zurückzuführen sein mag. Die über den gesamten Beobachtungszeitraum, beginnend ca. 30 min. nach Ende der Infusion, abfallenden Konzentrationen deuten auf eine schnelle Äquilibrierung mit dem Serum. Tabelle 1 zeigt, daß die

452

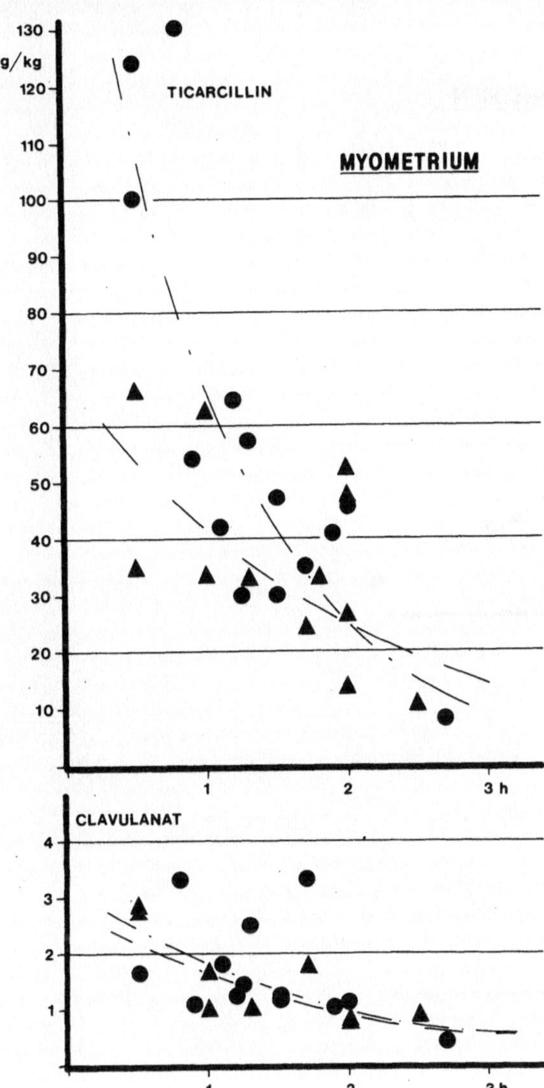

Abb. 1. Konzentrationsverläufe von Ticarcillin und Clavulanat (als freie Säure berechnet) im Myometrium. Applizierte Betabactyl-Dosis 5,2 g (●) bzw. 3,2 g (▲). Approximation der Eliminationskinetik nach dem Ein-Kompartiment-Modell: —·—·— (5,2 g), —— (3,2 g)

Tabelle 1. Gewebekonzentrationen 30−70 min nach Ende der Infusion

Gewebe	Dosis	Ticarcillin (mg/kg)*		Clavulanat (mg/kg)*	
		Mittelwert (± S.E.M.)	Bereich	Mittelwert (± S.E.M.)	Bereich
Myometrium	5,2 g	90 ± 20	42−130	2,0 ± 0,5	1,1−3,3
	3,2 g	49 ± 9	33−66	2,0 ± 0,4	1,0−2,8
Endometrium	5,2 g	79 ± 4	72−94	4,3 ± 0,6	3,5−5,5
	3,2 g	33 ± 4	22−45	1,6 ± 0,2	1,3−2,4
Ovar	5,2 g	83 ± 9	74−93	2,7 ± 0,7	2,0−3,4
	3,2 g	46 (78 min.)	46	2,4	2,4
Tube	5,2 g	94 ± 6	88−100	2,9 ± 0,2	2,7−3,1
	3,2 g	46	46	3,3	3,3
Appendix	5,2 g	50 (78 min.)	50	1,0	1,0
	3,2 g	42 ± 8	20−60	1,1 ± 0,2	0,7−1,4

* alle Konzentrationen berechnet als freie Säure

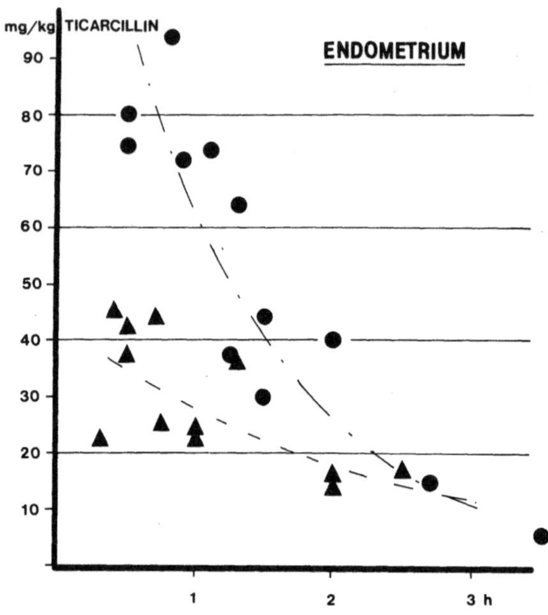

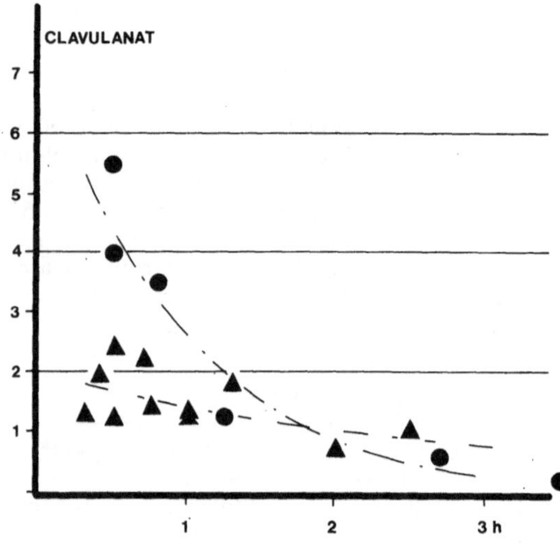

Abb. 2. Konzentrationsverläufe von Ticarcillin und Clavulanat im Endometrium. Symbole wie in Abb. 1

Konzentrationen von Ticarcillin und Clavulanat in den untersuchten Geweben während des gewählten Zeitfensters jeweils ähnlich sind. Sie lagen damit für diese Zeit weitaus höher, als für eine Hemmung der zu erwartenden Keime nötig ist [1, 3]. In keinem Einzelfalle lagen die Konzentrationen für eine antibiotische Wirksamkeit zu niedrig. Aufgrund der erreichten Serumkonzentrationen sind unvermeidliche Hämatome im Operationsgebiet nicht als „Blut-Nährboden", sondern eher als „Antibiotika-Depot" zu betrachten. Postoperative Infektionen wurden bei den Patientinnen in dieser Studie nicht beobachtet.

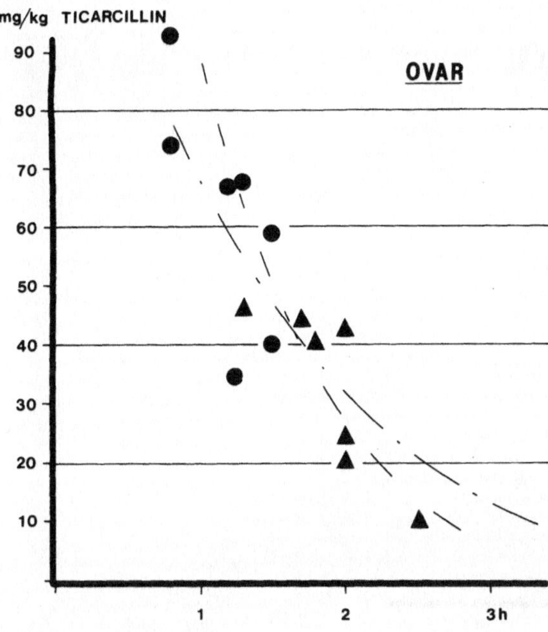

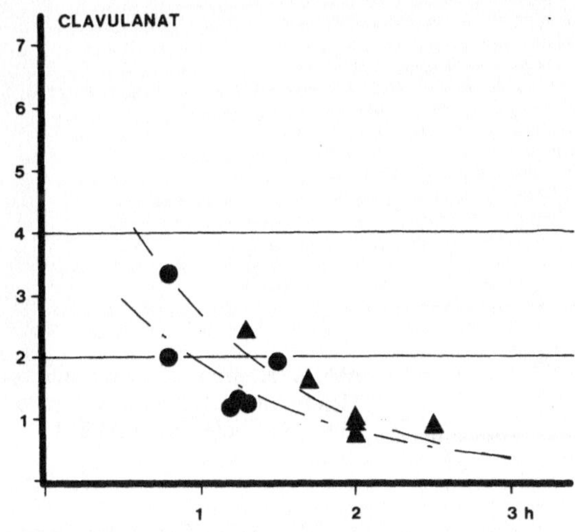

Abb. 3. Konzentrationsverläufe von Ticarcillin und Clavulanat im Ovar. Symbole wie in Abb. 1

Zusammenfassung und Schlußfolgerungen

Das β-Laktam-Antibiotikum Betabactyl (Ticarcillin + Clavulanat) hat eine gute Gewebegängigkeit. Die Applikation einer Dosis von 3,2 g kurz vor einer gynäkologischen Operation führt zu Konzentrationen in den untersuchten Geweben, die für die zu erwartenden aeroben und anaeroben pathogenen Erreger antibakteriell wirksam sind. Nach der Gabe von 5,2 g Betabactyl werden noch entsprechend höhere Gewebekonzentrationen beobachtet.

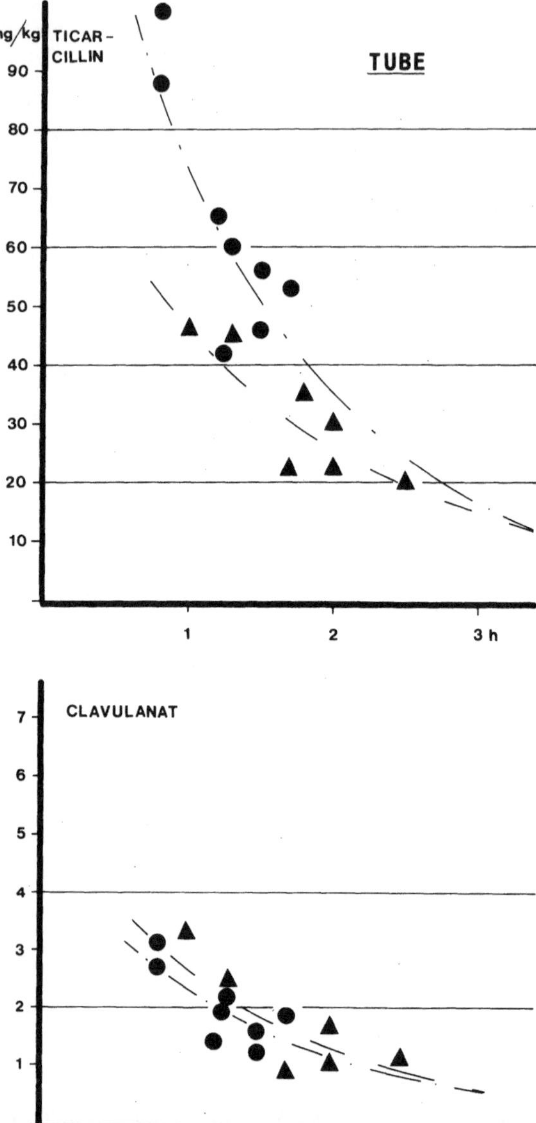

Abb. 4. Konzentrationsverläufe von Ticarcillin und Clavulanat in der Tube. Symbole wie in Abb. 1

Die erreichten Konzentrationen lassen Betabactyl als gut geeignet für Therapie und Prophylaxe von Infektionen im gynäkologischen Bereich erscheinen.

Literatur

1. Barry AL, Ayers LW, Gavan TL, Gerlach EH, Jones RN (1984) In vitro activity of ticarcillin plus clavulanic acid against bacteria isolated in three centers. Eur J Clin Microbiol 3:203–206
2. Bodey GP, Yeo E, Ho DH, Rolston K, LeBlanc B (1985) Clinical pharmacology of timentin (ticarcillin and clavulanic acid). Clin Pharm Ther 38:134–139
3. Fuchs PC, Barry AL, Thornsberry C, Jones RN (1984) In vitro activity of ticarcillin plus clavulanic acid against 632 clinical isolates. Antimicrob Agents Chemother 25:392–394
4. Höffken G, Tetzel H, Koeppe P, Lode H (1985) Pharmacokinetics and serum bactericidal activity of ticarcillin and clavulanic acid. J Antimicrob Chemother 16:763–771

Prävalenz von Chlamydia trachomatis im Endometrium von Sterilitätspatientinnen

W. Eggert-Kruse[1], I. Gerhard[1], H. Näher[2], B. Runnebaum[1]

Abteilung für gynäkologische Endokrinologie, Frauenklinik[1] und Hautklinik[2] der Universität Heidelberg

Chlamydia trachomatis gehört zu den häufigsten sexuell übertragenen Mikroorganismen mit steigender Inzidenz [5]. Eine Aszension kann zu schweren postentzündlichen Tubenveränderungen führen [4]. Es wird vermutet, daß Chlamydieninfektionen in ca. der Hälfte der Fälle asymptomatisch verlaufen [4, 5]. Da sich bei asymptomatischen Paaren mit langjähriger Sterilität Chlamydia trachomatis nur sehr selten in Endocervical-Abstrichen nachweisen ließ [1], sollte in der vorliegenden Untersuchung geprüft werden, ob im Endometrium als eventuell bevorzugter Ort der Infektion mit diesen Mikroorganismen Chlamydien in erhöhtem Maße gefunden werden.

Untersucht wurden 135 Patientinnen im Alter von 21 bis 43 Jahren (Mittel 30 Jahre), die sich konsekutiv in der Sterilitätsambulanz vorstellten. Die mittlere Dauer des unerfüllten Kinderwunsches betrug 5,4 Jahre (1–18 Jahre). Aufgenommen in die Studie wurden nur Patientinnen ohne klinische Zeichen einer Entzündung des Genitaltraktes oder diesbezügliche Beschwerden. In 68% handelte es sich um eine primäre Sterilität. Bei 25% der Frauen fanden sich anamnestische Hinweise für eine frühere Adnexitis.

Zum Nachweis von Chlamydia trachomatis wurde Biopsiematerial aus dem Endometrium in Saccharose-Phosphatpuffer überführt und in der McCoy-Zellkultur untersucht [3]. Die überwiegende Anzahl der Proben wurde dreimal subkultiviert. Die Biopsie erfolgte nach Aufklärung und Einverständnis der Patientinnen routinemäßig zur prämenstruellen, histologischen Beurteilung des Endometriums. Eine Gravidität wurde durch vorherige Bestimmung des β-HCG ausgeschlossen. Außerdem wurden bei beiden Partnern IgG-Antikörper gegen Chlamydia trachomatis (Chlam. AK) in Serumproben im indirekten Immunfluoreszenz-Test (IFA) (Elektronukleonics Inc.) bestimmt.

Kein Anhalt für eine frühere Chlamydien-Infektion durch den Nachweis von Chlam. AK fand sich bei ca. der Hälfte der Patientinnen (64/135, 47%). 27% zeigten Titerstufen von $\leq 1/64$ (36/135) und 26% (35/135) boten deutlich erhöhte IgG-AK-Titer ($\geq 1/256$). Es zeigte sich keine signifikante Korrelation mit der Angabe einer früheren Adnexitis oder früheren kontrazeptiven Maßnahmen. Deutlich häufiger fand sich jedoch eine frühere EUG und mehr als fünfjähriger Kinderwunsch. Im Endometrium wurde Chlamydia trachomatis nur in 3,7% (5/135) nachgewiesen. Es bestand ein signifikanter Zusammenhang von erhöhten Chlam. AK mit einem pathologischen Tubenfaktor: 53% bei Chlam. AK positiven ($\geq 1/256$) versus 23% bei Chlam. AK negativen Patientinnen (p < 0,001). Dies zeigte sich auch dann, wenn erhöhte Chlam. AK beim Partner gefunden wurden (p < 0,002). Die Schwangerschaftsrate nach 6 Monaten war bei Nachweis einer früheren Chlamydien-Infektion deutlich niedriger (Chlam. AK pos. 14%, Chlam. AK neg. 25%).

Die Ergebnisse zeigen, daß eine Infektion mit Chlamydia trachomatis von großer Bedeutung für die Fertilitätsprognose ist. Während eine frische Infektion und der direkte Nachweis im Endometrium und in Endocervicalabstrichen [1] selten bei asymptomatischen Patientinnen mit langjähriger Sterilität ist, fand sich ein signifikanter Zusammenhang einer früheren Chlamydien-Infektion mit einem pathologischen Tubenfaktor. Spermatozoenadhärente Chlamydien können mit Hilfe dieses Carriers in den weiblichen Genitaltrakt gelangen [6]. Der sexuellen Übertragbarkeit von Chlamydien kommt somit eine große Bedeutung im Hinblick auf den Tubenfaktor zu. Ein negativer Einfluß einer früheren Chlamydien-Infektion auf die Parameter des Spermiogramms und die funktionelle Spermienqualität (geprüft im in vitro Spermienpenetrationstest nach Kremer) ließ sich hingegen nicht zeigen [2].

Die geringe Zahl positiver Befunde im Zellmaterial bei asymptomatischen Patientinnen rechtfertigt in Anbetracht der hohen Kosten der Chlamydien-Zellkultur nicht den routinemäßigen Einsatz bei der Sterilitätsabklärung. Die Bestimmung der Serum-Antikörper gegen Chlamydia trachomatis liefert jedoch Zusatzinformation zur Anamnese und ist im Hinblick auf die Beurteilung des Tubenfaktors und die Wahl der Methode zur Abklärung von großer Bedeutung.

Literatur

1. Eggert-Kruse W, Gerhard I, Hofmann H, Runnebaum B, Petzoldt D (1987) Influence of microbial colonization on sperm mucus interaction in vivo and in vitro. Hum Reprod 4:301–308
2. Eggert-Kruse W, Gerhard I, Hofmann H, Petzold D, Runnebaum B (1987b) Bedeutung von Chlamydia trachomatis für die männliche Fertilität. Fertilität 3:171–177
3. Ripa K, Mardh PA (1977) Cultivation of Chlamydia trachomatis in cyclohexamide-treated McCoy cells. J Clin Microbiol 6:328–331
4. Schachter J (1978) Chlamydial infections (Parts one to three). N Engl J Med 298:428–435, 490–495, 540–549
5. Weström L (1980) Incidence, prevalence, and trends of acute pelvic inflammatory disease and its consequences in industrialized countries. Am J Obstet Gynecol 138:880–892
6. Wolner-Hansen P, Mardh PA (1984) In vitro tests of the adherence of Chlamydia trachomatis to human spermatozoa. Fertil Steril 42:102–107

Klinik und einfache Laborparameter bei Chlamydien-Infektionen

D. Spitzer, G. Pohla-Gubo, A. Staudach

Landesfrauenklinik Salzburg

Einleitung

Genitale Chlamydia trachomatis (CT) Infektionen werden bei asymptomatischen Frauen in 3–5%, bei Patientinnen von STD-Kliniken in mehr als 20% nachgewiesen (1). In der vorliegenden Arbeit wird versucht, die bei CT-Infektionen bestehende klinische Symptomatik und das Verhalten von Blutsenkungsgeschwindigkeit (BSG) und Leukozyten darzustellen. Es werden weiters die möglichen Coinfektionen, ihre Abhängigkeit von der oralen Kontrazeption (OK) und das Zusammentreffen von CT- mit HPV-Infektionen und pathologischen Cytologie-Abstrichen beschrieben. Auf die Bedeutung der CT-Serologie in der Diagnostik wird nur kurz eingegangen.

Material

1987 wurden in der Landesfrauenklinik Salzburg 1172 Frauen wegen urogenitalen Infektionen auf CT untersucht. Zum Chlamydien-Nachweis von Cervix und Urethra wurde der direkte Immunfluoreszenztest mit monoklonalen Antikörpern (Mikro Trak, Firma Merck) verwendet. Bei 115 Frauen (9,8%) wurde CT festgestellt, bei gezielter Zuweisung wegen Ascension sogar in 19,6%. 79 Patientinnen mit einem Durchschnittsalter von 21,4 Jahren wurden hinsichtlich der angegebenen Parameter untersucht.

Archives of Gynecology and Obstetrics Vol. 245, No. 1-4, 1989
Verhandlungen der Deutschen Gesellschaft für Gynäkologie und Geburtshilfe, 47. Versammlung, München 6.-10. September 1988
© Springer-Verlag Berlin Heidelberg

Ergebnisse

CT-Infekionen verlaufen häufig asymptomatisch. Unterbauchschmerzen (68%) und Fluor vaginalis (35%) treten bei CT deutlich häufiger als bei anderem Erreger auf. Eine Zunahme der Chlamydien-Infektionen durch orale Kontrazeptiva-Einnahme konnte nicht festgestellt werden. Auch die Zusatzerreger veränderten sich unter Pilleneinnahme nur unwesentlich, wobei eine Vaginose jeweils in fast der Hälfte der Fälle, Mykosen in 19%, Gonokokken in 14% und Trichomaden in 6% gleichzeitig nachgewiesen wurden. Bei CT besteht in 42% eine Blutsenkungsgeschwindigkeit mehr als 15 mm/Std, in nur mehr 17% größer 30 mm/Std. Eine Leucozytose mehr als 8000 fanden wir in 38%. Bei Coinzidienz mit Gonokokken steigen diese Prozentsätze um mehr als das Doppelte, während sie durch andere Erreger nur geringfügig erhöht werden (Tabelle 1).

Tabelle 1. Einfache Laborparameter bei CT-Infektionen in Abhängigkeit von Zusatzerregern

CT positiv (n = 74)

BSG/Std.	Leuko	CT −GO −Andere	CT −GO +Andere	CT +GO ±Andere
>15		42%	50%	91%
>30		17%	18%	46%
	>8000	38%	42%	91%

Diese Ergebnisse stehen in Widerspruch zu Untersuchungen von Svenson [7], der in 65% eine BSG von größer 30 mm/Std, jedoch nur in 27% eine BSG zwischen 16–30 mm/Std fand.

Von einigen Autoren [2, 5, 6] wurde die mögliche Beziehung zwischen Chlamydien-Infektionen und cervikalen Neoplasien bzw. gehäuftem Auftreten mit genitalen Papillomaviren berichtet. In unserer CT-Gruppe wurde in 10% ein Papa III-D/E, in 11% HPV (= Condylomata acuminata) und in 5% HPV und pathologischer Cervix-Abstrich nachgewiesen.

Dieses Ergebnis läßt ein gehäuftes Zusammentreffen vermuten, wenn auch Chlamydien-Infektionen häufiger mit reversiblen cytologischen Veränderungen einhergehen dürften [2, 5].

Die gleichzeitig durchgeführte CT-Serologie (Immunperoxydase-Assay, Titer-Stufen für IgA 1:16, für IgG 1:128) zeigte bei positivem Direkttest (DT) zu 93% eine Korrelation, bei negativem DT wurden aber immer noch in über 55% Chlamydien-Antikörper nachgewiesen (Abb. 1).

Zusammenfassung

+20% Ct-Infektionen bei Ascension
+ Blutungsanomalien in 34%
+ Gleichzeitige Vaginose in 50%
+ BSG, Leucozytose lassen nicht auf CT schließen
+ OK haben keinen nennenswerten Einfluß auf CT-Häufigkeit und auf Coinfek-
  tionen
+ CT- und HPV-Infektionen begünstigen Dysplasien
+ CT-Serologie ohne Zusatzinformation in der Akutdiagnostik

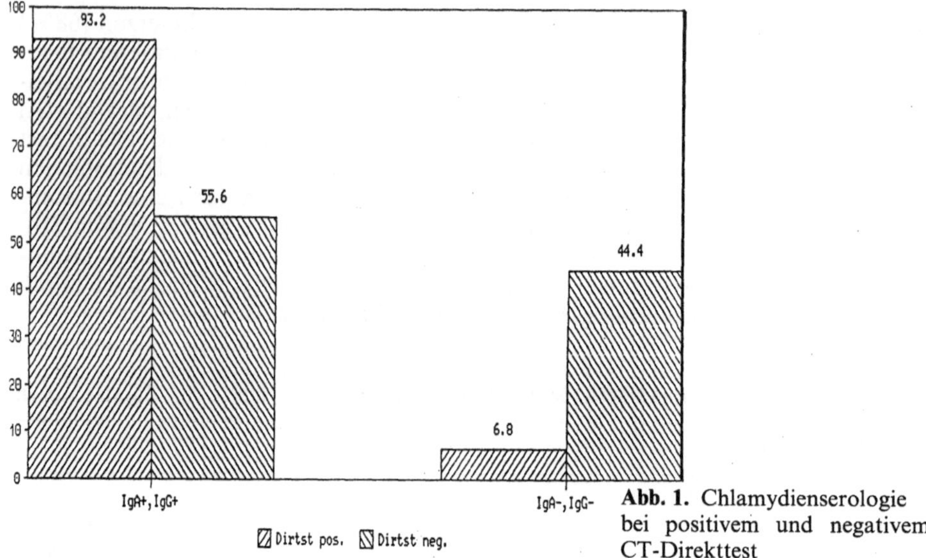

Abb. 1. Chlamydienserologie bei positivem und negativem CT-Direkttest

Literatur

1. Stamm WE, Holmes KK (1984) In: Sexually transmitted diseases. Mc. Graw-Hill, New York, pp 258–270
2. Hoyme UB (1985) Nachweis, Klinik, Komplikationen und Behandlung von Chlamydieninfektionen in der Gynäkologie und Geburtshilfe. Gynäkologe 18:142–145
3. Schwarz TH, Gschnait F (1986) Genitale Chlamydieninfektionen. Wiener klin Wochenschr 98/13:405–410
4. Ripa KT, Löwhagen Gun-Britt, Johannisson G (1984) Chlamydiaspecific cervical and serum antibodies in female STD clinic patients. Eur J sex transmit dis 1:177–180
5. Hoyme UB, Donath Eva-Maria, Schrage R (1983) Chlamydia trachomatis-zytologische Befunde bei Infektion der Cervix uteri. Geburtsh Frauenheilk 43:370–372
6. Jahn G, Tetzel K (1986) Chlamydia-trachomatis-Infektion einer Patientin mit Condylomata acuminata. Geburtsh Frauenheilk 46:56–59
7. Svennson L, Weström L, Mårdh PA (1982) Acute salpingitis with chlamydia trachomatis isolated from the fallopian tubs: clinical cultural and serologic findings. Sex transm dis 8:51
8. Briggs RM, Paavonen J (1984) Cervical intraepithelial neoplasia. In: Sexually transmitted diseases. McGraw-Hill, New York, pp 589–615

Klinische und mikrobiologische Diagnostik der aszendierenden genitalen Infektionen

H. W. Eibach, R. Lütticken, T. Mertens, A. Bolte

Universitäts-Frauenklinik Köln

Im Rahmen der Diagnostik entzündlicher Genitalerkrankungen wird die Frage der laparoskopischen Abklärung einer Adnexitis nach wie vor diskutiert. Während einerseits im Hinblick auf die Erregerdiagnostik eine laparoskopische Materialentnahme gefordert wird, läßt sich andererseits nachweisen, daß insbesondere bei den sexuell übertragenen Erregern der Keimnachweis im Douglasexsudat oder im laparoskopisch gewonnenen Tubenabstrich in vielen Fällen unergiebig ist.

Archives of Gynecology and Obstetrics Vol. 245, No. 1-4, 1989
Verhandlungen der Deutschen Gesellschaft für Gynäkologie und Geburtshilfe,
47. Versammlung, München 6.-10. September 1988
© Springer-Verlag Berlin Heidelberg

An der Universitäts-Frauenklinik Köln wurden 230 sexuell aktive, nicht schwangere Frauen in der Geschlechtsreife klinisch und mikrobiologisch untersucht im Rahmen der differentialdiagnostischen Abklärung des Verdachtes auf eine obere Genitalinfektion. Die Diagnosesicherung erfolgte laparoskopisch.

Es zeigte sich, daß auch die fakultativ pathogenen Keime, die der endogenen Besiedlung des unteren Genitaltraktes angehören, häufiger bei aszendierender Genitalinfektion in der Endozervix und im Cavum uteri nachzuweisen sind als im Douglasexsudat. Betahämolysierende Streptokokken der Gruppe B, Enterokokken, Neisseria Gonorrhoeae und Escherichia coli finden sich unter den Aerobiern signifikant häufiger in der Endozervix bei Patientinnen mit oberer und unterer Genitalinfektion im Vergleich mit Patientinnen ohne entzündliche Genitalerkrankung. Das gleiche gilt für Myocplasma hominis, Ureaplasma urealyticum und Chlamydia trachomatis, ebenso wie für die Anaerobier: Bacteroidacaeae, mikroaerophile Streptokokken und Peptokokken. Chlamydia trachomatis ist am häufigsten bei Patientinnen mit oberer Genitalinfektion nachweisbar, und zwar in 25% der Fälle. Mykoplasma- und Ureaplasma-Beteiligung ließ sich bei diesen Patientinnen in 55% der Fälle nachweisen, während diese Erreger bei Patientinnen ohne Genitalinfektion mit einer Häufigkeit von weniger als 8% auftraten. Neisseria gonorrhoeae wurde bei den oberen Genitalinfektionen nur in 11% der Fälle nachgewiesen.

Klinisch läßt sich zwischen den Patientinnen mit oberer, unterer und ohne Genitalinfektion deutlich unterscheiden bei Vorliegen bestimmter Befundkonstellationen. Faßt man die 3 bzw. 4 häufigsten klinischen Adnexitisbefunde (Unterbauchschmerz, Adnexdruckschmerz, entzündliche Vaginalzytologie im Nativpräparat und beschleunigte BSG) zu einem diagnostischen Kriterium zusammen, so trifft zwar die Dreier-Kombination nur auf 87% und die Vierer-Kombination nur noch auf 82% der Adnexitis-Patientinnen zu, es zeigt sich jedoch ein hochsignifikanter Unterschied zu den anderen Patientinnengruppen. Die Vierer-Kombination stellt für die Adnexitisgruppe mit 92,5% eine spezifische Befundkonstellation dar, während sich für die Einzelbefunde keine Adnexitisspezifität zeigt.

Zusammenfassend läßt sich hervorheben:

1. Die mikrobiologischen Ergebnisse von Material aus dem Cavum uteri korrelieren gut mit den Befunden aus der Endozervix, während bei laparoskopischer Materialentnahme von der Tubenserosa und aus dem Douglasschen Raum seltener die Erregerdiagnostik möglich war.
2. Durch Auswahl strenger klinischer Kriterien läßt sich eine hohe Spezifität bei der Adnexitisdiagnostik erreichen.

Mikrobiologische Untersuchungen zum vaginalen Keimbefall von Fluorpatientinnen

K. Gutschow, E. R. Weissenbacher, I. Wachter, A. Götz, G. Maier

Frauenklinik im Klinikum Großhadern der Universität München

Die Untersuchungen basieren auf den Befunden von Patientinnen, welche im Zeitraum vom 1. Januar 1985 bis 31. Dezember 1987 mindestens einen Termin in der mikrobiologischen Spezialsprechstunde aufsuchten.

Krankengut

In diesem Zeitraum suchten etwa 650 Pat. die Sprechstunde auf. Zugänglich waren insgesamt 558 Krankengeschichten, positive mikrobiologische Befunde

Verhandlungen der Deutschen Gesellschaft für Gynäkologie und Geburtshilfe,
47. Versammlung, München 6.-10. September 1988

konnte in 273 Fällen erhoben werden. Für die vorliegende Untersuchung wurden die Unterlagen dieser 273 Pat. ausgewertet. Von unseren Pat. waren deutlich über 90% prämenopausal. Knapp 33% der Frauen verwendeten hormonelle Antikonzeptiva, 10% trugen ein Intrauterinpessar. Bei der Erstuntersuchung waren 94% der Pat. nicht schwanger, 1,5% schwanger, hinzu kamen im Verlauf des gesamten Beobachtungszeitraums noch weitere 3,3%. 0,7% der Frauen hatten innerhalb der letzten 6 Monate geboren. Gut ⅔ der sich vorstellenden Pat. hatten bei der Erstuntersuchung keine Vortherapie. Ein knappes Drittel war mit verschiedenen Medikamenten vorbehandelt worden und 12,5% hatten mehr als 3 unterschiedliche Medikamente angewendet.

Diagnostik

Auffällige klinische Befunde wurden bei weniger als 50% aller Pat. erhoben, nämlich ein makroskopischer Portiobefund bei 24,5%, ein auffälliger Fluor bei 9,5%, eine Rötung bei 6,2% und eine Schwellung bei 5,1%. Unter den subjektiven Beschwerden dominierten Mißempfindungen, wie Sie in ähnlicher Häufigkeit allgemein bekannt sind: störender Ausfluß 35%, Juckreiz 23%, Schmerz etwa 19%, Brennen 18%, Blutungsanomalien in 9%, Beschwerden beim Wasserlassen in 8% und ebensohäufig störender Geruch.

Bei 23,1% konnte im Rahmen einer Vorsorgeuntersuchung ein vaginaler Keimbefall nachgewiesen werden. Weitaus am häufigsten wurde ein Kolpitis diagnostiziert (63%), gefolgt von Vulvovaginitis (12,1%), Adnexitis (9,5%), Herpes genitalis (9,5%), Harnwegsinfekt (9,2%), Cervicitis (5,1%), Endometritis (4,8%), Fertilitätsstörung (4,8%), Rhagaden und Hämorrhoiden (3,7%), Analekzem (2,9%), Condylomata acuminata (2,6%), polyzystisches Ovar (0,7%) und Bartholinitis (0,7%). Das der mikrobiologischen Untersuchung zugeleitete Material stammte zu drei Vierteln aus der Vagina, zu 13,2 weiteren Prozent aus Vulva und Vagina. In 6,2% der Fälle wurde von der Zervix abgeimpft. 6 Pat. (=2,2%) hatten einen positiven Urinbefund. Bei 1,5% wurde keimhaltiges Material von der Vulva und in weiteren 1,1% von einem frisch gezogenen IUD gewonnen. Sonstige zur Untersuchung eingeschickte Materialien spielten keine bedeutsame Rolle. Aus diesem Material wurde ein weites Spektrum von Keimen nachgewiesen, neben der üblichen Vaginalflora wie apathogene Lactobazillen in 77,5% der Einsendungen, vor allem Mikrococcaceae wie Staph. epidermidis (64,5%) und Streptococcus faecalis (45,8%). Überaus häufig fanden sich Candida albicans in 41,4% der Fälle, E. Coli in 36,6% der Fälle und Anaerobier aus der Gruppe Bacteroides fragilis in 28,6%. Weiter spielten hämolysierende Streptokokken in einem Viertel aller Einsendungen sowie Gardnerella vaginalis in einem guten Drittel des aservierten Materials eine wichtige Rolle, ferner Streptococcus viridans in 16,1%. Die nächsthäufigen Keime waren Staph. aureus (12,1%), anaereobe Vibrionen (11,0%) und Mykoplasmen (9,5%). Selten hatten unsere Pat. einen Befall mit Trichomonaden (2,2%), ebenfalls wurden Chlamydien selten nachgewiesen, was sicher darauf zurückzuführen ist, daß die zum Nachweis erforderlichen speziellen Medien nur bei gegebenem klinischen Verdacht zur Anwendung kamen.

Therapie

Knapp 20% der Pat. waren mit einer einzigen Untersuchung ausreichend diagnostiziert und therapiert, doch waren bis zu 8 Vorstellungen in der Spezialsprechstunde keine Seltenheit. Bezogen auf alle Pat. errechnet sich für die Anzahl der Untersuchungen ein Mittelwert von 5,6 je Patientin. Überwiegend wurden lokal wirksame Medikamente, nur in Ausnahmefällen systemisch wirksame Präparate eingesetzt. An erster Stelle rangieren Antimykotika (37%), gefolgt von antiseptisch wirksamen Substanzen (30,4%) in Form vorwiegend jodhaltiger Präparate. Antibiotika lokal und systemisch wirksame Hormone wurden gleich häufig, nämlich in 25% der Fälle angewendet. Als häufige Zusatzmedikation kamen Präparate, welche den Aufbau der Vaginalflora unterstützten, zur Anwendung, Trichomonazida waren in 18,7% notwendig, antivirale Substanzen wurden vorwiegend bei gesichertem Herpesinfekt (5,9%) eingesetzt.

Hinsichtlich des therapeutischen Erfolges überrascht es nicht, daß Erkrankungen, welche chirurgisch saniert werden (Abszeß, Bartholinitis) nahezu vollständige Heilerfolge aufwiesen. Deutlich ungünstiger liegen die Heilerfolge bei Erkrankungen, welche zum Rezidiv neigen (Herpes, Harnwegsinfekt), sowie solche, die bei vorwiegend postmenopausalen Pat. zu sehen sind (Vulvovaginitis, Vulvitis). Als unbefriedigend muß der Verlauf des häufigsten Krankheitsbildes Kolpitis angesehen werden, eine generelle mikrobiologische Diagnostik erscheint deshalb nicht geeignet und sollte begründeten Sonderfällen vorbehalten bleiben.

Untersuchungen zur Verwendung verschiedener Tampongrößen beim Schwimmen

C. Peters-Welte, E. R. Weissenbacher, M. Skalitzki, J. Kofler

Frauenklinik im Klinikum Großhadern der Universität München

Bei einem Schwimmversuch im Versuchsschwimmbad des Institutes für Wasserchemie und chemische Balneologie der TU München sollte festgestellt werden, ob der Wassereintritt erhöht ist bei Benutzung eines Tampons unter anderem auch in Abhängigkeit von der Tampongröße.

Der Schwimmversuch wurde im Versuchsschwimmbad des Institutes für Wasserchemie und chemische Balneologie der TU München durchgeführt. 48 Probandinnen im Alter von 17 und 46 Jahren nahmen an 3 Versuchsdurchgängen teil und mußten jeweils 15 Minuten schwimmen. Mittels Spiegeleinstellung wurden jeweils die Wattekügelchen bzw. Tampons „ohne" als auch „mit" Faden in die Scheide unter Sicht eingeführt und auch entfernt. Beim Leerversuch wurde die Scheide auf ihre Verschlußfähigkeit durch Labien und aneinanderliegende Scheidenwände überprüft. Das Wattekügelchen sollte exakt im hinteren Scheidendrittel appliziert sein. Wenn sich in diesem Fall Badewasser in der Scheide nachweisen ließ, wäre z. B. ein klaffender Introitus für das Eindringen des Badewassers verantwortlich gewesen und nicht der Tampon. Um die Kanalwirkung des Tamponfadens, der aus wasserabstoßenden Kunstfasern besteht, auszuschließen, überprüften wir im zweiten Versuchsabschnitt die evtl. Wasseraufnahme eines Tampons mit abgeschnittenem Rückholfaden. Und schließlich im letzten Versuch sollte die aufgenommene Wassermenge nachgewiesen werden bei einem korrekt eingeführten und richtig sitzenden Tampon mit aus der Scheide hängendem Rückholfaden. Das Wasser des Versuchsschwimmbades wurde mit Lithiumchlorid in einer bestimmten Menge angereichert, da Lithiumionen auch in kleinsten Konzentrationen genau und relativ leicht nachgewiesen werden können. Damit war gewährleistet, daß das von außen in den Tampon bzw. in die Scheide eingedrungene Badewasser von uns identifiziert werden konnte. Zum Zeitpunkt des Versuchs betrug die Lithiumkonzentration des Wassers im Versuchsschwimmbad 5030 mcg/l. Nach jedem Schwimmversuch wurden die Tampons bzw. die Watte in 250 ml-Schraubgläser, die zuvor gewogen wurden, gegeben und zur Extraktion

Verhandlungen der Deutschen Gesellschaft für Gynäkologie und Geburtshilfe, 47. Versammlung, München 6.-10. September 1988

des Lithiums 50 ml Aqua bidest zugegeben. Die Proben wurden an einem Atomabsorbtionsspektralphotometer untersucht. Die Probandinnen hatten vor dem Schwimmversuch jeweils einen Fragebogen auszufüllen. Wichtig war u. a. Alter, Geburten, Anzahl der Geburten, Kaiserschnitt, evtl. vaginale Operationen, Periode am Versuchstag und die bevorzugte Tampongröße. Beim Leerversuch drangen nur 0,06 ml Badewasser in die Scheide ein, ohne Faden 1,7 ml und 4,25 ml beim Tampon mit Faden. Bei Patientinnen, die überwiegend Tampongröße „mini" nehmen, drang im Leerversuch weniger Wasser ein, als bei den Patientinnen, die „normal" oder „extra" nehmen. Das ist auch bei den Versuchen ohne Rückholfaden und mit Rückholfaden zu ersehen.

Als Ergebnis muß erstens gesehen werden, daß beim Baden und Schwimmen normalerweise kein Wasser in die Vagina eindringt. Je größer der Tampon ist, desto mehr Wasser drang bei unseren Versuchen in die Scheide ein.

Als Schlußfolgerung muß daraus gezogen werden, daß konsequenterweise man den Frauen empfehlen müßte, unmittelbar vor dem Schwimmen während der Menstruation die Tampons zu wechseln und kleine Tampons anzuwenden, denn ohne Tampons wird keine Frau während der Menstruation schwimmen gehen.

Primäre Actinomycose in Tuboovarial-Konglomerattumoren

W. Behrendt, G. Zieger, H. Bremser

Frauenklinik Stadtkrankenhaus Hanau, Pathologisches Institut am Stadtkrankenhaus Hanau

Es wird über vier Fälle von schwerer Actinomycose berichtet. Die Einweisungsdiagnose bei allen vier Patientinnen lautete: Verdacht auf Adnexitis bzw. Tuboovarialabszeß. Die laborchemischen Entzündungsparameter waren jeweils deutlich erhöht und es bestand bei allen Patientinnen eine hoch akute Unterbauchsymptomatik mit tastbaren Konglomeratbefunden im Bereich der Adnexe. Unter antibiotischer Therapie besserte sich die Symptomatik nur unwesentlich. In allen vier Fällen wurde zunächst die diagnostische Pelviskopie durchgeführt. Wir fanden in zwei Fällen einen einseitig ausgedehnten Tuboovarialabszeß, in den beiden anderen Fällen war dieser Befund beidseitig vorhanden. Die unmittelbar durchgeführten Laparatomien hatten in jedem Fall die entsprechende Adnexextirpation zur Folge.

Aufsteigende Infektionen im Sinne einer Endo-Myometritis sind nach Adler am häufigsten durch das Bacterium Actinomyces israelii verursacht. Begünstigt werden die ascendierenden Infektionen durch IUP-bedingte Traumata.

Die Diagnose Actinomycose wurde vom Pathologen histologisch gestellt – Pathologisches Institut Prof. Zieger am Stadtkrankenhaus Hanau. Die Erreger der Actinomycose sind grampositive anaerob wachsende Zweigfäden und Stäbchen mit Zerfallsporen. Actinomyces israeli hat für den Menschen als Erreger der Erkrankung die größte Bedeutung. Er kommt als Kommensale der natürlichen Mundflora und des Verdauungstraktes vor. Hauptprädilektionsstellen sind die Zervicofacialregion, die Lunge und das Abdomen.

Die Genitalactinomycose der Frau wird als seltenes Ereignis beschrieben. Der Nachweis der Actinomycosedrusen erfolgt aus Fisteleiter und Granulationsgewebe im histopathologischen Präparat. Kulturen zeigen ein langsames streng anaerobes Wachstum.

Für die Pathogenese der Genitalmycose spielen secundäre haematogene oder lymphogene Ausbreitungswege, aber auch der Infektionsweg vom Darm eine

Archives of Gynecology and Obstetrics Vol. 245, No. 1-4, 1989
Verhandlungen der Deutschen Gesellschaft für Gynäkologie und Geburtshilfe,
47. Versammlung, München 6.-10. September 1988
© Springer-Verlag Berlin Heidelberg

Rolle. Die Infektion kann durch parametrane Verletzungen, aber auch angeblich durch Intrauterinpessare begünstigt werden.

Bemerkenswert ist, daß bei allen vier dargestellten Fällen nach anamnestischen Erhebungen die Patientinnen Trägerinnen von Intrauterinpessaren gewesen waren. Zum Zeitpunkt der stationären Aufnahme war kein IUP mehr in situ. Für eine Zweitmanifestation der Actinomycose ergab sich bei keiner Patientin ein Hinweis, ebenso kein Hinweis für eine vorausgehende Erkrankung an einer Actinomycose.

Somit darf man annehmen, daß es sich bei den hier dargestellten Fällen um eine ascendierende Infektion gehandelt hat, die bei liegendem IUP einen begünstigenden Faktor hatte.

Die Behandlung der Erkrankung besteht in der Kombination von operativem Eingriff und langfristiger hochdosierter Antibiotikatherapie. Postoperativ wurden 20 Mega Penicillin I.E. intravenös pro die für 6 Wochen appliziert. In einem Fall mußte diese Therapie jedoch wegen eines außerordentlich ausgeprägten Drugfiebers als Ausdruck einer spätallergischen Reaktion am 11. Behandlungstag abgebrochen werden. Ferner trat hier ein generalisiertes urticarielles Exanthem auf. Die lebensbedrohliche Gesamtsymptomatik erforderte für mehrere Tage eine Betreuung auf der Intensivstation.

Für weitere 6 Monate wurde nach internistischer Empfehlung die Gabe von 4 Mega Penicillin I.E. oral empfohlen, da die Actinomycose zu Remissionen bzw. akut rezidivierenden Exacerbationen neigt. Nach Abschluß der Behandlung ist eine 1–2jährige konsequente Überwachung notwendig. Bisher wurden bei den vier Patientinnen keine nachfolgenden Actinomycoserkrankungen beobachtet.

Onkologie

In diesem Kapitel werden zwei Sitzungen zusammengefaßt, welche verschiedenen, allgemein onkologisch interessierenden Fragestellungen gewidmet waren und nicht in einer der auf Organtumoren spezialisierten onkologischen Sitzungen eingeordnet werden konnten. Die erste Sitzung am 8. 9. 1988 wurde von *H. Bayer*, Berlin, und *A. Pfleiderer*, Freiburg, geleitet, eine zweite am 10. 9. 1988 von J. Baltzer, München. Diagnostische und therapeutische Aspekte von Trophoblasttumoren werden gleichfalls hier besprochen (Graz, Frankfurt).

H. L.

Hormone in der gynäkologischen Onkologie

H. Maass

Universitäts-Frauenklinik, Hamburg-Eppendorf

Neben dem Prostatakarzinom des Mannes sind die Karzinome des Endometriums und der Mamma in ihrem Wachstum von hormonellen Einflüssen abhängig. Entsprechend läßt sich das Wachstum durch eine Änderung des endokrinen Milieus beeinflussen. Das Konzept der endokrinen Therapie beruhte zunächst einmal darauf, die Quelle der das Wachstum beeinflussenden Hormonproduktion zu entfernen oder stillzulegen. Die Ende des vorherigen Jahrhunderts durch Schinzinger propagierte und von Beatson ausgeführte Ovarektomie im Rahmen der Behandlungsstrategie des Mammakarzinoms war der Beginn dieser therapeutischen Ära. Damit war über Jahrzehnte das metastasierte Mammakarzinom das einzige, das im Stadium der Metastasierung behandelbar, wenn auch nicht heilbar war.

Beim Endometriumkarzinom wurde und wird ein anderes Prinzip, nämlich das des Hormonantagonismus eingesetzt, ein Prinzip, das inzwischen auch für das Mammakarzinom dominierend geworden ist. Das Ovarialkarzinom ist am Rande mit zu erwähnen. Obwohl ein relativ großer Anteil von Ovarialkarzinomen über Steroidhormonrezeptoren verfügt, spielt die endokrine Therapie hier praktisch keine Rolle.

Zum Mechanismus der endokrinen Regulation von hormonell beeinflußbaren Zellen sind in den letzten Jahren wesentliche Erkenntnisse gewonnen worden. Ausgangspunkt war die Entdeckung des Östrogenrezeptors in den 60iger Jahren, in dem erstmalig das molekularbiologische Bindeglied zwischen dem auf die Zelle einwirkenden Östradiol und den dadurch ausgelösten Wirkungen nachgewiesen und charakterisiert wurde. Inzwischen wurden für alle Steroidhormone Rezeptoren nachgewiesen, die alle intrazellulär liegen, während Rezeptoren für Proteohormone membrangebunden sind. Das Östradiol gelangt nach seiner Freisetzung vom sexualhormonbindenden Globulin per diffusionem in die Zelle und wird im Zellkern an den spezifischen Rezeptor gebunden. Dieser Komplex tritt in Wechselwirkung mit der DNA, wodurch Informationen freigegeben werden, die dann einige typische biochemische Reaktionen auslösen. Zu den wichtigsten Endpunkten dieser Reaktionskette gehören der Östrogenrezeptor selbst und der Progesteronrezeptor. Das Rezeptorkonzept besagt, daß eine spezifische Wirkung von

Archives of Gynecology and Obstetrics Vol. 245, No. 1-4, 1989
Verhandlungen der Deutschen Gesellschaft für Gynäkologie und Geburtshilfe,
47. Versammlung, München 6.-10. September 1988

Steroidhormonen nur möglich ist, wenn spezifische Rezeptoren vorhanden sind. Es besagt nicht, daß das Vorhandensein von Rezeptoren in jedem Fall zu einem kompletten Ablauf der hormoninduzierten Reaktionen führen muß.

Ich werde im Folgenden auf die endokrine Therapie beim Endometriumkarzinom eingehen und mich dann schwerpunktmäßig mit den neueren Entwicklungen beim Mammakarzinom sowohl in der adjuvanten Situation als auch im Stadium der Metastasierung beschäftigen. Die mitosehemmende Wirkung von Progesteron auf Zellen des Endometriumkarzinoms wurde in den 50iger Jahren von Kaiser beschrieben. In Konsequenz dieser Untersuchungen wurden Gestagene in der Behandlung des fortgeschrittenen Endometriumkarzinoms eingesetzt. Da beim fortgeschrittenen Endometriumkarzinom Fälle mit gut meßbaren Remissionsparametern nicht sehr häufig sind, sind die Angaben in der Literatur sehr unterschiedlich. Die Remissionsraten sind in der Tabelle 1 aufgeführt. Es zeigt sich, daß in älteren Studien die Rate an objektiven Remissionen mit ca. 30% angegeben wurde. Eine Kontrolle dieser Ergebnisse im Rahmen von zwei größeren prospektiven amerikanischen Studien, ergibt wesentlich schlechtere Resultate. Die Ursache hierfür liegt in den sehr strengen Remissionskriterien.

Tabelle 1. Hormonbehandlung des fortgeschrittenen Endometrium-Karzinoms

Hormonal agent	No. of patients	Response (percent)
Progestins		
Earlier trials		
Medroxyprogesterone	151	34
Megestrol acetate	125	33
Medrogestrone	56	30
Recent trials		
Delalutin and depo-provera	114	16
Oral medroxyprogesterone acetate	494	15

Entsprechend kann man keine verbindlichen Angaben über die zu empfehlenden Dosierungen machen. Alle der bekannten synthetischen Gestagene sind eingesetzt worden, wobei die Dosierung niedriger angegeben wird als beim Mammakarzinom, wofür es eigentlich keinen rationalen Grund gibt.

Dagegen ist auch beim fortgeschrittenen Endometriumkarzinom eine eindeutige Korrelation der Remission zum Östrogen- und Progesteronrezeptorstatus erkennbar. Wie die nächste Tabelle (Tabelle 2) zeigt, sprechen Tumoren, bei denen beide Rezeptoren nachweisbar sind, bei weitem am besten an.

Tabelle 2. Östrogen- und Progesteron-Rezeptor, Ansprechen unter Gestagentherapie

ER + PR + Response		ER − PR − Response	
No.	Percent	No.	Percent
36/47	77	6/69	9

ER: estrogen receptor
PR: progesterone receptor

Insbesondere aufgrund der letzten Befunde sind naturgemäß auch Antiöstrogene versucht worden, auch hier finden sich bisher nur spärliche Daten, die einen unterschiedlichen Effekt des Tamoxifens erkennen lassen. Die Ergebnisse zeigen aber, daß auch Antiöstrogene eingesetzt werden können.

Zusammenfassend läßt sich feststellen, daß nach wie vor Gestagene in wahrscheinlich höherer Dosierung als bisher die Therapie der Wahl beim fortgeschrittenen und metastasierten Endometriumkarzinom darstellen. Verglichen damit spielt die Chemotherapie nur eine relativ geringe Rolle, insbesondere dann, wenn es sich um Rezidive im kleinen Becken handelt. Da diese vielfach bei Patientinnen auftreten, die postoperativ bestraht worden sind, ist der Effekt einer Chemotherapie und auch einer Gestagentherapie außerordentlich gering. Auch wenn noch wenige Daten vorliegen, ist nach abgeschlossener Remission ein zweiter Behandlungsversuch mit Antiöstrogenen zu empfehlen. Eine an die Primärbehandlung sich anschließende adjuvante Therapie ist Gegenstand kooperativer Studien, von denen eine in der BRD unter der Leitung von Herrn Schulz durchgeführt wird. Man wird die Ergebnisse abwarten müssen, um ggf. entsprechende Empfehlungen ausgeben zu können.

Wie erwähnt, weist ein größerer Teil von Ovarialkarzinomen Steroidhormonrezeptoren auf, die Bedeutung endokriner Therapieverfahren ist hier insbesondere aufgrund der relativ guten Ergebnisse einer aggressiven Chemotherapie gering. Eine entsprechende Chemotherapie wird daher immer der erste Behandlungsschritt nach der tumorreduzierenden Operation sein. Als Folgetherapie bei erneutem Progreß ist ein Versuch mit Gestagenen, insbesondere bei endometroiden Ovarialkarzinomen oder auch Antiöstrogenen gerechtfertigt. Hier ergeben sich in Zukunft vielleicht neue Ansatzpunkte mit der Anwendung von LH/RH-Agonisten.

Neue Entwicklungen in der hormonellen Therapie des Mammakarzinoms

Im Folgenden wird auf drei Aspekte eingegangen:
1. Selektionsverfahren,
2. Stellenwert der *adjuvanten endokrinen* Therapie und
3. neue Möglichkeiten der endokrinen Therapie des *metastasierten Mammakarzinoms*.

Selektionsverfahren

Neben den biochemischen stehen jetzt immunhistochemische Verfahren zur Verfügung. Der Vorteil der biochemischen Methoden ist die exakte Quantifizierung. Die immunhistochemischen Verfahren erlauben die Bestimmung in Punktaten, Zellsuspensionen oder Gewebsschnitten. Ihr Nachteil liegt in der fehlenden Quantifizierung der Rezeptormengen.

Die klinische Korrelation (Tabelle 3) zwischen Östrogenrezeptorbefund, bestimmt mittels immunhistochemischer Verfahren (ERICA = Estrogen Rezeptor Immuno Cytochemischer Assay), und Ansprechen auf eine endokrine Therapie weist auf eine zumindest gleich gute Vorhersagemöglichkeit hin als der biochemische Assay (Jonat et al.).

Inzwischen liegen auch Daten mit dem immunhistochemischen Nachweis des Progesteron-Rezeptors vor (PRICA). Die nächste Tabelle (Tabelle 4) zeigt, daß die Korrelation zum Therapieerfolg weniger gut ist als beim ERICA.

Der Rezeptorstatus gilt als Prognose-Parameter nach Primärtherapie. In der Tat haben Patientinnen mit rezeptorpositiven Tumor ein verlängertes freies Intervall zwischen der Primärbehandlung und dem Auftreten von Metastasen. Die Rezidivhäufigkeit in der Rezeptor-positiven und -negativen Gruppe ist nach 5

Tabelle 3. Ansprechen auf endokrine Therapie bei fortgeschrittenem Mamma-Karzinom. Bedeutung von ERICA

Author	n	ERICA positive	ERICA negative
Pertschuk (1985)	43	9/16	2/27
Coombs (1985)	56	21/29	1/27
McCarty (1985)	23	13/14	1/9
Jonat (1985)	20	6/11	1/9
Total	142	49/70	5/72
		70%	7%
Conventional Assays	1336	480/852	27/484
Bethesda 1979		56%	6%

Tabelle 4. PRICA. Klinische Korrelation zum 1. Therapieschritt. (n = 38 Patientinnen)

Ansprechen	HSCORE positiv			
	≥ 50		≥ 100	
CR	6	57%	3	60%
PR	11		9	
NC	2		2	
Progression	11		6	

Jahren jedoch gleich hoch. Der Rezeptorbefund ist daher kein Langzeit-Prognose-Parameter, wenn auch die Überlebenszeit verlängert ist.

Adjuvante Therapie

Die Wertigkeit der Hormonrezeptoranalyse für die Vorhersage des Therapieerfolges einer endokrinen Therapie beim metastasierten Karzinom ist gesichert. Eine zusätzliche Bedeutung kommt der Rezeptorbestimmung vor Einsatz einer *adjuvanten Therapie* für die Therapie-Selektion zu.

Richtungsweisende Analysen der Ergebnisse prospektiv randomisierter Studien haben heute zu Therapieempfehlungen geführt. Grundlage war das 1985 abgehaltene Consensustreffen in Bethesda/USA. Die Auswertungen von weltweit durchgeführten adjuvanten Therapieverfahren führten zu einer von Glick erweiterten Therapieempfehlung für Lymphknoten-positive Patientinnen (s. b. Kaufmann et al.). Die ursprünglichen Empfehlungen von September 1985 sind jetzt geringgradig modifiziert worden (Tabelle 5). *Sie gelten für Patientinnen, die außerhalb von Studien behandelt werden.* Danach sollten prämenopausale, Nodal-positive Patientinnen unabhängig vom Hormonrezeptorstatus mit einer Kombinationschemotherapie behandelt werden. Postmenopausale nodal-positive und Hormonrezeptor-positive Frauen profitieren von einer Tamoxifen-Therapie. Der Effekt von Tamoxifen, kombiniert mit einer Chemotherapie im Vergleich zur alleinigen Tamoxifen-Gabe ist unklar. Bei postmenopausalen Nodal-positiven und Hormonrezeptor-negativen Patientinnen sollte eine Chemotherapie durchgeführt werden. Die Bedeutung einer Kombination mit Tamoxifen ist im Vergleich zur alleinigen Chemotherapie bisher nicht gesichert.

Tabelle 5. Adjuvante Therapie des Mamma-Karzinoms (März 1988, St. Gallen, Consensus)

LK positiv

Rezeptorbefund	Prämenopause	Postmenopause
Positiv	CHT	TAM ± CHT
Negativ	CHT	CHT ± TAM

Die Empfehlungen konnten in einer bundesdeutschen kooperativen prospektiven Studie (GABG I) (Abb. 1) für eine prognostisch definierte Untergruppe Lymphknoten-positiver Patientinnen (Hormonrezeptor-positiv und 1–3 befallene axilläre Lymphknoten) bei einem randomisierten Vergleich einer konventionellen Chemotherapie mit einer zwei Jahre lang dauernden Tamoxifen-Therapie erstmalig bestätigt werden. Die 6-Jahres-Ergebnisse zeigen einen Vorteil der Chemotherapie in der Prämenopause und der Tamoxifen-Therapie in der Postmenopause.

Die Dauer der adjuvanten Tamoxifen-Therapie in der Postmenopause ist noch nicht eindeutig festgelegt. Der Vergleich bisher vorliegender Studien zeigt, daß zumindest eine zweijährige Therapie mit 30 mg/pro die erforderlich ist. Neuaufgelegte Therapiestudien legen eine fünfjährige Einnahme bis zur lebenslangen postoperativen adjuvanten Tamoxifen-Therapie zugrunde.

Für *Lymphknoten-negative Patientinnen* liegen bis heute keine Standardtherapieempfehlungen vor. Es wird z. Z. der Versuch unternommen, Risikokollektive in der Gruppe Lymphknoten-negativer Patientinnen zu definieren. Als Risikofaktoren werden histologisch-morphologische Kriterien wie Tumorgröße, Knochenmarksmetastasierung, das zytohistologische Grading, der Nachweis der Wachstumsfraktion sowie molekularbiologische Faktoren wie Hormonrezeptorbesatz, DNA-Gehalt, Onkogenexpression und Zelloberflächenstrukturen diskutiert. DeVita hat kürzlich empfohlen, alle nodal-negativen Patientinnen adjuvant entweder mit Tamoxifen oder Chemotherapie entsprechend dem Rezeptorstatus zu behandeln. Namhafte Onkologen halten aber eine zusätzliche Selektion nach Risikogruppen für notwendig.

Die endokrine Therapie des metastasierten Mammakarzinom ist die älteste Behandlung von Metastasen überhaupt. Die *ablative* Therapie mit Ovarektomie, Adrenalektomie oder Hypophysektomie, ist abgelöst durch *kompetitive* Therapieverfahren mit Antiöstrogenen sowie die *inhibitive* Therapie mit Aromatasehemmern und LR/RH-Analoga. Die Pharmakodynamik der kompetitiven Therapie mit Tamoxifen beruht im ersten Schritt in einer Blockade des Östrogenrezeptors. Neuere Untersuchungen zeigen, daß neben der kompetitiven Blockade des Östrogenrezeptors durch Antiöstrogene der transforming-growth-faktor beta induziert wird. TGF beta ist ein wachstumshemmender Faktor.

Der Mechanismus inhibierender Therapeutica wird der Aromatasehemmer beruht auf die Blockade der Östrogenproduktion in der Nebenniere, dem Fettgewebe, dem Muskel sowie möglicherweise der Tumorzell-eigenständigen Östrogenproduktion aus Präkursoren. Die LH/RH-Analoga blockieren die pulsatile LH/RH-Ausschüttung, gefolgt von einer „fehlenden" Stimulation der Ovarfunktion. Die LH/RH-Analoga- und die Aromatasehemmer-Therapie wurden daher auch als „chemische Ovarektomie" und „chemische Adrenalektomie" bezeichnet.

Die *durchschnittliche Remissionsrate* für alle endokrinen Therapieverfahren beträgt ohne Selektion etwa 30%, die durchschnittliche Remissionsdauer beläuft sich auf 10 Monate. Das betrifft auch die Therapie mit Aromatasehemmern und die Behandlung von Patientinnen in der Praemenopause mit LH/RH-Analoga.

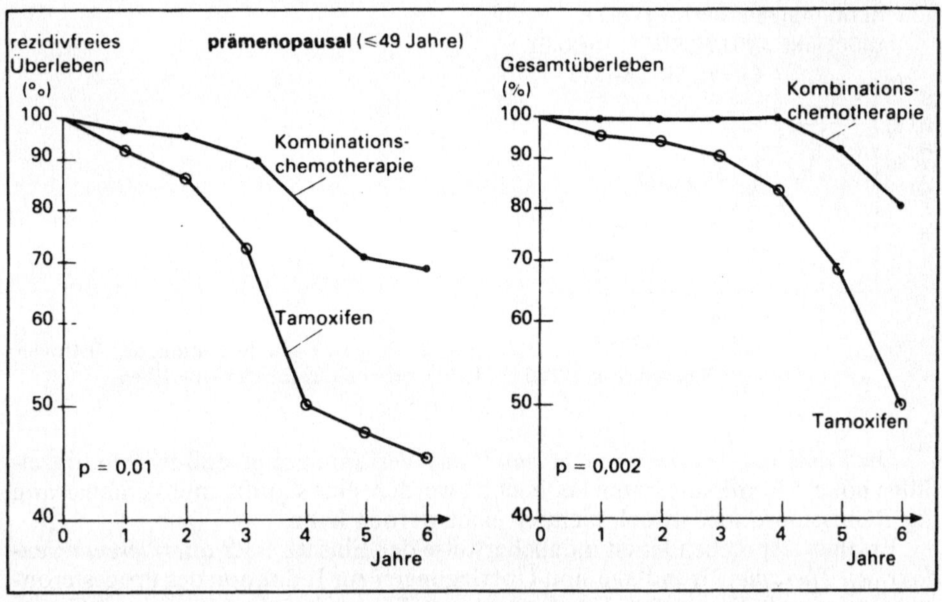

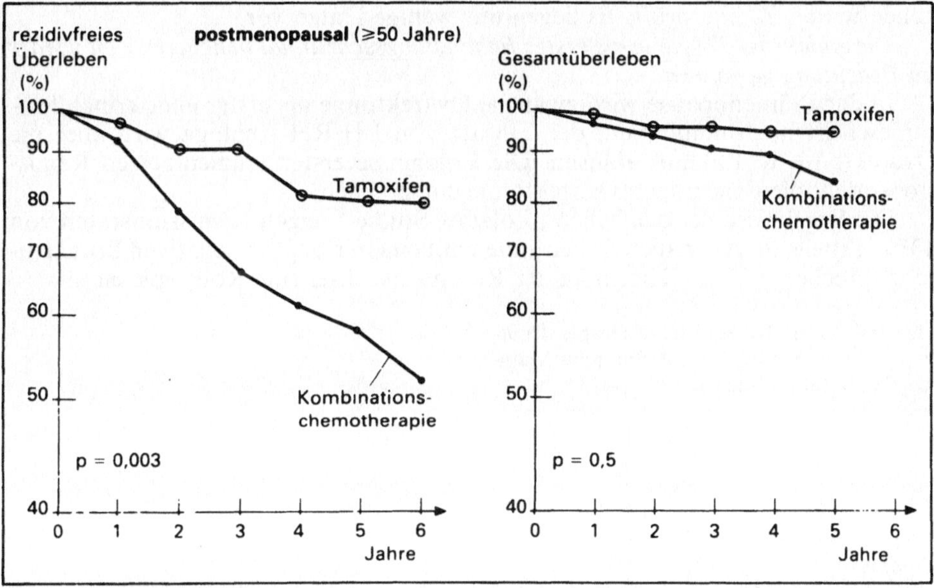

Abb. 1. Adjuvante Therapie des operablen Mammakarzinoms (aus M. Kaufmann et al.)

Der Vorteil der endokrinen Therapie liegt in der Möglichkeit des Hintereinanderschaltens verschiedener Therapieverfahren bei Remission. Auf diese Weise sind durch relaiv nebenwirkungsarme Therapieverfahren *langdauernde Remissionszeiten* bei metastasierten Mammakarzinomen zu erzielen. Die Abbildung 2 zeigt eine Untersuchung an unserem Krankengut. 4 Jahre nach manifester Metastasierung überlebten in der Rezeptorpositiven, sequentiell behandelten Patientinnengruppe doppelt so viele wie in der Rezeptor-negativen.

471

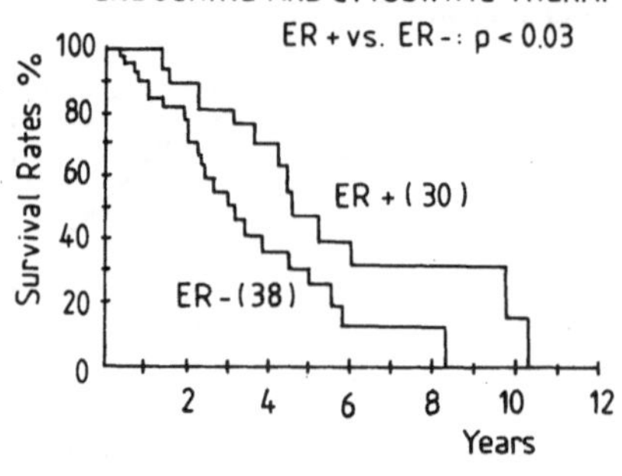

Abb. 2. Prognostische Bedeutung des Östrogen-Rezeptorbefundes für das Überleben

Die *Kombination verschiedener endokriner* Verfahren zeigt, daß zwar in Einzelfällen höhere Remissionsraten beobachtet werden, eine signifikante Verlängerung der Remissionsdauer jedoch nicht erreicht werden kann.

Erfolgsversprechender ist möglicherweise der Einsatz einer *alternierenden endokrinen Therapie*. Grundlage sind Überlegungen zur Induktion des Progesteronrezeptors durch Tamoxifen. Der Einsatz von Tamoxifen alternierend mit Gestagenen wird z. Z. überprüft. Es liegen nur wenige Daten vor.

Die endokrine Therapie als erster Behandlungsschritt hat in neuerer Zeit wieder an Bedeutung gewonnen.

In der Prämenopause wird zwar die Ovarektomie als erster endokriner Therapieschritt noch empfohlen, der Einsatz von LH/RH-Analoga wird aber die Ovarektomie in Zukunft ablösen. Die Ergebnisse erster Studien zeigen Remissionsraten, die denen nach Ovarektomie entsprechen.

Die Ergebnisse der deutschen „Zoladex-Studie" zeigen Remissionsraten von 43% (Tabelle 6). Aber auch Patientinnen mit einem rezeptor-negativen Primärtumor sprechen z. T. an. Hier mag der Rezeptorwechsel eine Rolle spielen.

Tabelle 6. LH/RH-Agonisten-Therapie, Deutsche Zoladex-Studie, Metastasierendes Mamma-Carcinom (prämenstruell) n = 115

CR = 10	
PR = 34	
NC = 45	
P = 26	
Gesamt	115

Im zweiten Schritt werden *Antiöstrogene,* gefolgt von *Aromatasehemmern* und schließlich hochdosierten *Gestagenen* eingesetzt. Wir überprüfen z. Z., ob die Gabe von Tamoxifen zusätzlich zur LH/RH-Analoga-Applikation als 2. Schritt nach Remission effektiv ist.

In der Postmenopause ist heute die Antiöstrogentherapie bei Hormonabhängigkeit des Tumors das Therapeutikum der ersten Wahl, gefolgt wiederum von Aromatasehemmern und hochdosierter Gestagentherapie. Die Ergebnisse einer Studie mit dem Aromatasehemmer 4-Hydroxy-Androstendion zeigen gleiche Remissionsraten bei geringeren Nebenwirkungen verglichen mit Aminoglutethimid.

Ein zweiter oder dritter endokriner Therapieschritt sollte nur eingesetzt werden, wenn im primären endokrinen Schritt eine Remission oder ein Stillstand erzielt wurde. Die Wahrscheinlichkeit des Ansprechens ist bei Remission im ersten Schritt mit ca. 50% anzunehmen, wohingegen nur 12% der Patientinnen, die im ersten Schritt einen Progreß des Tumorwachstums aufwiesen, im zweiten Schritt mit einer Remission reagieren.

Zusammenfassung

Die endokrine Therapie ist eine der Säulen der interdisziplinären Behandlung von hormonabhängigen Tumoren. Sie zeichnet sich durch geringe Nebenwirkungen, hohe Remissionsraten und langanhaltender Remissiondauer, insbesondere bei entsprechender Selektion aus. Die Chemotherapie ist in ihrer Bedeutung erheblich relativiert worden. In der adjuvanten Behandlung des Mammakarzinoms hat sie ihren festen Platz bei Patientinnen in der Prämenopause. Die postmenopausale Patientin mit positivem Rezeptor sollte adjuvant mit Tamoxifen behandelt werden.

Eine weitere Verbesserung endokriner Therapieverfahren ist durch ein besseres Verständnis der Biologie des Mammakarzinoms, der Wirkprinzipien und der Entwicklung weiterer endokriner Behandlungsstrategien möglich.

Literatur

1. Jonat W, v. Laffert Chr, Kügler C (1988) Klinische Bedeutung der Steroidhormon-Rezeptoren. Zuckschwerdt, München (im Druck)
2. Kaufmann M, Jonat W, Maass H, Bastert G, Kubli F (1988) Adjuvante Therapie des operablen Mammakarzinoms. gynäkol prax 12:523–530
3. DeVita VT (1988) Treatment Alert Issued for Node-Negative Breast Cancer. In: J Nat Cancer Inst 80/8:550–552
4. Stolzenbach G, Jonat W, Maass H, Strohmeier E, Trams G (1982) Relationship between estrogen receptor values and survival in patients with advanced breast cancer. In: Georgii A (Hrsg) Solide Tumoren und Metastasierung. Fischer, Stuttgart, New York

Erfahrungen mit dem subrenalen Kapsel-Assay bei Mammakarzinomen

H. Wilken, B. Gerber

Universitäts-Frauenklinik Rostock (DDR)

Der subrenale Kapsel-Assay zur Chemosensibilitätstestung wurde 1978 von Bogden et al. an der thymusaplastischen nude-Maus inauguriert. Klinisch praktikabel im Sinne eines Onkobiogramms wurde die Methode erst nach Verwendung von normal immunkompetenten (NIC) Mäusen. In zahlreichen Literaturberichten besonders der Gruppe Mäenpää in Turku wird dem SRCA ein hoher prädiktiver Wert in der Chemosensibilitätstestung von primärem menschlichem Resektionsmaterial zugesprochen. Der folgende Bericht beschränkt sich auf die Untersuchung von Mammakarzinomen.

Methodik

Frisches Resektionsmaterial wird im histologischen Labor aufgearbeitet, und makroskopisch vitales Tumorgewebe in ca. 3 × 3 × 3 mm große Stücke zerkleinert.

Bis zur Verarbeitung, die immer innerhalb von 6 Stunden erfolgte, wurde das Material im Nährmedium TCM 199 aufbewahrt. Zur Transplantation kamen 1 × 1 × 1 mm große Stücke, während der Rest zur histologischen Kontrolle diente. Von jedem Karzinom wurden mindestens 5 Mäuse angesetzt. Als Rezipienten dienten normal immunkompetente AB-Auszuchtmäuse und B6 D2-F_1-Mäuse im Alter von 8–10 Wochen mit einer Körpermasse von 22–25 g. Entsprechend der Bogden-Technik wurde in Narkose die linke Niere dargestellt, die Nierenkapsel inzidiert und das Transplantat unter die Nierenkapsel geschoben. Mittels Stereomikroskop und Okularmikrometer erfolgte die Bestimmung der Transplantatgröße. Am 6. Tag wurden die Tiere getötet, und das Transplantat wurde nach erneuter Bestimmung der Größe histologisch untersucht. Die Mittelwertbildung der prozentualen Größenänderungen diente lediglich der graphischen Darstellung.

Ergebnisse

Von den 20 untersuchten Mammakarzinomen wurde unter Verwendung der AB-Mäuse bei 9 Karzinomen eine Größenzunahme des Transplantats auf 109–220% gegenüber der Ausgangsgröße (100%) ermittelt. Statistische Signifikanz ($p < 0,05$) hatte diese Größenänderung bei 6 Mammakarzinomen. Die histologische Untersuchung der nichttransplantierten Tumorstücke bestätigte die Transplantation von vitalem Tumorgewebe bei 51 der 59 verwendeten Tiere. Nach 6 Tagen waren histologisch nur bei 11 der 51 Transplantate (5 Karzinome) Residuen des Karzinoms nachweisbar. In 40 der 51 xenogenen Transplantate fand sich ein der Niere aufsitzendes hyalinisiertes Gewebsstück, das von massenhaft Lymphozyten, eosionophilen Granulozyten, Histiozyten und Plasmazellen durchsetzt war. Tumorgewebe ließ sich nicht nachweisen. Zwischen histologischem Tumortyp, Differenzierungsgrad und Schicksal des Transplantats bestanden keine eindeutigen Unterschiede. Weil bei den AB-Mäusen eine zu gute Immunabwehr angenommen wurde, erfolgten Versuche mit B6 D2-F_1-Hybridmäusen. Dieser Inzuchtstamm hat sich als Tumorrezipient bewährt, ist aber erheblich teurer. Hier zeigte sich praktisch das gleiche Ergebnis. Es kam zwar bei 8 von 9 Karzinomen auch zu einer Größenzunahme auf 106–156%. Aber auch hierbei waren nach 6 Tagen bei 45 der 56 Transplantate keine Tumorzellen mehr nachweisbar. Ausgehend von der Frage, ob der Test durch Unterdrückung der Immunabwehr effektiver gestaltet werden kann, wurden dieselben Versuche mit 5 Mammakarzinomen an 34 Mäusen nach vorheriger Gabe von Prednison (0,25 mg/Maus und Tag) durchgeführt; dabei zeigte sich, daß in den meisten Fällen nun keine Größenzunahme des Transplantates mehr auftrat.

Diese ist also offensichtlich durch die immunologische Reaktion bedingt. Bogden et al. postulierten, daß 6 Tage nach der Transplantation noch keine immunologische Abwehrreaktion bei der Maus auftritt. Das ist bei immunkompetenten Mäusen jedoch offensichtlich nicht der Fall. Bei diesen Tieren ist schon am 3. Tag mit einer immunologischen Reaktion auf das xenogene Tumormaterial zu rechnen. Der 2. Grund für das Versagen des SRCA ist die relativ langsame Proliferation des Mammakarzinoms. Nowack et al. zeigten im syngenen Tiermodell, daß beim Mammakarzinom nach 6 Tagen kein meßbares Wachstum des Transplantats eingetreten war. Zusammenfassend ist festzustellen, daß der SRCA für die Chemosensibilitätstestung des Mammakarzinoms nicht geeignet ist.

Erfahrungen mit Chemosensibilitätstestungen in agarhaltigen Glaskapillaren

C. Kurbacher, A. Werner, W. Nagel, N. Jäger, D. Krebs

Frauenklinik und Urologische Klinik der Universität Bonn

Durch einen Vergleich mit der herkömmlichen Petrischalentechnik soll die Eignung des modifizierten Testsystems für die prätherapeutische Chemosensibilitätstestung abgeschätzt werden.

Als Material dienten 46 teils kryokonservierte Tumorproben von insgesamt 39 Patientinnen und Patienten mit einem Mamma-, einem Ovarial- oder einem urologischen Malignom, die nach 1stündiger Inkubation mit den jeweiligen Testsubstanzen jeweils simultan in Glaskapillaren bzw. Petrischälchen kultiviert wurden. Die Auszählung der gewachsenen Tumorzellen sowie die Berechnung der Wachstumshemmung aus dem Vergleich der unbehandelten Kontrolle und der behandelten Probe erfolgte nach 2 bis 3 Wochen.

Ergebnisse

Alle getesteten Tumorarten erwiesen sich als kultivierbar. Die Angehrate (Anteil der Ansätze mit mindestens 5 Klonen/Kontrolle) betrug in den Glasröhrchen 50%, in den Petrischalen 72%, die Testrate (bei einem geforderten Wachstum von 30 Kolonien/Kontrolle) im Kapillarassay 9%, in den Petrischalen 46%. Die mittlere Plating-efficiency (PE = Klonzahl/Zahl eingesäter Zellen) als Maß für die Proliferationsneigung in vitro lag im Kapillarsystem um das gut 8fache signifikant über der in den Petrischalen. – Bei 11 Ansätzen mit einem Mindestwachstum von 30 Klonen/Petrischale und 10 Klonen/Kapillare wurden die in den Systemen erzielten Hemmraten (51 Ergebnisse) miteinander verglichen. Entsprechungen für das in vitro Ergebnis „Sensibilität" und „Resistenz" fanden sich bei insgesamt 82% der Fälle. Eine diskordante Beurteilung des in vitro Ergebnisses war in 18% anzutreffen.

Diskussion und Zusammenfassung

Der Kapillarassay stellte sich in unseren Händen als ein System dar, mit dessen Hilfe auch kleinste Gewebsproben prinzipiell auf ihr Chemosensibilitätsverhalten hin ausgetestet werden können. Bei einer gegenüber der herkömmlichen Petrischalentechnik um das 8fache gesteigerten PE ergaben sich schlechte Testraten, wenn ein Wachstum von mindestens 30 Kolonien pro Kontrolle gefordert wurde. Beim Vergleich der Testergebnisse von Kapillar- und Petrischalentechnik konnte gezeigt werden, daß die Testergebnisse insbesondere bei Inkubation mit nicht zellzyklus spezifisch wirksamen Medikamenten eine gute Übereinstimmung aufweisen.

In einem Vergleich mit der herkömmlichen Petrischalentechnik stellt der Tumorzellkolonieassay in Glaskapillaren sich als eine Methode dar, in der Tumorzellen mit einer sehr hohen Effizienz angezüchtet werden können. Da aufgrund der ungünstigen Testraten der Glaskapillartest jedoch zum routinemäßigen Einsatz nicht empfohlen werden kann, werden Untersuchungen von Interesse sein, die darauf abzielen, eine noch größere Anzahl von Kolonien in Glasröhrchen zu kultivieren, um so eine Sensibilitätstestung zu ermöglichen. Erst danach wird es sinnvoll sein, die in vitro Ergebnisse mit dem Krankheitsverlauf der Patientinnen zu korrelieren und die Hemmraten für die Therapieplanung heranzuziehen.

Archives of Gynecology and Obstetrics Vol. 245, No. 1-4, 1989
Verhandlungen der Deutschen Gesellschaft für Gynäkologie und Geburtshilfe,
47. Versammlung, München 6.-10. September 1988

Fraktionen aus humanen Malignitäten und aus Mäuse-LDH Virus als Marker des menschlichen Karzinoms

A. Jandová [1], K. Motyčka [2], J. Kobilková [1], J. Čoupek [3]

[1] II. Gynäkologische Klinik, [2] Institut für Hämatologie und Bluttransfusion und [3] TESSEK Ltd, Prague, ČSSR

Einleitung

Ab dem Jahr 1965 konnten wir erhöhte Aktivitäten des Isoenzyms Laktat-Dehydrogenase im Serum von Patientinnen mit gynaekologischen Geschwulster-krankungen ermitteln. Ein wenig später haben wir erhöhte Aktivitäten des gleichen Enzyms im Serum von tumorösen Mäusen beschrieben [1]. Gleichzeitig befaßten wir uns experimentell mit der Infizierung von Mäusen durch LDH Virus (Riley Virus) [5], welche in der Mehrzahl von Fällen eine Erhöhung der Isoenzym-LDH-Aktivität bei Mäusen mit transplantierter Geschwulst aufweisen konnte [2, 4]. Diese Arbeit bietet eine Zusammenfassung der gegenseitigen Beziehungen beider dieser Erscheinungen bei Patientinnen mit verschiedenen Abarten gynaekologischer Erkrankungen.

Material und Methoden

Wir untersuchten 614 Frauen, von denen 304 mit der Diagnose Zervix-Dysplasie I.–III. Grades, Hyperproliferation des Endometriums, Zervix-, Endometrium- und Ovarial-Karzinom, Hyperoestrinismus, weiter Patientinnen nach Spontan-aborten aus gynaekologisch ungeklärten Ursachen und 310 Blutspenderinnen als Kontrollgruppe.

Wir haben Methoden einer schonenden Isolierung und teilweiser Purifikation von makromolekularer RNA entworfen mittels Hochdruckchromatographie (HPGC), welche mit den Säulen und Gelen der Firma TESSEK Ltd. durchgeführt wurde.

RNA bezogen wir aus dem Serum von Inzucht-Mäusen des Stammes C3H (H-2k), welche durch den LDH Virus infiziert wurden sowie aus den humanen gynaekologischen Karzinomen (Patent Nr. 452-84 und Nr. 453-84).

Die gewonnenen Fraktionen wurden mittels Inhibition der Leukozyt-Adhärenz getestet (Patent Nr. 7793-85).

Zur mathematischen Beurteilung wandten wir den Student-Test auf 1% Gewichtsniveau mit Bestimmung des Positivitätsindexes an (PI) [3].

Ergebnisse

Die Tabelle 1 ergibt eine bedeutende Erhöhung der PI Werte bei allen organ-spezifischen Antigenen, welche zum Studium der Praekanzerosen angewandt wurden. Ein Maximum wurde beim Zervix-, Endometrium- und Ovarial-Karzinom erreicht. Die Positivitätsindexe (PI) sind gleichfalls bei unspezifischem Antigen, das heißt beim LDH-Virus Konzentrat, erhöht, welches aus den mit LDH-Virus infizierten Mäusen gewonnen wurde. Von Interesse ist die Feststellung, daß allen Malignitäten und Praekanzerosen bei Anwendung des LDV Antigens die PI-Durchschnittwerte höher liegen als bei Anwendung eines entsprechenden Gewebeantigens. Im Falle der Praekanzerosen ist dieser Unterschied sogar mathematisch bedeutungsvoll. Statistisch bedeutende positive Ergebnisse konnten wir auch bei Patientinnen mit Hyperoestrinismus und nach Spontanaborten bei gynaekologisch ungeklärten Ursachen nachweisen und zwar wenn wir Anti-

Archives of Gynecology and Obstetrics Vol. 245, No. 1-4, 1989
Verhandlungen der Deutschen Gesellschaft für Gynäkologie und Geburtshilfe,
47. Versammlung, München 6.-10. September 1988
© Springer-Verlag Berlin Heidelberg

gene benützten, die aus dem Endometrium-Karzinom und aus dem LDH-Virus hergestellt wurden, ohne daß bei den Patientinnen Malignitäten im Endometrium nachgewiesen worden sind.

Tabelle 1. Positivitätsindexe (PI) des Testes der Inhibition der Leukozyt-Adhärenz ($\bar{x}$ und SD)

Dg	Patientinnen Zahl	Antigen isoliert aus			
		Karzinom		Maus-Serum mit LDH Virus	
Zervix		Zervix	SD		SD
Dysplasie I + II	33	1,66*	0,12	2,10*	0,10
Kontrollgruppe	33	1,00	0,05	1,05	0,07
Dysplasie III	36	1,91*	0,12	2,31*	0,08
Kontrollgruppe	36	0,92	0,05	1,03	0,06
Karzinom	51	2,07*	0,12	2,39*	0,10
Kontrollgruppe	51	0,90	0,05	1,14	0,07
Endometrium		Endometrium			
Hyperproliferation	30	2,18*	0,12	2,52*	0,13
Kontrollgruppe	30	0,92	0,07	1,12	0,10
Hyperoestrogenismus	42	1,78*	0,10	2,20*	0,11
Kontrollgruppe	56	1,10	0,06	1,14	0,08
Spontanabort	47	2,19*	0,13	2,47*	0,11
Kontrollgruppe	39	1,12	0,08	1,20	0,11
Karzinom	30	1,97*	0,12	2,37	0,12
Kontrollgruppe	30	0,92	0,09	1,19	0,10
Ovarium		Ovarium			
Karzinom	35	2,20*	0,11	2,44*	0,08
Kontrollgruppe	35	0,79	0,07	1,12	0,08
Insgesamt	614				

$$\text{Positivitätsindex (PI)} = \frac{\%\ \text{nichtadhärierten Zellen mit den spez. Antigen}}{33\%}$$

Normalwerte = 1,3
* = p < 0,01
33% = durchschnittlicher Wert der Adhärenz der gesunden Population

Diskussion

Eine Präzisierung der Diagnostik der gynaekologischen Malignitäten war das erste Ziel unserer Studie. Zu ähnlichen Ermittlungen kamen wir bei Patienten mit andersartigen Geschwülsten (Augen-Melanoblastom oder Mamma-Karzinom) bei Anwendung von Antigenen, welche aus den entsprechenden Malignitäten je nach Diagnose extrahiert wurden.

Zusammenfassung

Unsere Erfahrungen weisen darauf hin, daß die PI Werte schon einige Jahre vor der Krankheitsmanifestierung höher liegen. Der Rückgang oder die Normalisierung der PI Werte konnte erst nach einigen Monaten, bzw. Jahren nach der Operation respective nach einer anderen intensiven und erfolgreichen Therapie erreicht werden. Dieses Phänomen kann man also als Indikator einer guten Krankheitsprognose betrachten.

Literatur

1. Jandová A et al. (1970) Hereditary Ability to Taste PTC, Activity of LDH, LDH 5, AF, GOT and GPT in Patients with Carcinoma of the Uterus. Neoplasma 17:169–173
2. Jandová A, Motyčka K (1970) The changes in the activity of total LDH and of its fifth fraction (LDH 5) in experimental L 14 AKR leukaemia. Physiol bohemoslov 19:325
3. Jandová A, Heyberger K (1980) Metodická standardizace pro klinické využití LAI testu. Sb lékařský 82:382–384
4. Motyčka K et al. (1976) Gel chromatography of serum from mice infected with a virus-elevating L-Lactate: NAD oxidoreductase activity. An attempt to separate viral and enzymatic activities. Acta virol 20:53–60
5. Riley V (1974) Biological contaminants and scientific misinterpretations. Cancer Res 34:1752–1754

Humane Papillomvirus-(HPV-)DNA in Vaginalkarzinomen

H. Ikenberg, D. Schwörer, C. Spitz, A. Pfleiderer

Universitäts-Frauenklinik Freiburg

Einleitung

Karzinome der Vagina gehören zu den seltensten Malignomen im weiblichen Genitaltrakt. Sie machen 1–2% aller gynäkologischen Krebserkrankungen aus. Zu etwa 95% handelt es sich um Plattenepithelkarzinome. Zahlreiche Ergebnisse epidemiologischer, virologischer und zellbiologischer Arbeiten sprechen für eine Beteiligung humaner Papillomviren (HPV) bei der Entstehung des Zervixkarzinoms [5]. Die Hypothese, daß HPV auch bei der Entstehung von Vaginalkarzinomen eine Rolle spielen, wird gestützt durch den Nachweis HPV-assoziierter Dysplasien der Vagina vor allem bei Patientinnen mit intraepithelialen Neoplasien von Zervix und Vulva [1]. Bis zu 50% der Patientinnen mit Vaginalkarzinomen hatten in der Anamnese ein Zervixkarzinom oder eine zervikale intraepitheliale Neoplasie (CIN) [4]. Diese Befunde deuten auf einen gemeinsamen Risikofaktor hin, der die HPV-Infektion sein könnte.

Analog zum Zervix- und Vulvakarzinom wäre der Nachweis der HPV-DNA im manifesten Vaginalkarzinom zu fordern. Wegen der Seltenheit dieser Erkrankung wurden bisher nur wenige dieser Tumoren entsprechend getestet [2].

Methoden

Wir untersuchten 16 primäre invasive Karzinome der Scheide auf das Vorkommen von HPV-DNA. Die Proben wurden halbiert, eine Hälfte für die Histologie fixiert, die andere Hälfte in flüssigem N_2 eingefroren. Nach Extraktion der zellulären DNA erfolgte eine Southern-Blot-Hybridisierung mit ^{32}P-markierter HPV-16-DNA unter nichtstringenten Bedingungen. Nach einer Waschung unter stringenten Bedingungen wurde mit HPV-11 und -18 nachhybridisiert [3].

Archives of Gynecology and Obstetrics Vol. 245, No. 1-4, 1989
Verhandlungen der Deutschen Gesellschaft für Gynäkologie und Geburtshilfe,
47. Versammlung, München 6.-10. September 1988
© Springer-Verlag Berlin Heidelberg

Das Durchschnittsalter der Patientinnen betrug 69 Jahre. Bei 3/16 Patientinnen war (jeweils vor mehr als 15 J.) eine Hysterektomie bzw. Strahlentherapie wegen einer CIN bzw. einem Zervixkarzinom erfolgt. 4 der Tumoren waren im mittleren Drittel, 8 im unteren Drittel der Scheide entstanden, in weiteren 4 Fällen war ein Großteil der Vagina befallen.

Ergebnisse

6/15 Plattenepithelkarzinome enthielten HPV-16 (0,5–50 Kopien HPV-DNA/ Zelle). In 2/15 Plattenepithelkarzinomen ließen sich HPV-verwandte Sequenzen nachweisen. In einem tubulo-papillären Adenokarzinom des Gartner-Gangs fand sich HPV-16 (10 Kopien). In 3 metastatisch befallenen Leistenlymphknoten von 2 Patientinnen mit HPV-positivem Primärtumor wurde ebenfalls HPV-DNA nachgewiesen. Es fanden sich keine Unterschiede in Restriktionsmuster und Kopienzahl zwischen Primärtumor und Lymphknoten. 3 tumorfreie Lymphknoten waren HPV-negativ. Im tumorfreien Normalgewebe (Haut) von 2 Patientinnen wurde keine HPV-DNA nachgewiesen.

Von den 15 Plattenepithelkarzinomen waren 2 mittel- und 13 entdifferenziert, 1 war stark, 3 mäßig und 11 nicht verhornend. Je 2 Tumoren waren im klinischen Stadium I und II, 4 Tumoren im Stadium III und 7 im Stadium IV. Es ergab sich keine Korrelation zwischen HPV-Vorkommen und Kopienzahl einerseits und Differenzierungsgrad, Verhornungsgrad und klinischem Stadium andererseits. Das Durchschnittsalter der HPV-positiven und -negativen Patientinnen unterschied sich nicht. Bei einer durchschnittlichen Nachbeobachtungszeit von 12 Monaten fand sich kein Zusammenhang zwischen HPV-Status und klinischem Verlauf der Erkrankung.

Diskussion

Der Nachweis von HPV-DNA in über der Hälfte der untersuchten primären Karzinome der Scheide spricht für eine mögliche Rolle von Papillomviren bei der Entstehung dieser Tumoren. Der enorme Unterschied in der Inzidenz von Zervix- und Vaginalkarzinomen weist auf die Bedeutung weiterer Cofaktoren der Carcinogenese hin.

Die Untersuchugnen wurden von der DFG im Rahmen des SFB 31 gefördert.

Literatur

1. Bergeron C, Ferency A, Shah KV, Naghashfar Z (1987) Multicentric human papillomavirus infections of the female genital tract: Correlation of viral types with abnormal mitotic figures, colposcopic presentation and location. Obst Gynecol 69:736–742
2. De Villiers EM, Schneider A, Gross G, zur Hausen H (1986) Analysis of benign and malignant urogenital tumors for human papillomavirus infection by labelling cellular DNA. Med Microbiol Immunol 174:281–286
3. Maniatis T, Fritsch EF, Sambrook J (1982) Molecular cloning – a laboratory manual. Cold Spring Harbor Laboratory, New York
4. Podczaski E, Herbst AL (1986) Cancer of the Vagina and Fallopian Tube. In: Knapp RC, Berkowitz RS (eds) Gynecologic Oncology. New York, pp 399–424
5. Zur Hausen H (1987) Papillomaviruses in human cancer. Cancer 1692–1696

Cholesterinkonzentration im Aszites und Dignität gynäkologischer Erkrankungen

E. Lehmann-Willenbrock

Universitäts-Frauenklinik Kiel

Einleitung

Die Cholesterinkonzentration im Aszites erlaubt eine Unterscheidung zwischen gutartigen Lebererkrankungen und Malignomen im internistischen Bereich mit einer Sensitivität zwischen 85 und 90% und einer Spezifität von 89 bis 95% (Jüngst et al. 1986). Die Triglyceridbestimmung schneidet etwas schlechter ab. Tierexperimentell konnte nachgewiesen werden, daß maligne Tumoren eine erhöhte Gefäßpermeabilität für Lipide zeigen (Mathur et al. 1976). Ob ähnliche Differenzierungen auch im gynäkologischen Bereich möglich sind, war Gegenstand unserer Untersuchungen.

Material und Methodik

Bei allen Patientinnen, bei denen anläßlich einer Laparotomie wegen eines Unterbauchtumors in der Universitäts-Frauenklinik Kiel im Zeitraum 1/87 bis 5/88 nach Eröffnung des parietalen Peritoneums über den Darmschlingen Flüssigkeit nachweisbar war, wurden 10mal dieses Ascites entnommen. Durch Zusatz von Natrium-Azid und Phenyl-Methyl-Sulfonyl-Fluorid wurden bakterielles Wachstum und enzymatischer Abbau unterbunden, danach wurde die Konzentration von Cholesterin, Triglyceriden und Protein mit kommerziellen Methoden bestimmt. Bei den insgesamt 28 Patientinnen lag in 18 Fällen ein Malignom vor (Altersmedian 61 Jahre), in 10 Fällen ein gutartiger gynäkologischer Tumor (Altersmedian 58 Jahre). In allen Fällen bestand makroskopisch im Abdomen sowie anhand des klinischen Verlaufes kein Anhalt für eine Entzündung, unter Einbeziehung der üblichen Laborkontrollen. Bei den Malignomen handelte es sich um 14 Ovarialkarzinome, einen malignen Granulosazelltumor, ein Klarzellkarzinom, ein Corpus-Karzinom und einen Coecum-Tumor, bei den gutartigen Tumoren um ein Fibroadenom, 4 Cystadenome, drei Uteri myomatosi, einen Brenner-Tumor und ein Mucinkystom.

Ergebnisse

Bei den Malignomen fanden sich Cholesterinkonzentrationen von 92 ± 46 mg/dl (Mittelwert $\pm$ Standardabweichung), Triglyceridwerte von 67 ± 34 mg/dl und Proteinkonzentrationen von 435 ± 77 g/dl im Aszites. Bei den gutartigen Tumoren ergaben sich 79 ± 36 mg/dl Cholesterin, 46 ± 17 mg/dl Triglyceride und 522 ± 54 g/dl Protein. Statistisch signifikante Abweichungen von einer Normalverteilung waren nicht nachweisbar.

Diskussion

Für maligne Tumoren zeigten unsere Daten eine sehr gute Übereinstimmung mit den von Jüngst et al. (1986) publizierten Werten, die Unterscheidung gegenüber hepatogenem Aszites ist möglich. Bei gutartigen Tumoren wird jedoch ein nur unwesentlich niedrigerer Wert für die Cholesterin-Konzentrationen erreicht als bei Malignomen. Hier ist wieder eine Differenzierung von hepatogenem Aszites durchaus möglich, jedoch läßt sich eine Aussage über die Dignität von gynäkologischen Tumoren nicht machen. Die Triglycerid-Konzentrationen erlauben auch

Archives of Gynecology and Obstetrics Vol. 245, No. 1-4, 1989
Verhandlungen der Deutschen Gesellschaft für Gynäkologie und Geburtshilfe,
47. Versammlung, München 6.-10. September 1988

gegenüber hepatogenem Aszites keine Abgrenzung, während die Protein-Konzentrationen insbesondere bei gutartigen Tumoren höher liegen als bei Lebererkrankungen. Die Protein-, Cholesterin- und Triglyceridkonzentrationen korrelieren bei den Patienten untereinander. Dies entspricht der klinisch (Caselmann und Jüngst 1986) und experimentell (Heuser und Miller 1986) belegten Auffassung, daß die Lipide im Aszites im wesentlichen Plasmalipiden entsprechen, die durch eine gesteigerte Gefäßpermeabilität in den Bauchraum gelangen. Auch bei gutartigen gynäkologischen Tumoren könnte nach unseren Daten eine erhöhte Gefäßpermeabilität in einzelnen Fällen bestehen, die die gleiche Wirkung hat.

Zusammenfassung

Sowohl bei manchen gutartigen als auch bei malignen gynäkologischen Tumoren sind erhöhte Cholesterin-Konzentrationen im Aszites nachweisbar, verglichen mit hepatogenem Aszites. Das relativ konstante Verhältnis zwischen Cholesterin und Triglyceriden weist auf eine gesteigerte Gefäßpermeabilität für Plasmalipide als Ursache für die Anwesenheit im Aszites hin. Eine Unterscheidung zwischen benignen gynäkologischen Tumoren und Malignomen ist aus der Lipidanalytik nicht möglich, im Gegensatz zu der recht guten Abgrenzung von Malignomen im internistischen Bereich.

Literatur

1. Caselmann WH, Jüngst D (1986) Isolation and characterization of a cellular protein-lipid complex from ascites fluid caused by various neoplasms. Cancer Res 46:1547–1552
2. Heuser LS, Miller FN (1986) Differential macromolecular leakage from the vasculature of tumors. Cancer 57:461–464
3. Jüngst D, Gerbes AL, Martin R, Paumgartner G (1986): Value of ascitic lipids in the differentiation between cirrhotic and malignant ascites. Hepatology 6:239–243
4. Mathur SN, Spector AA (1976) Characterization of the Ehrlich ascites tumor plasma lipoproteins. Biochim Biophys Acta 424:45–46

T-Kinin, ein tumorspezifischer Permeabilitätsfaktor, verstärkt die Aszitesproduktion

G. Wunderer, I. Walter

1. Frauenklinik der Universität München

Aszites entsteht bei Malignomen aus dem Ungleichgewicht von typischerweise vermehrter Exsudation von Plasmabestandteilen durch das Peritoneum und verminderter Resorption durch okkludierte Abflußwege. Ziel der Studie ist die Klärung der Ätiologie erhöhter Permeabilität des Mesothels.

Material und Methoden

Untersucht wurden maligne und benigne Ergüsse auf Permeabilitätsfaktoren (PF). PF wurde im biol. Test in Bradykininäquivalenten (BK) quantifiziert [1]. Aus Ovarialkarzinomaszites wurden Substanzen mit permeabilitätserhöhender Wirkung über Gelchromatographien aufgetrennt und mittels Hochdruckflüssigkeitschromatographie (HPLC) identifiziert, z. T. auch durch Sequenzanalyse die

Struktur ermittelt [1]. Ein HPLC Verfahren wurde entwickelt, um Ergußproben
direkt auf Bradykininderivate, insbesondere T-Kinin, untersuchen zu können.

Ergebnisse

Alle malignen Exsudate von Patienten mit Ovarial-, Mamma- und Zevixkarzino-
men waren durch hohe Konzentrationen an PF charakterisiert (N = 294,
MW 700, SD 210, Bereich 360–1241 BK in ng/ml). Alle benignen Ergüsse von
Patienten mit Leberszirrhose, von Zystenflüssigkeiten und normalen Peritoneal-
flüssigkeiten wiesen niedrige PF auf (N = 26, MW 75,6, SD 28, Bereich 45–138
BK in ng/ml). Der Unterschied zwischen malignen und benignen Ergüssen bezüglich PF war signifikant, p < 0,001. Aus Ovarialkarzinom wurde als PF T-Kinin
identifiziert [1]. Mittels HPLC-Verfahren konnte T-Kinin in 77 von 160 malignen
Ergüssen in z. T. außergewöhnlich hohen Konzentrationen nachgewiesen werden
(0,25–520 µMol/l).

Diskussion

Maligne Ergüsse unterscheiden sich signifikant von benignen durch hohe Konzentration an PF, was im Rattenhauttest auf einfache Weise gezeigt werden
konnte. Als PF kommen dabei eine Reihe Substanzen, wie Kinine, Anaphylato-
xine, Fibrinpeptide, Histamin, Prostaglandine, Sauerstoffradikale und Proteasen
in Betracht. Aus Ovarialkarzinomaszites wurde T-Kinin isoliert und analysiert,
ein Ile-Ser-Bradykinin, welches bisher als Entzündungsmediator ausschließlich
bei der Ratte, nie beim gesunden Menschen, gefunden wurde. In humanen Ergüssen war T-Kinin nur bei malignen Erkrankungen zu detektieren, nie bei benignen
Transsudaten oder entzündlichen Ergüssen. T-Kinin ist nach unserem derzeitigen
Erkenntnisstand ein tumorspezifisches Produkt. Es wird von Patienten mit
Ovarial- und Mammakarzinomen und möglicherweise auch anderen Malignomen gebildet. Die Konzentrationen an T-Kinin in Ergüssen werden nun mit
Charakteristika der Tumorhistologie und Behandlung der Patienten korreliert.
Über die Verwendbarkeit von T-Kinin als Tumormarker kann dann entschieden
werden.

Zusammenfassung

1. Maligne Ergüsse unterscheiden sich von benignen durch ihre hohe Konzentrationen an Permeabilitätsfaktoren.
2. Ein bisher beim gesunden Menschen unbekannter Permeabilitätsfaktor, das
   T-Kinin, wurde bei etwa der Hälfte aller malignen Exsudate nachgewiesen.

Literatur

1. Wunderer G, Walter I, Müller E, Henschen A (1986) Human Ile-Ser-bradykinin, identical
   with rat T-kinin is a major permeability factor in ovarian carcinoma ascites. Biol Chem
   Hoppe-Seyler 367:1231–1234

Erfahrung mit einer intraoperativen, intraperitonealen Chemotherapie bei fortgeschrittenen gynäkologischen Tumoren

A. Werner, D. Krebs, U. Bode

Universitäts-Frauen- und Kinderklinik, Bonn-Venusberg

Es ist davon auszugehen, daß durch die operative Behandlung des fortgeschrittenen Ovarial- oder Corpus-Karzinoms eine vollständige Tumorentfernung nur selten zu gewährleisten ist. Da Tumorreste oder bösartige, bei der Operation in die Bauchhöhle verschleppte Einzelzellen (nicht zuletzt auch aufgrund einer veränderten zellkinetischen Situation) die Entwicklung von Rezidiven nach sich ziehen können, sollte man von einer frühzeitig applizierten, lokalen Zytostatikabehandlung wie der intraoperativen, intraperitonealen Chemotherapie, Vorteile für die betroffenen Patientinnen erwarten.

In der Universitäts-Frauenklinik Bonn wurden in den letzten 20 Monaten 36 Patientinnen im Alter zwischen 17 und 79 Jahren noch vor Abschluß der Operation intraperitoneal chemotherapiert. Im einzelnen lagen bei den betroffenen Frauen die folgenden Krankheitsbilder vor: Ovarialkarzinom FIGO I und II: 6 Fälle, Ovarialkarzinom FIGO III und IV: 18 Fälle, Rezidive beim Ovarialkarzinom: 7 Fälle, ausgedehntes Tuben- bzw. Corpuskarzinom: je 2 Fälle, Rezidiv eines Rektumkarzinoms: 1 Fall. – Bei fast zwei Drittel der Patientinnen konnte der Tumor durch die Operation auf einen Tumorrest von <2 cm reduziert werden, bei 14 Frauen gelang dies nicht.

Wie wurde die intraperitoneale, intraoperative Chemotherapie durchgeführt? Am Ende der Operation nach Verschluß der Bauchdecken wurden 15 mg Mitomycin C (bei 8 Patientinnen) oder 30 bzw. 40 mg Mitoxantron (bei 28 Patientinnen) gelöst in 1 l 0,9% NaCl-Lösung via Gummidrain in die Bauchhöhle instilliert. Danach blieben alle Drainagen für 6 Stunden verschlossen. Nach Öffnen der Schläuche und Entleerung des zytostatikahaltigen Ascites erfolgte eine einmalige Spülung der Bauchhöhle mit physiologischer Kochsalzlösung. – An diese Art der Behandlung wurde in einem zeitlichen Abstand von 2 Wochen zumeist eine systemische Chemotherapie oder ggf. eine Bestrahlung angeschlossen.

Da für Ergebnisse zum Krankheitsverlauf eigentlich bis jetzt zu wenig Patientinnen und zu kurze Beobachtungszeiträume zur Verfügung stehen, sollte die Analyse der Toxizität der intraperitonealen, intraoperativen Chemotherapie hier im Vordergrund stehen: Während peritonitische Beschwerden nach Operation und intraperitonealer Chemotherapie nicht beobachtet wurden, kam es bei zwei Frauen am 5.–6. Tag post OP zu Subileusbeschwerden und Schmerzen. Bei 14 Frauen wurde Übelkeit und Erbrechen beobachtet, 4mal fiel Fieber post operationem auf. Bei mehr als ⅔ der Frauen kam es zu einer Leukozytendepression zwischen dem 8. und 13. Tag. Der Nadir erreichte in 9 Fällen (WHO) Grad 1 bzw. 3, bei 6 Frauen Grad 2 und 1mal Grad 4. Transaminasenveränderungen wurden bei 2 Patientinnen beobachtet, Wundheilungsstörungen (2mal kleinere Wunddehiszenzen) kamen in 3 Fällen vor.

Diskussion und Zusammenfassung

Wenngleich aus den vorliegenden Daten ein Vorteil der intraoperativen, intraperitonealen Chemotherapie noch nicht abgeleitet werden kann, erscheint es unter Berücksichtigung der Toxizitätsanalyse gerechtfertigt, unser Behandlungskonzept weiterhin anzuwenden. Es wird notwendig sein, ein größeres Kollektiv über einen längeren Zeitraum zu beobachten. Danach wird deutlich werden, ob die intraoperative, intraperitoneale Chemotherapie dem Anspruch entspricht, eine Therapieform gegen postoperativ verbliebene und aggressiv wachsende Tumorzellen darzustellen.

Veränderungen der Hormonrezeptorkapazität bei xenotransplantierten Mamma- und Endometriumkarzinomen unter Zytostase

A. Vering, R. Th. Michel, M. Stegmüller

Universitätsfrauenklinik Frankfurt

Es ist denkbar, daß eine zytostatische Therapie die Konzentration des Östrogen- (ER) und des Progesteronrezeptors (PR) beeinflussen kann. In der Literatur wird sowohl ein Absinken des ER bis auf negative Werte durch Chemotherapie [3], als auch ein Anstieg des ER [1, 2] diskutiert. Aus diesem Grunde untersuchten wir die Auswirkung einer zytostatischen Therapie auf die aktuelle Rezeptorkapazität mit Hilfe des Xenotransplantationsmodells der Nacktmaus.

Material und Methoden

Es wurde jeweils ein in vielen Passagen auf nu/nu Mäusen etabliertes postmenopausales Mammakarzinom und ein ebensolches Endometriumkarzinom auf weibliche Tiere serientransplantiert. Die Zytostatika wurden intraperitoneal appliziert. Die ER und PR Konzentrationen im Tumorgewebe wurden nach der DCC Methode bestimmt, die Zahl der ER positiven Zellen wurde immunhistochemisch unter Verwendung des ERICA (Fa. Abott) nachgewiesen.

Ergebnisse

Mit Cyclophosphamid kann ein Stillstand des Wachstums des Endometriumkarzinoms La erreicht werden. Die ER Kapazität sinkt während der ersten Therapiewoche, um dann während weiterer 4 Wochen konstant zu bleiben. Mit durchschnittlich 350 fmol/mg lag die ER Kapazität signifikant unter dem durchschnittlichen Wert der Kontrollgruppe mit ca. 500 fmol/mg. Die PR Konzentration zeigt keine Veränderung während der 5 Therapiewochen.

Bei diesem Tumor besteht keine direkte Beziehung zwischen der ER Kapazität, die biochemisch bestimmt wurde, und der Zahl der ER positiven Zellen, die immunhistochemisch angefärbt werden konnten. In diesem Versuch besaßen die meisten Tumoren eine ER Konzentration von 400–750 fmol/mg und wiesen zwischen 20 und 50% Erica positive Zellen auf. Es erstaunt, daß Tumoren, die ca. 500 fmol/mg besitzen, stark unterschiedliche Raten ERICA positiver Zellen (zwischen 20 und 70%) aufweisen können.

Mit Mitoxantron in unterschiedlichen Dosierungen konnten wir beim Mammakarzinom Bo keinen Effekt auf das Tumorwachstum erzielen. Während der 3wöchigen Behandlungsdauer bleibt diese Therapie ebenfalls ohne Einfluß auf die ER und PR Konzentration. Immunhistochemisch waren alle Proben dieses Mammakarzinoms negativ, obwohl die ER Kapazität zwischen 50 und 150 fmol/mg lag.

1. Eine Anreicherung von ER positiven Zellen durch die angewendeten Chemotherapien konnte in unseren Tumoren nicht nachgewiesen werden.

Archives of Gynecology and Obstetrics Vol. 245, No. 1-4, 1989
Verhandlungen der Deutschen Gesellschaft für Gynäkologie und Geburtshilfe,
47. Versammlung, München 6.-10. September 1988

2. Im gleichen Versuchsansatz konnte bei den verwendeten Dosen keine eindeutige Verminderung der Rezeptorkapazität bis auf negative Werte gefunden
werden.
3. Die absolute ER Konzentration und der prozentuale Anteil von ERICA positiven Zellen stehen nicht in direkter Beziehung.

Literatur

1. Jonat W (1984) Experimentelle und klinische Erfahrungen mit Steroidhormonrezeptoren
   beim Mammakarzinom. Wien Klin Wochenschr 96
2. Lippman ME, Allegra JC (1978) Relation between ER and response rate to cytotoxic chemotherapy. N Engl J Med 298:1223–1228
3. Michel RT, Bastert G (1983) Wichtige Rahmenbedingungen zur Interpretation von Hormonrezeptorbefunden menschlicher Mammakarzinome. Medwelt 34:373–377

Untersuchungen zum Konzentrationsverlauf des CA-125 während des menstruellen Zyklus

W. Jäger, C. Meier, L. Wildt, N. Lang

Universitäts-Frauenklinik Erlangen

CA-125, eine antigene Determinante von Ovarialkarzinomzellen, wird als Serummarker bei Patientinnen mit Ovarialkarzinom verwendet [1]. In früheren Untersuchungen wurden sehr hohe CA-125 Serumspiegel bei Patientinnen mit Überstimulationssyndrom gefunden [2]. Dies wurde von uns als Folge der proliferativen
Aktivität des Ovars gedeutet. Im Rahmen dieser Studie sollte untersucht werden,
ob während der normalen proliferativen Aktivität des Ovars während des menstruellen Zyklus vergleichbare Konzentrationsänderungen auftreten. Um nachzuweisen, ob dieses Phänomen typisch für den weiblichen Genitaltrakt ist, wurden Männer über einen vergleichbaren Zeitraum untersucht.

Material und Methodik

Bei 13 gesunden Frauen zwischen 19 und 32 Jahren wurde täglich Blut abgenommen, eine Ultraschalluntersuchung der Ovarien durchgeführt („full bladder"
Technik, ACUSON 128 mit 3,5 MHz-Sonde). Vom 6. Tag des Folgezyklus an
nahmen alle Frauen ein hormonelles Kontrazeptivum ein, das 0,25 mg Levonorgestrel und 0,05 mg Ethinylestradiol (Neogynon 28®) enthielt. Bei 5 Männern
zwischen 23 und 32 Jahren wurde an 28 aufeinanderfolgenden Tagen Blut abgenommen. Die CA-125-Serumkonzentrationen wurden in Triplikaten in einem
immunradiometrischen Assay (ELSA CA-125, ID-CIS) Östradiol, Progesteron
(DRG) und follikelstimulierendes Hormon und luteinisierendes Hormon (IRE)
in Radioimmunoassays gemessen.

Ergebnisse

Bei allen 5 Männern konnte keine Schwankung der CA-125-Serumspiegel nachgewiesen werden (Mw: 8,0 ± 1,4 U/ml). Bei allen 13 Probandinnen fand während
des ersten Zyklus eine Ovulation statt. Bei 6 Probandinnen fielen mit Beginn der
Menstruation die CA-125 Konzentrationen bis zum Auftreten des Leitfollikels

Verhandlungen der Deutschen Gesellschaft für Gynäkologie und Geburtshilfe,
47. Versammlung, München 6.-10. September 1988

ab. Dann stiegen sie parallel zum Wachstum des Leitfollikels an. Während der Corpus luteum (C.L.) Phase konnte kein einheitliches Muster bei den Patientinnen gefunden werden. 7 Frauen, von denen 4 jedoch eine verlängerte Follikelphase bzw. eine C.L.-Insuffizienz und die übrigen 3 niedrige CA-125-Werte hatten, zeigten diesen Verlauf nicht.

Diskussion

Immunhistochemisch läßt sich CA-125 in allen Derivaten des Coelomepithels nachweisen [3]. Beim Mann und bei der Frau wird vermutlich ein niedriger CA-125-Grundspiegel durch die Derivate des Coelomepithels aufrecht erhalten. In unserer Untersuchung ist eine Schwankung des CA-125-Serumwertes bei Frauen, nicht jedoch bei Männern aufgetreten. Da der Rhythmus mit der Follikelentwicklung zusammenzuhängen scheint, kommt als Sekretionsort in aller erster Linie das Ovar in Frage. Die physiologische Bedeutung dieser Beobachtung ist bisher nicht bekannt.

Literatur

1. Bast RC, Knapp RC (1985) Use of the CA-125 antigen in diagnosis and monitoring of ovarian carcinoma. Eur J Obstet Gynecol Biol 19:354
2. Jäger W, Diedrich K, Wildt L (1987) Elevated levels of CA-125 in serum of patients suffering from ovarian hyperstimulation syndrome. Fertil Steril 48:675
3. Kabawat SE, Bast RC, Bhan AK, Welch WR, Knapp RC, Colvin RB (1983) Tissue distribution of a coelomic-epithelium-related antigen recognized by the monoclonal antibody OC 125. Int J Gynecol Pathol 2:275

Das Carcinoembryonale Antigen (CEA) – verschiedene Ausprägung bei verschiedenen Karzinomen?

W. Jäger, P. Rahn, L. Wildt

Universitäts-Frauenklinik Erlangen

Das CEA ist ein hochmolekulares Glycoprotein, dessen Immunreaktivität durch mindestens sechs antigene Determinanten bestimmt wird. Durch die Anwendung monoklonaler Antikörper ist es möglich geworden unterschiedliche CEA-Epitope spezifisch zu erkennen. In unserer Studie haben wir untersucht, ob mit einer Kombination verschiedener CEA-Assays bzw. CEA-Antikörper bei Patientinnen mit unterschiedlichen gynäkologischen Karzinomen während des Krankheitsverlaufs unterschiedlich immunreaktives CEA nachgewiesen werden kann.

Material und Methodik

Untersucht wurden 11 260 Seren von 3350 Patienten mit Mamma-, Collum-, Corpus- und Ovarial-Karzinomen.

Zur Messung des CEAs wurden zwei immunologische Nachweismethoden benutzt. Hypothetisch wurde vorausgesetzt, daß der polyklonale Assay CEAK-PR (ID-CIS, Dreieich, BRD) alle CEA-Epitope erkennen kann, während der monoklonale Assay ELSA-CEA (ID-CIS, Dreieich, BRD) nur drei Antikörper besitzt, und deshalb nur drei Epitope nachweisen kann. Genau definierte CEA-

Archives of Gynecology and Obstetrics Vol. 245, No. 1-4, 1989
Verhandlungen der Deutschen Gesellschaft für Gynäkologie und Geburtshilfe,
47. Versammlung, München 6.-10. September 1988
© Springer-Verlag Berlin Heidelberg

Standards wurden sowohl im monoklonalen als auch im polyklonalen Assay gemessen. Mit Hilfe dieser Daten wurde eine Regressionsanalyse erstellt, aus der für jede gemessene CEA-Konzentration die zu erwartende Konzentration im jeweils anderen Meßsystem zu ersehen war.

Die Krankheitsverläufe der Patientinnen, bei denen sich mehrere Serumdoppelbestimmungen außerhalb des 99%-Konfidenzintervalls dieser Regression befanden, wurden näher untersucht. Die CEA-Konzentrationen, die auch bei gesunden Kontrollen gemessen wurden, lagen bei dem monoklonalen Assay unter 3.0 ng/ml und bei dem polyklonalen Assay bis 12 ng/ml.

Ergebnisse

Die CEA-Serumkonzentrationen von 2632 Patientinnen waren innerhalb des Referenzbereichs gesunder Kontrollen.

718 Patienten hatten erhöhte CEA-Werte. Die Konzentrationen von 78 der 467 Patienten (16,9%) mit Mamma-Karzinom lagen außerhalb des 99%-Konfidenzintervalls. Davon waren bei 73 Patientinnen die monoklonal bestimmten CEA-Konzentrationen höher als erwartet und bei 5 die polyklonal bestimmten höher als erwartet. Bei den Collum- und Ovarial-Karzinomen lagen nur die monoklonal bestimmten CEA-Konzentrationen höher als erwartet, bei Patientinnen mit Collum-Karzinom 13 von 117 (11%) und bei den Ovarial-Karzinomen 3 von 69 (4%).

Bei den 65 Patienten mit Corpus-Karzinom konnte kein unterschiedliches CEA festgestellt werden.

Die Analyse der Krankheitsverläufe der Patientinnen ergab keine Hinweise auf eine besondere Histologie, Ausbreitung oder einen bevorzugten Metastasierungstyp bei den verschiedenen Karzinomen.

Diskussion

Unsere Ergebnisse zeigen, daß verschiedenes CEA von unterschiedlichen gynäkologischen Karzinomen gebildet werden kann. Diese Heterogenität des CEAs wird wahrscheinlich durch den variierenden Grad der Glycosylierung des Ausgangsproteins hervorgerufen. Möglich scheint auch eine unterschiedliche Proteinstruktur, da bei gentechnischen Untersuchungen unterschiedliche mRNA für CEA in Adenokarzinomen des Colons und des Pankreas gefunden wurde.

Ob dies eine physiologische bzw. pathophysiologische Bedeutung für den Verlauf der Erkrankung hat ist unbekannt.

Verlaufsbeobachtung serologischer Parameter während der Immunszintigraphie mit dem OC-125

W. Jäger, G. Bongards, H. Feistel

Universitäts-Frauenklinik Erlangen

Der murine monoklonale Antikörper OC-125 ist gegen die antigene Determinante CA-125 gerichtet, die sich vornehmlich an der Oberfläche von serösen Ovarialcarcinomen nachweisen läßt. Zur immunszintigraphischen Darstellung dieses neoplastischen ovariellen Gewebes, haben wir 1 mg des radioaktiv (Jod-131) markierten Antikörpers, aufgelöst in 50 ml isotoner NaCL-Lösung, Patien-

Archives of Gynecology and Obstetrics Vol. 245, No. 1-4, 1989
Verhandlungen der Deutschen Gesellschaft für Gynäkologie und Geburtshilfe,
47. Versammlung, München 6.-10. September 1988

tinnen mit primären Ovarialcarcinom infundiert. Bei keiner Patientin wurde eine entzündliche oder allergische Reaktion auf die Injektion der Antikörper festgestellt. Bei den ersten 10 Patientinnen wurde die Ausscheidung des Antikörpers durch tägliche Messungen der Radioaktivität im Serum und Urin geprüft. Dabei zeigte sich ein exponentieller Abfall der Serumradioaktivität, so daß bereits 24 Stunden nach der Infusion nur noch zwischen 40 und 65% und nach 6 Tagen nur noch zwischen 2 und 10% der injizierten Radioaktivität nachweisbar waren. Am 1. Tag betrug die ausgeschiedene Menge der Radioaktivität im Urin jedoch nur zwischen 3 und 11% der Serumradioaktivität, so daß nach 24 Stunden zwischen 24 und 52% der Radioaktivität spezifisch oder unspezifisch im Körper gebunden sein müßten. 6 Tage nach Injektion müßten nach diesen Berechnungen zwischen 12 und 33% der dann noch vorhandenen Radioaktivität am Tumor gebunden sein.

Alle Patientinnen wurden zwischen dem 6. und 12. Tag nach der Infusion laparotomiert. Es wurden dabei Biopsien aus dem Carcinomgewebe entnommen, sowie bei einigen Patientinnen auch makroskopisch unauffällige Gewebe. Die Messungen im entfernten Gewebe ergaben, daß im maligen Gewebe zwischen $1{,}1 \times 10^{-5}\%$ und $9{,}6 \times 10^{-5}\%$ der injizierten Radioaktivität gespeichert waren. Im Vergleich dazu war die Speicherung im benignen Gewebe deutlich geringer, so daß neoplastisches Gewebe durchschnittlich zwischen 1,7 und 2,5 mal mehr Radioaktivität gespeichert hatte als gesundes Gewebe. Zu Beginn der Studie war nicht bekannt, ob hohe Serumkonzentrationen des CA-125 durch Bindung des injizierten Antikörpers eventuell den immunszintigraphischen Nachweis erheblich beeinträchtigen können. Wir konnten zeigen, daß die injizierte Antikörpermenge in der Lage ist, ca. 200 U/ml CA-125 zu binden. Überraschenderweise war jedoch die Qualität des immunszintigraphischen Tumornachweises nicht merklich von Serumkonzentrationen abhängig. Auch die Radioaktivität pro Gramm Tumor zeigte keine erheblichen Unterschiede.

Diese Untersuchungen zeigen, daß im Endeffekt nur sehr geringe Mengen von Antikörpern und Radioaktivität am Tumorgewebe binden. Trotzdem ist eine relativ gute Unterscheidung zwischen gutartigem und bösartigem Gewebe möglich. Es erscheint durchaus sinnvoll, größere Mengen des Antikörpers zu infundieren, um damit eventuell eine höhere Bindung am Tumorgewebe zu erreichen. Dies sollte einerseits die Qualität der immunszintigraphischen Aufnahmen verbessern, sowie auch andererseits den intraoperativen Nachweis des radioaktiv markierten Carcinomgewebes leichter ermöglichen [1].

Literatur

1. Jäger W, Paterok E, Feistel H (1988) Resektion geleitet durch Antikörper (jodiniert) – REGAJ – Nachweis von Ovarialcarcinomen nach vorheriger Immunszintigraphie. Tumor-Diagnostik

Behandlungsergebnisse bei Trophoblasttumoren

G. Tscherne

Geburtshilflich-gynäkologische Universitäts-Klinik Graz

Durch zytostatische Therapie und exakte Verlaufskontrollen haben sich die Ergebnisse der Behandlung von Trophoblasttumoren sehr verbessert. Bei niedrigem

Archives of Gynecology and Obstetrics Vol. 245, No. 1-4, 1989
Verhandlungen der Deutschen Gesellschaft für Gynäkologie und Geburtshilfe,
47. Versammlung, München 6.-10. September 1988

Risiko ist eine Heilung in allen Fällen zu erwarten, bei hohem Risiko werden totale Remissionen in 70–80% angegeben [1, 2]. Durch die konservative Therapie ist bei jungen Frauen die Erhaltung der Fertilität möglich geworden.

In den letzten 14 Jahren wurden im eigenen Bereich 31 Patientinnen mit Trophoblasttumoren behandelt, das ist eine hohe Zahl, gemessen an der Häufigkeit im deutschsprachigen Raum. Definitionsgemäß handelte es sich dabei um invasive bzw. metastasierende Wucherungen von Choriongewebe. 13 Patientinnen waren der Gruppe mit niedrigem Risiko, 18 der mit hohem Risiko zuzuordnen. Faktoren für die Einstufung als high risk Patientinnen sind: histologischer Befund Chorionkarzinom, Latenzzeit von über sechs Monaten, ein HCG-Titer von über 100000 i.E./l Harn, Metastasen in Gehirn und Leber, Tumor nach Abortus, Geburt oder ektopischer Schwangerschaft [2]. Die Behandlung bestand bei niedrigem Risiko in einer Monotherapie mit Methotrexat, das nach wie vor als Mittel der Wahl anzusehen ist. Die Applikation erfolgte peroral, intravenös und zuletzt intramuskulär zusammen mit Citrovorum-Faktor nach dem Schema des New England Trophoblastic Disease Center [1, 2]. Bei high risk Patientinnen wurde abhängig von den Risikofaktoren mit einer Monotherapie oder primär mit einer kombinierten Behandlung mit Methotrexat und Aktinomycin-D begonnen. Bei ungenügendem Ansprechen muß die Behandlung durch Einbeziehung zusätzlicher Zytostatika erweitert werden, im eigenen Bereich wurde Vincristin angewendet. Die Anzahl der notwendigen Kurse richtete sich nach der Reaktion auf die eingeleitete Therapie, ersichtlich neben dem klinischen Verlauf in erster Linie an dem Trend der HCG-Ausscheidung.

Die Beurteilung des Behandlungserfolges und die Nachkontrollen erfolgten durch Bestimmungen von spezifischem Choriongonadotropin im Harn und im sehr niedrigen Bereich mittels radioimmunologischer Messung von Beta-HCG im Serum. Beta-HCG wurde wöchentlich bestimmt, bis vier Werte negativ blieben, nach zwei Bestimmungen in zweiwöchentlichen Abständen erfolgten weiter monatliche Kontrollen bis zu einem Jahr, gefolgt von halbjährlichen Kontrollen. Dieses Schema bietet die Gewähr für die Erkennung einer ungenügenden Behandlung bzw eines Rezidives [2].

Unter Berücksichtigung dieser Grundlagen sind die Behandlungsergebnisse zu sehen. Von den 13 Patientinnen mit niedrigem Risiko sind alle geheilt bzw. rezidivfrei (3–14 Jahre). Von den 18 high risk Patientinnen sind 12 geheilt bzw. rezidivfrei (3–14 Jahre); sechs sind gestorben, davon zwei nach Remissionen von dreieinhalb Jahren. Insgesamt sind 25 von den 31 Patientinnen geheilt bzw. rezidivfrei, das entspricht 80%.

Von 21 rein konservativ behandelten Patientinnen im fertilen Alter sind 13 wieder schwanger geworden. Bei insgesamt 18 Schwangerschaften wurden 14 Kinder geboren, die keine nachteiligen Folgen der vorausgegangenen zytostatischen Therapie erkennen ließen [3].

Diese Ergebnisse bestätigen die guten Erfolgschancen bei der Behandlung von Trophoblasttumoren. Von besonderer Bedeutung ist die Tatsache der möglichen Erhaltung der Fertilität mit der Geburt gesunder Kinder.

Literatur

1. Goldstein DP, Berkowitz RS (1982) Gestational Trophoblastic Neoplasms. WB Saunders, Philadelphia
2. Tscherne G (1985) Trophoblasttumor. In: Burghardt E (Hrsg) Spezielle Gynäkologie und Geburtshilfe. Springer, Wien New York
3. Tscherne G (1987) Schwangerschaften nach zytostatischer Behandlung von Trophoblasttumoren. Geburtsh Frauenheilk 47:267–269

HCG-Gradient bei Chorioncarcinom und in der Frühschwangerschaft

M. Theobald, M. Albrecht, R. T. Michel, J. S. E. Dericks-Tan

Universitäts-Frauenklinik Frankfurt/Main

Die Serum-HCG-Konzentration (S-HCG) gibt keine Aussage über die Lokalisation einer Gravidität. Trotz zusätzlicher diagnostischer Verfahren wie Sonographie, Douglaspunktion, Cürettage und Laparoskopie kann die Beurteilung bzw. Lokalisation einer gestörten Frühgravidität sehr schwierig sein.

Durch die Bestimmung von HCG-Gradienten zwischen Serum, Peritonealflüssigkeit (PF) und uterinem Blut (U) kann die Lokalisation des Trophoblasten erleichtert werden. In 25 Fällen mit V. a. extrauterine Gravidität (EUG Gruppe 1) und in 7 Fällen mit gestörter intrauteriner Gravidität (IUG Gruppe 2) wurden die HCG-Konzentrationen im Serum, Peritonealflüssigkeit (Douglaspunktion/ Laparoskopie) und uterinem Blut (aspiriert vor Cürettage) bestimmt. Bei drei gynäkologischen Patientinnen wurden jeweils 10 000 IE HCG intraperitoneal im Rahmen einer Laparoskopie bzw. Laparotomie verabreicht und die S-HCG-Spiegel in bestimmten Zeitabständen gemessen (Gruppe 3).

In 13 Fällen der Gruppe 1 wurde histologisch ein intrauteriner Abort festgestellt: Die S-HCG-Konzentrationen waren in allen Fällen höher als die PF-HCG-Konzentrationen. In 11 Fällen der Gruppe 1 lag eine histologisch gesicherte EUG vor: Wir fanden in der Peritonealflüssigkeit höhere HCG-Konzentrationen als im Serum.

In einem Fall der Gruppe 1 lag ein Chorioncarcinom vor: Es handelte sich dabei um eine 39-jährige III. Gravida, II. Para, mit unklaren Unterbauchschmerzen und Amenorrhoe seit 3 Monaten. Die stationäre Aufnahme erfolgte bei positivem HCG-Test under dem Verdacht auf eine gestörte Frühgravidität. Nachdem sonographisch kein intrauterines Chorion dargestellt werden konnte, führten wir eine Douglaspunktion zur Gewinnung von PF und eine Cürettage durch. Der HCG-Wert im Abradat (2000 IE/l) war höher als im Serum (250 IE/l) und in der PF (44 IE/l).

Die HCG-Werte waren während der anschließenden 4 Chemotherapiezyklen mit Methotrexat (15 mg/d über 5 Tage) und erneuter Cürettage unverändert. Erst nach Hysterektomie unter begleitender Chemotherapie mit Actinomycin D kam es zu einem rapiden Abfall des Serum-HCG. Die Patientin ist seither rezidivfrei, das S-HCG im Normbereich.

Die Fälle der Gruppe 2 mit gestörter IUG zeigten die höchste HCG-Konzentration im uterinen Blut.

Nach intraperitonealer HCG-Verabreichung (Gruppe 3) wurden maximal S-HCG-Konzentrationen nach 24 Stunden gemessen, wobei die S-HCG-Maximalwerte nach Laparotomie höher als nach Laparoskopie waren. Dieses Ergebnis läßt sich am ehesten über die vergleichsweise größere Wund- bzw. Resorptionsfläche nach Laparotomie erklären.

Aus diesen Ergebnissen kann man schließen, daß eine IUG mit hoher Wahrscheinlichkeit vorliegt, wenn die HCG-Konzentration der PF kleiner als im Serum ist. In diesen Fällen kann der Zeitpunkt der Cürettage bei Patientinnen mit Kinderwunsch vom Serum-HCG-Verlauf abhängig gemacht werden.

Liegt jedoch eine höhere HCG-Konzentration in der PF als im Serum vor, handelt es sich um einen Tubarabort bzw. eine EUG. Damit kann die Indikation zur Laparotomie frühzeitig gestellt werden, wodurch in vielen Fällen eine tubenerhaltende Operation möglich ist.

Archives of Gynecology and Obstetrics Vol. 245, No. 1-4, 1989
Verhandlungen der Deutschen Gesellschaft für Gynäkologie und Geburtshilfe,
47. Versammlung, München 6.-10. September 1988
© Springer-Verlag Berlin Heidelberg

Sonographischer Nachweis von Metastasen in der Milz und am Milzhilus bei Patientinnen mit Ovarialkarzinom und Mammakarzinom

J. Pohl, H. Schillinger, Ch. Wilhelm, A. Pfleiderer

Universitäts-Frauenklinik Freiburg

Einleitung

Metastasen in der Milz sind durchaus nicht selten. Berge aus Malmö berichtet, daß sich bei 4404 Autopsiefällen mit metastasierenden Karzinomen in 312 Fällen, entsprechend 7,1%, Metastasen in der Milz fanden. Dies entspricht fast der Häufigkeit der Metastasierung in die Nieren (8,4%) und ins Gehirn (7,8%). Am häufigsten metastasieren der Reihenfolge nach Mammakarzinome, Bronchialkarzinome, Ovarialkarzinome und Melanome in die Milz. Da die Milz keine afferenten Lymphgefäße besitzt, erfolgt die Tumormetastasierung überwiegend hämatogen über die Milzarterie. Eine lokale antimetastatische Funktion der Milz, früher angenommen, wird heute allgemein ausgeschlossen. Das Tumorwachstum kann jedoch dagegen durch einen bei metastasierenden Tumoren häufigen Immundefekt begünstigt werden. Dies äußert sich in der Milz in einer Abnahme sowohl der B- als auch der T-Lymphozyten und pathologisch-anatomisch in einer Abnahme der weißen Pulpa [4–8]. Primäre benigne Milztumoren sind selten. Es handelt sich in der Regel um kavernöse Hämangiome. Primäre maligne Milztumoren sind eine absolute Rarität. Beschrieben wurden Hämangiosarkome [8].

Methodik

Sonographisch lassen sich Metastasen in der Milz, ebenso wie in der Leber, ab einer Größe von 1 cm im Durchmesser als isolierte Herde darstellen. Eine lienale Filialisierung ähnelt dem Bild des metastatischen Leberbefalls in Form von rundlichen, reflexreichen oder auch reflexärmeren Arealen. Reflexreiche, echodichte Herde werden als „Wachsfleck" bezeichnet. Daneben kommen auch echoarme oder echoreiche Rundherde mit echoarmem Saum zur Darstellung, deren Zentrum entweder die gleiche Echostruktur wie das Milzparenchym oder auch ein reflexärmeres Binnenreflexmuster aufweist. Diese werden als „Kokarden" bezeichnet. Die „Kokarde" ist Ausdruck eines schnellwachsenden malignen Befundes und ist durch ein perifikales, druckbedingtes Oedem oder eine reaktive Hyperämie bedingt. Eine diffuse Metastasierung kann nur aufgrund eines unruhigen, aufgelockerten Echomusters des Parenchyms vermutet werden. Metastasen im Bereich des Milzhilus sind entweder echoreich oder echoarm [1–3].

Material

In der UFK Freiburg wurde von Januar 1986 bis Juni 1988 im Rahmen des praeoperativen Stagings, der Verlaufskontrolle während der Primärtherapie, der Tumornachsorge und der Therapie bei Rezidiv oder Progredienz bei 305 Patientinnen mit Ovarialkarzinom und Mammakarzinom eine sonographische Untersuchung des Oberbauchs einschließlich der Milz durchgeführt. Dabei wurden bei 14 Patientinnen mit progredientem Tumorgeschehen Metastasen im Bereich des Milzparenchyms und des Milzhilus gefunden. Bei 10 der 14 Patienten konnte der Befund durch eine CT-Untersuchung erhärtet werden (Tabelle 1).

Verhandlungen der Deutschen Gesellschaft für Gynäkologie und Geburtshilfe, 47. Versammlung, München 6.-10. September 1988

Tabelle 1. Patientencharakteristik, Sonographie Milz/Milzhilus, n: (gesamt) 305

Ovarialkarzinome n: 134	Mammakarzinome n: 171

I. Primärdiagnostik
   Ovarialkarzinome (I–IV)
   n: 92
   Metastasen in der Milz und am Milzhilus:
   n: 0
	Mammakarzinome
	n: 108
	
	n: 0

II. Diagnostik bei Rezidiv/Progression
   Ovarialkarzinome
   n: 42
   Metastasen in der Milz und am Milzhilus:
	Mammakarzinome
	n: 63
	
	n (gesamt) 14 (13,3%)

Metastasen in der Milz: n: 2	n (gesamt) 6 (5,7%) n: 4
Metastasen am Milzhilus: n: 5	n (gesamt) 8 (7,6%) n: 3

Zusammenfassung

1. Milzmetastasen sind nicht so selten wie allgemein angenommen. Häufigkeit: 7,1% (Literatur) 5,7% (UFK Freiburg)
2. Da die Milz für die Sonographie leicht zugänglich und die Untersuchung für die Patientin wenig belastend ist, sollte die Oberbauchsonographie einschließlich der Milz erfolgen
   - im Rahmen des praeoperativen Stagings
   - im Verlauf der Primärtherapie
   - der Tumornachsorge
   - und der Therapie bei Rezidiv oder Progredienz
3. Das sonographische Bild von Milzmetastasen: reflexreiche oder reflexarme Herde mit oder ohne echoarmen Randsaum

Literatur

1. Murphy JF, Bernardino ME (1979) The sonographic findings of splenic metastases. J Clin Ultrasound 7:195–197
2. Siler J, Hunter TB, Weiss J, Haber K (1980) Increased echogenicity of the spleen in benign and malignant disease. Amer J Roentgenol 134:1011–1014
3. Weill FS (1987) Ultraschalldiagnostik in der Gastroenterologie, 2. Aufl. Springer, Berlin
4. Klein B, Stein M, Kuten A, Steiner M, Barshalom D, Robinson E, Gal D (1987) Splenomegaly and solitary spleen metastasis in solid tumors. Cancer 60:100–102
5. Glezerman M, Yanai-Inbar I, Charuzi I, Katz M, Mattityahu G, Pirua B (1988) Involvement of the spleen in ovarian adenosquamous carcinoma. Gynecologic onkology 30:143–148
6. Falk S, Biegler Th, Stutte HJ (1985) Zur Frage der Tumormetastasen in der Milz. Verh Dtsch Ges Path 69:650
7. Berge T (1974) Splenic metastases, frequencies and patterns. Acta path micobiol scand Sect A 82:499–506
8. Remmele W (1984) Pathologie. Springer, Berlin

Zum Einsatz der Vaginalsonographie bei Patientinnen mit Post- und Perimenopausenblutung

B. Seelbach-Göbel, A. Rempen

Universitäts-Frauenklinik Würzburg

Die genauere Darstellbarkeit des Endometrium mittels Vaginalsonographie gab zu der Hoffnung Anlaß, auch maligne Veränderungen frühzeitig erkennen zu können. Ob diese Methode in der Lage ist, die in sie gesetzten Erwartungen zu erfüllen und evtl. einmal als Screeningverfahren für die Früherkennung des Endometriumkarzinoms zu dienen, setzt voraus, daß sich zuverlässige sonographische Kriterien herauskristallisieren, die eine Aussage über die Dignität zulassen und zur Indikationsstellung für weitere invasive Diagnostik herangezogen werden können.

Unter diesem Gesichtspunkt untersuchen wir seit Januar d.J. an der UFK Würzburg unsere Patientinnen, die wegen post- und perimenopausaler Blutungen zur diagnostischen Abrasio anstehen, vorher mittels vaginalem Ultraschall und stellen den sonographischen die anschließend gewonnenen histologischen Befunde gegenüber. Als sonographische Beurteilungskriterien wählten wir die Höhe des Endometriums, seine Abgrenzbarkeit gegenüber dem Myometrium und seine Strukturierung, ferner die Darstellbarkeit eines Kavumspaltes, Herdbefunde und Uterusgröße.

Bis August 88 lagen uns die Ergebnisse von insgesamt 51 Patientinnen vor: In 23 der 51 Fälle ergab die Abrasio histologisch ein proliferiertes Endometrium. Im Ultraschallbild war das Endometrium in 13 Fällen hoch (>4 mm) aufgebaut, in 16 Fällen scharf vom Myometrium abzugrenzen und in 18 Fällen homogen strukturiert. Immer ließ sich ein Kavumspalt scharf darstellen. In 9 Fällen fiel ein Herdbefund auf, dem histologisch kein Korrelat zuzuordnen war. Der Uterus war 15mal normal groß.

In 16 Fällen wurde histologisch ein atrophisches Endometrium diagnostiziert. Sonographisch fand sich immer ein niedriges oder gar nicht darstellbares Endometrium, das sich, wenn überhaupt darstellbar, scharf und homogen gegen das Myometrium abhob und einen scharfen Kavumspalt erkennen ließ. Auch hier fiel in 8 Fällen ein Herdbefund ohne späteres histologisches Korrelat auf. Der Uterus war in allen Fällen nicht vergrößert.

In 4 Fällen fand sich histologisch ein Endometriumpolyp, sonographisch dabei immer ein hochaufgebautes, scharf begrenztes, homogenes Endometrium mit deutlich abgrenzbarem Kavumspalt und ein Herdbefund. Der Uterus war 2mal vergrößert. In 3 Fällen lautete die histologische Diagnose: Glanduläre Hyperplasie. In allen Fällen fand sich im Ultraschall ein hoch aufgebautes Endometrium, in 2 Fällen jedoch unscharf begrenzt und in 1 Fall inhomogen strukturiert. In 2 Fällen war ein Kavumspalt darstellbar, in 1 Fall ein Herdbefund, der Uterus 1mal vergrößert.

In 5 Fällen fand sich histologisch ein Endometriumkarzinom. Sonographisch zeigte sich das Endometrium in allen Fällen hoch aufgebaut, in 4 Fällen zum Myometrium hin unscharf begrenzt, inhomogen, ohne abgrenzbaren Kavumspalt, in 4 Fällen ein normal großer Uterus mit Herdbefund im Kavum.

Vorläufig lassen sich folgende Schlüsse ziehen:

Ein sonographisch schwer abgrenzbares, hoch aufgebautes, inhomogenes Endometrium mit unscharfem Kavumspalt ließ sich bei uns in dieser Kombination einem Endometriumkarzinom bzw. der glandulären Hyperplasie zuordnen. Sollten sich diese Kriterien als spezifisch für maligne und prämaligne Veränderungen bestätigen, ist ein Ultraschallscreening für das Endometriumkarzinom auch ohne klinische Symptomatik denkbar.

Verhandlungen der Deutschen Gesellschaft für Gynäkologie und Geburtshilfe, 47. Versammlung, München 6.-10. September 1988

Devitalisierung von farbstoffmarkierten Tumorzellen durch Excimer- und CW-Lasertherapie

S. Schmidt[1], G. Prangenberg[1], W. Ertmer[2], D. Krebs[1]

[1] Universitäts-Frauenklinik Bonn und [2] Institut für Angewandte Physik der Universität Bonn

Grundsätzlich beruhen die therapeutischen Anwendungen von Lasern auf folgenden 4 physikalischen und fotochemischen Prozessen: Es handelt sich 1. um elektromechanische, 2. um fotoablative und 3. thermische Effekte, die im wesentlichen im Rahmen der Laseranwendung in der Chirurgie genutzt werden. Darüber hinaus besteht die Möglichkeit, den Laser im Rahmen fotochemischer Prozesse zur fotodynamischen Therapie einzusetzen [2, 4].

Im Rahmen unserer Versuche zur Devitalisierung von farbstoffmarkierten Tumorzellen haben wir einen Excimer-Laser sowie einen Farbstofflaser mit definierter Energie eingesetzt. Als CW-Laser kam ein von einem Argon-Laser gepumpter Farbstoff-Laser (Prototyp Institut Angewandte Physik) mit einer Energie von 50 bis 1600 mW zur Anwendung. Als Pumplaser wurde ein Argonlaser (Spectraphysics Modell 2030) angewendet.

Über einen durch Schablone definierten Bereich wurde der mit Tumorzellen bewachsene Objektträger mit der oben genannten Energie über einen Zeitraum von 20, 40 und 80 sec belastet. Darüber hinaus wurden von uns die Zellkulturen mit einem Excimerlaser bestrahlt, der Laserlicht in einer hohen Pulsfrequenz im UV-Bereich (351 nm) liefert. Der von uns verwendete Laser wurde mit XeF betrieben.

Als Tumorzellen wurden von uns vitale, farbstofftragende Tumorzellen (H 9 Clon 14-Zellen) mit einer Farbstoffanreicherung des Vitalfarbstoffs Tetrazolium verwendet. Als Kontrollzellpopulation wurden ungefärbte Fibroblastenkulturen mit identischer Lasereinstrahlung belastet. Nach Belastung durch Lasereinstrahlung wurden die Zellkulturen anschließend morphometrisch ausgewertet.

In der Kontrollzellpopulation fanden sich keine morphometrisch faßbaren Veränderungen, sowohl bei CW-Laser-Einstrahlung als auch bei Einstrahlung mit dem Excimer-Laser. Bei Einstrahlung von CW-Laserlicht auf gefärbte Tumorzellen fanden sich signifikante Veränderungen im Sinne der Cytoplasmaschwellung. Nach Einstrahlung mit Excimer-Laser auf tetrazoliumsalzhaltige H 9 Clon 14 Zellen fand sich eine Zerstörung der Cytoplasmastrukturen, eine Fraktion der Zellwände sowie eine deutliche Zellkernpyknose.

Während unsere ersten Erfahrungen mit Excimer- und CW-Lasereinstrahlung auf Tumorzellen uns einen Hinweis geben, daß die fotodynamische Therapie mit beiden Verfahren schon bei niedriger Energiedichte Zeichen der morphometrisch faßbaren Devitalisierung ergibt, ergeben sich im Hinblick auf die klinische Anwendung besondere Aspekte und einige noch zu lösende Probleme.

Ziel unserer eigenen Entwicklungsarbeit ist es, durch Farbstoffkopplung an Tumorzellen mittels monoklonaler Antikörper die Fotosensibilisierung der Patienten zu umgehen, die für Komplikationen bei der klinischen Anwendung von HPD verantwortlich gemacht wird [3].

Der besondere Aspekt der Excimer-Laser-Bestrahlung liegt in der Möglichkeit, eine relativ große Energiedichte über kurze Zeiträume auf oberflächlich gelegene Tumorzellen (Hautmetastasen) einzustrahlen [1].

Literatur

1. Carruth JAS, McKenzie AL (1985) Preliminary Report of a Pilot Study of Photoradiatio Therapy for the Treatment of Superficial Malignancies of the Skin, Head and Neck. Eur J Surg Oncol 11:47

Archives of Gynecology and Obstetrics Vol. 245, No. 1-4, 1989
Verhandlungen der Deutschen Gesellschaft für Gynäkologie und Geburtshilfe,
47. Versammlung, München 6.-10. September 1988

2. Moan J (1986) Porphyrin-sensitized Photodynamic Inactivation of Cells: a Review. Lasers in Medical Science 1:5
3. Spikes JD, Jori G (1987) Photodynamic Therapy of Tumours and Other Diseases Using Porphyrins. Lasers in Medical Science 2:3
4. Waldow SM, Henderson BW, Dougherty TJ (1987) Hyperthermic Potential of Photodynamic Therapy Employing Photofrin I and II: Comparison of Results Using Three Animal Tumor Models. Lasers in Surgery and Medicine 7:12

Photodynamische Lasertherapie bei gynäkologischen Neoplasien: Zellkulturuntersuchungen

A. Schneider, W. Eiermann, G. Raab, R. Baumgartner

Frauenklinik im Klinikum Großhadern, München

Einleitung

Hämatoporphyrinderivate sind Photosensibilisatoren und werden nach intravenöser Gabe von Tumorgewebe in höheren Konzentrationen als im Normalgewebe eingelagert, so daß eine Bestrahlung der photosensibilisierten Zellen mit Licht zu einer selektiven photobiologischen Gewebszerstörung führt (PDT). Ziel dieser Untersuchung ist es festzustellen, welche Menge an Di-hämatoporphyrinester bzw. -äther (DHE) notwendig ist, um eine PDT bei gynäkologischen Tumorzelltypen durchzuführen und gleichzeitig die für eine photodynamische Wirkung notwendige Lichtenergiedosis zu bestimmen [4].

Material und Methodik

Folgende etablierte, permanent kultivierte Zellinien wurden untersucht: Menschliches Endometriumkarzinom (HEC-1-A), menschliches Mammakarzinom (MDA-MB 231), und Hamster-Ovarialkarzinom (OV-CA). Als Lichtquelle diente ein Farbstofflaser mit monochromatischem Licht (Wellenlänge 630 nm). DHE wurde als Photosensibilisator benutzt (PHOTOSAN®) [6]. DHE wurde den

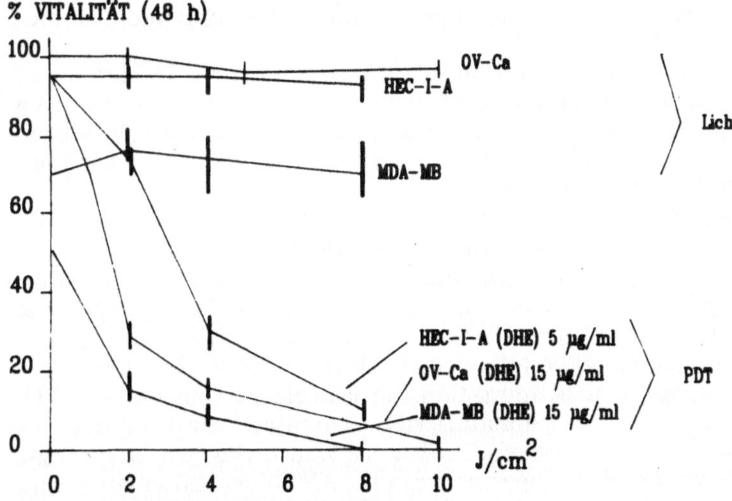

Abb. 1. Photodynamische Lasertherapie in gynäkologischen Tumorzellkulturen: Zytotoxizität und Gesamtlichtenergie

Archives of Gynecology and Obstetrics Vol. 245, No. 1-4, 1989
Verhandlungen der Deutschen Gesellschaft für Gynäkologie und Geburtshilfe,
47. Versammlung, München 6.-10. September 1988

Zellen in der log.-Phase des Wachstums zugegeben. Es folgte eine Inkubation für t Stunden (Einwirkzeit), eine Lichtexposition und nach weiteren 48 Std. Inkubation Überprüfung der Vitalität mit dem Trypanblautest.

Ergebnisse

Die Zytotoxizität von DHE nach einer Einwirkzeit von 24 Std. wurde jeweils für alle drei Zellinien überprüft. Dabei zeigte sich, daß die MDA-MB 231-Zellen und die HEC-1-A-Zellen ähnlich reagierten: Bis zu einer DHE-Konzentration von 10 µg/ml blieb die Vitalität bei nahezu 100% unverändert. Erst ab 15 µg/ml nahm die Vitalität um 40% bis zu einem Wert von 60% ab. Bei DHE-Konzentrationen um 20 µg/ml blieben nur etwa 30% der Zellen vital. Die OV-CA-Zellen zeigten dagegen bis zu einer DHE-Konzentration von 30 µg/ml keine Reaktion. Die Ergebnisse nach Bestrahlung mit Licht zur Erzeugung einer photodynamischen Wirkung sind in Abbildung 1 dargestellt. Für diese Experimente betrug die Einwirkzeit 24 Std. Eine Verlängerung der Einwirkzeit auf 48 Std. führte zu einer Verdoppelung der Wirksamkeit für die HEC-1-A-Zellen sowie die MDA-MB 231-Zellen.

Das diesem Bericht zugrundeliegende Vorhaben wurde mit Mitteln des Bundesministers für Forschung und Technologie (Förderkennzeichen: 0 706 903) gefördert. Die Verantwortung für den Inhalt dieser Veröffentlichung liegt beim Autor.

Vasomotorische Reaktionen bei menschlichen Genitalgefäßen auf Röntgenstrahlung und Thermostimulaton

E. Neu, M. Ch. Michailov, G. Ernst, G. Staehler

GSF, Institut für Strahlenbiologie, Neuherberg und Urologische Klinik, Klinikum Großhadern, München

Die Bedeutung von (patho-)physiologischen vasomotorischen Reaktionen auf Röntgenstrahlung, Temperaturänderung und Zytostatika für eine erfolgreiche Therapie onkologischer Erkrankungen ist weitgehend unbekannt. In diesem Zusammenhang wurden die motorischen Reaktionen von isolierten menschlichen Vasa uterinae et ovaricae (Operationsmaterial) nach Bestrahlung und Thermostimulation untersucht (Methode: [2]).

Über 50% der Genitalgefäße waren spontanaktiv (n = 25). Sie reagierten auf Röntgenstrahlung mit dosisabhängigen reversiblen und irreversiblen tonischen Kontraktionen und Verstärkung oder Schwächung der spontanen phasischen Aktivität. Die Schwellendosen variierten zwischen 0,1 und 10 Gy bei Dosisleistungen von 2,5–30 Gy/min (s. a. Abb. 1).

Eine physiologisch fundierte Untersuchung des Temperatureinflusses auf die motorische Aktivität von Genitalgefäßen erfordert Beobachtungen unter hypo- und hyperthermalen Bedingungen. Abkühlung für 1–60 min von Vasa uterinae et ovaricae auf 30 und 25 °C führte im allgemeinen zu einer Relaxation. Bei nur Sekunden dauernder Abkühlung auf 15 und 5 °C traten komplizierte mehrphasische Reaktionen auf, insbesondere folgte einer schnellen Kontraktion eine Relaxation und dann eine langsame Kontraktion, die nach einer Exposition von 30 s länger als 30 min dauerte. Die thermoinduzierten Reaktionen wurden durch das Neurotoxin Tetrodotoxin nicht beeinflußt, d. h. sie sind myogenen Ursprungs.

Erste Ergebnisse zeigen, daß Hyperthermie (42–47 °C) bei Rattenaorta eine tonische Kontraktion, bei Pfortader der Ratte eine Hemmung der spontanen Aktivität hervorruft (gemeinsam mit R. Issels, M. Sander und K. Tempel).

Archives of Gynecology and Obstetrics Vol. 245, No. 1-4, 1989
Verhandlungen der Deutschen Gesellschaft für Gynäkologie und Geburtshilfe,
47. Versammlung, München 6.-10. September 1988
© Springer-Verlag Berlin Heidelberg

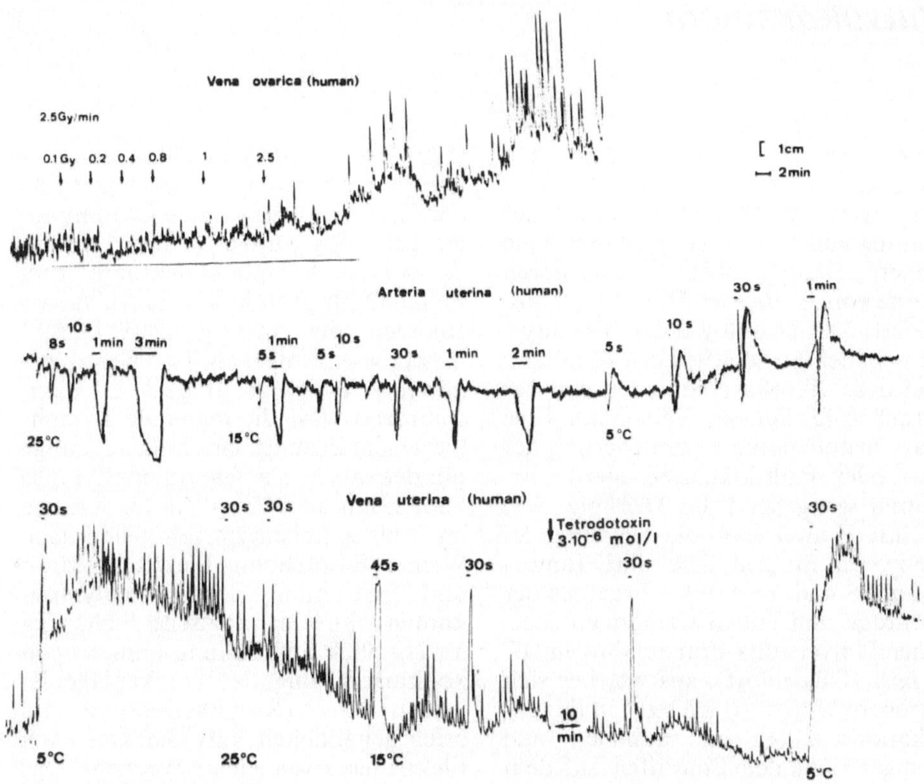

Abb. 1. Motorische Reaktionen von Genitalblutgefäßen auf Röntgenbestrahlung und kurzzeitige Abkühlung

Zur Diskussion

- Denkbare strahleninduzierte vasomotorische Reaktionen in vivo könnten (ähnlich wie in vitro) über eine Förderung/Behinderung der Blutversorgung (u. a. O_2-Effekt) den therapeutischen Erfolg positiv oder negativ beeinflussen, wobei eine Prämedikation mit vasoaktiven Arzneimitteln sich aber bei der Strahlentherapie günstig auswirken könnte.
- Eine lokale Hypo- oder Hyperthermie (auch in Kombination mit Pharmaka) könnte über vasomotorische Reaktionen die Organdurchblutung während und nach gynäkologischer Strahlen- und physikalischer Therapie günstig beeinflussen.
- Die Mechanismen der strahlen- und thermoinduzierten Reaktionen von Genitalgefäßen sind unbekannt: eine Beteiligung von Ionen (Ca^{++}, K^+), cAMP-System und Prostaglandinen an diesen Reaktionen, ähnlich wie bei vas deferens und Pyeloureter, ist zu prüfen [1–3].

Literatur

1. Michailov MCh, Murray AB, Zettler F, Grindler-Greimel HW (1983) Differences in the physiological response and ultrastructure of human and guinea-pig vas deferens. Effects of prostaglandins, irradiation and temperature. Urol int 38:234–242
2. Michailov MCh, Prechter I, Greimel H, Welscher UE (1983) Contractile reaction of isolated frog aorta after X-irradiation. Strahlentherapie 159:448–451
3. Neu E, Michailov MCh, Bauer H-W, Kolb H-J, Bieniek D, Gebefügi I (1986) The influence of ions, cytostatics and chemicals on the rhythmogenesis of human and guinea-pig pyeloureter. In: Hogg SL (ed) Proc Int Un Physiol Sci 16. XXXth Congr Vancouver, Canada, p 117

497

Vulvakarzinom

Eines der Hauptthemen war dem „Vulvakarzinom" gewidmet. Die Sitzung am 7.9.1988 stand unter der Leitung von *V. Friedberg,* Mainz. Eine weitere Sitzung über Vulvatumoren wurde von *H. Bender,* Düsseldorf, moderiert. Die Nosologie der Vulvadysplasien, der intraepithelialen Neoplasie und des Mikrokarzinoms wurden besprochen (*J. Baltzer,* München). Eine klare histologische Klassifizierung der uni- oder multilokulären Herde bestimmt weitgehend die Therapie. Wie wichtig Hinweise auf die Therapierelevanz von Eindringtiefe und Tumorvolumen sind, belegt das Ergebnis der Umfrage zum Vulvakarzinom an deutschen Universitäts-Frauenkliniken (*H. Bender,* Düsseldorf), aus welcher sich „größere Uneinheitlichkeit" in der Indikationsstellung zu radikalen und weniger radikalen Eingriffen auf dem Boden histologischer Beurteilung ergibt. Wo radikale Eingriffe ausgeführt werden – Gefahren der Übertherapie sind eher geringer als die einer Untertherapie – sollten sie mit plastischer Deckung der entstehenden Defekte kombiniert werden (*P.-G. Knapstein,* Krefeld). Einfache Verschiebeplastiken reichen selten aus. Auswertungen zur operativen Behandlung an größeren Zahlen liegen aus Graz (113), Mainz (129), Essen (136) und Tübingen (124) vor. Bemerkenswert ist, daß nur in 2% der Fälle befallene pelvine Lymphknoten gefunden wurden (Tübingen). Ob die pelvine Lymphonodektomie zum Behandlungsprotokoll von Vulvakarzinomen, die einen größten Durchmesser von weniger als 2 cm haben, gehören soll, ist zu fragen. Übereinstimmend wird die inguinale Lymphknotenentfernung empfohlen; einige räumen auch die femoralen Lymphknoten mit aus. Vor allem für Kranke im 7. bis 9. Lebensjahrzehnt sind nach Wiener Empfehlung Elektroresektion und Bestrahlung der Leistenlymphknoten ohne histologische Sicherung im Hinblick auf Heilung immer noch konkurrenzfähig; das Krankenlager ist jedoch lang (Reepithelisierung des offen behandelten Vulvadefektes nach Elektroresektion nach 8 Wochen). Das Kapitel enthält auch einen Beitrag zur Differentialdiagnose tumoröser Vulvaveränderungen bei Kindern und Jugendlichen (*K. Walz,* Essen) und eine Kasuistik zur seltenen neurokutanen Melanomatose (*H. Meden* et al., Göttingen). Dabei sollten auch flache, dem Tumor benachbarte hyperpigmentierte Areale entfernt werden, um keinen invasiven Tumor zu übersehen.

H. L.

Präkanzerosen und Frühstadien des Vulvakarzinoms

J. Baltzer

I. Frauenklinik der Universität München

Precancerous Lesions and Early Stages of Vulvar Cancer

Summary. Precancerous lesions and early stages of vulvar cancer are being increasingly observed in young women. Diagnosis is possible by means of clinical examination, colposcopy, cytology, and specific biopsy. From a prognostic and therapeutic point of view it is important to differentiate between preneoplastic

Archives of Gynecology and Obstetrics Vol. 245, No. 1-4, 1989
Verhandlungen der Deutschen Gesellschaft für Gynäkologie und Geburtshilfe,
47. Versammlung, München 6.-10. September 1988

and early invasive squamous cell carcinoma and to remove the lesion completely. In the case of patients with vulvar stage A carcinoma, an organ-conserving surgical procedure is justified, since a metastatic invasion of the regional lymph nodes would seem unlikely. In the case of patients with carcinoma beyond this definition an individualized tumor treatment is undertaken taking account of defined morphological prognostic criteria.

Zusammenfassung. Präkanzerosen und Frühstadien des Vulvakarzinoms kommen zunehmend auch bei jüngeren Frauen zur Beobachtung. Die Diagnose wird durch Inspektion, Kolposkopie, Zytologie und gezielte Gewebeentnahme ermöglicht. Von prognostischer und therapeutischer Bedeutung ist die Abgrenzung der Präneoplasie vom frühinvasiven Plattenepithelkarzinom sowie die sichere Entfernung der Veränderung im Gesunden. Für Frauen mit Vulvakarzinom im definierten Stadium I a ist ein organerhaltendes operatives Vorgehen gerechtfertigt, da mit einer metastatischen Absiedlung in die regionären Lymphknoten nicht zu rechnen ist. Bei Frauen mit einem über diese Definition hinausgehenden Karzinom erfolgt eine tumorangepaßte Behandlung, die gesicherte morphologische Prognosekriterien berücksichtigt.

Die Kutis der Vulva gehört als Derivat des Sinus urogenitalis zu den hormonabhängigen Geweben, so daß hormonelle Störungen die Entstehung neoplastischer Prozesse begünstigen können. Entsprechend der morphologisch-funktionellen Einheit der Vulva aus ektodermalen, neuroektodermalen und mesenchymalen Bestandteilen werden drei Neoplasien im engeren Sinne unterschieden, die *plattenepitheliale keratinozytäre Präneoplasie,* der *Morbus Paget* sowie die *prämaligne Melanozytose.* In Anbetracht des häufigeren Vorkommens sollen im folgenden nur die keratinozytären Veränderungen abgehandelt werden.

Entsprechend dem Zervixkarzinom wächst auch das Plattenepithelkarzinom der Vulva über Vorstufen oder Präkanzerosen heran. Morbus Bowen, Erythroplasie Queyrat und Carcinoma in situ werden als solche Vorstufen angesehen. Die International Society for the Study of Vulvar Disease hat 1976 bzw. 1983 im Rahmen ihrer Bemühungen um eine vereinfachte Terminologie eine neue Nomenklatur für die epithelialen Vulvaveränderungen geschaffen. Die alten Beschreibungen wurden fallengelassen und statt dessen der Begriff der Vulvadystrophie unterteilt in die hyperplastische Dystrophie, den Lichen sclerosus und die gemischte Dystrophie definiert. Zusätzlich wird die vulväre intraepitheliale Neoplasie (VIN) sowie der Morbus Paget unterschieden. Gleichartiges biologisches Verhalten, gleichartige klinische Bedeutung und nicht eindeutig abzugrenzende histopathologische Kriterien veranlaßten diese Empfehlung.

Während der *Altersgipfel* des invasiven Vulvakarzinoms zwischen dem 58. und 67. Lebensjahr liegt, wird die vulväre intraepitheliale Neoplasie vorwiegend zwischen dem 30. und 40. Lebensjahr beobachtet. Etwa ⅓ der Veränderungen tritt bei Frauen vor dem 40. Lebensjahr auf, 76% der Patientinnen sind in der Prämenopause.

In den letzten Jahren ist gerade bei jüngeren Frauen eine Zunahme der vulvären intraepithelialen Neoplasie zu beobachten, der Prozentsatz der Frauen unter 45 Jahren stieg von 33% auf 66% an.

Von besonderem klinischen Interesse ist die *multifokale Lokalisation der Veränderung,* die deutlich mit dem Alter der Patientin korreliert ist. Unifokale Herde liegen bei jungen Frauen nur in 12%, bei alten Frauen dagegen in 50% der Fälle vor. Der Prozentsatz multifokaler Läsionen beträgt bei jungen Frauen 88%, bei alten hingegen 50% [5].

Die *Ätiologie* der Veränderungen ist noch weitgehend ungeklärt. Als mögliche ätiologische Faktoren werden chronisch-entzündliche, venerische und virusbedingte Erkrankungen diskutiert. Aufgrund seroepidemiologischer Befunde wurden zunächst Viren der Herpesgruppe Typ II als auslösender Faktor einer onkogenen Infektion angesehen. Weitere elektronenmikroskopische, immunhistologische und molekularvirologische Untersuchungen haben erkennen lassen, daß zwischen proliferativen dysplastischen Vulvaveränderungen und Papillomavirusinfektionen Zusammenhänge bestehen. Bei 46 Patientinnen mit VIN der Vulva wurde in 41% HPV-DNA und in 9% HSV_2-Antigen nachgewiesen. In 41% lagen Kombinationen vor, nur in 9% war der Nachweis negativ. Besonders charakteristisch für diese infektiöse kondylomatöse Epithelveränderung ist die koilozytotische Atypie mit charakteristischer Ballonierung der Zellen besonders der mittleren Epithelschichten. Das Zytoplasma wird auf einen schmalen Randsaum verdrängt, die Zellkerne sind unregelmäßig geformt, vergrößert und chromatinreich. Bei Berücksichtigung von Subtyp der Papillomaviren und Lebensalter wird deutlich, daß die Subtypen 16, 18 oder 31 vermehrt bei älteren Patientinnen registriert wurden, während für die Subtypen 6, 11 oder 6 und 11 keine alterstypische Verteilung beobachtet wurde.

Ältere Untersuchungen sprachen dafür, daß HPV 6 und 11 bevorzugt bei gutartigen Veränderungen und HPV 16,18 überwiegend bei malignen Tumoren bzw. deren Vorstufen gefunden wurden. Auch zwischen dem uni- bzw. multifokalen Wachstum wurden Beziehungen zum Virustyp beschrieben. Diesen Beobachtungen kam besondere Bedeutung zu, wenn das Lebensalter der Patientinnen berücksichtigt wurde. Bei jungen Frauen mit multizentrischen Läsionen wurden HPV-Infektionen mit Typ 6 und 11 mit der Möglichkeit spontaner Rückbildung, geringerer Malignitätsrate und geringem Rezidivrisiko angenommen. Für alte Patientinnen mit typischem unifokalen Herd wurde die Infektion mit HPV-Typ 16,18 oder 31 und erhöhter Malignitätsrate bzw. höherem Rezidivrisiko als typisch angesehen. Kürzlich vorgelegte Untersuchungen von Kaufmann et al. (1988) [5] haben gezeigt, daß zwar eine gesicherte altersabhängige Verteilung uni- bzw. multifokaler Läsionen besteht, daß jedoch keine gesicherte Beziehung zwischen Alter und HPV-Typ vorliegt. Auch zwischen uni- bzw. multifokalen Läsionen besteht keine gesicherte Beziehung zum HPV-Typ. Das gleiche gilt für Rezidivhäufigkeit und klinischen Verlauf. Diese Untersuchungen zeigen, daß entgegen der bisherigen Analysen keine sichere Vorhersage zu Regression, Progression oder Rezidivhäufigkeit möglich ist.

Die *klinische Symptomatik* wird durch Juckreiz, der bei 60% der Patientinnen zu beobachten ist, geprägt. Nahezu 20% der Frauen sind jedoch symptomfrei [1]. Das *klinische Bild* kann vielfältig sein. Als Hauptmerkmal gelten *Parakeratose, papulöse Veränderung* und *Pigmentinkontinenz* [3].

Trotz erheblicher Unterschiede in der *Topographie* der Veränderung zeigt die VIN typische Prädelektionsstellen. Bevorzugt sind die dorsalen und introitusnahen Vulvabereiche, von besonderer Bedeutung ist der häufige Übergang auf benachbarte Strukturen von Vagina und Anus. Bedeutungsvoll ist die Tatsache, daß bei bis zu 46% der Patientinnen mit VIN ein multizentrisches bzw. völlig unabhängiges Tumorwachstum an anderer Stelle bzw. anderen Organen beobachtet wird. Die Häufung von Genitaltumoren und Tumoren im Bereich des Gastrointestinaltraktes fällt auf.

Die VIN bildet zumeist scharf umschriebene Herde, die nicht immer ohne Hilfsmittel wie Kolposkopie, Zytologie bzw. Toluidin-Blauanfärbung klar erkennbar sind. Bei der Befunddokumentation wird auf die Farbe der Veränderung, das Hautniveau, die Konsistenz, die gemessene Ausdehnung sowie die Lokalisation, Seitigkeit und die Beziehung zur Mittellinie geachtet. Der schwierige Schritt bei der *Diagnostik* ist die Erfassung von verdächtigen Veränderungen und die

500

Auswahl repräsentativer Stellen für eine Gewebeentnahme zur histologischen Diagnostik. Dem makroskopischen Befund kommt bei der Gewebeentnahme Leitfunktion zu. Leukoplastische Veränderungen, papulöse, hyperpigmentierte oder andere suspekt erscheinende Hautareale werden durch die Gewebeentnahme geklärt. Hierbei kann die Toluidin-Blauprobe hilfreich sein. Allerdings ist zu berücksichtigen, daß es sich um eine unspezifische Vitalfärbung der Kerne handelt. Der Test versagt bei dicker Hornschicht (falsch-negativ) oder oberflächlicher Ulkusbildung (falsch-positiv). Bei der Gewebeentnahme ist darauf zu achten, daß die gesamte Epithelschicht in senkrechter Richtung untersucht wird. Hierfür reicht die einfache Knipsbiopsie nicht aus. Wir bevorzugen die Gewebeentnahme mit dem Skalpell oder mit dem Einmalgerät der Stanzbiopsie. Diese ist der üblichen Knipsbiopsie überlegen, da die Eindringtiefe bei gleich großem Oberflächendefekt variabel ist. Der diagnostische Eingriff kann ambulant in Lokalanästhesie vorgenommen werden.

Die *mikroskopischen Kriterien* der VIN entsprechen denen der Portio [7]. Bei einem Vergleich von VIN und Carcinoma in situ der Zervix fällt auf, daß be VIN in 95% aller Fälle ein hochdifferenziertes Carcinoma in situ vorliegt. Das für die Zervix typische unreife Carcinoma in situ kommt an der Vulva äußerst selten vor. Das Entartungsrisiko der VIN ist geringer als das des Carcinoma in situ der Zervix, die Rezidivrate der VIN ist jedoch deutlich erhöht.

Wegweisend für das *therapeutische Vorgehen* sind Alter der Patientin, Lokalisation und Ausdehnung der Veränderung sowie simultan vorhandene Dystrophiebefunde im Vulvabereich. Gerade bei jungen Frauen stellt die Erhaltung von Anatomie und sexueller Funktion der Vulva den entscheidenden therapeutischen Gesichtspunkt dar. Umschriebene Epithelveränderungen können mit einem entsprechenden Sicherheitssaum gesunden Gewebes exzidiert werden. Für ältere Patientinnen kommt bei diffusem Befall der Vulva gelegentlich die einfache Vulvektomie in Frage. Nach chirurgischer Behandlung liegt die Rezidivrate zwischen 7,3 und 25%. Von besonderer Bedeutung ist in diesem Zusammenhang, ob die Veränderung primär im Gesunden entfernt wurde. Gerade bei dem häufigeren Übergang auf Nachbarorgane kann diese Entfernung im Gesunden erschwert sein. Die lokale Behandlung mit 5-Fluorouracil hat wegen der notwendigen längeren Behandlungszeit und gelegentlich ausgeprägter schmerzhafter Ulzeration nur noch begrenzte Bedeutung, zumal in der Literatur lediglich eine Ansprechrate von 47% mitgeteilt wird. Die destruierenden Verfahren wie Laser, Elektro- bzw. Kryotherapie setzen eine sorgfältige prätherapeutische histologische Klärung der Veränderungen sowie eine engmaschige klinische Kontrolle der behandelten Patientinnen voraus. Trotz der bisher mitgeteilten günstigen Behandlungsergebnisse ist bei der Lasertherapie der VIN ähnlich wie bei der Behandlung des Carcinoma in situ der Zervix zu berücksichtigen, daß das Ausmaß der Gewebezerstörung nicht exakt dem Ausmaß und Grad der histologisch nachweisbaren Veränderung angepaßt werden kann.

Mit einem *Übergang eines Carcinoma in situ in ein invasives Karzinom* ist in 25% der Fälle zu rechnen, allerdings sind auch spontane Remissionen beobachtet worden. Diese spontane Rückbildung viral bedingter Veränderungen bei jüngeren Frauen während oder nach einer Schwangerschaft ist bekannt, unsere derzeitigen Kenntnisse reichen jedoch nicht aus, das biologische Verhalten der VIN zu beurteilen.

Bei dem Bemühen um eine individualisierte Behandlung wird das sog. *mikroinvasive* Karzinom definiert [8], das bei Fehlen metastatischer Absiedlungen eine eingeschränkte Behandlung zuläßt. Als Frühstadium des Vulvakarzinoms wurde zunächst die maximale Invasionstiefe von 5 mm definiert. Diese Messungen gingen jedoch von unterschiedlichen Meßpunkten aus, weitere Veränderungen wie Tumoreinbruch in Lymphgefäße oder Multifokalität blieben unberücksichtigt.

Mit Recht wurde darauf hingewiesen, daß bei diesem sog. mikroinvasiven Karzinom eine Lymphknotenmetastasierung von 11,8% und eine Rezidivrate von 12,6% ein eingeschränktes Behandlungskonzept nicht zulassen. Im Rahmen der Untersuchungen der ISSVD gelang es herauszufinden, bei welcher Invasionstiefe noch nicht mit einer metastatischen Absiedlung zu rechnen ist. Bei einer Invasionstiefe von bis zu 5 mm lag eine Metastasierung von 13,9% und bei einer Invasionstiefe von bis zu 3 mm eine Metastasierungsrate von 5,5% vor, bei einer Invasionstiefe von bis zu 1 mm wurde jedoch in keinem Fall eine metastatische Absiedlung beobachtet [4]. Als Stadium Ia, das ein individualisiertes Vorgehen zuläßt, wurde von der ISSVD das solitäre Plattenepithelkarzinom mit einem Oberflächendurchmesser von 2 cm oder weniger und einer Invasionstiefe von 1 mm oder weniger definiert. Entscheidend ist für die Bestimmung der Invasionstiefe die von Wilkinson angegebene Methode (A). Hierbei wird die Invasionstiefe ausgehend von der Basalmembran der oberflächlichst gelegenen Papille in möglichst tumornaher Lage gemessen. Diese Messung hat den Vorteil, daß sie von exophytären bzw. ulzerativen Tumorveränderungen unberührt bleibt und relativ konstant an den verschiedenen Stellen der Vulva anwendbar ist (Abb. 1).

Stadium Ia Vulvakarzinom

solitäres Plattenepithelkarzinom

Durchmesser 2 cm oder weniger

Invasionstiefe 1mm oder weniger

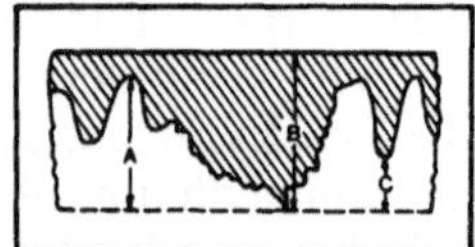

nach ISSVD 1984   **Abb. 1**

Berücksichtigt man die *Altersverteilung* der *mikroinvasiven bzw. klinischen Karzinome,* so wird das Überwiegen jüngerer Patientinnen mit mikroinvasivem Karzinom deutlich. Bei diesen jungen Patientinnen und Befunden, die der vorgeschlagenen Definition entsprechen, ist ein eingeschränktes operatives Vorgehen ohne Risiko für die Patientin möglich. Voraussetzung ist allerdings eine sorgfältige systematische Untersuchung des Operationspräparates und eine zuverlässige Nachsorge der Patientin. Bei Zunahme der Invasionstiefe wird neben der breiten Exzision im Gesunden die zusätzliche Lymphonodektomie erforderlich [2] (Abb. 2).

Therapie

< 1 mm Invasionst. ──▶ breite Exzision im Ges.

1-3 mm Invasionst. ──▶ breite Exzision im Ges.
ipsilaterale ing. LK entf.

3-5 mm Invasionst. ──▶ Vulvektomie
beids. ing. LK entf.

nach Boice et al. 1984   **Abb. 2**

Karzinome, die die genannten Kriterien nicht erfüllen, machen eine Erweiterung der Behandlung erforderlich, allerdings ermöglichen gesicherte qualitative Prognosefaktoren wie dissoziierendes Tumorwachstum, Einbruch in Lymph- und Blutgefäße, und quantitative Prognosefaktoren wie Tumordicke, größte Invasionstiefe eine tumorangepaßte Behandlung [6].

Literatur

1. Bernstein StG, Kovacs BR, Townsend DE, Morrow CP (1983) Vulvar carcinoma in situ. Obstet Gynecol 61:304–307
2. Boice ChR, Seraj IM, Thrasher Th, King A (1984) Microinvasive squamous carcinoma of the vulva: present status and reassessment. Gynecologic Oncology 18:71–76
3. Friedrich EG (1983) Vulvar Disease. 2 Ed. W. B. Saunders Company, Philadelphia London Toronto Mexico-City Rio de Janeiro Sydney Tokyo
4. Friedrich EG Wilkinson EJ (1986) Das mikroinvasive Karzinom der Vulva. In: Zander J, Baltzer J (Hrsg) Erkrankungen der Vulva. Urban & Schwarzenberg, München Wien Baltimore
5. Kaufmann RH, Bornstein J, Adam E, Burek J, Tessin B, Adler-Storthz K (1988) Human papilloma virus and herpes simplex virus in vulvar squamous cell carcinoma in situ. Amer J Obstet Gynecol 158:862–871
6. Kürzl R, Baltzer J, Lohe KJ (1986) Prognostische Bedeutung histologischer Merkmale beim Vulvakarzinom. In: Zander J, Baltzer J (Hrsg) Erkrankungen der Vulva. Urban & Schwarzenberg, München Wien Baltimore
7. Stegner HE (1986) Das Carconoma in situ der Vulva – keratinozytäre (squamöse) Präneoplasie. In: Zander J, Baltzer J (Hrsg) Erkrankungen der Vulva. Urban & Schwarzenberg, München Wien Baltimore
8. Wilkinson EJ, Riko MJ, Pierson HK (1982) Microinvasive carcinoma of the vulva. International Journal of Gynecological Pathology 1:29–39

Zur Problematik des Mikrokarzinoms an der Vulva

H. Pickel, J. Haas, M. Lahousen, E. Petru

Geburtshilflich-gynäkologische Universitätsklinik, Graz

An der Cervix uteri ist die metrische Erfassung der Mikrokarzinome viel leichter als an der Vulva, weil diese an eine Untersuchung des repräsentativsten Schnittes aus einem Konisationspräparat gebunden ist. Damit werden Übertherapien vermieden. An der Vulva hingegen wird zumeist, sobald ein bioptischer Befund mit einem invasiven Karzinom vorliegt, dieses auch bei minimaler Ausdehnung nicht exzidiert und aufgeschnitten, sondern einer *radikalen* Chirurgie zugeführt. Trotz der relativen Seltenheit eines echten Mikrokarzinoms an der Vulva besteht doch der Wunsch, eine metrische Grenzgröße für einen Tumor zu finden, der noch keine Metastasierung verursacht und somit konservativ operiert werden könnte. Allerdings schwanken die Angaben über die höchstzulässigen Grenzen für ein Mikrokarzinom an der Vulva. Es herrscht nach wie vor eine *zwei*dimensionale Betrachtungsweise vor, wobei lediglich Invasionstiefe und Tumordurchmesser in die diesbezügliche Berechnung einbezogen werden. Wilkinson hat im Jahre 1982 erstmals auf die Bedeutung des Tumorvolumens aufmerksam gemacht. Erst dadurch ist es möglich, unterschiedliche Auffassungen über die Bestimmung der wahren Tumorausdehnung aus dem Wege zu gehen. Denn es erweist sich trotz der neuen nach wie vor zweidimensionalen FIGO Klassifikation immer mehr, daß einzig das Gesamtausmaß des Tumors, d.h. sein tatsächliches *Volumen* von prognostischer Relevanz ist.

Archives of Gynecology and Obstetrics Vol. 245, No. 1-4, 1989
Verhandlungen der Deutschen Gesellschaft für Gynäkologie und Geburtshilfe,
47. Versammlung, München 6.-10. September 1988
© Springer-Verlag Berlin Heidelberg

Aus diesem Grund haben wir das Berechnungsmodell des Tumorvolumens von Wilkinson in der Weise abgewandelt, als wir anhand einer Pilotstudie an Serienschnitten von der Vulva mit kleinen Karzinomen das Modell der *Kugelschicht* als das realitätsnächste erkannten. Mit Hilfe eines vereinfachten Berechnungsverfahrens, in das die größte Fläche des Tumors an einem repräsentativen Schnitt eingeht und mittels eines Proportionalitätsfaktors, der aus einem Makrofoto von der Vulva mit dem Karzinom gewonnen wurde, lassen sich unter der Voraussetzung einer gleichmäßigen Ausbreitung das Tumorvolumen berechnen $(V = \frac{2}{3} \cdot h \cdot F_{max})$.

Anhand von 20 Fällen mit unifokalen Mikrokarzinomen der Vulva aus unserem Krankengut mit unterschiedlichen Erscheinungsbildern und verschiedenen Differenzierungsformen zeigte sich, daß ab einem Tumorvolumen von 300 mm^3 mit dem Auftreten von Lymphknotenmetastasen zu rechnen ist. Dies vor allem dann, wenn diese Tumoren schlecht differenziert sind, endophytisch wachsen und wenn eine peritumorale Lymphgefäßinvasion nachgewiesen werden kann. Die hochdifferenzierten Karzinome mit exophytischem Wachstum hingegen, die in unserem Kollektiv beobachtet wurden, wiesen bis zu einem Maximalvolumen von ca. 600 mm^3 keine inguinalen Lymphknotenmetastasen auf bzw. entwickelten keine solchen Absiedelungen während des Follow up zwischen 3 Monaten und 9½ Jahren.

Diese Ergebnisse sprechen dafür, daß in jedem Fall eines Vulvakarzinoms unter 2 cm im Durchmesser nach der Fotodokumentation vorerst eine Tumorexzision vorgenommen werden sollte. Im Anschluß daran ist das Exzisat in der Weise histologisch zu bearbeiten, daß ein repräsentativer Schnitt aus dem größten Tumordurchmesser gewonnen werden kann. Je nach Differenzierungsgrad und Wachstumsverhalten des in Frage stehenden Tumors kann im weiteren die Entscheidung getroffen werden, ob man es bei dem konservativen Eingriff bewenden lassen kann oder ob ein radikaler chirurgischer Eingriff mit inguinaler Lymphadenektomie und mit Nachresektkion der Vulva in Erwägung zu ziehen ist.

Operative Behandlung des Vulva-Karzinoms und plastische Deckung von Vulva-Defekten

P. G. Knapstein, M. Mahlke, W. Poleska, W. Zeuner

Städtische Frauenklinik, Krefeld

Vulvar Carcinoma: Operative Treatment and Plastic Reconstruction

Summary. In recent years sufficient scientific and clinical data have become available to establish an individualized treatment plan for each patient suffering from vulvar carcinoma. Organ-preserving operations are strictly confined to "early cases" as described by a careful histopathology of the primary lesion. The high perioperative morbidity and the bad cosmetic results of extended radical vulvectomy are definitely improved by additional plastic reconstructive procedures. Neoadjuvant chemotherapy probably results in a better survival rate in lymph node positive patients.

Zusammenfassung. Heute sind die wissenschaftlichen und klinischen Fakten für ein differenziert-individualisiertes Vorgehen in der chirurgischen Behandlung des

Archives of Gynecology and Obstetrics Vol. 245, No. 1-4, 1989
Verhandlungen der Deutschen Gesellschaft für Gynäkologie und Geburtshilfe, 47. Versammlung, München 6.-10. September 1988
© Springer-Verlag Berlin Heidelberg

Vulva-Karzinoms weitgehend etabliert. Die organerhaltenden Eingriffe sind nur bei „Frühfällen" aufgrund sorgfältigster histopathologischer Tumorbeschreibung indiziert. Die funktionellen und kosmetischen Früh- und Spätergebnisse bei erweitert radikalen Operationen werden durch zusätzlich plastisch-wiederherstellende Maßnahmen optimiert, bei gleichzeitiger Senkung der perioperativen Morbidität. In der nächsten Zukunft kann möglicherweise die 5-Jahres-Überlebensrate bei N-positiven Patienten durch eine neo-adjuvante Chemotherapie erhöht werden.

Wenn man im Jahre 1988 die bestmögliche operative Behandlung des Vulva-Karzinoms besprechen will, dann sollte das Augenmerk auf folgende Schwerpunkte gerichtet werden: Erstens die wichtigsten Prognosekriterien als Basis für die Therapieplanung, zweitens die Voraussetzungen zu eingeschränkt radikalen Eingriffen bei „Frühfällen" und wie diese sich definieren lassen, drittens die Indikationen zur erweitert radikalen Vulvektomie, viertens die optimale Technik der Radikaloperation, fünftens die kritische Einordnung der plastischen Wiederherstellung und schließlich welche zukünftigen Möglichkeiten sich abzeichnen.

Das Ziel jeglicher Tumorchirurgie ist es, einen individuellen, jeweils dem Tumorstadium und der Gesamtsituation der Patientin angepaßten Behandlungsplan zu entwerfen, welcher einerseits eine sichere locoregionäre Sanierung verspricht, andererseits aber zu einem guten funktionellen und zu einem annehmbaren kosmetischen Heilungsergebnis führt, und dies mit geringstmöglicher peri- und postoperativer Morbidität.

Der Natur des Vulva-Karzinoms entsprechend basiert das chirurgische Vorgehen auf einer minutiösen prä- oder intraoperativen histopathologischen Charakterisierung des Tumors anhand der gesicherten Prognosekriterien.

Prognosefaktoren

Von den bedeutsamsten Prognosefaktoren, nämlich dem FIGO-Stadium, dem Lymphknotenstatus, der Charakteristik der Primärtumors wie Topographie, Invasionstiefe und Durchmesser, dem Grad der histologischen Differenzierung, dem Alter und dem Allgemeinzustand der Patientin sowie der Art der Primärbehandlung seien zwei herausgestellt: Die frühzeitige lymphogene Aussaat und die histologische Beschreibung des Primärtumors.

Die Überlebenskurven nach Erstbehandlung zeigen eine deutliche Abhängigkeit von der Anzahl der metastatisch befallenen inguinalen Lymphknoten. In einem größeren Kollektiv der Mayo-Clinic [1] lebten nach 12 Jahren noch 80% der N-negativen Patientinnen, aber nur 20%, wenn zwei oder mehr Lymphknoten metastasisch durchsetzt waren. Die Tatsache, ob nur eine oder ob beide Leisten befallen sind, ist entscheidend, wie die Ergebnisse von Morley zeigen [2]: Die 5-Jahresüberlebenschance sinkt von 90% bei freien Lymphknoten auf 55% wenn eine Seite, und auf 20% wenn beide Seiten betroffen sind.

In Abhängigkeit von der Invasionstiefe des Primärtumors nimmt die Wahrscheinlichkeit der lymphogenen Ausbreitung rasch zu: Bei einer Invasionstiefe bis 1 mm wurden bisher noch keine Lymphknotenmetastasen gefunden. Bereits bei einer Invasion von 1–3 mm beträgt die lymphogene Aussaat 5–15%, bei 3–5 mm sind es 15–30%, bei 5–10 mm 40–50% und über 50% falls die Invasionstiefe von 10 mm überschritten wird.

Wenn bei lateralem Tumorsitz mehr als zwei Lymphknoten auf derselben Seite befallen sind, dann muß man in mehr als der Hälfte der Fälle auch mit Metastasen auf der Gegenseite rechnen. Bei zentral – also im Bereich der Klitoris oder des Perineums – entstandenen Karzinomen ist der beidseitige Befall besonders häufig.

Systematische Untersuchungen in größeren Patientenkollektiven haben ergeben, daß in etwa 25% auch die pelvinen über die inguinalen Stationen hinaus erreicht werden, falls diese befallen sind.

Organerhaltung bei „Frühfällen"

Aufgrund der wichtigsten Prognosekriterien kann die stadienangepaßte Planung der Primäroperation individuell erfolgen. Es gibt heute hinreichend klinische Erfahrungen, um organerhaltende Operationen bei sogenannten „Frühfällen" zu verantworten [3, 4]. Was versteht man darunter?

Die internationale Gesellschaft zum Studium der Vulvaerkrankungen definierte im Jahre 1984 [5] das mikroinvasive Studium I a, welches von den „Frühfällen" zunächst auszugrenzen ist: Zum Stadium I a rechnet man alle lateral entwickelten Karzinome mit einem größten Oberflächendurchmesser von 2 cm und einer maximalen Invasionstiefe bis 1 mm. Diese lassen sich durch eine weite tiefe Exzision (mindestens 1 cm Sicherheitsabstand!) behandeln. Eine sehr sorgfältige Tumornachsorge ist Voraussetzung, um mögliche Lokalrezidive rechtzeitig zu erkennen.

Zu den „Frühfällen" rechnet man die lateral und unizentrisch entwickelten Karzinome mit einem Durchmesser bis zu 2 cm, wobei die Invasionstiefe 5 mm nicht überschreiten darf, bei klinisch negativem Lymphknotenstatus. Das Ausmaß der Gewebsresektion kann abgestuft sein: Bei einer Invasionstiefe von 1–3 mm genügt ebenfalls die weite und tiefe Exzision, mit einem Sicherheitsrand von 2 cm um den Tumor herum.

Auf die erweiterte Exzision im Sinne einer partiellen, d.h. halben Vulvektomie, kann man sich bei der Invasionstiefe von 3–5 mm beschränken. Die ganze Vulvektomie wird dann notwendig, wenn die Invasion über 5 bis maximal 10 mm beträgt.

In jedem „Frühfall" muß man die Leistenlymphknoten auf der Tumorseite entfernen. Wenn diese sich als metastatisch durchsetzt erweisen, dann auch die auf der Gegenseite. Hier entfernt man zunächst nur die oberflächlichen inguinalen Lymphknoten, und in Abhängigkeit vom Schnellschnittbefund auch die tiefen femoralen.

Es sei jedoch ganz ausdrücklich daraufhingewiesen, daß die organerhaltenden Operationen streng von den histopathologischen Charakteristika abhängig zu machen sind. Wenn nur eines der oben genannten Kriterien fehlt, dann sollte man sich zu einer Form der erweitert radikalen Operation entschließen.

Erweitert radikale Operationen

Aufgrund der Prognosefaktoren läßt sich die Indikation zu irgendeiner Form der erweitert radikalen Operation folgendermaßen angeben: Sie stellt sich bei jedem Tumor, auf den die Definition eines „Frühfalles" nicht mehr zutrifft, der technisch noch operabel erscheint und wenn der Allgemeinzustand der Patientin die Belastung des Eingriffs zuläßt. Das Ausmaß der locoregionären Gewebsresektion kann situationsangepaßt gewählt werden: Entweder als erweiterte Vulvektomie mit separater inguinaler Lymphonodektomie als sogenannte „Tripel-Inzision" oder in Form der erweitert radikalen Vulvektomie mit der Haut und den Lymphknoten beider Leisten „en bloc".

Die Tripel-Inzision ist zweifellos der weniger traumatisierende und weniger verunstaltende Eingriff. Er kann bei lateralen T_1-Tumoren mit einer Invasionstiefe zwischen 5 und 10 mm und dem histologischen Differenzierungsgrad I durchgeführt werden.

506

Manche Autoren [3, 4] empfehlen auch ein Schritt für Schritt sich erweiterndes
Vorgehen bei der inguinalen Lymphonodektomie: Zunächst werden nur die oberflächlichen Drüsen der Tumorseite entfernt und schnellschnittuntersucht. Beim
Nachweis von Metastasen folgen die tiefen inguino-femoralen, wenn diese positiv
sind, auch die superfizialen bzw. tiefen Lymphknoten kontralateral. Wir selbst
empfehlen in jedem Fall die beidseitige radikale inguino-femorale Lymphodektomie, da wir bei jenem Vorgehen in 12 Fällen drei Therapieversager gesehen haben
(Spätrezidive in den tiefen femoralen Lymphknoten trotz negativen Schnell-
schnittes der oberflächlichen inguinalen Lymphknoten). Auch andere Autoren [6]
konstatierten eine bessere 5-Jahresüberlebensrate dann, wenn generell die beidseitige radikale Lymphonodektomie erfolgt war. Die erweitert radikale Vulvektomie
„en bloc" ist der Eingriff mit der höchsten peri- und postoperativen Morbidität.
Dennoch zwingt die Konfrontation mit den klinischen Gegebenheiten auch heute
noch bei vielen Patientinnen zu dieser Operation. Indiziert ist sie bei allen multizentrischen Tumoren, bei den besonders aggressiven Klitoris-Karzinomen, bei
allen Malignomen über 2 cm Durchmesser oder die tiefer als 10 mm invadieren
sowie beim Differenzierungsgrad II und III. Die Indikation muß besonders sorgfältig von der Gesamtsituation der Patientin abhängig gemacht werden. Reseziert
wird die Haut über den Leisten mit allen darunterliegenden Lymphknoten, ein
Teil des Mons pubis, die großen und kleinen Labien bis in das perivulväre Gewebe
hinein, das Perineum und gegebenenfalls ein Teil der Vagina, der Urethra, die
Blase oder das Rectum (Abb. 1). In der Regel wird ein plastischer Wundverschluß
notwendig.

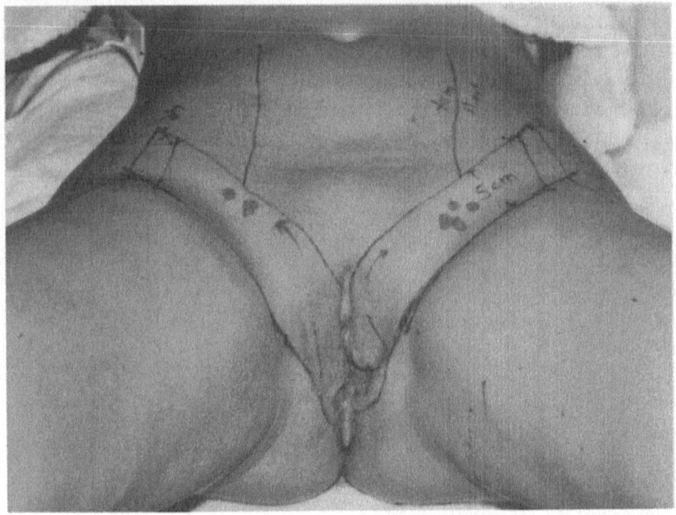

Abb. 1. Umschneidungsfigur für die erweitert radikale Vulvektomie „en bloc", hier bei einer
22-jährigen Patientin mit einem 4 cm großen Karzinom an der linken großen und kleinen Labie
mit Übergreifen auf die Vagina ($T_2N_2M_0$)

Es stellt sich die Frage, ob beim Befall der inguinalen auch die pelvinen
Lymphknoten entfernt werden sollen. Der unmittelbare therapeutische Nutzen
für die Patientin ist umstritten. So konnte die Gynecologic Oncology Group in
einer prospektiven Studie bis 1985 keinen Effekt gegenüber einer alleinigen Ho-
mogenbestrahlung des kleinen Beckens feststellen [7]. DiRe [6] fand im Material
des Mailänder Tumorinstitutes eine geringfügig verbesserte Überlebensrate, falls
eine pelvine Lymphonodektomie generell durchgeführt wurde, jedoch keine Ver-

besserung der Ergebnisse durch eine zusätzliche paraaortale Lymphonodektomie. Als Fazit kann die pelvine Ausweitung der Operation bei jüngeren Patientinnen empfohlen werden zur Gewinnung weiterer Prognoseinformation, in der Zukunft möglicherweise als Entscheidungshilfe für eine neo-adjuvante Chemotherapie.

Zweifellos ist jede erweitert radikale Operation ein sehr verstümmelnder Eingriff, behaftet mit einer hohen perioperativen Morbidität sowie einer für die Patientin erschreckenden Veränderung des körperlichen Erscheinungsbildes. Die Bemühungen um die Grundlagen und Voraussetzungen zu einer organerhaltenden Operation waren und sind deshalb absolut gerechtfertigt. Es sei jedoch nochmals ganz eindrücklich daraufhingewiesen, daß die oben genannten Kriterien der Histopathologie streng eingehalten werden müssen. Für den Heilungserfolg des Vulva-Karzinoms ist die endgültige locoregionäre Tumorsanierung von ganz entscheidender Bedeutung, da über 50% aller Therapieversager durch locoregionäre Rezidive bedingt sind. In dieser Beziehung ist das Vulva-Karzinom nicht mit dem Mamma-Karzinom zu vergleichen. Der Grat zwischen einem „Zuviel" und einem „Zuwenig" ist beim Vulva-Karzinom sehr schmal. Im Einzelfall hat das „Zuwenig" katastrophale Folgen für die Patientin. Besonders unter dem Aspekt der plastischen Wiederherstellungschirurgie ist heute deshalb ein „Zuviel" eher zu verantworten als eine chirurgische Untertherapie.

Zusätzliche plastische Maßnahmen

Eines der Hauptprobleme bei erweiterten Vulvektomien ist die Versorgung der ausgedehnten Wundflächen. Durch eine lokale Gewebsverschiebung muß zumindest die spannungsfreie Adaptation der Wundränder erreicht werden, um die häufig gestörte primäre Heilung zu begünstigen (Abb. 2). Die kosmetischen und funktionellen Spätergebnisse sind jedoch schlecht, weshalb man durch zusätzliche plastische Maßnahmen unbedingt eine Wiederherstellung der Vulva-Konfiguration anstreben sollte. Die Methoden der plastischen Chirurgie, vor allem die myocutanen Lappenplastiken, eröffnen die Möglichkeit zur annähernd echten *Wiederherstellung des Organs Vulva.*

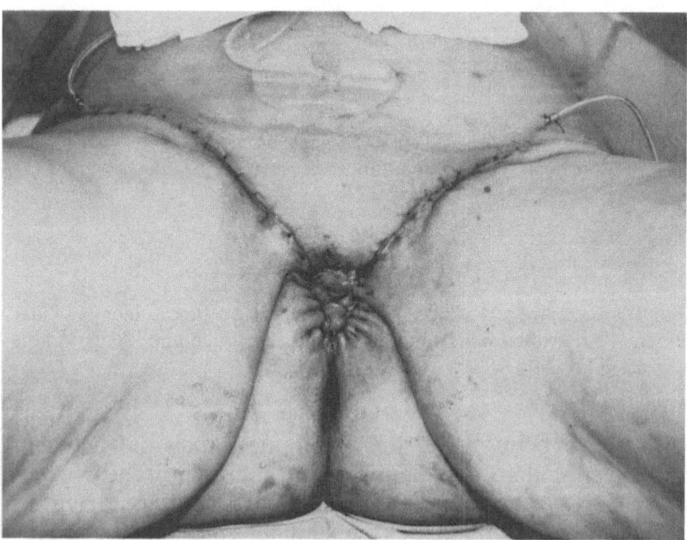

Abb. 2. Primärer Wundverschluß nach erweitert radikaler Vulvektomie durch großflächige Mobilisierung der vorderen Bauchwand bis über den Nabel hinaus, hier bei einer 78jährigen Patientin unmittelbar postoperativ

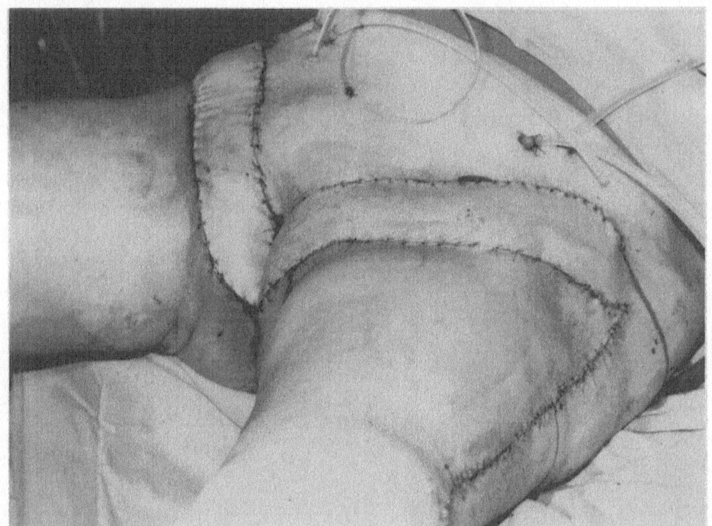

Abb. 3. Rekonstruktion der Leistenregion und der Vulva bis zum Perineum durch beidseitige Tensor-fasziae-latae (TFL)-Lappenplastik, hier bei einer 75jährigen Patientin

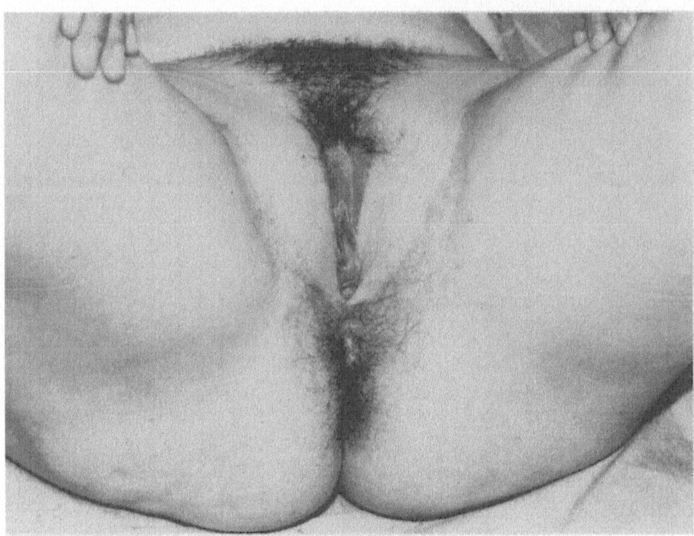

Abb. 4. Optimales Heilungsergebnis durch TFL-Lappenplastik, hier bei einer 32jährigen Patientin, 3 Jahre nach der Primäroperation

Für anteriore Defekte, die von der Spina iliaca über die Leiste bis zum Perineum reichen, hat sich die myocutane Lappenplastik mit dem Tensorfasziae-latae (TFL) bewährt (Abb. 3). Durch bis zu 35 cm lange Hautlappen, die aus der seitlichen Fläche des Oberschenkels her mobilisiert werden, gelingt die vollständige Rekonstruktion des Wundgebietes nach erweiterter Vulvektomie (Abb. 3). Die Methode ist hinreichend sicher und ergibt in der Regel ausgezeichnete kosmetische und funktionelle Ergebnisse. (Abb. 4). Details können in entsprechenden Operationslehren nachgelesen werden [8, 9].

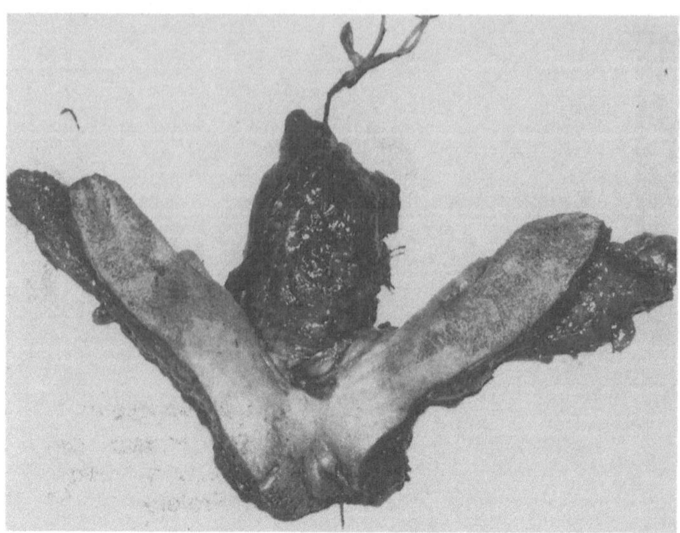

Abb. 5. Resektionspräparat eines rezidivierenden Vulva-Karzinoms nach Operation und Bestrahlung im Bereich des Perineums mit Penetration in das Rectum. Der Gewebsblock umfaßt die gesamte Vulva mit dem Perineum und der unteren Vagina, den Anus sowie das Rectum

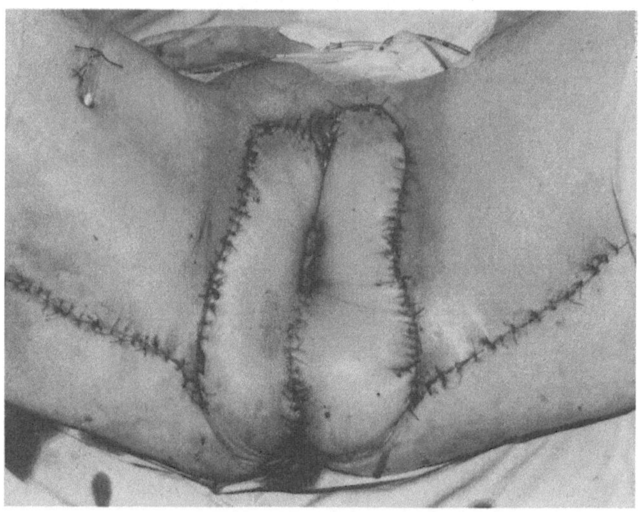

Abb. 6. Rekonstruktion des Beckenbodens, der Vulva und das Introitus vaginae nach hinterer Exenteration (vgl. Abb. 5) durch beidseitige Glutaeus-maximus (GM)-Lappenplastik, hier bei einer 58jährigen Patientin

Für den plastischen Gewebsersatz mehr *posterior* gelegener Defekte, die weit in die Fossa ischio-rectalis hineinreichen, ergibt die Glutaeus-maximus-Plastik (GM) die besten Resultate (Abb. 5, 6, 7).

Insgesamt optimiert eine zusätzliche plastische Wiederherstellung die operative Behandlung des Vulva-Karzinoms. Sie macht den Operateur flexibel in der tumorangepaßten Gewebsresektion ohne Rücksicht auf den entstehenden Defekt, senkt die perioperative Morbidität und verbessert entscheidend das funktio-

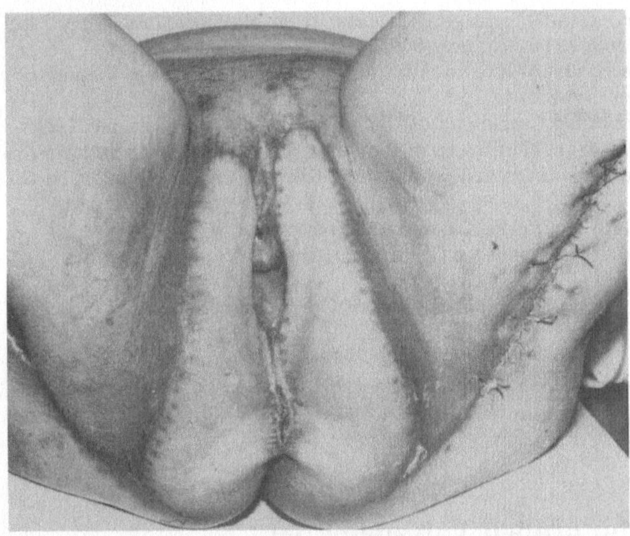

Abb. 7. Übliches Heilungsergebnis am 21. Tag nach hinterer Exenteration mit beidseitiges GM-Plastik (vgl. Abb. 6)

nelle und kosmetische Heilungsergebnis. Sie markiert einen Fortschritt gegenüber herkömmlichen Verfahren.

Zur Förderung und Weiterentwicklung plastisch-rekonstruktiver Eingriffe für die speziellen Probleme unseres Fachgebietes wurde während der diesjährigen Tagung der Deutschen Gesellschaft für Gynäkologie und Geburtshilfe eine eigene Arbeitsgemeinschaft für wiederherstellende Operationen (AWO) als Sektion der Gesellschaft gegründet, vor allem mit der Aufgabe, die Lebensqualität unserer *onkologischen* Patientinnen zu verbessern.

Zukünftige Möglichkeiten

Um die Heilungsergebnisse der operativen Behandlung des Vulva-Karzinoms zukünftig noch weiter verbessern zu können, zeichnen sich für die Zukunft folgende Möglichkeiten ab: Sie scheinen am ehesten in einer Kombination chirurgischer mit chemo- und radiotherapeutischen Konzepten zu liegen, einmal zur präoperativen Volumenverkleinerung weit forgeschrittener Karzinome, zum anderen zur adjuvanten Behandlung bei systemischer Ausbreitung oder zur gezielten Therapie von Fernmetastasen.

Die Chemotherapie wurde jahrelang eher zurückhaltend beurteilt. Nach jüngsten Mitteilungen aus USA und Südamerika [10, 11] ließen sich vielversprechende Anfangserfolge durch 5 FU, Mitomycin-C und Cisplatin in Kombination mit einer Lokalbestrahlung bei extrem fortgeschrittenen Fällen erzielen. Ähnlich wie beim Collum-Karzinom erhofft man sich auch günstige Wirkungen für die postoperative adjuvante Chemotherapie, um die 5-Jahresüberlebenschancen bei Lymphknotenmetastasen zu verbessern.

Literatur

1. Podratz K (1983) Carcinoma of the vulva. Analysis of treatment and survival. Obstet Gynecol 61:63
2. Morley G (1976) Infiltrative carcinoma of the vulva: Results of surgical treatment. Amer J Obstet Gynecol 124:874

3. DiSaia Ph (1987) The case against the surgical concept of en bloc dissection for certain malignancies of the reproductive tract. Cancer 60:2025
4. Hacker N, Berek B, Lagasse L (1984) Individualization of treatment for stage I squamons cell vulva carcinoma. Obstet Gynecol 63:155
5. Wilkinson E (1982) Microinvasive Carcinoma of the vulva. Int J Gynecol Pathol 1:29
6. DiRe F, Lupi G, Fontanella R (1987) Cancer of the vulva. Pelvic and paraaortic lymphadenectomy. Kongreßband III. Internat. Symposium Tokyo Central Foreign books, ISBN 4-924679-37-2
7. Sevin BU, Homesley H (1986) das Vulva-Karzinom. Gynäkologe 19:109
8. Knapstein PG, Friedberg V (1987) Plastische Chirurgie in der Gynäkologie. Thieme, Stuttgart
9. Käser O, Ikle F, Hirsch H (1989) Die gynäkologischen Operationen 5. Aufl (in Vorbereitung), Thieme, Stuttgart
10. Twiggs LB, Minneapolis Minnesota USA (1988) Persönliche Mitteilung
11. DiPaola G, Buenos Aires Argentinien (1988) Persönliche Mitteilung

Plastische Deckung von großen Vulvadefekten mittels myocutaner Lappenplastik

P. Hohlweg-Majert

Niedersächsische Landesfrauenklinik und Hebammenlehranstalt Hannover

The Grafting of Large Vulva Defects Using Myocutaneous Flaps

Summary. Myocutaneous flappings are suitable for grafting large wound defects because of their good blood supply. In the past two years, 21 myocutaneous flappings were carried out on 11 patients with carcinoma of the vulva at the Landesfrauenklinik und Hebammenlehranstalt of Lower Saxony. 13 of them were tensor – fasciae latae (TFL), 6 gluteus maximus and 2 gracilis muscle flaps. 7 radical vulvectomies were carried out with inguinal lymphadenectomy, another 4 with retroperitoneal lymphadenectomy, and 2 with proctectomy and artificial anus; 3 flappings were performed with inguinal lymphadenectomy and 1 with total exenteration, an artificial anus and ilium conduit. The average age of the patients was 70, the eldest being 82 and the youngest 53. The patients were hospitalized 11.3 days preoperatively and 37 days postoperatively. The long hospitalization was due to the multimorbidity of the patients. Intraoperative blood loss was between 0–2000 ml, and the operation took from 1.5 to 7 hours. There were no mentionable intraoperative complications, postoperatively 5 secondary healings were observed. The patients were generally satisfied with the cosmetic results of the surgery and no functional impairments were noted. Myocutaneous flappings can be recommended for grafting large wound defects to any experienced surgeon.

Zusammenfassung. Die myocutanen Lappenplastiken eignen sich durch ihre sehr gute Durchblutung zur Deckung von großen Wunddefekten. An der Nieders. Landesfrauenklinik u. Hebammenlehranstalt wurden in den letzten beiden Jahren bei 11 Patientinnen mit großem Vulvacarzinom insgesamt 21 myocutane Lappenplastiken durchgeführt. Davon 13 × M. tensor-fascie-latae- (TFL), 6 × M. gluteus-maximus-, und 2 × M. gracilis-Lappen. 7 × wurde eine radikale Vulvektomie mit inguinaler und 4 × mit retroperitonealer Lymphnodektomie, 2 × mit Rectum-Amputation und Anus praeter durchgeführt; des weiteren 3 × eine in-

Archives of Gynecology and Obstetrics Vol. 245, No. 1-4, 1989
Verhandlungen der Deutschen Gesellschaft für Gynäkologie und Geburtshilfe,
47. Versammlung, München 6.-10. September 1988
© Springer-Verlag Berlin Heidelberg

guinale Lymphnodektomie und 1 × eine totale Exenteration mit Anus praeter und Ilium-Conduit. Der Altersdurchschnitt betrug 70 Jahre, die älteste Patientin war 82 und die jüngste 53 Jahre alt. Die praeoparative Liegezeit betrug 11,3 Tage, die postoperative 37 Tage (prae-op.: max: 27 Tg., min.: 2 Tg.; post-Op.: max.: 85 Tg., min.: 10 Tg.). Die relativ lange Liegezeit war bedingt durch die Multimorbidität der Patientinnen. Der intraoperative Blutverlust betrug zwischen 0–2000 ml, die Operationszeit 1½ Std. bis 7 Std. An Komplikationen waren intraoperativ keine zu verzeichnen, postoperativ traten 5 × Sekundärheilungen auf. Die Pat. waren insgesamt mit dem kosmetischen Ergebnis zufrieden, Funktionsbeeinträchtigungen traten nicht auf.

Die myocutanen Lappenplastiken zur Deckung von großen Wunddefekten können jedem speziell ausgebildeten und erfahrenen Operateur empfohlen werden.

Derzeitige Therapie des Vulvakarzinoms. Ergebnisse einer Umfrage an den deutschen Universitäts-Frauenkliniken

H. G. Bender

Universitäts-Frauenklinik Düsseldorf

Current Treatment Concepts for Carcinoma of the Vulva in the Clinics of German Universities

Summary. Treatments concepts for carcinoma of the vulva in German university clinics were surveyed in an inquiry made by letter. It was revealed that radical vulvectomy is standard therapy of invasive vulvar cancer. Patients with inguinal lymph-node metastases are treated by pelvic lymphadenectomy or radiation. Almost all clinics provide reconstructive procedures performed by a gynecologist and delineate an "early vulvar cancer" with less radical therapy. There is still some disagreement on the definition of criteria such as maximal tumor diameter and invasion.

Zusammenfassung. Eine schriftliche Umfrage zur derzeitigen Therapie des Vulvakarzinoms an den deutschen Universitäts-Frauenkliniken ergibt: Die radikale Vulvektomie stellt die Standard-Therapie für das invasive Vulvakarzinom dar. Bei inguinalen Lymphknoten-Metastasen werden pelvine Lymphonodektomie oder Radiatio eingesetzt. Fast alle Kliniken halten rekonstruktive Operationsverfahren – ausgeführt durch Gynäkologen – mit kritischer Indikationsstellung zur Verfügung und grenzen eine sogenannte Frühform des Vulvakarzinoms mit eingeschränkter Therapie ab, wobei allerdings hinsichtlich Tumordurchmesser und Invasionstiefe noch divergierende Meinungen bestehen.

Ein wesentliches Merkmal in der Entwicklung der Vulvakarzinom-Therapie der letzten Jahre ist die Bemühung um eine Differenzierung und Individualisierung. Derzeit gibt es jedoch noch keine klare Abgrenzung der einzelnen Erkrankungs-Stadien und keine allgemeine Übereinstimmung in der Auswahl bestimmter therapeutischer Konsequenzen. Diese Tatsache bildete die Grundlage für eine schriftliche Umfrage zur derzeitigen Therapie des Vulvakarzinoms an den deutschen Universitäts-Frauenkliniken, die wir mit Unterstützung der Arbeitsgemeinschaft Gynäkologische Onkologie vorgenommen haben. Dazu bedienten wir uns eines Fragebogens, den wir in Zusammenarbeit mit Herrn Prof. Schmidt-Matthiesen, Frankfurt, erstellt haben. An der Ausarbeitung des Bogens war seitens der Düsseldorfer Klinik auch Herr Dr. H.-G. Schnürch beteiligt.

Von 28 versandten Fragebögen erhielten wir 23 ausgefüllt zurück. Dies ist in unseren Augen ein bemerkenswert günstiges Ergebnis, für dessen Zustandekommen wir allen Beteiligten unseren herzlichen Dank aussprechen möchten. Die Ergebnisse der Umfrage-Aktion sollen hier vorgestellt werden. In den Kliniken, die die Bögen bearbeitet zurücksandten, werden pro Jahr durchschnittlich etwa 270 Vulvakarzinome primär behandelt.

Der erste Fragenkomplex zielte auf die Behandlung des Primärtumors an der Vulva (Tabelle 1). Durch die Möglichkeit von Mehrfachnennungen bedürfen die zusammengestellten Zahlen einer Erläuterung. Aus allen Kliniken wurde mitgeteilt, daß die radikale Vulvektomie dort vorgenommen wird. In 12 Kliniken kommt auch die primäre Strahlentherapie zum Einsatz, wobei diese jedoch offenbar nur für 2 Kliniken eine echte Alternative zur radikalen Vulvektomie darstellt. Die übrigen 10 Kliniken reservieren die primäre Strahlentherapie für Patientinnen in höherem Alter und – wie durchweg formuliert wurde – schlechtem Allgemeinzustand. Dies gilt umso mehr für die einfache Vulvektomie, die von 17 Kliniken als Ausnahme-Eingriff vorgesehen wird, wobei diese Ausnahme sich in erster Linie auf Merkmale eines deutlich erhöhten allgemeinen Operationsrisikos bezieht. In den Kliniken, die die einfache Vulvektomie nicht mit einer Lymphonodektomie bzw. Bestrahlung kombinieren, stellt dieser Eingriff eine reine Palliativ-Maßnahme dar. Die Strahlentherapie wird bevorzugt mit Elektronen – teilweise kombiniert mit Telekobalt –, seltener mit anderen Techniken vorgenommen. In 3 Kliniken bemüht man sich, die Abtragung des Primärtumors an der Vulva mit einem Lasergerät vorzunehmen. Dabei kann man dieses Vorgehen als technische Modifikation der radikalen Vulvektomie ansehen. Eine Elektro-Resektion bzw. Koagulation des Tumors steht in 2 Kliniken zur Verfügung, wobei eine Klinik ihre Technik als eine Modifikation der Weghauptschen Methode beschreibt. Die Behandlung der Leistenlymphknoten (Tabelle 2) erfolgt durchweg in Form einer

Tabelle 1. Behandlung des Primärtumors, n = 23 (Mehrfachnennungen möglich)

Radikale Vulvektomie	23
Einfache Vulvektomie (z.T. „als Ausnahme")	17
Mit Nachbestrahlung	14
Davon Telekobalt	5
Telecaesium	1
Elektronen	11
Photonen	1
Linearbeschleuniger	1
Primärbestrahlung	12
Telekobalt	6
Telecaesium	1
Elektronen	8
Photonen	1
Linearbeschleuniger	1
Laser	3
Elektroresektion oder Koagulation	2

Tabelle 2. Behandlung der inguinalen Lymphknoten beim Vulva-Karzinom (Mehrfachnennungen möglich)

Lymphonodektomie	
Beidseitig	
Oberflächlich	20
Tief	19
Einseitig	
Oberflächlich	8
Tief	6
Bestrahlung	16
Elektronen	11
Telekobalt	7
Telecaesium	1
Photonen	1
Linearbeschleuniger	1
Keine Therapie im Einzelfall	2

beidseitigen oberflächlichen und tiefen inguinalen Lymphodektomie, wobei jedoch eine große Anzahl von Kliniken als Alterantive zum operativen Vorgehen die Bestrahlung der Leiste mit verschiedenen Strahlenqualitäten – teilweise in Kombination – vorsehen. Offenbar beschränken sich einige Kliniken auf eine einseitige Lymphonodektomie, teilweise nur in der oberflächlichen Form, wobei als Indikations-Gesichtspunkte ein deutlich erhöhtes Operationsrisiko und das Ziel einer Palliation anzusehen sind.

Der Nachweis von inguinalen Lymphknoten-Metastasen führt zu unterschiedlichen therapeutischen Konsequenzen (Tabelle 3). In mehreren Kliniken stehen alternativ die Bestrahlung des Beckens und die pelvine Lymphonodektomie zur Verfügung. Im Einzelfall orientiert sich die Auswahl des Vorgehens wiederum am sogenannten Allgemeinzustand der Patientin. Als Entscheidungshilfen für die Therapie-Planung werden die intra-operative Schnellschnitt-Untersuchung, die Ergebnisse eines prätherapeutischen Computertomogramms und in Einzelfällen die Befunde der prätherapeutischen Lymphographie benutzt. Als Variable mag hier noch der von uns nicht abgefragte klinische Befund der Leistenlymphknoten bei der Gesamt-Therapieplanung Einfluß nehmen. Ein Teil der Kliniken verwies darauf, daß die pelvine Lymphonodektomie als Zweit-Eingriff durchgeführt wird, wodurch sich ebenso wie bei der Bestrahlung des Beckens eine geringere Abhängigkeit von dem Ergebnis der intraoperativen Schnellschnitt-Untersuchung bei klinisch unauffälligen Leistenlymphknoten ergibt (Tabelle 4).

Tabelle 3. Behandlung bei inguinalen Lymphknoten-Metastasen (Mehrfachnennungen möglich)

Kriterien für die Therapie-Planung:	
Prätherapeutisches CT	8
Prätherapeutische Lymphographie	4
Intraoperativer Schnellschnitt	13
Art der Behandlung:	
Bestrahlung	16
Davon Telekobalt	8
Elektronen	7
Photonen	3
Linearbeschleuniger	1
Pelvine Lymphonodektomie	12

Tabelle 4. Rekonstruktion bei radikaler Vulvektomie, n = 23 (z.T. Mehrfachnennungen möglich)

Wird nicht angewandt	5
Wird angewandt	18
Davon großzügige bis routinemäßige Indikation	4
Zurückhaltende Indikation	14
Durchführung durch	
Gynäkologen	15
Chirurgen	3
Plastischen Chirurgen	2
Anzahl der Rekonstruktiven Eingriffe	
Insgesamt	59
Davon primär	36

In der weit überwiegenden Zahl der an der Umfrage sich beteiligenden Kliniken wird im Zusammenhang mit einer radikalen Vulvektomie bei Notwendigkeit ein Rekonstruktions-Eingriff durchgeführt. 14 der 18 Kliniken, in denen dies vorgesehen ist, bezeichnen ihre Indikationsstellung als eher zurückhaltend, während in 4 Kliniken eine großzügige bis routinemäßige Anwendung von speziellen Rekonstruktions-Eingriffen vertreten wird. Die Eingriffe werden durchweg durch die Gynäkologen, selten in Zusammenarbeit mit oder alleine durch Chirurgen oder plastische Chirurgen vorgenommen. Insgesamt beläuft sich die durchschnittliche Anzahl entsprechender Eingriffe in den beteiligten Kliniken auf ca. 60, wovon die Hälfte als Primäreingriff vorgenommen wird. Bezogen auf die eingangs erwähnte Gesamtzahl der primär in den beteiligten Kliniken behandelten Vulvakarzinom-Patientinnen ergibt sich, daß bei etwa jeder fünften Patientin ein gesonderter Eingriff zur Deckung des Defektes im Zusammenhang mit der radikalen Vulvektomie zur Anwendung gelangt.

Von besonderem Interesse war für uns, inwieweit Patientinnen mit sogenannten Frühfällen eines Vulvakarzinoms einer weniger ausgedehnten Therapie unterzogen werden. In fast allen Kliniken ist man um ein solch differenziertes Therapiekonzept bemüht (Tabelle 5).

Tabelle 5. Abgrenzung von Frühfällen des Vulva-Karzinoms (z.T. Mehrfachnennungen möglich)

Nein	1
Ja	22
Kriterien	
Tumordurchmesser	17
Histol. Ausbreitungsmuster	7
Invasionstiefe	19
Bezogen auf	
Tumoroberfläche	9
Regelrechte benachbarte Papille	6
Tiefste Reteleiste	4

Tabelle 6

Angaben zum Tumordurchmesser:	
Bis 5 mm	2
10 mm	11
20 mm	3
Angaben zur Invasionstiefe:	
Frühe Stromainvasion	1
Bis 1 mm	2
1,5 mm	2
1–2 mm	1
2 mm	1
3 mm	4
4 mm	2
5 mm	6

Aus den mitgeteilten Zahlen ergibt sich, daß gut 15% der zur Primär-Behandlung erscheinenden Vulvakarzinom-Patientinnen Kriterien aufweisen, die für die betreuenden Kollegen Merkmale eines Frühfalles darstellen. Dies sind im wesentlichen die histologisch festgestellte Invasionstiefe – bezogen auf unterschiedliche Referenzebenen – und der Tumordurchmesser. Die genauere Aufstellung (Tabelle 6) zu den Abgrenzungs-Kriterien Tumordurchmesser und maximale Invasionstiefe zur Unterscheidung zwischen radikal und weniger radikal zu behandelnden Patientinnen, ergibt eine größere Uneinheitlichkeit.

Als therapeutische Konsequenz (Tabelle 7) werden verschiedene, im Vergleich mit der radikalen Vulvektomie weniger belastende Behandlungs-Verfahren vorgesehen. Neben der operativen Resektion in Form einer Exzision bzw. Hemivulvektomie wird in 4 Kliniken die CO_2-Laser-Behandlung und in einer Klinik die Elektro-Resektion vorgesehen. In Abhängigkeit von dem im Einzelfall vorliegenden Befund wird auf eine Behandlung der inguinalen Lymphknoten verzichtet bzw. die Lymphonodektomie häufig auf einen unilateralen Eingriff beschränkt.

Tabelle 7. Therapie der „Frühfälle" des Vulva-Karzinoms (Mehrfachnennungen möglich)

Exzision im Gesunden	16
Hemivulvektomie	16
CO_2-Laser	4
Elektroresektion	1
Behandlung der inguinalen Lymphknoten:	
Keine Therapie	16
Bestrahlung	4
Davon mit Elektronen	3
Photonen	1
Lymphonodektomie	
Unilateral	12
Bilateral	8

Tabelle 8. Therapie der intraepithelialen Neoplasie der Vulva, n = 23 (Mehrfachnennungen möglich)

Operative Resektion	21
Elektroresektion	1
Bestrahlung	0
CO_2-Laser	7
Kryo-Therapie	1
Interferon	1
Orientierung für Therapie-Ausdehnung	
Makroskopischer Befund	14
„Kolpo"skopie	10
Biopsie (teilweise multipel)	16
COLLINS-Test	1

Nur in seltenen Fällen wird der Eingriff an der Vulva mit einer Bestrahlung des Leistengebietes kombiniert.

Bei der Therapie der intraepithelialen Neoplasie der Vulva (Tabelle 8) steht die operative Behandlung eindeutig im Vordergrund. Allerdings wird in 7 Kliniken – teilweise alternativ – die CO_2-Laser-Vaporisation angewandt. Eine Strahlentherapie wird in keiner der beteiligten Kliniken mehr vorgesehen. Maßgebend für die Ausdehnung des Resektions- bzw. Destruktions-Eingriffes sind neben dem makroskopischen Befund die auf die Vulva übertragene Kolposkopie und die Absicherung durch teilweise multiple Biopsien.

Zusammenfassend läßt sich festhalten, daß die radikale Vulvektomie die Standard-Behandlung für das Vulvakarzinom an den deutschen Universitäts-Frauenkliniken darstellt. Zwei Kliniken setzen eine primäre Strahlentherapie als Alternative zur radikalen Vulvektomie ein. Die übrigen, die eine primäre Strahlentherapie anwenden, sehen diese als einen weniger belastenden Ausweg an, wenn für die Patientinnen ein deutlich erhöhtes Operations-Risiko besteht. Die einfache Vulvektomie mit oder ohne Nachbestrahlung wird als palliativer Eingriff eingesetzt. Das Vorgehen bei Metastasen-Nachweis in den inguinalen Lymphknoten ist uneinheitlich. Etwa gleich viele Kliniken bevorzugen entweder die Bestrahlung des Beckens oder die pelvine Lymphonodektomie, während bei den übrigen Kliniken im Einzelfall die Entscheidung zwischen diesen beiden Methoden getroffen wird. Im weit überwiegenden Teil der Kliniken stehen rekonstruktive Eingriffe primär oder sekundär nach der radikalen Vulvektomie gegebenenfalls zur Verfügung. Fast alle Eingriffe werden von Gynäkologen durchgeführt, wobei eine große Mehrheit der Kliniken eine zurückhaltende Indikation für derartige Eingriffe stellt. Fast alle Kliniken grenzen sogenannte Frühfälle des Vulvakarzinoms ab, für die sie weniger radikale Behandlungs-Methoden anwenden. Allerdings bestehen zu den Abgrenzungs-Kriterien – insbesondere Tumor-Durchmesser und maximale Invasionstiefe – noch recht unterschiedliche Vorstellungen. Bei der Therapie der vulvären intraepithelialen Neoplasie wird neben den Resektions-Methoden die CO_2-Laser-Vaporisation angewandt.

Insgesamt läßt sich aus den mitgeteilten Informationen die Tendenz zu einer differenzierten und individualisierten Therapie des Vulvakarzinoms ablesen.

Behandlungsformen und -Ergebnisse beim invasiven Vulvakarzinom

M. Lahousen

Geburtshilfliche Gynäkologische Universitäts-Klinik Graz

Invasive Vulvar Cancer: Treatment and Results

Summary. Between 1970 and 1982, 113 patients were treated for invasive vulvar cancer in FIGO stages I–IV; 97 patients were available for follow-up. Forty-one patients (42.3%) underwent radical vulvectomy and lymphadenectomy, 21 underwent simple vulvectomy, and 12 (12.4%) had electric resection of the lesion; 42 patients (43.3%) received postoperativ radiotherapy. The 5-year survival rate was 61.8% after surgery and radiotherapy. Five-year survival in stages I, II, and III was 85.3%, 60.7%, and 17.9%, respectively. Overall 5-year survival was 52.6%. Patients with small, highly differentiated squamous cell cancers, without lymph node involvement, did best.

Archives of Gynecology and Obstetrics Vol. 245, No. 1-4, 1989
Verhandlungen der Deutschen Gesellschaft für Gynäkologie und Geburtshilfe,
47. Versammlung, München 6.-10. September 1988
© Springer-Verlag Berlin Heidelberg

Zusammenfassung. In den Jahren 1970–1982 wurden 113 Patientinnen wegen eines invasiven Vulvakarzinoms der Stadien I–IV (FIGO) behandelt. Eine Verlaufskontrolle war bei 97 Pat. möglich. Bei 41 Pat. (42,3%) wurde eine radikale Vulvektomie mit Lymphadenektomie durchgeführt; eine einfache Vulvektomie erfolgte bei 21 Frauen und bei 12 Pat. (12,4%) eine Elektroresektion. Nach alleiniger Operation betrug die 5-Jahres Überlebenszeit 61,8%, nach Operation und Nachbestrahlung 69,0%. Die 5-Jahres ÜLZ betrug im Stadium I 85,0%, im Stadium II 60,7% und 17,9% im Stadium III. Insgesamt 52,6%. Die Therapieergebnisse standen mit der Tumorgröße, Differenzierung und Lymphknotenstatus in direkter Relation.

Das Vulvakarzinom ist das vierthäufigste Genitalkarzinom der Frau. Es wird vor allem bei älteren Frauen diagnostiziert. Durch die für diese Altersgruppe typische Krankheitsverschleppung hat das Vulvakarzinom von vornherein eine dubiöse Prognose. Bedingt durch die Scheu, die Intimsphäre zu exponieren, werden die Beschwerden im Genitalbereich häufig mißinterpretiert sowie dissimuliert. Dabei ist noch zu berücksichtigen, daß auch der Arzt an der verspäteten Diagnose durch fachliche Inkompetenz schuld sein kann. Dadurch kommen viele der betroffenen Patientinnen mit weit fortgeschrittenen Karzinomen an die Klinik.

Die Bemühungen um eine Verbesserung der Heilungsaussichten führten zu einem weiten Spektrum von Therapievorschlägen. Beim klinisch invasiven Vulvakarzinom wird die Radikaloperation, das heißt, die radikale Vulvektomie mit inguinaler und femoraler Lymphadenektomie angestrebt [6]. Dieses Ziel ist bei hohem Alter de Patientinnen oder bei sehr ausgedehnten Karzinomherden nicht immer erreichbar. Daraus resultieren verschiedene Behandlungsmethoden und erschweren die Beurteilung von Behandlungsergebnissen. Die therapeutischen Möglichkeiten reichen von der radikalen großflächigen Entfernung der Vulva mit inguinaler und gegebenenfalls pelviner Lymphadenektomie über die elektrochirurgische Koagulation der Vulva [7] und operative Entfernung oder Bestrahlung der regionalen Lymphknoten bis zur primären Bestrahlung der Vulva und ihres Lymphabflußgebietes mit schnellen Elektronen [1, 2, 4, 5].

Bei allen diesen therapeutischen Modalitäten ist die hohe Komplikationsrate in Betracht zu ziehen. Das größte Problem der radikalen operativen Therapie liegt in der gestörten Wundheilung der Vulva wie auch der Leisten, welche in über 70% auftritt und oft zu einem durchschnittlichen Krankenhausaufenthalt von über 4 Wochen führt [5]. Neuerdings wird versucht, dieses Problem mittels plastischer Deckung zu lösen. Späte Komplikationen, wie Lymphfisteln, -zysten oder chronische Beinödeme nach inguinaler Lymphadenektomie treten in etwa 60% der Fälle auf. Psychosexuelle Störungen welche nach Resektion des externen Genitale sehr ausgeprägt sein können, verschlechtern die Lebensqualität der Patientinnen. Auch die lokalen Nebenwirkungen der Strahlentherapie, die sich vor allem in der lokalen Entzündung äußert, beeinträchtigen das Wohlbefinden.

Unter Beachtung aller angeführten Umstände und bei dem Bestreben, die Therapie der Patientin und ihrem Leiden möglichst anzupassen, ist es zu verstehen, daß über einen längeren Zeitraum gesehen, an einem großen Krankengut die verschiedensten Behandlungsmöglichkeiten zum Einsatz kamen. An der Grazer Frauenklinik wurden von 1970 bis 1982 113 Patientinnen wegen eines Vulvakarzinoms der Stadien I bis IV (nach FIGO) behandelt. Bei allen war ein Plattenepithelkarzinom histopathologisch nachweisbar. In diesem Patientenkollektiv sind Frauen mit Mikrokarzinomen nicht berücksichtigt. Bei 97 der 113 Patientinnen war eine Verlaufskontrolle über 5 Jahre möglich. Die Nachsorge erfolgte mittels klinischer, radiologischer (i.v.P., CT) und biochemischer Methoden (Tumormarker) in vorgegebenen Intervallen. Bei 16 Frauen (16,5%) konnte wegen des Alters,

518

des zu fortgeschrittenen Tumorstadiums sowie wegen zusätzlich bestehender Multimorbidität keine kausale Therapie durchgeführt werden. Bei 34 (35,1%) wurde eine operative Intervention bzw. bei 42 (43,2%) der Patientinnen eine Operation und Bestrahlung durchgeführt. Die alleinige Bestrahlung erfolgte bei 5 (5,2%) Patientinnen in Form einer palliativen Röntgen- bzw. Telekobaltbestrahlung. Die am häufigsten durchgeführte Operation war die radikale Vulvektomie mit inguinaler-femorale Lymphadenektomie (N = 41, 42,3%). Nur einmal wurde in der Berichtzeit eine zusätzliche pelvine Lymphadenektomie gemacht. Die einfache Vulvektomie erfolgte bei 21 Patientinnen (21,6%) gefolgt, von der lokalen elektrischen Resektion des Tumors oder einer Elektrokoagulation nach Weghaupt [7] in insgesamt 12 (12,4%) der Fälle (Tabelle 1).

Tabelle 1. Therapieformen beim invasiven Vulvakarzinom Graz 1970–1982

Therapie	N	%
Unbehandelt	16	14,2
Lokale Exzision	2	2,1
Einfache Vulvektomie	10	10,3
Einfache Vulvektomie und Nachbestrahlung	11	11,3
Elektrische Resektion des Tumors	6	6,2
Elektrische Resektion des Tumors und Nachbestrahlung	6	6,2
Primäre Strahlentherapie	5	5,1
Radikale Vulvektomie mit Lymphadenektomie	16	16,5
Radikale Vulvektomie mit Lymphadenektomie und Nachbestrahlung	25	25,8
Summe	97	100,0

Die Behandlungsformen bei diesen 97 Patientinnen waren vom Tumorstadium und dem Alter der Patientinnen abhängig. Die jüngste Patientin war 40, die älteste 91 Jahre alt. Über zwei Drittel der Patientinnen waren 45 Jahre und älter. Die Altersverteilung zeigt einen deutlichen Anstieg der Fälle mit Vulvakarzinom ab dem 61. und besonders ab dem 71. Lebensjahr. Die fortgeschrittenen Stadien kamen überwiegend bei den älteren Frauen vor (Abb. 1). Damit nahm die Radikalität der operativen Interventionsmöglichkeiten in Relation zum Alter deutlich ab.

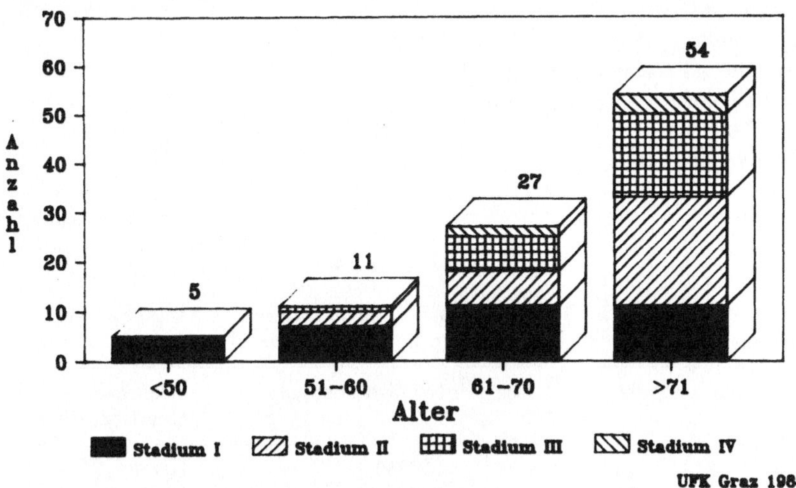

Abb. 1. Tumorstadium in Abhängigkeit vom Alter der Patientinnen

Die 5-Jahres-Überlebenszeit war vom Stadium, der Therapieform, der Tumordifferenzierung und von der Tumorgröße abhängig. Insgesamt betrug die 5-Jahres-Überlebensrate (Tabelle 2) bei allen Patientinnen 52,6% (51 von 97). Nach alleiniger Operation, unabhängig vom Stadium, überlebten 61,8% (21 von 34) der Patientinnen mindestens 5 Jahre lang (Tabelle 3). Bei den nachbestrahlten Patientinnen war die 5-Jahres-Überlebensrate mit 69% (29 von 42) etwas höher. Bei 41 Patientinnen wurde eine radikale Vulvektomie mit Entfernung der inguinalen und femoralen Lymphknoten durchgeführt. Bei 20 dieser Patientinnen mit Lymphknotenmetastasen betrug die 5-Jahres-Überlebensrate 50%. Die 21 Patientinnen mit tumorfreien Lymphknoten wiesen dagegen eine 5-Jahres-Überlebensrate von 80,9% auf (Tabelle 4). In beiden Gruppen wurde keine systematische Nachbestrahlung durchgeführt. Bei allen Patientinnen mit positiven inguinalen Lymphknoten wurden diese nur ipsilateral vom Primärtumor gefunden. Die 5-Jahres-Überlebensrate war von der Anzahl der befallenen Lymphknoten und der Größe der Lymphknotenmetastasen abhängig. War nur ein Knoten befallen,

Tabelle 2. 5-Jahres Überlebenszeit in Abhängigkeit vom Tumorstadium (FIGO)

Stadium (FIGO)	N	5-Jahres Überlebenszeit
I	34	29 (85,3%)
II	28	17 (60,7%)
III	28	5 (17,9%)
IV	7	–
I–IV	97	51 (52,6%)

Tabelle 3. 5-Jahres Überlebenszeit in Abhängigkeit von der Therapieform

Therapie	N	5-Jahres Überlebenszeit	
Unbehandelt	16	–	
Lokale Exzision	2	1	
Einfache Vulvektomie	10	6 (60,0%)	
Radikale Vulvektomie mit Lymphadenektomie	16	12 (75,0%)	61,8%
Elektrische Resektion des Tumors	6	2	
Primäre Strahlentherapie	5	1	
Einfache Vulvektomie und Nachbestrahlung	12	7 (58,3%)	
Radikale Vulvektomie mit Lymphadenektomie und Nachbestrahlung	25	21 (84,0%)	69,0%
Elektrische Resektion des Tumors und Nachbestrahlung	5	1	
Summe	97	51 (52,6%)	

Tabelle 4. 5-Jahresüberlebenszeit bei 41 Patientinnen mit Vulvakarzinom nach radikaler Vulvektomie mit Lymphadenektomie in Abhängigkeit vom Lymphknotenbefall

Inguinale und femorale Lymphknoten	N	Nachbestrahlung	5-Jahres-Überlebensrate
Positiv	20	15 (75%)	10 (50%)
Negativ	21	10 (47,6%)	17 (80,9%)

so überlebten 8 von 14 (57,1%), waren zwei oder mehr Knoten befallen, nur zwei
von 6 (33,3%) der Patientinnen (Abb. 2). Hatten die Lymphknotenmetastasen
einen Durchmesser unter 2 cm, so überlebten 10 von 15 (66,6%) Patientinnen, bei
einem Durchmesser über 2 cm (N = 5) keine der Frauen (Abb. 3). Wie erwartet
waren die Therapieergebnisse am besten, wenn kleine oder höher differenzierte
Plattenepithelkarzinome vorlagen (Tabelle 5).

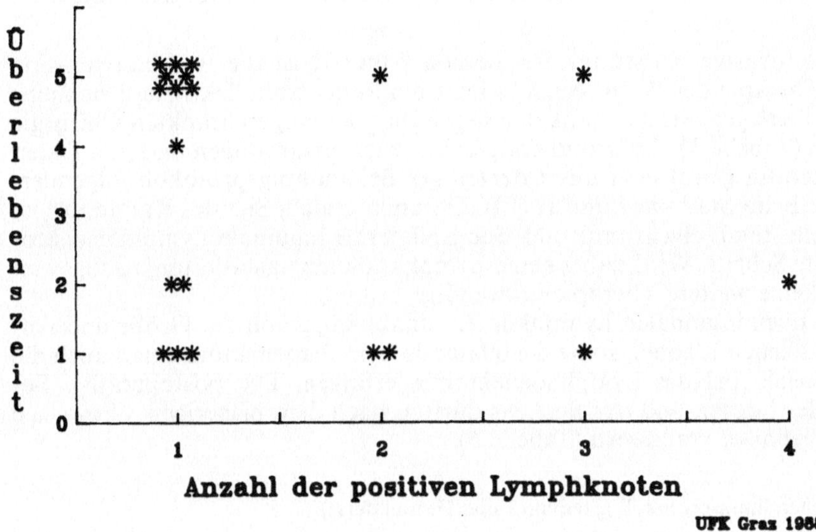

Abb. 2. 5-Jahres Überlebenszeit in Abhängigkeit von der Anzahl der befallenen Lymphknoten

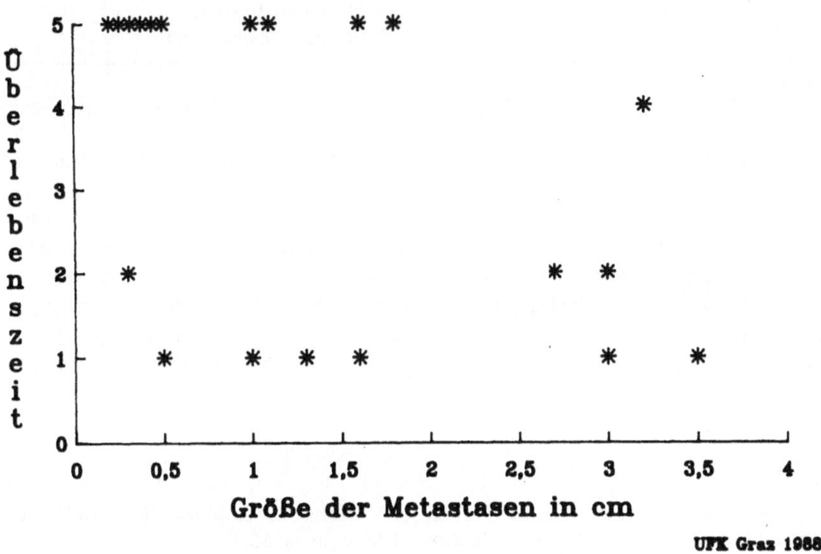

Abb. 3. 5-Jahres Überlebenszeit in Abhängigkeit von der Größe der Lymphknotenmetastasen

Tabelle 5. 5-Jahres-Überlebenszeit (ÜLZ) von 97 Patientinnen mit invasivem Vulvakarzinom in Abhängigkeit vom Tumor-Grading und Tumorgröße

	Differenzierung			Tumorgröße (in cm)				
	G_1	G_2	G_3	<2	2,1–4	4,1–6	6,1–10	>10
N:	57	12	28	34	30	7	13	13
5-Jahres ÜLZ:	33	8	10	29	18	1	3	0
	57,9%	66,7%	35,7%	85,3%	60,0%	14,3%	23,1%	0,0%

Für das invasive Karzinom der Stadien I und II ist die Radikaloperation sicher die Therapie der Wahl. Auch in unserem Patientenkollektiv läßt sich eine deutliche Überlegenheit der radikalen gegenüber der eingeschränkten Chirurgie nachweisen (Tabelle 3). Aufgrund der geschilderten Erfahrungen und von Daten aus der Literatur [2–5] sieht unser derzeitiges Behandlungsprotokoll folgendermaßen aus: Beim Stadium I und II (FIGO), unilateralem Sitz des Karzinoms ist eine radikale Hemivulvektomie und eine ispilaterale inguinale Lymphadenektomie der erste Schritt. Wird dabei keine Lymphknotenmetastasierung nachgewiesen, so ist keine weitere Therapie notwendig.

Bei positiven inguinalen Lymphknoten, unabhängig von der Größe und Anzahl der befallenen Knoten, sollte die bilaterale Lymphadenektomie und auch die extraperitoneale pelvine Lymphadenektomie erfolgen. Die postoperative Bestrahlung der Leisten und des Beckens dürften nach dem bisherigen Wissen die Heilungsergebnisse verbessern (Tabelle 6).

Tabelle 6. Behandlungsprotokoll (Stadium I und II, unilateral)

1. Radikale Hemivulvektomie
2. Ipsilaterale inguinale Lymphadenektomie

● Negativ:
Keine weitere Therapie

● Positiv:
Bilaterale inguinale und pelvine Lymphadenektomie

Perkutane Bestrahlung

UFK Graz 1988

Sitzt der Primärtumor an der Clitoris, an der hinteren Komissur oder bilateral oder ist das Tumorstadium fortgeschritten, ist immer eine radikale totale Vulvektomie mit bilateraler inguinaler und bei positiven Lymphknoten, pelvine Lymphadenektomie, mit Nachbestrahlung das Ziel unseres therapeutischen Konzeptes.

Eine Verbesserung der bekannten Behandlungsresultate in ihrer Gesamtheit ist nur durch eine effektive Frühdiagnose erzielbar. Dazu wäre eine Motivation der Patientinnen notwendig, die aber aufgrund des meist fortgeschrittenen Alters und der damit verbundenen Vernachlässigung ihrer Genitalssphäre nur schwer erreichbar ist.

Literatur

1. Frischbier HJ, Thomsen K, Schmermund HJ, Heuser F, Höhne G, Lohbeck HV (1985) Die Strahlenbehandlung des Vulvakarzinoms. Geburtsh Frauenheilk 45:1–8
2. Hacker FN, Berek JS, Lagasse LD, Leuchter RS, Moore JG (1983) Management of regional lymph nodes and their prognostic influence in vulvar cancer. Obstet Gynecol 61:408–412

3. Käser O, Ikle FA, Hirsch HA (1983) Atlas der gynäkologischen Operationen. Thieme, Stuttgart New York
4. Lucas WE (1981) Die Stadienangepaßte Behandlung des Vulvakarzinoms. Gynäkologie 14:150–158
5. Sevin BU, Homesly MD (1986) Das Vulvakarzinom. Gynäkologie 19:109–115
6. Way S (1948) The anatomy of the lymphatic drainage of the vulva and its influence on the radical operation for carcinoma. Ann Coll Surg Eng 3:187–196
7. Weghaupt K (1971) Das Vulvakarzinom. Geburtsh Frauenheilk 31:1164–1168

Das Vulvakarzinom, operative Behandlung und klinische Ergebnisse

G. Bartzke, M. Henne, T. Beck, R. Kreienberg

Universitäts-Frauenklinik Mainz

Wir berichten über unsere Ergebnisse in der Therapie des Vulvakarzinoms an der Universitäts-Frauenklinik Mainz aus den Jahren 1966–1985. Insgesamt wurden 129 Patientinnen mit einem invasiven Vulvakarzinom zur Primärbehandlung stationär aufgenommen. Das Durchschnittsalter der Patientinnen betrug 66,2 Jahre, 95% der Patientinnen waren postmenopausal. Zum Zeitpunkt der Klinikaufnahme wiesen 32,1% einen Diabetes mellitus, 64,3% eine deutliche Adipositas und 42% einen therapiebedürftigen Hypertonus auf. 60,7% aller Patientinnen mit Vulvakarzinom zeigten sonstige Nebenerkrankungen. Zum Zeitpunkt der Diagnosestellung hatten 63% unserer Patientinnen lokale Symptome. Bei Aufnahme gaben 66% Schmerzen, 63% Pruritus und 19% einen störenden Fluor an. Wir fanden die malignen Veränderungen bei der Inspektion in 34% an den großen Labien, in 36% an den kleinen Labien, in 42% im Klitorisbereich und in 22% an der hinteren Kommissur lokalisiert. Die Stadieneinteilung erfolgte postoperativ entsprechend des histologischen Befundes. Wir fanden in 22% ein Tumorstadium T_1, in 67% ein Stadium T_2, in 9% ein Stadium T_3 und in 2% ein Stadium T_4. Bei der Beurteilung des Lymphknotenbefalls fand sich postoperativ histologisch in 58% kein Lymphknotenbefall ($= N_0$), in 21% ein Stadium N_1, in 9% ein Stadium N_2, in 6% ein Stadium N_3, 6% der Fälle konnten nicht sicher beurteilt werden. Wir fanden bei T_1-Tumoren in 14%, bei T_2-Tumoren in 26% und bei T_3-Tumoren in 92% der Fälle histologisch die Lymphknoten befallen. Bei 64% unserer Patientinnen wurde eine radikale Vulvektomie durchgeführt. 13% erhielten eine einfache Vulvektomie, 11% eine alleinige Tumorexzision, in 8% erfolgte eine Hemivulvektomie. 2% erhielten eine sonstige Operationsform. Eine beidseitig inguinale Lymphknotenexstirpation erfolgte in 75% der Fälle. An postoperativen Komplikationen fanden sich Wundheilungsstörungen (57%), Lymphzysten (11%), und ein Lymphödem (9%). Wir verfolgten die 129 Patientinnen durchschnittlich 63 Monate. Am Ende der Beobachtungszeit konnte bei 36% eine komplette Remission festgestellt werden, 54% waren verstorben, davon 30% an Karzinomfolgen. Das rezidivfreie Intervall betrug durchschnittlich 29 Monate, die mittlere Überlebungszeit im FIGO-Stadium I 77 Monate, im Stadium II 65 Monate, im Stadium III 30 Monate und im Stadium IV 14 Monate. In Abhängigkeit von der Operationsform zeigte sich bei Patienten mit radikaler Vulvektomie die beste Überlebenswahrscheinlichkeit in den ersten 5 Jahren. Wir fanden in unserem Patientenkollektiv eine 5-Jahres-Überlebungsrate von 68% für Patientinnen ohne Lymphknotenmetastasen, während sich für die Fälle mit Lymphknotenmetastasen eine 5-Jahres-Überlebungsrate von nur 13% ergab.

Archives of Gynecology and Obstetrics Vol. 245, No. 1-4, 1989
Verhandlungen der Deutschen Gesellschaft für Gynäkologie und Geburtshilfe,
47. Versammlung, München 6.-10. September 1988
© Springer-Verlag Berlin Heidelberg

Die Prognose unserer Patientinnen mit Vulvakarzinomen hängt von der Größe des Primärtumors und vom Lymphknotenbefall ab. Die radikale Vulvektomie mit beidseitiger inguinaler Lymphonodektomie scheint offenbar die günstigsten Heilungsergebnisse zu erbringen.

Eine entscheidende Verbesserung der Behandlungsergebnisse des Vulvakarzinoms ist jedoch nur durch eine Intensivierung der Vorsorge und Diagnose und Therapie zum frühest möglichen Zeitpunkt zu erreichen.

Positive Entwicklungen bei der Behandlung des Vulvakarzinoms

S. Scheit, R. Callies, L. Heilmann, A. E. Schindler

Abteilung für Gynäkologie, insbes. gynäkologische Onkololgie, Gesamthochschule Essen

Wir haben an der UFK Essen in einer retrospektiven Studie den klinischen Verlauf und die Therapie von Vulvamalignomen untersucht. In diesem Zeitraum erhielten hier 136 Patientinnen (Pat.) eine Ersttherapie. Dabei fanden sich 93% Plattenepithelkarzinome und 7% sonstige Malignome. Das Patientengut konnte in zwei Gruppen unterteilt werden, Gruppe 1 von 1959–1973 und Gruppe 2 von 1973–1987. In Gruppe 1 wurden nur eingeschränkte Operationen bis zur einfachen Vulvektomie durchgeführt. Bei über 80% der Fälle schloß sich eine Röntgenbestrahlung an. Über 66% der Pat. erhielten in Gruppe 2 einer adikale Vulvektomie und in über 30% eine Betatron- bzw. eine kombinierte Elektronen- u. Photonenfeldbestrahlung von 40 bis 60 Gy in 5–6 Wochen. Bestrahlt wurden inguinale u. iliakale Lymphabflußgebiete bei positivem Lymphknoten (LK)-Befall der Figostadien I–III, Stadium (Stad) IV wurde individuell behandelt [1, 2]. Die Einteilung nach Figo erfolgte durch Routinehistologien. Zur Signifikanzberechnung (p < 0,05) diente der Test nach Mantel-Cox mit Hilfe der Computerprogramme SAS u. BMDP.

Im Vergleich beider Gruppen gab es keinen Unterschied bezüglich des durchschnittlichen Alters der Diagnosestellung von 68 Jahren, Menarche, Menopause, Anzahl der Geburten oder Fehlgeburten, insulinpflichtigem Diabetes, dekompensierter Herzinsuffizienz und Hypertonie.

In Gruppe 2 überwogen die lokalen Komplikationen in Form von 37% Dehiszenzen gegenüber 24% in Gruppe 1. Dennoch war die Behandlungsdauer der Stad. I–IV bezogen auf die Gesamtliegezeit in Gruppe 2 mit 85 Tagen deutlich niedriger als mit 105 Tagen der Gruppe 1.

Die relative Stadienhäufigkeit zeigte in Gruppe 1 einen deutlichen Anstieg vom CIS mit 2% über Stad. I mit 14% zu den Stad. II mit 37% und III mit 40%. Verglichen damit wurde in Gruppe 2 eine Verschiebung zum CIS mit 19% verbunden mit einer relativen Abnahme der Stad. I mit 6% und II mit 27% deutlich. Beide Gruppen unterschieden sich nicht in den Stad. III u. IV.

Die Gruppe 2 wies signifikante höhere Überlebenswahrscheinlichkeiten im Gesamtverlauf der Stad. I–IV verglichen mit Gruppe 1 auf. Dieses wurde durch die einzelne Betrachtung der jeweiligen Stad. II u. III bestätigt. Im Stad. I zeigt sich eine deutliche Tendenz zugunsten der Gruppe 2, die aufgrund der geringen Anzahl nicht signifikant erscheinen konnte. Im Stad. IV unterschieden sich beide Gruppen nicht. Es lagen sogar die Überlebenswahrscheinlichkeiten der Gruppe 2 Stad. III etwas über denen der Gruppe 1 Stad. II (s. Tabelle 1). Die Rezidivrate betrug in Gruppe 1 bei den Stad. I–IV 39% u. in Gruppe 2 24%. Die Untersuchung des LK-Status bei radikalen Vulvektomien ergab bei inguinal negativem

Archives of Gynecology and Obstetrics Vol. 245, No. 1-4, 1989
Verhandlungen der Deutschen Gesellschaft für Gynäkologie und Geburtshilfe,
47. Versammlung, München 6.-10. September 1988

LK-Befund eine 5 Jahresüberlebenswahrscheinlichkeit von 76% und bei positivem LK-Befund eine von 18%. Dieser Unterschied war mit p < 0,001 hochsignifikant.

Tabelle 1. Überlebenswahrscheinlichkeiten bei Vulvamalignomen der Stadien Figo I–IV

Figo-Stadien	Gesamt I–IV		I		II		III	
Gruppe	1	2	1	2	1	2	1	2
Überlebenswahr-scheinlichkeit (%)								
Jahr 1	64	66	100	100	70	76	69	59
5	21	48	82	100	25	70	8	28
10	16	38	58	100	16	46	0	28
Anzahl n =	51	68	5	7	20	24	21	33
Signifikanz	p < 0,03		p < 0,18		p < 0,03		p < 0,02	

In dieser retrospektiven Studie konnte gezeigt werden, daß trotz des radikaleren Eingriffs der stationäre Aufenthalt sich verkürzte. Durch die deutlich besseren Überlebensraten der Stad. I–III und bei geringerer Rezidivrate bietet sich die radikale Vulvektomie evtl. ergänzt durch Radiatio bei den Stadien I–III als Therapie der Wahl an, entsprechend bestätigt durch die Literatur [1–6]. Durch eine offensichtlich bessere Früherkennung wurde in den letzten Jahren das CIS der Vulva wesentlich häufiger diagnostiziert.

Literatur

1. Alberti W, Katsiliieris I, Schulz U, Callies R (1986) Indikationen und Ergebnisse der postoperativen Radiotherapie des Vulvakarzinoms. Strahlentherapie Onkologie 162:488–495
2. Schulz U, Callies R, Krüger K (1980) Effizienz der postoperativen Elektronentherapie des lokalisierten Vulvakarzinoms. Strahlentherapie 156:326–330
3. Bender H (1981) Stadienangepaßte Behandlung des Vulvakarzinoms. Gynäkologe 14:159–164
4. Volk M, Schmidt-Matthiesen H (1983) Therapieergebnisse beim Vulvakarzinom. Mitt. Bl. der Arbeitsgemeinschaft für gynäkol. Onkologie 4:13–17
5. Lukas W (1981) Die stadienangepaßte Behandlung des Vulvakarzinoms. Gynäkologe 14:150–158
6. Käser O, Iklé F, Hirsch H (1983) Atlas der gynäkologischen Operationen, 4 Aufl., Thieme, Stuttgart New York

Ergebnisse der elektrochirurgischen Vulvektomie mit postoperativer Bestrahlung der Inguinallymphknoten beim Vulvakarzinom

N. Vavra, H. Kucera, K. Weghaupt

Ordinariat für Gynäkologische Strahlentherapie der Universität Wien

Radical Vulvectomy Using Warm Knife and Irradiation of the Inguinal Lymph Nodes for Invasive Squamous Cell Carcinoma of the Vulva

Summary. Clinical data on 669 patients with invasive squamous cell carcinoma of the vulva were seen between 1952 and 1982. All of these patients were available for 5-year evaluation. The crude survival for these patients was 62%, and the "cleaned" 5-year survival for 585 patients was 70%. All patients were treated with radical vulvectomy using the warm knife and open-wound technique. Treatment of the regional lymph nodes was performed by irradiation alone. This simple surgical technique in combination with radiotherapy applied only to the inguinal lymph nodes gives an excellent result without the complications associated with aggressive surgery.

Zusammenfassung. Die Behandlungsergebnisse von 669 eigenen Patientinnen mit invasivem Plattenepithelkarzinom derVulva, die zwischen 1952 und 1982 behandelt wurden, werden dargestellt und analysiert. Die absolute 5-Jahres-Heilung betrug in diesem Patientinnengut 62%. Bei Bereinigung der interkurrent verstorbenen und verschollenen Patientinnen steigt das Behandlungsergebnis auf 70%. Alle Patientinnen wurden einheitlich mittels elektrochirurgischer Radikaloperation und postaktinischer Bestrahlung der Inguinallymphknoten behandelt.

An der I. Univ.-Frauenklinik in Wien wird seit mehr als 30 Jahren das Vulvakarzinom einer einheitlichen Behandlung unterzogen, die in der elektrochirurgisch radikalen Vulvektomie und in der postoperativen Bestrahlung der inguinalen Lymphknoten besteht. Aufgrund dieses über Jahrzehnte unveränderten Therapiekonzeptes verfügen wir wohl über das größte einheitlich behandelte Patientengut von Vulvakarzinomen.

Methode

Die elektrochirurgische Vulvektomie wird mit einer schlittenförmigen Flächenelektrode, mit der sowohl wie mit einem Skalpell geschnitten, als auch koaguliert werden kann, durchgeführt. Die Schnittiefe ist so zu wählen, daß das suprapubische und sublabiale Fettgewebe etwa 2 cm tief im Gesunden entfernt wird. Bei einem solchen Vorgehen gelingt es innerhalb weniger Minuten die gesamte Vulva inklusive der Tumorbildung ohne jeglichen Blutverlust zu entfernen. Eine Umstechung oder Ligatur einzelner Gefäße ist in der Regel nicht nötig, sondern die gesamte Haemostase wird durch die Elektrokoagulation erreicht. Nach etwa 7 Tagen beginnt sich das koagulierte Gewebe zu demarkieren und nach weiteren 7 Tagen ist die Abstoßung der Nekrosen voll im Gange. Nach etwa 4 Wochen ist die Koagulationswunde gänzlich gereinigt und zeigt oberflächlich Granulationen. Nach 6–8 Wochen ist die Wunde wieder von einer zarten Epidermis bedeckt. Der kosmetische Effekt ist zumeist ausgezeichnet, da es kaum zu Narben oder Keloiden kommt. Die Operationsdauer von 10–20 Minuten und die entsprechende prä- und postoperative internistische Behandlung führt zu einer guten Verträglichkeit bei den meist sehr betagten Patientinnen.

Postoperative Bestrahlung der inguinalen Lymphknoten

Auf die generelle operative Entfernung der inguinalen Lymphknoten wird verzichtet, denn diese werden prinzipiell bestrahlt. Dadurch wird nicht nur die Operationsdauer auf ein Minimum begrenzt, sondern es werden auch postoperative Komplikationen vermieden. Die Behandlung erfolgt in allen Stadien mittels Telekobaltbestrahlungen der inguinalen Drüsenregion. Die Gesamtdosis von 60 Gy wird in 20 Tagen erreicht. Die Größe unserer Inguinalfelder ist derart, daß nicht nur die Lymphknoten mit entsprechendem Sicherheitsabstand, sondern auch das gesamte Hautareal bis an den Resektionsrand der Vulva in den Bestrahlungsbereich einbezogen wird. Finden sich bei Behandlungsbeginn allerdings größere Lymphknoten (größer als 2 cm), so entfernen wird diese nach einer Dosis von

30 Gy operativ und vervollständigen nach der Nahtentfernung die Dosis von 60 Gy. Die operative Lymphknotenentfernung wurde in unserem Patientengut in weniger als 5% durchgeführt. Es soll ausdrücklich darauf hingewiesen werden, daß sich die Strahlenbehandlung in unserem Therapiekonzept ausschließlich auf die Inguinalfelder beschränkt, das eigentliche Tumorbett, die Vulva, wird nicht nachbestrahlt.

Patientengut und Stadieneinteilung

In den Jahren 1952–1982 haben wir dieses Therapieverfahren an insgesamt 669 Patientinnen mit Vulvakarzinom vorgenommen. Mehr als 80% unserer Patientinnen befanden sich im 7.–9. Lebensjahrzehnt.

Ergebnisse

Mit dieser Behandlungsmethode überlebten von 198 Fällen des Stadium I 153 (77%) und im Stadium II von 151 Behandelten 108 (71%). Scheidet man die interkurrent verstorbenen sowie die verschollenen Patientinnen aus, so ergeben sich gereinigte Behandlungsergebnisse für das Stadium I von 87% und für das Stadium II von 84%. Im klinischen Stadium III erreichten von 239 behandelten Patientinnen 142 symptomfrei die 5-Jahres-Grenze (59%, gereinigt 69%), von 81 Fällen des Stadiums IV 9 (11%, gereinigt 12%). Da die präoperative klinische Stadieneinteilung wie erwähnt, mit großen Unsicherheiten verbunden ist, kommt der Gesamtüberlebensquote in diesem außerordentlich großen Patientengut eine besondere Bedeutung zu. Ungereinigt erreichten von 669 behandelten Patientinnen 412 die 5-Jahres-Grenze symptomfrei (62%). Bei entsprechender Bereinigung des Patientengutes wird sichtbar, daß 70% der behandelten Patientinnen 5 Jahre symptomfrei überlebten. Mit der elektrochirurgischen Vulvektomie konnten auch Tumoren der Klasse T3 und T4, die Urethra, Vagina oder Perineum ergreifen bzw. Blase und Rektum infiltrieren, in mehr als einem Drittel der Fälle erfolgreich behandelt werden. Es besteht allgemein Übereinstimmung, daß das wesentliche Prognose-Kriterium für den Verlauf eines Vulvakarzinoms von der Frage des Lymphknotenbefalls abhängig ist. Als klinisch suspekt bzw. eindeutig maligen wurden etwa die Hälfte der behandelten Fälle eingestuft. Von diesen konnten durch die primäre Bestrahlung der Lymphknoten 43% geheilt werden.

Diskussion

Bei Operationsraten zwischen 50 und über 90% liegen die gesamten 5-Jahres-Ergebnisse der Radikaloperation bei etwa 60%, wobei es sich in der Regel um ein gereinigtes Zahlenmaterial handelt. Mit unserem Therapiekonzept konnten wir von 669 behandelten Fälle 412 (62%) einer Heilung zuführen, bei Ausschluß der interkurrent verstorbenen und verschollenen Patientinnen steigt der Prozentsatz für 5 Jahre symptomfreies Überleben auf 70%. Wir sehen daher zur Zeit keine Veranlassung, von unserem altbewährten Behandlungsmodus beim Vulvakarzinom abzugehen, da wir mit einem verhältnismäßig kleinem operativen Eingriff und primärer Bestrahlung der inguinalen Lymphknoten ein gleich gutes, wenn nicht besseres Behandlungsergebnis erzielen. Wir beobachteten kaum jene peri- und postoperativen Komplikationen, wie sie bei der Lymphadenektomie im Sinne von chronischen Ödemen der unteren Extremitäten, Wundheilungsstörungen und anderen in 20–60% beschrieben werden. Der prinzipiellen Lymphadenektomie würden wir erst dann den Vorzug geben, wenn nachzuweisen wäre, daß damit deutlich mehr als die Hälfte der Fälle mit karzinomatöser Infiltration der

Inguinallymphknoten geheilt werden könnte. Erst unter dieser Voraussetzung scheint uns die Inkaufnahme der doch wesentlich höheren Komplikationsrate gerechtfertigt. Unserem Therapiekonzept ist in erster Linie entgegen zu halten, daß auf die histologische Lymphknotendiagnostik verzichtet wird. Dieser Einwand ist schwerwiegend, doch glauben wir, daß das therapeutische Ziel der Behandlung wichtiger als jenes der Diagnostik ist. In der prinzipiellen Bestrahlung beider Inguinalfelder bei allen invasiven Vulvakarzinomen sehen wir ein ausreichendes, aber zugleich schonendes Verfahren, um ein optimales Behandlungsergebnis bei der überwiegenden Zahl der Fälle von Vulvakarzinom zu erreichen. Ausgedehnte operative Eingriffe sollten jenen Fällen vorbehalten werden, bei denen aufgrund massiver Infiltration der Leistenlymphknoten (größer als 2 cm im Durchmesser) von der ausschließlichen Bestrahlung derselben kein kurativer Effekt zu erwarten ist.

Epidemiologie des Vulvakarzinoms in Österreich

G. J. Gerstner[1], B. Gredler[2], H. P. Friedl[3]

[1] Geburtshilflich-gynäkologische Abteilung, Allgemeines Krankenhaus Stockerau, [2] Institut für Sozialmedizin und [3] Öst. Stat. Zentralamt

Einleitung

Es gibt nur wenige epidemiologische Studien über das Vulvakarzinom. Ziel der Untersuchung war es, erstmals epidemiologische Daten für Österreich vorzulegen.

Material und Methode

Aus den Daten des Österreichischen Krebsregisters am Statistischen Zentralamt in Wien wurde die Inzidenz des Vulvakarzinoms 1982–1986 erhoben.

Ergebnisse

1982–1986 wurden dem Österreichischen Statistischen Zentralamt insgesamt 582 Vulvakarzinome als Neuerkrankungen gemeldet. Die absoluten jährlichen Inzidenzen lagen zwischen 111 und 121 Fällen. Die Inzidenzrate pro 100 000 Frauen pro Jahr beträgt im Beobachtungszeitraum 2,93. Die Regionalverteilung nach Bundesländern zeigt einen deutlichen Ost–West- bzw. Nord–Süd-Gradienten auf. Dementsprechend schwanken die rohen Inzidenzraten zwischen 1,39 in Vorarlberg und 3,23 in Wien. Die Altersverteilung zeigt erwartungsgemäß einen Gipfel in den Altersgruppen über 70 Jahre. Prozentual entfallen 87,6% der Vulvakarzinome in Österreich auf die Altersgruppe über 60 Jahre. Die altersstandardisierten Inzidenzindizes zeigt die Tabelle 1. Trotz der beträchtlichen Abweichungen vom Österreich-Durchschnitt findet sich aufgrund der zum Teil kleinen Zahlen kein statistisch signifikanter Unterschied. Die grobe Stadieneinteilung (ICD) zeigt ein Stadium I (lokalisiert) in 57,4%, Stadium II (regionalisiert) in 37,4% und ein Stadium III (generalisiert) in 8,1% der Fälle.

Diskussion

Das Vulvakarzinom ist unter den Genitalkarzinomen das vierthäufigste. Unsere Daten weisen deutlich darauf hin, daß es sich um ein Alterskarzinom handelt:

Archives of Gynecology and Obstetrics Vol. 245, No. 1-4, 1989
Verhandlungen der Deutschen Gesellschaft für Gynäkologie und Geburtshilfe,
47. Versammlung, München 6.-10. September 1988

Tabelle 1. Altersstandardisierte Inzidenzindizes für das Vulvakarzinom in Österreich 1982–1986 nach Bundesländern

Bundesland	Altersstandardisierter Inzidenzindex	
Burgenland	96,3	− 3,7%
Kärnten	113,9	+13,9%
Niederösterreich	107,3	+ 7,3%
Oberösterreich	89,9	−10,1%
Salzburg	82,5	−17,5%
Steiermark	103,3	+ 3,3%
Tirol	69,5	−30,5%
Vorarlberg	64,6	−35,4%
Wien	109,4	+ 9,4%
Österreich	100,0	(n. s.)

Fast 90% sind 60–80 Jahre bzw. darüber. Auffallend in unserem Mittel ist der deutliche Ost–West- bzw. Nord–Süd-Gradient, der sich jedoch statistisch nicht sichern ließ.

Zusammenfassung

Pro Jahr werden in Österreich zwischen 111 und 121 Vulvakarzinome gemeldet. Auch die altersstandardisierte Inzidenz zeigt im Bundesländer-Vergleich große Unterschiede. Fast 90% sind in der Altersgruppe 60–80 Jahre.

Literatur

1. Gerstner GJ et al. (1988) Epidemiologie des Vulvakarzinoms in Österreich. Gynäk Rdsch 28:(Suppl) (im Druck)

Lymphknotenmetastasierung beim Vulvakarzinom

R. O. Adrion, W. E. Simon

Universitäts-Frauenklinik Tübingen

Von 1976 bis Januar 1988 wurden an der Universitäts-Frauenklinik Tübingen 124 Patientinnen mit Vulvakarzinom behandelt. Bei 6% der Patientinnen lag ein Carcinoma in situ, bei 21% T_1-Tumoren und bei 35% T_2-Tumoren vor. 23% waren T_3-Tumoren und in 5% handelte es sich um T_4-Tumoren. Histologisch ergab sich in 94% ein Plattenepithelkarzinom und bei 4% der Patientinnen wurde ein Melanom gefunden.

Operiert wurden 93% der Patientinnen, die narkosefähig und lokal operabel waren. Bei invasiven Karzinomen wurde die radikale Vulvektomie mit inguino-femoraler Lymphonodektomie angestrebt und bei 79% der Patientinnen durchgeführt. Wenn die inguino-femoralen Lymphknoten in der Schnellschnittuntersuchung positiv waren oder intraoperativ oder im CT Verdacht auf pelvine Lymphknotenmetastasierung bestand, wurden die pelvinen Lymphknoten ebenfalls exstirpiert. Dies war bei 23% der Patientinnen der Fall. Bei über Mikrometastasen hinausgehender Infiltration regionärer Lymphknoten erfolgte eine postoperative Nachbestrahlung des befallenen Lymphabflußgebiets, sofern nicht Alter oder schwere Allgemeinerkrankungen die Lebenserwartung begrenzten. Bei Patientinnen mit erhöhtem Operationsrisiko, bei denen klinisch und apparativ kein Anhalt für Lymphknotenmetastasierung bestand, wurde die Leistenregion primär bestrahlt. Durchschnittlich kamen $27,5 \pm 9$ inguino-femorale und $20,5 \pm 8$ pelvine Lymphknoten zur histologischen Untersuchung.

Bei T_1-Tumoren waren die inguino-femoralen Lymphknoten kontralateral stets frei und ipsilateral bei 10% befallen. Im Tumorstadium T_2 lagen bei jeder dritten Patientin gleichseitige und bei jeder achten Patientin auch kontralaterale inguino-femorale Lymphknotenmetastasen vor. Lediglich bei einem Vulvakarzinom unter 5 cm Durchmesser wurden ipsilateral pelvine Lymphknotenfiliae beobachtet. Bei dieser Patientin waren die inguino-femoralen Lymphknoten ipsilateral befallen, kontralateral jedoch frei. Bei T_3- und T_4-Tumoren waren in 48% auch Lymphknoten befallen. Dabei waren in mehr als einem Drittel der Fälle die inguino-femoralen Lymphknoten beidseits und bei zwei Patientinnen auch die pelvinen Lymphknoten infiltriert.

Ohne Nachweis von Lymphknotenmetastasen lag das Fünf-Jahres-Überleben bei 90%, während von den nodal positiven Patientinnen noch knapp die Hälfte 5 Jahre nach Therapie am Leben waren. Bei Vulvakarzinomen unter 5 cm Durchmesser überlebten mehr als 80% der Patientinnen 5 Jahre nach Therapie. Weniger als die Hälfte waren es bei den T_3- und T_4-Tumoren.

Zusammenfassung

Die Lymphknotenmetastasierung ist abhängig von der Primärtumorgröße. Bei Vulvakarzinomen unter 2 cm Durchmesser waren in unserem Kollektiv lediglich die ipsilateralen inguinofemoralen Lymphknoten befallen. Bei kleinen Tumoren mit eindeutiger Seitenlokalisation könnte daher ein operatives Vorgehen mit eingeschränkter Radikalität erwogen werden. Die pelvinen Lymphknoten sind mit 2% der Gesamtzahl der Fälle selten und nur bei ausgedehnten Tumoren über 2 cm Größe infiltriert. Eine Patientin mit positiven pelvinen Lymphknoten bei über 5 cm großem Primärtumor überlebte 5 Jahre rezidivfrei nach pelviner Lymphonodektomie. Diese Patientin wurde nicht nachbestrahlt. Die pelvine Lymphonodektomie war in diesem Fall kurativ.

Das DNS-Histogramm als Prognosefaktor des Vulvakarzinoms

R. E. Herzog, R. Seufert, F. Casper

Ev. Krankenhaus Bad Godesberg, Universitäts-Frauenklinik Mainz

Die Inzidenz des Vulvakarzinoms in höherem Lebensalter begünstigt die Überlegungen einer individuellen Therapie. Da eine praetherapeutische Prognose mit den bisherigen Methoden nur eingeschränkt möglich ist, haben wir das DNS-Histogramm hinzugezogen, um Beziehungen zu histologischen und klinischen Kriterien zu erstellen. Dazu wurden an 18 praeinvasiven und 20 invasiven Vulvakarzinomen an Abklatschpräparaten über eine Akriflavin-Feulgen-Färbung die DNS-Mengen bestimmt und in Histogrammen aufgetragen [2, 3]. Die Streubreite der Einzelwerte erwies sich als aussagekräftig und wurde 3 Gradeinteilungen zugeordnet. (G I = benigne $s-c/2$; G II = intermediär, $s-c/2-c$; G III =

Archives of Gynecology and Obstetrics Vol. 245, No. 1-4, 1989
Verhandlungen der Deutschen Gesellschaft für Gynäkologie und Geburtshilfe,
47. Versammlung, München 6.-10. September 1988
© Springer-Verlag Berlin Heidelberg

maligne, s über c). Wie auch bei anderen Karzinomen ließ die Streubreite der DNS-Werte in den Histogrammen Unterschiede zwischen nichtinvasiven und invasiven Formen des Vulvakarzinoms zu, wobei jedoch eine Unterteilung in die unterschiedlichen Formen nicht möglich war [2]. Auch das Ausmaß der lymphogenen Ausbreitung bei invasiven Karzinomen (Abb. 1) ging mit breiter gestreuten DNS-Histogrammen einher, die Unterschiede erwiesen sich aber statistisch als nicht signifikant. Vulvakarzinome mit breitgestreuteren DNS-Histogrammen

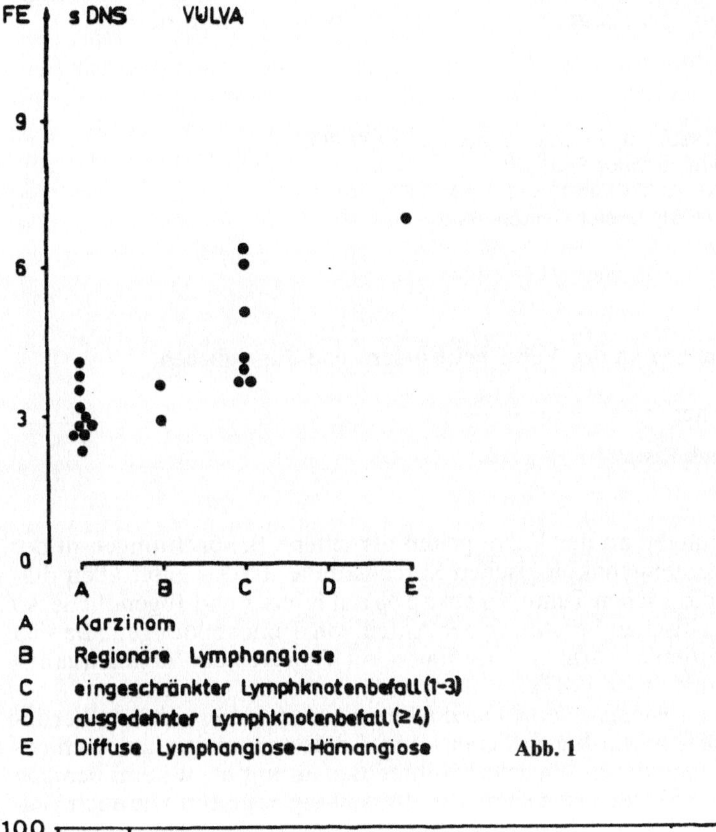

A   Karzinom
B   Regionäre Lymphangiose
C   eingeschränkter Lymphknotenbefall (1-3)
D   ausgedehnter Lymphknotenbefall (≥4)
E   Diffuse Lymphangiose–Hämangiose   Abb. 1

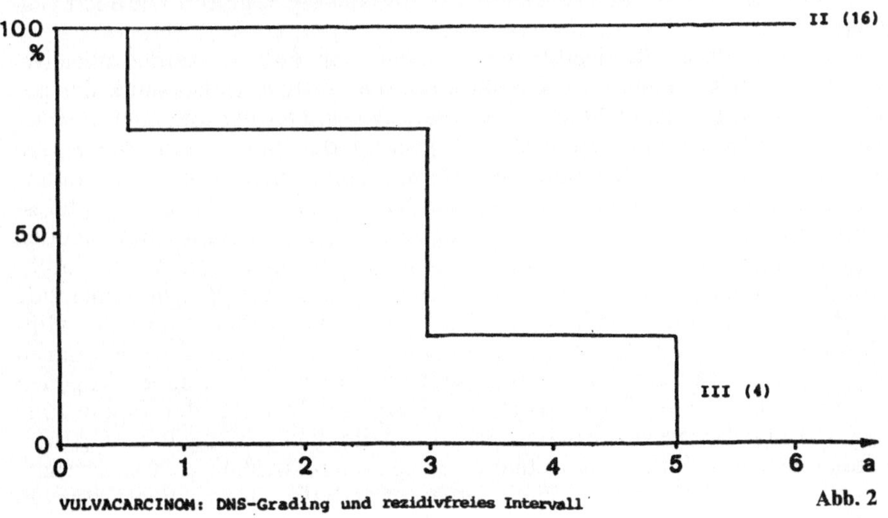

VULVACARCINOM: DNS-Grading und rezidivfreies Intervall   Abb. 2

531

(Abb. 2, G III) zeichneten sich durch ein geringeres rezidivfreies Intervall aus. Auch hier war infolge der geringen Anzahl eine statistische Aussage nicht gegeben. Unterschiede zwischen den einzelnen histologischen Typen des Karzinoms waren ebenfalls nicht möglich, da alle Histogramme eine aneuploide Verteilung der DNS-Werte aufwiesen.

Die Ergebnisse zeigen, daß die Streubreite der DNS-Werte in den Histogrammen Rückschlüsse auf das Invasionsverhalten [1, 4], die lymphogene Ausbreitung des Karzinoms und das rezidivfreie Intervall zulassen. In Verbindung mit einer subtilen histologischen Diagnostik kommt ihm zur Zeit wohl die größte Aussagekraft im Hinblick auf die Prognose der Plattenepithelkarzinome zu.

Literatur

1. Friedrich EG et al.(1980) Am J Obstet Gynecol 136:830–839
2. Herzog RE (1986) Hippokrates Stuttgart
3. Weissgerber HU et al. (1987) Lab Med 11:384–387
4. Wilkinson EJ et al. (1981) Obstet Gynecol 58:69–76

Tumoröse Veränderungen an der Vulva bei Kindern und Jugendichen

K.-A. Walz, P. Fischer

Universitäts-Frauenklinik Essen

Tumoröse Veränderungen an der Vulva gelten als seltene Beobachtungen in der kinder- und adoleszentengynäkologischen Sprechstunde. Fallen unter allen diagnostizierten gynäkologischen Tumoren etwa 1% auf Kinder und Jugendliche, so ist in einer organspezifischen Verteilung der Anteil von Tumorbildungen, die sich an der Vulva manifestieren, nurmehr zusammen mit Tumoren der Vagina quantifizierbar (Hiersche und Baur 1987).

Von den seltenen *Rhabdomyosarkomen* (*Sarcoma botryoides*), deren Wertigkeit im frühen Kindes- sowie Jugendlichen- und Adoleszentenalter unterschiedlich ist, abgesehen, überwiegen hinsichtlich ihrer Bedeutung bei weitem benigne Tumorbildungen. Diese stellen sich ebenfalls altersmäßig abgestuft wie auch vielfältig dar.

Pseudozysten, durch Atresien bedingt, sowie auch *Polypen* werden überwiegend bereits bei Säuglingen und Kleinkindern diagnostiziert, dies dank der pädiatrischen Vorsorgeuntersuchung. *Kondylome, Naevi, Fibrome* und auch *Bartholin'sche Zysten* findet man zumeist erst jenseits der pubertären Phase und insbesondere ab der Zeit der Aufnahme von Kohabitationen. Die Größenunterschiede der Befunde sind beträchtlich. Es handelt sich oft nur um, jedoch interessante Einzelbeobachtungen, hier mitgeteilt aus unserer 12 Jahre bestehenden kindergynäkologischen Sprechstunde. *Kondylomata akuminata* existieren durchaus auch bei Kleinkindern und im frühen Kindergartenalter. Welche Umstände zu dem HPV-Kontakt geführt haben, ist oft schwer zu ergründen; sexueller Mißbrauch muß nicht grundsätzlich angenommen werden, man muß jedoch daran denken. Sub- bis paraurethral gelegene Zysten entsprechen oft mesonephrogenen Gangzysten (*Gartner'sche Gangzysten*), sie können den Introitus der Vagina ganz verlegen und eine Atresie vortäuschen. Selbst Anteile eines schlängelten Megaureters können hier in Erscheinung treten; eine enge interdisziplinäre Zusammenarbeit mit Kinderurologen und Kinderchirurgen ist deshalb sinnvoll. Echte *Hymen-*

Archives of Gynecology and Obstetrics Vol. 245, No. 1-4, 1989
Verhandlungen der Deutschen Gesellschaft für Gynäkologie und Geburtshilfe,
47. Versammlung, München 6.-10. September 1988

alatresien mit Hämato-Mukokolpos werden zumeist bereits beim Säugling entdeckt. Sind sie diagnostiziert, sollten sie auch unverzüglich behoben werden; hierzu eignet sich ebenso wie bei anderen häutigen Veränderungen besonders günstig der Laser. Bartholin'sche Zysten selbst großen Ausmaßes wie auch Bartholinitische Abszesse werden bei Jugendlichen operativ wie im Erwachsenenalter behandelt. Einen seltenen Befund stellte ein *Lymphangiom* der großen Labie bei einem 5jährigen Kind dar, zystenartige Hohlräume, umgeben von einer mit Endothel ausgekleideten Membran, hatten sich formiert.

Intraepitheliale Neoplasien mit der Wertigkeit von Präkanzerosen existieren im Kindesalter nicht. Leukoplakische Vulvahautdystrophien, dem *Lichen sklerosus et atrophicus* entsprechend, sind dahingehend völlig anders geartet als im Erwachsenenalter, stellen aber nicht weniger ein therapeutisches Problem dar. *Polypenbildungen* unterschiedlicher Größe, auch als *Hymenalpolypen* mit Epidermisierung, stören beim Wickeln und erfahren entzündliche Veränderungen. Bei anderen, gelappten und ödematös aufgelockerten Polypen muß an ein Traubensarkom gedacht und die histologische Klärung angestrebt werden; auch hier hat sich die Laserabtragung bewährt. Extrembefunde reichen vom minimal kleinen, nur lupenoptisch erkennbaren, dünngestielten Hymenalpolypen, von überaus besorgten Eltern bei einem Kleinkind selbst entdeckt, bis zu einem *Riesenfibroepitheliom* bei einer 17jährigen, die dieses, pendulierend bis in Höhe des distalen Oberschenkeldrittels, über Jahre hinweg getragen hat, ohne es irgendjemandem zu zeigen (kein M. Recklinghausen).

Schließlich spielen *Artefakte* an der Vulvahaut eine Rolle (Beispiele einer Podophyllinverätzung nach Selbstbehandlung von Kondylomen bei einer 17jährigen oder einer tumorösen Vergrößerung der Glans der Klitoris infolge paraphimosenähnlichen artefizieller Dauerkompression des Klitorisschaftes ebenfalls bei einer 17jährigen mit jedoch erheblichen psychosomatischen Störungen, Ziel, sensitive Äußerungen zu unterdrücken).

Abgesehen von letzterem psychopathologischem Verhalten überrascht es jedoch auch sonst bei der Konfrontation mit manch ungewöhnlichen Vulvabefunden bei Jugendlichen, wieviel Befangenheit und vor allem fehlende Information in sexualmedizinischer Hinsicht (Esser-Mittag 1987, Mall-Haefeli 1987, Wenderlein 1987, Lorenz und Nowak 1988) bei ihnen doch auch heute noch anzutreffen ist, so kundig, freizügig und ungezwungen sich zu verhalten sie oft vorgeben.

Literatur

Esser-Mittag J (1987) Sexualerziehung und Sexualhygiene In: Stolecke H, Terruhn V (Hrsg) Pädiatrische Gynäkologie. Springer, Berlin Heidelberg New York London Paris Toyko, S 239–253

Hiersche HD, Baur S (1987) Gynäkologische Probleme von der Kindheit bis zur Pubertät. In: Käser O, Friedberg V, Ober KG, Thomsen K, Zander J (Hrsg) Gynäkologie und Geburtshilfe Bd I Teil 1 (2. Aufl.) Thieme, Stuttgart New York, S 6–62

Lorenz F, Nowak D (1988) ref. Schulte Strathaus R. Angst vor dem Frauenarzt. Gyne 9:197–199

Mall-Haefeli M (1987) Die Kontrazeption bei Jugendlichen. Aufklärung und psychosoziale Dynamik jugendlicher Sexualität. In: Stolecke H, Terruhn V (Hrsg) Pädiatrische Gynäkologie. Springer, Berlin Heidelberg New York London Paris Toyko, S 165–168

Wenderlein JM (1987) Psychosoziale Aspekte in der Kinder- und Jugendgynäkologie. In: Huber A, Hiersche HD (Hrsg) Praxis der Gynäkologie im Kindes- und Jugendalter (2. Aufl.) Thieme, Stuttgart New York, S 287

Die neurokutane Melanomatose – ein seltenes differentialdiagnostisches Problem des Vulvamelanoms

H. Meden[1], W. Rath[1], A. Schauer[2], H. Kühnle[1], W. Kuhn[1]

[1] Universitätsfrauenklinik Göttingen, [2] Pathologisches Institut der Universität Göttingen

Einleitung

Die erste Beschreibung der neurokutanen Melanomatose (NCM) erfolgte durch Rokitanski [7] 1861. Im Jahre 1948 erkannte van Bogaert [1] einen Zusammenhang zwischen großen pigmentierten Naevi der Haut und auffälliger Melaninpigmentierung der Leptomeningen mit der Neigung zur Entwicklung eines malignen Melanoms des Zentralnervensystems und nannte diese Befunde NCM. Fox [4] berichtete in einer Übersichtsarbeit über 40 Fälle mit NCM ohne Lokalisation im Genitalbereich. Nach eigenen Literaturstudien liegen bisher keine Mitteilungen über die Manifestation der seltenen Erkrankung an der Vulva vor.

Kasuistische Darstellung

Die Zuweisung der 62jährigen Patientin erfolgte mit der Diagnose: Malignes Melanom der Vulva. An der rechten kleinen Labie imponierte ein $5 \times 1 \times 1$ cm großer, gestielt aufsitzender, lappiger, livider Tumor. Kontralateral zeigte sich an der kleinen Labie ein im Hautniveau gelegener, ebenfalls melanotischer Bezirk von Markstückgröße, der wie eine Abklatschmetastase erschien. Ferner fanden sich melanotische Veränderungen an der hinteren Kommissur sowie an der gesamten hinteren Vaginalwand und auch an der Portio. Es erfolgte daraufhin die Vulvektomie, Kolpektomie und vaginale Hysterektomie mit dem Ziel, alle melanotischen Bezirke zu entfernen. Nach Exzision des gestielten Tumors ergab sich als Schnellschnittdiagnose: NCM der Vulva ohne Hinweis auf Malignität. Im pathologisch-anatomischen Nachtragsbefund wurde schließlich neben der NCM eine fokal maligne Transformation in einem umschriebenen Bereich von 2×2 mm Größe beschrieben. Die Lokalisation entsprach dem klinisch präoperativ als Abklatschmetastase interpretierten Bezirk an der kleinen Labie links.

Diskussion

3%–5% aller genitalen Malignome betreffen die Vulva [9], wobei in 10% dieser Fälle mit einem malignen Melanom gerechnet werden muß [10]. Nach Angaben von Schauer und Vogel [8] sind nur 2% aller malignen Melanome im Bereich des Genitale und der Regio inguinalis lokalisiert. Das Vorliegen der seltenen NCM sollte in die differentialdiagnostischen Überlegungen miteinbezogen werden. Die NCM ist eine kongenitale, benigne Erkrankung ohne familiäre Häufung oder geschlechtsspezifische Disposition [4, 5], deren maligne Transformationsrate 2%–31% betragen soll [6]. Bisher wurde zumeist über zentralnervöse Krankheitsbilder der NCM berichtet [2, 3, 5]. Entscheidend für die Diagnose ist die Exzision der Befunde und die histologische Bearbeitung [4, 8]. Die differentialdiagnostische Alternative einer NCM wurde nicht diskutiert, da dieses Krankheitsbild mit einer Manifestation an der Vulva bisher nicht beschrieben ist. Um so überraschender war die Schnellschnittdiagnose des rechtsseitigen, an der kleinen Labie lokalisierten Tumors. Unabhängig davon wurden alle melanotischen Herde im Bereich des Genitale operativ entfernt. Dieses Vorgehen bestätigt retrospektiv die Notwendigkeit, bei melanotischen Tumoren auch benachbarte, im Hautniveau gelegene hyperpigmentierte Areale zu entfernen und der histologischen Begutachtung zuzuführen.

Archives of Gynecology and Obstetrics Vol. 245, No. 1-4, 1989
Verhandlungen der Deutschen Gesellschaft für Gynäkologie und Geburtshilfe,
47. Versammlung, München 6.-10. September 1988
© Springer-Verlag Berlin Heidelberg

Literatur

1. Bogaert van LC (1948) La melanose neurocutanée diffuse heredofamiliale. Bull Acad Roy Med Belg 13:397–427
2. Ellis DS, Spencer WH, Stephenson CM (1986) Congenital neurocutaneous melanosis with metastatic orbital malignant melanoma. Ophthalmology 93 (12):1639–1642
3. Faillace WJ, Shigl-Hisa O, McDonald JV (1984) Neurocutaneous melanosis with extensive intracerebral and spinal cord involvement. J Neurosurg 61:782–785
4. Fox H (1972) Neurocutaneous melanosis. In: Vinken PJ, Bruyn GW (eds) Handbook of clinical neurology, Vol 14, The phakomatoses. American Elsevier, New York, pp 414–428
5. Lamas E, Lobato RD, Sotelo R, Ricoy IR, Castro S (1977) Neurocutaneous Melanosis. Acta Neurochirurgica 36:93
6. Reed WB, Becker Jr SW, Becker Sr SW, Nickel WR (1965) Giant pigmented nevi melanoma and leptomeningeal melanocytosis. Archs Derm 91:100–119
7. Rokitansky J (1861) Ein ausgezeichneter Fall von Pigmentmal mit ausgebreiteter Pigmentierung der inneren Hirnhäute und Rückenmarkshäute. Allg Wien Med 6:113–116
8. Schauer A, Vogel A (1967) Die Pigmentgeschwülste. Untersuchungen über das biologische Verhalten. Med Welt 18 (NF): 101–109 u. 149–159
9. Schmidt-Matthiesen H, Bastert G (1984) Vulvakarzinom. In: Gynäkologische Onkologie. Schattauer, Stuttgart New York
10. Smith FR, Pollack RS (1947) Carcinoma of the vulva. Surg Gynaec Obstet 84:78

Cervikale intraepitheliale Neoplasie

Die Sitzung vom 9.9.1988 wurde von *M. Hilgarth,* Freiburg, geleitet. Sie vereinigt Beiträge zur Zervixzytologie bei unterschiedlicher Keimbesiedelung und venerischen Infektionen der Vagina (Alexandroupolis, Lübeck), zur Epidemiologie und prognostischen Bedeutung von HPV-Infektionen (6/11; 16/18) des Zervixepithels für CIN und invasive Tumoren (Freiburg, Erlangen-Graz, Rostock), geht auf die Zervixzytologie bei HIV-positiven Patientinnen ein und diskutiert die sich daraus ergebenden Hinweise für Karzinogenese und Immunsuppression, sowie Wechselwirkungen von HPV- und HIV-Infektionen (Berlin). Ergebnisse der zytologischen Qualitätskontrolle an Hand von Verläufen bei leichter bis mäßiger Dysplasie und das Problem des falsch negativen Abstriches werden besprochen (München). Aus den Erfahrungen an 107 Fällen (1961–1987) wird das Vorgehen bei suspekter und positiver Zervixzytologie in der Schwangerschaft illustriert (*F. Gyergyay, A. Scharl, K. H. Schlensker,* Köln). Methodische Untersuchungen über die Kontakttechnik mit dem Neodym: YAG-Laser und erste positive Erfahrungen mit der lokalen intraläsionellen Anwendung von β-Interferon werden mitgeteilt (Heidelberg, Homburg). Das Kapitel schließt mit einem kasuistischen Bericht über das Non-Hodgkin-Lymphom der Zervix (Bonn).

H. L.

Vergleichende zytologische und histologische Untersuchungen der Portiocervicis bei Pemphigus

P. Anastasiadis, M. v. Lüdinghausen, G. Galazios, E. Sivridis

Frauenklinik, Dimokritos-Universität von Thrakien, Nosokomeion Alexandroupolis, Griechenland

Bei der Differentialdiagnose des Pemphigus vulgaris hat der Tzanck-Test eine gewisse Bedeutung erlangt. Das von einer Hautläsion entnommene und nach May-Grünwald gefärbte Zellmaterial ist bei positivem Befund durch mäßige Hyperchromasie der Kerne, perinukleäre Aufhellungszone, Verdichtung des Zytoplasmas an der Zellmembran und Verlust der Tonofilamente charakterisiert (akantholytische Tzanck-Zellen) [1, 2]. Obwohl bei Pemphigus vulgaris Schleimhautbeteiligungen auch im Genitalbereich gesehen wurden [6, 7], sind nur wenige zytologische Veränderungen am Muttermund bekannt geworden [3, 5, 8]. Zweck dieser Untersuchung ist es daher, das bunte Erscheinungsbild und die morphologischen Auffälligkeiten der Zellen im Rahmen der vaginalen Zytologie bei Patientinnen mit Pemphigus vulgaris vorzustellen.

Material und Methodik

Untersucht wurden 19 an Pemphigus vulgaris erkrankte Frauen im Alter zwischen 38 und 62 Jahren im Zeitraum von Dez. 1986 und Nov. 1987. Die Abstriche und die Probebiopsien aus dem Muttermundbereich wurden jeweils vor Beginn der Therapie des Pemphigus entnommen. Die zytologischen Präparate wurden nach Papanicolaou und die histologischen Schnitte nach HE gefärbt.

Ergebnisse

Bei den 19 Patientinnen ergab die zytologische Befundung des Ausstrichmaterials in 2 Fällen eine verdächtige (Pap III) und eine positive Beurteilung (Pap IVa). Zytologisch zeigten sich einzeln liegende oder „cluster" bildende atypische Zellen vorwiegend aus tieferen (intermediären und parabasalen) Schichten. Diese wiesen vor allem einen großen bläschenförmigen Kern mit gleichförmigem Chromatinmuster und großen prominenten Nukleolen auf und waren den akantholytischen Zellen des Tzanck-Testes nicht unähnlich (Abb. 1). Histologisch beobachteten wir an den Biopsien eine mäßige Akantholyse des Plattenepithels am Muttermund und die typische Linie der auf der Basalmembran aufgereihten Basalzellen, das sog. „basal-cell-lining" der Tzanck-Zellen (Abb. 2). Der zytologische Befund allein führte bei uns in zwei Fällen, bei denen die klinische Diagnose des Pemphigus vulgaris noch unbekannt war, also in der Routinezytologie, zunächst zu einer verdächtigen und einer falsch positiven Beurteilung im Sinne einer schweren Dysplasie bzw. eines Carcinoma in situ. Die Korrektur und Reklassifikation erfolgte dann nach der Biopsieentnahme. Die zytologischen Veränderungen der übrigen Patientinnen mit Pemphigus vulgaris wurden zwar negativ beurteilt, die Zellen waren jedoch durch leicht veränderte Kern-Plasmarelation, Seitverschiebung der Kerne, gelegentliche Doppelkernigkeit und Betonung des mittelständigen Nukleolus gekennzeichnet. An anderen Stellen sahen wir auffällige Zellkonglomerate mit vergrößerten und hyperchromatischen Kernen.

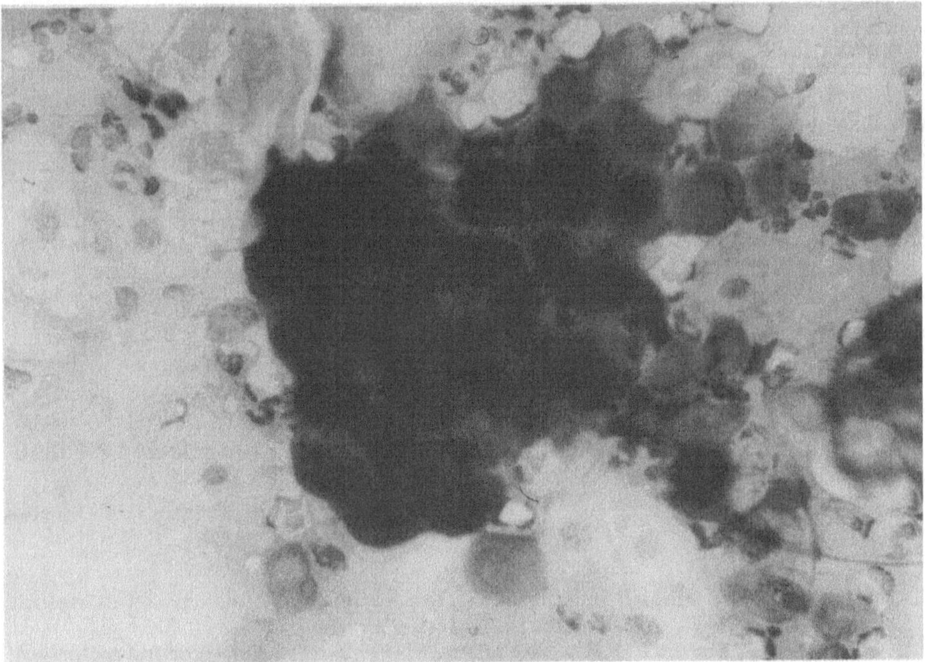

Abb. 1. Basale Epithelschichten vom äußeren Muttermund bei Pemphigus vulgaris bei 48jähriger Frau; Akantholyse, „basal-cell-lining" (HE, 120 ×)

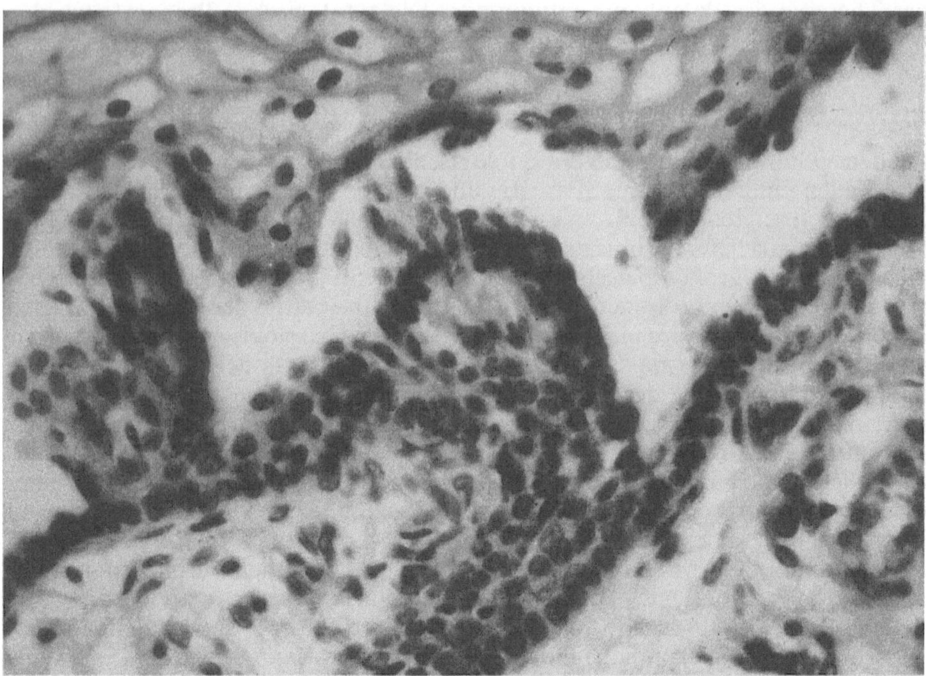

Abb. 2. „Cluster" von atypischen Epithelzellen mit veränderter Kern-Plasmarelation, mäßiger Hyperchromasie und gelegentlich prominenten Nukleolen (Papanicolaou, 240 ×)

Diskussion

Pemphigus vulgaris befällt häufig auch Schleimhautareale. So auch die Schleimhäute des weiblichen Genitale [4–6]. [7] beschrieb als erster den Befall der Cervix uteri. Nach [6] können dabei Ausstrichpräparate mit abnormem Zellbild entstehen, was auch von anderer Seite bestätigt wurde [5]. Allerdings gibt es auch Berichte über primäre zytomorphologische Diagnostik des Pemphigus vulgaris an der Portio cervicis mit Hilfe von Ausstrichpräparaten allein [5, 6]. Andere Autoren unterstreichen jedoch die außerordentlichen Schwierigkeiten der differentialdiagnostischen Zuordnung von Pemphigus- und Dysplasie- oder auch Carcinoma in situ-Zellen, die in einigen Fällen auch in Koinzidenz beschrieben wurden [2, 3].

Zusammenfassung

Demonstration zweier vaginal-zytologisch verdächtiger bzw. falsch-positiver Fälle bei (zunächst) nicht bekanntem Pemphigus vulgaris (insgesamt 19 Fälle), der bioptisch geklärt wurde.

Literatur

1. Allen CA (1977) The skin. In: Anderson WAD, Kissane JM (eds) Pathology. 7th ed Mosby, St Louis
2. Coscia-Porrazzi L, Maiello FM, Ruocco V, Pisani M (1985) Cytodiagnosis of oral pemphigus vulgaris. Acta Cytol 29:746–749
3. Dvoretsky PM, Bonfiglio TA, Patten SF, Helmkamp BF (1985) Pemphigus vulgaris and microinvasive squamous-cell carcinoma of the uterine cervix. Acta Cytol 29:403–410

4. Friedman D, Haim S, Paldi E (1971) Refractory involvement of cervix uteri in a case of pemphigus vulgaris. Am J Obstet Gynecol 110:1023–1024
5. Liebke JH (1970) The cytology of cervical pemphigus. Acta Cytol 14:42–44
6. Mikhail GR, Drukker BH, Chow C (1980) Pemphigus vulgaris involving the cervix uteri. Arch Dermatol 95:396–405
7. Sagher F, Bercovici B, Romem R (1974) Nikolsky sign on cervix uteri in pemphigus. Br J Dermatol 90:407–411
8. Valente PT, Ernst CS, Atkinson BF (1984) Pemphigus vulgaris with subclinical involvement of the uterine cervix. Acta Cytol 28:681–683

Vaginale Keimbesiedelung in Korrelation zu Hormonstatus und Zervixzytologie

R. Lettau, G. Emons, F. Oberheuser

Klinik für Frauenheilkunde und Geburtshilfe, Medizinische Universität zu Lübeck

Eine der Ursachen weiblicher Infertilität ist die Besiedelung des Genitale mit pathologischen Erregern. Besondere Bedeutung besitzen hierbei die Chlamydien [2]. Veränderungen im Hormonstatus können zu pathologischer Keimbesiedelung führen [1]. Ein überproportionales Wachstum pathologischer Erreger scheint zu Veränderungen des zytologischen Bildes beizutragen [7].

Material und Methoden

Untersucht wurden 165 Zervixabstriche bei Frauen mit unerfülltem Kinderwunsch. Zur Feststellung des Hormonstatus wurden Östradiol und Progesteron, LH und FSH, Testosteron und DHEA-S, Prolaktin und STH sowie T_3, T_4, TBG und TSH bestimmt. Außerdem wurde ein zytologischer Abstrich nach Papanicolaou angefertigt.

Ergebnisse und Diskussion

Der Anteil der physiologischen Flora betrug 55,7%. Eigene Untersuchungen an Schwangeren haben hier bis zu 70% ergeben [4]. B-Streptokokken wurden in 5,7% gefunden. Nur in 3 Fällen traten gleichzeitig physiologische Keime auf, in 11 Fällen fand sich eine ausschließlich pathogene Flora. B-Streptokokken sollten im Hinblick auf mögliche Komplikationen bei Neugeborenen behandelt werden [6]. In 7,4% waren andere Streptokokken, insbesondere Streptococcus faecalis und Streptococcus viridans nachweisbar. Auffallend hoch war der Anteil der Hefen mit 13,3%, dagegen konnten Anaerobier nur in 1,6% der Fälle nachgewiesen werden. Gardnerella vaginalis wurde in 4% gefunden. Auch hier sollte im Hinblick auf mögliche Komplikationen in der Schwangerschaft behandelt werden [5]. Schließlich fanden wir 2,8% Chlamydien, obwohl der Anteil der Sterilitätspatientinnen wahrscheinlich höher liegt.

Bakteriologie und Hormonhaushalt

Bei 44 Patientinnen traten pathologische Keime gleichzeitig mit pathologischen Hormonwerten auf. Bei stark erniedrigten Östradiolwerten von <25 pg/ml wurden oft Hefen gefunden. Bei Hyperprolaktinämie wie auch bei Hyperthyreose traten deutlich häufiger pathologische Erreger auf. In beiden Fällen könnte die diabetogene Stoffwechselwirkung von Prolaktin und Schilddrüsenhormonen hierfür verantwortlich sein [3]. Dagegen fanden sich bei Hyperandrogenämie seltener pathologische Erreger (Abb. 1).

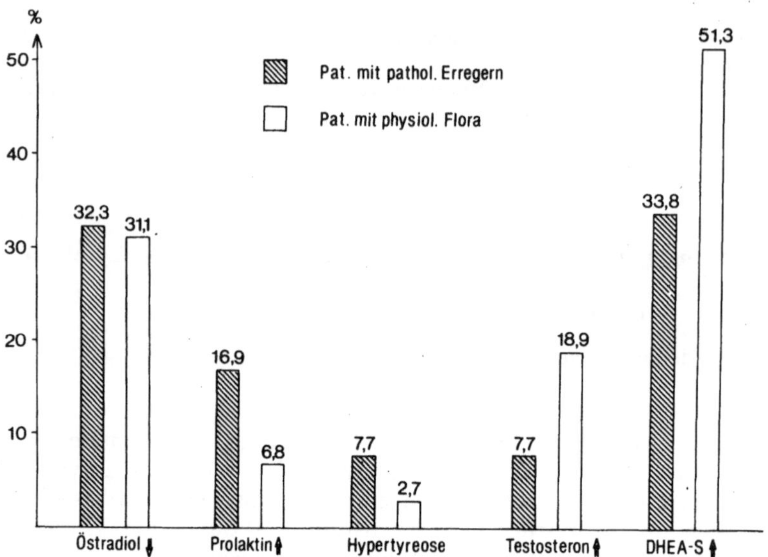

Abb. 1. Vaginale Keimbesiedelung in Abhängigkeit von Störungen im Hormonhaushalt

Bakteriologie und Zervixzytologie

Besonders Proteus, Staphylococcus aureus, Gardnerella vaginalis und Chlamydien gingen häufig mit Veränderungen des Zellbildes einher. Hier fanden sich deutlich häufiger Zellen aus tieferen Epithelschichten, wie Parabasal- und Basalzellen, wobei auch abnorme Zellformen gesehen wurden (Abb. 2). Insgesamt wurden bei auffälligem Pap-Abstrich viermal häufiger pathologische Erreger als

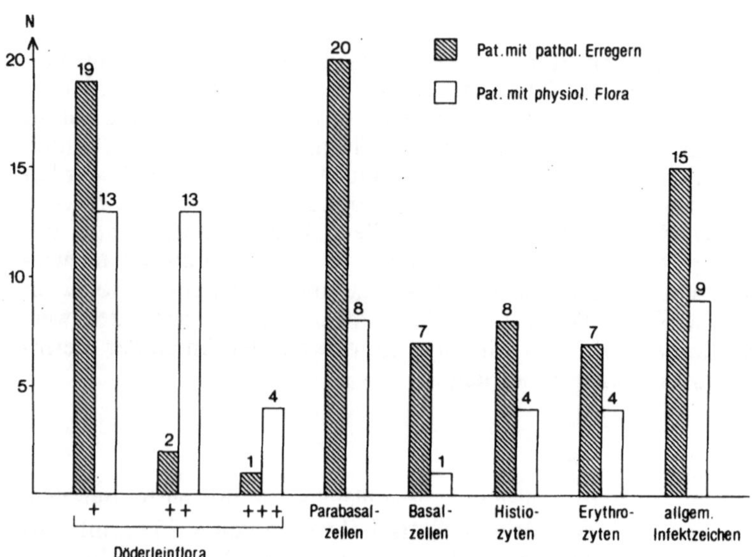

Abb. 2. Keimbesiedelung in Korrelation zu pathologischen zytologischen Befunden

physiologische Keime nachgewiesen. Von 4 Fällen mit Pap IIId wiesen 3 Patientinnen Gardnerella vaginalis auf. In einem Fall wurde der Kontrollabstrich mit Pap IVa beurteilt, die anschließende Konisation erbrachte lediglich entzündlich-dysplastische Veränderungen ohne Anhalt für Malignität.

Zusammenfassung

46,7% der Patientinnen zeigten pathologische Erreger im Vaginalabstrich. Oft bestanden gleichzeitig Störungen im Hormonhaushalt. Bei zytologischen Veränderungen fanden sich häufiger pathologische Keime. Erreger wie B-Streptokokken, Gardnerella vaginalis und Chlamydien sollten konsequent, ggf. unter Einbeziehung des Partners, behandelt werden.

Literatur

1. Hanna NF, Taylor-Robinson D, Kalodiki-Karamanoli M, Harris JRW, McFadyen JR (1985) The relation between vaginal pH and the microbiological status in vaginitis. Brit J Obstet Gynecol 92:1267–1271
2. Henry-Suchet J (1987) Untersuchungen zur klinisch stumm verlaufenden chronischen Salpingitis und Tubensterilität. In: Ledger WJ, Adam D, Siegenthaler W, Weissenbacher ER (eds) Infektionen in der Gynäkologie und Geburtshilfe. FAC 6-2, Futuramed, München, S 313–318
3. Labhardt A (1978) Klinik der inneren Sekretion. 3. Aufl. Springer, Berlin Heidelberg New York
4. Lettau R, Klink F, Oberheuser F, Hollandt H, Marre R (1987) Bakteriologische Untersuchungen bei vorzeitigem Blasensprung und Korrelation zur Klinik von Chorioamnionitis und Amnioninfektionssyndrom. Zbl Gynäkol 109:1428–1437
5. Petersen EE (1987) Die Aminkolpitis, nicht nur ein ästhetisches Problem. In: Ledger WJ, Adam D, Siegenthaler W, Weissenbacher ER (Hrsg) Infektionen in der Gynäkologie und Geburtshilfe. FAC 6-2, Futuramed, München, S 295–300
6. Regan JA, Chao S, James LS (1981) Premature rupture of membranes, preterm delivery, and group B-streptococcal colonization of mothers. Am J Obstet Gynecol 141:184–186
7. Stegner HE (1973) Gynäkologische Zytologie. Enke, Stuttgart, S 53–59

Verlaufskontrollen bei HPV-assoziierten zervikalen intraepithelialen Neoplasien (CIN)

G. Birmelin, A. Göppinger, H. Ikenberg, U. Hauser, M. Hilgarth, A. Pfleiderer

Universitäts-Frauenklinik Freiburg

In früheren Studien [2, 5, 6] konnte eine Assoziation der humanen Papillomviren (HPV) 6 und 11 mit benignen Läsionen aufgezeigt werden, dagegen wurden HPV 16 und 18 in invasiven Karzinomen deutlich häufiger gefunden. Diese Beobachtungen lassen vermuten, daß zervikale intraepitheliale Neoplasien (CIN) bei Infektion mit HPV 16/18 ein höheres Risiko der Progredienz haben können [1].

Erstes Ziel der Arbeit war es, diese Hypothese an Hand von Verlaufskontrollen bei Patientinnen mit HPV-Infektionen und Dysplasien der Zervix uteri zu überprüfen. Das zweite Ziel bestand darin, die therapeutische Wirksamkeit der Konisation und der Laser-Therapie bei der Behandlung HPV-bedingter Zervixläsionen zu untersuchen und zu klären, ob durch die Behandlung das infektiöse Agens mitbeseitigt wird.

In der Zeit vom 1. 1. 84 bis 30. 6. 87 wurden an der UFK Freiburg 1242 Abstriche von Zervix, Vagina und äußerem Genitale auf humane Papillomviren untersucht. Die DNA dieser Viren wurde durch in situ-Hybridisierung unter stringenten Bedingungen mit jeweils einer Mischung ^{32}p-markierter DNA von HPV 6 und 11 einerseits sowie HPV 16 und 18 andererseits nachgewiesen. Von 143 Frauen (Alter 16 bis 58 Jahre) lagen mindestens je zwei virologische und zytologische Befunde vor. Die Kontrollabstriche wurden durchschnittlich 14 Monate nach dem ersten Abstrich entnommen.

HPV-Befund und Spontanverlauf bei 46 Patientinnen ohne CIN

Da diese Patientinnen aus unserer Dysplasie-Sprechstunde kamen und meist kolposkopisch auffällige Befunde zeigten, war die HPV-Durchseuchung mit 63% im Vergleich zum Normalkollektiv (10%) weitaus höher [4]. Die HPV-Inzidenz sank spontan auf 30% bei der zweiten Kontrolle. Eine zytologische Progredienz wurde nur bei 3 Patientinnen beobachtet.

HPV-Befund und Spontanverlauf bei 21 Patientinnen mit CIN

Die HPV-Prävalenz lag bei diesen Patientinnen bei der ersten Kontrolle bei 52% und reduzierte sich ohne Therapie auf 42%. Dabei bildeten sich spontan auch alle mit HPV 6/11 assoziierten Dysplasien zurück, während die Hälfte der HPV 16/18 assoziierten Dysplasien persistierte. Progredient war nur eine mit einer Doppelfunktion (HPV 6/11 und 16/18) korrelierte Dysplasie, während 8 von 10 HPV-negativen Patientinnen einen unauffälligen zytologischen Abstrich bei der zweiten Kontrolle aufwiesen.

HPV-Befund und Verlauf bei 16 Patientinnen mit CIN I–III
vor und nach einer Konisation

Das HPV-Vorkommen in dieser Patientengruppe war mit 87% am höchsten. Eine Erklärung hierfür kann sein, daß diese Patientinnen zu einem Risikokollektiv mit meist ausgedehntem Befund oder einer ungünstigen Lokalisation der Dysplasie gehörten. Nach der Konisation betrug die HPV-Infektionsrate immer noch 56%. Rezidive wiesen insgesamt 4 Patientinnen auf, wobei 2 Patientinnen eine Doppelinfektion hatten.

HPV-Befund und Verlauf bei 63 Patientinnen vor und nach abgeschlossener Lasertherapie

Bei 20 Patientinnen ohne CIN erfolgte die Lasertherapie meist wegen ausgedehntem kondylomatösem Befall der gesamten Genitalregion, die HPV-Infektionsrate war mit 80% entsprechend hoch. Bei 43 Patientinnen mit CIN betrug die Durchseuchung 65% und konnte durch die Therapie auf 28% gesenkt werden [3]. Zusammenfassend läßt sich sagen, daß durch die Sanierung der Läsion die HPV-Infektion als ein möglicherweise kausales Agens mitbeseitigt oder doch wenigstens reduziert werden kann.

Literatur

1. Campion MJ, Cance DJ, Cuzick J, Singer A (1986) Progressive Potential of Mild Cervical Atypia: Prospektive Cytological, Colposcopic and Virological Study. Lancet II:237–240

2. Gissmann L, Wolnik L, Ikenberg H, Koldosky U, Schnürch H-G, zur Hausen H (1983) Human papillomavirus type 6 and 11 DNA sequences in genital and laryngeal papillomas and in some cervical cancers. Proc Nat Acad Sci USA 80:560–563
3. Göppinger A, Ikenberg H, Birmelin G, Hilgarth M, Pfleiderer A, Hillemanns H-G (1988) CO_2-Lasertherapie und HPV-Typisierung bei CIN-Verlaufsbeobachtungen. Geburtsh Frauenheilk 48:285–380
4. Schneider W, Schumann R, de Villiers EM, Knauf W, Gissmann L (1986) Klinische Bedeutung von humanen Papilloma-Virus (HPV)-Infektionen im unteren Genitaltrakt. Geburtsh Frauenheilk 46:261
5. Wagner D, de Villiers EM, Gissmann L (1985) Der Nachweis verschiedener Papillomvirustypen in zytologischen Abstrichen von Praekanzerosen und Karzinomen der Cervix uteri. Geburtsh Frauenheilk 45:226–231
6. zur Hausen H (1987) Papillomaviruses in Human Cancer. Cancer 59:1692–1696

Bedeutung der HPV-Infektion im gutartigen, dysplastischen und karzinomatösen Zervixepithel

F. Girardi[1], H. Pickel[1], J. Haas[1], H. Pfister[2], P. Fuchs[2]

[1] Geburtshilflich-gynäkologische Universitäts-Klinik Graz
[2] Virologisches Institut Universität Erlangen

Wegen des Nachweises von HPV-DNA in Zerviskarzinomen und in deren Vorstufen wird immer wieder eine virale Genese dieses Malignoms zur Diskussion gestellt [1]. Von 507 Frauen wurden, z.T. unter kolposkopischer Sicht gewonnene Biopsien von der Cervix uteri mit verschiedenen benignen und malignen Epithelveränderungen nicht nur histologisch, sondern auch virologisch nach Virus-DNA der Subtypen 6, 11, 16 und 18 mittels der Southern-Blot Hybridisierungsmethode untersucht [2]. Bei 51 Gewebsproben von originärem, normalem Plattenepithel wurde einmal HPV-6/11 und viermal HPV-16 (8%) nachgewiesen. 131 Biopsien von der Portioaußenfläche betrafen ein histologisch gutartiges abnormes, d.h. akanthotisches Epithel. Es wurde viermal das HPV-6/11, dreizehnmal HPV-16 (10%) und zweimal HPV-18 gefunden. 325 Biopsien stammten von Dysplasien unterschiedlichen Schweregrades, Carcinomata in situ und klinischen Plattenepithelkarzinomen der Zervix uteri. HPV-6/11 wurde am häufigsten in den geringergradigen Dysplasien gefunden (17%), während es in Karzinomen nur gemeinsam mit HPV-16 und 18 vorlag. Das HPV-16 hingegen wurde am häufigsten in invasiven Karzinomen (70%) und seltener in geringergradigen Dysplasien (5%) nachgewiesen.

Die 131 bioptisch untersuchten Patientinnen mit akanthotischem Plattenepithel an der Portioaußenfläche konnten klinisch weiter verfolgt werden. Weder bei den 112 HPV-negativen Fällen, noch bei den 19 Fällen mit HPV-positivem Befund wurde im Zeitraum von 36 Monaten eine Weiterentwicklung zu einer zervikalen intraepithelialen Neoplasie beobachtet. 59 Patientinnen mit mittelschweren Dysplasien, also CIN III, konnten nachuntersucht werden. Davon zeigten 35 Fälle, d.s. 59%, eine klinische Regression, obwohl bei 5 Fällen HPV-16 gefunden worden war. In 24 Fällen persistierten die Veränderungen, wobei sich dreimal HPV-6/11 und zwölfmal HPV-16 nachweisen ließ. Bei diesen Patientinnen wurde eine Konisation durchgeführt. 37 Fälle mit invasiven Zervixkarzinomen der Stadien I b und II b wurden nach radikaler abdomineller Hysterektomie mit pelviner und paraaortaler Lymphadenektomie morphometrisch und virologisch untersucht [3]. 21mal wurde HPV-16 nachgewiesen, 16 Fälle waren HPV-negativ.

Vergleichend fand sich kein statistisch signifikanter Unterschied zwischen Virusbefund und klinischem Stadium, Grading, Tumorausbreitung und Tumorgröße. Signifikante Unterschiede wurden aber bei metastatischem Befall parametraner und pelviner Lymphknoten gefunden. Die 21 HPV-16 positiven Tumoren metastasierten elfmal in die parametranen (11%) und vierzehnmal in die pelvinen Lymphknoten (66%), während bei den 16 HPV-negativen Karzinomen nur zweimal parametrane (12%) und fünfmal pelvine (31%) Lymphknotenmetastasen gefunden wurden (p = 0,05).

Wir konnten zeigen, daß eine HPV-Infektion mit den sogenannten high-risk Subgruppen 16 und 18 auch ein benignes normales und abnormes Plattenepithel der Zervix betreffen kann, wobei dies unseres Erachtens ohne klinische Bedeutung ist. Der Nachweis der HPV-Infektion mit den Subtypen 16 und 18 in einer Dysplasie mittleren Grades stellt insoferne eine gewisse Entscheidungshilfe dar, als bei derartigen Fällen eher mit einer Persistenz der Veränderungen gerechnet werden muß und eine Behandlung demnach indiziert ist. Hinsichtlich der invasiven Zervixkarzinome ist die Tatsache von Interesse, daß bei nachgewiesenem Virusbefall häufiger positive Lymphknoten gefunden werden konnten. Allein dieser Umstand verschlechtert die Prognose. Welcher Zusammenhang zwischen dem Virusbefall und dem metastatischen Befall der Lymphknoten besteht ist allerdings eine noch offene Frage.

Literatur

1. Pfister H (1987) Human papillomaviruses and genital cancer. Advanc Cancer Res 48:113–147
2. Fuchs PG, Girardi F, Pfister H (1988) Human Papillomavirus DNA in normal, metaplastic, preneoplastic and neoplastic epithelia of the cervix uteri. Int J Cancer 41:41–45
3. Burghardt E, Pickel H, Haas J (1985) Prognostische Faktoren und operative Behandlung des Zervixkarzinoms. In: Spez Gynäk Geburtsh, Springer, Wien New York, S 72

Zervixzytologie bei HIV-positiven Patientinnen

W. Friedmann [1], A. Schäfer [1], E. Jimenez [2], M. Unger [2]

[1] Rudolf-Virchow-Krankenhaus, Standort Charlottenburg, Universitäts-Frauenklinik
[2] Rudolf-Virchow-Krankenhaus, Standort Charlottenburg, Abteilung für Pathologie

Die HIV-Infektion führt über einen Verlust von T-zellgebundener Immunität zu einem gehäuften Auftreten von Malignomen. Im Bereich der Gynäkologie ist der Einfluß von HIV auf die Karzinogenese der Zervix von besonderem Interesse.

In der nunmehr seit 4 Jahren bestehenden HIV-Infektionssprechstunde der Universitätsfrauenklinik Pulsstr. wurden bisher 237 Abstriche bei 81 HIV-positiven Patientinnen beurteilt.

Nach der Münchner Nomenklatur waren nur 46% der Abstriche unauffällig (Tabelle 1). In 14% führten starke entzündliche Veränderungen zu einer Wiederholung. Ein PAP III$_D$ stellt mit 22% die größte Gruppe auffälliger Abstriche dar. In 18% wurde eine histologische Abklärung erforderlich.

Nimmt man als Vergleichskollektiv die HIV-negativen Heroinabhängigen mit ähnlicher sozialer Problematik und Promiskuität – eine Vergleichsgruppe, die besonders deshalb geeignet erscheint, da auch die HIV-positiven Frauen zu 68% drogenabhängig sind – so finden sich nur noch 20% auffällige Abstriche. Von

Archives of Gynecology and Obstetrics Vol. 245, No. 1-4, 1989
Verhandlungen der Deutschen Gesellschaft für Gynäkologie und Geburtshilfe, 47. Versammlung, München 6.-10. September 1988
© Springer-Verlag Berlin Heidelberg

Tabelle 1. Zervixzytologie		
	HIV-positiven Patientinnen	HIV-negativen Drogen-abhängigen
Pap I, II	46%	80%
Pap II$_w$	14%	10%
Pap III$_D$	22%	8%
Pap IVa	12%	2%
Pap IVb	1%	
Pap V	5%	

Tabelle 2. Histologische Befunde bei HIV-positiven Patientinnen

Cervicitis:	1
CIN I:	1
CIN II:	3
CIN III:	3
Mikrokarzinom:	1
Invasives Karzinom:	4

diesen konnten 18% zytologisch und kolposkopisch kontrolliert werden. Nur in 2% der Fälle war eine histologische Diagnostik notwendig.

Im Vergleich zum Gesamtkollektiv unserer Klinik fällt bei den HIV-positiven Patientinnen eine 15fach erhöhte Rate suspekter zytologischer Befunde auf, bei den HIV-negativen Frauen dagegen nur eine 2,7fache.

Der auffälligste Befund der Abstriche HIV-positiver Frauen liegt in der mit 44% hohen Anzahl von Infektionen mit dem potentiell onkogenen Papillomavirus (HPV). Berücksichtigt man lediglich die suspekten Abstriche zeigen sogar 75% Hinweise auf eine HPV-Infektion. In der Kontrollgruppe der HIV-negativen Drogenabhängigen finden sich dagegen nur in 26% Papillomaviruszeichen. Dazu gehören Koilozyten mit Doppelkernigkeit, perinucleärem Hof und Kernvergrößerung sowie Dyskeratozyten mit orangeophilem Zytoplasma mit leicht vergrößertem dichten bis pyknotischem Kern.

Die histologischen Befunde von 81 HIV-positiven Frauen zeigen einen mit fast 10% hohen Anteil an invasiven sowie Oberflächenkarzinomen (Tabelle 2).

In der Beurteilung der Karzinogenese der cervix uteri nach Koss kann eine HIV-bedingte Immunsuppression als Kofaktor gewertet werden. Einerseits kann eine lokale oder systemische Immunsuppression eine HPV-Infektion begünstigen. Andererseits induziert die HIV-Infektion möglicherweise eine Persistenz oder Progression von Dyskaryosen.

Weiterhin muß eine Viruswechselwirkung zwischen HIV und HPV diskutiert werden, was durch unsere Ergebnisse einer 75%igen Koinzidenz mit Papillomaviruszeichen unterstützt wird. Eine andere Wechselwirkung ist zwischen HIV und Herpes simplex bereits bekannt.

Meisels [1] konnte 1983 in einer großen Zahl von Abstrichen nur in 1,69% Papillomaviruszeichen finden, Waechterlin 1988 [2] mit Hilfe der Immunhistochemie immerhin schon in 18%. Reid [3] konnte mit der In-situ-Hybridisierung sogar in 90% aller cervikalen Neoplasien HPV-DNA nachweisen.

Als Konsequenz der vorliegenden Ergebnisse führen wir einerseits bei HIV-positiven Frauen in 3–6monatigen Abständen zytologische und kolposkopische Kontrollen durch. Andererseits sollte bei jungen Frauen mit suspekter Zervixzytologie an eine HIV-Infektion besonders in endemischen Gebieten gedacht werden.

Literatur

1. Meisels A, Morin C (1983) Human papillomavirus and cancer of the uterine cervix. Gynecol Oncol 12:111–123
2. Reid R (1987) Human papillomaviral infection. The key to rational triage of cervical neoplasia. Obstet. Gynecol Clin North Am 14:407–429
3. Waeckerlin RW, Potter NJ, Cheatham GR (1988) Correlation of cytologic, colposcopic and histologic studies with immunohistochemical studies of human papillomavirus structural antigens in an unselected patient population. Am J Obstet Gynecol 158:1394–1397

Syphilis, Trichomonas und Gardnerella bei Patientinnen mit abnormalem Krebsabstrich

A. Schaetzing

Abteilung Geburtshilfe und Gynäkologie, Medizinische Fakultät/Universität Stellenbosch, Tygerberg/Kapstadt, Südafrika

Einleitung

Die zervikale intraepitheliale Neoplasie (CIN), wird heute als sexuell übertragene Krankheit (STD) angesehen, und ätiologisch spielen die humanen Papillomviren (HPV) eine besondere Rolle. Patientinnen mit CIN/HPV haben ein erhöhtes Risiko auf einen gleichzeitigen Befall mit anderen venerisch übertragenen Mikroorganismen [1].

Material und Methoden

In einer prospektiven Studie sind 510 Patientinnen mit zytologischem Verdacht auf CIN mit/ohne HPV in der Kolposkopie-Sprechstunde serologisch auf Lues (T.P.H.A., F.T.A.-Abs. und V.D.R.L.) analysiert worden. Für eine nochmalige zytologische Kontrolle auf Trichomonas und Gardnerella vaginalis ist ein Abstrich aus dem hinteren Scheidengewölbe entnommen worden, und mit einem Phasenkontrastmikroskop wurde bei einer Anzahl Patienten ein Nativpräparat auf T. und G. vaginalis/bakterielle Vaginose untersucht. Die Befunde wurden mit denen einer Kontrollgruppe (206 Schwangere) verglichen.

Ergebnisse

Bezüglich der verschiedenen Mikroorganismen wurden folgende Prävalenzen gefunden:

	Patienten mit abnormaler Zytologie	Kontrolle
Syphilis	23,3%	13,1%
Trichomonas vaginalis	15,9%	24,1%
Gardnerella vaginalis	34,3%	35,3%
Trichomonas und Gardnerella vaginalis	5,9%	24,1%

Bei einer Aufteilung in sero-positive und sero-negative Patienten fanden sich folgende Korrelationen mit T./G. vaginalis und mit diagnostischer Konisation:

Trichomonas vaginalis	+ pos. Serologie = 24,5%
Trichomonas vaginalis	+ neg. Serologie = 13,3% (p < 0,005)
Trichomonas und Gardnerella vaginalis	+ pos. Serologie = 10,1%
Trichomonas und Gardnerella vaginalis	+ neg. Serologie = 4,6% (p < 0,05)
Gardnerella vaginalis	+ pos. Serologie = 39,5%
Gardnerella vaginalis	+ neg. Serologie = 32,7%
Diagnostische Konisation	+ pos. Serologie = 26,9%
Diagnostische Konisation	+ neg. Serologie = 18,4% (p < 0,05)

Archives of Gynecology and Obstetrics Vol. 245, No. 1-4, 1989
Verhandlungen der Deutschen Gesellschaft für Gynäkologie und Geburtshilfe,
47. Versammlung, München 6.-10. September 1988
© Springer-Verlag Berlin Heidelberg

Diskussion

Die Ergebnisse zeigen, daß Frauen mit abnormaler Zytologie ein erhöhtes Vorkommen von Syphilis haben. Syphilitische Patientinnen wiederum haben häufiger eine gleichzeitige Infektion mit T. vaginalis mit/ohne G. vaginalis und benötigen häufiger eine diagnostische Konisation. Wegen des venerischen Infektionsmodus wird empfohlen, daß Patientinnen mit CIN/HPV zusätzlich auf den Befall mit weiteren sexuell übertragenen Mikroorganismen untersucht werden.

Literatur

1. Guijon FB, Paraskevas M, Brunham R (1985) The assocation of sexually transmitted diseases with cervical intrapithelial neoplasia: a case-control study. Am J Obstet Gynecol 151:185–190

Befundverläufe bei zytologischem Verdacht auf leichte bis mäßige Dysplasie (Gr. III D)

H. R. Volkert, B. Ruffing-Kullmann, u. Schenck, H. J. Soost

Institut für Klinische Zytologie der Technischen Universität München

Die meisten positiven zytologischen Befunde gehören zur Gruppe der leichten bis mäßigen Dysplasien (III D), die z. T. als Ausdruck sehr früher Vorstufen des Zervixkarzinoms angesehen werden müssen. Bekanntermaßen ist ein Teil dieser Veränderungen rückbildungsfähig. Sie können aber auch über längere Zeit fortbestehen oder auch zu schweren Veränderungen fortschreiten. Wir erfaßten im Institut f. Klinische Zytologie der Techn. Universität in München im Verlauf von 10 Jahren 3286 III D-Fälle und konnten davon fast 90% (2845) weiterverfolgen. (Gesamtzahl der untersuchten Frauen 281 705.) 63,8% der III D-Fälle nahmen mit einiger Wahrscheinlichkeit einen regressiven Verlauf. Bei 41% aller Fälle (1168) kann man tatsächlich von einer echten Rückbildung ausgehen, denn sie hatten entweder ein negatives histologisches Ergebnis (254 Fälle, 8,9%) oder zwei nachfolgende negative zytologische Befunde (914 Fälle, 32,1%). Weitere 22,8% (648) hatten nur *einen* negativen zytologischen Folgebefund. Dabei ist eine Rückbildung zwar denkbar, doch nicht so gesichert. Bei der Untersuchung nach der Dauer einer Rückbildung fanden wir, daß von den 254 histologisch geklärten Fällen 182 (71,1%) eine Rückbildung innerhalb von 6 Monaten nach dem ersten III D-Befund aufwiesen. (Weitere 56 Fälle [22,1%] dann in einem Zeitraum bis zu zwei Jahren.) Die zytologisch „belegten" Rückbildungen (zwei negative Folgebefunde) fanden überwiegend innerhalb eines Jahres statt (93,5%, 854 Fälle). Eine weitere Verlaufsmöglichkeit von Befunden der Gr. III D ist das Weiterbestehen des Befundes über längere Zeit, was bei 19,6% unserer Fälle zutraf. Diese Zahl läßt sich folgendermaßen aufteilen: 6,3% wurden zytologisch als „persistierend" eingestuft, 13,4% wurden auf die zytologische Diagnose hin histologisch untersucht und bestätigt. Die als progredient eingestuften Fälle wurden noch danach unterschieden, ob sie histologisch abgeklärt wurden, oder ob sich zytologisch ein schwererer positiver Befund gezeigt hat. Insgesamt fanden wir bei 13,4% aller Fälle (immerhin 381 von den 2845 Frauen) ein Fortschreiten des Befundes. 11,6% (330 Fälle) wurden auf die schweren zytologischen Befunde hin auch histologisch als „progredient" gesichert, 1,8% (51 Fälle) hatten höher-positive zytologische Folgebefunde. Bei einem Großteil (58%) der III D-Fälle mit Fortschreiten zu schwereren Befunden fand dies innerhalb eines halben Jahres statt. Zu 3,2% der Fälle (90) konnten wir keine genaue Aussage über den Verlauf machen. (Entweder unzureichend histologisch geklärt oder zytologischer Folgebefund der Gr. III.)

Aus der besonderen Stellung der Befunde Gr. III D ergeben sich wichtige Konsequenzen für die Routine: Wenn auch ein Fortschreiten eines III D-Befundes relativ selten ist, so ist doch jeder III D-Befund zumindest als *potentiell* progredient zu betrachten, da ja eine statistische Zahl für die einzelne Frau wenig aussagekräftig ist. Eine *sofortige* Histologie etwa mit therapeutischer Konisation ist dagegen nicht indiziert, denn die Rückbildungsrate liegt mit 63,8% doch sehr hoch. Wegen der möglichen Verschlimmerung des Befundes ist eine Weiterbeobachtung mit etwa vierteljährlichen zytologischen Kontrollen jedoch unbedingt erforderlich. Bei länger bestehendem III D oder schwereren Folgebefunden kann dann therapeutisch vorgegangen werden.

Zum Vorgehen bei suspekter oder positiver Zervixzytologie in der Schwangerschaft

F. Gyergyay, A. Scharl, K.-H. Schlensker

Universitäts-Frauenklinik, Köln

Von 1961 bis 1987 wurden an der UFK Köln bei 107 schwangeren Patientinnen (SP) auffällige zytologische Portioabstriche (ZYT) festgestellt. Bei 17 ist der weitere Verlauf unbekannt. 7 hatten einen Spontanabort, bei 28 SP normalisierten sich die ZYT spontan. Bei 21 SP wurde während der Schwangerschaft (SS) und bei 34 post partum (PP) eine operative (Op) Abklärung bzw. Therapie (Th) durchgeführt. Diese beiden Kollektive werden im weiteren vorgestellt. In dem Kollektiv mit der Abklärung PP als schwerwiegendste Zyt wurde 11mal III D, 21mal IV a/b und 2mal Pap. V notiert. Nur Zyt u. kolposkopisch (Ksk) kontrolliert während der SS wurden 29 SP, bei 5 erfolgte zusätzlich eine PE unter Ksk-Kontrolle. Eine Verschlechterung der Zyt ist bei 5 SP, eine Besserung bei 3 eingetreten und bei 26 blieb die Zyt unverändert. 5 SP wurden per Sektio (SC) aus kindlicher Indikation entbunden, bei 4 wurde gleichzeitig eine einfache Hysterektomie (HE) und bei 1 eine Op nach TeLinde durchgeführt, 24 SP wurden vag. entbunden. Wegen fortbestehender pathol. Zyt wurden 21 Ko 2–7 Mo. PP; 11 HE (4 davon im Zusammenhang mit der SC) und 7 bis zu 12 Mo. PP. Bei 2 Pat. wurde eine Op nach TeLinde, 1 × 1 Mo. PP. In einem Fall wurde bei einer Zyt IV a ein normales Plattenepithel nachgewiesen, 11mal CIN II (davon waren 5 mit Pap. IV a überbewertet), bei 17 Pat. wurde ein CIN III festgestellt, wovon 4 mit Pap. III D unterbewertet waren. Invasive Karzinome (Ca) fanden sich bei 5 SP; 2 × Ia$_2$ mit Pap. V bzw. IV b richtig vorausgesagt und 3 × Ia$_1$, 1 × mit Pap. V über- und 2 × mit IV a unterbewertet. Bei allen 5 wurde nach PE unter Ksk-Sicht die SS wegen dringendem Kinderwunsch bis zur Lebensfähigkeit des Kindes fortgeführt. Der weitere Verlauf der 34 Pat. bei einer Beobachtungszeit von 2–12 Jahren war unauffällig. In dem Kollektiv mit der Op-Abklärung während der SS wurde Zyt mindestens ein CIN III vorausgesagt, und alle waren auch Ksk suspekt. Eine Ko mit dem Wunsch, die SS zu erhalten, wurde 6 × ohne und 8 × mit Cerclage durchgeführt. 7 SS wurden unterbrochen, davon wurden 2 mit Ca I b nach Wertheim-Meigs Op, 2 HE und 3 SP bei der Ko kürettiert. In 1 Fall wurde bei Zyt IV a ein normales Plattenepithel nachgewiesen, 14mal wurde bei der Zyt CIN III richtig vorausgesagt und 2 überbewertet, 4 Ca – 2 × Ia$_1$ u. 2 × I b –

Archives of Gynecology and Obstetrics Vol. 245, No. 1-4, 1989
Verhandlungen der Deutschen Gesellschaft für Gynäkologie und Geburtshilfe,
47. Versammlung, München 6.-10. September 1988
© Springer-Verlag Berlin Heidelberg

wurden richtig vorausgesagt. 10 Ko erfolgten im Gesunden, 3 davon bei Pat. mit
Interruptio. 7 Ko waren nicht im Gesunden. Komplikationen der Ko.: 3 × Abort,
1 × HE wegen starker Blutung, 3 × vorz. Blasensprung/Frühgeburt, 1 × Lang-
zeittokolyse. 6 × war der SS-Verlauf unauffällig. 8 SP wurden vag. entbunden, 2
per SC, dabei erfolgte auch eine HE wegen Ko nicht im Gesunden bei abgeschlossener Familienplanung. Bei 2 Pat., wo die Ko nicht im Gesunden erfolgte, wurde
im Intervall von 1 bzw. 12 Jh. ein CIN III bzw. CIN III durch Ko entfernt, bei
den restlichen Pat. war die Zyt bei Beobachtungszeiten bis zu 12 Jh. unauffällig.
Zusammenfassend können wir sagen, daß bei fehlenden Hinweisen für ein invasives Wachstum (Zyt- u. Ko-Kontrollen, ggf. PE) abwartendes Verhalten während
der SS zu vertreten ist. Bei Nachweis eines invasiven Wachstums sollte man mit
abwartendem Verhalten zurückhaltend sein und die sofortige Op Th bevorzugen.
Allerdings scheint bei dringendem Kinderwunsch und früher Invasion in Ausnahmefällen auch Abwarten bis zur Lebensfähigkeit des Kindes vertretbar.

Nd:YAG In-Touch- oder Kontakt-Technik, laser-physikalischer Background und Gewebeeffekte

D. Pollmann, D. Wallwiener, C. Krampe, G. Bastert

Universitäts-Frauenklinik, Heidelberg

Der Einsatz der Lasertechnik ist heutzutage fast in allen Sparten der Medizin
möglich. Dabei gilt es jedoch zu beachten, daß die auf dem Markt erhältlichen
Lasertypen sich in ihren Eigenschaften stark unterscheiden. Durch die Weiterentwicklung der In-Touch-Technik des Nd:YAG-Lasers, bei der der Laserstrahl mittels einer Saphirspitze direkt mit Kontakt auf das Gewebe appliziert wird, ist es
heute möglich dieses Lasersystem sowohl mit einem Handapplikator als leichtes
Skalpel als auch laparoskopisch über eine flexible Glasquarzfaser zu verwenden.
Die Ausmessung der durch diese Methode entstandenen Gewebeeffekte und deren Abhängigkeit von verschiedenen variablen Einflußgrößen standen im Vordergrund dieser Studie. Als variable Einflußfaktoren sind folgende Parameter zu verstehen: die Laserleistung (Watt), die Laserungsart (cw/pulsed), die gesamte Appli-
kationszeit, die Geschwindigkeit, mit der die Saphirspitze über das Gewebe geführt wird, und die Saphirspitzen (Länge, Spitzendurchmesser, Spitzenendfläche).
Bei den Untersuchungen wurde festgestellt, daß der Saphirspitzenlänge aufgrund der Strahlenphysik Grenzen gesetzt sind. Das Prinzip der In-Touch-
Technik beruht auf einer sukzessiven Totalreflexion der Laserstrahlen innerhalb
des Saphirkristalls bis zur Spitzenendfläche und somit auf einer Konzentrierung
der Laserstrahlen auf einer sehr kleinen Gewebeoberfläche, die annähernd durch
den Saphirspitzendurchmesser festgelegt wird. Je länger die Saphirspitze ist, umso
öfter wird der Laserstrahl innerhalb des Kristalls reflektiert. Mit jeder Reflexion
verändert sich allerdings auch der Auftreffwinkel auf der Grenzfläche zwischen
Saphirkristall und Außenmedium. Wird ein kritischer Winkel überschritten, so
verläßt der Laserstrahl den Kristall, bevor er die Spitzenendfläche erreicht hat.
Dies führt zu einem Laserleistungsverlust an der Gewebeoberfläche und einer
Verringerung der Schneidesuffizienz dieser Technik. In diesem Zusammenhang
wurde auch der Einfluß der Spitzenabnutzung getestet: Die Saphirspitze wurde in
einer Halterung fixiert und die Laserstrahlung mit Hilfe einer Photodiode, die an
einem Schreiber angeschlossen war und halbkreisförmig um die Spitze geführt
wurde, gemessen. Die so gemessene Abstrahlcharakteristik einer neuen Saphirspitze ist mit einer Normalverteilungskurve vergleichbar: Ein Punktum-Maximum

mit einer nach beiden Seiten fast gleichmäßig abnehmenden Laserleistungsdichte. Die Abstrahlcharakteristik einer oft benutzten Saphirspitze hingegen besitzt mehrere Punkta-maxima, die jedoch nie die Intensität einer neuen Spitze erreichen, und eine deutlich meßbare Laserleistung an beiden Seiten, d. h. die Laserleistung wird, überträgt man den Versuchsaufbau in die Praxis, parallel zur Gewebeoberfläche abgestrahlt und führt so zu einer Verringerung der Laserleistungsdichte in direkter Verlängerung der Saphirspitzenachse. Dies kann zu einer Verringerung der Schneidewirkung führen. Unter Berücksichtigung dieser Tatsachen wurde an 120 Wistar-Ratten 2 cm lange Uterotomien mit 7-, 10- und 14-Watt-Einstellung durchgeführt und histologisch ausgewertet. Bei der Zusammenfassung der Meßergebnisse aus allen Versuchen ergaben sich folgende Werte für die Gewebedefekte bei einmaliger Schnittführung: Für die Schnittbreite ein Mittelwert von 528 µm, für die Schnittiefe von 309 µm und die thermische Schädigungszone (Koagulationssaum von 164 µm).

Lokale Therapie cervikaler intraepithelialer Neoplasien mit n β-Interferon

K.J. Neis, M. Tesseraux, C. Claußen, M. Hündgen, G. Bastert

Universitäts-Frauenklinik, Homburg/Saar

Nachdem die Induktion der CIN durch HP-Viren als gesichert angesehen werden kann, müssen sowohl die Prävention als auch die Therapie dieser Läsionen neu überdacht werden [6, 7]. Hierbei ist es naheliegend, antiviral wirksame Medikamente zu erproben. Da aus der Literatur über Remissionen bei CIN unter Interferontherapie berichtet wird [1–5], wurde an der Universitäts-Frauenklinik eine prospektive, randomisierte Studie zur Therapie der CIN mit n β-Interferon begonnen. In die Studie wurden Patientinnen mit Abstrichen der Klasse PAP IV a sowie rezidivierenden Abstrichen der Klasse PAP III D aufgenommen.

Bei allen Patientinnen wurde praetherapeutisch zum Ausschluß der Mikroinvasion einer Kolposkopie, eventuell eine Cervicoskopie, gezielte multiple punch biopsies sowie eine Cervixabrasio durchgeführt. Dies diente gleichzeitig der histologischen Sicherung der zytologischen Diagnose.

Die Patienten wurden in zwei Therapiearme randomisiert. Die Patientinnen in Arm 1 erhielten 1 000 000 IE Interferon-β (Fiblaferon Rentschler) intraläsionär, die Patientinnen in Arm 2 100 000 IE Interferon-β Gel (Bioferon Laupheim) prae- und intracervikal. Die Therapie erstreckte sich über 8 Wochen. Die Applikation erfolgte zweimal wöchentlich.

Bisher liegen die Ergebnisse von insgesamt 12 Patientinnen mit einem PAP IV a sowie 3 Patientinnen mit rezidivierendem PAP III D vor (Tabelle 1). Hierbei findet sich eine komplette Remission in 47% sowie eine partielle Remission in 13%. Bezogen auf die verschiedenen Arme, zeigt sich eine deutliche Überlegenheit der intraläsionären Therapie, welche sowohl auf die höhere Dosierung als auch die Applikationsart zurückgeführt werden kann, da hier 4 von 8 Karzinomata in situ, im zweiten Arm hingegen nur eine von 4 Patientinnen eine komplette Remission aufweist.

Bei vorsichtiger Interpretation der Ergebnisse kann festgestellt werden, daß mit einer lokalen n Interferon-β Therapie bei allen Schweregraden der CIN eine Rückbildung bis zur Heilung möglich ist. Die Remissionsquote liegt bei 60%.

Es bestehen jedoch noch zahlreiche offene Fragen, welche sowohl die Applikationsform, den notwendigen Therapiezeitraum, die erforderlichen Einzel- und Gesamtdosen sowie den wirksamsten Interferontyp betreffen. Darüber hinaus

Archives of Gynecology and Obstetrics Vol. 245, No. 1-4, 1989
Verhandlungen der Deutschen Gesellschaft für Gynäkologie und Geburtshilfe,
47. Versammlung, München 6.-10. September 1988

muß in Zukunft versucht werden, therapieresistente cervikale, intraepitheliale Neoplasien näher zu beschreiben, um bereits praetherapeutisch eine Selektionierung vornehmen zu können.

Tabelle 1. Wirksamkeit von n IFN-β bei CIN. n = 15

Diagnose	PAP	n	CR	PR	–
	IV a	12	5	2	5
rez.	III D	3	2	–	1
		15	7	2	6
			47%	13%	40%

Literatur

1. Choo YC et al. (1985) Intravaginal application of leukocyte interferon gel in the treatment of cervical intraepithelial neoplasia. Arch Gynecol 237:51–54
2. Choo YC et al. (1986) Cervical intraepithelial neoplasia treated by perilesional injection of interferon. Br J Obstet Gynecol 93:372–379
3. De Palo G et al. (1984) Behandlung mit humanem Fibroblasten-Interferon bei intraepithelialen Neoplasien von Zervix und Vulva in Zusammenhang mit Infektionen durch Papillomvirus. *In:* Ghione M, Musil J (Hrsg) Behandlung der Condylomata acuminata mit Interferon. Aulendorf, S 52–57
4. De Palo G et al. (1985) Human fibroblast interferon in cervical and vulvar intraepithelial neoplasia associated with viral cytopathic effects. J Reproduct Med 30:404–408
5. Marchionni M et al. (1985) Intralesional treatment with β-Interferon of the cervical intraepithelial neoplasia associated with human papilloma virus infection. Cervix 3:151–164
6. Wagner D et al. (1985) Der Nachweis verschiedener Papillomvirus-Typen in zytologischen Abstrichen von Präkanzerosen und Carcinomen der Cervix uteri. Geburtsh Frauenheilk 45:226
7. zur Hausen H (1986) Intracellular surveillance of persisting viral infections. Human genital cancer results from deficient cellular control of papillomavirus gene expression. Lancet 2:489–491

Häufigkeit falsch-negativer zytologischer Befunde in der Zervixzytologie

B. Ruffing-Kullmann, U. Schenck, H.-J. Soost

Institut für Klinische Zytologie der Technischen Universität, München

Zur Abschätzung der Häufigkeit falsch-negativer zytologischer Befunde wurden invasive Zervixkarzinome und Carcinomata in situ nach Kenntnis der histologischen Diagnose auf das Vorliegen von negativen Vorbefunden hin überprüft. Um mit einiger Wahrscheinlichkeit ausschließen zu können, daß es sich nicht um neu entstandene Karzinome bzw. Carcinomata in situ handelte, wurde der Voruntersuchungszeitraum beim invasiven Karzinom auf 5 Jahre beschränkt und beim Carcinoma in situ auf 2 Jahre. In diesem Zeitraum hätte die Erkrankung bereits vorliegen und erkennbar sein sollen.

Zwischen 1975 und 1980 wurden insgesamt 139 Fälle mit invasivem Zervixkarzinom zytologisch entdeckt und histologisch nachgewiesen. In 31 Fällen (22,3%) waren in den 5 Jahren zuvor negative zytologische Befunde aufgetreten. Von 155 Carcinomata in situ, die zwischen 1977 und 1980 nachgewiesen wurden, lagen aus den letzten 2 Jahren in 68 Fällen (43,8%) negative Befunde vor.

Als Ursache der negativen Befunde kommen in Betracht 1. nicht repräsentative Entnahme, z. B. durch Entnahme an falscher Stelle, aber auch durch mangelnde Abschilferung der atypischen Zellen. 2. Laborfehler und 3. schnell wachsende Karzinome.

Da für uns nur der Laborfehler zu überprüfen war, wurde versucht, diesen zu ermitteln.

Von den 31 Patientinnen mit invasivem Zervixkarzinom und negativen Vorbefunden gab es insgesamt 100 Vorpräparate, davon waren 52 Präparate negativ. Von den 68 Patientinnen mit Carcinoma in situ und negativen Vorbefunden lagen aus den zwei Jahren zuvor 182 Präparate vor, davon waren 81 Präparate negativ. Interessant ist, daß in 16 Fällen die negativen Abstriche auch noch nach bereits positiven Befunden auftraten. Bei fast der Hälfte der negativen Befunde wurde zumindest eine Kontrolluntersuchung empfohlen.

Alle negatien Präparate wurden nochmals überprüft, nun mit Kenntnis der histologischen Diagnose. Der negative Vorbefund wurde beim Zervixkarzinom in 15% (8 Fälle) revidiert, beim Carcinoma in situ in 17% (14 Fälle). In der Mehrzahl der Fälle erfolgte die Befundänderung beim invasiven Zervixkarzinom von Gr. II nach Gr. III und nur in je zwei Fällen von Gr. II nach Gr. IV a bzw. V. Beim Carcinoma in situ wurde die Erstdiagnose in 13 von 14 Fällen von Gr. II nach Gr. III D revidiert, in einem Fall nach Gr. IV a. Bezogen auf die Gesamtzahl der Fälle mit negativen Vorbefunden ermittelten wir für das invasive Zervixkarzinom einen Laborfehler von 25% und für das Carcinoma in situ von 20%. Die restlichen falsch-negativen Befunde sind entnahmebedingt oder auf schnell wachsende Karzinome zurückzuführen.

Der Ansatz mit einem Beobachtungszeitraum von 5 Jahren beim invasiven Zervixkarzinom und 2 Jahren beim Carcinoma in situ ist sicherlich sehr streng. Es könnte sich bei einem Teil der Fälle auch um schnell entstandene Neuerkrankungen handeln. Dann wäre zumindest ein Teil der Vorbefunde als richtig negativ zu betrachten.

Mit Sicherheit als falsch-negativ anzusehen sind in unserem Material erstens die Fälle, die nach einem positiven Vorbefund noch negative Befunde hatten und zweitens diejenigen Fälle, bei denen die Nachkontrolle der zytologischen Präparate einen positiven Befund ergab. Dies sind beim Zervixkarzinom 8% (11 Fälle), beim Carcinoma in situ 16% (25 Fälle).

Literatur

Soost HJ et al. (1987) Ergebnisse zytologischer Krebsfrüherkennungs- und Vorsorgeuntersuchungen bei der Frau. Deutscher Ärzteverlag, Köln

Schnelle Zunahme von Präkanzerosen der Zervix als Folge des veränderten Sexualverhaltens in den letzten 20 Jahren

H. Wilken, G. Barten, E. Rohde, A. Kiwitt

Universitäts-Frauenklinik, Rostock (DDR)

Die Inzidenz des invasiven Zervixkarzinoms ging im Stadtkreis Rostock von 44,2 (auf 100 000) in den Jahren 1968/72 auf 25,1 im Zeitraum 1983/87 zurück. Dagegen stieg die Inzidenz der Präkanzerosen erheblich an. In der UFK Rostock wurden von 1971/80 bei 901 Konisationen 738 Dysplasien I–III° einschließlich Ca in situ diagnostiziert, von 1981/87 (7 Jahre) bei 1110 Konisationen 944 Dys-

Archives of Gynecology and Obstetrics Vol. 245, No. 1-4, 1989
Verhandlungen der Deutschen Gesellschaft für Gynäkologie und Geburtshilfe,
47. Versammlung, München 6.-10. September 1988
© Springer-Verlag Berlin Heidelberg

plasien und CIS. Bei den Patienten mit CIN III ging das Durchschnittsalter von 46,2 Jahre 1971, 37,4 Jahre 1975 auf 34,2 Jahre 1987 zurück. Der Anteil der mit unspezifischen Methoden (Zytologie und Histologie) diagnostizierten Koilozytosen als Zeichen einer HPV-Infektion stieg bei den CIN-III-Fällen innerhalb von 4 Jahren von 16 auf 60%. Um festzustellen, ob bei Frauen mit Zervixdysplasien und Präkanzerosen soziale und medizinische Besonderheiten bestehen, wurden 100 Frauen mit verdächtigem kolposkopischem und/oder zytologischem Befund aus der Zervix-Sprechstunde mit 100 Frauen gleichen Alters ohne pathologische Zervixveränderungen verglichen. Bei den 100 Frauen der Zervixgruppe wurden 71 × zytologisch und 69 × histologisch Zeichen einer HPV-Infektion gefunden. Dabei wurden am häufigsten flache Kondylome (53), weniger häufig invertierte (11) und papilläre Kondylome (5) gefunden. Bei 59 Patientinnen mit Zervixatypien konnten 51 × elektronenmikroskopisch Papillom-Viruspartikel nachgewiesen werden. Beim Vergleich beider Kollektive wurden verschiedene interessante Befunde erhoben. So ist der Anteil von Frauen mit niedriger beruflicher Qualifikation sowie der Anteil unverheirateter, geschiedener und Frauen mit Mehrfachehen in der Zervixgruppe deutlich höher. Auch vaginale Infektionen wie Gonorrhoe, Trichomonaden, bakterielle Vaginose sind bei diesen Frauen häufiger nachweisbar. Die Kohabitarche erfolgte bei den Frauen mit CIN im Durchschnitt 1 Jahr früher als in der weiblichen DDR-Population (17,1 Jahre/18,1 Jahre). Von den Zervix-Patientinnen wurde die monatliche Koitus-Frequenz mit 11 ebenfalls häufiger angegeben, als das von Schnabel mit 8/Monat für die Frauen in der DDR zwischen 20–50 Jahren ermittelt wurde. Noch auffallender ist die Relation der Zahl der Sexualpartner über 5: 32% zu 7%. Bei den angewandten Kontrazeptionsmaßnahmen fällt auf, daß die Zervix-Patientinnen häufiger hormonale Kontrazeptiva und seltener das Kondom benutzen. Bei dem als Kofaktor für die Entstehung anogenitaler Neoplasien angesehenen Rauchen fand sich, daß die CIN-Patientinnen stärkere Raucher sind. Zusammenfassend ist festzustellen, daß sich sozialer Status und bestimmte Faktoren des Sexualverhaltens bei Patienten mit Dysplasien und Präkanzerosen der Zervix deutlich von Frauen ohne Zervixpathologie unterscheiden.

Hochmalignes Non-Hodgkin-Lymphom der Cervix uteri

P. Stickelmann, O. Bauer, W. Windemuth, D. Krebs

Universitäts-Frauenklinik Bonn

High-malignant Non-Hodgkin Lymphoma of the Cervix Uteri

Summary. The primary Non-Hodgkin Lymphoma (NHL) of the cervix uteri is extremely rare. Komaki et al. (3) found 25 cases, which were documented between 1957 and 1984. We present our first case of a primary high-malignant NHL of the cervix uteri (FIGO III b) and its management by combined radiotherapy. FIGO stages I to III can be successfully treated by radiotherapy. Surgery might be applied in FIGO stage I to II after exclusion of lymphnode-metastases. In FIGO stage IV combined radio- and chemotherapy is recommended.

Zusammenfassung. Das primäre Non-Hodgkin-Lymphom (NHL) der Cervix uteri ist extrem selten. Komaki und Mitarb. (3) fanden 25 zwischen 1957 und 1984 dokumentierte Fälle. Wir stellen unseren ersten Fall eines primären hochmalignen NHL der Cervix uteri (FIGO III b) und seine Behandlung durch kombinierte Strahlentherapie vor. Die Stadien I–III nach FIGO können erfolgreich durch Strahlentherapie behandelt werden. Nach Ausschluß von Lymphknotenbefall kann in den Stadien I–II nach FIGO auch die chirurgische Entfernung erwogen werden. Das Stadium IV nach FIGO ist durch kombinierte Radio- und Chemotherapie zu behandeln.

Primäre maligne Lymphome des Uterus oder der Vagina sind extrem selten. Nach einer Studie von Chorlton u. Mitarb. [2] sind es nur ca. 0,6% aller extranodalen Lymphome. Primäre Non-Hodgkin-Lymphome (NHL) der Cervix uteri sind noch seltener. Nach einer Übersicht von Komaki u. Mitarb. [3] wurden zwischen 1957 und 1984 25 Fälle dokumentiert. Wir stellen unseren ersten Fall eines primären NHL der Cervix uteri vor.

Im Oktober 1987 wurde eine 65jährige Patientin unter dem Verdacht auf ein Collum-Neoplasma Stad. III–IV n. FIGO nach postmenopausaler Blutung in unsere stationäre Behandlung überwiesen. Im Bereich der Portio zeigte sich eine handtellergroße Tumorplatte, die auf das Scheidengewölbe allseits überging. Palpatorisch war die Portio aufgetrieben, das linke Parametrium bis zur Beckenwand und das rechte Parametrium im Anfangsteil infiltriert. Der zytologische Abstrich war nicht verwertbar. Er zeigte degenerativ veränderte Zellen, jedoch keine Tumorzellen. Eine zweimalige Probeexzision ergab einen malignen nichtklassifizierbaren Tumor. Da Zysto-Rektoskopie, Röntgen-Thorax, I.V.-Pyelogramm, Lebersonographie und CT-Abdomen unauffällig ausfielen, handelte es sich somit um ein Stadium III b nach FIGO. Die immunhistochemische Untersuchung des Tumorgewebes bei Herrn Prof. Lennert am Zentralen Lymphknotenregister in Kiel ergab die Diagnose: Hochmalignes NHL der B-Zell-Reihe (centroblastisches Lymphom). Die Untersuchungen im Rahmen des Staging als NHL, CT-Thorax, Knochenszintigramm und Knochenmarksbiopsie ergaben wie die Immunelektrophorese unauffällige Befunde. Laut Stadieneinteilung der NHL nach Ann Arbor handelte es sich somit um ein Stad. I. Zunächst wurde eine Perkutanbestrahlung durchgeführt: Eine Telekobaltbestrahlung des kleinen Beckens (EHD: 1,5 Gy, GHD: 19,5 Gy) und eine Dosiskomplettierung im Bereich der Parametrien (GHD: 40,0 Gy). Unter dieser Therapie kam es zu einer deutlichen Besserung des Befundes. Eine fraktionierte Kurettage mit erneuter PE ergab kein vitales Tumorgewebe, insbesondere keine Infiltrate des vordiagnostizierten MHL. Eine adjuvante radioaktive Einlage wurde durch Stift und Platte mit 2250 mgeh Radium 226 durchgeführt. Nach Abschluß der Therapie war die Portio noch aufgetrieben, aber glatt, die Parametrien waren frei. 9 Monate nach Beendigung der Therapie ergibt die Nachsorge keinen Anhalt für Rezidiv oder Generalisierung.

Die Stadien I–III des Zervixkarzinoms nach FIGO entsprechen dem Stadium I der NHL-Stadieneinteilung nach Ann Arbor. Nach Brittinger u. Mitarb. [1] wird im Ann Arbor Stadium I eine Radiatio oder eine chirurgische Entfernung des Tumors empfohlen. Da Das NHL entschieden strahlensensibler als das Cervixkarzinom und durch Radiatio potentiell heilbar ist, geben wir der Strahlentherapie Präferenz. In den operablen Stadien I–II nach FIGO kann jedoch nach Ausschluß von Lymphknotenbefall durch eine Probelaparotomie auch die Operation erwogen werden. Das Stadium IV nach FIGO entspricht dem Ann Arbor Stadium II und ist durch Radiatio und Chemotherapie zu behandeln [1].

Literatur

1. Brittinger G, Meusers P, Engelhard M (1986) Strategien der Behandlung von Non-Hodgkin-Lymphomen. Internist 27:485–497
2. Chorlton I, Karnei RF, King FM, Norris HJ (1974) Primary malignant reticuloendothelial disease involving the vagina, cervix, and corpus uteri. Obst Gynecol 44(5):735–748
3. Komaki R, Cox JD, Hansen RM, Gunn WG, Greenberg M (1984) Malignant lymphoma of the uterine cervix. Cancer 54:1699–1704

Zervixkarzinom

Zwei Sitzungen am 9.9.1988 waren dem Thema „Zervixkarzinom" gewidmet. Die erste von *E. Gitsch,* Wien, geleitete Sitzung konzentrierte sich auf praktisch-klinische Fragen und auf die Radikaloperation. Die zweite Sitzung (Vorsitz: *U. Haller,* St. Gallen) hatte den Schwerpunkt Diagnostik und Prognosefaktoren unter Einschluß von Ergebnissen mit dem neuen tumorassoziierten Antigen SCC, das für die Nachsorge von Plattenepithelkarzinomen offenbar am besten aussagefähig ist. Die Beiträge beider Sitzungen sind in diesem Kapitel vereinigt. Es enthält auch einen Erfahrungsbericht über 55 exenterative Eingriffe aus der Düsseldorfer Klinik (1977–1988), deren Indikation überwiegend (38mal) ein Zervixkarzinom war (*H. G. Schnürch, H. Bender, L. Beck*). H. L.

Immunhistochemische ER- und PR-Befunde am normalen und neoplastischen Portio-Plattenepithel

D. S. Mosny, H. G. Bender, H.-G. Schnürch

Universitätsfrauenklinik Düsseldorf

Das Wachstum des Plattenepithels der Scheide und der Portio ist hormonabhängig und wird während des Menstruationszyklus durch Sexualsteroide gesteuert. Dagegen lassen sich Neoplasien der Cervix uteri nicht durch eine Hormontherapie beeinflussen.

Methoden

Wir untersuchten 56 Proben der Portio (verschiedene Tage im Menstruationszyklus gesunder Frauen, CIN und Karzinome) immunhistochemisch auf Östrogen- (ER-ICA/Abbott/Wiesbaden) und Progesteronrezeptorgehalt (mPR-1/Dianova/Hamburg).

Ergebnisse

Der ER-Gehalt des Platteenepithels ist zyklusabhängig: in der frühen proliferativen Phase sind alle Zellschichten negativ. In der mittleren Proliferationsphase werden die basalen Schichten positiv und in der zweiten Zyklushälfte finden sich rezeptorhaltige Zellkerne in allen Schichten. Dysplastische Veränderungen der Cervix uteri zeigen nur bei CIN I und II eine leichte Färbereaktion, bei schweren dysplatischen Veränderungen und Karzinomen kann kein ER-Rezeptor dargestellt werden. In keiner Gewebeprobe wurde eine positive PR-Reaktion in der Plattenepithelzelle nachgewiesen. Bindegewebszellen enthalten unterschiedlich hohe ER- und PR-Konzentrationen unabhängig vom hormonellen Zyklus.

Diskussion/Schlußfolgerungen

In der Literatur werden bei biochemischen Messungen des Steroidrezeptorgehaltes im gesunden Plattenepithel des inneren weiblichen Genitales unterschiedliche

Resultate berichtet. Überwiegend konnten keine oder nur geringe, nicht signifikante Veränderungen während des Menstruationszyklus nachgewiesen werden
[1]. Nur Garau et al. [2] fanden in der Sekretionsphase signifikant höhere ER-
Konzentrationen im Vergleich zur Proliferationsphase.

Der Anteil von Tumoren mit biochemisch positivem ER variiert in der Litera-
tur zwischen 13% und 71%, mit positivem PR zwischen 6% und 40%. Andere
Autoren [4] beobachteten eine Abnahme der biochemisch gemessenen ER-
Konzentration im Tumor.

Die biochemisch gemessenen Rezeptor-Befunde bei Karzinomen stehen im
Widerspruch zu unseren immunhistochemischen Ergebnissen. Einen entscheidenden Einfluß können jedoch nicht-tumoröses Bindegewebe und Muskelfasern darstellen. Verschiedene Autoren [1] zeigten, daß die ER-Konzentration im Cervix-
stroma der gesunden Frau deutlich höher ist, als im Plattenepithel der Ectocervix.
Bei der Messung der ER-Konzentration im Zytosol eines Zellhomogenates, das
nicht representativ für den Tumor ist, können die Stromazellen somit zu einem
falsch positiven Ergebnis führen.

Nach den vorliegenden Ergebnissen fanden wir einen ER-Rezeptorverlust bei
der Tumorzelle des Cervixplattenepithelkarzinoms. Der fehlende Östrogenrezeptor in der Tumorzelle des Cervixkarzinoms könnte erklären, warum ein fortbestehender Östrogeneinfluß bei der prämenopausalen Patientin nicht zu einer Tumorprogression führt [3], die Überlebensdauer unabhängig vom Rezeptorstatus ist [3]
und eine antihormonelle Therapie keine nennenswerte Behandlungserfolge zeigt.
Insgesamt interpretieren wir unsere Ergebnisse dahingehend, daß sie in Einklang
zu den klinisch empirischen Erfahrungen stehen.

Literatur

1. Cao Z, Eppenberger U, Roos W, Torhorst J, Almendral A (1983) Cytosol estrogen and
   progesterone receptor levels measured in normal and pathological tissue of endometrium,
   endocervical mucosa and cervical vaginal portion. Arch Gynecol 233:109–119
2. Garau JM, di Paola GR, Charreau EH (1986) Estrogen and progesterone receptor assays on
   the vulvar epithelium. J Reprod Med 31:987–991
3. Martin JD, Hähnel R, McCartney AJ, De Klerk N (1986) The influence of estrogen and
   progesterone receptors on survival in patients with carcinoma of the uterine cervix. Gynecol
   Oncol 23:329–335
4. Yajima A, Yamauchi R, Wada Y, Furuhashi, Toki T, Tase T, Oikawa N, Sato S, Takabayashi
   T, Ozawa N (1985) Cytoplasmatic estrogen receptors in carcinoma of the uterine cervix.
   Gynecol Obstet Invest 20:103–108

Stellenwert der Computertomographie in der präoperativen Diagnostik beim Kollumkarzinom

E. Petri, M. Zippe, S. Hackl, F. Casper

Frauenklinik der Städt. Krankenanstalten Idar-Oberstein,
Akad. Lehrkrankenhaus, Universitäts-Frauenklinik Mainz

Die prätherapeutische Stadieneinteilung entscheidet beim Kollumkarzinom wesentlich über die Auswahl des einzuschlagenden Therapieverfahrens. Die bima-
nuelle Palpationsuntersuchung ist subjektiven Einflüssen unterworfen und dabei
von der Erfahrung des Untersuchers und seiner Einstellung zu einer eher operativen oder radiologischen Therapie abhängig. Die Einführung der Computertomographie, der NMR-Technik und der Sonographie hat nun große Hoffnungen

geweckt, eine, gegenüber der bimanuellen Palpation objektivere und reproduzierbare Stadieneinteilung zu erlauben.

Grundlage dieser Untersuchung war die retrospektive Analyse von 245 histologisch gesicherten Kollumkarzinomen, die in den Jahren 1980–1984 in den Frauenkliniken der Johannes Gutenberg Universität Mainz und dem Akademischen Lehrkrankenhaus Idar-Oberstein therapiert wurden. Bei 46 radikaloperierten Frauen bestand die Möglichkeit, die präoperativ erhobenen Befunde mit dem intraoperativen Palpationsbefund und der histologischen Stadieneinteilung zu korrelieren. CT-Befund und pTNM stimmten nur bei 41% der Frauen überein, Palpationsbefund und CT-Befund fanden eine Übereinstimmung in 45%.

Palpation versus Computertomographie

	Mainz	Idar-Oberstein	Literatur
palp/CT idem	53%	42%	50–68%
CT > palp	17%	8%	15–20%
CT < palp	30%	50%	11–32%

Ein computertomographisches Understaging erfolgte bei fast 40% der Patientinnen, ein Overstaging in 15%. Die hohe Rate an tomographisch zu niedrig eingestuften Befunden dürfte zum einen dadurch verursacht sein, daß raumfordernde Prozesse im kleinen Becken erst ab einer Mindestgröße von etwa 1,5–2 cm sicher erkannt und interpretiert werden, eine sichere Organabgrenzung nur dann gelingt, wenn trennende Fettschichten mit ihrer geringeren Strahlenabsorption zwischen den verschiedenen Organstrukturen vorhanden sind. Man muß weiterhin bedenken, daß Karzinomgewebe sich dichtemäßig nicht von der Cervixwand unterscheidet, solange keine Tumornekrose besteht. Die Dichtemessung bleibt unzuverlässig, wenn es um die Unterscheidung zwischen tumorösen, begleitend entzündlichen oder narbigen Indurationen im parametranen Bereich geht. Erst im fortgeschrittenen Tumorstadium mit ausgedehntem Befall der Parametrien und des kleinen Beckens steigt die Sicherheit des CT, wobei auch hier narbige Infiltrationen durch eine vorangegangene Parametritis Ursache eines Overstaging sein können.

Der Wert des CT in der Primärdiagnostik liegt in der Darstellung der durch die Palpation nicht zu erreichenden Regionen, der Ausbreitung über das kleine Becken hinaus, dem Nachweis von Lymphomen. Aufgrund der vorliegenden Untersuchung bleibt die Beurteilung des Parametrienbefalles bei knotiger Infiltration eine Domäne der Palpationsuntersuchung. Diskrepanzen zum histologischen Befund ergeben sich dadurch, daß flächenhafte Infiltrationen sowohl Ausdruck reaktiv entzündlicher wie auch tumoröser Durchsetzung sein können. Auch mit der Magnetresonanzmethode gelingt eine Stadieneinteilung nur unzureichend, sodaß sich für die Operationsplanung durch die neuen Techniken keine Veränderungen ergeben.

Diagnose, Therapie und Verlauf des Ca colli uteri Stadium I a

Y. Favre, R. Steiner, F. Bannwart, W. E. Schreiner

Universitätsfrauenklinik Zürich

Vom Januar 1971 bis Dezember 1984 wurden an der Universitätsfrauenklinik Zürich 100 Carcinomata colli des Stadiums FIGO I a diagnostiziert und therapiert. In einer retrospektiven Studie wurden die Krankengeschichten dieser Patientinnen auf Grund der anamnestischen Angaben sowie der Abklärungsbefunde analysiert. Zudem wurde die durchgeführte Therapie sowie die definitive Histologie mit dem längerfristigen Verlauf verglichen. Das Stadium I a des Kollumkarzinoms wurde nach den Kriterien von Burghardt [1, 2] definiert als ein invasives Karzinom von maximal 10 × 10 mm Oberflächenausdehnung und maximal 5 mm Tiefeninvasion. In 99 Fällen wurde die Diagnose durch eine Konisation und in einem Fall als Zufallsbefund in der Cervixfraktion einer diagnostischen Kürettage gestellt. Histologisch zeigte sich in 97% der Fälle ein Plattenepithelkarzinom, in 2% ein adenosquamöses Karzinom und in 1 Fall ein Adenokarzinom auf einem Cervixpolypen. Die Läsion lag in 42% der Fälle ektocervikal, in 31% endocervikal und in 19% in beiden Cervixanteilen. 7mal konnte die Lokalisation nicht mehr mit Sicherheit festgestellt werden. Durch keine der 18 durchgeführten pelvinen Lymphonodektomien konnten Lymphknotenmetastasen gefunden werden. Die Therapie nach der Konisation bestand in den meisten Fällen in einer vaginalen oder abdominalen totalen Hysterektomie mit Scheindenmanschette, 13mal mit pelviner Lymphonodektomie, und in 5 Fällen mit einer erweiterten Hysterektomie. In 3 Fällen wurde eine Radiotherapie durchgeführt.

In 32 Fällen wurde die Läsion bereits durch die Konisation im Gesunden exzidiert. Diese Gruppe, in welcher 4 Patientinnen keine weitere Therapie erhielten, blieb rezidivfrei. In der Gruppe der übrigen Patientinnen traten 3 Rezidive auf; in allen 3 Fällen verlief der Resektionsrand auch nach der Hysterektomie mit Scheidenmanschette noch durch atypisches Epithel. Zwei dieser Patientinnen sind durch Radiotherapie rezidivfrei geworden, bei der dritten kam es, trotz kombinierter Radiotherapie und wiederholten operativen Eingriffen wegen Rezidiven, zur Tumorprogredienz.

Der Sinn der Abgrenzung eines Stadiums I a liegt darin eine Frühform des invasiven Kollumkarzinomes zu finden, bei der die Metastasierungsmöglichkeit so gering ist, daß ein einfacher wo möglich lokaler aber kurativer Eingriff noch durchgeführt werden kann. Als Therapie der Wahl wird von zahlreichen Autoren die einfache Hysterektomie angesehen. Mit der Entfernung einer Scheidenmanschette lassen sich die meist im Vaginalstumpf auftretenden Rezidive statistisch vermindern. Unter besonderen Bedingungen (Konisation im Gesunden, weitere regelmäßige zytologische kolposkopische Kontrollen) läßt sich vor allem bei jungen Patientinnen eine einfache Konisation als Therapie rechtfertigen. Bestehen jedoch gynäkologische Zusatzindikationen so wird man der Hysterektomie den Vorzug geben.

Es ist zu hoffen, daß die nun von der FIGO formulierte Definition des Stadiums I a international akzeptiert und auch angewendet wird, sodaß genauere Auskünfte über die optimale Therapie gewonnen werden können.

Literatur

1. Burghardt E (1984) Histologische Terminologie, Kolposkopie, spezielle Zervixpathologie, Lehrbuch und Atlas. Thieme, Stuttgart
2. Burghardt E (1985) Microinvasive carcinoma in Gynaecological Pathology. Clin Obstet Gynecol 12 (1): 240

Die Parametriumresektion als Teil der kurativen Lymphonodektomie bei der abdominalen Radikaloperation des Zervixkrebses

W. Lichtenegger, F. Girardi, G. Ralph

RVK-Charlottenburg, Berlin, Universitäts-Frauenklinik Graz

Bei der Entwicklung seiner Radikaloperation ging Wertheim von der Überlegung aus, daß er durch die Einbeziehung bzw. Entfernung des parametranen Gewebes, weit ab vom Tumor, im Gesunden operieren könnte. Innerhalb des Paragewebes finden sich die wichtigsten Wege des lymphatischen Abflusses von der Zervix. Sie führen zur Beckenwand und werden von Lymphknoten unterbrochen, die im Parametrium ganz unregelmäßig verteilt gefunden werden. Will man daher eine kurative Lymphonodektomie machen, so muß das gesamte Paragewebe entfernt werden. – Für die vorliegende retrospektive Untersuchung wurden 333, nach Wertheim operierte Patientinnen der Grazer Frauenklinik, ausgewertet. In Abhängigkeit vom klinischem Stadium fand sich ein Lymphknotenbefall beim Stadium I b von 30%, beim Stadium II b von 44%. Vergleicht man den Lymphknotenbefall nach der Lokalisation parametran und pelvin, so finden sich bei negativen parametranen Lymphknoten nur in 25% positive pelvine Lymphknoten. Waren hingegen die parametranen Lymphknoten positiv, so waren auch in 81% positive pelvine Lymphknoten zu finden. In Bezug auf das klinische Stadium waren die positiven parametranen Lymphknoten beim Stadium I b bei 12%, beim Stadium II a, hier allerdings auf Grund der geringen Fallzahl nur bedingt verwertbar, ebenfalls in 12% vorhanden. Im Stadium II b konnten über 22% positive parametrane Lymphknoten gefunden werden. Eine enge Korrelation fand sich auch zwischen der Tumorgröße und dem Befall der parametranen Lymphknoten. Durch die an der Grazer Klinik geübte histologische Aufarbeitung der Wertheim'schen Operationspräparate ist es möglich, das Verhältnis zwischen Tumorgröße und Zervixgröße zu bestimmen. Dadurch gelingt es, zwischen sehr kleinen, größeren und großen Carcinomen deutlicher zu differenzieren. Es fand sich ein parametraner Lymphknotenbefall bei kleinsten Carcinomen in 4%. Dieser stieg kontinuierlich an und bei großen und größten Carcinomen, die über 80% Tumor-Zervix-Quotient aufwiesen, fanden sich in 39% der Fälle positive parametrane Lymphknoten. Es fand sich eine deutliche Korrelation zwischen Zervix-Tumor-Quotienten und dem Befall der parametranen Lymphknoten (Abb. 1). Von besonderer klinischer Bedeutung ist auch die Häufigkeit des Auftretens von Rezidiven bei dem Befall von parametranen Lymphknoten. Waren die parametranen Lymphknoten negativ, so konnte nur in 26%, bei positiven, parametranen Lymphknoten hingegen in 54% der Fälle das Auftreten eines Rezidivs beobachtet werden. Für die Bedeutung der parametranen Lymphknoten spricht die Fünf-Jahres-Überlebensrate. Fanden sich bei freien parametranen Lymphknoten Fünf-Jahres-Überlebensraten von 82%, so sank diese deutlich ab, nämlich auf 56%, wenn die parametranen Lymphknoten befallen waren.

Seit an der Grazer Frauenklinik die Bedeutung der parametranen Lymphknoten erkannt wurde, haben wir unser operatives Vorgehen geändert. Das bis zu diesem Zeitpunkt übliche Absetzen der Parametrien an der Beckenwand mit Klemmen, wurde durch den Einsatz von Haemo-Clips ersetzt. Durch das schrittweise freie Durchtrennen des Parametriums, direkt an der Beckenwand und Versorgung der in das Parametrium eintretenden Gefäße mit Haemo-Clips, ist es möglich, das gesamte parametrane Gewebe zu entfernen. Um dieses operative Vorgehen in Bezug auf die Radikalität zu überprüfen, haben wir das Vorhandensein von parametranen Lymphknoten, sowohl bei der herkömmlichen Klemmenmethode, als auch bei der von uns eingeführten totalen Parametriumresektion

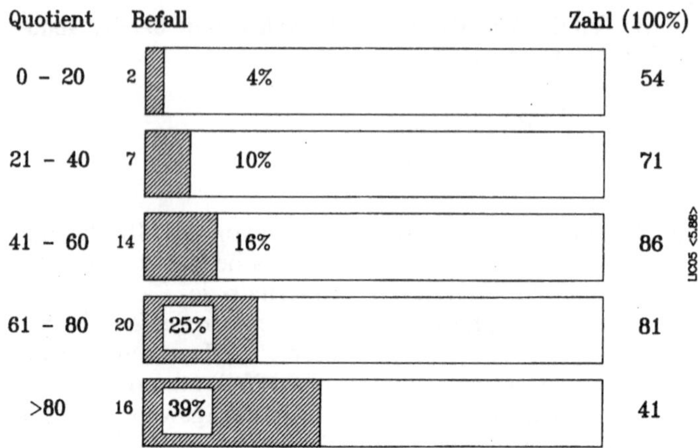

Abb. 1. Befall parametraner Lymphknoten und Tumorgröße (N = 333 Patientinnen)

untersucht. Wir fanden bei der herkömmlichen Klemmenmethode in 74% der Fälle parametrane Knoten. Bei der totalen Entfernung des Parametriums konnten in 89% parametrane Knoten in der Histologie gefunden werden. Diese Differenz ist statistisch signifikant.

Das Vorhandensein parametraner Lymphknoten ist weitgehend in Vergessenheit geraten, obwohl Kundrat und Brunet 1903 bzw. 1905 schon auf den Befall der parametranen Lymphknoten beim Zervixkarzinom hingewiesen haben. Die hohe Zahl befallener parametraner Lymphknoten bei großen, voluminösem Zervixkarzinomen rechtfertigt unserer Meinung nach, die totale Entfernung des parametranen Bindegewebes und die damit verbundene Ausweitung der abdominalen Radikaloperation.

Literatur

Brunet G (1905) Ergebnisse der abdominalen Radikaloperation des Gebährmutterscheidenkrebses mittels Laparotomia hypogastrica. Zentralbl Geburtsh Gynäkol 56:1
Kundrat R (1903) Über die Ausbreitung des Karzinoms im parametranen Gewebe beim Krebs des Collum uteri. Arch Gynäkol 69:355
Wertheim E (1911) Die erweiterte abdominale Operation bei Carcinoma colli uteri (auf Grund von 500 Fällen). Urban & Schwarzenberg, Berlin Wien

Wertigkeit histomorphologischer Befunde für die Ergebnisse operativer Therapie des Zervixkarzinom im Stadium pT$_{2b}$

T. Beck, A. Danneberg, V. Friedberg

Universitäts-Frauenklinik Mainz

510 nach Wertheim-Meigs radikal operierte Zervixkarzinome der Jahre 1972–1986 wurden einer erneuten einheitlichen histologischen Befundung unterzogen und zu ihrem klinischen Verlauf korreliert. Von 510 Fällen aller Stadien konnten 162 Fälle histologisch dem postchirurgischen Stadium pT$_{2b}$ zugeordnet werden. Die histologische Aufarbeitung der Op.-Präparate erfolgte insbesondere in den letzten 8 Jahren in Großflächenschnitt-Technik mit Aufarbeitung der

Archives of Gynecology and Obstetrics Vol. 245, No. 1-4, 1989
Verhandlungen der Deutschen Gesellschaft für Gynäkologie und Geburtshilfe,
47. Versammlung, München 6.-10. September 1988
© Springer-Verlag Berlin Heidelberg

Parametrien in Serienschnittstufen. Die pelvinen Lymphknoten wurden nach ihrer topographisch-anatomisch bezeichneten Entnahmestelle in 6–8 Schnittstufen aufgearbeitet. Die histologischen Kriterien des Tumorwachstums und der Tumorausbreitung wurden zur Rezidivfreiheit und zum Gesamtüberleben der Patientinnen in Beziehung gesetzt: pT_1-Fälle überlebten nach 5 Jahren in 94% der Fälle, pT_{2b}-Stadien in 77% der nach Wertheim-Meigs operierten Patientinnen. Die Aufschlüsselung der pT_{2b}-Fälle nach ihrem Lymphknotenbefall unterstreicht die wesentliche prognostische Bedeutung. N_0-Fälle leben in 80,6% noch nach 5 Jahren und länger, während bei Befall von mehr als 3 Lymphknoten nach 5 Jahren nur noch 32,0% der Patientinnen überlebt haben. Das Risiko des Lymphknotenbefalls steigt mit zunehmendem Tumorstadium bzw. mit dem mikroskopischen Tumordurchmesser. Der Lymphknotenbefall ist abhängig vom histologischen Nachweis des Einbruchs in Lymphspalten des Tumorrandbereichs und des parametranen Bindegewebes oder vom prognostisch ungünstigem Befund einer Haemangiosis carcinomatosa. Das dissoziierte netzige Infiltrationsmuster weist häufiger Lymphknotenmetastasen auf als das plumpe mehr verdrängende Wachstum. Die starke lympho-histiozytäre Entzündungsreaktion im Tumorrandbereich kann als positive Wirtsreaktion auf das Tumorwachstum im Sinne der Abwehr interpretiert werden. Der Lymphknotenstatus ist aber auch abhängig von der Zahl entfernter und histologisch aufgearbeiteter Lymphknoten, wobei im gleichen Tumorstadium bei weniger als 20 Lymphknoten in 29% und bei mehr als 40 entfernten und untersuchten Lymphknoten in 50% Lymphknotenmetastasen nachzuweisen sind. Die Ergebnisse unterstreichen den hohen Stellenwert der Wertheim-Meigs'schen Radikaloperation auch beim fortgeschrittenen Zervixkarzinom und die prognostische Relevanz einer subtilen histomorphologischen Untersuchung des Op.-Präparates und aller entfernter Lymphknoten in Schnittstufen.

Exenterationen in der gynäkologischen Onkologie.
Beitrag zu Indikation, Morbidität und Prognose

H.-G. Schnürch, H. G. Bender, L. Beck

Universitäts-Frauenklinik Düsseldorf

Onkologische Behandlungsverfahren bedürfen der ständigen Überprüfung und Abwägung; dies gilt insbesondere für ausgedehnte Tumoroperationen mit einer erheblichen operationsbedingten Belastung und mit funktionellen Beeinträchtigungen der Patientinnen.

An der Universitäts-Frauenklinik in Düsseldorf wurden zwischen 1977 und Juni 1988 55 Patientinnen einer Exenteration unterzogen. Das Alter der Patientinnen betrug im Mittel 54 Jahre, die Beobachtungsdauer 12 Monate. In 21 Fällen handelte es sich um eine Primärtherapie, in 6 um weiterwachsende Tumoren und in 28 Fällen um Rezidive. Ursprungsorgan war in 10 Fällen die Scheide, in 38 die Zervix, in 6 Fällen das Corpus uteri und in 1 Fall die Ovarien; in 23 Fällen wurde eine vordere Exenteration durchgeführt, in 15 eine hintere und in 17 Fällen eine vordere und hintere. In 41 Fällen wurden Operationen an der Harnblase vorgenommen, in 33 Fällen Darmeingriff.

Die Mortalität beträgt 2 auf 55 exenterative Eingriffe; Die intraoperative Morbidität betrug 49%; postoperativ kam es bei 44 Patientinnen zu Komplikationen wie sekundäre Wundheilung, Subileus und Ileus, Nachblutung, Anastomoseninsuffizienz und tiefe Venenthrombose. Insgesamt wurden 14 Zweiteingriffe erforderlich. Die Kardinalzahlen des Krankheitsverlaufs nach einer durchschnittlichen Beobachtungsdauer von 12 Monaten sind der Tabelle 1 zu entnehmen. Bezogen auf das Ursprungsorgan des Tumors fällt auf, daß alle 6 Patientinnen mit einem Korpuskarzinom innerhalb der vorliegenden Beobachtungszeit verstorben sind; alle Patientinnen verstarben mit einem Rezidiv.

Tabelle 1. Kardinalzahlen des Krankheitsverlaufs in Abhängigkeit vom Primärtumor

	Lebt		Gestorben	
	Rezidivfrei	Mit Rezidiv	Rezidivfrei	Mit Rezidiv
Scheidenkarzinom	6	1	2	1
Zervixkarzinom	16	3	5	14
Korpuskarzinom	0	0	0	6
Ovarialkarzinom	1	0	0	0
	23	4	7	21
	27		28	

Die Aufschlüsselung der rezidivfreien Zeiten (Tabelle 2) hat bei folgenden Merkmalen eine auffällige Beziehung zu einem ungünstigen Krankheitsverlauf ergeben: Vorbestrahlung, eine im histologischen Präparat sichtbare Blutgefäßinvasion durch den Tumor, Absetzungsränder nicht im Gesunden, der metastatische Befall paraaortaler Lymphknoten. Demgegenüber haben die Exenterationsart, die Anwesenheit einer Lymphangiosis carcinomatosa, der histologische Differenzierungsgrad, auch ein präoperativ bestehender Nierenstau keine Beziehung zu unterschiedlichen rezidivfreien Zeiten.

Tabelle 2. Rezidivfreies Intervall in Abhängigkeit von Primärtumorsitz, Vorbestrahlung und histologischen Befunden zur Tumorausbreitung

	Rezidivfreie Zeit (Monate)			
Alle	9,9			
Ursprungsorgan	Scheide 13,6	Zervix 10,0	Corpus 4,2	Ovarien (1)
Vorbestrahlung	Ja 8,3		Nein 11,7	
Blutgefäßinvasion	Ja 5,8		Nein 10,7	
Absetzung im Ges.	Ja 13,2		Nein 8,1	
Paraaort. Lymphknoten	Pos. 2,6		Neg. 10,5	

Exenterationsart, Primärtherapie, präoperativer Nierenstau, histologischer Differenzierungsgrad, Lymphang. Karzinom, positive pelvine Lymphknoten ohne Beziehung zum RFI

Kommentar

Auch bei ausgedehnten, weiterwachsenden oder nach abgeschlossener Primärtherapie rezidivierenden malignen Genitaltumoren der Frau kann eine operative

Therapie zu einer längeren Rezidivfreiheit und in einem geringen Prozentsatz zur Heilung führen. Im vorliegenden Krankengut gibt es Hinweise für einen ungünstigen Krankheitsverlauf vor allem bei lokaler Tumorentfernung nicht im Gesunden, bei histologisch nachweisbarer Blutgefäßinvasion sowie bei positiven paraaortalen Lymphknoten.

Exenterationen bedürfen wegen der hohen Komplikationsrate einer strengen Indikationsstellung. Sie stellen ein höchst individualisiertes Behandlungsverfahren dar, mit dem die Option auf eine Heilung bei sonst chancenlosen Patientinnen wahrgenommen wird. In wenigen ausgewählten Fällen kann im Konsens mit der Patientin die Verbesserung der Lebensqualität auch unter palliativen Gesichtspunkten das zentrale Behandlungsziel darstellen.

Perkutane Embolisation mit Spiralen beim blutenden Kollumkarzinom

A. Baumgartner [1], F. Klink [1], E. Gmelin [2], O. Jansen [2]

[1] Universitäts-Frauenklinik und [2] Institut für Radiologie der Medizinischen Universität zu Lübeck

Erste Berichte über die Anwendung der Embolisation erschienen 1930 aus dem Gebiet der Neurochirurgie [2]. Die Indikation zur perkutanen transkatheteralen Embolisation (PTE) bei Blutungen aus malignen Tumoren im gynäkologischen Bereich ist in den Fällen gegeben, in denen konservative Methoden der kombinierten Blutstillung nicht zum Erfolg führen. Unter diesen Bedingungen ist die Embolisation eine palliative Maßnahme. Bei anschließender Radikaloperation z. B. bei lokal begrenzten Malignomen im Zervix- und Corpusbereich kann mit dieser Methode die kurative Zielstellung unterstützt werden [1].

Wir führen seit 4 Jahren die PTE bei blutenden gynäkologischen Karzinomen durch und wollen über unsere Technik sowie die erzielten Initial- und Langzeitergebnisse berichten, wobei die Blutstillung bei progredienten gynäkologischen Tumoren nicht so sehr ein quantitatives Problem darstellt, als vielmehr das Einzelschicksal, welches uns über Jahre begleitet.

Material und Methode

Durchgeführt wurde die PTE bei 13 Patientinnen. In 10 Fällen handelte es sich um Kollumkarzinome des Stadiums IIIb, in 2 Fällen lag Stadium IV vor und in einem Fall wurde die Embolisation bei einer Vaginalblutung bei infiltrierendem Rektumkarzinom vorgenommen. Zur Embolisation wurde vorwiegend ein speziell angefertigter geöffneter 5 F-Katheter mit einer spazierstockartigen Spitzenkrümmung der Firma Cook (Kopenhagen) verwandt, der sich sowohl transfemoral über die Aortenbifurkation in die kontralaterale als auch in die ipsilaterale Arteria iliaca interna einführen läßt. Eine selektive Arteriographie der inneren Iliakalarterie in DSA-Technik [3] zur Darstellung der Tumorgefäße oder eines eventuellen Extravasates gingen der Embolisation in allen Fällen voraus. Als Embolisationsmaterial kamen ausschließlich mit Wollfäden versehene Metallspiralen zum Einsatz. Um eine stabile Lage der Spirale ohne die Möglichkeiten der intravasalen Verschleppung mit nachfolgender Embolie zu gewährleisten, wird ihre Größe so gewählt, daß ihr Durchmesser den des zu embolisierenden Gefäßes ein wenig überschreitet. Zur Schmerzprophylaxe wurde bei der Mehrzahl der Patientinnen vor oder nach der PTE ein Periduralkatheter gelegt.

Ergebnisse

Ein sofortiger Stillstand der Blutung resultierte bei 6 Patientinnen, in den übrigen 7 Fällen kam die Blutung erst nach 1–9 Tagen zum Sistieren. Eine Patientin verstarb 9 Tage nach der PTE aufgrund einer Urosepsis bei gleichzeitiger Pneumonie und Endokarditis. 5 Patientinnen lebten nach der PTE noch 1–8 Monate, 5 weiter noch ein bis zwei und mehr Jahre, bei den übrigen Patientinnen war das weitere Schicksal nicht mehr zu ermitteln. Die Embolisation ermöglichte bei 7 Patientinnen die Fortsetzung bzw. Einleitung einer weiteren Therapie in Form einer Radiatio oder Operation. An Komplikationen traten dreimal subfebrile Temperaturen über einige Tage, dreimal gluteale Schmerzen trotz Periduralanaesthesie und einmal ein dopplersonographisch nachgewiesener Verschluß der Arteria dorsalis pedis einen Tag nach PTE auf.

Die PTE mit Verwendung von Metallspiralen erwies sich einerseits als ausreichend effektives, andererseits risikoarmes Verfahren bei bedrohlich blutenden Kollumkarzinomen. Wenngleich mit der Methode keine kausale Tumortherapie möglich ist, stellt sie in fast der Hälfte unseres Kollektives die Voraussetzung zur Einleitung bzw. Fortsetzung einer gezielten Tumortherapie dar.

Literatur

Bree RL, Goldstein HM, Wallace S (1976) Transcatheter Embolization of the internal iliac artery in the management of neoplasms of the pelvis. Surg Gynecol Obst 143:597–601

Brooks B (1930) The Treatment of traumatic arteriovenous fistula. Sth Med (Byham Ala) J 23:100–106

Gmelin E, Arlart JP (1987) Digitale Subtraktionsangiographie. Thieme, Stuttgart New York

Nachweis von humanem papilloma Virusgenom in Karzinomen und intraepithelialen Neoplasien der Cervix uteri durch in-situ-Hybridisierung

D. Mayer-Eichberger, L. Dimpel, P. Stoll, L. Mettler, K. Semm

Frauenklinik der Christian-Albrechts-Universität Kiel

In der vorliegenden Untersuchung wurden 39 CIN III Neoplasien und 18 invasive Plattenepithel-Karzinome der Cervix aus dem Routine-Untersuchungsgut der Univ.-Frauenklinik Kiel ausgewertet. Die in-situ-Hybridisierung mit Tritium markierter HPV DNS der Typen 6, 11, 16 und 18 ermöglichte eine genaue Zuordnung von histologischen Merkmalen und HPV-Infektionen der neoplastischen Zellen.

Die quantitative Auswertung ergab in 23 von 39 CIN III Neoplasien den Nachweis von HPV-16-DNS. Nur 2 dieser Fälle zeigten zugleich einen HPV-18-Befall, also eine Mischinfektion. In einer einzigen Probe konnte HPV-11 nachgewiesen werden. Von den 18 invasiven Carcinomen wiesen 12 eine HPV-16-Infektion auf, die anderen HPV-Typen waren negativ. 20 der 39 CIN III-Proben zeigten koilozytotische Zelldegenerationen, 18 davon hybridisierten mit HPV-16/18-DNS. Von 19 CIN III-Proben ohne Koilozyten waren nur 6 HPV-positiv. Bei den invasiven Karzinomen wiesen 9 von 18 koilozytotische Areale auf. Davon waren 7 HPV-infiziert. Von den 9 Karzinomen ohne Koilozyten waren 5 HPV-positiv. Zwei Präparate hybridisierten sowohl mit HPV-16 als auch mit HPB 18. In einem fanden wir bemerkenswerterweise scharf gegeneinander abgegrenzte Gewebsareale, die entweder HPV-16 oder HPV-18 positiv waren.

Archives of Gynecology and Obstetrics Vol. 245, No. 1-4, 1989
Verhandlungen der Deutschen Gesellschaft für Gynäkologie und Geburtshilfe,
47. Versammlung, München 6.-10. September 1988
© Springer-Verlag Berlin Heidelberg

In unserem Untersuchungsgut zeigte sich kein statistisch signifikanter Zusammenhang zwischen Alter der Patientinnen und HPV-Infektion, jedoch war eine leichte Tendenz zugunsten der jüngeren Frauen erkennbar.

Koilozyten sind ein sicherer Indikator für HPV-Infektionen. Der Nachweis von HPV in nicht koilozytotischen Neoplasien zeigt jedoch, daß sie keine notwendige morphologische Läsion einer HPV-Infektion darstellen. Die Intensität des HPV-Befalls korreliert nicht nur mit den spezifischen koilozytotischen Veränderungen, sondern auch mit dem Reifegrad der Zellen. Die Infektionsquote von HPV-16 bei CIN III-Neoplasien und Karzinomen lag größenordnungsmäßig bei 60% und somit in Übereinstimmung mit Untersuchungen von Schneider, Pater [1], Lancaster, Meanwell [2] und anderen. Dies unterstreicht die mögliche onkogene Potenz des HPV-16-Virus. Der Nachweis von HPV-18 lag in unseren Proben unter 5% im Gegensatz zu den Untersuchungen von Schneider et al. [3]. HPV-6 und -11 konnten wir in diesem Kollektiv nur einmal nachweisen. Die enge Nachbarschaft von scharf gegeneinander abgrenzbaren histologisch gleichartigen Herden mit HPV-16- und HPV-18-Befall in einem Präparat wirft die Frage nach der Virusindifferenz unterschiedlicher HPV-Typen auf.

Literatur

1. Pater MM, Dunne J, Hogan G, Ghatage P, Pater A (1986) Human papilloma virus type 16 and 18 sequences in early cervical neoplasia. Virology 155:13–18
2. Meanwell CA, Cox MF, Blackledge G, Maitland NJ (1987) HPV 16 DNA in normal and malignant cervical epithelium: Implications for the aetiology and behavoir of cervical neoplasia. Lancet 8535:703–707
3. Schneider A, Oltersdorf T, Schneider V, Gissmann L (1987c) Distribution pattern of human papilloma virus 16 genome in cervical neoplasia by IN SITU Hybridisation of tissue section. Int J Cancer 39:717–721

SCC- und CEA-Serumspiegel bei Patientinnen mit Zervixkarzinom

P. Stieber, W. Meier, A. Fateh-Moghadam, W. Eiermann

Universitäts-Frauenklinik München-Großhadern

Von Kato und Mitarbeitern wurde erstmals 1977 über ein Tumorantigen TA-4 bei Pat. mit Zervixkarzinom berichtet. Dieses Glucoprotein läßt sich vor allem in maligne veränderten Plattenepithelien, aber auch in normalem Gewebe nachweisen. Das spezifischere SCC-Antigen (SCC für „squamous cell carcinoma") wurde aus Lebermetastasen eines Plattenepithelkarzinoms der Zervix gewonnen. Es entspricht einer Fraktion des TA-4 und läßt sich mittels eines Radioimmunassays im Serum von Pat. mit Zerviskarzinom bestimmen.

In der Zeit von Januar 1985 bis Dezember 1987 wurden an unserer Klinik 174 Pat. mit Zervixkarzinom primär behandelt. Bei 102 dieser Frauen erfolgte eine Verlaufsbeobachtung von SCC und CEA in ein- bis dreimonatigen Abständen. Die obere Grenze des Normbereichs wurde mit 2 ng/ml für SCC und 3 ng/ml für CEA festgelegt.

Bei keiner der 35 gesunden Frauen trat eine SCC-Erhöhung auf. Lediglich bei 2 von 50 Pat. mit benignen gynäkologischen Erkrankungen war SCC erhöht. 13 von 60 Pat. mit Mamma-, Korpus- und Ovarialkarzinom wiesen ebenfalls erhöhte Werte auf.

Von den 102 Pat. in der Primärtherapie zeigten 59% erhöhte SCC- und 32% erhöhte CEA-Werte. Bei den Frauen mit Rezidiv waren in 70% die SCC- und in 51% die CEA-Werte erhöht. Von 96 Frauen in Remission lag lediglich in 2 Fällen der SCC-Wert über 2 ng/ml. CEA war in 9 Fällen falsch pos. erhöht. Aufgeschlüsselt nach dem primären Tumorstadium fand sich bei 19 der 42 Frauen (45%) im Stadium I eine SCC-Erhöhung, CEA war bei 4 Pat. erhöht. Im Stadium II zeigten 53%, im Stadium III 94% und im Stadium IV 75% erhöhte Werte; CEA war dabei in 37%, 56% bzw. 67% erhöht. Auch die Höhe des Absolutwertes stieg von 2,5 ng/ml im Stadium I, auf 62,6 ng/ml im Stadium IV an.

Von den Pat. mit Rezidiv zeigten 70% einen erhöhten SCC- und 51% einen erhöhten CEA-Wert. Bei den Fernmetastasen, wie z.B. Lunge, Knochen und supraclaviculäre Lymphknoten, waren sowohl SCC als auch CEA in einem höheren Prozentsatz erhöht als beim lokalen Rezidiv. Die Tumormarkerbestimmung ging dabei der klinisch-apparativen Diagnose des Rezidivs z.T. mehrere Monate voraus.

Es zeigte sich eine Abhängigkeit erhöhter SCC-Serumspiegel von der Histologie. Beim Plattenepithelkarzinom waren die SCC-Werte in 68%, die CEA-Werte bei 36% erhöht. Bei adenosquamösen Karzinomen zeigten sich bei 5 von 9 Frauen eine SCC- und bei 6 Frauen eine CEA-Erhöhung. Dagegen war bei Adenokarzinomen SCC nur in 3, CEA in 8 Fällen erhöht.

Zusammenfassung

SCC besitzt eine hohe Sensitivität für Plattenepithelkarzinome der Zervix und ist dem CEA überlegen.

Zur Beurteilung des Therapieerfolgs in der Primärtherapie ist SCC hervorragend geeignet. Vor allem bei der primär kombinierten Radiatio kann der Behandlungserfolg zusätzlich über SCC kontrolliert werden.

In der Nachsorge geht eine SCC-Erhöhung der klinisch-apparativen Sicherung eines Rezidivs zum Teil mehrere Monate voraus, in diesen Fällen sollte die Diagnostik intensiviert werden. Ob durch eine frühzeitige Diagnose des Rezidivs der bisher eher mäßige Therapieerfolg verbessert werden kann, bleibt weiteren Studien vorbehalten.

Zur klinischen Wertigkeit des neuen tumorassoziierten Antigens SCC beim Collum-Karzinom

Th. Roos, H. Caffier, R. Kreienberg

Universitäts-Frauenklinik Würzburg, Mainz, Köln, Marburg

Das SCC (Squamous Cell Carcinoma) Antigen ist eine Fraktion des von Kato 1977 erstmals aus Plattenepithelkarzinomen der Zervix uteri isolierten Tumorantigens TA-4.

In einer kooperativen Studie der Gynäkologischen Tumormarkergruppe (GTMG) wurde die klinische Bedeutung des SCC-Antigens im Vergleich zum CEA als Serum-Tumormarker im Hinblick auf die Früherkennung bzw. Verlaufskontrolle des Zervixkarzinoms untersucht. In die Studie gingen die Daten von über 1000 Patientinnen ein: 398 mit Zervixkarzinom, 372 Kontrollpersonen, 69 mit CIN I–III, 184 mit anderen gynäkologischen Karzinomen.

Archives of Gynecology and Obstetrics Vol. 245, No. 1-4, 1989
Verhandlungen der Deutschen Gesellschaft für Gynäkologie und Geburtshilfe, 47. Versammlung, München 6.-10. September 1988

Die Frequenz erhöhter SCC- bzw. CEA-Werte (Grenzwert jeweils 2,5 ng/ml,
RIA Abbott) betrug in der Kontrollgruppe und der mit CIN I–III 3–6% bzw.
2–3%. Unter den Karzinomen zeigte das Zervixkarzinom mit 56% die höchste
Rate positiver SCC-Werte (CEA: 41%), gefolgt von Vulva- bzw. Vaginalkarzinom (SCC: 33%, CEA: 17%). Pat. mit primärem Collum-Karzinom wiesen in
53%, diejenigen mit Rezidiv in 66% erhöhte SCC-Werte bzw. in 39 respektive
46% positive CEA-Spiegel auf. Hier zeigten Plattenepithelkarzinome eine deutlich höhere SCC-Positivität (Primär: 55%; Rezidiv: 76%) als Adenokarzinome
(23 bzw. 0%). Umgekehrte Verhältnisse fanden sich beim CEA, sowohl für das
Primärkarzinom (Adeno: 50%; Plattenepithel: 38%), als auch für das Rezidiv
(Adeno: 58%; Plattenepithel: 44%). Die gemeinsame Berücksichtigung beider
Marker erbrachte Sensitivitäten von bis zu 80%. Bei den Plattenepithelkarzinomen war in Abhängigkeit vom Tumorstadium mit zunehmender Ausdehnung
eine deutlich höhere SCC-Rate zu verzeichnen: von 30% (FIGO I) auf nahezu
70% im Stadium IV. Weiterhin zeigte sich eine Korrelation positiver SCC-Werte
zum Lymphknoten-Status: 65% der Frauen mit operativ histologisch gesicherten
loko-regionären Lymphknotenmetastasen (FIGO I und II) hatten pathologische
SCC-Antigenwerte gegenüber 29% bei nodal negativen Pat. gleichen Stadiums.

Weiterhin zeigte sich eine deutliche Abhängigkeit vom klinischen Verlauf, bei
Progression betrug die Positivitätsrate 69% gegenüber nur 3% bei Remission
bzw. NED. Bei 89 langzeitig beobachteten Patientinnen korrelierte die klinische
Remission (45 Pat.) in 62% mit dem SCC-Verlauf (CEA: 31%), die Reaktivierung
in 86% der Fälle (CEA: 61%). Hier galt für die Markerremission: Abfall primär
erhöhter Werte in den Normalbereich, für die Progression Anstieg über den
Normalbereich bzw. im pathologischen Bereich. Erhöhte SCC-Konzentrationen
nach Abschluß der Primärtherapie waren mit einer deutlich höheren Rezidivrate
(92%) verbunden, als normale posttherapeutische Werte (41%).

Aufgrund dieser Ergebnisse erscheint das SCC-Antigen wegen der niedrigen
Sensitivität (frühe Stadien) und der unzureichenden Spezifität nicht für
Screening-Untersuchungen geeignet, sondern bietet sich zur Verlaufskontrolle bei
Plattenepithelkarzinomen der Zervix an. Hier zeigt es eine gute Korrelation zur
Tumormanifestation und -aktivität. Insbesondere in zwei Bereichen erscheint die
SCC-Bestimmung von Nutzen:
1. Zur Anzeige von Risikopat., erhöhte posttherapeutische SCC-Konzentra-
   tionen sind prognostisch ungünstig.
2. Zur frühzeitigen Anzeige von Rezidiven durch im Rahmen der Verlaufskon-
   trolle festgestellte Markeranstiege.
Sorgfältige prospektive Folgeuntersuchungen und der Einsatz in der klinischen
Routine werden zeigen, ob des SCC-Antigen diesen Ansprüchen gerecht werden
kann.

Die Wertigkeit von SCC als Marker beim Zervixkarzinom

W. Neunteufel, G. Tatra, Ch. Bieglmayer

2. Universitäts-Frauenklinik Wien

Einleitung

Im Gegensatz zur Vorsorge kann die Verlaufskontrolle von Zervixkarzinompa-
tientinnen problematisch sein. Obwohl bereits seit 1973 über Tumorantigene des

Zervixkarzinoms berichtet wurde, gelang es erst Kato et al. 1977 mit dem Tumorantigen TA-4 aus Plattenepithelkarzinomen der Cervix uteri einen brauchbaren
Tumormarker zu isolieren.

SCC-Antigen, eine von 14 Subfraktionen von TA-4, wurde von Kato 1985
isoliert und diente zum Aufbau eines RIA-Kits, der seit 1986 käuflich erhältlich
ist. Die hier vorliegende prospektive Studie berichtet über erste Erfahrungen bei
Patientinnen mit Zervixkarzinom.

Ergebnisse

Da 35,1% von 74 gesunden Frauen über 2,0, 13,5% über 2,5 und 5,4% über
3,0 ng/ml lagen, verwendeten wir 3,0 ng/ml als Cut-off level. Alle 57 Patienten mit
CIN lagen unter diesem Cut-off level, der höchste gemessene Wert war 2,9 ng/ml.
Von 65 Patientinnen mit primärem Zervixkarzinom hatten 63,1% erhöhte prä-
therapeutische Serumspiegel, der höchste gemessene Wert war 175 ng/ml, der
Medianwert 5,8 ng/ml. Verhornende haben mit 72% unter den einzelnen histologischen Typen der Plattenepithelkarzinome den größten Anteil an SCC-positiven
Fällen, nicht verhornende den geringsten mit 50%. Nur eine Patientin mit einem
Adenokarzinom hatte einen gering erhöhten präoperativen Serumspiegel, für
diese histologische Gruppe ist SCC-Antigen als Tumormarker unbrauchbar. Die
SCC Antigenspiegel waren nach der Primärtherapie in fast allen Fällen deutlich
niedriger als prätherapeutisch. Von den 5 SCC-Antigen positiven Patientinnen die
nach einem inoperablen Befund und Bestrahlung noch SCC-Antigenspiegel über
5 ng/ml hatten, entwickelten 4 ein Rezidiv, das Schicksal einer Patientin konnte
nicht weiterverfolgt werden. Der Anteil der SCC positiven prätherapeutischen
Serumproben stieg mit zunehmenden Tumorstadium, 54,6% der Patientinnen mit
Stadium 1, 50% der Patientinnen mit Stadium 2, 62,5% mit Stadium 3 un 77,8%
mit Stadium 4 hatten erhöhte Serumwerte. 68,4% der Patientinnen mit Rezidiven
hatten zum Zeitpunkt der Diagnose erhöhte SCC-Antigenspiegel.

Diskussion

Mit seiner hohen Vorlaufzeit kann die SCC-Antigen Bestimmung besonders nützlich bei der Früherkennung von hohen Rezidiven des Zervixkarzinoms sein. Aus
allen vor und nach der Therapie sowie in der Verlaufskontrolle ermittelten Serumwerten errechnet sich eine Sensitivität von 61,2 und eine Spezifität von 96,2 bei
einem positiven Vorhersagewert von 91,3 und einem negativen Vorhersagewert
von 79,1%. Damit ist SCC-Antigen der derzeit brauchbarste Tumormarker für
die Verlaufskontrolle und die Beurteilung des Therapieerfolges beim Plattenepithelkarzinom der Zervix und an unserer Klinik bereits etabliert. Als Grenzwert
empfehlen wir 3,0 ng/ml. Zum Screening ist dieser Tumormarker ungeeignet.

Endometriumkarzinom

Die Sitzung vom 10. 9. 1988 wurde von *W. E. Schreiner,* Zürich, geleitet. Vaginale und transrektale Sonographie ermöglichen Endometriumbefunde, welche einen Karzinomverdacht begründen können: vermehrte Dicke, Inhomogenität, echoleere Areale, unscharfe Grenzen zum Myometrium. Die bisherigen Untersuchungen betrafen jedoch nahezu ausschließlich Patientinnen mit uterinen Blutungen. Die weitere Evaluierung der vaginalen und transrektalen Sonographie bei der asymptotischen Patientin in der Postmenopause ist eine Voraussetzung dafür, diese non-invasive Methode als geeignet für Screening auf Endometriumkarzinom einzusetzen (Hannover, Homburg). Die Endometriumzytologie (Endozyte) hat sich in der Krebsvorsorge nicht durchgesetzt, weil die Sondierung des Zervikalkanals z. B. mit Prevical zu oft mißlingt (Würzburg). Östrogen- und Progesteronrezeptoren werden beim Endometriumkarzinom immunhistochemisch und biochemisch bestimmt, der Grenzwert nach biochemischer Bestimmung muß sicher über 50 fmol/mg Gewebe, vermutlich noch höher, liegen, da das umgebende normale Endometrium hohe Rezeptorkonzentrationen aufweist (Hannover, Mainz, Freiburg). Vor allem ist der Progesteronrezeptor im Tumorgewebe beim Endometriumkarzinom prognostisch relevant (Freiburg). Im reproduktiven Alter sollen Endometriumkarzinome geringer Ausdehnung evtl. nur durch vollständige Kürettage mit nachfolgender Gestagen- und Anitöstrogentherapie behandelt werden, da remissionsfreie Verläufe und mehrere Geburten nach Endometriumkarzinomen des Stadiums FIGO I bekannt sind (Zürich). Die erfolgreiche Behandlung eines metastasierenden endometrialen Stromasarkoms mit GnRH-Analoga wird erstmals berichtet (*Th. Bremen, S. Waibel, G. Leyendecker,* Darmstadt).

H. L.

Vaginalsonographie am postmenopausalen Uterus: Die non-invasive Früherkennung von Neoplasien

P. Brandner, K. J. Neis, W. Stolz, G. Bastert

Universitäts-Frauenklinik Homburg/Saar

Einleitung

Da sich das Corpus uteri bisher einer non-invasiven Früherkennung von Malignomen entzog, war es unser Ziel, durch den Vergleich sonographischer und histologischer Befunde den Stellenwert der Vaginalsonographie in der Endometriumsdiagnostik zu überprüfen.

Material und Methode

Bis Juli 1988 untersuchten wir 116 peri- oder postmenopausale Patientinnen mit einem Kretz Combison 320, der mit einem 5 MHz-240°-Vaginalscanner ausgerüstet war. Bei allen Patientinnen wurde aus unterschiedlichen Indikationen eine

Verhandlungen der Deutschen Gesellschaft für Gynäkologie und Geburtshilfe,
47. Versammlung, München 6.-10. September 1988
© Springer-Verlag Berlin Heidelberg

Histologie entnommen, die in unserem Institut von PD Dr. K. J. Neis begutachtet
wurde. Bei der Vaginalsonographie wurden folgende Kriterien zur Diagnosefindung herangezogen: Größe und Form des Uterus wurden – auch mit Rücksicht auf das Alter der Patientin – begutachtet. Form, Dicke und Echomuster des
Endometriums wurden auf das mögliche Vorhandensein einer intrauterinen
Raumforderung untersucht. Großes Augenmerk galt einer möglichen Invasion
des Endometriums in das Myometrium. Daneben wurde auf pathologische Befunde wie Aszites oder Organüberschreitung geachtet.

Ergebnisse

Zur Vereinfachung teilten wir die 116 sonographischen Diagnosen vier Gruppen
zu: Die Diagnose der Atrophie des Endometriums wurde in 29 Fällen erhoben,
davon in 24 Fällen (82%) histologisch bestätigt. In 33 Fällen fand sich ein aufgebautes Endometrium ohne pathologische Auffälligkeiten, ein Befund, der in 29
Fällen (87%) verifiziert wurde. 34 Patientinnen zeigten das Bild einer Hyperplasie
bzw. eines Korpuspolypen. Histologisch bestätigte sich der Befund in 20 Fällen
(58%). Von 20 diagnostizierten Karzinomen ließen sich 17 (85%) feingeweblich
sichern. Die ultrasonographischen Fehldiagnosen erwiesen sich histologisch als
atrophisches, zyklusgerechtes oder hyperplastisches Endometrium sowie als Po-
lyp oder als zerfallenes Myom. In einem einzelnen Fall eines nicht erkannten
Karzinomes in der Gruppe der Atrophien beschreibt die Histologie eine zystische
Atrophie des Endometriums sowie ein eben beginnend invasiv wachsendes Karzinom.

Zusammenfassung und Schlußfolgerungen

In dem gesamten Untersuchungsgut von 116 Patientinnen wurde bei einer Spezifität von annähernd 80% lediglich in einem Fall eine falsch negative Diagnose
bezüglich eines Karzinoms gestellt; der histologische Befund zeigte dann auch,
daß es sich um ein Malignom von sehr geringer Ausdehnung handelte. Der relativ
hohe Anteil von falsch positiven Ergebnissen, insbesondere in der Gruppe der
Hyperplasien bzw. der Polypen erklärt sich durch eine vorsichtige Diagnosestellung; im Sinne einer möglichst sensiblen Früherkennung wurde im Zweifel
immer die weiterreichende Diagnose gestellt. Hier wurde eine hohe Sensitivität
von über 99% durch eine Erniedrigung der Spezifität erkauft. Angesichts der
relativ kleinen Fallzahl von 116 Patientinnen können unsere Ergebnisse nur als
vorläufig betrachtet werden; sie scheinen aber darauf hinzuweisen, daß die Vaginalsonographie eine non-invasive Screeningmethode von ausreichender Sensitivität bei der Beurteilung des Endometriums am peri- und postmenopausalen Uterus darstellt.

Vaginosonographische Darstellung des Endometriumkarzinoms

B. Schurz, M. Metka, G. Heytmanek, R. Wenzl, E. Reinold

I. Universitäts-Frauenklinik Wien

Einleitung

Die Untersuchung mit der Vaginalsonde stellt eine neue Methode im Bereich der
gynäkologischen Ultraschalldiagnostik dar. Der Vorteil dieser Methode besteht

Archives of Gynecology and Obstetrics Vol. 245, No. 1-4, 1989
Verhandlungen der Deutschen Gesellschaft für Gynäkologie und Geburtshilfe,
47. Versammlung, München 6.-10. September 1988
© Springer-Verlag Berlin Heidelberg

darin, daß das zu schallende Organ von Fornix vaginae aus gesehen, im Nahbereich liegt, daß die Untersuchung unabhängig vom Füllungszustand der Blase
jederzeit durchführbar ist. Von großer Bedeutung ist die Beurteilung des Endometriums mit der Vaginalsonographie im Rahmen des Zyklusmonitorings der Sterilitätspatientin, da die Endometriumveränderungen Rückschlüsse auf Intaktheit
des Zyklus geben. Sowohl in der Follikel- als auch in der Lutealphase konnten
sonographisch unterschiedliche Endometriumtypen beschrieben werden, die mit
den Östradiol- und Progesteronwerten korrelieren. In dieser Studie sollen besonders die sonographischen Veränderungen in der Postmenopause und beim Endometriumkarzinom beobachtet werden.

Material, Methode, Ergebnisse

60 Frauen mit einer postmenopausalen Metrorrhagie wurden vor histologischer
Abklärung sonographiert und die Befunde später verglichen. Bei 40 Frauen mit
klimakterischen Beschwerden wurden Endometriumsveränderungen nach einer
Sequentialtherapie beobachtet, bei 25 Frauen mit Endometriumkarzinom und
primärer Irradiatio wurde die myometrane Infiltrationstiefe bestimmt. Im ersten
Kollektiv konnten sonographisch die unterschiedlichsten Endometriumveränderungen (z. B. Hyperplasie, Occlusio cervicis) beobachtet werden, zweimal fand
sich ein Endometriumkarzinom mit histologischer Bestätigung. In der zweiten
Patientengruppe zeigten jene Frauen mit erneut auftretenden Blutungen Proliferationszeichen unter einer Östrogen- und Sekretionszeichen unter einer Gestagentherapie im Endometrium. Bei 8 von 12 Frauen ergab der histologische Befund
des dritten Kollektivs das Vorliegen eines Adenokarzinoms vom Typ I b, G 2,
Sonographisch konnten bei diesen 8 Frauen unterschiedliche Myometriuminfiltrationstiefen festgestellt werden.

Diskussion

Mit der Vaginosonographie gelingt es, die Auswirkung einer Hormonsubstitutionstherapie am postmenopausalen Endometrium sonographisch zu beobachten, eine Hyperplasie des Endometriums zu entdecken und das Endometriumwachstum unter Hormongaben zu steuern. Ein entscheidendes Prognosekriterium für die 5-Jahres-Überlebensrate beim Endometriumkarzinom ist neben
dem Gradingparameter die Infiltrationstiefe des Karzinoms. Mit der Vaginalsonographie gelingt es, die Myometriuminvasion auch bei Frauen, die einer
primären Irradiatio zugeführt werden, zu erfassen. Aus neuesten Studien der
I. Universitäts-Frauenklinik geht hervor, daß Frauen mit Endometriumkarzinom mit tiefer Infiltration und schlechtem Grading, die wegen der ungünstigen
Prognose eine zusätzliche Telekobalt-Therapie erhielten, die gleiche 5-Jahres-
Überlebensrate von 83% aufweisen, wie jene Patientinnen mit oberflächlicher
Infiltration und unterschiedlichem Tumorgrading, die nur eine Kontakttherapie
erhielten. Mit Hilfe der Vaginosonographie gelingt es, anhand der Bestimmung
der Myometriuminfiltrationstiefe ein Kriterium für eine zusätzliche Telekobalt-
Bestrahlung zu stellen.

Literatur

Breitenecker G, Bartl W, Endler M, Gring H (1984) Die prognostische Bedeutung morphologischer Parameter bei Endometriumkarzinomen. Onkologie 7:222–235

Vaginalsonographische Endometriumbeurteilung als Möglichkeit zur Erkennung von Korpuskarzinomen

F. Degenhardt, S. Böhmer, M. Mesrogli

Frauenklinik der Medizinischen Hochschule Hannover

Die Inzidenz des Korpuskarzinoms hat in den letzten beiden Jahrzehnten deutlich zugenommen. Heute ist die Erkrankungsrate mit der des Kollumkarzinoms gleichzusetzen und beträgt etwa 25 bis 34 auf 100 000 Frauen.

Mit dem Routineabstrichverfahren nach Papanicolaou wird das Korpuskarzinom nicht erfaßt, so bleibt als erster Hinweis auf diese bösartige Veränderung des Uterus in 80% bis 90% die außerplanmäßige Blutung.

Mit dem transvaginalen Ultraschall steht nun ein nicht-invasives Diagnoseverfahren zur Verfügung, welches sich, so hoffen wir, zur Frühsterkennung des Korpuskarzinoms, noch vor Auftreten einer Erstsymptomatik, eignet.

In unserer Studie gingen wir der Frage nach, inwieweit mit der Vaginalsonographie zuverlässige Aussagen über die Endometriumsbeschaffenheit getroffen werden können.

Um die unterschiedlichen Darstellungsformen der Gebärmutterschleimhaut beurteilen zu können, beschallten wir das Endometrium von 130 Frauen, die zum Zyklusmonitoring in die Sterilitätssprechstunde einbestellt waren.

Das Endometrium läßt sich im Uteruslängsschnitt als homogenes echogenes Band vom Fundus uteri bis zum inneren Muttermund verfolgen, im Querschnitt stellt es sich als Ringstruktur dar. Die Endometriumstärke wird zwischen den Demarkationslinien, die auf dem Ultraschallmonitor als echoarmer Saum das Endometrium vom Myometrium trennen, ausgemessen. Ein eventuelles cavum uteri wird von der Gesamtdicke abgezogen.

Wir stellten fest, daß das Endometrium bis zum 14./15. Tag des Zyklus stetig an Dicke zunimmt, bis zur maximalen Stärke von 10 mm. Bei 3,9% der untersuchten Frauen konnten wir Endometriumdicken von 12 mm feststellen. In der zweiten Zyklushälfte trat keine Veränderung der Endometriumstärke auf.

Diese Untersuchungsergebnisse bildeten die Grundlage bei der Beschallung von 100 Frauen, die wegen Blutungsstörung zur Abrasio anstanden.

Von den zwischen 24 Jahren und 86 Jahren alten Patientinnen befanden sich 44 in der Prämenopause, 56 in der Postmenopause. Unter exogenem Hormoneinfluß standen 5 prämenopausale und 4 postmenopausale Patientinnen.

Bei prämenopausalen Frauen galten folgende Befunde als karzinomverdächtig:
– eine Schleimhautdicke von mehr als 10 mm
– ein inhomogenes Schleimhautmuster
– zystische, echoleere Areale im Endometrium
– eine unscharfe Abgrenzung des Endometriums zum Myometrium.
Bei den postmenopausalen Frauen wurden bereits Endometriumdicken über 5 mm als suspekt eingestuft, da wegen der veränderten Hormonsituation in diesem Lebensabschnitt kein höherer Aufbau des Endometriums zu erwarten ist. Im übrigen galten die bereits genannten Kriterien.

Der Vergleich der histologischen Ergebnisse mit den Schallbefunden ergab im einzelnen:

In der Gruppe der 44 prämenopausalen Frauen fanden sich 42 als unverdächtig eingestufte Ultraschallbefunde, welche die Histologie bestätigte. 2 Ultraschalle wurden wegen zu hoch aufgebauter Schleimhaut als verdächtig erkannt. Die Histologie ergab die Überbewertung des einen Falles, ein Korpuskarzinom beim 2. Fall.

Archives of Gynecology and Obstetrics Vol. 245, No. 1-4, 1989
Verhandlungen der Deutschen Gesellschaft für Gynäkologie und Geburtshilfe,
47. Versammlung, München 6.-10. September 1988
© Springer-Verlag Berlin Heidelberg

Tabelle 1. Ergebnisse bei den prämenopausalen Frauen

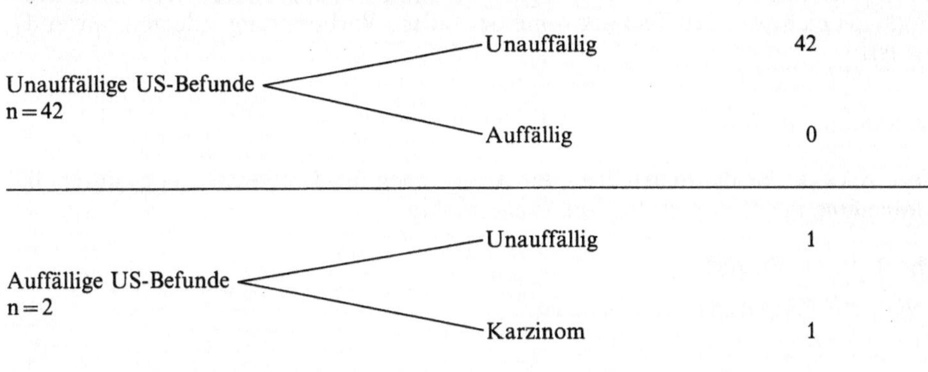

In der Gruppe der 56 postmenopausalen Patientinnen wurden die Schallbefunde von 21 Frauen aufgrund echographischer Auffälligkeiten, wie inhomogenes Muster oder Schleimhaut über 6 mm, als verdächtig gewertet. Die Histologie erbrachte 12 Karzinome (57,2%), 1 adenomatöse Hyperplasie (4,7%), 3 glanduläre bzw. zystische Hyperplasien (14,3%), 3 Polypen (14,3%) und 2 regelrechte Schleimhautbefunde (9,5%). Bei den 35 primär als unauffällig befundeten Endometrien wurde bei 1 Patientin, die unter Hormoneinfluß stand, 1 Mikrokarzinom übersehen. 34 Histologien ergaben einen Normalbefund, davon 4 zystische Hyperplasien (11,4%) und 6 glandulär-zystische Hyperplasien (17,1%).

Tabelle 2. Ergebnisse bei den postmenopausalen Frauen

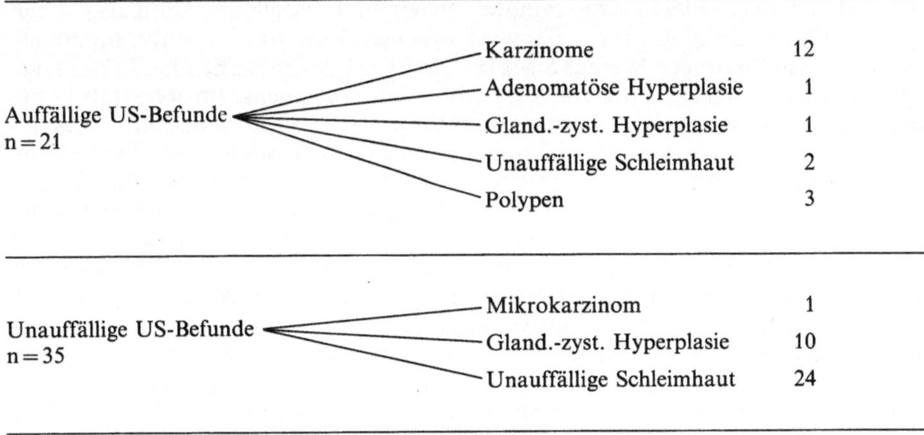

Die Betrachtung des gesamten Kollektivs ergibt, daß bei 100 transvaginal beschallten Frauen 23mal der Verdacht auf ein Korpuskarzinom geäußert wurde, der sich 13mal bestätigte. 1 Karzinom der Postmenopause wurde übersehen. Bei 75 der primär als unauffällig klassifizierten Endometrien stimmten die Ultraschallbefunde mit der Histologie überein. 10 Endometrien wurden mittels Ultraschall überinterpretiert.

Ein Problem sehen wir in der Befundung der Hyperplasien, denn nicht jede hoch aufgebaute Schleimhaut bedeutet ein Karzinom.

Schlußfolgernd ist zu sagen, daß wir den transvaginalen Ultraschall zur Beurteilung des Endometriums für gut geeignet halten, insbesondere, weil diese Methode als nichtinvasive Technik ohne besondere Vorbereitung jederzeit anwendbar ist.

Neue Aspekte für die Beurteilung der Ausdehnung des Corpuscarcinoms durch die Anwendung der transrectalen Endosonographie

Th. Rutt, G. Bastert

Universitäts-Frauenklinik Homburg/Saar

Die Stadiendiagnostik und konsekutive Therapieplanung beim Corpuscarcinom orientiert sich bisher vorwiegend an dem klinischen Bild, dem histologischen Befund des Abradates und der Computertomographie. Von entscheidender Bedeutung für die Therapieplanung ist darüber hinaus die Uterusgröße, die Beteiligung der Adnexe und insbesondere die Infiltrationstiefe des Tumors in das Myometrium. Hierzu kann die Ultraschalldiagnostik auf transabdominalem oder transvaginalem Wege keine suffiziente Information liefern. Der typischer Habitus der betroffenen Patientinnen mit Adipositas, Streckstellung des Uterus und Uterusatrophie ist Ursache hierfür. Diese Schwierigkeiten können durch die Anwendung der transrectalen Endosonographie umgangen werden.

Es handelt sich um ein nicht invasives, den Patienten kaum belastendes Verfahren mit nur geringem Aufwand. Bei dieser Technik kommt eine 270° real-time Sektorsonde der Firma Kretz zur Anwendung. Sie ist kompatibel z. B. mit dem Combison 320 Ultraschallgerät der Firma Kretz. Die leuchtturmartig rotierende Sonde ist von einem Plastikschutzmantel und einem Flüssigkeitsballon als kleiner Wasservorlaufstrecke umgeben. Sie wird von rectal bis zu 20 cm ab ano eingeführt. Die Schallfrequenz beträgt 5 MgH. Die Ebene des entstehenden Bildes liegt horizontal und entspricht der eines CTs des kleinen Beckens. Im Regelfall kommen Uterus, Adnexe, Vagina, Blase, Urethra, Rectum, Parametrien, Beckenwände und Symphyse zur Darstellung. Lokalisation, Ausdehnung, Beschaffenheit und Infiltrationstiefe von Corpuscarcinomen lassen sich beschreiben.

Insgesamt wurden seit Oktober 1985 54 Corpuscarcinome mittels dieser Technik untersucht. In Abhängigkeit von der nachfolgenden Therapie konnten die Ultraschallbefunde in 33 Fällen histologisch überprüft werden. Hierbei ergab sich eine hohe Übereinstimmung der Befunde (26 richtige Aussagen entsprechend 78%). Es wurde keine falsch-negative Aussage beobachtet und insgesamt ist ein leichter Trend zur Überschätzung der Infiltrationstiefe zu verzeichnen. Für den Patienten wäre dies im Sinne der maximalen Sicherheit eher dienlich.

Es werden repräsentative, histologisch bestätigte Beispiele präsentiert. Aus den Darstellungen wird die Bedeutung der transrectalen Endosonographie für die Gestaltung der weiteren Diagnostik, insbesondere der Therapie des Corpuscarcinoms deutlich. Hierbei stehen insbesondere Angaben über die Infiltrationstiefe des Corpuscarcinoms im Vordergrund. Gemeinsam mit dem histologischen Befund des Abradates sind sie entscheidendes Kriterium für die Wahl und Durchführung der Therapie.

Archives of Gynecology and Obstetrics Vol. 245, No. 1-4, 1989
Verhandlungen der Deutschen Gesellschaft für Gynäkologie und Geburtshilfe,
47. Versammlung, München 6.-10. September 1988
© Springer-Verlag Berlin Heidelberg

Die Wertigkeit der Endometrium-Zytologie (Endozyte) im Rahmen der gynäkologischen Krebsvorsorgeuntersuchung

H. J. Beier, D. Kranzfelder

Universitäts-Frauenklinik Würzburg

Der Bedarf an geeigneten Methoden zur Vorsorge des Endometriumkarzinom wird unter Hinweis auf dessen absolute und im Vergleich zum Zervixkarzinom relative Häufigkeit mehrfach bestätigt. Bei der Durchführung der zytologischen Endometriumdiagnostik werden aber angesichts normaler anatomischer Verhältnisse des inneren Genitale schwerer zu erfüllende Anforderungen gestellt als bei der üblichen Vaginal- und Portiozytologie. Beobachtet man die schmerzfreie oder noch schmerzarme Überwindung des inneren Muttermundes ohne Anästhesie und die Entnahme ausreichend großer und gut erhaltener Zellmengen, so ließe sich hier der Begriff der Vorsorgeuntersuchung anerkennen.

In einer prospektiven Studie sollte die Validität der Endometriumzytologie zur Krebsfrüherkennung des Endometriumkarzinom geprüft werden. Die gewonnenen Ergebnisse stützten sich auf 219 Patientinnen, die von 1986–1988 die Poliklinik der Universitäts-Frauenklinik Würzburg durchliefen. Mit 104 Patientinnen lag das Altersmaximum bei den 40–50jährigen. Somit liegt unser Altersgipfel wesentlich unter dem statistischen Alter von ca. 60 Jahren, mit dem Frauen unter gewissen Voraussetzungen mit einem Endometriumkarzinom rechnen können.

Der einzig sichere Weg, die zytomorphologische Erkennung das Endometriumkarzinom zu verbessern, besteht darin, das Material am Entstehungsort zu gewinnen. Dies erfolgte bei unseren ambulanten Patientinnen ausschließlich mit dem Gerät Prevical nach Herstellervorschrift.

Berücksichtigt man die eingangs genannten Kriterien – schmerzfreie Überwindung des inneren Muttermundes ohne Anästhesie – so gelang die „Endozyte" bei 156 Patientinnen. Bei den übrigen war die technische Durchführung überhaupt nicht möglich, wurde z. B. durch narbige Stenosen des inneren Muttermundes (Zustand nach Konisatio, nach Vollabrasio) unmöglich gemacht. In beiden Kollektiven lag der Altersgipfel zwischen 40 und 50 Jahren.

Es sollen die Ergebnisse des Kollektivs mit Sondierbarkeit des inneren Muttermundes abgehandelt und diskutiert werden: Das zytologisch durch Prevical gewonnene Material wurde nach Papanicolaou gefärbt, durch Prevical zusätzlich gewonnene Gewebsbröckel routinemäßig nach HE (Zellblock-Methode). Die Ergebnisse zeigen, daß in über 80% der Patientinnen bei ausreichender Materialgewinnung eine negative „Endozyte" gewonnen werden konnte. Hier resultierten histologisch korrelativ Funktionszustände des Endometrium inklusive Atrophie. In nur 2 Fällen konnte die Endometriumzytologie den Weg zu einem Endometriumkarzinom weisen, das dann durch die fraktionierte Vollabrasio gesichert werden konnte.

Schlußfolgerungen für die Endozyte:

1. Die Endometriumzytologie als alleinige Screeningmethode zur Früherkennung des Endometriumkarzinom ist bei einem nicht selektionierten Krankengut nicht geeignet.
2. Die „Endozyte" liefert dem Kliniker eine zusätzliche Information, die als alleinige Screeningmethode zur Entdeckung des Uteruskarzinom nicht geeignet ist.
3. Wird durch die „Endozyte" ausreichend Material gewonnen, so läßt sich auch eine sichere zytologische Diagnose stellen.
4. In den Fällen, in denen die „Endozyte" technisch durchführbar ist, sollte sie zur Abklärung einer Risikosituation angewandt werden.

Archives of Gynecology and Obstetrics Vol. 245, No. 1-4, 1989
Verhandlungen der Deutschen Gesellschaft für Gynäkologie und Geburtshilfe,
47. Versammlung, München 6.-10. September 1988
© Springer-Verlag Berlin Heidelberg

Uterusschleimhautpolypen in der Postmenopause und Endometriumskarzinom

P. Semle, W. E. Schreiner

Gynäkologische Klinik, Universitätsspital Zürich

Einleitung

Armenia [1] berichtet über ein neunfach erhöhtes Entartungsrisiko für Uterus-schleimhautpolypen (USP) mit einer Latenzzeit von rund zehn Jahren ein Endometriumskarzinom (EK) zu entwickeln. Pettersson [5] und Gray [2] zeigten, daß beim EK signifikant gehäuft Polypen auftreten, nämlich in zwanzig bis 28% gegenüber einem Vergleichskollektiv mit 10%. Die vorliegende Arbeit soll folgende Fragen klären: erstens: wie hoch ist die Prävalenz des EK bei Patientinnen mit USP in der Postmenopause (PMP) und zweitens: ist bei den blutungsfreien Patientinnen in der PMP mit makroskopisch sichtbarem USP die Indikation für eine Curettage gegeben.

Material und Methoden

In einer retrospektiven Studie der Universitätsfrauenklinik Zürich wurde vom Januar 1981 bis September 1986 bei 421 Patientinnen in der PMP mit klinisch festgestelltem USP eine fraktionierte Curettage durchgeführt. Das Durchschnittsalter lag bei 63,4 Jahren.

Die Patientinnen wurden in zwei Gruppen eingeteilt: Gruppe A mit anamnestisch blutungsfreien Patientinnen, insgesamt 136 Fälle und Gruppe B mit 285 Patientinnen welche eine PMP-Blutung aufwiesen.

Resultate

In der Gruppe A wurde bei 25 Patientinnen, entsprechend 18,4%, eine pathologische Histologie gefunden. In 13,2% (18) handelte es sich um eine glandulär-cystische Hyperplasie, in 2,2% (3) um eine adenomatöse Hyperplasie und drei Patientinnen, entsprechend 2,2% wiesen ein Adenokarzinom des Endometriums auf. Bei einer Patientin (0,8%) fand man ein atypisches Pflasterepithel eines CK-Polypen.

In der Gruppe B wiesen 61 Patientinnen, entsprechend 21,4%, eine pathologische Histologie auf, nämlich 11,6% (33) glandulär-cystische Hyperplasie, 3,5% (10) adenomatöse Hyperplasien, 1,8% (5) atypische adenomatöse Hyperplasien; 4,2% (12) ein Adenokarzinom des Endometriums und 0,4% (1) ein Pflasterzell-karzinom der Zervix uteri.

Diskussion

Verglichen mit der Prävalenz des EK bei Frauen über fünfzig Jahren weist auch die Gruppe A immer noch eine dreifach erhöhte Prävalenz als Koss [3] und Lahousen [4] beim Screening bei asymptomatischen PMP Patientinnen fanden, auf. Salm und andere Autoren [6–8] zeigten, daß die Entartung beim Polypen selbst nur in rund 0,5% geschieht.

Das dreifach erhöhte Risiko der Gruppe A bezüglich EK rechtfertigt demnach eine Abklärung mittels Curettage. Erwartungsgemäß ist in der Gruppe B mit PMP-Blutung die Wahrscheinlichkeit, anläßlich einer Curettage ein Uteruskarzinom aufzudecken doppelt so groß wie in der Gruppe A, wobei die Indikation zur Curettage durch die Blutung allein gegeben ist.

576

Literatur

1. Armenia CS (1967) Sequential relationship between endometrial polyps and carcinoma of the endometrium. Obstet Gynecol 30/4:524–529
2. Gray LA et al. (1974) Atypical endometrial changes associated with carcinoma. Gynecol oncology 2:93–100
3. Koss et al. (1984) Detection of endometrial carcinoma and hyperplasia in asymtomatic woman. Obst Gyn 64/1
4. Lahousen M, Schneeweiss WD (1985) Frühdiagnose des Endometriumkarzinoms. Arch Gynecol 235 vol 604 und Kongreßband der 45. Tagung der Deutschen Gesellschaft für Gynäkologie und Geburtshilfe
5. Pettersson B et al. (1985) Endometrial polyps and hyperplasia as risk factors for endometrial carcinoma. Acta Obstet Gynecol Scand 64:653–659
6. Salm R (1972) The incidence and significance of early carcinomas in endometrial polyps. J Pathology 108:47–53
7. Van Bogaert LJ (1988) Clinicopathologic findings in endometrial polyps. Obstet Gynecol 71:771–773
8. Wolfe SA, Mackles A (1961) Malignant lesions arising from benign endometrial polyps. Obstet Gynecol 20:542–550

Zum Problem des Endometriumkarzinoms im reproduktiven Alter

S. Baer, W. E. Schreiner, P. A. Diener

Gynäkologische Klinik, Departement für Frauenheilkunde, Universitätsspital Zürich

Das Korpuskarzinom ist der zweithäufigste maligne Tumor der weiblichen Geschlechtsorgane und tritt am häufigsten in der Altersgruppe von 60–70 Jahren auf. Bei Frauen unter 40 Jahren ist er sehr selten. In dieser Altersgruppe finden sich weniger als 5% aller Endometriumkarzinome. Dann sind sie meist mit dem Stein-Leventhal-Syndrom, den polyzystischen Ovarien oder anderen Zuständen mit relativ verlängertem Östrogeneffekt assoziiert.

Bei einer 33jährigen Patientin mit primärer Sterilität bei normalem Zyklus und biphasischer Temperaturkurve sowie unauffälligem Hormonstatus wurde ein Uterusschleimhautpolyp abgetragen, der histologisch überraschenderweise einen karzinomatös entarteten Korpusschleimhautpolypen ergab. Die fraktionierte Kurettage erbrachte ein gut differenziertes Adenokarzinom des Endometriums. Es lag somit ein Ca corporis uteri Stad. 1 a G 1 vor. Aus persönlichen Gründen sowie wegen des stark positiven Kinderwunsches ließ die Patientin keine Hysterektomie durchführen. Im Verlauf der nächsten 2 Monate wurden 2 Kontrollkurettagen durchgeführt, die eine unauffällige Korpusmukosa ergaben. Ein Jahr nach der Diagnosestellung des Endometriumkarzinoms wurde die Patientin nach Clomiphen schwanger. Dem am Termin geborenen gesunden Knaben folgte nach zwei Jahren ein zweites Kind nach diesmal spontan eingetretener Schwangerschaft. Die erste Kurettage liegt mittlerweise sechs Jahre zurück. Die Patientin hat regelmäßige Perioden und ist beschwerdefrei.

Inwieweit Sterilität und Endometriumkarzinom bei jungen Frauen ohne Anzeichen für ein Stein-Leventhal-Syndrom bzw. polyzytische Ovarien vergesellschaftet sind, ist nicht geklärt. In der Literatur werden etwa 60 Fälle beschrieben, bei denen ein Endometriumkarzinom bei einem Stein-Leventhal-Syndrom aufgetreten war [2, 5, 6]. Als Rarität werden daneben einzelne Fälle, die keine Anzeichen für dieses Syndrom zeigten und trotzdem an einem Endometriumkarzinom erkrankten, genannt [7]. Histologisch handelte es sich bei fast allen jungen Frauen

Verhandlungen der Deutschen Gesellschaft für Gynäkologie und Geburtshilfe,
47. Versammlung, München 6.-10. September 1988
© Springer-Verlag Berlin Heidelberg

um ein gut differenziertes Adenokarzinom. Dabei war die Veränderung praktisch immer auf das Endometrium beschränkt, so daß vermutet wird, daß ein Endometriumkarzinom bei jungen Frauen eine günstige Prognose hat [5, 6]. Deshalb wird diskutiert, ob bei jungen Frauen im reproduktiven Alter mit positivem Kinderwunsch auf eine sofortige Hysterektomie zugunsten einer vollständigen Kurettage mit nachfolgender Progesteron- oder Antiöstrogentherapie bzw. Keilexzision bei polyzystischen Ovarien verzichtet werden kann [1–4]. Bei unserer Patientin scheint die Kurettage zur Behandlung des Endometriumkarzinoms genügt zu haben. Ob die Schwangerschaften einen günstigen Effekt auf das Endometrium ausgeübt haben, läßt sich höchstens vermuten [1]. Entgegen unseren initialen Vorurteilen muß festgehalten werden, daß bei einem Endometriumkarzinom der jungen Frau im reproduktiven Alter mit Kinderwunsch im Einzelfall eine fertilitätserhaltende Therapie möglich zu sein scheint [1, 2, 4].

Literatur

1. Eddy WA (1978) Endometrial carcinoma in Stein-Leventhal syndrome treatet with hydroxyprogesterone caproate. Am J Obstet Gynecol 131:581–582
2. Fahri DC, Nosanchuck J, Silverberg SG (1986) Endometrial adenocarcinoma in women under 25 years of age. Obstet Gynecol 68:741–745
3. Fechner RE, Kaufmann RH (1974) Endometrial adenocarcinoma in Stein-Leventhal-Syndrome. Cancer 34:444–452
4. O'Neill RT (1970) Pregnancy following hormone therapy for adenocarcinoma of the endometrium. Am J Obstet Gynecol 108:318–321
5. Tsoutsoplides GC (1983) Endometrial adenocarcinoma and the Stein-Leventhal-Syndrome. Am J Obstet Gynecol 147:844–845
6. Wood GP, Boronow RC (1976) Endometrial adenocarcinoma and the polycystic ovary syndrome. Am J Obstet Gynecol 124:140–142
7. Wong F, Chan M, Lee J (1988) Endometrial carcinoma in young woman. Arch Gynecol Obstet 243:119–121

Vergleichende Untersuchung zu Hormonrezeptorgehalt und morphologischen Parametern im Endometriumkarzinom und im nichtmalignen Uterusgewebe

H.-J. Lück, J. Hilfrich, F. Degenhardt, G. Stauch

Frauenklinik der Medizinischen Hochschule Hannover

Für die Anwendung einer endokrinen Therapie beim Endometriumkarzinom ist ein Mindestmaß an rezeptortragenden Tumorzellen notwendig, wenn diese Therapieform wirksam sein soll.

Bei der üblichen Methode den Rezeptorgehalt eines Tumors zu erfassen wird die extrahierte Rezeptormenge auf das extrahierte Protein bezogen. An Hand klinischer Erfahrungen wird ein Grenzwert festgelegt, von dem ab ein Tumor als hormonempfindlich gilt. Beim Mammakarzinom wird dieser Grenzwert im allgemeinen nicht höher als 20 fmol/mg Protein für den Östrogen- und Progesteronrezeptor (ER u. PR) angegeben.

Vielfach wurde dieser Wert auch auf andere Karzinome übertragen, was – bezogen auf das Endometriumkarzinom – nicht sinnvoll erscheint. Normales Uterusgewebe und benigne Veränderungen zeichnen sich, insbesondere für den PR, durch relativ hohe Rezeptorkonzentrationen aus. Dies gilt in gleicher Weise für die hochdifferenzierten Endometriumkarzinome.

Archives of Gynecology and Obstetrics Vol. 245, No. 1-4, 1989
Verhandlungen der Deutschen Gesellschaft für Gynäkologie und Geburtshilfe,
47. Versammlung, München 6.-10. September 1988
© Springer-Verlag Berlin Heidelberg

Zur besseren Bewertung der Bedeutung der Rezeptorkonzentration im Endometriumkarzinom wurden bisher insgesamt 92 Gewebe untersucht.

Die Steroidrezeptoren wurden mittels der DCC-Methode bestimmt. Als Liganden wurden 2,4,6,7^{3}H-Östradiol und 6,7^{3}H-ORG 2058 verwendet. Die unspezifische Bindung wurde durch Parallelinkubationen mit 200fachem Überschuß an radioniertem DES bzw. ORG 2058 ermittelt.

Die histologische Beurteilung der Gewebe wurde dem in der Routine erhobenen Befund entnommen. In Anlehnung an die Einteilung der Differenzierung nach Bloom und Richardson haben wir in dieser Untersuchung benigne Befunde als Grad 0, in Ergänzung zu Grad 1 für ein hochdifferenziertes, Grad 2 für ein mäßig differenziertes und Grad 3 für ein schlecht differenziertes Karzinom, bezeichnet.

Es wurden bisher 78 Karzinome, sowie 14 benigne bzw. normale Uterusgewebe untersucht.

Von den 78 Karzinomen waren 67 Adenokarzinome des Endometriums. Die verbleibenden neun waren undifferenzierte, adenosquamöse und papilläre Karzinome.

Die Verteilung der Tumordifferenzierungen der untersuchten Endometriumkarzinome ist aus der Abbildung 1 ersichtlich.

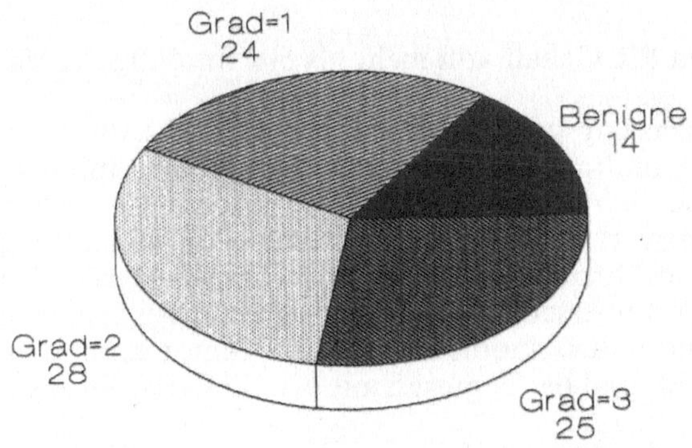

Abb. 1. Steroidrezeptoren im Endometrium-Ca. Grading

Die einzelnen Differenzierungen waren annähernd gleichmäßig im Untersuchungsgut vertreten, eine Selektion des aus der Routine entnommenen Materials wurde nicht durchgeführt.

Nichtmaligne Gewebe und hochdifferenzierte Karzinome wiesen mit 655 bzw. 839 fmol/mg Protein die höchsten medianen PR-Konzentrationen auf. Die ER-Konzentrationen waren ebenfalls relativ hoch (92 bzw. 242 fmol/mg Protein), aber doch deutlich niedriger als die des PR.

Endometriumkarzinome mit dem Differenzierungsgrad 2 hatten im Verhältnis zum Grad 1 einen um 50% niedrigeren Östrogen- und Progesteronrezeptorgehalt (112 bzw. 428 fmol/mg Protein).

Karzinome mit einem Grad 3 hatten im Median Rezeptorkonzentrationen von 20 fmol/mg Protein (Abb. 2).

Bildet man Subgruppen mit PR <100, 101–400, 401–600, 601–800 und >800 fmol/mg Protein und untersucht die Anteile dieser Gruppen an den verschiedenen Differenzierungen der Endometriumkarzinome, so haben 58,3% der Karzinome mit dem Differenzierungsgrad 1 eine PR-Konzentration von mehr als 800 fmol/mg Protein, und weitere 16,7% haben eine PR-Konzentration welche zwischen 600 und 800 fmol/mg Protein liegt. Somit weisen 75% der Tumoren mit

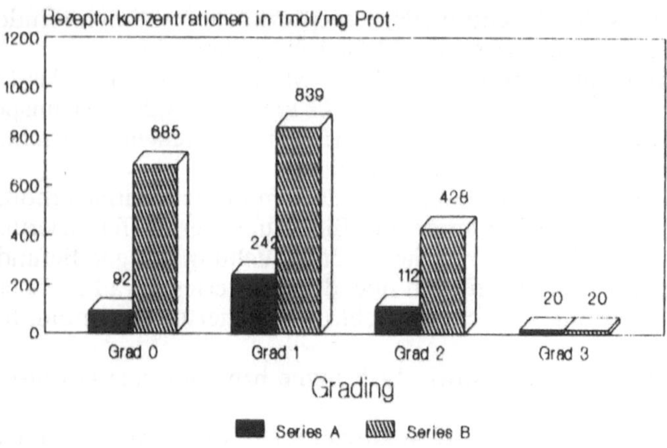

Serie A: ER
Serie B: PR
Frauenklinik der MHH 1988

Abb. 2. Steroidrezeptoren im Endometrium-Ca. Mediane ER- und PR-Konzentrationen in Relation zum Grading

dem Differenzierungsgrad 1 einen PR-Gehalt von mehr als 600 fmol/mg Protein auf.

Karzinome mit dem Differenzierungsgrad 2 hatten nur noch in 32,1% einen Rezeptorgehalt von mehr als 600 fmol/mg Protein, und in Karzinomen mit dem Grad 3 betrug der Anteil nur noch 4,3%.

Legt man den üblichen Grenzwert der Rezeptorpositivität von 20 fmol/mg Protein zu Grunde und ermittelt, in Abhängigkeit vom Differenzierungsgrad, den Anteil der Tumoren, die diesen Wert überschreiten, so beträgt dieser bei benignen Geweben und bei hochdifferenzierten Karzinomen 100%. Bei Tumoren mit dem Differenzierungsgrad 2 sind 85,7%, und bei Tumoren mit dem Differenzierungsgrad 3 sind 14,3% PR-positiv.

Da in der Literatur die Ansprechraten einer Gestagentherapie beim Endometriumkarzinom mit 15 bis 40% angegeben werden, muß der genannte Grenzwert des PR für das Ansprechen einer solchen Therapie sicher wesentlich höher angesetzt werden.

Nach den bisher erhobenen Rezeptorwerten erscheint es nicht unwahrscheinlich, daß der Grenzbereich für eine effektive endokrine Therapie erst bei ca. 600 fmol/mg Protein liegen wird. Da das Endometriumkarzinom, bedingt durch die Erfassung meist sehr früher Stadien, relativ selten zu Rezidiven führt, sind klinische Verläufe nur langsam zu erhalten, so daß der Beweis für diese theoretische Überlegung noch aussteht.

Literatur

Benraad TJ, Friberg LG, Koenders AJM, Kullander S (1980) Do estrogen and progesterone receptors (E2R and PR) in metastasizing endometrial cancers predict the response to gestagen therapy? Acta obstet gynec scand 59:155−159

Young PCM, Ehrlich CE (1979) Progesteron receptors in human endometrial cancer. In: Thompson EB, Lippman ME (eds) Steroid receptors and the management of cancer. CRC Press, Boca Raton, pp 133−160

Janssens JP, Billiet G, Bonte J, De Loecker W (1985) Hormone receptors in gynaecological tumours. In: Williams CJ, Whitehouse JMA (eds) Cancers of the female reproductive tract. John Wiley, Chichester, pp 125−140

Biochemisch und immunhistochemisch bestimmter Östrogenrezeptorgehalt von Endometriumcarcinomen

H. Rosenthal, T. Beck, W. Weikel, R. Herzog, H. J. Grill

Frauenklinik und Abteilung für experimentelle Endokrinologie, Universitätskliniken, Mainz

Bei 27 Korpuskarzinomen, teils Hysterektomiepräparate, teils Abradate mit reichlich Material wurde der Rezeptorstatus biochemisch aus dem Zytosol bestimmt. Zusätzlich wurde der Östrogenrezeptor immunhistologisch mittels ER-ICA® bestimmt. Auf Grund der wenigen Fälle wurde nur eine Einteilung in immunhistochemisch rezeptorpositiv bzw. -negativ vorgenommen. Als rezeptornegativ wurden solche Präparate angesehen, bei denen sich mehr als 10% der Karzinomzellen zumindest schwach anfärbten, auch bei heterogener Reaktion. In 16 Fällen konnte zusätzlich der Progesteronrezeptor am Gefrierschnitt untersucht werden.

19 der 27 untersuchten Endometriumkarzinome waren östrogenrezeptorpositiv bei einem Grenzwert von 20 fmol/mg Protein, wobei der biochemisch bestimmte Östrogenrezeptorgehalt Werte zwischen 19 und 250 fmol/mg Protein aufwies. Immunhistochemisch waren nur 14 Karzinome ER-ICA-positiv; in 5 Fällen zeigte das Tumorgewebe keine Reaktion im ER-ICA. Die 8 biochemisch östrogenrezeptornegativen Karzinome waren in 5 Fällen ebenfalls immunhistochemisch ER-ICA-negativ, aber in 3 Fällen ER-ICA-positiv. Die Übereinstimmung beider Methoden für die Beurteilung „östrogenrezeptorpositiv" beträgt somit 74% (n = 14), für „östrogenrezeptornegativ" 62% (n = 5). Insgesamt liegt für den Östrogenrezeptor die Übereinstimmung also bei 70% (n = 19).

Wir sind nun der Frage nachgegangen, ob sich die Diskrepanzen durch bestimmte Eigenschaften bei der immunhistochemischen Reaktion erklären lassen. In 11 Fällen fand sich für ER-ICA eine positive Reaktion sowohl im Karzinomzellkern als auch im Tumorstroma. 3 Karzinome zeigten eine alleinige positive Reaktion der Karzinomzellkerne und 3 wiesen nur eine positive Reaktion im Tumorstroma auf. Ein Einfluß des Ortes der immunhistochemisch positiven Reaktion auf die Höhe des biochemisch bestimmten Rezeptorgehaltes fand sich nicht. Auch zeigte sich keine Abhängigkeit vom Lebensalter.

Welche Gemeinsamkeiten zeichneten nun die 3 immunhistochemisch östrogenrezeptorpositiven, aber biochemisch östrogenrezeptornegativen Endometriumkarzinome aus? In 2 Fällen fand sich biochemisch ein relativ niedriger Progesteronrezeptor (49 bzw. 79 fmol/mg Protein). Das dritte Karzinom war sowohl östrogen- als auch progesteronrezeptornegativ bei gleichzeitig negativem mPR I®. Bei der Gruppe der 5 Fälle immunhistochemisch östrogenrezeptornegativer und biochemisch östrogenrezeptorpositiver Karzinome fallen zwei Gewebeproben mit einem sehr hohen Progesteronrezeptorgehalt von über 3000 fmol/mg Protein auf. Nur diese beiden zeigten eine positive Reaktion im mRP I.

Welche vorläufige Schlußfolgerungen können nun aus den hier untersuchten Fällen gezogen werden? Zwischen immunhistochemischer und biochemischer Östrogenrezeptortestung besteht eine Übereinstimmung in 70% der Fälle, sodaß bei kleiner Gewebsmenge daher alternativ die Rezeptortestung auch immunhistochemisch möglich ist, evtl. sogar die einzige Möglichkeit ist eine Rezeptortestung durchzuführen. Vereinzelt können rezeptorpositive Karzinome nur durch eine immunhistochemische Testung erkannt werden, insbesondere bei heterogener Tumorzellzusammensetzung, wie dies bei einem der 27 von uns untersuchten Karzinome der Fall ist. ER-ICA-negative Karzinome können jedoch hohe Progesteronrezeptorwerte biochemisch aufweisen, die evtl. prognostisch, insbesondere für das Ansprechen einer Gestagen- bzw. Antiöstrogentherapie entscheidend sind.

Verhandlungen der Deutschen Gesellschaft für Gynäkologie und Geburtshilfe,
47. Versammlung, München 6.-10. September 1988

Zu einer weiteren Information könnte in Zukunft die zusätzliche immunhistochemische Bestimmung des Progesteronrezeptors beitragen.

Zukünftige prospektive Untersuchungen sollten an einer größeren Fallzahl überprüfen, welche biochemische und immunhistochemische Rezeptorbefundkonstellation bei Endometriumkarzinomen ein Ansprechen auf eine Gestagenbzw. Antiöstrogentherapie erwarten lassen.

Immunhistochemischer Östrogenrezeptornachweis (ER-ICA) beim Endometriumkarzinom

D. Schwörer, W. Kleine, H. Geyer, A. Pfleiderer

Universitäts-Frauenklinik Freiburg

Einleitung

Der immunhistochemische (hc) Hormonrezeptornachweis hat gegenüber biochemischen (bc) Methoden mehrere grundsätzliche Vorteile [4], u. a. ist das Zustandekommen des Rezeptorbefundes optisch-morphologisch nachvollziehbar. Der Östrogenrezeptor (ER) wird beim Endometriumkarzinom erstmals in größerer Fallzahl mit der in Deutschland inzwischen üblichen Methodik dargestellt und mit dem bc Befund verglichen.

Material und Methodik

71 Endometriumkarzinome aus dem laufenden Krankengut der UFK Freiburg wurden untersucht. Die Stadieneinteilung erfolgte nach FIGO, Tumor-Grading in G_1-G_3. Die bc ER-Bestimmung wurde anhand der DCC-Methode durchgeführt (Grenzwert ER−/ER+ 20 fmol/mg). Immunhistochemisch wurde der ER durch monoklonalen Antikörper (maK) im Zellkern dargestellt (ER-ICA-Assay der Fa. Abbott Lab.). Von jedem Karzinom wurden 3 korrespondierende Gefrierschnitte hergestellt (maK, Kontroll aK, HE-Färbung). Die Semi-quantitative Auswertung des Färbeergebnisses erfolgte anhand des Immun Reactiven Score (IRS). Vorherrschende Färbeintensität (SI) und Prozentsatz positiver Zellen (PP) werden geschätzt und miteinander multipliziert: $IRS = SI \times PP$ (3).

Ergebnisse

Histologisch zeigt sich eine ausgesprochen heterogene Verteilung des ER im Karzinomgewebe. Myometrium-, Endometrium- und Tumorstroma-Anteile weisen in vielen Fällen einen starken Rezeptorgehalt auf; dieser übertrifft oft jenen im Karzinom und ist im Vergleich zum Karzinomepithel mehr homogen verteilt. Das Hc ER-Ergebnis korreliert mit dem Tumorgrading. 94% aller G_1 und G_2-Tumoren haben einen IRS von 4–12. Eine schwächere Korrelation besteht zum Tumorstadium.

Hc sind 51 der 71 Karzinome ER-positiv. Die Übereinstimmung mit der Biochemie beträgt im positiven Bereich 78%, im negativen 50%. Die Gesamtübereinstimmung beträgt 72%. Ein linearer Zusammenhang zwischen IRS und bc Rezeptorwert in fmol/mg besteht nicht. Höhere IRS-Werte (≥ 6) sind ab ca. 60 fmol/mg zu verzeichnen. Die diskordante Tumorgruppe ER−/ER-ICA+ erweist sich in 7 von 8 Fällen als bc Konstellation ER−/PR+.

Archives of Gynecology and Obstetrics Vol. 245, No. 1-4, 1989
Verhandlungen der Deutschen Gesellschaft für Gynäkologie und Geburtshilfe,
47. Versammlung, München 6.-10. September 1988

Diskussion

Hc Befund von Konkordanz zur Biochemie entsprechen in etwa den Daten von Mc Carty et al. [2], der bei einer Fallzahl 100 allerdings einen anderen Score und bc Grenzewert verwendete. Grundsätzlich kann die Biochemie aufgrund ihrer methodisch implizierten Fehler nicht als Referenz für die Histochemie gelten [4]. Heterogenität des ER-Befundes im Karzinom und oft starker Rezeptorgehalt in Nicht-Karzinomgewebe können den bc Befund verfälschen. Dies dürfte die hauptsächliche Ursache sein für die sog. „biologisch falsch-positiven" Karzinom-fälle und die sehr untergeordnete Relevanz des ER [1] beim Vergleich bc Rezeptorbefund/Überleben der Patienten. Die Befunde können zusätzlich dahin-gehend interpretiert werden, daß der bc Grenzwert beim Endometriumkarzinom um 75 fmol/mg liegen könnte. Gezielte Untersuchungen sind noch notwendig, diese müssen auch eine Gewichtung zugunsten des PP im ER-ICA-Score zum Inhalt haben.

Zusammenfassung

Der ER ist hc im Endometriumkarzinom heterogen verteilt. In Nicht-Karzinom-Gewebe ist die Verteilung eher homogen; der Rezeptorgehalt übertrifft oft jenen im Karzinom. Der hc Befund korreliert mit dem Tumorgrading. 51 von 71 Endo-metriumkarzinomen sind hc ER-positiv. Die Gesamtkonkordanz zur Biochemie beträgt 72%.

Literatur

1. Kleine W, Bergmann W, Geyer H, Pfleiderer A (1988) Progesteronrezeptoren als entscheiden-der Prognosefaktor beim Endometriumkarzinom. Verhandlungen der Deutschen Gesell-schaft für Gynäkologie und Geburtshilfe 1988, Vortrags-Nr. 83.47.11
2. Mc Carty K Jr, Sazbo E, Flowers JL, Cox EB, Leight GS, Miller L, Konrath J, Soper JT, Budwit DA, Creasmann WT, Heigler HF, Mc Carty KSr (1986) Use of a Monoclonal Anti-Estrogen Receptor Antibody in the Immunohistochemical Evaluation of Human Tu-mors. Cancer Res (Suppl) 46:4244S–4248S
3. Remmele W, Stegner HE (1986) Immunhistochemischer Nachweis von Östrogenrezeptoren (ER-ICA) im Mammakarzinomgewebe. Deutsches Ärzteblatt 48:3362–3364
4. Stegner HE, Jonat W, Maass H (1986) Immunhistochemischer Nachweis nukleärer Östrogen-rezeptoren mit monoclonalen Antikörpern in verschiedenen Typen des Mammakarzinoms. Pathologe 7:156–163

Progesteronrezeptoren beim Endometriumkarzinom – ein entscheidender Prognosefaktor

W. Kleine, W. Bergmann, H. Geyer, H. Pfleiderer

Universitäts-Frauenklinik, Freiburg

Die zyklischen Veränderungen des Endometriums der geschlechtsreifen Frau werden über Östrogen (ER)- und Progesteronrezeptoren (PR) vermittelt. Auch bei Endometriumkarzinomen lassen sich diese Steroidhormonrezeptoren – aller-dings in wesentlich geringerer Konzentration – nachweisen [3, 7]. Hochdifferen-zierte Endometriumkarzinome sind häufiger ER- und PR-positiv als undifferen-zierte Karzinome. So war es lange eine offene Frage, ob der Steroidhormon-

Verhandlungen der Deutschen Gesellschaft für Gynäkologie und Geburtshilfe, 47. Versammlung, München 6.-10. September 1988

rezeptorgehalt den bekannten Prognosefaktoren wie Stadium und Differenzierungsgrad assoziiert ist oder ob ihm eine eigene prognostische Bedeutung zukommt. Einzelne Autoren sehen ausschließlich im ER-, andere im ER- und PR-Gehalt einen separaten Prognosefaktor, ohne aufgrund der geringen Fallzahl und kurzen Beobachtungsdauer signifikante Angaben machen zu können [1, 5, 6].

Das Gewebe von 309 Endometriumkarzinomen wurde biochemisch nach der DCC-Methode auf seinen ER- und PR-Gehalt untersucht [4]. Das Gewebe stammte vorwiegend aus Hysterektomiepräparaten, Abrasionsmaterial stellte die Ausnahme dar. Neben der biochemischen Probe wurde spiegelbildlich ein Anteil zur histologischen Untersuchung gegeben, um regelrechtes Endometrium oder Myometrium ausschließen zu können. Entsprechend den Angaben von Ehrlich [2] war das Gewebe positiv bei mehr als 50 fmol/mg Protein. Die klinische Verlaufsbeobachtungen der Patientinnen beträgt inzwischen max. 8 Jahre.

Von 309 untersuchten Endometriumkarzinomen waren 164 (53%) rezeptorpositiv, 89 Fälle (29%) rezeptornegativ. In 15 Fällen (5%) konnte die Konstellation ER+/PR− und in 41 Fällen (13%) die Konstellation ER−/PR+ beobachtet werden. Von 151 Fällen im Stadium T waren 65% rezeptorpositiv, 16% rezeptornegativ. Mit zunehmendem klinischen Stadium wuchs der Anteil rezeptornegativer Fälle, so daß von den 42 Rezidiven 19% beide Rezeptoren aufwiesen und 66% rezeptornegativ waren. Histologisch gutdifferenzierte Karzinome waren häufiger rezeptorpositiv (68% ER+/PR+ vs 9% ER−/PR−) als entdifferenzierte Endometriumkarzinome (22% ER+/PR+ vs 61% ER−/PR−). Zur Beurteilung der unterschiedlichen Überlebenszeit wurden ausschließlich Patientinnen ausgewählt, die primär operiert wurden, um innerhalb der histologisch festgesetzten Stadien vergleichbare Kollektive zu haben. Signifikante Aussagen lassen sich für das Stadium I und für die Rezidive angeben, während in den Stadien II, III und IV die Fallzahl für gesicherte Aussagen noch zu gering ist (vgl. Tabelle 1). Es zeigt sich, daß dem Progesteronrezeptor in der Kombination ER+/PR+ und ER−/PR+ die entscheidende Bedeutung hinsichtlich des Überlebens zukommt. Der Östrogenrezeptor allein beeinflußt die Prognose nicht. Diese Patientinnen entsprechen in ihrem Verlauf der Konstellation ER−/PR−. Die Wertigkeit des Progesteronrezeptors als Prognosekriterium wurde mit Hilfe einer multivariaten Analyse (Cox-Regression) untersucht. Das entscheidende prognostische Kriterium beim Endometriumkarzinom ist das klinische Stadium gefolgt vom Progesteronrezeptorgehalt. Demgegenüber war der histologische Differenzierungsgrad den genannten Kriterien nicht signifikant überlegen (vgl. Tabelle 2). Unabhängig von der prognostischen Bedeutung wird die Rezeptorbestimmung klinisch schon als sinnvolle Entscheidungshilfe bei der Hormon- oder Chemotherapie des fortgeschrittenen und rezidivierenden Endometriumkarzinoms empfohlen [8].

Tabelle 1. Östrogen (ER) und Progesteron (PR) Rezeptoren beim Endometriumkarzinom

Rezeptor Status	Mediane Überlebenszeit (Monate)				
	Stadium I*	Stadium II	Stadium III	Stadium IV	Rezidive
ER+/PR+	86% (n=86)	>60,0 (n=17)	>48,0 (n=11)	31,3 (n=14)	48,0 (n=8)
ER+/PR−	52% (n= 9)	>54,0 (n= 2)	–	9,0 (n= 1)	9,0 (n=3)
ER−/PR+	88% (n=20)	>18,0 (n= 5)	>36,0 (n= 3)	>54,0 (n= 3)	–
ER−/PR−	67% (n=14)	>60,0 (n= 6)	>36,0 (n= 9)	6,0 (n= 4)	10,1 (n=20)
Overall comp. stat.	p=0,0018	p=0,278	p=0,086	p=0,098	p=0,004

* 5-Jahres Überlebensrate   ER+ > 50 fmol/mg Protein
PR* > 50 fmol/mg Protein

Tabelle 2. Wertigkeit verschiedener Prognosekriterien beim Endometriumkarzinom (Multivariate Analyse: Cox-Regression)

Prognostisches Kriterium			Relatives Risiko e^{β}	
Stadium	(I, II	– III, IV)	4,66	s.
PR	(>50	– <50)	2,54	s.
Grade	(G1, G2	– G3)	1,68	n. s.
ER	(>50	– <50)	1,42	n. s.

Literatur

1. Creasman WT, Soper JT, McCarty KS, McCarty KS, Hinshaw W, Clarke-Pearson DL (1985) Influence of cytoplasmic steroid receptor content on prognosis of early stage endometrial carcinoma. Am J Obstet Gynecol 151:922–932
2. Ehrlich CE, Young PCM, Cleary RE (1981) Cytoplasmic progesterone and estradiol receptors in normal, hyperplastic, and carcinomatous endometria: Therapeutic implications. Am J Obstet Gynecol 141:539
3. Jänne O, Kauppila A, Kontula K, Syrjälä P, Vihko R (1979) Female sex steroid receptors in normal, hyperplastic and carcinomatous endometrium. The relationship to serum steroid hormones and gonadotropins and changes during medroxyprogesterone acetate administration. Int J Cancer 24:545–554
4. Kleine W, Fuchs A, deGregorio G, Geyer H (1982) Östrogen- und Progesteronrezeptoren beim Korpuskarzinom und ihre klinische Bedeutung. Geburtsh u Frauenheilk 42:884–887
5. Lindahl B, Alm P, Fernö M, Grundsell H, Norgren A, Trope C (1986) Relapse of Endometrial Carcinoma Related to Steroid Receptor Concentration, Staging, Histologic Grading and Myometrial Invasion. Anticancer Research 6:1317–1320
6. Martin JD, Hähnel R, McCartney AJ, Woodings TL (1983) The effect of estrogen receptor status on survival in patients with endometrial cancer. Am J Obstet Gynecol 147:322–324
7. Neumannova M, Kauppila A, Vihko R (1983) Cytosol and Neclear Estrogen and Progestin Receptors in 17 Beta-Hydroxysteroid Dehydrogenase Activity in Normal and Carcinomatous Endometrium. Obstet Gynecol 61:181–187
8. Richardson GS, MacLaughlin DT (1986) The Status of Receptors in the Management of Endometrial Cancer. Clin Obstet Gynecol 29:628–637

Tumorremission eines endometrialen Stromasarkoms nach Behandlung mit GnRH-Analoga

Th. Bremen, S. Waibel, G. Leyendecker

Städtische Frauenklinik, Darmstadt

Die medikamentöse Kastration mit GnRH-Analoga ist bei der Behandlung hormonsensitiver Tumoren von besonderem Interesse. Frauen mit östrogenproduzierenden Tumoren oder nach langdauernder Östrogentherapie zeigen ein erhöhte Risiko, an einem endometrialen Stromasarkom zu erkranken [1]. Gleichzeitig wurden in endometrialen Stromasarkomzellen zytoplasmatische Östrogen- und Progesteronrezeptoren nachgewiesen [2].

Wir berichten über eine 45jährige Patientin, die wegen eines Unterbauchtumors und suspekten pulmonalen Rundherden in unserer Klinik aufgenommen wurde. Drei Jahre zuvor war wegen azyklischer Blutungen und Uterusmyomen eine vaginale Hysterektomie durchgeführt worden. Die histologische Untersuchung des Operationspräparates hatte bereits damals zur Diagnose eines endometrialen Stromasarkoms mit niedrigem Malignitätsgrad geführt. Eine weitere Behandlung war nicht erfolgt. Bei der Laparotomie zeigten sich jetzt multiple intraabdominelle Verwachsungen sowie ein zystischer Tumor der linken Adnexe, der makroskopisch und histologisch als Endometriosezyste diagnostiziert wurde. Es wurden ein linksseitige Adnexektomie sowie wegen der Verwachsungen eine Omentektomie durchgeführt. Bei der histologischen Aufarbeitung des Netzes fanden sich multiple Metastasen des vorbestehenden endometrialen Stromasarkoms. Der mitotische Index war kleiner als 1,0. Die Punktion der radiologisch suspekten Lungenrundherde ergab bei der zytologischen Aufarbeitung des Punktats den dringenden Verdacht auf das Vorliegen von pulmonalen Metastasen. Postoperativ führten wir eine Behandlung mit monatlichen Injektionen eines Depotpräparates von D-Trp-6-LHRH (Decapeptyl SR, Ferring, Kiel) durch. Die Serumkonzentrationen von Östradiol und Progesteron fielen vier Wochen nach Therapiebeginn auf Werte der frühen Follikelphase. Die pulmonalen Metastasen dienten als radiologische Tumormarker zur Effektivitätskontrolle der durchgeführten Therapie. Vier Monate nach Therapiebeginn zeigte sich eine deutliche Abnahme von Anzahl und Größe der Lungenmetastasen. Die Patientin befindet sich zur Zeit seit 12 Monaten unter der Therapie. Regelmäßige Untersuchungen ergaben bisher keinen Hinweis auf eine erneute Tumorprogression.

Der von uns beschriebene Typ eines endometrialen Stromasarkoms ist eine Sonderform, die sich histologisch durch einen niedrigen mitotischen Index auszeichnet. Er ist in der Literatur auch als Stromaendometriose bekannt. Klinisch besteht im Gegensatz zum klassischen endometrialen Stromasarkom ein protrahierter Verlauf mit Rezidiven auch noch nach 25 Jahren nach Primärdiagnose im Stadium FIGO 1. Die Rezidivrate in diesen frühen Erkrankungsstadien beträgt 56% [3]. Eine postoperative Bestrahlung führt zur Senkung der Rezidivrate im kleinen Becken, hat jedoch keinen Effekt auf das Auftreten einer Fernmetastasierung [3]. Eine chemotherapeutische Behandlung führt lediglich bei 17% der am Rezidiv erkrankten Frauen zur Remission [3]. Andererseits gibt es vermehrt Hinweise über höhere Remissionsraten der Rezidiverkrankung nach Behandlung mit synthetischen Gestagenen, bei der in 46% der Fälle Tumorremissionen erreicht werden [3].

Unseres Wissens ist der vorgestellte Fallbericht die erste Mitteilung in der Literatur über eine Tumorremission eines metastasierenden endometrialen Stromasarkoms nach Behandlung mit GnRH-Analoga und kann somit zusätzliche Hinweise auf die Behandlung dieses seltenen gynäkologischen Tumors geben.

Literatur

1. Press MF, Scully RE (1985) Endometrial "sarcomas" complicating ovarian thecoma, polycystic ovarian disease and estrogen therapy. Gynecol Oncol 21:135–154
2. Baker VV, Walton LA, Fowler WC, Currie SC (1984) Steroid receptors in endolymphatic stromal myosis. Obstet Gynecol 63 (Suppl.):72–74
3. Piver MS, Rutledge FN, Copeland L, Webster K, Blumenson L, Suh O (1984) Uterine endolymphatic myosis – a collaborative study. Obstet Gynecol 64:173–178

Immuncytochemische Darstellung des Östrogenrezeptors und Progesteronrezeptors am Endometrium unter physiologischen Bedingungen

U. Haselbach, K. J. Neis, S. Riehm, G. Bastert

Universitäts-Frauenklinik, Homburg/Saar

Untersuchungen über den Rezeptorgehalt des Endometriums unter physiologischen Bedingungen sind selten. Im deutschen Sprachraum hat sich vor allem

Archives of Gynecology and Obstetrics Vol. 245, No. 1-4, 1989
Verhandlungen der Deutschen Gesellschaft für Gynäkologie und Geburtshilfe,
47. Versammlung, München 6.-10. September 1988
© Springer-Verlag Berlin Heidelberg

Pollow mit der Problematik beschäftigt [2]. Hiernach weist das Endometrium in der ersen Zyklushälfte eine relativ hohe Konzentration sowohl des ER als auch des PR auf, welche dann in der Lutealphase deutlich abfällt.

Nachdem neben der DCC-Methode zur Erfassung beider Rezeptoren auch monoklonale Antikörper zur Verfügung stehen, deren Validität an Mammakarzinomen hinreichend nachgewiesen wurde, war es Anliegen der vorliegenden Studie, die Rezeptoren des Endometriums unter physiologischen Bedingungen immuncytochemisch darzustellen.

Hierzu wurde unmittelbar nach der Uterusexstirpation bei 50 prämenopausalen Patientinnen mit regelmäßigem Zyklusgeschehen aus dem Hysterektomiepräparat eine Scheibe Endo- und Myometrium entnommen und in flüssigem Stickstoff eingefroren. Der Rest des Endometriums wurde zur DCC-Analyse gegeben. An den Gefrierschnitten wurden Östrogen- und Progesteronrezeptoren nachgewiesen. Da der Progesteronrezeptor auch an paraffineingebettetem Material nachweisbar ist, wurde dieser auch an den routinemäßig eingebetteten Paraffinblöcken dieser Patientinnen bestimmt.

Ergebnisse

Die DCC-Analyse der Endometriumsbiopsien läßt den gleichen Trend erkennen, wie er aus der Literatur bekannt ist [2]. In der Proliferationsphase färben sich Kerne fast aller Drüsenepithelien sowohl mit dem mAK ER als auch mit dem mAK PR kräftig an. In der Sekretionsphase werden die Kerne der Drüsenepithelien zunehmend negativ. Das Stroma nimmt an diesen Veränderungen ebenfalls, wenn auch nicht so ausgeprägt, teil.

Darüber hinaus können detaillierte Angaben über die Lokalisation der Rezeptoren gemacht werden. So nimmt das Oberflächenepithel an den zyklischen Veränderungen kaum teil, es ist meist rezeptor-negativ. Während beide Rezeptoren noch in den Ausführungsgängen der Drüsen nachweisbar sind, gehen sie dann an der Oberfläche nach beiden Seiten verloren.

Gegenteiliges gilt für die Basalis, welche noch rezeptor-positiv bleibt, wenn sich in der Funktionalis bereits keine Rezeptoren mehr nachweisen lassen.

Der Rezeptorverlust in der Sekretionsphase steht in Einklang mit den Untersuchungen von Horwitz, wonach Progesteron in vitro die Expression beider Rezeptoren unterdrückt [1].

Die immuncytochemische Rezeptoranalyse ermöglicht gegenüber der DCC-Analyse zusätzlich die Lokalisation der Rezeptoren im Endometrium, wobei auch ein unterschiedliches Verhalten verschiedener Abschnitte des Endometriums beobachtet werden kann. Diese durch die immuncytochemische Darstellung zusätzlich gewonnenen Informationen über das Verhalten des ER und PR am Endometrium, lassen für die Zukunft einen weiteren subtileren Einblick in die komplexen Vorgänge der internen und exogenen Regulationsmechanismen des Endometriums erwarten, von denen auch die Routine-Histologie profitieren sollte.

Literatur

1. Horwitz KB, Wei LL, Sedlacek SM, D'Arville CN (1983) Progestin action and progesterone receptor structure in human breast cancer: A Review. Recent progr hormone res 41:249–316
2. Pollow K, Kreienberg R (1983) Grundlagen und klinische Bedeutung von Steroidhormon-Rezeptoren, 17β-Hydroxysteroid-Dehydrogenase und Serum-Tumormarker beim Endometriumkarzinom. Gynäkologe 16:93–98

Ovarialkarzinom

Die Plenarsitzung sollte sich dem Thema „Frühe Formen des Ovarialkarzinoms" widmen. *O. Käser,* Basel, führte den Vorsitz. Die Beiträge versuchen Fragen nach Entstehung, Ausbreitung und Früherfassung zu beantworten. *E. Burghardt,* Graz, hielt das einleitende Referat. Für die Morphogenese spielen Einschlußzysten und papilläre Wucherungen des ovariellen Kapselepithels vermutlich eine Rolle; die maligne Potenz wächst ihm sekundär zu. Für die Beurteilung der Peritonealmetastasen von frühen Formen des Ovarialkarzinoms oder von grenzwertig malignen Geschwülsten des Ovars ist wichtig zu wissen, ob diese Peritonealbefunde primär oder sekundär im Bauchfell (Zölomepithel) entstanden sind, ob sie sich invasiv verhalten oder nicht. Mit zunehmender Erfahrung in der abdominalen und vaginalen Sonographie sollte es möglich sein, die Vorsorgeuntersuchung auf frühe Formen des Ovarialkarzinoms auszudehnen. Zu einer gewissen Vollkommenheit gelangt ist auch die intraoperative Tumorsuche mit Hilfe der Immunszintigraphie. Die angemeldeten Beiträge beschränkten sich schließlich doch nicht auf „frühe Formen", sondern betrafen das ganze Spektrum des Ovarialkarzinoms, wenngleich mit Betonung der nicht-invasiven Diagnostik und der Tumormarker. Drei weitere Sitzungen zum Ovarialkarzinom standen unter der Leitung von *H. Weitzel,* Berlin (Diagnostik und Chirurgie früher Stadien), *R. Kreienberg,* Mainz (Prognosefaktoren) und *O. Dapunt,* Innsbruck (Metastasierung, adjuvante und kurative Chemotherapie). Alle diese Beiträge sind, soweit eingegangen, in dem folgenden Kapitel vereinigt.

H. L.

Frühe Formen des Ovarialkarzinoms – gibt es Borderline-Tumore?

E. Burghardt

Geburtshilflich-gynäkologische Universitäts-Klinik Graz

Early Forms of Ovarian Cancer: Do Borderline Tumors Exist?

Summary. The early development of ovarian cancer remains unclear. Inclusion cysts or papillary excrescences of the germinal epithelium probably play a role. After a preinvasive stage, these lesions undergo secondary malignant transformation. The issue of borderline tumors is made complicated by diagnostic imprecision and by the fact that the peritoneal epithelium can develop autonomous tumors that look like metastases.

Zusammenfassung. Die frühe Entwicklung des Ovarialkarzinoms ist noch nicht wirklich bekannt. Wahrscheinlich spielen Einschlußzysten oder papilläre Exkreszensen des Keimepithels, aus denen sich zunächst gutartige epitheliale Tumoren entwickeln, eine Rolle. Diese werden über ein präinvasives Stadium sekundär malignisiert. Die Frage der Borderline Tumore wird durch eine diagnostische

Archives of Gynecology and Obstetrics Vol. 245, No. 1-4, 1989
Verhandlungen der Deutschen Gesellschaft für Gynäkologie und Geburtshilfe,
47. Versammlung, München 6.-10. September 1988
© Springer-Verlag Berlin Heidelberg

Unsicherheit kompliziert sowie durch dem Umstand, daß das Peritonealepithel zur Ausbildung autochthoner Geschwülste befähigt ist, die als Metastasen imponieren können.

Frühe Formen des Ovarialkarzinoms

Was sind die frühen Formen eines Ovarialkarzinoms? Sind es die noch nicht invasiven Formen der epithelialen Atypie? Sind es die Formen, die durch eben beginnende Invasion bereits ein wichtiges Kriterium des malignen Wachstums zeigen? Sind es kleine Karzinome, die zwar alle Merkmale der karzinomatösen Proliferation zeigen aber einen noch geringen Durchmesser haben? Sind es die Karzinome gleich welcher Größe, die aber noch nicht metastasieren? Oder sind es gar Tumoren, die nicht die volle maligne Potenz erworben haben, die also „semimaligne" sind?

Wir könnten jedes einzelne dieser Kriterien unserer Definition zugrunde legen und diskutieren. Am einfachsten wäre es wohl, sich an die klinische Stadieneinteilung der FIGO zu halten und als frühe Formen des Ovarialkarzinoms einfach das Stadium Ia bis c oder nur das Stadium Ia zu bezeichnen. Soweit ich es verstanden habe, zielt unsere Fragestellung auf die sehr aktuelle Problematik einer Frühdiagnose des Ovarialkarzinoms hin und zwar einer klinischen Frühdiagnose. Echte Frühdiagnose würde aber bedeuten, den Tumor in einem Entwicklungsstadium zu fassen, in welchem er mittels einfacher Methoden, z. B. der Palpation, noch nicht sicher nachweisbar ist, noch nicht metastasiert und mittels einfacher Exstirpation behandelt werden kann. Auf diese Definition würde am ehesten der Begriff des „kleinen Ovarialkarzinoms" [21] zutreffen. Solche Tumoren findet man vor allem unter den Granulosazelltumoren, die sich durch ihre hormonelle Aktivität früh bemerkbar machen sowie unter den undifferenzierten Karzinomen, die schon früh metastasieren können und dadurch klinisch auffällig werden (Tabelle 1).

Tabelle 1. Häufigkeit des „kleinen Ovarialkarzinoms" (< 5 cm). Nach Scully (21)

	% der Fälle
Granulosazelltumoren	6–14
Undifferenzierte Karzinome	13
Seröse Karzinome	4
Muzinöse Karzinome	2
Dysgerminome	3
Endodermale Sinustumoren	< 1
Unreife Teratome	< 1

Wir wollen uns im weiteren hauptsächlich mit den epithelialen Tumoren beschäftigen, die auch klinisch unser Hauptproblem darstellen. In erster Linie sind es die serösen und die muzinösen Kystome bzw. Zystokarzinome aber auch die endometriden Karzinome. Über die formale Genese dieser Krebse ist nicht sehr viel zu lesen. Übereinstimmung besteht nur darin, daß sie vom Keimepithel des Ovars ausgehen, welches zu allen Differenzierungen befähigt ist, die wir im Müllerschen Gangsystem antreffen.

Karzinomentwicklung im Ovar

In Hinblick auf die Entwicklung der weitaus häufigsten epithelialen Ovarialkarzinome müssen wir zwei Möglichkeiten ins Auge fassen:

1. Das Karzinom entsteht primär, indem das Keimepithel unmittelbar zur karzinomatösen Proliferation und damit zum tumorösen Wachstum übergeht.
2. Es entwickelt sich zunächst ein gutartiger zystischer Tumor, der erst sekundär der malignen Transformation unterliegt. Die Ovarialkystome sollen aus sogenannten Einschlußzysten entstehen, die wahrscheinlich durch Invagination des oberflächlichen Keimepithels zustande kommen. Dafür spricht auch der Umstand, daß etwa das CA125 niemals im Keimepithel in situ, jedoch in den Einschlußzysten oder in oberflächlichen papillären Exkreszensen gefunden wird [11].

Wesentlich ist, daß die Einschlußzysten einerseits von einem undifferenzierten Epithel ausgekleidet sein können, andererseits aber auch von einem Epithel, das die Differenzierung zeigt, wie sie den serösen Tumoren oder muzinösen Tumoren (Abb. 1) zukommt. Wir haben aber noch keine Einschlußzysten mit einer ausgeprägten krebsigen Atypie gefunden und finden auch in der Literatur keine Angaben über derartige Proliferationen in den kleinsten Zystchen. Das gleiche gilt für papilläre Exkreszensen an der Oberfläche des Ovars (Abb. 2). Wir haben also keinen Anhaltspunkt dafür, daß das Ovarialkarzinom unmittelbar durch karzinomatöse Proliferation des Keimepithels entsteht. Demnach spricht vieles dafür, daß sich das Ovarialkarzinom erst sekundär in dem Epithel von Kystomen bzw. epithelialen Tumoren entwickelt. Die karzinomatöse Umwandlung des Epithels geht offenbar so vor sich, wie es uns auch von anderen Krebslokalisationen her bekannt ist. Wir sehen, daß die zur karzinomatösen Atypie gesteigerte Epithelproliferation in sämtlichen Zellen eines Feldes beginnt, das sich gegenüber dem Nachbarepithel gut abhebt (Abb. 3).

Allem Anschein nach, finden wir also die Frühformen des Ovarialkarzinoms in den fertigen epithelialen Tumoren, die sekundär genauso karzinomatös umgewandelt werden können, wie jedes andere drüsige Organ. Wir liegen also mit unserer alten Forderung weiterhin richtig, daß eine jede Ovarialzyste, soweit sie

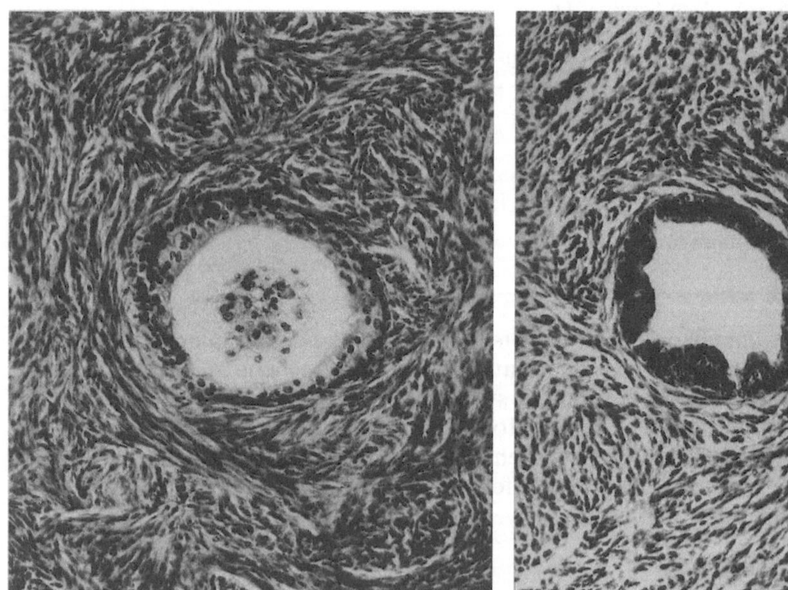

Abb. 1. Einschlußzysten im Ovar. Die Auskleidung erinnert an verschiedene Differenzierungsformen des Müllerschen Gangepithels

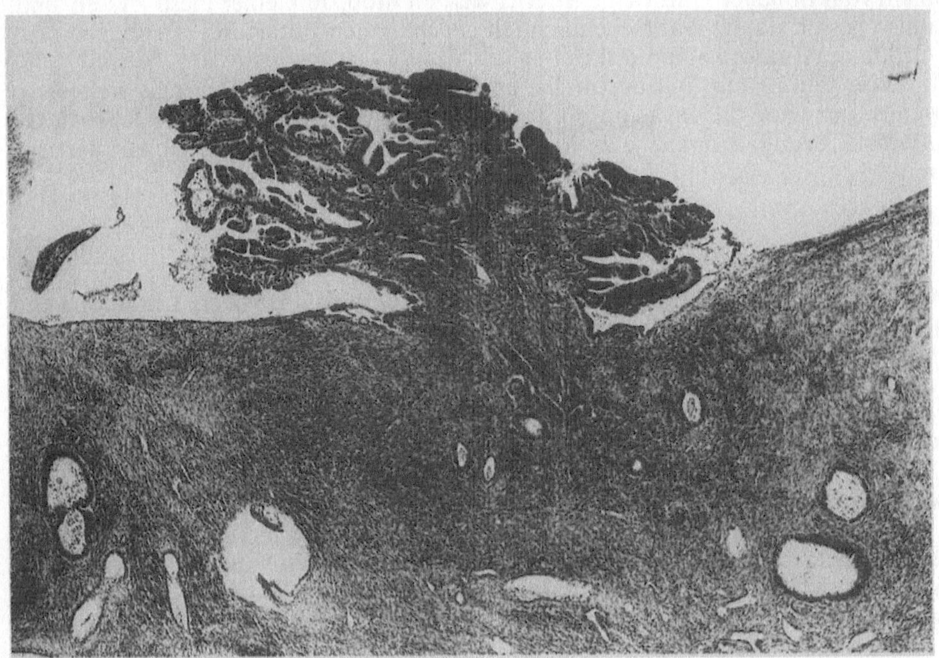

Abb. 2. Papilläre Exkreszenz an der Oberfläche eines Ovars. Im Rindenstroma mehrere Einschlußzystchen

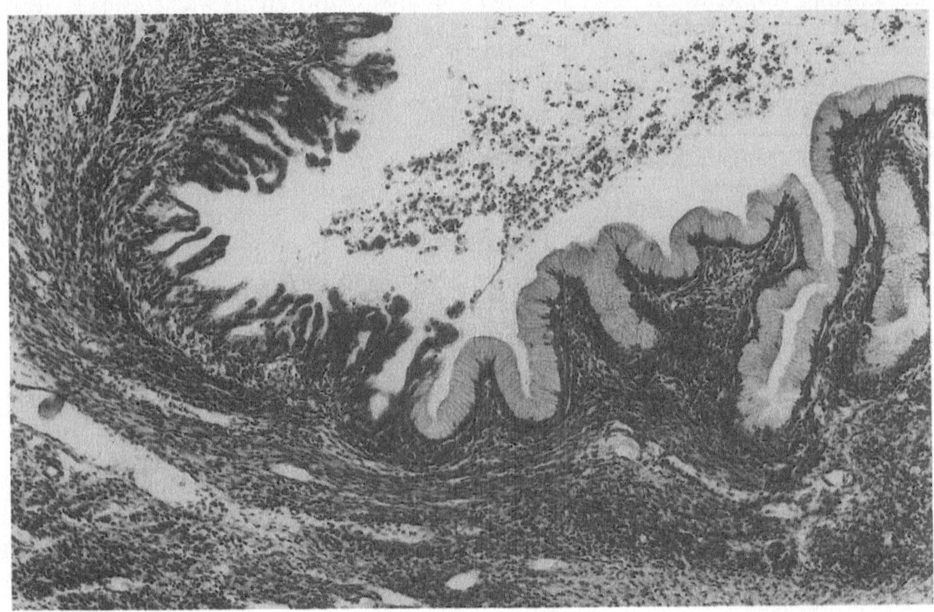

Abb. 3. Muzinöses Zystadenom mit abgrenzbarem Feld eines atypischen Epithels

nicht funktioneller Natur ist, entfernt werden muß. Je kleiner diese Zysten sind, umso besser, da die Wahrscheinlichkeit der malignen Entartung offenbar mit der Größe des Tumors zunimmt.

Wie geht es nun mit der malignen Entartung des Zystenepithels weiter? Irgendwann wird die Invasion eintreten, der Durchbruch durch die Kapsel, die Metastasierung, d. h. alle jene Vorgänge, die das fertige Karzinom charakterisieren.

Borderline Tumoren

Gibt es aber zwischen diesen beiden Stadien, dem präinvasiven Karzinom und dem bereits invasiven Karzinom ein Zwischenstadium? Was hat es mit den sogenannten Borderline Tumoren auf sich? Sie sind sicherlich nicht als ein Zwischenstadium zwischen dem präinvasiven und dem invasiven Karzinom aufzufassen, wie das gemeint werden könnte, sondern sollen fertige Tumoren mit ganz besonderen Eigenschaften darstellen.

Der Begriff „Borderline Tumor" wurde 1929 von Taylor [22] geprägt. Er wollte damit seröse Kystome des Ovars definieren, die Peritonealimplantate aufweisen, sich aber in der Regel gutartig verhalten. Taylor meinte, daß es sich um bereits metastasierende aber nur „semimaligne" Tumoren handelt, die eine Kategorie für sich darstellen. Dieses Konzept hat sich erst nach etwa 50 Jahren durchgesetzt, wurde dann aber, nicht ganz ohne Zwang, auf sämtliche epithelialen Tumoren des Ovars erweitert. In der Zwischenzeit sind auch verschiedene Bezeichnungen aufgekommen, unter denen sich das „Low Malignant Potential" am meisten durchgesetzt hat (Tabelle 2). Es soll sich also weder um eindeutig benigne noch um eindeutig maligne Tumoren handeln, sondern um etwas, das dazwischen liegt. Merkwürdig ist die histologische Definition: Das Epithel des Tumors soll eine ausgeprägte karzinomatöse Atypie aufweisen, es soll nicht mehr regelrecht und einzeilig, sondern geschichtet und durch Epithelknospen- und Büschel weiter gegliedert sein (Abb. 4); beim endometroiden Karzinom soll das Bild der atypischen adenomatösen Hyperplasie vorliegen. Charakteristisch sei eine nur mäßige Vermehrung von Mitosen schließlich der von allen Autoren als wichtigstes Kriterium bezeichnete Umstand: Eine Invasion muß ausgeschlossen sein.

Tabelle 2. Gebräuchliche Bezeichnungen für „Grenzwertige" Tumoren

Pseudomaligne Ovarialtumoren
Semi-Malignant Tumors
Borderline Tumors
Potentially malignant Tumors
Facultative malignant Tumors
Tumors of low malignant Potential
Carcinomas of low malignant Potential

Für mich ist das die klassische Beschreibung eines präinvasiven Karzinoms. Der Borderline Tumor soll sich aber anders verhalten als das einem Carcinoma in situ zusteht.

Um das weitere zu verstehen, muß man sich folgendes vor Augen halten:

Außer dem peritonealen Überzug der Ovarien ist besonders das Beckenperitoneum, das auch als „sekundäres Müllersches System" bezeichnet wird [12] befähigt, auch ohne jegliche Beteiligung der Ovarien Tumoren zu bilden, die allen möglichen gutartigen und bösartigen Formen der Ovarialtumoren entsprechen können [2, 7, 18, 20]. Auch in Beckenlymphknoten bzw. in paraaortalen Lymph-

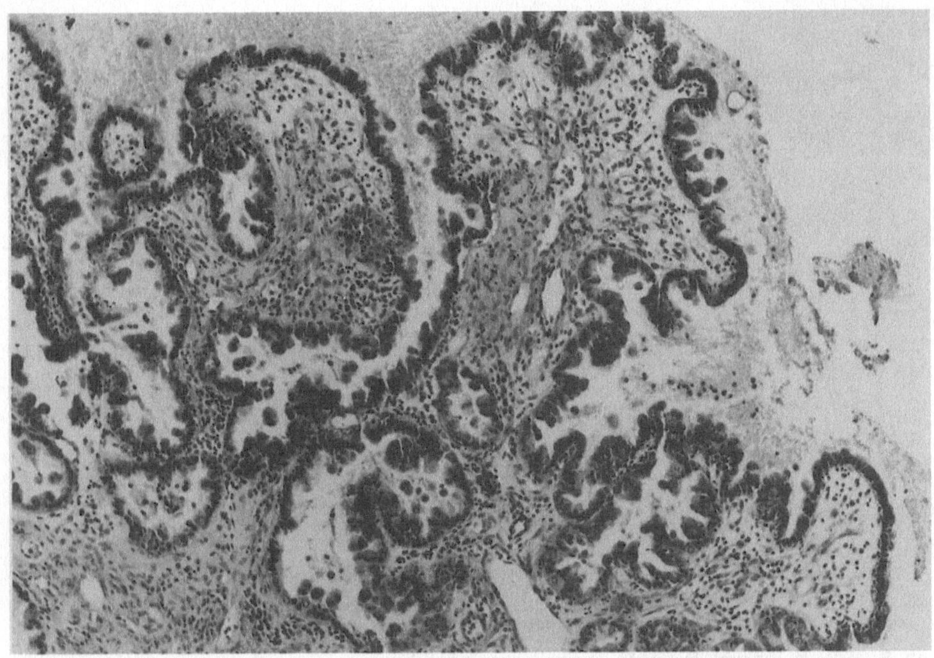

Abb. 4. Atypische, lebhaft gegliederte Epithelproliferationen aus einem serösen „Borderline-Tumor" des Ovars

knoten können sogenannte Einschlußzysten entstehen, deren Epithel wieder allen möglichen Spielarten des Müllerschen Gangepithels entspricht [3, 6]. Ist gleichzeitig ein Ovarialtumor vorhanden, so kann manchmal nur sehr schwer oder überhaupt nicht entschieden werden, ob es sich bei derartigen extraovariellen Formationen um metastatische oder autochtone Proliferationen handelt bzw. um eine weiträumige Aktivierung des sekundären Müllerschen Systems. Wenn also behauptet wird, daß es sich bei den Borderline Tumoren um nicht invasive Geschwülste handelt, die mit einer gewissen Häufigkeit sofort oder als sogenannte Rezidive peritoneale Implantate setzen und gelegentlich auch in die Lymphknoten metastasieren, so kann niemand die Frage beantworten, inwieweit die Tumoren ursächlich zusammenhängen.

Man hat versucht, mittels eines histologischen Grading zwischen klinisch „gutartigen" und „bösartigen" Borderline Tumoren zu unterscheiden. Das ist nicht gelungen [7, 17]. Ähnliches gilt für immunologische Untersuchungen [5]. Bessere Ergebnisse wurden mit einem morphometrischen Grading erzielt [1] und die besten offenbar mittels der DNA-Bestimmung [8, 13, 19]. Man versucht demnach in einer Gruppe sogenannter halbmaligner Tumoren zwischen maligneren und benigneren zu unterscheiden. Wahrscheinlich ist das ganze Problem aber auf einen viel einfacheren Nenner zu bringen.

Eine der Vorbedingungen für die Diagnose der Borderline Tumoren ist, daß auf alle 1–2 cm des Tumorumfanges ein Gewebsblock hergestellt und histologisch untersucht wird [4, 9]. Das schafft keiner. Man soll die Invasion mit höchster Sicherheit ausschließen. Das ist bei größeren Tumoren kaum möglich. Wenn wir also Statistiken sehen (Tabelle 3), in denen sich die Borderline Tumoren günstiger verhalten als die echten Karzinome und ungünstiger als die gutartigen Tumoren [15, 23], so könnten das einfach Mittelwerte sein, die auf unserer diagnostischen Unsicherheit beruhen bzw. auf dem Unvermögen, bei manchen Ovarialtumoren sicher zwischen Gutartigen und Bösartigen zu unterscheiden.

593

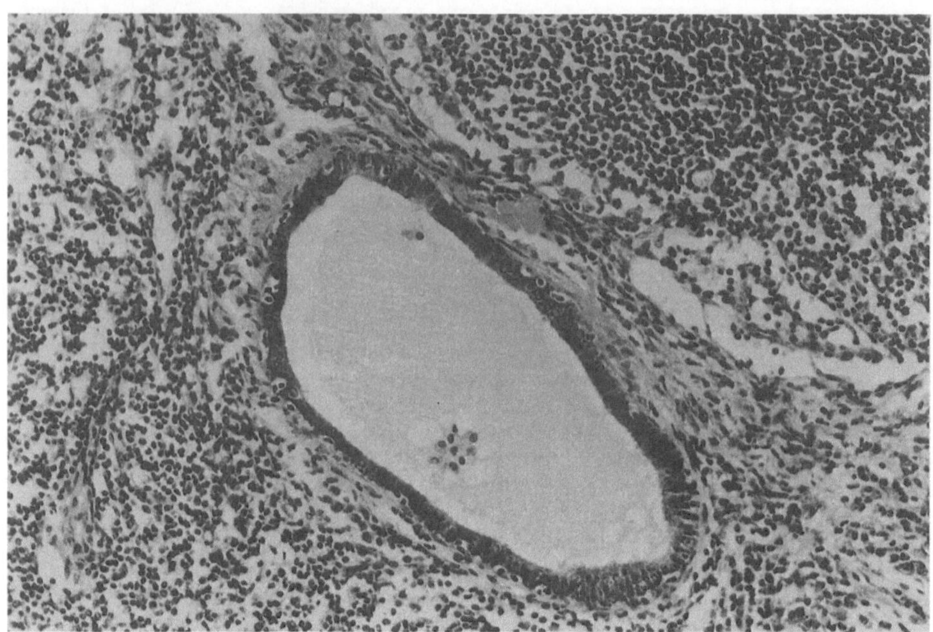

Abb. 5. Drüsige Einschlußzyste in einem Beckenlymphknoten. Die epitheliale Auskleidung erinnert an Tubenepithel

Tabelle 3. 5-Jahres Überlebensraten bei Borderline Tumoren und „echten" Ovarialkarzinomen des Stadium I

	Borderline Tumore	Karzinome
Kottmeier (11)	88%	60%
Obel (14)	96%	72%
Julian (9)	100%	75%

Klinische Relevanz der Borderline Tumore

Was hat aber der Kliniker von diesen theoretischen Erörterungen, wie soll er sich verhalten? Wenn ein isolierter Ovarialtumor als Borderline Tumor bezeichnet wird, ist nach seiner Entfernung weiter nichts zu unternehmen. Das übrige Genitale kann nach Überprüfung des kontralateralen Ovars belassen werden.

Sind Peritonealimplantate vorhanden, so kommt es darauf an, ob diese invasiv bzw. destruierend wachsen oder nicht. Ist Ersteres der Fall, so ist wie beim invasiven Ovarialkarzinom vorzugehen. Das bedeutet zumindest eine zytostatische Nachbehandlung.

Ob ein solcher Tumor dann nur halb maligne oder ganz maligne war, bleibt dem Ermessen des Einzelnen überlassen.

Literatur

1. Baak JPA, Fox H, Langley FA, Buckley CH (1985) The prognostic value of morphometry in ovarian epithelial tumors of borderline malignancy. Int J Gynecol Pathol 4:186–191
2. Badaway SZA, Marshall L, Gabal AA, Nusbaum ML (1982) The concentration of 13,14-dihydro-15-keto prostaglandin F_{2a} and prostaglandin E_2 in peritoneal fluid of infertile patients with the without endometriosis. Fertil Steril 38:166–170

594

3. Colgan TJ, Norris HJ (1983) Ovarian epithelial tumors of low malignant potential: A review. Int J Gynecol Pathol 1:367–382
4. Czernobilsky B (1987) Common Epithelial Tumors of the Ovary. In: Kurman RJ (ed) Blauenstein's Pathology of the Female Genital Tract. Springer, New York Berlin Heidelberg London Paris Tokyo, p 560
5. Dietel M (1982) Facultative Malignant Ovarian Tumors (Tumors of Borderline Malignancy). An Immunohistochemical, Cytophotometric, and Electron Microscopic Study. In: Dallenbach-Hellweg G (ed) Ovarialtumoren. Springer, Berlin Heidelberg New York, p 181
6. Ehrmann RL, Federschneider JM, Knapp RC (1980) Distinguishing lymph node metastases from benign glandular inclusions in low-grade ovarian carcinoma. Am J Obstet Gynecol 136:737–746
7. Fox H (1987) Prognostic indices in ovarian tumours of borderline malignancy with particular reference to morphometric analysis. In: Sharp F, Soutter WP (eds) Ovarian Cancer – The Way Ahead. Chameleon Press, London, p 69
8. Friedlander M, Russell P, Taylor DW, Tattersall MH (1984) Flow cytometric analysis of cellular DNA content as an adjunct to the diagnosis of ovarian tumours of borderline malignancy. Pathol 16:301–306
9. Hart WR (1981) Pathology of malignant and borderline epithelial tumors of ovary. In: Coppleson M (ed) Gynecologic Oncology. Churchill Livingstone, Edinburgh London Melbourne New York, p 633
10. Julian CG (1974) Germinal epithelial neoplasia of the ovary. Clin Obstet Gynecol 17:241
11. Kabawat SE, Bast RC Jr, Bhan AK, Welch WR, Knapp RC, Colvin RB (1983) Tissue distribution of coelomic-epithelium-related antigen recognized by the monoclonal antibody OC125. Int J Gynecol Pathol 2:275–285
12. Kottmeier HL (1971) Ovarian cancer with special regard to radiotherapy. In: Deeley TJ (ed) Modern Radiotherapy and Gynecologic Cancer. Butterworth, London, p 186
13. Kühn W, Hanke J, Feichter GE, Rummel HH, Schmid H, Schmidt W, Kaufmann M (1987) Morphologische Prognosekriterien und klinischer Verlauf bei Ovarialtumoren vom „Borderline-Typ". Geburtsh Frauenheilk 47:173–178
14. Lauchlan SC (1972) The secondary müllerian system. Obstet Gynecol Surv 27:133–146
15. Morrow CP (1981) Malignant and borderline epithelial tumors of ovary: clinical features, staging, diagnosis, intraoperative assessment and review of management. In: Coppleson M (ed) Gynecologic Oncologic. Churchill Livingstone, Edinburgh London Melbourne New York, p 655
16. Obel EB (1976) A comparative study of patients with cancer of the ovary, who have survived more or less than 10 years. Acta Obstet Gynecol Scand 55:429
17. Russell P (1979) The pathological assessment of ovarian neoplasms II. The proliferating epithelial tumours. Pathol 11:251–282
18. Russel P, Bannatyne PM, Solomon HJ, Stoddard LD, Tattersall MHN (1985) Multifocal tumorigenesis in the upper female genital tract – Implications for staging and management. Int J Gynecol Pathol 4:192–210
19. Schuhmann R, Knörr-Gärtner H (1982) Zur malignen Transformation mesothelialer Ovarialtumoren – Vergleichende histologisch-zytogenetische Untersuchungen. In: Dallenbach-Hellweg (ed) Ovarialtumoren. Springer, Berlin Heidelberg New York, p 194
20. Scully RE (1979) Tumors of the ovary and maldeveloped gonads. Atlas of tumor pathology. Washington, DC Armed Forces Institute of Pathology, series 2, fascicle 16
21. Scully RE (1982) Minimal Cancer of the Ovary. Clin Oncol 2:379–387
22. Taylor HC (1929) Malignant and semimalignant tumors of the ovary. Surg Gynecol Obstet 48:702
23. Zipprich KW, Albrecht G, Canzler E (1985) Zur klinischen Problematik von serösen Borderline-Ovarialtumoren. Zbl Gynäkol 107:159–168

Dignitätsbeurteilung gynäkologischer Tumore durch einen sonographischen Tumor-Score unter besonderer Berücksichtigung des Ovarialkarzinoms

H. Schillinger, M. Kliem, W. Klosa, J. Pohl, Ch. Wilhelm, H. Madjar, J. Zalasa
Universitäts-Frauenklinik Freiburg i. Br.

Assessment of Malignancy Using an Ultrasonic Tumor Score – an Attempt at the Early Detection of Ovarian Cancer

Summary. Ultrasonic findings in 1317 operatively confirmed gynecological tumors were classified according to five degrees of homogeneity: I, clearly outlined solitary cysts; II, clearly outlined homogeneous tumors; III, poorly defined or slightly heterogeneous tumors; IV, marked heterogeneous tumors; V, completely heterogeneous tumors. In the different groups, the rates of malignancy were: I, 0.9%, II, 1.9%; III, 17%; IV, 58%; and V, 75%. In a further study 1082 patients with a negative or doubtful result of the physical examination were investigated using ultrasound. Abnormal findings in 126 cases were able to detect 8 carcinomas, 25 kystomas, and 63 other tumors.

Zusammenfassung. Die sonographischen Befunde von 1317 operativ gesicherten gynäkologischen Tumoren wurden entsprechend ihrer Form- und Konsistenzkriterien in 5 Homogenitätsgrade eingeordnet: I = gut begrenzte solitäre Zysten, II = gut begrenzte homogene Tumore, III = unscharf begrenzte oder gering inhomogene Tumore, IV = inhomogene Tumore, V = völlig inhomogene Tumore. In den einzelnen Gruppen wurden folgende Malignitätsraten beobachtet: I, 0,9%, II, 1,9%, III, 17%, IV, 58%, V, 75%. Weiterhin wurden die sonographischen Befunde von 1082 Patientinnen mit negativem oder fraglichem gynäkologischen Tastbefund ausgewertet. Die operative Sicherung von 126 Fällen mit positivem sonographischen Tumornachweis ergab 8 Malignome, 25 Kystome und 63 andere Tumoren.

Das Ovarialkarzinom steht im Mittelpunkt gynäkologisch-onkologischer Bemühungen. Die schlechte Prognose dieses Malignoms ist durch ein weitgehend konkordantes Verhalten von Inzidenz und Mortalität gekennzeichnet. Obwohl das Ovarialkarzinom mit 15 Neuerkrankungen auf 100 000 Frauen nur an 5. Stelle der weiblichen Krebse liegt, übersteigt seine Letalität diejenige der dreimal häufigeren Uteruskarzinome. Die ungünstige Situation ist einerseits durch biologische Besonderheiten wie rasche Proliferation und Metastasierung, andererseits durch die geringe Effektivität bisheriger Früherkennungsmaßnahmen bedingt. Mit der gynäkologischen Palpation wird bei asymptomatischen Frauen nur ein Ovarialkarzinom auf 10 000 Untersuchungen entdeckt. Im Rahmen der Krebsvorsorge konnten bislang nur 4% der Primärfälle erfaßt werden. Bei 90% erfolgt die Diagnosestellung erst nach Auftreten von Beschwerden, bei 75% in den fortgeschrittenen Stadien III und IV [3]. Angesichts der unbefriedigenden Ergebnisse der klinischen Untersuchung liegt es nahe, eine *verbesserte Früherkennung* durch die bildgebenden Verfahren zu erhoffen. Dabei zeichnet sich jedoch nur in der Sonographie eine Entwicklung ab, die den Einsatz im Screening möglich erscheinen läßt. Im folgenden sollen die Ergebnisse der Ultraschalldiagnostik bei der Erfassung maligner Tumore und der Entdeckung klinisch okkulter Adnexveränderungen am Beobachtungsgut der UFK Freiburg über einen Zeitraum von 10 Jahren dargestellt werden.

Archives of Gynecology and Obstetrics Vol. 245, No. 1-4, 1989
Verhandlungen der Deutschen Gesellschaft für Gynäkologie und Geburtshilfe, 47. Versammlung, München 6.-10. September 1988
© Springer-Verlag Berlin Heidelberg

Beurteilung der Dignität

Methode und Material

In vorangegangenen Untersuchungen konnte eine auffällige Beziehung zwischen der Dignität von Tumoren und ihrer in vitro und in vivo bestimmbaren Echogenität nachgewiesen werden [4]. In Anlehnung an diese Befunde gingen wir dazu über, die sonographisch erhobenen Tumorbefunde prospektiv nach Struktur- und Konsistenzmerkmalen einzuordnen. Die statistische Auswertung von 500 operativ verifizierten Tumoren ergab einen signifikanten Zusammenhang zwischen der Malignitätsrate und den sonomorphologischen Kriterien Form und Konsistenz [4]. Auf der Basis dieser Analyse wurde ein zum klinischen Gebrauch vereinfachter *sonographischer Homogenitäts-Score* entwickelt, bei dem die *Tumorform* entsprechend ihrer abnehmenden Abgrenzbarkeit nach außen in der Reihung gut begrenzt solitär-multipel-gekammert-polyzyklisch-unscharf, die *Konsistenz* entsprechend der zunehmenden Heterogenität in den Stufen echofrei – echoarm – echoreich – gering inhomogen – inhomogen – völlig inhomogen berücksichtigt wurde. Danach waren 5 *Homogenitätsgrade* (HOM) zu unterscheiden

I   = gut begrenzte solitäte Zysten,
II = andere gut begrenzte homogene Tumore,
III = unscharf begrenzte oder gering inhomogene Tumore,
IV = inhomogene Tumore,
V   = völlig inhomogene Tumore.

Das bisher ausgewertete *Material* bestand aus insgesamt 1317 Primärtumoren des Beckens mit einem Durchmesser über 40 mm, bei denen eine operative Sicherung des Ultraschallbefundes vorlag. Im ersten Zeitraum (1977–80) wurde die sonographische Diagnostik überwiegend durch einen Untersucher mit einem Grey-scale Compound-Scanner (Kretz-Technik) durchgeführt. Dagegen kamen im zweiten Zeitraum (1980–87) überwiegend Real time-Sector Scanner (atl, Siemens) in der Hand von 11 in der Ausbildung befindlichen Ärzten zur Anwendung.

Ergebnisse

Die Ergebnisse des Tumor-Scores bei der *Differenzierung der Dignität* gynäkologischer Raumforderungen sind in Tabelle 1 dargestellt. In HOM I fanden sich insgesamt 2 Malignome, im zweiten Zeitraum nur noch Borderline-Fälle. In HOM II lag die Malignitätsrate bei 2%. Dagegen stieg die Inzidenz bösartiger Prozesse in HOM III–V von 1:6 auf 3:4 steil an. Die statistische Analyse nach dem Chi²-Test ergab keine Unterschiede zwischen HOM I und II. Die Häufigkeit von Malignomen nahm aber in den Gruppen HOM II–V signifikant zu (p < 0,05). Die beiden Beobachtungszeiträume unterschieden sich nicht signifikant.

Tabelle 1. Dignität gynäkologischer Tumore in Abhängigkeit vom sonographischen Homogenitätsgrad (mal = maligne, bl = borderline, ben = benigne)

Homogenität / Dignität	I n = 226 ben bl mal	II n = 422 ben bl mal	III n = 508 ben bl mal	IV n = 295 ben bl mal	V n = 56 ben bl mal
1977–80 n = 474	121 0 2	140 0 3	132 3 16	25 2 19	1 0 10
1980–87 n = 843	97 4 0	266 0 5	272 2 56	48 4 89	13 0 32
1977–87 n = 1317	218 4 2	406 0 8	359 5 72	73 6 108	14 0 42
maligne (%)	0,9	1,9	16,6	57,8	75,0

Material und Methode

Zu dieser Frage wurden im Zeitraum 1977–1987 die Ultraschalldaten von 1082 Patientinnen retrospektiv ausgewertet, bei denen ein negativer oder fraglicher Palpationsbefund vorlag. Die Erhebung erfolgte unabhängig vom Vorhandensein subjektiver Beschwerden. Die apparativen und personellen Gegebenheiten entsprachen den oben erwähnten Kriterien. In die Analyse wurden nur Tumore über 40 mm einbezogen, die auch operativ makroskopisch bzw. mikroskopisch gesichert waren.

Ergebnisse

Im gesamten Patientengut mit negativem oder fraglichem Tastbefund wurden sonographisch 126 (12%) *abnorme Genitalbefunde* erhoben. Bei 107 Fällen (85%) erfolgte eine operative Sicherung, während bei 19 Fällen der Befund im Verlauf nicht mehr nachweisbar war oder als nicht abklärungsbedürftig angesehen wurde. Bei 96 (90%) der gesicherten Fälle konnte der sonographisch nachgewiesene Genitaltumor auch makroskopisch bestätigt werden. Die histologischen Diagnosen sind in Tabelle 2 aufgeführt.

Tabelle 2. Histologie sonographisch entdeckter Genitaltumoren

Histologische Diagnose	Tastbefund		Summe
	frgl.	neg.	
Myosarkom des Uterus	1		
Adenokarzinom Ovar (Stadium)	2^{I}_{III}	1^{II}	
Disgerminom (Rezidiv)		1	
Metastasen (Pankreas, Kolon, Mamma)	1	2	8
Seröses Kystom	8	11	
Muzinöses Kystom	2	4	25
Endometriose	3	4	
Dermoid	3	2	
Ovarialfibrom		1	
Myom des Uterus	2	2	17
Funktionelle Zyste	6	7	
Parovarialzyste		2	
Entzündlicher Tumor	5	7	
Extrauteringravidität	8	3	38
n	41	47	88

Insgesamt wurden 8 maligne Prozesse entdeckt, darunter 4 Primärfälle, die gleichzeitig aus dem subjektiv asymptomatischen Kollektiv stammten, das 44% der gesicherten Tumoren umfaßte. Alle Malignome wurden sonographisch richtig als suspekt eingestuft (HOM IV–V). Unter den gutartigen Adnexveränderungen ist die Entdeckung seröser und muzinöser Kystome hervorzuheben, bei denen in etwa 10% mit einer malignen Entartung gerechnet wird.

Diskussion

Die ungünstige Prognose des Ovarialkarzinoms ist eng mit seiner späten Erkennung verknüpft. Die Unzulänglichkeit der gynäkologischen Palpation umfaßt sowohl den Nachweis als auch die Differenzierung pathologischer Veränderungen des inneren Genitale. Der erste Aspekt ist vor allem in der *Postmenopause* von Bedeutung, da hier abnorme Tastbefunde generell als suspekt und abklärungsbedürftig gelten. Der Einsatz der *Sonographie zum Tumornachweis* erscheint nach den bisher veröffentlichten Ergebnissen erfolgversprechend und führt annähernd zu einer Halbierung der allein auf der Palpation beruhenden Fehldiagnosen [4]. Entsprechend lag die Rate sonographisch entdeckter benigner (11%) und maligner (0,7%) Genitaltumoren auch im dargestellten Patientenkollektiv mit unklarem oder negativem Tastbefund hoch. Es ist jedoch zu berücksichtigen, daß dieses Krankengut anamnestisch oder klinisch suspekte Fälle einschloß.

Zur Effektivität der Sonographie in der Erfassung des Ovarialkarzinoms liegt bisher nur eine prospektiv angelegte Studie vor [1], die sich auf 5540 asymptomatische Frauen über 45 Jahre erstreckt. Dabei wurde im ersten *Screening* bei 4% der Fälle ein suspekter Adnexbefund erhoben, der im Verlauf weiterer Kontrollen bei 1,1% persistierte. Unter 274 operativ abgeklärten Patientinnen konnte der Ultraschallbefund in 22% der Fälle nicht bestätigt werden, bei 18% (0,9% des Gesamtkollektivs) lagen Kystadenome, bei 2,6% (0,1%) Malignome vor. Bei 4 dieser 7 Malignome handelte es sich um primäre Ovarialkarzinome im Stadium I.

Die Altersverteilung der Ovarialkarzinome zeigt einen Gipfel der Inzidenz bei 65 Jahren, etwa 25% der Neuerkrankungen werden jedoch schon bei Frauen unter 50 Jahren beobachtet [3]. In der *Prämenopause* wird die klinische Erfassung dadurch erschwert, daß der Mehrzahl der Palpationsbefunde funktionelle und andere gutartige Genitalveränderungen zugrunde liegen. Der vorgestellte *Tumor-Score* ist hier geeignet, unverdächtige Befunde (HOM I–II) mit einer Sicherheit von 98,4% gegenüber abklärungsbedürftigen abzugrenzen. Die positive Vorhersage ist noch höher zu veranschlagen, wenn man berücksichtigt, daß nur Patientinnen ausgewertet wurden, bei denen eine operative Sicherung indiziert war. In den suspekten Graden (HOM III–V) lag die Malignitätsrate mit 33% relativ niedrig, da das sonographisch inhomogene Erscheinungsbild auch durch entzündliche und degenerative Veränderungen benigner Prozesse nachgeahmt werden kann. Die tatsächliche Vorhersage der Malignität liegt erheblich höher, wenn klinische, sonographische und laborchemische Kriterien in die Beurteilung einbezogen werden, und erreicht 80–90%. Eine Verbesserung der sonographischen Gewebsdifferenzierung ist durch die computergestützte Auswertung des Echospektrums und die Doppler-Analyse der Tumorvaskularisation zu erwarten [2]. Dies könnte bedeuten, daß auch Ovarialveränderungen, die nicht mit einer Vergrößerung des Organs einhergehen, einer Beurteilung zugänglich würden.

Zusammenfassend stellt sich die Sonographie als paraklinische Methode dar, welche die Palpation in der Früherkennung der Malignome des Ovars, aber auch der Mamma und des Corpus uteri zu ergänzen vermag. Der Einsatz dieser Technik in der gynäkologischen Krebsvorsorge wurde durch apparative und organisatorische Fortschritte der letzten 10 Jahre vorgezeichnet. Mit der Entwicklung hochauflösender Sektor-Scanner war nicht nur eine Verbesserung der Bildqualität sondern auch eine Reduzierung des Untersuchungsaufwands verbunden, die mit der Vagina-Sonographie ihre Fortsetzung erfahren. Über ihre Etablierung in den Mutterschaftsrichtlinien wurde die Sonographie zu einem Bestandteil der medizinischen Basisversorgung, so daß in der Bundesrepublik Deutschland die apparativen und in zunehmendem Maße auch die personellen Bedingungen für eine Indikationserweiterung in unserem Fachgebiet geschaffen wurden. Damit sind wesentliche Voraussetzungen erfüllt, die Sonographie auch in die Maßnahmen zur Früherkennung der Karzinome der Frau zu integrieren.

Literatur

1. Bhan V, Campbell S (1986) Ultraschall als Screening-Verfahren zur Entdeckung von Ovarialtumoren. Gynäkologe 19:135
2. Madjar H, Schillinger H, Wilhelm Ch, Pfleiderer A, Hillemanns HG (1987): Ergebnisse des CW-Dopplers in der Mammadiagnostik. In: Hansmann M et al. (Hrsg) Ultraschalldiagnostik 86. Springer, Berlin, Heidelberg, S 468
3. Pfleiderer A (Hrsg) (1986) Maligne Tumoren der Ovarien. Enke, Stuttgart, S 1
4. Schillinger H (1986) Ultraschalldiagnostik. In: Pfleiderer A (Hrsg) Maligne Tumoren der Ovarien. Enke, Stuttgart, S 35

Karzinome niedriger maligner Potenz (Borderline-Tumore) des Ovars: Immunmorphologie und Klinik

W. Neunteufel, G. Gitsch, K. Schieder, H. Kölbl, G. Breitenecker

2. Universitäts-Frauenklinik Wien

Carcinomas of Low Malignant Potential (Borderline Tumors): Immunomorphology and Clinical Data

Summary. Four of 28 patients with borderline tumors of the ovary died of intercurrent disease. Twenty-four are alive without clinical evidence of disease, despite the fact that six of them were stage III; joined with the invasive carcinomas they would distort the survival rates. The development of monoclonal antibodies specific to borderline tumors could improve the value of immunohistochemistry in the diagnosis of borderline tumors. Our results show that the rates of expression of CA 125, CA 19-9, and CEA indicate that borderline tumors are an independent group between benign and malignant ovarian tumors.

Zusammenfassung. Von 28 Patientinnen mit Karzinomen niedriger maligner Potenz (K.n.m.P.) des Ovars sind 4 an interkurrenten Erkrankungen verstorben, alle übrigen leben tumorfrei, obwohl 6 davon zum Zeitpunkt der Diagnose im Stadium 3 waren. Klammert man daher die K.n.m.P. nicht aus der Gruppe der Ovarialkarzinome aus, kommt es zu einer Verzerrung der Überlebensraten. Ob die Entwicklung von monoklonalen Antikörpern mit einer hohen Spezifität für K.n.m.P. den Stellenwert der Immunhistochemie bei der Diagnose von K.n.m.P. erhöhen kann, bleibt abzuwarten. Auch unsere immunhistochemischen Befunde zeigen hinsichtlich der Häufigkeit der Expression von CA 125, CA 19-9 und CEA, daß K.n.m.P. als eigenständige Gruppe zwischen den gutartigen Tumoren und den invasiven Karzinomen angesiedelt sind.

Einleitung

Epitheliale Ovarialtumoren zeigen eine morphologische Kontinuität von benignen Tumoren bis zu Neoplasmen, die auf Grund des Ausmaßes der Atypie leicht als Adenokarzinome identifiziert werden können. Die beiden morphologischen Extreme sind unschwer zu definieren. Schwieriger jedoch ist es, Tumore mit

Archives of Gynecology and Obstetrics Vol. 245, No. 1-4, 1989
Verhandlungen der Deutschen Gesellschaft für Gynäkologie und Geburtshilfe, 47. Versammlung, München 6.-10. September 1988

niedriger maligner Potenz von benignen und malignen abzugrenzen. Unser Ziel war es festzustellen, ob sich die Gruppe der Karzinome niedriger maligner Potenz (n.m.P.), die gewissermaßen eine Grauzone zwischen gut- und bösartig darstellt, mit Hilfe immunhistochemischer Darstellung von Tumormarkern einerseits von den gutartigen, andererseits von den bösartigen leichter abgrenzen läßt.

Material und Methode

CA 125 wurde ausgewählt, da es derzeit am häufigsten für die Verlaufskontrolle von Ovarialkarzinomen eingesetzt wird. CA 19-9 ist, obwohl vorwiegend bei Karzinomen des Darmtraktes eingesetzt, auch bei vielen Ovarialkarzinomen nachweisbar. CEA ist der am längsten bekannte und bei muzinösen Ovarialtumoren häufig nachweisbare Marker. Die Tumormarker wurden mit mono- und polyklonalen Antikörpern und der Avidin-Biotin Methode in Schnitten von formalinfixierten und paraffineingebetteten Gewebsproben nachgewiesen.

Ergebnisse

Zwischen 1980 und 1987 wurden an der 2. UFK in Wien 28 Karzinome niedriger maligner Potenz diagnostiziert, das sind 15% aller Ovarialkarzinome. 9 waren muzinös und 19 serös. Das Durchschnittsalter der Patientinnen mit muzinösen lag in unserem Kollektiv über jenem mit serösen Ovarialtumoren. Nach einem Beobachtungszeitraum von 62 ± 29 Monaten waren nur 4 Patienten an interkurrenten Erkrankungen verstorben, alle übrigen Patientinnen leben. Tumorrezidive oder Todesfälle aufgrund der Primärerkrankung wurden in unserem Kollektiv nicht gefunden. Muzinöse Karzinome n.m.P. waren im Mittel doppelt so groß wie seröse. Nur bei einem muzinösen Karzinom n.m.P., jedoch bei mehr als der Hälfte der serösen fand sich ein zytologischer Differenzierungsgrad 2, die anderen waren durchwegs höchstdifferenziert. Muzinöse Karzinome n.m.P. waren intraovariell lokalisiert und auf ein Ovar beschränkt. Im Gegensatz dazu erreichten 12 von 19 serösen Tumoren die Oberfläche, 6 traten bilateral auf, 2 propagierten intrakanalikulär in die Tube, in einem Fall bis in den Uterus. Absiedlungen im Peritoneum fanden sich in 2 Fällen, im Netz in 5, in den Lymphknoten in 2 Fällen. In einem dieser Fälle zeigten die Lymphknotenmetastasen im Gegensatz zum Primärtumor das Bild eines pleomorphen Karzinoms. Der zytologische Differenzierungsgrad hatte keinen Einfluß auf die Tumorausbreitung. Alle muzinösen Karzinome n.m.P. waren im klinischen Stadium 1, 6 der 19 serösen Karzinome n.m.P. im Stadium 3, die übrigen im Stadium 1. Die Therapie der Karzinome n.m.P. war sehr uneinheitlich. Bei allen Patientinnen konnte durch die Primärtherapie Tumorfreiheit erzielt werden, bei einer inkomplett operierten Patientin fanden sich nach adjuvanter Chemotherapie bei der Second look Operation devitalisierte Tumorzellen im Netz. 21 Patientinnen wurden einer Totaloperation unterzogen, bei 17 wurde das große Netz entfernt, bei 15 eine Lymphknotenextirpation durchgeführt. Bei 7 Patientinnen wurde lediglich der Tumor oder die befallene Adnexe entfernt. 1 Patientin erhielt Chemotherapie und 10 Patientinnen wurden bestrahlt. Der immunhistochemische Nachweis der Tumormarker ist als dunkelrote Anfärbung erkennbar. Bei serösen Karzinomen n.m.P. ist CA 125 hauptsächlich an der Zellmembran angereichert, das Zystenlumen oft von einem dunkelroten Band ausgekleidet, während sich das Zytoplasma kaum gefärbt zeigt. CA 19-9 läßt sich dagegen auch im Zytoplasma nachweisen. Nur in wenigen Fällen waren alle Tumorareale gleichmäßig gefärbt, die Mehrzahl der Tumoren war herdförmig positiv: Zystische Gebilde, die zur Gänze von markerpositiven Zellen ausgekleidet waren, fanden sich benachbart zu Zysten mit reaktionslosem Epithel. Markerpositive Tumorzellgruppen waren umgeben von negativen Tumorarealen, in wenigen Fällen zeigten nur einzelne isolierte Zellen spezifische Färbung. Bei muzinösen Karzinome n.m.P. mit ausgedehntem CA 19-9 Nachweis finden sich häufig im Zystenlumen dunkelrote Präzipitate. Im Gegensatz zu serösen Tumoren war in manchen muzinösen Karzinomen n.m.P. das Zytoplasma unter deutlicher Aussparung der Zellkerne CA 19-9 positiv. Seröse Karzinome n.m.P. waren in 61% CA 125 positiv, in 50% CA 19-9 positiv und in 17% CEA positiv. Muzinöse Karzinome n.m.P. unterschieden sich von ihnen signifikant bezüglich CA 125 und CA 19-9. Alle muzinösen waren nämlich CA 125 negativ, in 8 von 9 Fällen konnte CA 19-9 nachgewiesen werden. Hinsichtlich CA 19-9 verhielten sich die Karzinome n.m.P., gutartige Tumore und Karzinome gleich, hinsichtlich CA 125 und CEA lag ihre Sensitivität zwischen gut- und bösartigen Tumoren. Alle drei Tumormarker waren, wenn auch weniger häufig, in gutartigen Zysten ebenfalls nachweisbar. Die morphologischen Parameter zeigten keinen Zusammenhang mit dem Tumormarkernachweis. Alle serösen Karzinome n.m.P. im Stadium 3 waren CA 125 positiv, die im Stadium 1 nur in der Hälfte der Fälle. Die Tumore mit Lymphknotenabsiedlungen waren beide CA 125 positiv, in den Lymphknotenmetastasen selbst konnte kein Marker nachgewiesen werden, was ebenfalls für die Heterogenität der Markerexpression spricht.

Diskussion

Zusammenfassend muß die ausgezeichnete Prognose der Karzinome n.m.P. selbst bei peritonealer Aussaat und Lymphknotenmetastasen im Vergleich zu gewöhnlichen Karzinomen betont werden und damit die Notwendigkeit, sie als eigene Gruppe innerhalb der Ovarialtumore zu führen. Keine unserer Patientinnen mit Karzinomen n.m.P. ist an ihrer Erkrankung verstorben, alle blieben nach Abschluß der Primärtherapie rezidivfrei. Diese Ergebnisse decken sich mit den Zusammenstellungen der internationalen Literatur. Bostwick berichtet, daß nur 2 von 17 Patientinnen mit Tumorpersistenz oder Rezidiv an ihrer Grundkrankheit verstarben. In unserem Kollektiv waren alle Patientinnen nach der Primärtherapie als tumorfrei zu betrachten. Klammert man daher die Karzinome n.m.P. nicht aus der Gruppe der Ovarialkarzinome aus, so kommt es zwangsläufig zu einer Verzerrung der Überlebensraten. Ob die Entwicklung von monoklonalen Antikörpern mit einer hohen Spezifität für Karzinome n.m.P. den Stellenwert der Immunhistochemie bei der Diagnose von Karzinomen n.m.P. erhöhen kann, bleibt abzuwarten. Auch unsere immunhistochemischen Befunde zeigen hinsichtlich der Häufigkeit der Markerexpression, daß Karzinome n.m.P. zwischen den gutartigen Tumoren und den invasiven Karzinomen angesiedelt sind und nicht einer dieser Gruppen zugeordnet werden können.

Die Vaginalsonographie: eine Screeningmethode zur Früherkennung von Ovarialtumoren und Endometriumkarzinomen?

R. Osmers, M. Völksen, W. Rath, W. Kuhn

Universitäts-Frauenklinik Göttingen

Vaginosonography: A Screening-Method for the Early Detection of Ovarian Tumors and Endometrial Carcinomas?

Summary. In total we performed a vaginosonographic measurement of 212 patients with or without a postmenopausal bleeding. Altogether 424 ovaries were

Archives of Gynecology and Obstetrics Vol. 245, No. 1-4, 1989
Verhandlungen der Deutschen Gesellschaft für Gynäkologie und Geburtshilfe,
47. Versammlung, München 6.-10. September 1988
© Springer-Verlag Berlin Heidelberg

sonographically examined. An endometrial thickness > 4 mm was histologically
clarified by means of a curettage and all detectable ovarian tumors by means of
a laparotomia. In total we found seven asymptomatic endometrial carcinomas,
one cervical carcinoma and two ovarian cancers. The vaginosonograhphy showed
to be a very sensitive and acceptable method for the early detection of postmenopausal ovarian and endometrial tumors.

Sowohl die ansteigende Inzidenz des Ovarial- als auch des Endometriumkarzinoms bereiten dem Kliniker zunehmend Sorgen. Hierbei wäre es besonders wünschenswert, durch eine einfache Vorsorgeuntersuchung mit hoher Akzeptanz
Frühformen beider Karzinome zu erkennen, um die therapeutischen Chancen der
Patientinnen zu erhöhen. Aufgrund der räumlichen Nähe beider Organe sind wir
daher der Frage nachgegangen, inwieweit der Einsatz der Vaginalsonographie in
der Postmenopause geeignet ist, pathologische Veränderungen des Endometriums und der Ovarien zu detektieren. Daher werden seit 1986 alle Patientinnen,
die sich seit mindestens 2 Jahren in der Postmenopause befinden, im Rahmen der
Krebsvorsorge einer vaginalsonographischen Untersuchung an der UFK Göttingen unterzogen. Sämtliche Sonographien wurden mit dem Ultraschallgerät Com-
binson 320 der Firma Kretz und einer 5,0 MHz Vaginalsonde mit einem Schallwinkel von 240° durchgeführt.
    Eingangskriterien der Patientin waren neben dem gesicherten Postmenopau-
senalter die subjektive Beschwerdefreiheit und ein gynäkologisch unauffälliger
Tastbefund. Dieses Kollektiv umfaßt bisher 155 ausgewertete Patientinnen.
Hinzu kommt noch ein weiteres, 57 Patientinnen umfassendes Kollektiv, das sich
aus postmenopausalen Frauen ohne auffälligen gynäkologischen Tastbefund,
ohne subjektive Beschwerdesymptomatik aber mit einer Postmenopausenblutung
zusammensetzte. Somit kamen insgesamt 212 Patientinnen zur Auswertung. Begleitend zur sonographischen Befunderhebung wurden bei sämtlichen Patientin-

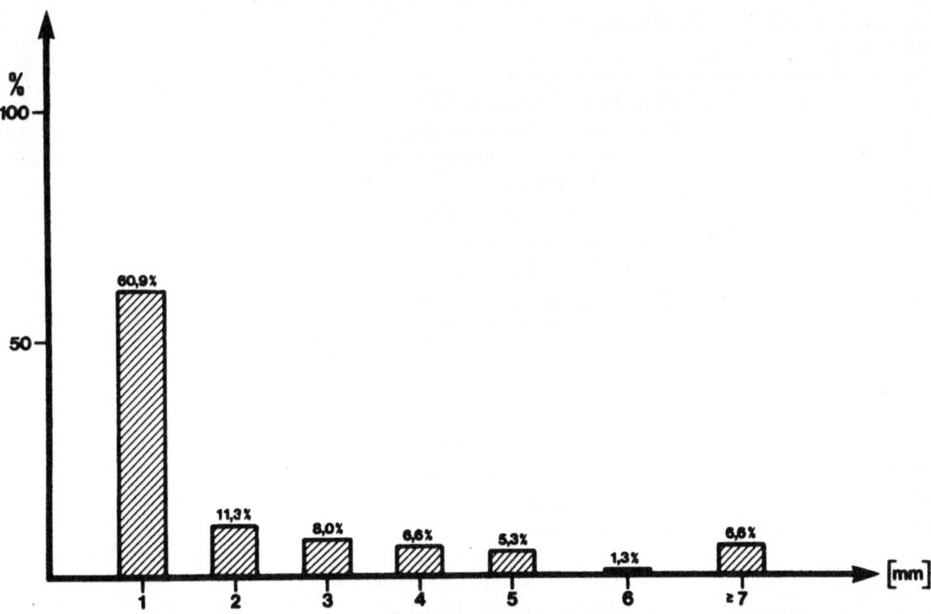

Abb. 1. Prozentuale Verteilung vaginosonographisch gemessener Endometriumhöhen bei postmenopausalen Patientinnen ohne Blutung

603

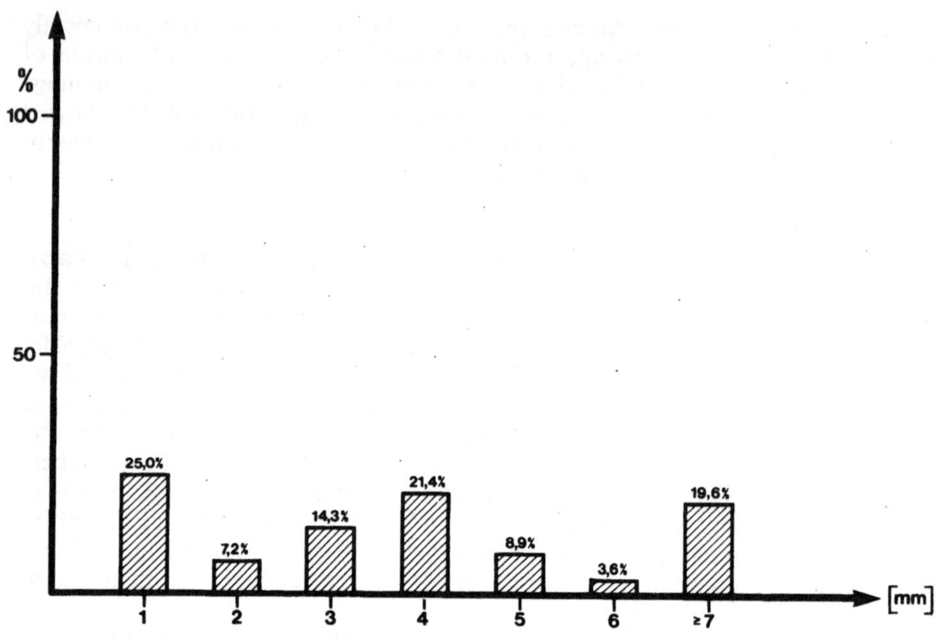

Abb. 2. Prozentuale Verteilung vaginosonographisch gemessener Endometriumhöhen bei postmenopausalen Patientinnen mit Blutungen

Tabelle 1. Histologische Resultate bei fraktionierter Abrasio bei Patientinnen ohne Postmenopausenblutung

Endometriumdicke [mm]	Histologie
1	4 × Atroph. Endometrium
2	1 × Atroph. Endometrium 1 × Gland.-Zyst. Hyperplasie 1 × Endometritis
3	3 × Atroph. Endometrium 2 × Endometriumpolyp 1 × Polypös-Hyperplast, Endometrium
4	2 × Endometriumkarzinom 2 × Endometriumpolypen
5	1 × Endometriumkarzinom 1 × Endometriumpolyp 3 × Gland.-Zyst. Hyperplasien
6	1 × Endometriumpolyp 1 × Endometriumkarzinom
≥7	3 × Endometriumkarzinom 1 × Kollumkarzinom 5 × Endometriumpolyp 1 × Polypös-Zyst. Hyperplasie 1 × Atroph. Endometrium bei Submucösem Myom!

nen Oestradiol, Progesteron, LH und FSH im Serum bestimmt. Die klinischen Eingangsparameter beider Kollektive wiesen hinsichtlich des Alters, der Postmenopause oder der Postmenopausendauer keine signifikanten Unterschiede auf. Gleiches gilt für die gewonnenen Uterusbiometrien beider Gruppen. Vergleicht man dagegen die endosonographisch gemessenen Endometriumhöhen in beiden Kollektiven, so weisen in der Gruppe ohne Postmenopausenblutung 80,2% aller Patientinnen Endometriumhöhen von weniger als 4 mm auf (Abb. 1). Anders bei Patientinnen mit Postmenopausenblutung, hier weisen 53,5% Endometriumdikken von 4 und mehr mm auf (Abb. 2). Aufgrund von histomorphologischen Untersuchungen von Dallenbach-Hellwig führten wir bei allen Patientinnen ohne Postmenopausenblutung ab einer Endometriumhöhe von 4 mm grundsätzlich eine fraktionierte Abrasio durch, bei 13 weiteren Patientinnen wurde im Rahmen der operativen Abklärung von zufällig erhobenen Adnexbefunden eine zusätzliche fraktionierte Abrasio auch bei Endometriumdicken unter 4 mm durchgeführt. Die histologischen Befunde bei Patientinnen ohne Postmenopausenblutung sind in Tabelle 1 zusammengestellt. Im Rahmen der vaginosonographisch gleichzeitig mituntersuchten Adnexregionen ließen sich von insgesamt 424 möglicherweise darstellbaren Ovarien 30 Adnexbefunde bei Patientinnen ohne Postmenopausenblutung und 18 Adnexbefunde bei Patientinnen mit Postmenopausenblutung darstellen. Davon traten 18 Adnexbefunde doppelseitig auf.

Die sonographisch durchschnittlichen Größen der Adnextumoren variieren zwischen 2,5 und 7,0 cm. Insgesamt wurden von 48 Adnexbefunden 27 abgeklärt.

In der folgenden Abb. sind die histologischen Resultate dieser Adnexbefunde synoptisch zusammengestellt (Tabelle 2). Insgesamt fanden sich somit bei 157 Patientinnen ohne Postmenopausenblutungen und insgesamt 424 untersuchten Adnexregionen 7 klinisch inapparente Endometriumkarzinome, ein Kollumkarzinom und zwei Ovarialkarzinome. In diesem Zusammenhang ist zu erwähnen, daß lediglich bei 1 Endometriumkarzinom ein Pap III aufgefallen war, bei allen anderen Karzinomen waren die Zytologien unauffällig.

Tabelle 2. Histologische Resultate von 27 zufällig erhobenen Adnextumoren

---

3 × Ovarialkarzinom
8 × Seröses Ovarialkystom
1 × Papill. Ovarialkystom
3 × Thekom
4 × Fibrom
1 × Thekofibrom
2 × Kystadenofibrome
1 × Endometroide Zyste
1 × Sog. einfache Ovarialzyste
1 × Parovarialzyste
1 × Noduläre Stromahyperplasie
1 × Hydatide

Tabelle 3. Akzeptanz der Vaginosonographie bei 212 untersuchten Patientinnen

---

Vaginosonographie angenehmer als vaginale Palp.	58,2%
Genauso wie vaginale Palp.	32,9%
Unangenehm	6,1%
Schmerzhaft	2,8%

Aufgrund der hohen Akzeptanz der Vaginosonographie einerseits (Tabelle 3) und der bisher vorliegenden Resultate andererseits ist die Vaginosonographie in das regelmäßige postmenopausale Vorsorgeprogramm der UFK Göttingen aufgenommen worden.

Hinsichtlich der sonographischen Endometriumbefunde verfahren wir derzeit wie folgt (Abb. 3):

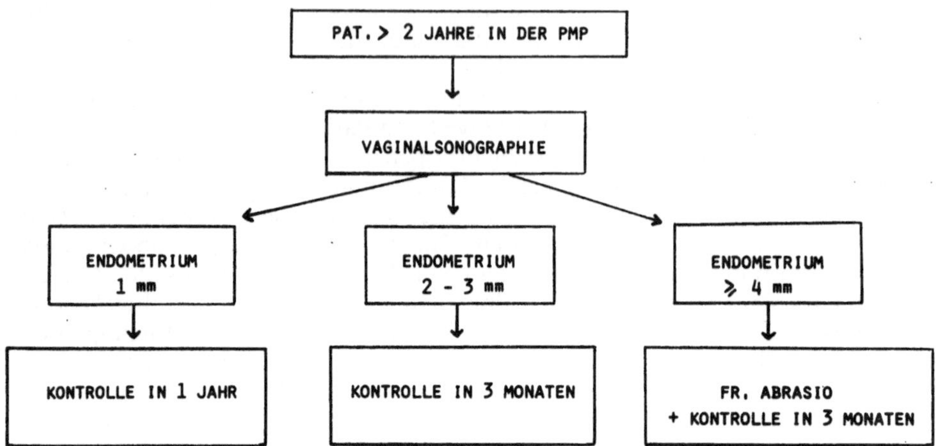

Abb. 3. Klinisches Vorgehen in Abhängigkeit von der sonographisch ermittelten Endometriumhöhe

Sonographisch darstellbare Adnexbefunde versuchen wir operativ abzuklären. Bei kleineren Befunden oder in Zweifelsfällen erfolgt eine Kontrollsonographie in 1 Woche vor einer operativen Entscheidung. Auch wenn die vorliegende Fallzahl nicht ausreicht, um sonographische Kriterien zur Beurteilung der Dignität der Adnexbefunde zu erarbeiten, so halten wir dennoch die bisher vorliegenden Ergebnisse für ermutigend. Auch wenn die Vaginosonographie sicherlich keine histologische Klärung derzeit ersetzen kann, so sind wir dennoch davon überzeugt, daß mit der Entwicklung dieser neuen Gerätegeneration dem Gynäkologen ein sinnvolles Werkzeug zur Erfassung auch früher endometrialer und ovarieller Pathologien in die Hand gegeben ist.

Immunszintigraphie und intraoperative Tumorsuche beim Ovarialkarzinom

N. Pateisky, E. Gitsch

I. Universitäts-Frauenklinik Wien

Immunoscintigraphy and Intraoperative Tumor Detection in Patients Suffering from Ovarian Cancer

Summary. The diagnostic possibilities of immunoscintigraphy (IS) in ovarian cancer are discussed. Seventy-five patients were investigated by IS using the radioantibodies HMFG-2 (n=63) or OC-125 (n=12). The results showed a spe-

Archives of Gynecology and Obstetrics Vol. 245, No. 1-4, 1989
Verhandlungen der Deutschen Gesellschaft für Gynäkologie und Geburtshilfe,
47. Versammlung, München 6.-10. September 1988
© Springer-Verlag Berlin Heidelberg

cificity of 75%, sensitivity of 87%, and accuracy of 84%. An intraoperatively usable gamma ray detection probe was developed in order to achieve better results than with conventional IS. Twelve patients were investigated using this probe. A future clinical value was indicated for intraoperative detection of lymph-node metastases and/or small tumor deposits.

Zusammenfassung. Die Arbeit behandelt diagnostische Möglichkeiten der Immunszintigraphie (IS) beim Ovarialkarzinom. 75 Patientinnen wurden mittels IS unter Verwendung tumorassoziierter monoklonaler Antikörper (HMFG-2: n = 63, bzw. OC-125: n = 12) untersucht. Ergebnis: Spezifität = 75%, Sensitivität = 87%, Genauigkeit = 84%. Um die Aussagekraft der IS zu erhöhen, wurde eine intraoperativ einsetzbare Gammastrahlen-Detektorsonde entwickelt, mit deren Hilfe es möglich ist, die Grenzen der IS zu überschreiten. Die klinische Bedeutung könnte dabei in Zukunft beim intraoperativen Auffinden von Resttumor und Lymphknotenmetastasen liegen.

Einleitung

Die Immunszintigraphie (IS) stellt die derzeit einzige bildgebende Methode dar, mit deren Hilfe es möglich ist spezifische Karzinomdiagnostik zu betreiben. Im Anschluß an die klinische Testphase hält die Methode nun Einzug in die Routinediagnostik, wobei man gerade für das Ovarialkarzinom große klinische Wertigkeit erwarten darf. Derzeitige Grenzen der Methode können teilweise durch Einsatz verbesserter Techniken, wie zum Beispiel der intraoperativen Messung mittels einer Spezialsonde, durchbrochen werden.

Material und Methodik

Zwei verschiedene tumorassoziierte monoklonale Antikörper (HMFG-2 bzw. OC-125) kamen zur Anwendung. Die diagnostische IS wurde jeweils mit J-123 markiertem HMFG-2, die intraoperativen Messungen mit J-131 markiertem OC-131 durchgeführt. Die Applikation der Radioantikörper (RAK) erfolgte jeweils intravenös. Nach maximaler Anlagerung der RAK an die Tumorzellen, bzw. Clearance des RAK aus dem Blutpool sowie unspezifischen Bindungen wurden die diagnostischen Szintigramme erstellt. Bei Verwendung von J-123 als Radiotracer geschah dies ca. 24 Stunden nach der RAK-Applikation. Details der Methodik sind an anderer Stelle beschrieben [1].

Zur intraoperativen Messung akkumulierter Aktivitäten in Tumorherden kam eine eigens dafür entwickelte, intraoperativ anwendbare Gammastrahlen-Meßsonde zum Einsatz. Sie ist als Szintillationszähler konzipiert, von zylindrischer Form (2 cm im Durchmesser, 10 cm lang) und wird wie ein Bleistift gehalten. Die Sonde selbst ist über ein Kabel mit der Meßeinheit verbunden. Nach Vorwahl eines Meßzeitintervalles, welches frei wählbar ist, und entsprechender Einstellung für das eben verwendete Radioisotop, können Messungen im Bauchraum an beliebigen Stellen durchgeführt werden. Strukturen, in denen sich Anreicherungen finden, die sich vom Leerwert statistisch unterscheiden, sollten dann Hinweis für metastatische Absiedelungen, bzw. Primärtumor sein. Wegen der Verwendung von J-131 als Radiotracer konnten die Operationen erst 7 Tage nach der RAK-Applikation durchgeführt werden. 75 Patientinnen wurden insgesamt untersucht. Es bestand jeweils der Verdacht auf Ovarialkarzinom bzw. Rest- oder Rezidivtumor. 63 Patienten wurden mittels des AK HMFG-2 rein diagnostisch, 12 Patientinnen mittels OC-125 diagnostisch und intraoperativ untersucht.

Ergebnisse

Bei den 63 rein diagnostisch mittels IS untersuchten Patientinnen fanden sich folgende Resultate:

	Positiv	Negativ
Richtig:	n = 39	n = 13
Falsch:	n = 5	n = 6

Sensitivität:	87%	*pos. Vorhersagewert:*	90%
Spezifität:	75%	*neg. Vorhersagewert:*	69%
Genauigkeit:	84%		

Von den intraoperativen Untersuchungen korrelierten 10/12 Messungen mit den diagnostischen Szintigrammen. In zwei Fällen war die konventionelle IS der intraoperativen Sondenmessung überlegen (RAS 2mal falsch negativ). Bei den sonstigen tumortragenden Patientinnen (n = 6) konnten wir mit der Sondenmessung eine wesentlich bessere Abgrenzung der Tumorherde ermitteln, als mit der konventionellen IS.

Diskussion

Seit die Möglichkeit besteht monoklonale Antikörper (MAK) klinisch zu verwenden, hat sich die bis dahin nur experimentell existierende Immunszintigraphie derart weiterentwickelt, daß ihrem Einsatz in der Routinediagnostik nichts mehr im Wege steht. Gerade beim Ovarialkarzinom mit seinen diagnostischen Problemen, erhofft man sich von der IS, der einzigen bildgebenden Diagnostik, welche einen spezifischen Tumornachweis zu liefern im Stande ist, großen klinischen Nutzen. Immer wieder konnte die IS Tumorherde aufdecken, die mit keiner anderen nicht invasiven Methode zu diagnostizieren waren [1]. Die Nachweisgrenze bezüglich der Tumorgröße liegt (derzeit) bei etwa 0,5–1 cm im Durchmesser [2]. Während konventionelle Gammakameras mit Problemen bezüglich Entfernung vom Tumor, Kollimation, Scatterstrahlung etc. belastet sind, haben wir zur Umgehung dieser eine Sonde zum intraoperativen Einsatz entwickelt, bei der diese Faktoren kaum eine Rolle spielen. Definiertes Endziel soll schließlich der intraoperative Einsatz der Sonde zur Lokalisation kleiner Tumorherde bzw. von Lymphknotenmetastasen sein. Die Tatsache, daß wir bisher keine Tumorherde lokalisieren konnten, welche nicht auch mittels IS zu finden waren, führen wir auf technische Mängel des 1. von uns verwendeten Sondentyps zurück. Sicher ist, daß bei guten technischen Voraussetzungen die Sondentechnik der externen Szintigraphie überlegen sein muß, da für ein positives Meßergebnis mit der Sonde ein kleinerer Lokalisationsindex zwischen Tumor und umgebendem Gewebe erforderlich ist, als für die externe Szintigraphie mit einer Gammakamera. Die exaktere Abgrenzung in 6 der von uns untersuchten Fälle ist der erste praktische Beweis dafür.

Zusammenfassung

Die Immunszintigraphie (IS) hat sich in den letzten Jahren als wertvolle Methode der Tumorsuche in der Verlaufskontrolle bei Ovarialkarzinompatientinnen bewährt. Die derzeit bestehenden Grenzen bezüglich der zu entdeckenden Tumorgröße können auf verschiedenen Ebenen durchbrochen werden. Seitens der apparativen Registrierung haben wir eine intraoperativ einsetzbare Gammastrahlen-

Detektorsonde entwickelt, mit der wir hoffen, bei entsprechender Weiterentwicklung kleinste Tumorherde und Lymphknotenmetastasen intraoperativ orten zu können, was eine unmittelbare Auswirkung auf das Staging und damit auf Therapie und Prognose der betroffenen Patienten haben könnte.

Literatur

1. Chantal JF, Fumuleau P, Saccavini JC, Thedrez Ph, Curtet Ch, Bianco-Arco A, Peltier P, Kremer, McGuillard Y (1987) Immunoscintigraphy of recurrences of gynecologic carcinomas. J Nucl Med 28:1807–1819
2. Epenetos AA, Shepherd J, Britton KE, Mather S, Taylor-Papadimitriou J, Granowska M, Durbin H, Nimmon CC, Hawkins LR, Malpas JS, Bodmer WF (1985) 123-J radioiodinated antibody imaging of occult ovarian cancer. Cancer 55:984–987
3. Pateisky N, Philipp K, Skodler WD, Czerwenka K, Hamilton G, Burchell J (1985) Radioimmunodetection in patients with suspected ovarian cancer. J Nucl Med 26:1369–1376

Die Bedeutung der präoperativen Diagnostik beim Ovarialkarzinom

W. Meier, P. Scheidel, D. Pfeiffer, H. Hepp

Universitäts-Frauenklinik, München-Großhadern

Frühstadien beim Ovarialkarzinom werden auch heute noch zum größten Teil als Zufallsbefund anläßlich einer Laparotomie aus anderen Gründen diagnostiziert. Mehr als 70% der Frauen mit Ovarialkarzinom stellen sich erst im bereits fortgeschrittenen Stadium in der Klinik vor. In der vorliegenden Studie wurde der Frage nachgegangen, inwieweit die präoperativ erhobenen Befunde von Coloskopie, CT Abdomen und Tumormarkerbestimmung das operative Vorgehen modifizieren bzw. welche Untersuchungen den Pat. letztendlich vor Primär- und Sekundäroperationen erspart werden können.

Von Januar 1984 bis Dezember 1986 wurden an unserer Klinik 173 Pat. mit Ovarialkarzinom primär behandelt bzw. zur weiteren Therapie bei außerhalb diagnostiziertem Karzinom überwiesen. Bei 64 dieser Frauen wurde eine Second-look Laparotomie zum Nachweis der Komplettremission durchgeführt, 16 Frauen unterzogen sich bei klinisch nachgewiesener Partialremission nach 4–6 Zyklen Chemotherapie einer sogenannten Interventionslaparotomie. Bei 93 Frauen wurde aus verschiedenen Gründen auf die nochmalige Operation verzichtet.

Eine präoperative Coloskopie wurde bei 73 Pat. vor Primär- und bei 44 Pat. vor Sekundäroperationen durchgeführt. In 6 von 8 Fällen, bei denen aufgrund von Schmerzhaftigkeit und Stenosierung im Rektosigmoidalbereich die Untersuchung abgebrochen werden mußte, zeigte sich intraoperativ eine Darminfiltration. 9 von 36 Infiltrationen vor Primäroperationen wurden präoperativ erkannt, dies entspricht einer richtig pos. Voraussage von 25%. Geringfügig anders ist das Bild bei der Sekundäroperation. Hier wurden 5 von 11 Infiltrationen richtig erkannt. Nimmt man Primär- und Sekundäroperationen zusammen, so wurden insgesamt 30% richtig beschrieben.

Die Computertomographie zeigte in der Primärdiagnose in 77% richtig pos. Befunde, jedoch erbrachte dies vor allem im kleinen Becken keine Befunderweiterung. Dort ist die gynäkologische Tastuntersuchung der Computertomographie überlegen. Das Hauptanwendungsgebiet liegt in der Dokumentation pathologischer Befunde paraaortal bzw. in der Leber. Vor Sekundäroperationen kann die

Verhandlungen der Deutschen Gesellschaft für Gynäkologie und Geburtshilfe,
47. Versammlung, München 6.-10. September 1988

Computertomographie zur Beurteilung des Verlaufs beitragen. Unter Umständen kann eine durch Feinnadelpunktion gesicherte Progression paraaortal oder in der Leber eine weitere Operation ersparen helfen. Es fand sich vor Sekundäroperationen eine hohe Rate (31%) falsch neg. Befunde vor allem bei Tumoren unter 1,5 cm Größe. Die falsch pos. Rate betrug 8%.

CA 125 kann in der Primärdiagnose nur zusätzlich Hilfestellung leisten. Vor der Second look Laparotomie schließt ein neg. Tumormarker Resttumorgewebe nicht aus. Zur Sicherung der Komplettremission ist die Second-look Operation weiterhin erforderlich. Bei pos. CA 125 läßt sich immer Tumor nachweisen. Eine weitere Operation kann der Pat. erspart bleiben.

Zusammenfassung

Keiner der präoperativ erhobenen Befunde änderte das geplante operative Vorgehen bei der Primäroperation. Die Diagnose und exakte Stadieneinteilung erfolgt ausschließlich intraoperativ. Insbesondere auf die Coloskopie kann bei Durchführung einer Lavage verzichtet werden. Vor Sekundäroperationen kann aufgrund des CT-Befundes und des Tumormarkers ggf. bei pos. Befund eine nochmalige Operation vermieden werden.

Langzeitverläufe von Patientinnen mit Borderline Tumoren der Ovarien

R. Adam, D. Thyselius, M. Reinhardt, A. H. Tulusan

Universitäts-Frauenklinik, Erlangen

Bereits 1929 hat Taylor über histologisch bösartig aussehende, aber im klinischen Verlauf gutartige Eierstockstumoren berichtet. Seit 1971 bzw. 1973 hat diese Sonderform der epithelialen Eierstocksgeschwülste Eingang in die international anerkannten histopathologischen Klassifikationen der FIGO und WHO gefunden unter der Bezeichnung Borderline Tumoren oder Tumoren mit niedrigem Malignitätspotential. Unklarheit herrscht in der Literatur zum Teil über die adäquate Therapie, wobei insbesondere der Stellenwert der Chemotherapie bei den fortgeschrittenen Stadien unklar ist.

Material und Methodik

Die vorliegenden Daten stammen aus einer größtenteils retrospektiven, seit 1/85 prospektiven Untersuchung, die alle Ovarialmalignome erfaßt, die vom 01. 01. 66 bis 31. 12. 86 an der UFK Erlangen behandelt worden sind. Es wurden alle histologischen Schnittpräparate nochmals durchgemustert und die Diagnose Borderline Tumor überprüft. In Zweifelsfällen hatten wir Gelegenheit, die histologischen Schnitte Herrn Prof. Scully, Pathologisches Institut der Harvard-Medical-School, Boston, vorzulegen, der unsere Diagnose freundlicherweise überprüfte. Es wurde der weitere Verlauf der Patientinnen anhand der Krankenunterlagen, der Aufzeichnungen unserer Tumornachsorge-Sprechstunde, der Auskünfte der behandelnden Hausärzte sowie der Einwohnermeldeämter überprüft. Der Beobachtungszeitraum erstreckte sich von 12 bis 251 Monaten, Median 114 Monate.

Archives of Gynecology and Obstetrics Vol. 245, No. 1-4, 1989
Verhandlungen der Deutschen Gesellschaft für Gynäkologie und Geburtshilfe,
47. Versammlung, München 6.-10. September 1988

Im Zeitraum von 1/66 bis 12/86 wurden 51 Patientinnen mit Borderline Tumoren behandelt. Das Alter zum Zeitpunkt der Diagnose lag zwischen 24 und 83 Jahren (Durchschnitt 50 Jahre). Das Durchschnittsalter liegt somit fast 10 Jahre vor dem von Patientinnen mit invasiven Ovarialkarzinomen. Nach der TNM-Klassifikation befanden sich 13 Patientinnen (64%) im Stadium I, jeweils 9 in den Stadien II und III. Bei 39 Tumoren handelte es sich um seröse Borderline-Karzinome, bei 10 um muzinöse, je einmal wurde ein endometroider und mesonephroider Typ diagnostiziert (Tabelle 1). Die operative Therapie bestand überwiegend in der Resektion des inneren Genitales (33 Frauen). Lediglich bei 10 Frauen wurde eine einseitige Adnektomie ohne weiteren Zusatzeingriff vorgenommen (8 Stadium I, 2 Stadium II) (Tabelle 2). Bei 46 Frauen war am Ende der Operation makroskopisch kein Tumorrest verblieben: Bei 38 Patientinnen wurde keine Adjuvanstherapie angeschlossen. Einer adjuvante Chemotherapie unterzogen sich 7 Frauen, eine Nachbestrahlung des Beckens erfolgte bei 6 Patientinnen (Tabelle 3). Eine Analyse der Rezidive nach erfolgter Adjuvanstherapie zeigt, daß die überwiegende Zahl der Rezidive aus der Gruppe der nicht nachbehandelten Patientinnen hervorgegangen ist, bemerkenswert erscheint uns, daß bei den 4 Patientinnen, die eine adjuvante Chemotherapie mit einem Cisplatin-haltigen Schema hatten, kein Rezidiv zu verzeichnen war (Tabelle 4).

Tabelle 1. Stadienverteilung und histologischer Typ der Borderlinetumoren (UFK Erlangen 1966–1986)

Stadium (pTNM) Histologischer Typ	I	II	III	Gesamt
Serös	24	7	8	39
Mucinös	8	1	1	10
Endometroid	0	1	0	1
Mesonephorid	1	0	0	1
Gesamt	33	9	9	51

Tabelle 2. Stadienabhängige operative Therapie der Borderlinetumoren der Ovarien (UFK Erlangen 1966–1986)

Stadium (pTNM) Operation	I	II	III	Gesamt
Adnekt. beidseitig + HE	22	5	6	33
Adnekt. beidseitig	1	2	1	4
Adnekt. einseitig + HE	2	0	1	3
Adnekt. einseitig	8	2	0	10
Probelap.	0	0	1	1
Gesamt	33	9	9	51

Tabelle 3. Stadienabhängige Adjuvanstherapie der Borderlinetumoren der Ovarien (UFK Erlangen 1966–1986)

Stadium (pTNM) Adjuvanstherapie	I	II	III	Gesamt
Keine	28	5	5	38
Cisplatin und Cisplatinhaltige Schemata	0	3	1	4
Endoxan mono oder CMF	1	1	1	3
Radiatio kleines Becken Telekobalt 30–60 Gy HD	4	0	2	6
Gesamt	33	9	9	51

Tabelle 4. Adjuvanstherapie und Rezidive bei Borderlinetumoren der Ovarien (UFK Erlangen 1966–1986)

Zahl	Adjuvanstherapie	Postoperativer Tumorrest		Rezidive
6	Bestrahlung des Beckens: Telekobalt 30–60 Gy HD	Kein Tumorrest: Tumorreste <1 cm:	5 1	2
4	Cisplatin und Kombinationen	Kein Tumorrest:	4	0
3	CMF/Endoxan mono	Kein Tumorrest:	3	2
38	Keine Therapie	Kein Tumorrest: Tumorreste <1 cm:	34 4	5

42 Patientinnen leben am Ende der Beobachtungszeit rezidivfrei. 9 erlitten ein Rezidiv, an dem 5 Frauen verstarben. Das Rezidiv manifestierte sich nach frühestens 27, spätestens nach 164 Monaten (Durchschnitt 74 Monate, Median 61 Monate). 3 Patientinnen hatten ursprünglich ein Stadium I ihrer Erkrankung, 2 ein Stadium II und 4 entstammen dem Stadium III. 5 Rezidive entwickelten sich aus Resttumor nach der Primäroperation. Der histologische Typ des Rezidivs entsprach bei 7 Fällen dem des Primärtumors, in einem Fall war ein hochdifferenziertes papilläres Cystadenokarzinom im verbliebenen kontralateralen Eierstock gewachsen, in einem anderen Fall eine entdifferenzierte Karzinommetastase im Mesosigma. 2 der Rezidive wurden operiert, eine Frau verstarb nach subtotaler Resektion des Rezidivs 44 Monate später, die andere lebt rezidivfrei. In 2 Fällen wurde eine aggressive Chemotherapie mit Platinex und Adriblastin eingeleitet, davon befindet sich eine Frau 69 Monate später in der Vollremission, eine Patientin lebt mit Tumor (stable disease). Bei einer Frau trat eine lymphogene Metastasierung nach 114 Monaten auf, der sie 88 Monate später erlag.

Diskussion

10 bis 20% aller epithelialen Eierstocksgeschwülste sind den Borderline Tumoren zuzurechnen [2, 5]. Infolge ihres langsamen Wachstums können sie meist in den günstigen Frühstadien I oder II behandelt werden. So befanden sich 82% unserer Patientinnen im Stadium I oder II, bei Julian et al. sind es 75% [3], Barnhill et al. berichten über 64% Frühstadien [1]. Weitgehende Übereinstimmung herrscht in

612

der Literatur darüber, daß im Stadium I a bei der jungen Frau die einseitige Adnektomie ausreicht [5, 9]. Voraussetzung ist allerdings eine gleichzeitige sorgfältige Exploration der Bauchhöhle, außerdem wird eine Keilexcision aus dem verbleibenden Eierstock empfohlen, da in 30 bis 40% beide Ovarien betroffen sind [4, 7]. Bei insgesamt günstiger Prognose – 10-Jahres-Überlebensraten von 80 bis 90% – sterben dennoch, bei Ausbreitung der Erkrankung über die Eierstöcke hinaus, bis zu 50% der Frauen nach teilweise sehr langsamen, jedoch progredientem Krankheitsverlauf [5]. Dennoch ist der Stellenwert einer postoperativen Zusatztherapie umstritten. Kjørstadt kommt aufgrund seines Untersuchungsmaterials zu dem Ergebnis, daß die Strahlentherapie bei den hochdifferenzierten Tumoren keinen Vorteil bringt [5]. Ob eine adjuvante Chemotherapie die Behandlungsergebnisse zu verbessern vermag, kann aufgrund der vorliegenden, meist retrospektiven Untersuchungen nicht beantwortet werden. O'Quinn konnte mit einer Melphalan-Monotherapie bei 13 Frauen keine, durch Second look-Operation histologisch kontrollierte Vollremission erzielen [6]. Erwähnenswert erscheint, daß in unserem Patientengut keine der 4 Patientinnen, die eine adjuvante Chemotherapie mit einem Cisplatin-haltigen Schema erhielt, ein Rezidiv erlitt und daß wir andererseits 2 Rezidive erfolgreich mit Cisplatin-haltigen Kombinationen behandeln konnten.

Zusammenfassung

Borderline Tumoren sind eine morphologisch definierte Gruppe von epithelialen Eierstockstumoren, die aufgrund ihres eigenständigen biologischen Verhaltens von den echten invasiven epithelialen Ovarialkarzinomen abzugrenzen sind. Zum Zeitpunkt der Therapie liegen meist die früheren Tumorstadien I und II vor, so daß die Behandlungsergebnisse sehr gut sind. Dennoch können Rezidive auftreten, die langsam mit progredientem Verlauf zum Tode führen können. Die Rolle der Adjuvanstherapie wird in der Literatur kontrovers diskutiert. Aufgrund unserer Untersuchung neigen wir zu der Ansicht, daß bei den fortgeschrittenen Stadien mit postoperativ zurückgelassenen Tumorresten eine Cisplatinhaltige Chemotherapie eingeleitet werden sollte. Langzeitbeobachtungen sind erforderlich, da Rezidive nach mehr als 10 Jahren auftreten können.

Literatur

1. Barnhill DP, Heller P, Brzozowski H, Adrani D, Gallup RP (1985) Epithelial ovarian carcinoma of low malignant potential. Obstet Gynecol 65:53–59
2. Fox H (1980) Ovarian tumors of borderline malignancy, In: Morrow CP (ed) Diagnosis and Management of Gynecologic Neoplasms. Raven Press, New York
3. Julian CG, Woodruff JD (1972) The biological behavior of low grade papillary serous carcinoma of the ovary. Obstet Gynecol 40:860
4. Katzenstein ALA, Mazur MT, Morgan TE et al. (1978) Proliferative serous tumors of the ovary. Am J Surg Pathol 2:339
5. Kjøstadt KE, Abeller V (1983) Carcinoma of the Ovary. Borderline Lesions and Their Therapy. I: Grundmann (ed) Cancer Campaign, Vol 7, Carcinoma of the Ovary. Gustav Fischer, Stuttgart New York
6. O'Quinn AG, Hannigan EV (1985) Epithelial Ovarian Neoplasms of Low Malignant Potential, Gynecol Oncology 21:177–185
7. Russell P (1979) The pathological assessment of ovarian neoplasms. In: Introduction to the common epithelial tumors and analysis of benign "epithelial" tumors. Pathology 11:5
8. Scully RE (1977) Ovarian Tumors. Amer J Obstet Gynecol 87:686–713
9. Tazelaar HD, Bostwick DG, Ballon SC, Hendrickson MR, Kempson RC (1985) Conservative Treatment of Borderline Ovarian Tumors. Obstet Gynecol 66:417–422

Zur Abgrenzung der Borderline-Kystome mit Hilfe ihres DNS-Histogrammes

R. E. Herzog, R. Seufert, W. Weikel, H. Rosenthal, T. Beck

Ev. Krankenhaus Bad Godesberg, Universitäts-Frauenklinik, Mainz

Die sogenannten Grenzfall- oder Borderline-Kystome des Ovars können oft therapeutische Schwierigkeiten bereiten, da ihre Dignität nicht immer sicher abzuschätzen ist. Da der histologische Nachweis des invasiven Wachstums schwierig und auch eine peritoneale Aussaat nicht zwingend beweisend für die Malignität ist, haben wir versucht das DNS-Histogramm als Hilfsmittel der histologischen Diagnostik einzusetzen. Zur Untersuchung gelangten 12 Ovarialtumoren, deren Dignität im Schnellschnitt nicht beurteilt werden konnte. Die Abklatschpräparate wurden einer Akriflavin-Feulgen-Färbung unterzogen [4, 5] und der DNS-Gehalt an je 100 Zellkernen einzelzellzytophotometrisch bestimmt.

Bei den serösen Formen (Abb. 1; n = 6) zeigten die Kontrollen (1 a; einfache Zysten) gipfelförmige Häufungen der DNS-Werte bei 10 Fluoreszenzeinheiten und einzelne darüber hinaus gehende bis zu 20 FE. Die Borderline-Kystome (1 b) zeigten darüber hinaus eine Rechtsverschiebung und das invasive seröse Ovarialkarzinom (1 c) zusätzlich breitgestreute DNS-Werte bis 40 Fluoreszenzeinheiten. Ähnlich waren auch die Verhältnisse bei den muzinösen Formen (Abb. 2; n = 6). Das DNS-Histogramm muzinöser Zysten (2 a) war dem der serösen vergleichbar. Die muzinösen Borderline-Tumoren zeigten darüber hinaus angedeutete Häufungen bei 15 und 20 FE (2 b). Die muzinösen Karzinome zeigten die gleichen angedeuteten Gipfelbildungen und darüber hinaus gestreute DNS-Werte bis über 30 FE (2 c).

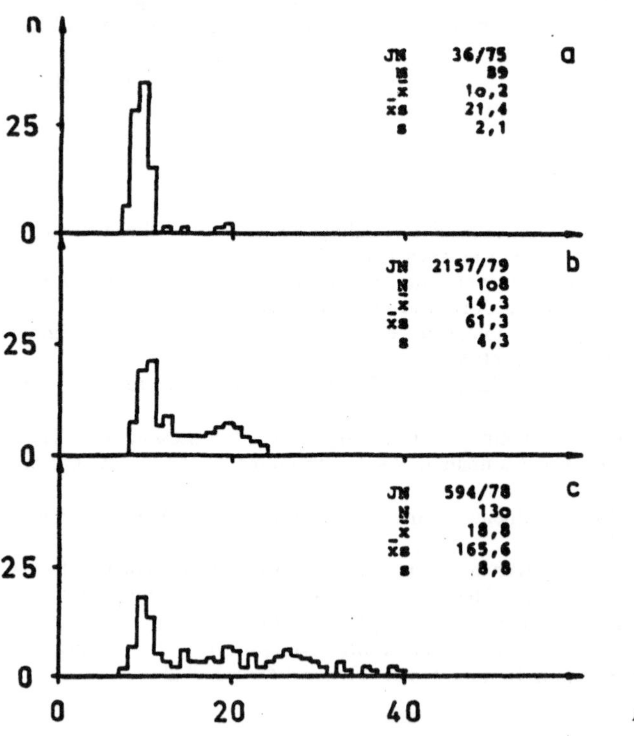

Archives of Gynecology and Obstetrics Vol. 245, No. 1-4, 1989
Verhandlungen der Deutschen Gesellschaft für Gynäkologie und Geburtshilfe,
47. Versammlung, München 6.-10. September 1988

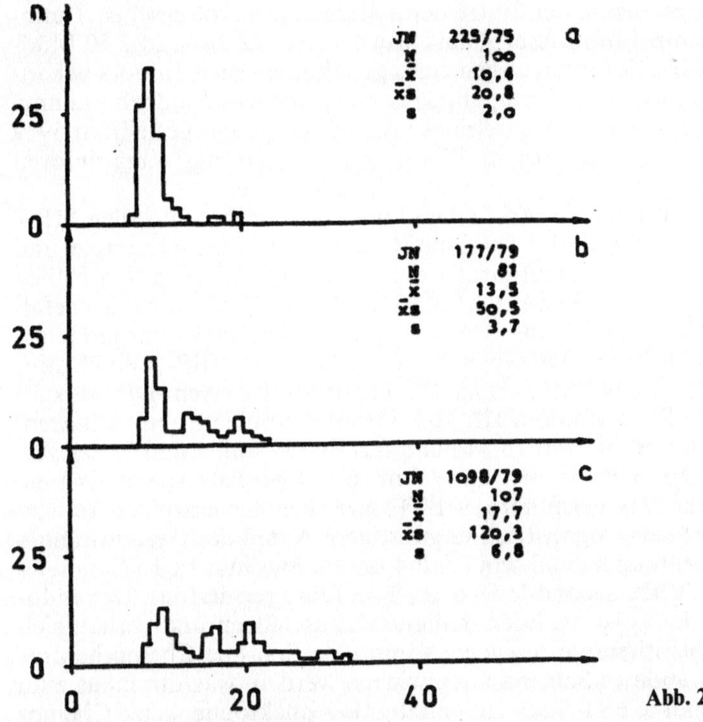

Insgesamt ist aus den histografischen Verteilungen der DNS-Werte innerhalb der Histogramme einen Rückschluß auf die histologische Form des Ovarialtumors nicht möglich. Wohl auf dessen Invasionsverhalten. Die Streuung der DNS-Werte innerhalb des Histogrammes waren bei den invasiven Tumoren mindestens doppelt so hoch wie bei den nichtinvasiven. Die geringe Fallzahl läßt eine statistische Aussage jedoch nicht zu. Insgesamt kann man aber sagen, daß das maligne Wachstum, das sich bei 4 Patientinnen später fand, aus den DNS-Histogrammen ersichtlich war, so daß das DNS-Histogramm in solchen Fällen eine wertvolle Ergänzung der histologischen Diagnostik darstellt [1–3].

Literatur

1. Friedlander ML et al. (1983) Int J Gynecol Pathol 2:55–63
2. Friedlander ML et al. (1984) Pathology 16:301–306
3. Friedlander ML et al. (1984) Brit J Cancer 49:173–179
4. Herzog RE (1986): Hippokrates Stuttgart
5. Weissgerber HU et al. (1987) Lab Med 11:384–387

Ovarialtumoren im Kindes- und Jugendalter

I. Wachter, O. Habler

Frauenklinik im Klinikum Großhadern der Universität, München

Ovarialkarzinome sind mit einem Anteil von 2–5% aller Karzinome bei Kindern und Jugendlichen bis zum 18. Lebensjahr seltene Neoplasien, sie rangieren jedoch mit 70 bis 80% zahlenmäßig an der Spitze der malignen gynäkologischen Tumoren in dieser Altersgruppe. In unserer Klinik wurden von 12/79–12/87 50 Mädchen im Alter von 2,5 bis 19 Jahren wegen eines gynäkologischen Tumors behandelt, entweder im Rahmen einer Erstoperation oder einer Anschlußbehandlung. In 17 Fällen (34%) wurde die Diagnose eines Ovarialmalignoms gestellt: in 59% handelte es sich um MKT (n = 10) in 17,4% um Keimstrangstromatumoren (n = 3), in je 12% um epitheliale und mesenchymale Tumoren.

A) Maligne Keimzelltumoren (MKT): Das Dysgerminom hat von allen MKT die günstigste Prognose. Die hohe Sensibilität gegenüber Chemotherapie und Strahlentherapie erlaubt die Durchführung der Primäroperation in den frühen Stadien unter dem Gesichtspunkt der Fertilitätserhaltung: Entfernung der befallenen Gonade und Keilexzision aus dem kontralateralen, makroskopisch gesunden Ovar. Als effektivstes Therapieschema stehen das VBP- (Vinblastin/Bleomycin/Platinex) sowie das VAC-Schema (Vincristin/Actinomycin-D/Endoxan) zur Verfügung (Fall 1: Dysgerminom III, abd. Hysterektomie mit bd. Adnexen, 4 × VBP, Second-look o.B., derzeit 15 Monate rezidivfrei. Fall 2 und 3: Dysgerminom IV, Palliativ-Op., Chemother. abgelehnt, 6–10 Monate später Exitus).

Treten Mischformen (Dysgerminom + EST) zwischen den einzelnen Tumortypen auf, muß immer der prognostisch ungünstigere Anteil des Gesamttumors in der Therapieentscheidung leitend sein (Fall 4 und 5: Stadium I a/I aii, unilaterale Adnektomie, 4 × VBP, Second-look o. B., 4–5 Jahre rezidivfrei). Der endodermale Sinustumor (EST) ist als hoch maligne einzuschätzen und verhält sich gegenüber einer Strahlentherapie resistent. Wenn eine first-line-Chemotherapie versagt, kann auf ein anderes Schema ausgewichen werden, was durchaus zum Erfolg führen kann (Fall 6: EST Stad. I a, unilaterale Adnektomie, keine Chemotherapie, 6 Monate später Exitus. Fall 7: EST I a, unilaterale Adnektomie, 4 × VBP, Second-look o. B., 1,5 Jahre rezidivfrei).

Auch das seltene embryonale Karzinom verhält sich gegenüber einer Strahlentherapie resistent (Fall 8: Embr. Ca IV, Op. + Chemotherapie, foudroyanter Verlauf, Exitus. Fall 9: Embr. Ca I c, unilat. Adnektomie + 3 × VBP, 5 Jahre rezidivfrei).

Die Prognose der mal. Teratome korreliert immer mit dem histologischen Grading. Die Überlebensraten haben sich seit Einführung der modernen Chemotherapie verbessert (Fall 10: mal. Teratom I a G III, unilat. Adnektomie, 4 × VBP, 7 Jahre rezidivfrei).

B) Keimstrang-Stroma-Tumoren (3 Fälle mit Granulosazellkarzinom I a) und epitheliale Karzinome (mucinöses Zystadenokarzinom I c und seröses Zystadenokarzinom I a) sind bei Jugendlichen prognostisch viel günstiger als beim Erwachsenen einzuschätzen. Dies rechtfertigt in den Stadien I das konservative Vorgehen ohne Zusatztherapie. Mesenchymale Tumoren (n = 2) müssen entsprechend dem Ausbreitungsgrad und der Histologie therapiert werden.

Zusammenfassung

Ovarialmalignome im Kindes- und Jugendalter müssen anders eingeschätzt werden als Ovarialkarzinome bei der erwachsenen Frau. Die hohe Sensibilität der mal. Keimzelltumoren gegenüber den genannten Chemotherapeutika eröffnet die Möglichkeit der Primäroperation unter möglichst konservativen Gesichtspunkten. Eine Strahlentherapie kommt lediglich beim Dysgerminom in Frage. In jedem Fall muß der Therapieerfolg durch Second-look-Operation gesichert werden.

Das Ovarialkarzinom im Stadium I – Eine Retrospektive Analyse von 222 Patientinnen

P. Sevelda, F. Haider, H. Kucera, H. Salzer

I. Universitäts Frauenklinik, Wien

Ziel der vorliegenden Arbeit war es, in einer retrospektiven Analyse prognostisch bedeutsame Faktoren für das Überleben von Patientinnen mit epithelialen Ovarialkarzinomen des FIGO Stadium I zu finden und diese als Grundlage für eine Therapieplanung zu verwenden.

Von 1976 bis 1986 wurden an der I. Universitäts-Frauenklinik Wien 222 Frauen mit epithelialen Ovarialkarzinomen des Stadium I operiert und/oder nachbetreut. Anhand der Operationsprotokolle, der histologischen Schnitte, sowie der Nachsorgeblätter wurde der Einfluß der Faktoren Alter, FIGO-Stadium, Kapselruptur, Grading und Operationsart auf das Überleben dieser Patientinnen untersucht. Bis zum Jahre 1980 wurden alle Patientinnen einer Ganzabdomensiebfeldbestrahlung mit anschließender biaxialer Pendelung unterzogen. Seit 1980 erhielten Frauen mit Borderlinetumoren oder hochdifferenzierten Karzinomen keine weitere Therapie. Bei Patientinnen des Stadium I C, sowie bei einzelnen Frauen mit undifferenzierten Tumoren wurden zusätzlich zur postoperativen Strahlentherapie 6 Zyklen einer zytostatische Nachbehandlung mit Adriamycin 50 mg/m^2 und Cyclophosphamid 500 mg/m^2 in 3wöchentlichen Abständen appliziert.

Von den 222 Patientinnen, die in dieser Studie untersucht wurden, sind nach einer mittleren Beobachtungszeit von 6,2 Jahren (2,1–11,4 Jahre) 32 Frauen am Karzinom verstorben (14,9%). Das Alter der Patientin sowie der Umstand, daß der Tumor intraoperativ rupturiert war, oder das Karzinom bereits auf die Oberfläche der Ovarien übergegriffen hatte, zeigte keinerlei prognostischen Einfluß auf das Überleben. Die 5 Jahresüberlebenswahrscheinlichkeit lag im Stadium I A (n = 149) bei 86,3%. Im Stadium I B (n = 55) bei 72,1% und im Stadium I C (n = 18) bei 49.9% (p = 0.008). Während 100% der Borderlinekarzinome (n = 18) die 5 Jahresheilung erreichten, überlebten 92,7% der G1 Tumoren (n = 83), 74,8% der G2 Tumoren (n = 66) und 65,4% der G3 Tumoren 5 Jahre (p = 0.01). Bei 174 Patientinnen wurden der Uterus sowie beide Ovarien und fallweise auch das Netz entfernt. Die 5 Jahresüberlebenswahrscheinlichkeit lag bei 84% und war somit signifikant höher (p = 0.006) als die 65,4%ige 5 Jahresheilung von 48 Frauen, bei denen unter der Annahme eines gutartigen Befundes auf eine Stagingoperation verzichtet wurde.

Die multivariate Analyse der Faktoren Alter, Stadium, Kapselruptur, Grading und Operationsart ergab einen hochsignifikanten Einfluß auf das Überleben für die Operationsart (p = 0.02) und das Grading (p = 0.03). Wegen der geringen Patientenzahl des Stadium I C war das Stadium mit einem p-Wert von 0.07 gerade nicht signifikant.

Unsere Ergebnisse untermauern die Wichtigkeit der exakten Diagnose des Stadium I, die nur durch eine entsprechende Stagingoperation zu erreichen ist [1]. Bei Vorliegen eines Borderlinekarzinoms oder eines hochdifferenzierten Karzinoms ist eine weitere Nachbehandlung im Stadium I nicht indiziert. Alle anderen Ovarialkarzinome des Stadium I zeigen eine signifikant schlechtere Überlebenswahrscheinlichkeit. Inwieweit die Strahlentherapie oder die zytostatische Nachbehandlung mit platinhaltiger Kombinationschemotherapie oder die Kombination beider Verfahren eine Verbesserung der Überlebensprognose dieser Patientinnen bringt, bleibt das Ziel prospektiver randomisierter Studien.

Literatur

1. Young RC, Decker DG, Wharton JT, Piver S, Sindelar WF, Edwards BK, Smith JP (1983) Staging laparotomy in early ovarian cancer. JAMA 250:3072–3076

Ergebnisse der Lymphonodektomie sowie Appendektomie beim Ovarialkarzinom im Stadium I

A. Storz, M. Geppert, W. E. Simon

Universitäts-Frauenklinik, Tübingen

In 45 Fällen von radikal operierten malignen Ovarialtumoren an der Universitätsfrauenklinik Tübingen der Jahre 1984 bis Juni 1988 wurde das Ausmaß von Lymphknoten- und Appendixbefall in Abhängigkeit vom Tumorstadium, vom histologischen Tumortyp und vom Differenzierungsgrad (Grading) untersucht. 44mal war eine pelvine, 42mal eine paraaortale Lymphonodektomie und 24mal, sofern noch vorhanden, eine Appendektomie durchgeführt worden, in allen Fällen aber die Adnexektomie beidseits, die Hysterektomie sowie die Omentektomie. Die Stadieneinteilung erfolgte anhand des histologischen Befundes nach FIGO, wobei ein Befall von Lymphknoten bzw. der Appendix nicht berücksichtigt wurde. Es fand sich 18mal Stadium I (14mal Ia), 3mal Stadium II, 21mal Stadium III und 3mal Stadium IV. Stadium I war bei besserer Operabilität relativ häufig vertreten. Wir fanden folgendes Ergebnis:

Befall von:	Stadium I/II	Stadium III/IV
Pelvinen Lymphknoten	0% (0/21)	65% (15/23)
Paraaortalen Lymphknoten	5% (1/20)	55% (12/22)
Appendix	0% (0/12)	58% (7/12)

Der eine Fall einer paraaortalen Lymphknotenbeteiligung im frühen Stadium war ein maligner Granulosazelltumor Stadium Ic, G3. In 3 Fällen wurde ein pelviner jedoch kein paraaortaler, in 2 Fällen ein paraaortaler jedoch kein pelviner Lymphknotenbefall gefunden.

Bei den fortgeschrittenen Stadien zeigte sich eine deutliche Abhängigkeit des Befalls vom histologischen Tumortyp und vom Differenzierungsgrad: bei serösen und undifferenzierten Karzinomen in mehr als der Hälfte der Fälle, beim muzinösen Karzinom kein Befall; kein Befall bei G1-Tumoren, Befall in 39% der G2- und in 57% der G3-Tumoren.

Die Ergebnisse früherer Studien [1–2] eines Befalls pelviner und paraaortaler Lymphknoten beim Stadium I in ca. 10–20% können wir in dieser Höhe nicht bestätigen, jedoch kommt der Lymphknotenbefall im Stadium I durchaus vor, bleibt aber ein seltenes Ereignis. Hieraus kann nicht der Verzicht auf die Lymphonodektomie beim frühen Ovarialkarzinom abgeleitet werden, sowohl aus diagnostischen Gründen (zur endgültigen Stadienfestlegung) als auch im Hinblick auf die maximale Ausschöpfung aller Heilungschancen gerade beim frühen Stadium mit guter Prognose. In besonderen Fällen jedoch, z. B. bei wenig belastbaren Patientinnen, kann wahrscheinlich bei Vorliegen bestimmter Kriterien (evtl. bei muzinösen bzw. gut differenzierten Tumoren) ein Verzicht auf die Lymphonodektomie verantwortet werden; solche Kriterien müssen noch endgültig erarbeitet

Archives of Gynecology and Obstetrics Vol. 245, No. 1-4, 1989
Verhandlungen der Deutschen Gesellschaft für Gynäkologie und Geburtshilfe,
47. Versammlung, München 6.-10. September 1988
© Springer-Verlag Berlin Heidelberg

werden. Bei fortgeschrittenen Stadien bleibt der Sinn der Lymphonodektomie im Sinne der Tumorverkleinerung unumstritten.

Literatur

1. Piver MS, Barlow JJ, Lele SB (1978) Incidence of subclinical metastases in stage I and II ovarian carcinoma. Obstet Gynecol 52:100–104
2. Burghardt E, Pickel H, Lahousen M, Stettner H (1986) Pelvic lymphadenectomy in operative treatment of ovarian cancer. Obstet Gynecol 155:315–319
3. Teufel G (1986): Primäre operative Therapie maligner Ovarialtumoren. In: Pfleiderer A (Hrsg) Maligne Tumoren der Ovarien. Enke, Stuttgart, S 159–176

Neue Entwicklungen in der operativen Therapie des Ovarialkarzinoms

U. Lorenz, H.-K. Weitzel

Klinikum Steglitz der Freien Universität, Berlin

In der operativen Therapie des Ovarialkarzinoms werden besonders drei Themen diskutiert: Die Bedeutung der Operationsradikalität bei der Primäroperation, die obligatorische Lymphonodektomie (pelvin und paraaortal) sowie die Notwendigkeit und Indikationsstellung zur second look-Laparotomie.

Nach wie vor kommen mehr als die Hälfte (70 von 117) unserer Patientinnen im Stadium III und IV zur Aufnahme (UFK Berlin-Steglitz, 1983–1987). In 75–80% kann die Standardoperation – abdominale Hysterektomie, bilaterale Adnexektomie und Netzresektion – durchgeführt werden; seit 1985 wurde an unserer Klinik zusätzlich in 18 von 68 Fällen (26%) die pelvine/paraaortale Lymphonodektomie durchgeführt. In den vergangenen beiden Jahren läßt sich tendenziell erkennen, daß die Resttumorgröße reduziert werden konnten (Tabelle 1).

Piver [1] berichtete 1978 über einen unerwartet häufigen paraaortalen Lymphknotenbefall von 7–10% bei Ovarialkarzinomen des Stadiums I und II. Burghardt et al. [2] verzeichneten eine signifikante Verbesserung der Überlebenszeit nach radikaler pelviner und paraaortaler Lymphonodektomie im Stadium III. In unserem, noch limitierten Operationsgut ließen sich bisher die Piverschen Zahlen für Stadium I und II nicht bestätigen, aber auch wir fanden in 6 von 9 Fällen mit Stadium III und IV einen retroperitonealen Lymphknotenbefall (Tabelle 2).

Tabelle 1. Pelviner/paraaortaler Lymphknotenbefall bei der Primäroperation von Ovarialkarzinomen des Stadiums I–IV

	Lnn. neg.	Lnn. pos.
Stadium I (n = 5)	5	–
Stadium II (n = 4)	4	–
Stadium III (n = 7)	3	4
Stadium IV (n = 2)	–	2

Tabelle 2. Second look-Laparotomie (SLO). pCR = histologisch gesicherte komplette Remission (n = 14), pPR = histologisch gesicherte partielle Remission (n = 10), NC = no change (n = 2)

SLO abgelehnt	5
SLO nicht durchgeführt (Progress/Alter/Tod)	42
SLO durchgeführt (bei klin. kompl. Remission)	26
pCR	14
pPR	10
NC	2

Die second look-Operation wird derzeit kontrovers diskutiert. In unserem Patientengut ergibt sich, daß von 73 Patientinnen des Stadiums II–IV, die an sich für eine second look-Laparotomie in Frage gekommen wären, fünf Frauen den Eingriff ablehnten und bei 42 Frauen aus Gründen des Alters, der Multimorbidität, der Tumorprogression eine Reintervention nicht in Betracht kam. 26 Patientinnen mit kompletter Remission wurden erneut laparotomiert. Es ergaben sich zwei no change-Fälle (aus den Jahren 1983/1984), die wir heute einer second look-Laparotomie nicht mehr unterziehen würden. In 14 Fällen ergab sich auch histologisch eine komplette Remission. In zehn Fällen allerdings bestand histologisch eine partielle Remission, d. h. es fanden sich noch mikroskopisch nachweisbare Tumorresiduen. Dies bedeutet, daß alle nicht invasiven diagnostischen Methoden uns ein sehr viel optimistischeres Bild von dem Erfolg unserer primären therapeutischen Bemühungen geben als die operative Verifizierung durch second look-Laparotomie.

Literatur

1. Piver MS, Barlow JJ, Lele SB (1978) Incidence of subclinical metastases in stage I and II ovarian carcinoma. Obstet Gynecol 52:100–104
2. Burghardt E, Pickel H, Lahousen M, Stettner H (1986) Pelvic lymphadenectomy in operative treatment of ovarian cancer. Obstet Gynecol 155:315–319

Metastasierungswege des Ovarialkarzinoms

R. Winter, H. Pickel, M. Lahousen

Geburtshilfliche-gynäkologische Universitäts-Klinik, Graz

Die schlechte Prognose des Ovarialkarzinoms hängt unmittelbar mit der raschen Propagation der Krankheit zusammen. Der intraperitoneale Ausbreitungsmodus soll auf der Abschilferung von Karzinomzellen des Primärtumors beruhen, die mit der Peritonealflüssigkeit, teils passiv, teils aktiv durch Atembewegungen im Bauchraum verteilt werden. Die Tumorzellen implantieren sich an der Serosaoberfläche und bilden so Sekundärgeschwülste. Ein weiterer Modus der Karzinomausbreitung durch multifokale Entstehung im Peritoneum des kleinen Beckens wird diskutiert. Die retroperitoneale Metastasierung des Ovarialkarzinoms ist lange Zeit unberücksichtigt geblieben. Die gültige Lehrmeinung besagt, daß Metastasen entlang des Ligamentum infundibulopelvicum primär die Vena cava und den linken Nierenstiel erreichen. Ein weiterer Abflußweg besteht jedoch zwischen dem Ovar und der Beckenwand, der durch das Ligamentum latum zu den interiliakalen Knoten führt.

Die bisherigen Erfahrungen über die Metastasierungsfrequenz beim Ovarialkarzinom beruhen auf dem Sampling von Lymphknoten. Dabei wurden naturgemäß nur vergrößerte Lymphknoten entfernt. Nach Averette (1983) und Chen und Lee (1983) wurden beim Stadium III in 36,4% bzw. 12,9% positive Knoten im pelvinen Bereich und in 40,9% bzw. 41,9% Metastasen im paraaortalen Bereich gefunden. Seit dem Jahre 1980 wird an der Grazer Frauenklinik bei den verschiedenen Stadien des Ovarialkarzinoms die systematische pelvine, seit 1985 auch die paraaortale Lymphadenektomie bis zum Nierenstiel gemacht. Im Gegensatz zu den genannten Autoren fanden wir bei 98 Fällen des Stadium III in 70,4% positive Beckenlymphknoten (Tabelle 1), während in 37 Fällen des gleichen Sta-

Archives of Gynecology and Obstetrics Vol. 245, No. 1-4, 1989
Verhandlungen der Deutschen Gesellschaft für Gynäkologie und Geburtshilfe,
47. Versammlung, München 6.-10. September 1988
© Springer-Verlag Berlin Heidelberg

diums, bei welchen die pelvine und paraaortale Lymphadenektomie durchgeführt
wurde, die paraaortalen Knoten in 67,6% befallen waren. Ein isolierter Befall der
pelvinen Knoten konnte beim Stadium III in 5 Fällen oder 13,5%, der der paraaortalen Knoten in 6 Fällen oder in 16,2% festgestellt werden, während bei 7
Frauen oder in 51,3% sowohl die pelvinen als auch die paraaortalen Lymphknoten positiv waren (Tabelle 2). Bei der Verteilung der Metastasen auf einzelne
Lymphknotengruppen ist keine Regelhaftigkeit zu erkennen gewesen. Die meisten Metastasen sind in den iliakal externen und kommunen, gefolgt von den
paraaortalen und obturatorischen Knoten zu finden gewesen. Diese Ergebnisse
wiesen daraufhin, daß der pelvine Bereich häufiger befallen war als der paraaortale. Auch ein isolierter Befall sowohl der pelvinen als auch der paraaortalen
Region konnte beim Stadium III nachgewiesen werden.

Tabelle 1. Ovarialkarzinom: Häufigkeit des pelvinen Lymphknotenbefalles

Stadium	N	Positiv	%
I	28	7	25
II	13	5	38,5
III	98	69	70,4
IV	13	8	61,5
Gesamt	152	89	58,5

Tabelle 2. Ovarialkarzinom: Häufigkeit des pelvinen und/oder paraaortalen Lymphknotenbefalles

Stadium	N	Pelvin + paraaortal +	Pelvin − paraaortal +	Pelvin + paraaortal −
I	10	1	−	−
II	6	1	−	−
III	37	19 (51,3%)	6 (16,2%)	5 (13,5%)
IV	4	2	−	1
Gesamt	57	23 (40,4%)	6 (10,5%)	6 (10,5%)

Die Ausbreitung des Ovarialkarzinoms erfolgt somit auf intra als auch auf
extraperitonealem Wege. Bei der chirurgischen Behandlung muß dieser Umstand
berücksichtigt werden. Ein maximales Debulking in der Bauchhöhle scheint somit nur dann sinnvoll, wenn auch die in einem hohen Prozentsatz befallenen
Lymphknoten aus dem Retroperitonealraum entfernt werden.

Literatur

Averette HE, Lovecchio JL, Townsend PA, Sevin BU, Girtanner RE et al. (1983) Retroperitoneal lymphatic involvement by ovarian carcinoma. In: Grundmann E (ed) Cancer Campaign.
Carcinoma of the ovary. Vol 7. Fischer, Stuttgart p 101
Chen SS, Lee L (1983) Incidence of paraaortic and pelvic lymphnode metastases in epithelial
carcinoma of the ovary. Gynecol Oncol 16:95

Adjuvante Nachbehandlung des „kleinen" Ovarialkarzinoms (FIGO I): Chemotherapie versus Radiogoldbehandlung

H. Kaesemann, H. Caffier, K. Rotte

Universitäts-Frauenklinik, Würzburg

Einleitung, Patienten, Methodik

In der adjuvanten Nachbehandlung des Ovarialkarzinoms FIGO Std. I fanden bislang im wesentlichen radiologische Therapiemaßnahmen (externe Teletherapie des kleinen Beckens, intraabdominale Radioisotopeninstillation) und verschiedene chemotherapeutische Schemata Anwendung. In einigen Studien wurde unter prognostisch günstigen Kautelen gänzlich auf eine adjuvante Nachbehandlung verzichtet. Die in der UFK Würzburg zwischen 1976 und 1984 adjuvant nachbehandelten epithelialen Ovarialmalignome des Std. I wurden folgendermaßen randomisiert: 1. Intraperitoneale Radiogoldinstillation (150 mCi) im Zeitraum bis 6 Wochen postoperativ (AU 198); 2. Chemotherapie mit 12 Zyklen Cyclophosphamid (100 mg/m^2 Tag 1–14 oral) und 5-Fluorouracil (600 mg/m^2 Tag 1 und 8 i. v.) in Intervallen von 4 Wochen (CF).

Die vorangegangene Operation bestand aus abdominaler Hysterektomie, Adnexektomie bds., Omentektomie und abdominalem Staging (PE, Lavage). Insgesamt wurden 113 Patientinnen behandelt (Std. I a N = 68; I b N = 27: I c N = 18). Der Altersmedian lag bei 59 Jahren, die Nachbeobachtungszeit im Median bei 49 Monaten, maximal bei 121 Monaten. Die statistische Auswertung erfolgte mittels life-table-Methode und log-rank Test.

Ergebnisse

Von 52 mit AU 198 therapierten Frauen erlitten 9 (= 17%) ein Rezidiv, 8 dieser Patientinnen verstarben. In der CF-Gruppe trat in 13 von 34 Fällen (= 38%) ein

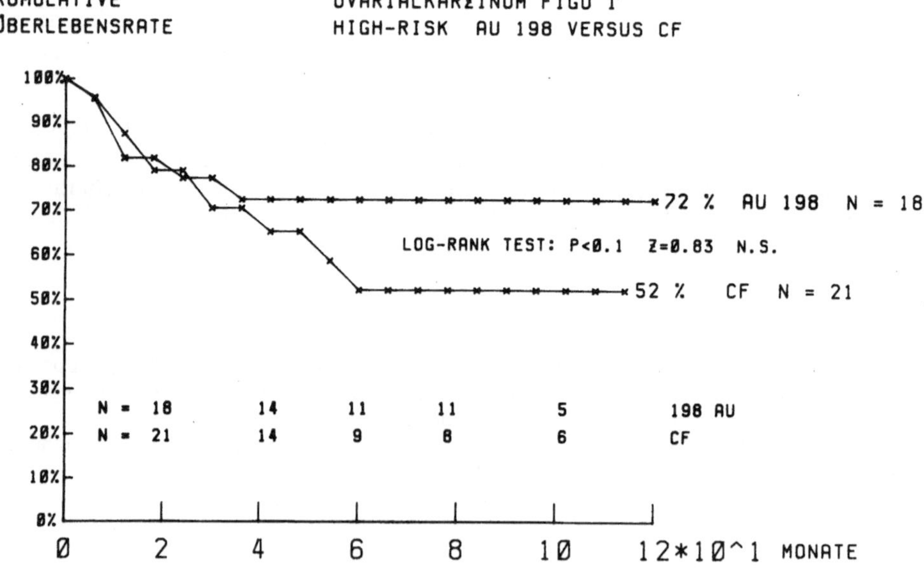

Abb. 1. Life-Table-Analyse der Lebenserwartung von Patientinnen mit Ovarialkarzinom FIGO Std. I (High-Risk-Gruppe): Radiogold versus Cytostase (CF-Schema)

Archives of Gynecology and Obstetrics Vol. 245, No. 1-4, 1989
Verhandlungen der Deutschen Gesellschaft für Gynäkologie und Geburtshilfe,
47. Versammlung, München 6.-10. September 1988

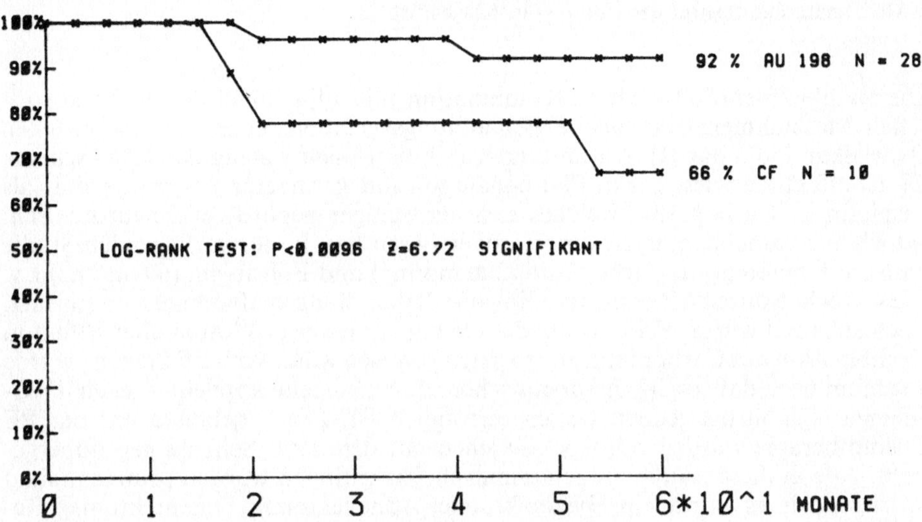

Abb. 2. Life-Table Analyse der Lebenserwartung von Patientinnen mit Ovarialkarzinom FIGO Std. I (Low-Risk-Gruppe): Radiogold versus Cytostase (CF-Schema)

Rezidiv auf. Das mediane tumorfreie Intervall bei Frauen mit Karzinomrezidiv betrug in der CF-Gruppe 18, in der AU 198-Gruppe 11 Monate. Alle chemotherapierten Frauen, bei denen ein Rezidiv auftrat, verstarben am Karzinom. Rezidive fanden sich im wesentlichen intraperitoneal und als Fernmetastasierung, isolierte retroperitoneale Tumorreaktivierung wurde in diesem Kollektiv nicht beobachtet. Lag eines oder mehrere Prognosekriterien wie Aszites, Adhäsionen, intraoperative Tumorruptur, mikroskopische oder makroskopische Penetration der Tumorkapsel sowie Grading 3 (WHO) vor, wurden diese Patientinnen einer High-Risk-Gruppe zugeordnet. In dieser Gruppe fand sich zwar eine im Trend etwas bessere Überlebensrate nach Radiogoldtherapie, der Unterschied zur CF-Gruppe war jedoch statistisch nicht signifikant (Abb. 1). In Low-Risk-Fällen, in denen o. g. Prognosekriterien nicht vorlagen, war bei allerdings kleiner Fallzahl der Unterschied bei 92% (AU 198) versus 66% (CF) 5-Jahresüberlebensrate statistisch zu sichern (p < 0.0096) (Abb. 2).

Diskussion, Zusammenfassung

Bei längerem rezidivfreiem Intervall zytostatisch nachbehandelter Patientinnen wiesen diese jedoch im Gesamtkollektiv eine höhere Rezidivrate und schlechtere Prognose auf gegenüber Frauen, deren Adjuvanstherapie in Radiogold bestand. Die Überlegenheit einer der beiden Nachbehandlungsformen ist unter Stratifizierung nach Prognosekriterien nicht mehr zu führen. In der prognostisch ungünstigen Gruppe fand sich hinsichtlich der Überlebensrate statistisch kein Unterschied zwischen CF und AU 198. Der in der Low-risk-Gruppe gefundene Vorteil der Radiogoldtherapie bleibt aufgrund der Fallzahlen fraglich.

Adjuvante Chemotherapie mit Carboplatin/Epirubicin beim radikal operierten Ovarialkarzinom

E. Petru[1], H. Pickel[1], M. Lahousen[1], H. Stettner[2]

[1] Geburtshilflich Gynäkologische Universitätsklinik, Graz
[2] Mathematisches Institut der Universität, Klagenfurt

Die Radikaloperation stellt in Kombination mit adjuvanten chemotherapeutischen Maßnahmen das übliche Behandlungsverfahren beim fortgeschrittenen Ovarialkarzinom dar [1]. An unserer Klinik hatte sich bislang das PAC-Schema [2] als effektiv erwiesen. Ein Platinanalogon mit geringerer Systemtoxizität als Cisplatin ist Carboplatin, welches sich als weniger nephro- und neurotoxisch, jedoch auch erheblich myelosuppressiv erwiesen hat. In der vorliegenden Studie kam die Kombination Carboplatin ($300\ mg/m^2$) und Epirubicin ($60\ mg/m^2$) i. v. alle 4 Wochen durch 6 Zyklen als adjuvante Behandlungsmaßnahme zum Einsatz. Cyclosphamid wurde nicht verwendet, da ein additiver myelotoxischer Effekt in Kombination mit Carboplatin zu erwarten gewesen wäre. Vom PE Schema wurde angenommen, daß es in therapeutischer Hinsicht dem konventionellen PAC-Schema ebenbürtig, jedoch besser verträglich ist. Die Ergebnisse mit der PE Chemotherapie wurden retrospektiv jenen mit dem PAC Schema gegenübergestellt. Alle in diese Studie aufgenommenen Patientinnen wurden primär radikal operiert, d. h. es wurde ein Hysterektomie, Adnexektomie, Omentektomie, Resektion befallener Anteile des Darms, der Blase und des parietalen Peritoneums, sowie eine pelvine und paraaortale Lymphonodektomie durchgeführt. Die postoperativen Charakteristika der Patientinnen beider Behandlungsgruppen sind in Tabelle 1 dargestellt. Zwischen der PE und PAC Behandlungsgruppe gab es keine statistisch signifikanten Unterschiede hinsichtlich des klinischen Stadiums, der Resttumorgröße und des Lymphknotenbefalls. Beim Vergleich der Toxizitätsprofile beider Schemata zeigte sich ein äquitoxischer Effekt in bezug auf die Myelosuppression. Eine schwere Hämatotoxizität trat in 4 und 6% beim PE bzw. PAC-Schema auf. Gastrointestinale, nephro- und neurotoxische Nebenwirkun-

Tabelle 1.

		PE	PAC
Zahl der Patientinnen		13	24
Histologische Untertypen:	Serös	6 (46%)	15 (62%)
	Mucinös	2 (15%)	1 (4%)
	Endometroid	5 (38%)	4 (17%)
	Mesonephrisch	0 (0%)	4 (17%)
FIGO-Stadium:	III a	3 (23%)	1 (4%)
	III b	1 (8%)	5 (21%)
	III c	9 (69%)	18 (75%)
Resttumorgröße:	Kein RD	5 (38%)	7 (29%)
	RD unter 2 cm	1 (8%)	8 (33%)
	RD über 2 cm	7 (54%)	9 (38%)
Metastatischer Lymphknotenbefall:	Pelvin	2 (15%)	7 (29%)
	Paraaortal	2 (15%)	0 (0%)
	Pelvin und paraaortal	6 (46%)	12 (50%)
Darmresektion		1 (8%)	4 (17%)

Archives of Gynecology and Obstetrics Vol. 245, No. 1-4, 1989
Verhandlungen der Deutschen Gesellschaft für Gynäkologie und Geburtshilfe,
47. Versammlung, München 6.-10. September 1988
© Springer-Verlag Berlin Heidelberg

gen waren unter der PE Behandlung weniger ausgeprägt. Während der 8monatigen Beobachtungszeit traten unter PE-Therapie 5 Rezidive auf. Die Rezidivfreiheitsraten nach 8 Monaten waren 42,4 und 79,2% in der PE bzw. PAC-behandelten Patientengruppe (p = 0,011). Da die Ergebnisse mit der PE Therapie signifikant schlechter als mit der konventionellen PAC Behandlung waren, beendeten wir dieses Behandlungsprotokoll.

Offenbar war das Fehlen eines alkylierenden Agens in der PE Kombination für die unbefriedigenden Resultate verantwortlich. Zur Zeit verwenden wir ein erweitertes Schema mit PE plus Prednimustin, einem Prednisolon-Ester des alkylierenden Agens Chlorambucil [3].

Literatur

1. Burghardt E, Pickel H, Lahousen M, Stettner H (1986) Pelvic lymphadenectomy in operative treatment of ovarian cancer. Am J Obstet Gynecol 155:315–319
2. Ehrlich C, Einhorn L, Stehman F, Blessing J (1983) Treatment of advanced epithelial ovarian cancer using cisplatin, adriamycin and cytoxan. Clin Obstet Gynecol 10:325–335
3. Seeber S, Kaufmann M (eds) (1987) Sterecyt (prednimustine)-Proceedings of a satellite symposium. Hamburg, September 1987. AB LEO, Helsingborg, Sweden

Morbidität, Mortalität und Lebensqualität nach radikal-chirurgischen Eingriffen beim fortgeschrittenen Ovarialkarzinom

R. von Hugo, M. Hölscher, F. Jänicke

Frauenklinik und Poliklinik rechts der Isar der TU München, Chirurgische Klinik und Poliklinik rechts der Isar der TUM

Wir berichten über 52 Patientinnen mit Ovarialkarzinomen des Stadium FIGO III, die zwischen 1982 und 1986 behandelt wurden. 5 Patientinnen waren dem FIGO-Stadium III a zuzuordnen, 8 Patientinnen entsprachen dem FIGO-Stadium III b, während die restlichen dem FIGO-Stadium III c zuzuordnen waren. 28 Patientinnen wurden gynäkologisch operiert, wobei die FIGO-Stadien III a, b und auch Erkrankungen im Stadium FIGO III c durch abdominale Hysterektomie, Adnektomie beidseits, Omentektomie, Appendektomie und Lymphknotenstaging zu makroskopischer Tumorfreiheit führten. Begleitende Darmeingriffe waren in dieser Gruppe nicht erforderlich.

24 Patientinnen erhielten zusätzliche Darmeingriffe, wobei mindestens eine tiefe Anastomose nach Entfernung des rektosigmoidalen Übergangs angelegt wurde. Über die Hälfte der Patientinnen erhielt eine zusätzliche Anastomose zwischen Dünn- und Dickdarm. Alle Patientinnen waren dem Erkrankungsstadium FIGO III c zuzuordnen. Sämtliche tumortragenden Darmanteile bis zu einer Untergrenze von 1,50 m Dünn- und 60 cm Dickdarm wurden entfernt. Die entfernte Tumormasse betrug zwischen 500 g und 2 kg. Die belasssenen Tumorreste waren in der Regel kleiner als 1 cm. Es wurde auf diese Weise ein „Downstaging" der Erkrankungsstadien FIGO III c auf das Stadium III b angestrebt. 11 Patientinnen konnten primär operiert werden, d. h. ohne vorgeschaltete Laparotomie in einem anderen Krankenhaus. In allen Fällen war eine orthograde Spülung des Darms präoperativ möglich. 9 Patientinnen wurden außer Haus voroperiert und kamen in reduziertem Zustand zur Operation. Nur bei jeder 2.

Patientin war eine ausreichende Darmvorbereitung möglich. Die anderen konnten wegen tumorinduziertem, obstruktivem Ileus nur insuffizient durch eine Spülbehandlung für den Darmeingriff vorbereitet werden.

Alle Patientinnen erhielten postoperativ innerhalb der ersten 4 Wochen eine Chemotherapie nach dem Schema: Cisplatin (80 mg/qm) und Cyclophosphamid (1000 mg/qm) als intravenöse Kurzinfusion. Die Behandlung wurde am Tag 28 wiederholt, es wurden 4 Zyklen postoperativ angewendet.

Die mittlere Operationszeit betrug bei den gynäkologischen Operationen 220 Minuten und wurde durch eine begleitende Darmresektion um 51 Minuten verlängert. In 4 Fällen war eine kontinenzerhaltende Operation nicht möglich. Die postoperative Liegezeit wurde durch den begleitenden Darmeingriff nicht verlängert. Bluttransfusionen waren jedoch vermehrt erforderlich, was in Zusammenhang mit den größeren Wundflächen stand, die bei der Operation fortgeschrittener Tumorstadien entstanden.

Die postoperative Phase war nach gynäkologischen Operationen bei 14% durch einen Subileus und bei 4% durch Fieber über 38° an 2 Tagen kompliziert. Begleitende Darmoperationen waren, wenn sie primär vorgenommen wurden, durch knapp 10% Nahtinsuffizienz belastet. Subileus trat in 9% auf, die Häufigkeit febriler Verläufe stieg jedoch auf 27% trotz routinemäßig vorgenommener Kurzzeitantibiotikaprophylaxe an.

Bei sekundären Operationen stieg die Häufigkeit der Anastomoseinsuffizienz knapp über 20% an. Die Häufigkeit postoperativ auftretender Ileuszustände war nicht erhöht, jedoch stieg die febrile Morbidität deutlich.

Die Überlebenszeitanalyse der primär gynäkologisch operierten Patientinnen, die also den FIGO-Stadien IIIa, b und c unter der Vorbedingung postoperativ makroskopischer Tumorfreiheit zuzuordnen waren, ergab im Mittel 5 Jahre.

Die Analyse der Patientinnen mit begleitenden Darmeingriffen zeigte eine mittlere Überlebenszeit von 12,5 Monaten. Analysiert man die Daten der Patientinnen, die primär an unserem Haus operiert wurden, ergaben sich 16,3 Monate mediane Überlebenszeit. Die Gruppe, die sekundär operiert wurde, hatte eine Überlebenszeit von 11,3 Monaten.

Die Analyse der Lebensqualität folgte den Richtlinien der Eastern Onkology Group. Die Daten wurden in Telefoninterviews mit Angehörigen bzw. mit den behandelnden Ärzten im Falle der verstorbenen Patientin erhoben. Bei noch lebenden Patientinnen erfolgte ein persönliches Interview im Rahmen der Nachsorge.

Die durchschnittliche Überlebenszeit der verstorbenen Patientinnen nach gynäkologischen Operationen betrug 11,1 Monate. Verstorbene Patientinnen mit begleitenden Darmeingriffen lebten durchschnittlich 8,5 Monate. Der mittlere stationäre Aufenthalt betrug 8 Tage pro Monat in der gynäkologischen und 6,7 in der Gruppe mit Darmeingriffen. Stuhlprobleme und Ileus waren in beiden Gruppen gleich häufig verteilt. 50% der primär gynäkologisch operierten Patientinnen beurteilten ihre Lebensqualität der ECOG-Gruppen nach Stadium 0–2, während lediglich 20% der Patientinnen mit begleitenden Darmeingriffen diese Lebensqualität erreichten.

Die Analyse der Lebensqualität noch lebender Patientinnen zeigte nach gynäkologischen Eingriffen eine längere durchschnittliche Überlebenszeit von 30 Monaten gegen 21,4 Monaten in der Gruppe mit begleitenden Darmeingriffen. Der mittlere stationäre Aufenthalt war in den Gruppen nicht unterschiedlich. Stuhlprobleme und Subileus traten in beiden Gruppen seltener als 10% auf. Dasselbe gilt für das Erbrechen. Die lebenden Patientinnen sowohl der gynäkologischen als auch der Untersuchungsgruppe mit begleitenden Darmeingriffen erreichten in allen Fällen eine ECOG-Eingruppierung zwischen 0 und 2, was bedeutet, daß sie sich ohne fremde Hilfe versorgen konnten.

Geht man zusammenfassend davon aus, daß Patientinnen, die einen zusätzlichen Darmeingriff erhielten, an fortgeschritteneren Stadien des Ovarialkarzinoms erkrankt waren als die, die durch eine gynäkologische Radikaloperation alleine makroskopisch tumorfrei werden konnten, so zeigte sich mindestens für den Vergleich der lebenden Patientinnen die gleiche Lebensqualität bei nur geringgradig erhöhter Hospitalmorbidität. Es gelingt also, fortgeschrittenere Stadien des Ovarialkarzinoms mit Tumorbefall des Mittel- und Oberbauchs durch Resektion erkrankter Darmabschnitte soweit zytoreduktiv zu operieren, daß ihre Lebensqualität der einer weniger fortgeschrittenen Erkrankung im Überlebensfall entspricht. Zur Beherrschung dabei auftretender operativ-technischer Probleme, insbesondere bei der Planung und Ausführung von Darmanastomosen hat sich ein interdisziplinäres Vorgehen mit einem schwerpunktmäßig qualifizierten Abdominal-Chirurgen bewährt.

Konsolidierungstherapie bei fortgeschrittenem Ovarialkarzinom und Partialremission (PR)

H. G. Meerpohl, J. Pohl, H. Kühnle, W. Sauerbrei, A. Pfleiderer

Universitäts-Frauenklinik, Freiburg

Die Primärbehandlung fortgeschrittener Ovarialkarzinome (Stadium III/IV nach FIGO) ist in den vergangenen Jahren intensiviert und damit effektiver geworden. Heute können 50–80% der Patientinnen eine objektive Remission erreichen. Die Mehrzahl der Patientinnen weist allerdings nur eine inkomplette Remission (PR) auf, was in der Regel ein Weiterwachsen des verbliebenen Tumors zur Folge hat. Da die Primärbehandlung in ihrer Intensität (Aggressivität) an erkennbare Grenzen gestoßen ist, wurden in den letzten Jahren für Pat. mit Partialremission verschiedene Zweittherapien (Konsolidierungsbehandlung) erprobt. Für den Einsatz von Etoposid in dieser Indikation sprechen unter anderem folgende Beobachtungen: a) der Nachweis einer fehlenden Kreuzresistenz von Etoposid bei Cisplatin- und Alkylantien-resistenten Zellinien in vitro sowie b) die Aktivität dieser Substanz bei Rezidiven nach Cisplatintherapie.

An der Universitäts-Frauenklinik Freiburg wurden zwischen 4/1984 und 4/1987 insgesamt 30 Patientinnen in eine kontrollierte Phase-II-Studie aufgenommen. In der Patientencharakteristik ergibt sich folgende Verteilung: Stadium III: 19 Pat., Stadium IV: 11 Pat. Tumorrest nach 1. Operation: ≤20 mm: 9 Pat., >20 mm: 21 Pat. Primäre Chemotherapie CAP: 7 Pat., CP: 15 Pat., JM8/Cyclophosphamid: 8 Pat. Eine Second-look-Operation (SLO) wurde bei 27 Patientinnen durchgeführt. Die pathohistologische Diagnose nach SLO und vor der Therapie mit Etoposid ergab: Mikroskopischer Tumorrest (pPR micro): 6 Pat., makroskopischer Tumorrest (pPR macro): 21 Pat. Bei 3 Pat. mit klinischer PR wurde keine SLO durchgeführt. Etoposid wurde in folgender Dosierung appliziert: 150 mg/m² i. v. Tag 1, 2 und 3, jeweils als Kurzinfusion über 1 Stunde. Intervall: 21–28 Tage. Die Therapie wurde bei Nachweis von erneutem Tumorwachstum abgebrochen. Maximal 12 Therapiezyklen wurden pro Pat. appliziert.

Ansprechen auf die Therapie: Bei insgesamt 17 Pat. mit einem meßbaren Tumorrest konnte unter Etoposid in keinem Fall eine Konversion in einer Komplettremission (CR) beobachtet werden. Bei 13 Pat. ohne meßbaren Tumor war eine klinische Beurteilung des Ansprechens nicht möglich. Eine Drittlaparotomie wurde in keinem Fall durchgeführt. Bei 23 Pat. (77%) trat im Beobachtungszeitraum ein Rezidiv auf. Siebzehn Pat. (57%) sind im Beobachtungszeitraum verstorben. Das mediane progressionsfreie Intervall nach Beginn der Etoposid Therapie beträgt 11,5 Monate, das mediane Überleben: 21 Monate. Die mediane Gesamt-Überlebenszeit für alle Patientinnen mit einer Partialremission nach Primärtherapie beträgt 29 Monate. Die beobachtete Toxizität war insgesamt akzeptabel. Myelotoxische Nebenwirkungen traten nur vereinzelt auf: Leukopenie (Grad ¾ nach WHO): 4 Pat.; Thrombopenie (Grad 3): 1 Pat.; Anämie (Grad 3): 1 Pat. Von den weiteren Nebenwirkungen ist die Alopezie zu erwähnen, die praktisch obligat nach Gabe von Etoposid zu beobachten war.

In der Zusammenfassung ergibt sich: Die therapeutischen Möglichkeiten von Etoposid i.v. als Konsolidierungstherapie bei fortgeschrittenem Ovarialkarzinom sind begrenzt. Sekundäre Konversionen durch Etoposid in eine Komplettremission bei persistierendem Tumor nach Abschluß der Primärbehandlung mit Cisplatin sind nicht zu erwarten ($<20\%$). Das Auftreten einer erneuten Tumorprogression kann durch Etoposid i.v. bei 50% der Patienten um mehr als 12 Monate herausgeschoben werden. Die besten Resultate sind bei Patientinnen mit PR micro zum Zeitpunkt der SLO zu erwarten. Bei einer Vorbehandlung mit Anthracyclinen sollte Etoposid als Konsolidierungstherapie nicht eingesetzt werden. Die durch Etoposid induzierte Toxizität ist akzeptabel. Insgesamt sind die Ergebnisse mit Etoposid i.v. mit denen anderer Therapiemodalitäten vergleichbar. Die Suche nach effektiveren, wenig toxischen Therapiemodalitäten als Konsolidierungstherapie für Patienten mit einer Partialremission erscheint weiterhin geboten.

Erfahrungen mit Treosulfan als second-line-Chemotherapie des fortgeschrittenen Ovarial-Karzinoms

N. Golz, D. Kramer, H. Mast

Frauenklinik St. Bernward Krankenhaus, Hildesheim

In der second-line-Chemotherapie des fortgeschrittenen Ovarial-Karzinoms hat seit 1985 das 1981 in Deutschland eingeführte TREOSULFAN in einer Dosierung von 3×250 mg/die, gegeben im Intervall von 28 Tagen, einen festen Platz.

Das Patientengut umfaßt bislang 13 Patientinnen, bei denen im Rahmen einer second- bzw. third-look-Operation ein fortgeschrittenes Ovarial-Karzinom histologisch gesichert werden konnte. Die Patientinnen wiesen zur Zeit der Primäroperation ein Durchschnittsalter von 58 (34–75) Jahren auf. Hinsichtlich der Stadieneinteilung wurde einmal das Stadium IV (Scheidenbefall), zehnmal das Stadium III und einmal das Stadium IIc gefunden. Bei einer Patientin, die 1968 primär versorgt wurde, war eine exakte Stadieneinteilung nicht mehr möglich.

Histologisch lagen nur epitheliale Ovarial-Karzinome vor. 10 Patientinnen hatten ein Zystadeno-Karzinom, jeweils eine Patientin hatte ein solides, anaplastisches bzw. Gallert-Karzinom. Im Rahmen der Primäroperation konnten nur 3 Patientinnen vollständig ohne Resttumor operiert werden. Bei 2 Patientinnen war der Resttumur ≤ 2 cm und in 8 Fällen waren Resttumoren >2 cm zurückgelassen worden.

Als first-line-Chemotherapie erhielten fast alle Patientinnen ein cisplatinhaltiges Schema.

Bei Beginn der second-line-Chemotherapie mit TREOSULFAN lag das Durchschnittsalter bei 61 (36–76) Jahren. Insgesamt lagen 162 (17–1120) Wo-

Archives of Gynecology and Obstetrics Vol. 245, No. 1-4, 1989
Verhandlungen der Deutschen Gesellschaft für Gynäkologie und Geburtshilfe,
47. Versammlung, München 6.-10. September 1988
© Springer-Verlag Berlin Heidelberg

chen zwischen der Primäroperation und dem Beginn der second-line-Chemotherapie. Bis Ende August 1988 konnten so die 13 Patientinnen durchschnittlich 50 (10–162) Wochen therapiert werden und erhielten im Schnitt 7 (2–21) Therapiezyklen.

Bei guter Verträglichkeit, fehlendem Haarverlust, fehlender Übelkeit oder Appetitlosigkeit mußte die Therapie nur jeweils einmal aufgrund einer Leuko- bzw. Thrombopenie verschoben werden. Keine Patientin verweigerte die Fortführung der Therapie. Bezüglich der Tumorbeeinflussung konnten bisher 10 Patientinnen ausgewertet werden.

Eine Patientin weist eine CR mit einer Remissionsdauer von bislang 162 Wochen auf. Eine weitere eine PR. Bei beiden sind die Tumormarker (CEA, Ribonuklease, CA 12-5) negativ. In weiteren 3 Fällen konnte das in der second-look-Laparotomie diagnostizierte NC gehalten werden. Bei 5 Patientinnen sprach der Tumor nicht an. Die daraus resultierende Überlebenszeit lag bei den Respondern bei 89 (60–162) Wochen und bei den „non respondern" bei 48 (12–70) Wochen.

Zusammenfassung

13 Patientinnen mit Ovarial-Karzinom unterzogen sich nach der Primäroperation und nachfolgender Chemotherapie mit einem Cisplatin enthaltenden Schema bei fortschreitendem Tumor einer second-line-Chemotherapie. Diese beinhaltete einen 28-tägigen Kurs mit 3×250 mg TREOSULFAN/die, gefolgt von einer 28tägigen Pause. Bei großer Akzeptanz der Therapie konnte in 5 von 10 Fällen bisher ein Ansprechen des Tumors nachgewiesen werden (1 CR, 1 PR, 3 NC). Daraus resultierten für die Patientinnen fast eine Verdoppelung der Überlebenszeit (48 bzw. 49) Wochen.

Hervorzuheben sind folgende Punkte dieser Therapie:
1. ambulante Behandlung
2. seltene Nebenwirkungen und Komplikationen
3. kaum Beeinflussung der Lebensqualität
4. große Akzeptanz
5. akzeptable Ansprechrate

Behandlung fortgeschrittener Ovarialkarzinome mit GnRH-Analoga

W. Jäger, L. Wildt

Universitäts-Frauenklinik, Erlangen

Die klassischen, tierexperimentellen Untersuchungen von Biskind und Biskind haben nachweisen können, daß erhöhte Gonadotropin-Serumkonzentrationen bei Ratten zu neoplastischen Veränderungen des ovariellen Gewebes führen können. Die Beobachtung, daß menschliche Ovarialkarzinomzellinien am besten wachsen, wenn dem Nährmedium Gonadotropine zugesetzt werden, weist zusätzlich auf die kritische Bedeutung der Gonadotropine auch für das Wachstum menschlicher Ovarialkarzinome hin.

Wir haben uns deshalb gefragt, ob durch die medikamentöse Reduktion der hypophysären Gonadotropine der Krankheitsverlauf des metastasierten Ovarialkarzinoms günstig beeinflußt werden kann. Aus diesem Grunde haben wir seit

Februar 1986 33 Patientinnen mit fortgeschrittenem Ovarialkarzinom mit dem GnRH-Analogon D-Trp 6-LH-RH (Decapeptyl, Ferring GmbH, Kiel) behandelt. Alle Patientinnen waren bereits mit Cisplatin-haltigen Chemotherapien behandelt gewesen und galten zum Zeitpunkt des Eintritts in die Studie als austherapiert. 8 dieser Patientinnen mit weitest fortgeschrittener Erkrankung (Urämie, Pleuraergüsse, Aszites, Ileus) verstarben bereits innerhalb der ersten 4 Behandlungsmonate. Von den 17 Patientinnen, die in der Zwischenzeit zwischen 1 und 28 Monate behandelt werden, sind 13 bisher länger als 4 Monate behandelt worden. Bei allen diesen Patientinnen wurde eine Stabilisierung des Krankheitsverlaufes klinisch diagnostiziert – bei 2 Patientinnen kam es innerhalb eines halben Jahres zu einer deutlichen Größenabnahme der Lebermetastasen. Die restlichen 8 Patientinnen verstarben nach einer mittleren Behandlungsdauer von 12 Monaten (5 bis 17 Monate). Dabei ergaben sich einige höchst bemerkenswerte Untersuchungsbefunde. Bei zwei Patientinnen konnte parallel mit der Progression der Erkrankung ein Wiederanstieg der bis dahin vollständig supprimierten FSH- und LH-Spiegel festgestellt werden. Bei drei Patientinnen mit relativ rascher Progredienz mußten wir feststellen, daß es unter der Therapie nur zu einem sehr langsamen Abfall der Gonadotropin-Konzentrationen kam. Nur bei einer Patientin mit großen Lebermetastasen gelang es uns, durch Zugabe oraler Kontrazeptiva, die Gonadotropin-Spiegel in den vergleichbaren Konzentrationsbereich abzusenken wie bei den anderen behandelten Patientinnen. Diese Patientin überlebte mit dieser Therapie 17 Monate. Bei den anderen Patientinnen war eine Suppression nicht erreichbar – sie verstarben innerhalb von 5 Monaten. Überraschend für uns war das Ergebnis, daß nach Injektion von GnRH bei diesen Patientinnen es zu keinem weiteren Anstieg der Gonadotropine kam. Man muß daraus schließen, daß somit die hypophysäre Gonadotropin-Sekretion ausreichend blockiert war. Somit stellt sich die Frage, woher das im Serum dieser Patientinnen nachgewiesene FSH und LH stammt. Es ist nicht auszuschließen, daß eventuell das Karzinom selbst die entsprechenden Gonadotropine produzieren kann. Weiterführende Untersuchungen haben gezeigt, daß im Serum dieser Patientinnen eine Substanz vorhanden ist, die im in vitro-Bioassay die Testosteron Produktion der Maus-Leydigzellen mehr stimulieren kann als die höchst eingesetzten Dosen von LH. Die Natur dieser Substanz ist bisher vollkommen unbekannt, ebenso wie ihre Bedeutung für den Krankheitsverlauf und wird von uns z. Zt. weitergehend untersucht (Sir-Petermann).

Unsere bisherigen Erfahrungen sprechen dafür, daß durch die Reduktion der peripheren Gonadotropine tatsächlich eine Stabilisierung des Krankheitsverlaufes bei Ovarialkarzinom-Patientinnen erreicht werden kann. Die Progredienz der Erkrankung bei ansteigenden Gonadotropin-Spiegeln läßt uns annehmen, daß tatsächlich die Gonadotropine einen proliferativen Effekt auf das maligne ovarielle Gewebe ausüben können. Es ist deshalb anzunehmen, daß auch nach der Erstbehandlung evtl. im Bauchraum verbliebenes Metastasengewebe durch die Gonadotropine stimuliert wird. Es sollte deshalb überlegt werden, ob nicht im Anschluß an eine primäre Therapie eine sog. „adjuvante" Therapie mit GnRH-Analoga eingeleitet werden sollte.

630

Induktion antitumoraler Immunantwort beim Ovarialkarzinom mit virusmodifizierten autologen Tumorzellen

Th. Ahlert, G. Bastert, S. Kaul, V. Schirrmacher

Universitäts-Frauenklinik, Homburg/Saar

Einleitung

Wir berichten über klinische Pilotuntersuchungen mit einer neuen Methode zur aktiven spezifischen Immunisation gegen autologen Tumor. Sie wurde im DKFZ Heidelberg unter Prof. Schirrmacher entwickelt, im Tiermodell vorgetestet, und es wurden in vitro zugehörige Immunmechanismen aufgedeckt [3, 5–7]. Das Prinzip: Schwache Tumorantigene auf Tumorzellen sind erst durch virale Modifikation der Zelle in der Lage, eine spezifische zelluläre Antitumorimmunantwort systemisch zu induzieren oder zu verstärken. Der von uns verwendete Newcastle Desease Virus (NDV)-Stamm Ulster hat gegenüber den bisher in den USA erfolgreich eingesetzten Viren [1, 2, 4] den Vorteil einer geringen Zellschädigung nach Infektion. Dadurch bleiben schwache, z.T. sehr instabile Tumorantigene besser erhalten.

Material und Methoden

Drei Ovarialkarzinompatientinnen (Stadium FIGO IV) wurden post OP dreimal im Abstand von einer Woche immunisiert. Die verwendeten autologen Tumorzellen waren jeweils durch mechanische und enzymatische Aufarbeitung der OP-Präparate gewonnen, mit 200 Gray bestrahlt und durch Infektion mit NDV Ulster modifiziert worden. Bei jeder Immunisation erfolgten mehrere Injektionen mit variierenden Viruskonzentrationen (inklusive Kontrollen) streng intradermal oder intraperitoneal (letzteres über ein Port-a-Cath-System). Die zu beobachtenden Hautreaktionen trugen die Charakteristika des T-Zellvermittelten Spättyps: zentrale Verdichtung mit peripherer Rötung und maximaler Ausprägung 48 Stunden nach der Injektion.

Ergebnisse und Diskussion

Der Virus allein erzeugte keine Verdichtungen und nur leichte Rötung. Nichtmodifizierte Tumorzellen zeigten bei den ersten Immunisationen schwächere Reaktionen als modifizierte, später jedoch ähnlich starke. Die Ausprägung der Verdichtungen nahm mit jeder Immunisation leicht zu. Diese Befunde sprechen für eine Zunahme der antitumoralen Sensibilisierung des Immunsystems durch ASI. Ernste Nebenwirkungen wurden nicht gefunden.

Zum Krankheitsverlauf

Alle drei Patientinnen hatten bei Beginn von ASAI intraabdominelle Tumormassen im Kilogrammbereich und Fernmetastasierung. Nach klinikeigener Statistik hatten sie eine mittlere Lebenserwartung von 8 Monaten. Die erste Patientin (41 J) hatte durch vorangegangene Chemotherapie mit Cisplatin und Treosulfan (PT) eine Vollremission gehabt und ihr Rezidiv im therapiefreien Intervall (4 Monate) bekommen. Bei ihr wurden daher 4 × PT an ASI angeschlossen, obwohl dies ASI antagonisieren mußte. Überlebenszeit: 8 Monate mit initialem Tumormarkerabfall. Die zweite Patientin (61 J) hatte unter PT 1–4 einen starken Ca 12-5 Abfall, während PT 5 + 6 jedoch wieder einen deutlichen Anstieg. Unter

der Folge von OP, ASI, i. p.-Chemotherapie, erneuter ASI und schließlich sinnvoll kombinierter Chemoimmunotherapie überlebte sie 11 Monate bei weitgehend konstant bleibenden Markern. Die dritte Patientin (24 J) war unter PT
massiv progredient gewesen. Eine Sequenz aus ASI, Radiatio und Interleukin-2/
LAK-Therapie (Biological Therapie Institute, USA) führte zur fast kompletten
Remission. Sie verstarb 15 Monate nach ASI an einem Chemotherapieresistenten
Rezidiv.

Schlußfolgerungen

1. ASI mit autologen virusmodifizierten Tumorzellen ist beim Ovarialkarzinom
ohne ernste Nebenwirkungen durchführbar. 2. Es gibt keinerlei Anhalt für einen
negativen Einfluß auf den Krankheitsverlauf der Patientinnen.

Literatur

1. Cassel WA, Murray DR, Torbin AH, Orlowski ZL, Moore ME (1977) Viral oncolysate in the
   management of malignant melanoma. I. Preparation of the oncolysate and measurement of
   immunologic responses. Cancer 40:672–679
2. Cassel WA, Murray DR, Phillips HS (1983) A phase II study on the postsurgical management
   of stage II malignant melanoma with a Newcastle Disease Virus oncolysate. Cancer
   52:856–860
3. Heicappell R, Schirrmacher V, von Hoegen P, Ahlert T, Appelhans B (1986) Prevention of
   metastatic spread by postoperative immunotherapy with virally modified autologous tumor
   cells. I. Parameters for optimal therapeutic effects. Int J Cancer 37:569–577
4. Murray DR, Cassel WA, Torbin AH, Orlkovski ZL, Moore ME (1977) Viral Oncolysate in
   the management of malignant melanoma. II. Clinical studies. Cancer 40:680–686
5. Schirrmacher V (1986) Postoperative activation of tumorspecific T-cells as a Means to
   achieve immune control of minimal residual disease. In: Fortner JG, Roads JE (eds) Accom-
   plishments in Cancer research 1986. General Motors Cancer research foundation,
   pp 218–232
6. Schirrmacher V, Ahlert T, Heicappell R, Appelhans B, von Hoegen P (1986) Successful
   application of non-oncogenic viruses for antimetastatic cancer immunotherapy. Cancer Rev
   5:19–49
7. Von Hoegen P (1986) Analyse von antigenitäts- und immunogenitätsveränderungen an metastatischen Tumorzellen mit Hilfe Zellulär immunologischer Methoden. Inaugural Diss
   Heidelberg

**Reduktion der Aszitesneubildung beim Ovarialkarzinom mit Novantron
intraperitoneal**

E. Schwarzenau, J. Hilfich, H.-J. Lück

Frauenklinik der Medizinischen Hochschule, Hannover

Starke Aszitesbildung ist eines der Hauptprobleme bei Patientinnen mit rezidivierenden Ovarialkarzinomen. Mitoxantron (Handelsname Novantron) zeigt sowohl in vitro [1] als auch in vivo [2] zytotoxische Effekte auf Ovarialkarzinome.
Pharmakokinetische Untersuchungen [3–5] weisen darauf hin, daß Mitoxantron
bei intraperitonealer Applikation längere Zeit in der Peritonealhöhle gebunden
bleibt, nur langsam systemisch freigesetzt wird, und aus dem Blutkreislauf schnell
eliminiert wird. Bei zusätzlich geringer lokaler Toxizität erfüllt diese Substanz
damit die Grundvoraussetzungen für eine intraperitoneale Anwendung.

Archives of Gynecology and Obstetrics Vol. 245, No. 1-4, 1989
Verhandlungen der Deutschen Gesellschaft für Gynäkologie und Geburtshilfe,
47. Versammlung, München 6.-10. September 1988
© Springer-Verlag Berlin Heidelberg

In einer Studie wurde die Wirksamkeit von Mitoxantron intraperitoneal bei disseminierter Peritonealkarzinose mit rezidivierender Aszitesbildung bei 20 Patientinnen mit histologisch gesicherten, progredienten, vorbehandelten Ovarialkarzinomen geprüft. Das Alter lag zwischen 35 und 73 Jahren, im Mittel waren es 60 Jahre.

Unmittelbar vor der Punktion wurde die freie Durchgängigkeit des Peritonealraumes sonografisch, röntgenologisch oder computertomografisch kontrolliert. Die perkutane Punktion erfolgte mittels eines Kathetersystems in Lokalanästhesie. Als praktikabel erwies sich dabei ein Cystofix-Katheter Charriere 15. Zunächst wurde der Aszites vollständig abgelassen. Danach erfolgten mindestens 2 Spülvorgänge mit je 1,5 l körperwarmer isotonischer Kochsalzlösung, um die Inaktivierung des Mitoxantron durch Bindung an körpereigene Proteine möglichst gering zu halten. Im Anschluß daran wurden $25-30$ mg/m^2 Mitoxantron, gelöst in 1,5 l Kochsalzlösung, intraperitoneal instilliert. Nach 24 Stunden wurde die vorhandene Restflüssigkeit über das Kathetersystem abgelassen. Bei erneuter Aszitesbildung wurde dieser Vorgang nach 4 Wochen wiederholt. Bei ausbleibender Reduktion der Aszitesbildung erfolgten maximal 3 Instillationen. Bei 8 der 20 Patientinnen kam es bereits nach der 1. Instillation von Mitoxantron zu einem vollständigen Versiegen der Aszitesbildung. Bei weiteren 5 Patientinnen wurde die Aszitesbildung deutlich reduziert, bei 4 von ihnen waren keine weiteren Punktionen erforderlich. Bei 7 der 20 Patientinnen wurde die Aszitesbildung nicht beeinflußt. Bei insgesamt 33 intraperitonealen Mitoxantron – Instillationen wurden folgende Nebenwirkungen beobachtet:

Abdominale Schmerzen	7	5	3	–
Nausea/Erbrechen	4	3	–	–
Obstipation	2	1	–	–
Stomatitis	1	–	–	–
Hämatotoxizität	2	2	–	–
Alopezie	1	–	1	–

(WHO-Grad 1 2 3 4)

Zusammenfassend läßt sich folgendes sagen: Die intraperitoneale Instillation von Mitoxantron bei progredientem Ovarialkarzinom erwies sich bei 13 von 20 Pat. als wirksame palliative Maßnahme zur Reduzierung der Aszitesneubildung. Dabei blieben jedoch die soliden Tumoranteile progredient, die inzwischen bei 17 der 20 Pat. zum Tod geführt haben.

Die allgemeine Verträglichkeit der intraperitonealen Mitoxantron-Instillation war gut, und der psychische Effekt der reduzierten Aszitesbildung bzw. der nicht mehr erforderlichen Punktionen war palliativ sehr wertvoll.

Literatur

1. Alberts DS et al. (1985) In Vitro Evaluation of Anticancer Drugs Against Ovarian Cancer at Concentrations Achievable by Intraperitoneal Administration. In: Yarbro JW (ed) Seminars in Oncology, Vol XII, No 3, Suppl 4, p 38
2. Blackledge G et al. (1986) Mitoxantrone, an active agent in epithelial ovarian cancer. Phase-II studies and novel administration methods from the West Midlands Ovarian Cancer Group. In: Bonadonna G (ed) Clinical Progress With Mitoxantrone. Royal Society of Medicine Services, London New York, p 27
3. Ehninger G et al. (1987) Intrakavitäre Therapie mit Mitoxantron: eine pharmakokinetische Auswertung. In: Seeber S et al. (1988) Onkologisches Kolloqium 2, Die lokoregionale Tumortherapie. Walter de Gruyter, Berlin New York, S 23
4. Löffler T, Freund W (1986) Pharmacokinetics of mitoxantrone intraperitoneal. Proc Am Assoc Cancer Res 27:175
5. Rainer H et al (1987) Phase-I-Studie: Mitoxantron intraperitoneal bei Carcinosis peritonei. In: Wilmanns W, Possinger K (eds) Fortschritte der antimikrobiellen und antineoplastischen Chemotherapie. Band 6–9 Futuramed, München, S 1371

Prognose des Ovarialkarzinoms in Abhängigkeit vom Tumorstadium bei der Primärbehandlung

M. Kusche, K. Reusch, R. Murnik

Universitäts-Frauenklinik, Köln

In der vorliegenden Arbeit wird eine Analyse der Krankheitsverläufe von 217 Ovarialkarzinompatientinnen vorgelegt, die von 1972–1985 an der Universitäts-Frauenklinik Köln primär behandelt wurden. Es sollen folgende Parameter, die heute als Prognosefaktoren des Ovarialkarzinoms gelten, auf ihre Aussagefähigkeit in bezug auf den Krankheitsverlauf überprüft werden: 1) Symptomatologie, 2) Alter, 3) primäres Tumorstadium, 4) zytologisches Grading.

Für das Ovarialkarzinom besteht keinerlei spezifische Symptomatik. Das häufigste klinische Merkmal – im Gesamtkollektiv mit 45,9% vertreten – war die Zunahme des Leibesumfanges. Das Ovarialkarzinom kommt in jeder Altersgruppe zwischen 20 und 80 Jahren vor, zeigt jedoch einen deutlichen Gipfel in der Altersgruppe der 51- bis 60jährigen Patientinnen und der 61- bis 70jährigen Patientinnen. In diesen Gruppen finden sich über 50% unseres Kollektivs. Bezogen auf das Überleben ergibt sich unabhängig vom Tumorstadium eindeutig eine bessere Überlebenswahrscheinlichkeit für die jüngeren Patientinnen. Frauen, die jünger als 40 Jahre sind, zeigen 5-Jahres-Überlebensraten von 80%, über 50jährige über 30%. Die 40- bis 49jährigen Frauen nehmen mit 48% eine Mittelstellung zwischen diesen beiden Gruppen ein. Das Risiko, an einem Ovarialkarzinom zu versterben, ist für die Stadien II–IV innerhalb der ersten 20 Monate am höchsten; diesbezüglich gibt es zwischen den einzelnen Stadien nahezu keinen Unterschied. Anschließend verringert sich das Risiko stadienabhängig deutlich: Für das Stadium II bilden sich ab dem dritten Jahr eine Plateauphase aus mit einer Überlebenswahrscheinlichkeit von ca. 60%, für das Stadium III ab dem 5. Jahr mit ca. 25%. Patientinnen des Stadiums IV versterben nahezu alle innerhalb der ersten zwei Jahre nach Diagnosestellung. Patientinnen des Stadiums I haben 6 Jahre lang ein nahezu konstantes – wenn auch geringes – Risiko, an den Folgen des Ovarialkarzinoms zu versterben. Die Überlebenswahrscheinlichkeit nach 6 Jahren beträgt 75%. Entsprechend der von der WHO erstellten Richtlinien zur histologischen Klassifizierung der Ovarialkarzinome entfielen 84,4% aller Ovarialtumore auf Karzinome des Keimepithels, 13,8% auf Tumore des Keimstranges und 1,4% auf Keimzelltumore.

Der Krankheitsverlauf ist eindeutig verknüpft mit dem Differenzierungsgrad. G 1-Karzinome weisen eine 5-Jahres-Überlebensrate von 68%, G 2-Tumore von 40% auf, wohingegen entdifferenzierte G 3-Tumore Überlebenswahrscheinlichkeiten nach 5 Jahren von nur noch 18% haben. Diese Kurvenverläufe unterscheiden sich signifikant voneinander.

Zusammenfassend läßt sich feststellen:

1. Das Ovarialkarzinom ist nach wie vor das Problemkarzinom der gynäkologischen Onkologie.
2. Es existiert keine spezifische Symptomatik, die auf das Vorliegen eines Ovarialkarzinoms hinweist.
3. Über 50% der Patientinnen kommen nach wie vor erst in einem fortgeschrittenen Stadium, in dem eine Heilung nicht mehr zu erwarten ist, zur Behandlung.
4. Die Überlebenszeit nimmt ab mit höherem Alter, Tumorstadium und zunehmender Entdifferenzierung des Tumors.

Archives of Gynecology and Obstetrics Vol. 245, No. 1-4, 1989
Verhandlungen der Deutschen Gesellschaft für Gynäkologie und Geburtshilfe, 47. Versammlung, München 6.-10. September 1988
© Springer-Verlag Berlin Heidelberg

Tumorheterogenität und Steroidhormonrezeptorstatus als Prognosefaktoren beim Ovarialkarzinom

K. Schieder, Ch. Bieglmayer, H. Kölbl, G. Breitenecker

2. Universitäts-Frauenklinik Wien

211 Tumorproben von 50 Ovarialkarzinomen, die von 13 Frauen im Stadium I/II und 37 Frauen im Stadium III/IV stammten, wurden auf ihren Gehalt an Oestrogenrezeptor- (ER) und Progesteronrezeptor- (PR) protein mit Hilfe der Dextran Coated Charcoal-Methode und Scatchard Plot-Analyse untersucht. Das Durchschnittsalter der Frauen betrug $60{,}3 \pm 12$ Jahre. 7 Pat. waren praemenopausal. Bei 36 (72%) der 50 Ovarialkarzinome handelte es sich um Primärtumore, 10mal lag eine Metastase, 4mal ein Rezidiv vor. 39 Pat. erhielten als adjuvante Therapie eine Chemo-, 11 Frauen eine Strahlentherapie. Durch Analyse von 3–6 Proben pro Tumor konnten wir die Ovarialkarzinome in 3 Gruppen gemäß ihrer Rezeptorverteilung einteilen.

Ergebnisse

Eine homogene Verteilung ER+ bzw. PR+ Befunde (alle Werte ≥ 10 fmol/mg Zytosolprotein) stellten wir an je 12/50 (24%) Ovarialkarzinomen fest. Homogen ER– waren 16/50 (32%), homogen PR– 18/50 (365) der Tumore. Eine heterogene Verteilung des ER bzw. PR beobachteten wir an 22/50 (44%) bzw. 20/50 (40%) Ovarialkarzinomen. Die mediane Überlebenszeit aller Pat. betrug unabhängig vom Menopausenstatus und bei einem maximalen Beobachtungszeitraum von 44 Monaten insgesamt 19,4 Monate. Die Verteilung des ER zeigte keinen Einfluß auf die Absterberate und die Gesamtüberlebenszeit aller Frauen, auch unabhängig von deren Stadien. Hingegen waren 11/18 (61%) der Frauen mit homogen PR– Verteilung am Ovarialkarzinom verstorben, aber nur 9/20 (45%) der Pat. mit heterogenen und nur 3/12 (25%) der Frauen mit homogen PR+ Tumoren $(p = 0{,}007, p = 0{,}055)$. Während im Stadium I/II die PR Verteilung keinen Einfluß auf die Prognose der 13 Pat. erkennen ließ, beobachteten wir an den 15/37 Frauen mit Stadium III/IV mit homogen PR– Tumoren eine statistisch abgesicherte geringere mediane Überlebenszeit von 7,8 Monaten im Vergleich zu 19,4 bzw. 22,4 Monaten der 14 bzw. 8 Frauen mit Stadium III/IV mit heterogener bzw. homogener PR+ Verteilung $(p = 0{,}005, p = 0{,}04)$ Entsprechend fiel die Absterberate von 11/15 (73%) in der Gruppe mit homogen PR– Tumoren auf 3/8 (38%) bei den Frauen mit PR+ Ovarialkarzinomen. Berechneten wir die Absterberate und das Gesamtüberleben der Pat. in Abhängigkeit vom Rezeptorstatus, der nur aus einer zufällig gewählten Probe pro Tumor bestimmt wurde, war auch für den PR ebenso wie für den ER keinerlei prognostische Bedeutung erkennbar.

Diskussion

Unsere Ergebnisse zeigen, daß zur Erhebung des Steroidhormonrezeptorstatus von Ovarialkarzinomen die gleichzeitige Bestimmung des ER und PR aus mehreren von einander möglichst entfernten Tumorarealen unbedingt erforderlich ist. Unter Einbezug der intratumoralen Rezeptorverteilung könnte dem PR eine prognostische Bedeutung für das Ovarialkarzinom zukommen.

© Springer-Verlag Berlin Heidelberg

Die Bedeutung des Markers CA 125 für die Nachsorge des Ovarialkarzinoms

K. Engel, T. Piotrowski, H. Schmid, W. Kühn, M. Kaufmann

Universitäts-Frauenklinik Heidelberg

Einleitung

Seit der Einführung der monoklonalen Antikörper ist die Vielzahl der Marker zur Identifizierung von tumorassoziierten Antigenen kaum noch überschaubar. In der Praxis haben sich nur wenige Marker – wie z. B. das CA 125 beim Ovarialkarzinom [1] – etablieren können. Ziel unserer Untersuchung war es, die Erfahrungen mit diesem Marker bei der onkologischen Nachsorge unter praktischen Gesichtspunkten auszuwerten.

Material und Methodik

Bei 161 markerkontrollierten Pat. (CA 125 RIA, Isotopendiagnostik, Dreieich) mit epithelialen Ovarialkarzinomen (FIGO I–IV) erfolgte eine „second-look-OP" (SLOP) in 74 und eine klinische/paraklinische Nachsorge (TNS) in 87 Fällen.

Ergebnisse

Das CA 125 hatte bei 43 „SLOP-positiven" Pat. (Histo. und/oder Zyto. pos.) eine geringe Sensitivität. Bei den 31 „SLOP-negativen" Fällen war die Spezifität sehr hoch. Bei der TNS zeigten sich je nach Tumorstadien deutliche Unterschiede. Bei einer Tumorprogredienz im Stadium FIGO I/II (3 von 29 Pat.) war die Sensitivität des CA 125 ungenügend und im Stadium FIGO III/IV (42 von 87 Pat.) sehr hoch (Tabelle 1).

Tabelle 1. Wertigkeit des CA 125 bei der klinischen Nachsorge (TNS) des Ovarialkarzinoms für verschiedene „cutoff"-Werte

	SLOP		TNS-FIGO I/II		TNS-FIGO III/IV	
	35 U/ml	65 U/ml	35 U/ml	65 U/ml	35 U/ml	65 U/ml
Sensitivität	0,71	0,56	0,33	0,33	0,95	0,85
Spezifität	0,97	1,0	0,85	0,96	0,95	0,95
Pred. value (+)	0,97	1,0	0,33	0,50	0,97	0,97

Diskussion

Das CA 125 gilt bei der Verlaufskontrolle des Ovarialkarzinoms allgemein als diagnostische Bereicherung [2, 3]. Spezifität und Sensitivität richten sich nach dem „cutoff"-Wert, der nicht einheitlich festgesetzt ist (35–65 U/ml). Nach unseren Erfahrungen war ein Grenzwert von 35 U/ml praktikabel, da eine Heraufsetzung einen nachteiligen Sensitivitätsverlust ohne wesentlichen Spezifitätszuwachs erbrachte. Bei der „second-look-OP" war jedoch bei normalem CA 125 etwa ein Viertel aller Patientinnen „SLOP-positiv", da offenbar die Menge des zirkulierenden Antigens bei kleinen Residualtumoren (<2 cm) zu gering ist [6]. Umgekehrt waren bei erhöhten Werten alle Fälle „SLOP-positiv". Bei dieser Konstellation ist eine „SLOP" aus rein diagnostischen Erwägungen überflüssig [4, 5]. Bei der klinischen Nachsorge der Stadien FIGO III/IV war das CA 125 sehr zuverlässig,

Archives of Gynecology and Obstetrics Vol. 245, No. 1-4, 1989
Verhandlungen der Deutschen Gesellschaft für Gynäkologie und Geburtshilfe,
47. Versammlung, München 6.-10. September 1988
© Springer-Verlag Berlin Heidelberg

während sich für die Stadien FIGO I/II eine für die Praxis ungenügende Sensitivität ergab. Diese Beobachtung bestätigt, trotz der Einschränkung der kleinen Fallzahl, die Erfahrungen anderer Autoren [7].

Zusammenfassung

SLOP: Der Marker CA 125 konnte bei normalen Werten (<35 U/ml) die SLOP nicht ersetzen. Bei erhöhten Werten war seine Treffsicherheit jedoch gleichwertig. TNS: Der Marker CA 125 war bei den Stadien FIGO I/II zur Rezidivdiagnostik ungeeignet. Für die Stadien FIGO III/IV war er jedoch bei erhöhten Werten (>35 U/ml) bei der klinischen Nachsorge sehr zuverlässig.

Literatur

1. Bast RC, Feeny M, Lazarus L, Nadler LM, Calvin RB, Knapp RC (1985) Reactivity of monoclonal antibody with human ovarian carcinoma. J Clin Invest 68:1331
2. Crombach G, Zippel HH, Würz H (1985) Erfahrungen mit CA 125, einem Tumormarker für maligne epitheliale Ovarialtumoren. Geburtsh Frauenheilk 45:205
3. Kaesemann H, Caffier H, Paulick R (1985) Aussagekraft des Tumormarkers CA 125 beim Ovarialcarcinom. In: v Greten H, Klapdor R (Hrsg) Neue tumorassozierte Antigene. Thieme, Stuttgart, S 136
4. Möbus V, Kreienberg R, Crombach G, Würz H, Caffier H, Kaesemann H, Hoffmann FJ, Schmidt-Rhode P, Sturm G, Kaufmann M (1988) Evaluation of CA 125 as a Prognostic and Predictive Factor in Ovarian Cancer. J Tumor Marker Oncol 3:251
5. Niloff JM, Bast RC, Schaetzl EM (1985) Predictive value of CA 125 antigen levels in second-look procedures for ovarian cancer. Am J Obstet Gynecol 151:981
6. Schilthuis MS, Aalders JG, Bouma J, Kooi H, Fleuren GJ, Willemse PHB, de Bruin HWA (1987) Serum CA 125 levels in ovarian cancer: relation with findings at second-look operations and their role in the detection of tumor recurrence. Br J Obstet Gynaecol 94:202
7. Schröck R, Hafter R, Schmidt L, Babic R, Ulm K, Gössner W, Graeff H (1986) Tumorassozierte Antigene und Fibrinderivate als Reaktionsprodukte des Ovarialcarcinoms. Geburtsh Frauenheilk 46:1

Prädiktiver Wert von CA 125 für die Operationen beim Ovarialkarzinom

U. Kellner, W. Meier, A. Fateh-Moghadam, W. Eiermann

Universitäts-Frauenklinik München-Großhadern

Neben der klinischen Untersuchung, der üblichen Laborchemie und radiologischen Verfahren spielen Tumormarker in der Onkologie eine zunehmend bedeutende Rolle. Für einige Malignome aus dem gynäkologischen Bereich stehen bereits ausgezeichnete Marker zur Verfügung; so kann z. B. der Behandlungserfolg bei den endodermalen Sinustumoren über Alpha-Fetoprotein kontrolliert werden. Seit der Einführung von CA 125 steht auch für die Ovarialkarzinome ein sensitiver Marker zur Verfügung. Im Zeitraum Januar 1984 bis April 1987 wurden an der Univ. Frauenklinik München-Großhadern 194 Frauen mit primärem Ovarialkarzinom behandelt. Bei 139 Pat. wurden regelmäßige CA 125 Bestimmungen durchgeführt, 125 dieser Frauen zeigten über 65 U/ml erhöhte Werte. Es ließen sich auch bei einer Vielzahl anderer Malignome und bei benignen gynäkologischen Erkrankungen, wie z. B. Uterus myomatosus und Endometriose, erhöhte Werte nachweisen. Es zeigten sich bei allen histologischen Typen erhöhte Werte, insbesondere waren auch bei 4 von 7 muzinösen Karzinomen die Serumspiegel erhöht. Für die Höhe des Absolutwertes fand sich eine Stadienabhängigkeit; es ließen sich jedoch auch in frühen Stadien z. T. sehr hohe Werte nachweisen.

Von besonderem Interesse ist die Fragestellung CA 125 und histologische Ergebnisse bei der Second-look Operation (SLOP). Bei 70 Pat. mit initial erhöhtem CA 125 erfolgte nach weitgehender Tumorreduktion bzw. kompletter Primäroperation und 6 Zyklen Chemotherapie die SLOP in standardisierter Weise. 24 Pat. waren tumorfrei, CA 125 lag jeweils im Normbereich. Bei 46 Frauen ließ sich noch Resttumor nachweisen. Nur bei 19 dieser Frauen war CA 125 erhöht, so daß bei 27 Frauen mit Resttumor falsch neg. Werte vorlagen. Schlüsselt man diese Ergebnisse nach dem primären Tumorstadium auf, so findet man falsch neg. Werte hauptsächlich bei Pat. mit Tumorrest bei der Primäroperation. Durch die Zytostase wird initial eine Tumorreduktion erreicht, wobei der verbleibende Resttumor offensichtlich kein CA 125 mehr exprimiert.

Im Gegensatz zu diesen falsch neg. Werten fanden sich keine falsch pos. Befunde. Bei allen Pat. mit erhöhtem CA 125 zum Zeitpunkt der SLOP war histologisch bzw. spülzytologisch Tumor nachweisbar. 12 dieser 19 Pat. waren präoperativ klinisch und apparativ ohne Anhalt für ein Tumorgeschehen, insbesondere war auch die Computertomographie neg.

Zusammenfassung

CA 125 besitzt eine hohe Sensitivität für Ovarialkarzinome. Die präoperative Bestimmung von CA 125 ist vor allem zur Beurteilung des Tumormarkerverlaufs erforderlich, kann jedoch in der Diagnosestellung lediglich als zusätzlicher Parameter Hilfestellung leisten.

Zum Zeitpunkt der SLOP schließt ein negativer Tumormarker Resttumorgewebe nicht aus. Zum Nachweis der Komplettremission kann auf die SLOP nicht verzichtet werden.

Bei Pat. mit erhöhtem bzw. ansteigendem CA 125 zum Zeitpunkt der SLOP läßt sich immer histologisch bzw. spülzytologisch Tumor nachweisen. Auch bei neg. klinischer und apparativer Diagnostik ist zu diskutieren, ob in diesen Fällen die SLOP zum geplanten Zeitpunkt sinnvoll erscheint. Ggf. kann auf die nochmalige Operation verzichtet werden.

CA 125 Anstieg als Hinweis auf ein Rezidiv beim Ovarialkarzinom

C. Waldhör, W. Meier, P. Stieber, W. Eiermann

Universitäts-Frauenklinik, München-Großhadern

In mehreren Studien konnte die relativ hohe Sensitivität von CA 125 für epitheliale Ovarialmalignome nachgewiesen werden. Bei den Frauen mit erhöhten Werten korrelierte der CA 125 Verlauf gut mit dem Ansprechen auf die primäre Therapie. In der jetzigen Studie sollte die Frage beantwortet werden, ob ein positiver CA 125 Wert in der Nachsorge in jedem Fall ein Rezidiv anzeigt und inwieweit der kontinuierliche Tumormarkeranstieg auf die Tumorprogression hinweist.

Von 82 Frauen in Remission zeigte eine Pat. einen einmalig über 65 U/ml erhöhten Wert, ein kontinuierlicher Anstieg war dabei nicht gegeben. Bei dieser Pat. trat 18 Monate nach Primärtherapie ein mit 85 U/ml erhöhter Wert auf, die durchgeführte klinisch-apparative Diagnostik war unauffällig. Die im Anschluß daran durchgeführten Tumormarkerbestimmungen ergaben normale Werte, ein Rezidiv ließ sich bisher nicht nachweisen.

78 Frauen in der Nachsorge entwickelten ein Rezidiv bzw. es zeigte sich eine Tumorprogression. 67 Pat. wiesen erhöhte CA 125 Werte auf, bei insgesamt 71 Frauen waren die Serumwerte kontinuierlich ansteigend. Zum Teil ging die Tumormarkererhöhung der klinischen Diagnose mehrere Monate voraus. Die Abb. 1 zeigt 12 dieser Verläufe. Bei diesen Pat. ließ sich zum Zeitpunkt 0 ein Rezidiv nachweisen. Es kam z. T. bereits 7–8 Monate vor dem Rezidivnachweis zum Markeranstieg. Dabei lagen die Werte z. T. noch nicht im kritischen Bereich zwischen 35 U/ml und 65 U/ml bzw. im pathologischen Bereich über 65 U/ml. Die mittlere „lead-time", d. h. die Zeit von der erstmaligen Erhöhung des Tumormarkers bis zur Sicherung des Rezidivs lag in unserem Kollektiv bei 3,6 Monaten. Bei 4 Pat. lag der Tumormarkerwert zum Zeitpunkt des Rezidivs im kritischen Bereich, es waren jedoch kontinuierliche Anstiege gegeben. Auch bei 3 Frauen mit initial nicht erhöhtem CA 125 zeigten sich beim Rezidiv erhöhte Werte.

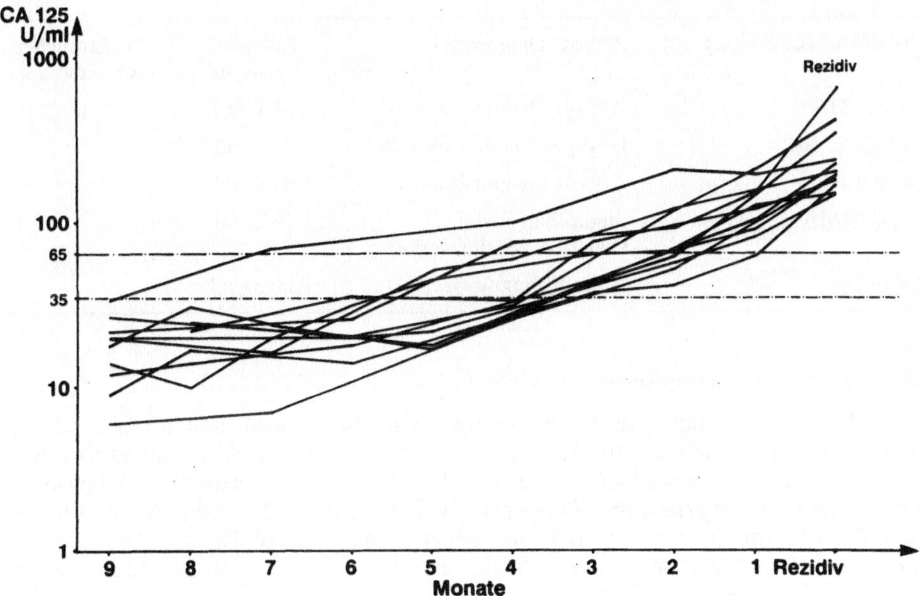

Abb. 1. CA 125 Verläufe von 12 Patientinnen mit Rezidiv eines Ovarialkarzinoms

Zusammenfassung

Annähernd 90% der Pat. mit einem Rezidiv bzw. einer Tumorprogression zeigten erhöhte Serumwerte. In mehr als 50% der Fälle fanden sich bereits 2–8 Monate vor der klinischen Diagnose kontinuierlich ansteigende Werte. Bei steigendem CA 125 in der Nachsorge sollte die klinisch-apparative Diagnostik intensiviert und die Pat. engmaschig kontrolliert werden.

Als Hinweis auf ein Rezidiv bzw. eine Tumorprogression ist nicht der einmalig erhöhte pathologische Wert maßgebend. Vielmehr deutet der kontinuierliche Tumormarkeranstieg auf das Rezidiv hin, selbst wenn die Werte noch nicht im pathologischen Bereich liegen. Auch bei initial nicht erhöhtem CA 125 kann sich zum Zeitpunkt des Rezidivs ein Markeranstieg zeigen, so daß bei allen epithelialen Ovarialmalignomen die regelmäßige CA 125 Bestimmung in der Nachsorge zu empfehlen ist.

Klinische Relevanz der Tumormarker für Verlaufskontrolle und Therapieplanung beim Ovarialkarzinom

W. Böhm, R. Lücke, B. Ertle, R. Benz, S. Deinert

Universitäts-Frauenklinik Ulm

An der Universitäts-Frauenklinik Ulm werden seit November 1985 bei Patientinnen mit gynäkologischen Tumoren, einschließlich Mammakarzinom, 5 Tumormarker (TM) aus dem Serum bestimmt: CEA, CA 125, CA 15-3, CA 50 und CA 19-9, seit Januar 1987 zusätzlich SCC. Wir verwendeten folgende Grenzwerte (Tabelle 1):

Vorliegende Arbeit korreliert TM-Werte bei 117 Patientinnen mit Ovarialkarzinom mit klinischen Befunden.

Tabelle 1.

CEA-RIA-Mono-1-step	Abbott Diagnostics	2,5 ng/ml 5,0 ng/ml	Nichtraucher Raucher
CA 125-RIA	Abbott Diagnostics	35 U/ml	
CA 15-3-ELSA	Isotopen Diagnostik CIS	17 U/ml*	
CA 19-9-RIA	Abbott Diagnostics	37 U/ml	
CA 50-IRMA	Stena Diagnostic (Vertrieb Behringwerke)	23 U/ml	
SCC-RIA	Abbott Diagnostics	2,0 ng/ml	

Perioperative Tumormarkerwerte (Tabelle 2)

Die Tabelle verdeutlicht, daß CEA beim Ovarialkarzinom eine recht niedrige Ansprechrate hat; mehr als die Hälfte der Fälle hatte zudem Werte unter 6 ng/ml. 33 der 34 Fälle zeigten erhöhte Werte beim CA 125; bei serösen Ovarialkarzinomen lagen alle Werte über 200 U/ml. Zu beachten ist die hohe Ansprechrate von CA 50 bei muzinösen (3 von 4) und bei endometrioiden (4 von 5) Ovarialkarzinomen. Selbst bei dem einzigen falsch-negativen CA 125-Wert – hier lag ein muzinöses Karzinom im Stadium I a vor – war CA 50 erhöht.

Tabelle 2. Ovarialkarzinom, Perioperative Tumormarkerwerte

Summe aller erhöhten Werte/gemessene:

CEA	125	15-3	50	19-9	SCC
11/34 (32%)	33/34 (97%)	15/23 (65%)	10/31 (32%)	6/27 (22%)	2/25 (8%)

Zum weiteren postoperativen Verlauf der Tumormarker

Hier ist auch im eigenen Material CA 125 der verläßlichste Marker. Bei den meisten der nicht progredienten Fälle nimmt der Marker nach der Primäroperation rapide ab und befindet sich oft im weiteren Verlauf im Normbereich. Ansteigendes CA 125 ohne klinischen Nachweis von Progression ist verdächtig auf Mikrometastasen. Bei 4 Patientinnen wurde die Progression erst Monate später

Archives of Gynecology and Obstetrics Vol. 245, No. 1-4, 1989
Verhandlungen der Deutschen Gesellschaft für Gynäkologie und Geburtshilfe,
47. Versammlung, München 6.-10. September 1988

klinisch manifest. In 4 unter 54 Fällen war CA 125 bei Progression *falsch negativ* (2 Granulosazellkarzinome; 2 Kystadenokarzinome).

Verläufe der Tumormarker unter der Chemotherapie, verdeutlicht an 2 Beispielen (Tabelle 3, Abb. 1 und Abb. 2):

Tabelle 3.

Die in den Abbildungen benutzten Zeichen haben folgende Bedeutung:

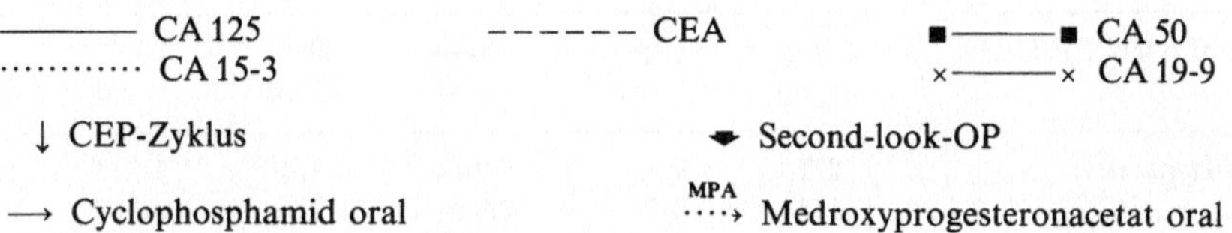

rf. = klinisch rezidivfrei ("no evidence of disease")
Prog. = klinisch Progression

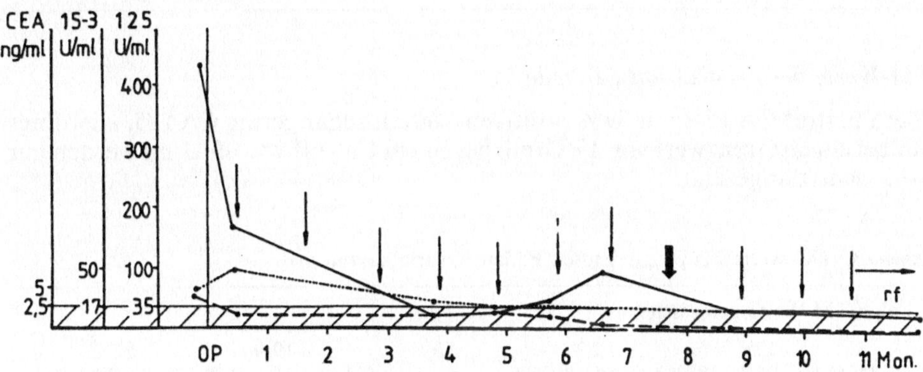

Abb. 1. Patientin A. B.: 42 Jahre, seröses Kystadenokarzinom T3NxM0, G2. Befund beim Second-look: Mikrometastasen in den Probeexzisionen CA 50, CA 19-9 und SCC waren immer im Normbereich

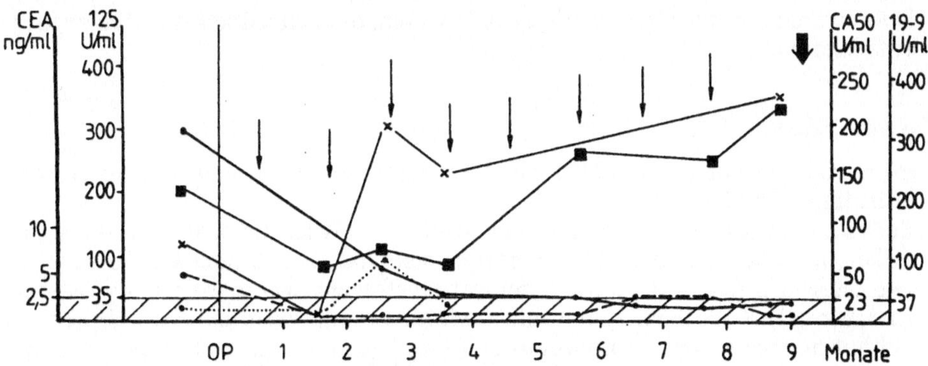

Abb. 2. Patientin K. E.: 51 Jahre, Rezidiv eines vor 3 Jahren und 7 Monaten operierten Ovarialkarzinoms T1cN0M0, jetzt T3NxM0, endometrioides Adenokarzinom G1. Befund beim Second-look: noch vitaler Tumor in allen Geweben. Das SCC bewegt sich immer im Normbereich

Vergleich der Tumormarkerwerte zum Second look-Befund (Tabelle 4)

In allen Fällen, in denen CA 125 vor dem Second-look erhöht ist, wird auch bei der Operation ein positiver Befund erhoben. Umgekehrt schließt aber ein normaler CA 125-Wert einen positiven Befund nicht aus. Gleiches gilt zwar auch für CA 19-9 und SCC, allerdings überwiegen bei diesen TM die Fehlaussagen. Die erhöhten CA 19-9-Werte sind jedesmal mit erhöhten CA 50-Werten verbunden.

Tabelle 4. Ovarialkarzinom – TM-Werte und Second-look-Befunde

Anzahl der CEP/CAP	CEA ng/ml	125 U/ml	15-3 U/ml	50 U/ml	19-9 U/ml	SCC ng/ml
Richtig-positiv:	2/3	7/7	9/11	3/4	3/3	1/1
Falsch-positiv:	1/3	0/7	2/11	1/4	0/3	0/1
Richtig-negativ:	2/14	3/11	0/5	2/13	2/11	1/8
Falsch-negativ:	12/14	8/11	5/5	11/13	9/11	7/8
Richtige gesamt:	4/17	10/18	9/16	5/17	5/14	2/9
Falsche gesamt:	13/17	8/18	7/16	12/17	9/14	7/9

TM-Werte bei Progression (Tabelle 5)

Hier übertraf CA 15-3 mit 89% positiven Werten sogar gering CA 125, allerdings nur bei einem Grenzwert von 17 U/ml; bei einem Cut-off von 40 U/ml werden nur 61% richtig angezeigt.

Tabelle 5. TM-Werte bei progredienten Fällen (Ovarialkarzinom)

Erhöhte TM-Werte/gemessene:

CEA	125	15-3	50	19-9	SCC
10/25 (40%)	22/26 (85%)	16/18 (89%)	6/21 (29%)	3/18 (17%)	5/12 (42%)

Rezidivfreie Patientinnen

Die CA 125-Werte waren bei 37 von 40 rezidivfreien Frauen gemessen worden, bei 7 davon waren erhöhte CA 125-Werte aufgetreten, die sich jedoch zum Teil wieder normalisierten.

Zusammenfassung

Für Ovarialkarzinome empfehlen wir die Bestimmung folgender Tumormarker:
- unbedingt CA 125
- Bei endometrioiden und muzinösen Tumoren sowie zur Kontrolle in allen Fällen, in denen sich das CA 125 normalisiert hat, CA 50 oder CA 19-9
- Die Messung der TM sollte serienweise erfolgen: während der Zytostase/Radiatio alle 4 Wochen, später alle 3 Monate, dann eventuell halbjährlich
- Bei hormonbildenden Stromatumoren (jeweilige Hormone), Dottersacktumoren (Alpha-Fetoprotein) und Chorionepitheliomen (β-HCC) zusätzlich diese tumorspezifischen Tumormarker

Klinische Bedeutung des relativen DNA-Gehaltes von Ovarialkarzinomen der Stadien III/IV in Abhängigkeit vom histologischen Typ

W. Kühn, M. Kaufmann, G. E. Feichter, H. H. Rummel, H. C. Kübler

Abteilung für Gynäkologische Morphologie und Allgemeine Gynäkologie und Geburtshilfe der Universitäts-Frauenklinik, Heidelbérg

Einleitung

Bei der prognostischen Beurteilung des Ovarialkarzinoms haben sich neuerdings objektivierbare Prognosefaktoren wie die DNA-Ploidie und der Anteil der S-Phasen-Fraktion im Tumor bewährt [1, 2, 5, 9]. Ziel der Untersuchung ist, diese Kriterien histomorphologischen Parametern und den Überlebenszeiten gegenüberzustellen.

Material und Methode

Von 130 Frauen mit einem fortgeschrittenen Ovarialtumor der Stadien III/IV standen 210 Tumorproben von Primärtumoren, Metastasen und Rezidiven zur Verfügung. Bestimmt wurden das histologische Grading, das Brodersgrading, der Mitoseindex und der relative DNA-Gehalt und der Anteil der jeweiligen S-Phasen-Fraktion durch Impulszytophotometrie [3]. Der Beobachtungszeitraum lag zwischen 12 und 90 Monaten. Die Überlebenszeiten wurden mittels Kaplan-Meier-Kurven aufgezeichnet; die statistische Signifikanzprüfung erfolgte mittels des logrank-Testes.

Ergebnisse

Patientinnen mit einem serösen Karzinom (n = 83) hatten eine günstigere Prognose als diejenigen mit einem endometrioiden (n = 21), einem nicht klassifizierbaren (n = 15) oder einem muzinösen (n = 9). Patientinnen mit einem serösen und DNA-diploiden Karzinom (n = 25) oder einem niedrigen S-Phasen-Anteil von 0–4% S-Phasen (n = 37) lebten länger als Frauen mit serösen aneuploiden Tumoren (n = 58) oder einem mittleren (4,1–10% S-Phasen) (n = 28) bzw. einem hohen S-Phasen-Anteil (10% S-Phasen) (n = 18) (p < 0,05 bzw. < 0,004). Das histologische Grading war ebenfalls von prognostischem Wert (p < 0,004). Die Psammomkarzinome (n = 33) zeigten eine unterschiedlich ausgeprägte Psammomkörperbildung. Je höher der Anteil der Psammomkörper im Tumor, desto flacher verlaufen die Überlebenskurven (p < 0,001). 10 der 11 Psammomkarzinome mit hohem Psammomkörpergehalt waren DNA-diploid und hatten einen S-Phasen-Anteil unter 4,1%. Damit unterschieden sie sich signifikant von den übrigen Karzinomtypen. Ploidiegrad und Anteil der S-Phasen-Fraktion waren in endometrioiden Karzinomen von prognostischem Aussagewert, nicht jedoch das histologische Grading. Bei den muzinösen Karzinomen war mit keiner der eingesetzten Methoden eine prognostische Aussage möglich. Die Übereinstimmungsraten von histologischem Grading, Brodersgrading und Mitoseindex zwischen Primärtumoren, Metastasen und Rezidiven waren mit 46–75% gering. Der Ploidiegrad blieb in 85% stabil, wenn man Primärtumoren mit Metastasen bzw. Rezidiven verglich, der S-Phasen-Anteil nur in 55%. Vergleichsmessungen innerhalb der Primärtumoren, der Metastasen oder der Rezidive ergaben bezüglich des Ploidiegrades eine Übereinstimmungsrate von 96%, beim S-Phasen-Anteil von 66%.

Archives of Gynecology and Obstetrics Vol. 245, No. 1-4, 1989
Verhandlungen der Deutschen Gesellschaft für Gynäkologie und Geburtshilfe,
47. Versammlung, München 6.-10. September 1988
© Springer-Verlag Berlin Heidelberg

Diskussion

Die Bestimmung des Ploidiegrades und des S-Phasen-Anteils in malignen Ovarialtumoren stellt gegenüber dem problematischen histologischen Grading [4, 7, 8] eine erhebliche Verbesserung dar, da sie besser objektivierbar und reproduzierbar sind. Die Heterogenität der Tumoren im Ploidiegehalt ist gering. Unter allen Prognosefaktoren erweist sich der Ploidiegrad als der stabilste. Die Methode eignet sich hiermit, bei nicht vorhandenem Primärtumor aber Verfügbarkeit von Metastasen oder Rezidiven, auf die Prognose Rückschlüsse zu ziehen. Die Überlebenszeiten zeigten, daß unter den serösen und endometrioiden Typen DNA-diploide Tumoren oder Tumoren mit niedrigem S-Phasen-Anteil längere Überlebenszeiten aufweisen als Frauen mit aneuploiden Tumoren oder Tumoren mit höherem S-Phasen-Anteil. Psammomkarzinome haben überwiegend niedrige S-Phasen und sind DNA diploid.

Zusammenfassung

DNA-Ploide und S-Phasen-Anteil in Ovarialkarzinomen haben sich als Prognosefaktoren bewährt. Unter den serösen und endometrioiden Karzinomen sind diploide Tumoren und Tumoren mit niedrigem S-Phasen-Anteil prognostisch günstiger einzuschätzen als DNA-aneuploide Tumoren oder Tumoren mit höherem S-Phasen-Anteil. Insbesondere der Ploidiegrad erweist sich als ein stabiler Parameter, der auch in einem histologisch heterologen Tumor sich nur selten ändert.

Literatur

1. Feichter GE, Kühn W, Czernobilsky B, Müller A, Heep J, Abel U, Haag D, Kaufmann M, Rummel HH, Kubli F, Goertler K (1985) DNA flow cytometry of ovarian tumors with correlation to histopathology. Int J Gynecol Pathol 4:336–345
2. Friedlander ML, Taylor IW, Russell P, Musgrave EA, Hedley DH, Tattersall MHN (1983) Ploidy as a prognostic factor in ovarian cancer. Int J Gynecol Pathol 1:55–62
3. Haag D (1980) Flow microfluorometric deoxyribonucleic acid (DNA) analysis supplementing routine histopathologic diagnosis of biopsy specimens. Lab Invest 42:85–90
4. Hernandez E, Bhagavan BS, Parmley Th, Rosenshein NB (1984) Interobserver variability in the interpretation of epithelial ovarian cancer. Gynecol Oncol 17:117–123
5. Kühn W, Feichter GE, Hanke J, Rummel HH, Kaufmann M, Schmid H (1987) Klinischer Verlauf des Ovarialkarzinoms in Abhängigkeit von morphologischen Prognosefaktoren und zellkinetischen Parametern. Geburtsh Frauenheilk 47:446–451
6. Kühn W, Kaufmann M, Feichter GE, Schmid H, Hanke J, Rummel HH (1988) Psammomabody content and DNA-flow cytometric results as prognostic factors in advanced ovarian carcinoma. Europ J Gynaec Oncol 3:234–241
7. Pfleiderer A (1984) Zur Biologie des Ovarialkarzinoms und den Hoffnungen auf eine individuelle Therapie. Onkol 7, Suppl 2:82–88
8. Stegner HE (1985) Morphologische Prognosefaktoren beim Ovarialkarzinom. Geburtsh Frauenheilk 45:425–430
9. Volm M, Brüggemann A, Günther M, Kleine W, Pfleiderer A, Vogt-Schaden M (1985) Prognostic relevance of ploidy, proliferation and resistance – predictive tests in ovarian carcinoma. Cancer Research 45:5180–5185

Zelluläre Immunität gegen Cytosol- und Sediment-assoziierte Antigene als prognostischer Parameter beim Ovarialcarcinom

S. Janke, P. Mallmann, G. Spiegel, S. Bartos, D. Krebs

Universitäts-Frauenklinik Bonn

Cellular Immunity against Cytosol- and Sediment-Associated Antigens as Prognostic Value in Ovarian Cancer

Summary. We investigated 71 Patients with ovarian cancer (FIGO III/IV) post-operativly the reaction in the leucocyte-migration-inhibition-test (LMI-Test) against preperations of autologoues tumor-cytosol and -sediment. In the group with progression (12 month after primary therapy) the percentage of an inhibition in the LMI-Test against cytosol- and sediment-associated antigens was significantly deminished in contest to the group with remission (11%/13% to 38%/50%), the percentage with an enhancement significantly increased (33%/35% to 6%/12%).

Zusammenfassung. Wir untersuchten bei 71 Patientinnen mit Ovarialcarcinomen (FIGO III/IV) postoperativ die Reaktion im Leukocyten-Migrations-Inhibitions-Test (LMI-Test) gegen Präperationen des autologen Tumor-Cytosols und -Sediments. In der Gruppe mit Progression (12 Monate nach Primärtherapie) war der Anteil einer Hemmung im LMI-Test sowohl gegen Cytosol-, als auch Sediment-assoziierte Antigene gegenüber der Gruppe mit Remission signifikant vermindert (11% bzw. 13% gegen 38% bzw. 50%), der Anteil mit einem Enhancement signifikant erhöht (33% bzw. 35% gegen 6% bzw. 12%).

Die biologische Interaktion zwischen Tumor und Tumorträger ist Gegenstand zahlreicher Untersuchungen, deren Ziel die in vitro Erfassung einer zellvermittelten immunologischen Reaktion gegen tumorassoziierte Transplantationsantigene ist. Es war das Ziel unserer Untersuchung, die klinische Wertigkeit solcher Untersuchungen, auch im Sinne eines prognostischen Parameters beim Ovarialcarcinom zu überprüfen.

Wir untersuchten bei 71 Patientinnen mit Ovarialcarcinomen der Stadien FIGO III und IV, deren klinischer Verlauf über einen Zeitraum von durchschnittlich 12 Monaten beobachtet wurde, nach der Primärtherapie die Reaktion im Leukozyten-Migrations-Inhibitions-Test (LMI-Test) gegen Präparationen des autologen Tumorcytotosols und -sediments, die in Bezug auf ihr Antigenspektrum und die in Lösung gegangenen Proteinkonzentration standardisiert wurden. Das Cytosol enthält dabei die löslichen Antigene der Tumorzelle, während das Tumorsediment das durch Gradientenzentrifugation angereicherte Zellmembrankompartiment enthält.

Insgesamt konnte bei 33% aller untersuchten Ovarialcarcinompatientinnen eine Hemmung als Reaktion gegen die eingesetzten Tumorpräparationen nachgewiesen werden, während 17% mit einer Beschleunigung der Makrophagenmigration reagierten. Die weitere Differenzierung zeigt, daß eine Reaktion gegen Cytosol-assoziierte Transplantationsantigene bei 28% und gegen Sediment-assoziierte Antigene bei 37% aller Patienten zu finden ist. Eine beschleunigte Makrophagenmigration gegen Cytosol- und Sediment-assoziierte Antigene fand sich bei 16% bzw. 18% aller untersuchten Patienten. Bemerkenswert weiterhin, daß im homologen System nur 10% einer Kontrollgruppe von gesunden weiblichen Probanden gegen Cytosol- oder Sediment-assoziierte Antigene reagierten.

Verhandlungen der Deutschen Gesellschaft für Gynäkologie und Geburtshilfe,
47. Versammlung, München 6.-10. September 1988

Wir versuchten weiterhin, dem Nachweis einer zellvermittelten immunologischen Reaktion gegen die jeweiligen Antigenpräparationen eine prognostische Bedeutung zuzuordnen. 12 Monate nach Primärtherapie wurden die in die Studie aufgenommenen Patienten klinisch anhand von second-Look-Op oder radiologischer Ausbreitungsdiagnostik in zwei Gruppen differenziert, einmal mit progredienter Erkrankung und zum anderen die Patienten mit Remission bzw. nicht mehr nachweisbarem Tumor. In der Gruppe der Patienten mit progredienter Erkrankung war mit 11 bzw. 13% der Anteil der Patienten mit Migrationshemmung im LMI-Test sowohl gegen Cytosol- als auch Sediment-assoziierte Antigene im Vergleich zu den Patienten in Remission mit 38% bzw. 50% signifikant vermindert. Hingegen war in der Gruppe der Patientinnen mit Tumorprogression der Anteil derjenigen, die im LMI-Test mit einer beschleunigten Makrophagenmigration reagierten mit 33% bzw. 35% gegenüber 6% bzw. 12% reagierte, signifikant erhöht.

Nach den vorliegenden Daten kann somit dem Nachweis einer zellvermittelten immunologischen Reaktion im LMI-Test gegen entsprechende Cytosol- und Sediment-assoziierte Antigene beim Ovarialcarcinom möglicherweise eine prognostische Bedeutung zugemessen werden. Die klinische Wertigkeit dieser Befunde liegt wahrscheinlich weniger in der prognostischen Bedeutung, als in der Definition von immunologischen Subgruppen, die dann gezielt einer immunmodulativen Therapie zugeführt werden. Entsprechende Studien werden derzeit durchgeführt.

Verändertes RNase-Isoenzymmuster bei Ovarialkarzinomen

H. Schleich, H. Ebert, W. Wiest, I. Hofmann, J. Inthraphuvasak, F. Melchert

Universitäts-Frauenklinik Mannheim

Wir haben schon früher berichtet, daß das Ansteigen der Gesamt-Serum-Ribonukleaseaktivität (SRA) bei Ovarialkarzinompatientinnen als Begleiterscheinung des Malignoms anzusehen ist [1]. Die auch unter zytostatischer Therapie nicht in den Normbereich zurückkehrende SRA bedeutet eine schlechte Prognose [2]. Der Mechanismus des malignombedingten SRA-Anstiegs ist bisher nicht aufgeklärt. Ausgehend von der Arbeitshypothese, daß wengistens eine der verschiedenen Serumribonukleasen durch den Tumor produziert wird, haben wir als Erste eine chromatographische Methodik zur Erstellung von individuellen SRA-Profilen entwickelt.

Methodik

1–2 ml Serum wurden zur Vorreinigung über Sulfopropyl-Sephadex chromatographiert (Säule 1 × 8 cm, 30 mM Ammoniumbicarbonat (ABC), pH 8,2, Elution mit 0,5 M ABC). Die Ribonukleasen wurden anschließend über Heparin-Sepharose (Säule 1 × 10 cm, 30–500 mM ABC, 60 ml) voneinander getrennt. Die Aktivitätsbestimmung wurde wie schon beschrieben durchgeführt [3].

Ergebnisse

Die Ribonukleaseaktivität eluierte stets im gleichen Grundmuster. Der prozentuale Beitrag der einzelnen Peaks zur Gesamtaktivität kann jedoch stark variieren.

Archives of Gynecology and Obstetrics Vol. 245, No. 1-4, 1989
Verhandlungen der Deutschen Gesellschaft für Gynäkologie und Geburtshilfe,
47. Versammlung, München 6.-10. September 1988

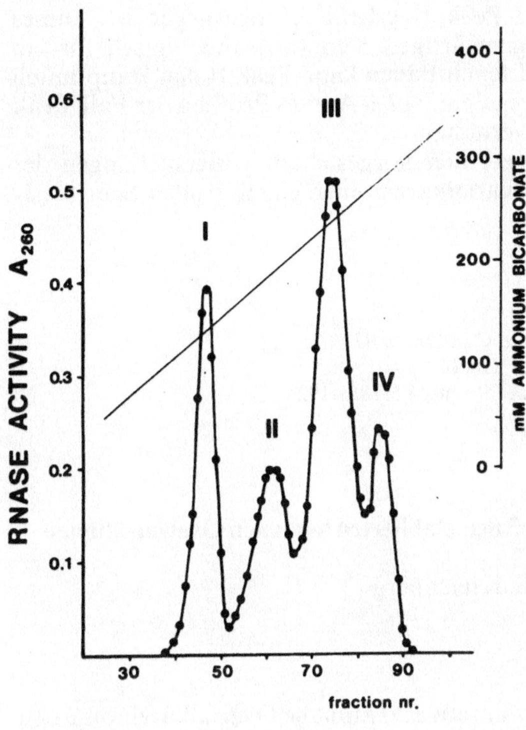

Abb. 1. SRA-Profil einer 32jährigen gesunden Probandin

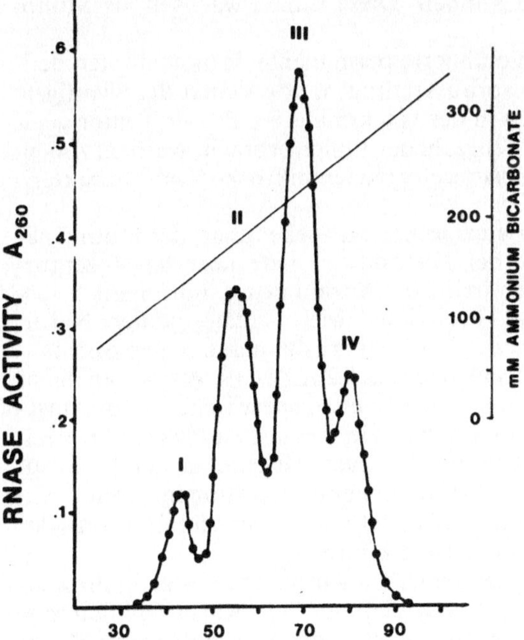

Abb. 2. SRA-Profil einer 51jährigen Ovarialkarzinompatientin tubulo-papilläres Adenokarzinom, FIGO III

Abb. 1 zeigt das typische SRA-Profil einer gesunden, 32jährigen Frau. Die SRA-Profile von Patientinnen mit benignen Ovarialtumoren oder mit entzündlichen gynäkologischen Erkrankungen unterscheiden sich nicht von denen gesunder Frauen. Abb. 2 zeigt das typische SRA-Profil einer Ovarialkarzinompatientin.

Peak I ist stark reduziert, während Peak II erheblich angestiegen ist. Dieses Enzymmuster ist nach unserem gegenwärtigen Kenntnisstand typisch für ein Ovarialkarzinom. In weit fortgeschrittenen Fällen kann Peak II den Hauptanteil der Gesamtaktivität stellen. Dies ist regelmäßig bei Aszites Profilen der Fall. Peak III und IV zeigen kein verändertes Verhalten.

Wir glauben, daß wir durch unsere hier vorgestellten Untersuchungen der Aufklärung des SRA-Anstiegs bei Ovarialkarzinomen einen großen Schritt nähergekommen sind.

Literatur

1. Schleich H, Wiest W (1980) J Cancer Res Clin Oncol 97:307–314
2. Schleich H, Wiest W, Pohl R (1984) Dev Oncol 15:401–403
3. Schleich H, Wiest W (1984) Eur J Gynaecol Oncol 5:186–192

Screening auf Aromataseaktivität in 15 neu etablierten humanen Ovarialzellinien

V. Möbus, H.-J. Grill, K. Pollow, R. Kreienberg

Universitäts-Frauenklinik Mainz

Wir haben in den letzten Jahren in Mainz etwa 20 humane Ovarialkarzinome neu in permanenter Zellkultur etablieren können. Diese Linien wachsen als Monolayer.

Um diese Linien definitiv als neu etablierte permanente Tumorzellinien definieren zu können, bedarf es einiger Voraussetzungen, von denen die wichtigste sicherlich der Tumorigenitätsnachweis in der Nacktmaus ist. Dieser Tumorigenitätsnachweis konnte bis jetzt für die Mehrzahl der Linien erbracht werden, zudem wurden die Linien raster- und transmissionselektronenmikroskopisch charakterisiert.

Bis jetzt ist Aminogluthetimid der einzige Aromatasehemmer, der routinemäßig klinische Anwendung vor allem in der Therapie des metastasierten Rezeptorpositiven Mammakarzinoms gefunden hat. Eine Anzahl neuer, mutmaßlich spezifischer Aromatasehemmer, sowohl steroidaler wie nichtsteroidaler Natur, stehen in klinischer Phase-I-Prüfung oder kurz davor. Zu diesen neuen Substanzen gehören u. a. CGS 16 949, CGP 32 349, oder auch ZK 85 639. Wir waren daher an einem In-vitro-System zur Austestung dieser neuen spezifischen Aromatasehemmer interessiert, was uns dazu bewogen hat, die von uns etablierten Ovarialzellinien auf ihre Aromataseaktivität zu untersuchen. Gegenüber der Untersuchung von Aromatasehemmern an Mikrosomenpräparationen bietet ein Zellkultursystem den Vorteil, daß Fragen zur Kinetik und zum Metabolismus der Aromatasehemmer genauer untersucht werden können.

Als Methode für unsere Untersuchungen haben wir die Dünnschichtchromatographie gewählt, da wir auch die 17β-HSD-Aktivität der Ovarialzellinien mitbestimmen wollten. Dies war für uns von Interesse, da der Metabolismus z. B. des Aromatasehemmers ZK 85 639 zu einem großen Teil über die 17β-HSD-Aktivität läuft. Die Zellen wurden für 2 bzw. 4 Tage mit C-14-markiertem Androstendion in einer Konzentration von 1×10^{-7} molar inkubiert. Nach dieser Inkubationsdauer haben wir 2 ml des Nährmediums mit 60 µl 1 N HCL angesäuert und mit Ethylacetat extrahiert. Die organische Phase wurde sodann abgetrennt und unter Stickstoff eingedampft. Nach Zugabe von 25 µl einer Lösung mit je 1 mg/ml

Archives of Gynecology and Obstetrics Vol. 245, No. 1-4, 1989
Verhandlungen der Deutschen Gesellschaft für Gynäkologie und Geburtshilfe,
47. Versammlung, München 6.-10. September 1988
© Springer-Verlag Berlin Heidelberg

Androstendion, Testosteron, Estradiol, Estron wurden 20 µl der Fraktion auf die Dünnschichtplatte aufgebracht und mit Cyclohexan-Ethylacetat entwickelt. Die Dünnschichtplatten wurden hinterher in 5 mm breiten Streifen abgekratzt und die Radioaktivität der einzelnen Fraktionen gemessen.

Die Aromataseaktivität der einzelnen Linien wurde anhand der prozentualen Bildung an Östrogenen aus C-14-markiertem Androstendion definiert. Wir hatten 2 Linien mit einer sehr hohen Aromataseaktivität und einer Umwandlungsrate von 35 über 40% sowie 4 Linien mit einer hohen Umwandlungsrate zwischen 20–27%. In allen Zellinien ließ sich auch eine mehr oder minderstarke 17β-HSD-Aktivität nachweisen, wie sie durch die Anteiligkeit an E_2 repräsentiert wird.

Insgesamt haben unsere Ergebnisse gezeigt, daß auch Ovarialkarzinome – ähnlich wie das Mammakarzinom – über eine beträchtliche Menge an Tumoraromatase verfügen und sich demnach auch selbst mit Östrogenen versorgen können. Gleichzeitig liegt eine hohe 17β-HSD-Aktivität vor. Diese Zellinien erscheinen uns geeignete In-vitro-Systeme zu sein, um die Effektivität neuer spezifischer Aromatasehemmer auszutesten und dem Aminogluthetimid gegenüber zu stellen.

Solubilisierung der GnRH-Bindungsstellen in menschlichen epithelialen Ovarialkarzinomen

G. S. Pahwa, R. Knuppen, G. Emons

Klinik für Frauenheilkunde und Geburtshilfe, Institut für Biochemische Endokrinologie der Medizinischen Universität Lübeck

Gonadotropin Releasing Hormon (GnRH) wird in der Hypophyse von spezifischen Rezeptoren mit hoher Affinität und niedriger Kapazität gebunden. In den letzten Jahren wurden beim Menschen spezifische GnRH-Bindungsstellen auch in anderen Geweben beschrieben: in der Plazenta, im Ovar (Granulosazellen, Corpus luteum) und in Mammakarzinomen. Diese GnRH-Bindungsstellen haben im Gegensatz zu den hypophysären Rezeptoren eine niedrige Affinität und eine hohe Kapazität. Uns gelang der Nachweis solcher spezifischer GnRH-Bindungsstellen in den Zellmembranen von menschlichen epithelialen Ovarialkarzinomen [1]. Diese GnRH-Bindungsstellen sind möglicherweise Teil eines autokrinen Regulationssystems der Tumorzellen. Zu ihrer weiteren Charakterisierung sollte versucht werden, die GnRH-Bindungsstellen in aktiver Form aus der Zellmembran zu solubilisieren.

Methoden

Zellmembranen aus menschlichen epithelialen Ovarialkarzinomen [1] wurden in CHAPS-Puffer (3-[(3-Cholamidopropyl)dimethylammonio]-1-Propansulfonsäure) (5 mM in 10 mM Tris-Glycin-Puffer) bei 0 °C für 1,5 bis 2 h vorsichtig gerührt und anschließend für 60 min bei 100 000 × g zentrifugiert. Der Überstand wurde dann mit dem 2fachen Volumen einer Polyethylenglycollösung (250 g/l PBS) gemischt, 15 min bei 0 °C inkubiert und bei 8000 × g zentrifugiert. Der Niederschlag wurde in Tris-HCL-Puffer resuspendiert, der 0,1 mM Dithiothreitol und 1 g/l Rinderserumalbumin enthielt. Zellmembranen (bis zu 1 mg Protein/Ansatz) oder solubilisierte Bindungsstellen (500 µg Protein/Ansatz) wurden mit einer konstanten Menge ($96 \pm 11 \times 10^{-15}$ M von ^{125}I-[D-Ala^6 des Gly^{10}] GnRH-Ethylamid

Verhandlungen der Deutschen Gesellschaft für Gynäkologie und Geburtshilfe,
47. Versammlung, München 6.-10. September 1988

(GnRH-Agonist; spez. Radioaktivität 1−2 mCi/µg) und steigenden Konzentrationen von nicht radioaktiv markiertem GnRH-Analog ($10^{-9} - 10^{-4}$ M) in einem Volumen von 300 µl inkubiert (0 °C, Membranen: 6 h; solubilisierte Bindungsstellen: 4,5 h). Die Bindungsstellen wurden mit Hilfe des „Ligand-Programms" analysiert (weitere Details s. bei 1).

Ergebnisse

Die spezifische Bindung des ^{125}I GnRH-Analogs war maximal, wenn die Tumorzellmembranen mit 5 mM CHAPS solubilisiert wurden. Das beste Detergenz/Proteinverhältnis war 1,75. Die größte Ausbeute wurde bei einer Solubilisierungsdauer von 2 h bei 0 °C erzielt. Die optimalen Bedingungen für den anschließenden Bindungsassay waren: Inkubation bei 0 °C für 4,5 h. CHAPS inhibierte dosisabhängig die Bindung von ^{125}I-GnRH-Analog und wurde deshalb, wie beschrieben, aus den Präparationen herausgewaschen. Unter den optimalen Bedingungen führte die Solubilisierung im Vergleich zu den Membranpräparationen zu einer 5- bis 10fach höheren Bindungsaffinität und zu einer Abnahme der Bindungsstellendichte um den Faktor 10.

Diskussion

Mit der beschriebenen Methode gelingt die Solubilisierung von GnRH-Bindungsstellen aus den Membranen von menschlichen epithelialen Ovarialkarzinomen unter Erhaltung ihrer Bindungsaffinität. Die Zunahme der Bindungsaffinität durch die Solubilisierung deutet darauf hin, daß entweder Bindungsstellen mit höherer Affinität dem ^{125}I-GnRH-Analog zugänglich gemacht werden, oder daß sich die physiko-chemischen Eigenschaften der Bindungsstelle durch die Herauslösung aus der Zellmembran ändern. Mit der vorgestellten Methode sind die Voraussetzungen für die weitere Charakterisierung der GnRH-Bindungsstelle in Ovarialkarzinomen (Molekulargewichtsbestimmung nach Photo-affinity labelling bzw. Immunoblotting) und für ihre weitere Aufreinigung geschaffen worden.

Literatur

1. Emons G, Sturm R, Brack C, Knuppen R, Oberheuser F (1987) GnRH-binding sites in human epithelial ovarian carcinoma. J steroid Biochem 22 (Suppl):62

Mammakarzinom: Proliferationskinetik

Zu diesem Thema wurde ein Seminar unter der Leitung von *J. Schneider,* Hannover und *G. Feichter,* Basel, abgehalten, das sich den Beziehungen von Wachstum und prognoserelevanten Faktoren am Beispiel des Mammakarzinoms widmeten. Im Rahmen der freien Vorträge wurden Mitteilungen vorgetragen, die in denselben Themenbereich gehören, deshalb wurden sie hier aufgenommen: Onkogenexpression und -organisation (Hamburg, Homburg), Aromataseaktivität (Hamburg), DNA-Analyse (Hamburg) und Zytokeratine (Heidelberg). Die assoziierte Sitzung vom 7. 9. 1988 stand unter der Leitung von *W. Jonat,* Hamburg.   H. L.

Zellzyklus und Katamnese beim Mammakarzinom. Zytophotometrische Untersuchungen

H. Krug

Abteilung Quantitative Morphologie Institut für Pathologische Anatomie
Karl-Marx-Universität, Leipzig/DDR

Cell Kinetic and Catamnesis in Breast Cancer - Cytophotometric Investigations

Summary. Based on flow cytometry (120 cases) and scanning cytophotometry (56 cases) prognosis turns to the worst in the sequence diploid – polyploid – aneuploid tumors and with increasing S- and G_2M-compartments. Principally the same correlation exists to other prognostic signs as lymphatic metastases, tumor size and histological grading.

Einleitung und Fragestellung

Mit Hilfe zytophotometrischer DNS-Messungen lassen sich wichtige biologische Eigenschaften, wie Proliferationsverhalten und Ploidie, erfassen. Für die prognostische Wertung sind Vergleiche der zytophotometrischen Befunde mit dem Zustand zum Zeitpunkt der Materialentnahme und der Zusammenhang mit der Katamnese wichtige Kriterien.

Material und Methode

Den Untersuchungen liegt eine Kooperation mit der Klinik für Chirurgie der Karl-Marx-Universität Leipzig zugrunde. Alle Fälle wurden nach Rotter-Halstedt operiert, in der Regel mit Nachbestrahlung. Zusammen mit Schönfelder [8] erfolgte die flowzytometrische Untersuchung an 120 Präparaten, nach Fluorochromierung mit Pepsin-Ethidiumbromid im Impulszytophotometer ICP 11 (Phywe-Göttingen). An Tupfpräparaten untersuchten wir den DNS-Gehalt nach Einzelzytophotometrie im Scanningsverfahren an jeweils 200 Zellkernen bei 15 benignen Veränderungen und 41 Karzinomen [9], davon 26 mit Metastasen [10]. Die Nachbeobachtungszeit für die Katamnese betrug bei den flowzytometrisch bearbeiteten Fällen wenigstens 5 Jahre, ferner wurden Langzeituntersuchungen unter Verwendung weiterer Parameter (TNM-Klassifikation, Histologie, Grading, Überlebenskurven) an 136 Frauen mit Mastopathie und 363 Karzinomen herangezogen [9].

Ergebnisse und Diskussion

Aus den DNS-Histogrammen kann man die Lage der Gipfel gegenüber normalem, diploidem Vergleichsmaterial relativ gut erfassen. Bei 48% der flowcytometrisch gemessenen Fälle liegt die Stammlinie im diploiden (bzw. peridiploiden) Bereich mir nur einem weiteren, der G_2M-Phase entsprechenden Gipfel. Etwa 40% der Mammakarzinome sind polyploid mit mehreren Häufigkeitsgipfeln im Verdopplungsrhythmus (2c-4c-8c) des DNS-Gehaltes (2c=diploid). Tumoren mit Stammlinien zwischen diesen fanden sich in 11%, wir werten sie alle aneuploide Tumoren. Ähnliche Häufigkeiten konnten wir auch bei Zervix- [6] und Ovarialkarzinomen [5] nachweisen. Unsere einzelzytophotometrischen Messungen beim Mammakarzinom ergaben einen höheren Anteil von nicht diploiden (heteroploiden) Tumoren, weil mit der Einzelzytophotometrie die in der Regel diploiden Nicht-Tumorzellen leichter auszuschließen sind, als bei der „blinden" Flowcytometrie. Benigne Veränderungen haben in der Regel, aber nicht immer ihren DNS-Gipfel im diploiden und peridiploiden Bereich [9].

Aus der Abb. 1 geht hervor, daß die Prognose der aneuploiden Tumoren statistisch signifikant schlechter ist, als die der übrigen Mammakarzinome. Eine schlechtere Prognose der polyploiden Tumoren ist zu vermuten, läßt sich aber hier nicht statistisch sichern. Es besteht auch ein Zusammenhang zwischen Ploidie und anderen Befunden anläßlich der Operation, deren prognostischer Wert [9] gesichert ist: Der Anteil heteroploider Tumoren nimmt mit Tumorgröße und Ausmaß der Lymphknotenmetastasierung (s. Abb. 2) signifikant zu. Das gleiche gilt sinngemäß für differenziert-undifferenziert und statistisch gesichert auch durch Einzelzytophotometrie für das Grading nach Bloom-Richardson [1]; bei G 3 war hier der Anteil heteroploider Tumoren signifikant höher [10].

Bei mehrgipfligen DNS-Histogrammen sind Aussagen über die Proliferationskinetik erschwert. Zwischen den Gipfeln liegen zwar die Zellen, die sich in der DNS-Synthesephase befinden, sie gehören aber Zellzyklen auf verschiedenen

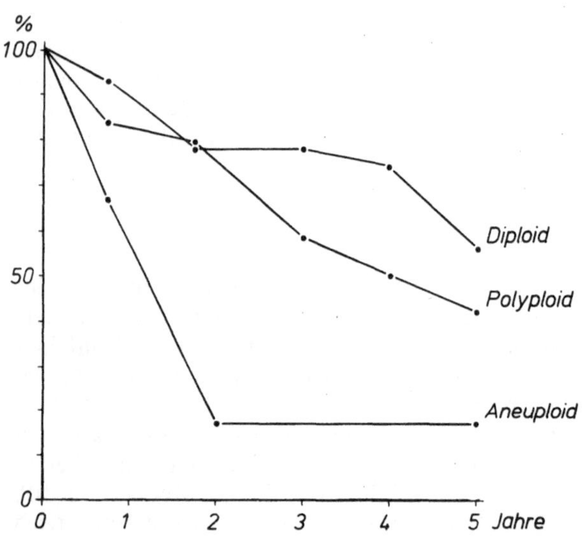

Abb. 1. Rezidivfreie Zeit nach der Operation (Heilungszeit) bei Mammakarzinomen verschiedener Ploidiegruppen

652

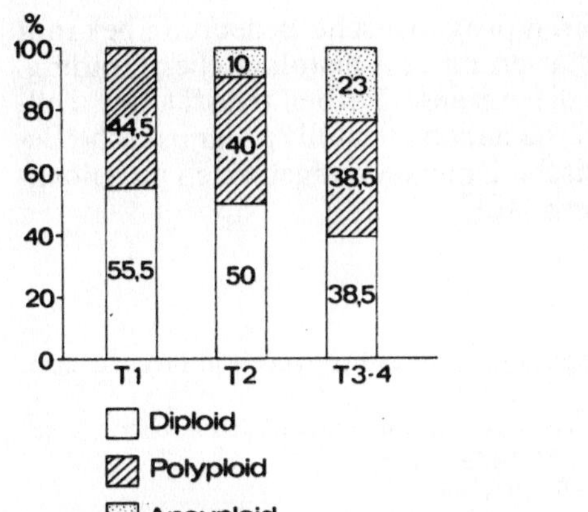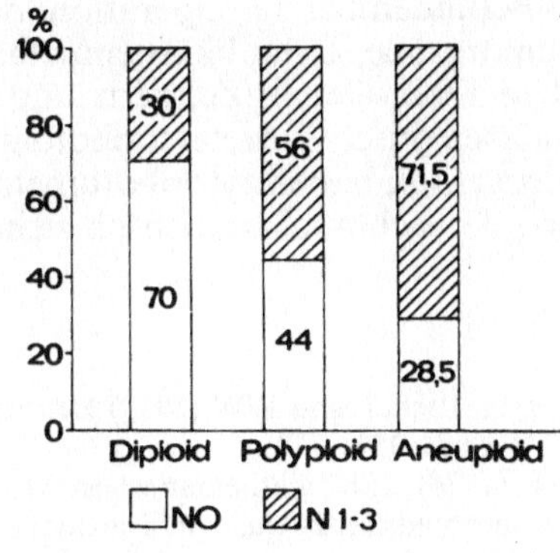

Abb. 2. Ploidiemuster von Mammakarzinomen in Abhängigkeit vom Ausbreitungsgrad der Primärtumoren (links) und der Lymphknotenmetastasierung (rechts)

Ploidiestufen an, die sich auch in den Gipfeln überlagern [3, 7]. Einfacher liegen die Verhältnisse bei zweigipfligen Kurven, zwischen den Gipfeln befinden sich die Zellen, die in der DNS-Synthese (S-)Phase sind, im 2. Gipfel liegen Zellen der prämitotischen Pause (G_2M-Phase). Aus der Lage der Gipfel lassen sich so Rückschlüsse auf die Proliferationsintensität ziehen [3], die Auswertung kann man auch mit mathematisch anspruchsvolleren Methoden vornehmen [2, 4, 11]. In unseren Untersuchungen war der Anteil der Zellkerne (bei diploiden und peridiploiden Tumoren) in der Synthesephase signifikant höher bei den in der 5-Jahresgrenze Verstorbenen, auch der 2. (G_2M-)Gipfel war höher, wenn auch nicht signifikant. Diploide Tumoren zeigten demnach schon zum Operationszeitpunkt eine geringere Proliferation, wenn die Patientinnen 5 Jahre überlebten. Ähnlich wie bei der Ploidie gab es auch Beziehungen zu anderen Prognosefaktoren. Der S- und G_2M-Anteil nimmt mit der Tumorgröße zu, diese ist als prognostisch schlechter Befund bekannt [9]. Analoges gilt auch für die histologische Struktur von differenziert nach undifferenziert. Auch zum histologischen Grading nach Bloom-Richardson [1] finden sich entsprechende Beziehungen. Aus den Histogrammen läßt sich auch ein mittlerer DNS-Gehalt berechnen der mit dem Grading, ebenso wie mit der Tumorgröße signifikant zunimmt. Hat man Informationen über die Kernfläche, wie wir sie durch Scanningzytophotometrie an der Einzelzelle gewonnen haben, dann kann man auch eine mittlere Färbeintensität (mittlerer Extinktion) quantitativ erfassen, sie nimmt mit dem Grading signifikant zu.

Einzelzytophotometrischer Vergleich zwischen Primärtumor und Metastase ergab in ⅔ der Fälle gleiches Verhalten, beim Rest sind in der Metastase bestimmte Gipfel deutlicher ausgeprägt. Vermutlich werden hier aus der Primärpopulation bestimmte Klone bevorzugt metastasieren, aus unserem Material ließ sich aber nicht erfassen ob hier auch Beziehungen zur Prognose bestehen.

Zusammenfassung

Die katamnestische Auswertung von 120 flowcytometrisch untersuchten Mammakarzinomen mit 5 Jahren Nachbeobachtungszeit ergab eine Verschlechterung der Prognose in der Reihenfolge: diploide – polyploide – aneuploide Tumoren. Prognostisch schlecht ist auch ein hoher Anteil von S- und G_2M-Phasenanteilen bei diploiden Tumoren. Sinngemäß gleiche Zusammenhänge ergaben sich zu folgenden Befunden bei der Operation, deren prognostische Bedeutung bekannt ist wie: Tumorgröße, Lymphknotenmetastasierung und histologisches Grading. Der mittlere DNS-Gehalt/Zellkern und die mittlere Färbeintensität der Zellkerne, gemessen durch Einzelzytophotometrie haben ebenfalls prognostische Bedeutung. Insgesamt haben zytophotometrische Untersuchungen einen prognostischen Wert, der sich auch statistisch sichern läßt.

Literatur

1. Bloom HJG, Richardson WW (1957) Histological grading and prognosis in breast cancer. Brit J Cancer 11:359–377
2. Krug H (1976) Ein mathematisches Modell des Zusammenhanges zwischen DNS-Karyogramm und Zellzyklus. Acta histochem 56:140–155
3. Krug H (1980) Histo- und Zytophotometrie. Fischer, Jena
4. Krug H (1983) Durchflußzytophotometrie und Zellzyklusanalyse. Acta histochem Suppl 27:43–61
5. Krug H, Ebeling K (1976) Impulszytophotometrische Charakterisierung von malignen Ovarialtumoren. Arch Geschwulstforsch 46:214–224
6. Krug H, Ebeling K (1977) Impulse cytophotometric investigations concerning ploidy and proliferation of invasive squamous cell carcinomas of the cervix uteri. Exp Pathol 13:237–246
7. Krug H, Schönfelder M (1975) Impulszytophotometrische Untersuchungen an Melanoblastomen. Arch Geschwulstforsch 55:347–367
8. Krug H, Schönfelder M (1984) Impulszytophotometrie und Katamnese beim Mammakarzinom. Acta histochem Suppl 30:117–127
9. Schauer K (1986) Zur Wertigkeit prognostischer Faktoren beim Mammakarzinom und der Mastopathie als Krebsrisikoerkrankung. Habilitationsschrift Med Fak, Leipzig
10. Striegler F (1989) Zytophotometrische Messungen an Primärtumoren und Metastasen beim Mammakarzinom. Dissert Med Fak, Leipzig
11. Taubert G, Krug H (1988) Flow cytometric DNA histograms and type of growth. J Cancer Res Clin Oncol (in press)

Korrelation von Wachstumsfraktion und prognostisch relevanten Parametern beim Mammakarzinom

R. J. Lellé

Frauenklinik der Medizinischen Hochschule Hannover

Einleitung

Mammakarzinome können einen sehr unterschiedlichen klinischen Verlauf nehmen. Für die richtige Therapiewahl werden Kriterien benötigt, die eine realistische Prognoseeinschätzung ermöglichen. Hierzu bieten sich verschiedene proliferationskinetische Parameter an. Für die routinemäßige Anwendung besonders geeignet scheint der von Gerdes entwickelte monoklonale Antikörper Ki-67, mit dessen Hilfe die Wachstumsfraktion des Karzinoms in situ bestimmt werden kann.

Methode

Nach Inkubation von Gefrierschnitten beziehungsweise zytologischen Präparaten mit dem monoklonalen Antikörper Ki-67 wird die Antigenexpression im

Archives of Gynecology and Obstetrics Vol. 245, No. 1-4, 1989
Verhandlungen der Deutschen Gesellschaft für Gynäkologie und Geburtshilfe,
47. Versammlung, München 6.-10. September 1988
© Springer-Verlag Berlin Heidelberg

Zellkern durch immunhistochemische Verfahren (Immunperoxidasefärbung oder „Alkalische Phosphatase-anti-alkalische Phosphatase"-Färbung) sichtbar gemacht. Der Prozentsatz der Ki-67 positiven Zellen wird als Ki-67 Wachstumsfraktion (Ki-67 WF) bezeichnet.

Ergebnisse

Bisher wurden 387 Mammatumoren ausgewertet. Hierbei handelt es sich um 126 gutartige Veränderungen der weiblichen Brust sowie 261 Karzinome. Die mediane Ki-67 WF beträgt 12,5% bei Karzinomen gegenüber 2,5% bei gutartigem Gewebe. In benignen Brustveränderungen (Fibroadenome oder mastopathisches Gewebe) sind in der Regel nie mehr als 10% der Zellen Ki-67 positiv. Die Wachstumsfraktion von Karzinomen weist dagegen eine hohe Schwankungsbreite auf: Hier wurde eine Ki-67 WF zwischen 1 und 65% ermittelt (Abb. 1).

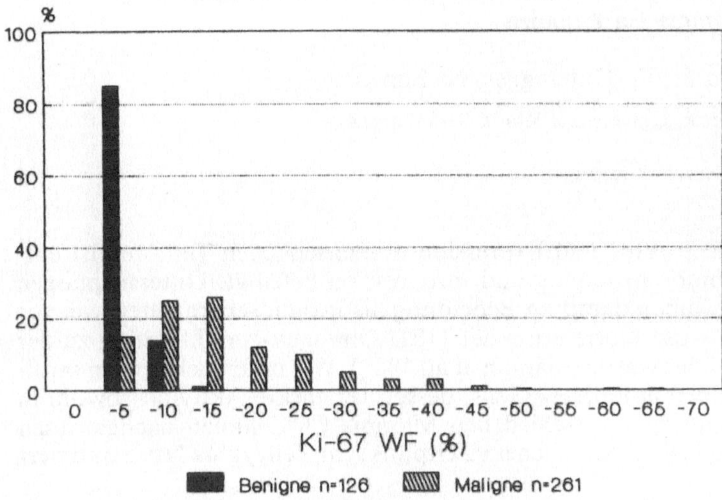

Abb. 1. Ki-67 WF, Benigne/maligne Mammatumoren.

Die Ki-67 Wachstumsfraktion bei Karzinomen steht in Beziehung zu bekanntermaßen prognostisch aussagefähigen Parametern beim Mammakarzinom, insbesondere zum Stadium, zum histologischen Differenzierungsgrad und zum Hormonrezeptorgehalt. In einer ersten prospektiven Untersuchung von 141 Patientinnen (mittlere Beobachtungszeit 22 Monate) findet sich kein Zusammenhang zwischen frühzeitigem Lokalrezidiv und Ki-67 WF des Primärtumors, dagegen ein signifikanter Zusammenhang zwischen hoher Wachstumsfraktion und Frühmetastasierung beziehungsweise einem frühen Tod der Patientin.

Diskussion

Die mit Hilfe des Antikörpers Ki-67 ermittelten Ergebnisse beim Mammakarzinom sind weitgehend identisch mit Resultaten anderer wesentlich aufwendigerer Untersuchungsverfahren. Eine routinemäßige Bestimmung beim Mammakarzinom hat sich als praktikabel erwiesen. Die Untersuchungen mit Ki-67 erscheinen sehr vielversprechend was die prognostische Einschätzung der Erkrankung betrifft. Allerdings wäre für die prospektive Untersuchung ein längerer Beobachtungszeitraum wünschenswert. Als Kriterium für die adjuvante Therapie könnte eine noch festzulegende Kombination von zellkinetischer Information und Hormonrezeptoranalyse dienen.

Zusammenfassung

Mit Hilfe des monoklonalen Antikörpers Ki-67 läßt sich die Wachstumsfraktion eines Tumors im Gewebe bestimmen. Untersuchungen an 387 Mammatumoren haben gezeigt, daß die Ki-67 Wachstumsfraktion von Karzinomen signifikant höher ist als in benignem Gewebe. Für die prognostische Relevanz der Ki-67 Wachstumsfraktion beim Mammakarzinom gibt es inzwischen zahlreiche direkte und indirekte Hinweise.

Untersuchungen zur zellzyklus-spezifischen Expression des Onkogens HER-2/NEU in Mamma-Ca Zellinien

E. Ehrhart, J. Fontaine, G. Unteregger, N. Blin

Institut für Humangenetik, Universitäts-Klinik, Homburg/Saar

Einleitung

Veränderte Onkogenstruktur und Expression in menschlichen Tumoren ist entscheidend an der Tumorentstehung und -progression beteiligt. Untersuchungen an diesen Genen gewinnen damit an Bedeutung als Prognoseparameter, wie vor kurzem durch die inverse Korrelation der NEU Onkogen-Amplifikation zu der Überlebensrate bestätigt wurde (Slamon et al. 1987). Wir untersuchten den zeitlichen Verlauf der Expression dieses Gens, dessen verstärkte Aktivität sowohl in Biopsiematerial als auch in verschiedenen Mamma-Ca-Zellinien nachgewiesen wurde. Unklar blieb bisher, zu welchem Zeitpunkt im Zellzyklus NEU aktiviert wird.

Material und Methoden

Die Zellinien MCF 7 und MDAMB 231 wurden durch Kultivierung im serumfreien Medium in der G_0-Phase synchronisiert und durch Zugabe von fötalem Kälberserum zur Proliferation stimuliert. Nach dem Abernten der Zellen zu bestimmten Zeiten wurde die Gesamt-RNA isoliert und auf Trägerfolie zur Hybridisierung mit der radioaktiv markierten DNA-Sonde (pneuct) immobilisiert (dot blots). Die Gesamt-RNA aus Tumorgewebe, ebenfalls nach der GITC/CsCl Methode isoliert, wurde entsprechend auf Folie aufgetragen und hybridisiert. Autoradiographiesignale wurden densitometrisch ausgewertet (Fontaine et al. 1988). Die Phasen des Zellzyklus wurden immunologisch mit BrDU/Anti-BrDU untersucht (Hoshino et al. 1985).

Ergebnisse

Die Expression des NEU Onkogens wurde in den Mamma-Karzinom-Zellinien MDAMB 231 und MCF 7, mehreren soliden Mamma-Tumoren, sowie einigen Kontrollgeweben untersucht. Während bei 5 Tumoren und der Linie MDAMB 231 eine Amplifikation der NEU Sequenz vorlag, die offensichtlich für

Archives of Gynecology and Obstetrics Vol. 245, No. 1-4, 1989
Verhandlungen der Deutschen Gesellschaft für Gynäkologie und Geburtshilfe,
47. Versammlung, München 6.-10. September 1988

die erhöhte Genaktivität verantwortlich ist, war bei den MCF 7-Zellen keine
Zunahme der Genkopiezahl zu beobachten. In diesem Falle muß eine veränderte
Regulation der Expression vorliegen. Um zu überprüfen, ob die Initiation der
Expression zellzyklus-spezifisch ist, wurden MCF 7-Zellen synchronisiert, zur
Kontrolle der Synchronisation BrDU pulsmarkiert und mit FITC-konjugierten
Antikörpern immungefärbt. Dabei befanden sich nach ca. 16–20 Stunden etwa
70% der Zellen in der S-Phase. Wie die Aktivierungskinetik von NEU in Abb. 1
zeigt, erfolgt nach 20 Std. eine deutliche Überexpression. Zur genaueren
Zeitpunktbestimmung wurden die Zeitabstände auf 30 min-Schritte verkürzt.
Die densitometrische Auswertung der Signale weist ein Maximum zwischen 19,5
und 20,5 Std. auf (Abb. 2). Ein entsprechendes Maximum bei den
MDAMB 231-Zellen wurde bei 26 Std. gemessen.

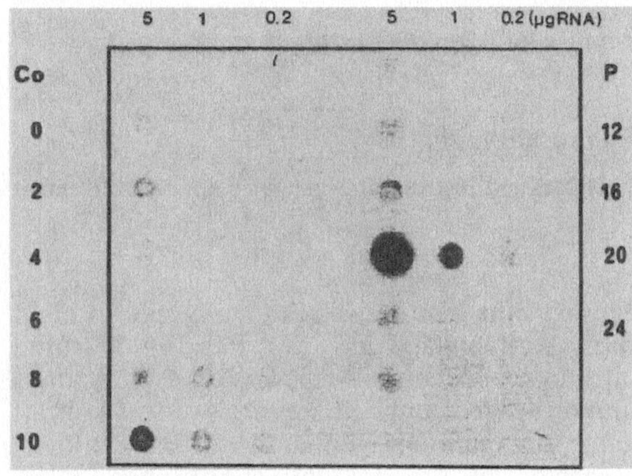

Abb. 1. Expressionsnachweis von NEU in der Mammakarzinom Zellinie MCF-7 nach unterschiedlichen Stimulationszeiten (0–24 h) sowie in Vergleichsgewebe (Co = Colon, P = Plazenta)

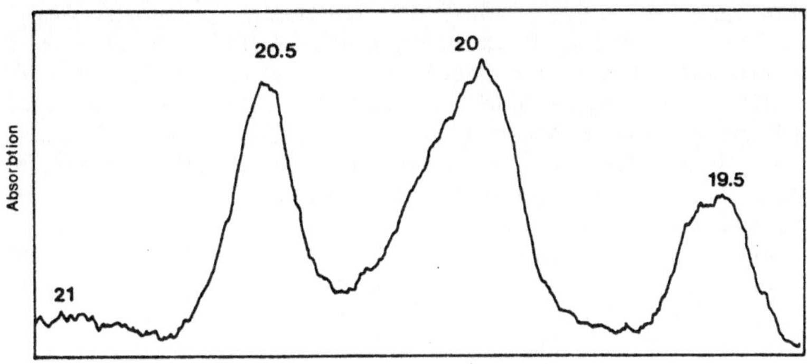

Abb. 2. Densitometrische Auswertung der Dot-Hybridisierung von NEU gegen Gesamt-RNA aus MCF-7 nach Stimulation zwischen 19.5 und 21 h

Diskussion

Aus der Gen-Sequenz von NEU ist die Aminosäuresequenz und damit die Funktion des Onkoproteins abgeleitet worden. Es handelt sich um ein rezeptorähnliches Molekül mit Tyrosinkinase-Aktivität. Diesen Kinasen wird ein regulatorischer Einfluß auf die Zellproliferation zugeschrieben. Die Tatsache, daß unsere Expressionsmessungen von NEU eine Zellzyklusabhängigkeit zeigten, unterstreicht die oben genannte Annahme. Für die weiteren Untersuchungen, die sich mit der Regulation der NEU Aktivität beschäftigen, stellen diese Daten einen Hinweis auf den Zeitpunkt innerhalb des Zellzyklus dar, an dem wir am ehesten die beteiligten Aktivierungsfaktoren nachweisen und charakterisieren können.

Unterstützt durch die Dr. M. Scheel-Stiftung (WE 35-86-Ba1)

Literatur

Fontaine et al. (1988) Oncology 45:360–363
Hoshino T et al. (1985) Cytometry 6:627–632
Slamon et al. (1987) Science 235:177–182

Onkogenorganisation und -expression beim Mammakarzinom am Beispiel des Protoonkogens c-erb B2

K. Friedrichs, W. Jonat, J. Meybohm, S. Singh

Universitäts-Frauenklinik Hamburg-Eppendorf und Institut für Humangenetik der Universität Hamburg

Mit etwa 20 000 Neuerkrankungen pro Jahr bleibt das Mammakarzinom nicht nur in der Bundesrepublik die häufigste Neoplasie der Frau. Prognosefaktoren wie axillärer Nodalstatus, Primärtumorgröße und Rezeptorstatus sind anerkannte Parameter, jedoch nicht immer befriedigend. In diesem Kontext kommt – wie beispielsweise die Arbeitsgruppe um Slamon zeigen konnte – dem Protoonkogen c-erb B2 (HER), neu als Vertreter der Tyrosinkinase-spezifischen Onkogene eine zunehmende Bedeutung zu. Seit Herbst 1987 wird in der Universitäts-Frauenklinik Hamburg in Fällen nicht-brusterhaltenden Vorgehens beim Mammakarzinom Tumorgewebe sofort in flüssigen Stickstoff eingebracht sowie Nativblut der entsprechenden Patienten asserviert. Aus dem genannten Material erfolgt dann die DNA-Isolierung im SDS/Proteinase-K-Verdau. Die so gewonnene DNA wird unter Einsatz spezifischer Ristriktionsendonukleasen der Southern-Blot-Analyse zugeführt und semiquantitativ ausgewertet. Die ersten Zwischenergebnisse – basierend auf 25 Fällen – sollen vorgestellt und mit etablierten Prognoseparametern korreliert werden:

In 56% der Fälle handelt es sich um pT_2-Tumoren, in 28% um pT_3- und in den übrigen 16% um pT_4-Läsionen. In 5/25 Fällen entsprechend 20% fand sich eine Amplifikation des c-erb B2. In unserem Patientengut fanden sich in 44% keine axillären Lymphknotenmetastasen; in 24% waren 1–3 Lymphknoten und in 32% mehr als 3 Lymphknoten metastatisch durchsetzt. Die durchschnittlich entnommene Anzahl an Lymphknoten betrug 16. Während sich in den prognostisch günstigen Kollektiv der nodalnegativen Patientinnen nur in 1/11 Fällen entsprechend 9% eine Amplifikation nachweisen ließ, fanden wir bei nodalpositivem Status bei 4/14 resp. 29% eine Amplifikation des untersuchten Onkogens (s. Abb. 1).

Der zweite korrelierte Prognosefaktor ist der Hormonrezeptorstatus im Tumorgewebe. Sowohl die Östrogen- als auch die Progesteronrezeptorbefunde wurden in allen Tumorproben bestimmt. In der Gruppe der rezeptorpositiven Tumoren ließ sich bei 17 östrogen- bzw. 12 progesteronrezeptorhaltigen Karzinomen nur jeweils ein Fall mit einer Onkogenamplifikation nachweisen. Analog zur statistisch schlechteren Prognose der rezeptornegativen Patientinnen steigt der

Archives of Gynecology and Obstetrics Vol. 245, No. 1-4, 1989
Verhandlungen der Deutschen Gesellschaft für Gynäkologie und Geburtshilfe,
47. Versammlung, München 6.-10. September 1988
© Springer-Verlag Berlin Heidelberg

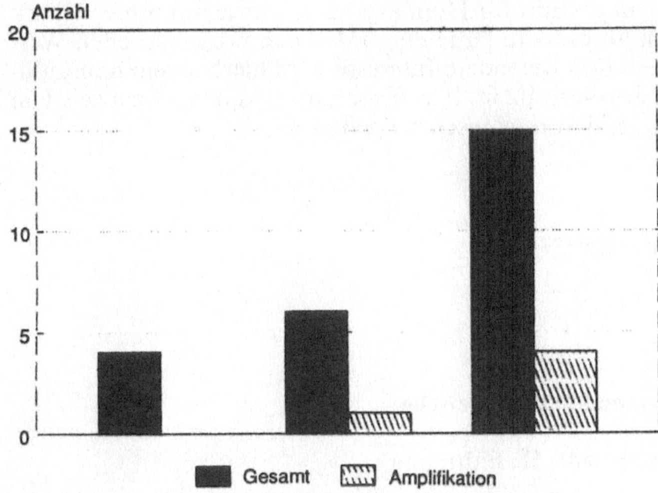

Abb. 1. Grading vs Amplifikation, Mammakarzinom

Anteil der c-erb B2-Amplifikationen in den untersuchten Subgruppen für den Östrogenrezeptor auf 44% entsprechend 4/9. Nicht ganz so deutlich fällt die Diskrepanz für die progesteronrezeptornegativen Tumoren aus. 4/14 Tumorproben entsprechend 28% zeigten eine eindeutige Onkogen-Amplifikation. Der dritte Prognoseparameter ist das histologische Grading-System (s. Abb. 2).

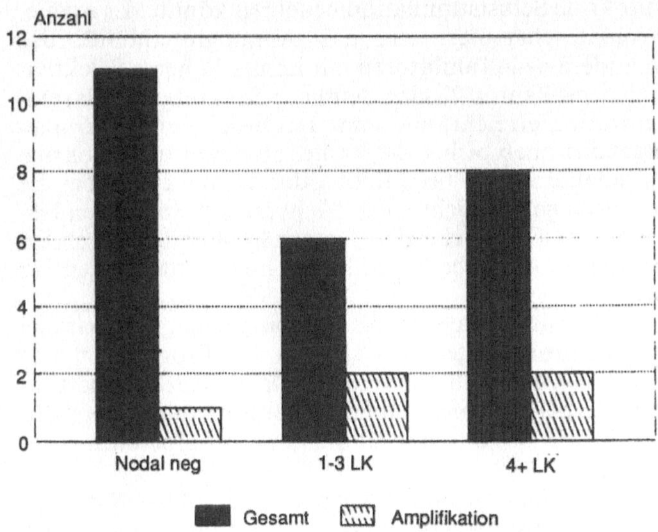

Abb. 2. Nodalstatus vs Amplifikation, Mammakarzinom c erb-B2

In der Gruppe mit einer Onkogen-Amplifikation und histologischem Grading 3 war zum Zeitpunkt der Diagnosesicherung bei einer Patientin bereits eine ossäre Metastasierung aufgetreten. Eine zweite Patientin wurde 3 Monate nach Primärtherapie an einem Thoraxwandrezidiv operiert und bei einer dritten Patientin fand sich 7 Monate nach der Mastektomie eine Leberfilialisierung.

In Kooperation mit dem Institut für Humangenetik wurde in unserer Klinik eine Studie begonnen, um an größere Patientenzahlen den prognostischen Wert des c-erb B2 zu überprüfen. Das besondere Interesse wird hierbei dem immunhistochemischen Nachweis des c-erb B2 im Paraffinschnitt und dem Nachweis von Onkogenamplifikationen auf Expressionsebene gelten.

Literatur

Slamon DJ et al. (1987) Science 235:177–182

Aromataseaktivität in Mammakarzinomgewebe

H. Ostertag, W. Jonat, A. Friedl, H. Eidtmann
Universitäts-Frauenklinik, Hamburg

Aromatase, als Androstendion convertierendes Enzym, kommt in vielen Geweben wie z. B. Fett-Muskel- oder Lebergewebe, prämenstruellen Ovarien u. a. vor. Bei der erwachsenen, prämenopausalen Frau werden die Östrogene im wesentlichen in den Ovarien gebildet. Nach der Menopause läuft die Östrogensynthese über die Aromatisierung von adrenalen Androgenen in der Peripherie ab. Im Gewebe von Mamma-Tumoren läßt sich ebenfalls Aromatase-aktivität nachweisen. Dies ist besonders für die steroidsensitiven Mammakarzinome wichtig, da dieser Syntheseweg eine autokrine Selbststimulation bedeuten könnte. Es existieren inzwischen viele Aromatasehemmer, wie das Aminoglutethimid, das 4-OH-Androstendion und andere neue Inhibitoren mit immer höherer Selektivität und stärkerer Potenz. Hiermit kann z. T. eine deutliche Senkung der Plasma- bzw. Urin-Östrogenkonzentration erreicht, und zum Teil beachtliche Therapieerfolge erzielt werden. Ungeklärt blieb bisher die Frage, ob damit die autokrine Östrogenbildung eines Mammakarzinoms beeinflußt, oder die Wirkung über die Senkung des Gesamtöstrogenspiegels erreicht wird. Nicht zuletzt wegen den bisher extrem aufwendigen und im Routinebetrieb fast nicht durchzuführenden Aromatasebestimmungen im Tumorgewebe liegen bisher nur wenige Daten für das Mammakarzinom vor.

Wir haben daher in der Universitätsfrauenklinik Hamburg begonnen, parallel zu den Bestimmungen des Rezeptorgehaltes für Östrogen und Progesteron eine Aktivitätsmessung der Tumoraromatase durchzuführen. Da die Rezeptorbestimmung nach der DCC-Methode bei uns eine etablierte Labormethode darstellt, wurde die Bestimmung der Aromataseaktivität an die Gewebeaufbereitung der Rezeptoranalyse angekoppelt.

Wir erhalten das frisch entnommene Tumorgewebe in einer gut organisierten Kühlkette. Es wird zunächst mechanisch zerkleinert, vom Fettgewebe getrennt, und in flüssigem N_2 gefroren dismembriert. Die in der anschließenden Differentialzentrifugation erhaltene Teilchenfraktion wird in Puffer resuspendiert, oder kann tiefgefroren bis zur weiteren Verarbeitung gelagert werden.

Mittels eines in vitro Systems, daß sich die Abspaltung von Tritium-markiertem Wasser bei der Umwandlung von Androstendion zu Östron zunutze macht, kann die Aromataseaktivität bestimmt werden. Durch Einsatz von mono-markiertem Androstendion läßt sich ein hochspezifischer Umsatz messen. Die Isolation des Tritium-markierten Wassers läuft über eine neuartige, erstmals von

Archives of Gynecology and Obstetrics Vol. 245, No. 1-4, 1989
Verhandlungen der Deutschen Gesellschaft für Gynäkologie und Geburtshilfe,
47. Versammlung, München 6.-10. September 1988

Stäbler beschriebene Lyophilisationstechnik, die eine deutlich bessere Ausbeute als herkömmliche Methoden erbringt.

Wir untersuchten bisher Gewebeproben von 539 Mammakarzinomen. Es waren 107 ER-positiv und 432 ER-negativ, 152 PGR-positive und 387 PGR-negative Karzinome. 153 Tumore waren in der Prämenopause, 396 in der Postmenopause exidiert worden. Insgesamt zeigten 294 Tumore einen Aromataseumsatz von weniger als 0.1 fmol/mg Gewebsprotein. 147mal ließ sich ein Umsatz zwischen 0,1 und 0,5 fmol/mg Prot. messen. Der Rest der untersuchten Gewebeproben zeigte höhere, z. T. beachtliche Aromataseumsätze. Wir fanden keine signifikante Korrelation zwischen Aromataseumsatz und dem Rezeptorstatus.

Ebensowenig ließ sich eine Korrelation zwischen Menopausenstatus und der intratumoralen Östrogensyntheseleistung aufzeigen. Lediglich in der Gruppe der rezeptornegativen prämenopausalen zeigt sich ein Trend zu höheren Umsatzraten als in den rezeptornegativen postmenopausalen Karzinomen. So liegen die durchschnittlichen Umsatzraten prämenopausal bei 0,51 fmol/ml für ER neg. bzw. 0,38 fmol/mg für PGR neg. Tumore. In der Postmenopause wurden durchschnittlich 0,29 fmol/mg (ER) bzw. 0,26 fmol/mg gemessen. Aufgrund der hohen Streuung sind diese Differenzen jedoch statistisch nicht signifikant.

Quantitative DNA-Analyse an 128 Mammakarzinom-Gewebsproben

H. Eidtmann, W. Jonat, H. Ostertag, T. Kunz

Universitäts-Frauenklinik Hamburg

Einleitung

Etwa 30% der Patientinnen mit nodal-negativem Brustkrebs sterben innerhalb der ersten 10 Jahre nach Primärtherapie. So wird versucht durch Kombination möglichst vieler vom Lymphknotenstatus und untereinander unabhängiger Parameter die Aussage über die Prognose zu verbessern. Verschiedene Untersucher [1, 2] fanden in der Bestimmung des DNA-Gehaltes einen unabhängigen Prognosefaktor. Neben den Bestimmungen von Hormonrezeptoren, Tumoraromatase, Wachstumsfaktorrezeptorbesatz, Onkogenexpression und Antiöstrogenbindungsstellen haben wir deshalb seit einem Jahr begonnen, die Tumorzell-DNA als möglichen weiteren prognostischen Parameter quantitativ zu analysieren.

Methodik

Nach Schnellschnittdiagnose eines Mammakarzinoms wird ein Abklatschpräparat von jedem Tumor erstellt, dann luftgetrocknet und in 10%-Formalin fixiert und anschließend nach der FEULGEN-Methode gefärbt. Die FEULGEN-Reaktion ergibt eine typische blaue Färbung der Kern-DNA. Hierbei korreliert die Färbeintensität mit dem DNA-Gehalt. Die zytophotometrische Bestimmung des DNA-Gehaltes erfolgt in einem rechnergestützten Bildanalyseverfahren (CELL ANALYSIS SYSTEMS, Inc.). Nach Kalibrierung des Systems an mitgefärbten diploiden Eichzellen werden mindestens 100 Zellkerne pro Tumor untersucht. Berechnet werden der DNA-Gehalt pro Zelle, die DNA Peak-Konzentration und deren Index bezogen auf die diploiden Eichzellen mit Index = 1.

Verhandlungen der Deutschen Gesellschaft für Gynäkologie und Geburtshilfe, 47. Versammlung, München 6.-10. September 1988

Ergebnisse

Wir haben insgesamt 128 Mammakarzinom-Gewebsproben untersucht, davon 100 primäre Mammakarzinome. Entsprechend dem Index ergab sich dabei folgende Verteilung: 32,8% waren diploid oder nahe diploid, 21,1% tetraploid oder nahe tetraploid und 46,1% aneuploid. Bei einer stichprobenartigen Zweitmessung der DNA Peak-Konzentration von 30 Präparaten fanden wir eine hohe Reliabilität. Der Korrelationskoeffizient der zwei Messungen lag bei 0,9. Um zu untersuchen, inwieweit der DNA-Gehalt ein von anderen Prognosefaktoren unabhängiger Parameter ist, haben wir ihn mit dem Rezeptorstatus, dem histologischen Grading und dem Lymphknotenstatus verglichen. Zwischen Östrogenrezeptor und Progesteronrezeptor einerseits und der DNA Peak-Konzentration andererseits fand sich dabei kein Zusammenhang. Von 107 im Hinblick auf das Grading auswertbaren Tumoren hatten 65 ein Grading 1 oder 2 und 42 ein Grading 3. Diese beiden Gruppen zeigten eine nahezu identische Verteilung von diploiden, tetraploiden und aneuploiden Karzinomen. Von 84 primären Mammakarzinomen waren 41 nodal-negativ, 43 nodal-positiv. Auch hier fand sich kein statistisch signifikanter Unterschied im Hinblick auf den DNA-Gehalt. Zusammenfassend stellt der DNA-Gehalt der Tumorzelle ein von anderen Prognosefaktoren unabhängigen Parameter dar, dessen prognostische Bedeutung wir in weiteren Untersuchungen prüfen wollen.

Literatur

1. Dressler LG, Seamer LC, Owens MA, Clark GM, McGuire WL (1988) DNA Flow Cytometry and Prognostic Factors in 1331 Frozen Breast Cancer Specimens. Cancer 61:420–427
2. Kallioniemi OP, Blanco G, Alavaikko M, Hietanen T, Mattila J, Lauslahti K, Koivula T (1987) Tumour DNA Ploidy as an Independent Prognostic Factor in Breast Cancer. Br J Cancer 56:637–642

Cytokeratine und Desmosomen in Epithelien und Karzinomen der Mamma

E.-D. Jarasch[1], P. Schloßhauer[2], M. Kaufmann[2]

[1] Deutsches Krebsforschungszentrum Heidelberg
[2] Universitätsfrauenklinik Heidelberg

Wir haben in Excisions- und Biopsiematerial der Mamma sowie in axillären Lymphknoten von über 380 Patientinnen das *Intermediärfilament (IF)-Muster* biochemisch-immunologisch und parallel durch Immunfluoreszenzmikroskopie auf Gefrierschnitten untersucht. Zur routinemäßigen Erfassung kleiner Gewebeproben wurde ein Dot-Blot-Verfahren entwickelt, bei dem eine in 8M Harnstoff gelöste Cytoskelett-Präparation des Gewebes mit spezifischen Antikörpern (AK) analysiert wurde. Eine Quantifizierung der AK-Bindung wurde durch Eichung mit reinen Cytokeratinen (CK) Nr. 8, 18, und 19 (den hauptsächlichen CK der Mamma) sowie mit reinem Vimentin (dem IF-Protein mesenchymaler Zellen) erreicht. Die Daten wurden durch SDS-PAGE und Western Blotting überprüft und mit der Immunfluoreszenzmikroskopie verglichen. Nur einige der über 40 getesteten AK waren für alle Methoden geeignet. Manche AK zeigten im Mikroskop eine heterogene Reaktion der Karzinom- und Epithelzellen. Zumindest manchmal ist diese Heterogenität auf unterschiedliche Epitop-Zugänglichkeit der AK und nicht auf verschiedene CK-Expression zurückzuführen. Wenn möglich wurde daher stets die Reaktivität mehrerer AK gegen dasselbe CK gemessen.

Archives of Gynecology and Obstetrics Vol. 245, No. 1-4, 1989
Verhandlungen der Deutschen Gesellschaft für Gynäkologie und Geburtshilfe,
47. Versammlung, München 6.-10. September 1988
© Springer-Verlag Berlin Heidelberg

Ergebnis

In der normalen Mamma exprimieren Myothelzellen die CK 5 und 14, Epithelzellen die CK 7, 8 und 19. Dieses Muster findet sich auch bei cystischer Mastopathie, Adenose, Fibroadenom und Papillom. Bei Skleradenose und Epitheliose lassen sich 2 proliferierende Zellpopulationen mit diesen CK-Mustern unterscheiden. Oft werden in den Proliferaten luminale Zellgruppen gefunden, die CK 14 exprimieren. In terminalen Gängen von Adenosen finden sich luminale Zellen, die das myotheliale und das epitheliale CK-Muster koexprimieren. 92% aller Mammakarzinome exprimieren nur die CK des Epithels, jedoch ist das Mengenverhältnis CK 7/CK 8 und CK 18/CK 19 sehr verschieden: es ist nicht mit dem histologischen Typ korreliert. Lymphknotenmetastasen zeigen das gleiche Muster wie der Primärtumor. 8% der Karzinome koexprimieren CK 5 und CK 14 mit CK 7, 8 und 19. CK 5 und 14 allein wurden in Karzinomen nie beobachtet. Koexpression der genannten CK mit anderen IF-Proteinen wurde nur in einem Karzinom gefunden, und zwar waren hier außer CK 5, 7, 8, 14, 18 und 19 auch Vimentin und in einzelnen Zellgruppen CK 4 und CK 13 vorhanden.

Die Verteilung der *Desmosomen* wurde auf immunfluoreszenzmikroskopischen Aufnahmen von Gefrierschnitten, die mit AK gegen Desmoplakin I + II markiert worden waren, durch digitale Bildauswertung analysiert. Dazu wurde ein spezielles Computerprogramm entwickelt.

Vorläufiges Ergebnis

Alle Epithel- und Karzinomzellen der Mamma besitzen Desmosomen, ebenso die Metastasen in den axillären Lymphknoten. Die Häufigkeit der Desmosomen pro Zelle ist in Epithelzellen weit höher als in Karzinomzellen. In Epithelzellen sind die Desmosomen stark am apikalen Pol konzentriert, in Karzinomzellen ist eine Polarität der Desmosomenverteilung selten und dann schwach ausgeprägt. Innerhalb verschiedener Karzinome findet man sehr unterschiedliche Häufigkeiten an Desmosomen; eine Korrelation mit der üblichen histologischen Klassifikation besteht nicht. In Lymphknotenmetastasen findet man oft eine im Vergleich zum Primärtumor geringere Zahl von Desmosomen pro Zelle.

Einfluß von Kulturdauer und Osmolarität des Mediums auf die Kernfläche in-vitro

Ch. Scholz, M. Volk, H. Naujoks

Abteilung für Klinische Zytologie, ZFG, Universitätsklinik, Frankfurt

Unabhängig von Herkunft und Malignität weisen in-vitro wachsende Zellen erheblich größere Kernflächen auf, als die gleichen Zellen im histologischen oder zytologischen Präparat [1].

Dies läßt sich zum Teil durch das Anheftungsverhalten der Zellen erklären, bei dem es zu einer Abflachung von Zelle und Kern kommt [2]. Daneben können aber auch physikochemische Eigenschaften des Kulturmediums (Osmolarität) die Kernflächen der Zellen beeinflussen. Wir untersuchten den simultanen Einfluß von Osmolarität und Kultivierungsdauer als weitere Faktoren, welche Einfluß auf die Kerngröße nehmen in einem partiellen faktoriellen Versuch.

Material und Methodik

Bei dem verwendeten Zellmaterial handelt es sich um eine seit 1967 in-vitro gezüchtete Zellinie (MaTu) eines primären Milchgangkarzinoms [3].

Der Versuchsaufbau bestand aus 13 unvollständigen Blöcken mit je 4 Versuchseinheiten (Zellkulturen) in symmetrischer Anordnung. Pro Kulturflasche wurden 1 000 000 Zellen eingesät und 2 Std. bis 12 Tage in Medium unterschiedlicher Osmolarität von 200 bis 360 mosmol/l (in Schritten von 40 mosmol/l) auf Deckgläsern gezüchtet. Die Zellen wurden randomisiert fixiert, gefärbt (Freiburger Färbung), in Eukitt eingebettet und codiert (Blindversuch) mit dem A.S.M. Bildanalysesystem ausgemessen. Von den 40 Kernflächen pro Kultur wurde der Median als robuste Mittelwertschätzung für die weitere Auswertung verwendet.

Auswertung der Ergebnisse

Es fand sich ein linearer Anstieg der Kernflächen von der 4. bis zu 64. Std. (Abb. 1). Dann folgte ein Abfall bis zum 6. Tag und ein erneuter Anstieg bis zum 12. Tag. Bei der statistischen Auswertung ergab die lineare und kubische Komponente der Dauer ein deskriptives p unter 0,05. Der Kurvenverlauf weist darauf hin, daß es außer dem Anheftungsverhalten weitere Ursachen für die Kernflächenveränderungen gibt. Der starke Abfall bei 6 Tagen könnte durch mitotische Teilung eines großen Anteils der Zellpopulation bedingt sein. Es kommen auch morphologische Veränderungen durch starke Zellvermehrung (Übergang in eine polygonale Form) oder degenerative Veränderungen mit Karyopyknosis durch Anhäufung von Stoffwechselprodukten in Betracht.

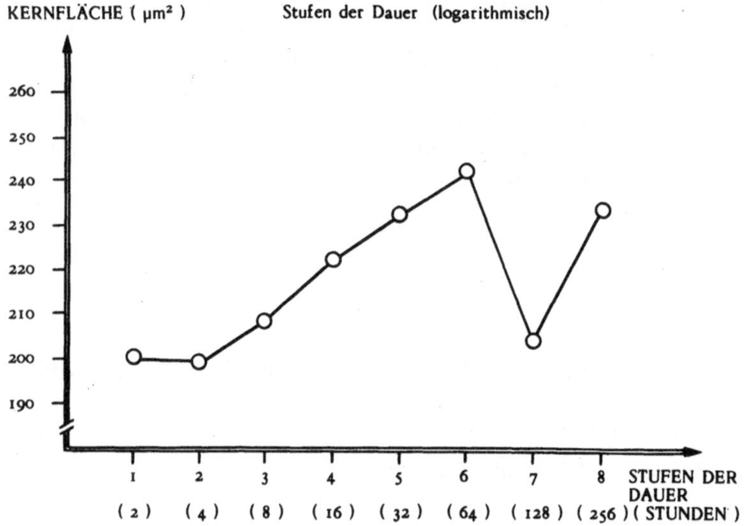

Abb. 1. Mittelwerte der Kernflächen (nm²) gegen die Stufen der Dauer aufgetragen

Bei der Osmolarität (Abb. 2) zeigte sich ein nicht-monotoner Anstieg der Kernflächen zwischen 200 und 280 mosmol/l und maximale Werte bei 280 und 320 mosmol/l. Bei der Analyse ergab die kubische Komponente des Faktors Osmolarität ein deskriptives p unter 0,05.

Auffällig war, daß der Einfluß der Osmolarität des Mediums deutlich geringer ausfiel, als wir erwartet hatten und bei niedriger Osmolarität kleinere Kernflä-

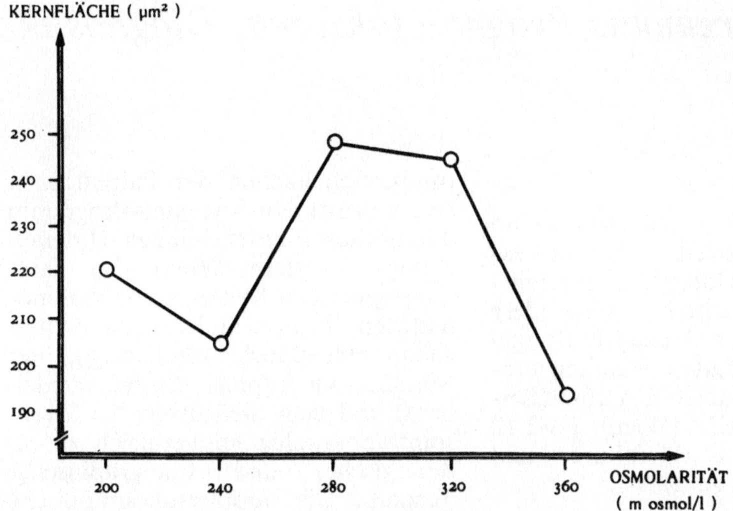

Abb. 2. Mittelwerte der Kernflächen (nm²) gegen die Osmolarität (m osmol/l) aufgetragen

chen gemessen wurden als im Bereich von 280 mosmol/l. Eine erwartete Kernschwellung durch den höheren intrazellulären osmotischen Druck fand in diesem Bereich nicht statt.

Literatur

1. Rosbach G (1984) In-vitro-Züchtung primärer menschlicher Mammacarcinome. Diss. Frankfurt a. M.
2. Volk M, Schöndorf H, Naujoks H (1977) In vitro studies of mammary aspiration smears on histologic types. Acta Cytol 21:424
3. Widmeier R, Wildner GP, Papsdorf G, Graff I (1974) Über eine neue, in vitro unbegrenzt wachsende Zellinie, Ma-Tu, von Mamma-Tumorzellen des Menschen. Arch Geschwulstforsch 44:1–10

Mammakarzinom: Prognosefaktoren, Diagnostik

Prognosefaktoren

Die Sitzung am 7. 9. 1988 wurde von *A. Bolte,* Köln geleitet. Sie war experimentellen und klinischen Ergebnissen mit Tumormarkern, insbesondere der prognostischen Aussagekraft von neuen Markern, und verwandten Fragestellungen gewidmet: CA 15-3 (Berlin, Hamburg), MCA (Wien), TAG 12 (Homburg), CEA (Hamburg) und Osteocalcin (Hamburg).

Diagnostik

Die Sitzung vom 8. 9. 1988 stand unter der Leitung von *H. J. Frischbier,* Hamburg. Besprochen wurden Verbesserungsmöglichkeiten der Palpation in einem Brustkrebs-Screening-Programm durch den Einsatz blinder Untersuchungsschwestern (Wien), den mammographischen Kriterien von karzinomatösen Frühveränderungen (München, Düsseldorf, Heidelberg), der Mammasonographie (Essen, Heidelberg) und dem Stellenwert der Kernspintomographie im Vergleich zu radiologischer und sonographischer Technik. Die dopplersonographische Erfassung von Durchblutungsmustern von Herdbefunden vermag nicht nur die Dignitätsbeurteilung von Brusttumoren zu erleichtern, sondern auch biologische Informationen über den Tumor zu liefern (Freiburg). H. L.

CA 15-3 und Mammakarzinom

W. Krieg, U. Lorenz, T. Scheiber

Frauenklinik, Klinikum Steglitz der Freien Universität Berlin

Bei über 600 Patientinnen wurden die Tumormarker Ca 15-3, CEA und TPA vergleichend bestimmt. Die Bestimmung erfolgte radioimmunologisch. Als Grenzwerte wurden für CEA $>2,5$ µg/l und >5 µg/l, für TPA >85 U/l und >120 U/l sowie für Ca 15-3 >25 kU/l untersucht.

Von 331 Pat. mit einem *Mammakarzinom* lagen präoperativ 31% der CEA Werte über 2,5 µg/l (101 Pat.) und bei 12% (40 Pat.) über 5 µg/l. Pathologische Ca 15-3 Werte wurden bei 18% (61 Pat.) gefunden. TPA über 85 U/l wurde bei 124 Pat. (37%) und über 120 U/l bei 53 Pat. (16%) festgestellt. Der Unterschied zwischen TPA bei einem Grenzwert von 85 U/l und CEA >5 µg/l sowie Ca 15-3 ist signifikant ($<0,001$).

In der Vergleichsgruppe von 200 Pat. mit *benignen Mammatumoren* fanden wir 20% falsch positive CEA Werte $>2,5$ µg/l und 6% >5 µg/l. Ca 15-3 Werte waren in 3%, TPA >85 µ/l in 3% und TPA >120 U/l in 1% pathologisch. Bei 20% falsch positiven CEA Werten ($>2,5$ µg/l) muß als Grenzwert 5 µg/l akzeptiert werden. Beim TPA kann trotz bekannter Intra- und Inter-Assay-Variabilität der niedrige Grenzwert von 85 U/l bei nur 3% falsch positiven Werten verwendet werden.

In Abhängigkeit von der *Tumorgröße* steigt die Rate pathologischer CEA Werte (>5 µg/l) von 8% bei T 1 auf 13% bei T 3/4 Tumoren. Die Rate positiver

Archives of Gynecology and Obstetrics Vol. 245, No. 1-4, 1989
Verhandlungen der Deutschen Gesellschaft für Gynäkologie und Geburtshilfe,
47. Versammlung, München 6.-10. September 1988

Ca 15-3 Werte steigt signifikant von 9% (T 1) über 17% (T 2) auf 36% (T 3/4) an. Gleichfalls signifikant ist der Anstieg pathologischer TPA Werte (> 85 U/l) von 30% (T 1) auf 50% (T 3/4).

In Abhängigkeit vom *Lymphknotenbefall* zeigt sich gleichfalls eine Zunahme positiver Markerbefunde wobei bei N 0 Tumoren nur 8% CEA und Ca 15-3 positiv sind. TPA ist im N 0 Stadium in 34% erhöht. Bei N 2/3 Stadien steigt der Anteil auf 13% für CEA, 36% für Ca 15-3 und 50% bei TPA.

Bei einem isolierten *Lokalrezidiv* im Krankheitsverlauf fanden wir erhöhte Werte für CEA bei 9/27 Pat., bei Ca 15-3 in 12/27 und für TPA in 21/27 Fällen. Trat gleichzeitig zu einem Lokalrezidiv eine Fernmetastasierung auf, waren bei 2/16 die CEA, 10/16 die Ca 15-3 und 11/16 Patientinnen die TPA Werte pathologisch.

Im *metastasierten* Stadium wurden bei 75 Pat. in 19 Fällen (25%) pathologische CEA, in 45/75 Pat. (60%) Ca 15-3 und in 63/75 (84%) erhöhte TPA Werte gefunden.

Bei 55 Patienten mit pathologischen Tumormarkern vor Beginn einer *adjuvanten Chemotherapie* kam es bei 2/55 zu einem Abfall des CEA, bei 9 zum Abfall des Ca 15-3 und bei 17/55 zum Abfall des TPA. Ein falsch positiver Anstieg der Marker wurde 4× bei CEA, 1× bei Ca 15-3 und 4× beim TPA festgestellt. Bei 4 progredienten Krankheitsverläufen unter der adjuvanten Chemotherapie stieg 1× das CEA, 4× das TPA und in keinem Fall das Ca 15-3 an.

Zusammenfassung

Beim primären Mammakarzinom beträgt die Sensitivität des CEA lediglich 12%, die des Ca 15-3 18% und die des TPA 37%. Von den Untersuchten Markern entspricht TPA (Grenze > 85 U/l) am ehesten den Erwartungen eines Tumormarkers beim Mammakarzinom. Ca 15-3 ist geringfügig besser als CEA bei niedrigen Erfassungsraten (12% bzw. 18%). Erst beim metastasierten Karzinom findet man eine ausreichende Treffsicherheit von CEA, TPA und CA 15-3.

Tumorantigenmodulation als Prognosefaktor beim Mammakarzinom

D. Seitzer [1], B. Brandt [2], W. Niedner [3]

[1] Zentrum für Frauenheilkunde, Georg-August-Universität Göttingen
[2] Institut für Klinische Chemie und Laboratoriumsmedizin
[3] Klinik und Poliklinik für Geburtshilfe und Frauenheilkunde A, Westf. Wilhelms-Universität Münster

Einleitung

Der individuell unterschiedliche Krankheitsverlauf beim Mammakarzinom, die Unterschiede im histopathologischen Befund, dem Hormonrezeptorstatus und dem Proliferationsindex sprechen für die Heterogenität der Erkrankung. Zum Zeitpunkt der Primärtherapie findet die körpereigene Abwehr nur wenig Berücksichtigung hinsichtlich Prognose und Therapie. Zu finden ist ein Parameter, der Ausdruck einer konstanten Antigenität ist. Tumorassoziierte Antigene sollten dies leisten. Wir untersuchten den Tumormarker CA 15-3 im Zytosol, das aus homogenisiertem Mammakarzinomgewebe von 107 Patientinnen gewonnen wurde.

Verhandlungen der Deutschen Gesellschaft für Gynäkologie und Geburtshilfe,
47. Versammlung, München 6.-10. September 1988

Patienten und Methode

Das Tumorgewebe wurde nach Standardmethoden aufgearbeitet. Die Bestimmung der CA 15-3 Konzentrationen erfolgte mit einem sandwichradioimmunometrischen Assay. Die Grenzwerte wurden für zytosolisches CA 15-3 auf ≤ 40 U/mg Protein festgesetzt. Die Patientinnen wurden dementsprechend in zwei Gruppen eingeteilt.

Patientencharakteristika

	n	%
T 1/2	75	70
T 3/4	32	30
N −	56	52
N +	51	48
G I, II	18	17
G III	89	83
ER +	54	50,5
Prämenopause	54	50,5
Nachbeobachtung	31 Monate	

Ergebnisse

Der Median der CA 15-3 Werte bei N pos. Patientinnen liegt doppelt so hoch wie bei N neg. Patientinnen (42 : 21 U/mg P.). Identische Ergebnisse finden sich beim Vergleich ER pos. mit ER neg. (47 : 19 U/mg P.) und post- mit prämenopausalen Patientinnen (45 : 22 U/mg P.). Über vierfach erhöhte Werte finden sich beim Vergleich zwischen den Malignitätsgraden I, II und III (88 : 20 U/mg P.). Die etablierten negativen Prognosekriterien sind mit niederen CA 15-3 Zytosolkonzentr. verbunden. Günstige Prognosefaktoren finden sich in Gruppe I (CA 15-3 > 40 U/mg P.) (N −; G I, II; ER +). In Gruppe II (CA 15-3 ≤ U/mg P.) überwiegen negative Prognosekriterien (N +; G III; ER −). Eine Progression wurde in Gruppe I innerhalb 31 Monaten in 20% der Fälle diagnostiziert, 2 Patientinnen (4%) verstarben. In Gruppe II wurde eine Metastasierung bei 59% festgestellt, 19% verstarben. Mit der Kaplan-Meier-Kurve konnte ein signifikanter Unterschied von Gruppe I zu Gruppe II bezüglich des Krankheitsverlaufes aufgezeigt werden (p < 0,05). Sensitivität (77%), Spezifität (85%) und Prädiktiver Wert (80%) sind im Vergleich mit den etablierten Prognosekriterien besser.

Diskussion

Lellé fand bei Untersuchungen mit dem monokl. Ak. Ki-67 eine schlechte Prognose bei malignen Tumoren mit einer hohen Proliferationstendenz [1]. Eine hohe Proliferation beinhaltet die Möglichkeit der Modulation molekularer Strukturen tumorassoziierter Glykoproteine. Die Folge ist eine heterogene Tumorantigenität, wodurch sich der Tumor der Erkennung durch die körpereigene Abwehr entziehen kann. Hohe CA 15-3 Zytosolspiegel sprechen für eine homogene Antigenität mit guter Prognose.

Zusammenfassung

Die Bestimmung der CA 15-3 Zytosolkonzentr. im Mammakarzinomgewebe kann als Parameter für eine konstante Antigenität gewertet werden. Hohe Werte sprechen für eine homogene Antigenität mit guter Prognose.

668

Literatur

1. Lellé RJ (1987) Erste Hinweise auf die prognostische Relevanz des proliferationsassoziierten Antigens Ki-67 beim Mammarkarzinom. 7. Wissensch Tagung Dtsch Gesellsch f Senologie, Münster

Growth Factor Secretion in Human Breast Carcinoma

S. Swain, R. Dickson, M. Lippman

NCI/NIH/Vincent T. Lombardi Cancer Research Center, Washington, USA

Hormonal influences on cancer cell proliferation have received much attention with the proposal of autocrine or self-stimulating polypeptide growth factors. The growth of breast cancer is known to be under endocrine control by steroid hormones. Estrogen stimulates the proliferation of human breast cancer cell lines in vitro and in vivo. Polypeptide growth factors may be common mediators of growth control for both estrogen-regulated and autonomous breast cancer cells. Estrogens induce a large number of enzymes involved in nucleic acid synthesis, the progesterone receptor, plasminogen activator, collagenolytic enzymes, and the laminin receptor. The effect of these proteins includes growth regulation and other activities thought to mediate metastatic events. In addition to the above proteins, growth factors are known to be stimulated by estrogen. It has been observed that the initial growth rate of a hormone-dependent cell line MCF-7 in vitro is proportional to the number of cells plated. This is consistent with the production of autostimulatory growth factors by the MCF-7 cells. More direct studies using estrogen-free extracts of conditioned medium (CM) harvested from MCF-7 cells treated with 17-β-estradiol (E2) shows that CME2 stimulated increases in the number of MCF-7 cells. E2 is an absolute tumor growth requirement for MCF-7 cells. In addition, CME2 given by continous infusion in vivo to the nude mouse was also capable of stimulating MCF-7 tumorigenesis in the absence of E2. These data support the hypothesis that cultured human breast cancer cells under estrogenic stimulation release a tumor-promoting factor(s) which can act in vitro or in vivo after release into the general circulation of the nude mouse.

It has been shown that CM from MCF-7 and other breast cancer cell lines secrete growth-stimulatory activities for both MCF-7 cells and a transforming growth activity for anchorage-independent growth of rodent fibroblasts. Isolation of one of these activities reveals that it coincides with the principal competitor of EGF receptor binding activity. This activity is related to transforming growth factor alpha (TGFα). It has also been shown that this activity is estrogen regulated at the protein and mRNA level. Anti-EGF receptor antibodies decrease the growth of breast cancer cells in culture. It may be that interruption of this loop will be clinically applicable in the future in breast cancer treatment. It has also been shown that insulin-like growth factor-1 (IGF-1) is an autostimulatory mitogen for breast cancer.

Breast cancer cells have been shown to secrete a TGF-β related activity. TFG-β is growth inhibitory for many epithelial and breast cancer cell lines. TGF-β is inhibited in MCF-7 cells by treatment with E2 and conversely stimulated by antiestrogens. Interestingly, TGF-β inhibits the growth of hormone-independent cell lines or cells that lack estrogen receptor. Breast cancers exist as mixtures of estrogen receptor positive and negative tumor cells. Since breast cancers do not appear to become TGF-β unresponsive as they become an tiestrogen unresponsive, TGF-β may act in tumors with such mixed cell populations to make antiestrogens more effective.

Finally, a novel anchorage-independent epithelial growth factor has been isolated from the CM of a hormone-independent breast cancer cell line. This activity is mitogenic for an epithelial cancer (SW-13) in an anchorage-independent assay. No other growth factors are known to be active in this assay except for basic fibroblast growth factor (FGF). This activity differs from basic FGF by size and isoelectric point. Further work is being done in the purification and characterization of this activity.

In summary, it has been observed that estrogen regulation of MCF-7 cells is associated with inductions of TGFα and an IGF-1 like protein, and repression of TGFβ. It is possible that estrogen-antiestrogen regulation of MCF-7 cells is at least partly mediated by coordinant effects on these growth-stimulatory and growth-inhibitory growth factor second messengers. The two other factors that are secreted in large amounts by estrogen-receptor negative, highly tumorigenic breast cancer cell lines are platelet-derived growth factor (PDGF) and the partially characterized epithelial transforming factor described above. Other possible roles for growth factors are paracrine effects on surrounding tissues. This would include angiogenesis, stromal proliferation, basement membrane deposition, and bone resorption. The studies to date suggest that future clinical treatment modalities may be designed around inhibition of autocrine or paracrine growth factor action by antibodies or synthetic peptides. This approach has already achieved some success in model systems. Hopefully, better understanding of tumor cell growth control and differentiation will lead to more successful treatment of malignancy by pharmacological agents.

References

1. Dickson RB, Lippman ME (1987) Estrogenic regulation of growth and polypeptide growth factor secretion in human breast carcinoma. Endocrine Reviews 8:29–42
2. Bates SE, Dickson RB, McManaway ME, Lippman ME (1986) Characterization of estrogen responsive transforming activity in human breast cancer cell lines. Can Res 46:1707–1713
3. Knabbe C, Lippman ME, Wakefield L, et al (1987) Evidence that TGFβ is a hormonally regulated negative growth factor in human breast cancer. Cell 48:417

Zur klinischen Bedeutung prognostischer Faktoren beim Mammakarzinom

E. Giese, W. Kleine, K. Kaufmehl, A. Pfleiderer

Universitäts-Frauenklinik Freiburg

In der Universitäts-Frauenklinik Freiburg wurden zwischen 1974 und 1986 703 Patientinnen wegen eines Mammakarzinoms primär behandelt.

Anhand der Krankheitsverläufe dieser Patientinnen haben wir versucht, die Bedeutung von allgemein anerkannten oder auch vermeintlichen Prognosekriterien retrospektiv zu überprüfen und zu werten.

Die operative Therapie erstreckte sich überwiegend auf die Ablatio mammae, die Anschlußtherapie bestand in einer Strahlen-, Chemo- oder Hormontherapie; ein Teil der Fälle, vor allem nodal negative Patientinnen, wurde nicht nachbehandelt. In den letzten Jahren wurde bei kleinen Primärtumoren zunehmend brusterhaltend operiert.

Archives of Gynecology and Obstetrics Vol. 245, No. 1-4, 1989
Verhandlungen der Deutschen Gesellschaft für Gynäkologie und Geburtshilfe, 47. Versammlung, München 6.-10. September 1988
© Springer-Verlag Berlin Heidelberg

Die 5-Jahresüberlebensrate betrug unter Berücksichtigung sämtlicher Todesfälle für das Gesamtkollektiv 69%, die 10-Jahresüberlebensrate lag bei 44%;
innerhalb von 5 Jahren waren 26% und nach 10 Jahren 45% am Karzinom
verstorben. Den folgenden Auswertungen sind sämtliche Todesfälle ohne Berücksichtigung der Todesursache zugrunde gelegt.

Bedeutung für das Überleben kam der Größe des Primärtumors zu: Patientinnen mit einem nicht infiltrierenden Karzinom T_0 wiesen eine 5-Jahresüber-
lebensrate von 91% auf, für T_1-Tumoren betrug sie 85%, für T_2 69%; bei einer
Tumorgröße von mehr als 5 cm sank sie auf 49% und für T_4-Karzinome auf 18%.
Die Unterschiede waren statistisch hochsignifikant.

Eine noch bessere Korrelation besteht allerdings zwischen axillärem
Lymphknotenbefall und Überlebenszeit. Die nodal Negativen erreichten eine
5-Jahresüberlebensrate von 88%, bei den nodal Positiven lebten nach 5 Jahren
nur noch 56%. Eine weitere Aufschlüsselung der nodal positiven Gruppe zeigte,
daß auch die Anzahl der befallenen Lymphknoten einen entscheidenden Einfluß
auf das Überleben ausübt (vgl. Abb. 1). Für Patientinnen mit 1–3 befallenen
Lymphknoten lag die 5-Jahresüberlebensrate bei 64%, für 4–10 befallene
Lymphknoten betrug sie 58%, für mehr als 10 Lymphknoten sank sie auf 29%.
Auch der Lymphknotenkapseldurchbruch erwies sich als prognostisches Kriterium: für nodal Positive ohne nachgewiesenen Kapseldurchbruch lag die 5-Jah-
resüberlebensrate bei 64%, für solche mit Kapseldurchbruch bei 48%.

Histologischer Typ und Tumorgrading hatten in unserem Kollektiv keinen
signifikanten Einfluß auf das Überleben.

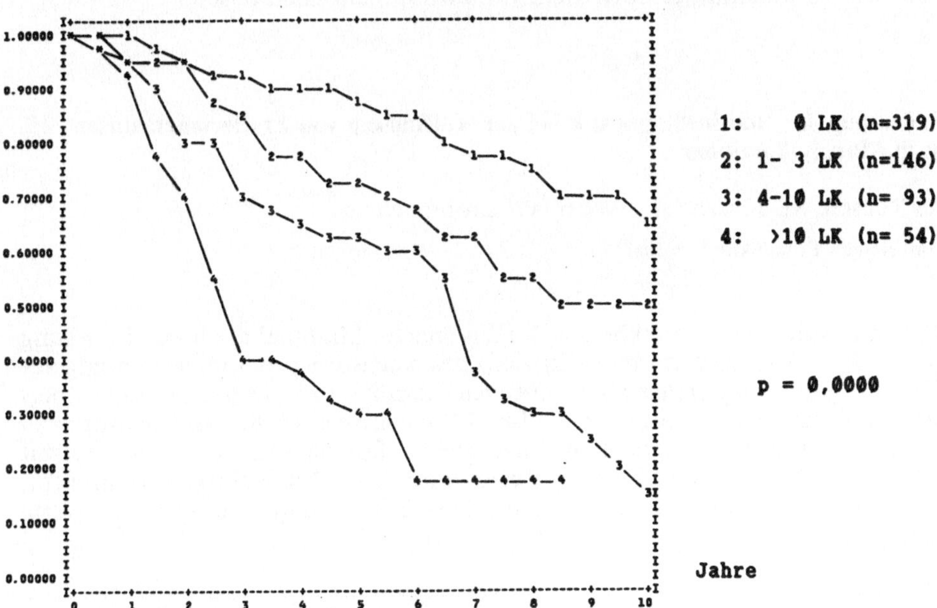

Abb. 1. Überlebensraten beim Mammakarzinom in Abhängigkeit von der Anzahl der befallenen Lymphknoten (UFK Freiburg 1974–1986)

Auch dem Menopausenstatus konnten wir keine Bedeutung als prognostisches Kriterium zuweisen.

Seine Gültigkeit als prognostischer Faktor bewies der Hormonrezeptorstatus:
Von den Patientinnen mit einem östrogen- und progesteronrezeptorpositven Tu-

mor lebten nach 5 Jahren noch 73%. Waren beide Hormonrezeptoren negativ, so ergab sich nur noch eine 5-Jahresüberlebensrate von 61%.

Mit Hilfe einer multivariaten Analyse (Cox-Regression) konnten wir zeigen, daß zum Zeitpunkt der Primärerkrankung der Lymphknotenstatus gefolgt von Tumorgröße und Hormonrezeptorstatus die wertvollsten Prognosekriterien darstellen (vgl. Tabelle 1).

Tabelle 1. Wertigkeit verschiedener Prognosefaktoren beim Mammakarzinom (Multivariate Analyse: Cox-Regression)

Prognostisches Kriterium		Relatives Risiko e^{β}	
Nodalstatus	(positiv – negativ)	3,69	s.
Tumorgröße	(>2 cm – <2 cm)	1,74	s.
ER	(negativ – positiv)	1,78	s.
PR	(negativ – positiv)	1,67	n. s.
Menopause	(post – prae)	1,60	n. s.

(UFK Freiburg 1974–1986)

Die Expression des Epidermal-Growth-Factor-Receptors wurde seit 1986 an 70 Mammakarzinomen untersucht. Lediglich zum Hormonrezeptorstatus ergab sich eine inverse Korrelation. Eine Beziehung zwischen EGF-Rezeptor und dem Lymphknotenstatus – dem härtesten Prognosekriterium –, oder der Tumorgröße konnten wir anhand der noch kleinen Fallzahl nicht nachweisen.

Bedeutung der Routinediagnostik bei der Auffindung von Erstfernmetastasen nach Mammakarzinom

K. Reusch, M. Kusche, F. Weber, G. Crombach

Universitäts-Frauenklinik Köln

Anhand von *269* Krankheitsverläufen nach Mammakarzinomerkrankung *(pT1–3, pN0–2, M0)* wird die Effizienz des Nachsorgeprogramms in bezug auf die Auffindung des *ersten* postoperativen Rezidivs bzw. Metastasierung überprüft (LK-negative Patientinnen n = 141, LK-positive n = 128). Die Nachsorgebedingungen waren für beide Kollektive gleich. Die mediane Beobachtungszeit beträgt 42 Monate. Die 10-Jahres-Rezidivrate des N0-Kollektivs beträgt 42%, die 10-Jahres-Überlebensrate 73%, für N1–2-Karzinome betragen die Werte 50% bzw. 62%.

	Klinische Untersuchung	Röntgen-Thorax	Mammo-graphie	Knochen-scan	Leber-sono
Total	2730	802	768	798	872
Suspekte Befunde	60	75	48	171	50
Maligne Befunde	21	13	14	19	2

Auffindung von abklärungsbedürftigen bzw. malignen Befunden im Rahmen der Routinediagnostik in der Mammakarzinomnachsorge

Archives of Gynecology and Obstetrics Vol. 245, No. 1-4, 1989
Verhandlungen der Deutschen Gesellschaft für Gynäkologie und Geburtshilfe, 47. Versammlung, München 6.-10. September 1988
© Springer-Verlag Berlin Heidelberg

Innerhalb des Kollektivs wurde neben den im Routineprogramm erfaßten Rezidiverkrankungen (n = 69) auch Metastasen diagnostiziert, die aufgrund von Schmerzen zusätzlich abgeklärt werden mußten (n = 39).

Differenziert man die Metastasenauffindung nach dem zeitlichen Auftreten, so wird deutlich, daß innerhalb der ersten 3 Jahre die überwiegende Zahl der Zweiterkrankungen (49/69) durch das Routine-Programm erfolgte. Zur gleichen Zeit werden in 21 Fällen durch Auftreten von klinischen Symptomen weitere Metastasen diagnostiziert; in den folgenden Jahren werden zu gleichen Teilen die Metastasen durch das Routineprogramm wie durch klinische Symptomatologie erkannt (17/18 im 3.–9. Jahr).

Das hohe Maß suspekter sonographischer Befunde wurde nahezu ausschließlich in den Jahren bis 1980 erhoben. Ab 1981 nimmt die Sicherheit bezüglich der Dignität erhobener Befunde deutlich zu. Insgesamt stellt die Lebermetastasierung als Erstgeneralisierung eine Rarität dar.

Zusammenfassung

1. Ca ⅔ aller Zweittumorerkrankungen (II.-Karzinome, Lokalrezidive, Metastasen) wurden im Rahmen des definierten Nachsorgeprogramms diagnostiziert.
2. Die Trefferquote der Routinediagnostik ist innerhalb der ersten drei Jahre – dem Zeitpunkt der höchsten Rezidivhäufigkeit – am effektivsten.
3. Suspekte Befunde durch
   – klinische Untersuchung beinhalten maligne Befunde in 30%
   – Mammographie beinhalten maligne Befunde in 20%
   – Röntgen-Thorax beinhalten maligne Befunde in 20%
   – Knochenszintigraphie beinhalten maligne Befunde in 10%
   – Leberscan/-sonographie beinhalten maligne Befunde in 4%

Folgerung

Apparative Routinediagnostik postop. jährlich (5 Jahre) Mammographie, Röntgen-Thorax, Knochenszintigraphie

Konsultationen und klinische Untersuchungen alle 3–6 Monate bzw. frei nach Bedarf der Patientin.

MCA, ein neuer Tumormarker für Nachsorgeuntersuchungen bei Mammakarzinompatienten

W. Neunteufel, C. Bieglmayer, T. Szepesi

II. Universitäts-Frauenklinik, Universitäts-Klinik für Strahlentherapie und Strahlenbiologie Wien

MCA („mucin-like carcinoma-associated antigen") kann mit einem Enzymimmunoassay von Hoffmann La Roche in verschiedenen Körperflüssigkeiten wie Serum, Harn, Ascites, Fruchtwasser oder Muttermilch gemessen werden. Wir haben einige Eigenschaften von MCA untersucht und die Wertigkeit dieses neuen Markers mit den bereits etablierten Markern CA 15-3 (Centocor) und CEA (Serono) bei beschwerdefreien Mammakarzinompatienten mit einem erhöhten Rückfallrisiko verglichen. Als obere Konzentrationsgrenzen fanden wir bei einem Kollektiv von gesunden Frauen für MCA 14 E/ml, für CA 15-3 27 E/ml und für CEA 3 ng/ml Serum.

Verhandlungen der Deutschen Gesellschaft für Gynäkologie und Geburtshilfe, 47. Versammlung, München 6.-10. September 1988

MCA wird auch während der Schwangerschaft gebildet: Im 3. Trimester stiegen die Werte stark an und hohe Spiegel fanden sich auch im Fruchtwasser. Im Gegensatz dazu zeigte CA 15-3 nur geringfügige Konzentrationsveränderungen und war im Fruchtwasser in nur geringen Mengen nachweisbar.

Bei Patienten mit metastasierendem Mammakarzinom wurde eine lineare Korrelation zwischen den MCA und CA 15-3 Werten aber keine Korrelation zu CEA beobachtet. Eine Ursache für diese Effekte scheint im Bindungsverhalten der beim MCA und CA 15-3 Assay verwendeten monoklonalen Antikörper zu liegen: MCA und 15-3 sind „Sandwichassays", bei denen monoklonale Antikörper für die Bindung von Antigenen und für den Nachweis der gebundenen Antigene verwendet werden. Beim MCA-Assay wird der Antikörper b-12 für beide Reaktionen verwendet. Beim CA 15-3 Test werden dafür die Antikörper 115-D 8 und DF 3 eingesetzt. Wir fanden, daß Antigene teilweise alle 3 Epitope tragen, wobei aber während der Schwangerschaft Antigene auftreten, die zwar b-12 und 115-D 8 Bindungsstellen aufweisen, aber verglichen mit Tumorformen relativ wenig DF 3 Epitope besitzen. Dadurch wird das unterschiedliche Verhalten der Marker während der Schwangerschaft erklärbar. Unsere kürzlich durchgeführten Western Blot Analysen zeigten, daß MCA und CA 15-3 aus mehreren, im Molekulargewicht unterschiedlichen Antigenen bestehen, von denen einige gemeinsame Epitope tragen. Vermutlich handelt es sich bei diesen Proteinen um eine polymorphe Familie tumorassoziierter Glycoproteine. Tatsächlich wurden bei Verlaufsbeobachtungen von Mammakarzinompatienten unterschiedliche Verhaltensweisen von MCA und CA 15-3 beobachtet.

MCA, CA 15-3 und CEA Verlaufsbeobachtungen wurden bei 93 klinisch tumorfreien Brustkrebspatientinnen durchgeführt. Diese hatten wegen eines hohen Tumorstadiums, kompletter Remission früherer Metastasen und Rezidive, postoperativer Strahlentherapie oder eines Zweitkarzinoms der Mamma ein erhöhtes Rückfall-Risiko. In einem Beobachtungszeitraum von 3 Jahren traten bei 20% dieser Risikopatienten Metastasen oder Rezidive auf.

Chronisch erhöhte Markerspiegel wurden im Mittel bei MCA 8 Monate, bei CA 15-3 5 Monate und bei CEA 7 Monate vor einer klinischen Diagnose von Metastasen beobachtet. Diese „lead-time" Effekte wurden als prädiktiv gewertet. Es wurde eine prädiktive Sensitivität von 79% für MCA, 63% für CA 15-3 und 53% für CEA gefunden. Die prädiktive positive Korrektheit betrug unter Verwendung der Maximalwerte der Verläufe etwa 40% für MCA und CA 15-3 und 32% für CEA. Die Spezifität aller Marker betrug 72%.

MCA ist ein empfindlicher Tumormarker zur Früherkennung von Metastasen bei Mammakarzinompatienten.

Zur Wertigkeit der Tumormarker CA 15-3 und CEA beim Mammakarzinom

I. Buck, C. Lindner, K. Böge, H. J. Kitschke

Universitätsfrauenklinik Hamburg

Evaluation of the Tumormarkers CA 15-3 and CEA in Breast Cancer

Summary. Tumormarker serum levels of 580 patients in different stages of breast cancer were examined in a retrospective analysis.

Patients with nonmetastatic breast cancer showed a preoperatively elevated CA 15-3 in 16% and an elevation of CEA in 12%. In case of local recurrence in 24% CA 15-3- and in 9% CEA-levels were positive. The sensitivity of both

Archives of Gynecology and Obstetrics Vol. 245, No. 1-4, 1989
Verhandlungen der Deutschen Gesellschaft für Gynäkologie und Geburtshilfe,
47. Versammlung, München 6.-10. September 1988

markers increased in stage of distant metastasis (58%/48%). CA 15-3 was significantly more sensitive than CEA in case of visceral metastatic spread (56%/34%).

Zusammenfassung. In einer retrospektiven Untersuchung wurden Markerbestimmungen von 580 Mammakarzinompatientinnen in verschiedenen Stadien der Erkrankung ausgewertet.

Präoperativ fand sich beim nichtmetastasierten Mammakarzinomin in 16% ein erhöhter CA 15-3 und in 12% ein erhöhter CEA-Wert. Bei Vorliegen eines Lokalrezidivs war das CA 15-3 in 24% und das CEA in 9% positiv. Nach eingetretener Fernmetastasierung fand sich in 58% eine CA 15-3- und in 48% eine CEA-Erhöhung, wobei das CA 15-3 bei viszeraler Metastasierung signifikant sensitiver reagierte als das CEA.

Ziel der Untersuchung war es die Tumormarker CA 15-3 und CEA in Hinblick auf ihre Brauchbarkeit zum Einen in der prä-operativen Diagnostik, bzw. als Screeningmethode bei Vorsorgeuntersuchungen, zum Anderen bei der Erkennung von Rezidiven und Fernmetastasierungen, zu vergleichen.

Patientinnen und Methodik

Insgesamt wurden Markerbestimmungen von 580 Mammakarzinompatientinnen ausgewertet. In 224 Fällen handelte es sich um präoperative Bestimmungen von 215 Patientinnen mit einem nichtmetastasierten und 9 Patientinnen mit einem primär metastasierten Mamma-Ca. 356 Nachsorgepatientinnen gingen in die Untersuchung ein. Davon lag bei 21 ein Lokalrezidiv vor, bei 177 eine Fernmetastasierung. 158 Patientinnen waren z.Z. der Bestimmung rezidivfrei. Als Kontrollgruppen dienten 49 Patientinnen mit benignen Mammatumoren und 90 gesunde Frauen.

Das CA 15-3 wurde mit einem Radioimmunoassay der Fa. Isotopendiagnostik (elsa tubes), das CEA mit einem Enzymimmunoassay der Fa. Böhringer (Enzymun-Test) bestimmt.

Als „cut off"-Linie galten wie mittlerweile üblich 5 ng/ml für das CEA und 25 U/ml beim CA 15-3.

Präoperative Ergebnisse

Im Vergleich zu den Kontrollgruppen (2% CA 15-3-, 4% CEA-Erhöhung bei benignen Mammatumoren, 6% CA 15-3-, 1% CEA-Erhöhung bei Gesunden), weisen beide Marker bei Vorliegen eines Mammakarzinoms signifikant häufiger Erhöhungen auf. Das CA 15-3 zeigt eine Sensitivität von 16%, das CEA von 12% beim nichtmetastasierten Mamma-Ca. Bei primärer Metastasierung steigt die Sensitivität beider Marker wesentlich (79% CA 15-3-, 44% CEA-Erhöhung).

Für die Gruppe der nichtmetastasierten Mammakarzinome wurde weiterhin untersucht, ob eine Abhängigkeit zwischen dem Markerverhalten und der Tumorgröße, dem Nodalstatus, der Histologie, dem Malignitätsgrad und dem Hormonrezeptorstatus besteht.

Wir fanden weder eine Abhängigkeit vom Nodalstatus, noch vom Rezeptorstatus.

Das CA 15-3 zeigte im Gegensatz zum CEA eine gute Korrelation mit der vorhandenen Tumormasse.

In Abhängigkeit zur Histologie zeichnete sich ein gegenläufiges Verhalten der beiden Marker ab: Beim CA 15-3 fand sich die höchste Sensitivität bei den relativ

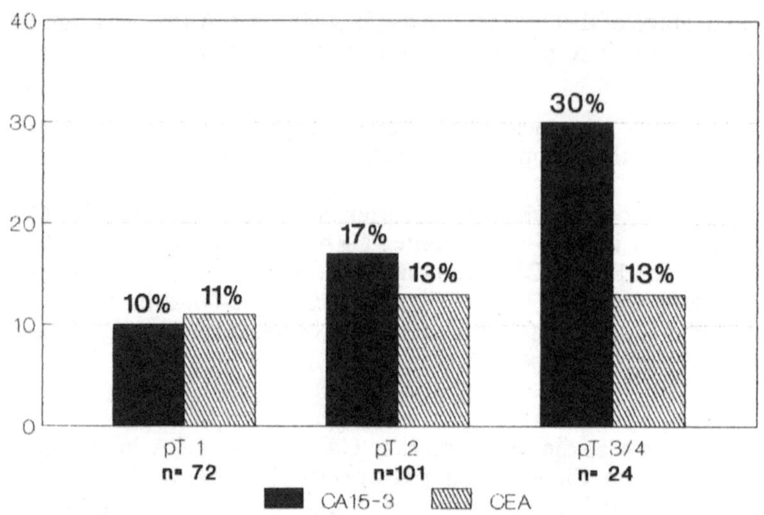

Abb. 1. CEA-, CA 15-3-Erhöhungen in % Abhängigkeit von der Tumorgröße

undifferenzierten duktalen Karzinomen, beim CEA sah man eine Zunahme der Sensitivität mit zunehmender Differenzierung.

Bei der Untersuchung der Abhängigkeit vom Malignitätsgrad fand sich für das CA 15-3 eine ähnliche Tendenz hin zu einer höheren Sensitivität bei stärker entdifferenzierten Tumoren, nicht jedoch das umgekehrte Verhalten beim CEA.

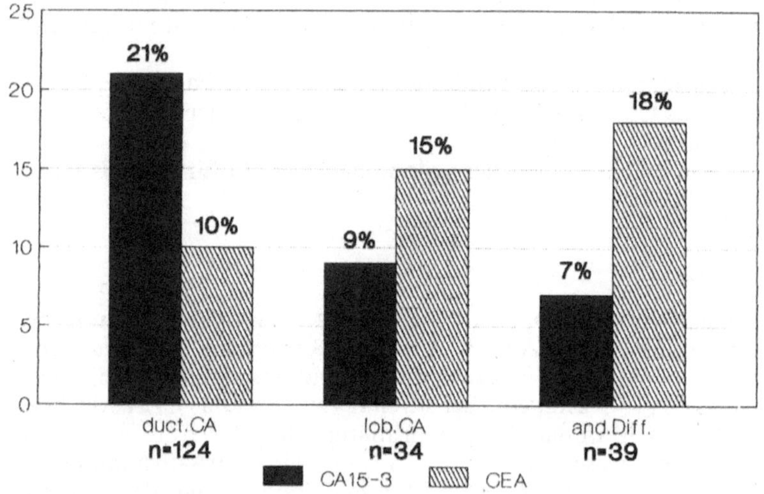

Abb. 2. CA 15-3-, CEA-Erhöhungen in % Abhängigkeit zur Histologie

Ergebnisse aus der Nachsorge

Vor Exzision eines Lokalrezidivs fand sich in 24% der Fälle eine CA 15-3- und in 9% eine CEA-Erhöhung.

Im Metastasierungsstadium war das CA 15-3 in 58%, das CEA in 48% erhöht. Eine gleichzeitige Erhöhung beider Marker fand sich in 39%. Kombiniert man beide Marker steigt die Sensitivität auf 69%.

676

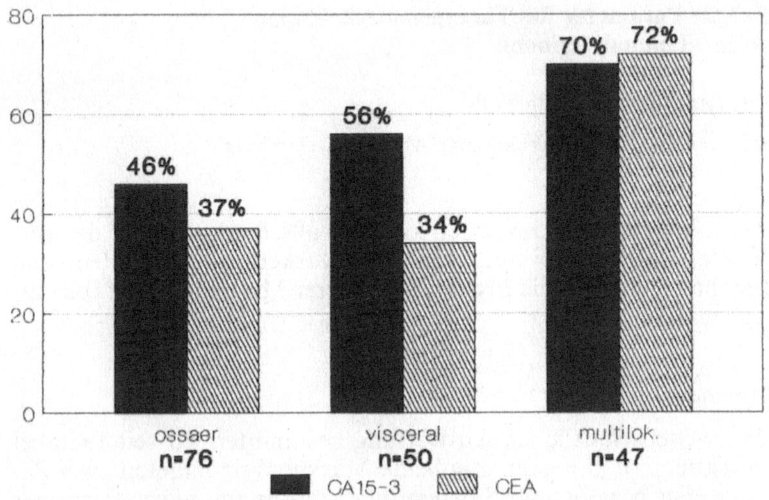

Abb. 3. CEA-, CA 15-3-Erhöhungen in % Abhängigkeit v. d. Met.-Lokalisation

Bei viszeraler Metastasenlokalisation reagiert das CA 15-3 signifikant sensitiver als das CEA. Auch bei ossärer Metastasierung ist die Sensitivität des CA 15-3 mit 46% im Vergleich zum CEA mit einer Sensitivität von 37% deutlich höher.

Von 158 rezidivfreien Patientinnen zeigten 12% ein erhöhtes CA 15-3 und 10% eine CEA-Erhöhung. Die Beobachtung des weiteren Krankheitsverlaufes über mindestens 1 Jahr, zeigte, daß 42% der Patientinnen mit Tumormarkererhöhungen in diesem Zeitraum eine Metastasierung entwickelten.

Diskussion

Die gefundenen Ergebnisse zeigen, daß beide Marker aufgrund ihrer geringen Sensitivität beim nichtmetastasierten Mammakarzinom weder für die präoperative Diagnostik, noch für Screeninguntersuchungen geeignet sind.

Sollte sich die gefundene höhere Sensitivität des CA 15-3 bei stärker entdifferenzierten Tumoren und größerer Tumormasse bestätigen, wäre der Einsatz als Prognosefaktor zu diskutieren.

Im Metastasierungsstadium, besonders bei viszeraler Lokalisation ist das CA 15-3 dem CEA als Tumormarker deutlich überlegen.

Bei der rezidivfreien Mammakarzinompatientin in der Nachsorgesprechstunde sollten ansteigende Markerkonzentrationen zu einem Vorziehen der röntgenologischen, szintigraphischen, bzw. sonographischen Untersuchungen führen.

Eine Therapieeinleitung allein aufgrund von Markererhöhungen halten wir allerdings für nicht angebracht.

CEA und CA 15-3 als Parameter für Therapieentscheidungen beim metastasierten Mammakarzinom

M. Scheele, L. Hoffmann, U. Müllerleile

Allgemeines Krankenhaus Barmbek, Onkologische Abteilung, Hamburg

Die Tumormarker CEA und CA 15-3 gelten als wertvolle Parameter für die Verlaufskontrolle. Diese sind sie aber nur, wenn die Markerbewegung allein und dann möglichst zeitlich früher als die Ergebnisse anderer Methoden Therapieentscheidungen möglich machen.

Patienten und Methode

Mit dem Ziel einer wissenschaftlichen Auswertung bestimmten wir seit 1986 bei Mammakarzinompatientinnen regelmäßig beide Marker. Wir bildeten zwei Patientengruppen. Die erste besteht aus 15 Patientinnen mit Erstmanifestation einer Fernmetastasierung, die im Rahmen einer regelmäßigen Nachsorge beobachtet wurde. In dieser Gruppe traten nach x̄ 12 Monaten Fernmetastasen in den tiefen Lymphknoten der Axilla, des Mediastinums [2], in der Pleura [3], in den Knochen [4], in der Lunge [5] und in der Leber [1] auf. In 8 Fällen waren Röntgenbefunde, Beschwerden oder das parallele Auftreten eines Lokalrezidivs maßgebend für die Entdeckung der Metastasen. In 6 Fällen war allein der Anstieg eines oder beider Marker das erste Zeichen einer Metastasierung. 1 × wurden ein pathologischer Röntgenbefund und eine Markererhöhung gleichzeitig beobachtet. In den 6 Fällen mit frühzeitigem Markeranstieg ging dieser dem Entschluß zu einer Therapie im Durchschnitt 3 bis 4 Monate voraus. Die zweite Gruppe besteht aus 35 Patientinnen im Metastasenstadium, die unter einer systemischen Therapie progredient oder wieder progredient wurden. 66 × mußten wir die laufende Therapie wegen eines Krankheitsprogresses wechseln. Die Beobachtungsdauer betrug x̄ 17 Monate.

Metastasenlokalisationen waren: Lokal + LK (51%), Knochen (46%), Leber (26%), Lunge (23%), Pleura (23%), Hirn (3%). In 28/66 Progressionsphasen zeigte der Anstieg eines oder beider Marker vor allen anderen Befunden den Progreß an, in weiteren 4 Phasen war es die AP. Der erste eindeutig angestiegene Markerwert wurde im Mittel 3 Monate vor einem Beschluß zur Therapieänderung beobachtet. In 28 Phasen waren Beschwerden, Röntgenbefunde, die Beobachtung eines wachsenden Lokalrezidivs oder progrediente Lymphknotenmetastasen die ersten Zeichen eines Progresses. Von ihrer Beobachtung bis zur Therapieänderung verging nur 1 Monat. 6 × waren parallel zum Markeranstieg auch klinische Zeichen vorhanden (siehe Tabelle 1).

Tabelle 1. Diagnose der Progression (n = 66)

Zeitlich zuerst durch:			Vorlauf:
CEA	14		
CA 15-3	7	32	3 Monate
CEA + CA 15-3	7		
AP	4		2 Monate
MARKER + Klinik	6	34	
Klinik*	28		1 Monat

* Beschw. 13 ×, Lok. + LK 10 ×, Rö. 10 ×, Sono 1 ×

Archives of Gynecology and Obstetrics Vol. 245, No. 1-4, 1989
Verhandlungen der Deutschen Gesellschaft für Gynäkologie und Geburtshilfe,
47. Versammlung, München 6.-10. September 1988

Nicht einmal die Hälfte der aufgetretenen Fernmetastasen wird durch einen Markeranstieg angekündigt. Wenn aber, erfolgt dieser 3 bis 4 Monate, bevor Beschwerden auftreten oder Befunde apparativer Untersuchungen darauf hinweisen. In 6/15 Fällen hätte prinzipiell die Therapie der Metastasen früher beginnen können. Da jedoch ein gegenüber dem Vorwert erhöhter Marker zunächst der Kontrolle bedarf, und erst 3 Werte mit eindeutiger Tendenz eine Interpretation im Sinne eines Krankheitsprogresses erlauben, verkürzt sich der Zeitgewinn auf etwa 6 Wochen und ist damit für die meisten Krankheitsfälle irrelevant.

Ein Progreß beim metastasierten Mammakarzinom führt zum Therapiewechsel oder -Abbruch. In 32/66 Fällen wurde diese Progression allein durch Bestimmung von CEA, CA 15-3 oder AP durchschnittlich 3 Monate vor einer Therapieänderung angekündigt. Auch hier wurde erst gehandelt, wenn mehrere Markerwerte vorlagen bzw. wenn zu einem bestimmten Zeitpunkt auch weitere klinische Zeichen auftraten. Zunächst läßt sich nur vermuten, daß ein früher Abbruch einer nutzlos gewordenen Therapie der Patientin Nebenwirkungen erspart hätte. Möglicherweise wäre der frühzeitigere Wechsel auf eine wirksamere Therapie von Nutzen gewesen. Dies kann aber nur in einer genaueren Analyse der einzelnen Fälle geprüft werden.

Osteocalcin (OC) – Tumormarker zur Verlaufskontrolle beim ossär metastasierten Mammakarzinom

H. U. Ulmer, E. Goepel, T. Kunz

Universitäts-Frauenklinik Hamburg-Eppendorf

Bei der Nachsorge des Mammakarzinoms kommt das CEA (tumorassoziierte carcinoembryonale Antigen) seit vielen Jahren zum Einsatz. Seit 1985 steht mit dem Ca 15-3 ein weiterer Marker zur Verfügung. Die Wertigkeit beider Marker wird in der Literatur unterschiedlich beurteilt. 1975 wurde erstmals von der Entdeckung des OC berichtet. Zwischenzeitlich steht zur Messung des OC im Serum ein Radioimmunoassay zur Verfügung. OC ist ein Protein aus 49 Aminosäuren mit einem Molekulargewicht von rund 6000 Dalton. Es gilt als knochenspezifisch und stellt ungefähr 20% der Nichtkollagenproteine dar. OC wird in den Osteoblasten unter dem Einfluß von Vitamin D synthetisiert und ist stark an Hydroxylapatit gebunden. Es zirkuliert im Blut, und sein Spiegel scheint einerseits den Knochenumsatz zu reflektieren, andererseits zeigt OC eine gute Korrelation mit histomorphometrischen Parametern der Knochenformation. Die biologische Funktion ist bisher unbekannt. (Lit. beim Verfasser).

Wir haben untersucht, inwieweit die Bestimmung des OC bei Frauen mit Mammakarzinom bei der Diagnostik und bei der Verlaufskontrolle von ossären Metastasen als Tumormarker sinnvoll eingesetzt werden kann. Bei Pat. mit erhöhtem Knochenstoffwechsel wie z. B. Paget's Disease oder Osteoporose wird von einigen Autoren über erhöhte OC-Werte berichtet. Auch soll es mit zunehmendem Alter bei Frauen zu einem Anstieg des Serum-OC kommen.

Im Rahmen unserer Nachsorge von 130 Frauen (Alter 32 bis 81 Jahre), die wegen eines Mammakarzinoms abladiert und axillär lymphonodektomiert worden waren, wurde zusätzlich zu den üblichen Untersuchungen das OC bestimmt. 60 dieser Frauen ohne Anhalt für Lokalrezidiv oder Fernmetastasierung dienten als Kontrollkollektiv, bei 70 bestanden ossäre Fernmetastasen. Beim Kontrollkollektiv ergab sich für das OC ein Mittelwert von $4,53 \pm 2$ ng/ml. Eine Abhängigkeit der OC-Werte vom Alter konnte nicht aufgezeigt werden. Bei 9 dieser 60 Frauen lag der OC-Wert oberhalb des Mittelwertes $+$ SD. Bei 3 dieser 9 Frauen wurden in einem Zeitraum von 6 Monaten ossäre Filiae nachgewiesen. Von den 70 Frauen mit ossärer Metastasierung hatten 32 kleine solitäre Herde, 38 Frauen hatten multiple, große Osteolysenherde. Bei 15 der 32 Frauen waren die OC-Werte erhöht, bei 17 lagen sie im Normbereich. Im Mittel ergab sich für die 32 Frauen ein Wert von $4,29 \pm 2,1$ ng/ml. Die 38 Frauen mit großen Osteolysen hatten einen OC-Mittelwert von $6,72 \pm 4,2$ ng/ml. Bei der Hälfte dieser Frauen lagen die OC-Werte im Normbereich, bei den anderen 19 Frauen waren die Werte erhöht. Der maximal gemessene Wert betrug 19,3 ng/ml. Von 40 Frauen mit ossärer Metastasierung wurde mindestens eine und bis zu zehn Verlaufskontrollen durchgeführt. Bei 56 Kontrollwerten von Frauen mit ossärem Progreß ergab sich in 48 Fällen (86%) ein OC-Anstieg um mehr als 10% des Ausgangswertes, mindestens aber um 0,5 ng/ml. Bei 19 Frauen lag der OC-Anstieg jedoch innerhalb des Mittelwertes $\pm$ SD. Bei 36 Kontrollen mit klinisch röntgenologisch stationärem Befund blieb der OC-Wert in 25 Fällen bei $\pm$ 10% des Ausgangswertes.

Zusammenfassend läßt sich feststellen, daß OC, nicht zum Screening für ossäre Metastasen geeignet ist. Betrachtet man die OC-Werte bei nachgewiesener ossärer Metastasierung, so scheinen sie den Verlauf relativ gut widerzuspiegeln, wenngleich die Schwankungsbreite des Meßwertes relativ gering ist.

Einsatz blinder Untersuchungsschwestern in der Brustkrebsvorsorge, eine 3-Jahres-Studie

M. Hengstberger

Privatklinik Wien

Blinde Frauen wurden zur Palpation der weiblichen Brust eingeschult. Die Ausnutzung des hochentwickelten Tastsinns der Blinden in Verbindung mit einer Weiterentwicklung der Palpationsmethode brachte optimale Untersuchungsergebnisse zur Früherkennung von Brustkrebs.

Die Abtastung der Brust erfolgt nicht nur obligatorisch im Liegen und Stehen, sondern auch im Wasserbad. Es wurde dazu eine *Hydropalpationswanne* entwickelt, in der die Brust von allen Seiten gleichmäßig abgetastet werden kann. Das Gewicht der Brust wird durch den Auftrieb im Wasser annähernd kompensiert und tumoröse Verdichtungen sind von gesundem Gewebe leichter unterscheidbar. Die Untersuchung erfolgt an zyklusabhängigen Terminen. Sie ist insbesondere im Wasserbad völlig schmerzfrei und entsprechend der Spezialisierung der blinden Schwester von großer diagnostischer Aussagekraft. Von 18 diagnostizierten und mammographisch bestätigten Malignomen bei 3400 untersuchten Patientinnen wurden nur 7 von der Frau selbst getastet, die anderen befanden sich zu diesem Zeitpunkt in einem Frühstadium, was eine Totalresektion der Brust vermeidbar machte.

Es hat sich gezeigt, daß diese neue Methode der Brustkrebsvorsorge von den Frauen *bevorzugt akzeptiert* wird, wogegen die empfohlenen Kontrollmammographien oft aus Angst vor Schmerzen oder Strahlenbelastung nur mangelhaft durchgeführt werden. Die blinde Untersuchungsschwester kann entsprechend

Archives of Gynecology and Obstetrics Vol. 245, No. 1-4, 1989
Verhandlungen der Deutschen Gesellschaft für Gynäkologie und Geburtshilfe,
47. Versammlung, München 6.-10. September 1988
© Springer-Verlag Berlin Heidelberg

ihrer medizinischen Schulung, Routine und Spezialisierung dem Facharzt bei jeder gynäkologischen Kontrolluntersuchung die zeitintensive Palpation der Brust abnehmen. Sie stellt für die Patientin eine Partnerin dar, bei der psychische Hemmungen und jedes Schamgefühl wegfallen, der sie ein hohes Tastvermögen zutraut, und mit der sie über kosmetische Probleme und Risikofaktoren offen sprechen kann.

Die Methode ermöglicht nicht nur eine *gefahrlose und kostengünstige Verbesserung der Breitenvorsorge gegen Brustkrebs,* sie *eröffnet auch den Blinden eine neue Berufschance,* wobei sie nicht als Behinderte, sondern als besonders Befähigte eingesetzt werden.

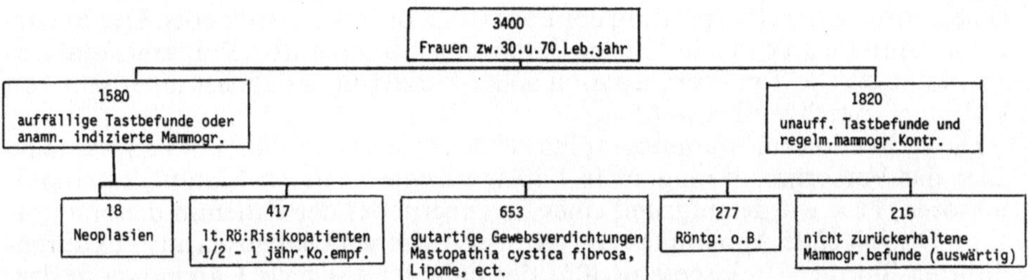

Abb. 1. Untersuchungsergebnisse einer 3-Jahresstudie bei 3400 Frauen zwischen dem 30. und 70. Lebensjahr (Jänner 1984–Jänner 1987)

Abklärung nicht palpabler mammographischer Veränderungen der Mamma

K. Diergarten, U. Kessler, W. Eiermann

Frauenklinik im Klinikum Großhadern der Universität München

Entscheidend für die Heilungsergebnisse des Mammakarzinoms ist die Erfassung des Karzinoms in seiner Frühform als kleines Mammakarzinom von maximal 5 bis 10 mm Durchmesser. Histologische Frühveränderungen des Mammaparenchyms, die ein erhöhtes Entartungsrisiko darstellen sind
1. die Mastopathie III mit intraductaler Epithelproliferation mit Atypie,
2. das lobuläre Carcinoma in situ sowie das nicht infiltrierende ductale Karzinom.
Die Entdeckung und operative Entfernung dieser occulten, meistens nicht palpablen Frühveränderungen ist die Voraussetzung für das Vermeiden einer Karzinomentstehung. Mit der Mammographie sind diese Frühveränderungen feststellbar, wenn sie folgende Kriterien aufweisen:
– zahlreiche Mikroverkalkungen in einem umschriebenen Areal
– zahlreiche unilaterale oder bilaterale Mikrokalzifikationen im gesamten Parenchym
– gruppierte Mikrokalzifikationen ($\leq 7/<7$)
– atypische Gewebsverdichtungen
– strahlige Fremdstrukturen oder die Progression eines dieser Befunde
– die Progression eines dieser Befunde
Diese Frühveränderungen stellen eine Indikation zu einer gezielten Biopsie zur histologischen Differenzierung des Proliferationsgrades der Mastopathie bzw. Bestimmung der Dignität dar.

Das intraductale Karzinomwachstum wird mammographisch in seiner Frühform erkennbar, wenn Mikrokalkablagerungen innerhalb der Tumornekrosen auftreten, teilweise zusammen mit einem strukturlosen Verdichtungsbezirk. Gruppenförmige oder linear angeordnete Mikroverkalkungen sind das häufigste und meist einzige und früheste indirekte Zeichen eines occulten Malignoms.

Von Januar 1984–Juni 1988 wurden an der Frauenklinik des Klinikums Großhadern 113 Tumorexstirpationen aufgrund gruppierter Mikrokalzifikationen ohne palpables Substrat durchgeführt. 20 dieser 113 Patientinnen wiesen zusätzlich eine Gewebsverdichtung im Mammogramm auf.

Zur präoperativen Lokalisation der nicht palpablen aber mammographisch suspekten Befunde wurde in allen Fällen eine Kontrastmittelfarbstoffmarkierung mit Methylenblau durchgeführt. Durch Mammographieaufnahmen in zwei Ebenen erfolgte die Überprüfung der Lage des Kontrastmitteldepots. Der Exstirpationsbefund wurde in allen Fällen durch eine intraoperative Präparatradiographie bestätigt. Die Tumorexstirpation sollte kurzfristig möglichst innerhalb von 60 Minuten durchgeführt werden.

Die Indikation zur Mammographie bei den biopsierten Patientinnen war in 86 Fällen das Vorsorgescreening, in 16 Fällen erfolgte sie in der Mammakarzinomnachsorge, 11 × wurde aufgrund eines Eigenbefundes der Patientin mammographiert. Die folgende Abbildung zeigt die histologischen Diagnosen aus 113 durchgeführten Biopsien. In insgesamt 30% der Fälle fand sich ein Carcinoma in situ, entweder ductal oder lobulär, oder ein invasives Karzinom, zusätzlich in 6% der Fälle eine Epithelproliferation mit Atypie, also eine Mastopathie Grad III nach Prechtel. Keine der Patientinnen mit ductalem oder lobulärem in situ-Karzinom wies eine Lymphknotenbeteiligung auf. Bei den 17 invasiven Karzinomen handelte es sich in 15 Fällen um T1-Tumoren mit lediglich einer LK-Beteiligung, zweimal ein T2-Stadium mit LK-Beteiligung, jedoch nicht mehr als 3.

Tabelle 1. Histologische Diagnosen aus 113 Biopsien wegen gruppierter Mikrokalzifikationen

Solitäres Papillom oder Fibroadenom	14/12,4%
Fibrozystische Mastopathie (ohne Epithelproliferation)	51/45,1%
Epithelproliferation ohne Atypien	7/ 6,2%
Epithelproliferation mit Atypien	7/ 6,2%
Ductales Carcinoma in situ	15/13,3%
Lobuläres Carcinoma in situ	2/ 1,8%
Invasives Karzinom	17/15,0%
	113/110%

Das Durchschnittsalter der Patientinnen mit Mikrokalzifikationen betrug 47 Jahre, das der Patientinnen mit einem invasiven Karzinom lag bei 54 Jahren. Diejenigen Patientinnen mit einem Carcinoma in situ waren im Durchschnitt 46 Jahre alt.

Ziel unserer Untersuchungen war es ferner, den diagnostischen Wert lokalisierter Mikroverkalkungen in Abhängigkeit von ihrer Anzahl abzugrenzen.

Bei 86 der biopsierten Patientinnen fanden sich in der Mammographie mehr als 7 gruppierte Mikrokalzifikationen. Innerhalb dieser Gruppe fand man insgesamt 17 Patientinnen mit einem invasiven Karzinom, 14 dieser Patientinnen hatten ein In-situ-Karzinom, wohingegen bei den Patientinnen mit weniger als 7 Mikrokalzifikationen in keinem Fall ein invasives Karzinom gefunden wurde und lediglich in 3 Fällen ein In-situ-Karzinom.

Es besteht somit eine direkte Beziehung zwischen der Anzahl der mammographisch erkennbaren gruppenförmigen Mikroverkalkungen und der histologisch verifizierten Diagnose eines Karzinoms.

Eine Überwachung durch kurzfristige Mammographiekontrolle sollte daher nur dann durchgeführt werden, wenn die Mikroverkalkungen vereinzelt, oder die Gewebsverdichtungen bzw. umschriebenen Fremdstrukturen einen Befund ergeben, der mit einer Mastopathie zu vereinbaren ist. In diesen Fällen sollte die Kontrollmammographie spätestens nach 6 Monaten erfolgen, wobei die zahlenmäßige Zunahme der Mikroverkalkungen ein wichtiges Malignitätskriterium darstellt.

Kommt eine der bekannten Risiken (familiäre Belastung, Z. n. Mamma-Ca. etc.) hinzu, sollte jedoch auch in diesen Fällen eine histologische Abklärung erfolgen.

Zusammenfassung

1. Um eine Vorverlegung der Diagnose präinvasiver und invasiver Mammakarzinome zu erreichen, ist die Abklärung gruppierter Mikrokalzifikationen durch Biopsie obligat indiziert
2. Die durch großzügige Indikationsstellung steigende Zahl histologisch negativer Biopsien sollte toleriert werden
3. Der Erfolg der Exstirpation muß intraoperativ durch eine Präparat-Radiographie bestätigt werden.

Aussagekraft der praeoperativen Mammasonographie

Th. Schumacher[2], E. M. Schindler[1], R. P. de Dycker[2], R. L. A. Neumann[2], A. E. Schindler[1]

[1] Zentrum für Frauenheilkunde, Abteilung für Gynäkologie, insbesondere gynäkologische Onkologie, Universitäts-GHS-Essen und
[2] Frauenklinik Marienhospital Altenessen

Fragestellung

Die Fragestellung der vorliegenden Untersuchung ist die Aussagekraft der praeoperativen sonographischen Diagnostik von Mammaveränderungen bezüglich Dignität und Ausdehnung der Befunde im klinischen Routinebetrieb.

Material, Methode und Ergebnisse

Ausgewertet wurden 150 praeoperativ durchgeführte Mammasonographien, die zum größten Teil an der Universitäts-Frauenklinik Essen sowie nachfolgend an der Frauenklinik des Marienhospitals Altenessen durchgeführt wurden. Untersucht wurde mit den 5 bzw. 7,5 Megahertz-Schallköpfen des Combison 320 der Firma Kretz sowie mit den entsprechenden Schallköpfen des RT 3600 der Firma General Electric.

Von insgesamt 86 histologisch gutartigen Befunden wurden 81 sonographisch korrekt für gutartig gehalten, 5 dagegen für bösartig. Bei diesen 5 Fällen handelte es sich immer um ausgeprägte mastopathische Veränderungen. Von den insgesamt 56 histologisch malignen Befunden wurden 44 praeoperativ zutreffend für maligne gehalten, 12 wurden dagegen nicht richtig erkannt. Damit ergibt sich für die Sonographie eine praeoperativ zutreffende Dignitätsdiagnostik in 88% bei 3,5% falsch positiven und 8,4% falsch neativen Resultaten. Bei den ebenfalls praeoperativ durchgeführten Röntgen-Mammographien bei den selben Patientinnen ergeben sich im Vergleich folgende Resultate: 72,4% zutreffend, 21,5% falsch positiv und 6,0% falsch negativ. Während die Mammographie also weniger falsch negative Befunde erbrachte, liegt hier die Rate der falsch positiven Befunde deutlich höher.

Schlüsselt man die Karzinome nach Stadien auf, zeigt sich, daß von den insgesamt 30 Karzinomen im Stadium T1, 22 zutreffend erkannt wurden, 8 dagegen nicht. Im Stadium T2 wurden von 22 Karzinomen 18 richtig erkannt, 4 dagegen nicht. Alle 4 T3 Karzinome wurden richtig in ihrer Dignität erkannt. Bei den zutreffend diagnostizierten Karzinomen wurde der sonographisch ermittelte maximale Durchmesser mit dem maximalen pathologisch anatomisch bestimmten Durchmesser des Karzinoms verglichen. Hier ergab sich ein hoher Korrelationskoeffizient von r = 0,81 bei p < 0,0001. Im folgenden soll auf die falsch negativ beurteilten Mammakarzinome noch näher eingegangen werden. Bei 3 sonographisch als unauffällig und 4 als mastopathisch beurteilen Befunden fand sich mammographisch verdächtiger Mikrokalk. Ein Tastbefund lag bei diesen Patientinnen nicht vor. 3 sonographisch für Fibroadenome gehaltene Karzinome zeigten sich mammographisch als karzinomverdächtiger Rundherd. Es handelte sich hierbei um schnell wachsende kleine Karzinome im Stadium T1. Sonographisch wiesen sie durch vorwiegend verdrängendes Wachstum eine scharfe Begrenzung sowie Randschatten auf. Zwei Karzinome wurden sowohl sonographisch als auch mammographisch nicht korrekt diagnostiziert. Es handelte sich um 2 beginnend infiltrierende intraductale Karzinome. Die Patientinnen wurden operiert, da sie anamnestisch eine Risikokollektiv angehörten und als ausgeprägt mastopathisch beurteilte Veränderungen in den oberen äußeren Quadranten aufwiesen.

Bei den insbesondere interessierenden T1 Karzinomen lag bei 22 sowohl eine sonographische als auch eine mammographische Beurteilung vor. 15 wurden mit beiden Methoden richtig erkannt. Die 2 oben geschilderten Fälle wurden mit beiden Methoden nicht erkannt. Bei 2 weiteren mammographisch gutartig gehaltenen Fällen lag ein ausgesprochen dichtes Drüsenparenchym vor, indem sonographisch das Karzinom gefunden wurde.

Schlußfolgerung

Zusammenfassend läßt sich also feststellen, daß die Mammasonographie eine hohe Aussagekraft bezüglich Dignität und Ausdehnung von Mammaerkrankungen besitzt. Mammographie und Sonographie ergänzen sich. Bei röntgenologisch dichtem Parenchym liefern die Sonographie zusätzliche Informationen gegenüber der Mammographie. Dagegen vermag sie Karzinome, die sich nur durch Mikroverkalkungen verraten, nicht zuverlässig zu erkennen.

Mammasonographische Darstellung und Bewertung von Mikrokalzifikationen

W. Leucht, D. Rabe, G. Bastert

Universitäts-Frauenklinik Heidelberg

Es wurden in den letzten Jahren immer wieder Arbeiten publiziert – vor allem Einzelfalldarstellungen – in denen die sonographische Abbildung von Mikrokal-

Archives of Gynecology and Obstetrics Vol. 245, No. 1-4, 1989
Verhandlungen der Deutschen Gesellschaft für Gynäkologie und Geburtshilfe,
47. Versammlung, München 6.-10. September 1988
© Springer-Verlag Berlin Heidelberg

zifikationen gelang [1–4, 6, 7]. Bei unserer Untersuchung wurde in erster Linie nicht von der Möglichkeit ausgegangen, Mikrokalzifikate als einzelne Partikel sichtbar machen zu können, sondern von der Hypothese, daß Mikrokalzifikationen in einem sonographisch abbildbaren Gewebekorrelat liegen könnten. Die Suche konzentrierte sich einerseits auf echoarme Herdbefunde mit hellen punkt- oder strichförmigen Echos (Mikrokalkkorrelat (MKK) mit Herdbefund, Abb. 1). Andererseits interessierten Bezirke mit hyperreflexiven Echos ohne abgrenzbaren Herdbefund (MKK ohne Herdbefund, Abb. 2).

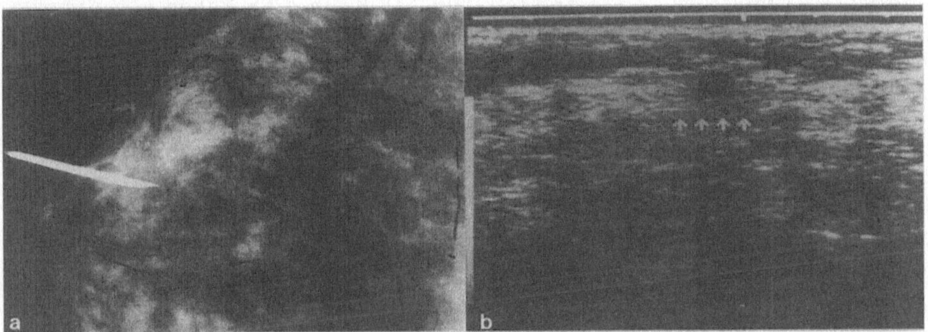

Abb. 1. a Mammographie: Radiologische Kontrollaufnahme nach präoperativer sonographischer Nadelmarkierung. Die Nadelspitze liegt neben feinstem karzinomtypischen Mikrokalk. **b** Sonographie (7,5 MHz): 8 mm großer, fast echoleerer Herdbefund mit diskreten Echos (malignes Mikrokalkkorrelat). Histologie: duktal-invasives Karzinom

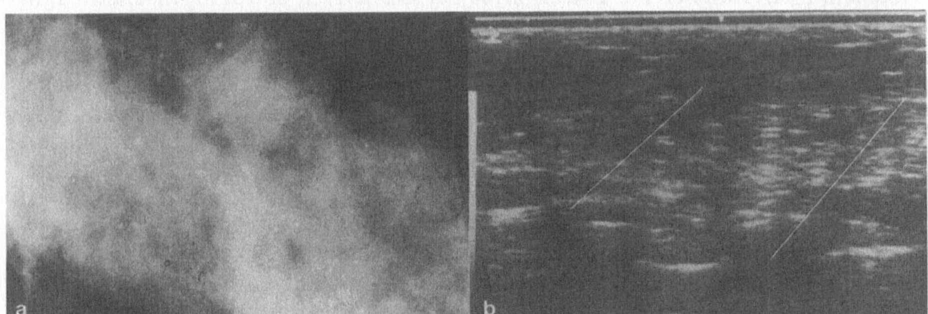

Abb. 2. a Mammographie: Diffuser, scholliger, nicht karzinomtypischer Kalk über größere Areale verteilt. **b** Sonographie (7,5 MHz): Intensive punkt- und strichförmige Echos ohne sonographischen Herdbefund (Mikrokalkkorrelat ohne Herdbefund unklarer Dignität). Histologie: intraduktale Gewebsproliferationen mit Zellatypien, teilweise bis zu einem Karzinoma duktale in situ

Patientinnengut und Methodik

Im Rahmen einer prospektiven Studie wurden an der Univ.-Frauenklinik Heidelberg 55 Patientinnen mammasonographisch untersucht, nachdem röntgenmammographisch Mikrokalzifikationen festgestellt worden waren, die jeweils Indikation für eine Probeexzision waren. Dem sonographischen Untersucher war jeweils der Quadrant, in dem sich der Befund in der Mammographie befand, bekannt. Die betroffene Seite wurde mit einer manuell geführten hochauflösenden 7,5 MHz Real-Time-Schallsonde in Rückenlage der Patientin untersucht. Bei allen untersuchten Frauen wurde eine sonographische Dignitätsprognose erhoben und bei Verdacht auf Mikrokalk die Lokalisation mit derjenigen auf der Mammographie verglichen. In 6 Fällen wurden die Bezirke präoperativ sonographisch mit einem Draht markiert und die Lage des Drahtes mammographisch kontrolliert. Die sonographischen Dignitätsprognosen wurden mit der Histologie verglichen.

Ergebnisse

Eine richtige sonographische Lokalisation gelang in 34/55 Fällen (62%). In 17/55 Fällen (31%) fand sich sonographisch kein MKK; in 4/55 Fällen (7%) wurde Mikrokalk sonographisch falsch interpretiert. 28/34 (82%) der MKK waren *mit* einem sonographischen Herdbefund verbunden, 6/34 Fälle (18%) zeigten MKK *ohne* sonographischen Herd. Eine richtige sonographische Dignitätsprognose gelang im Gesamtkollektiv bei Karzinomen in 78%, bei benignen Läsionen in 52%. Stimmte die Kalklokalisation in beiden Methoden (Mammographie und Sonographie) überein, erhöhte sich die richtige sonographische Dignitätsprognose auf 94% bei Karzinomen und sank bei benignen Befunden auf 31% ab. Waren MKK mit einem sonographischen Herd kombiniert, wurden 100% der Karzinome sonographisch richtig prognostiziert aber nur 17% der benignen Befunde.

Diskussion

Aufgrund unserer eigenen Ergebnisse und der Analyse der Mitteilungen in der Literatur (ausführliche Literatur bei [5]), sind wir der Meinung, daß das Aufspüren von solchen diskreten Formationen wie sie gruppierte Mikrokalzifikationen darstellen, nicht möglich ist. Die Analyse der Zahlen zur sonographischen Dignitätsprognose zeigt, daß die Anwesenheit eines sonographischen Herdbefundes die Dignitätsprognose eindeutig in Richtung maligne lenkt und die Abwesenheit eines Herdbefundes mit großer Wahrscheinlichkeit für einen benignen Prozeß spricht. Beim derzeitigen Stand der Untersuchung erachten wir es für nicht möglich, aufgrund einer sonographischen Dignitätsprognose auf eine bioptische Abklärung eines verdächtigen radiologischen Mikrokalkbefundes zu verzichten. Findet sich jedoch bei suspekten radiologischen Mikrokalzifikationen ein „malignes sonographisches MKK" (mit Herdbefund) so ist ein einzeitiges operatives Vorgehen möglich, da mit großer Sicherheit ein invasives Karzinom – aus dem ein intraoperativer Schnellschnitt angefertigt werden kann – zu erwarten ist. Bei fehlendem MKK sollte zunächst nur die Probeexzision durchgeführt werden und das histologische Ergebnis abgewartet werden.

Zusammenfassung

Die vorliegende Arbeit sollte klären, inwieweit Real-Time-Sonographie bei der Abklärung von radiologisch entdeckten Mikrokalzifikationen einen Beitrag leisten kann. In 62% der Fälle ist den Mikrokalzifikationen ein sonographisches Korrelat zuzuordnen. In 82% ist dieses Korrelat an einen sonographischen Herdbefund gebunden, dessen Anwesenheit die sonographische Dignitätsprognose bestimmt. Die zusätzliche sonographische Beurteilung suspekter mammasonographischer Mikrokalkbefunde erbringt derzeit keine Reduktion von bioptischen Abklärungen, sie kann jedoch im Rahmen der Operationsplanung bei bestimmten Konstellationen hilfreich sein. Die präoperative Nadelmarkierung klinisch okkulter Befunde im Röntgenbild ist bei sonographischer Darstellbarkeit erheblich schneller und sicherer durchführbar.

Literatur

1. Hayashi N, Tamaki N, Hamanaka D, Yamamoto K, Senda M, Yonekura Y, Kawabucki M (1985) Clinical application of the 10-MHz electronic linear scanner. J Clin Ultrasound 13:31–34
2. Jackson VP, Kelly-Fry E, Rothschild PA, Holden RW, Clark SA (1986) Automated breast sonography using a 7,5 MHz PVDF transducer: Preliminary clinical evaluation. Radiology 159:679–684
3. Kasumi F, Tanaka H (1983) Detection of microcalcifications in breast carcinoma by ultrasound. In: Jellins J, Kobayashi T (eds) Ultrasonic examination of the breast. Wiley & Sons, Chichester New York Toronto
4. Lambie RW, Hodgen D, Herman EM, Kopperman M (1983) Sonomammographic manifestations of mammographically detectable breast microcalcifications. J Ultrasound Med 2:509–514
5. Leucht W, v. Fournier D, Rabe D, Humbert KD, Kühn W, Schmidt W (1987) Mikrokalk in der Mammasonographie – Darstellung und Bewertung. Ultraschall Klin Prax 2:195–204
6. Mulz D, Egger H, Knüpfer A, Althammer G (1981) Mikrokalk im Mammogramm und Darstellungsmöglichkeit im Ultraschall. Geburtsh Frauenheilkd 41:255–258.
7. Weber NW, Sickels EA, Callen PW, Filly RA (1985) Non palpable breast lesion localization: limited efficacy of sonography. Radiology 155:783–784

Was trägt die Mammasonographie zur Therapieplanung beim Mammakarzinom bei?

C. C. Kieback [1], D. G. Kieback [2], C. Köppe [1], C. D. Nitsch [1]

[1] Frauenklinik der Westfälischen-Wilhelms-Universität Münster
[2] Baylor College of Medicine, Texas Medical Center, Houston, Texas, USA

In der vorliegenden Untersuchung wurde prospektiv untersucht, welche sonographischen Bildmerkmale am sichersten auf ein Karzinom hinweisen, wie zuverlässig die sonographische Größenbestimmung und Einordnung der Befunde in die T-Stadien ist, und ob histologische Eigenschaften eines Karzinoms sonographisch vorausgesagt werden können.

Von 2 Untersuchern wurden 945 Mammasonographien durchgeführt. 268 (=28,4%) wurden histologisch kontrolliert, wobei 89 invasive Karzinome und 11 Ca. in situ gesichert wurden. Als sonographische Karzinomkriterien galten eine

Tabelle 1. Aussagekraft sonographischer Malignitätsmerkmale

Malignitätsmerkmal	Sensitivität	Spezifität	Predictive Values	
			positive	negative
	(%)	(%)	(%)	(%)
Unscharfe Randkontur (n=85)	96	53	50	96
Inhomogene Echostruktur (n=86)	97	60	55	97
Dorsaler Schallschatten (n=49)	55	84	63	78
Echodichter Randsaum (n=53)	60	91	76	82

inhomogene Struktur der Binnenechos, eine unscharfe Randkontur, ein dorsaler Schallschatten [1, 2] und ein echodichter Randsaum. Sensitivität, Spezifität, der positive und der negative predictive value dieser Merkmale sind der Tabelle 1 zu entnehmen.

Die Kombination sonographischer Merkmale steigert die Sicherheit der Vorhersage des Karzinoms bei gleichzeitigem Auftreten von Inhomogenität, Randunschärfe und echodichtem Randsaum bis auf 90%. Dies ist in 58% der Karzinome zu erwarten. Die Kombination aller vier Karzinomkriterien erlaubt keine erhöhte Sicherheit der Voraussage, wird jedoch nur bei 40% der Malignome gefunden. 4 von 89 invasiven Karzinomen waren mammographisch und klinisch stumm und wurden bei der Untersuchung von Risikopatientinnen ausschließlich sonographisch entdeckt [3]. Zur Größenbestimmung wurden die Kernschatten der Befunde in mm gemessen. Die histologische Messung erfolgte am Gefrierschnitt. Im Stadium pT1 wurden die Befunde präoperativ sonographisch in 72,6% der Fälle richtig zugeordnet, im Stadium pT2 in 64,5%. Im Stadium T1 betrug der Meßfehler im Mittel +3 mm, im Stadium T2 dagegen −5 mm. In den Stadien T3 und T4 nahm der Meßfehler mit steigendem Durchmesser zu [4]. Die histologischen Gruppen „lobuläres" und „duktales" Mammakarzinom zeigten im sonographischen Bild keine statistisch signifikanten Unterschiede. 7 von 18 histologisch diagnostizierten multizentrischen Karzinomen wurden sonographisch vorhergesagt [5].

Die präoperative mammasonographische Untersuchung kann ein Karzinom mit sehr hoher Wahrscheinlichkeit ausschließen [6]. Als Einzelmerkmal ist der „echodichte Randsaum" der sicherste Karzinomhinweis. Die Sicherheit der Karzinomvorhersage steigt bei der Kombination von Karzinomkriterien bis auf 90%. Eine Voraussage der Tumorhistologie ist sonographisch nicht möglich, der Hinweis auf ein multizentrisches Tumorwachstum sollte aber bei der Operationsplanung berücksichtigt werden. Die präoperative Zuordnung eines Karzinoms in die Stadien T1 und T2 ist ausreichend zuverlässig.

Literatur

1. Hackelöer BJ, Duda V, Lauth G (1986) Ultraschallmammographie. Springer, Berlin Heidelberg New York Tokyo, S 49−67
2. Kobayashi T (1979) Diagnostic Ultrasound in Breast Cancer: Analysis of retrotumoral echopatterns correlated with sonic attenuation by cancerous connective tissue. J Clin Ultrasound 7:471−479
3. Kieback DG, Kieback CC, Pfeiffer KH (1987) Die sonographische Früherkennung des Mammakarzinoms. In: Hansmann M, Koischwitz D, Lutz H, Trier HG (Hrsg) Ultraschalldiagnostik 86. Springer, Berlin Heidelberg New York Tokyo, S 439−447
4. Hackelöer BJ, Duda V, Lauth G (1986) Ultraschallmammographie. Springer, Berlin Heidelberg New York Tokyo, S 117−119
5. Ernst D, Weber A, von Liebe S, Friemann J (1987) Wert der Sonographie in der präoperativen Diagnostik des multizentrischen/multifokalen Mammakarzinoms. In: Hansman M, Koischwitz D, Lutz H, Trier HG (Hrsg) Ultraschalldiagnostik 86. Springer, Berlin Heidelberg New York Tokyo, S 463−468
6. Kieback DG, Kieback CC, Pfeiffer KH (1986) Sonographie der Mamma − Fortschritt in der Frühdiagnostik von Brustdrüsenerkrankungen. In: Schindler AE (Hrsg) Prävention in Gynäkologie und Geburtshilfe. terramed, Überlingen, S 171−187

Bedeutung von Mikrokalzifikationen in der Mammographie

G. E. Umbach, U. Kreth, H. J. Deck, H. G. Bender

Universitäts-Frauenklinik Düsseldorf

Der Nachweis von Mikrokalzifikationen in der Mammographie kann den entscheidenden Hinweis für die Frühdiagnose eines Mammakarzinoms liefern. Da Mikrokalzifikationen aber auch bei benignen Veränderungen vorkommen, sind röntgenologische Kriterien wünschenswert, die eine Dignitätsbeurteilung der zugrundeliegenden Gewebsveränderung erlauben. Wir analysierten daher die Beziehung zwischen röntgenologischen Charakteristika von Mikrokalzifikationen und der Wahrscheinlichkeit des Vorliegens eines histologisch benignen versus malignen Befundes. Nach Durchsicht von 19 329 Mammographiebefunden fanden wir 62 biopsierte Fälle mit technisch ausreichend dargestellten, klinisch okkulten, gruppierten Mikrokalzifikationen als einzigem röntgenologisch auffälligem Befund. Die Häufigkeit derartiger – in beiden Ebenen nachgewiesener – Mikrokalzifikationen betrug 0,8% (146/19 329). Die Rate der histologisch positiven Biopsien („positive predictive value") betrug in unserem Kollektiv 31% (19/62). Von den 19 entdeckten Mammakarzinomen waren 9 intraduktal und 10 invasiv. Die einzelnen röntgenologischen Kriterien waren mit unterschiedlichen Risiken eines Mammakarzinoms vergesellschaftet. In allen 7 Fällen mit dem für Kalkmilchzysten typischen „Teetassenphänomen" und allen 12 Fällen, in denen die Gruppenform der Mikrokalzifikationen in beiden Ebenen kreisförmig war, ließ sich kein Karzinom finden. Aus unserer kleinen Fallzahl lassen sich keine generellen Empfehlungen ableiten. Wir sind jedoch der Auffassung, daß bei entsprechender Erfahrung des Untersuchers die Indikation zu einer Probeexzision von gruppierten Mikrokalzifikationen bei Zutreffen der obigen Kriterien zurückhaltend gestellt werden sollte.

Die Stereotaxie als Zusatzeinrichtung zur Mammographie

R. Schulz-Wendtland, M. Bauer, K.-W. Henne, H.-A. Ladner

Gynäkologisch-radiologische Abteilung der Radiologischen Universitätsklinik, Freiburg i. Br.

Einleitung

Der Wert der Mammographie liegt in erster Linie in der Erkennung kleiner und kleinster Mammakarzinome, bevor sie durch klinische Symptome faßbar werden [2, 3]. Gerade Mammakarzinome mit einem Durchmesser von weniger als 0,5 cm gilt es zu erkennen, denn ihre Diagnose ermöglicht den Patientinnen die besten Heilungschancen. Sie sind klinisch nicht tastbar und in der Regel sonographisch nicht darstellbar [1, 4]. Es stellt sich die Frage, wie derartig kleine Herde exakt markiert und eventuell punktiert werden können.

Material und Methode

Bisher erfolgte die Herdmarkierung in der Anfertigung von Zeichnungen aufgrund der Metrik aus den Mammographieaufnahmen in 2 Ebenen, zur räumlichen Darstellung des Befundes. Anschließend wird der Herd auf der Haut avisiert und mit Nadeln markiert. Seit 11/87 steht uns eine stereotaktische Zusatzeinrichtung zum Routine-Mammographiegerät zur Verfügung. Hiermit können im beliebigem Strahlengang Markierungen oder Punktionen durchgeführt werden. Es besteht aus dem Aufnahmeteil für $\pm 15°$ Stereoröntgenaufnahmen, einem Digitalizer-Meßtisch mit Rechner für die dreidimensionale Ordnung der interessierenden Läsion sowie der eigentlichen Punktionseinrichtung. Ist die Punktionseinrichtung in exakte Stellung gebracht, erfolgt die Markierung/Punktion selbst manuell. Dabei ist die Nadellänge wählbar. Die physikalische Treffgenauigkeit beträgt ≤ 1 mm. Nach Überprüfung der Meßgenauigkeit am Phantom kann unserer Meinung nach auf Verifikationsaufnahmen bei *Markierungen* jedoch nicht bei Punktionen verzichtet werden. *Mammapunktionen* erfolgen im Sinne einer typischen Aspirationsart fächerförmig; *Markierungen* mit Farbstoff, Draht oder Kohlesuspension. Unklare Herdbefunde, Rundherde, Rundherde mit Spiculae, gruppierter Mikrokalk lassen sich in Stereoröntgenaufnahmen unproblematisch orten, markieren bzw. punktieren. Unscharf erkennbare Verdichtungen lassen sich in den Stereoröntgenaufnahmen dagegen nicht mehr exakt differenzieren.

Ergebnisse und Diskussion

Zusammenfassend die wesentlichen Punkte zur Stereotaxie-Zusatzeinrichtung zur normalen Mammographie: Von 11/1987 bis 08/1988 wurden 60 Markierungen/ Punktionen bei unklaren Herdbefunden unseres Patientengutes durchgeführt. Rundherde, Rundherde mit Spiculae, gruppierter Mikrokalk lassen sich in den Stereoröntgenaufnahmen unproblematisch orten, unscharf erkennbare Verdichtungen nicht mehr exakt differenzieren. Es zeigte sich eine hohe Treffgenauigkeit. Die Strahlenbelastung ist mit 10–15 mSv Oberflächendosis pro Aufnahme recht hoch. Sicher läßt sich durch geeignete Filmfolienkombinationen die Dosis weiter reduzieren.

Literatur

1. Bauer M, von Fournier D, Kubli F, Götz T, Müller A, Prager P (1980) Differentialdiagnose mammographischer Röntgenzeichen bei der Diagnostik klinisch occulter Frühkarzinome. Deutsche Gesellschaft für Gynäkologie und Geburtshilfe. 43. Tagung Hamburg 29. 09.–03. 10.
2. Bauer M, Schulz-Wendtland R, von Fournier D (1988) Mammographie-Reihenuntersuchung. Radiologe 28:95–102
3. Feig S (1982) Die Kontrollintervalle bei mammographischen Reihenuntersuchungen. In: Frischbier HJ (Hrsg) Die Erkrankungen der weiblichen Brustdrüse, Thieme, Stuttgart, S 80
4. von Fournier D, Hoeffken W, Junkermann H, Bauer M, Kühn W (1980) Growth rate of 147 mammary carcinomas. Cancer 45:2198

Wertigkeit einer Feinnadelbiopsie vor histologischer Sicherung eines Mammabefundes

H. Jung, C. Mittermayer, H. Fendel, P. Kesternich

Frauenklinik der Technischen Hochschule Aachen

Bei der Bemühung um eine Frühdiagnostik des Mammakarzinoms hat in der letzten Zeit die Nadelbiopsie oder Stanzbiopsie von Mammatumoren mit zytologischer und histo-pathologischer Aufarbeitung zunehmende Verbreitung gefunden.

Archives of Gynecology and Obstetrics Vol. 245, No. 1-4, 1989
Verhandlungen der Deutschen Gesellschaft für Gynäkologie und Geburtshilfe,
47. Versammlung, München 6.-10. September 1988
© Springer-Verlag Berlin Heidelberg

Unabhängig von der diagnostischen Effizienz besteht noch eine erhebliche Abweichung in der Methodik. Zum Teil werden Punktionen mit einfachen Injektionsspritzen und einfachen Kanülen durchgeführt, zum Teil werden Spezialinstrumente wie Cameco-Pistolen benutzt, um mit genügendem Unterdruck ausreichendes Material zu gewinnen. Eine Kontrolle der Punktionstechnik wurde in der Vergangenheit zum Teil röntgenologisch durchgeführt und findet neuerdings durch ultraschallechographische Sichtverfahren zunehmende Verbreitung.

Die Effektivität der Methode, die Sicherheit und damit auch die ethische Verantwortlichkeit, eine Patientin einer solchen Diagnostik zu unterziehen, die letztlich doch durch die Exzision des Tumors und histo-pathologische Aufarbeitung gesichert werden muß, ist umstritten.

Kindermann und Rommel haben 1975 bei Stanzbiopsien mit histopathologischer Aufarbeitung bei vorliegenden Karzinomen nur über eine Trefferquote von 60% berichtet. Daneben berichtete Zajdela in seinem Untersuchungsgut über eine Trefferquote von fast 90% bei gut- und bösartigen Tumoren. In einer Arbeit von Burn, Deeley und Malakar wurde die Frage nach der Gefahr der Streuung von bösartigen Tumoren durch Nadelbiopsien untersucht. Im Tierversuch fanden die Autoren, daß bei zwei Kontrollkollektiven, bei denen bösartige Tumoren auf Ratten gezüchtet wurden, bei einem Teil mit und einem Teil ohne Punktion im weiteren Verlauf kein Unterschied in der Absterbe- und Überlebensrate gefunden wurde.

Wir haben in den vergangenen Jahren bei 70 Patientinnen mit Mammatumoren nach vorausgegangener Punktion außerhalb, bei uns durch Tumorexzision und histo-pathologische Untersuchung die Frage der Treffsicherheit der vorausgegangenen Punktionen in Verbindung mit dem späteren histo-pathologischen Ergebnis geprüft.

Das Kollektiv setzt sich zusammen aus Patientinnen, die an verschiedenen Stellen zuvor außerhalb mit verschiedenen Methoden, wie sie vorher beschrieben wurden, punktiert worden waren. Es handelte sich dabei vorwiegend um niedergelassene Gynäkologen und Radiologen. Dabei wurden nur Fälle bewertet, bei denen eine zytologische Beurteilung des Punktats vorgenommen worden war.

Die Tabelle 1 zeigt, daß von 70 Patientinnen 34 einen bösartigen und 36 einen gutartigen Tumor hatten. Von den 34 bösartigen Tumoren waren 15 falsch und 15 richtig zuvor durch die Punktionszytologie diagnostiziert worden und 4 blieben fraglich. Von den 34 gutartigen Tumoren wurden 11 falsch, 13 richtig und 12 fraglich beurteilt.

Tabelle 1. Trefferrate – Punktionszytologie

	N	Falsch	Richtig	Fraglich
Bösartig	34	15	15	4
Gutartig	36	11	13	12
Gesamt	70	26	28	16

Dieses Ergebnis ist bezüglich der Sicherheit und Effizienz der Methode vernichtend. Sicher spielt dabei eine Rolle, daß ein Teil der punktierenden Kollegen mangelnde Erfahrung besaß oder falsches Instrumentarium zur Hilfe zog. Von den insgesamt 70 Fällen waren bei Zusammennahme der bösartigen und gutartigen Tumoren 26 falsch, 28 richtig diagnostiziert worden und 16 blieben fraglich.

Wir sind der Frage nachgegangen, wie weit die primäre Tumorgröße eventuell die Treffsicherheit dieser Methode beeinflußt.

In der Tabelle 2 sind die Trefferraten in Abhängigkeit von der Tumorgröße nach der T-Einteilung dargestellt. Es zeigt sich, daß im Tumorgrößenbereich T_1 9 Diagnosen falsch und 4 richtig waren. Bei der Tumorgröße T_2 waren 4 falsch und 10 Diagnosen richtig und selbst bei der Tumorgröße T_3 waren immerhin von 4, 2 falsch und nur 1 richtig und 1 fraglich befundet worden.

Tabelle 2. Trefferrate in Abhängigkeit von Tumorgröße bei Malignomen

	N	Falsch	Richtig	Fraglich
T_1	13	9	4	–
T_2	17	4	10	3
T_3	4	2	1	1
Gesamt	34	15	15	4

Wir haben schließlich noch die Trefferrate bei zystischen und soliden Tumoren untersucht, wobei nach Tabelle 3 selbst bezüglich dieser Fragestellung bei 25 zystischen Tumoren 9 Diagnosen falsch und 9 richtig und 4 fraglich waren. Bei soliden Tumoren, wobei wir gutartige und bösartige zusammengenommen haben, waren 17 Tumoren falsch und 19 Tumoren richtig befundet, bei 12 fraglichen von insgesamt 45 Befunden.

Besonders gravierend ist ein Befund, den wir bezüglich der Fragestellung darstellen wollen, wie groß die Gefahr einer Durchstechung bösartiger Tumoren

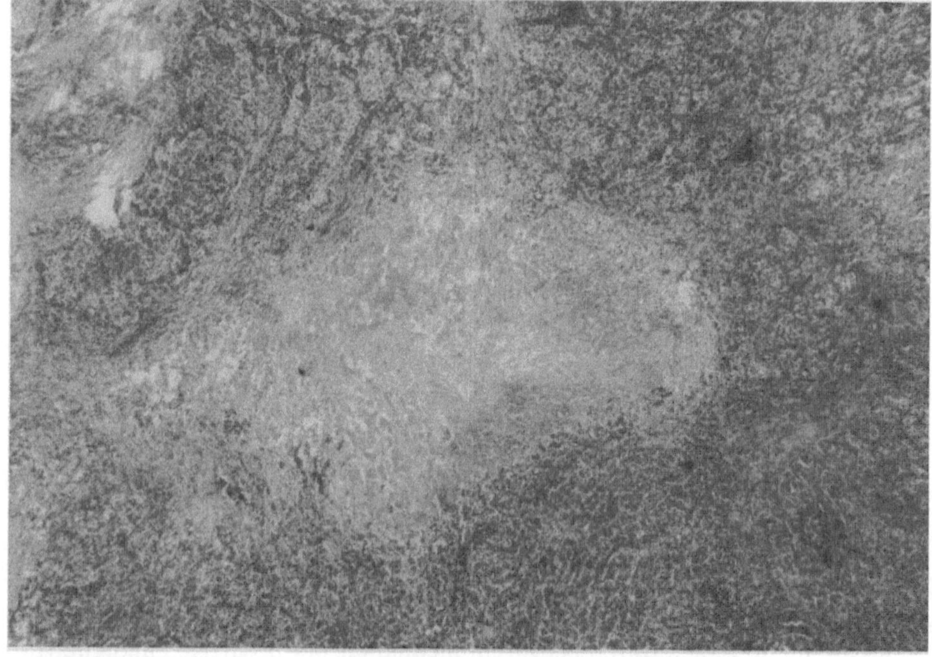

Abb. 1. Histologie eines Tumors mit lymphozytenreichem Karzinom, das 5 Tage zuvor mit negativem Ergebnis punktiert worden war. Die zentrale Nekrose bzw. Aufhellung des Gewebes markiert den Stichkanal. HE 30×

mit Impfimplantation in das gesunde Gewebe bei dieser Untersuchungsmethodik ist.

Abb. 1 zeigt die histo-pathologische Aufarbeitung eines Tumors bei einem lymphozytenreichen Karzinom, das 5 Tage zuvor mit negativem Ergebnis, d. h. ohne Tumorerkennung punktiert worden war. Man sieht in der Mitte der Abb. 1

Tabelle 3. Trefferrate bei cystischen bzw. soliden Veränderungen

	N	Falsch	Richtig	Fraglich
Cystisch (gutartig)	25	9	9	4
Solide (gutartig + bösartig)	45	17	19	12
Gesamt	70	26	28	16

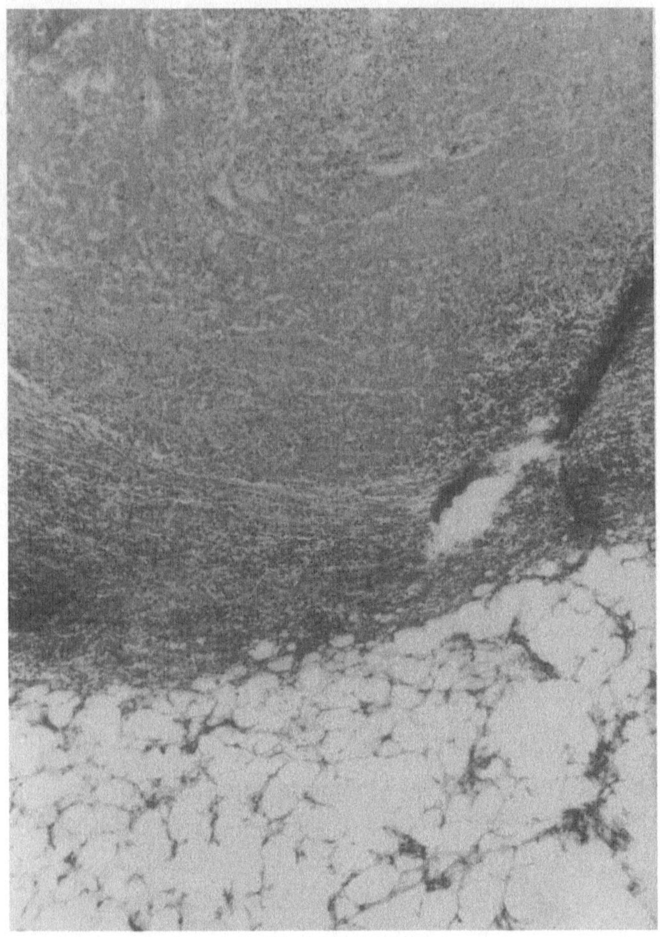

Abb. 2. Der Punktionskanal der Abbildung 1 ist hier im Fettgewebe dargestellt. (Fettgewebe unten). In der Mitte zieht sich ein Rand entzündlicher Reaktion durch den Bildausschnitt mit Tumorzellen. Es ist zu beachten, daß diese Schnittebene aus einem primär tumorfernen Areal entnommen wurde.

den Stichkanal im Tumorgewebe. In Abb. 2 ist der Punktionskanal im Fettgewebe dargestellt, wobei man entzündliche Reaktionen im Fettgewebe erkennen kann. Und schließlich findet sich auf Abb. 3 am oberen Bildrand der Stichkanal im Fettgewebe mit Granulationsreaktion am Rand des Punktionskanals und in der unteren Bildregion schließlich vitale, angewachsene Tumorzellen, die in das gesunde Gewebe durch die Punktion verschleppt wurden, ohne daß das Karzinom selbst diagnostiziert wurde.

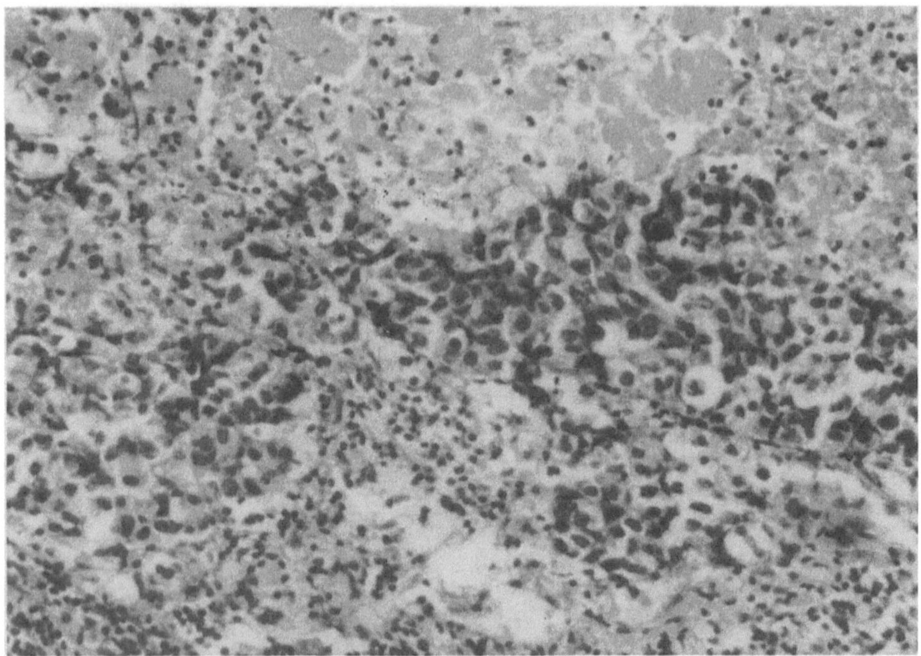

Abb. 3. Ausschnitt aus dem mittleren Rand der Abbildung 2 von entzündlicher Reaktion im Fettgewebe mit Tumorzellen, die in diesem Bereich aus einer Punktionsimplantation stammen müssen. HE 150 ×

Die Ergebnisse sollen zeigen, daß die Punktion und Punktionszytologie von Mammatumoren eine hohe Fehlerrate beinhaltet. Wir empfehlen daher bei der heutigen Mammographie in der Kombination mit Ultraschallechographie und der klinischen Untersuchung einen Tumor zu exstirpieren, wenn die genannten drei Methoden Mammographie, Ultraschallechographie und klinische Untersuchung kein verbindliches Ergebnis zum Ausschluß eines Malignoms ergeben.

Informationsgewinn durch MR-Diagnostik bei Mammatumoren? Erste Ergebnisse einer Vergleichsstudie

P. Weinerowski[1], G. Kunze[1], H. Hötzinger[2]

[1] Universitäts-Frauenklinik
[2] Radiologische Universitäts-Klinik Herne, Ruhr-Universität-Bochum

Als etablierte Verfahren zur nicht-invasiven Mamma-Diagnostik gelten insbesondere Mammographie und Mammasonographie. In ihrer gegenseitigen Ergänzung

Archives of Gynecology and Obstetrics Vol. 245, No. 1-4, 1989
Verhandlungen der Deutschen Gesellschaft für Gynäkologie und Geburtshilfe,
47. Versammlung, München 6.-10. September 1988
© Springer-Verlag Berlin Heidelberg

liegt der eigentliche diagnostische Gewinn der letzten Jahre. Die CT-Diagnostik
von Mammatumoren hat außerhalb von Studien bisher wenig Bedeutung erlangt,
MR-Untersuchungen werden seit Einführung der Kernspintomographie (= „MR
<magnetic resonance>") wegen der besonders guten Weichteildarstellung mit
Optimismus in Studien verfolgt. Die von uns begonnene Studie dient dem Zweck,
mammographische, mammasonographische und MR-Untersuchungen bei der
Verdachtsdiagnose „Mammatumor" parallel durchzuführen und anhand des
nach invasiver Diagnostik gewonnenen histologischen Befundes kritisch auszuwerten.

Geräte

1. Mammographie: überwiegend extern angefertigte Mammogramme in Raster-
   technik.
2. Mammasonographie: Linearscanner 5 MHz (Fa. Picker).
3. Kernspintomographie: Signa 1,5 Tesla (Fa. General Electric).

Patientengut

Wir haben bisher 12 Patientinnen mit palpatorisch, mammographisch oder sonographisch suspekten Befunden einer zusätzlichen MR-Untersuchung unterzogen,
um die Befunde zu vergleichen.

Ergebnisse der MR-Untersuchungen im Vergleich zu Mammographie und
Sonographie.

Bisher zeigte sich, daß Mammazysten ähnlich gut wie bei der Mammasonographie zur Darstellung kommen. Karzinome (<1 cm) sind besonders in der
Involutionsmamma deutlich abgrenzbar. Spezielle Einstellungen sind geeignet,
einen guten Einblick in die Regio axillaris zu geben, so daß auch axilläre
Lymphknotenvergrößerungen gesehen werden konnten. Kleine Karzinome
(<1 cm), die sonographisch und mammographisch auffielen, sowie Kalkeinlagerungen, insbesondere Mikroverkalkungen, waren in den entsprechenden MR-
Bildern nicht erkennbar.

Zusammenfassend können unsere ersten Erfahrungen mit MR-Bildern zur
Mammadiagnostik folgendermaßen benannt werden: Während sich die fehlende
Darstellung von Kalkeinlagerungen und kleiner Karzinome, ein hoher Zeitaufwand und Kostenfaktor als nachteilig erwiesen, sehen wir besonders in der Möglichkeit, auch Lymphknoten zu beurteilen, sowie der guten Gewebedifferenzierung (insbesondere bei der Involutionsmamma) einen Informationsgewinn durch
zusätzliche MR-Diagnostik. Durch die Verwendung von Kontrastmitteln (Gado-
linium) und Oberflächenspulen erhoffen wir uns weitere Vorteile. Zum gegenwärtigen Zeitpunkt sollten MR-Untersuchungen der Mamma außerhalb von Studien
speziellen Fragestellungen vorbehalten bleiben. Unsere Studie wird fortgesetzt.

Das „Mikrokarzinom" der Mamma – ein sinnvoller Begriff?

D. G. Kieback, C. D. Nitsch, F. K. Beller

Zentrum für Frauenheilkunde II der Westfälischen Wilhelms-Universität zu Münster

Der Begriff „Mikrokarzinom der Mamma" ist vage und uneinheitlich definiert
und ist an das amerikanische „Minimal Breast Cancer"-Konzept von Gallagher

et al. angelehnt [6]. In dieses Konzept sind Präkanzerosen, präinvasive und kleine invasive Mammakarzinome einbezogen. In der Literatur finden sich 4 durchmesserbezogene Definitionen [3, 5, 6, 9] und 3, die auf der histologischen Ausdehnung der Umgebungsinvasion basieren [4, 7, 8]. Es wurde deshalb untersucht, ob unter Berücksichtigung histologischer und biologischer Tumormerkmale eine Sonderstellung des Mikrokarzinoms außerhalb des international einheitlichen TNM-Systems begründet werden kann.

An der UFK Münster wurden im Rahmen einer computergestützten retrospektiven Erhebung 762 Patientinnen mit Mammakarzinom erfaßt, bei denen der Gefrierschnittdurchmesser des Tumors in mm bekannt ist. Innerhalb des Stadium pT 1 wurden 4 Durchmessergruppen gebildet: 1–5 mm (n = 22), 6–9 mm (n = 22), 10 mm (n = 53) und 11–20 mm (n = 210). Die einzelnen Gruppen wurden bezüglich Häufigkeit, Erkrankungsalter, Lokalisation, Histologie, Lymphknotenbefund und Prognose untersucht.

Malignome bis 10 mm wurden in 12,25% der Tumore bekannten Durchmessers diagnostiziert. Im Vergleich zu der Studie von Bedwani et al. aus dem Jahre 1981 [1] findet sich ein signifikant jüngeres Erkrankungsalter bei gleichzeitiger Abnahme der Zahl älterer Patientinnen. Das Alter bei Diagnosestellung entspricht in den vier o. a. Durchmessergruppen der Verteilung in der Gesamtstichprobe von 1281 Patientinnen. Der Erkrankungsgipfel liegt bei 50,5 Jahren. Die Seitenverteilung der kleinen Mammakarzinome und die Lokalisation innerhalb der Brust entspricht der von größeren Tumoren [2]. Von 22 Karzinomen bis zu 5 mm Größe waren 2 gleichzeitig bilateral aufgetreten und bei 8 mm Durchmesser bereits wurde ein Zweitkarzinom in der ipsilateralen Mamma beobachtet. Histologisch waren keine Unterschiede zwischen den einzelnen Durchmessergruppen zu beobachten. Bereits bei bis zu 5 mm großen Tumoren traten die prognostisch ungünstigen Merkmale „anaplastisches Karzinom", „Lymphangiosis carcinomatosa" und „Multizentrizität" auf. Lymphknotenmetastasen wurden erstmals bei einem Tumordurchmesser von 6 mm beobachtet. Die 6–9 mm großen Karzinome unterschieden sich nicht von der 10 mm-Gruppe. Oberhalb dieser Grenze wurden Lymphknotenmetastasen deutlich häufiger beobachtet. Prognostisch lassen sich in der vorliegenden Untersuchung drei Bereiche abgrenzen. Bis zu 5 mm Tumordurchmesser fehlen Lymphknotenmestastasen und innerhalb der ersten 3 Jahre traten keine systemischen Metastasen oder Todesfälle auf. Bis zu 9 mm waren keine Todesfälle oder Fernmetastasen, jedoch erstmals Lymphknotenmetastasen zu beobachten. Ab 10 mm traten die ersten Todesfälle auf. Von 5 verstorbenen Patientinnen in dieser Gruppe hatten 4 tumorfreie Lymphknoten. Die Daten von Bedwani et al. [1] zeigen bei 204 Mammakarzinomen bis zu 5 mm Größe bereits Lymphknotenbefall und Metastasierung mit Todesfolge.

Eine Sonderstellung des Begriffes „Mikrokarzinom" außerhalb des TNM-Systems läßt sich aus den vorliegenden Daten nicht ableiten. Voraussetzung für eine klinische Verwendung der Bezeichnung wäre eine genaue und einheitliche Definition. Die Anwendung des Terminus „Mikrokarzinom" beinhaltet die Gefahr, die Karzinomerkrankung zu unterschätzen.

Literatur

1. Bedwani R, Vana J, Rosner D, Schmitz RL, Murphy GP (1981) Management and survival of female patients with „minimal" breast cancer: As observed in the long-term and short-term surveys of the American College of Surgeons. Cancer 47:2769–2778
2. Beller FK, Nitsch CD, Nienhaus H (1988) Treatment of minimal breast cancer. Cancer Res. 106:73–84
3. Brinton LA, Hoover R, Fraumeni JF jr. (1983) Epidemiology of minimal breast cancer. JAMA 249:483–487

4. Dubin N, Hutter RVP, Strax P, Fazzini EP, Schinella RA, Batang ES, Pasternack BS (1984) Epidemiology of minimal breast cancer among women screened in New York City. J Natl Cancer Inst 73:1237–1279
5. Fisher B, Slack NH, Bros IDJ (1969) Cancer of the Breast: Size of neoplasm and prognosis. Cancer 24:1072–1080
6. Gallagher HS, Martin JE (1971) An orientation to the concept of minimal breast cancer. Cancer 28:1505–1507 .
7. Patchefsky AS, Shaber GS, Schwartz GF, Feig SA, Nerlinger RE (1977) The pathology of breast cancer detected by mass population screening. Cancer 40:1659–1670
8. Peters TG, Donegan WL, Burg EA (1977) Minimal Breast Cancer: A clinical appraisal. Ann Surg 186:704–710
9. Smart CR, Myers MH, Gloeckler LA (1978) Implications from SEER data on breast cancer management. Cancer 41:787–789

Durchblutungsmessungen an Mammatumoren. Vergleich mit Prognosefaktoren

H. Madjar, E. Giese und H. Schillinger

Universitäts-Frauenklinik Freiburg i. Br.

Die Treffsicherheit der Mammographie konnte durch den zusätzlichen Einsatz der Sonographie wesentlich verbessert werden. Häufig bestehen jedoch Probleme bei der Differenzierung von Herdbefunden (Abb. 1). Durch angiographische und thermographische Untersuchungen, die einerseits sehr invasiv, andererseits wenig sensitiv sind, weiß man über die auffällige Vaskularisation von Malignomen.

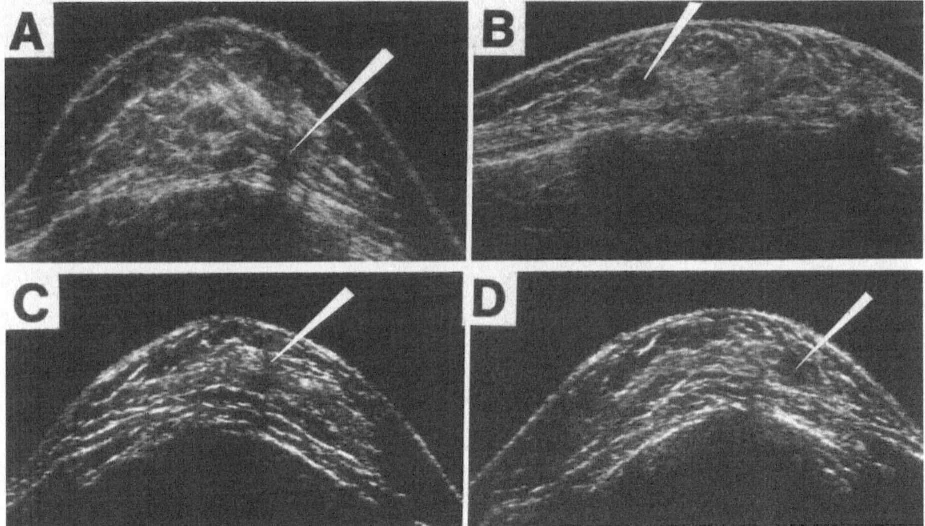

Abb. 1. Differentialdiagnostische Problemfälle: Mamma-Sonogramm eines infiltrierenden Karzinoms (**A**) und (**B**), einer Narbenregion (**C**) und eines Fibroadenoms (**D**)

Wir haben 1985 bis 1986 250 Patientinnen mit einer 8 MHz CW-Dopplersonde untersucht, die Methode wurde von uns 1986 ausführlich beschrieben [1]. Diese nicht invasive Methode erlaubt durch Messung von Flußgeschwindigkeitsunterschieden sowie durch die Unterscheidung normaler laminarer von turbulenten Strömungen sowie komplexer Veränderungen des Flußprofiles in Karzinomen die Unterscheidung normaler von pathologischen Gefäßen.

Die Messungen im Normalkollektiv zeigten mit Ausnahme der unter 20jährigen sowie der über 70jährigen keine großen Abweichungen. Die Frequenzshifts lagen bei 1 bis 1,5 khz. Zwischen den Einzelindividuen fand sich allerdings eine breite Streuung, bei allerdings extrem hoher Symmetrie der Gefäße in beiden Brüsten derselben Patientin. Schwangere und laktierende Patientinnen sowie Patientinnen mit zystischen Mastopathien hatten jedoch eine deutliche, global erhöhte Vaskularisation. Gutartige Tumore bzw. Herdbefunde wie Zysten, Fibroadenome und Narben wiesen keine pathologischen Gefäßmuster auf. Hingegen fanden sich bei 43 von 45 Karzinomen völlig abnorme Durchblutungsdaten: Mehrere in einen Herd einstrahlende Gefäße mit Frequenzshifts bis 10 khz.

Abbildung 2 zeigt zum Vergleich ein Frequenzspektrum eines Tumorgefäßes mit einem normalen Gefäß. Die 2jährige Nachbeobachtung der Krebspatientinnen zeigte über die hohe Treffsicherheit bei der Dignitätsbeurteilung hinaus jedoch auffallende Parallelen mit Prognosekriterien. Mit der Tumorgröße korrelierte die Durchblutung nicht. D. h. große Karzinome um 5 cm Durchmesser wurden oft sogar niedriger durchblutet als Karzinome um 1 bis 3 cm. Der Lymphknotenstatus war bei stark durchbluteten Tumoren meistens schlechter, diese hatten auch meist einen negativen Rezeptorstatus. Das histologische Grading ließ dagegen keine Parallelen erkennen. Bereits die kurze Nachbeobachtung zeigte jedoch, daß bei den hoch vaskularisierten Karzinomen bereits mehrere Patientinnen verstorben waren, bzw. Metastasen oder Lokalrezidive hatten, was bei den weniger stark durchbluteten Malignomen weitaus weniger der Fall war.

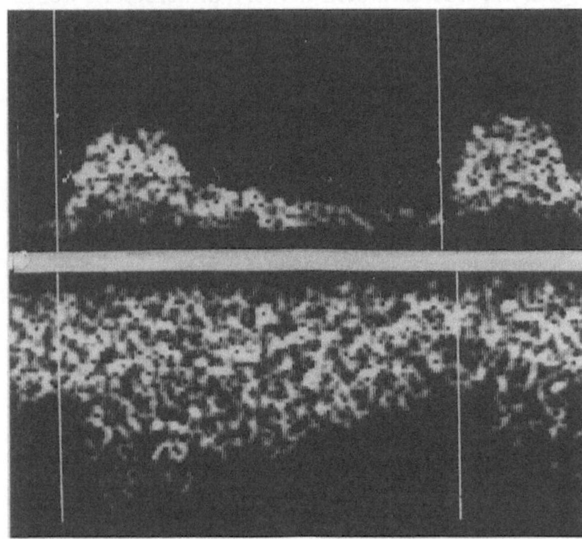

Abb. 2. Typisches Dopplerfrequenzspektrum einer normalen Mammaarterie (**A**) und in einem Karzinom (**B**)

Die nicht invasive und sehr einfach durchzuführende Methode der dopplersonographischen Durchblutungsmessung an der Brust ist somit nicht nur zur Dignitätsbeurteilung von Herdbefunden geeignet, sondern sie scheint auch eine wichtige biologische Information über den Tumor zu beinhalten.

Literatur

1. Madjar H, Schillinger H (1986) Einführung in die Doppler-Analyse zur Mammadiagnostik. In: Hansmann et al. (Hrsg) Ultraschalldiagnostik 86. Springer, Berlin Heidelberg New York

698

Mammakarzinom: Hormonrezeptoren

Die Sitzung vom 8. 9. 1988 wurde von *G. Trams,* Bremen, geleitet. Sie war methodischen Fragen des Rezeptornachweises gewidmet, besonders der Leistungsfähigkeit von immunhistochemischen und immunzytochemischen Methoden in Konkurrenz zu den traditionellen biochemischen. Bemerkenswert ist der mögliche Rezeptornachweis mit Hilfe der Immunzytochemie aus Feinnadel- und Ergußaspiraten (Homburg, Heidelberg). H. L.

Immunhistochemische und biochemische Steroidrezeptoranalyse in Mammakarzinomen

A. Scharl[1], M. Vierbuchen[2], B. Conradt[1], H. Würz[1]

[1] Frauenklinik und [2] Pathologisches Institut der Universität Köln

Immunhistochemische Untersuchungen über das Vorkommen des Östrogen- (ER) und Progesteron-Rezeptors (PR) wurden an 70 Mammakarzinomen durchgeführt und die Resultate mit der biochemischen Rezeptoranalyse (DCC-Verfahren) korreliert. Der immunhistochemische Nachweis des Östrogenrezeptorproteins erfolgte am Kryostat-, die Darstellung des Progesteronrezeptorproteins am Kryostat- und Paraffinschnitt mit Hilfe monoklonaler Antikörper (ER: ER-ICA, Abbott GmbH, PR: mPR1, Dianova GmbH). Die immunhistochemische Färbung wurde semiquantitativ bewertet durch Ermittlung eines immunreaktiven Scores (IRS), welcher den Prozentsatz spezifisch gefärbter Zellen und die Färbeintensität berücksichtigt und Werte zwischen 0 und 12 vergibt. Als rezeptornegativ wurden Tumoren mit einem IRS von 0 oder 1 bzw. mit einer Rezeptorkonzentration von weniger als 20 fmol/mg Zellprotein eingestuft.

ER und PR wurden immunhistochemisch ausschließlich in Kernen benigner und maligner epithelialer Zellen nachgewiesen, das Stroma war negativ. Die Verteilung der Rezeptoren im Tumorgewebe war inhomogen. Es fanden sich sowohl lokale Unterschiede in der Färbeintensität benachbarter Zellen, als auch regionale in Form von Subpopulationen mit unterschiedlichem Reaktionsmuster. Der immunhistochemische Rezeptorstatus zeigte eine deutliche Beziehung zum histopathologischen Differenzierungsgrad nach Bloom und Richardson. Grad III-Tumoren lagen überwiegend im negativen oder rezeptorarmen, Grad I-Tumoren vorwiegend im rezeptorreichen Bereich, während Grad II-Tumoren eine breite Streuung mit Präferenz im rezeptorärmeren Kompartiment zeigten. Der Vergleich des immunhistochemischen Rezeptornachweises am Kryostatschnitt mit der biochemischen Analyse zeigte hinsichtlich der qualitativen Aussage rezeptorpositiv/negativ eine hohe Übereinstimmung von 84,3% beim PR und 87,1% beim ER. Bei biochemisch vorhandenem ER bzw. PR war die Immunhistochemie in 93,8% (ER) bzw. 87,5% (PR) positiv, bei biochemisch fehlendem ER bzw. PR war auch die Immunhistochemie in 72,7% (ER) bzw. 77,3% (PR) negativ. Immunhistochemisch „falsch positive" Karzinome hatten niedrige IRS-Werte bei einem Tumorzellanteil in der Gewebeprobe von weniger als 20–30%, oder wurden bei prämenopausalen Patientinnen beobachtet. Der quantitative Vergleich ergab weder für PR noch für ER eine streng lineare Beziehung, wenngleich biochemisch hohe Rezeptorkonzentrationen überwiegend hohen immunhistochemischen Score-Werte entsprachen und umgekehrt. Die Resultate der immunhistochemischen PR-Bestimmung am formalinfixierten und in Paraffin eingebetteten Gewebe waren vergleichbar mit den Resultaten am Kryostatschnitt.

Nach den vorliegenden Ergebnissen gelingt der immunhistochemische Nachweis des PR mittels des monoklonalen Antikörpers mPR1 ähnlich zuverlässig wie die Darstellung des ER mit dem ER-ICA und ist darüber hinaus auch am fixierten Gewebe möglich. Die simultane Darstellung beider für die funktionsorientierte Diagnostik bedeutsam und therapierelevanten Steroidhormonrezeptoren des Mammakarzinoms scheint somit auch immunhistochemisch möglich. Da die biochemische Rezeptoranalyse jedoch nur eine unzureichende Referenzmethode für die Validisierung des immunhistochemischen Verfahrens darstellt, sind Vergleiche mit dem Ansprechen auf eine endokrine Therapie erforderlich.

Immunhistochemische Progesteronrezeptorbestimmung (mPRI) beim Mammacarcinom

W. Weikel, T. Beck, H. Rosenthal, H. J. Grill

Frauenklinik und Abteilung für experimentelle Endokrinologie, Universitätskliniken Mainz

307 Mammakarzinome aus dem Operationsgut der Universitätsfrauenklinik Mainz (266 Primär-, 39 Rezidivtumoren, 12 Metastasen) wurden immunhistochemisch mit dem Antikörper mPRI ([1], Fa. Dianova) auf eine Progesteronrezeptorexpression untersucht und der immunreaktive Score [2] bewertet.

In 288 Fällen erfolgte eine biochemische Rezeptortestung (DCC) mit einer Übereinstimmung von 66% (93/142) bei biochemisch negativen und 90% (131/146) bei biochemisch positiven Karzinomen (insgesamt 224/288 = 78%).

Eine Analyse der diskrepanten Fälle ergab bei den 49 biochemisch negativen/immunhistochemisch positiven Carcinomen 18mal den schwach positiven Score I. Weiterhin beobachteten wir 6mal die Kombination mPRI+/ER–ICA+/E(bio)+, 16mal die Kombination mPRI+/ER–ICA+/E(bio) – und letztlich 9mal mPRI+/ER–ICA–/E(bio) –; bei den 15 biochemisch positiven/mPRI negativen Tumoren 9mal einen nur schwach positiven Rezeptorwert zwischen 26 und 86 fmol/mg, 6mal jedoch einen Rezeptorwert über 100 fmol/mg.

Der mittlere biochemische Rezeptorwert stieg von 125 fmol/mg bei Score 1 auf 596 fmol/mg in der Scoregruppe 9/12 an.

Es fand sich keine Korrelation zwischen dem mPR-Score und der Tumorausdehnung (Tumorgröße, Lymphknotenbefall). Weiterhin ließ sich keine Abhängigkeit sowohl zwischen dem Progesteronrezeptorwert und dem Menopausenstatus als auch zwischen Rezeptorwert und dem Lebensalter nachweisen, was jedoch in gleicher Weise für den biochemischen Rezeptorstatus der hier untersuchten Patientinnen zutraf.

Wir fanden demgegenüber eine deutliche Beziehung zum histologischen Tumortyp mit Rezeptorpositivität bei gut differenzierten (z. B. tubulären) Karzinomen im Gegensatz zu niedrigen Scorewerten bei geringer differenzierten, solide wachsenden Tumoren; analog dazu eine Häufung von rezeptorpositiven Fällen bei Grading I und umgekehrt von Rezeptornegativität bei Grading III.

Ein Vergleich mit dem monoklonalen Progesteronrezeptorantikörper PR-ICA ([3], Fa. Abbott) ergab eine gleichsinnige Übereinstimmung der Testergebnisse.

Archives of Gynecology and Obstetrics Vol. 245, No. 1-4, 1989
Verhandlungen der Deutschen Gesellschaft für Gynäkologie und Geburtshilfe,
47. Versammlung, München 6.-10. September 1988
© Springer-Verlag Berlin Heidelberg

Die immunhistochemische Progesteronrezeptorbestimmung mit dem Antikörper mPRI erwies sich in ihren Ergebnissen als vergleichbar mit unseren Erfahrungen mit dem ER-ICA-Test [4–6]. Sie erlaubt die Untersuchung sehr kleiner Materialproben, die mikroskopische Beurteilung der Tumor/Stroma-Relation und der Tumorheterogenität. Die hohe Übereinstimmung mit der biochemischen Rezeptortestung bei positiven Karzinomen spricht für eine alleinige immunhistochemische Untersuchung bei kleinen Tumoren, an denen sich die Biochemie aus Gründen der Gewebsmenge nicht durchführen läßt. Die Methode erscheint daher als eine sinnvolle Ergänzung und Komplettierung der bisher durchgeführten Hormonrezeptorbestimmung des Mammakarzinoms.

Literatur

1. Perrot-Applanat M, Groyer-Picard MT, Lorenzo F, Jolivet A, Thu Vu Hai MT, Pallud C, Milgrom E (1987) Immunocytochemical study with monoclonal antibodies to progesteron receptor in human breast tumors. Cancer Res 47:2652–2661
2. Remmele W, Stegner HE (1987) Vorschlag zur einheitlichen Definition eines Immunreaktiven Scores (IRS) für den Östrogenrezeptornachweis (ER-ICA) im Mammacarcinomgewebe. Pathologe 8(3):138–140
3. Press MF, Greene GL (1988) Localization of progesterone receptor with monoclonal antibodies to the human progestin receptor. Endocrinology 122:1165–1175
4. Beck T, Pollow K, Heubner A (1986) Monoklonale Antikörper zum immunhistochemischen Nachweis des Östrogenrezeptorstatus am Gewebeschnitt primärer Mammacarcinome. Geburtsh Frauenheilk 46:490–494
5. Heubner A, Beck T, Grill HJ, Pollow K (1986) Comparison of immunocytochemical estrogen receptor assay, estrogen enzyme immunoassay, and radioligand labeled estrogen receptor assay in human breast cancer and uterine tissue. Cancer Res 46:4291s–4295s
6. Beck T, Pollow K, Grill HJ, Weikel W, Kreienberg R (1988) Hormonrezeptortestung der Mammacarcinome: Additive Informationen immunhistochemischer (ER-ICA) und histologischer Untersuchungen zum biochemischen Rezeptorassay (DCC). Tumor Diagn Ther (eingereicht)

Biochemischer und immuncytochemischer Östrogenrezeptornachweis beim Mammakarzinom

G. Speckin, V. G. Pahnke, W. E. Simon, G. Trams

Frauenklinik II, Zentralkrankenhaus, Bremen

Durch die Entwicklung spezifischer monoklonaler Antikörper gegen das Rezeptorprotein selbst ist der Nachweis des ER schon an einzelnen Tumorzellen (ERICA) möglich. Ziel der Untersuchung war der Vergleich zwischen ER bzw. PgR und ERICA.

Methodik

200 Mammakarzinomgewebsproben wurden für die histologische Untersuchung, den ER- bzw. PgR-Nachweis sowie für den ERICA aufgearbeitet. Die ER- bzw. PgR-Analyse erfolgte nach der DCC-Methode. Für den ERICA wurde ein monoklonaler ER-Antikörper verwendet. Die quantitative Auswertung der Immuncytochemie erfolgte mikroskopisch und richtete sich 1. nach dem Tumorzellanteil, 2. Anteil (%) der angefärbten Tumorzellen und 3. nach der Färbeintensität.

Ergebnisse

Der Vergleich der beiden Methoden für den ER-nachweis ergab bei einem positiven biochemischen ER-Status Übereinstimmung in 85% bzw. 75% der Karzinome bei negativem biochemischen ER-Status. Bei der Einzelfallanalyse ergab sich die größte Übereinstimmung bei biochemisch negativ (<20 fmol) und im ERICA-Score mit „0" bewerteten Fällen bzw. bei biochemisch hochpositivem ER-Status (>100 fmol) und ERICA positiven mit hohem Score. In 5–15% der Fälle war trotz negativem ER-Status ein positiver ERICA nachweisbar.

Zusammenfassung und Schlußfolgerung

1. 88% der ERICA+ waren ER+, 86% der ER+ waren auch ERICA+. Dies zeigt eine hohe Übereinstimmung beider Methoden im positiven Bereich. 2. Die diskrepanten Ergebnisse im Bereich ERICA–, ER+ weisen auf die Tumorheterogenität und den unterschiedlichen Rezeptorgehalt einzelner Areale hin. 3. Proben mit dem Rezeptorstatus ER–, ERICA+ repräsentieren folgende Gewebstypen: a) Tumoren mit hohem Bindegewebs- und niedrigem Tumorzellgehalt (eventuell falsch ER–), b) Tumoren mit umschriebenen ERICA+-Arealen (eventuell falsch ER+), 4. 90% der ER+/PR+-Tumoren waren auch ERICA+. Damit ist der positive ERICA sehr wahrscheinlich ein wertvoller Parameter in Bezug auf die Ansprechrate einer endokrinen Therapie. 5. Aufgrund des direkten Östrogenrezeptornachweises im Zellkern mittels ERICA könnte diese Methode in Fällen einer potentiellen Rezeptorblockade durch endogene Steroide (z.B. Biopsie unter Tamoxifen-Therapie, prämenopausal) eine Alternative zur biochemischen Analyse darstellen. 6. Für die klinische Praxis bleibt zu prüfen, ob Patientinnen mit negativem ER-Status, aber positivem ERICA gegebenenfalls auf eine endokrine Therapie ansprechen würden.

Literatur

1. Greene GL, Holan Ch, Engler P, Jensen EV (1980) Monoclonal antibodies to human estrogen receptor. Ben May Laboratory for Cancer Research, University of Chicago
2. King WS, Greene GL (1980) Monoclonal antibodies localize oestrogen receptor in the nuclei of target cells, Ben May Laboratory for Cancer Research, University of Chicago
3. Remmele W, Hildebrand U, Hienz HA, Klein P-S, Vierbuchen M, Behnken LS; Heicke B, Scheidt E (1986) Comparative histological, histochemical, immunhistochemical and biochemical studies on oestrogen receptors, lectin receptors and Barr bodies in human breast cancer. Virchows Arch 409:127–147

Immuncytochemische Östrogenrezeptorbestimmung beim metastasierenden Mammakarzinom

H. C. Kübler, W. Kühn, H. H. Rummel, M. Kaufmann, K. Klinga

Morphologische Abteilung der Universitäts-Frauenklinik, Heidelberg

Die Östrogenrezeptorbestimmung mittels monoklonaler Antikörper ist bereits in der klinischen Routine als Ergänzung zur Kohleadsorptionsmethode (DCC) etabliert [1, 4, 5].

Wir haben den ABBOTT ER-ICA Kit seit Mitte 1986 ausschließlich bei Feinnadelpunktaten verwendet und seit dieser Zeit Erfahrungen mit ca. 100

Archives of Gynecology and Obstetrics Vol. 245, No. 1-4, 1989
Verhandlungen der Deutschen Gesellschaft für Gynäkologie und Geburtshilfe,
47. Versammlung, München 6.-10. September 1988

Mammakarzinomen sammeln können, welche präoperativ punktiert worden waren. Hierbei zeigte sich eine gute Korrelation zum DCC-Assay.

Ziel der vorliegenden Untersuchung war es, den ER-Status immuncytochemisch an karzinomatösen Pleuraergüssen bei Mammakarzinomen zu bestimmen und die Ergebnisse mit dem durch DCC bestimmten ER-Gehalt des Primärtumors zu korrelieren. Es gelangten 25 Fälle zur Untersuchung. Von den 4 angefertigten Präparaten wurden 2 nach Papanicolaou gefärbt. Die Auswertung der immuncytochemischen Präparate erfolgte nach dem von Remmele [5] vorgeschlagenen Immun-reaktiven Score (IRS) durch den gleichen Untersucher. Die biochemische ER-Bestimmung der Primärtumoren war nach den Richtlinien der EORTC [2] mittels des DCC-Assays durchgeführt worden, wobei bei ausreichenden Gewebsmengen ein 5 Punkt Scatchard Plot durchgeführt wurde. Werte ≤ 20 fmol/mg Protein wurden als ER-negativ beurteilt [3].

Ergebnisse

Es fand sich in 20 der 25 Fälle (80%) eine semiquantitative Übereinstimmung von ER-ICA Test und DCC-Assay am Primärtumor. ER-negative Primärtumoren zeigten in 79% der Fälle auch im Pleuraerguß einen ER-negativen Befund. Bei den ER-positiven Primärtumoren waren dies 82% (s. Abb. 1). Nach eigenen Untersuchungen und Angaben in der Literatur zeigt sich bei primären Mammakarzinomen bei der Korrelation von DCC und ER-ICA im ER-negativen sowie im hoch-positiven Bereich eine sehr gute, nahezu quantitative Korrelation [1, 4].

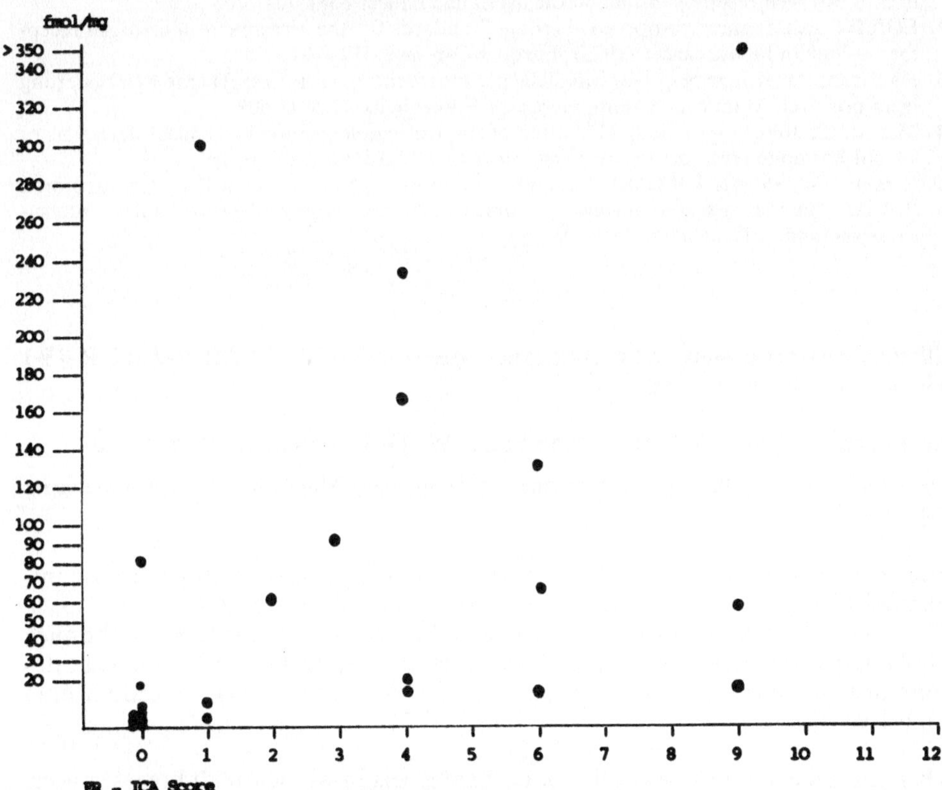

Abb. 1. ER-ICA Score der carcinomatösen Pleuraergüsse in Korrelation zum biochemisch bestimmten ER-Status des Primärtumors

Diese gute Korrelation läßt sich bei der ER-Bestimmung an metastatischen Pleuraergüssen nicht reproduzieren.

Diskussion

Die Ergebnisse des immuncytochemischen ER-Assays ER-ICA an karzinomatösen Pleuraergüssen bei Mammakarzinomen zeigen in 80% eine semiquantitative Übereinstimmung zum DCC-Assay des Primärtumors, dabei bestätigte sich der Rezeptorstatus bei ER-positiven Primärtumoren in 82%, sowie bei ER-negativen Tumoren in 79%. Mit dieser Methode läßt sich somit bei Abwesenheit solider Metastasen, bei Pleuraergüssen als alleiniger Metastasenmanifestation der ER-Status bestimmen. Die beim primären Mammakarzinom zu findende sehr gute Korrelation im ER-negativen sowie im hoch positiven Bereich, ließ sich bei den malignen Ergüssen nicht bestätigen. Ob ein Rezeptorwandel oder die unterschiedlichen ER-Bestimmungsverfahren für die Abweichungen vom primären ER-Status verantwortlich sind, kann hierbei nicht geklärt werden, jedoch machen die stärkeren Unterschiede deutlich, daß eine Hormontherapie stets am aktuellen Rezeptorbefund der Metastase ausgerichtet sein sollte. Somit stellt der ER-ICA Test mit monoklonalen AK auch beim metastasierenden Mammakarzinom eine wesentliche Bereicherung der prätherapeutischen Tumordiagnostik dar.

Literatur

1. Coombes RC, Powles TJ, Berger U, Wilson P, McClelland RA, Gazet J-C, Trott RA, Ford HT (1987) Prediction of endocrine response in breast cancer by immunocytochemical detection of estrogen receptor in fine needle aspirates. Lancet 8561:701–703
2. EORTC Breast cancer co-operative group. Standards for the assessment of estrogen receptors in human breast cancer (1973). Europ J Cancer 9:379–381
3. Kaufmann M, Klinga K (1982) Mögliche prognostische Kriterien zur Therapieverbesserung beim primären Mammacarcinom. Geburtsh Frauenheilk 42:501–509
4. Masood S, Johnson J (1987) The value of imprint cytology in cytochemical detection of steroid hormone receptors in breast cancer. Am J Clin Pathol 87:30–36
5. Remmele W, Stegner HE (1987) Immunhistochemischer Nachweis von Östrogenrezeptoren (ER-ICA) in Mammacarcinomgewebe: Vorschlag zur einheitlichen Bewertung des Untersuchungsbefundes. Frauenarzt 2:41–43

Diminished Corticosterone Levels in Nude Mice Implanted with MCF-7 or ZR-75-1 Human Breast Tumor Cells

St. Lehrer, E. Diamond, H. Kyung Song, W. D. Bloomer, R. Blumenthal

Departments of Radiotherapy and Medicine (Endocrinology), Mount Sinai School of Medicine, New York

Summary. Corticosteroid levels were studied in the plasma of athymic mice implanted with human breast tumor cells, either from MCF-7 or ZR-75-1 cell lines. There was a highly significant decrease in plasma corticosterone levels in the mice implanted with these tumor cells. There was no significant effect on corticosterone of GW 39 colon cancer cells, LS 174 T colon cancer cells, or Calu-3 lung cancer cells.

There have been multiple studies of cortisol levels in women with breast cancer. Both significant [1, 2] and non-significant [3, 4] increases have been reported. However, the cause of the fluctuations is unknown. They might be due to the tumor itself, or they might reflect the anxiety of preoperative patients. Indeed, in one report, postoperative patients had normal plasma cortisol levels [5].

We have studied corticosteroids in athymic mice bearing human breast tumors derived from MCF-7 or ZR-75-1, two well established human breast cancer cell lines [6, 7].

Materials and Methods

Female nu/nu athymic mice, 3–4 months of age (Frederick Research Lab, Md.) were used. Cell suspensions (5×10^6 cells/100 µl/mouse) of ZR-75-1 cells (ATCC, Md.) or MCF-7 breast cancer cells (obtained from Dr. Charles McGrath, Michigan Cancer Foundation) were injected subcutaneously into the mammary pad region. Age matched control animals were injected with 100 µl of Tyrode's solution (DIFCO). One to two days prior to cell injections, a 21 day estradiol (E2) pellet with 0.5 mg E2 (Innovative Research, Inc.) was inserted into the scapular region of each animal with a 13 gauge trocar. Serum E2, which is necessary for the growth of breast tumors in athymic mice, was thus maintained at a level of 300–350 pg/nl.

Five to six weeks after injection, when the tumors measured 5–10 mm in diameter, each mouse was bled from the retro-orbital plexus at 5 pm, when corticosterone levels peak in mice [9]. Blood samples were centrifuged and stored frozen ($-20°C$) until assayed for corticosterone.

We also evaluated the effect on corticosterone of three other types of implanted tumor cells: 1) GW 39 colon cancer cells, 2) LS 174T colon cancer cells (ATCC, Maryland), and 3) Calu-3 lung cancer cells. The tumor-bearing animals and the controls in this group did not have the implanted 21 day estrogen pellets.

Results

The presence of human derived breast tumors in athymic mice significantly reduced plasma concentrations of corticosterone when compared to vehicle-injected control mice (Table 1). The presence of the MCF-7 or ZR-75-1 derived tumors led to decreases in corticosterone concentrations of six and four fold respectively. However, the implanted colon cancer or lung cancer cells had no significant effect on corticosterone levels (Table 2).

Tabelle 1. Serum corticosterone concentrations in nude mice implanted with either ZR-75-1 or MCF-7 breast cancer cells, and in unimplanted, vehicle-injected controls

Tumor type	ZR-75-1	Controls	
No. Mice	7	10	$t = 3.1$
Corticosterone (ng/ml)	89 ± 35	363 ± 146	$p < 0.001$ (2 tailed)

Tumor type	MCF-7	Controls	
No. mice	10	10	$t = 4.26$
Corticosterone (ng/ml)	39.5 ± 31.3	241.5 ± 139.4	$p < 0.01$

Tabelle 2. Serum corticosterone concentrations of nude mice implanted with colon or lung tumor cells, and of unimplanted controls. There was no significant difference in the corticosterone concentrations in this group of animals ($F = 2.60$, p n.s. by one way analysis of variance)

Tumor type	GW 39 (colon)	LS 174T (colon)	Calu-3 (lung)	Controls
No. mice	8	7	8	8
Serum corticosterone	179 ± 55.9	237 ± 83.5	203 ± 58.2	154 ± 36.4

Discussion

Almost any type of stress, whether physical or neurogenic, will cause immediate, marked increase of ACTH secretion by the anterior pituitary gland, followed within minutes by greatly increased adrenocortical secretion of cortisol. The cortisol secretion, in turn, causes rapid mobilization of amino acids and fats from their cellular stores, making these substances available for energy and for synthesis of other compounds, including glucose, needed by different tissues of the body [10].

Other investigators have reported elevated cortisol levels in advanced breast cancer patients. The levels were diminished by hypophysectomy and were, therefore, probably caused by a stress reaction, rather than by ectopic ACTH synthesis by the tumor itself [11]. Furthermore, although the subject is controversial [12], emotional stress and attitude may influence the survival of breast cancer patients [13].

In light of the human studies, our finding of dramatically diminished corticosterone levels in athymic mice with implanted tumors derived from human breast cancer cells is difficult to explain. Certainly the diminished levels are not due to any type of stress reaction. Perhaps the MCF-7 and ZR-75-1 cells are producing an agent which specifically lowers corticosterone, either by a direct action on the adrenal cortex, or by inhibiting the release of ACTH from the anterior pituitary.

It is reasonable to assume the secretion of such an agent, since breast cancer cells make many biologically active substances. Lippman et al. have found that MCF-7 and ZR-75-1 breast cancer cells elaborate Transforming Growth Factor (TGF) alpha and beta, a Platelet Derived Growth Factor (PDGF), and an autostimulatory mitogen, IGF-1 [14]. One of these substances, or some other, as yet unidentified, agent might be causing the diminished corticosterone levels we report here. Indeed, Hotta and Baird [15] have shown that TGF-beta inhibits steroidogenesis by suppressing Low Density Lipoprotein metabolism.

Alternatively, the implanted breast tumors may cause conversion of corticosterone to a non cross-reacting metabolite, thereby lowering the apparent serum corticosterone concentration. We hope that further studies may help to clarify this matter.

References

1. Fahl WE, Rose DP, Liskowski L, Brown RR (1974) Tryptophan metabolism and corticosteroids in breast cancer. Cancer 34:1691–1695
2. Malarkey WB, Schroeder LL, Stevens VC, James AG, Lanese RR (1977) Twenty-four hour preoperative endocrine profiles in women with benign and malignant breast disease. Cancer Res 37:4655–4659
3. Read GF, Wilson DW, Campbell FC, Holliday HW, Blamey RW, Griffiths K (1983) Salivary cortisol and dehydroepiandrosterone sulphate levels in postmenopausal women with primary breast cancer. Eur J Cancer Clin Oncol 19:477–483
4. Bartsch C, Bartsch H, Jain AK, Laumas KR, Wetterberg L (1981) Urinary melatonin levels in human breast cancer. J Neural Transmission 52:281–294
5. McFayden IJ, Prescott RJ, Groom GV, Forrest APM, Golden MP, Fahmy DR, Griffiths K (1976) Circulating hormone concentrations in women with breast cancer. Lancet 1:1100–1102
6. Soule HD, Vazquez J, Long A, Albert S, Brennan M (1973) A human cell line from a pleural effusion derived from a breast carcinoma. J Natl Cancer Inst 51:1409–1416
7. Engel LW, Young NA, Tralka TS, Lippman ME, O'Brien SJ, Joyce MJ (1978) Establishment and characterization of three new continuous cell lines derived from human breast carcinomas. Cancer Research 38:3352–3364
8. Harris JR, Hellman S, Canellos GP, Fisher B (1985) Cancer of the breast. In: deVita V et al. (eds) Cancer: Principles & Practice of Oncology. Second edition, JB Lippincott, Philadelphia, pp 1119–1178

9. Saito M, Bray GA (1983) Diurnal rhythm for corticosterone in obese (ob/ob) diabetes (db/db) and gold-thioglucose-induced obesity in mice. Endocrinology 113:2181−2185
10. Guyton AC (1986) Textbook of Medical Physiology. Seventh edition. WB Saunders, Philadelphia, p 916
11. Lewis AAM, Deshande N (1973) The effect of hypophysectomy on the cortisol secretion in 4 patients with advanced metastatic breast cancer. Br J Surg 60:493−494
12. Jamison RN, Burish TG, Wallston KA (1987) Psychogenic factors in predicting survival of breast cancer patients. J Clin Oncol 5:768−772
13. Greer S, Morris T, Pettingale KW (1979) Psychological response to breast cancer: effect on outcome. Lancet 2:785−787
14. Lippman ME, Dickson RB, Gelmann EP, Rosen N, Kaufman D, Knabbe C, Bates S, Kasid A, Salomon D, Brozert D, Huff K (1987) Growth regulation of normal and malignant mammary epithelium. Proceedings of Am Assoc Cancer Research 28:470−472
15. Hotta M, Baird A (1987) The inhibition of low density lipoprotein metabolism by transforming growth factor beta mediates its effects on steroidogenesis in bovine adrenocortical cells in vitro. Endocrinol 121:150−159

Immuncytochemische Darstellung des ER und PR von Mammakarzinomen an histologischen Schnitten, Feinnadelaspiraten und Ergüssen

F. Macher, K. J. Neis, S. Kaul, G. Bastert

Universitäts-Frauenklinik Homburg/Saar

Der Östrogenrezeptorkomplex (ER) kann bereits seit mehreren Jahren mittels eines mAK am Gefrierschnitt dargestellt werden. Die Übereinstimmung mit der DCC-Analyse wird allgemein als gut beschrieben [1, 2, 4]. Seit eineinhalb Jahren steht, darüber hinaus der von Milgrom entwickelte gegen den Progesteronrezeptor (PR) gerichtete mAK Mi 60-10 sowie seit kurzem ein weiterer von Greene entwickelter mAK ebenfalls gegen den PR zur Verfügung [3, 5−7].

Um die Treffsicherheit dieser monoklonalen Antikörper zu untersuchen, wurden an der Universitäts-Frauenklinik die histologischen Schnitte von 72 Mammakarzinomen immuncytochemisch mit dem mAK ER und dem mAK PR sowohl von Greene als auch von Milgrom dargestellt. Die Untersuchung erfolgte an Gefrierschnitten und an formalinfixiertem paraffineingebetteten Material. Die Gefrierschnitte zeigen beide befriedigende Übereinstimmung mit der DCC-Methode. Wird die Übereinstimmung lediglich nach den Kriterien positiv und negativ ermittelt, so liegt diese für die immuncytochemische Darstellung am Gefrierschnitt für alle drei mAK bei 80%. Auffallend ist hierbei, daß mittels DCC-Analyse rezeptor-negativ eingestufte Karzinome in etwa ⅓ der Fälle leicht positiv dargestellt werden. Mit zunehmender Höhe des Rezeptorgehaltes in fmol ist auch eine intensivere Färbung sowie eine zunehmende Anzahl gefärbter Zellen zu erkennen. Dennoch besteht eine exakte Übereinstimmung zwischen den quantitativen Angaben der DCC-Analyse und dem immunreaktiven Squore von Remmele und Stegner nicht. Die beiden monoklonalen Antikörper gegen den Progesteronrezeptorkomplex haben im Gegensatz zu dem monoklonalen Antikörper gegen den Östrogenrezeptor den Vorteil, daß sie auch an paraffineingebetteten Präparaten offenbar fixationsresistente Epitope angreifen und somit eine retrospektive Aussage über den Rezeptorgehalt zulassen. Auch hier beträgt die Übereinstimmung bei 72 untersuchten Mammakarzinomen 80%, wobei ebenfalls wieder falsch-negative Ergebnisse selten sind und die mangelnde Übereinstimmung auf DCC-negative, immuncytochemisch positive Resultate zurückgeführt werden muß.

Archives of Gynecology and Obstetrics Vol. 245, No. 1-4, 1989
Verhandlungen der Deutschen Gesellschaft für Gynäkologie und Geburtshilfe,
47. Versammlung, München 6.-10. September 1988
© Springer-Verlag Berlin Heidelberg

Neben der Darstellung des ER und PR an histologischen Schnitten primärer
Tumoren, ermöglicht die Immuncytochemie auch die Erfassung der gleichen Rezeptoren an aspirationscytologisch gewonnenen Präparaten. Hierbei ist es von
besonderer Wichtigkeit, daß die Rezeptoren in den Kernen lokalisiert sind, welche bei der Aspirationscytologie das Präparat dominieren, während das Cyto-
plasma oft unscharfe Grenzen aufweist. Die Darstellung beider Rezeptoren gelingt auch hier problemlos, wobei ebenso wie bei der Rezeptordarstellung an
Ergüssen, darauf geachtet werden muß, daß das Material sofort aufgearbeitet
und fixiert wird, da andernfalls beide Rezeptoren zugrunde gehen. Dies gilt insbesondere für den Östrogenrezeptor. Insgesamt sind die verwandten monoklonalen
Antikörper zur routinemäßigen Darstellung des ER bzw. PR geeignet, wobei
derzeit noch Probleme in der Quantifizierung der immuncytochemischen Befunde
bestehen. Wenn auch ein an Paraffinschnitten mit entsprechender Treffsicherheit
einsetzbarer mAK gegen den Östrogenrezeptorkomplex gefunden wird, ist damit
zu rechnen, daß die DCC-Analyse gegen der immuncytochemischen Darstellung
endgültig an Bedeutung verlieren wird.

Literatur

1. Brehler R, Bergholz M, Rauschecker H, Blossey H-C, Schauer A (1986) Immuncytochemische Untersuchungen zur Bestimmung des Hormonrezepstatus von Mammakarzinomen.
   Klin Wochenschr 64:370
2. Greene GL, Nolan C, Engler JP, Jensen EV (1980) Monoclonal antibodies to human estrogen
   receptor. Proc Natl Acad Sci 77:5115
3. Greene G (1987) Mab to estrogen and progesterone receptors; immunoassays for ER and
   PgR.-An overview. Symposium Clinical Significance of Steroid Receptor Determination with
   Monoclonal Antibodies in Breast Cancer, Hamburg
4. King WJ, Greene GL (1984) Monoclonal antibodies localize oestrogen receptor in the nuclei
   of target cells. Nature 307:745
5. Neis KJ, Macher F, Wernert N, Bastert G (1988) Immunzytochemische Darstellung des
   Östrogen- und Progesteronrezeptors mit Hilfe monoklonaler Antikörper beim Mammakarzinom. In: Aktuelle Onkologie. Zuckschwerdt, München (im Druck)
6. Neis KJ, Macher F, Kaul S, Bastert G (1988) Erste Erfahrungen mit einem monoklonalen
   Antikörper gegen den Progesteronrezeptor. Geburtsh Frauenheilk 48 im Druck
7. Perrot-Applanat M, Logeat F, Croyer-Picard MT, Milgrom E (1985) Immuncytochemical
   study of mammalian progesterone receptor using monoclonal antibodies. Endocrinology
   116/4:1473

Mammachirurgie

Die Sitzung vom 8. 9. 1988 wurde von *H. Weitzel,* Berlin, geleitet. Sie diskutierte Beiträge zur plastisch-ästhetischen Karzinomchirurgie an der Brust. Hinsichtlich der Überlebensrate, hinsichtlich lokoregionärer Rezidive und Fernmetastasen bei vergleichbaren Fällen mit und ohne Rekonstruktion besteht *kein* Unterschied. Brustrekonstruktive Verfahren haben sich daher in der Gynäkologie an vielen Orten durchgesetzt und die Bedingungen, unter denen diese Verfahren angewendet werden, können inzwischen als standardisiert angesehen werden. Die Operationstechnik kann nicht in jeder traditionellen operativ-gynäkologischen Einheit befriedigend beherrscht werden. Die Konkurrenz zur plastischen und Wiederherstellungschirurgie muß ernst genommen werden. Um so wichtiger ist es, auf die zahlreichen konstruktiven Beiträge, welche Gynäkologen zu verdanken sind, hinzuweisen und sie eingehend zu diskutieren. Einige besonders leistungsfähige Arbeitsgruppen aus der sehr viel größeren Zahl mammachirurgisch tätiger Einheiten unseres Faches haben auch während des 47. Kongresses ihre rekonstruktiven operativen Ergebnisse an beachtenswert großen Zahlen vorgestellt. Ergebnisse von Reduktionsplastiken (*Vaczi*) und der Einsatz des Lasers (*Scarfi, Siekmann, Albrecht*) bei nicht-tumorösen Brusterkrankungen wurden wegen der chirurgisch-technischen Ausrichtung der Sitzung hier einbezogen.

H. L.

Plastisch-ästhetische Karzinomchirurgie der weiblichen Brust

H. Weitzel, U. Lorenz

Frauenklinik der Freien Universität Berlin, Klinikum Steglitz, Berlin

Im Rahmen der Behandlung der weiblichen Mammakarzinome hat die plastisch-ästhetische Wiederherstellungschirurgie inzwischen einen festen Platz. In der BRD erkranken jährlich etwa 20000 Frauen an einem Mammakarzinom. In den USA werden pro Jahr 115000 Brustkarzinome neu diagnostiziert [4]. In Europa ist die Inzidenz steigend, wobei etwa jede 15. Frau an einem Mammakarzinom im Laufe ihres Lebens erkranken wird. Damit ist der epidemiologische Rahmen gesteckt, in dem wir uns bewegen.

Bisher bestand die operative Standardtherapie des Mammakarzinoms ausschließlich in der modifiziert radikalen Mastektomie mit etagengerechter Ausräumung der regionären Lymphknoten. Als Sonderfälle gelten einerseits die großflächigen Karzinome, bei denen nicht selten palliativ chirurgische Maßnahmen notwendig werden und, nach entsprechender chemotherapeutischer und/oder auch strahlentherapeutischer Vorbehandlung, eine Defektdeckung mit unterschiedlichen plastisch-chirurgischen Methoden erforderlich wird. Auf diese Problematik soll hier nicht eingegangen werden. Als weitere Sonderfälle sind auch die Patienten mit dem kleinen Mammakarzinom anzusehen, die unter bestimmten Voraussetzungen brusterhaltend operiert werden. Die Ergebnisse an Patientinnen mit T-Karzinomen sind in Bezug auf Überlebenszeit, krankheitsfreiem Intervall und Häufigkeit der lokoregionären Rezidive, vergleichbar [17].

Verständlicherweise wurden deshalb alternative Verfahren zur Herstellung der äußerlichen Integrität nach Karzinomoperationen der weiblichen Brust erdacht.

Die Wiederherstellung der weiblichen Brust erhöht das Selbstwertgefühl der Frau, die sich durch ihre sichtbare Blessur täglich von der Krankheit in besonderer Weise bedroht fühlt [19]. Heute sind diese Verfahren als integraler Therapiebestandteil nicht mehr wegzudenken [14]. Voraussetzung ist, daß die postoperative Tumornachsorge und die Prognose durch rekonstruierende Verfahren nicht beeinträchtigt wird [19].

Der Krankheitsverlauf bei Patientinnen mit und ohne sofortigem Wiederaufbau der Mamma ließ bei einer Beobachtungszeit von 6–36 Monaten keine Unterschiede hinsichtlich der lokalen Rezidiventstehung, der Fernmetastasierung und der Sterberate erkennen [18]. Dabei waren in dieser Studie überwiegend Karzinome des Stadiums T 1 und T 2 enthalten, aber auch Patientinnen mit T 3- und T 4-Karzinomen rekonstruktiven Operationsverfahren unterzogen worden.

Lorenz et al. (1984) haben das Heidelberger Material zusammengestellt und zeigen können, daß hinsichtlich der Überlebensrate von 93 vergleichbaren Patientinnen mit und ohne Rekonstruktion kein Unterschied bestand. Das gleiche traf zu für die lokoregionäre Rezidivfreiheit, sowie die Fernmetastasierung. Vergleichbare Ergebnisse werden auch aus anderen Arbeitsgruppen berichtet [6, 7, 15].

Es erscheint also durchaus gerechtfertigt, unter bestimmten Voraussetzungen brustrekonstruktive Operationsverfahren primär oder sekundär unter standardisierten klinischen Bedingungen einzusetzen. Denn die Prognose dieser Patienten wird durch diese Maßnahmen nicht beeinträchtigt, ebensowenig wie die nachfolgende Tumorüberwachung und Diagnostik.

Wer sollte sich von unseren Patienten einem rekonstruktiven Operationsverfahren unterziehen? Voraussetzung ist, daß die Erwartungshaltung der Patientin in Bezug auf das Endresultat realistisch ist und daß der Wunsch zu einer derartigen Operation von ihr ausgeht. Hier hat also das Arzt-Patientengespräch einen sehr hohen Stellenwert [19]. Es muß besonders darauf hingewiesen werden, daß trotz adäquater Technik eine völlig natürliche Rekonstruktion der weiblichen Brust nicht möglich ist, obwohl sehr gute ästhetische Resultate erzielt werden können. Dies hat nichts mit der Zufriedenheit der Patientin nach der Rekonstruktion der weiblichen Brust zu tun. Eine besondere Problematik ist darin zu sehen, daß meistens unmittelbar vor Operationsplanung eines Mammakarzinoms eine Aufklärung über die heutigen Therapiemöglichkeiten zu erfolgen hat und damit wenig Zeit für die Therapiewahl durch die betroffene Frau bleibt.

Die Operabilität wird nur eingeschränkt durch allgemeine Risiken und tumorbedingte lokale Besonderheiten bei großen oder entzündlichen Tumoren [19]. Die tumorstadienabhängige Entscheidung für oder gegen einen Wiederaufbau erscheint ethisch heute nicht mehr vertretbar [19]. Auch Patientinnen mit ossärer Metastasierung haben ein Anrecht auf äußere Rehabilitation sowie psychische und psychosoziale Reintegration [10].

Die Vor- und Nachteile rekonstruktiver Verfahren gegenüber der brusterhaltenden Therapie sind nur für die kleinen Karzinome zu diskutieren. Der Vorteil rekonstruierender Verfahren liegt in der lokalen Radikalität, die Haut- und Thoraxwand wird nicht radiogen verändert, und es sind zusätzliche Therapieverfahren anwendbar. Der Nachteil muß in den manchmal schlechten ästhetischen Ergebnissen gesehen werden. Es sind immer Mehrfacheingriffe erforderlich. Es ist ein größerer operativer Zeitaufwand damit verbunden. Die kontralaterale Brust muß häufig symmetrisiert werden.

Die Operation verläuft vorwiegend als Mehrschrittoperation, wobei wir primär im Rahmen der modifiziert radikalen Mastektomie die erste Phase der Operation ausführen. Sie dient dem Ziel der Hautgewinnung durch subpectorale Implantation einer Dehnungsprothese. Sekundär, bei Zustand nach Mastektomie wurden bei uns nur 10% der Patienten einem rekonstruierenden Operationsverfahren unterzogen. Bei diesem Verfahren haben wir eine Hautdehnungsprothese

710

eingelegt, mit maximalen Füllungsvolumen zwischen 400 und 700 ml. Nur in einem Drittel der Fälle werden die großvolumigen Prothesen von 700 ml beansprucht. Auch wir legen in der Regel die Prothesen subpectoral ein. In zwei Fällen wurden sie bei einem großen Karzinomdefekt, der durch myokutanen Latissimus dorsi Lappen abgedeckt werden mußte, eine Silicongelprothese unterlegt.

Das primäre Füllungsvolumen der Expanderprothesen betrug 105 ml und lag zwischen 30 und 360 ml. Das Endfüllungsvolumen lag zwischen 240 und 810 ml. Interessant ist, daß die Austauschprothese in der Regel ein ca. 30% geringeres Füllungsvolumen aufwies.

Während der Phase II war bei 54 Patienten eine Angleichungsoperation nicht notwendig. Bei 18 Patienten mußte zur Symmetrisierung der Brust eine kontralaterale. Liftung durchgeführt werden [11]. Eine Reduktionsangleichung war bei 11 Frauen erforderlich und 4 Patienten wünschten keine Angleichung, obwohl sie bei diesen empfehlenswert erschien. Ein einfacher Prothesenaustausch erfolgte auf der Mastektomieseite bei 30 Patientinnen, während die Bildung einer Submammarfalte bei 24 Patienten erforderlich war.

Die operativen Strategien müssen sich also an den individuellen lokalen Gegebenheiten orientieren und an den Erfahrungen des Operationsteams [6, 13]. Die Verfügbarkeit des Resthautgewebes, die Intaktheit der Pectoralismuskulatur, das Verhältnis von Brustgröße zur Tumorgröße und der Sitz des Tumors ist für die operativen Strategien von besonderer Bedeutung. Limitierend ist einzig und allein der Mangel an verfügbarer Haut aufgrund ihrer Elastizitätsbegrenzung. Dies ist in der Regel bei sehr großen Karzinomen der Fall, bei denen man anschließend mit Erfolg die Technik der Latissimus dorsi-Lappen-Plastik [3] oder eines TRAM-flap, also des transversalen myokutanen Rectus-Abdominis-Lappens anwenden kann [1–5, 8, 12].

Wir gehen praktisch im Rahmen der Mehrschritt-Technik so vor, daß wir durch Transplantation eines Vollhauttransplantates von der kontralateralen Areola oder der Labiocruralfalte in Verbindung mit einem horizontalen oder vertikalen Sharing der kontralateralen Mamille den Mamillen-Areola-Komplex neu bilden. In der überwiegenden Mehrzahl ist also dazu ein getrennter operativer Eingriff erforderlich.

Jedes operative Verfahren muß gemessen werden an seinen Komplikationen. Wir haben geringfügige Komplikationen 13mal nach der Phase I an einer kleineren Anzahl von Patienten beobachtet, wobei Hautrötung, Spannungsgefühl, Serom, Hämatom und erysipeloidartige Veränderungen beobachtet wurden. Schwerwiegende Komplikationen, wie Prothesendurchbruch, Prothesendeviationen oder Prothesendefekte wurden allerdings 8mal insgesamt gesehen. Diese Komplikationen ließen sich im allgemeinen im Rahmen einer sofort angeschlossenen Phase II-Operation beheben. Die Summe der Komplikationen bei 83 Phase-II-Operationen der weiblichen Brust läßt erkennen, daß als schwerwiegende Komplikation von Seiten der Prothesen die Prothesendeviation zu nennen ist. Kapselfibrose stärkeren Grades hatten wir nur in einem einzigen Fall zu beobachten.

Der Vollständigkeit halber möchte ich erwähnen, daß auch bei unseren Patienten vor oder nach der Rekonstruktion insbesondere zwischen der Phase I und II Chemotherapieverfahren durchgeführt wurden und daß auch Strahlentherapien möglich sind.

In bezug auf die psychosozialen Auswirkungen [9, 20] hat sich gezeigt, daß kein Unterschied zwischen den primär und sekundär brustrekonstruierten Patienten in bezug auf den individuellen Befriedigungsaspekt besteht. Herr Lorenz hat persönlich den größten Teil unserer Patienten nachuntersucht. Über 90% der Frauen waren mit dem kosmetischen Resultat sehr zufrieden und würden sich jederzeit einen Wiederaufbau unterziehen.

Die Empfehlungen zur brusterhaltenden Therapie, wie auch zur plastischen Wiederherstellungschirurgie sollten immer zurückhaltend vorgetragen werden. Bei einem kleinen Primärtumor und negativen Lymphknotenstatus und vertretbaren Relationen zwischen Tumor- und Brustgröße empfehlen wir die brusterhaltende Therapie mit Axilladissektion und Nachbestrahlung. Bei größerem Primärtumor und/oder ungünstigem Verhältnis zwischen Tumor und Brustgröße, wenden wir die modifiziert radikale Mastektomie mit Axilladesektion, und auf Wunsch mit simultaner subpectoraler Expanderprotheseneinlage an. Diese Methode kann auch bei nodal-positiven Patienten mit der Notwendigkeit einer adjuvanten Chemo- oder Hormontherapie durchgeführt werden. Bei einem Drittel der Patienten ist allerdings die Bildung einer neuen Submammarfalte erforderlich und an der kontralateralen Brust eine Angleichungsoperation. Ernst zu nehmende Komplikationen traten in 10% bis 15% der operierten Patienten auf.

Literatur

 1. Bohmert H (1985) Die Rekonstruktion der weiblichen Brust mit körpereigenem Gewebe nach Mastektomie. Fortschr Med 103:571–576
 2. Brunnert K (1985) Erfahrungen mit dem transversalen unteren Rectus abdominis-Muskelhautlappen. Geburtsh Frauenheilk 45:308–315
 3. Cohen BE, Cronin ED (1984) Breast reconstruction with the latissimus dorsi musculocutaneous flap. Clinics Plast Surg 11:287–302
 4. Dinner MI, Dowden RV (1984) Breast reconstruction: state of the art. Cancer 53:809–814
 5. Dinner MJ, Dowden RV (1983) The value of the anterior rectus sheath in the transverse abdominal island flap. Plast Reconstr Surg 72:724–726
 6. Frazier TG, Noone RB (1985) An objective analysis of immediate simultaneous reconstruction in the treatment of primary carcinoma of the breast. Cancer 55:1202–1205
 7. Georgiade GS, Riefkohl R, Cox E, McCarty KS, Seigler HF, Georgiade NG, Snowhite JC (1985) Long term clinical outcome of immediate reconstruction after mastectomy. Plast Reconstr Surg 76:415–420
 8. Georgiade GS, Voci VE, Riefkohl R, Scheflan M (1984) Potential problems with the transverse rectus abdominis myocutaneous flap in breast reconstruction and how to avoid them. Brit J Plast Surg 37:121–125
 9. Gilliland MD, Larson DL, Copeland EM (1983) Appropriate Timing for Breast Reconstruction. Plast Reconstr Surg 72:335
10. Gorgan TJ, Come SE, Satwicz PR (1985) Breast cancer chemotherapy. Perioperative considerations in breast reconstruction. Plast Reconstr Surg 75:430–434
11. Lorenz U, Kubli F, Scheffzek HD, Widmaier G, Rüttgers H (1984) Plastische Rekonstruktion nach Ablatio mammae; Nachuntersuchungsergebnisse bei 93 Patientinnen. In: Kubli F, von Fournier D (Hrsg). Neue Konzepte der Diagnostik und Therapie des Mammakarzinoms. Springer, Berlin Heidelberg New York Tokyo, pp 159–162
12. Maxwell GP (1984) Selection of secondary breast Reconstruction procedures. Clinics Plast Surg 11:253–256
13. Millard DR (1983) Postmastectomy breast reconstruction: How to choose the best method for the specific case. Plast Reconstr Surg 71:783–794
14. McGrath, Burkhardt BR (1984) The safety and efficacy of breast implants for augmentation mammaplasty. Plast Reconstr Surg 74:550–560
15. Noone RB, Murphy JB, Spear SL, Little JW (1985) A 6-year experience with immediate reconstruction after mastectomy for cancer. Plast Reconstr Surg 76:258–269
16. Scheflan M, Kalisman M (1984) Complications of Breast Reconstruction. Clinics Plast Surg 11:343–350
17. Siewert JR (1985) Ergebnis-Analyse brusterhaltende Primärtherapieverfahren im Vergleich zur klassischen Mammakarzinomchirurgie. Beitr Onkol, Vol 22, Karger, Basel, S 55–67
18. Webster DJT, Mansel RE, Hughes LE (1984) Immediate reconstruction of the breast after mastectomy: Is it safe? Cancer 53:1416–1419
19. Weitzel HK, Lorenz U, Opri F (1987) Rekonstruktion der wegen Karzinoms operierten Brust. Frauenarzt 2:47
20. Wellisch DK, Schain WS, Noone RB, Little JW (1985) Psychosocial correlates of immediate versus delayed reconstruction of the breast. Plast Reconstr Surg 76:713–718

Brusterhaltende Karzinomchirurgie und anschließende Bestrahlung: Therapiefolgen, Komplikationen

Th. Weyerstahl, Th. Genz, B. Steil

I. Universitäts-Frauenklinik, München

Komplikationen nach brusterhaltender Therapie des Mammakarzinoms sind in der Literatur bisher selten erwähnt worden. Das war für uns Anlaß, das eigene Patientengut unter diesem Aspekt zu untersuchen. Da wir seit 25 Jahren diese Behandlungsform anwenden, überblicken wir ein relativ großes Kollektiv.

Patientengut und Methoden

In den I. Univ.-Frauenkliniken Berlin und München wurden zwischen 1963 und 1987 insgesamt 568 Mamma-Karzinom-Patienten brusterhaltend operiert. 467 Patientinnen konnten für diese Untersuchung verfolgt werden. Die mittlere Beobachtungszeit des Gesamtkrankengutes betrug 44 Monate. Das Behandlungskonzept sah zwischen 1963 und 1987 als brusterhaltenden Eingriff die großzügige Tumorektomie bzw. Quadrantektomie vor. Die begleitende Lymphonodektomie erfolgte bis 1979 oberflächlich (im Sinne eines Samplings). Ab 1979 wurde obligatorisch die axilläre Lymphonodektomie vorgenommen. Die Bestrahlung der Restbrust begann 4 Wochen nach der Operation. Sie erfolgte 3mal wöchentlich mit 250 rad bis zu einer Gesamtdosis von $45-50$ Gy-Co^{60}. Das Münchener Kollektiv erhielt zusätzlich noch einen Boost von 10 Gy Betatron auf das Tumorbett. Die systemische Behandlung in Abhängigkeit des histologischen Befundes der Lymphknoten erfolgte ab 1979 und wurde in der Regel parallel zur Radiatio vorgenommen.

Ergebnisse

Unter die postoperativen Folgen wurden alle Komplikationen eingeordnet, die bis zum Beginn der Strahlentherapie auftraten. Das Hämatom, das durch Punktion bzw. Wundspreizung therapiert wurde, steht mit 5,1% an der Spitze. Bei zwei Patientinnen kam es zu einer starken postoperativen Nachblutung, die chirurgisch behandelt werden mußte. In 5,6% traten Sekundärheilungen auf, bei 2,4% konnte ein Keim nachgewiesen werden. Das Mammaödem, das vor einer Bestrahlung in 1,7% der Fälle auftrat, wurde zumeist mammographisch erfaßt. Die 1,5% Serom-Fälle wurden alle punktiert. Die Strahlenfolgen wurden teils klinisch, teils radiologisch diagnostiziert. Das ausgeprägte Erythem (4,5%) sowie die Dermatitis (0,8%), die Pigmentstörung (2,8%), sowie die Epidermiolysis (1,7%) sind die Patientin belästigende Veränderungen. Hingegen trifft dies für das Mamma-Ödem (16,7%) und die Sklerose/Fibrose (12,4%) nicht in gleichem Maß zu. Die zweithäufigste Strahlenfolge, die Sklerose/Fibrose, war nur in seltenen Fällen klinisch deutlich wahrnehmbar und hat die Befindlichkeit der Patientinnen kaum gestört. Sie bietet allerdings diagnostische Probleme in der Nachsorge. Folgen, die weder der Operation noch der Bestrahlung zuzuschreiben wären, wurden bei 15,2% der behandelnden Frauen gesehen. Als wahrscheinlich wichtigste Komplikation überhaupt steht hier das Lokalrezidiv mit 5,6% an erster Stelle. Bei der radiologisch diagnostizierten Lungenfibrose (4,5%) handelt es sich um eine typische Spätkomplikation. Ein ausgeprägtes Lymphödem (mehr als 3 cm Differenz) fand sich in 4,3%, eine Bewegungseinschränkung des Armes in 1,5% und senso-motorische Ausfälle des Armes in 1,3%.

Archives of Gynecology and Obstetrics Vol. 245, No. 1-4, 1989
Verhandlungen der Deutschen Gesellschaft für Gynäkologie und Geburtshilfe,
47. Versammlung, München 6.-10. September 1988
© Springer-Verlag Berlin Heidelberg

713

Aufgrund eigener und internationaler Erfahrungen stellt das brusterhaltende Vorgehen bei der Behandlung des Mamma-Karzinoms eine mögliche Alternative zur Mastektomie dar. Jeder, der dieses Therapieverfahren anwendet, sollte um die hier aufgeführten Komplikationen bzw. Folgen wissen und die Patientinnen darüber informieren.

Literatur

Genz Th et al. (1986) Die brusterhaltende Karzinomchirurgie; Geburtsh Frauenheilk 46:567–572
Genz Th, Kindermann G (1985) A comparison between the results of simple mastectomy and tumorectomy for breast cancer: The Problem of local Recurrence. Arch Gynecol 237:67–73

Das Lokalrezidiv nach brusterhaltender Karzinomtherapie

A. Müller, C. Tschahargane, V. v. Haasteren, W. Schmidt

Universitäts-Frauenklinik, Heidelberg und Pathologisches Institut der Universität Heidelberg

Bei der brusterhaltenden Therapie des invasiven Mammakarzinoms kann die Lokalrezidivrate durch eine postoperative Bestrahlung der Restbrust gesenkt werden [1]. Ungeklärt bleibt, warum 70–90% dieser Rezidive in unmittelbarer Nachbarschaft des Primärtumors auftreten [1, 3]. In der vorliegenden Studie wurde versucht, diese Frage durch Aufarbeitung von Ablationspräparaten zu beantworten.

Material und Methode

Die Ablationspräparate von 131 Patientinnen wurden nach folgenden Kriterien ausgewählt:
– Tumorgröße intraoperativ und präoperativ ≤ 3 cm
– Abstand zwischen Tumor und Mamille ≥ 2 cm
– Präoperativ kein Hinweis auf multizentrisches Wachstum
– Kein kontralaterales Karzinom präoperativ bekannt.

   Die Operationspräparate wurden mit der erstmals für diese Fragestellung angewendeten Technik der Plastination [2] vollständig histologisch untersucht. Die gefundenen invasiven und nicht invasiven Karzinome wurden in topographischen Karten dokumentiert. In diesen Karten wurden Segmentresektionen simuliert, wobei die Segmentabsetzungsränder einen Mindestabstand von 2 cm vom Primärtumor hatten. Tumoren, die außerhalb dieser Segmente lagen und in einem räumlichen Zusammenhang zum Primärtumor standen, wurden als multizentrisch bezeichnet. Karzinome, die außerhalb der Segmente lagen und einen Zusammenhang mit dem Primärtumor aufwiesen, wurden als Reste dieses Tumors bezeichnet. Die Volumina der Karzinome wurden mit Hilfe eines Gitterkreuzzählverfahrens bestimmt.

Ergebnisse

Wir fanden bei 19,1% der Patientinnen des Gesamtkollektivs Reste der Primärtumoren am Absetzungsrand. Bei 24,4% lagen multizentrische Karzinomherde vor. Bei 40% der Tumorreste und bei 53% der multizentrischen Tumorherde handelte

Archives of Gynecology and Obstetrics Vol. 245, No. 1-4, 1989
Verhandlungen der Deutschen Gesellschaft für Gynäkologie und Geburtshilfe,
47. Versammlung, München 6.-10. September 1988
© Springer-Verlag Berlin Heidelberg

es sich um nicht invasive Karzinome. Die Gesamtvolumina der Tumorreste waren signifikant größer als die Volumina der multizentrischen Herde.

Diskussion

Nach diesen Ergebnissen können die bisher beobachteten Lokalrezidivmanifestationen mit unterschiedlichen Volumina der multizentrischen Herde und der am Absetzungsrand nach Segmentresektion verbleibenden Reste der Primärtumoren erklärt werden. Die hohe Rate der mit einer Segmentresektion nicht in sano entfernten Primärtumoren erfordert in jedem Fall eine sehr aufwendige histologische Untersuchung der Absetzungsränder. Da auch in einem zur Brusterhaltung ausgewählten Kollektiv in jedem 4. Fall mit multizentrischen Herden zu rechnen ist, sollte prinzipiell eine postoperative Nachbestrahlung erfolgen. Ein Verzicht auf diese Bestrahlung ist nur nach strenger Patientenauswahl nach den Risikokriterien des multizentrischen Wachstums unter Studienbedingungen möglich.

Literatur

1. Fisher B, Wolmark N (1986) Conservative surgery: The American Experience. Semin Oncol 13:425–433
2. von Hagens G (1979) Impregnation of soft biological specimens with thermosetting resins and elastomers. Anat Rec 194:247–256
3. Müller A (1988) Patho-anatomical characteristics of local treatment failure following breast conserving therapy. In: Kubli F, von Fournier D (eds) Breast diseases. Springer, Heidelberg Berlin (in press)

Sofortrekonstruktion der Mamma nach Mastektomie – eine Maßnahme zur Verbesserung der psychischen Rehabilitation

W. Neuhaus, S. Nasse, M. Kusche, A. Bolte

Universitäts-Frauenklinik Köln

Malignompatienten sind aufgrund der oftmals schlechten Prognose ihrer Erkrankung großen psychischen Belastungen ausgesetzt. Beim Mammakarzinom wird dieser Druck durch die zum Teil kosmetisch verstümmelnden Folgen der operativen Primärbehandlung entschieden gesteigert wenn nicht sogar überdeckt. Ziel dieser Untersuchung ist die Klärung der Frage, inwieweit der Prozeß der Krankheitsbewältigung, der Wiedereingliederung in das soziale Umfeld und somit das seelische Wohlbefinden der Patientinnen durch die Sofortrekonstruktion der Brust positiv beeinflußt werden kann. Zu diesem Zweck entwickelten wir an der Universitäts-Frauenklinik Köln einen Fragebogen, der neben den persönlichen und medizinischen Daten der Patientin den Bereich der Problembewältigung erfaßt. Befragt wurden 18 Patientinnen nach abgeschlossener Aufbauplastik sowie im Vergleichskollektiv 23 mastektomierte Frauen, deren operative Primärbehandlung mindestens ein halbes Jahr zurück lag. Den Fragenbereich Erstreaktion auf die Diagnosestellung des Mammakarzinoms beantwortete der überwiegende Teil beider Patientenkollektive mit Angst, Bestürzung und der Bereitschaft, sich der Erkrankung zu stellen. Unterschiede deuten sich hier bereits insofern an, als die Patientinnen mit Sofortrekonstruktion in größerem Maße bereit sind, der Erkrankung Widerstände gegenüberzusetzen und sie somit auch als Herausforderung zu betrachten. Deutlicher wird diese Tendenz bei Betrachtung der Erstreaktionen Verdrängung, Ablehnung sowie dem Gefühl der Hilflosigkeit, welche in der Gruppe der mastektomierten Patientinnen überwiegen. Hier gaben immerhin fast 50% der Patientinnen an, auf die Diagnosestellung mit Depressionen reagiert zu haben. Im Rahmen der Krankheitsverarbeitung äußerten die Patientinnen beider Kollektive in großem Maße Angst vor dem Auftreten oder der Progredienz einer Metastasierung. Die für die Patientin und ihre nähere Umgebung sichtbaren Folgen der operativen Behandlung äußern sich in einem Gefühl der körperlichen Unvollkommenheit, welches mit einer Einschränkung des Selbstwertgefühls und des Bewußtseins der Weiblichkeit einhergeht. Diese Einschränkungen werden in der Gruppe der mastektomierten Patientinnen deutlich häufiger empfunden und führen nicht selten zu einer Unsicherheit im Umgang mit anderen Menschen. Dementsprechend gestaltet sich die Wiedereingliederung in das soziale Umfeld in der Gruppe der mastektomierten Patientinnen problematischer. Probleme im Umgang mit den Kindern sowie in der Partnerschaft werden überwiegend verneint, wogegen das Verhältnis zum eigenen Körper zum Beispiel beim Blick in den Spiegel bei etwa 50% der Patientinnen mit großen Problemen behaftet ist. Einschränkungen im Bereich der Sexualität, speziell der eigenen sexuellen Erlebnisfähigkeit äußerten die mastektomierten Patientinnen annähernd doppelt so häufig wie die Patientinnen mit Aufbauplastik. Zusammenfassend lassen sich folgende Tendenzen erkennen: Die Sofortrekonstruktion der Mamma nach Mastektomie unterstützt eine aktive Auseinandersetzung mit der Erkrankung als Grundlage einer gesunden Krankheitsverarbeitung. Die Wiedereingliederung in das soziale Umfeld wird für einen Großteil der Mammakarzinompatientinnen durch diese Maßnahme erleichtert.

Die sofortige Rekonstruktion der abladierten Brust mit dem Skin-Expander bei der Primärtherapie

D. Kramer, N. Golz, H. Mast

Frauenklinik St. Bernward Krankenhaus Hildesheim

Seit 1983 bieten wir in der Frauenklinik des St. Bernward Krankenhauses Hildesheim die kosmetische und rekonstruktive Mamma-Chirurgie den Patientinnen an.

Seit 1984 führen wir auch im Rahmen der Primäroperation eine sofortige Rekonstruktion mit einer subpektoralen Prothese durch.

Die Häufigkeit der Primärversorgung stieg seitdem durch zunehmenden Wunsch der Patientinnen an. So wurden bereits 1986 25% und in den beiden letzten Jahren knapp 30% der Mamma-Karzinom-Patientinnen primär durch Einlage eines subpektoralen Skin-Expanders versorgt. Insgesamt operierten wir mit dieser Methode bis 31. 07. 1988 47 Patientinnen.

Die Altersverteilung der Patientinnen lag zwischen 27 und 63 Jahren mit einem Maximum zwischen 40 und 55 Jahren.

Die überwiegende Anzahl der Patientinnen wies ein Stadium T1 bis T2 und keinen Lymphknotenbefall auf, knapp 70% hatten einen positiven Rezeptorstatus. Fernmetastasen schlossen eine Primär-Rekonstruktion aus.

Das Füllungsvolumen des Skin-Expanders bei der Primärtherapie lag zwischen 0 und 300 ml, durchschnittlich bei 165 ml. Der Skin-Expander wurde an-

Archives of Gynecology and Obstetrics Vol. 245, No. 1-4, 1989
Verhandlungen der Deutschen Gesellschaft für Gynäkologie und Geburtshilfe,
47. Versammlung, München 6.-10. September 1988
© Springer-Verlag Berlin Heidelberg

schließend ambulant in kurzfristigen Abständen weiter aufgefüllt. 34 Patientinnen erhielten inzwischen schon die endgültige Protheseneinlage.

Die Häufigkeit der Auffüllungen bei diesen Patientinnen lag zwischen 2mal und 9mal mit einem Durchschnitt von 4,5mal mit einem durchschnittlichen Volumen von 55 ml/Füllung (20–130 ml), beschränkt durch Schmerzangabe der Patientin. Die Liegedauer des Skin-Expanders variierte dabei von 6–49 Wochen (durchschnittlich bei 21 Wochen). Die Ursachen für die unterschiedliche Liegedauer lagen u. a. in der Art der Nachtherapie des Mamma-Karzinoms.

Insgesamt traten bei 9 Patientinnen Komplikationen auf. Hierbei handelte es sich 5mal um eine Entzündung, 2mal ein Skin-Expander-Prolaps, 1mal ein Prolaps des subkutan gelegenen Ventilschlauches, wobei anschließend die Prothesen entfernt werden mußten. Einmal trat aus ungeklärter Ursache ein Leck im Skin-Expander auf, nachdem bereits ein Füllungsvolumen von 270 ml erreicht worden war.

2 Patientinnen entwickelten eine Kapselfibrose Grad III nach Baker um den Skin-Expander. Diese Komplikation führen wir auf ein zu langes Intervall zwischen den einzelnen Auffüllungen zurück, in den beiden letzten Jahren haben wir diesbezüglich keine Komplikationen mehr gesehen. Kapselfibrosen nach Einlage der endgültigen Prothesen haben wir bisher nicht beobachtet, bedingt durch das sehr große durch den Skin-Expander geschaffene Prothesenbett.

Die insgesamt hohe Komplikationsrate von 19% ist auf unter 10% zurückgegangen, wenn man nur die letzten beiden Jahre betrachtet.

Insgesamt schafft der subpektorale Skin-Expander gute Voraussetzungen für die endgültige kosmetisch-rekonstruktive Versorgung der Patientinnen.

Ergebnisse von 300 Mamma-Reduktionsplastiken mit Haut-Verschiebelappenplastiken

L. Vaczi

Frauenklinik Rosenheim

Die einseitig übergroße Brust wird nicht nur als unschön empfunden, sondern bringt auch gesundheitliche Gefahren mit sich. Das Knochensystem wird ungleich belastet und dies verursacht u. a. Haltungsstörungen und Schulter- und Rückenschmerzen. Dazu kommen die ästhetischen und damit verbundenen persönlichen Nachteile. Seit über 100 Jahren bemühen sich die Chirurgen geeignete Operationstechniken zu finden um die medizinische und ästhetischen Forderungen der Mamma-Chirurgie zu befriedigen. Vor einer Mamma-Reduktionsplastik sollte eine Pat. folgendes Ergebnis erwarten.
1. Das Gewicht der Brust muß erheblich reduziert werden.
2. Die Brust sollte eine ästhetische, zum Körper passende Form bekommen.
3. Die Stillfähigkeit und die damit verbundene Empfindlichkeit der Brustwarze muß erhalten bleiben.
4. Die Narben sollten möglichst kurz und unauffällig sein.
Die Methode, über die ich berichten möchte, stammt von der Pitanguy-Technik.

Die Entfernung der unteren, lateralen und medialen Brust-Teile ermöglichen bei unterschiedlichen Resektionslinien die zum Körper passende Form unter Erfüllung der allen genannten Prinzipien zu erfüllen. Die Mamille wird als Haut-Fettlappen von einem oberen Stiel ernährt und dies ermöglicht eine Verschiebung

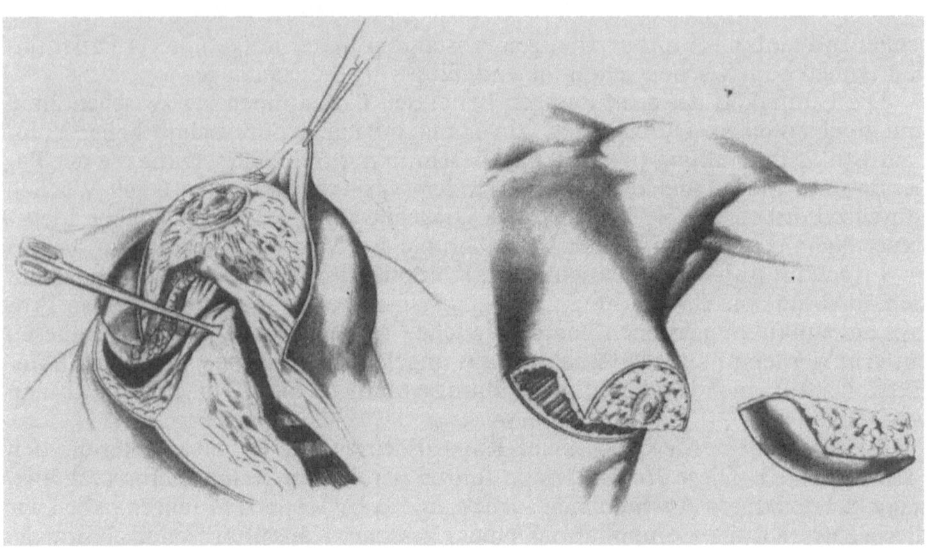

Abb. 1. Die Resektion der Brustdrüse erfaßt die lateralen, medialen und unteren Brust-Teile. Die Mamille behält ihre Verbindung mit den Milchgängen und Gefäßen, nur die Haut wird mobilisiert, damit die Verschiebung der Warze erleichtert ist

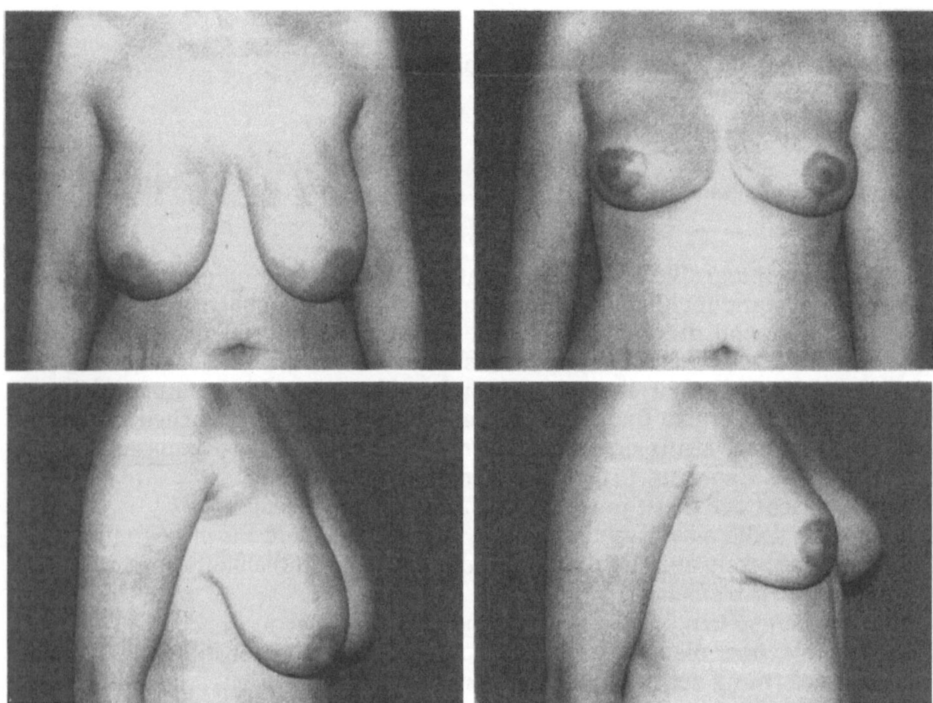

Abb. 2. Auf der linken Seite ist eine 26-jährige Patientin mit übergroßer Brust. Auf der rechten Seite sieht man die Frau 1 Jahr nach der Brustverkleinerung (2 × 750 gr.)

von ca. 15 cm als Haut-Verschiebelappenplastik. Mit dieser Methode wurden in den letzten 4 Jahren über 300 Pat. operiert. Die Reduktionsmenge betrug zwischen 200 gr. und 2500 gr. pro Seite, der Durchschnitt lag bei 750 gr. Es wurden in 9 Fällen Mamillen-Teilnekrosen beobachtet. Hämatombildung entstand in 2% der Fälle, Blutübertragungen wurden nie erforderlich. Keloidbildung und unschöne Narben entstanden in 5% der Fälle.

Nach Befragung der Pat. sind über 90% mit dem Ergebnis zufrieden und würden die Operation nochmals vornehmen lassen.

Mammareduktionsplastik mit zentralem Drüsenstiel, eine neue Methode

K. Brunnert, A. von der Assen, S. Herkenhoff

Frauenklinik Marienhospital Osnabrück

Die erste uns überlieferte klinische Beschreibung einer Mammareduktionsplastik stammt von Paulus von Aegina aus dem 17. Jahrhundert. 1882 nahm Gaillard Thomas das Konzept des Paulus wieder auf mit der Resektion einer Gewebescheibe von der Rückseite der Brustdrüse. Seither wurde eine Vielzahl verschiedener Techniken zur Brustreduktion entwickelt. Problematisch ist häufig die spannungsfreie Transposition des Mamillen-Areola-Komplexes und die Erhaltung der Funktion der Brustdrüse, um so mehr, wenn größere Anteile der Brustdrüse entfernt werden müssen.

Die von uns vorgestellte neue Technik greift zurück auf historische Arbeiten von Raymond Passot und Victor Aubert aus dem Jahre 1923 und von Hermann Biesenberger aus dem Jahre 1928. Sie wurde von uns seit 1983 in 201 Fällen angewendet und wir glauben, mit ihr eine gute Lösungsmöglichkeit für die o. g. Problematik gefunden zu haben.

Das Prinzip der Technik besteht in einer weitgehenden Ablösung der Haut bei gleichzeitiger zirkulärer Verjüngung des Drüsenkörpers. Die präoperative Markierung erfolgt in einem Freihandverfahren. Orientierungspunkte sind die Medianlinie der Brust und die Mammaumschlagfalte.

In der 1. Operationsphase wird die Mamille mit einem Durchmesser von etwa 3,8 cm umschnitten bei gleichzeitiger Desepithelisierung eines 2 cm breiten perimamillären Saumes, um ein zufälliges Unterminieren der Brustwarze zu vermeiden. Nach kranial hin wird die Haut mit dem darunter liegenden Fettgewebe in einer Dicke von etwa 2 cm von der Brustdrüse abgelöst, wobei die Präparation wenige Zentimeter vor der Thoraxwand innehält, um eine optimale Gefäßversorgung der Brustdrüse und der Brustwarze zu gewährleisten. In der 2. Operationsphase wird die Brust zirkulär verjüngt in Form einer Pyramide, wobei ein größeres kaudales Haut-Drüsen-Areal mitentfernt wird. In der 3. Operationsphase wird die Brust neu modelliert. Aufgrund der freien Beweglichkeit der Drüsenpyramide kann die Reimplantation des Mamillen-Areola-Komplexes an der sitzenden Patientin beliebig erfolgen.

Ergebnisse im Zeitraum 1983 bis 8/1988 N = 201

Durchschn. Alter 27,1 Jahre (17 bis 69 Jahre)
Durchschn. Reduktionsmenge 567 g (100 bis 1340 g)

Archives of Gynecology and Obstetrics Vol. 245, No. 1-4, 1989
Verhandlungen der Deutschen Gesellschaft für Gynäkologie und Geburtshilfe,
47. Versammlung, München 6.-10. September 1988

Komplikationen

Partielle Mamillennekrosen 2 (1%)
Sensibilitätsstörungen der Mamille 6 (3%)
Hautnekrosen 0
Hämatome 2 (1%)
Infektionen 0

Die Vorteile der Reduktionsplastik mit zentralem Drüsenstiel lassen sich wie folgt zusammenfassen:

Die Kontinuität von Mamillen-Areola-Komplex und Brustdrüse bleibt erhalten und damit auch die Sensibilität und Laktationsfähigkeit.

Die optimale Formbarkeit der Brust bei guter Projektion der Mamille gewährleistet ein gutes ästhetisches Ergebnis.

Die weitgehende Erhaltung der Gefäßzufuhr der Mamille macht die Mammareduktionsplastik mit zentralem Drüsenstiel zu einer sicheren Methode der Brustreduktion mit breiter Anwendungsmöglichkeit

Anwendung des Lasers CO_2 in der plastischen Mamma-Chirurgie sowie Brustkrebschirurgie. Eine Pilotstudie

A. Scarfi

Städtische Frauenklinik Konstanz

Einleitung

Die Vorteile des Lasers in der Mamma-Chirurgie lassen sich unter 5 Gesichtspunkte zusammenfassen. 1. Blutstillung mit Gewebsversiegelung (bei Brustkrebs verringerte Streuungsgefahr von Tumorzellen). 2. Präzises Arbeiten. 3. Verringerung der Instrumentenzahl im Operationsfeld. 4. Berührungsfreie Gewebsabtragung. Asepsis. 5. Minimale Traumatisierung. Blut- und Lymphgefäße bis zu einem Kaliber von ca. 0,8–1 mm können sicher verschlossen werden. Wegen der Versiegelung von Nervenenden sind die postoperativen Schmerzzustände selten.

Patientinnen – Methode

Zwischen 10. 11. 87 und 30. 5. 88 wurde in der Frauenklinik d. Städt. Krankenhauses Konstanz 52 Operationen im Brustbereich mittels Laser CO_2, Modell Schahrplan 1060 durchgeführt. Als Kontrollgruppe dienten 69 Frauen, die im Jahr 1986/87 in derselben Klinik operiert wurden. Die Operation mit Laser bestand bei 20 Frauen in einer Reduktionsplastik, bei 5 in eine subcutanen Reduktionsmastektomie, bei 4 Frauen in einer Mastektomie, bei 6 in einer Mamma-PE, bei 4 Frauen in einer Augmentation, bei 6 in einer Keloidentfernung, bei 2 Frauen in einer Kapselotomie und bei 5 Frauen in einer Quadrantektomie versus Reduktionsplastik (brusterhaltende Therapie bei Mamma-Karzinom). Die Kontrollgruppe, die in derselben Klinik operiert wurde, ist wie folgt aufgeteilt: Bei 22 Frauen wurde eine Reduktionsplastik durchgeführt, bei 7 eine subcutane Reduktionsmastektomie, bei 7 Frauen eine Mastektomie, bei 10 Mamma-PE's, bei 6 Frauen wurde eine Augmentation durchgeführt, bei 4 eine Keloidentfernung, bei 3 Frauen eine Kapselotomie und Prothesenwechsel, bei 10 eine Quadrantektomie

Archives of Gynecology and Obstetrics Vol. 245, No. 1-4, 1989
Verhandlungen der Deutschen Gesellschaft für Gynäkologie und Geburtshilfe,
47. Versammlung, München 6.-10. September 1988
© Springer-Verlag Berlin Heidelberg

versus Reduktionsplastik. Bei der Verkleinerung von voluminösen Brüsten wird keine Torniqué-Ausgase um die Basis der Brust gelegt. Die Entfernung der Dermis im Bereich des Lappenstiels erfolgt mittels Laser CO_2 auf Wattleistung $3-5$. Die endgültige Gewebsentfernung erfolgt mit Laser CO_2 auf Wattleistung $20-30$. Die Anwendung des CO_2-Lasers wurde auch in der Brustneoplasie diagnostisch als auch therapeutisch angewandt. Ansanelli von Dep. of surgery, Columbia-University New York (Lasers in surgery in medizin 6, S. 4) 0–471, Jrg. 86. Diese klinische Studie über 209 Mamma-Karzinom-Patientinnen zeigt bessere Ergebnisse mit dem Laser CO_2. Lanzafame zeigt bei aktueller tierexperimenteller Studie wenige Lokalrezidive bei Brustkrebs (Laser-surgery-medizin 2, S. 142–143, Jrg. 85).

Postoperative Morbidität – Ergebnisse

In beiden Gruppen wurden keine Fremdbluttransfusionen durchgeführt. In 4 Fällen wurde eine autologe Bluttransfusion durchgeführt. *Infektion:* In beiden Gruppen wurde keine Infektion beobachtet. *Serom:* Es wurden 2 Serome beobachtet, bei Mastektomie mit konventioneller Technik. Im postoperativen Verlauf wurde eine sehr geringe Drainagemenge beobachtet (ca. 40 höchstens 80 ml in beiden Redonflaschen). Die Zeit der Drainagedauer war auf 24 Std. beschränkt. Die Laser-CO_2-OP-Technik hat einige *Nachteile:* Bei höherer Wattleistung, ab 25 Watt, bildet sich starker Rauch im OP-Raum. Die beteiligten Operateure müssen zugelassene Brillen tragen. Bei Hautincision Gefahr in Randzonen Bildung von Nekrose. *Vorteile:* Der CO_2-Laser bietet Schnitt und Koagulation simultan an. Versiegelung des Gewebes beim Schneiden. Verschluß des Blutgefäßes sowie Lymphgefäße. Die Streuungsgefahr von Tumorzellen bei Brustbiopsien wird bei dem Verfahren verringert. Geringerer Blutverlust. Seltenes Auftreten von postoperativen Komplikationen. Einige frühe postoperative Ergebnisse lassen eine günstigere Narbenbildung zeigen.

Mammakarzinom: Verlaufskontrolle

Die Sitzung vom 8. 9. 1988 wurde von *H. Maass,* Hamburg, geleitet. Sie diskutierte Beiträge zu Entwicklungen in der Diagnostik des metastasierenden Mammakarzinoms. Bei klinisch als metastasenfrei beurteilten Mammakarzinomen ist mit doch ca. 30% Tumorzellen im Knochenmark zu rechnen, die in der Regel nicht zu einer systemischen Metastasierung führen, sondern lokale Immunreaktionen auslösen. Die Aspirationszytologie hat ihren Platz bei negativer Skelettdiagnostik (München). Zahlenangaben zur Multizentrizität des Mammakarzinoms und präinvasiven Läsionen setzt ein großes Patientengut voraus. Ein solches ist in Erlangen analysiert worden (*Ronay* et al.). Die Skelettszintigraphie kann auf Risikogruppen beschränkt werden. Die asymptomatische Skelettszintigraphie, d. h. falsch negative Ergebnisse, kommt bei weniger als 3% der Fälle vor (*H. Schünemann,* Bad Trissl).

H. L.

Immunologische Untersuchungen von Knochenmarksaspiraten bei Mammakarzinom-Patientinnen zum Zeitpunkt der Primärtherapie

G. Forell-Engelken, W. Eiermann, M. Untch

Frauenklinik im Klinikum Großhadern

Das Knochenmark stellt eine Prädilektionsstelle der Metastasierung beim Mammakarzinom dar. Gleichzeitig fungiert das Knochenmark als wichtiges lymphozytäres Organ, welches die immunologische Homöostase und die Abwehrlage eines Organismus mitbestimmt.

Unter diesen Gesichtspunkten erschien eine Untersuchung des immunologischen Status von Mammakarzinompatientinnen zum Zeitpunkt der Primärtherapie von Interesse. Ziel dieser Untersuchung war es, einen immunologischen Status der Patientinnen im Knochenmark und peripheren Blut zu erstellen, und auf mögliche Veränderungen bei Tumorzellnachweis im Knochenmark zu untersuchen. Ein Tumorzellnachweis im Knochenmark gelingt bei etwa 30% der Patientinnen, die klinisch als M0 eingestuft wurden.

An der vorliegenden Studie nahmen 20 Patientinnen teil, die zur Primärtherapie an der Frauenklinik im Klinikum Großhadern behandelt wurden. Von diesen Patientinnen hatten 10 einen histologisch negativen Lymphknotenstatus, weitere 10 positive Lymphknoten; eine Fernmetastasierung bestand bei keiner der Patientinnen. Daneben wurde Knochenmark und peripheres Blut von 3 gesunden Patienten untersucht.

Die Knochenmarkspunktion erfolgte an 6 Stellen, jeweils 2 Aspirate von Sternum und Spina iliaca rechts und links: Knochenmark sowie peripheres Blut wurden über einen FiColl-Gradienten separiert und die Interphase abgehoben. Ein Aliquot des mononukleären Konzentrats wurde für den Tumorzellnachweis verwendet; ein weiteres Aliquot für die Markierung mit monoklonalen Antikörpern. Die flowzytometrische quantitative Bestimmung der Fraktionen erfolgte mit einem FACS-Analyser.

Archives of Gynecology and Obstetrics Vol. 245, No. 1-4, 1989
Verhandlungen der Deutschen Gesellschaft für Gynäkologie und Geburtshilfe,
47. Versammlung, München 6.-10. September 1988

Das mononukleäre Konzentrat wurde auf 2×10^7 Zellen eingestellt und jeweils 25 µl in 4 Falconröhrchen gegeben. Es wurden folgende Antiseren eingesetzt, die teilweise Fluorescein-Isothiocyanat oder Phycoerythrin-konjugiert sind. Die durch Kombination des FIIC und eines PE-markierten Antikörperpaares ist es möglich, pro Messung doppelt zu markieren. *Die verwendeten Antikörper markierten folgende Lymphozytenfraktionen:* Die B-Lymphozyten, Monozyten, Makrophagen, verschiedene Gruppen von natural killer cells, Lymphoblasten und aktivierte T-Lymphozyten sowie die T-Lymphozytensubpopulationen der Suppressor bzw. zytotoxischen T-Lymphozyten und Helfer- bzw. Inducer-T-Lymphozyten. Auf diesem Dia sind zusätzlich die CD-Nummern aufgelistet. Die CD-Nummern bezeichnen die clusters of differentiation wie sie 1982 und 84 vom Internationalen Workshop on Human Leucocyte Differentiation Antigens definiert wurden.

Die Auswertung der Fraktionen erbrachte folgende Ergebnisse: Zuerst beim Normalkollektiv. Mittelwerte und Standardabweichungen der Zellfraktionen in Knochenmark und peripherem Blut werden dargestellt. Die Werte von Lymphozyten und Monozyten in % im mononukleären Konzentrat entsprechen den hierfür üblichen Normwerten in der Literatur. Bei den Lymphozytenfraktionen fällt auf, daß die Werte für CD4- und CD8-positive Zellen sich im Knochenmark und peripheren Blut signifikant unterscheiden. Das gleiche gilt für den CD4-CD8-Quotienten: Im Knochenmark liegt er < 1, im peripheren Blut bei 2,5, was einem Normalwert entspricht. Alle anderen Lymphozytenfraktionen weisen im Knochenmark und peripheren Blut keine wesentlichen Unterschiede auf.

Die Ergebnisse bei 17 Mammakarzinompatientinnen, bei denen *kein* Tumorzellnachweis im Knochenmark geführt werden konnte, zeigen: Die bereits beim Normalkollektiv beobachteten Verschiebungen von CD4- und CD8-positiven Zellen im Knochenmark gegenüber dem peripheren Blut liegen hier ebenfalls vor. Zusätzlich sind Transferrinrezeptor-tragende T-Lymphozyten im Knochenmark erhöht. Die übrigen Lymphozytenpopulationen verhalten sich im Knochenmark und peripheren Blut nicht unterschiedlich.

Hier sind die Ergebnisse bei Mammakarzinompatientinnen aufgeführt, die klinisch als M0 eingestuft wurden, bei denen der Tumorzellnachweis im Knochenmark jedoch positiv war. Die beim vorangegangenen Kollektiv beobachtete Erhöhung von Transferrinrezeptor-positiven T-Lymphozyten im Knochenmark findet sich hier ebenfalls; zusätzlich erkennt man erhöhte Werte für Interleukin 2-Rezeptor-tragende T-Lymphozyten im Knochenmark. Bei diesen Patientinnen findet man auch eine signifikante CD4-Erniedrigung im peripheren Blut und eine CD8-Erhöhung. Analog hierzu liegt der CD4-CD8-Quotient im peripheren Blut bei 0,5, im Knochenmark bei dieser Patientengruppe bei 1,1.

Die besprochenen relevanten Ergebnisse sind im folgenden zusammengestellt. Es werden wiederum die Werte nach Knochenmark und peripherem Blut unterteilt und die Ergebnisse von Normalkollektiv, Tumorzell-negativen Karzinompatientinnen in Knochenmark-, und Tumorzell-positiven Patientinnen im Knochenmark verglichen. Für die CD4-positive T-Lymphozyten subpopulation findet man im Knochenmark einen signifikanten Unterschied zwischen Normalkollektiv, Tumorzell-negativen und Tumorzell-positiven Patientinnen; ebenso unterschied sich der CD4-CD8-Quotient zwischen diesen Patientengruppen.

Interleukin 2-Rezeptor-positive Zellen waren bei tumorzellpositiven Patientinnen gegenüber den beiden anderen Patientengruppen signifikant erhöht. Für Transferrinrezeptor-positive Zellen im Knochenmark ergaben sich signifikante Unterschiede zwischen Normalkollektiv und beiden Patientengruppen mit Mammakarzinom, wobei zusätzlich der signifikante Unterschied zwischen Knochenmarks-positiven und -negativen Karzinompatientinnen auffällt.

Für das periphere Blut findet man signifikant unterschiedliche Ergebnisse
zwischen allen Karzinompatientinnen und dem Normalkollektiv für die T-LSP
der CD4+ und CD8+ positiven Zellen. Hierbei fallen wiederum die umgekehrt
proportionalen Werte für die CD4- und CD8-positiven T-Lymphozyten auf. Der
CD4-CD8-Quotient nimmt von Normalkollektiv zu Tumorzell-positiven Patientinnen im Knochenmark immer niedrigere Werte an.

Lassen Sie mich die vorab in Zahlen aufgeführten Ergebnisse noch einmal
zusammenfassen:

Für das Normalkollektiv fanden sich im Knochenmark erniedrigte Inducer-
und Helferzellwerte gegenüber dem peripheren Blut, wohingegen die Suppressor-
/zytotoxische Fraktion erhöht war. Bei Karzinompatientinnen ohne Tumorzellnachweis im Knochenmark fanden sich niedrigere Werte von CD4-positiven
T-Lymphozyten im Knochenmark gegenüber solchen Patientinnen mit positivem
Tumorzellnachweis. Umgekehrt verhält es sich bei den CD4-positiven Fraktionen
im peripheren Blut. Die CD4-CD8-Quotienten verhalten sich zwischen diesen
beiden Patientengruppen analog.

Der Transferrinrezeptor im Knochenmark war bei *allen* Patientinnen mit
Mammakarzinom erhöht. Der Interleukin 2-Rezeptor im Knochenmark war bei
Patientinnen mit Tumorzellnachweis ebenfalls erhöht.

Man kann also a priori sagen, daß bei dem Normalkollektiv die CD4- und
CD8-positiven T-Lymphozyten-Subpopulation sich umgekehrt proportional zu
ihren Anteilen im peripheren Blut verhalten.

Man muß aus diesem Ergebnis annehmen, daß die Tumorzellen im Knochenmark zu einer lokalen Reaktion führen, die aber nicht über das Knochenmark
hinausgeht. Inwieweit die Aktivierung der immunologischen Faktoren im Knochenmark zu einer lokalen Tumorzellinaktivierung führen kann, müßte in weiteren Studien geklärt werden.

Tumorzellen im Knochenmark bei Brustkrebspatientinnen zum Zeitpunkt der Primärtherapie: Nachbeobachtungen über 3 Jahre

M. Untch, N. Harbeck, W. Eiermann

Frauenklinik im Klinikum Großhadern der Universität München

Das Skelettsystem ist eine Prädilektionsstelle für die Metastasierung beim Mammakarzinom. Verwendet man herkömmliche histologische Methoden (Knochen-
marksstanze), läßt sich lediglich bei 3,9% der Fälle eine Fernmetastasierung zum
Zeitpunkt der Primärtherapie im klinischen und radiologischen M0-Stadium finden [1]. Ziel unserer Untersuchung war es, mittels immunzytochemischer Markierung Tumorzellen in Knochenmarksausstrichen nachzuweisen, und die Metasta-
sierungshäufigkeit im weiteren Erkrankungsverlauf zu untersuchen.

Von September 1984 bis Februar 1988 wurden 80 Pat. zwischen 33 und 74
Jahren (Altersdurchschnitt 54 Jahre) untersucht. 75 Pat. waren im Stadium M0,
bei 5 Pat. bestand der Verdacht auf Metastasierung (2 × sonographisch Verdacht
auf Lebermetastasierung, 1 × szintigraphisch Verdacht auf Skelettfiliae, 2 × histologisch verifizierte Metastasierung in der Beckenkammblindbiopsie). Die Primärtherapie bestand in einer modifiziert radikalen Mastektomie oder einer brusterhaltenden Operation mit axillärer Lymphonodektomie und Nachbestrahlung.
Bei axillärem Lymphknotenbefall wurde anschließend eine adjuvante systemische
Therapie durchgeführt. Die Pat. wurden über den Eingriff aufgeklärt, Komplika-

Archives of Gynecology and Obstetrics Vol. 245, No. 1-4, 1989
Verhandlungen der Deutschen Gesellschaft für Gynäkologie und Geburtshilfe,
47. Versammlung, München 6.-10. September 1988
© Springer-Verlag Berlin Heidelberg

tionen waren in keinem Fall zu verzeichnen. Das Knochenmark wurde in gleicher Sitzung unter Allgemeinnarkose an 6 Stellen gewonnen. Danach erfolgten mehrere Dichtegradientenzentrifugationen und Waschvorgänge. Die Interphasezellen wurden auf eine Konzentration von 2×10^7/ml eingestellt, danach auf etwa 20 bis 40 Objektträger ausgestrichen, alkoholfixiert und bei $-20°$ aufbewahrt. Die Ausstrichpräparate wurden in Anlehnung an die Methode von Dearneley [2] markiert, wobei jedoch nicht ein polyklonales Antiserum, sondern mehrere monoklonale Antikörper eingesetzt wurden: Anti-EMA (Dako, Dänemark), Anti-Cytokeratin (Becton & Dickinson) und LICR-LON M8 (Ludwig Inst. London). Zur Färbung wurde die indirekte, teilweise die Brückenantikörpermethode eingesetzt, als Markerenzym diente die alk. Phosphatase. Alle Pat. wurden im Rahmen der Nachsorge regelmäßig klinisch, radiologisch (Röntgen Thorax, Skelettszintigramm) und laborchemisch (Ca, aP, GOT, GPT, Gamma-GT, CEA, CA 15-3) untersucht. Der Nachbeobachtungszeitraum betrug mindestens 3 Monate. Tabelle 1 zeigt die pathologischen, biochemischen und klinischen Patientendaten in Beziehung zum Tumorzellnachweis im Knochenmark. Es wurden bei 25 von 75 Patientinnen im Stadium M0 Tumorzellen im Knochenmark nachgewiesen (bis zu $1/10^7$ normale Knochenmarkszellen). Die Anzahl der Punktionsstellen steigert die Detektionsrate, die Färbeintensität ist mit dem Anti-Cytokeratin-EMA Cocktail am höchsten. Tabelle 2 zeigt die Ergebnisse des Follow-up bei 68 Patientinnen. Auffallend ist hier die hohe Rate der Skelettmetastasen bei tumorzellposi-

Tabelle 1. Vergleich des Tumorzellnachweises im Knochenmark mit anderen Prognosefaktoren (n = 75)

Stadium	n	Tumorzell-positiv (n = 25)	Tumorzell-negativ (n = 50)
pT1 + 2	(n = 67)	21 (31%)	46 (69%)
pT3 + 4	(n = 8)	4	4
pN0	(n = 29)	12 (41%)	17 (59%)
1 – 3 Lymphknoten	(n = 24)	7 (29%)	17 (71%)
> 3 Lymphknoten	(n = 22)	6 (27%)	16 (73%)
*ER und/oder PR positiv	(n = 43)	11 (25%)	32 (75%)
*ER und PR negativ	(n = 32)	14 (43%)	18 (57%)
Prämenopause	(n = 33)	10 (30%)	23 (70%)
Postmenopause	(n = 42)	15 (35%)	27 (65%)

* ER/PR positiv > 10 fmol/mg Protein

Tabelle 2. Fernmetastasierung nach Tumorzellnachweis im Knochenmark zum Zeitpunkt der Primärtherapie (n = 68)

Stadium	Tumorzellpositiv	Tumorzellnegativ
T1 – 3 N0 M0	3/ 9	0/13
T1 – 4 N1 – 2 M0	9/16 (56%)	3/30 (10%)
Gesamt	12/25 (48%)	3/43 (7%)
Bisher verstorben	5	2

Nachbeobachtungszeitraum mindestens 3 Monate, maximal 35 Monate (im Mittel 16 Monate)

tiven Patientinnen. Ob der Tumorzellnachweis im Knochenmark ein unabhängiger prognostischer Faktor ist, verglichen mit anderen Kriterien, wie Tumorgröße, Histologie, Lymphknotenstatus und Rezeptorstatus kann aus unserer Untersuchung derzeit noch nicht abgeleitet werden. Der enorme Zeitaufwand ermöglicht noch keinen routinemäßigen Einsatz. Diese Methode ist aber zumindest bei klinischem Verdacht auf Skelettmetastasierung, bei Pat., bei denen sich mit anderen Methoden keine Metastasierung nachweisen läßt (Röntgen, Szintigramm, Knochenstanze) gerechtfertigt.

Literatur

1. Ridell B, Landys K (1979) Incidence and histopathology of metastases of mammary carcinoma in biopsies from the posterior iliac creast. Cancer 4:1782–1788
2. Dearneley DP, Sloane JP, Ormerod MG et al. (1981) Increased detection of mammary carcinoma cells in marrow smears using antisera to epithelial membrane antigen. Br J Cancer 44:85–90

Multizentrizität invasiver und mikroinvasiver Mammakarzinome

G. Ronay, A. H. Tulusan, C. Schmidt, C. Mennel

Frauenklinik mit Poliklinik der Universität Erlangen-Nürnberg

Brustkonservierende Operationstechniken haben die Frage der Multizentrizität des Mammakarzinoms aktualisiert. Die Ergebnisse vieler Untersuchungen haben gezeigt, daß die Häufigkeit von multizentrischen Herden abhängig von der Definition der Multizentrizität und der Untersuchungstechnik sehr differieren kann (13% – 75%).

In Erlangen haben wir die Frage der Multizentrizität an 493 Mastektomiepräparaten (430 invasive bzw. 63 mikroinvasive Karzinome) untersucht.

Das entfernte Gewebe wurde vollständig radiär aufgearbeitet und präparatradiographisch untersucht. Ein multizentrisches Wachstum wurde diagnostiziert, wenn außerhalb des Quadranten, in dem der Primärtumor saß, weitere invasive oder präinvasive Erkrankungsherde gefunden wurden. Im Gegensatz dazu wurden Herde, die wir in dem Quadranten des Primärtumors, jedoch nicht in unmittelbarem Zusammenhang mit diesem gesehen haben, als multifokale Herde definiert und je nach Anzahl der befallenen Milchgänge semiquantitativ mit +/+++ bewertet.

Die Häufigkeit der Multizentrizität liegt bei 38%. Unterteilt man jedoch die invasiven Karzinome nach dem histologischen Typ des pT findet man deutliche Differenzen. Die Multizentrizität beim Ductuskarzinom beträgt 29%, dagegen bei Karzinomen vom lobulären Typ 74%. Die Mischform beider zeigte sich in 61% multizentrisch (Tabelle 1). Bei den mikroinvasiven Karzinomen (mit einer Invasion von weniger als 5 mm Größe) zeigte sich ein ähnliches Ergebnis mit 27% versus 82% Multizentrizität. Bei der Analyse der multizentrischen Herde stellten wir fest, daß es sich bei den Karzinomen vom ductalen Typ in rund 50% dieser Herde um invasive Karzinome handelt, während bei den invasiven Karzinomen mit lobulärer Komponente nur ein Drittel der multizentrischen Herde invasiv wächst.

Bei multifokalen Karzinomen und Karzinomen mit ausgedehnten in situ-Feldern neben dem invasiven Herd (+ + +), besteht eine hohe Wahrscheinlich-

Archives of Gynecology and Obstetrics Vol. 245, No. 1-4, 1989
Verhandlungen der Deutschen Gesellschaft für Gynäkologie und Geburtshilfe,
47. Versammlung, München 6.-10. September 1988
© Springer-Verlag Berlin Heidelberg

Tabelle 1. Multizentrizität

	Multizentrisch	Nicht multizentrisch
Duct. Ca n = 327	94 (29%)	233 (71%)
Duct. Ca. + CLIS n = 57	35 (61%)	22 (39%)
Lob. Ca n = 46	34 (74%)	12 (26%)
n = 430	163 (38%)	267 (62%)

keit eines multizentrischen Wachstums. Rund 60% dieser Erkrankungen sind multizentrisch.

Ein weiterer wichtiger Risikoindikator ist die positive Familienanamnese. Rund die Hälfte der Patientinnen mit einer positiven Familienanamnese (Brustkrebs) weisen eine multizentrische Erkrankung auf, während dieser Anteil bei Frauen ohne diesen Risikofaktor nur 33% beträgt.

Eine Beteiligung der Mamille an der Erkrankung zeigt ebenfalls ein hohes Risiko des multizentrischen Wachstums an: 69% der Patientinnen mit Mamillenbeteiligung zeigten multizentrische Herde in der Brust im Vergleich zu nur 19% der Frauen ohne diesen Risikoindikator.

Der Durchmesser des invasiven ductalen Karzinoms selbst scheint zumindest bis zum Erreichen eines Durchmessers von 30 mm, keinen Einfluß auf die Häufigkeit des multizentrischen Wachstums zu haben. Zusammenfassend lassen sich folgende Risikofaktoren der Multizentrizität definieren: Der histologische Typ des PT, die Ausdehnung der in situ-Komponente bzw. die Multifokalität, die Familienanamnese und der Mamillenbefall. Mit Hilfe dieser Erkenntnisse über die Multizentrizität sowie ihrer Risikofaktoren kann das Risiko eines lokalen Rezidivs bei brustkonservierend behandelten Mammakarzinom-Patientinnen wesentlich genauer eingeschätzt und damit die Therapie des Mammakarzinoms individueller gestaltet werden.

Programmierte Skelettszintigraphie zur Verlaufsbeobachtung des Mammakarzinoms?

H. Schünemann

Onkologische Klinik Bad Trissl, Abteilung Gynäkologie II, Oberaudorf

In der Nachsorge des Mammakarzinoms ist die obligate Skelettszintigraphie zum frühen Metastasennachweis zunehmend umstritten und im anglo-amerikanischen Raum kaum noch üblich. Die Forderung nach risikoadaptierter Vorgangsweise leitet sich von zahlreichen retrospektiven Analysen über den Stellenwert der Skelettszintigraphie ab.

Die vorliegende prospektive Untersuchung soll den Stellenwert der programmierten Skelettszintigraphie zur Verlaufsbeobachtung des Mammakarzinoms überprüfen.

Archives of Gynecology and Obstetrics Vol. 245, No. 1-4, 1989
Verhandlungen der Deutschen Gesellschaft für Gynäkologie und Geburtshilfe,
47. Versammlung, München 6.-10. September 1988
© Springer-Verlag Berlin Heidelberg

Krankengut und Methodik

Im Januar 1987 wurde mit einer prospektiven Untersuchung an Patientinnen der Klinik Bad Trissl begonnen. Eingangskriterium war: postoperatives Mammakarzinom ohne bisherigen Nachweis einer Skelettmetastasierung. Es wurde ein sorgfältige Schmerzanamnese mit vorgegebenen Fragen erhoben und eine exakte klinische Untersuchung zur Feststellung von Skelettschmerzen vorgenommen. 750 Patientinnen wurden von Januar 1987 bis Mai 1988 erfaßt. Bei allen wurden nach Anamnese und klinischer Untersuchung ein Ganzkörper-Skelettszintigramm und ergänzende Röntgenaufnahmen angefertigt sowie die Tumormarker CA-15-3 und CEA neben anderen Laborwerten bestimmt. Bei Bedarf wurden zusätzlich die Computertomographie und in Einzelfällen die Kernspintomographie eingesetzt.

Es wurden alle Mammakarzinome nach der seit 1987 gültigen neuen TNM-Klassifikation der UICC eingeteilt, wobei die Originalhistologie zugrunde gelegt wurde.

Ergebnisse

Die Frage nach Skelettmetastasen mittels Klinik (Anamnese und klinische Untersuchung), Skelettszintigraphie und ergänzenden Röntgenaufnahmen (bei Bedarf mit Zusatzuntersuchungen) konnte mit ja, nein oder zweifelhaft beantwortet werden. Dabei kam es zur Verteilung unserer 750 Patientinnen auf 11 verschiedene Gruppen. Bei 649 Patientinnen (87%) stimmten Klinik, Szintigraphie und ergänzende Röntgenaufnahmen überein. 83 × (11%) konnten metastasenverdächtige Befunde szintigraphisch und/oder röntgenologisch ausgeschlossen werden. 18 asymptomatische Patientinnen (2,4%) hatten szintigraphisch und röntgenologisch entweder sichere Skelettmetastasen und zwar in 7 Fällen (0,9%) oder 11 × (1,5%) zweifelhafte Befunde, die auch durch Zusatzuntersuchungen nicht definitiv abgeklärt werden konnten. Von diesen 18 Versagern hatten 13 ein erhöhtes Risiko (negative Hormonrezeptoren, axilläre Lymphknotenmetastasen) und nur 5 (0,7%) ein niedriges Risiko.

Diskussion

Die früher übliche programmierte Skelettszintigraphie zum frühen Metastasennachweis in der Nachsorge des Mammakarzinoms möchten inzwischen viele Autoren auf Risikogruppen beschränkt wissen (Gerber 1977, Burkett 1979, Winchester 1979, Coombes 1980, Creutzig 1980, Cantwell 1982, Chaudary 1983, Butzelaar 1984, Hölzel 1986, Pedrazzini 1986, Sauer 1987, Streit 1987, Umbach 1988).

Unsere Ergebnisse weisen eine asymptomatische Skelettmetastasierung von 2,4% auf (18 von 750) und stehen damit im Einklang mit Streit, Winchester und Pedrazzini, d. h. nur bei 18 Patientinnen wäre ohne Skelettszintigraphie die ossäre Metastasierung übersehen worden. Führt man eine Skelettszintigraphie bei allen Risikopatientinnen (positive Klinik, positive Lymphknoten im regionären Lymphabfluß, Rezeptornegativität) durch, verringert sich die Quote übersehener Skelettmetastasen in unserem Kollektiv von 2,4% auf 0,7%. Das heißt, wir hätten bei nur 5 von 750 Patientinnen eine Skelettmetastasierung nicht erkannt.

Schlußfolgerung

Die Skelettszintigraphie sollte zur Aufdeckung von Erstmetastasen des Mammakarzinoms auf Risikogruppen beschränkt werden. Voraussetzung ist eine sorgfältige Schmerzanamnese und klinische Untersuchung.

728

Sonomorphologische Änderungen von Lebermetastasen unter Chemotherapie beim Mammakarzinom

M. Steinhoff, D. Preim, B. Grün, P. Kopecky, R. Günther

Knappschafts-Krankenhaus Bardenberg, Würselen

Im Verlauf von drei Jahren untersuchten wir 50 Patienten mit Lebermetastasen bei bekanntem Primärtumor. Eine kontinuierliche sonographische Kontrolle in zweimonatigen Abständen wurde durchgeführt. Ein Kollektiv von 10 Mammakarzinompatientinnen konnte dabei unter laufender Chemotherapie, oder unter hormoneller Therapie einer genauen Verlaufsbeobachtung unterzogen werden. Sechs Patientinnen zeigten im Verlauf der Therapie sonographisch eindrucksvolle Veränderungen bezüglich ihres sonomorphologischen Verhaltens. Ähnliche sonographisch faßbare Zeichen hatten wir zuvor schon bei Hodenkarzinompatienten mit Lebermetastasen unter laufender Chemotherapie beobachtet. Neben einer zahlenmäßigen Reduktion der Metastasen und einer Größenabnahme, konnten wir darüberhinaus in diesen sechs Fällen eine zunehmende Angleichung der Echodichte der Metastasen an das umgebende Lebergewebe registrieren. Zudem verschwanden die echoarmen Randsäume, die vorher noch deutlich vorhanden waren. Zuletzt zeigte sich auch eine Remission der zentralen Nekrose, die in zwei Fällen beim Erstbefund vor Beginn der Chemotherapie noch erkennbar war. Wir werteten diese Veränderungen im Sinne eines Ansprechens der jeweiligen Therapie. Pathologisch-anatomisch und mikroangiographisch entsprechen die beobachteten Phänomene gut definierbaren Substraten. Der echoarme Randsaum entspricht eindeutig einer peritumorösen Kompressionszone mit zusammengepreßten Leberzellen und leeren Sinusoiden. Die zentral echofreien Areale lassen sich klar zentral nekrotischen Arealen zuordnen. Eine wirksame Chemotherapie oder hormonelle Behandlung von Lebermetastasen führt zu einer fibrotischen Umwandlung der Metastasen. Zuvor echoarm imponierende Metastasen werden so echoreicher und, auf diese Weise wird die Angleichung der Echogenität der Metastase an das umgebende Lebergewebe verständlich. Echoreiche Metastasen sind mikroangiographisch charakterisiert durch eine ganz außerordentliche Vielzahl an Gefäßen. Dieser Gefäßreichtum ist die eigentliche Ursache für das echoreiche Erscheinungsbild der Metastasen. Eine Fibrose der Metastase im Gefolge einer Chemotherapie geht einher mit der Obliteration der Tumorgefäße. Eine Abnahme der Reflexibilität der Metastase ist die Folge. So findet auch in diesem Falle eine Angleichung der Metastasendichte an das umgebende Lebergewebe statt. Der echoarme Randsaum impliziert einen starken Wachstumsdruck auf das umgebende Gewebe. Geht also die Breite dieses Randsaumes zurück oder kommt es gar zu einer vollständigen Remission, so ist es schlüssig, daß der Druck auf das Gewebe abgenommen hat. Die Metastase wächst nicht weiter. Ein Verschwinden der zentralen Nekrose bedeutet ebenfalls ein Ruhen des Metastasenwachstums, impliziert die Nekrose doch einen Zusammenbruch der zentralen Gefäßversorgung als Folge eines schnellen Wachstums der Metastase, mit dessen Geschwindigkeit die einsprossenden Tumorgefäße nicht Schritt halten können. Unsere Beobachtungen führten auch unter Berücksichtigung der histologisch-mikroangiographischen Erkenntnisse zu folgender These: Ein Ansprechen einer chemotherapeutischen Behandlung gründet neben der Reduktion der Zahl und der Größe der Metastasen auch auf der Abnahme des echoarmen Randsaumes und der zentralen Nekrose bis hin zu deren vollständigen Remission, sowie auf einem Angleichen der Echodichte der Metastase an das umgebende Lebergewebe. Literatur, Bildmaterial und Diagramme, sowie weitergehende Informationen können beim Autor angefordert werden.

Mammakarzinom: Chemotherapie/Hormontherapie

Die Sitzung am 9.9.1988 wurde von M. *Kaufmann*, Heidelberg, geleitet. Sie wurde eingeleitet durch einen Beitrag zur Lebensqualität unter adjuvanter Chemotherapie und diskutierte anschließend neue chemotherapeutische Kombinationen (NMC), experimentelle und klinische Ergebnisse zur Gestagen- und Antigestagenbehandlung, Kombinationen von adjuvanter Chemotherapie mit Antiöstrogenen und die medikamentöse Kastration mit GnRH-Analoga.

H. L.

Lebensqualität unter adjuvanter Chemotherapie beim Mammakarzinom

M. Kaufmann, H. Schmid, I. Haas

Universitäts-Frauenklinik Heidelberg

Effektivität und Kurzzeit-Toxizität adjuvanter Chemo- und Hormontherapien sind heute beim Mammakarzinom für einzelne Untergruppen bekannt. Über die psychosozialen Belastungen einer Patientin und ihre Beeinflussung hinsichtlich der Lebensqualität existieren bis heute keine umfangreichen Analysen. Im Rahmen der ambulanten Chemotherapie unserer Klinik wurden 64 Frauen mit Mammakarzinom während und 6–12 Monate nach Abschluß der Chemotherapie über ihre therapiebedingten Empfindlichkeitsstörungen befragt. Für die Therapie akuter Toxizitäten zeigte sich, daß z. B. eine prophylaktische antiemetische Behandlung im Vergleich zu einer Interventions-Therapie effektiver ist.

Auslösefaktoren antizipatorischer Übelkeit zeigt Tabelle 1.

Tabelle 1. Abschlußbefragung „Auslöser der antizipatorischen Übelkeit (Mehrfachnennungen)": n = 64 Patienten

	n	(%)
– Vorgegebene Antworten		
Gedanke an die Chemotherapie:	38	(59)
Geruch im Therapieraum:	26	(41)
Therapieraum:	15	(23)
Farbe des Medikaments:	8	(13)
– Freie Antworten		
Unpersönliche Atmosphäre:	1	(2)

Dauer und weitere Ursachen einer Übelkeit und Angst nach einer Chemotherapie sind in Tabelle 2 aufgeführt.

Archives of Gynecology and Obstetrics Vol. 245, No. 1-4, 1989
Verhandlungen der Deutschen Gesellschaft für Gynäkologie und Geburtshilfe,
47. Versammlung, München 6.-10. September 1988

Tabelle 2. Abschlußbefragung „Übelkeit und Angst" unter adjuvanter Chemotherapie: n = 64 Patienten

Vorgegebene Antworten	n	(%)
– Beginn der Übelkeit nach der Therapie am		
Therapietag	45	(70)
1 Tag später	16	(25)
2 + Tage später	1	(2)
Keine Angabe	2	(3)
– Empfinden Sie bei dem Gedanken an die Chemotherapie immer noch Übelkeit?		
Ja	26	(41)
Nein	34	(53)
Keine Angabe	4	(6)
– War die Wartezeit maßgeblich an der Angst vor der Chemotherapie beteiligt?		
Ja	33	(52)
Nein	26	(41)
Keine Angabe	5	(7)

Auswertungen von verschiedenen Fragebögen ergaben z. B.: Die Lebensqualität war zur Zeit der Therapie in 92% und nach der Therapie noch in 44% beeinflußt. 70% der Frauen waren mit der Aufklärung der adjuvanten Chemotherapie zufrieden. Eine nochmalige adjuvante Therapie würde von 28% der Patientinnen abgelehnt werden. Die Analysen der Lebensqualitäts-Befragung ergab für unsere ambulante Chemotherapie-Einheit wichtige Hinweise für eine bessere Durchführung und Akzeptanz dieser eingreifenden Therapieformen beim primären Mammakarzinom.

4-Hydroxyandrostendion (4-OHA): ein neuer Aromatasehemmer zur Therapie des postmenopausalen, metastasierten Mammakarzinoms

T. Kunz[1], W. Jonat[1], K. Höffken[2], K. Possinger[3]

[1] Universitätsfrauenklinik Hamburg-Eppendorf, [2] Innere Universitätsklinik Essen, [3] Medizinische Klinik III, Universitätsklinikum Großhadern, München

Einleitung

Die Therapie des metastasierten Mammakarzinoms mit Aromatasehemmern hat sich mittlerweile seit den grundlegenden Arbeiten von Santen et al. [3] als Standardverfahren bei postmenopausalen Patienten etabliert. Die Wirkung beruht auf der Senkung der Östrogenspiegel durch die Blockade des Enzyms Aromatase, das die Umwandlung des von der Nebenniere gebildeten Androstendions und des Testosterons zu Östron bzw. Östradiol katalysiert. Diese Aromatisierung erfolgt bei der postmenopausalen bzw. ovarektomierten Frau vorwiegend im Fett-, Muskel- u. Lebergewebe. Daneben kommt der lokalen Aromataseaktivität im Brustgewebe und insbesondere im Mammakarzinomgewebe, in dem die Tumoraromatase seit kurzem direkt bestimmt werden kann, eine wahrscheinlich erhebliche Bedeutung zu. Beim Aminoglutethimid, dem bisher einzigen generell verfügbaren Hemmstoff, erfolgt die Wirkung über die Hemmung von Cytochrom P 450 und damit relativ unspezifisch mit potentiellen Auswirkungen auf die gesamte Steroidbiosynthese. Aufgrund der damit verbundenen Problematik der Korticoidsubstitution sowie der zum Teil ausgeprägten Nebenwirkungen (gastrointestinal, zentralnervös, Hautexanthem etc.) besteht großes Interesse an der Entwicklung neuer spezifisch wirkender Aromatasehemmer. 4-Hydroxyandrostendion (4OHA, CGP 32349) ist der erste steroidale Aromatasehemmer, der als Derivat des Androstendions durch Veränderung der Molekülstruktur synthetisiert wurde. Gegenüber dem Aminoglutethimid ist die Effektivität von 4-OHA in vitro um den Faktor 30, die Selektivität um den Faktor 300 verbessert. Die Wirkung des 4-OHA läßt sich gut am Tiermodell demonstrieren (Spraque Dawley Ratten mit DMBA induzierten Mammakarzinomen [4].

Im Rahmen einer offenen, nicht vergleichenden, multizentrischen Phase II Studie erfolgte seit 11/86 die Prüfung von 4-OHA an drei Zentren; der Univ. Frauenklinik Hamburg, der Inneren Universitätsklinik Essen sowie der III Med. Klinik München. In dieser Studie mit begleitender pharmakokinetischer und endokrinologischer Diagnostik wurden bis zur 8. Therapiewoche alle 14 Tage 500 mg 4-OHA tief i.m. injiziert, von da ab erfolgte eine Dosisreduktion auf 250 mg alle 14 Tage. Es wurden bisher insgesamt 84 Patienten mit histologisch gesichertem metastasierendem Mammakarzinom in der artifiziellen oder natürlichen Postmenopause aufgenommen. Auswertbar sind z. Zt. 71 Pat., bei 4 Pat. wurde die Studie abgebrochen, bei 9 Pat. konnte noch keine Erfolgsbeurteilung aufgrund zu kurzer Therapiedauer erfolgen. Das durchschnittliche Alter betrug 58,3 Jahre, der Rezeptorstatus war bei 45 Pat. (63%) pos., bei 22 Pat. (31%) unbekannt und bei 4 Pat. (65) neg. Eine hormonelle Vorbehandlung war zu 90% erfolgt. Bezüglich der Metastasenlokalisation überwogen die ossären und lokoregionären Metastasen, Leberfiliae stellten ein Ausschlußkriterium dar. Der Therapieerfolg wurde entsprechend den Richtlinien der UICC beurteilt.

Ergebnisse und Diskussion

Bei dem überwiegend mehrfach vorbehandeltem Patientenkollektiv konnte in 17 Fällen (24%, Konfidenzintervall 15–36) eine objektive Remission (CR u. PR) erzielt werden, die mediane Remissionsdauer liegt z. Zt. bei 14+ Monaten. In 24 Fällen (34%) wurde eine Stabilisierung (NC) erreicht, eine primäre Progredienz trat bei 30 Pat. auf. Hinsichtlich der Abhängigkeit des Therapieerfolges von der Metastasenlokalisation und dem rezidivfreien Intervall ergaben sich keine signifikanten Korrelationen, kutane und ossäre Metastasen scheinen besser als viszerale anzusprechen. Gleichfalls gab es keine Korrelation zum Rezeptorstatus, neg. war der Rezeptorstatus allerdings auch nur bei 4 Pat. Ein Ansprechen auf eine vorausgegangene Tamoxifenbehandlung korreliert dagegen signifikant mit dem Erfolg der 4-OHA Therapie, nur wenige Pat. mit einer primären Progredienz unter Tamoxifen sprachen auf 4-OHA an. Die Therapieverträglichkeit war insgesamt ausgezeichnet, lokale Reaktionen (Juckreiz, Schmerz, Rötung) traten bei 6 Pat. auf, systemische (Hitzewallungen, Obstipation, Haarausfall, Urtikaria etc.) bei 7 Pat. Aufgrund von Nebenwirkungen wurde die Therapie lediglich bei 2 Pat. abgebrochen. Begleitende endokrinologische Untersuchungen zeigten eine signifikante Senkung des Östradiols. Die beschriebenen Erfolgsraten und aufgetretenen Nebenwirkungen decken sich mit den einzigen bisher veröffentlichten klinischen Daten von Coombes et al. [1] und Goss et al. [2].

Zusammenfassung

4-OHA ist ein klinisch wirksamer Aromatasehemmer, aufgrund der hohen Selektivität ist keine Kortikoidsubstitution erforderlich. Die Behandlung mit 4-OHA stellt bei gegenüber dem Aminoglutethmid vergleichbar therapeutischer Wirksamkeit aufgrund der deutlich geringeren Nebenwirkungen und der guten Therapieakzeptanz eine wesentliche Bereicherung der additiven Therapiemaßnahmen dar.

Literatur

1. Coombes RC, Goos PE, Dowsett M et al. (1987) 4-Hydroxyandrostenedione treatment for postmenopausal patients with advanced breast cancer. Tumor Diagnostik Therapie 8:271–273
2. Goss PE, Powles TJ, Dowsett M et al (1986) Treatment of advanced postmenopausal breast cancer with an aromatase inhibitor, 4-Hydroxyandrostenedione. Cancer Res 46:4823–4826
3. Santen RJ, Wells AS (1980) The use of aminoglutethimid in the treatment of patients with metastatic carcinoma of the breast. Cancer 46:1066–1074
4. Schieweck K (1987) Antitumorwirkung von Aromatasehemmern in einem hormonabhängigen Mammatumormodell der Ratte. Aktuelle Onkologie 38:31–41

Kombinations-Chemotherapie mit Mitoxandron, Methotrexat und Cyclophosphamid (NMC) zur Behandlung des metastasierenden Mamma-Carcinoms

S. Lung, G. P. Breitbach, G. Bastert

Universitäts-Frauenklinik des Saarlandes, Homburg/Saar

Bei der Polychemotherapie des metastasierenden Mamma-Carcinoms sind in den letzten Jahren auch unter Verwendung von aggressiven Zytostatika-Kombinationen keine Verbesserungen der langfristigen therapeutischen Effektivität im Sinne einer Verlängerung der Überlebenszeit erreicht worden. Ein kleines Kollektiv von Patientinnen, bei denen eine komplette Remission der Metastase induziert werden kann, profitiert von der Therapie. Dies muß bei allen Patientinnen mit einer hohen Nebenwirkungsrate erkauft werden, wobei die Alopecie, akute gastrointestinale Nebenwirkungen und mittelfristige myelotoxische Nebenwirkungen im Vordergrund stehen. Hormonale Therapieverfahren treten wegen der geringen Nebenwirkungsrate zunehmend in den Vordergrund. Bei der Verwendung von Polychemotherapien sollte auf eine Senkung der Nebenwirkungsrate zur Verbesserung der Lebensqualität geachtet werden. Nach den Ergebnissen einer Pilotstudie mit dem NMC-Schema (Mitoxandron 12 mg pro m^2, Methotrexat 40 mg pro m^2, Cyclophosphamid 500 mg pro m^2, alle an D 1 in 4-wöchentlichem Rhythmus, Breitbach 1986), die bei gutem Ansprechen eine insbesonders geringe Alopecierate gezeigt hatte, schlossen sich 8 Kliniken zu einer kooperativen Behandlungsstudie zusammen

Beyerle – Kronach, Dornoff – Trier, Käppeler – Bretten, Kreiter – Kaiserslautern, Schnabel – Homburg, Schöndorf – Saarlouis, Unbehaun – Friedrichshafen, Bastert und Breitbach – Homburg.

In die Studie wurden Patientinnen aufgenommen, bei denen ein negativer Rezeptorstatus vorlag oder solche, bei denen hormonale Therapien kein Ansprechen gezeigt hatten. Die Patienten sollten keine vorangegangene Chemotherapie (Studienarm A) oder aber maximal eine anthracyclinfreie Polychemotherapie (Studienarm B) erhalten haben. Ausgeschlossen wurden Patientinnen in schlechtem Allgemeinzustand (Karnofsky < 50%), höherem Lebensalter (> 70 Jahre) und mit Hirnmetastasen. Bisher wurden 61 Patientinnen im Alter von 37 bis 76

Jahren angemeldet, von denen 37 definitiv dem Arm A und 7 dem Arm B zugeordnet werden konnten. Bei der Metastasenlokalisation dominierten Pleura-, Lungen-, Leber- und Knochenmetastasen. Patienten mit multifokalen Metastasierungen überwiegen. Zielgrößen für die Definierung der Therapieeffektivität sind die Rate an Remissionsinduktionen sowie das progressionsfreie Intervall. Hier sollen wegen der bislang kurzen Laufzeit keine Ergebnisse berichtet werden. Bei jedem Therapiecyclus wird eine Nebenwirkungsdokumentation nach den WHO-Kriterien vorgenommen und die Laborparameter sorgfältig dokumentiert. Vor jedem Therapiecyclus erhält die Patientin einen aus der BMFT-Studie 1 „Kleines Mamma-Carcinom" bekannten, etwas modifizierten doppelseitigen Bogen, in dem das subjektive Befinden und Befindlichkeitsstörungen zur Abschätzung der Lebensqualität überprüft werden.

Vorläufige Auswertungen des Nebenwirkungspektrums weisen auf eine geringe Alopecierate (etwa 35%) und auf eine geringe Myelotoxizität der Kombinationstherapie hin. Ziel ist es, etwa 100 Patienten pro Therapiearm aufzunehmen. Die Studie ist für weitere Teilnehmer offen.

In-vitro Wirkungen von Medroxyprogesteronacetat auf hormonsensitive Mammakarzinomzellen

R. Hackenberg, J. Hofmann, A. Rück, K.-D. Schulz

Universitäts-Frauenklinik Marburg

Das Gestagen Medroxyprogesteronacetat (MPA) wird vielfach in der endokrinen Therapie des metastasierten Mammakarzinoms eingesetzt. Ein Teilaspekt der therapeutischen Wirksamkeit von MPA wird in der Verminderung der Serumspiegel von Androgenen und Glukokortikoiden durch die Suppression der Nebennierenrinde gesehen. Die davon unabhängige Hemmung des Tumorwachstums auf zellulärer Ebene wird in der vorliegenden Arbeit untersucht. Dabei wird besonders die Interaktion von MPA mit den stimulierenden Steroiden 17β-Oestradiol (E_2) und Dihydrotestosteron (DHT) berücksichtigt.

Die Untersuchungen wurden an der menschlichen Mammakarzinomzellinie MCF-7 durchgeführt. Die Experimente erfolgten in einem Zellkulturmedium basierend auf Earle's Salzen mit 10% Aktivkohle-behandeltem FCS bei einer Versuchsdauer von 7 Tagen. Die Zellproliferation wurde durch Zellzählung in der Neubauer-Kammer ermittelt, die Rezeptoranalysen erfolgten mit ^{3}H-E_2 bzw. ^{3}H-R 1881 an vitalen Zellen.

Die MCF-7 Zellen wachsen permanent als Monolayer. Gegenüber der unbehandelten Kontrolle wird die Zellzahl durch 10 nM E_2 auf 212% und durch 1 µM DHT auf 229% gesteigert. MPA beeinflußt die Proliferation von MCF-7 Zellen in steroidfreiem Kulturmedium nicht. Eine cytotoxische oder cytostatische Wirkung konnte im Konzentrationsbereich bis 1 µM nicht nachgewiesen werden. Im Gegensatz dazu wurde die Proliferation von Zellen, die durch 10 nM E_2 oder 1 µM DHT stimuliert waren, durch MPA gehemmt. Bei 1 µM MPA wurde die stimulierende Wirkung von E_2 oder DHT vollständig antagonisiert. E_2 und DHT induzieren bei den verwendeten Konzentrationen den Progesteronrezeptor, an den MPA bindet. Die Hemmung durch MPA beruht offensichtlich auf einem hormonalen Mechanismus und wurde durch Rezeptoranalysen näher untersucht. Der Oestrogenrezeptor zeigte 21 700 Bindungsstellen pro Zelle bei einer $K_d = 0{,}18$ nM. Die Zahl der Bindungsstellen war nach 7tägiger Inkubation mit

Archives of Gynecology and Obstetrics Vol. 245, No. 1-4, 1989
Verhandlungen der Deutschen Gesellschaft für Gynäkologie und Geburtshilfe, 47. Versammlung, München 6.-10. September 1988
© Springer-Verlag Berlin Heidelberg

1 µM MPA auf 62% verringert. MPA verdrängt E_2 jedoch nicht kompetitiv aus seiner Rezeptorbindung. Bei gleichzeitiger Inkubation mit 10 nM MPA führt 1 nM–1 µM E_2 nur zu einer minimalen Stimulation der Proliferation.

MPA führt auch zu einer „down-regulation" des Androgenrezeptors (45700 binding sites per cell, $K_d = 0,13$ nM). Bei 1 µM MPA sinkt der Rezeptorgehalt auf 36%. Bei diesen Versuchen wurde das MPA nach Beendigung der 7tägigen Vorinkubation vor dem Rezeptorassay durch mehrfaches Spülen weitgehend entfernt. Trotzdem ist die Bindungsgerade im Scatchard-Plot nach Vorinkubation mit 1 µM MPA etwas abgeflacht. Dies ist vermutlich auf MPA-Reste ($\sim 0,3\%$), die durch den Waschvorgang nicht entfernt wurden, zurückzuführen. Bei gleichzeitiger Inkubation von MPA und dem Androgen zeigte sich eine direkte kompetitive Verdrängung des Androgen durch MPA ($K_d = 2,1$ nM).

Die stimulierende Wirkung von E_2 und DHT auf die Tumorzelle wird durch MPA also über verschiedene Mechanismen gehemmt. Oestrogeneffekte werden nichtkompetitiv durch eine „down-regulation" des Rezeptors gehemmt. Androgeneffekte werden sowohl durch die „down-regulation" des Rezeptors als auch durch eine kompetitive Verdrängung gehemmt. Dabei übt MPA selbst keine stimulierenden Effekte aus.

Mit Unterstützung der Kempkes-Stiftung, Marburg und der Hessischen Krebsgesellschaft

Hochdosierte Megestrolacetat-Therapie beim metastasierten Mammakarzinom

R. Kreienberg, H. J. Grill, V. Möbus, K. Pollow
Universitäts-Frauenklinik und Abteilung für experimentelle Endokrinologie Mainz

In den endokrinen Behandlungsstrategien beim metastasierenden hormonabhängigen Mammakarzinom nimmt die Behandlung mit hochdosierten Gestagenen einen festen Platz ein. In zahlreichen Studien sind die Pharmakokinetik und Pharmakodynamik vor Medroxyprogesteronacetat (MPA) intensiv untersucht und dabei grundsätzliche Erkenntnisse über den Wirkungsmechanismus dieser Therapie gewonnen worden. Vergleichbare Untersuchungen mit Megestrolacetat (MA) liegen bislang nicht vor. Wir haben uns entschlossen, eine prospektive Überprüfung der tumorhemmenden Wirkung der MA-Therapie beim Mamma-Ca vorzunehmen. Die Patientinnen wurden randomisiert, die eine Gruppe erhielt MA-Loading-dose für 6 Wochen mit 320 mg/die und dann 160 mg/die als Erhaltungstherapie, die zweite Gruppe 160 mg/die MA kontinuierlich.

In die Untersuchung konnten bislang 29 Patientinnen einbezogen werden. Neben den klinischen Untersuchungen wurden über die Therapiedauer die MA-Serumspiegel und die Hormonprofile (Cortisol, Androstendion und DHEA-Sulfat) gemessen. Die Patientinnen sind in beiden Therapiegruppen (160 vs. 320 mg Loading-dose) hinsichtlich ihres Alters, des Menopausenstatus, des krankheitsfreien Intervalls und des Hormonrezeptorstatus gleich verteilt. Geringe Unterschiede ergeben sich hinsichtlich des Metastasierungstyps. Die Langzeitverläufe der Serumspiegel von MA bei einer Tagesdosis von 160 mg zeigen, daß nach langsamem Anstieg der MA-Serumkonzentration bei Patientinnen mit klinischem Ansprechen im Verlauf von 4–8 Wochen deutlich höhere Serumspiegel erreicht werden als bei Patientinnen mit Progression. Bei einer Tagesdosis von 320 mg MA finden sich bereits nach 14 Tagen deutlich höhere Serumspiegel. Die Bestimmungen des Cortisols, des Androstendions und des DHEA-Sulfats zeigen komplementär eine deutlich schnellere und stärkere Suppression. Klinisch zeigt sich bei 320 mg/die eine deutlich bessere Ansprechrate (9/15 Pat. CR + PR + NC nach 6 Monaten) gegenüber 160 mg (5/14 Pat. NC nach 6 Monaten). Beachtet man die Nebenwirkungen, so finden sich bei 320 mg/die häufiger Nebenwirkungen (Gewichtszunahme, Blutdruckanstieg, Ödeme, u.a.m.).

Zusammenfassend ergibt sich, daß durch 320 mg MA/die in kürzerer Zeit (2 Wochen vs 10 Wochen) deutlich höhere Blutspiegel erreicht werden. Dies führt zur schnelleren Suppression von Cortisol, Androstendion und DHEA-Sulfat.

Der schnellere Aufbau wirksamer Blutspiegel scheint mit einer besseren Ansprechrate verbunden zu sein, ist jedoch mit einer merklichen Zunahme der Nebenwirkungen belastet. Aufgrund der hier vorliegenden geringen Fallzahl kann derzeit zu der Höhe des für einen maximalen therapeutischen Effekt notwendigen Serumspiegels von MA und damit zur Auswahl der optimalen Startdosierung nicht abschließend Stellung genommen werden. Wegen des deutlichen Zusammenhangs von MA-Serumspiegel und therapeutischer Effizienz sollte die Megestrolacetat-Therapie serumspiegeladaptiert vorgenommen werden.

Wirksamkeit einer Antiprogesterontherapie bei xenotransplantierten menschlichen Mammakarzinomen

P. Christmann, G. Bastert

Universitäts-Frauenklinik Homburg/Saar

In der Literatur finden sich in steigender Zahl Mitteilungen über experimentelle Studien bzgl. der Wirksamkeit der 11-beta-aryl-substituierten Steroide mit antigestagener Wirkung, im wesentlichen die Lutealphase und die Frühgravidität betreffend. Basierend auf den derzeitigen Daten der Endokrinpharmakologie über die progesteronantagonisierenden Effekte von Antigestagenen, speziell des ZK 98 299 der Firma Schering, Berlin, und des RU 38 486 der Firma Roussel Uclaf, Frankreich, haben wir eine Reihe tierexperimenteller Untersuchungen durchgeführt, um zu klären, ob eine Hemmung von Progesteroneffekten das Wachstumsverhalten xenotransplantierter, postmenopausaler rezeptorpositiver menschlicher Mammakarzinome beeinflußt.

Material und Methode

Zur Klärung dieser Fragestellung bedienten wir uns des Xenotransplantationsmodells mit menschlichen rezeptordefinierten Mammakarzinomen auf thymusaplastischen Nacktmäusen (n = 200). Experimentaltumor: B.0, ein postmenopausales, rezeptorpositives medulläres Mammakarzinom.
Therapie: Versuchsgruppe: jeweils 1 mg Antiprogesteron/Tier/Tag sc. an wechselnden Injektionsstellen. Kontrollgruppe: Entsprechende Volumina der Lösungsmittel (Gemisch von Benzylbenzoat/Rizinusöl im Verhältnis 1 : 4).

Ergebnisse

In mehreren Versuchsserien zeigte sich unter Gabe von ZK 98 299 wiederholt eine deutliche Tumorwachstumshemmung. Bereits nach ca. 2wöchiger Therapiedauer wichen die Kurvenverläufe der mit ZK 98 299 behandelten Tumoren von denjenigen der Kontrollgruppe ab. Nach 6wöchiger Behandlungsdauer bestand stati-

Archives of Gynecology and Obstetrics Vol. 245, No. 1-4, 1989
Verhandlungen der Deutschen Gesellschaft für Gynäkologie und Geburtshilfe,
47. Versammlung, München 6.-10. September 1988

stisch ein hochsignifikanter Unterschied zwischen beiden Gruppen p kleiner 0,001. Dagegen zeigte die Behandlung der gleichen rezeptorpositiven Tumoren mit RU 38486 keinen Effekt im Sinne einer Wachstumshemmung oder Tumorregression. In einem weiteren Versuch wurde nun ZK 98299 versus RU 38486 (in gleicher Galenik wie ZK) gegen eine unbehandelte Kontrollgruppe getestet. Wiederum wurde der deutliche wachstumshemmende Effekt des ZK 98299 deutlich. Dagegen zeigte die Therapie mit RU 38486 keinen Einfluß auf das Tumorwachstum. Im Gegensatz hierzu zeigten jedoch die Ergebnisse der von Pollow in Mainz durchgeführten Scatchard Plot Analysen bei beiden untersuchten Substanzen zu Therapieende ein deutliches Absinken des zuvor hohen Progesteronrezeptorgehaltes unter die Nachweisgrenze (kleiner 5 fmol/mg). Worauf bei gleich starker Wirkung auf den Progesteronrezeptorgehalt die unterschiedliche Beeinflussung des Tumorwachstums beruht, kann derzeit noch nicht abschließend beurteilt werden.

Zusammenfassung

Die bisher vorliegenden Daten lassen bzgl. des ZK 98299 vermuten, daß eine Antigestagentherapie das Wachstum rezeptorpositiver Mammakarzinome beeinflussen kann. Eine Reihe weiterführender Versuche (Dosisfindungsstudien, Vergleich mit Tamoxifen) sind geplant.

Literatur

1. Elger W et al. (1986) Studies on the mechanisms of action of Progesterone Antagonists. J steroid Biochem 25/5 B:835–845
2. Couzinet B et al. (1986) Termination of early Pregnancy by the Progesterone antagonist RU 486 (Mifepristone). N Engl J Med 25/315:1568–1569
3. Olson JJ et al. (1986) Hormonal manipulations of meningeomas in vitro. J Neurosurg 65:99–107

Risikoadaptierte adjuvante Chemo- und Tamoxifen-Therapie lymphknotenpositiver Mammakarzinome

J. Hilfrich, M. Kaufmann, W. Jonat, U. Abel für die Gynecological Adjuvant Breast Cancer Group (GABG)

Frauenklinik der Medizinischen Hochschule, Hannover

Basierend auf den Analysen prospektiv randomisierter Studien haben die Therapieempfehlungen der Consensus Conference in Bethesda, USA, 1985 erstmals richtungsweisend aufgezeigt, daß bei nodal positiven Mammakarzinomen prämenopausale Patientinnen von einer Kombinations-Chemotherapie und postmenopausale hormonrezeptorpositive Frauen von einer Therapie mit Tamoxifen profitieren. Diese Empfehlungen konnten erstmals in einer bundesdeutschen kooperativen prospektiven Studie (GABG I-Studie) für eine prognostisch definierte Untergruppe bestätigt werden.

Ausgehend von den bekanntesten wichtigsten prognostischen Faktoren beim Mammakarzinom – dem axillären Lymphknotenstatus und dem Hormonrezeptorstatus – war es das Ziel dieser Studie, die Wirksamkeit einer adjuvanten endokrinen oder Chemo-Therapie bzw. einer Kombination aus beiden bei einer definierten Patientengruppe zu überprüfen.

Eine sogenannte „low risk"-Gruppe (1–3 positive Lymphknoten, hormonrezeptorpositiv) wurde randomisiert in eine Tamoxifen-Therapie (30 mg/die über 2 Jahre) oder eine Kombinations-Chemotherapie (CMF: Cyclophosphamid 500 mg/m², Methotrexat 40 mg/m², 5-FU 600 mg/m²; iv, Tag 1 + 8, Wiederholung Tag 28, 6 Zyklen). Eine weitere „high risk"-Gruppe ($\geq$4 positive Lymphknoten, hormonrezeptorunabhängig oder 1–3 positive Lymphknoten, hormonrezeptornegativ) wurde ebenfalls randomisiert in eine Kombinations-Chemotherapie mit AC (Adriamycin 30 mg/m², iv Tag 1, Cyclophosphamid 300 mg/m², iv, Tag 1 + 8, Wiederholung Tag 21, 8 Zyklen) oder AC (wie vorher) plus Tamoxifen (30 mg/die für 2 Jahre). Insgesamt wurden 747 Patientinnen rekrutiert, die sich in den einzelnen Randomisierungsarmen wie folgt verteilen:

„Low risk" Tamoxifen n = 138, CMF n = 138;
„High risk" AC n = 237, AC + Tam n = 234.

Die Auswertung erfolgte getrennt nach prä- und postmenopausal, und es liegen derzeitig die 6-Jahresergebnisse vor.

In der „low risk"-Gruppe fand sich bei prämenopausalen Patientinnen sowohl für das rezidivfreie als auch für das Gesamt-Überleben ein statistisch signifikanter Wirkungsvorteil der Kombinations-Chemotherapie gegenüber der Tamoxifen-Behandlung. Demgegenüber waren die Ergebnisse bei postmenopausalen Patientinnen genau umgekehrt, es fand sich ein im Verlauf ähnlicher Wirkungsvorteil des Tamoxifens gegenüber der Chemotherapie. Die Abb. 1 zeigt die Ergebnisse repräsentativ für das rezidivfreie Überleben in dieser Gruppe.

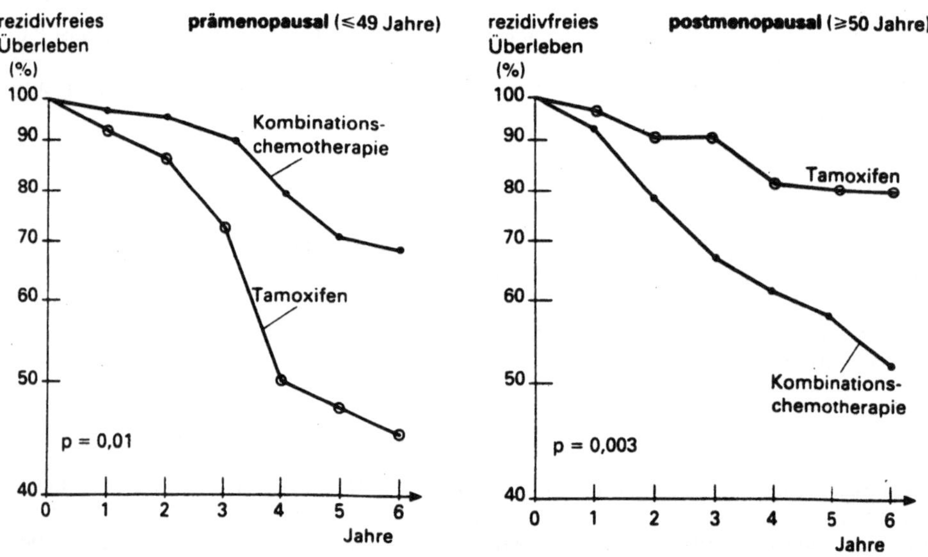

Abb. 1. 6-Jahresergebnisse für das rezidivfreie Überleben von prä- und postmenopausalen Patientinnen („low risk"-Situation: 1–3 positive Lymphknoten, hormonrezeptorpositiv) mit adjuvanter Kombinations-Chemotherapie (CMF) oder Tamoxifen-Behandlung

In der „high risk"-Gruppe fand sich bei prämenopausalen Patientinnen kein Unterschied der beiden genannten Behandlungen, postmenopausale Patientinnen dagegen profitierten von der Hinzunahme des Tamoxifens, statistisch signifikant bisher nur für das rezidivfreie und noch nicht für das Gesamt-Überleben.

738

Die derzeitig wesentlichste Erkenntnis dieser Studie ist sicher die Tatsache, daß an einer definierten Untergruppe („low risk"-Gruppe) erstmals in einer prospektiv randomisierten Studie die Empfehlungen der eingangs erwähnten Consensus Conference bestätigt werden konnten.

Adjuvante Hormontherapie mit Tamoxifen bei nodalnegativem und hormonrezeptorpositivem Mammakarzinom

M. Neises[1], U. Abel[2], M. Kaufmann[1] für die GABG II-Studiengruppe

[1] Universitäts-Frauenklinik, Klinikum Mannheim
[2] DKFZ Heidelberg

Bei nodalnegativen Mammakarzinom-Patientinnen bestehen z. Zt. noch keine Standardtherapierichtlinien. Mehrere Studiengruppen, NSABP-, INT-, NATO-, Schottische-Studie, gehen der Frage nach, ob Patientinnen ohne Lymphknotenbefall von der adjuvanten Therapie tatsächlich profitieren. Die Zielsetzung und Ergebnisse der GABG (Gynäkologische adjuvante Brustkarzinom-Gruppe) Studie II werden vorgestellt. In dieser Multicenter-Studie nehmen in Deutschland seit Juni 1984 10 Kliniken teil. Nodalnegatie Patientinnen mit einem histologisch gesicherten Mammakarzinom $T_{1-3}N_0M_0$ und pos. Rezeptorstatus nach potentiell kurativer Mastektomie wurden in die Studie aufgenommen. Es waren sowohl prä- (19%) und postmenopausale (81%) Patientinnen eingeschlossen. Das durchschnittliche Alter lag bei 61,7 Jahren (median 62,7 Jahre). Nach der Operation wurden die Patientinnen randomisiert, um entweder systemisch mit Tamoxifen (30 mg/die für 2 Jahre) behandelt oder nur beobachtet zu werden. Von den bisher 353 eingebrachten Patientinnen wurden 177 mit Tamoxifen behandelt, 176 hatten keine weitere Therapie. Die Therapie wurde bis zum 12. postoperativen Tag eingeleitet. Alle Patientinnen wurden hinsichtlich des krankheitsfreien Intervalls bzw. der Gesamtüberlebenszeit beobachtet. Die mediane Beobachtungsdauer seit Juni 1984 beträgt 15,3 Monate. Ein Rezidiv haben bisher 12 Patientinnen in der Kontrollgruppe entwickelt, dagegen nur 8 Patientinnen unter Tamoxifen-Therapie. Die Zwischenauswertung der Daten bestätigt diesen Trend für das Auftreten des lokoregionären Rezidivs als auch für das Auftreten einer Fernmetastasierung. Verstorben sind bisher in der Kontrollgruppe 6 Patientinnen und nach Tamoxifen-Therapie 3 Patientinnen. Die Wirksamkeit der Therapie wurde sowohl für Östrogenrezeptor-positive und -negative Patientinnen nachgewiesen. Eine günstigere Prognose haben die Patientinnen mit hohem Östrogenrezeptorgehalt (> 100 fmol/mg Protein), sowohl bezüglich des krankheitsfreien Intervalls als auch bezüglich der Gesamtüberlebenszeit. Die Wirksamkeit der Therapie betraf prä- und postmenopausale Frauen. Der Vorteil hinsichtlich des rezidivfreien Intervalls als auch der Gesamtüberlebenszeit ist bei den postmenopausalen Patientinnen noch deutlicher ausgeprägt. Die sich hier abzeichnenden Ergebnisse stimmen überein mit amerikanischen, schottischen und italienischen Studien. Sie bestätigen einen Vorteil der adjuvanten Anti-Östrogen-Therapie sowohl bezüglich des rezidivfreien Intervalls als auch der Gesamtüberlebenszeit. Diese Prognoseverbesserung wird bei gleichzeitig minimaler Toxizität gewonnen.

Archives of Gynecology and Obstetrics Vol. 245, No. 1-4, 1989
Verhandlungen der Deutschen Gesellschaft für Gynäkologie und Geburtshilfe,
47. Versammlung, München 6.-10. September 1988
© Springer-Verlag Berlin Heidelberg

Randomisierte Tamoxifen-Loading dose-Studie: Bestimmung der Serumspiegel von Tamoxifen und 5 Hauptmetaboliten mit einer neuen HOPLC-Methode

H.-J. Grill, D. Trost, R. Kreienberg, K. Pollow

Abteilung für Experimentelle Endokrinologie, Johannes Gutenberg-Universität Mainz, Universitätsfrauenklinik

Je 20 Patientinnen mit Östrogen- und/oder Progesteron-Rezeptor-positiven Mammakarzinomen oder Patientinnen mit unbekanntem Rezeptorstatus aber günstigen Prognosekriterien wurden mit Tamofen® (Fa. Rhone-Poulence) einem der folgenden Therapieschemata unterworfen: 1.) 160 mg/Tag für eine Woche, dann Umsetzen auf eine Dauerdosis von 20 mg/Tag; 2.) 80 mg/Tag für eine Woche, Erhaltungsdosis 20 mg/Tag; 3.) 80 mg/Tag für eine Woche, Erhaltungsdosis 40 mg/Tag; 4.) Dauerdosis 30 mg/Tag.

Blutabnahme: Tag 1, 3, 5, 7, 14, 21, 28, dann in monatlichen Abständen. Methode zur Bestimmung von Tamoxifen (TAM) und Metaboliten: Auf eine von zwei sequentiell geschalteten Vorsäulen (Nucleosil C18, 25–30 μm) wurden 100 μl Serum aufgetragen und on line mit 0,01%iger H_3PO_4 15 min (Flußrate 50 μl/min) eluiert. Ein Column Switching Modul schaltet dann auf Elutionsmittel (50 mmol KH_2PO_4-Puffer: Acetonitril: Methanol 50 : 45 : 5, 0,3 g/l Heptansulfonsäure, pH 3,5) um, wodurch TAM und Metabolite auf die Trennsäule eluiert und aufgetrennt werden. Nach der Auftrennung werden TAM und Metabolite on line mit UV bestrahlt und in die entsprechenden Phenanthrenderivate umgewandelt, wodurch sie über Fluoreszenzdurchflußmessung detektierbar werden (untere Nachweisgrenze 50–100 pg/Injektion).

Nachgewiesene Substanzen: TAM, 4-OH-TAM, Desmethyl-TAM, Didesmethyl-TAM, Metabolit Y, 4-Met-3-OH-TAM (die Metabolite von TAM wurden uns freundlicherweise von der Fa. ICI, Plankstadt, BRD, überlassen).

Ergebnisse: Von den bis jetzt 62 in die Studie aufgenommenen Patientinnen konnten 50 adjuvant Therapierte ausgewertet werden. Das mittlere Alter der Patientinnen liegt bei $61 \pm 10{,}2$ Jahren, der Beobachtungszeitraum zwischen 7 und 46 Monaten.

Serumspiegelverläufe: In der folgenden Tabelle sind die Steady-state Serumspiegel (Mittelwert mit Standardabweichung) von TAM und 4-OH-TAM der vier Therapiegruppen aufgelistet:

Substanz / Dosierung	n	TAM (ng/ml)		4-OH-TAM (ng/ml)	
		x	s	x	s
30	47	160,1	42,3	2,8	1,3
80/20	99	154,4	45,7	4,8	2,4
80/40	131	220,6	70,8	5,3	2,6
160/20	35	138,3	38,1	4,7	1,9

Lediglich die steady state Tamoxifenwerte der 80/40 Therapiegruppe unterschieden sich signifikant von denen der übrigen Gruppen. Der durch die Loadingdose zu erwartende schnelle Anstieg der Spiegel war nur bei der 160/20 Therapiegruppe festzustellen.

Die klinische Auswertung der adjuvanten Therapiestudie muß zu einem späteren Zeitpunkt erfolgen, da aufgrund der kurzen Beobachtungszeit keine signifikant abzusichernden Aussagen getroffen werden können. Von den bisher in die Studie aufgenommenen 50 Patientinnen mit Mammakarzinom weisen erst 7 ein Rezidiv auf.

Archives of Gynecology and Obstetrics Vol. 245, No. 1-4, 1989
Verhandlungen der Deutschen Gesellschaft für Gynäkologie und Geburtshilfe, 47. Versammlung, München 6.-10. September 1988
© Springer-Verlag Berlin Heidelberg

Antiöstrogenbindungsstellen im Mammakarzinomgewebe

A. Friedl, W. Jonat, H. Eidtmann, H. Ostertag

Universitäts-Frauenklinik Hamburg-Eppendorf

Es ist allgemein akzeptiert, daß die hemmende Wirkung Tamoxifens auf das Wachstum von Tumorzellen durch den Östrogenrezeptor (ER) vermittelt wird. Das Ansprechen einiger Mammakarzinompatientinnen mit ER-negativen Tumoren auf Tamoxifentherapie und in vitro Experimente deuten jedoch auf mögliche Wirkungsmechanismen der Antiöstrogene unabhängig vom ER hin. Mit den von R. Sutherland 1979 beschriebenen sogenannten Antiöstrogenbindungsstellen (AEBS) bot sich eine mögliche Erklärung für einen vom ER unabhängigen Rezeptormechanismus. Eine direkte Beteiligung dieser Proteine am zytostatischen Effekt der Antiöstrogene konnte in der Folgezeit jedoch nicht nachgewiesen werden.

Im Onkologischen Labor der Universitäts-Frauenklinik Hamburg-Eppendorf wurden AEBS in 52 Mammakarzinomgeweben bestimmt, um festzustellen, in welcher Häufigkeit und mit welcher Konzentration AEBS bei diesen Tumoren auftreten.

Die Messung erfolgte mit einem Radiorezeptorassay mit tritiummarkiertem Tamoxifen im 12 000 g überstand der Tumorhomogenisate. ER waren vorher mit DES abgesättigt worden. Bei einem Grenzwert von 20 fMol/mg Protein waren 77% der untersuchten Gewebe positiv für AEBS. Die höchsten Konzentrationen lagen bei 450 fMol/mg, der Mittelwert der positiven Tumoren bei 101 fMol/mg. Es konnte weder ein Zusammenhang mit ER, noch mit dem Progesteronrezeptor (PR) nachgewiesen werden. Bei einer durchwegs höheren Affinität Tamoxifens für AEBS als für ER übertraf bei etwa 50% der ER- und AEBS-positiven Tumoren die AEBS-Konzentration den ER-Gehalt.

In Übereinstimmung mit anderen Autoren konnte gezeigt werden, daß AEBS ein bedeutendes Bindungsreservoir für Tamoxifen darstellen und eine Beeinflussung der Pharmakokinetik der Zelle und des Gesamtorganismus wahrscheinlich ist.

Zusammenfassung

77% von 52 primären Mammakarzinomen waren positiv für AEBS. Bei ca. 50% überstieg die Bindungskapazität der AEBS die der ER. Wenn auch eine direkte Beteiligung der AEBS am zytostatischen Effekt Tamoxifens fraglich ist, so stellen sie doch ein erhebliches Reservoir für Antiöstrogene dar.

ZOLADEX als Depot GnRH-Agonist beim prämenopausalen metastasierten Mammakarzinom

H. Schmid, E. Schachner-Wünschmann, M. Kaufmann

Universitäts-Frauenklinik Heidelberg

Einleitung

In der Behandlung des metastasierten Mammakarzinoms prämenopausaler Patientinnen (Pat.) ist die medikamentöse Kastration mit GnRH Analoga eine neue wirksame endokrine Therapiemöglichkeit. Kontinuierlich in supraphysiologischen Dosen verabreicht bewirken sie eine reversible Pseudo-Menopause. Erfahrungen mit mehrmals täglich anzuwendenden Applikationsformen liegen vor (1, 2). Geeigneter für eine Langzeittherapie sind Depotformen wie z. B. ZOLADEX, ein sog. slow-release Depotimplantat. Ziel unserer Pilotstudie war: 1. die Antitumorwirkung von ZOLADEX (ICI 118630) beim metastasierten Mammakarzinom prämenopausaler Pat. und 2. die systemischen, endokrinen Veränderungen unter Therapie zu untersuchen.

Patientencharakterisierung

Von 5/85 bis 2/88 wurden 35 prämenopausale Pat. mit meßbaren Tumormeßparametern in die Studie aufgenommen, 29 Pat. sind auswertbar. Das mediane Alter betrug 38 Jahre (27–50). 18 Pat. hatten keine Vortherapie, 4 eine adjuvante Tamoxifen-, 7 eine adjuvante Chemotherapie. Das mediane rezidivfreie Intervall betrug 31,5 Monate (0–109).

Therapie

ZOLADEX Depot (3,6 mg) wurde ohne Lokalanästhesie alle 28 Tage subkutan unter die Bauchhaut injiziert. Die längste Behandlungsdauer beträgt bisher 30 Monate.

Endokrine Wirkung

Östradiol (E 2), Progesteron, LH und FSH fielen signifikant ab und blieben über die gesamte Therapiedauer erniedrigt. Das Kastrations-Niveau von E 2 war innerhalb von 2 Wochen erreicht, alle Pat. waren nach 4–8 Wochen amenorrhoeisch. DHEAS, Kortisol, Testosteron und Prolaktin zeigten keine eindeutigen Veränderungen.

Klinische Wirksamkeit

Komplette (7 CR) und partielle (4 PR) Remissionen mit einer Dauer von 2–24 + Monaten (median 7 +) wurden 11 × (=38%) erzielt. Die Zeit bis zur Progression betrug 5–30 Monate (median 12 +). Bei 13 Pat. wurde über 5–10 + Monate (median 8 +) eine Stabilisierung der Krankheit (NC) erreicht. 5 Pat. waren primär progredient (PD). Bei 4 von 6 Pat. mit Weichteil-, 3 von 10 mit Knochen-, 2 von 4 mit viszeralen und 2 von 9 mit multiplen Metastasen wurden Remissionen gesehen. Bei Respondern war der Östrogen- (Progesteron)rezeptor bei 10 (8) von 20 (20) Pat. positiv, 1 (2) von 5 (3) negativ und 0 (1) von 4 (6) unbekannt.

Nebenwirkungen

ZOLADEX wurde 307 × ohne Komplikation verabreicht. Als Nebenwirkungen standen mäßige bis schwere Hitzewallungen im Vordergrund (n = 26). 13 × wurde Gewichtszunahme, 5 × Gewichtsabnahme um 2,5 kg beobachtet. 1 Pat. klagte über schwere Depressionen bzw. Migräne.

742

Tabelle 1. Therapieerfolg, Remissionsdauer und Zeit bis zur Progression

	CR	PR	NC	PD
Remissionsdauer median	9+	5+	–	–
von – bis (Monate)	3–24+	2–19	–	–
Dauer bis zur PD median	15+	9+	8+	–
von – bis (Monate)	9–29	5–30	5–10	–
Weichteilmetastasen	3	1	1	1
Knochenmetastasen	0	3	6	1
Viszerale Metastasen	2	0	2	0
Multiple Metastasen	2	0	4	3
ER+ (PR+)	7 (5)	3 (3)	6 (7)	4 (5)
ER– (PR–)	0 (1)	1 (1)	3 (1)	1 (0)
ER? (PR?)	0 (1)	0 (0)	4 (5)	0 (0)

Schlußfolgerungen

Die neue Form der medikamentösen Kastration mit dem 4-wöchentlich zu applizierenden GnRH Analogon ZOLADEX stellt beim metastasierten Mammakarzinom prämenopausaler Frauen einen Therapiefortschritt aufgrund geringer Morbidität und guter Akzeptanz dar und ist eine Alternative zur chirurgischen Ovarektomie.

Literatur

1. Harvey AH, Lipton A, Max DT (1988) Clinical Trials of the LH-RH-Analogue Leuprolide in Human Breast Cancer. In: Höffken K (ed) LH-RH agonists in Oncology. Springer, Berlin Heidelberg, pp 131–137
2. Klijn JGM (1988) LH-RH Agonists in the Treatment of Metastatic Breast Cancer: Five Years Experience. In: Höffken K (ed): LH-RH agonists in Oncology, Springer, Berlin Heidelberg, pp 139–147
3. Kaufmann M, Schmid H, Kiesel L, Klinga K (1988) GnRH-Agonisten (ZOLADEX)-Therapie bei prämenopausalen Frauen mit metastasierendem Mammakarzinom. Geburtsh Frauenheilk 48:528–532

Endokrine Veränderungen unter der Therapie mit Buserelin beim prämenopausalen Mammakarzinom

R. Callies, K. Höffken, J. Klepsch, A. E. Schindler

Universitäts-Frauenklinik und Innere Klinik für Tumorforschung Universitätsklinikum Gesamt-Hochschule Essen

Im Rahmen einer Studie wurden 24 Patientinnen mit prämenopausalem, fortgeschrittenem Mammakarzinom behandelt. Buserelin, ein hochwirksamer LHRH-Agonist, wurde in einer ersten Phase täglich subcutan (sc) oder intranasal (in) appliziert, wobei zu Beginn obligatorisch über 7 Tage 3 × 1 mg sc injiziert wurde. Die Erhaltungsdosis betrug bei nasaler Anwendung 2,4 mg/die und bei fortgeführter subcutaner Applikation 0,6–2 mg/die. Seit 1987 wird in einer zweiten Phase auch eine Depot-Präparation von Buserelin (D-Bus) eingesetzt. Es handelt sich dabei um eine Copolymer-Matrix aus Milchsäure und Glykolsäure, welche 3,3 mg Buserelin enthält. Je zwei rods a 3,3 mg befinden sich in einer gebrauchsfertigen Einmalspritze.

Die Hormonanalysen wurden zu Beginn der Behandlung engmaschig d.h. mehrfach am Tag, nach 1 Woche wöchentlich und später, nach 6–8 Wochen, monatlich durchgeführt. Verwendet wurden kommerzielle RIA-Kits der Firmen Amersham Buchler und Baxter. Bei den verwendeten Kits für die LH und FSH-Bestimmung handelt es sich um einen RIA mit polyklonalen Antikörpern.

Bei allen Patientinnen kam es initial zu einer starken Ausschüttung von LH – ähnlich wie bei einem LHRH-Test. Auch FSH stieg an, wenn auch weniger stark. Nach etwa 3–4 Tagen kehrten die LH- und auch FSH-Werte wieder in den Normbereich zurück. Im weiteren Verlauf wurden weder LH- noch FSH-Peaks beobachtet, wobei allerdings die FSH-Werte mehr schwankten als die LH-Werte. Auch bei 3 Patientinnen, die retrospektiv bereits einen postmenopausalen Status hatten, fielen die LH- und FSH-Werte auf das Niveau der Prämenopause. Nach etwa 3 Wochen lagen bei allen Patientinnen die E 2-Werte im Bereich der Postmenopause (<25 pg/ml). Auch die Progesteronwerte stiegen danach nie mehr über 3 ng/ml an. Die ovarielle Suppression hielt während der gesamten Therapiedauer an, was sich auch in der anhaltenden Amenorrhoe dokumentierte.

Bei einer Patientin wurde mehrere Monate nach Therapiebeginn eine Kurzzeitanalyse der LH- und FSH-Werte vorgenommen. Über 2 Stunden wurde alle 10 Minuten Blut entnommen. Wie zu erwarten zeigte sich eine starre Sekretion der Gonadotropine; d.h. die üblichen Episoden des physiologischen Zyklus fehlten.

Die punktuell vorgenommene Blutspiegelmessung der Androgene und der Schilddrüsenhormone erbrachte keine Auffälligkeiten. 2 der Patientinnen wurden bei anhaltender Remission des Mammakarzinoms auf DEPOT-BUSERELIN (6,6 mg) umgestellt. Es zeigte sich weder ein Gonadotropin-Peak noch eine Änderung der E 2- oder Progesteron-Spiegel. Die Wirkung des Depots hielt länger als 4 Wochen an.

Die Remissionsraten und die Remissionsdauer der 21 auswertbaren Patientinnen entsprachen denen nach Ovarektomie. Die Gesamtansprechrate betrug 67%.

Insgesamt bestätigen auch unsere Untersuchungen die Effektivität einer Suppression der ovariellen Östrogensekretion durch BUSERELIN und DEPOT-BUSERELIN. Dabei wird offensichtlich nur die gonadale Achse beeinflußt. Diese selektive, nebenwirkungsarme Hemmung kann die operative Kastration beim fortgeschrittenen prämenopausalen Mammakarzinom ersetzen.

Hormonbestimmungen unter der Behandlung mit LH-RH-Analoga bei Patienten mit metastasierendem Mammakarzinom

B. Laufer, J.S.E. Dericks-Tan, M. Albrecht

Universitäts-Frauenklinik Frankfurt/Main

Bei praemenopausalen Patientinnen mit metastasierendem Mammakarzinom wird bei rezeptorpositivem Primärtumor in den meisten Fällen eine Ovarektomie als erste endokrine Maßnahme durchgeführt. Die Remissionsraten betragen aber lediglich 30–40%. Einen Fortschritt in der endokrinen Behandlung stellt daher der Einsatz von LH-RH-Analoga dar, durch die eine medikamentöse, reversible Suppression der Gonadotropine möglich ist, die eine hypogonadotrope Ovarial-

Archives of Gynecology and Obstetrics Vol. 245, No. 1-4, 1989
Verhandlungen der Deutschen Gesellschaft für Gynäkologie und Geburtshilfe,
47. Versammlung, München 6.-10. September 1988

insuffizienz induziert. Die Untersuchungen wurden bei 2 praemenopausalen Mammakarzinom-Patientinnen durchgeführt.

1. Eine 36-jährige Patientin mit Z. n. Ablatio mammae rechts 1985 $(pT_1 N_{0/8} M_0)$, Östrogen- und Progesteronrezeptoren im Primärtumor positiv. Seit April 1986 osteolytische Metastase in der linken Beckenschaufel.

2. Eine 44-jährige Patientin mit Z. n. Ablatio mammae links im April 1986 mit einem 3,8 cm großen ductalen Carcinom mit ausgedehnter intramammöser Metastasierung und Lymphangiosis carcinomatosa sowie Befall der Mamille und Fettgewebsinfiltration, Östrogenrezeptor negativ, Progesteronrezeptor stark positiv, 22 von 29 Lymphknoten waren metastatisch befallen $(pT_{4b} pN_{22/29} M_0)$. Den Patientinnen wurde 7 Tage lang 3×1 mg (8 stündlich) Suprefact (Behringwerke) subcutan injiziert. Anschließend erfolgte die Dauermedikation mit Suprefact-Nasenspray $6 \times$ täglich 1 Sprühstoß in jedes Nasenloch ($= 6 \times 0,2$ mg/die). In den ersten Tagen erfolgte eine 4 stündliche Bestimmung von LH, (FSH), Östradiol und Progesteron im Serum. 4 Stunden nach der 1. Injektion fand sich bei beiden Patientinnen ein LH-peak im Serum, dem ein sehr schneller Abfall folgte mit einem unteren Grenzwert < 5 m IE/ml ab dem 5. Tag der Therapie. Die Produktion von Östradiol und Progesteron war während der ersten 7 Tage noch nicht unterdrückt. Bei beiden Patientinnen konnte ab dem 8. Tag nach Therapiebeginn ein stetiges Abfallen von Östradiol und Progesteron im Serum nachgewiesen werden mit einem unteren Grenzwert ab der 3. Woche nach Therapiebeginn. Während der Dauertherapie konnte eine fortdauernde Suppression von LH, Östradiol und Progesteron im Serum nachgewiesen werden. Hormonanalysen nach Absetzen der Therapie (Tumorprogression) zeigten, daß der repressive Effekt der LH-RH-Behandlung reversibel war.

Zusammenfassung

Während der Dauertherapie mit Suprefact konnte ein stetiger Abfall von LH, Östradiol und Progesteron im Serum mit einem unteren Grenzwert von LH ab dem 5. Tag und der ovariellen Hormone ab der 3. Woche nach Therapiebeginn festgestellt werden. Die induzierte hypogonadotrope Ovarialinsuffizienz ist reversibel. Die Therapie mit LH-RH-Analoga ist somit eine gute Alternative bei prämenopausalen Patientinnen mit rezeptorpositivem Mammakarzinom zur irreversiblen Ovarektomie, da bekanntlich $50 - 60\%$ der Patientinnen auf eine endokrine Therapiemaßnahme nicht ansprechen.

Gynäkologische Urologie

<table>
<tr><td>

Im folgenden Kapitel finden sich die Beiträge aus den Sitzungen:

7. 9. 1988 Urodynamik
Vorsitz: *E. Petri*, Idar Oberstein

7. 9. 1988 Konservative Inkontinenzbehandlung, psychosomatisches Therapiekonzept
Vorsitz: *W. Fischer*, Berlin

</td><td>

7. 9. 1988 Vaginale Operationsverfahren zur Behebung der Harninkontinenz
Vorsitz: *H. G. Hillemanns*, Freiburg

9. 9. 1988 Erfolgsbeurteilung nach Inkontinenzoperation (Seminar)
Vorsitz: *E. Petri*, Idar-Oberstein   H. L.

</td></tr>
</table>

Streßinkontinenz und Prolaps

U. Hesse, C. Anthuber, N. von Obernitz, B. Schüßler

Frauenklinik der Universität im Klinikum Großhadern, München

Die Urethrometrie bei Belastung beschreibt das Ausmaß der abdomino-urethralen Druckübertragung und gibt dem Untersucher Auskunft über die verbliebene Kapazität des Harnröhrenverschlußdruckes bei Streß. Bei einigen Patientinnen beobachteten wir eine akute Erhöhung des funktionellen Harnröhrenverschlußdruckes (Pu-Pv). In der Theorie der Urodynamik ist diese Veränderung nicht vorgesehen. In der Abbildung 1 erkennt man diese akute Druckerhöhung bei einer 53jährigen Patientin mit einem Prolaps der hinteren Vaginalwand, der eine larvierte Streßinkontinenz bedingt. In der Abbildung 2 ist zu erkennen, daß bei einer Reposition des Prolaps ein inkontinentes Streßprofil aufgezeichnet wird. Wir beobachteten, daß diese Veränderungen meistens mit einem ausgedehnten Prolaps vergesellschaftet sind.

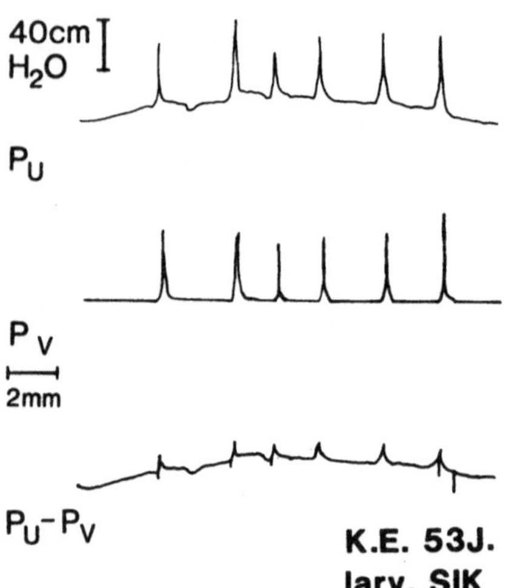

Abb. 1. Prolaps in situ

Archives of Gynecology and Obstetrics Vol. 245, No. 1-4, 1989
Verhandlungen der Deutschen Gesellschaft für Gynäkologie und Geburtshilfe, 47. Versammlung, München 6.-10. September 1988
© Springer-Verlag Berlin Heidelberg

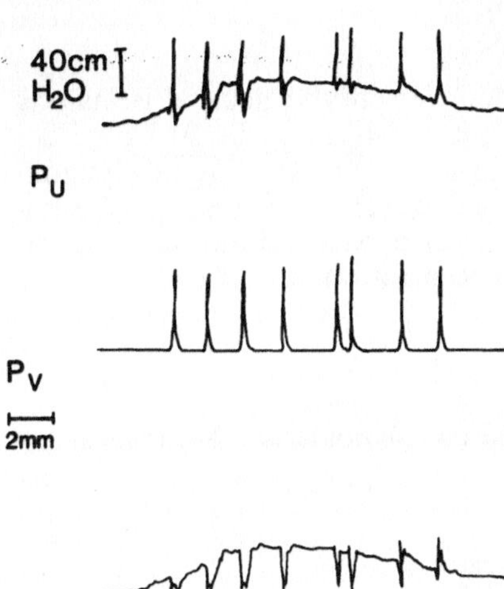

Abb. 2. Prolaps reponiert

Patienten und Methoden

61 Frauen mit einem ausgedehnten Prolaps nahmen an der Studie teil, Detrusorinstabilität oder sichtbare Katheterverschiebungen über die Urethra waren ausgeschlossen. Jeweils in 10 Fällen war die vordere Vaginalwand oder der Uterus in erster Linie prolabiert. Bei 19 Frauen war die hintere Vaginalwand in Führung und bei 22 Patientinnen handelte es sich um einen kombinierten Vorfall. In allen Fällen wurde ein Hustenprovokationstest bei 400 ml Blasenfüllung zur Verifizierung eines Harnverlustes durchgeführt, der anschließend mit digitaler Reposition des Prolapses wiederholt wurde – unter denselben Bedingungen wurde die Urethromanometrie nach Brown and Wickham durchgeführt. Wir berechneten die Drucktransmission und Depression und verglichen die Ergebnisse mit dem Wilcoxonschen Test auf dem 1% Signifikanzniveau.

Ergebnisse

Nach dem klinischen Hustenprovokationstest sind mit dem Prolaps in situ 47 von 61 Frauen kontinent, nach Reposition des Prolapses verlieren 26 Frauen Urin, d.h. 21 von 61 Patientinnen sind larviert streßinkontinent.

Mit dem Prolaps in situ ist die abdomino-urethrale Drucktransmission bei allen Patientinnen 94,6%, um nach Reposition des Prolapses signifikant auf 73,7% abzusinken. Die Druckdepression verhält sich analog, d.h. der funktionelle Verschlußdruck der Harnröhre verringert sich nach Wegfall der suburethralen Unterpolsterung durch den Prolaps. Bei der genauen Analyse der Patientinnengruppen ist die Transmissionserniedrigung nach Wegfall des Prolapses bei den 26 kontinenten und 14 streßinkontinenten Patientinnen zu beobachten. Dieser Trend ist lediglich in der Gruppe der 21 Patientinnen mit einer larvierten Streßinkontinenz signifikant verschieden. Bei den Kontinenten (n = 26) ist die Drucktransmission 105% im Mittel, was die oben beschriebene Druckerhöhung bestätigt. Diesen Artefact konnten wir bei 23 Patientinnen beobachten, wobei auffällt, daß bei jenen 10 Patientinnen mit einer larvierten Streßinkontinenz in 8 Fällen vornehmlich die hintere Vaginalwand prolabiert ist. Dieses Ergebnis ist statistisch nicht signifikant.

Zusammenfassung

Wir konnten zeigen, daß ein Prolaps in situ den Verschlußdruck bei Belastung verbessert. Bedingt durch die suburethrale Unterpolsterung, die in Folge des erhöhten intraurethralen Druckes bei Belastung forciert wird. Eine urodynamische Aussage über den Harnröhrenverschlußdruck durch den Prolaps, insbesondere bei Patientinnen mit klinisch gesicherter larvierter Streßinkontinenz, ist nur bei Wiederholung der Urethromanometrie mit Reposition zu treffen.

Beziehungen zwischen Miktionsbeschwerden und morphologischen Veränderungen nach Inkontinenzoperationen

G. Schär, J. Eberhard

Frauenklinik, Thurgauisches Kantonsspital, Frauenfeld, Schweiz

Micturition Complications in Respect to Changes in Morphology after Incontinence Operations

Summary. In a study on 324 patients, based on the postoperative lateral urethrocystogramm, we tried to find the cause for postoperative micturition complications. The results prove, that over-corrections are not responsible for micturition complications, not in the three abdominal nor in the five vaginal types of incontinence operations. The cause of micturition complications cannot be explained with the lateral urethrocystogramm. Other examination methods will have to be applied in determining the cause.

Zusammenfassung. Bei 324 Patientinnen wird anhand postoperativer lateraler Urethrozystogramme nach der Ursache von postoperativen Miktionsbeschwerden gesucht. Die Ergebnisse zeigen, daß weder bei den fünf vaginalen noch bei den drei abdominalen Inkontinenzoperationen Überkorrekturen für die Miktionsbeschwerden verantwortlich sind. Die Ursache der Miktionsbeschwerden läßt sich mit dem lateralen Urethrozystogramm nicht erklären und muß mit anderen Methoden untersucht werden.

Einführung

Über mehrere Jahre haben wir an unserer Klinik daran gearbeitet, das operative Therapiekonzept der Streßinkontinenz zu verbessern [1, 2]. Dabei half uns die Analyse der prä- und postoperativen urodynamischen Untersuchungen. Nun erweitern wir unsere Zielsetzung; es interessieren nicht mehr nur die Heilung der Streßinkontinenz, sondern auch die therapiebedingten Komplikationen. Im Vordergrund stehen die postoperativen Miktionsbeschwerden. Ziel dieser Untersuchung ist es, durch die Auswertung der postoperativen lateralen Urethrozystogramme, morphologische Ursachen postoperativer Miktionsbeschwerden zu finden.

Material und Methoden

Bei 324 Patientinnen, welche wegen Streßinkontinenz einer Inkontinenzoperation unterzogen wurden, haben wir präoperativ und ein bis drei Jahre postoperativ eine urodynamische Untersuchung durchgeführt. Analysiert werden die morpho-

Archives of Gynecology and Obstetrics Vol. 245, No. 1-4, 1989
Verhandlungen der Deutschen Gesellschaft für Gynäkologie und Geburtshilfe,
47. Versammlung, München 6.-10. September 1988

logischen Befunde anhand der postoperativen lateralen Urethrozystogramme (Abb. 1), welche stehend, in Ruhe und beim Pressen, bei einer Blasenfüllung von 300 ml aufgenommen wurden [3]. Wir beachten die Lage des Meatus internus in bezug zum hinteren und unteren Symphysenrand sowie die Größe des retrovesikalen Winkels Beta; beide in Ruhe-, wie im Preßbild. Geprüft wird, ob sich bei den verschiedenen Inkontinenzoperationen (Tabelle 1) morphologische Unterschiede zwischen Patientinnen mit postoperativen Miktionsbeschwerden und Patientinnen ohne Miktionsbeschwerden zeigen. Die Miktionsbeschwerden definieren wir wie folgt: Lange Initialphase bis zum Einsetzen der Miktion, schwacher Harnstrahl, Harnstottern und Nachträufeln beim Aufstehen.

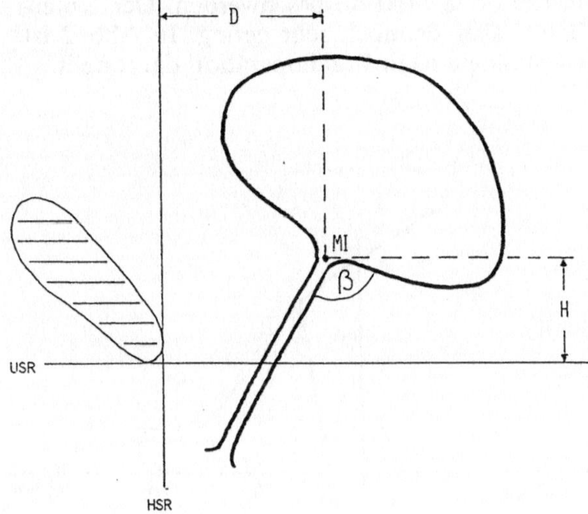

Abb. 1. Auswertung des lateralen Urethrozystogrammes.
MI = Meatus urethrae internus;
H = Höhe zum unteren Symphysenrand (USR);
D = Distanz zum hinteren Symphysenrand (HSR);
β = Retrovesikaler Winkel Beta nach Green

Tabelle 1. Patientenkollektive und Inzidenz von postoperativen Miktionsbeschwerden

Inkontinenzoperationen	Miktionsbeschwerden
Vaginale	
63 Diaphragmaplastik	12%
7 Ventrale Levatorplastik	0%
24 Kurzarmschlinge	24%
64 Lyoduraschlinge	24%
12 Puborektalisplastik	0%
Abdominale	
78 Burch	38%
31 Cowan	59%
45 Marshall-Marchetti-Krantz	16%
324	

Resultate

Von den fünf verschiedenen vaginalen Operationen zeigen drei postoperative Miktionsbeschwerden; die Diaphragmaplastik bei 12% der Patientinnen, die Kurzarmschlinge und die Lyoduraschlinge bei je 24%. Ventrale Levatorplastik und Puborectalisplastik zeigen keine postoperativen Miktionsbeschwerden. Die

Inzidenz nach abdominalen Kolposuspensionen liegt höher; bei der Burchoperation 38%, bei der Cowanoperation 59% und bei der Marshall-Marchetti-Krantzoperation 16% (Tabelle 1). Bei keiner der vaginalen Operationen können signifikante Unterschiede in der Lage des Meatus internus und der Größe des Winkels Beta zwischen dem Kollektiv mit, und dem Kollektiv ohne Miktionsbeschwerden, gefunden werden. Auch unter den drei abdominalen Operationen lassen sich meist keine signifikanten Unterschiede in diesen Größen nachweisen. Eine Ausnahme bildet der Winkel Beta nach Cowanoperation. Im Preßbild beträgt er beim Kollektiv mit Miktionsbeschwerden 48° und ist damit um 18° signifikant kleiner als beim Kollektiv ohne Miktionsbeschwerden. Bei der Marshall-Marchetti-Krantzoperation liegt der Meatus internus im Ruhebild beim Kollektiv mit Miktionsbeschwerden 13 mm oberhalb dem unteren Symphysenrand und damit 3 mm höher als beim Kollektiv ohne Miktionsbeschwerden. Der Unterschied ist statistisch zwar signifikant, aber dennoch sehr gering. In Abb. 2 ist schematisch die postoperative Morphologie nach Burchoperation dargestellt.

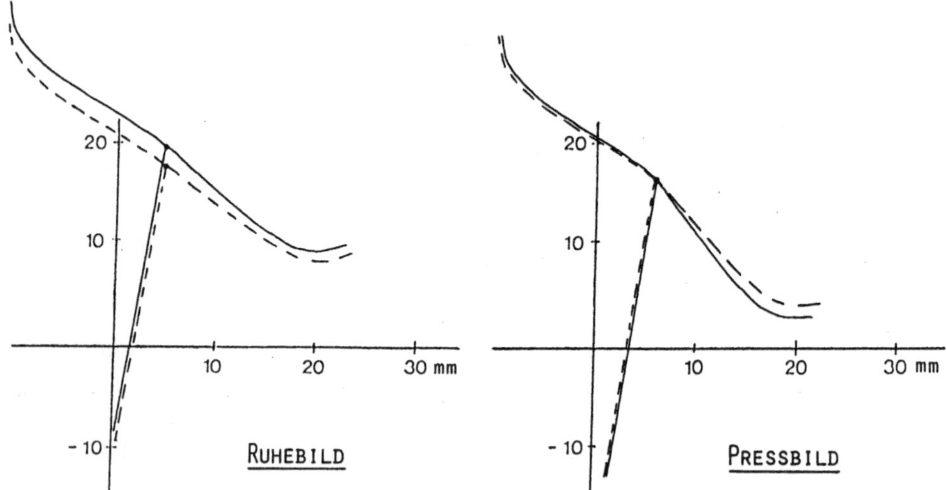

Abb. 2. Laterale Urethrocystogramme nach Burchoperationen in Ruhe und beim Pressen. ––– mit Miktionsbeschwerden (MB), ––––– ohne MB. Die Kollektive mit MB unterscheiden sich morphologisch nicht von den Kollektiven ohne MB

Diskussion

Als morphologische Ursache für postoperative Miktionsbeschwerden werden häufig sogenannte Überkorrekturen angegeben [4, 5]. Darunter verstehen wir eine zu starke Anhebung des zystourethralen Überganges und damit auch eine zu starke Verkleinerung des retrovesikalen Winkels Beta. Unsere Ergebnisse zeigen nun aber, daß eine Überkorrektur nicht, oder höchstens teilweise, für die Miktionsbeschwerden verantwortlich gemacht werden darf, da sich das Kollektiv mit und das Kollektiv ohne Miktionsbeschwerden in der Lage des Meatus internus und der Größe des retrovesikalen Winkels Beta nicht, oder nur in geringem Masse unterscheiden. Unsere Ergebnisse lassen damit folgende Aussagen zu: Überkorrekturen führen nicht, ober höchstens teilweise zu postoperativen Miktionsbeschwerden. Das laterale Urethrozystogramm läßt das morphologische Substrat der postoperativen Miktionsbeschwerden nicht erkennen. Es gilt daher, mit andern Methoden nach den Ursachen der postoperativen Miktionsbeschwerden zu suchen.

750

Literatur

1. Eberhard J (1988) Urodynamik zur Voruntersuchung, zur Indikationsstellung und zur Beurteilung der operativen Ergebnisse bei weiblicher Harninkontinenz. Extracta urologica 11/3:163–169
2. Eberhard J (1984) Diagnostik und Therapie der weiblichen Harninkontinenz. Speculum 3/1984:8–17
3. Eberhard J (1986) Standardisierte Urethradruckmessung mit Normwerten zur Streßinkontinenzdiagnostik, Geburtsh Frauenheilk 46:145–150
4. Käser O, Iklé FA, Hirsch HA (1982) Atlas der gynäkologischen Operationen, 4 Aufl. Thieme, Stuttgart
5. Tanagho EA (1985) Williams & Wilkins, Baltimore London

Beziehungen zwischen Miktionsbeschwerden und tonometrischen Veränderungen im Urethraprofil nach Inkontinenzoperationen

J. Eberhard, G. Schär

Frauenklinik, Thurgauisches Kantonsspital, Frauenfeld, Schweiz

Relations between Micturition Complications and Tonometric Changes in the Urethra Profile after Incontinence Operations

Summary. Incontinence operations often lead to micturition complications postoperatively. A study aimed at finding the cause for micturition complications was carried out by examining the postoperative urethra pressure profile on 324 patients. The results prove, that in patients with micturition complications postoperatively, defined urethra sections show a significant better vesico urethral pressure transmission due to scar formation depending on the operating technique.

Zusammenfassung. Inkontinenzoperationen führen häufig zu postoperativen Miktionsbeschwerden. An 324 Patientinnen wird untersucht, ob postoperative Urethradruckprofile Hinweise für die Ursache solcher Beschwerden geben. Bei Patientinnen mit Miktionsbeschwerden läßt sich postoperativ in umschriebenen Urethraabschnitten eine signifikant bessere urethrovesikale Drucktransmission nachweisen. Diese sind auf operationsspezifische Narbenbildungen zurückzuführen.

Einleitung

Erfolgreiche Streßinkontinenzoperationen verbessern die Urethraverschlußfunktion. Der Therapieerfolg [1] läßt sich im postoperativen Urethraverschlußdruckprofil als Verbesserung der vesikourethralen Drucktransmission quantifizieren. Leider führen Inkontinenzoperationen in einem hohen Prozentsatz (Tabelle 1) auch zu postoperativen Miktionsbeschwerden. Deshalb soll in dieser Arbeit untersucht werden, ob sich im postoperativen Urethraverschlußdruckprofil auch Hinweise für die Ursache operationsbedingter Miktionsbeschwerden finden lassen.

Material und Methodik

Bei 324 Patientinnen, die wegen Streßinkontinenz einer Inkontinenzoperation unterzogen wurden, führten wir prä- und ein bis zwei Jahre postoperativ urody-

Tabelle 1. Kollektive der Inkontinenzoperationen und Inzidenz postoperativer Miktionsbeschwerden

Inkontinenzoperationen	Miktionsbeschwerden
Vaginale Operationen	
63 Diaphragmaplastik	12%
7 Ventrale Levatorplastik	0%
24 Kurzarmschlinge	24%
64 Lyoduraschlinge	24%
12 Puborektalisplastik	0%
Abdominale Operationen	
78 Burch	38%
31 Cowan	59%
45 Marshall-Marchetti-Krantz	16%
324	

namische Untersuchungen durch. Unter den fünf verschiedenen vaginalen und drei abdominal Inkontinenzoperationen schwankt die Inzidenz postoperativer Miktionsbeschwerden zwischen 0–59% (Tabelle 1). Verglichen werden die postoperativen Urethraverschlußdruckprofile in Ruhe und unter Streß zwischen Patientinnen mit Miktionsbeschwerden und Patientinnen ohne Miktionsbeschwerden. Die Messung der Urethraprofile erfolgt an der stehenden Patientin, bei einer Blasenfüllung von 300 ml und Transducerlage gegen die Urethrahinterwand. Die Kurvenauswertung folgt den Richtlinien der Schweizerischen Arbeitsgruppe für Urodynamik [2]. Als Miktionsbeschwerden definieren wir: Lange Initialphase bis zum Einsetzen der Miktion, schwacher Harnstrahl, Harnstottern, Nachträufeln beim Aufstehen.

Ergebnisse

Die *Urethraverschlußdruckprofile in Ruhe* zeigen in keinem der Kollektive signifikante Unterschiede zwischen Patientinnen mit Miktionsbeschwerden und den Patientinnen ohne Miktionsbeschwerden. In den postoperativen *Urethraverschlußdruckprofilen unter Streß* finden sich dagegen signifikante Unterschiede bei mehreren Operationstypen. Nach *Diaphragmaplastik* zeigen Patientinnen mit postoperativen Miktionsbeschwerden bei 40% der funktionellen Urethralänge eine signifikant bessere vesikourethrale Drucktransmission bzw. signifikant höhere Urethraverschlußdruckwerte unter Streß und signifikant häufiger Quetschhahnmechanismen. Im Kollektiv der *Kurzarmschlinge* findet sich statistisch kein signifikanter Unterschied. Bei der *Lyoduraschlinge* liegt der signifikante Unterschied zwischen 40–70% der funktionellen Länge. Unter den drei abdominalen Kolposuspensionsoperationen zeigt das *Cowan-Kollektiv* (Abb. 1) bei 20–30% der funktionellen Länge einen signifikanten Unterschied und das *Marshall-Marchetti-Kollektiv* bei 20% der funktionellen Länge.

Diskussion

Urodynamische Untersuchungen nach Inkontinenzoperationen zeigen, daß postoperative Miktionsbeschwerden mit signifikanten Veränderungen der Urethraverschlußdruckprofile unter Streß einhergehen. Patientinnen mit Miktionsbeschwerden weisen in einem umschriebenen Bereich der funktionellen Urethralänge eine signifikant bessere vesikourethrale Drucktransmission auf bzw. zeigen signifikant häufiger Quetschhahnmechanismen. Diese Unterschiede lassen sich

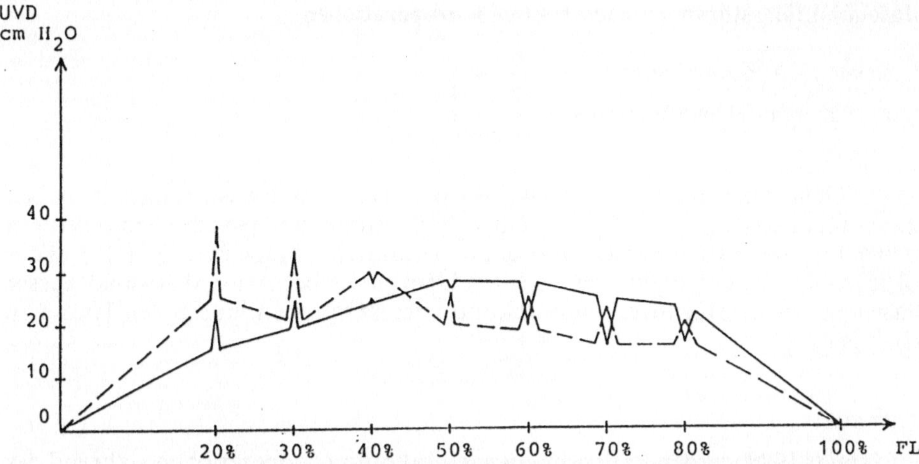

Abb. 1. Postoperative Urethraverschlußdruckprofile nach Kolposuspensionsoperationen (Modifikation Cowan) bei Patientinnen mit Miktionsbeschwerden (---) und ohne Miktionsbeschwerden (——). Statistisch signifikanter Unterschied bei 20% und 30% der funktionellen Länge (FL)

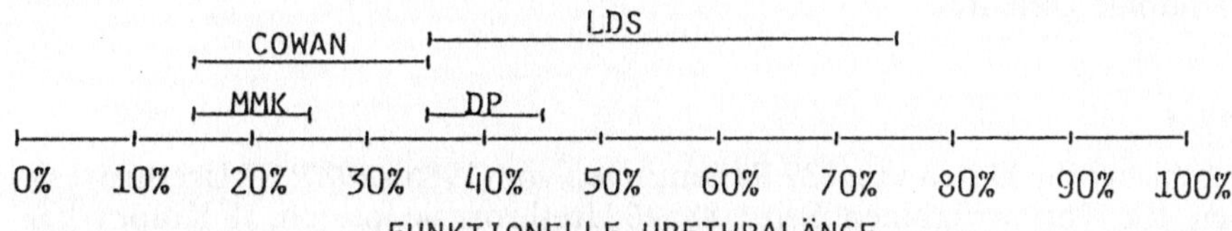

Abb. 2. Lokalisation postoperativer Quetschhahnmechanismen bei Miktionsbeschwerden nach Inkontinenzoperationen. Kolposuspensionsoperationstypen nach Cowan, Marshall-Marchetti-Krantz (MMK), Diaphragmaplastik (DP), Lyoduraschlinge (LDS)

nach abdominalen Kolposuspensionsoperationen in den proximalen Urethradrittel, nach vaginalen Inkontinenzoperationen in den mittleren bis distalen Urethradrittel (Abb. 2) lokalisieren. Die Ergebnisse können dahingehend interpretiert werden, daß durch die Inkontinenzoperation ein Widerlager erzeugt wird, das erst unter sogenannten Streßsituationen, d. h. bei erhöhtem Abdominaldruck, einhergehend mit Deszensus des zystourethralen Überganges zum Tragen kommt. Ein optimales Widerlager unterstützt die Urethra unter Streßsituation soweit, daß eine möglichst 100% vesikourethrale Drucktransmission erreicht und damit die Streßinkontinenz behoben wird. Führen aber Narben zum Abknicken der Urethra, d. h. verursachen sie Scherungskräfte, welche den Urethraverschlußdruck stärker ansteigen lassen als den intravesikalen Druck, so treten Miktionsbeschwerden auf. Unsere Studie läßt erkennen, in welchem Bereich (Abb. 2) die einzelnen Operationen zu Narbenbildung führen. Dasselbst muß anhand exakt protokollierter prospektiver Studien die Operationstechnik solange modifiziert werden, bis Narbenbildungen, die Scherungskräfte verursachen, vermieden werden können. Nur so kann die Inzidenz postoperativer Miktionsbeschwerden gesenkt werden.

Literatur

1. Eberhard J (1988) Urodynamik zur Voruntersuchung, zur Indikationsstellung und zur Beurteilung der operativen Ergebnisse bei weiblicher Harninkontinenz. Extracta urologica 11/3:163–169
2. Eberhard J (1986) Standardisierte Urethradruckmessung mit Normwerten zur Streßinkontinenzdiagnostik. Geburtsh Frauenheilk 46:145–150

Blasenfunktionsstörungen nach Inkontinenzoperationen

P. Kristen, D. Kranzfelder

Universitäts-Frauenklinik Würzburg

Bei der Genese der meist reversiblen postoperativen Miktionsstörungen ist neben der veränderten Topographie, dem Operationstrauma und psychischen Faktoren auch der postoperative Harnwegsinfekt in besonderem Maße beteiligt [1]. Ziel der vorliegenden Untersuchung war es einen Überblick über Art und Ausmaß dieser Blasenentleerungsstörungen nach Inkontinenzoperationen im eigenen Hause zu erhalten.

Methodik

Seit Januar 1988 werden Patientinnen nach Inkontinenzoperationen während des postoperativen Verlaufes mit Hilfe eines standardisierten Fragebogens kontrolliert. Zusätzlich wurden bezüglich der genannten Fragestellung Krankengeschichten der Jahre 1985–1987 von Patientinnen nach Urethrovesicopexie und Kolporrhaphie gesichtet.

Ergebnisse

Es liegen bisher die Daten von 237 Patientinnen vor (1985–1987: 87 Urethrovesicopexien, 106 Kolporrhaphien. Seit 1/88: 26 Urethrovesicopexien, 18 Kolporrhaphien). Bei den Urethrovesicopexien konnte im gesamten Beobachtungszeitraum eine signifikante Senkung der Inzidenz postoperativer Harnwegsinfektionen beobachtet werden (1985 80%, 1986 92%, 1987 47%). Gegenwärtig beträgt die Infektionsrate etwa 30%. Bei den Kolporrhaphien liegt die Infektionsrate während des gesamten Beobachtungszeitraums bei 60–70%. Während in der prospektiv untersuchten Gruppe bei einer großen Zahl der Patientinnen postoperative Blasenentleerungsstörungen auftraten (Urethrovesicopexie: 67%, Kolporrhaphie: 78%), fanden sich in den retrospektiv gesichteten Krankenakten nur in geringem Prozentsatz Angaben bezüglich dieser Fragestellung (Urethrovesicopexie 4–22%, Kolporrhaphie 14–17%). Bei dem prospektiv untersuchten Kollektiv zeigten sich bisher folgende Ergebnisse:

Zum einen war das Auftreten von Harnwegsinfektionen nach Kolporrhaphie etwa doppelt so hoch (67%) wie nach Urethrovesicopexie (30%). Patientinnen nach Kolporrhaphie zeigten häufiger einen postoperativen Harnverhalt (56%) als diejenigen nach Urethrovesicopexie (12%).

Diskussion

Die Abhängigkeit der Inzidenz von Blaseninfektionen nach gynäkologischen Operationen von Art und Liegedauer des Blasenverweilkatheters ist bekannt [2]. In der UFK Würzburg wird bei der Urethrovesicopexie seit 1987 eine suprapubische Blasenfistel zur postoperativen Harnableitung gelegt (mittlere Liegedauer: 10 Tage). Bei relativ konstanten Operationsbedingungen ist der Rückgang der Harnwegsinfektionsfrequenz nach Burch in den Jahren 87/88 vor allem auf diese generelle Einführung der suprapubischen Harnableitung zurückzuführen. Bei der Durchführung einer Kolporrhaphia anterior wurden vor allem transurethrale Dauerkatheter mit einer mittleren Liegezeit von 7 Tagen verwendet, was neben dem unterschiedlichen Operationsmodus die hohe Zahl postoperativer Blasenin-

Archives of Gynecology and Obstetrics Vol. 245, No. 1-4, 1989
Verhandlungen der Deutschen Gesellschaft für Gynäkologie und Geburtshilfe,
47. Versammlung, München 6.-10. September 1988
© Springer-Verlag Berlin Heidelberg

fektionen erklärt. Eine retrospektive Beurteilung von postoperativen Blasenentleerungsstörungen ist hauptsächlich aufgrund einer zumeist uneinheitlichen Dokumentation repräsentativ nicht möglich.

Literatur

1. Frohneberg D, Petri E (1983) Postoperative und postpartale Blasenentleerungsstörungen. In:
   Petri E (Hrsg) Gynäkologische Urologie. Thieme, Stuttgart New York, S 113
2. Peter FD, Hirsch HA (1983) Iatrogener Harnwegsinfekt. In: Petri E (Hrsg) Gynäkologische
   Urologie. Thieme, Stuttgart New York, S 105

Die weibliche Rezidiv-Harninkontinenz in Abhängigkeit von der hypotonen Urethra

H. Wolf, P. v. Coburg, T. Kipke, H. Maass

Universitäts-Frauenklinik Hamburg

Die Rezidiv-(REZ)-Streßkontinenz-Rate wird mit 30 bis 50% angegeben [5, 6].
Als Ursache werden das Descensus-REZ und die Funktionsinsuffizienz des
vesico-urethralen Winkels angegeben [1–3, 7]. Nach Faber et al. ist die hypotone
Urethra ein schlechtes prognostisches Kriterium für eine Streßinkontinenz-
Operation (Op) [4]. Die vorliegende Arbeit soll zeigen, daß die hypotone Urethra
einen erheblichen Einfluß auf die REZ-Inkontinenz-Rate hat.

Material und Methodik

82 Patientinnen wurden post OP anamnestisch, klinisch und urodynamisch nachuntersucht. Alle Patientinnen waren vaginal plastisch, mit Kolposuspensionen
oder kombiniert operiert worden. Das Urethraruheprofil fand keine Berücksichtigung bei der Wahl des Operationsverfahrens. Die Anamnese wurde über ein
standardisiertes Formblatt erhoben. Die klinische Untersuchung erfolgte bei
300 ml Blasenfüllung im Stehen unter Hustenprovokation. Zur urodynamischen
Untersuchung verwendeten wir nur Mikro Tip-Transducer-Katheter mit großer
Flexibilität. Alle Untersuchungen erfolgten liegend und stehend mit 100 ml Blasenfüllung und stehend mit 300 ml Blasenfüllung. In allen Positionen wurde ein
Urethraruheprofil und ein Urethrastreßprofil geschrieben.

Ergebnisse

Anamnestisch finden sich 50% REZ's nach Streßinkontinenz-OPs (Abb. 1).
Hierzu wurden auch die Patientinnen gezählt, die ein gebessertes Ergebnis angaben, wenn sie weiterhin die Symptome der Streßinkontinenz beschrieben. Urodynamisch sind gemessene REZ's im Liegen häufiger als im Stehen. Im Stehen
entspricht die Verteilung in etwa den anamnestischen Angaben. Klinisch hatten
nur 16% einen spontanen Urinabgang unter Provokation. Von den Patienten mit
anamnestisch, klinisch und urodynamisch nachgewiesener REZ-Inkontinenz
hatten über 70% eine hypotone Urethra (Abb. 2). Im Vergleich der post-OP-
Ergebnisse nach vaginalen Plastiken und Kolposuspensionen aller Patienten
(n = 78), überwiegt die REZ-Rate nach Diaphragmaplastiken (Abb. 3). Bei den
Patienten mit hypotoner Urethra (n = 39) vergrößert sich die REZ-Rate nach
vaginalen Plastiken bei allen Untersuchungsarten erheblich (Abb. 4).

Archives of Gynecology and Obstetrics Vol. 245, No. 1-4, 1989

Verhandlungen der Deutschen Gesellschaft für Gynäkologie und Geburtshilfe,

47. Versammlung, München 6.-10. September 1988

© Springer-Verlag Berlin Heidelberg

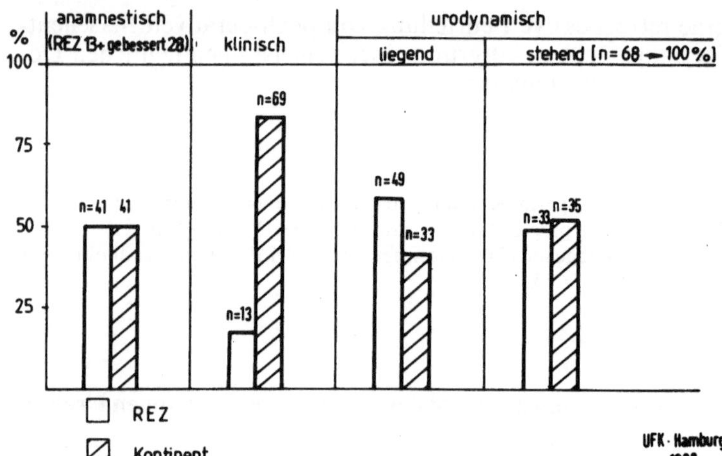

Abb. 1. Vergleich REZ zu Kontinenz nach vag. Plastiken, Kolposuspensionsplastiken und kombinierten vag./abd. Operationstechniken (n = 82→100%)

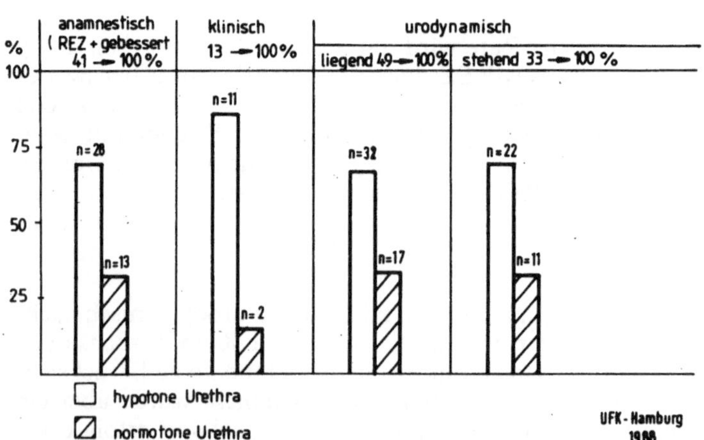

Abb. 2. REZ-Rate nach vag. Plastiken, Kolposuspensionsplastiken und kombinierten vag./abd. Operationstechniken: Vergleich zwischen hypotoner und normotoner Urethra (gesamt: 82)

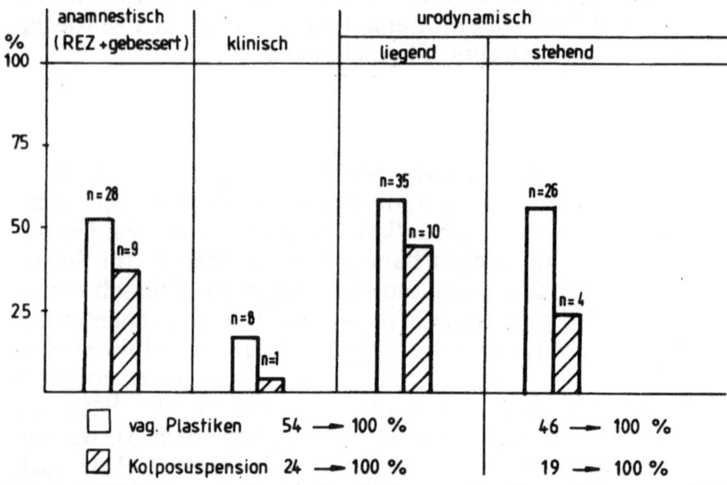

Abb. 3. REZ-Rate post Op im Vergleich vag. Plastiken (54) versus Kolposuspensionen (24)

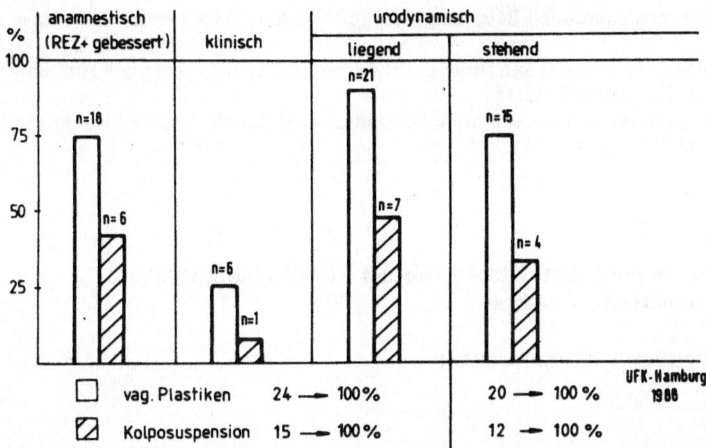

Abb. 4. REZ-Rate post Op im Vergleich vag. Plastiken (54) versus Kolposuspension (24) bei Patientinnen mit hypotoner Urethra (n = 39/50%)

Diskussion

Zur Beurteilung der REZ-Inkontinenz müssen anamnestische Angaben von klinischen und urodynamischen Befunden unterschieden werden. Die Anamnese und objektive Befund sind nicht immer identisch [1, 3]. Bei Patienten mit hypotoner Urethra (Abb. 2) zeigt sich eine deutliche Zunahme der REZ-Inkontinenzrate in allen 4 Gruppen. Insbesondere bei klinisch nachgewiesenem REZ ist die Rate der Patienten mit hypotoner Urethra am größten. Die anamnestische und urodynamische Zunahme der REZ-Rate von 50 auf über 75% nach vaginalen Plastiken bei Patienten mit hypotoner Urethra (Abb. 3, 4) zeigt auch an unserem Patientengut die Bedeutung des Urethraverschlußdruckes für die Prognose post-operativer Ergebnisse nach Diaphragmaplastiken wie früher beschrieben [4]. Bei Kolposuspensionen hat die hypotone Urethra keinen Einfluß auf die REZ-Rate.

Zusammenfassung

Aufgrund unserer Ergebnisse halten wir die Durchführung einer urodynamischen Untersuchung vor jeder Streßinkontinenz-OP für erforderlich. Nicht nur der Ausschluß der Urge-Inkontinenz und der Nachweis der Streßinkontinenz ist notwendig, sondern auch die Beurteilung des Urethraverschlußdruckes in Ruhe. Wir halten es daher für gerechtfertigt, bei niedrigem Urethraverschlußdruck primär der Kolposuspension gegenüber der Diaphragmaplastik den Vorzug zu geben. Wir hoffen hierdurch, die REZ-Streßinkontinenz-Rate reduzieren zu können.

Literatur

1. Beck L, Faber P (1983) Zur operativen Therapie der Belastungs-(Streß-)Harninkontinenz. Gynäkologe 16:200
2. Eberhard J, Lienhard P (1979) Die Streßinkontinenz der Frau – Auswertung und Interpretation der Urethra-Druck-Profile. Geburtsh Frauenheilk 39:195
3. Faber P (1985) Harninkontinenz. Gynäkologie u. Geburtshilfe. Spezielle Gynäkologie I, Bd. III/1, 7,7. Thieme, Stuttgart New York
4. Faber P (1984) Die operative Behandlung der Streßinkontinenz der Frau: Prognosekriterien und Einfluß auf urodynamische Parameter. Hippokrates, Stuttgart

5. Kremling H (1985) Zur rezidivierenden Belastungs-(„Streß")Inkontinenz. Geburtsh Frauenheilk 45:634
6. Peters FD, Roemer VM (1981) Urodynamische Befunde bei Frauen nach Harninkontinenz-
   Operationen. Geburtsh Frauenheilk 41:15
7. Richter K (1971) Die operative und konservative Behandlung der Insuffizienz des Blasenverschlusses der Frau. Gynäkologe 4/2:73

Vergleichende Untersuchungen zum Streßprofil bei Streßharninkontinenz mit normotoner und hypotoner Urethra

Th. Schwenzer, P. Neufeind, C. Schwenzer

Universitätsfrauenklinik Düsseldorf

Bei 147 Streßinkontinenten (86 (58,5%) mit normotoner, 61 (41,5%) mit hypotoner Urethra) wurde das Urethraprofil mittels mikrocomputergestützter Auswertung untersucht. Als hypotone Urethra wurde ein Urethraruheverschlußdruck
(UVD) unterhalb der einfachen Standardabweichung einer Altersnormalkurve
definiert. Diesen zwei Kollektiven wurde eine Gruppe von 21 Kontinenten gegenübergestellt, die trotz Kontinenz eine hypotone Urethra aufwiesen. Es interessierte, welche Mechanismen hier die Aufrechterhaltung von Kontinenz gewährleisten.

Der UVD in Ruhe betrug bei normotoner Streßinkontinenz 57,9, bei hypotoner Streßinkontinenz 30,7 und bei Kontinenz 32,8 cm H_2O. Die funktionelle
Urethralänge (FUL) betrug jeweils 24,3/20,4/24,0 mm. Kontinente mit hypotoner Urethra hatten eine signifikant längere FUL als hypotone Streßinkontinente.

Die Streßinkontinenten wurden differenziert in Patientinnen Grad I, bei denen die Provokationsstärken unter Laborbedingungen nicht ausreichten, einen
vollständigen Druckangleich zwischen Blase und Urethra herbeizuführen (De-
pressionsquotinent (DepQ) 0,5–1), und Grad II, bei dem während der Provokation der Differenzdruck 0 wird (entsprechend DepQ = 1). 38% der normotonen,
aber nur knapp 20% der hypotonen Inkontinenten entsprachen Grad I.

Der Vergleich des *Depressionsquotienten (DepQ)* bei 30, 50 und 70% der FUL
zeigte, daß die Kontinenten definitionsgemäß einen signifikant niedrigeren DepQ
aufwiesen als die beiden Inkontinenzkollektive, die sich nicht signifikant unterschieden. Für die Beurteilung der *Drucktransmission* auf die Urethra haben die
Patientinnen mit zunehmender Kraft gehustet. Um künstlich falsch hohe Druck-
transmissionen, wie sie bei Druckangleich infolge kommunizierender Röhren
entstehen können, zu vermeiden, wurde die Drucktransmission bei dem Husten-
stoß bestimmt, bei dem gerade noch kein Druckangleich bestand. Es konnte
allerdings nur in 94 Streßinkontinenz-Fällen ein aussagefähiger Transmissionsfaktor (TF) bestimmt werden, bei den anderen 53 kam es bereits bei sehr schwachen Provokationen zum Druckangleich zwischen Blase und Harnröhre. Am
schlechtesten war die Drucktransmission bei den normotonen Streßinkontinenten (TF 30 = 50,9%, TF 50 = 61,7%, TF 70 = 57,0%). Sie war an allen drei Punkten der Urethra signifikant besser bei hypotoner Urethra (66,2/79,9/71,8%) und
bei 30 und 50% signifikant am besten bei den Kontinenten mit hypotoner Urethra (80,1/89,3/78,1%).

Der Vergleich der Kontinenten und der Streßinkontinenten Grad I mit niedrigem UVD zeigte, daß bei 10% der FUL bereits von 9,5% der Kontinenten ein
positiver Druckgradient aufgebaut wurde, während keine der streßinkontinenten
Patientinnen dazu in der Lage war, bei allen kam es zum Druckangleich zwischen

Archives of Gynecology and Obstetrics Vol. 245, No. 1-4, 1989
Verhandlungen der Deutschen Gesellschaft für Gynäkologie und Geburtshilfe,
47. Versammlung, München 6.-10. September 1988
© Springer-Verlag Berlin Heidelberg

Blase und Urethra. Bei 20% hatten bereits knapp die Hälfte der Kontinenten einen positiven Druckgradienten, während erst 17% der Inkontinenten einen Druck aufbauten. Bei 40% der funktionellen Länge hatten alle Kontinenten einen DepQ<1, demgegenüber erst 60% der Inkontinenten. Erst bei 50% der FUL bauten alle einen Verschlußdruck unter Streß auf.

Schlußfolgerungen

1. Bei Streßinkontinenten mit hypotoner Urethra ist die Druckübertragung signifikant schlechter als bei Kontinenten mit hypotoner Urethra.
2. Die FUL ist bei kontinenten Frauen signifikant größer.
3. Kontinente bauen bereits nahe zum Ostium internum einen positiven UVD auf, die Kontinenzzone ist erheblich breiter als bei hypotonen Streßinkontinenten.

Praktisches Vorgehen bei der Diagnostik von Inkontinenzen mit der daraus resultierenden Therapie

R. Burger

Bethesda-Krankenhaus, Frauenklinik Duisburg

Bis zu 59% der harninkontinenten Frauen haben niemals mit ihrem Arzt über ihr Problem gesprochen, obwohl dies einer der Hauptgründe für Aktivitätseinschränkung und Einweisungen in Altenheime ist. Daher sollte im Rahmen des Therapiekonzeptes zunächst zwischen Streß- und Urgeinkontinenz differenziert werden. Neben den Angaben ist ein standardisierter Fragebogen, z. B. nach Gaudenz, eine sinnvolle Ergänzung zur Diagnostik der Urge-Komponente. Nach Ausschluß eines Harnwegsinfektes als Ursache einer Urgeinkontinenz erfolgt die urodynamische Messung zur Abklärung der Streßkomponente. Mittels eines zweikanaligen Tipptransducers sowie eines Rektalkatheters erfolgt zunächst die Bestimmung des Ruhedruckprofils sowie der funktionellen Urethralänge im Liegen. Im folgenden wird nach Füllung der Blase mit 100 ml pro Minute und Kennzeichnung von 1. Harndrang und max. Kapazität ein Streßprofil mit Husten und Pressen über die gesamte funktionelle Urethra geschrieben. Um Praxisnähe zu erreichen, erfolgt die gleiche Messung mit voller Blase auch im Stehen. Durch den Rektalkatheter lassen sich Detrusorkontraktionen als Hinweis auf motorische Urgeinkontinenz darstellen.

Die Praxis zeigt, daß es im Streßprofil bereits ausreicht, wenn der Differenzdruck zwischen Blase und Urethra kleiner als 20 cm Wassersäule ist, um die Patientengabe einer Streßinkontinenz zu begründen. Die Entscheidung der Operationsmethode erfolgt aus der Höhe der Differenzdrücke sowie aus den Ruhedruckverhältnissen. Bei max. Urethralverschlußdrücken >45 cm Wassersäule führen wir eine vag. Hysterektomie mit Plastiken durch, bei niedrigeren Drücken entscheiden wir uns für ein abdominales Vorgehen mit Kolposuspension, wie auch bei Rezidivinkontinenzen. Präoperativ erfolgt bei Postmenopausenstatus eine lokale Östrogenvorbehandlung. Bei vaginalem Vorgehen sollte im Bereich der Urethra sparsam präpariert werden, da ansonsten durch Denervation ein Druckabfall bis zu 15 cm Wassersäule den Erfolg in Frage stellte. Zur abdominalen Kolposuspension führen wir eine Douglasverödung als Enterocelenprophylaxe, sowie die eventuelle Korrektur einer Rektocele durch.

Eine suffiziente Suspension ist nur zu erreichen, wenn die Suspensionsnähte möglichst caudal des Übergangs Blase-Urethra liegen. Um eine Überkorrektur mit Blasenentleerungsstörungen zu vermeiden, sollten die Suspensionsfäden nur so stark angezügelt werden, daß zwischen Urethra und hinterem Symphysenrand noch ein Finger einlegbar bleibt.

Eine im lateralen Urethrocystogramm dargestellte Trichterbildung kann Auslöser einer sensorischen Urgeinkontinenz sein, welche normalerweise nur medikamentös behandelt wird. Die rein medikamentöse Therapie stützt sich auf die bekannte Pathophysiologie der Blase mit cholinergen- und beta-adrenergen Rezeptoren im Blasenkörper und oberhalb des Blasenhalses, sowie Alphaadrenergen Rezeptoren im Blasenhals selbst. So läßt sich eine Dranginkontinenz mit beta-Sympatomimetika wie Clenbuterol (Handelsname Spiropent) gut beeinflussen. Ebenfalls eine sehr gute Wirkung zeigt das seit kurzem vorgestellte Oxibuthinin (Handelsname Dridase), welches neben einer sehr guten Relaxation der Blase zusätzlich Detrusorkontraktionen einer motorischen Urge-Inkontinenz verringert.

Erfolgsbeurteilung nach Harninkontinenz-Operation
– Stellenwert von Anamnese und Meßtechnik

P. Faber

Prosper-Hospital, Frauenklinik, Recklinghausen

Einleitung

Der Erfolg eines operativen Eingriffes kann an objektiven oder subjektiven Kriterien gemessen werden. In der plastischen Mamma-Chirurgie wird das postoperative Ergebnis vorwiegend subjektiv beurteilt, nach einem mikrochirurgischen Eingriff an den Tuben läßt sich der postoperative Erfolg durch das Eintreten oder Ausbleiben einer Schwangerschaft objektivieren, internationale Vergleiche sind möglich. Dagegen gestaltet sich die Erfolgsbeurteilung nach Harninkontinenzoperationen insofern schwieriger, als neben objektiven auch subjektive Kriterien eine entscheidende Rolle spielen. Diese postoperative subjektive Erfolgsbeurteilung wiederum hängt von dem Stellenwert ab, den der unfreiwillige Urinverlust vor der Operation eingenommen hat und von den postoperativ auftretenden Beschwerden.

Material und Methodik

Zur Beurteilung des Operationsergebnisses wurden die operierten Frauen 1 Jahr nach der Harninkontinenzoperation angeschrieben und gebeten, einen beiliegenden Fragebogen auszufüllen und einer urodynamischen Nachuntersuchung zuzustimmen. Von Febr. 85 bis Dez. 86 wurden 251 Harninkontinenzoperationen durchführt: Vordere Plastik n = 30 (12%), Suspension nach Burch bei primärer Streßinkontinenz n = 175 (70%), Suspension nach Burch bei Rezidivinkontinenz n = 36 (14%), Schlingenoperation n = 10 (4%).

Ergebnisse und Diskussion

90% (226 Frauen) der angeschriebenen Frauen gaben den Fragebogen ausgefüllt zurück. Über die subjektive Heilungsrate 1 Jahr nach Harninkontinenzoperation

Archives of Gynecology and Obstetrics Vol. 245, No. 1-4, 1989
Verhandlungen der Deutschen Gesellschaft für Gynäkologie und Geburtshilfe,
47. Versammlung, München 6.-10. September 1988
© Springer-Verlag Berlin Heidelberg

gibt Tabelle 1 Aufschluß. Auffallend hoch ist die Reizblasensymptomatik auch noch 1 Jahr nach dem operativen Eingriff. Sie wird nach Suspensionsplastik und Schlingenoperation 3–4mal häufiger angegeben als nach vorderer Plastik. Die Motivation, sich auch einer urodynamischen Abklärung zu unterziehen, hängt eindeutig mit der persönlichen Einschätzung des Operationsergebnisses zusammen (Tabelle 2). Insbesondere Frauen mit Beschwerden kommen zur Abklärung in der Hoffnung, daß ihnen aufgrund der daraus gewonnenen Erkenntnisse geholfen werden kann. Vergleicht man die anamnestischen Angaben mit dem urodynamischen Ergebnis (Tabelle 3), so geben die Patientinnen in Abhängigkeit vom Operationsverfahren eine um 12–23% betragende höhere Inkontinenzrate an als sie urodynamisch bestätigt werden kann. Zu erklären ist dies einmal durch das insbesondere nach Suspensionsplastik auftretende Nachträufeln nach scheinbar abgeschlossener Miktion, zum anderen durch den ungewollten Urinabgang infolge der Reizblasensymptomatik (z. B. Urinverlust infolge imperativen Harndranges auf dem Weg zur Toilette). So liegt denn auch der prozentuale Unterschied zwischen persönlich empfundener Reizblasensymptomatik und dem urodynamischen Ergebnis zwischen 17% nach vorderer Plastik und 30% nach Schlingenoperation.

Tabelle 1. Subjektive Heilungsrate 1 Jahr nach Harninkontinenzoperation

Operationsverfahren	n	Kontinent		Inkontinent		Reizblase* () inkontinent		
Vordere Plastik	24	18	75%	6	25%	2	(1)	8%
Suspension Burch prim. Streßinkont.	158	136	86%	22	14%	40	(13)	25%
Suspension Burch Rezidivinkont.	36	24	67%	12	33%	11	(5)	30%
Schlinge	8	7		1		3	(0)	
Insgesamt	226	185	82%	41	18%	56	(19)	25%

* Mehrfachnennung

Tabelle 2. Subjektive Heilungsrate und Motivation zur urodynamischen Nachuntersuchung 1 Jahr nach Harninkontinenzoperation bei 226 Frauen

		Kontinent		Inkontinent		Reizblase* () inkont.		
Nachuntersuchung durchgeführt	ja	104	(56%)	33	(80%)	50	(15)	(90%)
	nein	81	(44%)	8	(20%)	6	(4)	(10%)
Insgesamt		185	(100%)	41	(100%)	56		(100%)

* Mehrfachnennung

Zusammenfassung

1. Durch eine umfassende präoperative Aufklärung insbesondere über das sich postoperativ ändernde Miktionsverhalten und die bekannte Neigung zu einer Reizblasensymptomatik bevorzugt nach Suspensionsoperation gelingt es, ungerechtfertigte Vorwürfe gegenüber dem Operateur zu vermeiden und die betroffe-

Tabelle 3. Subjektives und objektives Ergebnis 1 Jahr nach Harninkontinenzoperation

Operationsverfahren	Anamnestische Angabe				Urodynamisches Ergebnis			
	n	kontinent	inkontinent	Reizblase* ( ) inkont.	kontinent	Rezidiv	motorische* Urge-Inkont. ( ) inkont.	
Vordere Plastik	12	7 59%	5 41%	2 (1) 17%	9 75%	3 25%		
Suspension Burch prim. Streßinkont.	92	76 83%	16 17%	34 (9) 37%	87 95%	5 5%	11 (2) 12%	
Suspension Burch Rezidivinkont.	27	16 59%	11 41%	11 (5) 41%	22 82%	5 18%	3 (1) 11%	
Schlinge	6	5	1	3 (0)	6			
Insgesamt	137	104 76%	33 24%	50 (15) 36%	124 91%	13 9%	14 10%	

* Mehrfachnennung

nen Frauen einer Abklärung gegenüber einsichtiger zu machen. 2. Bei allem Respekt vor der subjektiven Einschätzung über das funktionelle Ergebnis einer Harninkontinenzoperation ist eine Objektivierung durch urodynamische Abklärung anzustreben, damit untereinander vergleichbare Ergebnisse gewonnen werden können.

Miktionsstörungen nach Inkontinenzoperationen

F. Springer, P. Faber

Frauenklinik Prosper Hospital Recklinghausen

Einleitung

Analysiert werden sollte die Art und Frequenz postoperativer Miktionsstörungen nach verschiedenen Inkontinenz-Operationen. Unter Berücksichtigung des gynäkologischen Untersuchungsbefundes sowie der präoperativ erfolgten urodynamischen Abklärung wurde entweder eine vordere (und hintere) Plastik, eine Suspensionsplastik in der Modifikation nach Burch, zum Teil kombiniert mit Sacropexie, oder eine Schlingenoperation durchgeführt.

Material und Methodik

Von Febr. 85 bis Dez. 87 wurden 332 Harninkontinenzoperationen durchgeführt: Vordere Plastik n = 72, Suspensionsplastik nach Burch n = 248 (Primäroperationen n = 169, Rezidivoperationen n = 79), Schlingenoperation n = 12. Als Ausdruck einer ausgeprägten Miktionsstörung wurden folgende Parameter untersucht: Überlaufblase (Restharn postoperativ höher als die präoperative Blasenkapazität), Liegezeit der suprapubischen Harnableitung (SPK) postoperativ > 10 Tage und Entlassung mit liegendem SPK. Ferner wird über die therapeutischen Konsequenzen (antibiotische Behandlung, Gabe von Alpha-Rezeptoren-Blockern und Cholinergika, postoperative Bougierungsfrequenz) berichtet.

Ergebnisse

Über die Frequenz der Miktionsstörungen nach Inkontinenzoperationen verschiedener Modifikationen bzw. die daraus gezogenen therapeutischen Konsequenzen geben Tabelle 1 und 2 Aufschluß. Eine zusätzlich durchgeführte Sacro-, bzw. Rotundo- oder Vaginopexie ändert die Frequenz an postoperativen Miktionsstörungen nicht.

Tabelle 1. Miktionsstörungen nach Inkontinenzoperationen

Operationsverfahren	n	RH > präop. Blasenkap.		Tag der SPK-Entf.	Entl. mit SPK	
Vordere Plastik	72	4	6%	9	∅	0%
Suspension Burch (Prim.-Op.)	169	13	11%	10	14	8%
Suspension Burch (Rez.-Op.)	79	12	15%	12	10	13%
Schlingen-Op.	12	2	17%	10	3	25%
	332		12%	10		12%

Archives of Gynecology and Obstetrics Vol. 245, No. 1-4, 1989
Verhandlungen der Deutschen Gesellschaft für Gynäkologie und Geburtshilfe,
47. Versammlung, München 6.-10. September 1988
© Springer-Verlag Berlin Heidelberg

Tabelle 2. Therapeutische Maßnahmen bei Miktionsstörungen nach Inkontinenzoperationen

Operations-verfahren	n	Antibiotika		Alpha-Rezeptoren-Blocker		Cholinergika		Bougierung	
Vordere Plastik	72	35	49%	10	14%	4	6%	Ø	0%
Suspension Burch (Prim.-Op.)	169	69	41%	29	27%	17	10%	10	6%
Suspension Burch (Rez.-Op.)	79	37	47%	24	30%	20	25%	10	13%
Schlinge	12	4		6		5		3	

Diskussion

Alle bei uns durchgeführten Operationsverfahren zeigen eine relativ konstante postoperative Rate an Harnwegsinfekten (41 bis 49%). Überlaufblasen treten nach vorderer Plastik mit 6% kaum auf, etwa doppelt so häufig nach Suspensionsoperationen (11%). Die höchste Frequenz an Überlaufblasen findet sich nach Suspensionsplastiken wegen einer Rezidivinkontinenz und nach Schlingenoperationen mit 15 bzw. 17%. Führten hohe Restharnmengen oder sogar eine Harnverhaltung dazu, den SPK über den stationären Aufenthalt hinaus zu belassen, so war dies nach Schlingenoperation in 25%, nach Rezidivoperation in 13% und nach Primäroperation in der Modifikation nach Burch in 8% der Fäll. Keine Patientin mit vorderer Plastik mußte mit liegendem SPK entlassen werden. So findet sich die kürzeste Liegezeit des SPK bei der vorderen Plastik (Tabelle 1).

Zusammenfassung

Die abdominalen Inkontinenzoperationen weisen gegenüber dem vaginalen Vorgehen – bis auf die Harnwegsinfektrate – eine deutlich höhere Frequenz an Miktionsstörungen auf. Bei den Suspensionsoperationen muß man nach Rezidivoperationen mit einer deutlich höheren Rate an Miktionsstörungen rechnen und dies bei der präoperativen Aufklärung berücksichtigen.

Literatur

Petri E (1987) Miktionsbeschwerden nach Inkontinenzoperation. Arch Gynecol Obstet 242:85

Computerassistierte Urodynamik

G. deGregorio, P. Stein, W. Klosa, H. G. Hillemanns

Universitäts-Frauenklinik Freiburg

Computer Assisted Urodynamics

Summary. Advantages of computer assisted urodynamics with the "Urosoft" program (Wiest KG, Munich) are: Better Display with colormonitor and enhanced graphic adapter, a more rapid quantitative data evaluation, especially

Archives of Gynecology and Obstetrics Vol. 245, No. 1-4, 1989
Verhandlungen der Deutschen Gesellschaft für Gynäkologie und Geburtshilfe,
47. Versammlung, München 6.-10. September 1988
© Springer-Verlag Berlin Heidelberg

with larger data volumes, a better data storage and managment, the possibility of program extension for scientific purposes, and the providing of a medical report. Disadvantages are additional costs for hard- and software, an individual time for familiarizing and adjustment and an additional expenditure in cases where only a qualitative evaluation is done. Important is a data analysis in a second step, not done automatically with the measurements, to eliminate artifacts.

Zusammenfassung. Vorteile einer computerassistierten Urodynamik mit dem Programm „Urosoft" (Fa. Wiest) sind: besseres Display, schnellere quantitative Auswertung größerer Datenmengen, bessere Archivierung, Möglichkeit der Programmerweiterung für spezielle wissenschaftliche Fragestellungen, Erstellen eines Arztbriefes. Nachteile sind zusätzliche Kosten, eine individuelle Einarbeitungs- und Anpassungszeit sowie ein zeitlicher Mehraufwand bei vorwiegend qualitativer Auswertung. Voraussetzung ist eine Datenanalyse in einem zweiten Schritt, nicht die automatische Datenauswertung während der Messung, da urodynamische Messungen mit Artefakten behaftet sind.

Die digitale elektronische Datenverarbeitung hat Anwendung in vielen Bereichen der Medizin gefunden. Auch bei den technisch aufwendigen urodynamischen Untersuchungen werden in den vergangenen Jahren zunehmend Computer eingesetzt. In Zusammenarbeit mit der Univ.-Frauenklinik Freiburg hat die Firma Wiest ein elektronisches Datenverarbeitungsprogramm für urodynamische Untersuchungen entwickelt, mit dem Namen „Urosoft". Über erste Erfahrungen mit diesem System soll berichtet werden. Das Hauptmenü enthält die Möglichkeit der Meßwertaufzeichnung, der Meßwertanalyse und der Patientendatenbank. Die deutliche Trennung von Meßwertaufzeichnung und -analyse ist ein ganz wesentlicher Faktor dieses Systems. Diese zeitliche Trennung von Meßwertaufzeichnung und -analyse ist dringend notwendig, eine Auswertung der Analysedaten bereits während der Messung ist bei den komplizierten, mit Artefakten bereicherten urodynamischen Messungen nicht diskutabel. Dies bedeutet aber auch einen zusätzlichen Zeitaufwand für die Meßwertanalyse im zweiten Schritt. Folgende Hardware-Voraussetzungen sind notwendig:
1. Ein IBM-kompatibler Rechner (Betriebssystem MS-DOS 3.0 und höher), ein RAM-Speicher von 640 kB, besser noch 1 MB.
2. Ein Diskettenlaufwerk von 1,2 MB und eine Festplatte von 20–30 MB.
3. Ein Farbmonitor und eine Farbgrafikkarte (EGA-Standard).
4. Ein Matrix-Drucker.
   Die analysierten Kurven werden wegen ihres Umfanges auf Diskette abgespeichert, die Analysedaten zusammen mit den übrigen Patientendaten werden in der Datenbank auf der Festplatte abgelegt.
   Ein Zeitvergleich wichtiger Schritte zeigt die Tabelle 1.

Tabelle 1

	Manuell	Computer
Urethraprofil		
– Ruhe	1– 2 min	1:40 min
– Stress	10–12 min	2–4 min
Arztbrief	3 Tage	5 min

Aufgrund unserer Erfahrungen sind folgende Anforderungen an eine Urodynamik-Software zu stellen:

1. Datenerfassung: Vollständige und synchrone Datenerfassung aller Kurven und Daten, benutzerfreundliches Display mit individueller Gestaltungsmöglichkeit.
2. Datenanalyse: Auswahlmöglichkeit der zu analysierenden Kurven (ZOOM und Bereichsfunktion), individuelle Auswertbarkeit der einzelnen Kurven (Marker-Funktion), schnelle Rechenoperationen (Rechenalgorithmen), grafische Darstellung von Rechenergebnissen, Möglichkeit der Sicherung in einer Datenbank (Archiv-Funktion), Möglichkeit des Ausdruckens von Kurven und Ergebnissen (Druckfunktion), Möglichkeit der individuellen Erweiterung des Programms nach speziellen Bedürfnissen, insbesondere im wissenschaftlichen Bereich.
3. Datenarchivierung: Menügesteuerte Datenbank, feste Bildschirmmasken, fehlerlose Koordination von Kurven und Meßdaten mit Anamnese und Befunden, Erstellen eines Arztbriefes, Such- und Filterfunktionen zur Datensortierung.

Eine computerunterstützte Verarbeitung urodynamischer Untersuchungsvorgänge bringt u. E. folgende Vorteile:
1. Das bessere Display mit Farbmonitorüberwachung.
2. Die schnellere quantitative Auswertung insbesondere bei aufwendigen Rechenoperationen.
3. Die bessere Archivierung insbesondere bei großen Patientenzahlen und großen Datenmengen.
4. Programmerweiterung für spezielle wissenschaftliche Fragestellung.
5. Das Erstellen eines standardisierten Arztbriefes.

Als Nachteile können genannt werden zusätzliche Kosten für die Einrichtung von Hard- und Software, eine Einarbeitungs- und Anpassungszeit an die elektronische Datenverarbeitung und letztlich, bei vorwiegend qualitativer Auswertung von Kurzen einen zeitlichen Mehraufwand für die exakte quantitative Auswertung der Kurven mit den Computern.

Konservatives Therapiekonzept der Streßinkontinenz

F. Casper, R. Seufert, E. Petri, H. Heidler

Frauen- und Urologische Klinik Mainz

Tierexperimentelle Untersuchungen von Graber [1] zeigten, daß dem Beckenboden zum intraurethralen Druckaufbau unter Streßbedingungen eine wesentliche Rolle zukommt. Diese Erkenntnis und die Ergebnisse aus den klinischen Untersuchungen (Kegel, [2]) mit seinem Perineometer haben die Bedeutung des Beckenbodens für die Kontinenz aufgezeigt. Das Therapiezil ist, durch das Training der Beckenbodenmuskulatur auf Belastung mit verstärkten reflektorischen Kontraktionen zu reagieren. Der Erfolg wird durch Selbstkontrolle (Biofeed-back) optimiert. Wichtig ist die Selektion des richtigen Patientenkollektivs durch Urodynamik vorzunehmen.

Voraussetzungen für ein Beckenbodentraining

1. Ausschluß eines Descensus und einer Harnröhrenhypotonie;
2. Vorliegen einer verminderten reflektorischen Drucktransmission (rDT).

Eigene Voruntersuchungen zeigten, daß eine Abnahme der rDT unter 75% zu unwillkürlichem Urinverlust führt. In unserer Studie wurden 50 Patientinnen, jeweils 25 mit einer Streßinkontinenz I° und II° aufgenommen. Zur Durchführung des Beckenbodentrainings wurde ein Vaginalballon im Liegen appliziert und nach Einführung auf 50 mm Hg aufgepumpt, damit die Beckenbodenmuskulatur gegen diesen vorgegebenen Druck reagieren kann. Die Übungsanleitung zielt darauf, daß isolierte Beckenbodenkontraktionen zustandekommen und keine zusätzliche intraabdominale Druckerhöhung erfolgt. Die Patientinnen erhielten ein Meßprotokoll zur Dokumentation des Übungserfolges. In 4-wöchigem Intervall erfolgte Untersuchung und nach 6 Monaten erfolgte eine neuerliche urodynamische Messung. Bei der Streßinkontinenz II° zeigt sich meist nur eine Verbesserung (14/25), eine objektive Heilung läßt sich lediglich in 2 Fällen aufzeigen. Einen guten Therapieerfolg zeigt jedoch die Gruppe mit Streßinkontinenz I°, wo sich in 16/25 Patientinnen eine Verbesserung der rDT nachweisen läßt. Bei der urodynamischen Untersuchung vor und nach Therapie zeigt das Harnröhrendruckprofil in Ruhe keine Änderung. Im Streßprofil läßt sich jedoch ein Anstieg der rDT von 54 auf 78% nachweisen, als Ausdruck des quergestreiften Beckenbodenmuskulaturtrainings. Tierexperimentelle Untersuchungen haben die aktive Komponente der quergestreiften Beckenbodenmuskulatur bewiesen. Die rDT mit Aufbau eines intraurethralen Druckanstiegs unter Streßbedingungen erwies sich als wesentliche muskuläre Komponente. Wichtig ist nun, mit Hilfe der Urodynamik die richtige Selektionierung der Patientinnen für ein konservatives Therapiekonzept vorzunehmen. Bei unserem, wenn auch kleinem, Patientengut zeigten sich zufriedenstellende Behandlungsergebnisse bei der Streßinkontinenz I°, die auch die Domäne für ein solches Therapiekonzept darstellt. Bei der Streßinkontinenz II° bietet sich dieses Vorgehen zumindest als Versuch an. Allgemein als Nachteil der Therapie muß man jedoch die häufig mangelnde Compliance der Frauen anführen, die selten die Übungen länger als 3–4 Monate durchführen.

Literatur

1. Graber P, Laurent G, Tanagho E (1974) Effect of abdominal pressure rise on the urethral profile. An experimental study on dogs. Invest Urology 12:57–64
2. Kegel AH (1949) Physiologic treatment of poor tone and function of genital muscles and of urinary stress incontinence. West Y Surg 57:527–531

Psychosomatisches Therapiekonzept bei Urge-Inkontinenz

J. Bitzer, W. Keller, A. C. Almendral

Universitäts-Frauenklinik Basel

Die urge-betonte Inkontinenz und das urgency-frequency-Syndrom sind relativ häufige Beschwerden im Rahmen der gynäkologischen Urologie, die bis heute schwer behandelbar geblieben sind.

Wir haben am eigenen Krankengut unserer urodynamischen Abklärungsstation bei 358 konsekutiv ausgewerteten Patienten bei Untersuchungen im Jahre 1987 gefunden, daß 16% unter Drang-Inkontinenz und 32% unter gemischter Inkontinenz leiden. Die Behandlung umfaßte bisher bei uns überwiegend verschiedene Pharmakotherapien, Blaseninstillationen, zum Teil operative Techniken und in seltenen Fällen den Blasendrill. Dabei blieben die Behandlungsergebnisse bis anhin unbefriedigend. Wir fanden bei unserem Kollektiv bei der Drang- und gemischten Inkontinenz insgesamt nur eine Heilungsquote von 29%. Dies hat zur Folge, daß wir im gesamten Kollektiv der ambulant gynäkologisch-urologischen Patientinnen 23% Frauen mit chronisch therapieresistenten Miktionsbeschwerden finden.

Wir haben deshalb an unserer Klinik ein neues Therapiekonzept entwickelt, das folgende Aspekte des gestörten Miktionszyklus in die Behandlung mit einbezieht.

1. Die Stärkung der willkürlichen, bewußten Kontrolle der Miktion durch *kognitive* Techniken.
2. Die Änderung des fehlgesteuerten Verhaltens durch *verhaltenstherapeutische Maßnahmen.*
3. Die Modifizierung der emotional-affektiven Einflüsse auf die Miktion durch *fokussierte psychotherapeutische* Interventionen.

Mit diesem Konzept haben wir bisher 40 Patientinnen behandelt. Bei 12 fand sich eine motorische Urge-Inkontinenz, bei 20 eine sensorische Urge-Inkontinenz, bei sechs Frauen ein urgency-frequency-Syndrom und bei zwei 24- bzw. 30-jährigen Frauen eine Enuresis. Die Mehrzahl der Patientinnen litt seit langer Zeit an diesen Miktionsbeschwerden. 12 Frauen hatten die Beschwerden schon länger als 10 Jahre, 14 Frauen über einen Zeitraum von fünf bis zehn Jahren. Während dieses langen Zeitraums waren alle möglichen Behandlungsversuche vorgenommen worden. Insgesamt 24 Patientinnen hatten eine kombinierte Therapie mit Pharmakotherapie von mindestens mehr als sechs Medikamenten, Blaseninstillation und Blasendrill. Bei 12 Patientinnen war auch ein operativer Sanierungsversuch vorgenommen worden. Der Blasendrill hat in jener Zeit darin bestanden, daß ein Protokoll abgegeben wurde, in dem die Vorschrift zum Blasentraining schriftlich abgefaßt war. Dabei wurden keine psychotherapeutisch orientierten Kontrollen durchgeführt.

Wir konnten nach sechs Monaten und mit unsere neuen Therapiekonzept folgende Behandlungsergebnisse erzielen: Bei 20 Patientinnen fand sich eine klinisch und apparativ objektivierbare Heilung, bei sechs Frauen eine klinisch subjektive Heilung, in sechs Fällen konnten wir eine klinische und apparative oder nur klinische Besserung erzielen, und bei acht Frauen persistierten die Beschwerden.

Psychogene postoperative Harnverhaltung

B. Weingart-Jesse, R. Schürmann

Universitäts-Krankenhaus Rudolf-Virchow, Frauen-Poliklinik, Berlin

Mit der hier vorgestellten Fallgeschichte soll ein Hinweis gegeben werden, daß nicht jede postoperative Harnverhaltung anatomisch bedingt sein muß. Funktionelle Miktionsstörungen, die durch psychische Faktoren bedingt sind, können sich in Form einer Harninkontinenz, Enuresis, Harnretention oder Reizblase zeigen [7], im dargestellten Fall einer postoperativen funktionellen Harnretention wurden zunächst mögliche organische Ursachen ausgeschlossen: lege artis durchgeführte einfache abd. Hysterektomie ohne Adnexe, wegen eines Uterus myom. mit Menometrorrhagien, präoperativ keine Miktionsstörungen, gyn. Untersuchungsbefund postoperativ ohne Pathologie. Laborparameter, fachärztl. internistische und neurolog. Untersuchung einschließlich Lumbalpunktion unauffällig.

Urodynamische Befunde

In der Cystotonometrie bis 400 ml Füllungsvolumen, normale Compliance, keine autonome Detrusorkontraktion, erster Harndrang bei 260 ml Blasenfüllung. Bei

Archives of Gynecology and Obstetrics Vol. 245, No. 1-4, 1989
Verhandlungen der Deutschen Gesellschaft für Gynäkologie und Geburtshilfe,
47. Versammlung, München 6.-10. September 1988
© Springer-Verlag Berlin Heidelberg

der simultanen Urethrocystotonometrie stellt sich ein unauffälliges, glockenförmiges Urethra-Ruheprofil dar. Unter Streßbedingungen gute Drucktransmission. Auffällig war als einziges ein geringer, intravesicaler Druckanstieg beim Husten; dies wurde als Ausdruck eines Vermeidungsverhaltens bei der Blasendruckübertragung gewertet. Miktiometrie mit 2 zeitlich weit auseinanderliegenden (280 Sek) getrennten Portionen, Gesamtvolumen 200 ml bei 400 ml Blasenfüllung, so daß 200 ml Restharn objektiviert werden konnten. Uroflow mit staccatoförmiger Blasenentleerung.

Weiterer Verlauf und Therapie

Die Patientin wurde zur stat. Psychotherapie vorgestellt. Während der 8wöchigen Behandlung erhielt die Patientin gleichzeitig 10 mg Ubretid/die. Nach Abschluß der stat. Psychotherapie wurde bei der urodyn. Messung lediglich ein Restharn von 15 ml nachgewiesen.

Psychische Diagnostik

Zur psy. Diagnostik wurde die Verhaltensanalyse bei der stat. Aufnahme herangezogen, ein analytisch orientiertes Interview postoperativ sowie ein psy. Test (Gießentest) der auf analytischen Grundkonzepten aufbaut.

Psychodynamische Deutung

Als auslösende Situation für die neurotische Dekompensation in Form psychogener und funktioneller körperlicher Symptome wird bei der zwanghaft-hysterisch strukturierten Pat. die Konfrontation mit der Tatsache gesehen, keine eigenen Kinder bekommen zu können. In den funkt. Störungen zeigen sich vor allem retentive Impulse [5].

Pathophysiologischer Angriffspunkt

Bei der psychogenen Harnverhaltung könnte die supraspinale Inhibition des Detrusor-Reflexes als pathophys. Angriffspunkt dienen. EMG-Befunde der Perinealmuskulatur, ebenso wie die Bedeutung des Sphinctertonus bei der Entstehung der Harnretention werden different in der Literatur beschrieben [2].

Therapeutische Konsequenzen

Bei der Katheterisierung fällt ein diagnostisches mit einem therapeutischen Mittel überein [3]. Suggestive Techniken einschließlich Hypnose können das Symptom „zauberschlagartig" auflösen [4]. Im vorliegenden Fall war eine Kombinationsbehandlung mit Destrusoraktivierenden Substanzen [6] und einer konfliktzentrierten Psychotherapie [1] erfolgreich.

Literatur

1. Buddeberg C (1984) Fokussierte, psychotherapeutische Intervention bei postoperativer Harnverhaltung. In: Jürgensen O, Richter D (Hrsg) Psychosomatische Probleme in der Gynäkologie und Geburtshilfe. Springer, Berlin Heidelberg New York Tokyo, S 74–83
2. Krane PJ, Siroky MB (1983) Psychogenic voiding dysfunction. In: Sklomo Raz MD (ed) Female Urology. W. B. Saunders, Philadelphia London, pp 337–343
3. Lapides J et al. (1983) Clean intermittent self-catheterization. In: Sklomo Raz MD (ed) Female Urology. pp 344–348

4. Mester H (1975) Die chronifizierte psychogene Harnverhaltung. Z psychosom Med 21:314–344
5. Schultz-Hencke H (1951) Lehrbuch der Psychotherapie. Thieme, Stuttgart
6. Schüssler B (1988) Die postoperative Blasenentleerungsstörung in der Gynäkologie: Pathophysiologie und Behandlungsmöglichkeiten. Geburtsh Frauenheilk 8:551–559
7. Stone ChB (1973) Psychiatric aspects of lower urinary tract dysfunction. In: Donald R (ed) Gynecologic urology and urodynamics; Theory and practice. Ostergard & Williams, Baltimore London

Der Einfluß der radikalen Parametrienresektion auf die Blasenfunktion

G. Ralph, W. Lichtenegger, K. Tamussino

Geburtshilflich-gynäkologische Universitäts-Klinik Graz

Einleitung

Die abdominale Radikaloperation des Zervixkrebses ist mit einer Reihe von urologischen Komplikationen verbunden. Durch die Einführung der urodynamischen Meßtechnik wurde es möglich, die funktionellen Störungen der ableitenden Harnwege zu erfassen.

Patientengut und Methodik

In den Jahren 1971 bis 1985 wurde bei 473 Frauen eine abdominale radikale Hysterektomie mit pelviner Lymphadenektomie durchgeführt. Davon wurden 68 rezidivfreie und nicht nachbestrahlte Frauen urodynamisch nachuntersucht. Der Einfluß der Radikalität der abdominalen Radikaloperation (RAH) auf subjektive und objektive Parameter wurde bestimmt, indem aus den Großflächenschnitten Parametrienlänge (PL), Scheidenmanschettengröße (SCHMG) und Tumor-Zervixquotient (QU) vermessen wurden.

Ergebnisse

Ein gestörtes Blasenfüllungsgefühl wurde in 87% der Fälle (n = 59) angegeben. Dieses Symptom trat bei einer PL < 4 cm in 64%, bei einer PL > 4 cm in 91%, bei einer SCHMG < 2 cm in 34%, > 2 cm 36% auf.

Restharnmengen von mehr als 10% der maximalen Blasenkapazität wurden bei 35% der Frauen nachgewiesen, wobei dieser Befund nach radikaler Parametrienresektion häufiger (PL > 4 cm 39%, < 4 cm 18%) erhoben wurde.

Eine pathologische Harnkultur von $> 10^5$ trat bei 34% (n = 23) der Patientinnen auf. Nach radikaler PR (PL > 4 cm 39%, < 4 cm 9%) trat ein pathologischer Harnbefund häufiger auf, bei der SCHMG zeigte sich kein Unterschied (< 2 cm 31% versus > 2 cm 35%). Eine pathologische Blasencompliance wurde in 56% nachgewiesen,wobei sich weder hinsichtlich der PG (< 4 cm 52%, > 4 cm 58%) noch hinsichtlich der SCHMG (< 2 cm 49%, > 2 cm 53%) ein Unterschied ergab.

Die Miktionsleistung war bei allen Frauen vermindert, wobei sich zwischen den weniger radikal operierten (PL < 4 cm, SCHMG < 2 cm) und den radikal operierten Frauen (PL > 4 cm, SCHMG > 2 cm) ein bemerkenswerter Unterschied ergab.

Archives of Gynecology and Obstetrics Vol. 245, No. 1-4, 1989
Verhandlungen der Deutschen Gesellschaft für Gynäkologie und Geburtshilfe, 47. Versammlung, München 6.-10. September 1988

Der *durchschnittliche Uroflow* war nach radikaler Parametrienresektion gegenüber den weniger radikal operierten Fällen deutlich erniedrigt, die *Miktionsdauer* wesentlich verlängert.

Diskussion

Radikaloperationen im kleinen Becken führen zu funktionellen Störungen und
Beschwerden, wobei das Ausmaß der Störungen von der Radikalität des Eingriffs
abhängig ist [1]. Nach radikaler Parametrienresektion kommt es häufiger zu
Blasensensibilitätsstörungen, Restharnbildung und Bakteriurie. Darüberhinaus
ist die Miktionsleistung nach radikaler Parametrien- und Scheidenresektion deutlich vermindert. Aufgrund unserer Ergebnisse glauben wir, daß die Radikalität
des Eingriffes einen wesentlichen Einfluß auf die Blasenfunktion hat und zu einer
bleibenden Schädigung führt. In Übereinstimmung mit anderen Autoren verbesserte sich die Blasendynamik so weit, daß bei Nachkontrollen zwischen 9 und 14
Jahren die Inzidenz an Restharn und pathologischen Harnkulturen deutlich ab-
nahm. Im Gegensatz dazu veränderten sich die objektiven urodynamischen Parameter jedoch nicht.

Literatur

Christ F (1979) Prospektive und retrospektive Untersuchung zur Urodynamik von Harnblase
und Harnröhre nach Zervixkrebsoperationen. Habilitationsschrift, Universität Erlangen

Funktionelle Störungen des unteren Harntraktes nach Primärbehandlung bei Collum- und Corpus-Karzinom

E.-M. Grischke, M. Kaufmann, W. Schmidt

Abteilung für Allgemeine Geburtshilfe und Gynäkologie der Universitäts-Frauenklinik,
Heidelberg

Verschiedene zur Primärbehandlung des Collum- und Corpus-Karzinoms in den
Stadien I + II gleichermaßen zum Einsatz kommende Behandlungsformen wurden hinsichtlich dysfunktioneller Störungen des unteren Harntrakts überprüft
und verglichen. Untersucht wurden insgesamt 47 Patientinnen, von denen in einer
1. Gruppe bei Vorliegen eines Collum-Karzinoms I + II bzw. Corpus-Karzinoms
II 30 Patientinnen nach Wertheim operiert wurden. Davon erhielten 12 Patientinnen eine Radiatio in Form einer Teletherapie. 7 Patientinnen wurden primär
kombiniert bestrahlt. In einer 2. Gruppe wurden Patientinnen mit einem Corpus-
Karzinom im Stadium I (n = 10) abdominal hysterektomiert unter Mitnahme der
Adnexe sowie einer Scheidenmanschette. Bei 5 Patientinnen wurde postoperativ
eine einmalige vaginale Auslastung durchgeführt. Nach einem durchschnittlichen
Intervall von 2 Jahren wurde unter Voraussetzung der Rezidivfreiheit sowie fehlender urologischer Beschwerden vor Primärbehandlung die klinische Symptomatik erfaßt und mittels urodynamischer Messung überprüft.

Ergebnisse

In der 1. Gruppe bestand klinisch eine Harninkontinenz mit 83% sowie eine
Entleerungsstörung mit 50%, am häufigsten bei den in Form von Wertheim und

Radiatio kombiniert behandelten Patientinnen. Eine Urge-Symptomatik war vor allem nach Radiatio zu finden (58%), eine eingeschränkte Sensorik nach Wertheim (33%). Unter den urodynamischen Parametern standen nach Wertheim-Operation ein pathologischer Uroflow in 67% sowie erhöhte Restharnmengen in 50% (bei einer kritisch bemessenen Grenze von 30 ml) einer klinisch empfundenen Störung von 38% gegenüber (Tabelle 1). Trotz gleicher normaler Compliance bestanden klinisch erhebliche Unterschiede bzgl. einer Urge-Symptomatik (5% nach Wertheim; 58% nach prim. komb. Radiatio) (Tabelle 2). Der maximale Urethraverschlußdruck in Ruhe war nach alleiniger Wertheim-Operation signifikant höher (Tabelle 2). Auch in der 2. Gruppe bestand nach Radiatio in 40% eine erhöhte Rate an Urge-Symptomatik.

Tabelle 1. Ergebnisse Urodynamik

Häufigkeit von pathol. urodyn. Parametern	Wertheim $n = 18$	Wertheim + Rad. $n = 12$	Prim. komb. Rad. $n = 7$
Uroflow pathol.	12 (67%)	6 (50%)	2 (29%)
Restharn (>30 ml)	9 (50%)	2 (16%)	1 (14%)
Vergleich klin. Miktionsstörung	7 (38%)	6 (50%)	∅
Fehlendes Harndranggefühl bei Blasenfüllung <300 ml	5 (28%)	3 (25%)	∅

Tabelle 2. Ergebnisse Urodynamik

Urodyn. Parameter	Wertheim $n = 18$	Wertheim + Rad. $n = 12$	Prim. komb. Rad. $n = 7$
Compliance $\bar{x} \pm s$	48 ± 27	66 ± 60	57 ± 42
Vergleich: Klinik-Urge-Symptomatik	5%	42%	58%
UVDR$_{max}$ $\bar{x} \pm s$	60 ± 25	37 ± 27	34 ± 12
Urodyn. Stress HIK	6 (33%)	5 (42%)	3 (42%)
Klin. HIK	8 (44%)	10 (83%)	3 (42%)

(In Tabelle 2: $p < 0,025$ zwischen Wertheim und Wertheim + Rad.; $p < 0,01$ zwischen Wertheim und Prim. komb. Rad. bei UVDR$_{max}$; 37% bei Urodyn. Stress HIK)

Zusammenfassend wiesen nach alleiniger Wertheim-Operation Patientinnen in 50% bis auf Einschränkung der Blasensensorik die höchste Rate an Beschwerdefreiheit auf. Komplexe Störungen mit Inkontinenz und Miktionsstörung traten nach kombinierter Behandlung auf.

Bedeutung des Blasentrainings nach radikaler Hysterektomie und Inkontinenzoperationen

U. Hesse, C. Anthuber, N. von Obernitz, B. Schüßler

Frauenklinik der Universität im Klinikum Großhadern, München

Die postop. Blasenentleerungsstörungen (BES) verlangen eine intensive Betreuung. Ziel ist es, die Bedeutung eines individuellen Blasentrainings (BT) anhand unseres Patientengutes darzustellen und kasuistisch die Problematik und das Vorgehen bei längerdauernden BES aufzuzeigen.

Ab dem 7. postop. Tag wird den Pat. in einer individuellen Miktionsanleitung die Problematik der BES geschildert und insbesondere auf folgendes eingegangen:
- Miktion nach der Uhr (alle 3 Stunden)
- Kontrolle des Restharns über suprapubischen Katheter (SPK)
- Bauchpresse, individuelle Miktionsstellung
- Elevation des Blasenbodens mit speziellem Löffel
- Ziel: kompensierte BES, Restharn (< 50 ml).

In der Zeit vom 1. 10. 87–1. 8. 88 behandelten wir 40 Patientinnen nach radikaler Hysterektomie und 111 Frauen nach Streßinkontinenz (SIK) bzw. Deszensusoperationen. Am BT nahmen 40 Patientinnen teil, bei denen die Restharnmengen am 7. postop. Tag über 50 ml lagen. Die SIK-Operationen: MMK (Hirsch) n = 10, MMK (Krantz) n = 6, vag. Kolposuspension (Rez) n = 3, 1 Pat. mit persistenter BES nach vag. Plastik.

Ergebnisse

Die individuelle Miktionsanleitung der Pat. vor der ersten postop. Miktion und dem Beginn des BT zeigt keinen Unterschied bezüglich der Restharnmengen. Von jenen Pat., die länger als 10 Tage die Miktion trainieren müssen, wird das BT mit Miktionsanleitung positiv bewertet. Über die Dauer des BT nehmen die Restharnmengen ab. Die Verweildauer des SPK beträgt 15,1 + 4,5 Tage nach radikaler Hysterektomie und 22,4 Tage + 24,2 Tage nach SIK-Op. Über den 15. Tag hinaus waren nur noch 8 Pat. auf den SPK angewiesen, davon nur eine nach Wertheim-Meigs. Ab dem 25. Tag des BT leiten wir 4 Pat. im Gebrauch des intermittierenden Selbstkatheterismus an. 6 Monate postop. weisen alle Frauen Restharnmengen unter 50 ml auf.

3 Kasuistiken mit schweren BES

1. 84 jährige Pat. im Z. n. abdomineller Kolposuspension bei SIK mit starkem Leidensdruck. Zur Diagnostik der persistenten BES: Kalibrierung der Harnröhre, klinische, endoskopische und radiologische Beurteilung einer ausreichenden Mobilität des urethrovesikalen Überganges und Miktiometrie. Alle Untersuchungen waren o. B. Im Verlauf des BT entwickelte die Pat. eine Altersdepression, die medikamentös–psychiatrisch therapiert wurde.

2. 47jährige Patientin im Z. n. vag. Hysterektomie mit Plastik und einem postop. Hämatom im kleinen Becken. Die Blasensensibilität war aufgehoben und in der Miktiometrie eine partielle Detrusorschwäche zu erkennen. Mit temporärem intermittierendem Selbstkatheterismus und Parasympathomimetika über 6 Monate besserte sich die BES.

3. 77jährige Patientin im Z. n. vag. Kolposuspension und vag.-plast. Korrektur bei larvierter SIK mit hypertoner Urethra (<20 cm H_2O). Pat. war mit einer kompensierten BES entlassen worden und stellte sich nach 2 Monaten mit einer schweren und zunehmend schmerzhaften BES vor. Durch die Bauchpresse hatte die Patientin einen inneren Rektumprolaps so entwickelt, daß er prolabierte. Nach einer posterioren Rektumresektion verbesserte sich die Restharnsituation.

Zusammenfassung

Eine individuelle Miktionseinleitung und BT ist sinnvoll bei Pat. mit langdauernden BES, zumal die Pat. das Gefühl haben sollten, nicht mit ihren Problemen alleingelassen zu werden. Wertheim-Pat. miktieren postop. schneller als Pat. nach SIK-Operationen mit einer deutlichen Erhöhung des Blasenauslaßwiderstandes. Langdauernde BES sind mit differenzierter Diagnostik, dem Einsatz von Medikamenten, evtl. intermittierendem Selbstkatheterismus und Geduld des Gynäkologen zu beherrschen.

Vergleich urodynamischer Befunde vor und nach Schlingenoperation wegen Rezidivinkontinenz

H. Enzelsberger

I. Universitäts-Frauenklinik Wien

Einleitung

Das Problem der weiblichen Harninkontinenz ist komplex. Operative Erfolge können nur durch eine ausreichend funktionelle Diagnostik (klinische Untersuchungen, Röntgenuntersuchungen des Beckenbodens) erreicht werden, um die Streßinkontinenz entsprechend abgrenzen zu können. Ziel dieser vorliegenden Studie war es, den Erfolg von Schlingenoperationen bei Rezidivstreßinkontinenz sowie Veränderungen urodynamischer Parameter zu evaluieren.

Methodik und Ergebnisse

In diese Studie gingen 30 Patientinnen ein, die sich an unserer Klinik (I. Universitäts-Frauenklinik) einer Schlingenoperation wegen Rezidivinkontinenz unterzogen haben. Das Durchschnittsalter der Frauen war zum Zeitpunkt der Schlingenoperation 53,5 Jahre. Diese 30 Patientinnen wurden ein Jahr nach der Schlingenoperation einem standardisierten Interview unterzogen und ebensoviele apparativ nachuntersucht (Klinik, laterales UCG, Urodynamik). Als Operationsmethode kam die sogenannte „geschlossene" Schlingenoperation zur Anwendung [1]. Die Ergebnisse der Zystometrie zeigen eine geringe Zunahme der Urgesymptomatik bei einem Trend zu einem früheren imperativen Harndrang. Von besonderem Interesse waren natürlich die urodynamischen Parameter, welche prä- und postoperativ erhoben worden sind. In alle drei Parametern (max. UVDR, funktionelle Urethralänge, Depressionsquotient) konnte eine deutliche Verbesserung durch die Schlingenoperation erzielt werden ($p = 0{,}05$). Der Depressionsquotient konnte von präoperativ $0{,}77 \pm 0{,}23$ auf $0{,}38 \pm 0{,}35$ postoperativ herabgesetzt werden [1].

Zu den subjektiven Beschwerden nach der Schlingenoperation kann folgendes angemerkt werden:

Archives of Gynecology and Obstetrics Vol. 245, No. 1-4, 1989
Verhandlungen der Deutschen Gesellschaft für Gynäkologie und Geburtshilfe,
47. Versammlung, München 6.-10. September 1988

Von den 26 kontinenten Frauen klagten 4 über Urge-Symptomatik, 3 über eine Nykturie und 2 über Kohabitationsbeschwerden. Probleme mit der Miktion wurden von 3 Patientinnen angegeben. Intraoperativ sind bei keiner Patientin größere Komplikationen, wie Blasenverletzungen oder massive Blutungen aufgetreten.

Diskussion

In der Behandlung der Streßinkontinenz setzt sich immer mehr das individuelle Vorgehen durch, insbesondere für die operative Therapie wurden neue abdominale und abdomino-vaginale Verfahren entwickelt. Als geheilt haben wir diejenigen Patientinnen eingestuft, die zum Zeitpunkt der Nachuntersuchung absolut kontinent waren. Bei 86% der Frauen konnte eine sowohl klinische, wie urodynamisch objektivierbare Kontinenz erreicht werden. Zusammenfassend können wir feststellen, daß die Schlingenoperation unter Verwendung eines Lyodurabandes zu guten Resultaten führt und bei Rezidivinkontinenz empfohlen werden kann. Eine mittelfristige Miktionsmorbidität muß aber in einem Teil der Fälle akzeptiert werden.

Literatur

1. Enzelsberger H, Sagl R, Heytmanek G, Schatten C, Wagner G (1988) Vergleich urodynamischer Befunde vor und nach Schlingenoperation wegen Rezidivinkontinenz. Geburtsh Frauenheilk 48:267–270

Klinischer Verlauf der Urethrasuspension mit Lyoduramatte

J. Schulze-Tollert, O. Fuhrmeister, G. de Gregorio, W. Kleine, F.-J. Kaltenbach

Marien-Hospital, Geburtshilfliche und Gynäkologische Abteilung, Düsseldorf

Einleitung

Schlingenoperationen stellen eine Alternative zu den abdominalen-suprapubischen Verfahren bei der Korrektur der schweren oder auch rezidivierenden Streßharninkontinenz der Frau dar. Im folgenden wird eine kombinierte vaginal-abdominale Methode zur Suspension der Urethra vorgestellt.

Patienten und Methode

41 Patientinnen wurden mit der Lyoduramatten-Technik behandelt. Präoperativ wurden 10 leichte, 24 mittelschwere und 7 schwere Streßinkontinenzen diagnostiziert. Eine trapezförmige Lyoduramatte wurde nach der Pereyra-Methode [1] suburethral am Blasenhals positioniert und mittels 4 Maxon-Fäden fixiert.

Ergebnisse

Von den insgesamt 41 Patientinnen wurden bis jetzt 27 Patientinnen urodynamisch und klinisch nachuntersucht. Das mittlere Alter der operierten Patientinnen betrug 54,5 Jahre. Die Dauer der suprapubischen Harnableitung betrug im Mittel 20 Tage. Die Restharnmenge betrug nach Entfernen des Katheters weniger als 30 ml. Harnwegsinfekte waren die häufigste Komplikation. Das Intervall zwischen Operation und den Kontrolluntersuchungen betrug im Mittel 6 Monate. Die subjektiven Befunde deckten sich, bis auf eine Ausnahme, mit den urodynamischen Meßdaten. Die urodynamischen Kriterien waren die funktionelle Urethralänge, der Urethraverschlußdruck unter Streß sowie der Depressionsquotient. Subjektive Verbesserungen fanden sich bei 23 von 27 Patientinnen. Eine objektive Verbesserung ließ sich in 22 Fällen nachweisen.

Diskussion und Zusammenfassung

Die Urethrasuspension mit der Lyoduramatte in Kombination mit der Pereyra-Nadel ist eine einfache und effektive Operationsmethode zur Behandlung der schweren und rezidivierenden Streßharninkontinenz der Frau. Durch diese Methode wird die Urethra gut suspendiert, der urethrale Blasenwinkel wieder hergestellt und in den intraabdominalen Druckbereich zurückgeführt. Durch den klein angelegten Hautschnitt und die bei der Operation schnell durch die Bauchdecke zu führende Pereyra-Nadel wird Zeit und Assistenzpersonal gespart. Es konnte eine Verbesserung der Urethralänge sowie eine Anhebung des Urethraruhedrukkes erzielt werden.

Literatur

1. Pereyra AJ (1959) A simplified procedure for the correction of stress incontinence in women. West J Surg Obstet Gynecol 67:223–226

Urodynamische Ergebnisse nach Kolposuspension

R. Schürmann, G. Ralph

Frauenklinik Berlin-Charlottenburg (Universitätsklinikum Rudolf-Virchow)

In der Universitätsfrauenklinik Berlin-Charlottenburg wurde von 1984–1987 bei 37 Patientinnen wegen einer Harninkontinenz eine Kolposuspension nach Burch durchgeführt. 17 Patientinnen konnten anamnestisch, klinisch und urodynamisch nachuntersucht werden.

Diese Patientinnen waren zum Operationszeitpunkt durchschnittlich 47 Jahre alt und übergewichtig mit einem Broca-Index von 1,1. Alle Patientinnen waren präoperativ streßinkontinent.

In 3 Fällen wurden zusätzlich eine Urgeinkontinenz angegeben. Die Indikation zur Kolposuspension nach Burch ergab sich bei 8 Patientinnen aus einer Rezidivinkontinenz bei Zustand nach Scheidenplastik, bei 7 Patientinnen wegen eines geringgradigen Descensus vaginalis.

Das Zeitintervall zwischen Operation und Nachuntersuchung betrug im Durchschnitt 18 Monate.

Bei der Nachuntersuchung gaben 13 Patientinnen Kontinenz an. Urodynamisch hatten 3 von 16 Patientinnen eine Streßinkontinenz Grad I (n. Eberhard [1]).

Die funktionelle Urethralänge und der maximale Urethraverschlußdruck in Ruhe blieben in den erfolgreich therapierten Fällen konstant. Die unter Streßbedingungen ermittelten urodynamischen Parameter änderten sich durch den Ein-

Archives of Gynecology and Obstetrics Vol. 245, No. 1-4, 1989
Verhandlungen der Deutschen Gesellschaft für Gynäkologie und Geburtshilfe, 47. Versammlung, München 6.-10. September 1988
© Springer-Verlag Berlin Heidelberg

griff hochsignifikant: Anstieg des Urethraverschlußdruckes, Abnahme des Depressionsquotienten, Erhöhung des Transmissionsfaktors.

Präoperativ hatten 8 Patientinnen Drangsymptome angegeben. Postoperativ beklagten 12 imperativen Harndrang, überwiegend mit gelegentlichem Urinverlust. Für diese Beschwerden konnte in der Tonometrie kein urodynamisches Korrelat gefunden werden.

Entleerungsstörungen und Nachträufeln hatten 9 bzw. 7 Patientinnen; der mittlere Uroflow war auf ca. die Hälfte reduziert.

Zusammenfassend wird die Streßinkontinenz durch die Kolposuspension nach Burch mit gutem Erfolg therapiert, auch nach vorangegangenen Inkontinenzoperationen. Der Operationserfolg wird durch das vermehrte Auftreten von Drangsymptomatik – überwiegend mit gelegentlichem Urinverlust – geschmälert.

Bei den subjektiven Beschwerden stehen die gehäuften Entleerungsstörungen im Vordergrund.

Literatur

1. Eberhard J (1986) Standardisierte Urethradruckmessung mit Normwerten zur Streßinkontinenzdiagnostik. Geburtsh Frauenheilk 46:145–150

Blasenentleerungsstörungen nach Inkontinenz-Operationen – ein präexistentes Problem?

W. Fischer, A. Klick

Klinik für Gynäkologie und Geburtshilfe (Charité), Humboldt-Universität zu Berlin

Harninkontinenz(HI)-Operationen werden gelegentlich spätere Miktionsstörungen nachgesagt. Ob vaginale Plastiken oder retropubische Kolposuspensionen mehr davon betroffen sind, wird unterschiedlich beurteilt; einig ist man sich nur über die erschwerte Harnentleerung nach Schlingenoperationen. Allerdings ist die Harnretention oftmals einziges Bewertungskriterium. Wir haben die prä- und postoperative Miktionsfähigkeit bei den an der Charité gebräuchlichen HI-Operationen mit Uroflowmetrie und Miktionskalender überprüft und einer harnwegsgesunden Vergleichsgruppe gegenübergestellt.

Material und Methodik

Ausgewertet wurden 55 HI-Operationen (18 Diaphragma-, 14 Pubokokzygeus-, 14 Schlingenplastiken und 9 Kolposuspensionen). Die Uroflowmetrie (elektronische Wägung) erfolgte einheitlich mehrmals präoperativ, 2–4 Wochen postoperativ und nach 2–6 Monaten. Die Vergleichsgruppe umfaßte 22 Frauen (Durchschnittsalter 45 Jahre). Alle anerkannten Uroflowparameter wurden ausgewertet, indem jeweils die Mittelwerte und Streuungen berechnet und Unterschiede mittels t-Test auf Signifikanz geprüft wurden. Verglichen wurden die prä- und postoperativen Meßergebnisse insgesamt und gesondert für die einzelnen Operationsmethoden sowie unter Berücksichtigung des präoperativen Deszensusgrades. Außerdem wurden die Frequenz-/Volumenangaben der Miktionskalender prä- und postoperativ analysiert.

Ergebnisse

Bereits präoperativ hatten die HI-Frauen kleinere Miktionsvolumina, Harnfluß-
werte und Kurvenanstiegswinkel als die Vergleichspersonen. In der frühen postoperativen Phase wurden die Unterschiede noch größer, wobei jetzt auch die
Mittelwerte der Miktionsdauer und Flußzeit signifikant zunahmen. Bei Spätkon-
trollen glichen die Mittelwerte wieder den präoperativen Ausgangswerten (aber
nicht den normalen Vergleichswerten). Bei getrennter Bewertung der verschiedenen Operationsmethoden ließ sich die Signifikanz der frühen postoperativen Unterschiede nur nach abdominovaginalen Schlingenplastiken und vaginalen Plastiken für den durchschnittlichen Harnfluß aufrechterhalten. Die mittlere
Miktions-, Fluß- und Anwartezeit waren präoperativ nur bei erheblichem Deszensus signifikant verlängert, postoperativ dagegen weitgehend ausgeglichen. –
Im Miktionsprotokoll hatten HI-Frauen prä- und postoperativ höhere Miktions-
frequenzen (~ 8/die) als harnwegsgesunde Frauen; ihre Miktionsvolumina unterschieden sich aber kaum vom Uroflowmetrieergebnise

Diskussion und Schlußfolgerungen

Harnspeicherung und -entleerung sind nicht unabhängig von einander zu bewerten. Bei HI sind Miktionsbeeinträchtigungen durch den circulus vitiosus: HI →
häufigere „prophylaktische" Miktionen → häufigerer Harndrang → kombinierte
Streß-/Dranginkontinenz – durch Deszensus und Operationstrauma und durch
spätere psychische Miktionshemmnisse einzukalkulieren. Mit einfachen, nicht
invasiven Screeningmethoden wie Miktionskalender oder Uroflowmetrie sind sie
leicht zu objektivieren. Miktionsprobleme nach HI-Operationen gehen jedoch
meist vorüber. Je schwerer die HI ist, desto größer sind aber auch die operativen
Konsequenzen zu ihrer Beseitigung und die postoperativen Miktionsanforderun-
gen an Harnblase und Urethra. Singuläre postoperative Verlängerungen der Mik-
tionszeit (mit Restharn < 50 ml) stehen in keinem Verhältnis zu den sozialen und
Hygieneproblemen vor der HI-Operation.

Topografisch-anatomische Überlegungen zur vaginalchirurgischen Streßinkontinenztherapie

J. Lahodny

Gynäkologische Abteilung, Krankenhaus St. Pölten

Allen Bemühungen chirurgischer Streßinkontinenzbehandlung liegen zwangsläufig anatomische Überlegungen zugrunde, die möglichst verläßliche Blasenhalsele-
vation bewirken sollten. Im Zentrum dieser Aktivitäten steht die Blasenhalsver-
ankerung und Blasenhalsreposition. Die Ligamenta pubourethralia posteriora
und die angrenzenden Strukturen der Fascia endopelvina fixieren den Blasenhals
an die Symphysenhinterfläche. Die Höhe der Ligamentansatzpunkte an der
Schambeinhinterfläche und ihre Länge bestimmen den Blasenhalshöhenstand.
Dieser ist als Kontinenzmerkmal anzusehen. Genau genommen müßte also jeder
Frau als Kontinenzmerkmal eine ganz bestimmte Blasenhalstopik zukommen.
Wählen wir als Bezugsabschnitt für den Blasenhals oberes Symphysenhinterwanddrittel, mittleres Symphysenhinterwanddrittel und unteres Symphysenhin-
terwanddrittel, so finden wir bei randomisierter radiomorphologischer Untersu-

Archives of Gynecology and Obstetrics Vol. 245, No. 1-4, 1989
Verhandlungen der Deutschen Gesellschaft für Gynäkologie und Geburtshilfe,
47. Versammlung, München 6.-10. September 1988

chung an gesunden Frauen Level I-Fälle (hochsitzender Blasenhals) in 9%, Level II-Fälle (mittelhochsitzender Blasenhals) in 36% und Level III-Fälle (tiefsitzender Blasenhals) in 55%. Die ursprüngliche Blasenhalstopik ist entscheidend für Operationstechnik und Operationsergebnis. Leider ist bei inkontinenten Patientinnen im Descensus-Stadium der originäre, primäre Blasenhalshöhenstand aus der Jugendzeit unbekannt und auch durch ein aktuelles Viscerogramm nicht zu erfassen. Da aber die originäre, ursprüngliche Blasenhalstopik als Kontinenzmerkmal den Schlüssel zur chirurgischen Streßinkontinenztherapie liefert, sollte diese ausfindig gemacht werden. Die einzige Möglichkeit dafür bietet die intraoperative Insertionsstellenfreilegung. Dies geschieht am einfachsten durch Darstellung des Cingulum vesicae. In ventraler Fortsetzung des Cingulum vesicae an der Schambeinhinterfläche liegt die Ansatzstelle der Ligamenta pubourethralia posteriora. 1,8 bis 2,3 cm caudal von ihrem Ursprung befindet sich der originäre Blasenhals. Somit läßt sich intraoperativ nach Cingulum- und Insertionsstellenfreilegung an jeder Patientin, der für den Kontinenzzustand adäquate, originäre Blasenhalshöhenstand feststellen und damit auch die anatomisch richtige Repositionsstelle aufzeigen. Durch suburethrale Vernähung der beiden Ligamentenden bei Kurzarmschlingenplastik haben wir die Möglichkeit, unabhängig von Urethrosymphysiolyse- und Descensusausmaß den Blasenhals unter Sicht und genauer Zugdosierung immer eutop zu positionieren. Steht die Diaphragmaplastik im Therapieplan, läßt sich die Bedeutung des Blasenhalshöhenstandes für das postoperative Ergebnis eindrucksvoll darstellen. In Fällen von descendiertem, primär hochsitzendem Blasenhals erzielt auch eine richtig ausgeführte Kolporrhaphie lediglich eine Anhebung des Blasenhalses bis knapp oberhalb des Symphysenunterrandes. Dieses tiefe Kolporrhaphiegewebedepot bringt den abgesenkten Blasenhals nie in seine Kontinenzposition, sodaß leider mit einem Frührezidiv zu rechnen ist. Bei primär mittelhochsitzendem Blasenhals vermag die artefizielle Unterpolsterung den urethrovesicalen Übergang schon etwas zu stützen. Eine gute Widerlagerbildung wird auch dadurch nicht erreicht. Der tiefsitzende Blasenhals erfährt durch Kolporrhaphie eine sehr gute Unterpolsterung, sodaß von seiten der Blasenhalstopik mit einer verläßlichen Inkontinenzsanierung gerechnet werden darf. Ohne Kenntnis des primären Blasenhalshöhenstandes im aktuellen Einzelfall entspricht die Kolporrhaphie einer ungezielten Gewebedepotbildung mit unkalkulierbarem Ausgang.

Vaginales Gesamtkonzept zur Sanierung von Inkontinenz und Descensus

M. Wollein, J. Lahodny

Gynäkologische Abteilung, A.ö. Krankenhaus St. Pölten

Der Entwicklung dieser Operationstechnik lag die Beobachtung zugrunde, daß uns mit jeder gynäkologischen „pelvintraumatisierten" Patientin ein polymorphes Erkrankungsbild begegnet (Kreuzschmerzen, Streßinkontinenz, Urge Inkontinenz). Behandlungsformen wie Kolporrhaphie, Kolposuspension und Schlingenoperationen beheben fast nur das Symptom Streßinkontinenz. Um eine verläßliche Sanierung aller Symptome zu erzielen, bedienen wir uns einer anatomisch ausgefeilten vaginalchirurgischen Inkontinenz- und Descensustherapie. Sie besteht aus folgenden 6 Operationsabschnitten:

1. Rektoplastik – chirurgische Rektozelenausschaltung. Da die Scheidenhaut geburtstraumatisch vorwiegend im Längsverlauf belastet wird, muß zur ätiolo-

Archives of Gynecology and Obstetrics Vol. 245, No. 1-4, 1989
Verhandlungen der Deutschen Gesellschaft für Gynäkologie und Geburtshilfe,
47. Versammlung, München 6.-10. September 1988
© Springer-Verlag Berlin Heidelberg

gisch richtigen Rektozelenversorgung ein längsovaler, 8–10 cm langer Lamina propria Streifen abgetragen werden. Eine Quernaht als klassisch-chirurgische Erweiterungsnaht stülpt die Rektozele ein und strafft die Vaginalwand ohne Scheidenverkürzung oder Scheidenverengung.

2. Corporofundale partielle periphere Blasendenervation – chirurgische Urge Inkontinenztherapie. Die Durchtrennung der Lamina vasorum des Cingulum vesicae und Ablösung des Plexus pelvicus von der seitlichen Corpus vesicae Fläche schalten 70% der klassischen und akzessorischen autonomen Blaseninnervation aus und verringern die afferenten und efferenten Blasenimpulse.

3. Kurzarmschlingenplastik – chirurgische Streßinkontinenztherapie. Durch mediane Vereinigung der Ligamenta pubourethralia posteriora unter dem Blasenhals formen wir unter Sicht und exakter Spannungskontrolle eine unnachgiebige Schlinge. Sie repositioniert den Blasenhals eutop unabhängig vom primären Blasenhalshöhenstand.

4. Ventrale Levatorplastik – Beckenbodenbruchpfortenverschluß. Mit speziellen Instrumenten werden die lateralisierten Levatoren freipräpariert und subsymphysär zu einer 1 cm breiten Muskelplatte vereinigt. Diese unterteilt den riesigen Hiatus urogenitalis in einen retrosymphysären Hiatus urethrae und einen dorsalen Hiatus vaginae.

5. Dorsale perineale Levatorplastik – Verbreiterung der dorsalen Levatorplatte. Nach Excision eines ovalen Perinealhautstückes werden die praeanalen Levatorschenkel in der Tiefe aufgesucht, freigelegt und median adaptiert. Ventrale und dorsale Levatorplatte überdachen in Form eines zusammenhängenden, muskulären Diaphragmas die Beckenbodenbruchpforte.

6. Introitusplastik – Scheidenverlängerung und Neuformierung des Scheideneinganges. Geburtstraumatische Querüberdehnung des Scheideneinganges erfordert eine Längsnaht zur Introituseinengung. Die Introitusplastik schließt die Scheide nach caudal optisch und funktionell ideal ab und bewirkt eine Scheidenverlängerung unter Beibehaltung der Elastizität.

Nach Gesamtkonzeptanwendung bezeugen im Viscerogramm der Retrovesicalwinkel Beta von 90° und der Inklinationswinkel Alpha von 0° bei horizontaler Basisplatte den Kontinenzzustand und die Descensussanierung. Das Gesamtkonzept erweist sich nach unseren Erfahrungen als optimale chirurgische Maßnahme zur Sanierung von Inkontinenz und Descensus. Allerdings verlangt es vom Operateur vaginalchirurgische Erfahrung und Kenntnisse der Beckenbodenanatomie, sowie der Anatomie des Beckenbindegewebes.

Nomenklaturproblematik am Beispiel vaginaler Streßinkontinenzoperationen

J. Kerl, H. G. Hillemanns

Universitätsfrauenklinik Freiburg i. Brsg.

Bei verschiedenen chirurgischen Inkontinenz- und Descensustherapien am weiblichen Genitale und am Harntrakt werden die durch den operativen Vorgang betroffenen anatomischen Strukturen oft mit unterschiedlichen Begriffen belegt. Wenn die herkömmliche anatomische Nomenklatur als Basis zur allg. verständlichen Kommunikation unbenutzt bleibt, trägt dies zur Verwirrung bei. In zunehmenden Maß bleibt die bewährte anatomische Terminologie unbeachtet und wird durch autistische Wortschöpfungen oder gar falsche Bezeichnungen ersetzt, wer-

Archives of Gynecology and Obstetrics Vol. 245, No. 1-4, 1989
Verhandlungen der Deutschen Gesellschaft für Gynäkologie und Geburtshilfe,
47. Versammlung, München 6.-10. September 1988

den aus der Histologie übernommene oder – je nach Standpunkt des Betrachters – auch historische Begriffe verwandt, um nur einige Beispiele zu nennen.

Derartige widersprüchliche Namensnennungen wollen wir exemplarisch anhand einer Ihnen vertrauten Streßinkontinenzoperation versuchen aufzuzeigen, indem einerseits die jüngste Nomenklatur des Int. Anatomischen Nomenklaturkomitees [4] und andererseits der konventionelle klinische Sprachgebrauch gegenübergestellt werden. Neben dieser optischen Darstellung ergeben sich folgende weitere Erkenntnisse:

1. Bis heute gilt die Morphologie des Beckenbindegewebes als eines der schwierigsten und kompliziertesten Kapitel der topographischen Anatomie [3, 5, 7]. Fast nirgendwo sonst kommen die Differenzen von Klinikern und Morphologen so kontrovers zum Ausdruck wie in dieser Region. Der operierende, vornehmlich funktionell denkende Gynäkologe kennt z. B. Septen, Spatien, Lamellen, Pfeiler und Ligg., wogegen der eher deskriptiv eingestellte Anatom mit der Verwendung solcher Begriffe im Bereich des Beckenbodens entweder äußerst zurückhaltend ist oder sie sogar leugnet [1, 3, 5–7, 9].

2. Die zahlreichen unterschiedlichen Namen faszienähnlicher Formationen einschl. der sog. Haltevorrichtungen des Uterus wie z. B. Ligg. cardinale, sacrouterinum, Bindegewebsgrundstock, Fascia endopelvina (= Fascia pelvis visceralis lt. Nomenklatur), Lig. Mackenrodt, gaine hypogastrique, broad ligament oder web sind nicht Bestandteile der offiziellen anatomischen Nomenklatur. Stattdessen werden alle diese Strukturen in ihr als Paracervix und Parametrium bezeichnet [4–7].

3. Der Bereich Harnblase, Harnblasenhals und Harnröhre samt ihrer bindegewebigen Umgebung bzw. ihrer Halteeinrichtung stellten – wie optisch dargestellt – einen weiteren widersprüchlichen Begriffsbereich dar [2, 6].

4. Das bis heute seit Jahrzehnten umstrittene Diaphragma urogenitale wird als Begriff durch eine Fußnote in der Nomenklatur infrage gestellt. Seine morphologischen Substrate aber unter den Bezeichnungen Spatium perinei prof. und superficiale aufgeführt [1, 4, 6, 9].

Der stichwortartige Katalog der Nomina Anatomica ist für uns Kliniker kein Dogma, er soll und muß kritisiert werden. Neu entdeckte morphologische Strukturen sollten auch Konsequenzen für die anatomische Terminologie haben – so sie vor einem internat. Fachgremium Bestand haben. Auch wenn die Akzeptanz eines Begriffes vor allem Zeit braucht, so kann es eine Verständigung nur aufgrund einer allg. anerkannten anatomischen Nomenklatur geben [8].

Literatur

1. Frick H, Leonhardt H, Starck D (1987) Spezielle Anatomie II. G. Thieme, Stuttgart
2. Lahodny J (1988) Topographisch-anatomische Überlegungen zur vaginalchirurgischen Streßinkontinenztherapie. Geburtsh Frauenheilk 48:409–413
3. Lierse W (1984) Becken. In: Lanz T v., Lang J, Wachsmuth W (Hrsg) Praktische Anatomie, Bd. II/8. Springer, Berlin
4. Nomina Anatomica 5 (1984) Williams & Wilkens, Baltimore London
5. Richter K (1985) Lageanomalien. In: Käser, Friedberg, Ober, Thomsen, Zander (Hrsg) Gynäkologie und Geburtshilfe. Thieme, Stuttgart
6. Richter K (1988) Die operative Anatomie des Blasenverschlusses und ihre Bedeutung für die vaginale Operation der Streßinkontinenz. Geburtsh Frauenheilk 48:541–550
7. Richter K, Frick H (1985) Die Anatomie der Fascia pelvis visceralis aus didaktischer Sicht. Geburtsh Frauenheilk 45:282–287
8. Staubesand J, Steel F (1988) A note on degenerative changes in anatomical terminology. Acta Anatomica. Karger, Basel
9. Tandler J (1930) Anatomie und Topographische Anatomie der weiblichen Genitalien. In: Veit J, Stoeckel W (Hrsg) Handbuch der Gynäkologie. Bd. I/1. Bergmann, München

Miktionsverhalten nach Kurzarmschlingenplastik

A. Gradwohl, G. Strasser, J. Lahodny

Gynäkologische Abteilung, A.ö. Krankenhaus St. Pölten

Bei vaginalem Vorgehen gilt die Kurzarmschlingenplastik als mögliche Therapieform der Streßinkontinenz. Dazu werden die Ligamenta pubourethralia posteriora in der Mittellinie unter dem Blasenhals vereinigt. Unabhängig vom Urethrosymphysiolyseausmaß erzielt man dadurch eine anatomisch und funktionell orthograde eutope Reposition. In der Zeit von Oktober 1985 bis März 1986 wurden 53 Frauen wegen Streßinkontinenz I.–II. Grades im Krankenhaus Gmünd mit Kurzarmschlingenplastik behandelt, davon ein Drittel Rezidivinkontinenzfälle. Nach primär unauffälligem postoperativem Verlauf und Entfernung des suprapubischen Dauerkatheters am 10. postoperativen Tag klagten 5 Patientinnen über gelegentlichen, tropfenweisen Harnabgang. Bei 2 Patientinnen fanden wir als Ursache für den circadianen gelegentlichen Harnabgang einen massiven Harnwegsinfekt. Die anderen 3 Patientinnen klagten über Harnabgang in typischer Weise immer am Morgen nach Verlassen des Bettes vor Erreichen der Toilette. Dieser morgendliche Urinverlust war durch eine infravesiculäre operationsbedingte Blasenhalskompression ausgelöst. Sie bewirkt eine deutliche Störung der Speicherphase und ist als sekundäre motorische Urge Inkontinenz einzustufen. Stark vermehrte Afferenzen von Blasenhals und Urethra werden durch die übliche spinale Hemmung entlang des langen Reflexbogens nicht ausreichend unterdrückt. Es entwickelt sich das Vollbild des Blasenentleerungsreflexes mit ungewolltem Harnabgang. Nach 3monatiger Gabe von Parasympathikolytika waren diese 3 Patientinnen beschwerdefrei, sodaß von einem passageren Ereignis gesprochen werden darf. Ein mechanischer Blasenhalswiderstand wurde nicht objektiviert, woraus wir schließen konnten, daß eben eine minimale kurzarmschlingenplastikbedingte Blasenhalsirritation vorlag. Dies erklärt auch die subjektiven Beschwerden mit 30,1% Drangsymptomen, 28,3% Pollakisurie und 24,5% Nykturie. Erstaunlicherweise beobachteten wir nach 12 Monaten beträchtliche Spontanreduktion der subjektiven Symptome, sodaß lediglich mehr in 7,5% Drangsymptome, in 4% Nykturie und in 6% Pollakisurie verblieben. An objektiven Beschwerden nach 6 Monaten sahen wir in 3 von 53 operierten Patientinnen ein urodynamisch und klinisch nachweisbares Streßinkontinenzrezidiv. Die Urethrocystotonometrie korrelierte nicht komplett mit den klinischen Bildern. Die beachtliche Rate an subjektiven Beschwerden bei andererseits nur 3 Inkontinenzrezidiven bewog, die Ligamente bei Kurzarmschlingenplastik etwas lockerer zu vereinigen. Mit dieser seit Juni 1988 praktizierten, nur geringfügig geänderten Technik wurden die oben angeführten subjektiven Beschwerden fast schlagartig beseitigt, ohne dafür vermehrt Blasenhalsinsuffizienzen einzuhandeln. Der maximale Urethraverschlußdruck in Ruhe (UVDRmax) hat um 9,7 cm Wassersäule abgenommen und der Meßpunkt für UVDRmax (DPmax) ist um 19% funktioneller Urethralänge nach blasenwärts verlagert worden. In der proximalen Urethra fand sich eine Steigerung des elektronisch gemessenen Verschlußdruckes (UVDSel) um 10,49 cm Wassersäule auf 22,3 cm Wassersäule. Auch der Transmissionsfaktor hat um 60% zugenommen.

Archives of Gynecology and Obstetrics Vol. 245, No. 1-4, 1989
Verhandlungen der Deutschen Gesellschaft für Gynäkologie und Geburtshilfe,
47. Versammlung, München 6.-10. September 1988
© Springer-Verlag Berlin Heidelberg

Die Miktions-Zysto-Urographie: Beurteilung vaginaler Senkungsoperationen

M. Cornely, H. Palmtag

Geburtshilflich-gynäkologische Abteilung und Urologische Abteilung
des Städt. Krankenhauses Sindelfingen

Die Resultate nach Descensus-Operationen lassen sich mit der Urodynamik der Restharnmessung und der Miktions-Urographie (MZU) überprüfen. Die *MZU* liefert zusammen mit der *Messung des Pelveo-Urethralen Winkels* PU ⊀ nach Green eine Aussage, ob die Hoch- und Rückverlagerung von Blasenhals und Trigonum eingeheilt ist und Kontinenz besteht. Entsprechend zielt der Beitrag darauf hin, Ansätze für eine Erfolgs-, wie auch Qualitätsbeurteilung aufzuzeigen und die Vorteile der MZU und des PU ⊀ dabei zu demonstrieren. Sechs Monate nach Operation haben wir 30 Frauen mit MZU, PU-Winkelmesung, RH-Sono und Uroflowmetrie untersucht. Die Patientinnen waren wegen eines rotator. Descensus uterusexstirpiert und mit vaginalen Plastiken versehen worden. Mit Hilfe der MZU fanden wir *bizarre Formen von Trigonozelen*. Diese sind bei der gyn. Untersuchung meist nicht sichtbar. Erst die *Aufnahme im Pressen* bei der MZU ließ diese Trigonozelen sich entfalten und den Mechanismus des Harnstops sichtbar werden. Die MZU mit Füllungsbild, Mictio- und Press-Aufnahme an einer großen Trigonozele wird dargestellt und als Gegensatz dazu eine Patientin aus unserer Gruppe gezeigt: Hier scheint nur ein mäßiger Descensus vorzuliegen, im klinischen Bild wird aber eine häufige Harnsperre beobachtet. Das Bild im Pressen zeigt eine fingerartige Trigonozele, die die Urethra steil abwinkelt und den Harnstop bewirkt. Bei großen Trigono-Zystozelen ist der Mechanismus verständlicher und wiederum winkelt die Zele die Urethra bis Harnstop ab. Um die o. g. schlanken, fingerartigen Trigonozelen geht es in unserer Arbeit. Nach Terhorst u. Melchior (1973) stören sie das Zusammenspiel von Detrusor, den Muskelzügen des Blasenbodens mit den Muskeln des Trigonum und der Klappenmechanismus wird defekt. Um die Trigonozelenoperationen vergleichen zu können, wurden Op-Schritte vereinheitlicht (Tabelle 1). Bei der Operation werden Harnröhre, Blase und Trigonum im Sinne einer *Gegenrotation* zurückgelagert. Das Gelingen ist durch die Änderung des PU ⊀ ablesbar. Der PU ⊀, der Winkel zwischen der Linie Urethra-Trigonum als 1. Schenkel mit der Linie Os pubis bis tiefster Punkt des Foramen obturatum definiert (Abb. 1).

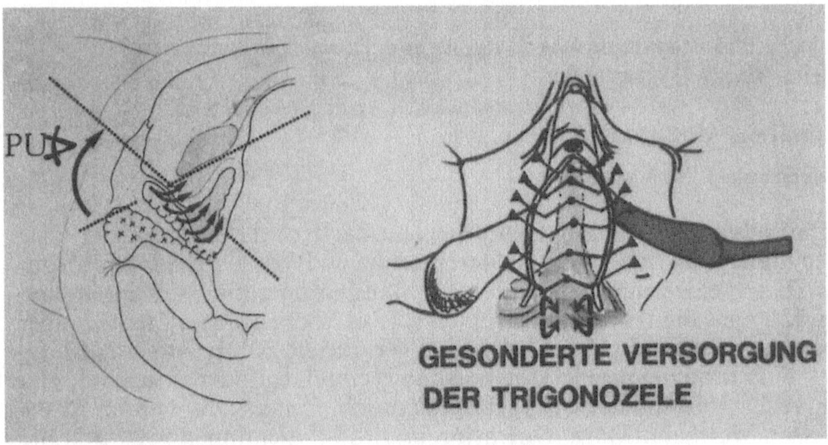

Abb. 1. Gesonderte Versorgung der Trigonozele und Pelveo-Urethraler Winkel

Archives of Gynecology and Obstetrics Vol. 245, No. 1-4, 1989
Verhandlungen der Deutschen Gesellschaft für Gynäkologie und Geburtshilfe,
47. Versammlung, München 6.-10. September 1988
© Springer-Verlag Berlin Heidelberg

Tabelle 1. Vereinheitlichte Operationsschritte

1. Suspension des Vag. Stumpfes an die Ligg. rotunda
2. Aufsuchen der Trigonozele, gesonderte Versorgung mit Tabaksbeutelnaht und Z-Naht
3. 4 Harnröhren-, 2–3 Trigonumstütznähte, 2 Blasenstütznähte unter Aufladen der Urethra und Blasenwand
4. Unter dem Gesichtspunkt: Granulationsschiene; Vicryl Nr. 2, PDS-Fäden
5. Einlegen der Stütznähte unter Breisky-Einstellung
6. Kopftieflagerung 20 Grad während der vorderen Plastik
7. Generell Suprapubischer Katheter 10–18 Tage, bis Restharn unter 50 ml
8. Maßvolle Resektion der Vaginalwand, Duplikatur median durch Einzelknopfnahtreihe

Ergebnisse

Die MZU zeigt den Op-Erfolg: Vormals Trigonozele mit Harnstop – jetzt verlagerte Blase, keine Zysto-Trigonozele mehr und einen PU ⊀ von 89°. Das Rö.-Bild hängt dabei am Schirm, der Operateur greift selbst daran ab, wo die Zele sein muß, findet sie und korrigiert dann den PU ⊀ entsprechend. Bei der klin. Nachuntersuchung zeigte sich an 26 von 30 Frauen, daß die *Granulationsschiene eine gute Narbenplatte* gebildet hatte. Bei vier Patientinnen wurde eine Neigung des Trigonum gegen die Urethra von 20° als Rezidivbeginn vermerkt, die erklärt werden konnte. 27 von 30 Frauen waren kontinent, auch beim Sport. Die relative Harninkontinenz der drei anderen ergab sich aus zu früher Belastung zuhause. Als Nachweis der Rückverlagerung wurde der PU ⊀ gewertet und betrug 84–106° gegenüber Vorwerten unter 70°. Die Rezidivpatientinnen hatten Winkel zwischen 62–65 Grad. Graphisch wollten wir das Mictioverhalten nach 6 Monaten in einer Summenkurve darstellen, die aus den Uroflowwerten gemittelt wurde. Sie zeigt für 27 den Erfolg der Bemühung um die Blasenhals-Trigonum-Suspension: die UFM-Kurven haben normalen Ablauf. Die MZU und PU ⊀ Kontrolle als Hilfe für den Operateur erwiesen, erlaubt aber auch im Sinne der Qualitätssicherung eine Aussage, ob ortsgerecht und durchgreifend operiert werden konnte. Auch bei gutachterlichen Fragen können MZU und PU ⊀ einen besseren Wert haben.

Katamnestische und urodynamische Untersuchungen nach Inkontinenz- und Wertheim-Meigs-Operationen

H. J. Strittmatter, M. Neises, F. Melchert

Frauenklinik, Klinikum Mannheim

Blasenentleerungsstörungen treten überwiegend nach zwei verschiedenen Operationsarten auf: nach radikaler Hysterektomie und nach Streßinkontinenz-Operation. Diese beiden in der Gynäkologie Standardoperationsverfahren wurden ausgewählt und die frühpostoperativen (bis 4 Wochen) Miktionsstörungen mit den spätpostoperativen (½ bis 1 ½ Jahre) verglichen. Spätpostoperativ führten wir u. a. eine urodynamische Untersuchung, eine Uroflowmetrie sowie eine Befragung (verkürzter Gaudenz-Fragebogen) durch. Untersucht wurden 21 Patientinnen nach Wertheim-Meigs-Operation und 155 Patientinnen nach Inkontinenz und Descensus-Operation.

Archives of Gynecology and Obstetrics Vol. 245, No. 1-4, 1989
Verhandlungen der Deutschen Gesellschaft für Gynäkologie und Geburtshilfe, 47. Versammlung, München 6.-10. September 1988
© Springer-Verlag Berlin Heidelberg

Nach WM-Operation trat in der frühen postoperativen Phase bei 19% der Patientinnen eine erschwerte Spontanmiktion auf – in der späten postoperativen Phase noch bei 5%. Eine gestörte Blasensensibilität wurde postoperativ von 48% der Patientinnen angegeben – spätpostoperativ von 19%. Dies korreliert mit der erhöhten Restharnmenge in 25% bzw. 22%. Eine Dysurie war früh und spät selten mit 9,5% bzw. 4,7%. Ebenso selten wurde eine signifikante Bakteriurie ($>10^5$ K) nachgewiesen. Nach Descensus- und Inkontinenzoperation trat eine erschwerte Spontanmiktion nur bei 5% der Patientinnen auf und eine gestörte Blasensensibilität bei 7% – spätpostoperativ nur noch bei 2% bzw. 4%. Entsprechend selten waren erhöhte Restharnmengen. Gehäuft war eine signifikante Bakteriurie in 33% frühpostoperativ zu beobachten. Diese war in 21% begleitet von einer Dysurie. Spätpostoperativ waren diese Beschwerden selten mit 4% bzw. 3%.

Das subjektive Befinden wird ergänzt durch die spätpostoperative Uroflowmetrie (Uroflowindex nach Rugendorf). Nach WM-Operation wurde ein pathologischer Index ($<0,8$) bei 42% gemessen; dieser Wert liegt deutlich über den subjektiven Beschwerden (24%). Nach Inkontinenzoperation finden sich 24% pathologische Befunde nach vaginalem Vorgehen und in 14% nach abdominalem Vorgehen; gegenüber nur 6% subjektiven Beschwerden.

Im Rahmen der Nachuntersuchung bestand nach WM-Operation cystotonometrisch eine Streßinkontinenz 1° in 14% (Dep Q 0,5–1,0) gegenüber 24% subjektiven Beschwerden. Bei 9% der Patientinnen bestand eine Streßinkontinenz II/III°, die von ebenfalls 9% subjektiv angegeben wurde. Die Diskrepanz der Befunde hängt mit der gehäuften Reizblasensymptomatik in diesem Kollektiv zusammen. Eine ähnliche Diskrepanz, wenn auch nicht so ausgeprägt, zeigt sich bei Inkontinenzoperationen nach abdominalem Vorgehen.

Nach radikaler Hysterektomie sind Blasenentleerungsstörungen subjektiv (Fragebogen) und objektiv (urodynamische Untersuchung) häufiger nachweisbar, als nach Harninkontinenz-Operation bedingt durch das jeweilige Operationsverfahren: – Denervierung von Detrusor und Blasenhals nach WM-Operation – Paraurethrale Traumatisierung nach Inkontinenzoperation. Therapeutisch steht die angemessene Katheterableitung des Urins im Vordergrund bei flankierenden, medikamentösen Maßnahmen.

Harnleiterverletzung: Verringerung des operativen und forensischen Risikos

E. M. Paterok

Universitäts-Frauenklinik Erlangen

Bei gynäkologischen Operationen sind Ureterläsionen mit und ohne Substanzverlust der Wand möglich. Sich bildende Harnleiterscheidenfisteln können komplett oder inkomplett, wandständig sein. Sog. Nekrosefisteln als Folge von Ernährungsstörungen des prävesikalen Ureterabschnittes zählen zu den später auftretenden Komplikationen.

Die Harnleiterverletzung bleibt ein seltenes Ereignis, sowohl bei einfachen abdominalen Hysterektomien als auch bei ausgedehnten Krebsoperationen, insbesondere Wertheim-Meigs-Eingriffen (Tabelle 1 und 2). Zugenommen hat die Anzahl der Haftpflichtverfahren. Die exakte Indikationsstellung ist Voraussetzung für jeden operativen Eingriff. Dem operierenden Arzt muß ggf. ein operativ erfahrener Gebietsarzt zur Seite stehen. Zur präoperativen Diagnostik zählen an

Verhandlungen der Deutschen Gesellschaft für Gynäkologie und Geburtshilfe,
47. Versammlung, München 6.-10. September 1988

unserer Klinik die Sonographie und Infusionsurographie. Werden Veränderungen im Bereich des uropoetischen Systems erst postoperativ diagnostiziert, werden sie zunächst dem Operateur angelastet. Der Verlauf der Harnleiter wird intraoperativ überprüft. Kann man die Ureteren nicht durch das Peritoneum erkennen und beurteilen, stellen wir sie in bestimmten Situationen dar; insbesondere dann, wenn die Distanz zu dem operativ zu entfernenden Uterus, Adnex oder Tumor geringer als im Normalfall sein kann, oder wenn zusätzliche Ligaturen uteriner Gefäße oder am vaginalen Wundwinkel erforderlich werden. Beim Absetzen des Uterus von den Parametrien und der Scheide – nach Ligatur und Durchtrennung der uterinen Gefäßbündel bds. – achten wir darauf, daß das Ligamentum vesicouterinum am uterinen Ansatz abgetrennt wird.

Tabelle 1. Ureterfisteln nach abdominaler Hysterektomie

	Jahr	Zahl der Operationen	Harnleiterfisteln
Käser	1973	3000	0
Kleißl	1978		< 3‰
Roemer	1980	249	0,4%
Nobel	1980	925	0
Käser	1982	384	0,2% (Ureter oder Blase)
Kunz	1984		0,1–0,4%
Müller	1985		0,1–0,3%
UFK Erlangen	1/84–5/88	1516	0

Tabelle 2. Ureterfisteln nach abdominalen Krebsoperationen

	Jahr	Zahl der Operationen	Harnleiterfisteln (%)
Käser	1973	717	3,3
Hohlweg-Majert	1977	232	1,3
Ober	1979	649	~1
Baltzer, Kaufmann, Ober, Zander	1980	1092	1,4
Kunz	1984		0,3–13,4
UFK Erlangen	1/84–5/88	140	0,7

Ein erhöhtes Risiko, den Harnleiter zu verletzen, besteht in folgenden Situationen:
1. Bei einer Cervixauftreibung infolge eines Cervixmyoms, eines Myoms in Statu nascendi oder eines Cervixcarcinoms.
2. Intraligamentäre Tumoren können unmittelbaren Kontakt mit dem Ureter haben.
3. Voroperationen oder
4. Zustand nach Entzündungen erschweren die Präparation. Dasselbe gilt für
5. die Endometriose.
6. Blutungen, welche Ligaturen oder eine Koagulation erforderlich machen, erhöhen das Verletzungsrisiko des Ureters, wie
7. Konglomerat-, maligne Tumoren. Diese können von Cervix, Corpus uteri, Tube und/oder Ovar ausgehen.

Sowohl dem Operateur als ggf. auch dem Gutachter ist klar, daß eine Harnleitermobilisation nicht risikofrei ist, insbesondere in den aufgelisteten besonderen Situationen. Die „Ureteren" oder eine „Ureterpräparation" müssen in jedem Operationsbericht Erwähnung finden. Bei weiter Harnleiterpräparation, speziell bei Wertheim-Meigs-Eingriffen, legen wir einen Cystofix sowie einen Redon in jeden Pararaum. Besteht im Fall der Ureterläsion der Verdacht einer Sorgfaltspflichtverletzung, prüft ein Sachverständiger außer der substantiierten Einverständniserklärung alle prä- und postoperativen Befunde und Berichte. Intraoperativ festgestellte, einen Eingriff komplizierende Veränderungen müssen exakt beschrieben sein. Wir hatten 1986 und 1987 bei abdominalen Eingriffen eine Ureterverletzung mit der gebogenen Klemme, eine Harnleiterstriktur und eine spontan abgeheilte Nekrosefistel nach Wertheim-Meigs-Operation (siehe Tabelle 2). Im Rahmen der ärztlichen Aufklärungspflicht lehnen wir zwar einen „Katalog des Schreckens" ab, von den Gerichten wird aber eine nicht ausreichende Aufklärung mit entsprechender Dokumentation verurteilt.

Einfluß der anatomischen Veränderungen auf urodynamische Parameter nach Zystourethropexie

E. Wight, R. Müller, W. E. Schreiner

Universitäts-Frauenklinik Zürich

Erstmals Hilton [3] und dann Hertogs [2] wiesen darauf hin, daß durch die Zystourethropexie nach MMK, oder durch eine ihrer Modifikationen, operativ eine hochgelegene Zyste hinter der nach retrosymphysär verlagerten proximalen Urethra entsteht, und postulierten, daß dadurch die verbesserte, postop. Drucktransmission auf diesen Urethraabschnitt während des Streßereignisses bedingt sei.

Wir haben 34 Patientinnen, die zwischen März 86 und August 87 an der UFKZ wegen Streßinkontinenz II und III (n. Ingelman-Sundberg) mittels Zystourethropexie n. Burch operiert worden waren, postop. durchschnittl. 15 Monate später (Extremwerte: 11–20 Mon.) klinisch und urodynamisch nachkontrolliert und diese Werte mit den präoperativ erhobenen Befunden verglichen. Messung und Auswertung erfolgten gemäß den Richtlinien der Schweiz. Arbeitsgruppe für Urodynamik [1].

Ergebnisse

Postop. wurden vorwiegend im proximalen Urethraabschnitt, deutlicher im Stehen als im Liegen, positive Ausschläge im Streßdruckprofil, d. h. negative Depres-

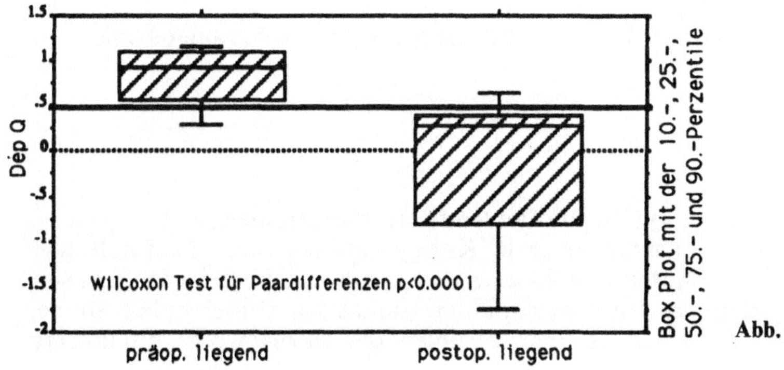

sionsdrucke (DepD) registriert, woraus ebenfalls neg. Depressionsquotienten (DepQ) resultierten (DepQ = DepD/Urethraverschlußruhedruck). Im prä- und postop. Streßprofil jeder Patientin wurde derjenige 10%-Abschnitt der funktionellen Länge (FL) ermittelt, der den höchsten Urethraverschlußdruck bei Streß aufwies und für diesen Bereich der DepQ errechnet und mittels Box-Plot dargestellt.

In Abbildung 1 gruppieren sich die DepQ präop. über und postop. unter dem Wert 0,5, welcher die streßbedingte Abnahme des Ruhedrucks um 50% seiner Ausgangshöhe bedeutet und als urodyn. Grenzwert zwischen Kontinenz und leichter Streßinkontinenz angesehen wird. Bei 5 der 34 nachkontrollierten Pat. lag der postop. DepQ über der 0,5-Marke, weshalb diese als urodynamisch inkontinent bezeichnet werden können. Dies entspricht einer Versagerquote von 15%. Klinisch zeigten jedoch nur 2 der 5 Pat. einen manifesten Urinverlust im Sinne einer persistierenden Streßinkontinenz. Addierte man in den Streßprofilen aller Pat. diejenigen 10%-Abschnitte der FL, in denen prä-, bzw. postop. der DepQ kleiner als 0,5 war und trug die so erhaltenen Summen als Funktion der Lokalisation dieser Abschnitte entlang der FL auf, so zeigte sich, daß die spärlichen Kontinenzbereiche präop. meist im mittleren und distalen Drittel der FL anzutreffen waren. Postop. fand man demgegenüber nicht nur eine deutliche Zunahme der Kontinenzstrecken, sondern auch eine Verlagerung derselben in den proximalen Bereich der FL. Im Spekulum-Untersuch, wie auch im lateralen Urethrozystogramm, konnte postop. fast regelmäßig beim Pressen eine hochgelegene Zystozele hinter dem retrosymphysär elevierten mittleren Abschnitt der vorderen Vaginalwand beobachtet werden. Der Blasenelevationstest sowie, gemäß anamnestischer Angaben, auch Kohabitationen, führten postop. oft zum Wiederauftreten einer Streßinkontinenz bei sonst gewährter Kontinenz. Aufgrund unserer urodynamischen und klinischen Daten glauben wir, in Übereinstimmung mit den obenerwähnten Autoren, daß die Entstehung einer hochgelegenen Zystozele die maßgebliche, anatomische Veränderung zur Erreichung einer postop. Kontinenz darstellt.

Literatur

1. Eberhard J (1986) Standardisierte Urethradruckmessung mit Normwerten zur Streßinkontinenzdiagnostik. Geburtsh Frauenheilk 46:145–150
2. Hertogs K, Stanton SL (1985) Mechanism of urinary continence after colposuspension: barrier studies. Brit J Obstet Gynaecol 92:1184–1188
3. Hilton P (1981) Urethral pressure measurement by micro-transducer: observations on methodology, the pathophysiology of genuine stress incontinence, and the effects of its treatment in the female. MD thesis, University of Newcastle-upon-Tyne

Perkutane Elektrotherapie bei Miktionsstörungen nach Diaphragmaplastik

H. Kölbl, P. Riss

2. Universitäts-Frauenklinik Wien

Ausbleiben der Spontanmiktion und fehlende Restharnfreiheit stellen nach Inkontinenzoperationen ernstzunehmende Komplikationen dar. Dadurch wird nicht nur der stationäre Aufenthalt dieser Patientinnen erheblich verlängert, sondern auch die Inzidenz an Harnwegsinfekten nimmt zu. Unbehandelt können solche Störungen zu irreversiblen Veränderungen der Harnwege bis hin zur Hy-

Archives of Gynecology and Obstetrics Vol. 245, No. 1-4, 1989
Verhandlungen der Deutschen Gesellschaft für Gynäkologie und Geburtshilfe, 47. Versammlung, München 6.-10. September 1988
© Springer-Verlag Berlin Heidelberg

dronephrose führen. Dem Einsatz der Elektrotherapie in Form der Impulsgalvanisation zur Beseitigung von Miktionsstörungen nach Inkontinenzoperationen lagen die Erkenntnisse von Wakim zu Grunde, daß in Tierversuchen Hämatombildungen und Ödeme, wie sie auch nach Eingriffen im vesikourethralen Bereich auftreten, beseitigt werden können und überdies eine Durchblutungsverbesserung erzielt wird.

Material und Methodik

79 Frauen nach Kolporrhaphie wurden auf das Einsetzen der Spontanmiktion und ihre Restharnfreiheit hin untersucht. 23 Frauen (29%) waren bis zum 6. postoperativen Tag restharnfrei und wurden in der weiteren Untersuchung nicht mehr berücksichtigt. 56 Patientinnen (71%), ohne Restharnfreiheit bis zum 6. postop. Tag wurden einer Gruppe A mit Impulsgalvanisation (n = 19, Alter: 53 ± 13 Jahre) oder einer Gruppe B ohne Impulsgalvanisation (n = 37, Alter: 51 ± 10 Jahre) zugeordnet. Zur Abklärung der Inkontinenz erfolgte bei allen Frauen mit dem Symptom „Harnverlust" eine urodynamische Untersuchung, Anamneseerhebung mittels Gaudenz Inkontinenzfragebogen, Miktionstabellen, Restharnbestimmung, Cystometrie und Urethrotonometrie. Detrusorinstabilität und fehlende prätherapeutische Restharnfreiheit waren Ausschlußkriterien zu dieser Studie.

In beiden Gruppen (Inkontinenzgrad I + II: Gruppe A 74% – Gruppe B 60%) waren leichte Inkontinenzformen am häufigsten vertreten. Anschließend erfolgte bei allen Patientinnen eine Diaphragmaplastik. Die Elektrotherapie erolgte über einen Zeitraum von 5 Tagen, zwei je 200 cm² große Elektroden wurden suprapubisch (Kathode) und glutaeal 10 Minuten lang mit einer Dosierung von 10 bis 20 mA, einer Impulsdauer 0,5 msek und einer Pause von 70 msek angelegt. Ab dem 8. postoperativen Tag gelangten zusätzlich Alpha-Sympathikolytika, Tranquilizer und Spasmolytika zum Einsatz, wenn keine Restharnfreiheit gegeben war.

Ergebnisse

Wir konnten weder im Hinblick auf die Dauer bis zum Einsetzen der Spontanmiktion noch auf den Zeitraum bis zur Restharnfreiheit gesicherte Unterschiede zwischen beiden Gruppen beobachten. Ebenso war kein Einfluß des Grades des Descensus und der Inkontinenz auf den Zeitpunkt der ersten Spontanmiktion und der Restharnfreiheit zu erkennen. Gesicherte Unterschiede waren jedoch in der Gruppe A gegenüber Gruppe B gegeben, wenn eine adjuvante Medikation appliziert wurde (Tabelle 1). Der Einfluß einer bestimmten Medikamentgruppe auf den Therapieerfolg konnte aber statistisch nicht gesichert werden.

Tabelle 1. Art und Häufigkeit einer Zusatzmedikation und Zeitpunkt der Restharnfreiheit in beiden Patientengruppen

	Patientinnen mit Impulsgalvanisation (n = 14)	Patientinnen ohne Impulsgalvanisation (n = 10)
Alpha-Sympathikolytika	11	10
Benzodiazepine	2	–
Spasmolytika	1	–
Tag der RH0 + (Median)	11,2	13,0*

* p < 0,001
+ . . . . RH0 = Restharnfreiheit

Durch die perkutane Elektrotherapie alleine konnten wir keine entscheidende Verbesserung beobachten. Sie erwies sich als vorteilhaft, wenn zusätzlich andere Medikamente zum Einsatz gelangten (Tabelle 1), war gänzlich frei von Nebenwirkungen und wurde von den Patientinnen als überaus angenehm empfunden, und sogar über den projektierten Behandlungszeitraum hinaus erwünscht.

Erfolgsbeurteilung von Inkontinenzoperationen
Moderatorenbericht

E. Petri

Städtische Krankenanstalten Idar-Oberstein

Die Beurteilung des Erfolges einer Inkontinenzoperation ist im hohen Maße subjektiven Kriterien unterworfen. Gibt es bei fließenden Übergängen zwischen „noch normal" und „schon pathologisch" kaum ein objektives Kriterium der Behandlungsbedürftigkeit der Streßinkontinenz, so ist die Wertung des Ergebnisses eines solchen Eingriffes von der subjektiven Einschätzung der Patientin selbst und natürlich des Therapeuten abhängig. Ohne objektive, reproduzierbare Untersuchungstechniken wird man immer wieder von Erfolgsraten zwischen 95 und 100% hören; bei Anwendung urodynamischer und radiologischer Untersuchungstechniken und Anlegen strenger Kriterien werden für einzelne Operationsverfahren jedoch nur Erfolgsraten um 50% angegeben. Zweifellos stellt für die Windelträgerin mit einer Streßinkontinenz 3. Grades ein operativer Eingriff einen großen Erfolg dar, der sie danach nur noch zum Tragen von Vorlagen zwingt. Erstes Ziel eines jeden Eingriffes sollte jedoch das Erreichen völliger Kontinenz sein.

In einem einleitenden Übersichtsreferat beschrieb B. Schüßler, München, klinische, urodynamische und radiologische Parameter zur Erfolgskontrolle. Während die Einteilung des klinischen Schweregrades von den Teilnehmern kontrovers diskutiert wurde, insbesondere der Wert oder die eher unzuverlässige Aussagekraft der Klassifikation nach Ingelman-Sundberg, wurde von allen Diskutanten eine klinische Objektivierung und Quantifizierung des Urinverlustes mittels Pad-Test empfohlen. Die ICS hat hierzu einen 2-Stunden-Belastungstest durch Wiegen der Vorlagen, eine Messung des Urinverlustes möglich ist.

Andere einfache klinische Untersuchungstechniken wurden eher zurückhaltend beurteilt, so das Urilos-Nappy und der vor allem in anglo-amerikanischen Ländern propagierte Q-Tip-Test.

Leider gibt die verbreitete Bonney-Marshall Probe keine verlässliche Information, nachdem bei jeder Modifikation letztlich eine Kompression der Urethra resultiert, die weder einen differentialdiagnostischen Hinweis, noch Informationen zur Prognose eines operativen Eingriffes bietet.

Bei der Darstellung objektiver urodynamischer und radiomorphologischer Untersuchungstechniken zeigte sich bei allen Referenten die deutliche Überlegenheit der abdominalen Operationsverfahren, vor allem der Kolposuspensionsmethoden, im Hinblick auf die Verbesserung der Drucktransmission, der röntgenologisch nachweisbaren cranio-ventral Verlagerung des Blasenhalses und damit des objektiven Therapieerfolges (Eberhard, Frauenfeld, de Gregorio, Freiburg, Kranzfelder, Würzburg, Winkler und Behr, Erlangen, Wight, Zürich). Nachdem bei abdominalen Inkontinenzoperationen zwar die Erfolgsquote deutlich über

Archives of Gynecology and Obstetrics Vol. 245, No. 1-4, 1989
Verhandlungen der Deutschen Gesellschaft für Gynäkologie und Geburtshilfe,
47. Versammlung, München 6.-10. September 1988

denen von vaginalen Eingriffen steht, andererseits die iatrogenen Miktionsbeschwerden und die Ausbildung von Rekto-Enterozelen sehr häufig ist, verbleibt andererseits eine große Gruppe von Patientinnen, bei denen bei entsprechenden urodynamischen Meßergebnissen und radiologischen Befunden ein vaginaler Eingriff im Sinne einer subtilen Diaphragmaplastik nach wie vor seine Indikation hat (Riss, Wien, Eberhard, Frauenfeld).

Nicht bewährt haben sich dabei aber Zusatzeingriffe wie die ventrale Levatorplastik, die neben der unphysiologischen Topographie und den damit häufig verbundenen Kohabitationsbeschwerden auch relativ hohe Rezidivquoten aufweist. Bei der morphologischen Beurteilung der Topographie des kleinen Beckens bietet sich neuerdings neben dem lateralen Urethrozystogramm die perineale oder vaginale Sonographie an (Grischke, Heidelberg, Debus-Thiede, München).

Erste Erfahrungen sind ermutigend, es bedarf aber sicher weiterer Standardisierung und vor allem der Definition der dort zu erhebenden Parameter.

Die Frage nach dem optimalen Zeitpunkt für eine postoperative Nachuntersuchung wird widersprüchlich diskutiert. 8 bis 12 Wochen nach einem operativen Eingriff sollte sich jedoch nach Abklingen der Wundödeme die topographisch-anatomische Lageveränderung von Blase und Harnröhre soweit stabilisiert haben, daß der Eingriff zunächst als Erfolg, Teilerfolg, leichte Besserung der Beschwerden oder Versager eingestuft werden kann. Dabei muß die Gruppe der „Gebesserten" sehr kritisch betrachtet werden, nachdem urodynamische Meßdaten und Radiomorphologie eher dafür sprechen, jene Frauen als Versager einzustufen. Eine wirkliche Dauerheilung wird es aufgrund verschiedener biologischer Faktoren (Erreichen der Postmenopause, Übergewicht, allgemeine Bindegewebsschwäche, schwere körperliche Arbeit) ohnehin nur selten geben. Eigene Untersuchungen nach Schlingenplastik haben gezeigt, daß z. B. nach 5 Jahren nur noch 52% von ursprünglich 86% (nach 2 Jahren) kontinent waren, in diesem Zeitraum somit 34% Rezidive auftraten, die in einem großen Teil so schwerwiegend waren, daß die ursprünglich schlechte Ausgangssituation wieder eingekehrt war.

Eine erste Nachuntersuchung ist nach 5 bis 6 Wochen sinnvoll. Neben der Beurteilung der Wundheilung und der topographisch-anatomischen Verhältnisse sollte vor allem der Urin auf Keimfreiheit geprüft werden. Bei fraglich fortbestehendem Urinverlust, sollte neben dem einfachen Husten bei voller Blase im Stehen der Pad-Test zur Objektivierung und Quantifizierung des Urinverlustes eingesetzt werden. Bei komplexeren Blasenentleerungsstörungen, im Rahmen der Qualitätskontrolle der eigenen Tätigkeit im Sinne einer objektiven Nachkontrolle, nicht zuletzt aber bei der wissenschaftlichen Auswertung der Ergebnisse, muß eine neuerliche urodynamische und röntgenologische Untersuchung durchgeführt werden.

Neben der Beurteilung der erreichten Kontinenz muß vor allem auf operationstechnisch bedingte Komplikationen geachtet werden. Nach Schlingenplastiken und überkorrigierten Kolposuspensionen sind dysurische Beschwerden bishin zur Dranginkontinenz besonders häufig. Maximalvariante stellt die postoperative Obstruktion dar, die im Gegensatz zu früheren Aussagen kein prognostisch günstiges Zeichen ist. Vor allem bei vaginalen Eingriffen gehören eventuelle Kohabitationsbeschwerden ebenso zur Beurteilung des Operationserfolges, wie die Ausbildung von Rekto-Enterozelen, vorwiegend nach Kolposuspensionsverfahren.

Zusammenfassung

Bei der Erfolgsbeurteilung von Inkontinenzoperationen sollten nach 5 bis 6 Wochen neben einfachen klinischen Untersuchungen wie dem Husten bei voller Blase im Stehen und dem Pad-Test zur Quantifizierung und Objektivierung eines Urinverlustes dann urodynamische und radiomorphologische Parameter herangezogen werden, wenn es um die Beurteilung von Operationsversagern oder iatrogenen Komplikationen geht. In den letzten Jahren wurden zuverlässige urodynamische und radiomorphologische Parameter definiert, die eine zuverlässige Erfolgskontrolle ermöglichen.

Klinische, urodynamische und radiologische Parameter zur Erfolgskontrolle nach Inkontinenzoperationen

B. Schüßler

Frauenklinik im Klinikum Großhadern, Universität München

Quality Control after Surgery of Stress-Urinary Incontinence (SUI):
Value of Clinical, Urodynamic and Radiological Parameters

Summary. The basis of any quality control after surgery for SUI is objective control by pre- and postoperative quantification of urinary loss. Whereas a clinical stress test or the ICS pad-weigh-test allows to quantify, history as well as urodynamic data do not. For analysis of failures the whole diagnostic range (history, urodynamic, radiology/sonography, gynecologic examination) is needed, which enables to decide about secondline therapy. Voiding difficulties and urge-incontinence after surgery for SUI are major complications and have to be critically analysed.

Zusammenfassung. Prä- und postoperative Quantifizierung des Urinverlustes ist die Basis für jegliche Erfolgskontrolle nach Streßinkontinenzoperationen. Sie erfolgt über einen klinischen Streßtest oder Pad Weigh Test. Anamnestische Daten (Ingelman-Sundberg) und Urodynamik sind zur Quantifizierung nicht geeignet. Versageranalysen können nur über die gesamte Palette der Diagnostik (Anamnese, Urodynamik, bildgebende Verfahren, gynäkologische Untersuchung) betrieben werden. BES und Urge-Inkontinenz auf dem Boden einer Detrusorinstabilität sind unerwünschte Folgen einer SIK-Operation. Sie müssen deshalb bei Erfolgskontrollen berücksichtigt werden.

Für jede Form von Therapie muß heute die Wirksamkeit über entsprechende Erfolgskontrollen nachgewiesen werden. Über die Objektivierung der erzielten Ergebnisse ergibt sich die Basis für den Vergleich mit alternativen Therapieeinsätzen und der Ausgangspunkt für neue therapeutische Möglichkeiten. Für Erkrankungen, die keinen lebensbedrohlichen Charakter haben (z. B. Streßinkontinenz) bilden Erfolgszahlen die Grundlage für ein Prognosegespräch mit der Patientin, um ihr die Entscheidung für eine Behandlung erleichtern zu können. Folgende Punkte müssen im Zuge einer Erfolgsbeurteilung nach Streßinkontinenzoperationen analysiert werden:
1. Heilungs- und Besserungsraten.
2. Analyse von Therapieversagern.
3. Therapeutische Möglichkeiten einzelner Operationsverfahren.
4. Ausmaß und Inzidenz peristierender Blasenentleerungsstörungen.

In der Beantwortung jeder einzelnen Fragestellung haben die Untersuchungsmethoden (Anamnese, klin. Untersuchung, Urodynamik, bildgebende Verfahren) unterschiedliche Bedeutung.

Archives of Gynecology and Obstetrics Vol. 245, No. 1-4, 1989
Verhandlungen der Deutschen Gesellschaft für Gynäkologie und Geburtshilfe,
47. Versammlung, München 6.-10. September 1988

Heilungs-Besserungsrate

Von einer Heilung kann dann gesprochen werden, wenn die Patientin nach operativer Therapie keinen Urinverlust mehr verspürt und objektiv eine Inkontinenz nicht mehr nachweisbar ist. Schwieriger ist die Definition der Besserung. Zur subjektiven Aussage: Kein Urinverlust oder Besserung der Inkontinenz muß objektiv eine quantitative Abnahme der Verlustmenge nachweisbar sein. Dies beinhaltet, daß sowohl präoperativ wie auch postoperativ der Schweregrad der Harninkontinenz festgelegt werden muß.

Urodynamische Untersuchungen sind dazu ebensowenig in der Lage wie die weltweit eingesetzte Schweregradeinteilung auf der Basis anamnestischer Erhebungen nach Ingelman-Sundberg [3]. Eine brauchbare Quantifizierung ist hingegen mit einem semiquantitativen Streßtest, bei welchem der Urinabgang bei gefüllter Harnblase (400 ml) in standardisierten Husten-Provokationen visualisiert wird, ebenso gegeben, wie durch den von der ICS empfohlenen pad-weigh-Test [1, 6]. Vor- und Nachteile sind in Tabelle 1 aufgeführt.

Tabelle 1

	1-hour-pad-weigh-test	Klin. Streß Test
Urinverlust:	quantitativ	semiquantitativ
Reproduzierbarkeit:	85%	79%
Objektivierung der Inkontinenz:	ja	ja/sensitiver
Blasenvolumen:	nicht vorgegeben	vorgegeben
Larv. SUI:	nein	ja
Zeitfaktor:	1 Std.	10 Min.

Unabhängig von der objektiven Beurteilung des operativen Ergebnisses sind Heilungsbesserungsraten noch von folgenden Parametern abhängig:
1. Rücklaufquote der untersuchten Patientinnen in Abhängigkeit von den durchgeführten Operationen.
2. Zeitpunkt der Nachuntersuchung. Je geringer der Abstand zur Operation, um so schlechter werden die Ergebnisse aussehen. Ein Mindestabstand von 1 Jahr sollte Voraussetzung jeder Nachuntersuchungsstudie sein.
3. Charakterisierung des Patientengutes (Anteil Rezidivinkontinenz bzw. hypotoner Urethraverschlußdruck).
4. Exakte Beschreibung der angewandten Operationstechnik.

Die Bedeutung der einzelnen Punkte läßt sich im eigenen Patientengut alleine schon durch die Gegenüberstellung von subjektiver und objektiver Heilungsbesserungsrate in Zusammenschau mit unterschiedlichen Rücklaufquoten (zuerst 53%, dann 85%) darlegen. Dadurch sank die Erfolgsrate von 91% auf 73% ab. Auch in der internationalen Literatur werden diese Spielregeln häufig grob verletzt. Nur so ist es zu erklären, daß für gleiche operative Verfahren Heilungsraten zwischen 37 und 97% angegeben werden [2, 4, 5, 7].

Analyse von Therapieversagern

Hierzu ist die komplette diagnostische Palette notwendig. Die *Anamnese* bietet immer wieder Hinweise für eine Dranginkontinenz, ohne daß bei einmaliger urodynamischer Untersuchung eine Detrusorinstabilität festgestellt werden muß. Liegt ein Streßinkontinenzrezidiv vor, so belegt die *Urethrometrie,* ob diese Ausdruck eines operativ bedingten Abfalles des Urethraverschlußdrucks ist (z. B. im Zustand nach Diaphragmaplastik) oder aber die Drucktransmission auf die Urethra nicht entsprechend verbessert werden konnte. Die *Zystometrie* läßt Urge-

Inkontinenzen, die ja gelegentlich als Folge der durchgeführten Streßinkontinenzoperationen entstehen, erkennen. Die *gynäkologische Untersuchung*, in
Kombination mit radiologischen Methoden wie dem *lateralen Zysto-Urethro-
gramm* oder der *Viszerographie* können diejenigen Therapieversager identifizieren, bei denen das angestrebte topographische Ziel der Operation, sei es in Ruhe
oder auch nur unter Streßbedingungen, nicht erreicht wurde. Die sorgfältige
Analyse der Therapieversager ist gleichzeitig der Ausgangspunkt zur Indikationsstellung für eine sinnvolle Rezidivtherapie.

Therapeutische Möglichkeiten einzelner operativer Verfahren

Neben der axakten Erfassung der Erfolgsraten, lassen sich die Möglichkeiten
einzelner operativer Techniken durch die Urodynamik und insbesonders durch
radiologische Topographie des urethrovesikalen Überganges festlegen.

Induktion von Blasenentleerungsstörungen (BES)

„Erfolgreiche Streßinkontinenzoperationen" werden häufig mit einer höheren
Rate an BES erkauft. Dies gilt auch innerhalb einzelner operativer Verfahren
(Tabelle 2). Daß dies nicht einfach billigend in Kauf genommen werden kann,
liegt daran, daß für die Patientin eine postoperative BES häufig einen deutlich
höheren Leidensdruck als die präexistente Streßinkontinenz aufweist. Unabhängig davon bedarf eine schwere BES mit hohen intermittierender Katheterismus
von der Patientin nicht akzeptiert, so sind Folgeoperationen mit der Möglichkeit
des Wiederauftretens einer Streßinkontinenz notwendig.

Tabelle 2

		(n)	Mittlere Verweildauer		Therapie-bedürftige
			Cystofix (Tage)	max.	BES > 60 Tage (n)
Diaphragmaplastik		88	10,1	37	0
Kolposuspension	Modifikation nach Hirsch	89	10,8	50	0
	Modifikation nach Symmonds	36	18,0	91	4
Lyo-Dura-Band	ungezügelt	14	11,7	65	1
	gezügelt	23	26,2	180	9

Schlußbetrachtung

Sorgfältige Erfolgskontrollen nach Streßinkontinenzoperationen unter kritischer
Betrachtung auch der therapieinduzierten Komplikationen wie Dranginkontinenz und Blasenentleerungsstörungen werden in Zukunft unabdinglich sein. Nur
so läßt sich der eigene Standard tatsächlich festlegen. Darüber hinaus sind über
solche Nachuntersuchungen diejenigen Patientenkollektive zu charakterisieren,
bei denen sehr gute Therapieerfolge auch mit denjenigen Verfahren erzielt werden
können, deren Komplikationsraten klein sind. Verfahren mit hohen Raten an
Entleerungkomplikationen dürfen nur in ausgewählten Fällen zum Einsatz kommen. Dies impliziert, daß im Primäransatz bereits so agiert werden muß, daß
Rezidivinkontinenzen mit bekanntlich schlechterer Ausgangssituation unbedingt
vermieden werden müssen.

Literatur

1. Abrams P, Blaivas JG, Stanton SL, Andersen J (1987) The standardisation of terminology of lower urinary tract function. International Continence Society Committee on standardisation of terminology, draft 14/1:8–10
2. Hochuli E (1985) Operatives Therapiekonzept. Gyn Rdsch 25/3:38–46
3. Ingelman-Sundberg A (1953) Urininkontinens hos kvinnan Nord. Med 50:1149–51
4. Josif CS (1983) Results of various operations for urinary stress incontinence. Arch Gynecol 233:93–100
5. Kalinkov B, Buchholz R (1980) Die Behandlung der weiblichen relativen Harninkontinenz mit Descensus uteri et vaginae durch vordere und hintere Kolporrhaphie. Geburtsh Frauenheilk 40:6–11
6. Schüßler B, Alloussi A (1983) Zur Klassifikation der Streß-Inkontinenz nach Ingelman-Sundberg. Gyn Rdsch 23:166
7. Stanton SL, Cardozo LD (1979) A comparison of vaginal and suprapubic surgery in the correction of incontinence due to urethral sphincter incompetence. Brit J Urol 51:497–499

Erfolgsbeurteilung von Stressinkontinenzoperationen – subjektiver und objektiver Erfolg

G. deGregorio

Universitäts-Frauenklinik Freiburg

Successrate after Stress Urinary Incontinence Surgery, Subjective and Objective Results

Summary. This study comprises a comparison between subjective and objective results in 197 patients who underwent surgery for stress urinary incontinence. The objective success of surgery could be demonstrated by urodynamic measurements. The correlation of subjective and objective data showed a discrepancy, however, it were rather postoperative side effects and complaints which determined the subjective impression, for example voiding disturbances and complaints in sexual intercourse, than the surgical success. (Two thirds of the patients with recurrencies were at least content.)

All control examinations should ask not only for the objective clinical result, but also for the subjective impression, especially with regard to side effects.

Zusammenfassung. Unsere Untersuchungen umfaßten einen Vergleich zwischen subjektivem und objektivem Ergebnis nach 197 Streßinkontinenzoperationen. Dabei zeigte sich, daß der objektive Operationserfolg mit urodynamischen Meßmethoden nachprüfbar ist. Der Vergleich zwischen subjektivem und objektivem Ergebnis zeigte eine Diskrepanz. Weniger der Operationserfolg war entscheidend für den subjektiven Eindruck (⅔ der Rezidivpatienten waren zumindest zufrieden), sondern vor allem auch postoperative Nebenwirkungen und Beschwerden wie Miktionsstörungen oder Kohabitationsbeschwerden. Jede Nachuntersuchung sollte deshalb neben dem objektiven klinischen Ergebnis auch den subjektiven Eindruck erfassen, insbesondere unter Berücksichtigung von Nebenwirkungen.

Einleitung

Ziel einer Operation, d.h. der angestrebte Operationserfolg ist 1. die Besserung des Patientenbefundes und 2. das Erreichen einer objektivierbaren klinischen

Verhandlungen der Deutschen Gesellschaft für Gynäkologie und Geburtshilfe,
47. Versammlung, München 6.-10. September 1988

Idealsituation. Für die Kontrolle der Operation ist es deshalb wichtig, sowohl einen objektiven als auch einen subjektiven Erfolg zu prüfen.

Patientengut und Methodik

Zur Auswertung kamen 197 Patientinnen, die an der Universitäts-Frauenklinik Freiburg wegen einer Stressinkontinenz operiert worden waren. Folgende Operationsmethoden wurden angewandt: Die vordere Kolporrhaphie n = 23, ventrale Levatorplastik n = 45, Lyoduraband n = 37 und Kolposuspension n = 92. Die Objektivierung der prä- und postoperativen Stressinkontinenzsituation erfolgte nach den Richtlinien, die wir bereits früher beschrieben haben [1]. Zur Beurteilung des subjektiven Operationserfolges haben wir versucht, das subjektive Empfinden der Patientin mit einer Notengebung von 1–6 zu qualifizieren, mit 1 als bester und 6 als schlechtester Note.

Ergebnisse

a) objektiv: klinisch und urodynamisch geheilt waren 163 der 197 Patienten. Ein Rezidiv wiesen 24 Patienten auf. Dies entspricht einer Rezidivrate von etwa 13%. Urodynamisch zeigte sich eine schwach signifikante Abnahme des maximalen Urethraverschlußdruckes sowohl für die geheilten als auch für die Rezidivpatienten, die funktionelle Urethralänge änderte sich nicht signifikant. Hochsignifikante Veränderungen fanden sich jedoch beim Transmissionsfaktor sowohl in der proximalen als auch in der medialen Urethra. Hier stiegen die Werte für die geheilten Patienten deutlich an (proximale Urethra von 79,2 auf 95,8%, mediale Urethra von 84,4 auf 104,1%.
Diese Zunahme war bei den Rezidivpatienten nicht zu beobachten.
b) subjektiv: Die Durchschnittsnote betrug 2,2. Eine Note 4 und schlechter gaben 11,7% der Patienten. 6 der 9 Patienten mit Rezidiv beurteilten ihr Operationsergebnis zumindest mit befriedigend. Von den 8 Frauen, die die Note 5 oder 6 gaben, hatte nur eine ein Rezidiv. 8 der 12 Patienten, die die Note 4 und schlechter gaben, empfanden ebenfalls deutliche postoperative Nebenwirkungen wie Miktionsstörungen, Defäkationsprobleme sowie Schmerzen bei der Kohabitation. 2 Patientinnen hatten postoperative Komplikationen ausgeprägterer Art wie z. B. Wundheilungsstörungen. Bei 3 Patientinnen lag eine verlängerte Katheterliegedauer vor. Wurde das subjektive Ergebnis getrennt für die einzelnen Operationsverfahren analysiert, so zeigte die beste Benotung die Patientin mit Schlingenoperationen (Durchschnittsnote 1,9). Bei dieser Operation waren wiederum jedoch postoperative Komplikationen wie rezidivierender Harnverhalt, verlängerte Katheterliegedauer, Miktionsbeschwerden häufiger.

Diskussion

Durch urodynamische Meßmethoden läßt sich ein Operationserfolg verifizieren, die geheilten Patienten zeigten signifikante Veränderungen im Stressprofil, die bei Rezidiven nicht nachweisbar waren. Dies entspricht Angaben in der Literatur [2, 3]. Nach unserer Analyse gibt es eine Diskrepanz zwischen dem subjektiven Befinden und dem objektiven Operationserfolg. Folgende Faktoren haben aufgrund unserer Analyse Einfluß auf das subjektive Operationsergebnis:
1. Die Beseitigung der geklagten Beschwerden, hier korreliert das subjektive Befinden mit dem objektiven Befund. Wesentlich für die Erfüllung dieses Punktes ist die exakte präoperative Diagnostik, die richtig gewählte Operationstechnik und eine gute Nachbetreuung der Patienten zur langfristigen Wahrung der Operationsergebnisse.

2. Nebenwirkungen: Nur 3 der subjektiv unzufriedenen Patientinnen wiesen ein Rezidiv auf, 8 jedoch klagten vor allen Dingen über postoperative Nebenwirkungen. Entscheidend ist hier die Auswahl der Methode (Schlingenoperationen verursachen z. B. häufig rezidivierende Harnverhalte, die abdominalen Inkontinenzoperationen seltener Kohabitationsbeschwerden), aber auch die präoperative Aufklärung. Überraschenderweise gaben die Patientinnen mit Schlingenoperationen die beste Benotung ab, obwohl sie häufiger unter Nebenwirkungen zu leiden hatten. Die Ursache hierfür liegt darin, daß wir die Schlingenoperationen nur bei Patientinnen mit schwerer, subjektiv stark beeinträchtigender, Stressinkontinenz durchführten. Hier war der objektive Operationserfolg, die Heilung von der Stressinkontinenz das Entscheidende für die Patientinnen. Auch das postoperative Management kann Nebenwirkungen positiv beeinflussen, engmaschige Restharnkontrollen zur Vermeidung einer Überlaufblase, die lokale Östrogenapplikation zur besseren Wundheilung sind Faktoren, die positiv wirken können.

3. Beeinflußt das Arzt-Patienten-Verhältnis den Eindruck der Patientinnen. Wird sie von immer dem gleichen Arzt betreut, der sie untersucht, der die Indikation stellt, der sie auch operiert, der sie dann auch nachbetreut, so wird sie das sicher als positiv empfinden, andererseits fühlen sich die Patientinnen in einer Großklinik oft allein gelassen.

4. Ist auch die Gesamtsituation der Frau zu berücksichtigen, hier spielen Faktoren eine Rolle wie Dolenz, Indolenz aber auch äußere Einflüsse, Partnerkonflikte, sonstige Problemsituationen im Leben der Frau, die durch die organischen Beschwerden wie z. B. eine Inkontinenz oder Unterleibsschmerzen nur überdeckt werden, dann zu falschen Hoffnungen bezüglich des Operationsergebnisses Anlaß geben. Zusammenfassend ist es wichtig, sowohl subjektives als auch objektives Ergebnis zu überprüfen. Für das subjektive Ergebnis scheint es vorteilhaft, eine persönliche Befragung durchzuführen. Diese muß sich beziehen auf die Symptomfreiheit, aber auch Nebenwirkungen. Das objektive Resultat kann demonstriert werden anhand einer gynäkologischen Untersuchung oder mit Methoden der Radiomorphologie. Da die Stressinkontinenz aber eine funktionelle Erkrankung ist, muß auch die Funktion des Sphinkters postoperativ überprüft werden, dies zumindest mit einem Pressversuch mit voller Blase, in besonderen Fällen mit den Methoden der Urodynamik. Auch Nebenwirkungen sollten objektiviert werden.

Literatur

1. deGregorio G, Dietz G, Heisterkamp M, Kaltenbach FJ, Hillemanns HG (1988) Der Einfluß von Streßinkontinenz-Operationen auf urodynamische Parameter. 1. Teil: Ist der Operationserfolg meßbar? Geburtsh Frauenheilk 48:417–419
2. Hilton P (1983) A clinical and urodynamic assessment of the Burch colposuspension for genuine stress incontinence. Br J Obstet Gynaecol 90:934–939
3. Weil A, Reyes H, Bischoff P, Rottenberg RD, Kramer F (1984) Modifications of the urethral rest and stress profiles after different types of surgery for urinary stress incontinence. Br J Obstet Gynaecol 91:46–55

Zur Erfolgsbeurteilung von Inkontinenzoperationen. Analyse prä- und postoperativ erhobener morphologischer und funktioneller Befunde

D. Kranzfelder, A. Baumann

Universitäts-Frauenklinik Würzburg

Analysis of Success and Failure of Incontinence Surgery Using Pre- and Postoperative Findings

Summary. Urodynamic and morphologic findings in 82 patients with stress urinary incontinence were analysed. All patients had undergone vaginal respectively abdominal hysterectomy with anterior colporrhaphy respectively urethrovesicopexy. Whereas in the abdominal group the urodynamic and morphologic findings improved significantly, this did not occur in the vaginal group (Colp. ant. group). Although a comparison of the postoperatively continent patients with the recurrent incontinence patients showed no significant difference, it seemed, however, that the recurrent incontinence patients frequently showed lower urodynamic and morphologic values.

Zusammenfassung. Berichtet wird über eine Analyse prä- und postoperativ erhobener morphologischer und funktioneller Befunde bei 82 wegen Harninkontinenz mit Uterusexstirpation und vorderer Plastik bzw. Urethrovesicopexie nach Burch operierter Patientinnen. Während sich bei abdominalem Vorgehen die urodynamischen und morphologischen Parameter deutlich verbessern ließen, war dies bei der Kolp. ant.-Gruppe meist nicht der Fall. Wenn auch ein Vergleich der postoperativ Geheilten mit den persistierend Inkontinenten keinen signifikanten Unterschied erkennen ließ, zeigte sich dennoch, daß die Therapieversager häufig urodynamisch und morphologisch schlechtere Werte aufwiesen.

Zur Erfolgsbeurteilung von Inkontinenzoperationen stehen uns klinische, urodynamische und radiologische Parameter zur Verfügung. Die meßtechnischen Grundlagen wurden für eine objektive Prüfung in den letzten Jahren erarbeitet [1, 2]. Für die klinische Routinebewertung eines Operationserfolges ist bei der postoperativ kontinenten Patientin ihre subjektive Aussage ausreichend. Im Falle einer nicht zur Kontinenz geführten Operation ist eine weiterführende differenzierte Diagnostik mit den oben angegebenen Methoden erforderlich. Für die wissenschaftliche Beschäftigung mit der Harninkontinenz sind zusätzlich zu den bisher bereits gewonnenen Daten weitere zur Absicherung und Erweiterung unserer Kenntnisse erforderlich. Besonders wichtig sind in diesem Zusammenhang systematische prä- und postoperative Untersuchungen, getrennt für die verschiedenen gängigen vaginalen sowie abdominalen Inkontinenzoperationen. Ziel der vorliegenden Untersuchungen war es, die durch eine Inkontinenzoperation hervorgerufenen morphologischen wie funktionellen Veränderungen zu objektivieren, getrennt für anamnestisch kontinente und weiterhin mehr oder weniger inkontinente Patientinnen.

Material und Methode

Analysiert wurden 82 Patientinnen, die vaginal mit Uterusexstirpation (TE) und Kolporrhaphia anterior (Kolp. ant.) bzw. abdominal mit TE und Urethrovesicopexie nach Burch (U-V-Pexie) operiert wurden. Prä- und postoperativ (6 Monate) wurden folgende Befunde erhoben: Anamnese, gynäkologischer Status, Urinanalyse, Zystoskopie, Urethrozystometrie mit Mikrotip und laterales Urethrozystogramm. Die statistische Aufarbeitung der Befunde erfolgte nach dem Mann-Whitney-U-Test.

Archives of Gynecology and Obstetrics Vol. 245, No. 1-4, 1989
Verhandlungen der Deutschen Gesellschaft für Gynäkologie und Geburtshilfe,
47. Versammlung, München 6.-10. September 1988

Ergebnisse

Erfolgsbeurteilung anhand anamnestischer Angaben: Von 56 mit U-V-Pexie operierten Patientinnen waren postoperativ 26 (46,4%) geheilt, bei 22 (39,2%)
Patientinnen war die Inkontinenzsymptomatik gebessert, bei 6 Fällen (10,7%)
hat sich der Befund nicht geändert. Bei 2 Patientinnen verschlechterte sich die
Inkontinenzsymptomatik. Von 26 mit Kolp. ant. operierten Patientinnen waren
postoperativ 15 (57,7%) geheilt, 2 (7,7%) gebessert und 4 (15,4%) unverändert.
5 Patientinnen (19,2%) klagten über eine Verschlechterung der Inkontinenzsymptomatik. Erfolgsbeurteilung anhand morphologischer Parameter: Wie die Befunde in Tabelle 1 zeigen, kann mit der Urethrovesicopexie der Blasenauslaß
sowie der retrovesikale Winkel β deutlich besser angehoben und verkleinert werden als durch Kolp. ant. „Pathologisch-morphologische" Veränderungen wie
Zystozelen, Trichterbildungen der proximalen Urethra, vertikaler und rotatori-
scher Deszensus finden sich postoperativ sowohl bei den kontinenten Patientinnen als auch bei den Therapieversagern. Morphologische Veränderungen allein
erklären damit keine Inkontinenz. Vergleicht man die morphologischen Befunde
der postoperativ Geheilten mit den Rezidiven, dann findet sich überrraschender-
weise kein statistisch signifikanter Unterschied. Erfolgsbeurteilung anhand urodynamischer Parameter (Tabelle 2): Kolp. ant.-Patientinnen haben postoperativ
meist verschlechterte urodynamische Meßergebnisse. Eine Verbesserung der urodynamischen Parameter ist durch eine U-V-Pexie möglich, dies gilt insbesondere
für den UVDR max., den UVDS, den Depr. Q und den Transmissionsfaktor. Ein
Vergleich der postoperativ geheilten Patientinnen mit den Rezidiven ergibt bei
den urodynamischen Parametern ebenfalls keinen statistisch signifikanten Unterschied.

Diskussion

Die prä- und postoperativen Angaben der Patientin zur Blasenfunktion sind
wichtige Kriterien für die Erfolgsbeurteilung einer Inkontinenzoperation. Die
Erhebung urodynamischer und morphologischer Befund gibt darüber hinaus die

Tabelle 1. Mittelwerte mit Standardabweichung der durch U-V-Pexie bzw. Kolp.ant. hervorgerufenen morphologischen Veränderungen (Differenz post- und präoperativem Absolutwert) des
retrovesikalen Winkels β und des Abstandes (Höhe H) des Meatus urethrae internus zur Sym-
physenunterkante in Ruhe und unter Belastung

		U-V-Pexie			Kolp.ant.		
		$\bar{X}$	SD	n	$\bar{X}$	SD	n
Winkel β in Ruhe	insges.	−42,3	6,5	41	3,6	12,3	15
	geh.	−51,6	9,3	20	5,1	14,6	12
	Rez.	−33,5	8,9	21	−2,3	23,8	3
Winkel β unter Belastung	insges.	−68,4	8,4	41	25,6	13,0	14
	geh.	−74,4	11,9	20	34,5	13,9	11
	Rez.	−62,7	12,0	21	−6,7	30,6	3
Höhe H in Ruhe (mm)	insges.	9,6	1,4	41	11,9	4,3	15
	geh.	11,2	2,3	20	14,4	5,0	12
	Rez.	8,1	1,8	21	2,0	5,9	3
Höhe H unter Belastung	insges.	25,1	2,5	41	12,1	3,7	15
	geh.	27,9	4,0	20	13,6	4,6	12
	Rez.	22,5	3,0	21	6,0	3,2	3

Tabelle 2. Mittelwerte mit Standardabweichung der durch U-V-Pexie bzw. Kolp.ant. hervorgerufenen tonometrischen Veränderungen (Differenz post- zu präoperativem Absolutwert) des max. UVDR, des X_2 UVDS, des Depr. Q. und des TF in Ruhe und unter Belastung

		U-V-Pexie			Kolp.ant.		
		$\bar{X}$	SD	n	$\bar{X}$	SD	n
Max. UVDR (cm H_2O)	insges.	3,5	3,3	55	− 7,0	3,9	21
	geh.	11,0	4,1	26	− 4,7	5,1	14
	Rez.	−3,4	4,8	29	−11,4	5,9	7
X_2 UVDS (cm H_2O)	insges.	19,0	5,4	52	− 0,5	7,3	22
	geh.	21,2	7,1	26	2,4	11,3	13
	Rez.	16,7	8,3	26	− 4,6	7,8	9
Depr. Q im Stehen	insges.	−0,5	0,2	19	0	0,1	7
	geh.	−0,3	0,2	8	0,1	0,2	6
	Rez.	−0,7	0,2	11	− 0,4		1
Transmissions-Faktor	insges.	10,1	6,5	48	−26,4	14,8	22
	geh.	14,0	8,2	22	−35,9	23,7	13
	Rez.	6,8	10,0	26	−12,7	12,1	9

Möglichkeit, objektive Daten für jede einzelne Patientin zu gewinnen. Systematische prä- und postoperative Untersuchungen machen es möglich, die von den einzelnen Operationsverfahren und Operateuren hervorgerufenen topographischen und tonometrischen Veränderungen quantitativ zu erfassen. Der Vergleich dieser Daten mit den anamnestischen Angaben gibt die Möglichkeit, erfolgreich sowie erfolglos operierte Patientinnen zu analysieren und ihre Befunde zu vergleichen. Die gemessenen morphologischen und urodynamischen Befunde nach U-V-Pexie entsprechen denen anderer Arbeitsgruppen [3, 4]. Das gleiche gilt für die postoperativ erhobenen meist verschlechterten urodynamischen Meßergebnisse in der Kolp.-ant. Gruppe [5]. Ein Vergleich der erfolgreich operierten Patientinnen mit denen mit nur eingeschränktem Operationserfolg zeigt, daß im Einzelfall bei den Rezidiven die für eine erfolgreiche Operation geforderten Meßwerte nicht erreicht werden. Wenn auch keiner dieser Unterschiede aufgrund der großen Streubreite der Einzelbefunde und der letztlich noch relativ geringen Fallzahl statistisch signifikant ist, lassen sich dennoch bereits jetzt wertvolle Aussagen für die Auswahl des Operationsverfahrens und für eine erfolgreiche Therapie der Inkontinenz ableiten. Für unsere Klinik können wir feststellen, daß sich die Zahl der unzureichend operierten Patientinnen seit der Einführung systematischer prä- und postoperativer radiologischer sowie tonometrischer Untersuchungen reduziert hat.

Literatur

1. Beck L (1985) Bericht der Arbeitsgemeinschaft für gynäkologische Urologie. Arch Gyn 238:1−4, p 25−33
2. Eberhard J (1986) Standardisierte Urethradruckmessung zur Streßinkontinenzdiagnostik. Geburtsh Frauenheilk 46:145−150
3. Stöcklin MW, Alder Ch-G (1986) Subjektive und objektive Verbesserung der weiblichen Harninkontinenz nach vaginalen und abdominalen Inkontinenzoperationen. Geburtsh Frauenheilk 46:524−529
4. Hertogs K, Stanton SL (1985) Lateral bead-chain Urethrocystography after successful and unsuccessful colposuspension. Br J Obstet Gynaecol 92:1179
5. Hetzenauer A, Manzl J, Reider W, Marth Ch (1986) Urodynamische Parameter vor und nach vaginaler Inkontinenzoperationen. Geburtsh Frauenheilk 46:27−29

Blutung, Schock, Sepsis

Die Plenarsitzung vom 9. 9. 1988 stand unter der Leitung von *H. A. Hirsch,* Tübingen. Das Hauptreferat hielt *H. Graeff,* München. Dieses und alle weiteren eingegangenen Referate sind im folgenden Kapitel enthalten. H. L.

Blutung, Schock und Sepsis

H. Graeff, R. Deckardt

Frauenklinik und Poliklinik der Technischen Universität rechts der Isar, München

Hemorrhage, Shock, and Sepsis

Summary. Hemorrhage and sepsis may lead to multiple organ system failure caused by a redistribution of cardiac output and a reduction of tissue perfusion. The pathophysiologic changes caused by hemorrhage are frequently prevented by rapid diagnosis of the cause of the bleeding (e. g., vessel injury or coagulation disorder) and its therapy. The pathophysiologic changes in sepsis are mediated by toxins which affect almost every organ system. Knowledge of the predisposing factors, rapid recognition of signs and symptoms, and understanding of the underlying pathobiochemical and pathophysiologic changes are mandatory in the successful therapy of septic shock. The main therapeutic principle remains removal of the focus.

Zusammenfassung. Blutung und Sepsis können durch Fehlverteilung des Herzzeitvolumens mit Reduktion der Gewebeperfusion zu einem Multiorganversagen führen. Die pathophysiologischen Veränderungen der Blutung können dabei durch rechtzeitiges Erkennen der Blutungsursache (Blutung infolge Gefäßverletzung, Gerinnungsstörung) und deren Beseitigung meist behoben werden. Die pathophysiologischen Veränderungen der Sepsis werden durch Toxine hervorgerufen, deren mediatorvermittelte, kaskadenartige Wirkung nahezu alle Organsysteme des Körpers beeinflußt. Das Wissen um prädisponierende Faktoren für die Entwicklung dieses Krankheitsbildes, rechtzeitiges Erkennen der Zeichen und Symptome, Verständnis der pathobiochemischen und pathophysiologischen Veränderungen sind unabdingbar für eine erfolgreiche Therapie des septischen Schocks, deren Schwerpunkt die Herdsanierung ist.

Komplikationen durch Blutung und Sepsis in Gynäkologie und Geburtshilfe stellen an die behandelnden Ärzte hohe Anforderungen. Es handelt sich meist um plötzliche Ereignisse, über die nicht immer ausreichende persönliche Erfahrungen und Kenntnisse vorliegen. Sie fordern in jedem Falle die Bereitschaft zur interdisziplinären Zusammenarbeit. Obwohl Blutung und Sepsis als Ursachen der mütterlichen Sterblichkeit in den letzten 10 Jahren zurückgegangen sind, gehören sie neben embolischen und hypertensiven Erkrankungen sowie anaesthesiologischen Komplikationen immer noch zu den häufigsten Todesursachen. Die Blutung ist, zusammen mit der Fruchtwasser- und Lungenembolie, häufigste Todesursache innerhalb der ersten 24 Stunden nach der Geburt; Sepsis und hypertensive Erkrankungen sind dies vorwiegend im Verlauf des Wochenbettes [14, 33]. Während die Vermeidung eines Multiorganversagens mit anschließender Letalität beim hämorrhagischen Schock in erster Linie vom schnellen Erkennen des zugrundeliegenden Problems und der unverzüglichen Volumensubstitution abhängt, liegt trotz verbesserter hämodynamischer Überwachung, unterstützender Beatmung und Kreislauftherapie sowie Entwicklung neuer Antibiotika die Letalität des septischen Schocks immer noch zwischen 40% und 90%. Im folgenden werden Pathobiochemie, Pathophysiologie, Diagnostik und Therapie von Blutung und Sepsis dargestellt. Hiebei wird der Schwerpunkt auf das klinische Vorgehen gelegt, Erkenntnisse aus dem experimentellen Forschungsbereich sind dann angeführt, wenn dadurch in absehbarer Zeit unser klinisches Vorgehen beeinflußt werden wird.

Blutung und Sepsis können über den hämorrhagischen bzw. den septischen Schock zu einem multiplen Organversagen führen. Gemeinsamer Nenner der beiden Schockformen ist die Fehlverteilung des Herzzeitvolumens mit kritischer Reduktion der Gewebeperfusion in allen Organen und Mikrozirkulationsstörung mit konsekutiver Hypoxie und Zellnekrose [27].

Blutung

Jede Verletzung der Integrität des Gefäßsystems führt zu einer Blutung. Häufigste Ursachen in unserem Fachbereich sind Geburtsverletzungen, die uterine Atonie post partum und intra- und postoperative Komplikationen. In Einzelfällen kann es bei sehr starker Blutung oder ungenügendem Ersatz durch Plasma und Thrombozyten zu einer behandlungsbedürftigen Verlustkoagulopathie kommen (Tabelle 1).

Tabelle 1. Blutungsursachen

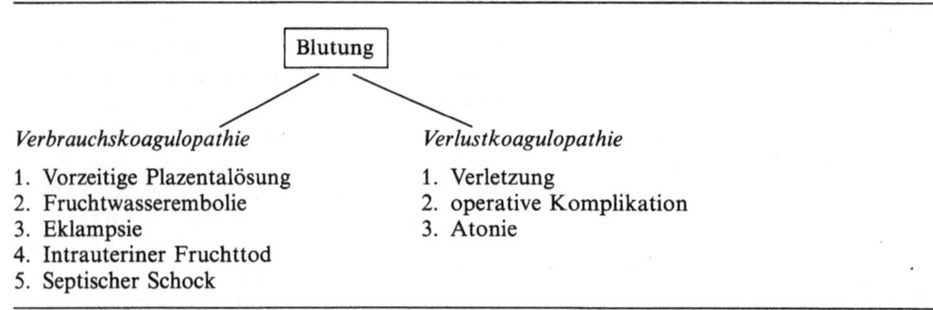

Akut erworbene Gerinnungsstörungen treten insbesondere in der Schwangerschaft und unter der Geburt, in seltenen Fällen auch einmal beim septischen Schock außerhalb der Gravidität auf. Häufigste Ursachen sind die vorzeitige Lösung der Plazenta, die Fruchtwasserembolie, die Eklampsie und der intrauterine Fruchttod. Da diese Ereignisse weder an Dienstzeiten noch an die Verfügbarkeit von hämatologischen Spezialisten oder Speziallaboratorien gekoppelt auftreten, ist es erforderlich, daß der Arzt für Frauenheilkunde und Geburtshilfe in der Lage ist, Diagnostik und Behandlung einer akuten Gerinnungsstörung selbst vorzunehmen. Die Diagnose stützt sich dabei auf die anamnestische Erhebung, den klinischen Befund, pathobiochemische, jederzeit verfügbare Daten und apparative (Ultraschall) Ergebnisse.

Pathogenese der Gerinnungstörung

Pathogenetisches Prinzip der geburtshilflichen Gerinnungsstörung ist eine vorwiegend intravaskuläre Fibrinbildung und Fibrinauflösung (Fibrinolyse). Diese intravaskuläre Gerinnung führt über den Verbrauch von Fibrinogen, Plasmafaktoren und Thrombozyten und über den Anfall von Fibrinabbauprodukten zur Verbrauchskoagulopathie. Die Kenntnisse über die auslösenden Ursachen (Thromboplastinfreisetzung?) sind noch unvollständig, über die Veränderungen im Bereich der Endstrecke der Gerinnung wurden jedoch Befunde erhoben, die das Handeln in der Klinik relativ einfach werden ließen (Übersicht siehe Graeff und Kuhn 1980 [10]; von Hugo und Graeff 1987 [16].

Fibrinogen ist ein Molekül, das aus drei paarig angelegten Ketten, der A-alpha-, der B-Beta- und der Gamma-Kette zusammengesetzt ist. Unter der Einwirkung von Thrombin und aktiviertem Faktor XIII kommt es nach Abspaltung kleinerer Peptide zur Fibrinbildung, die über Quervernetzungen im Bereich der C-terminalen Anteile der α-Ketten und der γ-Ketten zum quervernetzten Fibrin führen.

Durch Plasmin werden über bestimmte Spaltstellen aus dem quervernetzten Fibrin typische Bruchstücke freigesetzt, die aufgrund ihrer Zusammensetzung aus Fragmenten des Fibrinogenabbaus (X, Y, D, E) die Bezeichnung D-D (D-dimer), D-Y und D-X-Y (etc. X-Oligomere) [7] erhalten haben. Diese quervernetzten Fibrinderivate konnten in ihrer Struktur aufgeklärt werden (siehe Abb. 1) [9] und sie wurden in einer ganzen Reihe von Fällen bei geburtshilflichen Patientinnen mit intravaskulärer Gerinnung nachgewiesen (siehe Tabelle 2) [11].

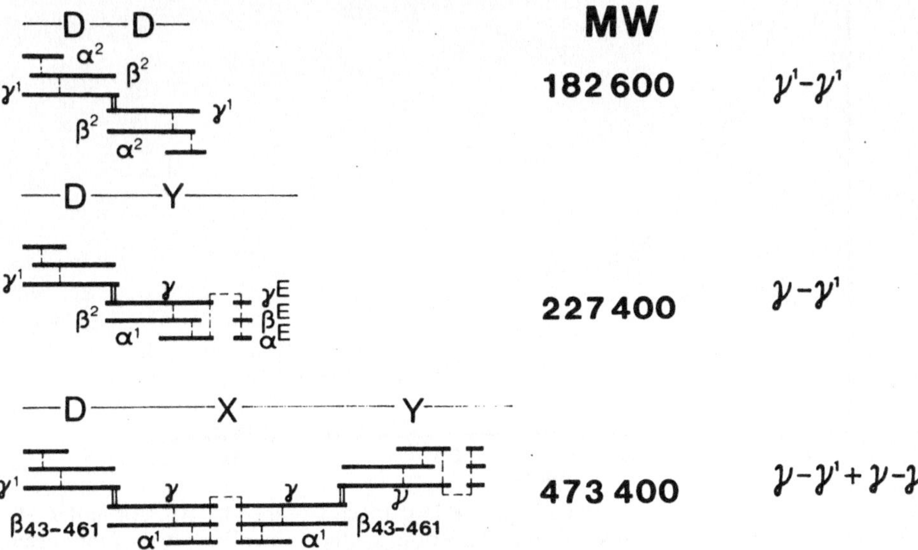

Abb. 1. Strukturmodelle der Fibrinabbauprodukte D-D (D-Dimer), D-Y und D-X-Y. Anteile aus verschiedenen Fibrinmolekülen sind über γ-Ketten verbunden

Die Entwicklung eines monoklonalen Antikörpers gegen die Quervernetzungsregion des Fibrins [34] und die Herstellung eines Enzymimmun-Testes macht es nun möglich, diese quervernetzten Fibrinderivate sogar in Anwesenheit von Fibrinogen im Plasma und in biologischen Flüssigkeiten nachzuweisen. Weitere monoklonale Antikörper wurden gegen andere Epitope des Fibrinogenmoleküls, so auch gegen Fragmente des abgebauten, nativen Fibrinogens (Fibrinoge-

Tabelle 2. Fibrinabbauprodukte bei intravaskulärer Gerinnung in der Schwangerschaft und unter der Geburt (Beobachtungszeitraum: 1975–1982)

	Zahl der Fälle
Vorzeitige Lösung der Plazenta	5
Fruchtwasserembolie	7
Bakterieller Schock bei	
– septischem Abort	5
– Pyelonephritis	2
„Dead Fetus Syndrome"	2
Eklampsie	2
	n = 23

nolyse) entwickelt. In der klinischen Situation konnten hierdurch Informationen über Ausmaß und Ablauf der intravaskulären Fibrinbildung und Fibrinolyse erhoben werden (Abb. 2). Hierbei zeigt sich deutlich, daß der Spiegel der quervernetzten Fibrinderivate (D-Dimer-Test) über 100 μg/ml erreichen kann und damit spezifisch-diagnostische Bedeutung erreicht. Darüber hinaus zeigen die erhobenen Befunde, daß auch eine überschießende Plasminfreisetzung zu Veränderungen am Fibrinogenmolekül selbst und zum Abbau dieses Moleküls führt.

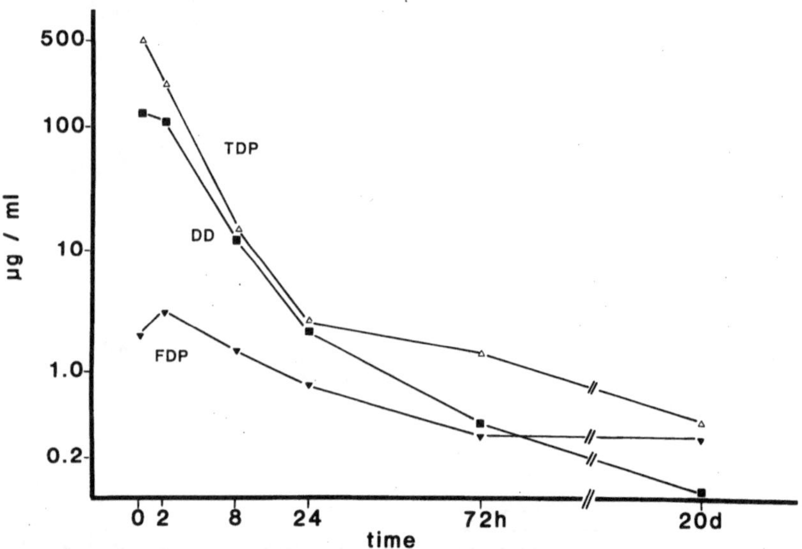

Abb. 2. Vorzeitige Lösung der Plazenta bei einer 23-jährigen IV-Gravida, III-Para in der 34. SSW.; Schweregrad Page-III (Schock, Gerinnungsstörung, intrauteriner Fruchttod). Fibrinogen 80 mg/100 ml, Quickwert 17%, partielle Thromboplastinzeit auf 68 Sekunden verlängert. Dargestellt ist der Verlauf der Fibrinabbauprodukte (D-Dimer-Test) ■——■ DD, der Fibrinogenabbauprodukte ▼——▼ FDP und der gesamten Fibrin-(ogen)abbauprodukte △——△ TDP (in μg/ml Plasma) nach Kaiserschnitt (bei 0 auf der Abszisse)

Die Diagnose der akuten Gerinnungsstörung (siehe Tabelle 3) stützt sich vor dem Hintergrund der vorliegenden Erkrankung zunächst auf klinische Beobachtungen. Es sollte immer darauf geachtet werden, ob alle Blutungsquellen operativ versorgt sind, ob eine Ungerinnbarkeit des venösen und des uterinen Blutes vorliegt, und ob bei der Gerinnselbeobachtung im Reagenzglas eine deutlich

804

verzögerte Gerinnung des Blutes nach mehr als 10 Minuten und/oder eine Wiederauflösung des Gerinnsels erfolgt. Eine Bestätigung des klinischen Verdachtes auf eine Gerinnungsstörung ergibt sich aus der Verminderung des Fibrinogengehaltes unter 100 mg/100 ml und den Nachweis des Fibrinabbauproduktes D-dimer von mehr als 5 µg/ml. Sind diese Befunde nicht unmittelbar verfügbar, so weisen die Verlängerung der partiellen Thromboplastinzeit, der Thrombinzeit und die Thrombozytenverminderung ebenfalls auf die Gerinnungsstörung hin. Bei ausgeprägten Fällen, vor allem bei akuten Gerinnungsstörungen infolge Fruchtwasserembolie werden eine Hämolyse mit Rotfärbung des Plasmas, Fragmentozyten im Blutausstrich sowie bräunlich-roter Urin gefunden. Bei schwangeren Patientinnen ist hierbei differentialdiagnostisch immer das HELLP-Syndrom in Erwägung zu ziehen (siehe Beitrag Kuhn in diesem Band [20]). Ursache der Hämolyse bei der akuten Gerinnungsstörung ist vermutlich die durch Fibrinausfällung in der terminalen Strombahn eingetretene Mikroangiopathie.

Tabelle 3. Diagnose der akuten Gerinnungsstörung

1. Alle Blutungsquellen sind operativ versorgt.
2. Ungerinnbarkeit des venösen und uterinen Blutes.
3. Gerinnselbeobachtung im Reagenzglas pathol. (>10 Min.).
4. Fibrinogen <100 mg%, Fibrinabbauprodukt D-Dimer >5 µg/ml.
5. Partielle Thromboplastinzeit (PTZ) verlängert, Thrombinzeit verlängert, Thrombozyten $<80\,000/\text{mm}^3$.
6. Hämolyse mit Rotfärbung des Plasmas, bräunlich-roter Urin, Fragmentozyten.

Die Therapie der Blutung orientiert sich einmal an den allgemeinen Prinzipien der Therapie des Blutungsschocks [13] und zum anderen an den besonderen Gegebenheiten einer evtl. bestehenden Gerinnungsstörung. In Abbildung 3 ist ein Entscheidungsdiagramm der Therapie der Blutung dargestellt.

Generelles Vorgehen beim Blutungsschock

1. Wiederherstellung des zirkulierenden Volumens

Die rechtzeitige Gabe von Volumen ist am ehesten in der Lage, den sich durch den Blutverlust entwickelnden Störungen entgegenzuwirken. Hierbei werden Faktoren wie Verminderung der Vorlast und des Herzzeitvolumens, Extravasation infolge gesteigerter Gefäßpermeabilität und Veränderungen der Blutviskosität sowie Mikrozirkulationsstörungen frühzeitig beeinflußt. Die Volumensubstitution erfolgt dabei bis zu einer Menge von 20% Verlust des Gesamtblutvolumens in Form kolloidaler Lösungen. Übersteigt der Blutverlust mehr als 1000 ml bzw. 20% des Gesamtblutvolumens, so ist zusätzlich die Gabe von tiefgefrorenem Frischplasma und von Erythrozytenkonzentraten angezeigt. Bei Verlust von mehr als 90% des Gesamtblutvolumens ist die Gabe von Frischblut indiziert.

2. Sauerstoffzufuhr

Häufigste Ursache des Todes von Patienten im Schock ist der ungenügende Gasaustausch. Die Dauer der Gewebehypoxie ist wesentlich für die Akkumulation saurer Stoffwechselprodukte des anaeroben Stoffwechsels (z. B. Laktat). Durch die Gabe von 6–8 l Sauerstoff über die Maske als erste Maßnahme kann die Gewebehypoxie vermindert oder hinausgezögert werden. Zur Prophylaxe von

Atelektasen in der Lunge und um eine möglichst 100%ige Aufsättigung des Hämoglobins zu erreichen, sollte Sauerstoff dann nach Möglichkeit unter positivem Druck (CPAP, PEEP) angeboten werden. Bei der schwangeren Patientin kann über die Steigerung der Sauerstoffsättigung die Menge an Sauerstoff, die zum fetalen Gewebe transportiert wird, erhöht werden.

3. Vasoaktive Medikamente

Im allgemeinen wird gerade vor und während der Geburt die Korrektur der mütterlichen Hypovolämie genügen. In Situationen, in denen nach ausreichender Volumensubstitution weiterhin, aufgrund verminderter Myokard-Kontraktilität, eine eingeschränkte Gewebeperfusion besteht, ist die zusätzliche Gabe vasoaktiver Medikamente indiziert. Unter sorgfältiger Kontrolle aller Parameter, die auf eine Rechtsherzinsuffizienz hindeuten, kann auf diese Weise die Gewebeperfusion verbessert werden. Ein zusätzlich günstiger Effekt auf die Urinausscheidung ergibt sich speziell bei Dopamin aufgrund in der Niere vorhandener Dopamin-Rezeptoren. Vor Entleerung des Uterus ist bei Anwendung dieser Medikamente auf eine Verminderung des uterinen Blutflusses zu achten.

4. Abklärung und Intensivüberwachung

Gleichzeitig mit der intensiven Überwachung der Patientin im Schock hat die Abklärung der Blutungsursache (Operationsfolge?; nach Geburt: Verletzung?, Atonie?, Retention?) insbesondere der Ausschluß einer Gerinnungsstörung zu erfolgen.

5. Beseitigung der Blutungsursache

Mit der Revision der Blutungsquelle und deren Versorgung ist immer dann eine Stabilisierung zu erreichen, wenn die Dauer des Blutungsschocks kurz und nicht durch Rezidivblutungen kompliziert war (Einzelheiten des Vorgehens siehe Abb. 3).

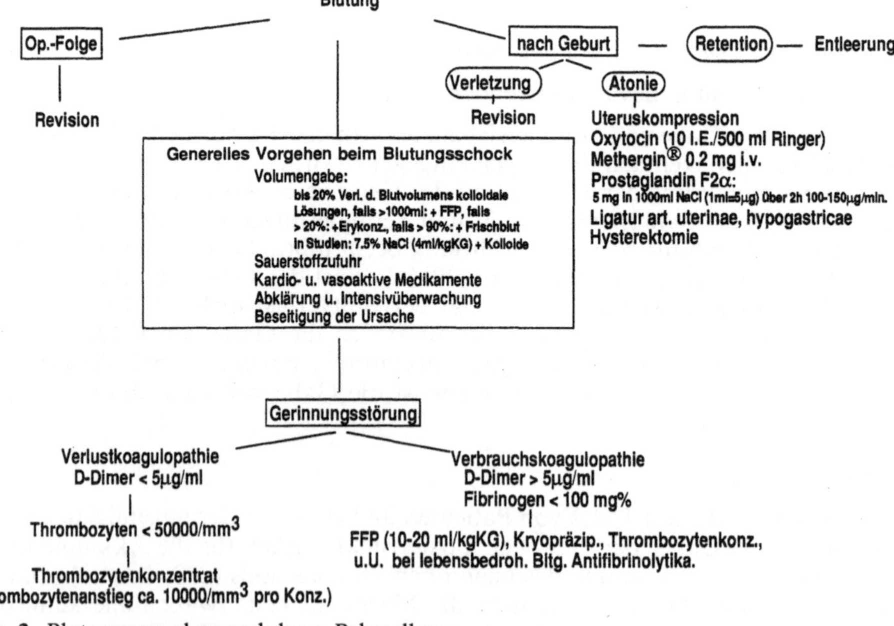

Abb. 3. Blutungsursachen und deren Behandlung

Behandlung der Gerinnungsstörung

Bei der Behandlung der *Verbrauchskoagulopathie* liegt der Schwerpunkt heute auf der Gabe von tiefgefrorenem Frischplasma (10–20 ml/kg KG [10, 15, 16, 25]). Hierdurch werden Gerinnungsfaktoren, insbesondere Fibrinogen, wie auch Inhibitoren, vor allem Antiplasmin und Antithrombin III, ersetzt. Zusätzlich kann Thrombozytenkonzentrat gegeben werden, wenn die Thrombozyten unter 50 000/mm^3 abgesunken sind. Die Gabe eines Thrombozytenkonzentrates führt dabei zu einem Anstieg der Thrombozytenwerte um etwa 10 000 mm^3. Bei lebensbedrohlichen Blutungen ist gerade unter der Berücksichtigung einer abgelaufenen Fibrinogenolyse die Gabe von Antifibrinolytika (Trasylol) in Ausnahmefällen indiziert. Im allgemeinen ist jedoch die ausreichende Gabe von frischgefrorenem Plasma therapeutisch ausreichend. Da gereinigtes Fibrinogen meist aus einem Pool von zahlreichen Spendern hergestellt wird, ist bei Gabe von Fibrinogen mit einem erhöhten Risiko einer Virusübertragung (insbesondere HIV-Infektion) zu rechnen. Deshalb sollte die selektive Fibrinogensubstitution bis zur Verfügbarkeit gentechnologisch hergestellten oder entsprechend vorbehandelten Fibrinogens vermieden werden.

Hat sich infolge ungenügenden Ersatzes des Blutverlustes bei einer massiven Blutung eine *Verlustkoagulopathie* entwickelt, so wird diese meist durch die bestehende Thrombozytopenie (unter 50 000 mm^3) zu einer klinisch manifesten Gerinnungsstörung führen. In diesem Fall ist die zusätzliche Gabe von Thrombozytenkonzentrat erforderlich. In anderen Fällen, in denen eine Verminderung der plasmatischen Gerinnungsfaktoren vorliegt, ist die Gabe von tiefgefrorenem Frischplasma indiziert.

Bei rezidivierenden und therapierefraktären uterinen Blutungen ist in Einzelfällen das Risiko wiederholter Übertragungen von Blut und Blutbestandteilen gegenüber der Hysterektomie abzuwägen und soweit noch irgend möglich, die Patientin in diesen Entscheidungsprozeß mit einzubinden.

Septischer Schock

Ursache des septischen Schocks in Geburtshilfe und Gynäkologie sind fast immer nosokomiale, d. h. im Krankenhaus erworbene Infektionen. Häufig werden die Infektionen jedoch durch Keime hervorgerufen, die schon in der Scheide symptomfreier Schwangerer und gesunder Frauen beobachtet werden. Im allgemeinen werden vom Genitale ausgehende Infektionen durch eine Mischung verschiedener Erreger (polymikrobielle Infektion) verursacht. So werden bei schweren Infektionen aerobe grampositive Keime wie Streptokokken und Staphylokokken, gramnegative Keime wie Escherichia coli, anaerobe Streptokokken und anaerobe gramnegative Keime wie Bacteroides in Blutkulturen, Abstrichen von Abszessen oder entzündeten Geweben nachgewiesen. Der Erregerwandel der letzten Jahrzehnte (e. g. 50er Jahre Staphylokokkenendemien, 60er Jahre gramnegative Sepsis) hat dazu geführt, daß derzeit etwa gleich häufig grampositive und gramnegative Infektionen beobachtet werden können [42, 17]. Im Verlauf der Erkrankungen können in Abszessen in einem späteren Stadium dann Monokulturen von meist anaeroben Bakterien gefunden werden. In der akuten Situation hat sich die Antibiotikatherapie empirisch an der Empfindlichkeit der üblicherweise zu erwartenden Bakterien zu orientieren.

Infektionen, die im geburtshilflichen Bereich zu einem septischen Schock führen können, sind der infizierte Abort, das Amnioninfektionssyndrom, die puerperale Endomyometritis und seltener beobachtete Krankheitsbilder, wie die septische Ovarialvenenthrombose, die oft mit Vulvaödem einhergehende Streptokokkengangrän, gelegentlich als nekrotisierende Fasziitis imponierend, und das

Toxinschocksyndrom. Im gynäkologischen Bereich sind es vor allem perioperative Infektionen, wie Wundheilungsstörungen, Abszeßbildungen, stauungsbedingte Fälle von Urosepsis und, auch hier der durch Aszension entstandene Harnwegsinfekt nach Katherisierung, sowie Thrombophlebitiden von liegenden Infusionszuführungen. Tuboovarialabszesse, Pelveoperitonitiden und bei foudroyanter Ausbreitung einer aszendierenden Infektion eine 4-Quadrantenperitonitis können ebenfalls Ursache eines septischen Schocks sein.

Pathophysiologie und Pathobiochemie

Veränderungen des Gefäßinhaltes und Mikrozirkulationsstörungen bestimmen den Verlauf des septischen Schocks. In der Frühphase ist das Herzzeitvolumen oft erhöht, eine niedrige arterio-gemischtvenöse Sauerstoffgehaltsdifferenz zeigt, daß die Extraktion von Sauerstoff aus dem arteriellen Blut vermindert ist. Schon in dieser Phase ergibt sich hieraus der Hinweis, daß die inadäquate Sauerstoffextraktion und der Übergang von der hyperdynamen in die hypodyname Kreislaufregulationsstörung mit Verminderung des Herzzeitvolumens auf eine Störung der Perfusion im Bereich der Mikrozirkulation zurückzuführen ist (Übersicht s. Messmer et al. 1988). Eine wesentliche Erkenntnis der letzten Jahre war die Beobachtung, daß ganz zu Beginn der Reaktion, die zum septischen Schock und zum Multiorganversagen führt, die Einwirkung von zirkulierenden Bakterien und Toxinen, insbesondere von Endotoxin (Endotoxin: makromolekularer Lipopolysaccharidkomplex) auf Makrophagen/Monozyten erfolgt und deren Aktivierung bewirkt. Tumornekrosefaktor (TNF) und Interleukin-I(IL-I) werden freigesetzt. Ohne die Freisetzung dieser Zytokine kommt es wahrscheinlich nicht zu einer Entwicklung des septischen Schocks [5, 4, 28, 39].

TNF wurde beim Menschen im septischen Schock und nach Endotoxingabe nachgewiesen [8, 28, 40], experimentell führt die Gabe von rekombinantem TNF zum septischen Schock mit kardiovasculären, inflammatorischen, metabolischen und hämatologischen Veränderungen bis hin zum Multiorganversagen [38], und durch passive Immunisierung bzw. durch monoklonale Antikörper gegen TNF läßt sich das Krankheitsbild verhindern [4, 39]. Damit sind die meisten der Koch-Daleschen Kriterien der monokausalen Entstehung eines Krankheitsbildes durch einen Mediator erfüllt. Weiterhin werden durch TNF und IL-I Proteinsysteme des Blutes aktiviert, aktive Mediatoren aus inaktiven Vorstufen gebildet und zelluläre Veränderungen, wie Auflagerung von Makrophagen/Monozyten und Granulozyten auf dem Endothel, Degranulation und Aggregation der Leukozyten, sowie Aggregation der Thrombozyten induziert. Komplement-Kinin- und Gerinnungsaktivierung folgen. Histamin, Prostanoide und Leukotriene [2] sowie Elastase, vasoaktive Peptide und β-Endorphine werden freigesetzt (siehe Abb. 4). Einzelne Mediatoren des späteren Bereichs der Kaskade haben sich bisher einer mehrere Publikationen zusammenfassenden Meta-Analyse als noch nicht zugänglich erwiesen [30].

Veränderung des Gefäßinhaltes mit Thrombozyten- und Leukozytenaggregation, mit Verminderung der Inhibitoren des Blutes sind verbunden mit dem Auftreten von löslichem Fibrin, das zu hyalinen Kugelthromben sich zusammenlagern und in Einzelfällen auch als Mikrothromben terminale Gefäßstrecken verschließen kann. Diese Mikrozirkulationsstörung wird akzentuiert durch die Veränderungen der Gefäßwand mit Endothelläsion und Permeabilitätsstörung, es kommt zum Austritt von Fibrin und zum Ausschluß von Gewebsbereichen aus der Zirkulation (Übersicht [12, 27]). Shuntbildung und Sauerstoffverwertungsstörung beeinträchtigen die Sauerstoffversorgung in der Peripherie weiter. Über die resultierende Gewebshypoxie entwickelt sich durch den anaeroben Stoffwechsel eine metabolische Azidose. Fokale Ischämieherde können selbst bei Reperfu-

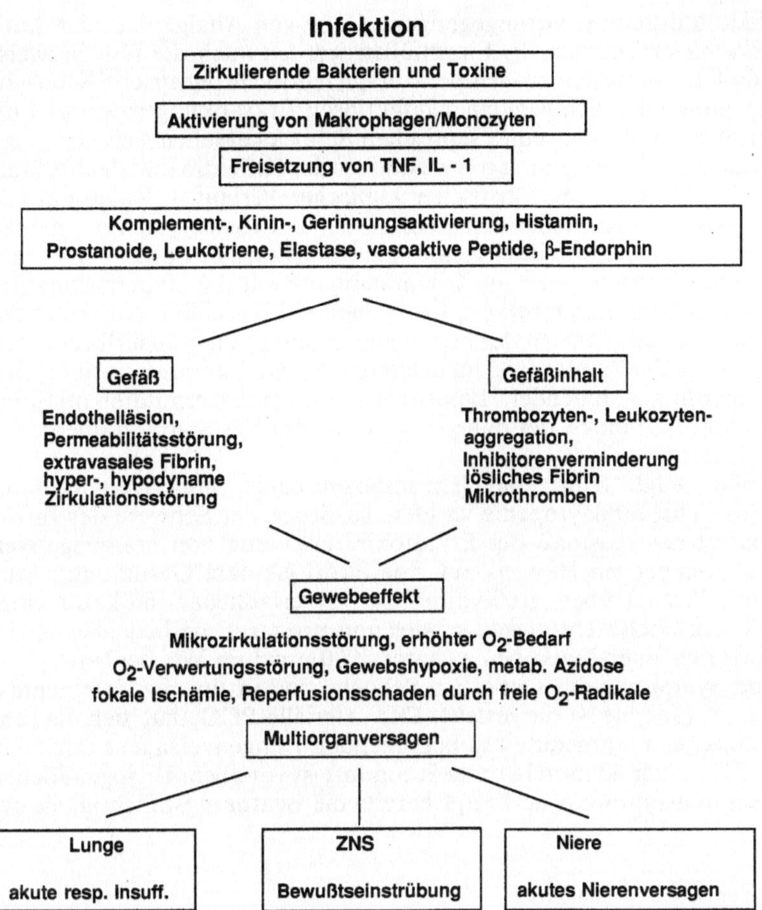

Abb. 4. Schematische Darstellung der pathobiochemischen und pathophysiologischen Veränderungen beim septischen Schock

sion einen weiteren Schaden durch freie Sauerstoff-Radikale erleiden, diese reaktiven, kurzlebigen Sauerstoffmetabolite, wie z. B. das Superoxidanion und das Hydroxylradikal werden vorwiegend aus PMN-Leukozyten und aus dem Endothel freigesetzt. Sie führen zu irreversiblen oxidativen Schädigungen von Aminosäuren (z. B. oxidative Denaturierung von Alpha-1-Proteinase-Inhibitor) und über die selektive Oxidation von mehrfach ungesättigten Fettsäuren zur Produktion von Eicosanoiden [18, 27, 29, 36].

Die beschriebenen pathophysiologischen Veränderungen betreffen als erstes Organ die Lungen. Folge ist eine verminderte Clearanceleistung für biogene Amine sowie ein gestörtes Diffusions-/Perfusionsverhältnis, aus dem das klinische Bild der akuten respiratorischen Insuffizienz (adultes, respiratorisches Distress-Syndrom) resultiert. Veränderungen der Mikrozirkulation führen darüber hinaus zu Funktionsstörungen nahezu aller Organe, besonders hervorzuheben sind ZNS, Nieren, Leber, Pankreas und Knochenmark.

Klinik

Der Übergang von einer Sepsis in den septischen Schock ist fließend. Die Diagnose wird häufig durch vorübergehende klinische Besserungen verzögert, die

Symptomatik kann durch die vorangegangene Gabe von Analgetika oder Antirheumatika verschleiert werden. In Einzelfällen werden auch die üblicherweise erst gegen 20.00 Uhr auftretenden Temperaturspitzen nicht registriert. Klinische Zeichen der zunehmenden Schwere einer infektiösen Erkrankung bzw. der Entwicklung einer Sepsis und/oder eines septischen Schocks ergeben sich vor allem aus der aufmerksamen Beobachtung des Zustandes der Patientin und des Verlaufs der Erkrankung („Infektion und kritischer klinischer Verlauf"). Richtungsweisend sind das Auftreten von Fieber von mehr als 39 °C, Frösteln, oder in seltenen Fällen von Schüttelfrost, sowie Tachypnoe und Tachykardie. In der Frühphase des septischen Schocks findet man im Zusammenhang mit der Hyperzirkulation eine warme Haut, gelegentlich Übelkeit, Erbrechen und Durchfall. Aufgrund der Tachypnoe wird als erstes Zeichen der beginnenden pulmonalen Insuffizienz eine Verminderung des PCO_2 gefunden, im weiteren Verlauf kommt es über eine Vasokonstriktion mit zunehmender Hypotonie zu kühlen Extremitäten im Sinne des späten septischen Schocks, der dann in sein irreversibles Stadium übergehen kann.

Das Blutbild zeigt früh eine Thrombozytopenie mit Werten unter $120\,000/mm^3$ (die Thrombozytopenie ist hier Ausdruck der Schwere der Infektion, sie reflektiert das Ausmaß der Endotoxinfreisetzung von gramnegativen Keimen und ist weniger ein Hinweis auf eine intravaskuläre Gerinnung). Eine Leukozytose mit Werten über $20\,000/mm^3$ ist ein verläßlicher Indikator einer schweren Infektion; noch richtungsweisender und prognostisch bedeutsamer ist jedoch das Auftreten einer Leukopenie (unter $8000/mm^3$ im Wochenbett).

Zeichen und Symptome des septischen Schocks sind in einem zusammenfassenden Diagramm (Tabelle 4) dargestellt. Der arterielle PCO_2 hat sich als sehr verläßlicher klinischer Parameter eines beginnenden Lungenversagens erwiesen. Der Abfall des PO_2 unter 60 mmHg unter Raumluft ist vor allem bei jugendlichen Patientinnen ein Spätsymptom und zeigt bereits die Beatmungspflichtigkeit der

Tabelle 4. Septischer Schock – Diagnose

Klinik:	Frösteln, Schmerzen, Fieber, Vasodilatation, warme Haut, Tachypnoe, später Vasokonstriktion, kühle Haut, Hypotonie, Pallor, Bewußtseinstrübung
Frage:	Wurden Analgetika/Antirheumatika gegeben?
Beachte:	Pat. peripartal oder postoperativ?, lokale Entzündungszeichen – Wunde, Thrombophlebitis etc.?, Pelveoperitonitis?, 4-Quadrantenperitonitis?

Zeichen und Symptome

Allg. u. gynäkol. Untersuchung:

Lunge:	(als erstes betroffen!) Resp. Alkalose ($PaCO_2$ erniedr.) PaO_2 anfänglich normal, später erniedrigt (Grenzwert $PaO_2 < 60$ mmHg bei Raumluft).
Herz:	Tachykardie, HZV zunächst erhöht, später erniedrigt,
Peripherie:	niedrige arterio-venöse PO_2 Differenz, hohe venöse Sättigung.
Haut:	warm später kühl, Exanthem, Diff. d. Hauttemp. der Großzehe zur Raumtemp. $< 2\,°C$.
Blut:	Semiquant. Endotoxinnachweis, Blutkult. oft negativ, Leukozytose, -penie, Thrombozytopenie, Laktatanstieg im art. Blut (pathol. > 5 m Mol/l), (Fibrinogen, Fibrinabbauprodukt D-Dimer, Quick, PTZ).
Niere:	Kreatinin erhöht.
Leber:	Bilirubinanstieg, Transaminasenanstieg.
Darm:	Subileus (Ileus).
Apparativ:	Ultraschall, Computertomographie, Röntgen.

Patientin an. Dies ist im allgemeinen der entscheidende Zeitpunkt, um die Herdsanierung vorzunehmen. Als Folge der Sauerstoffverwertungstörung in der Peripherie kommt es aufgrund des anaeroben Stoffwechsel zum Anstieg von Laktat im arteriellen Blut, wobei Werte von mehr als 5 mmol/l als pathologisch gelten [19]. Die Beeinträchtigung der Nieren- und Leberfunktion zeigt sich am Anstieg von Kreatinin, Bilirubin und Transaminasen.

Die Lokalisation und Sanierung des Infektionsherdes ist oftmals schwierig, da in vielen Fällen mehrere Ausgangspunkte gleichzeitig in Betracht kommen und häufig keine Klarheit über die eigentliche Ursache der Infektion besteht. Aus diesem Grunde sollte jeglicher aufwendigen Diagnostik eine sorgfältige allgemeinklinische und gynäkologische Untersuchung bei gleichzeitiger Entnahme repräsentativer Proben für die bakteriologischen Untersuchungen vorausgehen. Blutkulturen sollten dabei nicht aus einem zentralen Zugang, sondern mehrfach und aus verschiedenen peripheren Entnahmestellen möglichst zu Beginn eines Fieberanstieges entnommen werden [1]. Der Endotoxin-Nachweis kann mit dem Limulus-Lysat-Test erfolgen. Trotz Bestehen eines septischen Schocks können jedoch infolge Inaktivierung von Endotoxinen falsch negative Ergebnisse möglich sein (ebenso falsch positive bei Gesunden) [31]. Hilfreich bei der Herdsuche sind neben der anamnestischen Erhebung – ob die Patientin peripartal oder postoperativ ist – die Suche nach lokalen Entzündungszeichen der Wunde, Thrombophlebitis, Abszeß infolge intramuskulärer Injektion und nach Zeichen einer Pelveoperitonitis oder einer 4-Quadrantenperitonitis. Bei einer nichtschwangeren Patientin ist häufigste Ursache eines septischen Schocks das Vorliegen eines Tuboovarialabszesses, welcher oft beidseitig beobachtet wird. Lokalisation und Ausdehnung lassen sich mit Ultraschall und Computertomographie im allgemeinen gut erfassen. Bei zunehmender Tendenz zu konservativem, organerhaltendem Vorgehen bei der jungen Patientin, kann aufgrund der gewonnenen Befunde die Entscheidung zur CT-gesteuerten Punktion der Abszesse mit anschließender Drainage erleichtert werden.

Während der Schwangerschaft sind als Ausgangsort der Infektion eine Chorionamnionitis – fast immer nach Blasensprung – oder eine Pyelonephritis am wahrscheinlichsten. Im Wochenbett findet sich als Ursache häufig eine Endomyometritis, die über Mikroabszesse in der Uteruswand und über Infektion thrombosierter Venen den Prozeß unterhält. Begünstigt wird die uterine Infektion durch den Kaiserschnitt, wobei hier Nekrosen im Wundbereich Eintritt und Ausbreitung der Infektion bahnen [23]. In diesen Fällen wird das klinische Bild mehr von einem Subileus als von einem Ileus bestimmt. Nimmt die Ileussymptomatik zu und zeigen sich im Wochenbett auch nur die geringsten Zeichen einer Peritonitis, so ist an eine Nahtdeshiszenz der Uterotomiewunde mit sich entwickelnder 4-Quadrantenperitonitis und eventuell subphrenischer Abszeßbildung zu denken. Leitsymptom des subphrenischen Abszesses ist der Thoraxkompressionsschmerz. Bei der Laparotomie finden sich oftmals ausgedehnte peritonitische Auflagerungen, diese sind im immunhistochemischen Bild aus Fibrin und polymorphkernigen Granulozyten zusammengesetzt. Daneben enthalten diese Beläge zahlreiche Bakterien [21]. Es ist deshalb sinnvoll, alle diese Auflagerungen sorgfältig zu entfernen. Im Peritonealexsudat bei Peritonitis werden entsprechend diesen Beobachtungen hohe Spiegel an Fibrinabbauprodukten (D-dimer; bis zu 190 µg/ml) und an PMN-Granulozyten-Elastase (bis zu 18 000 ng/ml) gefunden (eigene Beobachtungen). Erwähnenswert ist in diesem Zusammenhang die Beobachtung von Olofsson und Mitarbeitern [32], die mit dem Limulus-Lysat-Test unter Verwendung chromogener Substrate Endotoxin semiquantitativ in der Lymphdrainage des Bauchraums (Ductus thoracicus) in Mengen von 5–38 µg/l (Kontrolle:0,01 µg/l) und erhebliche Mengen auch in der Portalvene bei experimentell herbeigeführter Peritonitis nachweisen konnten. Daraus ist zu folgern, daß Endotoxin bei Peritonitis Zugang zur allgemeinen Zirkulation über die Vena porta und über den Lymphabfluß im Bereich lymphatischer Kanäle unter dem Zwerchfellmesothel und anschließend über den Ductus thoracicus gewinnt. Ebenso vorstellbar ist, daß über das Peritonealexsudat und die Lymphdrainage aktivierte Proteasen wie Elastase bei Peritonitis Zugang zur Zirkulation finden. Obwohl meist eine ausreichende Hemmung der aus polymorphkernigen Granulozyten freigesetzten Elastase über die Komplexbildung mit alpha-1-Plasmin-Inhibitor erfolgt, kann es im septischen Schock durch unspezifische Proteolyse zum Abbau von Plasmaproteinen, wie Antithrombin III, Fibrinogen, Faktor XIII und Fibronektin kommen. Für Fibrinogen konnte der Beweis beim Menschen durch Nachweis der typischen Spaltstellen mittels endständiger Aminosäuresequenzierung erbracht werden [41].

Therapie des septischen Schocks

Neuere Ansätze

Gerade in den letzten Jahren sind eine Reihe von experimentellen Untersuchungen erfolgt, um die geschilderten Erkenntnisse über die pathobiochemischen und pathophysiologischen Veränderungen im septischen Schock therapeutisch nutzbar zu machen. Ziel dieser Maßnahmen war es im allgemeinen, die zum Teil überschießend freigesetzten Substanzen oder Rekationsprodukte durch Hemmsubstanzen oder durch Antikörper zu neutralisieren [18]. Die eingangs dargestellten komplexen Interaktionen zwischen zellulären, humoralen und vaskulären Faktoren bei der Entwicklung des septischen Schocks und der eher kaskadenartige Verlauf der zunehmenden Involvierung verschiedener Systeme bis zur Mikrozirkulationsstörung und zum Multiorganversagen machen deutlich, daß therapeutische Ansätze, die auf der Hemmung eines einzelnen oder mehrerer humoraler oder zellulärer Systeme basieren, schwer vorstellbar zum Erfolg führen können. Ein positiver Effekt dieser Therapiekonzepte ist allenfalls dann möglich, wenn sehr früh in der Ereigniskette hemmend eingegriffen wird. In der Tat konnte, wie schon erwähnt, durch die Gabe von monoklonalen und polyklonalen Antikörpern gegen Endotoxin ebenso wie durch die Gabe von Immunglobulinen mit IgG [22] und mit IgM [35] eine günstige Beeinflussung beim Menschen erzielt werden. Tierexperimentell konnte durch Antikörper gegen Tumornekrosefaktor das Auftreten des septischen Schocks bei ansonsten letal verlaufender Bakteriämie verhindert werden. Hier sind möglicherweise entsprechende Resultate in der Klinik in den nächsten Jahren zu erwarten (Tabelle 5).

Tabelle 5. Versuche, pathobiochemische Veränderungen zu beeinflussen

Prokoagulatorische Substanzen	Heparin
Arachidonsäure-Metaboliten	Thromboxan-Inhibitoren
β-Endorphine	Naloxon
Komplement	Anti-C_{5a}
Sauerstoffradikale	Superoxiddismutase
PMN-, Endothel-Proteinasen (z. B. Elastase)	Proteinaseinhibitoren (z. B. Eglin)
Zellödem	Mannit
Endotoxin	Anti-Lipopolysaccharide Mo AK
TNF	Anti TNF Mo AK

Herdsanierung

Bei der lebensbedrohlichen Situation, in der sich die Patientin im septischen Schock befindet, stellt der chirurgische Eingriff mit dem Ziel der Herdsanierung

812

die wichtigste Behandlungsmaßnahme dar (Tabelle 6). Intensivmedizinische Erfahrungen haben gezeigt, daß die chirurgische Herdsanierung für die Prognose bestimmend ist. Lediglich bei Patientinnen mit Sepsis und septischem Schock infolge Immunsuppression nach Chemotherapie stellt sich im allgemeinen die Notwendigkeit zur Herdsanierung nicht. Hier bestimmen das Ausmaß der Granulozytopenie und, ob in diesen Fällen die Grunderkrankung ein rasch zum Tode führendes Leiden darstellt, im wesentlichen die Prognose [26].

Tabelle 6. Septischer Schock – Therapie

Ziele:	1. Beseitigen der Infektionsursache, Herdsanierung.	
	2. Behandeln der Infektion.	
	3. Erkennen und Behandeln von Organfunktionsstörungen.	
	4. Prophylaxe von Spätkomplikationen (Thromboembolie, Streßulcus, Dekubitus, nachfolg. nosokomiale Inf.).	
ad 1	Herdlokalisation:	Klin. Untersuchung, Kulturen (Blut, Urin, Sputum, Abstriche Punktion), Ultraschall, CT, Röntgen.
	Herdsanierung:	Hysterektomie, Adnektomie, Ovarialvenenresektion, Revision des Bauchraumes, Lavage, CT-gesteuerte Abszeßpunktion und Drainage.
ad 2	Antibiotikather.:	Ampicillin 3×5 g/die i. v. + Gentamicin 2×80 mg/die i. v. + Metronidazol 3×0.5 g/die i. v. oder Penicillin 6×2 Mio/die i. v. + Gentamicin 2×80 mg/die i. v. + Clindamycin 3×600 mg/die i. v.
ad 3	Volumenzufuhr:	Kristalloide 20–40 ml/kg KG/24 h Basalbedarf + Verluste; Kolloide (FFP) 10–20 ml/kg KG. (ZVD, aussagekräftiger: PCWP 14–16 mmHg).
	Kardio- u. vasoakt. Substanzen:	z. B.: Dopamin $3-7(-10)$ µg/kg/min., Dobutamin $2,5-10$ µg/kg/min. CAVE: Vermind. des uterinen Blutflusses.
	Früh. Intubation.:	PEEP, CPAP-Beatmung; PaO_2 soll > 70 mmHg sein.
	Frühzeitige Hämofiltration:	Kreatinin > 3 mg%.
	Parent. Ernähr.:	Bis zu 40% mehr des Grundumsatzes.
ad 4	Verhütung nosokomialer Infektionen durch Händedesinfektion, kurze Verweildauer von Fremdkörpern, Vermeidung von Gewebenekrosen.	

Im allgemeinen ist bei Patientinnen mit Infektionen dann der Zeitpunkt zur Operation gegeben, wenn zum Auftreten von Temperaturen über 39 °C, Schüttelfrost, Bewußtseinstrübung, Leukozytose oder Leukopenie und Thrombozytopenie, zusätzlich die Zeichen einer akuten respiratorischen Insuffizienz mit Abnahme des PO_2 unter 60 mmHg hinzutreten. Selbstverständlich ist für die Indikationsstellung auch die sorgfältige Beachtung des klinischen Verlaufs entscheidend [12]. In der Klinik werden die subjektiven Angaben der Patientin nicht selten unterschätzt. Oftmals ist das schwere subjektive Krankheitsgefühl und der klinische Befund „schmerzhaftes Abdomen" ein verläßlicher klinischer Parameter, um den richtigen Augenblick zur Operation, z. B. bei Sepsis im Wochenbett zu erfassen [23]. Die schwierige Entscheidung zur operativen Revision ist möglichst durch den betreuenden Gynäkologen und Geburtshelfer zu treffen. Sollte dieser nicht über die entsprechende Erfahrungen verfügen, so sollte er den Rat eines erfahrenen Intensivmediziners heranziehen. In den Fällen, in denen eine Einweisung in eine Klinik der Maximalversorgung sinnvoll erscheint, ist es im allgemeinen angezeigt, nach entsprechender Voranmeldung die Patientin unmittelbar auf die gynäkologisch-geburtshilfliche Abteilung einzuweisen oder zumindest diese Kolleginnen und Kollegen zu verständigen. Die möglichst ohne Verzug zu stellende Indikation zur Uterusexstirpation kann bei einer Patientin im septischen Schock im Wochenbett aufgrund der eher gering ausgeprägten Symptomatik vom Chirurgen ebenso wie vom Internisten nicht immer nachempfunden werden.

Bei der nichtschwangeren Patientin kann im allgemeinen angenommen werden, daß die Uteruswand *nicht* Träger von Mikroabszessen ist. Da es sich hierbei häufig um noch sehr junge Patientinnen mit bestehendem Kinderwunsch handelt, sollte ein möglichst konservatives Vorgehen, u. U. mit einer einseitige Adnektomie oder CT-gesteuerter Abszeßpunktion mit anschließender Drainage angestrebt werden.

Bei Herdsanierung im Wochenbett besteht häufig eine Diskrepanz zwischen der Klinik bei Inspektion und Palpation des Uterus und der vorliegenden Endomyometritis im histologischen Bild, wo sich die pathologischen Veränderungen mit Mikroabszessen und infizierten Thromben meist eindrucksvoll darstellen. Aus diesem Grunde läßt sich häufig die Hysterektomie, evtl. unter Mitnahme der Tuben nach Möglichkeit unter Beibehaltung eines Ovars nicht vermeiden. Die Resektion einer thrombosierten und infizierten Ovarialvene kann nach erfolglosem konservativem Versuch ebenfalls einmal erforderlich sein [24]. Revision des Bauchraumes, Entfernung von fibrinösen Belägen, Lavage und evtl. „Etappen-Lavage" bzw. programmierte Relaparotomie können zusätzlich notwendig sein.

Antibiotikatherapie

Neben der operativen Intervention ist für die Behandlung des septischen Schocks die antibiotische Therapie in ihrer Wirksamkeit gesichert. Vor Beginn der Antibiotikatherapie sollten repräsentative Proben (s. o.) zur mikrobiologischen Untersuchung entnommen werden. Die Antibiotikatherapie selbst richtet sich empirisch nach der Empfindlichkeit der zu erwartenden Bakterien und darf nicht bis zum Erhalt der bakteriologischen Ergebnisse hinausgezögert werden. Die zum gegenwärtigen Zeitpunkt sinnvollste Antibiotikakombination ist in Tabelle 6 dargestellt. Bei Verdacht auf eine Streptokokkeninfektion kann die Penicillindosis erhöht, bei Verdacht auf ein Toxin-Schock-Syndrom Penicillin bzw. Ampicillin durch Oxacillin ersetzt werden. Bei Patientinnen im septischen Schock sollten routinemäßig Aminoglykosid-Spiegel wegen der Möglichkeit der gesteigerten Nephrotoxizität bei eingeschränkter Nierenfunktion bestimmt werden.

Intensivtherapeutische Maßnahmen orientieren sich an den im Abschnitt des Blutungsschocks bereits erwähnten Maßnahmen und werden im folgenden kurz dargestellt:

Bei der akuten Behandlung des septischen Schocks ist die Zufuhr von *Volumen,* um eine absolute oder relative Hypovolämie zu korrigieren, eine der ersten und vordringlichsten Aufgaben. Die Zufuhr von kristalloiden Lösungen orientiert sich zunächst am Basalbedarf (20–40 ml/kg KG in 24 Std.). Zusätzliche Verluste durch Fieber (600 ml/m^2 Körperoberfläche in 24 Stunden pro 1 °C Temperatur), Drainagen, Magensonde und bedeutende Verluste durch bestehende Diarrhoe müssen zusätzlich in die Flüssigkeitsbilanz miteinbezogen werden und werden ebenfalls durch kristalloide Lösungen ersetzt, wobei auf eine ausreichende Substitution von Elektrolyten mit Spurenelementen zu achten ist. Die zusätzliche Gabe kolloidaler Lösungen (Hydroxyäthylstärke, Humanalbuminlösung, frischgefrorenes Plasma) orientiert sich bei bestehendem „Capillary leak" am Humanalbuminanteil des Gesamteiweißes und am Verlauf des zentralvenösen Druckes bzw. bei liegendem Pulmonalarterienkatheter am linken Vorhofdruck und am Herzzeitvolumen, bestimmt mit der Thermodilutionsmethode.

Nach ausreichender Volumensubstitution ist die Gabe von *kardiovasoaktiven Substanzen* zur Aufrechterhaltung eines ausreichenden Herzzeitvolumens unter

Umständen erforderlich. Hierbei kann Dopamin (3–7 µg/kg KG pro Minute) oder Dobutamin (2,5–10 µg/kg KG pro Minute) gegeben werden. Während der Schwangerschaft ist bei der Gabe dieser Medikamente (Dopamin, Dobutamin, Adrenalin) eine Verminderung des uterinen Blutflusses (s. o.) zu bedenken.

Behandlung von Organfunktionsstörungen

Die früheste Manifestation eines Multiorganversagens ist die akute respiratorische Insuffizienz (akutes Lungenversagen). Die Diagnose stützt sich auf klinische Parameter, wie Nasenflügeln, die Unfähigkeit, länger als 15 Sekunden den Atem anhalten zu können, Dyspnoe mit Hyperventilation und erniedrigtem PCO_2, Anstieg der Atemfrequenz, Zuhilfenahme der Atemhilfsmuskulatur und erst im weiteren Verlauf der Erkrankung auf Abnahme des arteriellen PO_2. Im Röntgenbild des Thorax können milchglasartige Verschattungen gesehen werden. Eine frühzeitige Intubation mit anschließender assistierter oder kontrollierter Beatmung (SIMV, IPPB, PEEP, CPAP) kann bei bestehender respiratorischer Insuffizienz die Mortalität dieses Krankheitsbildes senken helfen. Der dabei anzustrebende PO_2 sollte größer als 70 mmHg sein. Bei sich abzeichnendem akutem Nierenversagen ist eine frühe Hämofiltration bei Kreatinwerten über 3 mg% angezeigt.

Prophylaxe von Spätkomplikationen

Nur eine sorgfältige, personell und infrastrukturell ausgestattete Intensivüberwachung bei Patientinnen im septischen Schock mit den oftmals protrahierten Verläufen kann weitere Komplikationen, wie Überwässerung, nachfolgende nosokomiale Infektionen, thromboembolische Komplikationen, Streßulzera und Dekubitus vermeiden helfen. Auch nach erfolgreicher Herdsanierung sind diese Patienten in besonderem Maße durch nosokomiale Infektionen gefährdet, es sind Sepsisrezidive bei lange liegendem Plastikmaterial möglich; durch Hände übertragene Infektionen müssen durch konsequente Händedesinfektion vermieden werden; die üblichen Maßnahmen zur Vermeidung nosokomialer Infektionen sind hier in besonderem Umfange zu beachten.

Behandlungsmaßnahmen von fraglichem bzw. keinem Nutzen

In sorgfältigen und randomisiert angelegten Studien wurde gezeigt, daß eine hochdosierte Cortisonbehandlung weder die Morbidität der auftretenden akuten respiratorischen Insuffizienz hinsichtlich Inzidenz und Verlauf, noch die Mortalität signifikant vermindern konnte [3, 37]. In der Gruppe der Patientinnen mit Prednison fanden sich signifikant häufiger Todesfälle aufgrund einer Sekundärinfektion [6]. Es erscheint deshalb angezeigt, die Gabe von Corticosteroiden im septischen Schock auf Patienten mit Nebennierenrindeninsuffizienz zu beschränken. Die Gabe von Opiat-Antagonisten hat in prospektiven Studien ebenfalls zu keiner signifikanten Verbesserung der Morbidität und Mortalität beim septischen Schock führen können.

In Tabelle 7 sind die ungünstigen prognostischen Kriterien beim septischen Schock zusammenfassend dargestellt.

Tabelle 7. Ungünstige prognostische Kriterien des Septischen Schocks

1. Verzögerte Diagnose.
2. Verschleierte Symptomatik (Analgetika, Antirheumatika).
3. Komplizierende Grunderkrankung.
4. Respiratorische, zirkulatorische und renale Insuffizienz.
5. Verzögerte Herdsanierung.

Literatur

1. Aronson MD, Bor DH (1987) Guidelines for the use of blood cultures to diagnose bacteremia. Intens Crit Care Digest 6:45–46
2. Ball HA, Cook JA, Wise WC, Halushka PV (1986) Role of thromboxane, prostaglandins and leukotrienes in endotoxic and septic shock. Intensive Care Med 12:116–126
3. Bernard GR, Luce JM, Sprung CL, Rinaldo JE, Tate RM, Sibbald WJ, Kariman K, Higgins S, Bradley R, Metz CA, Harris TR, Brigham KL (1987) High-dose corticosteroids in patients with the adult respiratory distress syndrome. N Engl J Med 317:1565–1570
4. Beutler B, Milsark IW, Cerami AC (1985) Passive immunization against cachectin/tumor necrosis factor protects mice from lethal effect of endotoxin. Science 229:869–871
5. Beutler B, Cerami A (1987) Cachectin: More than a tumor necrosis factor. N Engl J Med 316:379–385
6. Bone RC, Fisher CJ, Clemmer TP, Slotman GJ, Metz CA, Balk RA (1987) A controlled clinical trial of high-dose methylprednisolone in the treatment of severe sepsis and septic shock. N Engl J Med 317:653–658
7. Francis CW, Alkjaersig N, Galanakis DK, Graeff H, Owen J, Gaffney P, Marder VJ (1987) Terminology for macromolecular plasmic derivatives of crosslinked fibrin. Thrombos Haemos 57:110–111
8. Giradin E, Grau GE, Dayer JM, Roux-Lombard P, J5 Study Group, Lambert PH (1988) Tumor necrosis factor and interleukin-1 in the serum of children with severe infections purpura. N Engl J Med 319:397–400
9. Graeff H, Hafter R, Bachmann L (1979) Subunit and macromolecular structure of circulating fibrin from obstetric patients with intravascular coagulation. Thrombos Res 16:313–328
10. Graeff H, Kuhn W (1980) Coagulation Disorders in Obstetrics. Thieme, Stuttgart New York
11. Graeff H, Hafter R (1982) Detection and relevance of crosslinked fibrin derivatives in blood. Seminars Thrombos Hemost 8:57–68
12. Graeff H (1984) Der bakterielle Schock. Gynäkologe 17:88–95
13. Hayashi R (1987) Obstetric hemorrhage and hypovolemic shock. In: Clark SL, Phelan JP, Cotton DB (eds) Critical Care Obstetrics. Medical Economics Books, Oradell NJ, pp 170–183
14. Högberg U (1986) Maternal deaths in Sweden (1971–1980) Acta Obstet Gynecol Scand 65:161–167
15. von Hugo R, Rust M, Deckardt R, Graeff H (1984) Fruchtwasserembolie. Gynäkologe 17:124–130
16. von Hugo R, Graeff H (1987) Thrombohemorrhagic complications in the obstetric patient. In: Colman RW, Hirsh J, Marder VJ, Salzman EW (eds) Hemostasis and Thrombosis: Basic Principles and Clinical Practice, 2nd ed., Lippincott, Philadelphia, pp 926–941
17. Hund F, Müller F, Wagner J, Lode H (1988) Erregerwandel bei Sepsis. Arzneimitteltherapie 2:33–34
18. Jochum M, Witte J, Duswald KH, Inthorn D, Welter H, Fritz H (1986) Pathobiochemie und Chirurgie: Neue Ansätze zur Diagnostik und Therapie schwerer entzündlicher Erkrankungen. In: Eigler FW, Peiper HJ, Schildberg FW, Witte J, Zumtobel V (Hrsg) Stand und Gegenstand chirurgischer Forschung. Springer, Berlin Heidelberg, S 73–84
19. Kruse JA (1987) Blood lactate and oxygen transport. Intensive Care World 4:121–125
20. Kuhn W (1989) HELLP-Syndrom. Arch Gyn (im Druck)
21. Kujath P, Arbogast R, Kern E, Dämmrich J (1985) Histologische Untersuchungen während des Verlaufs der programmierten Peritoneal-Lavage. Chirurg 56:170–172
22. Lachman E, Pitsoe SB, Gaffin SL (1984) Anti-lipopolysaccharide immunotherapy in management of septic shock of obstetric and gynaecological origin. Lancet 1:981–983
23. Lohe KJ, Lampe B, Graeff H, Holzmann K, Zander J (1983) Die Hysterektomie bei Sepsis nach Kaiserschnitt. Geburtsh Frauenheilk 43:27–32
24. Loos W, von Hugo R, Rath W, Muck BR, Albrecht M, Graeff H, Kuhn W, Zander J (1988) Die puerperale Ovarialvenenthrombophlebitis (POVT) – eine seltene Wochenbettskomplikation. Geburtsh Frauenheilk 48:483–488
25. Ludwig H, Genz HJ (1988) Blutgerinnung und Schock, Gerinnungsstörungen. In: Käser O, Friedberg V, Ober KG, Thomsen K, Zander J (Hrsg) Gynäkologie und Geburtshilfe III/2 2. Aufl., Thieme, Stuttgart, S 20.1–20.28
26. McCue JD (1985) Improved mortality in gram-negative bacillary bacteremia. Arch Intern Med 145:1212–1216

27. Messmer K, Kreimeier U, Hammersen F (1988) Multiple organ failure: Clinical implications to macro- and microcirculation. In: Manabe H, Zweifach BW, Messmer K (eds) Microcirculation in circulatory disorders. Springer, Tokyo Berlin Heidelberg New York London Paris, pp 147–157
28. Michie HR, Manogue KR, Spriggs DR, Revhaug A, O'Dwyer S, Dinarello CA, Cerami A, Wolff SM, Silmore DW (1988) Detection of circulating tumor necrosis factor after endotoxin administration. N Engl J Med 318:1481–1486
29. Müller-Berghaus G (1987) Septicemia and the vessel wall. In: Verstraete M, Vermylen J, Lijnen HR, Arnout J (eds) Thrombosis and Haemostasis. Int. Soc. Thrombosis and Haemostasis, Leuven University Press, Leuven pp 619–671
30. Neugebauer E, Lorenz W, Maroske D, Barthlen W (1987) Mediatoren beim septischen Schock: Strategien zu ihrer Sicherung und zur Einschätzung ihrer kausalen Bedeutung. Chirurg 58:470–481
31. Olofsson P, Olofsson C, Nylander G, Olsson P (1986) Endotoxin inactivation in plasma from septic patients: an in vitro study. World J Surg 10:318–323
32. Olofsson P, Nylander G, Olsson P (1986) Endotoxin: routes of transport in experimental peritonitis. Am J Surg 151:443–447
33. Rosenberg MJ, Rosenthal SM (1987) Reproductive mortality in the United States: recent trends and methodologic considerations. Am J Public Health 77/833:229–230
34. Rylatt DB, Blake AS, Cottis LE, Massingham DA, Fletcher WA, Masci PP, Whitaker AN, Elms N, Bunce I, Webber AJ, Wyatt D, Bundesen PG (1983) An immunoassay for human d-dimer using monoclonal antibodies. Thrombos Res 31:767–778
35. Schedel I (1988) New aspects in the treatment of gram-negative bacteraemia and septic shock. Infection 16:8–11
36. Sies H (1986) Biochemie des oxidativen Stress. Angew Chemie 98:1061–1075
37. The Veterans Administration Systemic Sepsis Cooperative Study Group (1987) Effect of high-dose glucocorticoid therapy on mortality in patients with clinical signs of systemic sepsis. N Engl J Med 317:659–665
38. Tracey KJ, Beutler B, Lowry SF (1986) Shock and tissue injury induced by recombinant human cachectin. Science 234:470–474
39. Tracey KJ, Fong Y, Hesse DG (1987) Anti-cachectin/TNF monoclonal antibodies prevent septic shock during lethal bacteraemia. Nature 330:662–664
40. Waage A, Halstensen A, Espevik T (1987) Association between tumour necrosis factor in serum and fatal outcome in patients with meningococcal disease. Lancet 1:355–357
41. Weitz JI, Landmann SL, Crowley KA, Birken S, Morgan FJ (1986) Development of an assay for in vivo human neutrophil elastase activity. J Clin Invest 78:155–162
42. Whimbey E, Kiehn TE, Brannon P, Blevins A, Armstrong D (1987) Bacteremia and fungemia in patients with neoplastic disease. Am J Med 82:723–730

HELLP-Syndrom

W. Kuhn, H. Graeff, W. Rath, W. Loos

Frauenklinik Universität Göttingen

HELLP-Syndrome

Summary. 32 patients suffering from HELLP-syndrome (hemolysis, elevated liver enzymes, low platelets, [pains in the right epigastrium] were treated in the departments of Obstetrics and Gynecology, Universities of Göttingen and Munich (Rechts der Isar) during the last 2 years. The clinical management was the following:
1. Laboratory examinations in each case of "gestosis and asymptomatic placental insufficiency".
2. Patients with HELLP-syndrome were delivered consequently by c.s., if vaginal delivery could not be performed earlier.

Archives of Gynecology and Obstetrics Vol. 245, No. 1-4, 1989
Verhandlungen der Deutschen Gesellschaft für Gynäkologie und Geburtshilfe,
47. Versammlung, München 6.-10. September 1988
© Springer-Verlag Berlin Heidelberg

3. Maternal mortality was 0, perinatal mortality (newborns of less than 1000 g
included) was 9% (3 intrauterine fetal deaths before hospitalization) 2 relapa-
rotomies had to be done because of hemorrhage.

Each patient with gestosis and/or placental insufficiency can develop the
complete (or incomplete) HELLP-syndrome. Immediate delivery (commonly by
c.s.) is mandatory. Patients with pains in the right upper abdomen are at high risk.
Ruptures of the liver have been observed.

Seit ausführlicher Besprechung des von Weinstein 1982 beschriebenen HELLP-
Syndroms auf den Münsteraner Gesprächen 1984, sind zahlreiche Vorträge gehalten u. ebenso zahlreiche Einzelbeobachtungen publiziert worden. Dennoch
erscheint es gerechtfertigt, erneut auf das Management dieser schweren Verlaufsform der Gestose hinzuweisen. Die Autoren wurden in den letzten 2 Jahren
konsiliarisch mit 5 fatal verlaufenden HELLP-Syndromen konfrontiert, zahlreiche zwar nicht letal, jedoch mit Defektheilungen verbundene Verläufe sind ihnen
bekannt.

1953 beschrieb Pritchard einen schweren Verlauf der Gestose, der mit Hämolyse, Thrombozytopenie u. Lebernekrosen vergesellschaftet war. Mehrere Publikationen in den folgenden Dezennien befaßten sich mit diesem Symptomenkomplex, ohne daß sie Hinweise für klinisch relevante Verbreitung
gefunden hätten. Es ist das Verdienst von Weinstein (1982) für den schon bekannten, die schwere Gestose komplizierenden Symptomenkomplex eine Bezeichnung
gefunden zu haben, die in kurzer Zeit einen großen Bekanntsheitsgrad gewinnen
konnte. Es handelt sich also – dies muß erneut betont werden – bei dem HELLP-
Syndrom (H = Hämolyse, EL = Erhöhte Leberenzyme, LP = Thrombozytopenie)
um eine schwere Verlaufsform der Gestose, wobei hervorzuheben ist, daß der
Symptomenkomplex nicht in jedem Falle vollständig sein muß! Da es sich um eine
lebensbedrohliche generalisierte mütterl. Erkrankung handelt, ist eine kausale
Therapie die Beendigung der Schwangerschaft. Im Hinblick auf die neonatologischen Fortschritte der letzten Jahre ist die Herauszögerung der Geburt mit dem
Versuch, die Gestose zu Gunsten des Kindes konservativ zu behandeln, immer
seltener geworden.

Die Frauenklinik der Technischen Universität München Rechts d. Isar u. die
Göttinger Univers.-Frauenklinik haben in zwei Jahren 32 Patientinnen mit
HELLP-Syndrom behandelt, es wurden 33 Kinder geboren. Das klinische Vorgehen war einfach u. konsequent: wenn die vag. Geburt nicht mit Sicherheit ebenso
schnell zu erwarten war, wie die Entbindung durch Kaiserschnitt, wurde eine
abdominale Schnittentbindung vorgenommen.

Die mütterliche Mortalität war 0, als Re-Operation erfolgten zwei Hysterektomien wegen Blutung. Von den 33 Kindern verstarben 3 intrauterin vor Kli-
niksaufnahme. Die übrigen Kinder, die Kinder unter 1000 g eingeschlossen, hatten einen problemlosen Verlauf.

Weltliteratur: Mütterliche Mortalität: 3 bis 5%. Kindliche Mortalität: 25 bis
50%.

Die vergleichsweise guten eigenen Ergebnisse sind, wie die Autoren meinen,
auf folgendes strikt eingehaltenes Vorgehen zurückzuführen:
1. Entsprechende Labordiagnostik bei jeder Pat. mit Gestose
2. Sofortige Entbindung (meist abdominal)
3. Optimale pädiatrische Sofortversorgung.

Als weiterer Faktor für den günstigen Verlauf der in den beiden Kliniken
behandelten Patientinnen ist zu erwähnen, daß durch zahlreiche Fortbildungsveranstaltungen in Verbindung mit der wissenschaftl. Literatur der Bekanntheits-
grad des Syndroms größer geworden ist, dies läßt sich an der Zahl der früh
eingewiesenen Patientinnen mit richtiger oder im Prinzip zutreffender Diagnose

ablesen. Abschließend erscheint der Hinweis berechtigt, daß sich ein HELLP-Syndrom auch bei einer „asymptomatischen Plazentainsuffizienz" u. bei einer sogen. milden Gestose entwickeln kann. Ein Hauptsymptom sind Oberbauchschmerzen rechts, bedingt durch Leberzellnekrosen.

Schwere EPH-Gestosen und Präeklampsien in Verbindung mit Hämolyse, erhöhten Leberenzymen und erniedrigten Thrombozyten – Erfahrungsberichte geburtshilflicher Notfallsituationen

B. Bung, P. Stickelmann, K. Stepp, D. Krebs

Universitäts-Frauenklinik, Bonn 1

Severe EPH Gestosis and Preeclampsias Together with Hemolysis, Elevated Liver Enzymes, and Low Platelet Count – Case Reports of Obstetrical Emergencies

Summary. An increasing number of patients with hemolysis, elevated liver enzymes, and low platelet count (HELLP) have been noted in recent years. We report 11 patients at the Department of Obstetrics (University of Bonn), who were admitted during the past 3 years at between the 24th and 37th week of gestation, showing the typical symptoms of the HELLP syndrome with epigastrical pain and characteristic changes in the blood serum, partly associated with severe EPH gestosis or preeclampsia. No predisposition was found in the medical or pregnancy history. The aggravation of symptoms in combination with insufficient progress of delivery made cesaerian section necessary. In spite of intensive-care measures, two mothers and three newborns died. We present a proposal for obstetrical diagnosis and management.

Zusammenfassung. Das HELLP-Syndrom scheint an Häufigkeit zuzunehmen. Es werden zusammenfassend die Kasuistiken von 11 Patienten in den letzten 3 Jahren der UFK Bonn vorgestellt, bei denen sich – ohne spezielle Prädisposition in der Eigen- oder der Schwangerschaftsanamnese – zwischen 24. und 37. Schwangerschaftswoche, teils in Verbindung mit schweren Gestosen oder Präeklampsien die typische Symptomatik mit unklaren Oberbauchbeschwerden und den charakteristischen Laborveränderungen entwickelte. Bei Aggravation des Krankheitsbilds und zumeist unreifem Geburtsbefund wird die Empfehlung zur Sectio erarbeitet, wobei trotz teils intensivmedizinischer Maßnahme in diesem kleinen Kollektiv der Tod von 2 Müttern und 3 Kindern zu beklagen ist. Es werden Vorschläge zur geburtshilflichen Diagnostik zum Management vorgestellt.

Seit der Beschreibung des HELLP-Syndroms durch Weinstein (1982) scheint diese Variante des schwangerschaftsinduzierten Hypertonus an Häufigkeit zuzunehmen. Da oft die herkömmliche typische Gestosesymptomatik fehlt, besteht die Gefahr einer nicht korrekten geburtshilflichen Diagnose. Es wird retrospektiv über 11 Patienten der UFK Bonn aus dem Zeitraum der letzten 3 Jahre berichtet, bei denen sich ein HELLP-Syndrom entwickelte. Aufgrund unserer Erfahrungen mit dem teils foudroyanten Krankheitsbild wird das von uns empfohlene Management vorgestellt.

Die Zuweisung der Patientinnen (Alter: X = 28,7 Jahre) erfolgte zwischen der 24. und 37. Schwangerschaftswoche. Während die Eigenanamnese und Schwangerschaftsanamnese keinen Hinweis auf irgendwelche Prädispositionen ergab, und die Schwangerschaft bis zu diesem Zeitpunkt im wesentlichen jeweils komplikationslos verlaufen war, führten neben 3 fetalen (z. B. Hydrops fetalis) in 8 Fällen vorwiegend mütterliche Indikationen zur Aufnahme.

Die Aufschlüsselung der subjektiven und objektiven Symptomatik bei der Hospitalisierung und während des folgenden Krankenhausaufenthaltes (Tabelle 1) ergibt neben den Gestosen und Präeklampsien typischen Erscheinungsbildern wie Ödembildungen, Proteinurie, Hypertonus und neurologischer Symptomatik die dem HELLP-Syndrom typische Oberbauchsymptomatik, die einer Leberkapselspannung zugeschrieben wird, und in der Mehrzahl der Fälle die typischen Laborveränderungen, die das Kürzel HELLP ausmachen (Hämolyse, erhöhte Leberenzyme, erniedrigte Thrombozytenrate). Dabei fallen insbesondere die bei allen Patienten erhöhten Leberenzymaktivitäten auf. Bei 8 Patienten deuten Veränderungen der Nierenparameter auf eine Mitbeteiligung dieses Organsystems hin.

Tabelle 1. Subjektive Symptomatik und Labordiagnostik bei 11 HELLP-Patientinnen

– Oberbauchsymptomatik	5/11
– Neurologische Symptomatik	4/11
– E (DEMA)	5/11
P (Proteinurie + +)	3/11
H (Hypertonus 160/95)	3/11
– H	7/11
EL (GPT, GOT, γ-GT, LDH)	11/11
LP ($\leq$ 100 000)	6/11
– Erhöhung: Kreatinin, Harnsäure, Harnstoff	8/11
– Gerinnung	o. B.
– Diff. Blutbild	3/3

Anhand einer ausführlicheren Kasuistik wird ein Verlauf mit seinen klinischen Überlegungen und Konsequenzen aufgezeigt: 35jährige, V-Gravida, II-Para ohne Hinweis auf eine HELLP-Prädisposition aufgrund der Eigen- oder Schwangerschaftsanamnese. Aufnahme in der rechnerisch 37/4 Schwangerschaftswoche wegen seit mehr als 12 Stunden anhaltender Oberbauchsymptomatik mit Übelkeit und Erbrechen, jedoch ohne neurologische Symptomatik. Sonographisch ergibt sich eine Retardierung des Feten mit verminderter Fruchtwassermenge und Zeichen einer Placentareife; unauffälliges Aufnahme-CTG. Labormäßig fallen 127 000 Thrombozyten bei insgesamt erhöhten GOT und GPT-Werten auf. Nach anfänglicher Stabilisierung und gut ansprechender Schmerzsymptomatik auf Antacida setzt am Nachmittag die Oberbauchsymptomatik mit Erbrechen wieder ein; gleichzeitig beginnt eine Wehentätigkeit. Aufnahme der intravenösen Tokolyse und Gabe von Dolantin, worunter zunächst die Beschwerden und Kontraktionen wieder verschwinden. Eine Kontrollblutuntersuchung ergibt eine Verdoppelung der Lebertransaminasen mit einem Anstieg des Bilirubins auf 1,63 bei gleichzeitiger Halbierung der Thrombozyten. Das Dauer-CTG hat sich in Richtung eines stark eingeschränkten Oszillationsmusters entwickelt, so daß der Entschluß zur Sectio gefaßt wird; Geburt eines retardierten, doch lebensfrischen Kindes. Bereits am 1. postpartalen Tag deutliche Normalisierung der Laborwerte bei gleichzeitigem Verschwinden jeglicher Symptomatik.

Die oft akute Verschlechterung des klinischen Zustands der Schwangeren in Verbindung mit den typischen Laborveränderungen sowie ein sich häufig verschlechternder fetaler Zustand (CTG) stellte bei uns – wie auch nach zahlreichen Literaturangaben – die Indikation zur schnellen Entbindung, d. h. bei unreifem Befund zur Sectio dar. Während der Eingriff stets komplikationslos verlief, entwickelte sich der postoperative Verlauf nur bei 7 der 11 Patientinnen völlig ohne Probleme. Zwei mußten wegen Lungenödems- bzw. polyurischem Nierenversagens kurzfristig intensivmedizinisch behandelt werden. Zwei weitere verstarben nach jeweils 6 Wochen schließlich an Herz-Kreislaufversagen mit Sepsis bzw. in einer Anurie mit Leberkoma und Schocklunge.

Auch das Fetal Outcome war im Einzelfall kritisch: 2 Kinder waren – unabhängig von der mütterlichen Grundkrankheit – präpartal verstorben, 3 weitere postpartal; dabei ist auffällig, daß intrauterin bei 4 der 11 Feten eine Wachstumsretardierung unterhalb der 10er Percentile gefunden wurde.

Die histologische Aufarbeitung der zumeist untergewichtigen Placenten ergab durchweg Entwicklungs-, Zirkulations- und Reifungsstörungen. Unsere Ergebnisse lassen keinen Schluß auf die Ätiologie des HELLP-Syndroms zu; auch kann keine Antwort in der Diskussion gefunden werden, ob das HELLP-Syndrom ein eigenständiges Krankheitsbild, eine mißdiagnostizierte Präeklampsie oder eine weitere Variante bei einer sehr ausgeprägten Präeklampsie darstellt. Wir fanden das HELLP-Syndrom in den letzten Jahren zunehmend häufiger, oft in Verbindung mit Gestosen oder Präeklampsien und haben daher für alle Gestosepatientinnen und alle Schwangeren, die aus ungeklärter Ursache über Oberbauchsymptomatik klagen, das auf der Tabelle 2 festgelegte Management vorzuschlagen. Dabei ist nach differential-diagnostischer Abwägung der geburtshilflichen Diagnose die Information und Zusammenarbeit mit einem kompetenten Anästhesisten und Neonatologen von grundlegender Bedeutung für das mütterliche und kindliche Wohlbefinden.

Tabelle 2. Vorschläge zum klinischen Management bei Verdacht auf HELLP-Syndrom

– Bei allen Gestosepatientinnen an HELLP denken!
– Bei allen unklaren Oberbauchbeschwerden in der SS Diff.-Diagn. HELLP in Betracht ziehen
– Bei Verdacht auf HELLP engmaschige Bestimmungen von
  – Leberenzymwerten (SGOT, -PT, LDH, γ-GT)
  – Bilirubin
  – Harnsäure, Kreatinin, -Clearance, Harnstoff
  – BB (HH, HKT) + Diff. Blutbild (Fragmentozyten, Burr Cells, Anisozytose, Polychromasie)
  – Thrombozyten als Frühzeichen (Cave: Abfall < 100 000)
  – Gerinnungskontrollen
  – Serumhaptoglobin
  – GGF Freies Hb im Plasma
– CTG
– Bei Zunahme Klinik und/oder Laborveränd. Entbindung (zumeist per Sectio)
– Anästhesie; FFP, AT III (Thrombozytenkonz.? – da sofort. Verbrauch durch DIC)
– Neonatologie: Hinweis auf Kompl. beim Kind (Thrombozytopenie, Hyperbilirubinämie)

Mikrozirkulation und Hämorheologie im Schock

L. Heilmann

Zentrum für Frauenheilkunde, Essen

Microcirculation and Hemorrheology in Shock

Summary. All types of circulatory shock result in a severe hypotensive state at some stage in their development and virtually all involve an early splanchnic vascular hypoperfusion and a later impairment of cardiac function. One important and consistent feature of circulatory shock is a fundamental insufficiency of microcirculatory flow leading to inadequate perfusion of the somatic cells of many of the important organs of the body. If the cellular hypoxic insult can be limited by fluid therapy with colloids and crystalloids, then the incidence of systemic complications in the post-shock period will also be reduced.

Zusammenfassung. Nach unserem heutigen Wissen steht im Mittelpunkt eines jeden Schockgeschehens die Mikrozirkulationsstörung. Während in der Frühphase des Schocks rheologische Phänomene aufgrund der absinkenden Druckgradienten eher eine geringe Rolle spielen, sind in der späten Phase rheologische Faktoren flußlimitierend. Ansteigende Erythrozytenaggregate und Leukozytenakkumulation in den Venolen bewirken eine Umverteilung des Perfusionsvolumens mit zellulärer Ischämie. Der Sinn einer Schocktherapie sollte sein, neben der Reexpansion auch eine Reperfusion zu erhalten, indem die pathologischen Fließeigenschaften des Blutes verbessert werden.

Der Schock wird definiert als akutes peripheres Kreislaufversagen mit Verringerung der Perfusion vitaler parenchymatöser Organe, was zu einer sicheren Zellschädigung führt, wenn keine Therapie einsetzt. Von den sehr variablen Schockformen sollte in dieser Übersicht nur der hämorrhagische und septische Schock herausgegriffen werden, weil beide Typen sehr frühzeitig zu einer vaskulären Hypoperfusion und später zu einer Verringerung des Herz-Zeit-Volumens führen. Ein charakteristisches Zeichen beider Schockformen ist die spezifische Störung der Mikrozirkulation.

1. Flüssigkeits- und Elektrolytshift

In der ersten Phase des Schocks überwiegt die präkapilläre Vasokonstriktion. Die Ursache ist die massive Aktivierung des neurohormonalen Systems. Der Filtrationsdruck in den Kapillaren sinkt, und es kann vermehrt Flüssigkeit in das Gefäß einströmen („transcapillary refill"). Mit zunehmender Anreicherung saurer Metabolite überwiegt die Konstriktion der Venolen. Dadurch kommt es zu einem mikrozirkulatorischen Ausstromhindernis mit Anstieg des Filtrationsdruckes und Abstrom von Flüssigkeit. Jetzt entwickelt sich in den Venolen eine Hämokonzentration, auf die sich eine Reihe weiterer rheologischer Besonderheiten aufpfropfen (Tabelle 1).

Tabelle 1. Rheologische Folgezustände nach schockspezifischer Erniedrigung der Druckgradienten

1. Einschränkung des Erythrozytenflusses
2. Erhöhung des kapillären Widerstandes, wenn die Plasmaviskosität ansteigt
3. Verstopfung der Kapillaren durch aktivierte Leukozyten

2. Hämorheologische Besonderheiten im Schock

Die Initialzündung zwischen Leukozyten und Endothel wird gestartet durch den Komplementfaktor C5a. Daraus resultiert eine Anreicherung von Leukozyten intravasal und perivasal bis zur Leukostase. Eine Erscheinung, die besonders in den Lungenkapillaren auftritt. Die Folge dieser Leukozytenanreicherung ist eine inhomogene Perfusion, eine Erhöhung der Viskosität mit Anreicherung saurer Stoffwechselprodukte, die wiederum sekundär die Erythrozytenfluidität einschränken. Diese Dissoziation zwischen der heterogenen Perfusion im Schock und transkapillären Austauschprozessen führt zur fokalen disseminierten Ischämie. Die Dauer der Ischämie ist pathogenetisch wichtig, weil in dieser Zeit Interleukin 1-vermittelte Reaktionen ablaufen, die neben der Aktivierung der Arachnoidonsäure-Kaskade – mit den Endprodukten Prostaglandin und Leukotiene – Permeabilitätsstörungen und Freisetzung von Sauerstoffradikalen hervorrufen. Da Interleukin 1 daneben noch die Hepatozyten zur Synthese von viskositätssteigernden Akut-Phasen-Proteínen und prokoagulatorischen Substanzen stimuliert, bewirkt die fokale Ischämie eine weitere Verschlechterung der Fließeigenschaften des Blutes.

3. Leukozytenrheologie

Leukozyten zeigen viskoelastische Verformungseigenschaften, d.h. bei ausreichenden Druckgradienten tritt nur eine kurzfristige Verformung auf, die aber nicht zur Passage enger Kapillaren ausreicht. Dadurch bewegen sich Leukozyten langsamer als Erythrozyten und können den Erythrozytenfluß behindern oder stoppen. Darüberhinaus sind Leukozyten mit einem Durchmesser von 7–9 μm größer als die meisten Kapillaren und der Viskositätskoeffizient ist 2000 mal höher als der der Erythrozyten. Der Widerstand gegen eine Verformung ist dadurch hoch und wird durch das Absinken des hydrostatischen Druckes in der Mikrozirkulation drastisch erhöht. Dadurch ergeben sich Shunt-Flüsse mit heterogener Verteilung und der Folge Hypoxie-induzierter Zellveränderungen.

Während in den Kapillaren eine Okklusion durch Leukozyten auftritt, kommt es in den Venolen bei niedrigen Schergeschwindigkeiten zu einer Verdrängung der Leukozyten in die wandnahen Strömungsbereiche. Das ist die Voraussetzung für die Adhäsion an das Endothel und die Aktivierung der Leukozyten.

4. Schocktherapie aus mikrozirkulatorischer Sicht

Aus mikrozirkulatorischer Sicht kann man die Schocktherapie wie folgt zusammenfassen:
1. Reexpansion des Blut- und Plasmavolumens
2. Rehydratation des Interstitiums
3. Verbesserung des mikrozirkulatorischen Flusses durch Verminderung der Blutviskosität und Auswaschung adhärender Leukozyten
4. Normalisierung des O_2-Transportes
5. Restitutio des zellulären Metabolismus
6. Verhinderung von Komplikationen (ARDS, DIC, MOF)

Das primäre Therapieziel sowohl beim septischen als auch beim hämorrhagischen Schock ist die möglichst rasche Wiederherstellung eines adäquaten Blutvolumens mit einer normalen Perfusion. Durch die Untersuchungen von Lundsgaard-Hansen (1980) ist ein abgestufter Therapieplan für die Substitution eines intravasalen Volumenmangels allgemein anerkannt. Das Therapieschema basiert auf einer Computer-Simulation intravaskulärer Volumenmangel-Ereignisse bei Patienten mit intakter cardialer und respiratorischer Funktion.

A. Blutverluste bis 20% (= 1000 ml) werden durch 1000 ml HAES steril 6% und der gleichen Menge Ringerlösung ersetzt.

B. Blutverluste bis maximal 50% können stufenweise durch Infusion von weiteren 750 ml HAES steril 6% mit der gleichen Menge Erythrozyten-Konzentrat und Ringerlösung ersetzt werden.

C. Bei Blutverlusten über 50% spielt die Hämotherapie nach Maß oder die Blutkomponententherapie eine entscheidende Rolle. Sie besteht in der Applikation von Gerinnungsfaktoren (Gefrierplasma) und Erythrozytenkonzentraten.

Die Wahl des geeigneten kolloidalen Volumen-Therapeutikums sollte unter folgenden Gesichtspunkten getroffen werden (Tabelle 2)
1. Pysikalisch-Biochemische Daten
2. Nebenwirkungen
3. Kosten.

Tabelle 2. Übersicht zu den Biophysikalischen, biochemischen und hämorheologischen Daten der einzelnen kolloidalen Substanzen

Parameter	Albumin	Gelatine	Dextran 60	HAES 200/6%	HAES 200/10%
Vol.-Eff.	4	0,8	1	1	1,4
KOD	80	37	80	42	80
Dauer (h)	24–36	2	4	3–4	3–4
Plasmavisk.	verm.	verm.	erhöht	verm.	verm.
Ery. aggr.	verm.	erhöht	erhöht	verm.	verm.
Dos. beschr.	ja	nein	ja	nein	ja
Preis/500 ml	130,–	8,–	8,–*	16,–	20,–

* +8,– Promit®

Damit sind die Hydroxyäthylstärke-Präparationen – vor allem aus hämorheologischer Sicht – den anderen Fremdkolloiden überlegen und Albumin bringt nicht nur aus preislicher Sicht keine Vorteile gegenüber der Hydroxyäthylstärke. Darüberhinaus behindert es den pulmonalen Gasaustausch, wenn aufgrund eines „Leakage" in der pulmonalen Zirkulation das Albumin schneller in das Interstitium abwandert als von dort durch lymphatische Clearance entfernt. Damit ist die Voraussetzung für eine adäquate Kolloidtherapie die Möglichkeit, Volumen zu ersetzen, das Herz-Zeit-Volumen und damit die Gewebeperfusion zu steigern und gleichzeitig durch geschickte Titration eine Flüssigkeitsüberladung zu verhindern. Dabei scheint es nach den Ergebnissen mikrozirkulatorischer Forschung entscheidend zu sein, inwieweit die Erythrozytenaggregation vermindert und die adhäsiven Leukozyten mobilisiert werden können (Ammundson et al. 1980).

Literatur

1. Ammundson B, Jennische E, Haljamäe H (1980) Skeletal muscle microcirculatory and cellular metabolic effects of whole blood, ringers acetate, and dextran 70 infusions in hemorrhagic shock. Circ Shock 7:111–120
2. Lundsgaard-Hansen P, Tschirren P (1980) Die Verwendung von Plasmaersatzmitteln und Albumin im Rahmen der Komponententherapie. Klin Anästhesiol Intensivther 21:121–135

Zur Wertigkeit von Leukozyten, C-reaktivem Protein und Granulozytenelastase bei Patientinnen mit vorzeitigem Blasensprung und Amnioninfektion

A. T. Teichmann[1], P. Arendt[1], R. Osmers[1], Ch. P. Speer[2]

Frauenklinik[1] und Kinderklinik[2] der Universität, Göttingen

Premature Rupture of the Membranes and Amniotic Infections – The Significance of Laboratory Tests

Summary. Serum concentrations of leucocytes, C-reactive protein (CRP) and elastase-α_1-proteinase inhibitor (Eα_1PI) have been determined in 85 women dur-

Archives of Gynecology and Obstetrics Vol. 245, No. 1-4, 1989
Verhandlungen der Deutschen Gesellschaft für Gynäkologie und Geburtshilfe,
47. Versammlung, München 6.-10. September 1988

ing pregnancy and after birth to assess their diagnostic value in case of amniotic infections (AI). In ten patients clinically diagnosed AI could be confirmed by histopathological examination, three patients who fulfilled the clinical criteria showed no histological signs of infection. $E\alpha_1$PI-levels were found to be elevated to over 200 meg/l in six patients with clinical and histological infection and remained below this value in all other cases whereas leucocyte- and CRP concentrations raised in five out of these eight women but also showed false positive values in patients without AI. The application of betamethasone led to a marked elevation of leucocyte concentration. CRP levels were raised substantially after birth, whereas $E\alpha_1$PI remained unchanged. It is suggested that all three parameters should be taken into consideration to increase diagnostic reliability in case of suspected amniotic infections.

Das Amnioninfektionssyndrom (AIS) zählt zu den schwerwiegendsten Komplikationen des vorzeitigen Blasensprunges. Klinische Zeichen wie mütterliches Fieber, eitriger Ausfluß, Wehentätigkeit und fetale Tachykardie markieren den Beginn des septischen Stadiums der Amnioninfektion.

In der hier vorzustellenden explorativen Studie soll der Frage nachgegangen werden, welcher Wert den klassischen Infektionsparametern Leukozyten und C-reaktives Protein sowie der in den letzten Jahren diagnostisch angewandten Granulozytenelastase in der frühen Erkennung der Amnioninfektion beizumessen ist. Bei letzterer handelt es sich um eine Proteinase, welche von polymorphkernigen Granulozyten am Ort der Entzündung freigesetzt wird und sofort von α_1-Proteinaseinhibitor gebunden und inaktiviert wird. Dieser außerordentlich stabile Enzym-Inhibitorkomplex kann mit einem empfindlichen Assay im Plasma der Patienten nachgewiesen werden (SPEER et al. 1986).

Insgesamt wurden 91 Patientinnen der Univ.-Frauenklinik Göttingen in den Jahren 1986 und 87 in die Studie aufgenommen und in folgende Gruppen eingeteilt:

I. 10 Patientinnen mit histologisch verifizierter Amnioninfektion. In allen Fällen traten im Laufe der Beobachtung klinische Symptome der beginnenden Sepsis auf, welche zur sofortigen Entbindung auf vaginalem Wege oder durch Sectio sowie zur antibiotischen Behandlung führten.

II. In 8 Fällen wurde zwar die klinische Diagnose „Beginnendes Amnioninfektionssyndrom" gestellt, 5 von ihnen konnten jedoch pathologisch-anatomisch nicht bestätigt werden, d. h. es fehlte der Nachweis von leukozytärer Infiltration mit Makro- und Mikrophagen in Abwesenheit zirkulationsbedingter Nekrosen. Bei 3 weiteren wurde keine mikroskopische Untersuchung durchgeführt.

Als Kontrollen dienten 52 Patientinnen mit vorzeitigem Blasensprung ohne Infektion sowie 15 Patientinnen ohne jede Pathologie.

Eine Amnioninfektion wurde bei einem Anstieg der rektal gemessenen mütterlichen Temperatur auf 38 °C und mehr vermutet, wobei Kontraktionstätigkeit und fetale Tachykardie jeweils fakultativ vorhanden waren. Andere Infektionsherde mußten durch klinische Untersuchung und Urinsediment ausgeschlossen sein.

Leukozytenkonzentrationen wurden mit einem Coulter-Counter, CRP und Elastase α_1PI mit einem käuflich erhältlichen Enzym-Immuno-Assay in 12stündigem Abstand nach Blasensprung bzw. Aufnahme bis 24 Std. post partum bestimmt.

Eine Leukozytose von über $15\,000/\text{mm}^3$ entwickelten nur 4 der Patientinnen mit nachgewiesener Amnioninfektion und zwar nicht vor sondern *nach* Auftreten einer entsprechenden Symptomatik bzw. post partum. Auch wenn die Werte der ersten beiden Gruppen oberhalb derjenigen der beiden Kontrollgruppen lagen,

war doch die Überlappung der Kollektive innerhalb des noch nicht als pathologisch anzusehenden Bereichs deutlich.

Während Patientinnen ohne nachgewiesene oder vermutete Amnioninfektion
CRP-Konzentrationen unter 1 µg/l aufwiesen, stand bei allen Frauen mit einem
höheren CRP-Wert die Entwicklung klinischer Zeichen einer Amnioninfektion
bevor. Etwa die Hälfte von ihnen blieb jedoch an oder unter dem angenommenen
Grenzwert. Hervorzuheben ist der erhebliche Anstieg der CRP-Spiegel post partum in allen Gruppen.

Allein die Konzentration des Elastase-α_1-Proteinase-Inhibitorkomplexes
(Abb. 1) war bis auf eine Ausnahme spätestens 12 Std. vor Einsetzen mütterlichen
Fiebers auf Werte über 200 µg/l erhöht, soweit dies Patientinnen mit gesicherter
Amnioninfektion betrifft. Drei der Patientinnen mit vermuteter Infektion wiesen
Werte zwischen 120 und 200 µg/l auf. Kontrollen ohne Blasensprung zeigten mit
zwei Ausnahmen Serumspiegel unter 100 µg/l. Nach der Geburt war bei den
Kontrollkollektiven kein Anstieg zu verzeichnen.

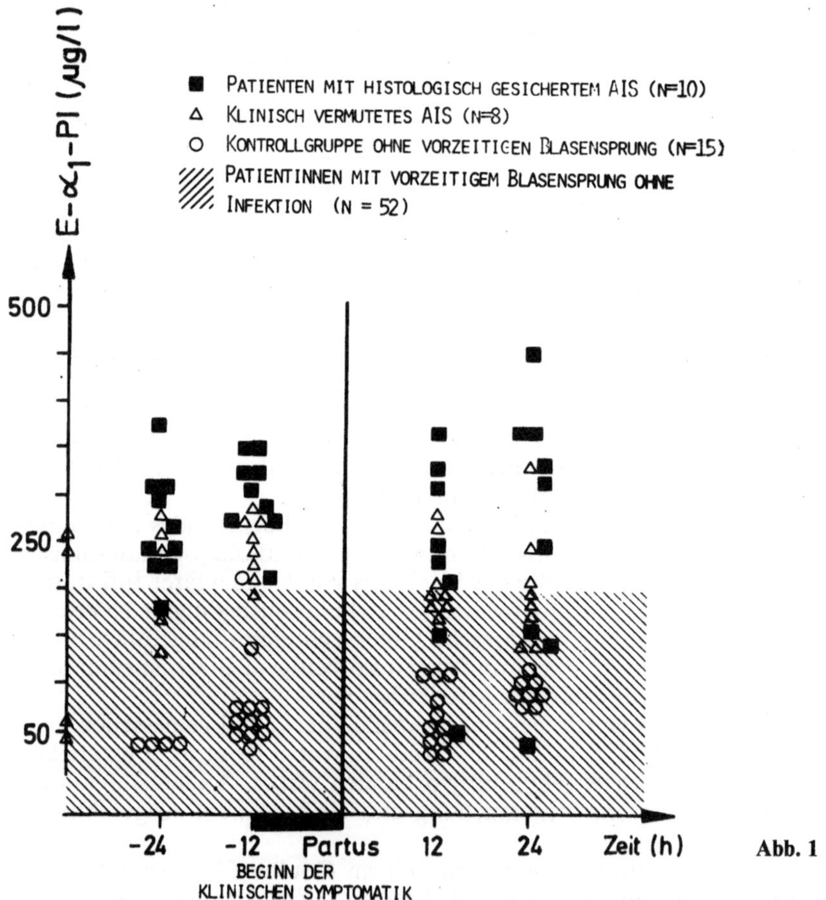

Abb. 1

Von Bedeutung für die Wertigkeit der genannten Infektionsparameter ist ihre
Beeinflussung durch die beim vorzeitigen Blasensprung zwar nicht unumstrittene
jedoch häufig durchgeführte Lungenreifungsbehandlung mit Glukokortikoiden
bei Gestationsaltern unterhalb der 34. Woche. Hier findet man auch in der
Schwangerschaft die bekannte Ausschwemmung von Leukozyten aus dem Kno-

chenmark mit z. T. erheblichen Konzentrationsveränderungen nach Gabe von Celestan. CRP- und Elastase-Spiegel blieben dagegen unbeeinflußt. Damit zeigten sich CRP und Elastase im Gegensatz zur Leukozytenkonzentration auch in Verbindung mit der Glukokortikoidtherapie als geeignete Infektionsparameter.

Vergleicht man nun die Relation mit Hilfe der drei Meßgrößen richtig und falsch zugeordneter Patientinnen unter Ausschluß der nicht histologisch bestätigten Verdachtsfälle, kommt man zu folgender Bewertung in der vorliegenden Stichprobe:

Leukozytenkonzentrationen erscheinen am wenigsten geeignet, eine Amnioninfektion früh zu erkennen. Dagegen erweisen sich das C-reaktive Protein (60%) und mehr noch die Elastase (95%) als sensitivste Parameter, deren Anwendung den günstigsten Zeitpunkt der Entbindung vor Auftreten erster Zeichen einer beginnenden Sepsis zu bestimmen helfen, sofern ein abwartendes Verhalten bei vorzeitigem Blasensprung angezeigt erscheint (Fisk et al. 1987).

Literatur

Fisk NM, Fysh J, Child AG, Gatenby PA, Jeffery H, Bradfield AH (1987) C-reactive protein really useful in preterm premature rupture of the membranes? Br J Obstet Gynecol 94:1159–1164

Speer CHP, Ninjo A, Gahr M (1986) Elastase-α_1-proteinase inhibitor in early diagnosis of neonatal septicemia. J Pediatr 108:987–990

Die septische Ovarialvenenthrombose – Diagnostik und Therapie

W. Loos, W. Rath, R. v. Hugo, H. Graeff, W. Kuhn

Frauenklinik und Poliklinik der Technischen Universität München, Universitäts-Frauenklinik Göttingen

Septic Ovarian Vein Thrombosis – Diagnostic and Therapeutic Procedures

Summary. Septic ovarian vein thrombosis is commonly the sequela of puerperal purulent endomyometritis. The incidence has been reported to be 1 in 600–6000 deliveries. The predominant location is the right ovarian vein according to the puerperal uterine drainage. The diagnostic and therapeutic experience in 9 cases is described. The leading symptoms were abdominal pain localized at the psoatic muscle and a tender, barrel-shaped tumor. Ultrasound and computed tomography (CT) added in the correct preoperative diagnosis. Antibiotic therapy and anticoagulation are recommended in an uneventful course; in complicated cases surgical intervention becomes mandatory.

Zusammenfassung. Die septische Ovarialvenenthrombose ist eine seltene, aber lebensbedrohliche Komplikation einer puerperalen Endomyometritis. Ihre Inzidenz liegt bei 1 Fall auf 600 bis 6000 Entbindungen. Überwiegend ist die rechte Ovarialvene betroffen. An 9 eigenen Fällen werden Diagnostik und Therapie beschrieben. Wichtige Symptome sind der Psoas-Druckschmerz und eine palpable Resistenz im Unterbauch über der befallenen Vene. Ultraschall und Computertomographie erleichtern die präoperative Diagnosestellung. Die konservative Behandlung besteht aus Antikoagulation und Antibiotika, bei komplizierten Verläufen ist die chirurgische Herdsanierung erforderlich.

Die septische Ovarialvenenthrombose ist nahezu immer die Folgeerkrankung einer eitrig nekrotisierenden Endomyometritis im Wochenbett. Sie wird daher auch als puerperale Ovarialvenenthrombophlebitis (= POVT) bezeichnet. Diese mitunter lebensbedrohliche Erkrankung nimmt häufig einen septischen Verlauf. Überwiegend ist die rechte Ovarialvene betroffen. Diese Beobachtung ist durch experimentell-radiologische Untersuchungen abgeklärt worden, in denen nachgewiesen wurde, daß die venöse Drainage des inneren Genitale im Wochenbett hauptsächlich über die rechte Ovarialvene erfolgt [5]. Die Inzidenz wird mit 1 Fall auf 600 Entbindungen, nach neueren Daten mit 1 zu 6000 Entbindungen diskutiert [1, 3].

Als Ausgangsherd der Phlebitis, bzw. Thrombose der Ovarialvene muß eine Infektion des puerperalen Uterus angesehen werden, die im weiteren Verlauf auf periuterine Venen übergreift. Durch kanalikuläre Ausbreitung kommt es zur Ovarialvenenthrombose. Bei ausgeprägter Erkrankung ist die Ovarialvene über ihre ganze Länge bis zur Einmündung in die Vena cava infiziert und thrombosiert, häufig reichen die Thromben auch in die Vena cava hinein.

Bereits um die Jahrhundertwende war die POVT als in der Regel letal verlaufendes Krankheitsbild der Puerperalsepsis geläufig; Mendling hat an Hand einer eigenen Kasuistik auf den Wandel therapeutischer Möglichkeiten, bedingt durch Penicillin und seine Folgepräparate hingewiesen [4]. Wir hatten bisher neun Patientinnen mit einer puerperalen Ovarialvenenthrombophlebitis zu behandeln, an Hand derer wir Diagnostik und Therapie der Erkrankung diskutieren.

Aus allgemeinen Patientinnendaten wie Alter und Parität läßt sich ein typisches Risikoprofil für eine POVT nicht ableiten. Auffällig ist der hohe Anteil komplizierter oder operativer Entbindungsverläufe, die wohl häufig eine puerperale Endomyometritis bedingen dürften: lediglich eine unserer Patientinnen wurde komplikationslos und spontan entbunden.

Die klinischen Befunde, wie Leukozytose, Fieber, riechende Lochien und Uteruskantenschmerz, die in den ersten Tagen des Wochenbetts auftreten, veranlassen zunächst zur Diagnose einer Endomyometritis. Die Angabe eines Flankenschmerzes ist häufig, bei abdominaler Palpation läßt sich fast regelmäßig ein auffälliger Psoas-Druckschmerz auslösen, gelegentlich verbunden mit der Palpation einer schmerzhaften länglichen Resistenz im Unterbauch. Daneben können bereits frühzeitig Zeichen der Sepsis auftreten wie Temperaturen über 39 °C, Schüttelfrost oder ein verminderter Sauerstoffpartialdruck. Diese abgesehen vom typischen Psoasdruckschmerz eher unspezifischen Befunde führen sehr häufig zu Fehldiagnosen wie Appendizitis, stielgedrehte Ovarialzyste oder Tuboovarialabszeß. Nach Literaturangaben wird die richtige Diagnose zu 80% erst bei der explorativen Laparotomie gestellt [5]. Neuere Mitteilungen belegen einen erheblichen diagnostischen Wert von nicht-invasiven apparativen Untersuchungen wie der Sonographie und der Computertomographie [7, 8]. Bei den eigenen Patientinnen gelang die präoperativ richtige Diagnosestellung bei 7 operierten Patientinnen auf Grund der Klinik und vor allem mit Hilfe der Sonographie und der Computertomographie.

Die therapeutischen Möglichkeiten lassen sich in ein konservatives und operatives Prozedere zusammenfassen: bei früher Diagnosestellung kann in unkomplizierten Fällen mit Antibiotika und Antikoagulation behandelt werden: unsere Patientinnen wurden mit intravenös verabreichtem Heparin in einer Dosierung von etwa 25 000 IE pro Tag je nach Verlängerung der Thrombinzeit und der partiellen Thromboplastinzeit antikoaguliert. Die antibiotische Therapie sollte auf die zu erwartenden Keime abgestimmt sein. Die aus Zervix, Lochien, Thrombenmaterial und Operationspräparaten isolierten Keime bei unseren Patientinnen entsprechen dem Keimspektrum wie man es üblicherweise bei Wochenbettsinfektionen findet. Als antibiotisches Regime findet an unserer Klinik eine

Dreifach-Kombination aus Clindamycin, Aminoglykosid und einem Acyl-Ureido-Penicillin Verwendung. Bei Nichtansprechen dieser Therapie sowie bei komplizierten Verläufen, z. B. septischen Lungenembolien, muß operativ mit dem Ziel der chirurgischen Herdsanierung vorgegangen werden: hierzu zählen die Resektion der betroffenen Ovarialgefäße, wobei häufig auch ein gefäßchirurgisches Vorgehen im Bereich der Vena cava erforderlich sein wird, die Adnektomie und die Hysterektomie.

Die eigenen neun Patientinnen konnten 2 mal konservativ behandelt werden. Bei sieben Wöchnerinnen war die konservative Behandlung nicht ausreichend, sie mußten wegen septischer Verläufe operiert werden, wobei ein radikales resezierendes Vorgehen unvermeidbar war: bei sechs Pat. mußte neben der Ovarialvene und dem zugehörigen Adnex auch der Uterus entfernt werden, einmal war die alleinige Adnektomie ausreichend. In vier Fällen erstreckten sich die Thromben der Ovarialvenen bis in die Vena cava und mußten gefäßchirurgisch entfernt werden.

Alle unsere Patientinnen überlebten diese Erkrankung. Aus der Literatur sind letale Verläufe nach Lungenembolien und bei nicht mehr beherrschbaren septischen Verläufen bekannt [2, 5, 6]. Dies sollte Anlaß sein, bei allen unklaren fiberhaften Zuständen im Wochenbett nach Ausschluß von anderen Ursachen wie Mastitis und Pyelitis auch eine puerperale Ovarialvenenthrombophlebitis differentialdiagnostisch zu bedenken.

Literatur

1. Brown TK, Munsick RA (1971) Puerperal ovarian vein thrombophlebitis: a syndrome. Am J Obstet Gynecol 109:263–273
2. Josey WE, Staggers SR (1974) Heparin therapy in septic pelvic thrombophlebitis: a study of 46 cases. Am J Obstet Gynecol 120:228–233
3. Loos W et al. (1988) Die puerperale Ovarialvenenthrombophlebitis (POVT) – eine seltene Wochenbettskomplikation. Geburtsh Frauenheilk 48:483–488
4. Mendling W (1987) Puerperalsepsis durch Ovarialvenenthrombophlebitis. Gynäkol Prax 11:431–435
5. Munsick RA, Gillanders LA (1981) A review of the syndrome of puerperal ovarian vein thrombophlebitis. Obstet Gynecol Surv 36:57–66
6. Stömmer P, Hofmann-Preiß K (1985) Postpartale bilaterale Ovarialvenenthrombose und ihre Komplikationen. Z Geburtsh Perinatol 189:84–87
7. Warhit JM et al. (1984) Ovarian vein thrombophlebitis: diagnosis by ultrasound and CT. J Clin Ultrasound 12:301–303
8. Wilson PC, Lerner RM (1983) Diagnosis of ovarian vein thrombophlebitis by ultrasonography. J Ultrasound Med 2:187–190

Thrombozytopenie und Gravidität

W. Kleine

Universitäts-Frauenklinik Freiburg

Thrombocytopenia in Pregnancy

Summary. Over the past 20 years, 16 pregnancies with thrombocytopenia were observed. Fourteen of these cases were afflicted with immune thrombocytopenic purpura (ITP, M. Werlhof). Antenatal treatment of the mothers (e.g., with corticosteroids) varied and is discussed. The methods of delivery were spontaneous vaginal (nine) or cesaerean section (five). Except for one neonatal death (28th week of gestation), no significant hemorrhagic morbidity occurred. On the basis of this experience and the literature, an individual management of delivery for parturient patients with ITP is proposed.

Zusammenfassung. Eine Thrombozytopenie als Ursache einer hämorrhagischen Diathese in der Schwangerschaft stellt mit ca. 0,5 Promille ein seltenes Ereignis dar. In der UFK Freiburg wurden von 1969–1988 bei ca. 35000 Geburten 16 Fälle einer Thrombozytopenie beobachtet. Bei 14 Schwangerschaften handelte es sich um einen M. Werlhof (ITP). Die Problematik dieser Erkrankung in der Schwangerschaft wird anhand der eigenen Erfahrung und der Literatur dargestellt. Unterschiedliche Empfehlungen zur antepartalen Therapie der Mutter und zur Geburtsleitung werden diskutiert.

Einleitung

Hämorrhagische Diathesen außerhalb der Schwangerschaft sind in 70–90% auf Thrombozytopenien zurückzuführen. Als Grenzwert gelten 130000 Thrombozyten/µl im zirkulierenden Blut; doch treten spontane petechiale Blutungen erst bei weniger als 40 000 Plättchen/µl auf. Eine Thrombozytopenie ist entweder auf eine verringerte Produktion mit reduzierten Megakaryozyten im Knochenmark oder auf einen gesteigerten Thrombozytenzerfall zurückzuführen, der häufig durch eine erhöhte Megakaryozytenzahl und unreife Plättchen in der Peripherie kompensiert wird [9]. In der Schwangerschaft wird eine isolierte Thrombozytopenie selten beobachtet. Es handelt sich dann in der Mehrzahl um einen M. Werlhof, eine idiopathische, thrombozytopenische Purpura (ITP), die sich bevorzugt im jugendlichen Alter und bei Frauen dreimal häufiger als bei Männern entwickelt. Durch die Bildung thrombozytärer Autoantikörper kommt es zum vorzeitigen Thrombozytenzerfall und in der Folge zu petechialen Blutungen bis hin zu flächenhaften Hämatomen. Es sind etwa 0,5% aller Schwangeren davon betroffen [9, 12]. Thrombozytopenien im Rahmen einer allgemeinen schweren Gerinnungsstörung als geburtshilfliche Komplikation (z. B. bei Gestose oder Amnioninfektionssyndrom) müssen gesondert betrachtet werden, da mit der erfolgreichen Behandlung der Schwangerschaftskomplikation sich auch die Thrombozyten normalisieren. Demgegenüber stellen die im folgenden dargestellten Thrombozytopenien eine internistische Grunderkrankung der Mutter dar, die einen Schwangerschaftsverlauf komplizieren kann [13].

Eigene Beobachtungen

In der UFK Freiburg wurden bei ca. 35000 Geburten (1969–1988) 16 Schwangerschaften mit einer isolierten Thrombozytopenie betreut. In 14 Fällen handelte es sich um einen M. Werlhof, eine Patientin hatte einen systemischen Lupus erythematodes und eine weitere Patientin eine akute myeloische Leukämie. In beiden Fällen, die jeweils einer separaten Kasuistik Wert wären, wurde der Geburtsverlauf durch die Thrombozytopenie nicht beeinträchtigt. Die 14 Schwangerschaften mit einem M. Werlhof wurden von 11 Patientinnen ausgetragen. Drei Patientinnen hatten jeweils zwei Geburten. Bei acht Patientinnen war die ITP vor der Schwangerschaft bekannt, drei Patientinnen erkrankten in der Schwangerschaft. Die Thrombozytenwerte der Patientinnen lagen vor der Geburt zwischen 2750 und 185000/µl. Ein Vergleich dieser Werte mit den postpartal bestimmten kindlichen Thrombozyten zeigte, daß die Werte der mütterlichen Thrombozyten keine Rückschlüsse auf die der kindlichen erwarten lassen. So lagen in einem Fall die Thrombozyten der Mutter bei 30 000/µl, beim Kind postpartal bei 254 000/µl, während in einem anderen Fall bei mütterlichen Thrombozyten von 185 000/µl das Kind lediglich 20 000/µl aufwies. Die Geburt erfolgte in neun Fällen auf vaginalem Weg spontan, in fünf Fällen wurde wegen der Thrombozytopenie ein Kaiserschnitt durchgeführt. Fünf Kinder wiesen unabhängig vom Geburtsmodus postpartal Petechien auf. Zerebrale Blutungen mit entsprechenden Spätfolgen wurden nicht beobachtet. Ein Kind verstarb postpartal in der 28. SSW aufgrund seiner Frühgeburtlichkeit, ein weiteres Kind verstarb im 2. Lebensjahr an einer akuten Leukämie. Die Therapie der Mütter vor der Geburt wurde im Verlauf der 20 Jahre unterschiedlich gehandhabt: Bei 7 Geburten wurden kortikosteroide antepartal verabreicht, in zwei Fällen zusätzlich noch Immunglobulin G und in einem Fall Thrombozytenkonzentrate. In sieben Fällen wurde keine Therapie durchgeführt. Inwieweit diese Maßnahmen einen Einfluß auf die fetalen Thrombozytenzahlen und die subpartale Blutungsneigung hatten, läßt sich nicht schlüssig aufzeigen.

Mütterliches Risiko

Die Mutter ist – wie außerhalb der Schwangerschaft auch – durch spontan auftretende Blutungen gefährdet. Ob eine Schwangerschaft den Verlauf des M. Werlhof beeinflußt, wird unterschiedlich diskutiert [6, 8]. In der Literatur sind seit 1950 keine mütterlichen Todesfälle im Zusammenhang einer Schwangerschaft mit einer ITP beschrieben [2]. Während der Wert prophylaktischer Maßnahmen noch diskutiert wird, ist eine Therapie bei klinischer Symptomatik wie z. B. bei petechialen Blutungen zwingend erforderlich. Bei asymptomatischem Verlauf gelten Thrombozytenzahlen unter 50 000/µl als Indikation für die Applikation von Kortikosteroiden (1 mg/Prednisolon/kg Körpergewicht). Diese sollen die Bildung der Autoantikörper und damit den Verbrauch an Thrombozyten hemmen [2, 9]. Kommt es zu keiner Besserung, so wird die intravenöse Gabe von Immunglobulinen (IgG) empfohlen, die das retikuloendotheliale System blockieren und den Abbau der Thrombozyten verhindern sollen [4, 8]. Als akute Maßnahme bei Blutungen kommt auch die Plasmaphorese in Betracht [6]. Die früher empfohlene Substitution mit Thrombozytenpräparaten erscheint fragwürdig, da die Lebensdauer dieser Thrombozyten gering und die Verfügbarkeit problematisch ist. Eine Splenektomie sollte in der Schwangerschaft die Ausnahme bleiben. Immunsuppressiva, die häufig erfolgreich bei der ITP eingesetzt werden, können in der Schwangerschaft nicht angewendet werden.

Risiko für das Kind

Da die Autoantikörper der Mutter plazentagängig sind, muß mit einer Thrombozytopenie auch beim Kind gerechnet werden, die im Einzelfall nicht abzusehen ist. Die verstärkte Blutungsneigung stellt also auch beim Kind das Hauptrisiko dar. Durch mechanische Einwirkungen im Verlauf der Geburt können Blutungen provoziert werden, die sich nicht allein auf petechiale Hautblutungen beschränken, sondern auch zu intrazerebralen Blutungen mit entsprechenden zerebralen Spätschäden führen können. Die perinatale Mortalität für diese Kinder wird in der Literatur mit 5–20% angegeben, die kindliche Morbidität mit 20–30% [2, 5, 12]. Ob die bei der Mutter durchgeführten therapeutischen Maßnahmen einen Einfluß auf die Höhe der kindlichen Thrombozytenwerte haben, ist nicht bewiesen [4, 5]. Bisher gibt allein die Mikroblutuntersuchung (MBU) zu Geburtsbeginn Auskunft über die kindlichen Thrombozyten und läßt das Risiko einer hämorrhagischen Diathese abschätzen [1, 3, 10]. Die sonographisch gesteuerte Nabelschnurpunktion kann künftig vielleicht noch exaktere Daten über den Gerinnungsstatus des Feten liefern.

Geburtshilfliches Vorgehen

Die Empfehlung einzelner Autoren bei mütterlichen Thrombozytenwerten unter 100000/µl generell einen Kaiserschnitt prophylaktisch durchzuführen, erscheint aufgrund anderer Literaturhinweise und eigener Beobachtungen nicht gerechtfertigt [2, 5, 7, 8]. Bei mütterlichen Thrombozytenwerten unter 50000/µl sollte versucht werden, die Plättchenzahl anzuheben (Kortikosteroide etc.). Oberhalb dieser Grenze sollte sich die Entscheidung über den Entbindungsmodus einzig nach der geburtshilflichen Situation richten. Ist eine fetale Thrombozytenbestimmung durch MBU möglich, so kann diese kritische Grenze auf 30000 Thrombozyten/µl heruntergesetzt werden. Darunter muß eine Entbindung durch Kaiserschnitt diskutiert werden. Doch ist darauf hinzuweisen, daß die abdominale Schnittentbindung keinen absoluten Schutz vor intrazerebralen Blutungen bietet, wie dies beim Krankheitsbild der neonatalen Isoimmunthrombozytopenie eindrücklich beschrieben ist [12]. In dem kritischen Grenzbereich geringer mütterlicher oder fetaler Thrombozytenwerte muß dem Geburtsmodus im Einzelfall für das Neugeborene am wenigsten traumatisierend ist.

Literatur

1. Ayromlooi J (1978) A new approach to the management of immunologic thrombocytopenic purpura in pregnancy. Am J Obstet Gynecol 130:235–236
2. Carloss HW, McMillan R, Crosby W (1980) Management of Pregnancy in Women With Immune Thrombocytopenic Purpura. JAMA 244:2756–2758
3. Christiaens GC, Helmerhorst FM (1987) Validity of intrapartum diagnosis of fetal thrombocytopenia. Am J Obstet Gynecol 157:864–865
4. Davies SV, Murray JA, Gee H, McC.Giles H (1986) Transplacental effect of high-dose immunglobulin in idiopathic thrombocytopenia (ITP). Lancet I:1098–1099
5. Karpatkin M, Porges RF, Karpatkin S (1981) Platelet counts in infants of women with autoimmune thrombocytopenia. New Engl J Med 305:936–939
6. Knitza R, Wisser J, Mempel M, Hiller E (1985) Idiopathische thrombozytopenische Purpura und Schwangerschaft. Geburtsh Frauenheilk 45:797–802
7. Laros RK, Kargan R (1984) Route of delivery for patients with immune thrombocytopenic purpura. Am J Obstet Gynecol 148:901–908
8. Lavery JP, Koont WL, Liu YK, Howell R (1985) Immunologic Thrombocytopenia in Pregnancy. Obstet Gynecol 66:41S–43S
9. Ostendorf P (1987) Hämorrhagische Diathesen. In: Lehrbuch der Inneren Medizin, 2. Aufl Thieme, Stuttgart New York, pp 647–668
10. Scott JR, Rote NS, Cruikshank DP (1983) Antiplatelet antibodies and platelet counts in pregnancies complicated by autoimmune thrombocytopenic purpura. Am J Obstet Gynecol 145:932–936
11. Sia CG, Amigo NC, Harper RG, Farahani G, Kochen J (1985) Failure of cesarean section to prevent intracranial hemorrhage in siblings with isoimmune neonatal thrombocytopenia. Am J Obstet Gynecol 153:79–81
12. Stumpf C, Scholtes G (1985) Thrombozytopenie in der Schwangerschaft. Zbl Gynäkol 107:827–831
13. Territo M, Finklestein J, Oh W, Hobel C, Kattlove H (1973) Management of Autoimmune Thrombocytopenia in Pregnancy and in the Neonate. Obstet Gynecol 41:579–582

Reproduktionsmedizin und Endokrinologie

Reproduktionsmedizin:
Extracorporale Befruchtung – IVF/ET
Intratubarer Gametentransfer
Intratubarer Embryotransfer

Innerhalb von wenigen Jahren haben sich in verschiedenen Kliniken um die neu entwickelte Methodik Schwerpunkte der klinischen und der reproduktionsbiologischen Forschung gebildet, vielerorts aus den schon etablierten Einheiten der Sterilitätsbehandlung und/oder der gynäkologischen Endokrinologie, anderswo aus gut funktionierenden endoskopisch-diagnostischen Sektionen oder Abteilungen. Alle Kongresse der Deutschen Gesellschaft für Gynäkologie und Geburtshilfe seit 1982 mußten mit ihrem wissenschaftlichen Programm auf diese Entwicklung reagieren: Zunächst mit Referaten zum „State of the Art", wie z. B. mit dem von *S. Trotnow,* 1982, über den damaligen Stand der extrakorporalen Befruchtung (Arch. Gynäk. 235:133–142 [1983]), später mit themenbezogenen Sitzungen, in denen alle innovativen Gruppen aus der Bundesrepublik, aber auch aus Österreich und aus der Schweiz, die sich geradezu fasziniert den neuen Alternativen der Sterilitätsbehandlung zugewandt hatten, zu Wort kamen. Auch aus der Vorbereitung zu diesem 47. Kongress der Deutschen Gesellschaft für Gynäkologie und Geburtshilfe war eindeutig zu erkennen, daß in der Bundesrepublik die wissenschaftliche Arbeit in der Reproduktion und insbesondere in der Anwendung der klinischen Forschung eine lebhafte praktisch-klinische Entwicklung in Gang gesetzt hatte. Den publizierten Erfolgsziffern kam die Funktion einer Auszeichnung zu, welches die betreffende Klinik – unabhängig von ihrer Größe oder Tradition – zu einem Center of excellence machten. Dementsprechend intensiv war das Tempo und auch die wissenschaftliche

Konkurrenz. Diese Entwicklung hat tiefgehende Wirkungen auf unser Fach ausgeübt. *Josef Zander* sieht darin den Ausdruck für neu belebte Intellektualität in der Gynäkologie. Es konnte nun leichter als es ohne die erfolgreiche Umsetzung in die Praxis möglich gewesen wäre, zu einer Vertiefung der gedanklichen Durchdringung der Probleme um den Beginn des menschlichen Lebens und der frühesten Lebensphasen des noch mobilen menschlichen Embryos kommen. Die Gynäkologie konnte nicht eine nur technische Disziplin ärztlicher Hilfe bleiben, als die sie vielfach verkannt wurde, sondern sie mußte nun konkret Brücken zu geisteswissenschaftlichen Disziplinen schlagen. Die Gynäkologen stießen in ihrer täglichen praktischen Arbeit bewußt an Grenzen, die menschliche Innovationskunst und wissenschaftliche Kreativität erreicht hatten. Die Forderung nach Selbstbeschränkung, nach einer Verlangsamung des Fortschrittes, nach Flankierung durch verbindliche ethische Prinzipien unseres Handelns wurden unabweisbar.

Vor 10 Jahren wurde das erste Kind geboren, welches seine Existenz einer extrakorporalen Befruchtung mit anschließendem Embryotransfer verdankte. Im Verlauf dieser 10 Jahre hat sich gezeigt, daß die zur Behandlung der tubaren Sterilität entwickelte Methode wesentlich dazu beitragen kann, neue Erkenntnisse auf dem Gebiet der menschlichen Reproduktion zu erarbeiten, Beiträge zur hormonellen Behandlung der weiblichen Sterilität liefert und auch durch Veränderungen variabel und neuen Indikationen anpaßbar ist.

Diese vielfältigen Entwicklungs-
möglichkeiten kommen auch in dem
folgenden Kapitel zum Ausdruck. Die
Methode der extrakorporalen Befruchtung erlaubt einen direkten Einblick in
einen bisher unserer Beobachtung ent-
zogenen Bereich der Reproduktion. So
ist es möglich Aussagen zu machen
über die Verschmelzung der Gameten-
membranen (*Dietl,* Tübingen), den Einfluß der Granulosazellen auf den Fer-
tilisationsvorgang (*Reinthaller* et al.,
Wien) und die Beeinflussung von Alte-
rungsvorgängen der Gameten auf die
Fertilisation (*M. C. Maleika* et al.,
Marburg). Auch ist es heute möglich
die männliche Komponente direkt zu
untersuchen (*V. Sasse* et al., Ulm;
M. Grillo et al., Kiel). Selbst Studien
zur Frage der Implantation sind heute
möglich geworden bzw. in unmittelbare Nähe gerückt (Beiträge aus den
Kliniken in Aachen, Bonn, Kiel, Ulm).

Die Methode der extrakorporalen
Befruchtung macht es heute weiterhin
möglich, den Einfluß unterschiedlicher
Stimulationsmethoden in der Follikelreifungsphase unmittelbar bezüglich
ihrer Auswirkung auf die Eireifung zu
untersuchen. Dabei hat sich besonders
gezeigt, daß die Hemmung der endogenen Hormonproduktion mit Hilfe von
LH-RH-Analoga eine gute Steuerung
der Follikelphase ermöglicht, wenn
später eine artifizielle Stimulation des
Ovars erfolgt.

Insbesondere hat sich im Verlaufe
der letzten 10 Jahre gezeigt, daß Modifikationen der Methode eine Erweiterung des Indikationsspektrums erlauben. Der intratubare Gametentransfer
hat sich heute in der Behandlung der
andrologischen Sterilität bewährt (siehe
Referat *H. Hepp,* München und Beitrag *R. Wiedemann* et al., München).
Auch bei der Endometriose wird eine
Indikation gesehen. Allerdings ist bei
diesem Vorgehen nicht die direkte Aussage über eine stattgefundene Fertilisation möglich, was gerade für die Behandlung der andrologischen Sterilität
wünschenswert wäre. Hier bietet sich
der intratubare Embryotransfer sowohl als eine diagnostische wie eine

therapeutische Möglichkeit an (siehe
Referat *K. Diedrich,* Bonn). Diese Methode dürfte in Zukunft in Verbindung
mit dem transuterinen Transfer gerade
bei andrologischer Sterilität die Methode der Wahl werden.

Da sich in den letzten 10 Jahren
nicht nur die Indikationen erweitert
haben, sondern auch die Methode
durch eine Vereinfachung der Eizellgewinnung (*T. Katzorke* et al., Essen;
F. Maleika et al., Marburg; *B. Welker*
et al., Bonn) patientenfreundlicher geworden ist und Komplikationen seltener wurden (*G. Krüsmann* et al., München; *J. Kleinstein* et al., Gießen), darf
festgestellt werden, daß die extrakorporale Befruchtung und ihre Modifikationen heute einen festen Platz in der
Sterilitätsbehandlung hat.

Neue Entwicklungen, wie die intravaginale Gametenkultur (*K. Sterzik*
et al., Ulm), aber besonders die Verfahren der Kryokonservierung von Oozyten oder Pronukleusstadien (Bonn,
Erlangen) versprechen eine weitere
Verbesserung der Methode zugunsten
des Patienten.

Die Beiträge zu diesem 47. Kongress der Deutschen Gesellschaft für
Gynäkologie und Geburtshilfe, welche
unter „Reproduktionsmedizin" in einem engeren Sinne zusammengefaßt
werden konnten, wurden in 5 Sitzungen gruppiert, welche aufeinander abgestimmt und in zeitlichem Nacheinander in demselben Saal vorgetragen
worden sind. Sie werden hier gesam-
melt gedruckt, soweit die Manuskripte
eingegangen sind, gemeinsam mit den
beiden Referaten von *H. Hepp,* München, und *K. Diedrich,* Bonn, die aus
didaktischen und organisatorischen
Gründen in der Sitzung „Eileiter" gehalten worden sind (*H. Hepp:* Intratubarer Gametentransfer; *K. Diedrich:*
Erste Ergebnisse mit dem intratubaren
Embryotransfer).

Folgende Sitzungen wurden abgehalten:
7. 9. 1988   Präimplantationsembryonen, Implantation.
Vorsitz D. Krebs, Bonn

7.9.1988 Stimulation des Ovars zur
Oozytengewinnung
Vorsitz L. Mettler, Kiel
8.9.1988 Oozyten, Kryokonservie-
rung, Spermapenetration
Vorsitz K. Semm, Kiel, J. Schenker,
Jerusalem

8.9.1988 Ergebnisse der In-vitro-Fer-
tilisierung/Gametentransfer
Vorsitz S. Trotnow, Frankfurt
8.9.1988 In-vitro-Fertilisierung/Ga-
metentransfer, weitere Ergebnisse und
neue Entwicklungen
Vorsitz K. Diedrich, Bonn. H. L./D. K.

Chromosomenanalyse unbefruchteter menschlicher Eizellen

B. Rosenbusch, K. Sterzik, M. Djalali, C. Lauritzen

Universitäts-Frauenklinik, Ulm

Einleitung

Die zytogenetische Untersuchung menschlicher Eizellen, die im Rahmen eines
IVF-Programms unbefruchtet bzw. ungeteilt blieben, läßt Rückschlüsse auf Fehl-
verteilungen von Chromosomen während der Oogenese und eine Bewertung der
Gründe für Mißerfolge bei der IVF zu.

Patientengut und Methodik

Die Eizellen stammen von 62 Frauen im Alter von 24 bis 39 Jahren. Die ovarielle
Stimulation erfolgte mit hMG/hCG (46 Frauen), Clomiphen/hCG (4 Frauen)
und hMG/Clomiphen/hCG (12 Frauen). Die Follikel wurden transvaginal unter
sonographischer Kontrolle punktiert. Spermien für die Insemination wurden im
Swim up-Verfahren gewonnen. 48 h nach der Insemination wurden ungeteilte
Eizellen nach der modifizierten Methode von Tarkowski [2] fixiert. Die Chromosomen wurden nach der Q-Bandentechnik gefärbt.

Ergebnisse

59 von 96 ausgewerteten Eizellen wiesen den normalen haploiden Chromosomensatz (23,X) auf. Hypohaploide Eizellen wurden 24, hyperhaploide 2 festgestellt.
Daneben fanden sich 8 diploide und 3 tetraploide Eizellen. Die Ergebnisse wurden dem Alter der Frauen gegenübergestellt (Tabelle 1).

Tabelle 1. Chromosomenanomalien und Alter der Frauen

Altersgruppe	24–27	28–31	32–35	36–39
Normale Eizellen	6 (55%)	38 (68%)	14 (58%)	1
Aberrante Eizellen	5 (45%)	18 (32%)	10 (42%)	4

Des weiteren wurde versucht, eine Abhängigkeit von der Art der Stimulation
festzustellen (Tabelle 2).

Verhandlungen der Deutschen Gesellschaft für Gynäkologie und Geburtshilfe,
47. Versammlung, München 6.-10. September 1988

Tabelle 2. Chromosomenanomalien und Art der Stimulation

Stimulation	Clomiphen/hCG Clomiphen/hMG/hCG	hMG/hCG
Normale Eizellen	14 (78%)	45 (58%)
Aberrante Eizellen	4 (22%)	33 (42%)

Diskussion

39% der untersuchten Eizellen zeigten Abweichungen vom normalen haploiden Satz. Ähnliche Ergebnisse werden von anderen Autoren berichtet [1, 3]. Die Rate der Anomalien ist in 3 Altersgruppen fast gleich. In der 4. Gruppe erscheint eine Prozentangabe bei nur 5 analysierten Eizellen nicht sinnvoll. Klarheit müssen hier weitere Studien bringen. Andererseits wurde eine signifikante Zunahme aneuploider Eizellen bei Frauen über 35 Jahren festgestellt [1]. Der vermutete Zusammenhang zwischen Clomiphen und vermehrten Anomalien [3] wurde in unserer Untersuchung nicht bestätigt.

Zusammenfassung

Von 96 Eizellen, die in einem IVF-Programm unbefruchtet bzw. ungeteilt blieben, wiesen 59 den normalen haploiden Satz auf. 24 waren hypohaploid, 2 hyperhaploid, 8 diploid und 3 tetraploid. Der Gesamtanteil aberranter Eizellen betrug 39%. Ein Zusammenhang des Auftretens aberranter Eizellen mit dem Alter der Frauen bzw. mit der Stimulation durch Clomiphen ist aus diesem Material nicht ersichtlich.

Literatur

1. Plachot M, De Grouchy J, Junca A-M, Mandelbaum J, Salat-Baroux J, Cohen J (1988) Chromosome analysis of human oocytes and embryos: does delayed fertilization increase chromosome imbalance? Hum Reprod 3:125–127
2. Tarkowski AK (1966) An air-drying method for chromosome preparations from mouse eggs. Cytogenetics 5:394–400
3. Wramsby H, Fredga K, Liedholm P (1987) Chromosome analysis of human oocytes recovered from preovulatory follicles in stimulated cycles. N Engl J Med 316:121–124

Plasminogenaktivatoren in Granulosazellen und Fertilisierung menschlicher Eizellen

A. Reinthaller, J. Deutinger, J. Kirchheimer, G. Tatra

II. Universitäts-Frauenklinik, Wien

Einleitung

In Studien an Granulosazellen der Ratte konnten steigende Konzentrationen von Plasminogenaktivatoren zum Zeitpunkt der Ovulation nachgewiesen werden. Diese Ergebnisse weisen auf einen Zusammenhang zwischen dem Gehalt von Plasminogenaktivatoren in den Granulosazellen und der Ovulation hin [1, 3, 4].

Archives of Gynecology and Obstetrics Vol. 245, No. 1-4, 1989
Verhandlungen der Deutschen Gesellschaft für Gynäkologie und Geburtshilfe, 47. Versammlung, München 6.-10. September 1988
© Springer-Verlag Berlin Heidelberg

Wir bestimmten die Konzentrationen von „tissue-type plasminogen activator"
(t-PA), „urokinase-type plasminogen activator" (u-PA) und Plasminogen-
aktivator-Inhibitor (PAI) in Granulosazellen von Patientinnen aus unserem IVF-
Programm. Die ermittelten Daten wurden mit der Fertilisierbarkeit der jeweiligen
Eizellen korreliert, um zusätzliche Informationen über den Reifegrad von Follikel
und Eizelle zum Zeitpunkt der Follikelpunktion zu erhalten.

Patientenauswahl und Methode

20 Patientinnen aus unserem IVF-Programm wurden in die Studie aufgenommen.
Die Zyklusstimulation erfolgte mittels eines low-dose HMG/HCG-Stimula-
tionsschemas. Nach Identifikation der Eizellen, wurden die Granulosazellen ge-
sammelt und bei $-20\,°C$ tiefgefroren. Für die Bestimmung von t-PA, u-PA und
PAI wurden die Granulosazellen in 0,1 M Tris Puffer mit 1 mM EDTA und 0,1%
Triton X100 lysiert. u-PA wurde mittels kompetitivem Radioimmunoassay, t-PA
durch einen Sandwich ELISA mittels monoklonalem Antikörper und PAI durch
ein Funktionsassay bestimmt [2]. Die gemessenen Konzentrationen wurden pro
mg Gesamtprotein angegeben. Der Gehalt von u-PA, t-PA und PAI wurde mit
dem Fertilisierungsverhalten der zugehörigen Eizellen korreliert.

Ergebnisse

Insgesamt wurden Granulosazellen aus 49 Follikeln ausgewertet. Die t-PA Spiegel in Granulosazellen von fertilisierten Eizellen waren signifikant höher verglichen mit jenen von nicht fertilisierten Eizellen (X±SEM; 190,5±70,0 zu
34,5±15,5 pg/mg Protein; P<0,05). Die Konzentrationen von u-PA und PAI
zeigten keinen signifikanten Unterschied. Der Gesamtproteingehalt war in beiden
Gruppen annähernd gleich.

Diskussion

Wir konnten in Lysaten von menschlichen Granulosazellen in der Gruppe der
fertilisierten Eizellen signifikant höhere Konzentrationen von t-PA nachweisen.
Dieses Ergebnis weist darauf hin, daß jene Follikel, die fertilisierbare Eizellen
beinhalteten, reifer und somit näher an der Ovulation waren als jene deren Eizellen keine Fertilisierung zeigten. Der Anstieg von t-PA im reifen Follikel scheint
durch die Aktivierung von Plasmin und die damit verbundene Andauung der
extrazellulären Matrix einen Zusammenhang mit der Ovulation selbst zu haben.
Diese Beobachtungen stehen mit Studien an Granulosazellen der Ratte im Einklang, in denen zum Zeitpunkt der Ovulation hohe Spiegel von Plasminogenaktivatoren nachgewiesen werden konnten [1, 3, 4].
    Zusammenfassend läßt sich sagen, daß hohe t-PA Spiegel in menschlichen
Granulosazellen mit dem Reifegrad der Follikel und der Fertilisierbarkeit der
Eizellen korrelierten und somit die Bestimmung von t-PA in Granulosazellen
einen zusätzlichen Parameter für die Qualität des betroffenen Follikels und dessen Eizelle darstellt.

Literatur

1. Canipari R, Strickland S (1986) Studies on the hormonal regulation of plasminogen activator
   production in the rat ovary. Endocrinology 118:1652–1659
2. Kirchheimer JC, Huber K, Wagner O, Binder BR (1987) Pattern of fibrinolytic parameters
   in patients with gastrointestinal carcinomas. Brit J Haematology 66:85–89

3. Ny T, Bjersing L, Hsueh AJW, Loskutoff DJ (1985) Cultured granulosa cells produce two plasminogen activators and an antiactivator, each regulated differently by gonadotropins. Endocrinology 116:1666–1668
4. Strickland S, Beers WH (1976) Studies on the role of plasminogen activator in ovulation. In vitro response of granulosa cells to gonadotropins, cyclic nucleotides, and prostaglandins. J Biol Chem 251:5694–5702

Kryokonservierung menschlicher Oozyten im Vorkern-Stadium

S. Al-Hasani, K. Diedrich, H. van der Ven, A. Reinecke, M. Hartje, D. Krebs

Universitäts-Frauenklinik, Bonn

Einleitung

Das Problem der Mehrlingsschwangerschaften ist eines der wichtigsten Probleme in jedem IVF-Programm. Es kann jedoch behoben werden, indem die überzähligen Oozyten bzw. Embryonen durch Kryokonservierung gelagert werden. Bis jetzt sind verschiedene Methoden zum Einfrieren von Oozyten, Oozyten im Vk-Stadium oder Embryonen in der Literatur beschrieben worden. Ziel dieser Arbeit ist es, eine Einfriermethode zu erproben, bei der eine optimale Überlebensrate erzielt wird.

Material und Methode

Die Oozyten wurden mittels transvaginaler Follikelpunktion gewonnen, nachdem sie mit HMG/HCG oder CC/HMG/HCG superovuliert wurden. Die gewonnenen Oozyten wurden nach ca. 2–6 Std. mit vorher vorbereitetem Sperma des Ehemannes inseminiert. 18 Std. später wurden unter dem Steromikroskop die inseminierten Oozyten mit Hilfe von zwei feinen Kanülen auf das Vorhandensein von Vorkernen untersucht. Im Falle einer Befruchtung von mehr als 3 Oozyten wurde der Rest zur Kryokonservierung genommen.

Der Einfrier- und Auftauprozeß

Als Gefrierschutzmittel wurde eine Mischung von 1,5 Mol Propandiol und 0,1 Mol Saccharose verwendet. Die Oozyten im Vk-Stadium wurden in transparente Pailleten gegeben und von Raumtemperatur langsam bis auf $-30\,^{\circ}$C in einer Alkohol-Bad-Maschine eingefroren. Später wurden sie direkt in flüssigen Stickstoff umgesetzt und gelagert. Zum Auftauen wurden die Pailleten zuerst für 20–30 Sek. bei normaler Raumtemperatur an der Luft gehalten und sofort danach bei 30 °C für weitere 30 Sek. in ein Wasserbad getaucht. Das Ausverdünnen des Gefrierschutzmittels erfolgte in 4 Schritten. Anschließend wurden die Oozyten im Vk-Stadium unter dem Stereomikroskop untersucht, wonach die morphologisch intakten Oozyten im Vk-Stadium in Ham's F-10-Medium $+10\%$ NSS für 24 Stunden kultiviert wurden. Der Embryotransfer erfolgte bei synchronen Zyklen, die entweder spontan oder mit Clomiphen stimuliert wurden.

Ergebnisse

Tabelle 1 zeigt die Ergebnisse der eingefrorenen/aufgetauten Oozyten im Vk-Stadium. Es wurden 161 überzählige Oozyten im Vk-Stadium von 34 Patienten eingefroren und bis jetzt 69 imprägnierte Eizellen aufgetaut. 62 Oozyten im Vk-

Archives of Gynecology and Obstetrics Vol. 245, No. 1-4, 1989
Verhandlungen der Deutschen Gesellschaft für Gynäkologie und Geburtshilfe,
47. Versammlung, München 6.-10. September 1988
© Springer-Verlag Berlin Heidelberg

Stadium waren morphologisch intakt, was einer Überlebensrate von 80% entspricht.

Tabelle 1. Ergebnisse von eingefrorenen/aufgetauten menschlichen Oozyten im VK-Stadium (Propandiol-Methode)

Anzahl der Patienten	Anzahl der Oozyten im VK-Stadium eingefroren	Anzahl der Oozyten im VK-Stadium aufgetaut	Anzahl der Oozyten im VK-Stadium gefunden	Anzahl und Anteil der Oozyten im VK-Stadium intakt
44	194	71	64	51 (80%)

Verlustrate = 10%

Tabelle 2 zeigt die Ergebnisse bei Kultivierung und beim Embryotransfer. 51 imprägnierte Oozyten konnten sich nach 24-stündiger Kultivierung teilen. Die Teilungsrate betrug 90%. Diese Embryonen wurden bei 14 Patientinnen zurücktransferiert, wobei eine Patientin schwanger wurde. Dies entspricht einer Schwangerschaftsrate von 7%. Diese Schwangerschaft endete nach 8 Wochen mit einem Abort.

Tabelle 2. Embryotransferergebnisse von eingefrorenen/aufgetauten menschlichen Oozyten im Vorkern-Stadium (Propandiol Methode)

Anzahl der Oozyten im VK-Stadium	Anzahl und Anteil der Oozyten im VK-Stadium geteilt (2–4-Zellstadium)	Anzahl und Anteil der Patienten schwanger
51	46 (90%)	1 (7%)

Anzahl der ETs = 14

Zusammenfassung

1. Durch die Anwendung dieser Methode, in der eine Mischung von 1,5 Mol Propandiol +0,1 Mol Saccharose als Kryoprotektiva diente, konnte eine höhere Überlebensrate von 80% erzielt werden.
2. Im Verhältnis zur Anzahl der eingefrorenen Oozyten liegt die Teilungsrate bei dieser Arbeit sehr hoch.
3. Nur eine Schwangerschaft konnte bis jetzt erzielt werden, die aber mit einem Abort endete.

Kryokonservierung humaner Pronucleus-Stadien im Rahmen der extrakorporalen Befruchtung

E. Siebzehnrübl, J. van Uem, S. Todorow, L. Wildt, N. Lang

Universitäts-Frauenklinik, Erlangen

Trotz der niedrigen Erfolgsrate nimmt die extrakorporale Befruchtung heute einen festen Platz in der Reproduktionsmedizin ein. Durch die zusätzliche Kryokonservierung läßt sich der Erfolg verbessern [2, 5, 6]. Das Einfrieren von Embryonen sollte aus ethischen und rechtlichen Gründen unterbleiben, Oocyten bereiten trotz erster Erfolge [1, 3] große Probleme. Deswegen haben wir die Kryokonservierung imprägnierter Oocyten (PN-Zellen) begonnen, um hier Überlebensraten zu erzielen, die denen von Embryonen vergleichbar sind.

Material und Methodik

Oocyten und PN-Zellen von Kaninchen, Maus und Hamster wurden mit dem computergesteuerten, offenen Erlanger System eingefroren [4]. Dabei variierten wir den Modus der Gefrierschutzmittel-(GFM) Zugabe (einstufig/mehrstufig), die Temperatur vor dem Umsetzen in flüssigen Stickstoff($-35/-110\,°$C) und das GFM -15 m Dimethyl Sulfoxid (DMSO)/Propandiol (PROH). Daneben wurden polyploide humane Oocyten und PN-Zellen aus dem IVF-Programm verwendet, wobei letztere nur eingefroren wurden, wenn mehr als vier Eizellen imprägniert waren. Hier verglichen wir zusätzlich ein kurzes ($+25\,°$C/min, Luft) mit einem langsamen Auftauverfahren ($+8\,°$C/min, Gefriersystem).

Ergebnisse

Die Tabelle 1 zeigt die Überlebensraten beim Einfrieren tierischer Eizellen, wobei eine Verbesserung durch langsame und schonende Verfahren zu erkennen ist. Tabelle 2 demonstriert erste Ergebnisse mit humanen PN-Zellen. Für DMSO+PROH sind wegen der kleinen Zahlen auch Daten polyploider Zellen angegeben, die nicht transferiert wurden.

Tabelle 1. Überlebensrate in Abhängigkeit von PROH Zugabe und Endtemperatur der Kryokonservierung

Spezies	PROH-Stufen	Endtemperatur vor N_2	Zellen n	Intakt		Geheilt	
				n	%	n	%
Maus	eine	$-110\,°$C	279	171	61	108	63
Maus	fünf	$-110\,°$C	327	160	49	82	51
Maus	fünf	$-\;35\,°$C	87	27	31	13	48
Hamster	eine	$-110\,°$C	117	81	69	47	58
Hamster	fünf	$-110\,°$C	111	93	84	66	71
Hamster	fünf	$-\;35\,°$C	100	72	72	46	64
Kaninchen	fünf	$-110\,°$C	140	107	76	48	45
Kaninchen	fünf	$-\;35\,°$C	105	85	81	38	45

Tabelle 2. Humane PN-Zellen; bessere Überlenbensrate durch langsames Auftauen und eine Mischung aus PROH und DMSO

GFM mittel	Endtemperatur N_2	Auftauen	Pat. n	Zellen n	Intakt		Grav. n
					n	%	
DMSO	$-\;70\,°$C	$+25\,°$C/m	12	42	20	48	2
DMSO	$-110\,°$C	$+\,8$	11	39	14	36	0
PROH	$-110\,°$C	$+\,8$	3	11	8	73	0
PROH+DMSO	$-110\,°$C	$+\,8$	1	3	3	100	Gemini
PROH+DMSO	$-110\,°$C	$+\,8$	(polypl.	12	10	86)	—

Diskussion

Durch die Verwendung von PROH und einer 1 : 1 PROH + DMSO Mischung
konnte die Überlebensrate humaner PN-Zellen nach Kryokonservierung erheblich verbessert werden. Wenn sich diese Daten an größeren Zahlen erhärten lassen, ermöglicht dies nach *einer* IVF-Behandlung mehrere Transfers durchzuführen und so die Erfolgsrate pro Punktion ohne große Mehrbelastung der Patientin
zu verbessern. Außerdem kann die Embryonenzahl pro Transfer vermindert werden, ohne daß die Gesamterfolgsrate der Therapie darunter leiden müßte. So
würden Mehrlinge nach IVF wohl vermeidbar.

Die Autoren danken der *Wilhelm-Sander-Stiftung*, München für ihre finanzielle Unterstützung
im Rahmen der Sachmittelbeihilfe Nr. 86.014.2, die diese Untersuchungen ermöglichte.

Literatur

1. Edwards RG, Steptoe PC (1977) The Relevance of the frozen Storage of Human Embryos.
   In: Elliot K, Whealan J (eds) The freezing of mammalian embryos. Ciba Fdn Symp No 52.
   Elsevier, Amsterdam, pp 235–250
2. Fehilly CB, Cohen J, Simons RF, Fishel SB, Edwards RG (1985) Cryopreservation of
   cleaving embryos and expanded blastocysts in the human: a comparative study. Fertil Steril
   44:638–644
3. Siebzehnruebl E, Trotnow S, Weigel M, Kniewald T, Habermann PG, Kreuzer E, Huenlich
   T (1986) Pregnancy after in vitro fertilization, cryopreservation, and embryo transfer. J in
   Vitro Fert Emb Trans 3:261–263
4. Siebzehnrübl E, Trotnow S, Kniewald T, Hünlich T (1986) Humanmedizinische Aspekte der
   Embryokonservierung. In: Schill WB, Bollmann W (eds) Spermakonservierung, Insemination, In-vitro Fertilisation. Urban & Schwarzenberg, München Wien Baltimore, S 230–237
5. Testart J, Belaisch-Allart J, Lassalle B, Hazout A, Forman R, Rainhorn J-D, Gazengel A,
   Frydman R (1987) Factors influencing the success rate of human embryo freezing in an in
   vitro fertilization and embryo transfer program. Fertil Steril 48:107–112
6. Trounson AO (1986) Preservation of human eggs and embryos. Fertil Steril 46:1–12

In-vitro Fertilisation kryokonservierter Kaninchenoozyten

J. Kirsch, S. Al-Hasani, S. Blanke, K. Diedrich, H. van der Ven, D. Krebs

Universitäts-Frauenklinik, Bonn

Einleitung

Die vorliegende Arbeit berichtet über Versuche zur in-vitro-Fertilisation kryokonservierter Kaninchenoozyten und anschließendem Transfer der hierbei kultivierten Embryonen.

Material und Methode

Als Material dienten durch Laparotomie gewonnene ovulatorische Kaninchenoozyten. Diese wurden unter Verwendung des Kryoprotektivums 1,5 Mol
1,2-Propandiol +0,1 Mol Saccharose zunächst in 4 Schritten bis auf $-30\,°C$
abgekühlt, bevor sie in flüssigem Stickstoff umgesetzt eine beliebige Zeit gelagert
wurden. Nach vorsichtigem Auftauen und Ausverdünnen des Gefrierschutzmittels, wurden nur vitale Zellen mit in-vivo kapazitiertem Kaninchensperma 5 Std.
inkubiert. Die befruchteten Eizellen wurden für weitere 20 Std. im Brutschrank

kultiviert, bevor die regelmäßig geteilten Embryonen im 2–8-Zellstadium mit einer Asynchronität von −6, −12 bzw. −18 Std. auf vorbereitete Empfängertiere übertragen wurden. Die Kontrolle der Transferergebnisse erfolgte ebenfalls durch Laparotomie am Tag 15. Alle trächtigen Tiere wurden bis zum Partus beobachtet.

Ergebnisse

Von 951 ovulatorischen Eizellen konnten 774 aufgetaut werden. Nahezu ein Drittel erschien unter dem Lichtmikroskop morphologisch intakt. Von diesen vitalen Zellen ließen sich 181, entsprechend einer Fertilisationsrate von 74% erfolgreich befruchten. Eine regelrechte Teilung beobachteten wir bei 111 der kyrokonservierten Kaninchenoozyten (=61%). Transferergebnisse bei 3 verschiedenen induzierten Asynchronitäten: Auffällig ist zunächst die erfolgose Durchführung des Versuchs bei einer −12 Std. Asynchronität. Demgegenüber ergaben sich bei den übrigen Versuchen 5 Implantationen, die bei einer Spätresorption, zur Geburt von 4 gesunden Jungtieren führten. Das günstigste Ergebnis erreichten wir bei einer Asynchronität von −6 Std., wobei 17 Transfers 3 Implantationen gegenüberstanden (Implantationsrate von 18%).

Diskussion

Die vorliegende Arbeit zeigt erstmalig, daß es möglich ist, Kaninchenoozyten nach Einfrieren/Wiederauftauen zu befruchten und anschließend die entstandenen Embryonen erfolgreich zu transferieren, wobei 4 morphologisch unauffällige Jungtiere geboren wurden. Verglichen mit einer früheren Studie [2], in der als Kryoprotektivum DMSO eingesetzt wurde, weist unsere Arbeit eine mit 32% gegenüber 29% sowohl verbesserte Überlebensrate nach Wiederauftauen, als auch eine mit 74% gegenüber 60% gesteigerte Fertilisationsrate auf. Die Implantationsrate ist mit max. 18% im Vergleich zu der kryokonservierter Embryonen (40%) [1] oder nicht kryokonservierter präovulatorischer Eizellen (78%) [3] sehr gering. Künftige Untersuchungen müssen zeigen, ob diese niedrige Implantationsrate zum Teil auf eine höhere Polyploidisierungsfrequenz zurückzuführen ist, und wieweit durch Optimierung der Versuchsbedingungen eine Verbesserung der Implantationsrate erzielt werden kann.

Zusammenfassung

Diese Arbeit weist zum ersten Mal nach Transfer von Embryonen, die durch die in-vitro-Fertilisation eingefrorener/aufgetauter Kaninchenoozyten entstanden sind, gesunde Jungtiere vor. Eine Verbesserung der Implantationsrate mit zunehmender Kenntnis in die Biologie der frühen Embryonalentwicklung nach Kryokonservierung der Eizelle könnten für die Übertragbarkeit dieses Verfahrens auf den Menschen in Zukunft von Bedeutung sein.

Literatur

1. Al-Hasani S, Trotnow S, Barthel M (1982) Kryokonservierung von Kaninchenembryonen des Acht-Zell-Stadiums im automatisierten „offenen System". Geburtsh Frauenheilk 42:848–852
2. Al-Hasani S, Tolsdorf A, Diedrich K, van der Ven H, Krebs D (1986a) Successful in-vitro fertilization of frozen/thawed rabbit oocytes. Human Reprod 1:309–312
3. Al-Hasani S, Trotnow S, Sattler C, Hahn J (1986b) In vitro fertilization and embryo transfer of pre-ovulatory rabbit oocytes. Eur J Obstet Gynec reprod Biol 17:417–423

844

Kryokonservierung von Kaninchenoozyten im Vorkern-Stadium

C. Hepnar, S. Al-Hasani, K. Diedrich, H. van der Ven, D. Krebs

Universitäts-Frauenklinik, Bonn

Einleitung

In der Humanmedizin sind in den letzten Jahren schon erfolgreich Oozyten und Embryonen eingefroren worden. Da sich jedoch bei den Embryonen ethische, moralische und auch juristische Einwände mehren, hat man angefangen Oozyten im Vorkern-Stadium einzufrieren. Die Durchführung ist einfacher, und die Überlebensraten liegen höher als bei unbefruchteten Oozyten. Mit dem experimentellen Beitrag der Kryokonservierung von Kaninchenoozyten im Vorkern-Stadium wollen wir parallel zur Kryokonservierung von menschlichen Oozyten im Vorkern-Stadium die Methode in ihrer bisherigen Durchführung bestätigen und festigen.

Material und Methode

Zur Gewinnung der Oozyten im Vorkern-Stadium wurden die Spendertiere mit je 150 E PMSG i.m. zur Superovulation gebracht, und nach ca. 50–70 Std. erfolgte die instrumentelle Insemination, wobei gleichzeitig je 100 E HCG i.v. injiziert wurden. Nach weiteren 18–20 Std. konnte man operativ durch Eileiterspülung (mit Ham's F 10 +5% Serum) die Eizellen im Reagenzglas auffangen. Danach erfolgte eine erste Beurteilung unter dem Mikroskop.

Das Einfrieren und Auftauen

Als Gefrierschutzmittel haben wir Propandiol und Saccharose verwendet. Die Vorkernstadien wurden 10 Min. äquilibriert mit einer Lösung aus PBS + FCS und 1,5 M Propandiol und noch weitere 10 Min. mit dieser Mischung +0,1 M Saccharose. Dann wurden bis max. 10 Eizellen in transparente Kunststoffpailletten aufgezogen und in ein Alkoholbad der Einfriermaschine (Haake Comp.) getaucht. Die Abkühlraten waren folgende:

1) Von Raumtemperatur bis −3 °C mit 1 °C/Min.
2) Von −3 °C bis −7 °C mit 0,3 °C/Min.
3) Seeding (künstliche Auslösung von Kristallisationskeimen) wurde bei −7 °C ausgelöst, indem man mit den Branchen einer in flüssigen Stickstoff getauchten Pinzette kurz jede Paillette an einem Ende umfaßt.
4) Nach dem Seeding wird die Temperatur für 15 Min. konstant gehalten.
5) Von −7 °C bis −30 °C mit 0,3 °CC/Min.
6) Anschließend erfolgte die direkte Umlagerung in den flüssigen Stickstoff.

Bei Auftauen wurden die Pailletten 20–40 Sek. an der Luft gehalten und dann für weitere 20 Sek. in ein 30 °C warmes Wasserbad getaucht (bis kurz unterhalb des vorgegebenen Verschlusses). Die Ausverdünnung des Gefrierschutzmediums wurde wie folgt durchgeführt: Zuerst 5 Min. in eine Lösung aus (PBS/FCS) mit 1,0 M Propandiol und 0,2 M Saccharose, dann 5 Min. in eine Lösung mit 0,5 M Propandiol und 0,2 M Sacharose und weitere 5 Min. allein in 0,2 M Saccharose Lösung. Zuletzt noch 5 Min. in ein Medium aus PBS/FCS. Unter dem Mikroskop wurden die intakten Eizellen im Vorkern-Stadium gezählt und ein Teil bis zum Blastozystenstadium kultiviert, einen anderen Teil haben wir für den Transfer auf Empfängertiere vorbereitet.

Zusammenfassung

Die Einfriermethode mit Propandiol und Saccharose als Gefrierschutzmittel und einer Abkühlrate in kleinen Schritten bis −30 °C ergab für Vorkernstadien immerhin eine Überlebensrate von 73,2%. Die Entwicklung von Vorkernstadien zum Blastozystenstadium nach Kryokonservierung liegt bei 10% und ist ähnlich derjenigen bei Oozyten recht niedrig.

Ergebnisse

Tabelle 1 zeigt die Einfrierergebnisse von aufgetauten Kanincheneizellen im Vorkernstadium (gewonnen ca. 19 Std. nach Insemination und HCG-Gabe). Von 36 verwendeten Tieren wurden von Januar 88 an 480 Eizellen im Vorkern-Stadium eingefroren. Von 197 aufgetauten Eizellen waren 139 intakt, was einer Überlebensrate von 73,2% entspricht. Die Verlustrate betrug 3,7%. In Tabelle 2 werden die Kultivierungsergebnisse von eingefrorenen und aufgetauten Kanincheneizellen im Vorkern-Stadium aufgeführt. Von 139 kultivierten Eizellen im Vorkern-Stadium haben sich 62,6% nach 24 Std. in 4−8 Zeller geteilt. Nach 48 Std. lagen 42,5% im 16-Zell-Stadium vor. Weitere 36,7% entwickelten sich nach 72−96 Std. bis zum Morula-Stadium und 10,1% nach 120 Std. bis zur Blastozyste. In Tabelle 3 sieht man nur Kultivierungsergebnisse von Eizellen im Vorkern-Stadium, die ca. 19 Std. nach Insemination und HCG-Gabe gewonnen wurden. 54 Eizellen im Vorkern-Stadium wurden kultiviert. 94,4% erreichten nach 24 Std. das 4−8 Zell-Stadium. 85,2% lagen nach 48 Std. im 16-Zell-Stadium vor. Das Morula-Stadium erreichten 83,3% nach 72−96 Std. und 59,3% haben sich nach 120 Std. bis zur Blastozyste entwickelt. Vergleicht man die Kultivierungsergebnisse von eingefrorenen und aufgetauten Vorkern-Stadien mit den nur kultivierten Vorkern-Stadien, so sieht man, daß die Prozentzahlen bei den 16-Zell-Stadien und Morula-Stadien je Gruppe im gleichen Bereich bleiben, also die Tendenz, sich bis zur Morula zu teilen auch bei den vorher eingefrorenen Vorkern-Stadien relativ hoch ist (36,7%). Das Blastozystenstadium erreichen dann allerdings nur 10%, was im Vergleich zu den 59,3% bei nur kultivierten Vorkern-Stadien ein auffällig niedriges Ergebnis ist.

Tabelle 1. Einfrierergebnisse von aufgetauten Kanincheneizellen im VK-Stadium (gewonnen ca. 19 Std. nach Insemination und HCG-Gabe)

Anzahl der Tiere	Anzahl der Eizellen im VK-Stadium eingefroren	Anzahl der Eizellen im VK-Stadium aufgetaut	Anzahl und Anteil (%) der Eizellen im VK-Stadium intakt
36	480	197	139 (73,2)

Tabelle 2. Kultivierungsergebnisse von eingefrorenen/aufgetauten Kanincheneizellen im VK-Stadium

Anzahl der Eizellen im VK-Stadium kultiviert	Anzahl und Anteil (%) der Embryonen im 4−8-Zellstadium (nach 24 Std.)	Anzahl und Anteil (%) der Embryonen im 16-Zellstadium (nach 48 Std.)	Anzahl und Anteil (%) der Embryonen im Morula-Stadium (nach 72−96 Std.)	Anzahl und Anteil (%) der Embryonen im Blastocyst-Stadium (nach 120 Std.)
139	87 (63)	59 (43)	51 (37)	14 (10)

846

Tabelle 3. Kultivierungsergebnisse von Eizellen im VK-Stadium, gewonnen ca. 19 Std. nach Insemination und HCG-Gabe

Anzahl der Eizellen im VK-Stadium	Anzahl und Anteil (%) der Embryonen im 4–8-Zellstadium (nach 24 Std.)	Anzahl und Anteil (%) der Embryonen im 16-Zellstadium (nach 48 Std.)	Anzahl und Anteil (%) der Embryonen im Morula-Stadium (nach 72–96 Std.)	Anzahl und Anteil (%) der Embryonen im Blastocyst-Stadium (nach 120 Std.)
54	51 (94,4)	46 (85)	45 (83)	32 (59)

Die Bedeutung des Hamsterova-Penetrationstests aus Auswahlkriterium für ein IVF-Programm

B. Rosenbusch, K. Sterzik, V. Sasse, C. Lauritzen

Universitäts-Frauenklinik, Ulm

Einleitung

Aus der Unzulänglichkeit der konventionellen Ejakulatanalyse zur Beurteilung der Chancen im IVF-Programm entstand ein Bedarf an aussagefähigen Testsystemen. Große Hoffnungen wurden in den Hamsterova-Penetrationstest (HOPT) gesetzt. Aufklärung über dessen prognostischen Wert liefert nur der Vergleich mit der Fertilisation homologer Eizellen. Wir berichten über 82 Fälle, in denen gleichzeitig mit der IVF menschlicher Eizellen die Fähigkeit zur Penetration zonafreier Hamsterova getestet wurde.

Patientengut und Methodik

Hormonelle Stimulation, Follikelpunktion und in vitro Fertilisation erfolgten nach dem beschriebenen Schema [4]. Die Indikation für die IVF gliedert sich wie folgt: 60 Paare mit weiblichem Faktor (Tubenverschluß, Endometriose) (Gruppe A), 13 mit einer Kombination männlicher und weiblicher Faktoren (B) und 9 Paare mit rein männlichem Faktor (C). Von jedem Ejakulat wurde je ein Aliquot getrennt für HOPT bzw. IVF nach dem Swim up-Verfahren aufbereitet. Nach wenigstens 2-stündiger Inkubation des Überstands wurden nochmals Motilität und Dichte überprüft. Die Superovulation der Goldhamster erfolgte mit hMG/hCG. 18 h nach hCG-Applikation wurden die Kumuluszellen mit Hyaluronidase abgelöst. Die Zona pellucida wurde mit Trypsin entfernt. 20 Eizellen wurden mit $2,0 \times 10^6$ Spermien inseminiert und 4 h inkubiert. Die Auswertung erfolgte unter dem Phasenkontrastmikroskop. Eine Penetrationsrate $>20\%$ galt als positiver Test.

Ergebnisse

Von den 82 Patienten erzielten 51 (62%) eine Befruchtung der Eizellen der Partnerin. Der Anteil falsch-negativer Ergebnisse (negativer HOPT, positive IVF) betrug in Gruppe A 22%. 29% falsch-positive Resultate wurden festgestellt. In Gruppe B ergibt sich ein alleiniger Anteil von 20% falsch-negativer Ergebnisse. In Gruppe C korrespondierte in allen Fällen ein mißlungener IVF-Versuch mit einem negativen HOPT (Tabelle 1).

Archives of Gynecology and Obstetrics Vol. 245, No. 1-4, 1989
Verhandlungen der Deutschen Gesellschaft für Gynäkologie und Geburtshilfe,
47. Versammlung, München 6.-10. September 1988
© Springer-Verlag Berlin Heidelberg

Tabelle 1. Indikationen für IVF und Anteil inkorrekter Vorhersagen durch den HOPT

Gruppe	Indikation für IVF	Zahl der Paare	Fertilisation homol. Ova		Ergebnisse in %	
			+	−	falsch-neg.	falsch-pos.
A	weiblicher Faktor	60	46	14	22 (10/46)	29 (4/14)
B	weiblicher und männlicher Faktor	13	5	8	20 (1/5)	−
C	männlicher Faktor	9	0	9	−	−

Diskussion

Die Übereinstimmung zwischen HOPT und IVF für unser Kollektiv ist mit 82% den Ergebnissen anderer Autoren vergleichbar [3]. Die Resultate der Gruppe C korrelieren mit der Aussage [2], daß bei Vorhandensein eines männlichen Faktors am ehesten durch einen negativen HOPT auf einen mißlungenen IVF-Versuch zu schließen ist. Jedoch beeinflussen die Kriterien für einen positiven bzw. negativen HOPT dessen Aussagekraft. Die Einteilung unserer Ergebnisse nach 4 gebräuchlichen Definitionen ergibt unterschiedliche Anteile inkorrekter Prognosen (Tabelle 2). Der als wesentlich erachtete Anteil falsch-negativer Prognosen [1] ist am niedrigsten, wenn nur eine Penetrationsrate =0% als negativer Test gewertet wird. Die Rolle des HOPT ist demnach kritisch zu bewerten und bedarf weiterer Erörterung.

Tabelle 2. Auswirkungen verschiedener Kriterien für einen positiven/negativen HOPT auf den Anteil inkorrekter Prognosen

Penetrationsrate (%) für positiven HOPT	Eizellen		Ergebnisse in %	
	fertilisiert (n = 51)	nicht fertilisiert (n = 31)	falsch-neg.	falsch-pos.
> 0	48	19	6 (3/51)	61 (19/31)
≥ 10	47	15	8 (4/51)	48 (15/31)
≥ 15	44	8	14 (7/51)	26 (8/31)
≥ 20	40	4	22 (11/51)	13 (4/31)

Zusammenfassung

Der Hamsterova-Penetrationstest (HOPT) wurde bei 82 Patienten gleichzeitig mit der homologen in vitro Fertilisation durchgeführt. Wird eine Penetrationsrate >20% als positiver Test gewertet, beträgt die Übereinstimmung von HOPT und IVF für unser Kollektiv 82%. Da der prognostische Wert des HOPT von der Definition der Grenze zwischen positivem und negativem Ergebnis abhängt, ist seine Rolle kritisch zu sehen.

Literatur

1. Aitken RJ, Thatcher S, Glasier AF, Clarkson JS, Wu FCW, Bairdt DT (1987) Relative ability of modified versions of the hamster oocyte penetration test, incorporating hyperosmotic medium or the ionophore A23187, to predict IVF outcome. Hum Reprod 2:227–231
2. Awadalla SG, Friedman CI, Schmidt G, Chin NO, Kim MH (1987) In vitro fertilization and embryo transfer as a treatment for male factor infertility. Fertil Steril 47:807–811
3. Rogers BJ (1986) The usefulness of the sperm penetration assay in predicting in vitro fertilization (IVF) success. J Vitro Fert Embryo Transfer 3:209–211
4. Sterzik K, Jonatha W, Keckstein G, Rossmanith W, Traub E, Wolf A (1987) Ultrasonically guided follicle aspiration for oocyte retrieval in an in vitro fertilization program: further simplification. Int J Gynaecol Obstet 25:309–314

Beeinflussen alternde weibliche oder männliche Gameten die Fertilisationsrate bei der In-vitro-Fertilisation (IVF)

M. C. Maleika[1], F. Maleika[1], U. Deichert[2]

[1] Praxis für Reproduktionsmedizin, Stuttgart
[2] Universitäts-Frauenklinik Marburg, Abteilung Endokrinologie, Marburg

Boldt [1] und Ben-Rafael [2] zeigten, daß die Fertilisationsrate (FR) bei IVF durch Nachinseminationen mit frischem Sperma erhöht werden kann. Ziel der Studie war es, aufzuzeigen, ob das Altern des weiblichen oder männlichen Gameten die Fertilisation beeinflußt.

Die Oozyten wurden bei 124 Punktionen auf transvaginal sonographischem Wege gewonnen. Die erste Insemination fand 6 bis 7 Std. nach Oozytengewinnung statt. In 77 Fällen war aus der 1. Insemination eine befriedigende FR mit 59% der Oozyten erreicht worden. In 29 Fällen mit einer FR von 26,4% nach der 1. Insemination wurden die Swim-up-Spermatozoen des ersten Specimens in frischem Medium erneut nach 29 Std. reinseminiert. In 18 Fällen, bei denen primär

Tabelle 1. Fertilisationsrate bei einmaliger Insemination, Nachinsemination mit alternden sowie frischen Spermatozoen

	Nur 1. Insemination	2. Insemination alternde Spermatozoen	2. Insemination frische Spermatozoen
N Punktion (P)	77	29	18
N Oozyten für 1. Insemination	422	159	96
N Fertilization 1. Insemination	239 (59%)	42 (26,4%)	15 (15,6%)
N Oozyten für 2. Insemination	–	102	79
N Fertilisation 2. Insemination	–	10 (9,8%)	28 (35,4%)
N Embryotrans.	65 (84,4%/P)	17 (58,6%/P)	16 (88,9%/P)
N Gravide	26 (33,8%/P)	2 (6,9%/P)	2 (11,1%/P)

nur 15,6% der Oozyten fertilisiert wurden, wurde 27 Std. nach Oozytengewinnung ein frisches Ejakulat des Ehemanns zur Reinsemination verwandt.

Die Ergebnisse sind in Tabelle 1 aufgelistet.

Es zeigt sich, daß sowohl die Nachinsemination mit gealterten Spermatozoen, als auch die Nachinsemination mit frischen Spermatozoen weitere Oozyten fertilisieren. Die Nachinsemination mit frischen Spermatozoen war jedoch wesentlich effektiver und erreichte eine FR wie bei der Gruppe, die bereits nach einer einmaligen Insemination als befriedigend angesehen wurde. In beiden Gruppen kam es zu zwei Schwangerschaften. Die Geburt eines Kindes ging auf einen Transfer zurück, bei dem die Fertilisation erst nach Reinsemination mit frischen Spermatozoen eintrat.

27 bis 29 Std. in vitro gealterte Oozyten können erfolgreich durch Nachinsemination befruchtet werden. Die abnehmende FR ist dabei überwiegend durch den in vitro alternden männlichen Gameten hervorgerufen. Diese Beobachtung läßt überlegen, ob nicht auch in vivo Oozyten bis hin zu ca. 30 Std. nach Ovulation noch befruchtungsfähig sein könnten und somit ein bisher nicht angenommenes, längeres postovulatorisches konzeptives Intervall besteht. Die Nachinsemination mit frischen Spermatozoen erhöht die Zahl der für einen Transfer verfügbaren Embryonen.

Literatur

1. Boldt J et al. (1987) The value of oocyte reinsemination in human in vitro fertilization. Fertil Steril 48:617–623
2. Ben-Rafael Z et al. (1986) Fertilization and cleavage after reinsemination of human oocyte in vitro. Fertil Steril 45:58–62

Einfluß des andrologischen Faktors auf die Ergebnisse der IVF der UFK Kiel (1980–1987)

M. Grillo, D. Budelmann, H.-H. Riedel

Universitäts-Frauenklinik und Michaelis-Hebammenschule, Kiel

Die Hauptindikation zur Durchführung einer IVF war und bleibt die tubare Sterilität. Die Gruppe der sogenannten andrologisch bedingten Subfertilität als Indikation für eine In-vitro-Fertilisation ist am wenigsten exakt definiert (Fehlen eindeutiger Grenzwerte, häufig nur eine Ejakulatuntersuchung). Konstante Schwangerschaftsraten von 20–30% bei der IVF ließen sich nur in Patientengruppen erreichen, in denen der andrologische Faktor keine entscheidende Bedeutung hatte.

In einer retrospektiven Analyse der Jahre 1980–1987 wurden 2276 Spermiozytogramme des IVF-Programmes bei 757 Männern ausgewertet (Tabelle 1) und mit den Patienten verglichen, deren Ehefrauen durch IVF eine Schwangerschaft ausgetragen hatten. Es zeigte sich, daß 66% aller Schwangerschaften mit einem normozoen Ejakulat erreicht wurden, während diese Diagnose nur in 38% bei der Gesamtzahl der Patienten zu erheben war. Die prognostisch ungünstigsten Gruppen Asthenoteratozoospermie (AT) und Oligoasthenoteratozoospermie (OAT) trugen lediglich mit 4,1% zum Schwangerenkollektiv bei, während sie im Gesamtkollektiv mit 29,1% vorhanden waren. Fehlende Schwangerschaften bei Oligoteratozoospermien und Hyperzoospermien mögen durch zu geringe Fallzahlen

Archives of Gynecology and Obstetrics Vol. 245, No. 1-4, 1989
Verhandlungen der Deutschen Gesellschaft für Gynäkologie und Geburtshilfe, 47. Versammlung, München 6.-10. September 1988

dieser Diagnosen bedingt sein; in den verbleibenden Diagnosegruppen bestand kein signifikanter Unterschied zwischen den beiden untersuchten Kollektiven.

Tabelle 1. Minimalanforderung für die Diagnose Normozoospermie

Ejakulatmenge	2,0–6,0 ml
pH	7,0–7,8
Spermatozoen-Zahl	≥ 20 Mio./ml – ≤ 250 Mio./ml
Motilität	$\geq 50\%$ (nach 120 min.), davon 30% progressiv beweglich
Morphologie	$\geq 50\%$ normal
Bakteriologie	negativ
Hamster-Oozyten-Penetrations-Test	$\geq 20\%$
Hyp-Osmolarer Schwelltest	$\geq 60\%$

Eine Bakteriospermie oder Mykoplasmeninfektion kann sowohl Ursache für ein entzündliches OAT-Syndrom sein, als auch die Entwicklungsrate fertilisierter Oozyten zu Blastozyten signifikant reduzieren. Bei den routinemäßig durchgeführten bakteriologischen Untersuchungen ließ sich lediglich in 49,9% ein keimfreies Ejakulat ($< 10^4$ Keime/ml) nachweisen. Therapiebedürftige Keimkonzentrationen ($> 10^4$ Keime/ml) zeigten sich bei aeroben und anaeroben Bakterien (22,1%). T-Mykoplasmen (16,1%), Clamydien (0,4%), Pilze (0,4%) und Mischinfektionen (11,1%). Selbst nach gezielter antibiotischer Partnerbehandlung resultierte in 18,5% eine Persistenz der Keime.

Als erweiternde Diagnostika wurden der Hamster-Oozyten-Penetrationstest (HOP) und der hypoosmotische Schwelltest (HOS) eingesetzt. Selbst normozoe Ehemänner zeigten im HOP-Test (20%) und im HOS-Test (26,9%) pathologische Testergebnisse. Diese Werte verdoppelten sich in den zusammengefaßten Gruppen der Asthenozoospermien auf 41,9% (HOP) und 45,6% (HOS). Die prognostisch ungünstigste Gruppe der Oligoasthenoteratozoospermie wies in 62,1% (HOP) und in 64,7% (HOS) pathologische Testergebnisse auf. Eine Korrelation zwischen den Penetrationsraten im HOP-Test und anschließender Fertilisierung menschlicher Oozyten ließ sich nicht herstellen. Bei der Errechnung einer „baby take-home"-Rate für die verschiedenen andrologischen Diagnosen betrug der Durchschnittswert aller Patienten 9,5%. Die höchste Rate mit 16,7% war bei den normozoen Patienten zu verzeichnen, während die Gruppe der AT (0,9%) und der OAT (1,9%) eine erheblich reduzierte Schwangerschaftsrate aufwiesen. Pathologische Spermatozoenkonzentrationen sowie Motilitätsverluste lassen sich nicht durch die Anreicherungsverfahren und Selektionsmethoden der IVF hinreichend ausgleichen. In 33,4% ließ sich jedoch auch bei einem Befund unterhalb der Normwerte eine Schwangerschaft erreichen.

Serumspiegel von PP12, PP14, SP1 und hCG bei mit AID, IVF-ET oder GIFT behandelten Patientinnen

G. N. Than[1], G. Tatra[2], I. F. Csaba[1], D. G. Szabó[1]

Universitäts-Frauenkliniken, Pécs[1] und Wien (II.)[2]

Die immunologische Arbeitsgruppe der Pécser Klinik hat schon eine ganze Reihe der Schwangerschafts- und Plazentaproteine untersucht [2, 3]. Vom April 1987 bis Juli 1988 haben wir Serumuntersuchungen während der Frühschwangerschaft nach den in-vitro Fertilisierung und uterinem Embryotransfer (IVF-ET) und nach dem intratubarem Gametentransfer (GIFT) oder nach heterologer donor Insemination (AID) durchgeführt.

Material und Methodik

Der Serumspiegel von Insuline-like growth-factor binding protein (IGF-bp/PP12), β-Laktoglobulin-Homolog endometriales Protein (PP14), Schwangerschaftsprotein-1 (SP1) und humanes Chorion-Gonadotropin (hCG) wurde von uns untersucht. Wir haben zur Untersuchung der Plazentaproteine durch doppelte Antikörper-Methode ein empfindliches Radioimmunoassay aufgebaut. Für Radioimmunoassay des hCG wurde Serono kit verwendet. Seren wurden nach erfolgreichen Behandlungen bei 11 Patientinnen (5 mit AID, 4 mit GIFT und 2 mit IVF-ET) untersucht, vorerst am Tag der Fertilisierung und später jeden 7. Tag während der ersten 4 Wochen der Schwangerschaft.

Ergebnisse

PP14 war in Spuren $(21 \pm 18 \ \mu g/l)$ im Serum aller Patientinnen vor der Behandlung. 14 Tage nach der Konception war der Serumspiegel bei allen signifikant erhöht $(61 \pm 37 \ \mu g/l)$. Einen für zuverlässige Schwangerschaftsdiagnostik verwertbaren erhöhten Serumspiegel von PP14 konnten wir erst am 21. Tag post conceptionem messen $(178 \pm 40 \ \mu g/l)$ und am 28. Tag betrug sie schon $285 \pm 90 \ \mu g/l$. Die Serumwerte von IGF-bp/PP12 $(28 \pm 9 \ \mu g/l)$ veränderten sich zwischen dem Tag des LH-Gipfels und dem 28. Tag nach der Konzeption nicht. Die Werte von hCG und von SP1 verhielten sich bei schwangeren Frauen ähnlich: 14 Tage post conceptionem waren die Werte für hCG: $101 \pm 41 \ IE/l$, jene für SP1: $14 \pm 4 \ \mu g/l$. Am 21. und 28. Tag post conceptionem wurden die Werte: $270 \pm 56 \ IE/l$ und $11\,320 \pm 6300 \ IE/l$ fürs hCG, sowie 115 ± 30 und $263 \pm 40 \ \mu g/l$ fürs SP1 gemessen.

Diskussion

Wir sind mit Julkunen und Mitarb. [1] einverstanden, die eine Erhöhung des PP14 schon während der ersten Woche nach der Konzeption festgestellt haben, aber diese Veränderung des Serumspiegels ist ähnlich wie in der sekretorischen Zyklusphase. Eine diagnostisch verwertbare Erhöhung des PP14 Serumspiegels konnten wir am 21. Tag nach den LH-Gipfel beobachten.

Die hCG und SP1 erhöhen sich bei allen Patientinnen schon zwischen den 7. und 21. Tag nach der Fertilisierung und ihre diagnostische Bewertbarkeit ist größer als die von endometrialen PP14.

Zusammenfassung

Die Proteine: PP14 und SP1 haben eine diagnostische Bedeutung, besonders wenn die Patientinnen nach den Fertilisationsversuchen eine protektive hCG-Behandlung bekommen.

Literatur

1. Julkunen M, Rutanen EM, Koskimies A, Ranta T, Bohn H, Seppälä M (1985) Distribution of placental protein 14 in tissues and body fluids during pregnancy. Br J Obstet Gynecol 92:1145–1151
2. Than GN, Bohn H, Csaba IF, Szabó DG, Karg NJ, Gőcze P (1981) Placental proteins (SP1, hCG, PP5) and alpha$_2$-PAG in trophoblastic diseases. Arch Gynecol 231:33–39
3. Than GN, Csaba IF, Szabó DG (1983) Circulating levels of new placenta-specific tissue proteins PP10 and PP12 during healthy pregnancy. IRCS Med Sci 11:627

Ovulationsstimulation unter GnRH-Agonisten in einem IVF Programm

F. Fischl, A. Reinthaller, J. Deutinger, E. Müller-Tyl, P. Riss, Ch. Biegelmayer

II. Universitäts-Frauenklinik, Wien

Einleitung

Bei 29 Patientinnen, die in unserem IVF Programm eingebunden waren, wurde
der Zyklus vor der HMG/HCG Stimulierung mit einem GnRH-Agonisten, dem
Decapeptyl Depot 4 mg supprimiert, um einerseits die Ausfallquote unter der
Stimulierung zu senken, andererseits eine bessere zeitliche Steuerbarkeit zu errei-
chen. Ebenso wurde untersucht, inwieweit eine Verbesserung der Oocytenqualität
mit diesem Stimulationsschema möglich ist. Zum Vergleich wurde eine zweite
Gruppe mit 35 Frauen, die mit einem kombinierten Clomiphen/HMG/HCG
Schema stimuliert wurden, gegenübergestellt.

Material und Methodik

Das Decapeptyl Dep. wurde am 1. Zyklustag streng i.m. verabreicht und am Tag
4, 8 und 12, wurde die Suppression mittels LH, FSH, E2 im Serum kontrolliert.
 Zwischen dem 16. und 22. Zyklustag wurde mit der Stimulierung mit reinem
FSH und HMG begonnen, wobei der Beginn immer ein Montag war. An den
ersten zwei Tagen wurden 2 Amp. FSH (Fertinorm, Fa. Serono) vormittags und
2 Amp. HMG (Pergonal, Fa. Serono) nachmittags verabreicht, ab dem 3. Tag
wurde die Stimulierung mit 2 Amp. HMG fortgesetzt. Ab dem 6. Stimulationstag
wurde das Follikelwachstum mit Ultraschall, E2 und P im Serum und LH im
Harn täglich kontrolliert und die HMG Dosis nach den entsprechenden E2 und
P Serumwerten weiter gegeben. Die Ovulationsauslösung erfolgte mit 10 000 E
HCG, 36 Stunden danach wurde die Follikelpunktion mittels vaginalem Ultraschallscanner durchgeführt. Durch dieses Schema war der Stimulationsbeginn
jeweils ein Montag, der Blutabnahmebeginn für die Follikelwachstumskontrolle
jeweils ein Samstag. Als Hauptpunktionstage erwarteten wir uns Dienstag oder
Mittwoch, das sind der 9. bzw. 10. Tag nach Stimulationsbeginn.
 In der Vergleichsgruppe wurden 35 Patientinnen vom 2. bis zum 6. Zyklustag
mit 100 mg Clomiphenzitrat und vom 5.–7. Zyklustag mit 2 Amp. HMG tägl.
stimuliert, ab dem 8. Zyklustag erfolgte das Zyklusmonitoring mittels Ultraschall, E2 und P Kontrollen im Serum und LH Kontrollen im Harn, die weiteren
HMG Dosen wurden jeweils nach den erhaltenen Werten verabreicht. Die Ovulationsauslösung wurde ebenfalls mit 10 000 E HCG durchgeführt und 36 Stunden
danach erfolgte die Follikelpunktion mittels vaginalem Ultraschallscanner.

Ergebnisse

Die Kontrolle der Suppression in der ersten Gruppe mit Decapeptyl Dep. zeigte,
daß bis zum 12. Zyklustag praktisch in allen Fällen eine ausreichende Suppression erzielt werden konnte, wobei es jedoch bei einem relativ hohem Anteil der
Patientinnen zu nicht unerheblichen Nebenwirkungen, wie Hitzewallungen bzw.
Schweißausbrüchen in den ersten Tagen gekommen war. Auf Grund dieser Suppression war auch die Anzahl der verabreichten HMG Amp. mit durchschnittlich
32 Amp./Zyklus deutlich höher als in der Vergleichsgruppe mit Clomiphen/
HMG. Ebenso war die Stimulationslänge gegenüber der Vergleichsgruppe erhöht.

Archives of Gynecology and Obstetrics Vol. 245, No. 1-4, 1989
Verhandlungen der Deutschen Gesellschaft für Gynäkologie und Geburtshilfe,
47. Versammlung, München 6.-10. September 1988
© Springer-Verlag Berlin Heidelberg

Die Oozytenauffindungsrate bei der Punktion war deutlich höher, die Fertilisierungs- und die Teilungsrate jedoch deutlich niedriger als in der Vergleichsgruppe. Die Schwangerschaftsraten waren in beiden Gruppen etwa gleich. Bei der mit Decapeptyl supprimierten Gruppe ergaben sich als Hauptpunktionstage Donnerstag und Freitag, an Wochenenden mußte nur vereinzelt punktiert werden. Die von uns angestrebten Punktionstage Dienstag und Mittwoch wurden primär nicht erreicht.

Diskussion und Zusammenfassung

Die bessere zeitliche Steuerbarkeit konnte die geringere Fertilisierungs- und Teilungsrate nicht aufwiegen. Zusätzlich sind die nicht unerheblichen Nebenwirkungen unter der Suppression und der hohe Zeit- und Kostenaufwand zu bedenken. Außerdem kam es relativ häufig zu LH Anstiegen im Harn, was sich durch die Konzentrationsansammlung im 24 h Harn erklären läßt [1].

Aus diesen Gründen ist unseres Erachtens dieses Stimulationsschema als Routineschema in einem IVF Programm nicht geeignet, weil das Depotpräparat für Frauen ohne wesentliche Hormonstörungen zu hoch dosiert und zu wenig steuerbar scheint. Daher überwiegen, außer in besonderen Fällen, wie z. B. bei PCO, die Nachteile. Auf Grund dieser Erfahrungen setzen wir dieses Schema nur mehr in speziellen Fällen ein, wobei wir dabei gute Erfolge erzielen.

Literatur

1. Reinthaller A, Riss P, Deutinger J, Fischl F, Müller-Tyl E (1988) – Ovarian hyperstimulation for IVF: CC/HMG versus long acting GnRH Agonist/FSH stimulation regimen. Human Reproduction (in Press)

Einfluß einer niedrigdosierten Corticoidgabe (Prednisolon 7,5 mg) auf die Qualität der gonadotropininduzierten Zyklusstimulation

W. Würfel, I. von Hertwig, Th. Steck, P. Albert

Universitätsfrauenklinik und Hebammenschule, Würzburg

Der Einsatz von Glukokorticoiden in der Sterilitätstherapie hat eine lange Tradition und reicht weiter zurück als z. B. die Anwendung von Clomifen. Die bisherigen, wenigen Untersuchungen (Daly et al., Kemeter und Feichtinger) konnten zwar nachweisen, daß sich durch die Gabe von Glukokorticoiden die Schwangerschaftsraten signifikant erhöhen lassen, der Wirkungsmechanismus blieb im wesentlichen jedoch unklar.

Unser Ziel war es, anhand von klinischen und experimentellen Untersuchungen, mögliche, wesentliche hormonelle Interaktionen zu erfassen und den Einfluß einer Glukokorticoidgabe auf den gonadotropininduzierten Zyklus präziser zu erfassen.

Klinische Untersuchungen

Patientengut und Methode

Bis zum 31.5.1988 sahen wir hierfür 23 Patientinnen im Rahmen unseres IVF/ GIFT-Programmes vor, 20 für IVF/ET, eine für IVF/IT-ET (intratubarer Embryotransfer) und 2 für GIFT. Die Stimulation erfolgte vom 3.–7. Tag in fixer Dosierung (3-3-2-2-2 Ampullen) und dann individuell bis der Leitfollikel eine Größe zwischen 18 und 20 mm erreicht hatte, Ovulationsinduktion mit 5000 I.E. hCG. Das Zyklusmonitoring erfolgte durch Vaginalsonographie und im Rahmen der Studie durch die Bestimmung von Östradiol, LH, FSH, Progesteron, Prolaktin und DHEA-S im Serum. Die Follikelpunktionen fanden 35 h nach hCG-Gabe statt, im IVF-Programm vornehmlich transvaginal-sonographisch, im GIFT-Programm pelviskopisch; der intratubare Embryotransfer (IVF/IT-ET) wurde hysteroskopisch durchgeführt.

Jede Patientin wurde einmal mit und einmal ohne Glukokortikoidapplikation (Prednisolon 7,5 mg; 1/2-0-1) stimuliert, mindestens eine Zyklus Pause, manchmal auch mehrere. Wesentliche Endokrinopathien, insbesondere Hyperandrogenämien (DHEA-S < 4500 ng/ml) und PCO-Konstellationen waren ausgeschlossen, vorzeitige LH-Anstiege mit Luteinisierung wurden erfaßt, aber nicht punktiert.

Das Durchschnittsalter lag bei 31,0 Jahren, im IVF Programm dominierte die tubare Indikation mit 19 Patientinnen; bei 9 war zusätzlich ein andrologischer Faktor zu verzeichnen. Die GIFT-Indikationen waren idiopathische Sterilitäten, die Indikation zum intratubaren Embryotransfer (IVF/IT-ET) beruhte auf mehrfach nachgewiesenen Spermatozoenantikörpern im Serum.

Ergebnisse

Der mittlere Gonadotropinverbrauch (Ampullen hMG) lag in der ohne-Prednisolon-Gruppe (oP) mit 21,6 höher als in der mit-Prednisolon-Gruppe (mP) mit 18,6, der Unterschied ist nicht signifikant (t-Test)

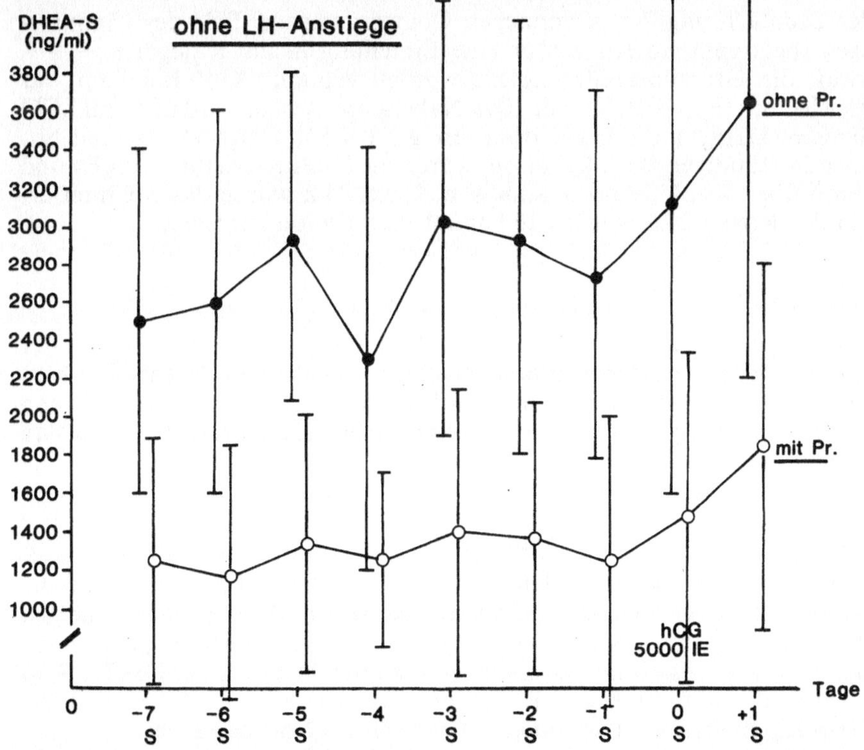

Abb. 1. Mit Ausnahme von Tag −4 kommt es zu einer signifikanten Reduktion des DHEA-S (p < 0,05)

Signifikant ist der Unterschied in der Eizellfindungsrate ($p < 0,05$) mit 5,2 versus 8,1 gewonnenen Oocyten (bei gleicher Technik) und bei der Fertilisationsrate mit 47,3% versus 67,3%.

Die Supprimierung des DHEA-S als dem führenden Nebennierenrindenhormon war mit Ausnahme von Tag -4 (siehe Abb. 1) an allen Tagen signifikant. Der mittlere Östradiolanstieg weist eine zunehmend größere Differenz zugunsten der mP-Gruppe aus, dem Tag 0 und am Tag $+1$ signifikant ($p < 0,05$). Das Prolaktin – es wurde aufgrund der E_2-Werte untersucht – wies keine signifikanten Unterschiede auf, wenngleich in der mP-Gruppe im Mittel höhere Werte zu registrieren waren.

Das LH lag in der mP-Gruppe bis zum Tag -2 höher als in der oP-Gruppe, danach niedriger. Die LH:FSH-Ratio stieg in der oP-Gruppe im Laufe der Stimulation stärker als in der mP-Gruppe, allerdings ließ sich keine Signifikanz nachweisen.

Das Progesteron lag in der mP-Gruppe immer höher als in der oP-Gruppe, am Tag $+1$ betrug die Differenz sogar 4,6 ng/ml versus 3,3 ng/ml im Mittel; statistisch signifikant war dies an keinem Tag.

Experimentelle Untersuchungen

Korrelat waren luteinisierte Granulosazellen, die innerhalb unseres IVF-Programmes anfielen. Als Indikatoren der Steroidsynthese wurden Östradiol und Progesteron untersucht.

Material und Methode

Nach der Begutachtung der gewonnenen Oocyten wurden Teile des Cumuluskomplexes abgetrennt, sofern vorher eine Einteilung in die Kategorie $+++$ erfolgt war: die Granulosazellkomplexe wurden gepoolt. Kulturmedium war McCoy's Medium (Fa. GIBCO, mit 10% Nabelschnurserum = 10 mIU/ml hCG und 100 ng/ml DHEA), die Inkubation erfolgte bei 5% CO_2, 5% O_2 und N_2. Nach einer 24-stündigen Vorinkubation, wurde die Syntheseleistung von E_2 und Progesteron über 4×24 Stunden gemessen. Nach 24 h wurde das Medium erneuert, in den letzten 24 h wurden 100 ng/ml Prednisolon zugesetzt.

Ergebnisse

Bei jeweils 5 von 6 Kulturen kam es über 72 h hinweg zu einem Absinken der Östradiol- und der Progesteronsynthese. Nach der Zugabe von Prednisolon kam es in allen Fällen zu einem signifikanten Anstieg der Synthese, auch dann, wenn die Synthese nicht abgesunken war, sondern einen leichten Anstieg bzw. no change zeigte ($p < 0,01$)

Diskussion

Unsere Untersuchungen konnten den günstigen Einfluß von Prednisolon auf die gonadotropininduzierte Zyklusstimulation nachweisen. Die E_2-Werte steigen z. T. signifikant an, ebenso die Eizellfindungs- und Fertilisationsraten; der hMG-Verbrauch nimmt ab. Es kommt zu einer signifikanten Senkung des DHEA-S im Serum, während ein Einfluß auf Prolaktin, aber vor allem auf LH und die LH:FSH-Ratio allenfalls zu vermuten, aber nicht nachzuweisen war.

Somit stellte sich die Frage, ob die Effekte des Prednisolons nur indirekt, d. h. Senkung des DHEA-S, Reduktion des adrenalen Streßeinflusses und Verbesse-

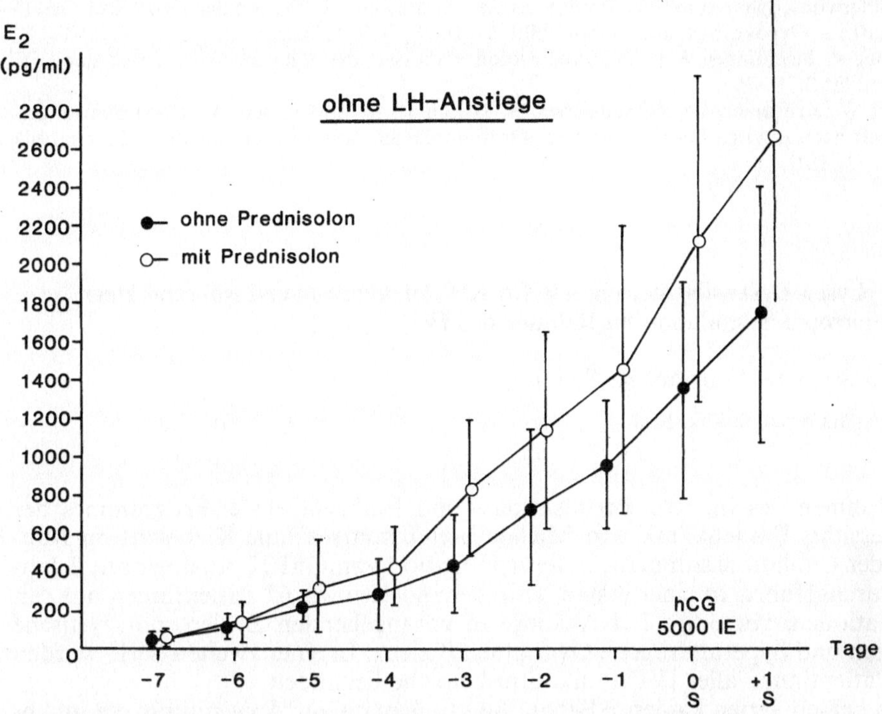

Abb. 2. Mit zunehmender Stimulationsdauer steigt das Östradiol unter Gabe von Prednisolon zusehends stärker an, am Tag 0 und am Tag +1 ist der Unterschied signifikant (p < 0,05); dabei ist der Stimulationsmittelverbrauch (Ampullen hMG) geringer

rung der LH : FSH-Ratio zu erklären sind, oder ob es auch direkte Angriffspunkte an den Granulosazellen gibt. Durch unsere experimentellen Untersuchungen konnten wir dies zumindest an luteinisierten Granulosazellen nachweisen. Während bei der Progesteronsynthese dem Prednisolon eine Bedeutung als Präkusor zukommen könnte, ist – auf Grund des Versuchsaufbaues – bei der Östradiolsynthese an eine Aktivierung der Aromatase zu denken, wie dies im Fettgewebe bereits nachgewiesen wurde.

Unsere Untersuchungen stehen im Einklang mit den Ergebnissen anderer klinischer und experimenteller Studien. Wir halten daher die routinemäßige Gabe von Glukokortikoiden während der gonadotropininduzierten Zyklusstimulation für nützlich und sinnvoll, freilich unter Beachtung der Kontraindikationen; als eine solche betrachten wir auch das Überstimulationssyndrom.

Literatur

Ben-Rafael Z, Benavida CA, Garcia C, Flickinger GL (1988) Cortisol stimulation of estradiol and progesterone secretion by human granulosa cells is independent of follicle-stimulating hormone effects. Fert Steril 49:813

Cleland WH, Mendelson CR, Simpson ER (1985) Effects of aging and obesity on aromatase activity of human adipose cells. J Clin Endocrinol Metab 60:174

Daly DC, Walters CA, Soto-Albors CE, Tohan N, Riddick DH (1981) A randomized study of dexamethasone in ovulation induction with clomiphene citrate. Fert Steril 41:844–848

Gerhard I, Martin A (1988) Streß und Sterilität – die Messung emotionaler Belastung bei Kinderwunschpaaren mittels physiologischer Parameter. 47. Tagung der Deutschen Gesellschaft für Gynäkologie und Geburtshilfe 6.–10. 9. 1988, München

Kemeter P, Feichtinger W (1986) Prednisolon verbessert die Schwangerschaftsrate der IVF. Fertilität 2:71–76

Würfel W, Krüsmann G, Rothenaicher M, Hirsch P, Krüsmann sen W (1988) Schwangerschaft nach In-vitro Fertilisation und intratubarem Embryotransfer. Geburtsh Frauenheilk 48:179–181

Hypophysen-Desensibilisierung mit Gn-RH-Analoga vor und während einer Gonadotropin-Stimulation im Rahmen des IVF

L. Mettler, Ch. Argiriou, K. Semm

Universitäts-Frauenklinik, Kiel

Im Rahmen des in-vitro Fertilisations- und Embryotransfer-Programmes der Universitäts-Frauenklinik und Michaelis-Hebammenschule Kiel wird im Rahmen der Ovulationsstimulation die Applikation von GnRH-Analoga seit 2 Jahren durchgeführt. In einer ersten Serie behandelten wir 67 Patientinnen mit den Indikationen: vorzeitige LH-Anstiege in vorangehenden Zyklen, polyzystische Ovarien und hyperandrogene Ovarialinsuffizienz. In einer zweiten Serie wurden 197 Patientinnen aller IVF-Indikationsbereiche behandelt.

In beiden Serien kamen 2 Behandlungsschemata zur Anwendung, die in Abbildung 1 wiedergegeben sind. Jede Gruppe wurde parallel mit HMG stimuliert; in der Gruppe 1 erfolgte die HMG-Stimulation nach negativem LH-RH-Rest und in der Gruppe 2 ab 2. Zyklustag.

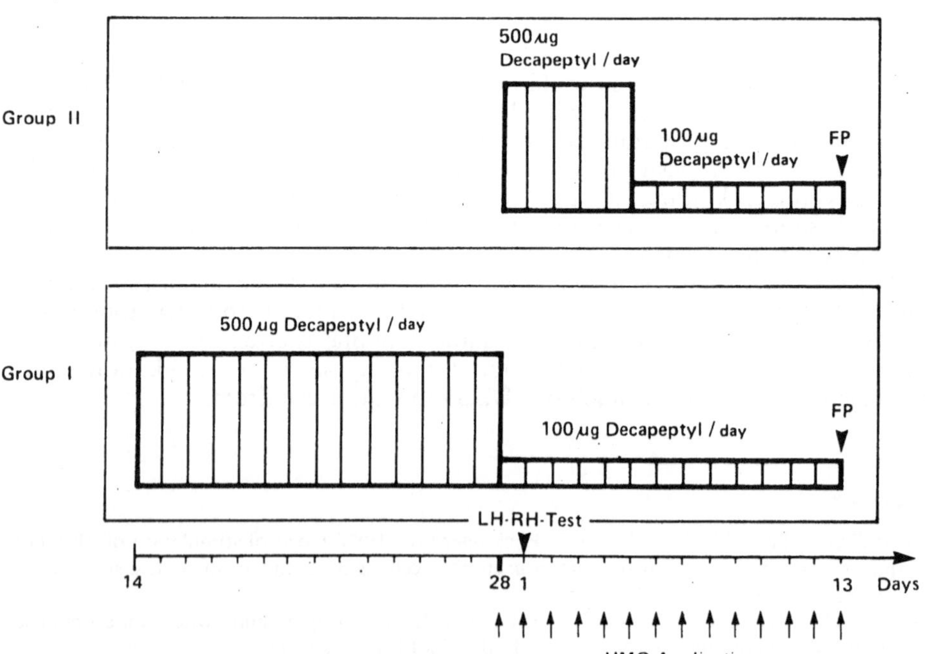

Abb. 1. LH-suppression by treatment with DTRP 6LH/RH in combination with HMG

Archives of Gynecology and Obstetrics Vol. 245, No. 1-4, 1989
Verhandlungen der Deutschen Gesellschaft für Gynäkologie und Geburtshilfe, 47. Versammlung, München 6.-10. September 1988
© Springer-Verlag Berlin Heidelberg

Wir setzten das GnRH-Analogan der Firma Ferring GmbH Decapeptyl = DTRP-6-LH-RH in Dosen von 100–500 µg subcutan pro die ein. Die Eizellen wurden vaginosonographisch gewonnen, in-vitro fertilisiert und die Embryonen 48 Stunden nach Insemination in das Cavum uteri transferiert. In beiden Serien und den jeweiligen beiden Gruppen wurden die Zahlen der Follikelpunktionen, die Zahl der Eizellen pro Follikelpunktion, die Zahlen der Embryotransfers, die Zahl der Embryonen pro Embryotransfer und die entstandenen Schwangerschaften pro Follikelpunktion und Embryotransfer erfaßt.

Decapeptyl erhöhte die Zahl der möglichen Follikelpunktionen in der Patientenserie 1; die wenigen nicht punktierten Patientinnen wurden aus der Behandlungsserie ausgeschlossen, weil sie keine E_2-Response zeigten oder eine unerwartete bakterielle Kontamination des Ehemannes nach Beginn der Stimulation entdeckt wurde. In der Patientenserie 2 stellten wir fest, daß die Östradiolwerte am Tag der HCG-Applikation in der Gruppe 1 niedriger als in der Gruppe 2 lagen ($\bar{x}$ Gruppe 1 1536 µg/ml $\pm$ 758 und $\bar{x}$ Gruppe 2 1705 µg/ml $\pm$ 517). Die Gruppe 1 benötigte im Durchschnitt 54,4, die Gruppe 2 43,1 Ampullen HMG bis zum HCG-Anstieg.

In Tabelle 1 und 2 sind die Ergebnisse der beiden Patienten-Behandlungsserien aufgeschlüsselt. Die Schwangerschaftsrate beider Behandlungsserien war in der Gruppe 1 höher als in der Gruppe 2. Insgesamt konnten höhere Schwangerschaftsraten in den Patientengruppen mit speziellen Indikationen erzielt werden. Die Langzeit-GnRH-Downregulation vor Beginn der HMG-Stimulation erwies sich als deutlich besser als die begleitende GnRH-Downregulation zur HMG-Stimulation.

Tabelle 1. Decapeptyl-, HMG-, HCG-Stimulation IVF/ET (1987)

Gruppe	Pat.	Follikel-punktionen		Oozyten pro FP		Transfer		Embryo-nen pro ET	Schwanger-schaften		
	n	n	%	n	$\bar{x}$	n	%	$\bar{x}$	n	%	%
I	27	21	78	157	7	15	73	3	6	27	38
II	40	34	85	221	6	27	79	3	6	17	21
	67	55	82	378	6,5	42	76	3	12	22	30

Tabelle 2. Decapeptyl-, HMG-, HCG-Stimulation IVF/ET (1988–VI 1988)

Gruppe	Pat.	Follikel-punktionen		Oozyten pro FP		ET		Embryo-nen pro ET	Schwangerschaften		
	n	n	%	$\bar{x}$	$\pm$	n	%	$\bar{x}$	n	pro FP %	pro ET %
I	48	42	87,5	6,8	3,8	32	66,6	2,4	7	16,76	21,89
II	149	139	93,2	6,2	3,5	108	72,5	2,4	21	15,1	19,44
	197	181	90,4	6,5	3,65	140	69,5	2,41	28	15,9	20,7

Literatur

Wildt L, Diedrich K, Ven van den H, Al Hasani S, Hübner H, Klasen R (1986) Ovarian hyperstimulation for in vitro fertilization controlled by GnRH agonist administered in combination with human menopausal gonadotrophins. Human Reprod 1/1:15–19

Michelmann HW, Tinneberg HR, Weisner D, Mettler L (1987) Follikelpunktion im Rahmen der menschlichen in-vitro-Fertilisation. Geburtsh Frauenheilk 47:598–687

Kombinierte GnRH-Agonist/hMG-Therapie und ovarielles Überstimulationssyndrom

Ch. Lindner, W. Braendle, V. Lichtenberg, G. Bettendorf

Abteilung für Klinische und Experimentelle Endokrinologie, Universitäts-Frauenklinik Hamburg, Eppendorf

Bei der kombinierten GnRH-Agonist (GnRH-A)/hMG-Therapie werden die Patientinnen zunächst durch eine GnRH-A Vorbehandlung in den reversiblen Zustand des hypogonadotropen Hypogonadismus überführt. Bei der anschließenden ovariellen Stimulation durch hMG kann es bei suffzienter Desensitivierung zu keinen Feedback-Interaktionen der steigenden Östrogensekretion auf hypothalamisch hypophysärer Ebene kommen. Dieses Schema bietet im Rahmen eines Stimulationsprogrammes mehrere Vorteile:

Es wird sicher ein östrogeninduzierter LH-Anstieg und damit die prämature Luteinisierung verhindert. Neben der Vereinfachung der Therapieüberwachung (ein periovulatorisches, engmaschiges LH- und Progesteron-Screening entfällt) ergeben sich dadurch erhebliche ökonomische als auch psychologische Vorteile, da so gut wie keine Zyklen vorzeitig abgebrochen werden müssen. Ein weiterer wesentlicher Punkt ist, daß eine Verbesserung der Follikelreifung unter GnRH-A/hMG gezeigt werden konnte. Durch eine Verlängerung der aktiven Follikelphase können auch kleinere Follikel zur weiteren Ausreifung gebracht werden, wodurch letztlich die Gesamtfertilisationsrate ansteigt. Zusätzlich scheint eine größere Synchronisation im Follikelwachstum zu bestehen. Schließlich kommt es auch unter der kombinierten Therapie zu einer Erhöhung der Follikelzahl [1, 2].

Der letzte genannte Punkt bedeutet im Rahmen von IVF- und GIFT-Programmen einerseits einen Vorteil, da eine größere Menge an Oozyten zur Verfügung steht – andererseits, und dies gilt insbesondere für die In-Vivo-Stimulation, ergibt sich als Nachteil das Problem des ovariellen Überstimulation-Syndroms.

Über einen Zeitraum von ca. 2 Jahren wurden insgesamt 1168 Stimulationszyklen ausgewertet. In 643 Zyklen erfolgte eine konventionelle reine hMG-Stimulation. In 525 Zyklen erfolgte die kombinierte GnRH-A/hMG-Therapie. In letzterer Gruppe kamen zwei verschiedene GnRH-Agonisten zum Einsatz: Buserelin (Höchst, Frankfurt a.M.), intranasal täglich in einer Gesamtdosis von 1,2 mg und Decapeptyl (Ferring, Kiel) als Depot-Präparat, 3,2 mg einmalig i.m.

In Tabelle 1 sind die Ergebnisse bei insgesamt 659 Patientinnen aufgelistet. Es wurde zwischen 3 Behandlungsgruppen unterschieden: reine hMG-Stimulation

Tabelle 1. Vergleich ovarieller hMG Stimulation und GnRH-A/hMG Stimulation (Buserelin, Decapeptyl CR)

	hMG	Buserelin/hMG	Decapeptyl/hMG
Cyclen	643	410	115
OHS II	7%	23%	40%
OHS III	0,2%	1,0%	5,2%
Östrogene* (µg/24 h Urin)	216	270	414
Follikel* (<16 mm)	2,5	3,1	4,0
Follikel* (>16 mm)	3,4	4,6	5,4
Graviditäten (pro Cyclen)	8%	15%	19%
Abortrate	17%	24%	14%

* Am Tag der hCG-Gabe

Archives of Gynecology and Obstetrics Vol. 245, No. 1-4, 1989
Verhandlungen der Deutschen Gesellschaft für Gynäkologie und Geburtshilfe,
47. Versammlung, München 6.-10. September 1988
© Springer-Verlag Berlin Heidelberg

(643 Zyklen), Buserelin/hMG-Stimulation (410 Zyklen) und Decapeptyl/hMG-Stimulation (115 Zyklen).

Das ovarielle Überstimulationssyndrom (ovarian hyperstimulation syndrome, OHS) stellt eine iatrogene Erkrankung dar, die nach jeder ovariellen Stimulationsbehandlung sowohl mit Gonadotropinen als auch mit Clomiphen auftreten kann. Auch 30 Jahre nach seiner erstmaligen Beschreibung ist heute die Pathophysiologie noch nicht endgültig geklärt. Nach Rabau et al. [3], erfolgt die Einteilung des OHS in drei Schweregrade. Eine klinische Relevanz kommt nur den OHS-Graden II und III zu. Die in der reinen hMG-Behandlungsgruppe festgestellte Inzidenz für die Entwicklung eines OHS-Grad II (7%) und Grad III (0,2%) entspricht den aus der Literatur bekannten Werten. In beiden Gruppen der kombinierten Therapie ergaben sich dagegen beträchtlich höhere Werte, wobei die Gruppe Decapeptyl/hMG die höchsten Inzidenzen für OHS-Grad II und III aufwies. Welche Ursachen können nun für diese klinisch sehr bedeutsamen Veränderungen verantwortlich gemacht werden? Neben der fraglichen pathophysiologischen Involvierung von Substanzen wie Histamin, Prolaktin, Prostaglandinen oder Renin ist letztlich gesichert nur der Zusammenhang zur präovulatorisch polyfollikulären ovariellen Reaktion mit erhöhter Östrogensekretion [4]. Dieses findet sich bestätigt in den Werten der Tabelle 1. Es zeigen sich die Korrelation zur steigenden Inzidenz des OHS in den 3 Gruppen durch steigende Östrogenwerte am Tag der Ovulationsauslösung sowie eine Zunahme der präovulatorischen Follikel. Dabei scheinen insbesondere die kleineren Follikel von Bedeutung, da diese möglicherweise nach hCG-Gabe nicht ovulieren bzw. nicht punktiert werden und einen wesentlichen Anteil zur Entwicklung des multizystischen Ovars beitragen [5]. Wenn schließlich die erreichten Schwangerschaftsraten der 3 Gruppen verglichen werden, so zeigt sich wiederum ein Anstieg bis zur Decapeptyl-gruppe, wobei einerseits der Zusammenhang zur verstärkten Ovarialreaktion und erhöhten Anzahl von Follikeln vorhanden ist und auf der anderen Seite das endogene hCG bekanntermaßen zu einer Verstärkung der Überstimulations-symptomatik führt. Schließlich zeigen die nicht signifikant unterschiedlichen Abortraten der 3 Gruppen, daß es – im Gegensatz zu früheren Vermutungen – bei erhöhter OHS-Inzidenz nicht auch zur verstärkten Abortneigung kommen muß. Zusammenfassend läßt sich folgendes feststellen:

Die kombinierte GnRH-A/hMG-Stimulation führt neben der gesteigerten Therapieeffizienz zu einer erhöhten Graviditätsrate. Gleichzeitig kommt es bei der GnRH-A/hMG-Behandlung im Vergleich zur reinen hMG-Stimulation zu einer erhöhten Inzidenz des ovariellen Überstimulationssyndroms. Ursächlich für beides ist mit großer Wahrscheinlichkeit die gesteigerte polyfollikuläre Reaktion mit erhöhter Östrogenproduktion.

Literatur

1. Bettendorf G, Braendle G, Sprotte C (1985) Gonadotropin-Stimulation während einer LH/RH-Analogon induzierten Hemmung der Hypophysenfunktion. Geburtsh Frauenheilk 45:431–437
2. Lindner Ch, Braendle W, Bispink L, Lichtenberg V, Bettendorf G (1987) Gonadotropin-Stimulation und In-vitro-Fertilisation nach selektiver Hypophysen-Suppression durch LH/RH-Analogon. Geburtsh Frauenheilk 47:490–494
3. Rabau E, David A, Sperr DM, Mashiach S, Lunenfeld B (1967) Human menopausal gonadotropins for anovulation and sterility. Am J Obstet Gynecol 98:92–98
4. Bettendorf G, Lindner Ch (1987) The ovarian hyperstimulation syndrome. Horm metabol Res 19:519–522
5. Navot D, Relou A, Birkenfeld A, Rabinowitz R, Brzezinski A, Margalioth E j (1988) Risk factors and prognostic variables in the ovarian hyperstimulation syndrome. Am J Obstet Gynecol 159:210–215

Erste Erfahrungen mit einem LH-RH-Trp6-Depot-Präparat zur Vorbereitung eines IVF-Stimulationszyklus

R. Laser, S. Laudon, H. Schmiady, H. Kentenich

Universitätsfrauenklinik Berlin-Charlottenburg (UKRV)

In der UFK Charlottenburg wurden seit November 1987 27 Patientinnen zur folgenden in-vitro-Fertilisation (IVF) mit dem GnRh-Analogon Decapeptyl-Depot (Ferring/Kiel) vorbehandelt und anschließend mit HMG stimuliert. Die vorwiegend tubensterilen Patientinnen wiesen vorzeitige LH-peaks, basale LH-Erhöhungen und evtl. zusätzlich ein PCO-Syndrom auf. Das Durchschnittsalter betrug 34,2 Jahre.

Die Decapeptyl-Applikation erfolgte am 22. Tag des vorangehenden Zyklus, 14 Tage später wurde mit der HMG-Stimulation begonnen. Die Patientinnen wurden dann über durchschnittlich ($\emptyset$) 12,5 Tage mit $\emptyset$ 4,1 Amp. HMG stimuliert. Bei den Follikelpunktionen wurden aus ultrasonografisch $\emptyset$ 8,1 Follikeln $\emptyset$ 6,3 Oozyten gewonnen. Nach der Fertilisation wurden im Durchschnitt 2,9 Embryonen transferiert.

Im Beobachtungszeitraum lag die Transferrate/Insemination bei 76%, die Rate klinischer Schwangerschaften/Transfer liegt z. Zt. bei 52% und damit weit über der des übrigen Kollektivs (24%/Embryotransfer).

Das beginnend mit der HMG-Stimulation durchgeführte Zyklus-Monitoring (Follikulometrie, E_2-, LH- und Progesteron-Serumspiegel) wies dann bei allen Patientinnen entsprechend der hypophysären Suppression niedrige LH-Serumspiegel auf. Die ovarielle Reaktion auf das zugeführte HMG, die sich in den steigenden E_2-Serumwerten ausdrückt, fiel jedoch sehr unterschiedlich aus. Während durchschnittlich über 12,5 Tage stimuliert wurde, beobachteten wir auch einen Zyklus, in dem über 19 Tage insgesamt 143 Amp. HMG appliziert wurden. Es ließ sich feststellen, daß Patientinnen, die in vorangegangenen Zyklen einen nur schwachen E_2-Anstieg hatten, auch nach vorheriger down-Regulation nur unzureichend auf HMG reagierten. Patientinnen mit zügigem Östradiol-Anstieg ließen ein umfangreicheres Follikelwachstum erkennen und erzielten nach dem Transfer auch mehr Schwangerschaften als andere. Bedeutsam ist, daß die Anzahl der inseminierten Oozyten bzw. der transferierten Embryonen bei den Patientinnen mit hyperbolem E_2-Verlauf nicht größer war, als in der Gruppe mit flachem E_2-Anstieg.

Weiterhin zeigte sich, daß es für den Zyklusverlauf prognostisch günstig ist, wenn bereits am 6. Stimulationstag der Östradiol-Wert die Marke von 100 pg/ml übersteigt.

Zusammenfassend läßt sich also feststellen:

1. Patientinnen, die in vorangegangenen Zyklen eine unzureichende ovarielle Reaktion zeigten, reagieren auch nach down-Regulation nur unbefriedigend auf HMG: „bad responder" bleiben „bad responder".
2. Abhängig von der Steilheit des Östradiol-Anstieges lassen sich prognostische Kriterien aufstellen, ähnlich wie Jones dies für reine HMG-Zyklen postuliert hat. Eine fortlaufende Zunahme der E_2-Serumkonzentration noch vor und auch nach der Ovulationsauslösung mit HCG scheint sich günstig auszuwirken. Weiterhin meinen wir, die ovarielle Reaktion bereits am 6. Stimulationstag anhand des E_2-Wertes abschätzen zu können.
3. Die nach LH-RH-Trp6-Depot erzielte Schwangerschaftsrate/Transfer von 52% steht einer Schwangerschaftsrate von 24% beim Gesamtkollektiv gegenüber. Bei größeren Fallzahlen rechnen wir mit einer Schwangerschaftsrate von ca. 35%/Transfer.

Archives of Gynecology and Obstetrics Vol. 245, No. 1-4, 1989
Verhandlungen der Deutschen Gesellschaft für Gynäkologie und Geburtshilfe, 47. Versammlung, München 6.-10. September 1988
© Springer-Verlag Berlin Heidelberg

4. Die aber in jedem Fall verbesserte Schwangerschaftsrate läßt positive Einflüsse des LH-RH-Trp6-Depots auf die Embryonenqualität oder die Endometriumbeschaffenheit vermuten. Die Indikation für das Depot sollte deswegen erweitert werden.

Serum-Östradiol, Testosteron und Gonadotropine unter Clomiphen-Stimulation von Patientinnen eines IVF-Programms

J. Urbancsek[1], T. Rabe[2], K. Grunwald[2], B. Runnebaum[2]

[1] Erste Frauenklinik der Semmelweis Medizinische Universität, Budapest
[2] Abteilung für Gynäkologische Endokrinologie der Universitäts-Frauenklinik, Heidelberg

Im Rahmen einer prospektiven Studie bei IVF-Patientinnen unter Clomiphen-Stimulation wurde die Veränderung der Sexualhormone vor dem Zeitpunkt der zu erwartenden Ovulation untersucht.

Material und Methode

Insgesamt wurden 42 Patientinnen des IVF-Programms mit dem mittleren Alter von 33 (26–35) Jahren vom 5. bis 9. Zyklustag mit 100 mg Clomiphen täglich per os behandelt. Vom 7. Zyklustag an erfolgten tägliche radioimmunologische Bestimmungen von LH, FSH, Östradiol und Testosteron. Da die Follikelphase bei den verschiedenen Patientinnen unterschiedlich lang war, wurden die Meßdaten nach dem Tag des LH-Gipfels synchronisiert. Die Auswertung und die grafische Darstellung der Daten erfolgte mit Hilfe eines Macintosh-SE-Personal-Computer. Alle erwähnten Werte sind Mediane.

Ergebnisse

Der Serum-Östradiol-Spiegel steigt von 100 pg/ml am Tag −8 bis auf 620 pg/ml am Tag −1 an. Ein geringfügiger, nicht signifikanter Abfall von Östradiol wurde drei Tage vor dem LH-Gipfel gefunden. Das Serum-Testosteron steigt vom Tag −8 bis zum Tag −5 rasch an. Danach erreichen die Serum-Testosteron-Spiegel ein Plateau bis zum Tag −1 mit Werten von 300 bis 350 pg/ml. Synchron mit dem LH-Gipfel beträgt der Serum-Testosteron-Spiegel 390 pg/ml und erreicht zu diesem Zeitpunkt den höchsten Wert. Die Serum-LH-Spiegel steigen bis zum Tag −6 bis 3,3 ng/ml langsam an, und fallen am Tag −2 leicht auf 2,4 ng/ml ab. Am Tag 0 wird mit 9,9 ng/ml ein Maximalwert erreicht. Die Serum-FSH-Spiegel zeigen einen ähnlichen Verlauf wie die Serum-LH-Spiegel mit Basalwerten zwischen 1,6 und 3,2 ng/ml und einem Gipfel von 3,7 ng/ml (Abb. 1).

Diskussion

Nachdem LH und FSH ihren ersten, sogenannten „Clomiphen-Gipfel" in der Follikelreifungsphase am Tag −6 bzw. am Tag −7 erreicht haben, fallen die Serum-Konzentrationen beider Hormone am Ende der Follikelphase parallel ab. Diese Ergebnisse wurden von anderen Autoren bestätigt [2, 3]. Der Clomiphen-Gipfel und der synchrone Verlauf von LH und FSH sprechen dafür, daß Clomiphen sowohl die Sekretion von LH als auch von FSH beeinflußt. Das LH erreicht

Verhandlungen der Deutschen Gesellschaft für Gynäkologie und Geburtshilfe,
47. Versammlung, München 6.-10. September 1988
© Springer-Verlag Berlin Heidelberg

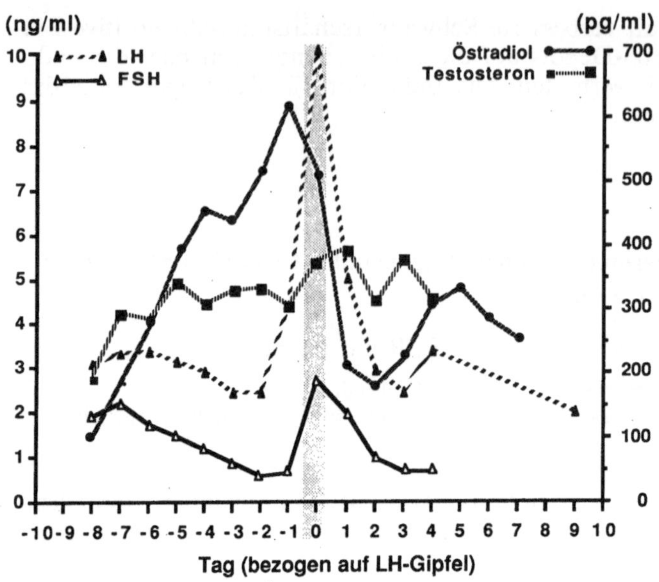

Abb. 1. Veränderung der Östradiol-, Testosteron-, LH- und FSH-Spiegel im Serum unter Clomiphen-Stimulation

seinen Maximalwert ein Tag später als das FSH. Dieser Unterschied kann möglicherweise darin liegen, daß LH im Vergleich zu FSH unterschiedlich in Serum eliminiert wird. In unserer Untersuchung sind die Serum-Östradiol-Spiegel der Follikelphase linear angestiegen. Das Serum-Testosteron zeigte während der ersten Stimulationstage einen nahezu parallelen Verlauf mit dem Serum-Östradiol, erreicht dann aber ein Plateau. Man kann annehmen, daß das Testosteron entweder ovariellen Ursprungs ist [1], oder aufgrund von Steroid-Vorstufen entsteht, die vom Ovar unter dem Einfluß von LH gebildet werden. Der synchron zum LH-Gipfel auftretende mittzyklische Testosteron-Anstieg spricht auch für diese Hypothese [4]. In der späten Follikelphase fällt LH ab, gleichzeitig erreicht Testosteron ein Plateau, während die Serum-Östradiol-Spiegel weiter ansteigen. Als Erklärung hierfür kommen folgende Möglichkeiten in Betracht:

1) Rückkopplungshemmung der Testosteron-Synthese;
2) Hemmung der Testosteron-Synthese durch Interaktion mit der Östradiol-Synthese;
3) Bremsung der Testosteron-Synthese durch Abfall der LH-Spiegel.

Der LH-Abfall läßt sich folgendermaßen erklären:

1) die LH-Sekretion der Hypophyse wird gedrosselt, damit zum Zeitpunkt des LH-Gipfels genügend LH in der Hypophyse zur Verfügung steht;
2) nach einer initialen Stimulation der LH-Rezeptorbildung und Aktivierung der Steroidogenese reichen niedrigere LH-Mengen für die weitere Stimulation des Steroidogenese aus;
3) durch eine zu niedrige basale LH-Sekretion wird die Inaktivierung der LH-Rezeptoren vermieden, die dann durch den LH-Gipfel weiter aktiviert werden können.

Zusammenfassung

Unsere Ergebnisse haben gezeigt, daß Clomiphen zu einem frühen und zu einem mittzyklischen Gipfel von LH und FSH führt. Weiterhin fanden wir, daß unter

864

Clomiphen-Stimulation die Serum-Östradiol-Spiegel linear ansteigen, während
die Serum-Tostosteron-Spiegel LH-abhängig waren.

Danksagung: Diese Studie wurde durch ein Stipendium des Deutschen Akademischen Aus-
tauschdiensts (DAAD, Bonn) an Dr. Urbancsek J. unterstützt.

Literatur

1. Dupon C, Rosenfield RL, Clearly RE (1973) Sequential changes in total and free testosterone
   and androstendione in plasma during spontaneous and clomid-induced ovulatory cycles. Am
   J Obstet Gynecol 115:478–483
2. Jacobson A, Marschall JR, Ross GT, Cargill CM (1968) Plasma gonadotropins during
   clomiphene-induced ovulatory cycles. Am J Obstet Gynceol 102:284–290
3. Ross GT, Cargill CM, Lipsett MB (1970) Pituitary and gonadal hormones during spontaneous and induced ovulatory cycles. Recent Prog Horm Res 26:1–62
4. Wu CH (1977) Plasma hormones in clomiphene citrat therapy. Obstet Gynecol 49:443–448

Ovarielle Stimulation für IVF: HMG versus HMG/Buserelin nach Buserelinvorbehandlung

V. Wetzel, E. Wetzel, F. Detter

Praxis Dr. Wetzel, Karlsruher IVF-Programm, Karlsruhe

In einer vergleichenden Untersuchung soll geklärt werden, bei welchen Pat. das
GnRH-Analogon Buserelin, angewandt im Rahmen der vorbereitenden Behandlung und der Stimulation, zu einer Erhöhung der Schwangerschaftsrate beiträgt.

Material und Methodik

Über einen Zeitraum von 10 Mon. wurden 91 IVF-Zyklen ambulant betreut. In
63 Zyklen erfolgte die Stimulation mit HMG (Humegon o. Pergonal, 150 E/D ab
D3), in 28 Zyklen mit HMG und Buserelin (Suprefact) nach Buserelinvorbehandlung (Buserelin 2 × 0,3 ml s.c./D; HMG 150 E/D, sobald $E2 < 30$ pg/ml,
$LH < 3$ mU/ml). Die Ovulationsinduktion wurde mit 10 000 E HCG (Pregnesin)
erreicht. Es erfolgte eine zufällige Zuordnung der Pat. zu den Therapiegruppen.
Kontrollparameter der ovar. Stimulation waren E2, Follikeldurchmesser, LH.
Die Punktion erfolgte vaginalsonographisch o. perurethral. Spülflüssigkeit war
PBS, Kulturmedium F10. Die Lutealphase wurde mit Duphaston u. HCG gestützt. Von „Schwangerschaft" wird bei sonograph. nachweisbarer Fruchthöhle,
von „intakter Schwangerschaft" nach Herzaktionsnachweis gesprochen.

Ergebnisse

Die HMG-Gabe konnte nach einer *Buserelinvorbehandlung* von 13–25 (Mittel
15) Tagen beginnen. Unter Buserelingabe *dauerte die HMG-Gabe* zwischen 7–20
(Mittel 12) Tage, bei alleiniger HMG-Therapie zwischen 6–12 (Mittel 9) Tage.
40 der 63 HMG- und 19 der 28 Buserelin/HMG-Zyklen führten zum Transfer.
Die HMG-Therapie brachte 3,8 Eiz./Punkt. bzw. 3,2 Embr./Transf. und eine
Schwangerschaftsrate von 35% mit einer Rate fortbestehender o. ausgetragener

Verhandlungen der Deutschen Gesellschaft für Gynäkologie und Geburtshilfe,
47. Versammlung, München 6.-10. September 1988

Schwangerschaften von 20%. Die HMG/Buserelin-Kombination führte zu 6,2 Eiz./Punkt., 4,0 Embr./Transfer, aber nur 20% bzw. 15% Schwangerschaftsrate. 16% (HMG-Gruppe) und 18% (Buserelin-HMG-Gruppe) der Zyklen entfielen auf Pat. mit Hyperandrogenämie. In direktem Anschluß an eine mehrmonatige *antiandrogene Vorbehandlung* mit DXM/Cyproteronacetat/ÄÖ (Fortecortin 0,5/Diane/Androcur 10) wurden in der HMG-Gruppe 67% intakt schwanger, in der Bus./HMG-Gruppe 75% der Pat. Ohne antiandrogene Vorbehandlung waren die Ergebnisse beidesmal unterdurchschnittlich. 19% der HMG- und 32% der Bus./HMG-Zyklen entfielen auf Pat. mit *endogenen LH-Anstiegen* in *früheren* HMG-Zyklen. Die Schwangerschaftsrate liegt bei beiden Gruppen bei 33%.

Diskussion

Die niedrige Punktionsrate nach Buserelin/HMG ist bedingt durch den Applikationsbeginn des Buserelins an D1. Ein Start in der mittleren Lutealphase des Vorzyklus würde dieses Problem eliminieren.

Die guten Ergebnisse der sequentialen Applikation antiandrogene Behandlung – Buserelin – Buserelin/HMG sprechen jedoch zumindest bei den hyperandrogenämischen Pat. für die Beibehaltung des beschriebenen Schemas. In der Hyperandrogenämieuntergruppe war – nach Vorbehandlung – in keinem Fall ein Abbruch der Buserelinsuppression notwendig.

Das Auftreten endogener LH-Anstiege unter HMG bedeutet kein negatives Signal für *weitere* HMG-Zyklen, wie umgekehrt die gesteigerte ovarielle Reaktion in der GnRH-Analogon-induzierten artefiziellen Hypogonadotropie nicht mit einer höheren Schwangerschaftsrate korreliert.

Zusammenfassung

Hyperandrogenämische (adrenal u./o. ovariell) Pat. profitieren erheblich aus der Buserelinanwendung im beschriebenen sequentialen Schema. Nach antiandrogener Vorbehandlung führt aber auch die alleinige HMG-Stimulation zu weit überdurchschnittlichen Schwangerschaftsraten.

Chemie und Biologie der Fertilisation

J. Dietl

Universitäts-Frauenklinik Tübingen

Die initiale Kommunikation zwischen den Gameten ist ein molekularer, rezeptorvermittelter Prozeß, der auf der Oberfläche der Eihülle lokalisiert ist [6]. Das Studium der Gameten-Interaktion auf molekularer Basis gibt uns wichtige Informationen über die interzelluläre Erkennung im allgemeinen.

Die Fertilisation ist eine schrittweise Fusion von verschiedenen Membranen, nämlich 1. der Fusion der Plasmamembran des Spermatozoenkopfes mit der äußeren akrosomalen Membran bei der akrosomalen Reaktion, 2. der Fusion der postakrosomalen Membran mit der Oozytenmembran und 3. der Fusion der Membranen der kortikalen Granula mit der Oozytenmembran bei der kortikalen Reaktion. Die Fusion von Membranen lysosomenähnlicher Organellen, wie Akrosom und kortikale Granula, führt zur Exposition der Zona pellucida mit dem Inhalt dieser Organellen. Die Zona pellucida nimmt also eine zentrale Stel-

Archives of Gynecology and Obstetrics Vol. 245, No. 1-4, 1989
Verhandlungen der Deutschen Gesellschaft für Gynäkologie und Geburtshilfe,
47. Versammlung, München 6.-10. September 1988

lung während der Fertilisation ein, denn an sie binden einerseits die Spermatozoen, andererseits verhindert sie aber auch eine Polyspermie [5]. Kürzlich wurden
die drei Hauptglykoproteine der Maus-Zona-pellucida (ZP1, ZP2, ZP3) isoliert,
wobei eine Komponente, nämlich ZP3 von besonderem Interesse ist, weil sie als
Spermatozoenrezeptor identifiziert werden konnte [2]. ZP3 ist ein klassisches
Glykoprotein mit N- und O-glykosidisch gebundenen Kohlenhydratseitenketten
und Polypeptidkette. Nach der Proteolyse von ZP3 erhält man kleine
Glykopeptide-Untereinheiten, die ebenfalls noch an Spermatozoen binden. Auffallend ist allerdings, daß nur die O-glykosidischen Glykopeptide ihre Rezeptor-
funktion behalten, während die N-glykosidisch gebundenen Kohlenhydrate keine
Rezeptoreigenschaften aufweisen. Bei den O-glykosidischen Glykopeptiden sind
die Oligosaccharide typischerweise über ein Sauerstoffatom an die Aminosäuren
Serin oder Threonin an die Polypeptidkette gebunden.

Vor kurzem ist es auch gelungen, das entscheidende Zuckermolekül und überdies die kritische chemische Gruppierung dazu zu identifizieren [1]: sie steht am
6. Kohlenstoffatom einer α-Galaktose. Normalerweise trägt dieser Kohlenstoff
zwei Wasserstoffatome und eine Hydroxylgruppe. Wird aber der Wasserstoff
dieser Gruppe nebst einem weiteren, z. B. durch die Galaktose-Oxydase, entfernt,
resultiert ein Aldehyd – und diese minimale Veränderung verhindert bei der Maus
die Anheftung von Spermien an den Rezeptor ZP3. Offensichtlich ist also eine
terminale Galaktose unter anderem wenigstens eine der Bindungsstellen für Spermatozoen.

ZP3 hat nicht nur die Aufgabe des Spermatozoenrezeptors, sondern es stimuliert – zumindest bei der Maus – auch die akrosomale Reaktion. Während jedoch
die Fähigkeit von ZP3 als Spermatozoenrezeptor an den Oligosaccharidseitenketten lokalisiert ist, wird die akrosomale Reaktion allein durch die Polypeptidkette
von ZP3 getriggert. Weder kurze Glykopeptide noch multiple O-glykosidische
Oligosaccharidseitenketten können im Spermatozoenkopf die akrosomale Reaktion induzieren. ZP3 hat also eine duale Funktion während der Fertilisation,
nämlich als Spermatozoenrezeptor und als Inducer der akrosomalen Reaktion,
wobei beide Aufgaben auf verschiedene Strukturen innerhalb des Moleküls verteilt sind [3, 4]. Inzwischen ist es auch gelungen, den genetischen Code für ZP3
aufzuklären. Dabei ist interessant, daß diejenigen DNA-Abschnitte, die für
ZP3 kodieren, vergleichbar sind mit denen anderer Säugetiere [8]. Die Homolo-
gien der Sequenz des ZP3-Locus auf genetischem Niveau mag die gemeinsame
Funktion des Spermatozoenrezeptors unter den Säugetieren verdeutlichen.

Bei der Maus konnten inzwischen zahlreiche Bindungsproteine in der Plasmamembran des Spermatozoons nachgewiesen werden; es handelt sich dabei um
Enzyme wie Glykosyltransferasen, Proteinasen und Glykosidasen. Unter anderem fand man eine Galaktosyltransferase, die an der Oberfläche von Maus-
Spermatozoen lokalisiert ist und die spezifisch an N-Acetylglucosamin der Maus-
Zona-pellucida bindet [7]. Vermutlich erkennt und bindet dieses Enzym spezifisch
an N-Acetyl-glucosamin-Reste von ZP3, eine Reaktion, die konsistent ist mit der
angenommenen Rolle von ZP3-O-glykosidisch gebundenen Oligosacchariden in
der Gametenerkennung. Erkennung und Bindung würden über die Bildung eines
Enzym-Substrat-Komplexes ablaufen, in welchem ZP3 als Substrat dient. Für
den derzeitigen Wissensstand der Gameteninteraktion auf molekularem Niveau
mag folgendes Modell dienen: die Galaktosyltransferase der Spermatozoen-
Plasmamembran ist zunächst noch durch ein Laktosaminglycan maskiert. Durch
die Kapazitation werden diese Laktosaminglycane freigesetzt, so daß die aktiven
Stellen der Galaktosyltransferase für die endständigen N-Acetyl-Glukosamin-
reste der Zona pellucida exponiert werden. Es ist also offensichtlich so, daß
Kohlenhydrat-bindende Proteine an der Spermatozoenoberfläche durch ihre
hohe Affinität und Spezifität zu komplexen Glykokonjugaten in der Eihülle die

Gametenerkennung vermitteln. Eigentlich ist es auch gar nicht überraschend, daß komplementäre Zelloberflächenproteine und Glykokonjugate an der Fertilisation teilhaben, da eine ganze Reihe von somatischen Zellen einen ähnlichen Erkennungsmechanismus aufweisen.

Literatur

1. Barnes DM (1988) Sperm receptor gene sequenced. Science 239:1091–1092
2. Bleil JD, Wassarman PM (1980) Mammalian sperm-egg interaction: Identification of a glycoprotein in mouse egg zonae pellucidae possessing receptor activity for sperm. Cell 20:873–882
3. Bleil JD, Wassarman PM (1983) Sperm-egg interactions in the mouse: Sequence of events and induction of the acrosome reaction by a zona pellucida glycoprotein. Dev Biol 95:317–324
4. Bleil JD, Wassarman PM (1986) Autoradiographic visualization of the mouse egg's sperm receptor bound to sperm. J Cell Biol 102:1363–1371
5. Dietl J (1989) The Mammalian Egg Coat. Springer, Berlin Heidelberg New York (im Druck)
6. Fraser LR, Ahuja KK (1988) Metabolic and surface events in fertilization. Gamete Res 20:491–519
7. Macek MB, Shur BD (1988) Protein-carbohydrate complementarity in mammalian gamete recognition. Gamete Res 20:93–109
8. Ringuette MJ, Chamberlin ME, Baur AW, Sobieski DA, Dean J (1988) Molecular analysis of c DNA coding for ZP3, a sperm binding protein of the mouse zona pellucida. Dev Biol 127:287–295

Untersuchungen zur Fortpflanzungsbiologie unter altersbedingten Veränderungen des Endometriums

A. Bender, B. Bonn, H. M. Beier

Anatomie und Reproduktionsbiologie, Technische Hochschule Aachen

Während der Embryonalentwicklung der Säugetiere und des Menschen ist bereits sehr früh, schon in der Präimplantationsphase, eine Feinabstimmung des mütterlichen und des embryonalen Systems für die Etablierung der Schwangerschaft unerläßlich. Besonders eine zeitgerechte Transformation und Sekretion des Endometriums sind für die Implantation des Embryos von ausschlaggebender Bedeutung. Berücksichtigt man die hohe Zahl scheiternder Implantationen beim Menschen (Boué et al. 1975) stellt sich die Frage, ob altersabhängige Veränderungen des uterinen Milieus eine zusätzlich limitierende Rolle bei der Abnahme der Fertilität mit zunehmendem Alter spielen, wie sie in der Sterilitätssprechstunde bei Frauen zwischen dem 30. und 40. Lebensjahr immer wieder beobachtet wird.

Im tierexperimentellen Modell (Kaninchen) haben wir versucht, altersspezifische Veränderungen des Endometriums zu analysieren. Voraussetzung für die Auswahl der Tiere der verschiedenen Altersgruppen waren intakte hormonelle Regulationsmechanismen einerseits und gleichbleibende Ovulationsraten andererseits. Die Untersuchungen wurden im Oestrus (Tag 0), in der Präimplantationsphase (Tag 4) und in der Implantationsphase (Tag 8) vorgenommen. Bei oestrichen Tieren zeigen sich signifikante altersspezifische Unterschiede im Proliferationsgrad des endometrialen Gewebes. Bei älteren Kaninchen findet man eine deutlich weiter fortgeschrittene Proliferation bis zum eindeutig pathologisch veränderten Endometrium mit adenomatöser und glandulär-zystischer Hyperplasie sowie atypischen Epithelzellen. Unter dem Einfluß von Progesteron nivellieren sich in der Präimplantationsphase die beobachteten Unterschiede. Die stark pa-

Verhandlungen der Deutschen Gesellschaft für Gynäkologie und Geburtshilfe, 47. Versammlung, München 6.-10. September 1988
© Springer-Verlag Berlin Heidelberg

thologisch veränderten Endometrien der ältesten Tiere zeigen jedoch keine bzw. nur unzureichende Reaktion auf den Progesteronstimulus.

Analog dazu sieht man in der quantitativen Proteinanalyse der Endometriumsekretproteine bei östrischen Tieren der fortgeschrittenen Altersgruppe signifikante Unterschiede gegenüber jüngeren Tieren im relativen prozentualen Anteil des Albumins und eines noch nicht näher charakterisierten, aber typischen niedrigmolekularen Proteins mit einem Molekulargewicht von 12,5 KD. Der Anteil des Albumins nimmt mit zunehmendem Alter der Tiere ab, während der Anteil des 12,5 KD-Proteins signifikant zunimmt. Diese bei östrischen Tieren signifikanten Unterschiede im intrauterinen Proteinmilieu nivellieren sich bei den älteren Tieren während der Präimplantationsphase, vermutlich unter dem Einfluß des Progesterons. Bei den ältesten Tieren mit pathologisch verändertem Endometriumgewebe findet man ein stark verändertes Proteinmuster, das sich jedoch auch unter dem Einfluß des Progesterons nicht mehr in charakteristischer Weise an das implantationsbereite Proteinmuster anpaßt. Die bei östrischen Tieren beobachteten altersspezifischen Veränderungen können möglicherweise verantwortlich dafür sein, daß der Fertilisationsprozeß negativ beeinflußt wird. Sie bieten allerdings keine Erklärungsmöglichkeit für Entwicklungsstörungen in der Prä- und Periimplantationsphase, da sich bei den von uns untersuchten Parametern zu diesem Zeitpunkt altersspezifische Unterschiede nicht nachweisen lassen. Der Blick vom Tiermodell zur Praxis der Sterilitätssprechstunde läßt daran denken, daß die jenseits des 30. Lebensjahres auftretenden Reduktionen der Fruchtbarkeit eher in einer altersbedingten Störung der Fertilisationsbedingungen liegen dürften, als etwa durch endometriale Faktoren der Implantationsbedingungen verursacht werden könnten. Befunde aus der In-vitro-Fertilisations-Praxis bestätigen diesen Gedanken (Steptoe et al. 1986).

Literatur

Boué J, Boué A, Lazar P (1975) The epidemiology of human spontaneous abortions with chromosomal anomalies. In: Blandau RJ (ed) Aging Gametes. Their Biology and Pathology. Karger, Basel, pp 330–348
Steptoe PC, Edwards RG, Walters DE (1986) Observation on 767 clinical pregnancies and 500 births after human in vitro fertilisation. Human Reprod 1:89–94

Licht- und Raumtemperatur-Exposition von Präimplantationsembryonen: Entwicklungsfähigkeit und zelluläre Reaktionen

A. Schumacher, Ch. Hegele-Hartung, Th. Jung, B. Fischer

Anatomie und Reproduktionsbiologie der Technischen Hochschule Aachen

Die während einer In-vitro-Kultur unvermeidbare Licht- und Raumtemperatur-Exposition führt zu einer deutlichen Beeinflussung der Zellproliferation von Kaninchen-Präimplantationsembryonen [1, 2]. Dabei reagieren die Embryonen stadienspezifisch auf die beiden physikalischen Faktoren. Frühe Furchungsstadien (Tag 1 p.c.) erweisen sich als sensibler gegenüber Licht (statistisch signifikante Verminderung der Zellproliferation bei 1 Stunde Exposition; Raumtemperatur bei 8 Stunden), während Kompaktierte Morulae (Tag 3 p.c.) stärker durch Raumtemperatur (bei 3 Stunden, Licht bei 8 Stunden) beeinflußt werden. Eine gleichzeitige Licht- und Raumtemperatur-Exposition verstärkt die Einzeleffekte und führt in beiden Embryonalstadien bereits nach 1 Stunde zu einer signifikant erniedrigten Zellproliferation.

Die ultrastrukturelle Analyse 24 Stunden exponierter Morulae erbrachte Hinweise auf mögliche zugrundeliegende Schädigungsmodi. Eine Lichtexposition führte zu Zelldegeneration und Zelltod, während Raumtemperatur das Auftreten Tubulin-ähnlicher, nicht membrangebundener Kristalle sowie eine Erweiterung und Vakuolisierung des Golgi-Komplexes und des glatten endoplasmatischen Retikulums bewirkte [3]. Offensichtlich beeinflußt Raumtemperatur die Organisation des Zytoskeletts und den intrazellulären Transport von Organellen.

Die Proteinsynthese exponierter früher Blastozysten (Tag 4 p.c.) zeigt im Vergleich zu den nicht exponierten Kontrollen in der eindimensionalen elektrophoretischen Auftrennung ein weitgehend unverändertes Muster (Abb. 1).

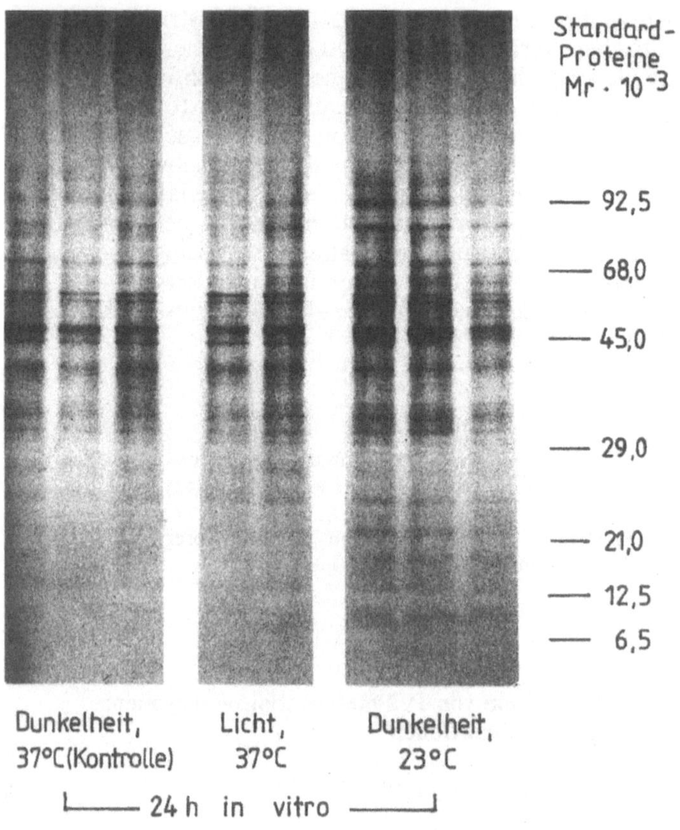

Abb. 1. Fluorographie gelelektrophoretisch (1D-SDS-PAGE) aufgetrennter Proteine von Kaninchenblastozyten nach ³H-Leucin-Markierung

Allenfalls im Bereich von 45 kDa läßt sich nach Raumtemperatur-Exposition eine Veränderung durch den Verlust einer Proteinbande feststellen. Verfeinerte Auftrennungsmethoden der embryonalen Proteine können uns zukünftig Hinweise auf die Wirkmechanismen auch auf dieser zellulären Ebene geben.

Werden 24 exponierte Morulae in synchrone Empfängerkaninchen transferiert und nach 24 Stunden Entwicklung im uterinen Milieu zurückgewonnen, so finden sich ultrastrukturell nur noch vereinzelt Hinweise auf das vorangegangene zellschädigende Ereignis, meist in Form von Zelldetritus. Es zeigt sich eine reguläre Ausbildung des Zellverbandes mit regelrecht ausgebildeten Blastomeren. Als Ausdruck einer Weiterentwicklung der Embryonen fallen elongierte Mitochondrien, die Umwandlung von glattem in rauhes endoplasmatisches Retikulum und die Anhäufung von Basalmembranmaterial auf. Diese Beobachtung spricht für eine beachtliche Regulationsbefähigung [4] der Embryonen nach physikalischem Streß, wobei jedoch die Frage offenbleibt, ob die erlittenen Schäden eine Entwicklung bis zur Geburt zulassen.

Literatur

1. Schumacher A, Fischer B (1988) The influence of visible light and room temperature on cell proliferation in preimplantation rabbit embryos. J Reprod Fert 84:197–204
2. Fischer B, Schumacher A, Hegele-Hartung C, Beier HM (1988) Potential risk of light and room temperature exposure to preimplantation embryos. Fertil Steril (im Druck)
3. Hegele-Hartung C, Schumacher A, Fischer B (1988) Ultrastructure of preimplantation rabbit embryos exposed to visible light and room temperature. Anat Embryol 178:229–241
4. Seidel F (1960) Die Entwicklungsfähigkeit isolierter Furchungszellen aus dem Ei des Kaninchens, Oryctolagus cuniculus. Wilhelm Roux' Arch Entw Mech Org 152:43–130

Sekretproteinmuster und Implantationsbereitschaft des Endometriums

K. Beier-Hellwig, K. Sterzik, B. Bonn, H. M. Beier

Anatomie und Reproduktionsbiologie der RWTH Aachen, und Universitätsfrauenklinik Ulm

In der Sterilitätssprechstunde gelingt es mit zunehmender Präzision, durch hormonelle Substitution und pharmakologische Beeinflussung die Steuerung des hypophysär-ovariellen Zyklus zu übernehmen und damit eine befriedigende Follikelreifung und Gelbkörperbildung zu erreichen. Das Endometrium als Zielorgan für die Etablierung der Gravidität ordnet sich in vielen Fällen einer solch kontrolliert endokrinen Zyklussteuerung nicht unter, aber auch im unbehandelten, normal regulierten Zyklus mit ausreichenden Progesteronwerten schwankt die Qualität des Endometriums nachweislich. Die endometriale Reaktion in einem individuellen Zyklus in der Sterilitätstherapie bleibt im Routine-Monitoring unklar. Einen gewissen Anhalt gibt die sonographische Betrachtung. Eine differenzierte und umfassende Beurteilung bietet bisher aber nur die histologische Begutachtung der Endometriumbiopsie, nur wird diese der Patientin nicht ohne weiteres und wiederholt zugemutet. Wir möchten daher vorschlagen, einen neuen, empfindlichen Parameter für die endometriale Transformationsleistung in Diagnostik und Monitoring einzuführen, nämlich die Proteinmusteranalyse des Uterussekretes (USE).

Aus vergleichend reproduktionsbiologischen Analysen bei Labortieren und auch landwirtschaftlichen Nutztieren wissen wir, daß sich die adäquate Vorbereitung des Endometriums für die Implantation durch die Analyse des Uterussekretes, d. h. das Erkennen eines charakteristischen Proteinmusters in der elektrophoretischen Auftrennung mit hoher Verläßlichkeit voraussagen läßt [1].

In einer gemeinsamen Studie des Instituts für Anatomie und Reproduktionsbiologie der RWTH Aachen und der Universitätsfrauenklinik Ulm wurden Uterussekretproben von 126 Patientinnen mit Hilfe der hochauflösenden SDS-PAGE-Elektrophorese untersucht [2]. Das Sekret wurde mit dem sterilen

Verhandlungen der Deutschen Gesellschaft für Gynäkologie und Geburtshilfe,
47. Versammlung, München 6.-10. September 1988

Einmalgerät PREVICAL (Nourypharma) aus dem Cavum uteri ambulant entnommen. Es handelte sich ausnahmslos um endokrin normale Zyklen. In Abb. 1 wurden die individuellen Auftrennungen der Uterussekretproben normozyklischer Patientinnen zu einem Gesamtbild des 28tägigen Idealzyklus zusammengestellt. Im physiologischen Zyklus finden wir ein typisches Muster für die Ruhephase, die Proliferationsphase, sowie die Sekretionsphase des Endometriums. Die USE-Einzelprobe der Sekretionsphase weist bis zu 63 Proteinbanden auf, von denen die meisten mit ihrem Molekulargewicht unter 68 KD liegen. Das progesteronabhängige Sekretionsphasenmuster, welches die rezeptive Phase, d. h. die Implantationsbereitschaft signalisierende Phase des Endometriums repräsentiert, stellt sich bereits einen Tag post ovulationem vollständig ausgebildet dar und bleibt offenbar bis zum 25. Tag des Idealzyklus erhalten.

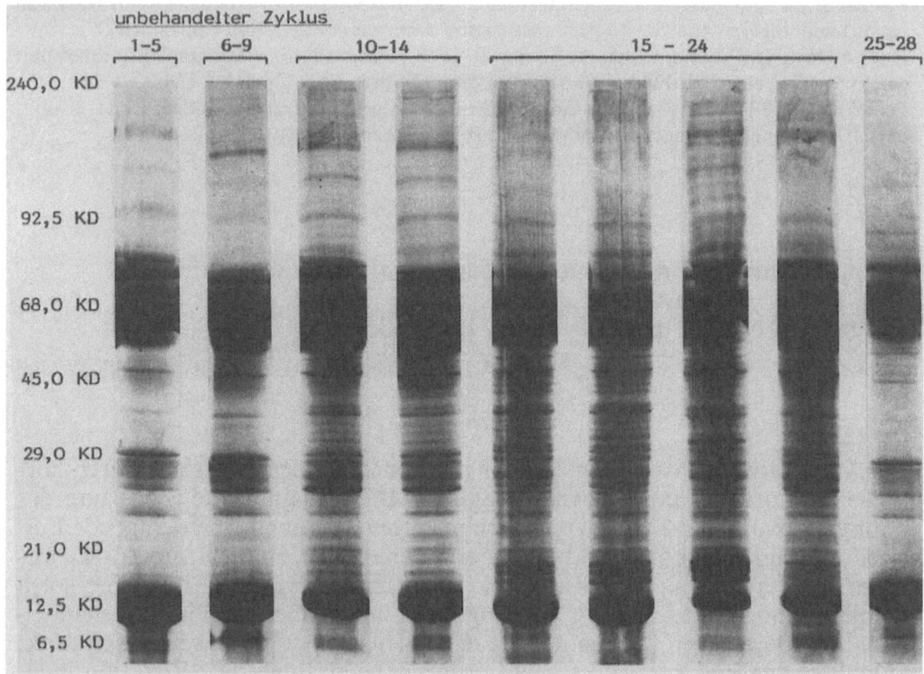

Abb. 1. Individuelle SDS-PAGE-Auftrennungen des Uterussekretes normozyklischer Patientinnen (USE-Test). Das Sekret wurde an verschiedenen Tagen des Zyklus entnommen und hier zu einem Gesamtbild des Zyklusverlaufs der Proteinsekretion zusammengestellt. Die Ruhephase finden wir von Tag 1–5 und Tag 25–28, die Muster der Proliferationsphase (Tag 6–9) und der Hochproliferation (Tag 10–14) zeigen verstärkte Ausprägung der Proteinbanden. Das differenzierteste Bild der USE-Muster sehen wir von Tag 15–24 (25). Es entspricht der Implantationsbereitschaft signalisierenden Phase des Endometriums

Der endometriale Faktor sollte regelmäßig in die Betrachtung des Zyklusverlaufs in der Sterilitätssprechstunde einbezogen werden. Der USE-Test bietet sich als empfindlicher Parameter für die Transformationsleistung des Endometriums an. Der Test ist leicht durchführbar, der Patientin ambulant auch wiederholt zuzumuten, allerdings unter den strengen Kautelen, die jeden intrauterinen Eingriff begleiten. Der Test kann in der Sterilitätsdiagnostik die Abklärung des endometrialen Faktors durch die Biopsie ergänzen. In der Sterilitätstherapie kann er nicht nur retrospektiv, wie das histologische Urteil, sondern prospektiv

872

im jeweiligen laufenden Zyklus Auskunft geben. Die Vorbereitung des Endometriums auf die Implantation läßt sich damit am Leistungsprofil der Proteinsekretion ablesen.

Literatur

1. Beier HM (1982) Uteroglobin and other endometrial proteins: Biochemistry and biological significance in beginning pregnancy. In: Beier HM, Karlson P (eds) Proteins and Steroids in Early Pregnancy. Springer, Berlin Heidelberg New York, pp 39–71
2. Beier-Hellwig K, Sterzik K, Beier HM (1988) Zur Rezeptivität des Endometriums: Die Diagnostik der Proteinmuster des menschlichen Uterussekretes. Fertilität 4:128–134

Entwicklung von Kaninchenembryonen in einem unphysiologischen asynchronen uterinen Milieu

B. Fischer, H. M. Beier

Lehrstuhl für Anatomie und Reproduktionsbiologie, Technische Hochschule Aachen

Die augenblickliche Situation in der IVF/ET ist durch eine auffällige Diskrepanz in den Erfolgsraten einzelner Arbeitsschritte gekennzeichnet: Während Follikelstimulation, Ovulationsauslösung und Befruchtung jeweils in einem hohen Prozentsatz gelingen, trifft dies für die weitere Entwicklung und Implantation der Embryonen nach dem Transfer in den Uterus nicht zu. Z. Zt. kommt es nur in 20–25% der Fälle nach dem Embryotransfer zu einer Einnistung; die anderen Embryonen enden als Frühestaborte. Eine vergleichbar hohe frühembryonale Sterblichkeit mag auch bei anderen Sterilitätstherapien auftreten, jedoch fehlt in diesen Fällen der Nachweis der Befruchtung. Bei den meisten Sterilitätstherapien sind Hormonbehandlungen der Patientinnen notwendig. Allgemein wird davon ausgegangen, daß ein Nebeneffekt dieser Hormonbehandlungen Störungen in der Uterustransformation und -sekretion sind, die dazu führen, daß das uterine Milieu nicht mehr den Anforderungen der jungen Embryonen gerecht wird. Wir haben versucht, diese Situation im Tiermodell nachzustellen, indem wir Kaninchenembryonen asynchron, d. h. in einen ihrem Entwicklungsstand nicht entsprechenden Uterus transferiert haben. Kaninchenmorulae (3 Tage alt) und -blastozysten (4 Tage alt) wurden in den Uterus nicht gravider und 2, 5 oder 6 Tage pseudogravider Empfängerkaninchen übertragen. Zwei Fragestellungen standen dabei im Mittelpunkt: (1) Reagieren Präimplantationsembryonen auf ein unphysiologisches uterines Milieu mit Kompensationsreaktionen (Regulationsbefähigung)? (2) Wie lange überleben sie in einem solchen Milieu?

Gemessen an der Rückgewinnungs- (Zahl der transferierten Embryonen/Zahl der nach dem Transfer ausspülbaren Embryonen) und Degenerationsrate (Zahl der degenerierten Embryonen/Zahl der zurückgewonnenen Embryonen) beträgt die Überlebenszeit maximal 3 Tage (vergl. Abb. 1). Nach dieser Zeit können bei sorgfältigstem methodischem Vorgehen aus dem asynchronen Uterus nur noch wenige Embryonen zurückgewonnen werden, von denen dann ein hoher Prozentsatz klare Degenerationszeichen aufweist. In den Fällen, in denen keine Embryonen ausgespült werden konnten, wurden lediglich Reste von Embryonalhüllen vorgefunden, so daß die asynchron transferierten Embryonen offensichtlich in utero aufgelöst worden waren.

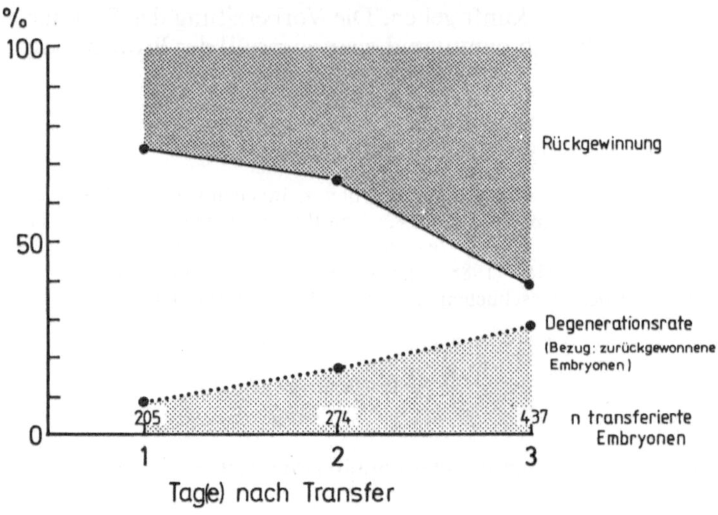

Abb. 1. Rückgewinnungs- und Degenerationsrate von asynchron transferierten Kaninchenembryonen

Während des 3-tägigen Beobachtungszeitraumes wurden deutliche Anpassungsreaktionen der Embryonen an das jeweilige uterine Milieu beobachtet: Blastozysten, die in einen vergleichsweise jüngeren und weniger transformierten Uterus übertragen worden waren, zeigten nach 1 Tag eine geringere Zellproliferation als synchron transferierte Kontrollen ($p < 0{,}001$), Blastozysten aus bereits weiter entwickelten Uteri zeigten eine gesteigerte Zellproliferation ($p < 0{,}01$). 3 Tage nach Transfer fiel eine im Verhältnis zu den Kontrollblastozysten unvergleichbar höhere Streuung der Thymidininkorporation bei den asynchron transferierten Blastozysten auf. Die Normalwerte in der Kontrollgruppe lagen bei $167\,710 \pm 31\,629$ dpm. Nach Transfer in ein 2 Tage pseudogravides Empfängerkaninchen schwankten sie an diesem Tag zwischen 10 000 und 180 000 dpm, lagen also bei einzelnen Blastozysten durchaus im Normalbereich (Fischer 1988).

Zusammenfassend ist festzustellen, daß die Entwicklung von Präimplantationsembryonen einer direkten Einflußnahme durch das Transformationsstadium des Uterus zu unterliegen scheint. Es fällt auf, daß bei einer insgesamt zu veranschlagenden Überlebenszeit in einem unphysiologischen uterinen Milieu von maximal 3 Tagen einzelne Blastozysten auch noch nach dieser Zeit eine normale Zellproliferation aufweisen. Dies zeigt, daß zwischen Präimplantationsembryonen erhebliche individuelle Unterschiede in dem Vermögen bestehen, unphysiologische Entwicklungsbedingungen zu kompensieren (sog. Regulationsbefähigung).

Literatur

Fischer B (1988) Embryonalentwicklung in vitro und in vivo. Charakterisierung entwicklungsspezifischer Strukturen und Lebensäußerungen von Präimplantationsembryonen in vitro und in vivo. F Enke, Stuttgart

Immunaktive Zellen im endometrialen Gewebe während der verschiedenen Phasen des weiblichen ovulatorischen Zyklus

G. Bonatz

Universitätsfrauenklinik Kiel

Einleitung

Die zyklusabhängigen endometrialen Veränderungen wurden in den letzten Jahren intensiv untersucht. Bisher wurde den überwiegend im mesenchymalen Stroma vorkommenden immunkompetenten Zellen wenig Bedeutung beigemessen. Die vorliegende Studie beschäftigt sich mit den Lymphozyten und Monozyten/Histiozyten im Endometrium der verschiedenen Zyklusphasen.

Material und Methoden

Es wurden 19 Hysterektomiepräparate prämenopausaler Frauen, die wegen Deszensus genitalis oder Uterus myomatosus operiert wurden, untersucht. Diese Untersuchungen erfolgten mit Hilfe der licht- und elektronenmikroskopischen immunhistochemischen Analyse. Als primären Antikörper benutzten wir jeweils einen der monoklonalen Antikörper (MoAk) KiM1 (Monozyten/Histiozyten/ interdigitierende Retikulumzellen), KiM6/KiM8 (Stimulierte Makrophagen), CD8 (T-Suppressorlymphozyten), CD4 (T-Helferlymphozyten) oder Tü35 (HLA-DR Klasse II Antigene) [1, 2, 3, 4]. Die immunhistochemische Färbung führten wir mit der Peroxidase-Antiperoxidase-Methode durch.

Ergebnisse

Die *lichtmikroskopischen Ergebnisse* sind in Tabelle 1 zusammengefaßt. KiM1 positive Zellen treten in der Proliferationsphase und postovulatorisch vereinzelt

Tabelle 1. Verteilung von KiM1, KiM6, KiM8, CD8, und CD4 positiven Zellen im endometrialen Gewebe verschiedener Zyklusphasen

Monoklonaler Antikörper	Zyklusphase	Prol. Phase	Postovulat.	Tag 21/22	Tag 23/24
KiM1	intraglandulär	+	∅	∅	+ +
	periglandulär	+ − + +	+ +	+ + +	+ +
	stromal	+ +	+ +	+ + +	+ +
KiM6	intraglandulär	+	+	+ +	+
	periglandulär	+	+	+ + +	+ +
	stromal	+ +	+	+ +	+ +
KiM8	intraglandulär	∅	∅	∅	∅
	periglandulär	∅	+	∅	+ − + +
	stromal	+	+ +	+	+ − + +
CD8	intraglandulär	∅ − +	∅ − +	∅	∅
	periglandulär	∅	+	∅ − +	∅
	stromal	+ (+ +)	+ + (+ +)	+ +	+ (+ +)
CD4	intraglandulär	∅	∅	∅	∅
	periglandulär	∅	∅	+	∅
	stromal	+ +	+ +	+ + +	+ (+)

( ) Akkumulation von Zellen

Archives of Gynecology and Obstetrics Vol. 245, No. 1-4, 1989
Verhandlungen der Deutschen Gesellschaft für Gynäkologie und Geburtshilfe,
47. Versammlung, München 6.-10. September 1988
© Springer-Verlag Berlin Heidelberg

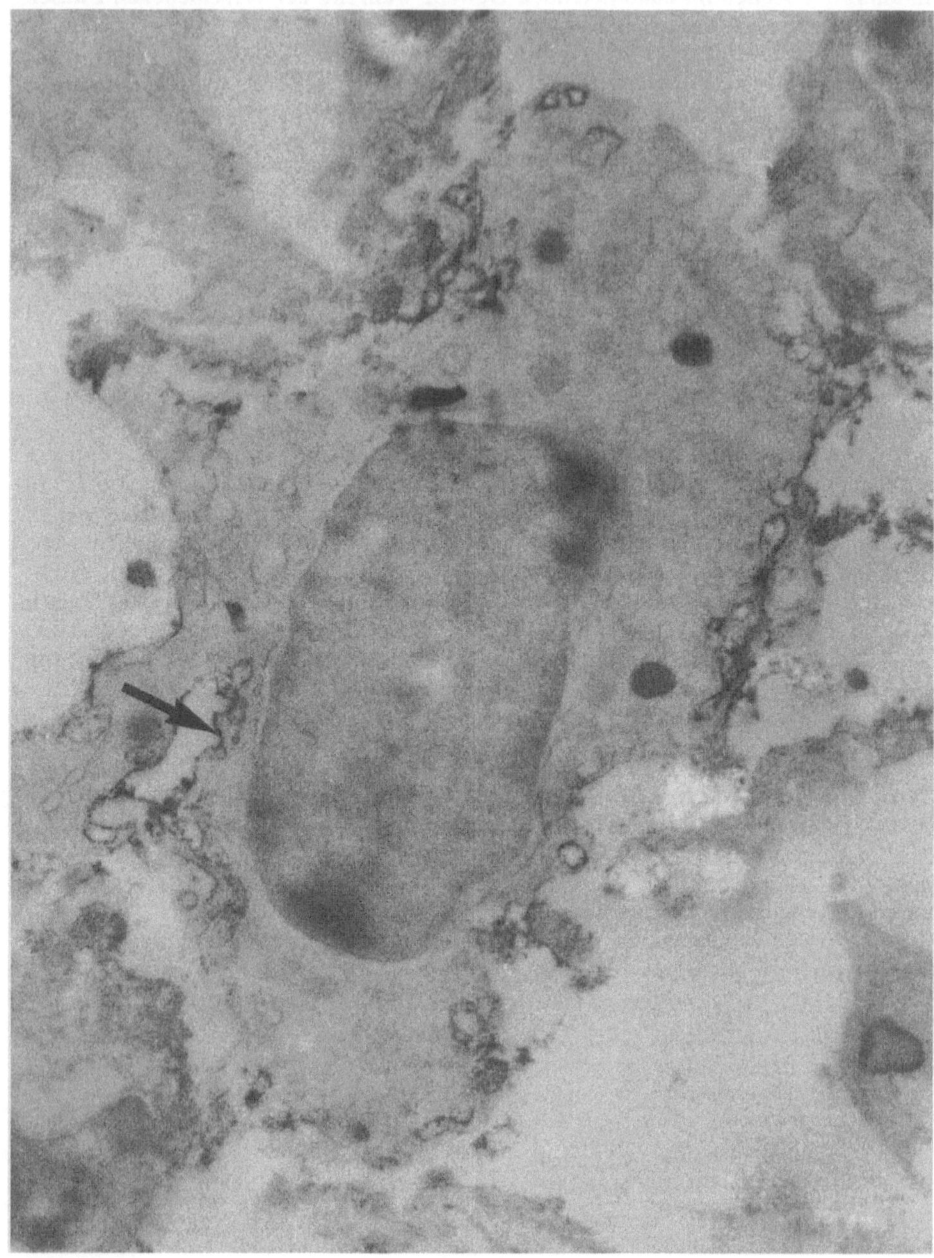

Abb. 1. Immunelektronenmikroskopische Darstellung der Bindungsstellen des MoAk KiM1 auf der Zelloberfläche (→) eines Monozyten im endometrialen Stroma (×2100)

bis mäßig viel in allen untersuchten Regionen auf. Ein Anstieg dieser Zellen läßt sich an Tag 21/22 periglandulär und stromal verzeichnen, der an Tag 23/24 eine rückläufige Tendenz zeigt. Während KiM6 positive Zellen in der Proliferations-phase und postovulatorisch überwiegend vereinzelt in allen Teilen des Endome-triums vorkommen, zeigt KiM8 nahezu nur im stromalen Kompartment eine geringe bis mäßige Reaktion. An Tag 21/22 ist eine Zunahme der KiM6 positiven

Zellen intraglandulär und stromal zu sehen, für KiM8 eine geringe Zunahme hingegen an Tag 23/24 festzustellen. Das Ausmaß der Reaktion von CD8 und CD4 ist intra- und periglandulär in allen Phasen sehr gering, stromal mäßig ausgeprägt. Etwas deutlicher als für CD8 ist für CD4 ein Anstieg positiver Zellen an Tag 21/22 zu vermerken. *Immunelektronenmikroskopisch* zeigt der MoAk KiM1 Bindungsstellen an Zelloberflächen von Monozyten/Makrophagen (Abb. 1). Im Gegensatz dazu erkennen die MoAk KiM6 und KiM8 intrazytoplasmatische Antigene auf der Oberfläche von lysosomalen Strukturen. Eine starke Immunreaktion spricht also für eine hohe lysosomale Aktivität dieser Zellen. CD8 und CD4 reagieren mit der Zelloberfläche von Lymphozyten. Der MoAk Tü35 bindet an Zelloberflächenantigene unterschiedlicher Zellen.

Diskussion

Unsere Ergebnisse zeigen, daß immunkompetente Zellen des lymphozytären und des Monozyten/Makrophagensystems in den verschiedenen Zyklusphasen in unterschiedlicher Menge, Verteilung und mit verschiedenen Eigenschaften anzutreffen sind. Über die Bedeutung der Ergebnisse läßt sich nur spekulieren: Neben einer Abwehrfunktion gegen aszendierende Infektionen, ist an einen regulierenden Einfluß der untersuchten Zellen auf die Nidation und Implantation der Blastozyste und auch auf weitere Zyklusphasen sowie an eine Wechselwirkung mit den ovariellen Hormonen zu denken.

Literatur

Engleman EG, Benika CJ, Glickman E, Evans RL (1981) Antibodies to membrane structures that distinguish suppressor/cytotoxic and helper T-lymphocyte subpopulations block the mixed leucocyte reaction in man. J Exp Med 154:193
Hansmann ML, Radzun HJ, Kaiserling E, Parwaresch MR (1984) Immunelectron microscopic demonstration of tissue antigens with monoclonal antibodies. Virchows Arch (Cell Pathol) 46:1–12
Parwaresch MR, Radzun HJ, Kreipe H, Hansmann ML, Barth J (1986) Monocyte/macrophage-reactive monoclonal antibody KiM6 recognizes an intracytoplasmic antigen. Am J Pathol 125:141–151
Radzun HJ, Kreipe H, Bödewadt S, Hansmann ML, Barth J, Parwaresch MR (1987) KiM8 monoclonal antibody reactive with an intracytoplasmic antigen of monocyte/macrophage lineage. Blood 69:1320–1327

Intratubarer Gametentransfer

H. Hepp, R. Wiedemann, H. Noss

Universitäts-Frauenklinik im Klinikum Großhadern, München

Intrafallopian Gamete Transfer

Summary. Three years' experience with gamete intrafallopian transfer (GIFT) are reported. Between June 1985 and July 1988, 173 clinical pregnancies were achieved in 357 patients over 488 cycles; 34 biochemical pregnancies achieved have not been included. There were 44 spontaneous abortions (25.4%) and 13 ectopic pregnancies (7.5%). Multiple pregnancy occurred in 13.9%. In the group with long-standing sterility without successful treatment, a clinical pregnancy rate of 43.3% was achieved; in cases with andrological subfertility 29.6%; and in cases with genital pathology the pregnancy rate achieved was 31.7%.

Zusammenfassung. Es wird über drei Jahre Erfahrung mit dem Gamete Intrafallopian Transfer (GIFT) berichtet. Von Juni 1985 bis Juli 1988 haben wir bei 357 Patienten in insgesamt 488 Zyklen 173 klinische Schwangerschaften erreicht (35,5%). 34 biochemische Schwangerschaften sind in diesem Ergebnis nicht enthalten. 44 Graviditäten endeten als Abort (25,4%), 13 als EUG (7,5%) Die Mehrlingsinzidenz beträgt 13,9%. In der Gruppe der langjährig erfolglos behandelten Sterilitätsfälle erreichten wir in 43,3%, bei andrologischer Subfertilität in 29,6% klinische Schwangerschaften. Bei bestehender Genitalpathologie kam es bei 31,7% der Patienten zu einer Gravidität. Die Vor- und Nachteile der Methode werden ausführlich besprochen.

An den Beginn sei unsere „Philosophie" im Einsatz moderner Methoden der Reproduktionsmedizin gestellt. Mikrochirurgie, In-vitro-Fertilisation (IVF), mit dem Embryotransfer (ET), intrauterine Insemination, intratubarer Gametentransfer (Gamete intra Follopien Transfer = GIFT) und tubarer Embryotransfer (TET) sind Teil des Gesamtkonzepts der Sterilitätsberatung und -Behandlung. Diese Techniken sehen wir nicht als konkurrierende Therapieverfahren. Sie haben ihre je spezifische Indikation und unterscheiden sich hinsichtlich der Ergebnisse und der körperlichen wie psychischen Belastung. Bei Einsatz von GIFT oder TET wie auch der IVF behandeln wir jeweils nur einen Zyklus der Frau mit einer nicht unerheblichen psychischen und körperlichen Belastung des Paares. Die Mikrochirurgie hat eine dauerhafte Verbesserung des Tubenfaktors in Anatomie und Topographie zum Ziel – also eine Therapie der Patientin und nicht des Einzelzyklus. Weiter ist festzustellen, daß die einzelnen Therapieverfahren für die Rat und Hilfe suchenden Paare einen jeweils unterschiedlichen Stellenwert besitzen und daraus eine differente seelische und körperliche Belastung resultieren kann.

Den in der Sterilitätsbetreuung zuständigen Ärzten müssen die aktuellen Erfolgszahlen der Behandlungsmethoden der Klinik bekannt sein.

Es ist also eine alte klinische Erfahrung, daß die sorgfältige und qualifizierte Indikationsstellung wesentlichen Einfluß auf das Ergebnis hat; umgekehrt der Wandel der Ergebnisse auch die Indikationsstellung beeinflußt.

Eine neutrale patientenorientierte Beratung erfolgt am besten in einer Klinik oder Praxiseinheit, die alle reproduktionsmedizinischen Behandlungsverfahren qualifiziert anbieten kann.

Bei der von Tesarik und Mitarb. 1983 im Zusammenhang mit einer mikrochirurgischen Tuberneröffnung erstmals beschriebenen und von Asch 1984 eingeführten Technik des intratubaren Gametentransfers werden die nach hormonaler Stimulation und laparoskopisch kontrollierter Eizellpunktion gewonnenen Eizellen und die nach Masturbation erhaltenen Samenzellen im Gegensatz zur Technik der IVF nicht im Labor bzw. Brutschrank (extrakorporal) befruchtet und später als Embryonen in die Gebärmutter transferiert, sondern als Gameten über einen dünnen Katheter direkt in den Eileiter gegeben, wo am natürlichen Ort der Befruchtung (intrakorporal) dieses sich vollzieht. Voraussetzung für den Einsatz dieser Technik ist demnach, im Gegensatz zur In-vitro-Fertilisation, zumindest ein offener Eileiter.

Nachdem wir im November 1984 in San Antonio/Texas bei Asch das tierexperimentelle Modell am Rhesus Affen studieren konnten, haben wir im Juni 1985 die erste Schwangerschaft im deutschsprachigen Raum erzielt. Die Methode, aufbauend auf der IVF, ist an anderer Stelle ausführlich beschrieben (Asch, 1984 und Noss U, Mitarb., 1986).

Wir können nun über drei Jahre Erfahrung mit dieser neuen reproduktionsmedizinischen Technik berichten.

Indikation

Zur Anwendung kommt GIFT in unserer Klinik bei der langjährigen, erfolglos therapierten Sterilität ohne pathoanatomische und andrologische Störungen [1]. Neben der kleinen Gruppe der echten idiopathischen Sterilität sind es also vor allem die bisher durch intrauterine Insemination oder hormonale Therapie erfolglos behandelten Patienten und die seltenen Fälle der immunologischen Sterilität; außerdem einige Formen männlicher Subfertilität [2] sowie ausgewählte Formen von Genitalpathologie [3]. Eine In-vitro-Fertilisation wird von uns nur noch bei mikrochirurgisch irreparablem Schaden beider Eileiter oder nach Verlust beider Tuben indiziert.

Ergebnisse

Von Juni 1985 bis Juli 1988 haben wir in drei Jahren bei 357 Patientinnen mit insgesamt 488 Eingriffen 173 klinische Schwangerschaften erzielt. Vierunddreißig sogenannte biochemische Schwangerschaften gehen nicht in die Berechnung ein. Das Durchschnittsalter der Patienten betrug 33,0 Jahre, die Sterilitätsdauer 6,8 Jahre. Bezogen auf die Zahl der Behandlungszyklen bzw. Laparoskopien erzielten wir eine Schwangerschaftsrate von 35,5%, auf die Zahl der behandelten Patienten von fast 50%. Vierundvierzig Schwangerschaften endeten als Abort (25,4%), 13 als Tubargravidität (7,5%). Die Mehrlingsinzidenz beträgt 13,9%, – bezogen auf die Gesamtzahl der Graviditäten. 18 mal trat eine Gemini-, sechsmal eine Drillings- und viermal eine Vierlingsgravidität ein (Tabelle 1).

Tabelle 1. Intratubarer Gametentransfer – Gift, Resultate (1. 7. 85–1. 7. 88)

Patientinnen	357	
Durchschnittsalter		33,0 J.
Sterilitätsdauer		6,8 J.
Behandlungszyklen	488	
Klin. Schwangerschaften*	173	(35,5%)
Aborte	44	(25,4%)
EUG	13	(7,5%)
Mehrlinge	24	(13,9%)

* (zusätzlich 34 sog. biochemische Schwangerschaften)
Univ. Frauenklinik München Großhadern

Die von Asch geleitete internationale kooperative Studie zeigt bis April 1987 fast identische Daten – mit einer niedrigeren EUG und höheren Mehrlingsrate (Tabelle 2).

Tabelle 2. Intratubarer Gametentransfer – Gift, Resultate (bis April 1987)

Patientinnen	800	
Sterilitätsdauer		7,8 J.
Behandlungszyklen	800	
Klin. Schwangerschaften	275	(34,4%)
Aborte	66	(24,0%)
EUG	8	(2,9%)
Mehrlinge	69	(25,0%)

R.H. Asch et al.: International Cooperative Study. V'th World Congress on IVF, Norfolk, USA. 1987
Univ. Frauenklinik München Großhadern

105 Patienten unterzogen sich einem zweiten und 21 einem dritten Therapiezyklus. Die Schwangerschaften liegen auf Höhe des ersten Behandlungszyklus.
Eine Altersabhängigkeit ist ab dem 35. Lebensjahr zu beobachten. Immerhin
liegt auch in der Gruppe der 40- bis 45jährigen Frauen die Schwangerschaftsrate
noch bei 25% mit nur drei Fehlgeburten. Auffallend ist, daß in der Gruppe über
35 Jahre nur eine Mehrlingsschwangerschaft (Drillinge) zu beobachten war.

1. *Langjährige Sterilität:* In dieser Gruppe hat eine langjährige Vorbehandlung
mit verschiedenen Hormontherapien und Inseminationen zu keiner Gravidität
geführt. Einhundertachtundsiebzig Laparoskopien wurden bei 149 Patientinnen
durchgeführt. In 77 Fällen (43,3%) konnte eine klinische Schwangerschaft erzielt
werden. Die Mehrlingsrate lag in dieser Gruppe mit 26% (!) auffallend hoch.

2. *Andrologische Subfertilität:* Wir unterteilen unser Krankengut in einen sogenannten mäßiggradigen und einen schweren andrologischen Faktor. Unter einer
schweren andrologischen Fertilitätseinschränkung verstehen wir eine Spermato-
zoendichte von unter 10 Mio/ml und/oder einer Anzahl motiler Spermien von
weniger als 30% und/oder dem Vorliegen von unter 30% normal geformter Spermatozoen. In dieser Gruppe führen wir vor Einsatz des GIFT oder des tubaren
Embryotransfers eine drei- bis sechsmonatige intrauterine Insemination im LH-
überwachten oder stimulierten Zyklus durch.

In den zurückliegenden drei Jahren haben wir 121 Ehepaare mit schwerem
pathologischem andrologischen Faktor in insgesamt 159 Behandlungszyklen therapiert. Wir erzielten 47 klinische Schwangerschaften, entsprechend einer zyklusbezogenen Schwangerschaftsrate von 29,6%. 13 dieser Schwangerschaften endeten als Aborte (27.7%). Besonders auffallend ist, daß trotz Transfer von generell
4 Eizellen in dieser Gruppe bislang keine Mehrlingsschwangerschaft zu beobachten war.

Dem mäßiggradigen andrologischen Faktor messen wir keine eigentliche Sterilitätsursache bei. Wir subsummieren diese Gruppe daher den langjährig erfolglos behandelten Patienten.

185 Paare aus einer erfolglos inseminierten Gruppe behandelten wir über
insgesamt 225 Zyklen mit GIFT. Dabei konnten immerhin 76 (33,8%) klinische
Schwangerschaften erzielt werden. Diese Daten untermauern unsere zuvor geäußerte These, daß der mäßiggradige andrologische Faktor keine eigentliche
Sterilitätsursache darstellt. Aus dieser Beobachtungsstudie läßt sich zumindest
der Trend ableiten, daß der Gametentransfer gegenüber der intrauterinen Insemination Vorteile für den Patienten bringen kann. Sie bestätigt außerdem, daß man
Inseminationstherapien nicht über unbegrenzte Zeit – für uns liegt die Grenze bei
6 Zyklen – durchführen sollte.

3. *Genitalpathologie:* Unter diesen Terminus fallen die verschiedenen Formen der
Endometriose, Adhäsionen, die den Auffangmechanismus beeinträchtigen und
der Zustand nach konservierender Mikrochirurgie an Tuben und Ovar. Bei 129
behandelten Frauen beträgt die Schwangerschaftsrate 31,7%. Auffallend in diesem Kollektiv ist die hohe Abortfrequenz von 32,3%. Auch die EUG-Inzidenz ist
mit 13,8% höher als in den o. g. Gruppen (Tabelle 3).
Nach vorangegangener Mikrochirurgie der Tube setzen wir GIFT im Rahmen
einer kontrollierten klinischen Studie ein. GIFT erfolgt 1 ½ – 2 Jahre nach Mikrochirurgie, nachgewiesener Durchgängigkeit mindestens eines Eileiters und nach
Ausschöpfung aller konservativer sterilitätstherapeutischer Maßnahmen. Wir gehen derzeit noch davon aus, daß die Bedrohung durch eine EUG nicht in einem
höheren Maß gegeben sein dürfte als bei natürlicher Empfängnis im Zustand
nach Mikrochirurgie. Über das Risiko wird die Patientin eingehend aufgeklärt.

Tabelle 3. Intratubarer Gametentransfer – Gift, Ergebnisse 1. 7. 85–1. 7. 88

	Gesamt	Langjährige Sterilität	Andrologische Subfertilität	Genital-pathologie
Patienten	357	149	121	129
Zyklen	488	178	159	205
Klin. SS	173	77 (43,3%)	47 (29,6%)	65 (31,7%)
Aborte	44	11 (14,3%)	13 (27,7%)	21 (32,3%)
EUG	13	3 (3,9%)	4 (8,5%)	9 (13,8%)
Mehrlinge	24	20 (26,0%)	0	4 (6,2%)

Univ. Frauenklinik München Großhadern

In einem bisher noch kleinen Kollektiv von 21 Patienten haben wir in 28 Behandlungszyklen mit 15 klinischen Schwangerschaften zwar eine sehr hohe Zahl erzielt; jedoch nur 4 Schwangerschaften führten zur Geburt eines Kindes. Sechs Patienten entwickelten eine Extrauteringravidität. Eine abschließende Bewertung ist derzeit noch nicht möglich.

In der Gruppe der Endometriosepatienten haben wir bei insgesamt 49 Patienten in 74 Behandlungszyklen 31 klinische Schwangerschaften erzielt. Dies entspricht einer zyklusbezogenen Schwangerschaftsrate von 41,9%. Auffallend ist, daß in dieser Gruppe bisher keine EUG auftrat. Es zeigt sich der Trend, daß die Schwangerschaftsrate um so höher ist, je schwerer die durch die Endometriose bedingten Störungen des Eiauffangmechanismus sind.

Die unsere Resultate zusammenfassende Tabelle 3 zeigt, bezogen auf die Indikationen, daß die höchste Schwangerschaftsrate (43,3%) in der Gruppe der langjährig erfolglos behandelten Sterilität zu finden ist, allerdings mit einer hohen Mehrlingsinzidenz und der niedrigsten Abortfrequenz. In der Gruppe der andrologischen Subfertilität bei Patienten mit Genitalpathologie ist die Abortrate besonders hoch; es finden sich bei den andrologischen Fällen jedoch keine Mehrlingsgraviditäten. In der Gruppe der Genitalpathologie zeigt sich ein Trend zu einer höheren EUG-Rate. Dieser wird in einem Studienprotokoll sorgfältig beobachtet (Tabelle 3). Zur Prävention der nicht vertretbaren hohen Mehrlingsrate haben wir im Januar 1987 unser Programm umgestellt. Vier Eizellen werden nur noch Patienten über 35 Jahre und in der Gruppe der andrologisch bedingten Sterilität transferiert. Bei Transfer von nur zwei Eizellen ist die Schwangerschaftsrate in der Gruppe der jungen Frauen deutlich niedriger (15,8%), bei drei Eizellen ist sie fast ebenso hoch wie bei Einsatz von vier Eizellen.

Wie bei jedem klinischen Verfahren sind Vor- und Nachteile abzuwägen. Neben den Vorteilen der physiologischen Tubenpassage nach intrakorporaler Befruchtung – kein Embryotransfer – und der damit verbunden deutlich höheren psychologischen Akzeptanz und ethischen Toleranz ist ohne Frage nachteilig die heute noch notwendige invasive Technik der Laparoskopie. Seitdem für IVF/ET vor etwa zwei Jahren die Laparoskopie durch die transvaginal sonographisch geführte Follikelpunktion ersetzt werden konnte, ist IVF im Vergleich zu GIFT körperlich deutlich weniger belastend.

Das immer wieder geäußerte Argument, bei der intrakorporalen Befruchtung verzichte man auf den mit der IVF verbundenen ‚Fertilisationstest‘, kann in Anbetracht der von uns erzielten hohen Schwangerschaftszahlen nicht überzeugen und wiegt die aufgezeigten Vorteile nicht auf. Es scheint fraglich, ob Fertilisationsvorgänge in vitro denen in vivo wirklich vergleichbar sind. Unsere hohen Schwangerschaftszahlen können m. E. die Hypothese stützen, daß die Tube das beste Fertilisationsmilieu bietet und daß durch die natürliche Tubenpassage der

Embryonen Vorteile für deren Entwicklung und die nachfolgende Implantation resultieren.

Es ist Aufgabe und Ziel der klinisch experimentellen Forschung, den intratubaren Gameten- oder Embryotransfer transuterin mittels Sonographie oder Hysteroskopie zu ermöglichen. Erste Ergebnisse verschiedener Arbeitsgruppen geben Anlaß zu Optimismus.

Literatur

1. Asch RH, Ellsworth LR, Balmaceda JP, Wong PC (1984) Pregnancy after translaparoscopie gamete intrafallopian transfer. Lancet II:1034
2. Noss U, Wiedemann R, Scheidel P, Hepp H (1985) Schwangerschaft nach intratubarem Gametentransfer. Geburtsh Frauenheilk 45:759
3. Tesarik J, Plika L, Dvorak M, Tavnik P Oozuyte recovery, in vitro Insemination, and transfer into the oviduct after its microsurgical repair at single laparotomy. Fertil Steril 39:472

Der intratubare Gametentransfer

R. Wiedemann, R. Sandner, H. Hepp

Frauenklinik im Klinikum Großhadern, Universität München

Vom 1.7.85 bis 1.7.88 haben wir 357 Patientinnen (488 Therapiezyklen) mit dem intratubaren Gametentransfer behandelt.

Als Indikationen sehen wir die langjährig erfolglos therapierte Sterilität, einige Formen männlicher Subfertilität und ausgewählte Formen von Genitalpathologie (z. B. Endometriose).

Insgesamt wurden in 488 Zyklen 173 klinische Schwangerschaften erzielt (35,5%). Die Abortinzidenz lag bei 25%; 13 Extrauteringraviditäten (EUG) traten ein (7,5%). Bei den Frauen der Altersgruppe 35−39 Jahre wurde eine 28%ige Schwangerschaftsrate erzielt. Bei 40−44jährigen Patientinnen wurden in 37 Zyklen 9 Graviditäten erzielt (24%).

Während der ersten drei Behandlungen blieb die Schwangerschaftsrate mit 35% nahezu konstant. Erst danach scheint sich die Chance zur Erzielung einer Gravidität zu reduzieren.

Bei Patientinnen mit langjährig erfolglos therapierter Sterilität wurde mit 43% die höchste Schwangerschaftsrate beobachtet. Aborte und EUG traten mit einer Häufigkeit von 14%, resp. 4% auf. Diese Gruppe beeinhaltet allerdings die höchste Mehrlingsinzidenz (26%). Betroffen sind nahezu immer Frauen unter 35 Jahren. Um höhergradige Mehrlinge zu vermeiden, werden seit 1987 bei diesen Patientinnen nur noch zwei bzw. drei Eizellen in die Tube(n) transferiert. Bei der Applikation von 4 Eizellen lag die SS-Rate bei 44%; diese reduzierte sich bei 3 Eizellen auf 39% und bei 2 Eizellen auf 16%.

Die Inzidenz der Mehrlinge konnte damit allerdings nicht gesenkt werden (20−25%). Es findet jedoch eine Verlagerung von Vierlings-, bzw. Drillingsschwangerschaft in Richtung Geminigravidität statt.

In der Subgruppe der Patientinnen mit Endometriose wurden in 74 Zyklen 28 klinische Schwangerschaften erreicht (42%). Hierbei trat bislang keine EUG auf.

Bei andrologisch bedingter Sterilität (weniger als 10 Mio. Spermien/ml und/ oder weniger als 30% motile und/oder weniger als 30% der Zellen mit normaler

Archives of Gynecology and Obstetrics Vol. 245, No. 1-4, 1989
Verhandlungen der Deutschen Gesellschaft für Gynäkologie und Geburtshilfe,
47. Versammlung, München 6.-10. September 1988
© Springer-Verlag Berlin Heidelberg

Morphologie) liegt die Schwangerschaftsrate bei 24%; – wir erzielten in 132
Behandlungszyklen 32 klinische Schwangerschaften.

Die isolierte Oligozoospermie (27 Zyklen und 15 Schwangerschaften) wird
nicht unter andrologisch bedingter Sterilität geführt und ist daher nicht berücksichtigt. Trotz der Applikation von bis zu 4 Oozyten mußten wir bei andrologischer Subfertilität bislang keine Mehrlingsgravidität beobachten.

Die ersten Ergebnisse mit dem intratubaren Embryotransfer

K. Diedrich

Universitäts-Frauenklinik und Hebammen-Lehranstalt Bonn

The Intrafallopian Embryotransfer as a Therapy of Infertility

Summary. The intratubal transfer of pronucleus or early cleavage stage embryos
(2-8-cell stage) is a new method in the treatment of human infertility. Following
transvaginal sonographic oocyte retrieval in vitro fertilization is performed and
the fertilized (pronucleus-stage) or embryos are transferred into the tube by
laparoscopy. In comparison to GIFT (intratubal gamete transfer) fertilization
under in vitro conditions offers the advantage that the success of the fertilization
process can be examined. Therefore, this method can give important diagnostic
information – especially in cases of poor sperm quality or unexplained infertility.
After fertilization in vitro and transfer into the tube the embryone development
occurs in the physiological milieu of the oviduct.

Up to now the new procedure was performed in 40 patients with male factor
or unexplained infertility. In 11 cases (28%) a pregnancy could be achieved. One
abortion, but no ectopic pregnancy was observed. No difference in the pregnancy
rates could be observed between the transfer of pronucleus stage and the early
cleavage stage embryos. This methode combinds the advantage of IVF and GIFT
and offers a successful procedure for the treatment of infertility.

Seit 10 Jahren wird die in vitro Fertilisation mit anschließendem Embryotransfer
erfolgreich in der Behandlung der Sterilität eingesetzt. Embryotransferraten zwischen 70 und 80% zeigen die Fortschritte, die bei der in vitro Fertilisation und der
Kultivierung des Embryos erzielt wurden. Trotz dieser Fortschritte in den letzten
Jahren liegen die Schwangerschaftsraten nach extrakorporaler Befruchtung pro
Behandlungscyclus auch in erfahrenen Arbeitsgruppen kaum über 20%. Ein
Vergleich mit der Schwangerschaftsrate pro Cyclus unter in vivo Bedingungen
zeigt jedoch, daß auch hier die Chancen pro Behandlungscyclus nicht günstiger
liegen. Allerdings ist natürlich der Aufwand unvergleichlich geringer. Während
die in vitro Fertilisation bei tubarer Sterilität indiziert ist und hier auch der größte
Einsatzbereich zu sehen ist, bietet bei normaler Tubenfunktion der intratubare
Gametentransfer eine neue und aussichtsreiche Behandlung der Sterilität. Der
Vorteil hierbei ist, daß sowohl die Fertilisation als auch die frühe Embryonalentwicklung unter in vivo Bedingungen stattfinden. Es werden hierbei Schwangerschaftsraten zwischen 18 und 35% je nach Indikation erzielt (Tabelle 1). Von
vielen Arbeitsgruppen wird ein deutlicher Abfall der Schwangerschaftsraten nach
intratubarem Gametentransfer bei andrologischen Störungen berichtet. Zwar ist
die Ursache hierfür nicht immer feststellbar, jedoch scheint am ehesten das verminderte Fertilisationsvermögen der qualitativ reduzierten Spermatozoen hierfür

Verhandlungen der Deutschen Gesellschaft für Gynäkologie und Geburtshilfe,
47. Versammlung, München 6.-10. September 1988
© Springer-Verlag Berlin Heidelberg

verantwortlich zu sein. Es hat sich deshalb für uns die wichtige Frage gestellt, ob
eine Kombination zwischen GIFT und IVF in Form des intratubaren Embryotransfers nicht nur aus diagnostischen, sondern auch therapeutischen Gründen
Vorteile bietet.

Tabelle 1. Schwangerschaftsrate pro Zyklus
bei Sterilitätsbehandlung

In vivo	15–23%
In vitro Fertilisation	14–25%
Intratubarer Gametentransfer („Gift")	18–35%
Andrologische Sterilität:	
In vitro Fertilisation	11–16%
Intratubarer Gametentransfer („Gift")	13–34%
Intratubarer Embryotransfer?	

Bei der in vitro Fertilisation ist es möglich, nach Aufarbeitung wenige, qualitativ gute Spermatozoen aus einem schlechten Ejakulat in einem tubenähnlichen
Milieu zum optimalen Zeitpunkt unter kontrollierten Bedingungen mit einer
befruchtungsfähigen Eizelle zusammenzubringen und damit die Chance für eine
Fertilisation zu optimieren. Durch zusätzliche Verfeinerung der in vitro Fertilisationsbedingungen wie z. B. die Befruchtung in einem Kapillarröhrchen gelingt es
auch mit sehr niedrigen Spermatozoenzahlen zwischen 300 und 500 ml noch eine
Befruchtung zu erzielen. Da die in vitro Fertilisationsraten heute in einem guten
Labor konstant hoch sind, bietet sich hier die wichtige Möglichkeit eine diagnostische Information über die Fertilisationsfähigkeit der Spermatozoen zu bekommen. Es soll nachfolgend über die Indikation, Durchführung und erste Ergebnisse
mit dem intratubaren Embryotransfer berichtet werden. Bei dieser Behandlung
besteht die Möglichkeit, zum einen die günstigen und im Vergleich zum intratubaren Gametentransfer kontrollierten Bedingungen der Fertilisation unter in vitro
Verhältnissen auszunutzen, die vor allen Dingen bei schlechter Spermatozoenqualität vorteilhaft sind, zum anderen werden dem Embryo in seinem physiologischen Milieu, der Tube, möglicherweise bessere Entwicklungschancen für eine
nachfolgende Implantation gegeben als bei dem intrauterinen Embryotransfer
(Tabelle 2).

Tabelle 2. Indikation zum intratubaren Embryotransfer

Andrologische Sterilität
Idiopathische Sterilität
Erfolgloser intratubarer Gametentransfer
Immunologische Sterilität

Voraussetzung: normale Tubenfunktion

Die Indikation für einen intratubaren Embryotransfer sehen wir heute:
1. Bei andrologischen Störungen: Nach Ausschöpfung der andrologischen
und konventionellen gynäkologischen Therapiemaßnahmen einschließlich mehrfacher intrauteriner Inseminationen erscheint uns die in vitro Fertilisation mit

anschließendem intratubaren Embryotransfer bei andrologischen Störungen aus 2 Gründen sinnvoll:

a) Als diagnostische Möglichkeit, um das Fertilisationsvermögen der Spermatozoen zu prüfen.

b) Als Therapiemöglichkeit zu einer Schwangerschaft zu kommen und damit das Behandlungsziel zu erreichen.

Wenn es in dem Behandlungsversuch zu einer erfolgreichen Fertilisation mit anschließendem Embryotransfer, jedoch ohne nachfolgende Schwangerschaft gekommen ist, ist bei nachgewiesener Fertilisationsfähigkeit der Spermatozoen durchaus eine erneute Behandlung mit intrauteriner Insemination oder dem intratubaren Gametentransfer gerechtfertigt.

2. Die idiopathische Sterilität: Wenn über Jahre alle Möglichkeiten der Sterilitätsdiagnostik und Therapie nicht zum Erfolg einer Schwangerschaft geführt haben, kann bei Vorliegen einer idiopathischen Sterilität dieser neue Behandlungsweg gewählt werden. Neben dem möglichen Schwangerschaftseintritt und damit Erreichung des Therapiezieles hat die extrakorporale Befruchtung auch bei diesen Patienten den wichtigen diagnostischen Wert, Störungen der Gameten zu erkennen und die Fertilisationsfähigkeit der Spermatozoen und der gewonnenen Eizelle zu prüfen.

3. Vergebliche Versuche des intratubaren Gametentransfers oder Kontraindikationen: Wenn wiederholte Versuche des intratubaren Gametentransfers trotz ausreichender Spermatozoen- und Oozytenqualität nicht zu einer Schwangerschaft führen, scheint es sinnvoll, den intratubaren Embryotransfer zu versuchen um zu prüfen, ob überhaupt eine Fertilisation mit dem Gameten erzielt werden kann. Auch bei reduzierter Spermatozoenqualität jenseits der Minimalkriterien für den intratubaren Gametentransfer (1 Mill. progressiv bewegliche Spermatozoen) erscheint es sinnvoll, zunächst zu prüfen, ob überhaupt eine Fertilisation mit dieser reduzierten Spermatozoenqualität möglich ist.

4. Immunologische Sterilität: Auch bei dem seltenen Vorkommen von Spermatozoenantikörpern im Serum der Patientin ist es sinnvoll, zunächst eine in vitro Fertilisation im patientenserumfreien Milieu durchzuführen und anschließend den Embryo in die Tube zu transferieren.

Durchführung der Methode: (Tabelle 3). Zur Vorbereitung für den intratubaren Embryotransfer wird zunächst zur Oozytengewinnung eine ovarielle Stimulation durchgeführt. Hierbei werden folgende Therapiechemata eingesetzt: 1. Clomiphen/HMG/MHC, 2. HMG/HCG, 3. Reines FSH/HCG, 4. GnRH-Agonist/HMG/HCG. Die Oozytengewinnung wird 36 bis 38 Stunden nach der HCG-Gabe durchgeführt, wobei in diesen Patientenkollektiv ausschließlich eine transvaginale Follikelpunktion unter sonographischer Kontrolle gemacht wurde. 20 Stunden nach der Insemination der Eizelle wurde geprüft, ob eine Fertilisation mit Bildung der beiden Vorkerne stattgefunden hatte. Die Qualität des kultivierten Embryos wurde nach 40 bis 48 Stunden morphologisch beurteilt. Embryonen mit gleichgroßen Blastomeren ohne Fragmente und andere Unregelmäßigkeiten wurden als gut bezeichnet. Während normalerweise bei der in vitro Fertilisation der Embryo im 4 bis 8-Zellstadium 2 Tage nach der Insemination in den Uterus transferiert wird, haben wir seit Mai 1987 bei 40 Patientinnen mit geprüfter Tubenfunktion die befruchteten Eizellen im Pronucleus- oder im Embryonalstadium in eine Tube transferiert. Der Transfer wurde pelviskopisch durchgeführt, wobei ebenso vorgegangen wurde wie bei dem intratubaren Gametentransfer. Wenn der Führungskatheter plaziert ist, werden die zu transferierenden Pronucleusstadien oder die Embryonen mit dem Transferkatheter aufgenommen und ca. 2–3 cm in das Tubenlumen eingeführt und der Inhalt langsam eingespült. Es werden 2–3 Embryonen transferiert. Nach dem pelviskopischen intrabubaren Pronucleus oder Embryotransfer hielten die Patientinnen 24 h Bettruhe ein.

Tabelle 3. Vorgehen beim intratubaren Embryotransfer

Ovarielle Stimulation
Vaginal-sonographische Follikelpunktion
Präinkubation der Oozyten
In vitro Fertilisation
Intratubarer Transfer im Pronukleus- oder Embryonalstadium
pelviskopisch
hysteroskopisch
transvaginal

Ergebnisse

Die Australische Arbeitsgruppe um Yovich und die Brüsseler Gruppe berichten über gute Schwangerschaftsraten nach intratubarem Embryo- und Pronucleustransfer. Während in dieser Gruppe nach IVF über eine Schwangerschaftsrate von 12 bzw. 19% pro Behandlungscyclus berichtet wurde, waren die Ergebnisse bei dem intratubaren Pronucleustransfer mit 37 bzw. 43% deutlich günstiger. Auch scheint nach diesen Berichten die Methode günstigere Ergebnisse zu bringen als der intratubare Gametentransfer (35% bzw. 27%). Allerdings werden in diesen beiden Arbeitsgruppen die Indikationen zu dieser Behandlungsmethode großzügiger gestellt. So lag bei den meisten Patienten eine idiopathische Sterilität vor und nur in wenigen Fällen eine rein andrologische (Tabelle 4). Seit Mai 1987 wurde bei 40 Patientinnen ein intratubarer Transfer im Pronucleus- oder im 2 bis 8-Zellstadium durchgeführt. Bei 20 Patientinnen wurde der tubare Transfer im Pronucleusstadium durchgeführt. Bei diesen Patientinnen wurden insgesamt 86 Eizellen gefunden, 57 konnten fertilisiert werden (Fertilisationsrate 66%). Es wurden 1 bis 3 Eizellen im Pronucleusstadium in eine Tube transferiert, dies entspricht 2,9 Eizellen im Pronucleusstadium pro Patientin. 6 Patientinnen wurden schwanger (30%). Ein Abort und eine Extrauteringravidität traten in diesem Kollektiv nicht auf (Tabelle 5). Bei weiteren 20 Patientinnen wurde der intratubare Embryotransfer 40 bis 50 Stunden nach der Insemination der Eizelle im 2 bis 8 Zellstadium gemacht. Dabei wurden 79 Eizellen gewonnen, von denen 56 fertilisiert wurden. Dies entspricht einer Fertilisationsrate von 73%. Im Durchschnitt wurden 2,8 Embryonen pro Patientin in eine der funktionsfähigen Tuben transferiert. Unter den transferierten Embryonen wurden mindestens einer als morpholo-

Tabelle 4. Vergleich intratubarer Gametentransfer („Gift") und intratubarer Pronukleustransfer

	Schwangerschaftsraten	
	„Gift"	Pronukleusstadium
Yovich et al. 1988	35,9% (n = 184)	39,2% (n = 81)
Devroey et al. 1988	27% (n = 163)	43% (n = 57)
Indikationen: idiopathische, andrologische und immunologische Sterilität		

886

Tabelle 5. Ergebnisse des intratubaren Embryotransfers

Patienten	Oocyten	Embryo bzw. Pronucleus Stadium		Fertilisations-Rate	Schwangerschaften	
		n	pro Pat.		n	%
40	166	113	2,8	68%	11	28

gisch gut beurteilt. 5 Patientinnen wurden schwanger. In einem Fall kam es zu einem Abort. Eine Extrauteringravidität trat auch in diesem Kollektiv nicht auf. Mit einer Schwangerschaftsrate von 28% bei andrologischen Störungen konnte damit in diesem allerdings noch nicht sehr großen Kollektiv eine gute Schwangerschaftsrate erzielt werden, die vergleichsweise höher liegt als in den bisher berichteten nach in vitro Fertilisation.

Diskussion

Der Vorteil der in vitro Fertilisation insbesondere bei andrologischer Störung liegt in dem engen Spermatozoen/Eizell-Kontakt, der unter kontrollierten Bedingungen im Gegensatz zum intratubaren Gametentransfer stattfindet. Bei der in vitro Fertilisation können zahlreiche reife Eizellen nach Präinkubation mit Spermatozoen in geringen Mediummengen inkubiert werden und es kann dadurch ein langfristiger und enger Spermatozoen/Eizell-Kontakt hergestellt werden. Hingegen werden bei der GIFT-Technik möglicherweise nicht vollständig ausgereifte Eizellen mit Spermatozoen in das vergleichsweise weiträumige Tubenlumen eingespült wobei die Bedingungen für den Spermatozoen/Eizell-Kontakt sicherlich nicht so günstig sind wie in den oben beschriebenen Verfahren. Im Vergleich zur in vitro Fertilisation bietet die GIFT-Technik jedoch den eindeutigen Vorteil, daß die Embryonalentwicklung unter physiologischen Bedingungen im Eileiter abläuft. Die derzeitigen in vitro Embryo-Kulturbedingungen sind trotz zahlreicher Modifikationen des Kulturmediums nicht als optimal zu bezeichnen. Als weiterer Nachteil der in vitro Fertilisation im Vergleich zum intratubaren Gametentransfer kann angeführt werden, daß der Embryo zu früh und damit unphysiologisch in den Uterus transferiert wird und die mögliche mechanische Irritation des Endometriums und der Gebärmutter während des Embryotransfers, die sogar zu Kontraktionen und dem Auspressen des transferierten Embryos führen kann, eine Implantation verhindern. Eine unterschiedliche Schwangerschaftsrate bei dem Transfer im Pronucleusstadium oder im Embryonalstadium konnte nicht gesehen werden. Die guten Schwangerschaftsraten nach intratubarem Pronucleus- oder Embryotransfer zeigen jedoch auch, daß die Implantationsfähigkeit eines Embryos durch die extrakorporale Befruchtung nicht beeinflußt zu werden scheint. Allerdings sprechen die besseren Ergebnisse mit dem intratubaren Embryotransfer im Vergleich zum intrauterinen Transfer dafür, daß doch das tubare Milieu für die weitere Entwicklung zur Implantationsfähigkeit des Embryos günstiger ist als das uterine Milieu.

Zusammenfassend kann gesagt werden, daß der intratubare Transfer im Pronucleus- und Embryonalstadium die Vorteile der in vitro Fertilisation und des intratubaren Gametentransfers sinnvoll vereinigt. Nach beobachteter und gesicherter Fertilisation der Eizellen wird das Pronucleusstadium oder der Embryo aus dem ungünstigen Milieu im Reagenzglas in das für ihn physiologische Tubenmilieu gebracht und kann sich dort zeitgerecht weiterentwickeln. Da gerade bei andrologischen Sterilitätsursachen unter in vitro Bedingungen der Spermatozoen/Eizell-Kontakt günstig hergestellt werden kann und unter kontrollierten Bedingungen abläuft, bietet sich die Anwendung dieser Methode besonders bei der andrologisch-bedingten Sterilität an. Auch in bestimmten Fällen von idiopathischer und immunologischer Sterilität und nach vergeblichen und erfolglosem Versuch eines intratubaren Gametentransfers scheint dieser neue Behandlungsweg indiziert und erfolgversprechend. Im Vergleich zum Einsatz der in vitro Fertilisation und des intratubaren Gametentransfers bei alleiniger andrologischer Sterilität scheint diese Methode eine bessere Schwangerschaftsrate zu bieten.

Während die Eizellgewinnung durch den Einsatz der transvaginalen sonographischen Punktion nur deutlich erleichtert ist, kann vielleicht auch durch den Einsatz neuer Techniken der zur Zeit noch aufwendige pelviskopische Weg des intratubaren Transfers erleichtert werden. Erste Berichte über den hysteroskopisch durchgeführten intratubaren Transfer oder den ultraschallkontrollierten Transfer von der Scheide aus, den auch wir jetzt versuchen, erscheinen vielversprechend. Klinische Studien und Vergleiche zwischen dem intratubaren Gametentransfer und der in vitro Fertilisation und der Kombination beider Techniken in Form des intratubaren Embryotransfers werden vielleicht in Kürze die Vorteile und Indikationsstellung der verschiedenen Techniken weitgehend darlegen können (Tabelle 6).

Tabelle 6. Vorteile des intratubaren Embryotransfers

– Präinkubation der Eizellen
– Spermatozoen/Eizellkontakt
– kontrollierte Fertilisationsbedingungen
– physiologische Entwicklung des Embryos
– geringe Abortrate (?)

Ambulante transvaginale Follikelpunktion für IVF: Routinemethode für die Praxis? – Erfahrungen von 1000 Punktionen

T. Katzorke, D. Propping, F. B. Kolodziej, L. Belkien

Gemeinschaftspraxis Essen

Die in-vitro-Fertilisation (IVF) ist heute fester Bestandteil der Sterilitätstherapie. Wurden in der Anfangszeit der IVF die Oozyten ausschließlich laparoskopisch gewonnen, so stellt heute die ambulante sonographische transvaginale Follikelpunktion (US-FP) das Verfahren der Wahl, wenn es um die Gewinnung von Oozyten für die IVF geht. Unsere Arbeitsgruppe der Gemeinschaftspraxis in Essen führt die IVF seit 1984 durch. Bis Herbst 1986 wurden die Follikel ausschließlich pelviskopisch punktiert. Im Oktober 1986 haben wir die US-FP eingeführt und bis Juli 1988 insgesamt 1080 Punktionen bei 650 Patientinnen voll ambulant durchgeführt.

Patienten

Die Hauptindikation für die Sterilitätspatienten lautete bei 37% Tubenfaktor, bei jedem vierten Paar (27%) wurde eine andrologische Ursache diagnostiziert (1), 10% hatten Endometriose, bei 3% wurde ein immunologischer Befund erhoben und 23% mußten in die Gruppe der langjährigen therapieresistenten Sterilität eingeordnet werden.

Archives of Gynecology and Obstetrics Vol. 245, No. 1-4, 1989
Verhandlungen der Deutschen Gesellschaft für Gynäkologie und Geburtshilfe, 47. Versammlung, München 6.-10. September 1988

Stimulation der Ovarien

Zur Ovulationsinduktion benutzen wir folgendes Schema: Vom 3. Zyklustag (ZT.) bis zum 5. ZT. werden 75 iE FSH (Fertinorm), sowie 150 iE LH und FSH (HMG) pro Tag appliziert. Ab dem 6. ZT. bis zum 8. ZT. geben wir täglich 225 iE FSH und LH, danach wird HMG individuell in Abhängigkeit vom sonographischen und endokrinologischen Befund dosiert. LH und E2 werden täglich ab dem 7. ZT. bestimmt. Die sonographische Follikulometrie wird gleichfalls ab dem 7. ZT. durchgeführt. Die Ovulationsauslösung erfolgt mit 10 000 iE HCG, wenn der Leitfollikel 18 – 20 mm im Durchmesser aufweist und pro Follikel über 15 mm ca. 300 – 400 pg/ml E2 gemessen werden.

Sonographische transvaginale Follikelpunktion (US-FP)

30 Minuten vor der Punktion applizieren wir der Patientin 5 – 10 mg Diazepam. Bei Ängstlichkeit oder ungünstiger Lage der Ovarien (ca. 10%) wird zusätzlich über einen intravenösen Verweilkatheter Midazolam gegeben. In ca. 5% der Fälle ist keine Sedierung und Analgesie erforderlich. Die Punktion wird in Steinschnittlage bei leerer Blase durchgeführt. Die Scheide wird desinfiziert und mit sterilem Kulturmedium gespült. Die Follikel werden mit einem Saugdruck von 120 mg Hg punktiert. In den meisten Fällen ist nur ein transvaginaler Einstich pro Ovar notwendig.

In-vitro-Fertilisation

Die in-vitro-Fertilisation erfolgt in üblicher Weise [2].

Ergebnisse und Diskussion

Die Ergebnisse aus 1080 US-FP sind in Tabelle 1 dargestellt. Im Vergleich zur früher praktizierten Laparoskopie war die Ausbeute an Oozyten bei der US-FP deutlich erhöht (2,9 vs 5,6 Oozyten/Punktion). Die Komplikationsrate lag bei 7 pro 1080 sehr niedrig. Fünfmal traten Blutungen aus der Vaginalwand auf, einmal wurde hierbei ein kleines arterielles Gefäß übernäht. Bei einer Patientin mit Lebervorschädigung (Quick-Wert 70%) kam es zur Ausbildung eines Tubo-ovarialabszesses. In einem Fall wurde offensichtlich lagerungsbedingt ein Wurzelreiz-Syndrom bei L4 registriert. Es wurde keine Pelvioperitonitis beobachtet. Die US-FP ist deshalb aus folgenden Gründen als die *Methode der ersten Wahl* für die Eizellgewinnung im Rahmen der IVF anzusehen: – niedrige Kompli-

Tabelle 1. Ergebnisse: Transvaginale Follikelpunktionen (US-FP) von Oktober 1986 bis Juli 1988

US-FP (N)	1080
Patientinnen (N)	650
Durchschnittsalter (Jahre)	32,8
US-FP/Patientin	1,7
Follikel/US-FP	6,3
Oocyten/US-FP	5,6
Embryotransfer (N)	583
Embryotransfer/US-FP (%)	54
Graviditäten (N)	117
Graviditäten/ET (%)	20

kationsrate – geringe Patientenbelastung – keine Allgemeinanästhesie – hohe Oozytenausbeute – hohe Patientenakzeptanz.

Literatur

1. Belsey MA, Eliasson R, Gallegos AJ, Moghissi KS, Paulsen CA, Prasad MRN (1980) Laboratory manual for the examination of human semen and semen-cervical mucus interaction. Press Concern, Singapore
2. Lopata A, Johnston WH, Hoult IJ, Speirs AI (1980) Pregnancy following intrauterin implantation of an embryo obtained by in vitro fertilization of a preovulatory egg. Fertil Steril 33:117–120

Vergleich zwischen pelviskopischem und sonographisch-transvaginalem Vorgehen zur In-vitro-Fertilisation

F. Maleika[1], M. C. Maleika[1], P. Hartter[2], G. Enders[2]

[1] Praxis für Reproduktionsmedizin, Stuttgart
[2] Labor Prof. Dr. G. Enders, Stuttgart

Die Vorteile der transvaginalen Punktion liegen in der rascheren, weniger traumatischen, risikofreien (auch kostengünstigeren) Eizellgewinnung. Eine Allgemeinnarkose erübrigt sich. Durch die geringe Belastung der Patienten, sowie die nicht vorhandene Ansäuerung der Follikelflüssigkeit gegenüber der Pelviskopie, ist die Schwangerschaftsrate erhöht.

Bei vergleichbarer Zahl der Punktate der gewonnenen Eizellen und der entstandenen Embryonen ist die erzielte Schwangerschaftsrate beim sonographisch transvaginalen Vorgehen dem pelviskopischen überlegen.

	Pelviskopie 3/86–9/87	Ultraschall 9/86–2/87	Ultraschall 9/86–12/87
N Patienten	31	31	–
N Punkt. (P)	38	36	124
N Punktate	234	236	–
N Oozyten	201	188	677
N Ooz./Punkt.	5,3	5,2	5,5
N Embryonen	69	68	344
N Embryotransfer	25 (65,8%/P)	22 (61,1%/P)	98 (79%/P)
N Gesamt Grav.	6 (15,8%/P)	10 (27,8%/P)	30 (24,2%/P)
N Gestörte Grav.	5	5	11
N Geburten	1 (2,6%/P)	5 (13,8%/P)	19 (15,3%/P)

Analyse von 247 Schwangerschaften nach IVF und Embryotransfer

K. Fiedler, G. Krüsmann, P. Hirsch, J. Mezger, M. Rothenaicher, W. Würfel

Klinik Dr. Krüsman, Abteilung für Sterilitätsdiagnostik und in vitro Fertilisation, München

Die Geburt von Louise Brown im Juli 1978 war lange Zeit ein Ereignis, das gut genug war, die Titelseiten selbst renomiertester Zeitungen und Zeitschriften zu

Archives of Gynecology and Obstetrics Vol. 245, No. 1-4, 1989
Verhandlungen der Deutschen Gesellschaft für Gynäkologie und Geburtshilfe,
47. Versammlung, München 6.-10. September 1988
© Springer-Verlag Berlin Heidelberg

füllen. Inzwischen ist es etwas ruhiger um den gesamten Komplex des IVF geworden, wenn auch hier und da noch versucht wird, manch journalistisches Süppchen durch die effektvolle Verquickung von Gentechnologie, Manipulation und Menschenzucht zu würzen. Zu wünschen wäre, daß die IVF gänzlich ihren spektakulären Charakter verliert und unter Berücksichtigung aller ethischen und juristischen Bedenken Einzug als allgemein anerkannte Therapieform, insbesondere der tubaren Sterilität findet und nicht umgekehrt, wie im neuesten Gesetz zur Strukturreform im Gesundheitswesen von Herrn Blüm vorgesehen, gänzlich aus dem Leistungskatalog der Krankenkassen gestrichen wird. 10 Jahre nach der Geburt des ersten extrakorporal gezeugten Kindes ist es nunmehr an der Zeit, sich vermehrt um den Schwangerschaftsverlauf und die geborenen Kinder zu kümmern, nachdem alle etablierten Zentren vergleichbare Schwangerschaftsraten aufweisen. Von den inzwischen 182 geborenen Kindern konnten wir nach einer Fragebogenaktion 83 Schwangerschaftsverläufe und Geburten analysieren. Diese wurden mit den Zahlen der Bayerischen Perinatalstudie von 1986 verglichen. Der statistische Fehler, der hier vorliegt, ist bekannt und sollte zum Anlaß genommen werden, dazu aufzurufen, daß alle IVF-Zentren in der Bundesrepublik sich auf eine ähnliche Methode wie die perinatologischen Erhebungsbögen einigen, um aussagekräftigere Zahlen präsentieren zu können. Die perinatale Mortalität ist bei der IVF-Schwangerschaft etwa um das 5-fache erhöht (Bayern 1986 0,78%, IVF 3,6%). Dies wird vorwiegend durch die erhöhte Frühgeburtenrate (alle Geburten unterhalb der vollendeten, 37. Schwangerschaftswoche) erklärt (Bayern 1986 6,3%, IVF 16,9%). Wesentliche Ursache für die Frühgeburtlichkeit bei IVF ist die deutlich erhöhte Mehrlingsrate. Allerdings konnten mehr als ¾ aller Zwillingsschwangerschaften in der 38. und 40. Schwangerschaftswoche entbunden werden. Keine der drei Drillingsschwangerschaften mußte unterhalb der 32. Schwangerschaftswoche entbunden werden (s. Abb. 1). Bedingt durch die Risikoschwangerschaften verändert sich auch der Entbindungsmodus zugunsten einer deutlichen Vermehrung der Sektiofrequenz gegenüber dem Normalkollektiv (s. Abb. 2). Neben der medizinischen Indikation spielt hier sicher auch die psychologische Seite unter dem Motto „auf keinen Fall ein Risiko" eine sicher nicht unerhebliche Rolle. Wie hoch das Risiko einer IVF-Schwangerschaft bzw. Ge-

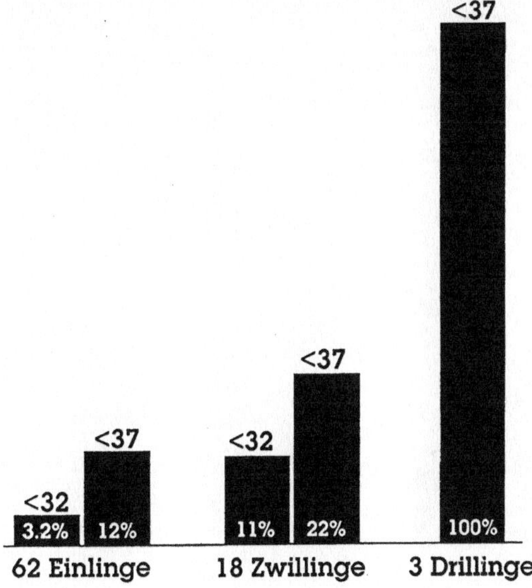

Abb. 1. Frühgeburten bei IVF

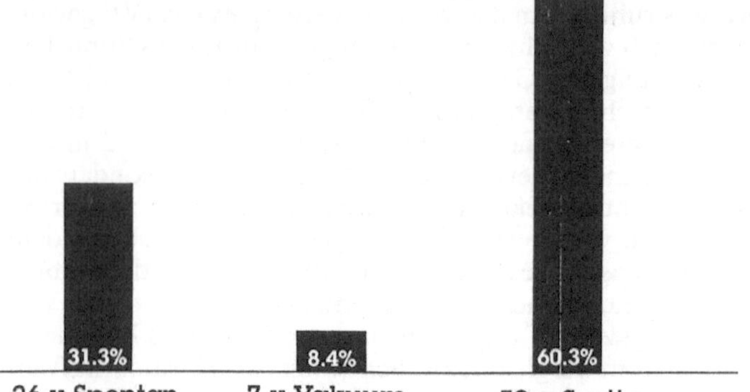

Abb. 2. Entbindungsmodus bei IVF

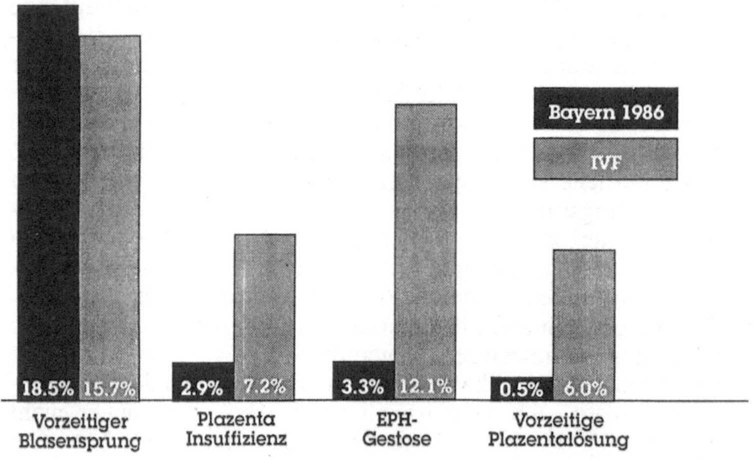

Abb. 3 Ursachen für Geburtseinleitung

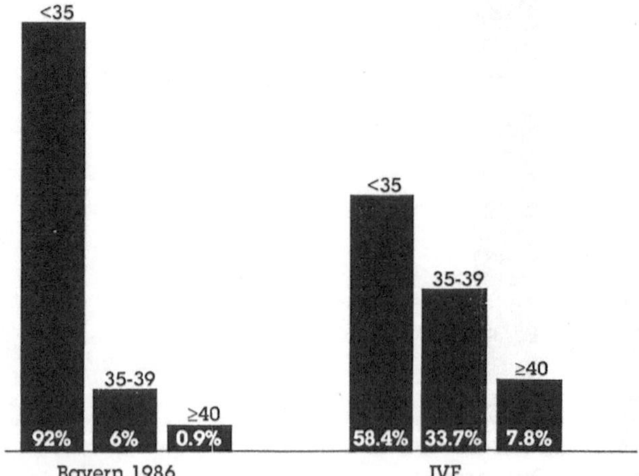

Abb. 4. Altersprofile

burt ist, verdeutlicht Abb. 3, wenn man nach den Ursachen für die Geburtseinleitung aufteilt. Der Hauptgrund für das erhöhte Schwangerschafts-Risiko liegt in der deutlich veränderten Altersstruktur der IVF-Patientinnen im Vergleich zu den Schwangeren der Bayerischen Perinatalstudie. Während bei ersterer mehr als 90% unter 35 Jahren sind, haben wir es bei den IVF-Schwangerschaften mit einer Gruppe von über 40% in der Altersstufe der über 35jährigen zu tun (s. Abb. 4). Das deutlich erhöhte Risiko einer IVF-Schwangerschaft muß dazu führen, diese besonders intensiv zu überwachen, um die bereits durch die jahrelange Kinderlosigkeit traumatisierte Patientin, welche sich endlich auf ihre lang ersehnte Mutterschaft vorbereitet, nicht durch den Schock z. B. eines intrauterinen oder perinatalen Todesfalles völlig zu entmutigen.

Transvaginale Follikelpunktion und Endometriumstruktur

B. G. Welker, U. Gembruch, K. Diedrich, D. Krebs

Universitäts-Frauenklinik, Bonn

Erstmals wurde eine transvaginale sonografische Untersuchung des Endometriums während der Eizellgewinnung mit der Fragestellung durchgeführt, ob Rückschlüsse hinsichtlich Fertilisation und Nidation möglich sind [9].

Material und Methoden

Bei 190 *in vitro* Fertilisations (IVF)-Patientinnen wurde das Endometrium während der transvaginalen Follikelpunktion [3] beurteilt und mit den Hormonwerten am Tag der Gabe des humanen Choriongonadotropins (hCG) sowie den Resultaten der IVF verglichen [1]. Die Follikelpunktionen erfolgten 36 Stunden nach der Gabe von 10000 IE hCG. Die verwendete Apparatur bestand aus einem Ultraschallgerät (RT 3600, General Electric) mit einer elektronischen (phased-array) 5MHz – 90° Vaginalsonde bei einem Bildaufbau von 30 Bildern/Sek. [3]. Das Endometrium wurde in Uteruslängsrichtung dargestellt. Folgende Parameter wurden untersucht: Durchmesser (mm):
  I. Gesamtdicke a.p.
  II. Hyporeflektorische Innenschicht
  III. Kavumreflex bzw. kavumnahe echodichte Schicht
  IV. Flüssigkeit im Lumen

Ergebnisse

Es konnten drei verschiedene Endometriummuster unterschieden werden:

I. >0; II. $=0$; III. $=0$; IV. $=0 \Rightarrow$ Typ A n $=35$
I. >0; II. >0; III. >0; IV. $=0 \Rightarrow$ Typ B n $=149$
I. >0; II. ≥ 0; III. ≥ 0; IV. $>0 \Rightarrow$ Typ C n $=6$

Typ A entspricht somit einem echodichten Endometrium (Abb. 1), Typ B einem Endometrium bestehend aus einer äußeren echodichten Schicht, einer echoärmeren inneren Schicht und einer echodichteren kavumnahen Schicht (Abb. 2) und Typ C einem flüssigkeitsgefüllten Kavum. Die Gesamtdicke des Endometriums (Mittelwert $10,1 \pm 2,0$ mm; Clomiphen: 10,2 mm, n $=25$; hMG: 10,9 mm, n $=54$; Clomiphen $+$ hMG 9,8 mm, n $=75$; GnRH-hMG: 8,8 mm; n $=36$), der Durchmesser der hypodensen Zone des Typs B (Clomiphen: 5,8 mm, hMG: 5,6 mm, Clomiphen + hMG: 5,3 mm, GnRH-hMG: 6,1 mm) und die drei Endometrium-typen zeigten signifikante Unterschiede weder zwischen den einzelnen Stimulationsarten, noch hinsichtlich der Anzahl der Eizellen, der Anzahl der befruchteten Eizellen, der Anzahl der Fälle ohne Befruchtung, der östradiol- und Progesteronwerte und des Zyklustages. Muster C wurde häufiger bei einer alleinigen hMG-Stimulation beobachtet, wobei konsistent niedrige Progesteronwerte auffielen.

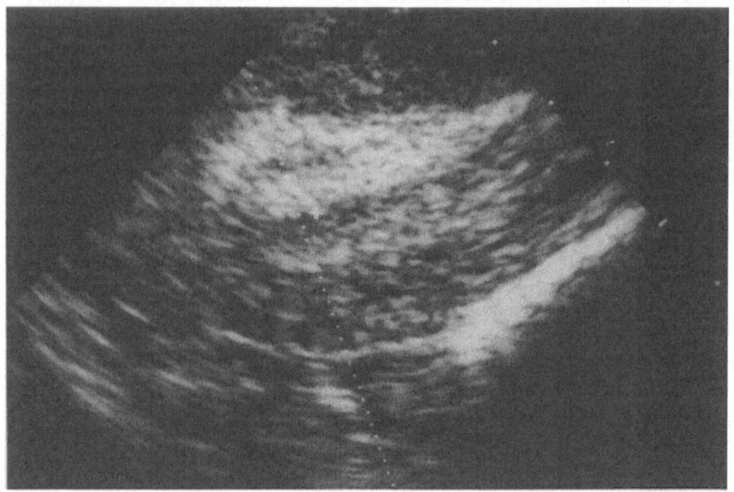

Abb. 1. Transvaginalsonografisches Bild eines Endometrium Typ A

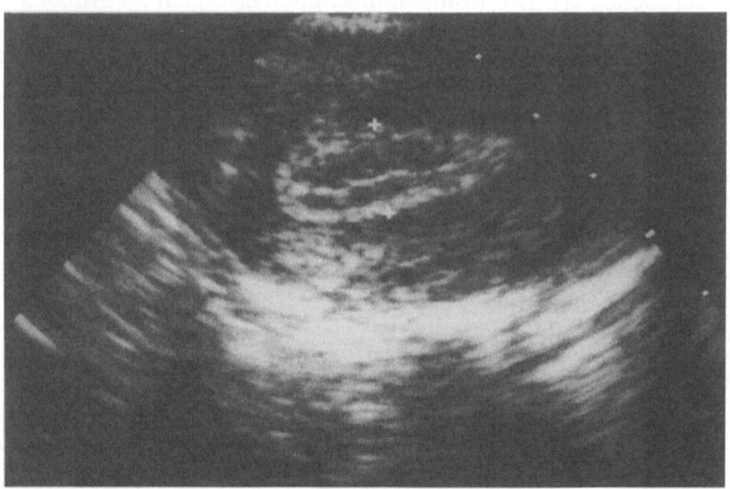

Abb. 2. Transvaginalsonografisches Bild eines Endometrium Typ B

In 34 von 149 Fällen mit dem Muster B traten Schwangerschaften ein (22,8% der Punktionen), wohingegen bei Typ A und C jeweils nur eine Schwangerschaft unter 35 bzw. 6 Fällen beobachtet wurde (p = 0,026).

894

Diskussion

Die Ergebnisse stehen im Einklang [2, 5–7] bzw. Widerspruch [4, 8] zu früheren transabdominalen Untersuchungen des Endometriumdurchmessers. Im Gegensatz dazu haben die periovulatorischen Strukturunterschiede prognostische Qualitäten im Hinblick auf das mögliche Eintreten einer Nidation. Dabei entspricht Typ B einem der proliferativen Phase zugeordneten Endometrium [2] bzw. einem Übergangszustand zum echodichten Lutealphasetyp A. Die sonografische Beurteilung des Endometriums gibt somit klinisch brauchbare Hinweise vor einer geplanten Follikelpunktion bei Infertilitätspatientinnen. Der transvaginale Zugang ist dabei die Methode der Wahl.

Literatur

1. Diedrich K, Wildt L, Diedrich C, van der Ven H, Al-Hasani S, Lehmann F, Krebs D (1985) Ovarielle Stimulation für die extrakorporale Befruchtung. Fertilität 1:26–31
2. Fleischer AC, Herbert CM, Sacks GA, Wentz AC, Entman SS, James AE Jr (1986) Sonography of the endometrium during conception and nonconception cycles of in vitro fertilization and embryo transfer. Fertil Steril 46:442–447
3. Gembruch U, Diedrich K, Welker B, Wahode J, van der Ven H, Al-Hasani S, Krebs D (1988) Transvaginal sonographically guided oocyte retrieval for invitro fertilization. Human Reproduction 3 (Suppl 2):59–63
4. Giorlandino C, Gleicher N, Nanni C, Vizzone A, Gentili P, Taramanni C (1987) The sonographic picture of endometrium in spontaneous and induced cycles. Fertil Steril 47:508–511
5. Hackelöer B-J (1984) Ultrasound scanning of the ovarian cycle. J In Vitro Fertil Embryo Trans 1:217–222
6. Imoedemhe DAG, Shaw RW, Kirkland A, Chan R (1987) Ultrasound measurement of endometrial thickness on different ovarian stimulation regimens during in-vitro fertilization. Human Reproduction 2:545–547
7. Rabinowitz R, Laufer N, Lewin A, Navot D, Bar I, Margalioth EJ, Schenker JJG (1986) The value of ultrasonographic endometrial measurement in the prediction of pregnancy following in vitro fertilization. Fertil Steril 45:824–828
8. Smith B, Porter R, Ahuja K, Craft I (1984) Ultrasonic assessment of endometrial changes in stimulated cycles in an in-vitro fertilization and embryo transfer program. J In Vitro Fertil Embryo Trans 1:233–237
9. Welker BG, Gembruch U, Al-Hasani S, van der Ven H, Diedrich K, Krebs D (1988) Transvaginal sonography of the endometrium at the time of oocyte retrieval for in-vitro fertilization. Binational meeting of Germany/Israel Gynecology and Obstetrics societies. Jerusalem, Israel, 27.–30. März 1988, p 31

Intravaginale Kultur, eine weitere Vereinfachung der In-vitro-Fertilisation

K. Sterzik[1], B. Rosenbusch[1], V. Sasse[1], A. Wolf[1], H. M. Beier[2], C. Lauritzen[1]

[1] Abteilung Frauenheilkunde und Geburtshilfe der Universität Ulm,
[2] Abteilung Anatomie und Reproduktionsbiologie, RWTH, Aachen

Einleitung

Auf dem Gebiet der extrakorporalen Befruchtung sind in den letzten 10 Jahren enorme Fortschritte erzielt worden. Einige Teilbereiche dieses Therapieverfahrens wie z. B. die hormonelle Stimulation, die Follikelpunktion oder die Vorbehandlung der Spermatozoen, erfuhren einerseits eine weitgehende Standardisierung, andererseits aber auch eine technische Vereinfachung oder Optimierung.

Eine Stagnation der technisch-methodischen Entwicklung ist dagegen im Bereich der Oocytenkultur zu verzeichnen, deren Prinzip seit 10 Jahren praktisch nicht verändert wurde. Eine neue Methode der In-vitro-Fertilisation wurde 1987 von Ranoux beschrieben [4]. Bei diesem Verfahren der intravaginalen Kultur (IVC), werden Eizellen zusammen mit den präparierten Spermatozoen in einer Plastik- kapsel in der Vagina der Patientin inkubiert. In der vorliegenden Arbeit möchten wir über eigene Erfahrungen mit diesem neuen Verfahren berichten.

Material und Methode

In dieser Studie wurden 50 Ehepaare mit IVC behandelt. Unter den Indikationen für die Aufnahme in das IVF-Programm fanden sich 27 Fälle mit tubarer Sterili- tät, siebenmal wurde eine Endometriose und bei 16 Paaren ein andrologischer Faktor diagnostiziert (Tabelle 1). Die hormonelle Stimulation erfolgte mit hMG/ hCG nach dem bereits beschriebenen Schema [5]. Die Follikelpunktion wurde 36 Stunden nach der Ovulationsterminierung mit hCG transvaginal vorgenommen. Innerhalb einer Stunde nach der Punktion wurden eine bis vier Eizellen mit dem vorher präparierten Sperma in eine mit Ham's F − 10 + 10% Nabelschnurserum gefüllten Kapsel gegeben. Die dicht verschlossene Kapsel wurde zusätzlich mit Parafilm versiegelt und in die Vagina eingelegt. Nach 40 − 50 h erfolgte die Begut- achtung der Eizellen. Der Embryotransfer wurde im 4- oder 8-Zellen-Stadium vorgenommen. Nach einer Ruhezeit von einer Stunde konnten die Patientinnen nach Hause entlassen werden.

Ergebnisse

Bei 27 Patientinnen mit tubarer Sterilität konnten wir 6 intakte Graviditäten erzielen. Weitere 3 klinische Schwangerschaften konnten bei 3 der 7 Patientinnen, die aufgrund einer Endometriose in unser IVF-Programm aufgenommen wurden, festgestellt werden. Bei 3 Patientinnen in der Gruppe mit andrologischem Faktor wurden β-hCG-Anstiege beobachtet, jedoch nur bei 2 Frauen kam es zur regel- rechten Implantation und Schwangerschaft (Tabelle 1).

Tabelle 1. Indikationen für die Aufnahme der Patienten-Paare in das In-vitro-Fertilisationspro- gramm der UFK Ulm und Ergebnisse der intravaginalen Kultur (IVC)

Indikation	Zahl der Paare	Aspirierte Eizellen	Befruchtete Eizellen	Trans- ferierte Embryo- nen	β-hCG-Anstieg bis zum 20. Tag nach dem Embryotransfer	Intakte Schwanger- schaften
Tubare Sterilität	27	108	75 (70%)	75	7	6
Endometriose	7	35	22 (62%)	22	3	3
Andrologischer Faktor	16	64	25 (40%)	25	3	2
Summe	50	207	122 (59%)	122	13 (26%)	11 (22%)

Diskussion

Die in der vorliegenden Arbeit erzielte Schwangerschaftsrate liegt im Bereich von 22% und scheint somit keinen Nachteil gegenüber dem herkömmlichen Verfah-

896

ren aufzuweisen. Die IVC bietet mit der deutlichen Verminderung extrakorporaler „Streßfaktoren", welche bei den Manipulationen im Labor auftreten, wesentliche Vorteile. In erster Linie handelt es sich bei diesen Faktoren um die Exposition der Keim- und Furchungszellen gegenüber Licht und Änderungen der Temperatur. Der Einfluß von Temperaturschwankungen auf Fertilisation und Teilung menschlicher Eizellen während der Inkubation im Brutschrank wurde von Abramczuk und Lopata untersucht [1]. Es zeigte sich ein signifikanter Unterschied in der Auswirkung verschiedener Inkubatoren auf die Befruchtungs- und Teilungsrate der Eizellen. Kulturen, die einer höheren Anzahl von Öffnungen der Brutschranktür während der Inkubation ausgesetzt waren, wiesen eine gesteigerte Tendenz zur Induktion von Fehlgeburten. Ein negativer Einfluß aus Säugetierzellen in der Gewebekultur ist durch Lichtexposition zu erwarten [2, 3]. Wenngleich in den meisten derartigen Arbeiten die Expositionszeit gegenüber den erwähnten Faktoren länger ist als bei der Kultur menschlicher Eizellen nach der herkömmlichen Methode, sind nachteilige Effekte durch kurzzeitige, wiederholte Einwirkungen unnatürlicher Bedingungen denkbar. Bei der Verminderung dieser Einflüsse stellt die IVC einen wichtigen neuen Ansatzpunkt. Nicht vernachlässigt werden sollte in dieser kritischen Betrachtung der psychische Faktor seitens der Patientin. Unter Berücksichtigung der aufgeführten Vorteile bietet die IVC unseres Erachtens eine bemerkenswerte Alternative zum herkömmlichen IVF-Verfahren.

Literatur

1. Ambramczuk JW, Lopata A (1986) Incubator performance in the clinical in vitro fertilization program: importance of temperature conditions for the fertilization and cleavage of human oocytes. Fertil Steril 46:132
2. Hegele-Hartung C, Schumacher A, Fischer B (1988) Ultrastructure of preimplantation rabbit embryos exposed to visible light and room temperature. Anat Embryol 178
3. Hirao Y, Yanagimachi R (1978) Detrimental effect of visible light on meiosis of mammalian eggs in vitro. J Exp Zool 206:365
4. Ranoux C, Dubisson JB, Aubriot FX, Cardone V, Foulot H (1987) The first seven births using a new in vitro fertilization technique. Abstracts of the 5th World Congress on In Vitro Fertilization and Embryo Transfer. April 5–10, Norfolk, Virginia, USA, p 90
5. Sterzik K, Jonatha W, Keckstein G, Rossmanith W, Traub E, Wolf A (1987) Ultrasonically guided follicle aspiration for oocyte retrieval in an in vitro fertilization program: further simplification. Int J Gynaecol Obst 4:102

Untersuchungen von 20 Extrauteringraviditäten nach IVF und Embryotransfer

G. Krüsmann, M. Rothenaicher, P. Hirsch, K. Fiedler

Klinik Dr. Krüsmann, München

Eine wichtige Komplikation der IVF-Behandlung ist die Extrauteringravidität, die für die Betroffenen so kurz nach der Feststellung der Schwangerschaft eine große Enttäuschung darstellt, zumal sich der Diagnose auch noch eine Operation anschließt. In unserem IVF-Programm sind aus 1262 ultraschallkontrollierten Follikelpunktionen 324 klinische Schwangerschaften entstanden, davon entwickelten sich 242 ungestört über die 10. SSW hinaus, 62 endeten vor der 10. SSW als Abort und 20 waren Extrauteringraviditäten.

Formen der Extrauteringraviditäten

Von diesen 20 EUGs waren 14 reine einseitige meist ampulläre Tubargraviditäten, in einem Fall kam es nach Transfer von 4 Embryonen zur Entwicklung von 3 Tubargraviditäten gleichzeitig in beiden Tuben, und zwar im distalen Drittel auf beiden Seiten und im isthmischen Teil der rechten Tube. Zweimal entwickelte sich eine interstitielle Gravidität bei Z. n. beidseitiger kompletter Salpingektomie, dreimal kam es zur simultanen extra- und intrauterinen Gravidität, wobei einmal nach Operation einer Tubarruptur die intrauterine Schwangerschaft bis zur Geburt ungestört weiterlief. Das gleichzeitige Vorkommen von Schwangerschaften in beiden Tuben weist darauf hin, daß es erst nach Transfer zum Transport in die Tuben kam und nicht versehentlich in die Tuben transferiert wurde.

Vorgeschichte, Behandlungsverlauf und Extrauteringravidität

Es wurden die Aufzeichnungen über die Vorgeschichte der EUG-Patientinnen analysiert und mit denen von 50 Patientinnen verglichen, die nach IVF eine normale Schwangerschaft entwickelten. Es fanden sich keine Unterschiede in folgenden Punkten: Sterilitätsursachen wie Tubensterilität, Z. n. EUG, Endometriosen, Zyklusanomalien, IUP-Anamnese, andrologische Subfertilität. Eine leichte Häufung von EUGs war bei der Diagnose Sactosalpinx zu verzeichnen, auffällig war das Fehlen von EUGs bei der Diagnose Verwachsungen isoliert, z. B. bei Zustand nach extragenitaler Pelveoperitonitis, z. B. nach perforierter Appendizitis. Kein Unterschied fand sich bei den Daten aus dem Behandlungszyklus vom Stimulationsregime bis zur Transfertechnik. Ein deutlicher Zusammenhang bestand zwischen der Anzahl vorausgegangener IVF-Versuche und dem Auftreten ektoper Graviditäten: Bei den intakten Graviditäten war in 50 Fällen nur 4mal eine abgebrochene Zyklusstimulation zu verzeichnen, 7 mal fand keine Fertilisation statt und 81 mal, d. h. 1,6 mal pro Patient, waren erfolglose Embryotransfers vorausgegangen, während bei 20 EUGs 19 abgebrochene Stimulatio-

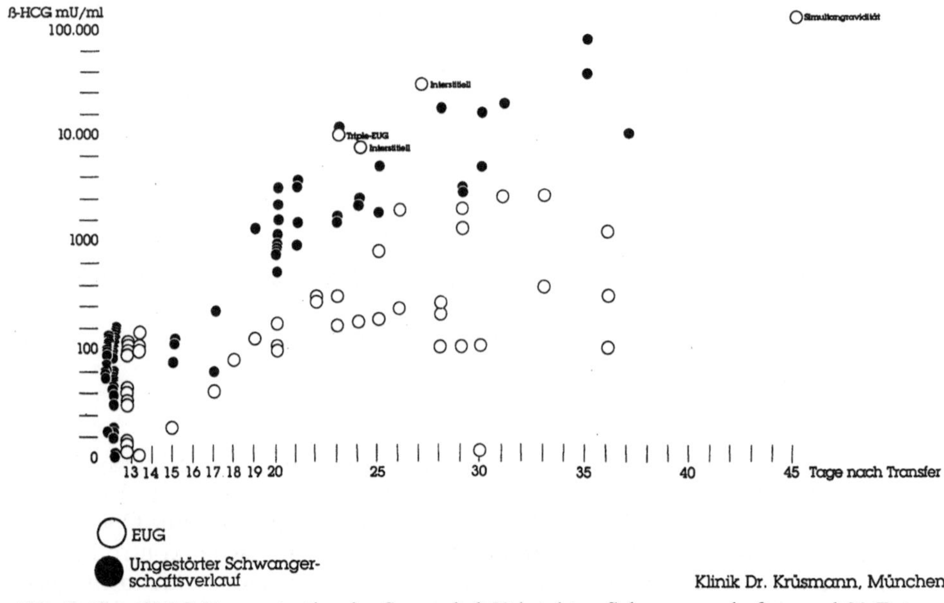

Abb. 1. Beta-HCG Konzentration im Serum bei 50 intakten Schwangerschaften und 20 Extrauterinschwangerschaften

898

nen, 11 Fertilisationsversager sowie 50 erfolglose Transfers, d. h. 2,5 pro Patient, vorausgingen. Im Gegensatz zu anderen Untersuchern konnten wir ein gehäuftes Auftreten von EUGs bei Patientinnen mit nur einer intakten Tube nicht beobachten [1].

Diagnose

Wichtigste diagnostische Hilfsmittel sind die Bestimmung von β-HCG und die Sonographie. Während 13 Tage nach ET in beiden Gruppen keine Unterschiede bestehen, liegen die β-HCG-Werte bei den EUGs bereits eine Woche später deutlich niedriger als bei den intakten Graviditäten (Abb. 1) [2]. Schwierig ist die Diagnose der Simultangravidität, bei der die intakte intrauterine Gravidität die Aufmerksamkeit des Untersuchers von der Adnexregion ablenkt. Nachdem die frühzeitige Diagnose sowohl der einfachen Tubargravidität als auch der Simultangravidität entscheidend ist, wird die engmaschige Kontrolle von IVF-Schwangerschaften empfohlen [3].

Literatur

1. Cohen J, Mayaux MJ, Guihard-Moscato ML, Schwartz D (1986) In-vitro fertilization and embryo transfer: a collaborative study of 1163 pregnancies on the incidence and risk factors of ectopic pregnancies. Human Reproduction 1:255–258
2. Runnebaum B, Gerhard I (1983) Diagnostische und prognostische Bedeutung von Hormonbestimmungen in der ersten Schwangerschaftshälfte. Gynäkologie 16:155–172
3. Dor J, Rudak E, Rotmench S, Levran D, Blankstein J, Lusky A, Nebel L, Serr DM, Mashiach S (1988) The role of early post-implantation beta-HCG levels in the outcome of pregnancies following in-vitro fertilization. Human Reproduction 3:663–667

Tubendurchgängigkeitsprüfung während laparoskopischer Follikelpunktion zur in-vitro-Fertilisation

W. Decleer, H. van der Ven, K. Diedrich, A. Werner, S. Al-Hasani, D. Krebs

Universitäts-Frauenklinik, Bonn-Venusberg

Einleitung

Die Mehrzahl der Patientinnen, die in unser in vitro Fertilisationsprogramm aufgenommen werden, haben sich bereits einer langjährigen Sterilisationsbehandlung unterzogen. Bei dennoch unklarem Tubenfaktor führten wir in diesen Fällen eine Follikelpunktion mit gleichzeitiger Tubenfunktionsprüfung durch, um den Patientinnen eine weitere diagnostische Laparoskopie zu ersparen.

Material und Methode

Die Tubenfunktionsdiagnostik umfaßt in unserer Klinik die laparoskopische Betrachtung der Eileiter sowie eine Durchgängigkeitsüberprüfung. Diese wurde meistens durch eine CO_2 Pertubation erreicht. In einer kleinen Gruppe wurde auch die Chromopertubation durchgeführt. Zur Beurteilung der IVF-Erfolge wurden die Zahl der gewonnenen Eizellen pro Punktion, die Zahl der transferierten Embryonen, die Zahl der Schwangerschaften und die Qualität der Schwangerschaften studiert. Als Kontrollgruppe wurden die laparoskopischen Follikelpunktionen von 1986 gewählt. Insgesamt wurde bei 62 Patientinnen die Follikelpunktion mit der Tubenfunktionsprüfung ausgeführt. (50× CO$_2$ Per., 9× Chromopert., 3× beide.) Im Vergleich zur Kontrollgruppe gab es keine Unterschiede bezüglich der Zahl der gewonnenen Eizellen und der Zahl der transferierten Embryonen. Mit 16% Schwangerschaften pro Embryotransfer (ET) lag die Schwangerschaftsrate jedoch deutlich unter der Kontrollgruppe (26%). Diese insgesamt 7 Schwangerschaften gingen außerdem alle im biochemischen Stadium verloren im Gegensatz zu der Kontrollgruppe, wo nur 25% der erreichten Schwangerschaften verloren gingen (63 Geburten bei 85 Schwangerschaften). Setzen wir den erreichten (biochemischen) Schwangerschaften die Durchgängigkeit gegenüber, dann sehen wir, daß alle SS sich bei der Gruppe mit den offenen Tuben situieren.

Diskussion

Die vorliegenden Ergebnisse deuten darauf hin, daß die Tubendurchgängigkeitsprüfung in Verbindung mit einer laparoskopischen Follikelpunktion im Rahmen einer IVF-Therapie zu einer Beeinträchtigung der Schwangerschaftsrate führt. Sowohl die Schwangerschaftsrate als auch die Qualität der Schwangerschaft ist gegenüber einer Kontrollgruppe ohne gleichzeitige Tubenfunktionsdiagnostik deutlich reduziert. Möglicherweise sind hierfür physikalische oder chemische Beeinträchtigungen des Endometriums bzw. des intrauterinen Milieus mit resultierender Störung der früheren Embryonalentwicklung und der Implantation verantwortlich, die durch die Manipulation der Gebärmutter, den hohen intrauterinen Druck und den CO$_2$ bedingten Abfall des intrazellulären pH-Wertes verursacht sein könnten. Interessanterweise traten nach Tubendurchgängigkeitsprüfung in dieser Studie nur Schwangerschaften auf, wenn eine Tubendurchgängigkeit nachgewiesen werden konnte. In diesen Fällen waren möglicherweise die intrauterinen Druckerhöhungen und CO$_2$ bedingte pH Veränderungen weniger stark wirksam, da ein Abströmen des CO$_2$ gegeben war. Obwohl die definitiven Ursachen für die Beeinträchtigung der Schwangerschaftsrate nach IVF-ET mit Tubenfunktionsdiagnostik nicht geklärt sind, sollte aufgrund dieser Studie dieses kombinierte diagnostische und therapeutische Verfahren nicht durchgeführt werden.

Entscheidungshilfen für den therapeutischen Einsatz der Mikrochirurgie, der In-vitro-Fertilisation und des Gametentransfers

J. Kleinstein, H. Gips, E. Genis, O. Khanaga

Universitätsfrauenklinik Gießen

Unter den 10–15% ungewollt kinderlosen Paaren in der BRD ist ein Anteil von 35% mit organisch bedingter Sterilität der Ehefrau auszumachen. Für diese Pat. stehen alternativ die Mikrochirurgie, in geübter Hand die operative Pelviskopie, die In-vitro-Fertilisation und der intratubare Gametentransfer als therapeutische Maßnahmen zur Verfügung. Abhängig von der Art und dem Ausmaß des organischen Schadens lassen sich Indikationen für einen der operativen Eingriffe ableiten.

An der Universitätsfrauenklinik wurden von 1984–1987 141 mikrochirurgische Fertilisationsoperationen durchgeführt. Die häufigste Sterilitätsursache war die *Hydrosalpinx* durch einen peripheren Tubenverschluß. Die Korrektur durch

Archives of Gynecology and Obstetrics Vol. 245, No. 1-4, 1989
Verhandlungen der Deutschen Gesellschaft für Gynäkologie und Geburtshilfe,
47. Versammlung, München 6.-10. September 1988

eine *Salpingostomie* führte zu einer Geburtenrate von 13% bei einer gleichhohen EUG-Rate. Die Beseitigung einer *Fimbrienphimose* durch eine *Fimbrioplastik* zog eine Geburtenrate von 55% nach sich. Die relativ hohe EUG-Rate von 15% ist Ausdruck einer Partialfunktion dieser korrigierten Eileiter mit Eizellaufnahme und Fertilisation bei weiterhin gestörtem Embryotransport. *Adhäsiones,* die die Adnexorgane bei vorhandener Tubendurchgängigkeit fixieren, wurden durch eine Adhäsiolyse beseitigt und durch eine Adhäsionsprophylaxe an ihrem Wiederauftreten gehindert. Diese Maßnahmen führten zu einer Geburtenrate von 29%, EUG traten nicht ein. *Proximale Tubenverschlüsse* haben ihre Ursache in der Salpingiosis isthmica nodosa, der Endometriose, der Fibrose nach Entzündung und EUG. Nach Exzision der Verschlüsse und *Anastomosierung* stellte sich eine Geburtenrate von 44% ein. Die EUG-Rate von 11% ist ein Indiz für die Persistenz der Tubenpathologie. Bei der *Endometriose* reichen die morphologischen Veränderungen von wenigen Endometrioseherden im Douglas bis zum „eingefrorenen Becken". Auch wenn keine Verwachsungen vorliegen, ist mit Funktionsstörungen der Fertilität bei der Endometriose zu rechnen. Beim *St. n. EUG* ist nach Literaturangaben in 8–20% mit einem Rezidiv zu rechnen. Liegen 2 ektope Graviditäten in der Anamnese vor, können zwischen 60–80% der Pat. nicht mehr spontan schwanger werden. Der erneute Kinderwunsch beim *St. n. Tubensterilisation* führte durch eine *refertilisierende Anastomose* zu einer hohen Geburtenrate von 72%.

Ergebnisse der In-vitro-Fertilisation mit Embryotransfer (IVF-ET) und des intratubaren Gametentransfers (GIFT) für die Jahre 1982–1987 wurden anläßlich des II. Auswertungsseminars „IVF-ET sowie GIFT in der BRD" im Juni 1988 in Kiel vorgetragen. Zusammenfassend ist für IVF-ET mit einer Geburtenrate/Embryotransfer von 11% und einer EUG-Rate von 4% zu rechnen. Für die GIFT-Technik ergab sich eine Geburtenrate von 8% bei einer EUG-Rate von 6%. Eigene Resultate für die genannten Techniken liegen im Bereich der mitgeteilten Ergebnisse.

Basierend auf den vorliegenden Ergebnissen der Mikrochirurgie, der IVF-ET und des GIFT ergeben sich für die einzelnen, organischen Sterilitätsformen therapeutische Maßnahmen entsprechend Tabelle 1.

Tabelle 1. Therapievorschläge für organische Sterilitätsursachen der Frau

Pathologie	Mikrochirurgie	IVF-ET	Gift
Hydrosalpinx	(+)	+	−
Fimbrienphimose	+	(+)	−
Adhäsiones	+	+	−
Prox. Tubenverschluß	+	(+)	−
Endometriose	(+)	+	+
St.N. EU	(+)	+	−
St.N. Tubensterilisation	+	(+)	−

Experimentell-chirurgische Basisstudien zur autologen Ovartransplantation

S. Rimbach, D. Wallwiener, H.-U. Steinau, G. Bastert

Universitäts-Frauenklinik Heidelberg

Iatrogener Kastration bei Strahlentherapie von Malignomen im Becken wie M. Hodgkin durch Entfernung der Ovarien aus dem Bestrahlungsfeld vorzubeugen, ist das Ziel der autologen Ovartransplantation [3]. Erkenntnisse zur ovariellen Ischämietoleranz und zur Organpräservation sowie mikrochirurgische Transplantationstechnik sind grundlegend für ein optimales Procedere.

Tierexperimentelles Modell

An Rattenovarien wurden die ischämische Belastbarkeit und die Protektivität initialer Perfusion untersucht. Anhand der Parameter Östradiolproduktion und Fertilität wurden die Auswirkungen reiner Ischämie (15 und 60 min, Clips auf den Vasa ovarica und ovariellen Ästen der Vasa uterina) und 60minütiger Ischämie mit Perfusion (orthograd über Katheter in der Aorta, physiologische NaCl-Lösung, bei 90 und 240 mm Hg) auf die Ovarialfunktion verglichen.

Ergebnisse

Die Befunde der Östradiolzykluskurven sowie der erzielten Schwangerschaften zeigen, daß 15minütige Kurzzeitischämie die Funktion des Rattenovars im Vergleich zur Kontrollgruppe nicht alteriert, während bereits bei 60minütiger Exposition mit zwar individuell sehr unterschiedlicher Reaktion, erkennbar an der großen Streuung der Einzel- von den Mittelwerten, im Durchschnitt aber mit einer Überschreitung der ovariellen Ischämietoleranz im Sinne erheblich veränderten Verlaufs der Hormonkurve und geminderter Fertilität zu rechnen ist.

Bei präservierender Perfusion sind auch nach 60minütiger Ischämie normale Östradiolproduktion und Fertilität erhalten, wenn bei 80–100 mm Hg (entsprechend Aortendruck) perfundiert wurde. Höhere Drücke verschlechtern hingegen die Ovarialfunktion noch gegenüber reiner Ischämie.

Diskussion

Ein wesentlicher Teil ischämischer Schäden entsteht vermutlich erst in der Phase der Wiederdurchblutung durch Bildung gewebetoxischer Sauerstoffradikale [1]. Insofern spiegelt das vorgestellte Modell genau die Situation des transplantierten Ovars wieder, indem diese Reperfusionsphase mit der Restitution des normalen Blutflusses nach Ischämiebelastung sowie der Revaskularisierung durch mikrochirurgische Naht der zur Perfusion eröffneten Gefäße einbezogen wurde. Unter diesen Bedingungen lag die Ischämietoleranz des Ovars zwar noch unter 60 Minuten, ließ sich aber durch initiale Perfusion erhöhen. Bei physiologischem Perfusionsdruck konnte sogar auf spezielle Medien [2] zugunsten isotoner Kochsalzlösung verzichtet werden. Entscheidend für die Dauer der ischämischen Phase und damit die Notwendigkeit präservierender Maßnahmen ist aber die Zeit, die für die mikrogefäßchirurgischen Anastomosen benötigt wird, wie exemplarische Ovartransplantationen am Schwein zeigten.

Literatur

1. Mc Cord JM (1985) Oxygen-derived free radicals in postischemic tissue injury, N Engl J Med 312:159
2. Pegg DE (1981) Perfusion technology In: Karow AM, Pegg DE (eds) Organ preservation for transplantation. Dekker, New York Basel, p 477

Ein Podiumsgespräch unter dem Titel „Entwicklungen in der Frauenheilkunde – Gefahren für die Menschenwürde" wurde von *H. Ludwig,* Basel, geleitet. Es warf Fragen zur Ethik der pränatalen Diagnostik auf (*D. Berg,* Amberg), ging auf theologisch-ethische Aspekte (*J. Gründel,* München), Fragen der ärztlichen Ethik (*H. Hepp,* München, *H. Jung,* Aachen) und auf philosophische (*A. Pieper,* Basel, *St. Wehowsky,* München) Herausforderungen ein, welche sich aus der Reproduktionsmedizin, aber auch aus den Konsequenzen der pränatalen Diagnostik ergeben können. Das Gespräch von Gynäkologen mit Philosophen und Theologen sollte auch zeigen, daß es dem Fach gelingt, ethische Fragen aus sich heraus zu stellen. Diese Fragen haben keine einfachen Lösungen, wenn überhaupt welche. In jedem einzelnen Fall, der sich dem praktizierenden Arzt stellt, müssen diese Erwägungen aufs neue angestellt werden. Dessen ungeachtet besteht ein großes Bedürfnis nach Richtlinien. Die Frage, wo die Entwicklungen in unserem Fach die Grenze der individuellen ebenso wie der kollektiven Menschenwürde berührt, ist unausweichlich geworden, auch in Anbetracht dessen, daß die Antworten in einer pluralistischen Gesellschaft divergieren müssen.   H. L.

Entwicklungen in der Frauenheilkunde – Gefahren für die Menschenwürde?

H. Ludwig

Universitäts-Frauenklinik Basel

Einführung

Joel Feinberg (1986): „Wenn wir erlauben, unschuldiges menschliches Leben zu opfern, gleich, welches Stadium der Entwicklung es auch erreicht haben mag, wird die Achtung vor dem Wert menschlichen Lebens schlechthin Schaden nehmen und niemand wird mehr sicher sein." [J. Feinberg „Abortion" in T. Regan (eds) „Matters of life and death" 2. Aufl., Random House, New York, 1986]

Dieses ethische Prinzip bekennt sich eindeutig zur *Gleichrangigkeit des prä- und postnatalen Lebens:* Ohne qualifizierende Einschränkung beginne menschliches Leben mit der Empfängnis, die Würde auch des ungeborenen Lebens sei von Anfang an dieselbe wie die des geborenen, das Tötungsverbot könne nicht durch biologische Entwicklungsschritte relativiert werden.

Die verbreitete ärztliche Praxis verstößt gegen dieses Prinzip. Und handeln schwangere Frauen, die ein *bestimmtes,* in ihnen wachsendes Leben nicht annehmen wollen, handeln Eltern, handeln Ärzte *unethisch,* wenn sie unter definierbaren Umständen (Ergebnis einer pränatalen Untersuchung, Lebensumstände der Mutter, erzwungene Zeugung des kindlichen Lebens [Stuprum]) solches Leben zerstören?

Die Beobachtung der Wirklichkeit zeigt, daß *unterschiedliche ethische Positionen* eingenommen werden, die miteinander nicht vereinbar sind, nämlich eine konservative, eine liberale, bzw. eine vermittelnde Position. Kritikwürdig ist, daß diese Positionen zuweilen aus bloß kasuistischen Gründen gewechselt werden. Eine verbreitet Unsicherheit ist die Folge.

Ist eine *vermittelnde Position* [der ich zuneige] nur deshalb haltbar, weil sie gängiges ärztliches Handeln, Gesetzgebung, soziale Wirklichkeit nicht nur widerspiegelt, sondern sogar erleichtert? Diese Position beruht darauf, daß der Respekt vor dem menschlichen Leben *graduell* in dem Maße zunimmt, in dem das befruchtete menschliche Ei sich zum Embryo, dieser sich zum Feten und zum Noch-Nicht-Geborenen-Kind entwickelt; freilich, jede *Zäsur* ist willkürlich und läßt sich nicht einmal biologisch mit genügender Trennschärfe bezeichnen. Immerhin ist eine Beschreibung der unterschiedlichen Relationen des werdenden menschlichen Lebens zu seiner natürlichen Umwelt vermutlich hilfreich:

Befruchtete Eizelle   – nicht ortsstabil, transplantierbar
Embryo   – ortsstabil, Organe entwickeln sich
Fet   – noch nicht extrauterin lebensfähig, Organe wachsen und differenzieren sich
Noch-Nicht-Geborenes – extrauterin lebensfähig, aber unausgereift

Leichte Lösungen sind nicht möglich, moralischer Rigorismus ignoriert die Lebenswirklichkeit; andererseits hat sich die Praxis des „begründeten" Schwangerschaftsabbruchs längst in die Gefahr begeben, menschliches Leben bewerten zu müssen – und schon damit verstößt sie gegen Grundüberzeugungen. Wir können dafür eintreten, daß der Schwangerschaftsabbruch weiter als ein solcher *Verstoß* empfunden wird, womit allen Beteiligten deren *ethische Sensibilität* erhalten bliebe. Zugegeben, auch diese ist eine schwache Lösung, aber sie ist eine zumindest aufrichtige.

Podiumsgespräch

Moderation: H. Ludwig
Teilnehmer: D. Berg, J. Gründel, H. Hepp, H. Jung, A. Pieper, S. Wehowsky

Einige methodische Neuerungen in der Frauenheilkunde fordern die öffentliche Diskussion heraus, die Gynäkologen als die in vorderster Linie beteiligten Akteure stellen sich, unterbreiten Lösungsvorschläge, die vorwiegend an den fachlichen Erfahrungen orientiert sind und bemühen sich untereinander um konsensfähige Konzepte. Multidisziplinäre Expertengremien beraten die geforderten Regierungen oder Parlamente. Das alles geschieht mit dem Ziel, die schnell fortschreitende Entwicklung in der Medizin unter Kontrolle zu halten, Innovationen nicht mehr nur dem Ermessen einzelner reproduktionsbiologischer Forscher bzw. sogar dem Spiel von Nachfrage und Angebot zu überlassen. Deshalb sollte auch während des 47. Kongresses der Deutschen Gesellschaft für Gynäkologie und Geburtshilfe der Versuch einer Artikulation von Gesichtspunkten, eine Beschreibung von ethischen Wegmarkierungen und Verbindlichkeiten unternommen werden. In der Tat könnte unser Menschenbild verändert werden, möglicherweise auch die Menschenwürde in Gefahr geraten.

Obgleich sicherlich nicht im Mittelpunkt unseres täglichen Arbeitsquantums, beanspruchen doch die (1) ärtzlich assistierte Befruchtung (IVF/ET, GIFT, Kryokonservierung von Präembryonen, Keimzellen und Embryonenspende), der (2) selektive Fetozid bei Vielfachschwangerschaften, der (3) Umgang mit schwersten Mißbildungen von Feten und Neugeborenen und die (4) Donation fetaler Organe die Aufmerksamkeit einer breiten ärztlichen und außerärztlichen Öffentlichkeit.

Das Gespräch unter den Teilnehmern am Podium soll zur Schärfung der Sensibilität für die ethischen Forderungen an ärztliche Handlungsweise auf diesen Gebieten beitragen. Jeder Teilnehmer hatte ein kurzes Eingangsstatement abzugeben, in welchem sie/er auf die eigenen Aspekte der Bewältigung des Titel-

904

themas „Entwicklungen in der Frauenheilkunde – Gefahren für die Menschenwürde?" eingeht: Eine Art Eingangsvariation zu dem absichtlich provokativ formulierten Thema. Im Anschluß daran haben sich die Teilnehmer mit Einzelfragen befaßt, nämlich „Was ist in der Reproduktionsmedizin heute technisch möglich, was davon wird in der Bundesrepublik Deutschland praktiziert, wie verläuft voraussichtlich die weitere methodische Entwicklung und wo sieht man die Grenzen des Vertretbaren" (H. Hepp).

Konkurrenz von Freiheit des Paares, das Kinder wünscht, des Forschers, der methodische Ideen verwirklicht, des Arztes, der aus dem wissenschaftlichen Angebot schöpft, mit ethischen Maximen. Was muß getan werden, um die Konsensfähigkeit eines ethischen Prinzips zu erhalten? Wo sehen wir die Verpflichtungen des Staates zu beschränkenden Regelungen (A. Pieper).

Verbindlichkeit christlicher Ethik, Konflikte mit religiösen Geboten am Beispiel der Instructio, Empfehlungen an kinderlose Paare, die ihr Leben nach christlichen Regeln ausrichten war Gegenstand der Erörterung des theologischen Teilnehmers. Die Reproduktionsmedizin, der selektive Fetozid, Donation fetaler Organe stehen möglicherweise im Widerspruch zu einer christlich motivierten ärztlichen Ethik. Wie weit darf das ärztliche Hilfsangebot gehen, z. B. wenn man einen vierten Feten opfert, um eine Drillingsschwangerschaft für Mutter und Kinder sicherer zu machen? (J. Gründel).

Was hat die öffentliche Diskussion dazu beigetragen, Wissenschaft und Medizin für ethische Fragen besser zu sensibilisieren? Worin liegen die Gründe an Gefahren für die Menschenwürde zu denken angesichts der rasch fortschreitenden Entwicklungen in der Medizin? Der Beeinträchtigung des Vertrauens in die Ärzteschaft soll vorgebeugt werden, indem der intensive Dialog mittels der Gesellschaft gesucht wird (S. Wehowsky).

Die Gynäkologie läßt sich von einem Bild der Weiblichkeit leiten, welches abhängig ist von den Auffassungen der jeweiligen Zeit. Gebärfähigkeit, Mütterlichkeit, Familienbezogenheit waren traditionell die Kriterien, die für die Beschreibung eines Bildes der „Weiblichkeit" verwendet wurden. Diese Charakteristik stimmt heute nicht mehr. Bestrebungen nach Gleichberechtigtsein in der Öffentlichkeit und im Beruf, das Aufmerksamwerden auf vorhandene Benachteiligungen der Frau, große Unterschiede, die zwischen hochentwickelten und Entwicklungsländern immer noch bestehen, haben auch die Kriterien und die Gewichte verschoben, die Stellung der Frau wird anders als früher definiert. Inwieweit beeinflußt unser gegenwärtiges Bild von der Weiblichkeit die Hilfsangebote der Gynäkologie an die ratsuchende Frau? Gibt es Aufgaben, welche die Frauenärztin besser als der Frauenarzt wahrnehmen kann? Versuche einer Begriffsbestimmung „Weiblichkeit" (H. Jung).

Probleme der pränatalen Diagnostik

D. Berg

Städtisches Marienkrankenhaus, Frauenklinik Amberg

Wir erleben auch auf diesem Kongreß eindrucksvoll die Entwicklung der pränatalen Diagnostik, die durch invasive und zunehmend auch nicht-invasive Methoden, sowie insbesondere durch diffizile humangenetische Untersuchungstechniken ermöglichen wird, immer früher immer leichtere Erkrankungen des Kindes zu erkennen.

Die medizinische Wissenschaft ist weit in das Vorfeld des juristischen Menschseins vorgedrungen und liefert damit Konfliktstoffe. Sie hat mit der überaus schnellen Entwicklung der pränatalen Diagnostik die Problematik vergrößert. Diese führt zwar in den meisten Fällen über den Nachweis eines gesunden Feten, bzw. Embryo zu einer erheblichen Beruhigung der besorgten Eltern, löst also damit ein Problem, gibt aber andererseits durch den Nachweis eines kranken Kindes die Basis ab für den Abbruch der Schwangerschaft – eine Therapie ergibt sich somit aus der Diagnose noch nicht. Eine Diagnostik, deren Konsequenz das Auslöschen der Existenz ist, ist aber im Prinzip problematisch.

Heute sind jedoch auch erste Möglichkeiten erkennbar, das ungeborene Kind zum Patienten in ärztlichem Sinne erklären und im Falle einer Erkrankung einer gezielten, kausal begründeten und oft erfolgreichen Behandlung zuführen zu können – sofern die Mutter das wünscht. Also können sich auch hier Konflikte aus dem Spannungsfeld zwischen Mutter und Fet ergeben: wünscht die Mutter denn immer eine lebenserhaltende Therapie des Feten, z. B. wenn eine Defektheilung droht? Oder muß sie sie wünschen?

Diese Möglichkeit, immer früher immer leichtere Krankheiten zu diagnostizieren, ist in ihrer Wertigkeit abhängig vom Lebensabschnitt, in dem sie ausgeschöpft wird. Zweifelsfrei ist diese Möglichkeit ein Segen in der Zeitspanne zwischen Geburt und Sterben. Wir brauchen hier nicht zu erörtern, was es bedeutet, wenn wir Ärzte im Laufe des Lebens bei unseren Patienten immer rascher auch leichtere Krankheiten erkennen und behandeln können. Problematisch wird diese Möglichkeit jedoch einmal gegen Ende des Lebens, wenn die Frage diskutiert wird, ob bei einem dem Tod geweihten Menschen weiterhin diagnostiziert und therapiert werden soll. Wir haben es hier mit einem Grenzbereich zwischen Leben und Tod zu tun, in dem das Problem der Sterbehilfe diskutiert wird.

Wir Frauenärzte werden im Gegensatz zu allen anderen Arztgruppen aber auch in einem anderen Grenzbereich tätig, über den heute zu sprechen ist, nämlich in der Zeitspanne menschlichen Lebens zwischen Empfängnis und Geburt. Auch hier wird es – wie schon gesagt – in zunehmendem Maße möglich, immer früher immer leichtere Erkrankungen zu erkennen. Ist das jetzt auch noch segensreich?

In juristischer Hinsicht befindet sich der Fet, bzw. Embryo so lange in einem weitgehend rechtsfreien Raum, bis er durch den Geburtsakt geboren und damit zur Person wird. Zwar behandelt ihn die Rechtsprechung schon als Person, während er sich unter der Geburt befindet, aber in der Zeitspanne von der Erzeugung bis zu diesem Augenblick ist der Fet relativ schutzlos, unterliegen seine Interessen auf Leben und Gesundheit deutlich denen Anderer, insbesondere seiner Mutter. Dieser Grenzbereich zwischen Nicht-Existenz und Leben steht schon längere Zeit im Mittelpunkt des öffentlichen Interesses, insbesondere im Zusammenhang mit den Abtreibungsparagraphen einerseits und den modernen Befruchtungsverfahren andererseits.

Ich möchte versuchen, die Abhängigkeit der Wertigkeit unserer diagnostischen Möglichkeiten vom Lebensalter des Feten deutlich zu machen.

Unstrittig ist, daß das geborene Kind den Schutz des Gesetzes und einer festgefügten ethischen Wertordnung genießt. Gehen wir einen Schritt zeitlich zurück, so stellen wir fest, daß zwar nicht das schriftlich fixierte Recht, wohl aber die lebende Rechtsprechung das unter der Geburt befindliche Kind dem Geborenen gleichstellt. Vor dem Einsetzen von Geburtsvorgängen gibt es genau genommen keine gesetzlichen Regelungen mehr, die das ungeborene Leben unter einen vergleichbaren Schutz stellt. Allerdings sind in den Vereinigten Staaten einige Prozesse geführt und entschieden worden, in denen sich die Schwangere auch gegen ihren Wunsch und ohne ihre Einwilligung einer Kaiserschnittoperation unterziehen mußte, damit das Leben des Kindes gerettet werden konnte.

Je früher wir in der Tragzeit das Problem beleuchten, desto mehr wird evident, daß die Interessen der Mutter in zunehmendem Maße diejenigen des Kindes überwiegen. Das gibt bis zur völligen Verfügbarkeit kindlichen Lebens durch die Mutter, wie wir das heute in der Notlagenindikation des § 218 sehen. Probleme jedweder Art, die in der frühen Schwangerschaft auftreten, werden durch die Vernichtung der Existenz des Feten gelöst. Entscheidend ist allein noch die Frage nach der Zumutbarkeit für die Mutter. Die Interessen des Kindes treten bis ins Nichts zurück.

An dieser Stelle wollen wir uns vergegenwärtigen, daß diese Diskussion vor dem Hintergrund von 200 000 bis 400 000 Schwangerschaftsabbrüchen pro Jahr in der Bundesrepublik stattfindet.

Wenn wir dennoch über die Problematik der pränatalen Diagnostik diskutieren, dann deshalb, weil gerade Grenzfälle geeignet sind, die Grundsatzdiskussion über Wert und Unwert eines kranken Neugeborenen – oder wie das Frau Rosemarie Stein in der FAZ so zutreffend ausgedrückt hat: über ein „Kind mit kleinen Fehlern" zu diskutieren.

Ich meine, wir sollten im Sinne einer „provisorischen Ethik" versuchen, auf der Basis eines allgemeinen Konsenses die Bedeutung und die Würde des ungeborenen Lebens zu beschreiben. Man wird in einer pluralistischen Gesellschaft nicht so rasch zu einer einheitlichen, allgemein verbindlichen Auffassung gelangen können. Gibt es doch auch trotz des über die Religionen hinausgehenden allgemeingültigen Gebotes „Du sollst nicht töten" heute Diskussionen über die Berechtigung der Sterbehilfe – um wieviel es leichter sind Debatten über die Abruptio. Trotzdem sollte versucht werden, die oft divergierenden Ansichten über die Lebensberechtigung des Ungeborenen, die Bedeutung seiner Krankheiten und die Berechtigung seiner Lebensinteressen im Konflikt mit Mutter und Gesellschaft zu diskutieren.

Wir erkennen deutlich, daß im täglichen Leben der Wert des Lebens des Feten relativiert wird. Versuche, Zeitpunkte zu definieren, in denen sich Rechtsnormen schlagartig ändern, sind vom Ansatz her fragwürdig. Die Relativierung ist stufenlos. Sie ist auch, wie oben gezeigt wurde, tägliche Praxis. Wie der Erlanger Politologe Jasper auf der Klausurtagung im Kloster Banz überzeugend darlegte, ist die Diskussion über die Wertigkeit der pränatalen Diagnostik in Deutschland belastet durch die Erfahrungen in der NS-Zeit und aus diesem Grunde schwierig. Andererseits haben wir Deutsche daher auch eine besondere Sensitivität für derartige Fragen entwickelt – was Chancen eröffnet, zu einem Konsens zu kommen.

Im Prinzip stellt sich die Frage, ob der Wert des Lebens eine absolute Größe ist, oder ob er in verschiedenen Lebensabschnitten unterschiedlich gewertet werden darf. Es gibt mehrere Möglichkeiten, mit dieser Frage umzugehen:
a) die Frage ist nicht lösbar, sie ist unbequem und peinlich und sollte daher nicht gestellt werden
b) die Frage ist falsch gestellt: es kommt möglicherweise nicht darauf an, welchen Wert wir, d.h. im konkreten Fall die Ärzte und die Schwangeren, dem fetalen Leben beimessen, sondern es ist entscheidend, aus welcher geistigen Position heraus gehandelt wird (Abkehr vom Objekt- zum Subjekt-Denken). Gründel hat als Maxime ärztlichen Handelns die „Achtung vor dem Leben" genannt. Die gleiche Handlungsweise, z.B. beim selektiven Fetozid, kann je nach ärztlicher Grundhaltung zu verurteilen sein oder sittlich vertretbar erscheinen. Je nach dem, ob diese bedrückende Maßnahme billigend in Kauf genommen wird, um eine fehlerhafte Multi-Reproduktion zu korrigieren, oder ob der verzweifelte Versuch unternommen wird, aus der großen Zahl von Mehrlingen wenigstens einige Kinder zu retten. Wir hätten es hier mit einer „provisorischen Ethik" zu tun, mit der man zunächst auskommen kann, bis sich vielleicht etwas Besseres findet. Aber Gründel hat sicherlich nicht unrecht, wenn er meint, daß eine herrschende Ethik immer provisorisch und temporär begrenzt ist.

Entwicklungen in der Frauenheilkunde – Gefahren für die Menschenwürde.
Theologisch-ethische Aspekte

J. Gründel

Institut für Moraltheologie und Christliche Sozialethik, Universität München

I. Bedeutung und Verbindlichkeit ethischer Grundsätze

1. Kulturauftrag – Eingriffe in die Natur

Wir gehen – auch und gerade als Christen – davon aus, daß dem Menschen die Beherrschung und Gestaltung von Natur und Umwelt (nicht die Ausbeutung derselben) aufgegeben ist. Hierfür sind bisweilen Eingriffe in die Natur und entsprechende Manipulationen erforderlich. Die Versuchung ist groß, Erfolge der Wissenschaft und Technik in einer Weise zu nutzen, daß damit Rechte anderer mißachtet werden. Dies wäre eine Entwicklung, die sich letztlich auch gegen den Menschen selbst richtet. Was auf der einen Seite die Atomtechnik an ungeheueren Kräften freisetzt und ermöglicht, zugleich aber auch an Vernichtungspotential beinhaltet, hat seine Parallele in der Gentechnik, aber auch in der Reproduktionsmedizin und den damit gegebenen positiven wie negativen Möglichkeiten einer Manipulation. Diese Tatsache macht den Ruf nach den ethischen Grenzen menschlicher Forschung verständlich. Ein bloß „handgestricktes Ethos" reicht weder für den Biologen und Gentechniker noch für den Arzt und den Mediziner, der sich der Möglichkeiten der Reproduktionstechnik bedient, aus. Selbst Grundlagenforschung ist nicht mehr einfachhin wertneutral, sondern muß sich ethischen Fragestellungen öffnen; denn der Übergang von einer neuen Erkenntnis zur Umsetzung in die Praxis kann fließend sein und nahezu zwingend werden.

2. Kriterien für die ethische Beurteilung technischer Möglichkeiten

Bei einer ethischen Beurteilung neuer technischer Möglichkeiten sind u.a. folgende Fragen zu beantworten: Was ist Nah-, was ist Fernziel des Vorgehens? Welches sind mögliche und voraussehbare Folgen individueller und gesellschaftspolitischer Art? Was sind die Wege und Mittel zur Erreichung des Zieles? Wie hoch sind die Kosten, können und dürfen wir uns diese Ausgaben angesichts der Not einer Dritten Welt leisten? Welche Bedeutung hat der Einsatz derartiger Methoden für alle Betroffenen und schließlich auch für die gesamte Menschheit? Es erscheint nicht möglich, für das konkrete Verhalten einfach einen Normenkatalog aufzustellen. Doch lassen sich einige grundlegende Prinzipien oder Richtlinien angeben, die als Orientierungshilfen dienen. Darüber hinaus bleibt es Aufgabe der Gesellschaft, gegebenenfalls auch strafrechtlich jene Grenzen zu ziehen, die zum Schutz der Rechte und der Würde des einzelnen Menschen unbedingt erforderlich erscheinen.

3. Grundprinzip: Achtung der Personenwürde

Wenn hier als grundlegendes Prinzip allen Handelns die Achtung vor der Würde jeder menschlichen Person gefordert wird, dann ist dies zunächst eine ganz allgemeine inhaltsleere Formel. Sie will jedoch zunächst besagen, daß jeder Mensch unabhängig von seinem Wert auf der Börse der Leistungsgesellschaft einen Wert in sich besitzt und niemals „Mittel zum Zweck" werden darf. Der Christ sieht

Archives of Gynecology and Obstetrics Vol. 245, No. 1-4, 1989
Verhandlungen der Deutschen Gesellschaft für Gynäkologie und Geburtshilfe,
47. Versammlung, München 6.-10. September 1988

diese Würde begründet in der bereits im Schöpfungsbericht bekundeten Sonderstellung des Menschen unter den übrigen Kreaturen, aber auch durch die besondere Zuwendung der Liebe Gottes zu jedem einzelnen Menschen im Heilswerk Jesu Christi und durch die Berufung zu einem Leben über den Tod hinaus (Auferstehung des Fleisches). Die biblische Aussage, daß der Mensch Abbild des Dreifaltigen Gottes ist und daß Gott zu jedem Menschen – unabhängig von seiner Gesundheit, von Alter und Rasse – sein „Ja" sagt, unterstreicht in besonderer Weise die Einzigartigkeit und Unaustauschbarkeit jedes einzelnen. Der Mensch bleibt deshalb stets Subjekt; er darf niemals nur als Objekt gewertet werden. Dementsprechend stehen auch Forschung, Technik und Medizin im Dienste des Menschen. Dies besonders zu betonen, ist eigentlich das Anliegen der Ethik. Ethik will – als theologische Ethik auf der Grundlage christlichen Glaubens – Orientierung vermitteln, zu größerer Verantwortung aufrufen und letztlich nicht nur für die persönliche Motivation, sondern auch für richtiges Verhalten verbindliche Weisungen geben.

4. Die Rationalität christlicher Ethik

Eine auf dem christlichen Glauben gründende Ethik trägt rationalen Charakter. Das aber bedeutet: nicht die Autorität als solche, sondern die zugrunde gelegte Argumentation und ihre Plausibilität sind letztlich ausschlaggebend dafür, ob und inwieweit eine Weisung innerlich angenommen und als verpflichtend anerkannt wird oder nicht. Der katholische Christ steht zudem unter den Aussagen des kirchlichen Lehramtes, die verbindlich vorgelegt werden und an denen er nicht vorbeigehen kann. Doch tragen diese nicht den Charakter der Unfehlbarkeit. Auch sie müssen auf ihre Begründung hin geprüft werden. (So kann es durchaus dazu kommen – und die Diskussion um die Methoden der Empfängnisregelung im Anschluß an die 1968 veröffentlichte Enzyklika „Humanae vitae" ist ein klassisches Beispiel hierfür – daß eine vom kirchlichen Lehramt vorgelegte Argumentation in ihrer Begründung in Frage gestellt wird und Christen, ohne daß sie damit ihre Kirche den Gehorsam aufkündigen, einen anderen Weg einschlagen, insofern sie sich im Gewissen dazu verpflichtet fühlen und ihren Schritt in ernsthafter Auseinandersetzung mit den von der Kirche vorgelegten Argumenten entsprechend vorbereitet haben.)

II. Probleme der Reproduktionsmedizin

1. Die extrakorporale Befruchtung

Die Würde des Menschen erscheint heute bedroht durch die neuen Möglichkeiten der Reproduktionsmedizin, kinderlosen Ehepaaren mit Hilfe der extrakorporalen Befruchtung in vitro (IVF) und dem damit verbundenen Embryotransfer (ET) ihren Kinderwunsch zu erfüllen. Zu diesem Problem haben auch die christlichen Kirchen Stellung genommen. Sie gehen zunächst davon aus, daß Kinder Gabe Gottes sind und daß es keinen Anspruch auf Kind, erst recht nicht auf ein gesundes Kind geben kann. In jenen Fällen, in denen der berechtigte Kinderwunsch von Eltern nur mit den Mitteln der extrakorporalen Befruchtung verwirklicht werden kann, bleibt auch das Wohl des Kindes zu bedenken.

In dem 1987 in Berlin verabschiedeten Synodenpapier der *evangelischen Kirche* heißt es hierzu: „Gewichtige Gründe sprechen gegen die extrakorporale Befruchtung. Aber die Not der ungewollten Kinderlosigkeit darf nicht gering geschätzt werden. Der Wunsch nach einem Kind rechtfertigt jedoch noch nicht jede medizinische Maßnahme. Darum rät die Synode vom Verfahren der extrakorporalen Befruchtung ab . . . (Das Wohl des Kindes erfordert es im Normalfall, daß die Frau, die es aufzieht, auch seine genetische und leibliche Mutter ist. Es kann zum Schicksal werden, daß die leiblichen Eltern das Kind nicht erziehen können. Die absichtlich herbeigeführte Aufteilung der Mutterschaft zwischen der Frau, von der das Kind genetisch abstammt und die es aufziehen will, und jener, die es austrägt und zur Welt bringt, verstößt gegen das Anrecht des Kindes auf einheitliche Elternschaft. Ersatzmutterschaft . . . muß gesetzlich verboten werden". Im gleichen Zusammenhang wird betont: „Gen-Transfer und andere Eingriffe in menschliche Keimbahnen, die in Zukunft technisch möglich werden könnten, sind aus ethischen Gründen nicht vertretbar . . . Gezielte Eingriffe an menschlichen Embryonen, die ihre Vernichtung in Kauf nehmen, sind ethisch nicht vertretbar".) Hier wird also ausdrücklich eine heterologe Insemination und die Aufspaltung der Elternschaft sowie jede „verbrauchende Forschung" an Embryonen klar abgelehnt; von einer homologen Insemination im Rahmen einer extrakorporalen Befruchtung (IVF) wird jedoch nur abgeraten.

Die Stellungnahme der *katholischen Kirche* zur IVF ist gänzlich negativ. In der im März 1987 herausgegebenen Erklärung der Glaubenskongregation zur Würde der menschlichen Person („Donum vitae") lehnt sie jede Form einer künstlichen Befruchtung in der Retorte – auch homologer Art – ab. Dabei geht diese Erklärung ebenso wie die Enzyklika „Humanae vitae" von dem Grundsatz aus, daß wegen der „naturgegebenen Ausrichtung" des ehelichen Aktes auf Fortpflanzung die Zeugung nicht vom ehelichen Akt getrennt werden dürfe: „Aber die Fortpflanzung ist aus moralischer Sicht ihrer eigenen Vollkommenheit beraubt, wenn sie nicht als Frucht des ehelichen Aktes, also des spezifischen Geschehens der Vereinigung der Eheleute, angestrebt wird" (Donum vitae II,4). (Diese These gründet auf einem bestimmten theologischen Ansatz, neben dem es jedoch auch eine andere offenere Position gibt, die von namhaften Theologen vertreten wird. Insofern kann es in dieser Frage durchaus zu divergierenden Ansichten zwischen Theologen und autoritativer kirchlicher Aussage kommen. Das bedeutet noch nicht, daß damit die Position eines Theologen und Wissenschaftlers gewissermaßen an die Stelle lehramtlicher Aussagen tritt, wohl aber, daß über dieses Problem der homologen IVF das Fachgespräch weitergeführt werden muß. In der kathologischen Stellungnahme wird weiterhin die Achtung vor dem beginnenden menschlichen Leben besonders herausgestellt. Menschenwürdig sei die Fortpflanzung nur, wenn sie auch an die Ehe und an die liebende Vereinigung der Eheleute gebunden bleibe. Zur homologen künstlichen Befruchtung aber wird gesagt: „Die Kirche unterstreicht . . . die von Gott bestimmte unlösbare Verknüpfung der beiden Sinngehalte – liebende Vereinigung und Fortpflanzung –, die beide dem ehelichen Akt innewohnen. Diese Verknüpfung darf der Mensch nicht eigenmächtig auflösen. Seiner innersten Struktur nach befähigt der eheliche Akt, indem er die Eheleute aufs engste miteinander vereint, zugleich zur Zeugung neuen Lebens, entsprechend den Gesetzen, die in die Natur des Mannes und der Frau eingeschrieben sind". Weiter heißt es, daß es nie erlaubt sei, „diese verschiedenen Aspekte dermaßen zu trennen, daß man entweder die Absicht zur Zeugung oder die eheliche Beziehung positiv ausschließt. Die Kontrazeption beraubt vorsätzlich den ehelichen Akt seiner Öffnung auf die Fortpflanzung hin und bewirkt so eine gewollte Trennung der Ziele der Ehe. Die homologe künstliche Befruchtung bewirkt objektiv eine analoge Trennung zwischen den Gütern und Sinngehalten der Ehe, indem sie eine Fortpflanzung anstrebt, die nicht Frucht eines spezifischen Aktes ehelicher Vereinigung ist".) Das ist eine klare und eindeutige Stellungnahme. Allerdings basiert sie genau auf jenem Satz, der schon in der Diskussion um „Humanae vitae" von Theologen als unzureichend begründet angesehen wurde: daß nämlich jeder eheliche Akt von sich aus auf Fortpflanzung ausgerichtet sei und auch bleiben müsse. Insoweit dieses Argument nicht überzeugt, entfällt letztlich auch die Plausibilität der vorgelegten negativen Bewertung der homologen In-vitro-Fertilisation.

910

Andererseits besitzt jedoch diese kirchliche Stellungnahme durchaus insofern ihren Sinn, als sie ein Ausrufezeichen setzt gegenüber einer allzu willkürlichen und eigenmächtigen Manipulation, vor allem gegenüber jener Einstellung, die glaubt, nunmehr menschliches Leben „produzieren" zu können. Die Warnungen vor IVF wollen auf den Geschenkcharakter menschlichen Lebens verweisen. Zwischen den Extremen einer rigorosen Ablehnung jeder Form einer künstlichen homologen Befruchtung und einer leichtfertig und einfach willfährig vorgenommenen Zeugungsbeihilfe einen verantwortungsbewußten Mittelweg zu finden, bleibt uns heute aufgegeben. Daß die Zeugung neuen Lebens schon um des Kindes willen, aber auch aus theologischen Überlegungen grundsätzlich nicht außerhalb, sondern innerhalb der Ehe erfolgen sollte, darin kommen die Stellungnahmen der christlichen Kirchen und die Standesordnung der Ärzte der Bundesrepublik Deutschland überein.

Nach der Meinung einiger evangelischer und katholischer Theologen kann nach gründlicher Prüfung der Motivation der Eheleute eine homologe IVF mit ET dann bejaht werden, wenn die Partner ansonsten gesund sind, auf andere Weise zu dem gewünschten Kind nicht gelangen können und letztlich auch hier der Bezug zur ehelichen Liebesbegegnung nicht völlig ausgeklammert bleibt. Unter diesen Voraussetzungen käme eine IVF mit ET einer Weiterführung des ehelichen Aktes auf Zeugung hin gleich, diente der Ehe als ganzer und dürfte insofern auch dem geforderten „personalen ganzheitlichen Ja" der Ehepartner zum Kind entsprechen. Darüber hinaus eröffnen sich heute neue einfachere Möglichkeiten für die Gewinnung der Gameten und für den Befruchtungsvorgang (etwa beim intratubaren Gametentransfer), die die Gefahr überzähliger Embryonen und eines Mißbrauches mit ihnen ausschließen.

2. Selektiver Fetozid

Heute zeigt sich, daß durch Hyperstimulation ähnlich wie bei einer Hormonbehandlung mehrere Follikel zur Reifung gelangen. Wo dies der Fall ist, muß das Problem der Mehrlingsschwangerschaft bedacht werden. Hierbei einfach eine „Reduktion überzähliger Feten" durch selektiven Abort als Methode anzusehen, wäre ein radikaler Verstoß gegen die Würde menschlichen Lebens. Darum muß der selektive Fetozid als Methode bzw. als Lösung des Problems der Mehrlingsschwangerschaft abgelehnt werden. Man könnte höchstens noch darüber diskutieren, ob und inwieweit in jener Situation, wo nach moralisch sicherer Diagnose sämtliche Feten einer Mehrlingsschwangerschaft dem Tode ausgeliefert wären, wenigstens einige dieser Feten gerettet werden könnten. – Zielsetzung ist dann die Rettung einiger Feten, die ansonsten dem Tode ausgeliefert wären. In einem solchen Fall könnte man nicht von einem Fetozid im engeren Sinn sprechen. So jedoch derartige Situationen öfters auftauchten, müßte gefragt werden, ob nicht eine natürliche Reifung mit Gewinnung von nur einem oder zwei Oozyten der bessere und letztlich auch der erfolgversprechendere Weg, der bestimmte ethische Konfliktsituationen gar nicht erst aufkommen läßt. Neuere Methoden, die Steuerung des Follikelwachstums über die Hypophyse durch deren Ausschaltung (Hypophysektomie) zu erreichen, erscheinen als massive Eingriffe des Endokrinologen. Hier wäre es besser, wieder zum natürlichen Follikelwachstum zurückzukehren.

3. Donation fetaler Organe

Können menschliche Feten Organspender werden? Die Achtung und Ehrfurcht vor der menschlichen Person beginnt nicht erst mit der Geburt, sondern ab dem

Beginn individuellen menschlich personalen Lebens. Darum ist bei der Verwendung menschlicher Feten zur Transplantation grundsätzlich kein Sonderstatus gegeben. Hier gelten die gleichen Voraussetzungen wie bei anderen Transplantationen. Die Hirntoddiagnostik bei Feten, Säuglingen und Kleinkindern bis zum zweiten Lebensjahr muß für die Feststellung des Todes wegen der physiologischen Unreife des Gehirns eine längere Zeit als beim Tode eines Erwachsenen einräumen. Gerade darin besteht die besondere Problematik der Verwendung der Leichen von Feten und Kleinkinder als Organspender. Christliche Ethik lehnt die Tötung ungeborenen Lebens ebenso ab wie die Tötung geborenen Lebens – auch der Zweck der Organentnahme rechtfertigt noch nicht eine Tötung. Wenn heute Schwangerschaftsabbruch vielfach aufgrund sozialer oder genetischer Indikation erfolgt, so ist er zwar straffrei, damit aber noch keineswegs sittlich gerechtfertigt. Natürlich liegt es in der Logik solchen Handelns, auch eine nutzbringende Verwendung der Organe lebender, aber dem Tode geweihten Feten vorzunehmen. Wollte man dies jedoch sittlich bejahen, so verstärkte dies den Trend, menschliche Feten als Labormaterial zu benutzen. Dies käme einer reinen Verzweckung des Menschen gleich und wäre ein Verstoß gegen die Würde der menschlichen Person. Dagegen wäre bei anenzephalen Feten eine nach dem „natürlichen Tod" erfolgte Organentnahme unbedenklich, nicht jedoch eine Organentnahme, wenn diese noch lebten. Letzteres käme einer direkten Tötung gleich und würde gesellschaftliche Tendenzen zur aktiven Euthanasie fördern. Eine Schwangere sollte auch nicht dazu gedrängt werden, einen nicht lebensfähigen Feten auszutragen mit dem Hinweis auf eine positive Nutzung der Organe desselben. Sobald hier noch finanzielle Überlegungen mit ins Spiel kommen, wird die Tendenz einer Verzweckung von Feten besonders verstärkt.

4. Pränatale Diagnostik

Auch die heute sich anbietenden Möglichkeiten einer pränatalen Diagnostik können leicht mißbraucht werden und bedürfen einer ethischen Bewertung. Ist die Zielsetzung vorgeburtlicher Untersuchung lediglich der selektive Abort behinderten Lebens, dann ist sie sittlich nicht zu verantworten. Doch ist die Zielsetzung pränataler Diagnostik positiv für Mutter und Kind: Beseitigung von Ängsten, im Falle einer Schädigung des Feten eine frühzeitige und wirksame Durchführung oder Planung einiger therapeutischer, medizinischer oder chirurgischer Eingriffe, dann hat eine solche Methode eine schwangerschaftserhaltende Funktion und kann sittlich bejaht werden. In der Erklärung der Glaubenskongregation vom März 1987 heißt es hierzu: „Eine solche Diagnostik ist erlaubt, wenn die angewandten Methoden – mit der Zustimmung der entsprechend informierten Eltern – das Leben und die Integrität des Embryos und seiner Mutter wahren, ohne sie unverhältnismäßigen Risiken auszusetzen. Aber sie steht in schwerwiegender Weise im Gegensatz zum Moralgesetz, falls sie – je nachdem, wie die Ergebnisse ausfallen – die Möglichkeit in Erwägung zieht, eine Abtreibung durchzuführen. So darf eine Diagnose, die das Bestehen einer Mißbildung oder einer Erbkrankheit anzeigt, nicht gleichbedeutend mit einem Todesurteil sein" (Donum vitae I,2).

Entwicklungen in der Frauenheilkunde –
Gefahren für die Menschenwürde?

H. Hepp

Frauenklinik im Klinikum Großhadern, Universität München

Das Thema ist vom Gesprächsleiter als Frage formuliert. Die Antwort ist nur über zwei Fragestellungen möglich:

Wer definiert und begründet die „Würde" des Menschen?
Wo liegen die Grenzen einer Argumentation mit der Menschenwürde?

Kant sieht die Würde des Menschen begründet in seiner Freiheit, Moralität zu realisieren. Diese Fähigkeit ist die Bedingung dafür, daß der Mensch „Zweck an sich selbst" ist und damit „Würde" hat. Ohne Anerkennung der Menschenwürde gibt es keine rationale Ethik, ohne rationale Ethik kein sittliches Verhältnis zwischen den Menschen (Auer). Die Menschenwürde ist so etwas wie der Inbegriff von Humanität und steht an der Spitze der Wertehierarchie. Sie ist nicht teilbar und entwickelt sich nicht sukzessiv.

Die christliche Theologie begründet die Würde aus der Verfügtheit von und Bezogenheit auf Gott – Ebenbild Gottes.

Das Grundgesetz der BRD erklärt in § 1 Abs. 1: „Die Würde des Menschen ist unantastbar. Sie zu achten und zu schützen ist Verpflichtung aller staatlichen Gewalt." Nach der Würde des Menschen nennt das Grundgesetz als Grundrechte: Freie Entfaltung der Persönlichkeit, Leben und körperliche Unversehrtheit, Gleichberechtigung von Mann und Frau, Freiheit von Lehre und Forschung, Ehe und Familie. Hiermit sind auch die Grenzen der Argumentation mit dem Würdeprinzip markiert, will man nicht, wie dies in der öffentlichen ethischen Diskussion so oft geschieht – den Begriff der Menschenwürde als Sprachhülse mißbrauchen: Schlüsselbegriff für alle ethischen Probleme.

Es bleibt noch die zentrale Frage nach dem Schutzbereich der Menschenwürde – ab wann ist dem menschlichen Leben Würde und damit Lebensrecht und Schutz zuzubilligen?

Konsens besteht, daß mit dem Zeitpunkt der Vereinigung von Ei und Samenzelle neues artspezifisch menschliches Leben beginnt. In diesem Moment und danach ist die Ontogenese des Menschen in jedem Stadium spezifisch auf das Menschsein in vollem Umfange ausgerichtet. Die für alle ethischen Implikationen entscheidende Frage ist die nach dem Beginn der Subjektqualität der menschlichen Person. Die Positionen des Epigenismus und Präformismus sind an anderer Stelle dargestellt (Hepp). In Anerkennung des wohl stets ein tiefes Geheimnis bleibenden Seins des Menschen als Person geht es letztlich um die Setzung einer Wertung, ob und inwieweit wir neuem artspezifischen, in seiner ganzen Potentialität angelegten Leben Wertschätzung entgegenbringen. Diese Wertfrage ist auch nicht mit terminologischen Abstufen des pränidativen Embryos (Zygote) zum Präembryo zu umgehen.

In Anerkennung dieser Position hat das Grundgesetz in Art. 2 Abs. 2 Satz 1 erklärt: „Das Leben des Menschen ist von Anfang an in seinen Schutz genommen."

In Anerkennung dieser Prämissen ist meine Antwort auf das Thema bzw. die Frage unseres Podiumsgespräches: Aus Entwicklungen der Frauenheilkunde und durch unsere aktive Beteiligung erwachsen zahlreiche Bedrohungen und Verletzungen der Würde des Menschen.

Archives of Gynecology and Obstetrics Vol. 245, No. 1-4, 1989
Verhandlungen der Deutschen Gesellschaft für Gynäkologie und Geburtshilfe,
47. Versammlung, München 6.-10. September 1988
© Springer-Verlag Berlin Heidelberg

Beispielhaft zu nennen sind:

1. Schwangerschaftsabbruch, insbesondere aus Notlage – Indikation in der heute gehandhabten gesetzwidrigen Form – (auf zwei Geburten wird ein Kind im Mutterleib getötet).

Das Recht auf Leben gerät in Konflikt zum Selbstbestimmungsrecht. In Wahrheit handelt es sich um Fremdbestimmung, wodurch die Geborenen die Menschenwürde (Recht auf Leben) der Ungeborenen verletzen.

2. Pränatale Diagnostik
– als Indikation zur Geschlechtswahl mit Tötung des „falschen Geschlechts": Verstoß gegen das Grundrecht der Gleichberechtigung von Mann und Frau und Recht auf Leben.
– als Ausdruck einer Pflicht zum unbehinderten Kind: Verstoß gegen das Recht auf Leben und das Recht auf freie Entfaltung der Persönlichkeit.
– als Schwangerschaft auf Probe: Verstoß gegen das Grundrecht auf Leben.

Ich weiß, daß der Gesetzgeber bewußt und ausschließlich auf die Zauberformel „Zumutbarkeit" abgehoben hat. Wir Ärzte als Täter wissen jedoch stets um die zweite Dimension dieses außerordentlich schwierigen Konfliktes.

3. Fetozid von Mehrlingen
Nicht selektiv wie nach pränataler Diagnose einer schweren und nicht zumutbaren Erkrankung des einen Mehrlings, sondern „unselektiv" Tötung eines gesunden und des technisch am besten erreichbaren Kindes zur „Reduktion einer Zwillings- oder höhergradigen Mehrlingsgravidität".

Eine differenzierte Beschreibung und Diskussion des gesamten Problemfeldes ist an dieser Stelle nicht möglich und auch nicht Aufgabe meines Beitrages. Etwas ausführlicher sei auf den mir für dieses Gespräch übertragenen Beitrag „Reproduktionsmedizin – Gefahren für die Menschenwürde? eingegangen.
Zu unterscheiden ist zwischen Gentechnologie – Eingriff in das menschliche Erbgut – und Reproduktionstechnologie – Eingriff im Sinne assistierter Fortpflanzung.
Die assistierenden Techniken moderner Reproduktionsmedizin In-vitro-Fertilisation (IVF) mit uterinem Embryotransfer (ET), tubarem Embryotransfer (TET) wie auch der Gamete intrafallopian transfer (GIFT), laparoskopisch oder transuterin durchgeführt, haben in ihrem therapeutischen Einsatz nichts mit Gentechnik zu tun. Sie sind jedoch Einstiegstechniken, in dem sie Embryonen direkt (IVF) oder indirekt (GIFT) im Labor verfügbar machen.
Der Arzt greift in den Zeugungs- bzw. Befruchtungsvorgang nicht ein. Er wirkt bei der Entstehung neuen menschlichen Lebens jedoch dispositiv mit.
In Anerkennung der Bedrohung der Menschenwürde – für das Paar wie für das erhoffte Kind – durch eine Instrumentalisierung des Zeugungsaktes (Menschwerdung) meine ich, daß der Arzt bei Achtung des ganzen menschlichen Seins bzw. des sich liebenden Paares, dessen Liebe nur durch künstliche Befruchtung ihre Vollendung erreichen kann, in der homologen IVF/ET oder GIFT im Sinne einer Ultima ratio nicht gegen die „Würde der menschlichen Fortpflanzung" (Instruktion) und des Menschen verstößt.
Die ethische und rechtliche Diskussion im Zusammenhang mit der homologen IVF/ET kreist um das Problem der Entwicklung dieser neuen Therapieform, welche verbrauchende Embryonenforschung zur Voraussetzung hatte und um das sogenannte „Helping"-Effekt (Pap, 1987).
Mit dem Mehrtransfer ist einerseits die Chance einer Schwangerschaft erhöht, andererseits sinkt die Nidationchance des einzelnen Menschen, der insofern wiederum einem Zwecke außerhalb seiner selbst dient.

914

Die Menschenwürde wird bedroht bzw. verletzt durch die Variationen der assistierten Fortpflanzungstechniken – heterologe Samen und/oder Eispende, sogenannte Samencocktails, Selektion im Sinne von Geschlechts- und Qualitätswahl (wenn es sich nicht um erbgebundene Leiden handelt), Embryonenspende mit Ersatz- oder Leihmutterschaft – ohne daß dies im einzelnen an dieser Stelle begründet werden soll.

Als Stichworte seien genannt: Bedrohung durch einschneidende Persönlichkeitsveränderungen und des Identitätsbewußtseins des Kindes, Auflösung von Ehe und Familie mit tiefgreifender Veränderung unserer Sozialstruktur, Kommerzialisierung und Versklavung der Frau mit Degradierung zur Gebärmaschine. Welcher Bauch gehört wem?

Jedoch: Abusus non tolit usum.

Zu Recht in das Zentrum, auch der öffentlichen Diskussion, gerückt ist die Frage nach der Zulässigkeit oder eines sogar strafrechtlichen Verbots der Forschung an und mit Embryonen.

Eine Unterscheidung in „überzählige" und „speziell zur Forschung hergestellte" Embryonen ist weder ethisch sauber noch praktisch durchführbar. Bei verantwortlicher Handhabung der IVF und ET wird es überhaupt nicht oder nur in extrem seltenen Fällen über eine Kryokonservierung zu einem überzähligen bzw. verlassenen Embryo kommen. Für diese wie für aufgrund von Defekten „todgeweihte" Embryonen wird gefragt: Kryokonservierung, sterben lassen, „verbrauchende" Forschung? Hier werden Ausnahmeregelungen bei sorgfältiger Güterabwägung in bezug auf klar definierte „hochrangige" Forschungsziele – was derzeit noch nicht möglich ist – und bei Gewährleistung der Freiwilligkeit und des Einverständnisses der Eltern in Erwägung gezogen (s. Richtlinien der BÄ zur Forschung an frühen Embryonen und Jahresberichte der Zentralen Kommission).

Hinsichtlich der Forschung gilt es, drei Fallgruppen zu unterscheiden:
- Diagnostische Forschung und Untersuchungen, die im Sinne eines Heilversuches dem Embryo zugute kommen sollen – z. B. Verbesserung IVF etc.
- Untersuchungen, die im Sinne eines Humanexperiments nicht den Tod des Embryos intendieren, ihn jedoch verändern und den Verlust des Embryos durchaus in Kauf nehmen. Nicht Behandlung, sondern Erkenntnisgewinn für „andere" ist das Ziel.
- Ausschließlich zu Forschungs- oder anderen Verwertungszwecken erzeugtes Leben.

Die erste Fallgruppe verstößt nicht gegen die Menschenwürde und ist meines Erachtens grundsätzlich zulässig.

Fall zwei und drei bedeuten eine Mißachtung der Menschenwürde, da die Subjektqualität des Menschen degradiert wird zu bloßen biologischen Faktizitäten. Wenn Forschung den Menschen zu ihrem Gegenstand macht, wird dieser – das Wort sagt es – „Objekt" (Staudinger). Gemeint ist die Herstellung identischer Individuen durch Kolonierung, Vereinigung mehrerer Embryonen oder Teilen verschiedener Eltern (Chimärenbildung), Erzeugung von Mischwesen aus Mensch und Tier (Interspecies – Hybridisierung), Eingriffe in die menschliche Keimbahn.

Es ist daher evident, daß auf diesem Felde der Forschung das Grundrecht der Freiheit der Forschung an seine Grenze stößt. Diese ist dem übergeordneten Recht auf Leben unterzuordnen. Es geht nicht um eine neue Ethik, sondern um eine besondere Qualität der Ethik. Historisch wird die von Wiater so bezeichnete biologisch nukleare mit der physikalisch nuklearen Epoche in Analogie gebracht.

Die moderne Reproduktionstechnologie und die aus dieser Einstiegstechnik ableitbaren Gentechniken sind gleichsam ein Modell für die Verantwortung des Forschers. Die Freiheit der Forschung hat ihre Grenze an der Würde des Menschen.

Literatur

Auer A (1988) Bioethische Argumentation mit der Menschenwürde? Festschrift Mikat, unveröffentlicht
Hepp H (1988) Reproduktionsmedizin im Spannungsfeld von Ethik und Recht. Gynäkologe 21:1–12
Instruktion der Kongregation für Glaubenslehre über die Achtung vor dem beginnenden menschlichen Leben und die Würde der Fortpflanzung. Verlautbarungen des apostolischen Stuhles. Sekretariat der Deutschen Bischofskonferenz (Hrsg) 1987–74
Pap M (1987) Extrakorporale Befruchtung und Embryotransfer aus arztrechtlicher Sicht. Insbesondere: Der Schutz des werdenden Lebens in vitro. In: Recht und Medizin. Verlag Lang
Richtlinien zur Forschung an frühen menschlichen Embryonen (1985) Dtsch Ärztebl 82:3757
Staudinger HJ (1981) Chancen und Gefahren der Gentechnologie. Jahresbericht der Görresgesellschaft, Passau
Wiater AH (1978) Die Angst vor dem Homokolus. Neue Ordnung 32:364

Entwicklungen in der Frauenheilkunde – Gefahren für die Menschenwürde?

H. Jung

Frauenklinik der Medizinischen Fakultät, Technische Hochschule Aachen

Gefahren für die Menschenwürde aus Entwicklungen in der Frauenheilkunde sehe ich schwerpunktmäßig im Bereich des Schwangerschaftsabbruchs, der modernen Möglichkeiten der Sterilitätsbehandlung durch Ovulationsinduktion mit vermehrten Mehrlingsschwangerschaften und der extrakorporalen Befruchtung, also im Bereich der sogenannten „Reproduktionsbiologie". Letztlich sehe ich Gefahren aber auch im Bereich von Innovationen, die kritiklos und zu schnell Eingang in die Routine finden und deren Verhältnis zwischen diagnostischer Effizienz und menschlich-ethischer Zumutbarkeit fragwürdig ist. Besonders dann, wenn eine Patientin den Einsatz einer solchen Technik nicht selbst als genügend notwendig beurteilen und sich im Rahmen medizinischer Massenverbreitung durch die Medien nicht ausreichend in einem kritischen Dialog über Alternativen informieren kann.

Fehlentwicklungen mit Auswirkungen auf die Würde einer Frau entstehen in unserem Kulturkreis oft aus primär zum Aufgabenbereich der medizinischen Wissenschaft gehörenden Fortentwicklung, die sekundär aus Übersteuerung durch Impulse verschiedener Bereiche unseres gesellschaftlichen Lebens entarten. Welche katalytische Wirkung dabei die Medien spielen, werden wir vielleicht später in der Diskussion berühren.

Es ist unserem Präsidenten zu danken, daß er mit der Behandlung dieses Themas in einem Rundtischgespräch genau den kritischen Punkt einer Entwicklung getroffen hat.

Ich möchte in dieser Diskussion das „Bild der Frau" in Verbindung mit dem Begriff der „Weiblichkeit" unter dem Einfluß der technischen Entwicklung in der Frauenheilkunde ansprechen. Dabei soll die Frage aufgeworfen werden, ob und wie unsere frauenärztliche technische Entwicklung unter Umständen dieses Bild der Frau mit ihrem Inhalt der Weiblichkeit tangiert, belastet oder unter Umständen bis zu einem Grad verändert, daß die gesellschaftlichen Konsequenzen daraus für die nächsten Generationen ebenso schwer oder unreparierbar werden wie die Zerstörung der Umwelt als Folge unserer industriellen Nutznießung.

Archives of Gynecology and Obstetrics Vol. 245, No. 1-4, 1989
Verhandlungen der Deutschen Gesellschaft für Gynäkologie und Geburtshilfe,
47. Versammlung, München 6.-10. September 1988
© Springer-Verlag Berlin Heidelberg

Wir kommen auch nicht an der Frage vorbei, ob und unter welchen Bedingungen unser medizinisch-naturwissenschaftliches Handeln gerade im Bereich der Frauenheilkunde dem Gesetz der Evolution folgt und verbindlich bleibt.

Die Evolution ist gleichbedeutend mit einer kontinuierlichen Anpassung an immer neue Eigenschaften und Bedingungen der realen Außenwelt unter deren Ziel sich das biologische Leben entwickelt und den für diese reale Außenwelt besser angepaßten Typus geschaffen und immer wieder neu verbessert hat.

Wir stehen heute zum ersten Mal vor der epochalen Situation, daß wir die Aufgabe und Absicht der Evolution, nämlich Erhaltung der Individuen, Erhaltung der Arten und die Weiterentwicklung der Arten erstmals in der kosmischen Geschichte überspielen. Wir sind nicht nur in der Lage, die lange gesuchte Entdeckung des Mechanismus der Reproduktion durch die Doppelhelix der Nucleinsäure gentechnisch zu manipulieren. Wir sind sogar in der Lage, im Bereich der Reproduktionsmedizin Selektionsprozesse im Sinne der Darwin'schen Theorie zu korrigieren bzw. zu manipulieren. Unter Umständen ist dieses Vermögen und diese Erkenntnis für den Fortbestand und die weitere Entwicklung der Menschheit von explosiverer Bedeutung als die Entdeckung der Kernspaltung. Ich möchte daher die provokative Frage stellen, handeln wir gegen die Gesetzmäßigkeiten der Evolution, indem wir rein endokrinologisch-funktionelles Versagen mit den raffiniertesten Techniken reparieren und damit der Darwin'schen Erkenntnis in den Arm fallen, letztlich also die Evolution behindern.

Würde die Diskussion zu dieser provokativen Frage ergeben, daß es mit zu dem Aufgabenziel der Evolution gehöre, die aus der evolutionären Entwicklung gewonnene Intelligenz zu nutzen, um über die umgesetzte Technik genau all das zu machen, was wir können – ohne ethische Bedenken alles machen was möglich ist – selbst dann möchte ich stehen bleiben bei der Frage nach dem möglichen Einfluß dieser Entwicklungen auf das „Bild der Frau“. Das gesamte Schwergewicht der Reproduktionsbiologie lastete bisher in unserer noch überwiegend patriarchalischen Gesellschaftsordnung auf der Frau, wenn sich auch eine Änderung angebahnt hat.

Das „Bild der Frau“ ist und war nie eine Momentaufnahme. Es wandelte sich in Jahrtausenden, Jahrhunderten, zuletzt mit besonderer Dynamik sogar in den vergangenen Jahrzehnten. Das „Bild der Frau“ ist nicht ein Bild als solches. Es reflektiert sich in der Geschichte, es wird geprägt von Kulturen, Religionen, von Kriegen, von Medien. Wie die Züge der individuellen Frau ihre Vergangenheit tragen, so wird das kollektive Frauenbild von der gesamten Erfahrung einer Kulturgesellschaft betroffen. Der einzelne Mensch muß und kann alle Erfahrungen seiner Geschichte nicht mehr selbst durchmachen und trotzdem trägt er sie als archaisches Erbe in sich. C. G. Jung hat für den psychologischen Anteil dieses archaischen Erbes den Begriff des Archetypus geschaffen. Das „Bild der Frau“ wird also immer durch den archetypischen und den aktuellen Umwelteinfluß zugleich geprägt. Jeder Mann trägt das Bild der Frau von jeher in sich; nicht das Bild dieser bestimmten Frau, sondern einer bestimmten Frau. Entsprechend beschäftigt sich unsere naturwissenschaftliche Medizin nicht mit der Frau schlechthin. Unbewußt macht sich der Arzt täglich von einer Patientin ein Bild, das aus der Reflexion seiner archetypischen Erfahrungen als Mensch und als Arzt einerseits und der realen Erscheinung einer bestimmten Frau als Gegenüber entsteht. Auf diese Weise ist auch das „Bild der Frau“, die wir als Wissenschaftler in unsere Therapie und Planung der Zukunft einbeziehen, nie sicher das reale Bild der Frau schlechthin. Das müßte uns mehr verunsichern, als wir es in unseren selbstverständlichen Planungen und Entwicklungen unseres Faches eingestehen. In Wirklichkeit beeinflussen wir durch unsere Entwicklungen dieses Bild. Da es ein lebendes Bild ist, ist es auch sehr vulnerabel.

Der in dem Bild der Frau eingebettete Begriff der Weiblichkeit ist sehr komplex. Dazu betont Margarete Mitscherlich, daß Weiblichkeit unter anderem eng verbunden ist mit der Möglichkeit zu empfangen, in der Schwangerschaft eine enge Beziehung zu dem wachsenden Kind zu finden, zu gebären und dieses Kind in den wichtigen ersten Jahren psychologisch zur Persönlichkeitsentwicklung zu führen.

Wie wird jedoch das Bild der Frau verändert, wie die Weiblichkeit in diesem Sinne tangiert, wenn es zur reflexionsfreien Selbstverständlichkeit wird, daß eine kinderlose Frau mit allem was technisch möglich und machbar ist, zu Schwangerschaft manipuliert wird, ohne daß sie es selbst ganz begreift, welchem Prozeß sie sich dabei unterzieht. Die Bedenken des Einflusses solcher Entwicklungen in der Frauenheilkunde richten sich nicht gegen die Entwicklungen selbst, sondern dagegen, daß Frauen durch Massenveröffentlichungen und Massenmedien mit der Hilfe von Ärzten und gesellschaftspolitischen Einflüssen zu einer reflexionslosen Akzeptanz getrieben werden als sei dies das Normale. Eine Frau, die durch hormonale Induktionsbehandlung Fünflinge oder Sechslinge empfangen und mit allen Belastungen bis zur Frühgeburt getragen und die Geburt mit der Gesamtheit eines Medienansturms hinter sich gebracht hat, ist nicht mehr die gleiche Frau wie zuvor. Andererseits gibt eine Frau, die sich einem oder gar mehreren Schwangerschaftsabbrüchen unterzieht, ein Stück Weiblichkeit auf, selbst wenn sie in Notlage handelt. Die unglaubliche Dimension beider extremer Ereignisse, in der wir Ärzte uns dabei bewegen, wird gesellschaftlich behandelt, als wäre es das Normale.

Das „Bild der Frau" in Verbindung mit dem „Bild der Weiblichkeit" wird dabei zu einem manipulierten Bild der Frau, zu einem manipulierten Bild der Weiblichkeit.

Entwicklungen in der Frauenheilkunde –
Gefahren für die Menschenwürde:
Thesen aus der Sicht der philosophischen Ethik

A. Pieper

Philosophisches Seminar, Universität Basel

A. Allgemeines

Die neuzeitliche Ethik erkennt Freiheit als ranghöchsten Wert und oberste Norm an. Die dem Menschen eigene Würde zeigt sich darin, daß er von seiner Freiheit keinen beliebigen Gebrauch macht, sondern in Respektierung anderer Freiheit grundsätzlich bereit ist, der Erfüllung seiner Wünsche Grenzen zu setzen – um der Freiheit aller willen.

Mit dem Prinzip Freiheit ist die Hochschätzung der Individualität untrennbar verbunden. Subjekt der Freiheit ist der einzelne, der *sich selbst* bestimmt und in seinen Handlungen, soweit andere davon betroffen sind, Rücksicht auf deren individuelle Zielsetzungen nimmt.

Die freie Selbstbestimmung und Selbstverwirklichung des einzelnen als Individuum unter gleichberechtigten Individuen ist sittliches Recht und sittliche Pflicht. Sie schließt das Streben nach persönlichem Glück mit ein – Glück als geglückter, mit Sinn erfüllter Selbstentwurf im Rahmen eines guten Lebens verstanden.

Archives of Gynecology and Obstetrics Vol. 245, No. 1-4, 1989
Verhandlungen der Deutschen Gesellschaft für Gynäkologie und Geburtshilfe,
47. Versammlung, München 6.-10. September 1988
© Springer-Verlag Berlin Heidelberg

Wo Freiheits- und Glücksansprüche miteinander in Konflikt geraten, kann eine verantwortbare und als solche jedermann zumutbare Lösung nur auf dem Boden des Freiheitsprinzips gefunden werden: in einem Konsens, der nicht die undiskutierte Meinung der Mehrheit repräsentiert, sondern in einer gemeinsamen Verständigung aller Betroffenen bzw. ihrer Vertreter kraft des besten Arguments zustande kommt.

B. Themenspezifisches

Der Wunsch nach einem eigenen Kind ist natürlich (von pathologischen Fällen abgesehen), und für viele Frauen bedeutet das „Mutterglück" eine durch nichts anderes ersetzbare Sinnerfüllung. In Fällen von Sterilität sind die Fortpflanzungstechnologien der modernen Reproduktionsmedizin das ethisch erlaubte Mittel der letzten Wahl, um eine Art „Chancengleichheit" zwischen fruchtbaren und von der Natur benachteiligten unfruchtbaren Paaren herzustellen.

Das ärztliche Ethos gebietet den Reproduktionsmedizinern, ungewollt kinderlosen Frauen nach bestem Wissen und Gewissen zu helfen. Auch für sie sind nach eingehender Aufklärung über Chancen und Risiken die künstlichen Zeugungsverfahren das Mittel der letzten Wahl.

Kinder haben in jedem Fall ein Recht darauf, über ihre Herkunft informiert zu werden. Ob bei nicht auf natürliche Weise erzeugten Kindern besondere Identitätsprobleme auftreten, bleibt abzuwarten. Gleichwohl kann man unterstellen, daß auch solche Probleme auf der Basis von Liebe und Vertrauen lösbar sind – immer vorausgesetzt, daß wenigstens ein Elternteil genetisch ist.

Gefahren für die Menschenwürde resultieren in erster Linie aus einem falsch verstandenen Fortschrittsinteresse, etwa solcher Gentechnologen, die unter Berufung auf das Prinzip der Freiheit der Wissenschaft jede Art von Manipulation an „Menschenmaterial" meinen rechtfertigen zu können. Die Freiheit der Forschung ist nicht bedingungs- und grenzenlos; sie schließt nicht das Recht mit ein, Menschen als bloßes Mittel zu gebrauchen – auch nicht um eines guten Zwecks willen (z. B. Therapie der Alzheimerschen Krankheit mittels embryonaler Gehirnzellen).

Das ethische Prinzip der Freiheit verbietet Handlungen, die entweder verhindern, daß ein Mensch sein Recht auf freie Selbstbestimmung wahrnehmen kann, oder die Entscheidung, die er mutmaßlich treffen würde, wenn er die Wahl hätte, ignorieren.

Der Staat als Garant der Freiheit hat dafür Sorge zu tragen, daß niemand seine Glücksansprüche auf Kosten der berechtigten Glücksansprüche anderer durchsetzt. Bei der Regelung individueller Freiheiten von seiten des Staates gilt: Soviel Freiheit für jeden wie möglich, soviel Einschränkung wie nötig, um ein Höchstmaß an Freiheit für alle zu ermöglichen. Ist es nötig, das aus Gründen der Menschenwürde ethisch Verbotene – „verbrauchende" Forschung an Embryonen, Eingriffe in die Keimbahn zwecks Herstellung erwünschter Menschen etc. – auch gesetzlich zu verbieten, oder kann man davon ausgehen, daß die Selbstkontrolle verantwortungsbewußter Wissenschaftler, unterstützt durch unabhängige Ethik-Kommissionen, ausreicht, um die Gefahren einer vollständigen Instrumentalisierung des Humanen auszuschließen?

Entwicklungen in der Frauenheilkunde –
Gefahren für die Menschenwürde: Thesen zur Diskussion

St. Wehowsky

München

Die Frage, inwieweit die öffentliche Diskussion dazu beigetragen hat, Wissenschaft und Medizin für ethische Fragen zu sensibilisieren, ist schwer zu beantworten. Denn es läßt sich nicht sagen, ob die ohne Zweifel verstärkte öffentliche Diskussion Eingang in das Verhalten der einzelnen Mediziner oder auch Patienten findet. Doch läßt sich feststellen, daß die durch die Erweiterung der medizinischen Möglichkeiten verschärfte Problematik ärztlichen Handelns ein neues ethisches Interesse wachgerufen hat. Das sich darin häufig artikulierende Unbehagen liegt meiner Meinung nach darin, daß sich die Verantwortung des Menschen für seine eigene Reproduktion ausweitet, ohne daß er ausreichend für ihre Wahrnehmung gerüstet wäre.

So liegen die konkreten Gefahren der Reproduktionsmedizin nicht in einzelnen „Kunstfehlern", die jedem medizinischem Handeln anhaften können, sondern darin, daß sich Entscheidungszwänge ergeben, die unmittelbar auf das Menschenbild zurückwirken. Der Arzt, der zum Beispiel bei einer Mehrlingsschwangerschaft die Feten entfernt, von denen er glaubt, daß sie weniger gesund als andere sind, trifft eine Entscheidung, die er unter anderen Umständen so nicht treffen würde. Und die werdende Mutter, die erfährt, daß ihr Kind möglicherweise an einem irreparablen Defekt leidet, wird vor ein anderes Problem gestellt als die Schwangere, die aufgrund fehlender diagnostischer Methoden ahnungslos ein behindertes Kind zur Welt bringt. Wurde früher Krankheit als Schicksal angesehen, so muß sie heute bewußt akzeptiert – gewollt – werden, damit ein kranker Fetus ausgetragen wird. Das ist eine völlig neue Situation: Die Eltern und Ärzte übernehmen die volle Verantwortung und werden dafür möglicherweise eines Tages zur Rechenschaft gezogen.

Komplementär zur Ausweitung der Verantwortung entsteht die Notwendigkeit, Entscheidungsabläufe zu standardisieren und die ethischen Maßstäbe so zu skalieren, daß der Problemdruck in der Entscheidung selbst möglichst gering bleibt. Damit geht die Gefahr einher, daß komplexe ethische Fragen so vereinfacht werden, daß wesentliche Qualitäten verlorengehen. Das soll am Beispiel der Menschenwürde gezeigt werden:

Wird Gesundheit zur dominanten Norm in Entscheidungen über den Lebenswert menschlichen Daseins gemacht, so ist dies zwar vom medizinischen Standpunkt aus verständlich und folgerichtig, geht aber am Wesen des Menschen, wie es in Philosophie und Religion beschrieben wird, vorbei. Unvollkommenheit und Leiden tangieren dort nicht die Würde menschlichen Lebens. Bekommt die Medizin aufgrund ihrer immer weiterreichenden Eingriffe in den Begriff des Lebens eine monopolartige Entscheidungsbefugnis – man kann diese auch als Zwang ansehen –, so wird die komplexe Anthropologie erheblich reduziert und die Menschenwürde wird der Gesundheit untergeordnet, insoweit sie in Entscheidungen über den Lebenswert von Individuen von ihr abhängig ist. Dies kann niemandem recht sein. Auch würde dadurch der Sinn des medizinischen Handelns dort, wo es nicht mehr der Heilung, sondern nur der Konservierung eines gegebenen Zustandes dient, in Frage gestellt.

Die Menschenwürde gegen eine etwaige Unterordnung unter ein Gesundheitsideal zu verteidigen, ist deswegen schwierig, weil sie sich bei genauem Hinsehen nicht positiv definieren läßt. Auch die Versuche der katholischen und

Archives of Gynecology and Obstetrics Vol. 245, No. 1-4, 1989
Verhandlungen der Deutschen Gesellschaft für Gynäkologie und Geburtshilfe,
47. Versammlung, München 6.-10. September 1988

evangelischen Kirchen können nicht überzeugen, weil sie die Menschenwürde quasi objektiv vom christlichen Gott abhängig sein lassen. Dagegen scheint sich zu zeigen, daß Menschenwürde gar nicht objektiv beschrieben werden kann, sondern sich im Zusammenleben der Menschen ausdrückt, ohne dadurch allein schon konstituiert zu sein: Menschenwürde besteht unabhängig davon, ob sie aktuell innerhalb einer Gruppe verletzt wird – sie kann in diesem Sinne nicht einfach abgeschafft werden –, doch läßt sie sich nicht ohne den Zusammenhang von Individuum und der jeweiligen Gesellschaft in ihren historischen Bedingtheiten beschreiben. Deswegen ist die Menschenwürde in der amerikanischen Verfassung und im deutschen Grundgesetz auch nicht positiv definiert, sondern es wird nur gesagt, wodurch sie verletzt wird und welche „unveräußerlichen Rechte" zu ihr gehören. Die Gefährdung oder der Verlust der Menschenwürde ist daher nicht allein ein das Individuum bedrohendes passiv erfahrenes Ereignis, sondern kann auch aktiv herbeigeführt werden. In diesem Zusammenhang ist zu überlegen, inwieweit Ärzte ihre eigene Menschenwürde durch bestimmte medizinische Handlungen gefährden können.

Pränatale Diagnostik heute – Eine Auseinandersetzung

D. Berg

Frauenklinik, Städt. Marienkrankenhaus, Amberg

Wissenschaftliche Forschung als eskalierte und seriöse Sonderform der menschlichen Neugier geht von bestehenden Erkenntnissen aus und versucht, diese mit einer speziell entwickelten rationalen Methodik zu erweitern. Die Benutzung des bisherigen Wissenstandes und seiner Verankerung im ethisch-gesellschaftlichen Umfeld als Basis bedeutet – bei Fortschreiten des Wissensstandes – naturgemäß auch gelegentlich den Bruch mit früheren Erkenntnissen und den Bruch mit früheren ethischen Normen. So hat auch immer Wissenschaft bisher eingehaltene Grenzen überschreiten lassen. Das gilt auch für die Medizin. So war die Einführung der Leichenöffnung als Methode der wissenschaftlichen Forschung zweifellos einerseits ein Neubeginn wissenschaftlicher Methodologie als auch ein Bruch mit Normen der Gesellschaft und der Obrigkeit. Die Reaktionen dieser Obrigkeit und der Gesellschaft waren damals und sind auch heute in der Regel zunächst übersteigert, bedingt durch mangelhafte Sachkenntnis, Betroffenheit und Überraschung. Es folgt dann zumeist eine sehr lange und schmerzvolle Zeit, bis sich die Spreu vom Weizen gesondert und sich ein neues Weltbild geformt hat.

In neuester Zeit haben wir diesen Prozeß mit der Einführung der In-vitro-Fertilisation (IVF) erlebt. Die Befruchtung im Reagenzglas hat neue Möglichkeiten der Behandlung eröffnet und medizinische Grenzen überschritten, die durch die natürliche Empfängnis im Körper der Frau gesetzt schienen. Es folgte eine intensive, manchmal auch übersteigerte und emotional geführte Diskussion. Daneben war aber auch – und das ist beklagenswert – ein voreiliger Ruf nach dem Gesetzgeber nicht zu überhören. Dieser, von seinen Wählern aufgefordert, reagiert möglicherweise nicht mehr in einer wissenschaftlich nachvollziehbaren, sondern nur noch politisch zu verstehenden Art mit der Verabschiedung eines Gesetzes. Im Augenblick steht zu befürchten, daß sowohl das Embryonenschutzgesetz, als auch Formulierungen des Gesundheitsreformgesetzes, die sich mit der künstlichen Befruchtung befassen, durch diesen staatlichen Übereifer unausgereift und ohne den notwendigen wissenschaftlichen und ethischen Hintergrund erlassen werden. Im Prinzip ist nichts gegen Gesetze oder Verordnungen zu sagen, die nach einem ausreichend langen Prozeß der Prüfung und Wertung neuerer wissenschaftlicher Erkenntnisse und Methoden deren sinnvolle Nutzung regeln und möglicherweise auch zu einer Beschränkung dieser Methoden führen. Voraussetzung bleibt jedoch ein ausreichend langer Prozeß der Auseinandersetzung und des Nachdenkens.

Die Tatsache, daß die pränatale Diagnostik nicht nur technische, apparative und Ausbildungsprobleme aufwirft, sondern auch juristische, ethisch-moralische und gesetzliche, beruht im wesentlichen darauf, daß wir uns mit dieser Methode in einer Zeitspanne menschlichen Lebens bewegen, in dem es Grenzen gibt. Ähnlich wie die Sterbehilfe als aktuelles Diskussionsthema in einem Bereich zwischen Leben und Nicht-Leben angesiedelt und dadurch problembeladen ist, beschäftigt sich die pränatale Diagnostik mit einem Bereich zwischen Nicht-Mensch-Sein und Mensch-Sein, nämlich der Zeitspanne zwischen Zeugung und Geburt. Genaugenommen wird die Ultrasonographie schon früher eingestzt, nämlich schon vor der Zeugung, wenn nämlich ein Follikel ultraschallgesteuert punktiert wird.

Eine andere Entwicklung läuft parallel: Aus der zunehmenden Verrechtlichung der Geburtshilfe resultiert eine sich verstärkende Defensivhaltung des Arztes, auch in der praenatalen Medizin. Dies ist nur allzu verständlich, da der untersuchende Arzt nicht selten nach der Fehlbildungsdiagnose zum „Verursacher" gemacht, bzw. nach Übersehen einer Fehlbildung zur Verantwortung gezogen wird. Um entsprechende Vorwürfe zu entkräften, muß der Arzt eingehend aufklären, was jedoch nicht zu einem bürokratisch perfekten Selbstschutz des Arztes (*HEPP*) werden darf. Einerseits muß die Schwangere in die Lage versetzt werden, selbst über das Procedere mitzuentscheiden, soweit sie das als Betroffene überhaupt kann. Mit dem erworbenen Wissen muß ihr natürlich auch ein Großteil der Verantwortung zurückgegeben werden. Es ist schließlich „ihr Kind" für das sie bzw. die Eltern verantwortlich sind. Eigentlich muß der Arzt nur informieren. Um jedoch den Eltern in ihrer dadurch bedingten Notlage gerecht zu werden, ist ein persönliches Engagement unverzichtbar. Die Betreuung und Beratung ist an den Arzt gebunden, zu dem die Betroffenen Vertrauen gefunden haben. Ohne ein solches persönliches Arzt-Patient-Verhältnis ist perinatale Diagnostik nicht möglich. Das Verhalten gegenüber dem Kind – Akzeptanz oder Ablehnung und Vernichtung – kann nur gemeinsam getragen werden. Der Arzt wird dabei oft in einen tragischen Konflikt verstrickt. Diesen lebensbejahend zu lösen, heißt, behindertes Leben zu akzeptieren – vorwiegend zu Lasten der Eltern. Wird der Konflikt jedoch durch einen Abbruch der Schwangerschaft gelöst, fällt zwar ein potentieller Kläger weg, jedoch das ungute Gefühl bleibt.

Die mit dieser Entwicklung im Zusammenhang stehenden Probleme sind bisher weder ethisch-moralisch, noch juristisch voll erfaßt.

Wir haben uns also mit zwei Problemkreisen zu befassen, von denen der eine auf moralisch-ethischem Gebiet liegt. Darauf möchte ich nach Möglichkeit – sowohl es natürlich Überschneidungen gibt – heute und hier nicht eingehen, weil dieses Thema Gegenstand des morgigen Round-tables unter Herrn Ludwig sein wird. Ich möchte mit Ihnen viel lieber darüber diskutieren, welche medizinischen und welche juristischen Aspekte aus der pränatalen Diagnostik abzuleiten sind.

In juristischer Hinsicht befindet sich der Fet, bzw. Embryo so lange in einem weitgehend rechtsfreien Raum, bis er durch den Geburtsakt geboren und damit zu Person wird. Zwar behandelt ihn die Rechtsprechung schon als Person, während er sich unter der Geburt befindet, aber in der Zeitspanne von der Erzeugung bis zu diesem Augenblick ist der Fet relativ schutzlos, unterliegen seine Interessen auf Leben und Gesundheit deutlich denen Anderer, insbesondere seiner Mutter.

922

Wir erkennen, daß die bestehende Rechts-Unsicherheit auf eine Werte-Unsicherheit beruht.

Dieser Grenzbereich zwischen Nicht-Existenz und Leben steht schon längere Zeit im Mittelpunkt des öffentlichen Interesses, insbesondere im Zusammenhang mit den Abtreibungsparagraphen einerseits und den modernen Befruchtungsverfahren andererseits.

Die medizinische Wissenschaft ist weit in das Vorfeld des juristischen Menschseins vorgedrungen und liefert damit Konfliktstoffe. Sie hat mit der überaus schnellen Entwicklung der pränatalen Diagnostik die Problematik vergrößert. Diese führt zwar in den meisten Fällen über den Nachweis eines gesunden Feten, bzw. Embryo zu einer erheblichen Beruhigung der besorgten Eltern, löst also damit ein Problem, gibt aber andererseits durch den Nachweis eines kranken Kindes die Basis ab für den Abbruch der Schwangerschaft – eine Therapie ergibt sich somit aus der Diagnose noch nicht. Eine Diagnostik, deren Konsequenz das Auslöschen der Existenz ist, ist prinzipiell problematisch.

Heute sind jedoch auch erste Möglichkeiten erkennbar, das ungeborene Kind zum Patienten in ärztlichem Sinne erklären und im Falle einer Erkrankung einer gezielten, kausal begründeten und oft erfolgreichen Behandlung zuführen zu können – sofern die Mutter das wünscht. Aber auch hier ergeben sich Konflikte aus dem Spannungsfeld zwischen Mutter und Fet: wünscht die Mutter denn immer eine lebenserhaltende Therapie des Feten, z. B. wenn eine Defektheilung droht? Oder *muß* sie sich wünschen? Ich werde auf diese Fragen später zurückkommen.

Es gilt meines Erachtens, auf der Basis eines allgemeinen Konsenses die Bedeutung und die Würde des ungeborenen Lebens zu beschreiben. Man wird in einer pluralistischen Gesellschaft nicht so rasch zu einer einheitlichen, allgemein verbindlichen Auffassung gelangen können. Gibt es doch auch trotz des über die Religionen hinausgehenden allgemeingültigen Gebotes „Du sollst nicht töten" heute Diskussionen über die Berechtigung der Sterbehilfe – um wievieles leichter sind Debatten über die Abruptio. Trotzdem sollte versucht werden, die oft divergierenden Ansichten über die Lebensberechtigung des Ungeborenen, die Bedeutung seiner Krankheiten und die Berechtigung seiner Lebensinteressen im Konflikt mit Mutter und Gesellschaft zu diskutieren.

Die Herren Pfeiffer / Humangenetik Erlangen, Wurmeling / Rechtsmedizin Erlangen, Boland / katholische Seelsorge Lübeck und ich haben am 8. Mai 1988 eine Klausurtagung im Bildungszentrum Kloster Banz veranstaltet, zu der sie zahlreiche Wissenschaftler aus dem Bereich Medizin einerseits und der Geisteswissenschaften andererseits zusammengeführt haben. Ziel war die Ermöglichung eines direkten Kontaktes zwischen den Protagonisten der pränatalen Diagnostik mit Geisteswissenschaftlern der beiden großen Konfessionen, der Biologie, des Rechts, der Politologie, der Soziologie etc. Dadurch sollte eine Diskussion in Gang gesetzt werden, die nicht getrübt ist durch Mißverständnisse, die sich in Unkenntnis der medizinisch-wissenschaftlichen Sachlage ergeben könnten, wenn die Geisteswissenschaftler mittelbar über die Massenmedien informiert würden. Diese Kontaktaufnahme konnte nicht mehr sein als ein erster Schritt und wir hoffen, daß weitere folgen werden.

Die Ergebnisse dieser Tagung wurden ganz ausgezeichnet von Frau Rosemarie Stein in der Frankfurter Allgemeinen Zeitung vom 6. Juli 1988 diskutiert und werden noch in diesem Jahr im Vieweg-Verlag erscheinen.

Der Grenzbereich, den wir heute diskutieren wollen, betrifft die Chancen und Rechte des Embryo und des Feten. Gemeint sind damit die Chancen, die die Natur dem Ungeborenen gibt und die wir Ärzte möglicherweise verbessern können, und gemeint sind die Rechte des Embryos auf Leben und Gesundheit, die er auch gegenüber seiner eigenen Mutter oder Gesellschaft und Umwelt vorzutragen berechtigt ist. Diese Chancen und Interessen sind natürlich abzuwägen gegen die Interessen der Umwelt und insbesondere seiner Mutter – aber es muß uns bewußt sein, daß der resultierende Konflikt in der Regel heute durch die Beendigung der Existenz des Feten gelöst wird. Ein befriedigende Lösung?

Mit der Zunahme der diagnostischen Möglichkeiten in der Frühschwangerschaft werden wir immer leichtere Fetalerkrankungen immer früher erfassen können. Wir erleben dabei, daß die Schwangere in Konflikte gestürzt wird, in denen sie unsere ärztliche und humanitäre Hilfe benötigt und wir erleben gelegentlich den Konflikt zwischen den Interessen der Mutter und denen des Ungeborenen.

Patentlösungen gibt es nicht, sind auch nicht zu erwarten. Die einfachste Lösung ist die bisher praktizierte, nämlich der Abbruch einer Schwangerschaft, die zu Konflikten führte. Diese Lösung ist zu einfach, begünstigt einseitig die Interessen der Gesellschaft oder der Mutter und bedeutet in 200 000 bis 400 000 Fällen die Beendigung beginnenden Lebens. Erleichtert wird diese Entwicklung nicht nur durch die Gesetzgebung, sondern auch durch das Vorhandensein eines juristisch fast rechtsfreien Raums, in dem sich das Ungeborene während der Schwangerschaft befindet.

Was uns fehlt, ist ein allgemeiner Konsens der Gesellschaft hinsichtlich des Wertes des ungeborenen Lebens, der Bedeutung von Krankheiten, die den Embryo oder Feten treffen können im Spannungsfeld zwischen seinen eigenen Interessen und denen der Mutter. Wir Ärzte brauchen Richtlinien für unsere berufliche Tätigkeit, für unser tägliches Handeln, wir benötigen einen Rahmen, der auch juristisch abzustecken ist, der uns die Berufsausübung in einem recht verstandenen Sinne ermöglicht.

Nach dieser Grundlagendiskussion möchte ich die konkreten Fragen nennen, die sich aus dem folgenden Fall entwickeln können:

Eine 34-jährige Frau ohne genetische Risikobelastung verlangt in der 13. Schwangerschaftswoche eine pränatale Diagnostik. Die Untersuchung ergibt den Befund eines Klumpfußes. Die gewünschte Abruptio wird verweigert. Das Kind wird mit einem Klumpfuß geboren, der recht befriedigend operiert wird. Es entstehen aber der Familie Kummer und Kosten.

Soweit der Fall. Welche Fragen ergeben sich?

Ist der Wunsch nach pränataler Diagnostik berechtigt? Muß diese durchgeführt und von der Krankenversicherung bezahlt werden? Gibt es so etwas wie ein „Recht auf ein gesundes Kind"?

Was geschieht, wenn die gewünschte Untersuchung verweigert und damit eine mehr oder weniger gravierende Erkrankung nicht erkannt wird? Welche Haftungs-rechtlichen Probleme entstehen?

Was geschieht, wenn die Untersuchung durchgeführt und der Defekt übersehen wird? Was muß der Diagnostiker sehen und was nicht? Welche Haftungs-rechtlichen Konsequenzen ergeben sich?

Welche Bedeutung hat die Erkrankung des Feten für seine Aussichten auf ein menschliches und lebenswertes Leben? Wer beurteilt das?

Welche Bedeutung hat eine derartige Bagatellerkrankung des Feten für die Mutter, die verständlicherweise ein kerngesundes Kind wünscht?

Wer vertritt die Interessen des Kindes gegenüber der Mutter und wer wägt die Interessen des Kindes gegen die der Mutter ab?

Wie kann man der Mutter im Konfliktfall helfen? Medizinisch? Finanziell? Sozial? Psychologisch?

Man wird diese Fragen nicht direkt und konkret beantworten können, ohne sich über Grundsätzliches geeinigt zu haben:

– Ist in einer so pluralistischen Gesellschaft ein allgemein gültiger Konsens über
  den Wert des Feten – insbesondere in Abhängigkeit von der Tragzeit – erzielbar?
– Wieweit ist Permissivität gegenüber verständlichen, aber sachlich nicht haltba-
  ren und ethisch problematischen Forderungen noch vertretbar?
– Muß die bestehende Grauzone zwischen Zeugung und Geburt rechtlich ausgefüllt werden und wie ist das überhaupt möglich?
  Die Fragwürdigkeit juristischer Lösungsansätze in derartigen Fällen zeigte sich
  am Beispiel der Euthanasiegesetze des Dritten Reiches, die schließlich – wie
  Jasper gezeigt hat – nicht nur im Gedankengut der Nationalsozialisten verankert waren.

Auch ohne die derzeitige Beantwortbarkeit dieser Fragen soll versucht werden, pragmatische Hilfen für die Lösung der in praxi auftretenden Probleme zu
geben.

1. Im Konfliktfall („Mutter gegen Fet") darf es nicht bei der Aufklärung bleiben.
   Vielmehr ist eine Beratung erforderlich, die die unterstützende und hilfreiche,
   eigene Haltung des Arztes, dem die Patientin ihr Vertrauen geschenkt hat, in
   unaufdringlicher Weise einbezieht. Die Patientin könnte sonst mit ihren Problemen allein gelassen werden.
2. Es müssen Richtlinien für das Procedere durch die wissenschaftlichen Fachgesellschaften entwickelt werden: Wer muß wann was untersuchen und erkennen?
   Welche Haftungsbeschränkungen zur Vermeidung einer defensiv-medizini-
   schen Haltung sind notwendig und erzielbar?
3. Welche speziellen ärztlichen, finanziellen, sozialen oder psychologischen Hilfen
   können der Schwangeren im Konfliktfall angeboten werden?

Voraussichtlich werden wir noch einen langen und für viele Schwangere und
auch Ärzte schmerzvollen Weg zurücklegen müssen, ehe die jetzt nur in Andeu-
tung sichtbaren Probleme bewältigt sind.

Gynäkologische Endokrinologie: Antihormone, Klimakterium, Endometriose, topische Therapie

Das Kapitel enthält die eingegangenen Beiträge der Plenarsitzung vom 9. 9. 1988 über Antihormone, kombinierte GnRH-HMG-HCG-Behandlung, Endometriose und Klimakterium. Diese Sitzung wurde von *G. Bettendorf,* Hamburg, geleitet. Die zugehörigen Beiträge zu Antigestagenen und LH-RH-Analoga, mitgeteilt in einer von *M. Breckwoldt,* Freiburg, geleiteten Sitzung vom 8. 9. 1988, schließen sich an. Die Vorträge des von *Ch. Lauritzen,* Ulm, vorbereiteten und geleiteten Seminars zum Thema „Die alternde Frau" vom 7. 9. 1988 sind dem Kapitel beigefügt. Es folgen thematisch zugehörige Mitteilungen über Substitutionsbehandlung und Osteoporose, welche in einer Sitzung vom 9. 9. 1988 unter dem Vorsitz von *W. Rath,* Göttingen, diskutiert wurden.

H. L.

Antihormone in der Gynäkologie

M. Breckwoldt

Universitäts-Frauenklinik, Freiburg/Breisgau

Antihormones in Gynecology

Summary. The therapeutic use of antihormones plays a significant and increasing role in gynecological practice. Antihormones in their true sense such as antiestrogens, antiandrogens, and antigestagens are defined as compounds competing with a given hormone at the receptor level of the target organ. Antihormones in a broader sense are compounds such as Gn-RH agonists, Gn-RH antagonists, and dopaminagonists. The mode of action of these compounds and the indication for their clinical application are outlined.

Zusammenfassung. Antihormone im engeren Sinne sind Substanzen, die mit einem Hormon um den spezifischen Rezeptor konkurrieren und damit die Hormonwirkung teilweise oder vollständig inhibieren. Hierher gehören Anti-Östrogene, Anti-Androgene und Anti-Gestagene. Die Wirkungsweise dieser Substanzen wird dargestellt, die Indikationen zu ihrer therapeutischen Anwendung werden erläutert. Ausführlich wird die ovulationsinduzierende Wirkung von Anti-Östrogenen besprochen. Zu den Antihormonen im weiteren Sinne gehören Substanzen wie Gn-RH-Agonisten, Gn-RH-Antagonisten und Dopamin-Agonisten. Auch für diese Substanzen werden Wirkungsweise und Anwendungsbereiche erläutert.

Hormone sind Botenstoffe, die eine biologische Information am Zielorgan vermitteln. Sie greifen damit regulierend in Wachstum, Differenzierung und Stoff-

Archives of Gynecology and Obstetrics Vol. 245, No. 1-4, 1989
Verhandlungen der Deutschen Gesellschaft für Gynäkologie und Geburtshilfe,
47. Versammlung, München 6.-10. September 1988

wechselprozesse am Erfolgsorgan ein. Unter physiologischen Bedingungen wird die Hormonwirkung durch lokale und periphere Kontrollmechanismen gesteuert. Unkontrollierte und überschießende Hormonwirkungen führen zwangsläufig zu pathologischen Veränderungen. Die Kenntnis der Patho-Physiologie von Hormonwirkungen einerseits und die Verfügbarkeit von Antihormonen andererseits ist die Grundlage für gezielte und kausale Therapieansätze, die eine Korrektur der gestörten Physiologie erlauben. Die Anwendung von Antihormonen spielt in der gynäkologischen Praxis eine zunehmend wichtige Rolle.

Wenn man von Antihormonen spricht, so gilt es zu unterscheiden zwischen Antihormonen im strengen Sinne, nämlich solchen Stoffen, die direkt auf Rezeptorebene mit dem spezifischen Hormon in Konkurrenz treten und solchen Substanzen, die als Antihormone im erweiterten Sinne aufzufassen sind, weil sie nur mittelbar ihre Wirksamkeit ausüben. Zu den Antihormonen im strengen Sinne, gehören neben den Anti-Östrogenen, Anti-Androgene und Anti-Gestagene. Anti-Östrogene wie Clomifen und Tamoxifen finden ihre Indikation zur Ovulationsinduktion und zur adjuvanten Therapie des metastasierenden Mamma-Karzinoms. In Einzelfällen männlicher Subfertilität mit Oligozoospermie können Anti-Östrogene zur eindrucksvollen Verbesserung des Spermiogramms führen.

Clomifen als ovulationsauslösende Substanz hat in der Gynäkologie eine sehr weite Verbreitung erfahren. Die ovulations-induzierende Wirkung wurde zufällig entdeckt und von Greenblatt [2] 1961 zuerst beschrieben. Anti-Östrogene sind nach ihrer Definition Substanzen, die mit Affinität an den Östrogen-Rezeptor binden, ohne eine entsprechende biologische Botschaft zu vermitteln. Der grundsätzliche Unterschied zwischen der Wirkung eines Anti-Östrogens und eines Östrogens besteht darin, daß nach Bindung des Anti-Östrogens an den Rezeptor die Neu-Synthese von Rezeptorproteinen unterbleibt (Katzenellenbogen und Ferguson [5] 1975). Damit wird die Zelle gegenüber Östrogenen refraktär. Bei der therapeutischen Anwendung von Clomifen kommen sowohl die östrogene als auch die antiöstrogene Eigenschaft auf allen Ebenen der hypothalamo-hypophysären-ovariellen Achse zum tragen. Die anti-östrogene Wirkung spiegelt sich wieder in einer Steigerung der pulsatilen Freisetzung von FSH und LH aus dem HVL durch eine Aktivierung der Gn-RH-produzierenden Neurone im Nucleus arcuatus. (Judd et al. [4] 1987). Untersuchungen an isolierten Zellen des HVL der Ratte haben gezeigt, daß Clomifen dosisabhängig die Freisetzung von FSH ins Medium steigert. Es gibt Hinweise darauf, daß Anti-Östrogene direkt in die Funktion des Ovars stimulierend eingreifen (Adashi [1] 1984). Die FSH-abhängige Induktion von LH-Rezeptoren an der Granulosazelle steigt unter Clomifenzusatz dosisabhängig an (Kessel et al. [6] 1987). Die Induktion von LH-Rezeptoren an Granulosazellen ist Voraussetzung für die Ausbildung des Corpus luteum. Neben Hypothalamus, Hypophyse und Ovar werden Endometrium und Cervix uteri ebenfalls durch Anti-Östrogene beeinflußt. Am Endometrium läßt sich eine anti-proliferative Wirkung nachweisen (Neulen et al. [7] 1987). Die Prostaglandin-Freisetzung aus Endometriumzellen wird gehemmt. Die anti-östrogene Wirksamkeit von Clomifen zeigt sich auch an der Funktion der Cervix uteri. Der Cervixschleim wird zähflüssig, viskös, schlecht spinnbar und von Spermatozoonen erschwert penetrierbar. Der ovulationsinduzierende Effekt von Clomifen kommt dadurch zustande, daß die negative Rückkoppelung auf die Gn-RH-produzierende Neurone aufgehoben wird. Daraus resultiert eine zunehmende Gonadotropin-Freisetzung, die vom Ovar mit Follikelreifung, Ovulation und Corpus luteum-Bildung beantwortet wird. Auf ovarieller Ebene scheint Clomifen die Wirkung der Gonadotropine synergistisch zu unterstützen.

Anti-Androgene wie Cyproteron-Acetat, Chlormadion-Acetat und Megestrol-Acetat sind Substanzen, die an den Androgen-Rezeptor binden und sowohl Testosteron als auch 5-alpha Dihydrotestosteron von ihrem Rezeptor verdrängen. In dieser Hinsicht am besten untersucht ist das Cyproteron-Acetat. Die aufgeführten Substanzen sind jedoch nicht nur anti-androgen wirksam, sie stellen gleichzeitig potente Gestagene dar. In Kombination mit Äthinylöstradiol sind sie geeignet zur Behandlung von Virilisierungssymptomen wie Akne, ölige Seborrhoe und Hirsutismus; gleichzeitig wirken sie als hormonale Kontrazeptiva. Die günstige klinische Wirkung dieser Kombination erklärt sich dadurch, daß einerseits das anti-Androgen kompetitiv mit Androgenen um den Rezeptor konkurriert, andererseits die ovarielle Androgenquelle weitgehend ausgeschaltet wird. Zum dritten kommt es über einen Anstieg des SHBG zu einer zusätzlichen biologischen Neutralisierung der Androgene.

Anti-Gestagene wie das RU 4 86, ZK 98 734 oder ZK 98 299 haben zumeist auch Anti-glucocorticoid-Wirkungen. Diese Substanzen haben bislang noch keinen etablierten Platz in der endokrinen Therapie. Es gibt einige klinische Studien und zahlreiche experimentelle Untersuchungen zum Wirkungsmechanismus dieser Substanzen. Als Anwendungsbereich käme die therapeutische Abortinduktion in Frage. Naturgemäß werden Substanzen dieser Art eine Fülle von ethischen Fragen auf. Zu den Anti-Hormonen im weiteren Sinne gehören die Gn-RH-Agonisten, die Gn-RH-Antagonisten und die Dopamin-Agonisten. Die chronische Anwendung von Gn-RH-Agonisten, insbesondere solcher mit Langzeitwirkung, führen nach anfänglich verstärkter Gonadotropin-Freisetzung über eine Desensitierung des HVL zu einem konsekutiven Abfall der peripheren Gonadotropinspiegel mit nachfolgend partieller bis kompletter gonadaler Funktionsruhe. Die peripheren Spiegel der Sexualsteroide sinken bis auf Kastrationswerte ab. Toxische Effekte oder Antikörperbildungen sind von diesen Substanzen, die alle Peptidcharakter besitzen, bisher nicht bekannt geworden. Für den therapeutischen Einsatz dieser Präparate ergeben sich eine Vielzahl von Indikationen. Als Anwendungsbereiche kommen in Frage die Endometriose, der Uterus myomatosus, Kontrazeption bei Patientinnen, bei denen Sexualsteroide kontraindiziert sind, das metastasierende prämenopausale Mamma-Karzinom und die Pubertas praecox. In der Therapie funktionell bedingter Sterilitäten hat sich die Kombination von Gn-RH-Analoga mit hMG-hCG bewährt. Für die Behandlung des metastasierenden Prostata-Karzinoms sind Gn-RH-Agonisten seit längerer Zeit gebräuchlich.

Seit bekannt ist, daß die Prolaktinsekretion unter inhibitorischer dopaminerger Kontrolle steht, werden Dopamin-Agonisten wie Bromocriptin und Lisurid zur Behandlung hyperprolaktinämischer Zustände eingesetzt. Auch Hyperprolaktinämien auf der Basis eines Hypophysenadenoms, selbst eines Macroadenoms, werden heute primär mit Dopamin-Agonisten behandelt. Sie führen zu einem raschen Absinken der Prolaktinspiegel bei Prolaktinomen einhergehend mit einer objektivierbaren Tumorreduktion. Ferner lassen sich Dopamin-Agonisten einsetzen zum zuverlässigen primären und sekundären Abstillen. Auch bei der Behandlung der puerperalen und non-puerperalen Mastitis sind Dopamin-Agonisten die Therapeutika der ersten Wahl.

Wenn man bedenkt, daß die Existenz von Hormonrezeptoren erstmalig 1960 von Jensen und Jacobsen [3] experimentell belegt wurde, so erscheint es bemerkenswert, daß auf dieser Grundlage innerhalb relativ kurzer Zeit eine Vielzahl von therapeutischen Konzepten entwickelt werden konnte, die zum größten Teil schon Eingang in die tägliche Praxis gefunden haben.

Literatur

1. Adashi EY (1984) Clomiphen citrate: mechanism(s) and site(s) of action – a hypothesis revisited. Fertil Steril 42:331
2. Greenblatt RB, Barfield WE, Junget EC, Roy AW (1961) Induction of ovulation with MRL-41. JAMA 178:101

3. Jensen EV, Jacobson HI (1960) Biological activities of steroids in relation to cancer. Academic Press, New York
4. Judd SJ, Aldermann J, Bowden J, Michailow L (1987) Evidence against the involvement of opiate neurons in mediating the effect of CC on Gn-RH-neurons. Fertil Steril 47:574
5. Katzenellenbogen BS, Ferguson ER (1975) Antiestrogen action in the uterus: Biological ineffectiveness of nuclear bound estradiol after antiestrogen. Endocrinology 97:1
6. Kessel B, Hsueh AW (1987) Clomiphene citrat augments follicle stimulating hormone – induced luteinizing hormone receptor content in cultured rat granulosa cells. Fertil Steril 47:334
7. Neulen J, Wagner B, Runge M, Breckwoldt M (1987) Effect of progestins, androgens, estrogens and anti-estrogens on ^{3}H-thymidin uptake by human endometrial and endosalpinx cells in vitro. Arch Gynec 240:225.

Vergleichende Untersuchungen der synthetischen Antigestagene RU 38 486, ZK 98 734 und ZK 98 299 auf der Rezeptorebene

K. Pollow[1], H. J. Grill[1], W. Elger[2], P. Christmann[3], B. Manz[1], M. Juchem[1]

[1] Abteilung für Experimentelle Endokrinologie, Johannes Gutenberg-Universität Mainz, [2] Schering AG Berlin, [3] Universitätsfrauenklinik Homburg/Saar

Csapo formulierte das Konzept, daß der Entzug von Progesteron unter der Schwangerschaft zwangsläufig zu einer Beendigung dieser führen muß. Seitdem Antigestagene vom RU-486-Typ existieren, die als kompetitive Progesteron-Antagonisten die Wirkung von Progesteron dosisabhängig am Uterus blockieren, ist es möglich, Csapo's Hypothese sowohl klinisch als auch auf der tierexperimentellen wie molekularbiologischen Ebene kritisch zu überprüfen.

Absicht unserer Untersuchungen war es, vergleichend auf der Rezeptorebene RU 38 486 (Roussel-Uclaf) mit den strukturähnlichen Antigestagenen ZK 98 784 und ZK 98 299 (Schering) zu untersuchen.

Die Tabelle faßt die Ergebnisse der Kompetitionsexperimente zusammen. RU 38 486, ZK 98 734 als auch ZK 98 299 binden mit einer dem Progesteron vergleichbaren Affinität am cytosolischen Progesteron-Rezeptor aus Human-Uterus und zeichnen sich durch eine höhere Affinität zum Glucocorticoid-Rezeptor aus als das Referenzsteroid Dexamethason.

Ligand	Relative Bindungsaffinitäten (RBA-Werte in %)			
	Prog.-Rez.	Gluc.-Rez.	Min.-Rez.	Andr.-Rez.
R 5020	100	7	53	0,1
Progesteron	40	0,2	10	<0,1
Levonorgestrel	150	0,6	70	45
Medroxyprogesteronacetat	115	29	160	5
Gestoden	85	27	350	100
Dexamethason	3	100	400	n. m.
Cortisol	<1	18	70	n. m.
RU 38 486	45	160	70	0,7
ZK 98 734	25	110	<0,1	0,7
ZK 98 299	50	100	80	7

RBA-Werte in % verschiedener Steroide am Progesteron-Rezeptor aus Humanuterus, Glucocorticoid-Rezeptor aus Leber adrenalektomierter Ratten, Mineralocorticoid-Rezeptor aus Nieren adrenalektomierter Ratten und Androgen Rezeptor aus Rattenprostata. n. m. nicht gemessen

RBA-Werte in % verschiedener Steroide am Progesteron-Rezeptor aus Humanuterus, Glucocorticoid-Rezeptor aus Leber adrenalektomierter Ratten, Mineralocorticoid-Rezeptor aus Nieren adrenalektomierter Ratten und Androgen-Rezeptor aus Rattenprostata. n.m. = nicht gemessen.

Bindung der Antigestagene am Estradiol-Rezeptor ist nicht eruierbar, dagegen zeigen RU 486 und ZK 98299 relativ hohe Affinität zum Mineralocorticoid-Rezeptor, während ZK 98734 sich an dieser Rezeptor-Spezies als bindungsinaktiv erweist. Die Bindung zum Androgen-Rezeptor für alle Antigestagene muß als niedrigaffin eingestuft werden, wobei im Vergleich der Antigestagene untereinander ZK 98299 mit einem RBA-Wert von 7 aber die 10-fach höhere Affinität aufweist. Die Antigestagene sind darüber hinaus charakterisiert durch fehlende Bindung an den spezifischen Serum-Transportproteinen für Steroide wie CEG und SHBG. Antigestagen-Progesteron-Rezeptor-Komplexe sind über den Beobachtungszeitraum von 22 Stunden stabil. Die Dissoziationskurven für die Antigestagen-Rezeptor-Komplexe sind biphasisch angelegt und setzen sich zusammen aus einer langsam dissoziierenden Komponente mit einer Dissoziationskonstanten k_{-1} und einer schneller dissoziierenden Bindungskomponente k_{-2}. Die Dissoziation der schneller dissoziierenden Komponente ist innerhalb von zwei Stunden beendet. Im Gegensatz dazu sind die Agonisten in ihrem Dissoziationsverhalten durch einen monophasischen Kurvenverlauf erster Ordnung charakterisiert. Nach Zentrifugation von ^{3}H-markierten Antigestagenen über eine Sacharosedichtegradiente in salzfreiem Medium ist Bindung – wie auch für Gestagene typisch – im 8S- und 4S-Bereich lokalisierbar.

Im in-vivo Experiment an NuNu-Mäusen, auf die eine Rezeptor-positive Mammakarzinom-Zellinie transplantiert wurde, führen Antigestagene zu einer dramatischen „Down-Regulation" des cytosolischen Progesteron-Rezeptors auf Werte, die unterhalb der Nachweisgrenze liegen. Ob das moderate Absinken der Konzentrationen des Estradiol- als auch Androgen-Rezeptors unter Antigestagen-Therapie gegenüber der unbehandelten Kontrolle als signifikant zu werten ist, muß die Wiederholung des Experiments beweisen.

Wirkung der Antigestagene RU 486, ZK 98299 und ZK 98734 in der gonadotropen Zelle

O. Ortmann, K. Hansemann, R. Knuppen, G. Emons

Frauenklinik, Medizinische Universität zu Lübeck

Die gonodalen Steroide Östradiol (E_2) und Progesteron (P) können die Gonadotropinsekretion direkt auf hypophysärem Niveau beeinflussen. Dies konnte durch Experimente mit Hypophysenzellkulturen nachgewiesen werden [1]. P bewirkt nach Kurzzeitbehandlung eine Steigerung, nach Langzeitbehandlung eine Reduktion der Gonadotropin releasing hormone (GnRH)-stimulierten Sekretion von luteinisierendem Hormon (LH) E_2- vorbehandelter Rattenhypophysenzellkulturen [1, 2]. Wir konnten in einer früheren Untersuchung zeigen, daß RU 486 diese Effekte antagonisiert [2]. Ziel der vorliegenden Studie war es zu untersuchen, ob die neuen Antigestagene ZK 98299 und ZK 98734 die P-Wirkungen ebenfalls blockieren und ob evtl. Unterschiede in der Wirkungsweise bestehen.

Methoden

Hypophysenzellen von adulten weiblichen Wistar-Ratten wurden vor Beginn der Experimente mindestens 48 h auf multiwell-Kulturschalen kultiviert. Anschlie-

Archives of Gynecology and Obstetrics Vol. 245, No. 1-4, 1989
Verhandlungen der Deutschen Gesellschaft für Gynäkologie und Geburtshilfe,
47. Versammlung, München 6.-10. September 1988

ßend wurden die Zellkulturen 48 h mit 1 nM E_2 oder 1 nM $E_2 + 100$ nM P oder 1 nM $E_2 + 100$ nM P + 100 nM RU 486 bzw. ZK 98 299 bzw. ZK 98 734 behandelt und während der letzten 3 h der angegebenen Inkubationszeit mit 1 nM GnRH stimuliert. Eine weitere Gruppe von Zellkulturen wurde 48 h mit 1 nM E_2 vorbehandelt und 4 h mit 100 nM P oder 100 nM P + 100 nM RU 486 bzw. ZK 98 299 bzw. ZK 98 734 inkubiert. Während der letzten 3 h wurden die Zellen wiederum mit 1 nM GnRH stimuliert.

Ergebnisse

48 h Behandlung mit $E_2 + P$ führte zu einer Suppression der LH-Sekretion um 32% ($p < 0,05$ vs E_2), 4 h P-Behandlung zu einer Steigerung um 30% ($p < 0,05$ vs E_2) im Vergleich zu alleiniger E_2-Behandlung. Wenn zusätzlich Antigestagenbehandlung erfolgt war, wurden beide P-Effekte vollständig antagonisiert. Bezüglich der Blockade des stimulatorischen P-Effekts ist zu erwähnen, daß RU 486 und ZK 98 734 die LH-Sekretion nicht nur auf das Niveau der entsprechenden Kontrolle (E_2) supprimieren sondern sogar deutlich darunter.

Zusammenfassung und Diskussion

Es konnte gezeigt werden, daß alle drei Antigestagene potente P-Antagonisten auf hypophysärer Ebene sind. Während sich die drei Substanzen bei der Blockade des negativen P-Effektes ähnlich verhielten, wurde der positive P-Effekt durch RU 486 und ZK 98 734 in übermäßiger Weise supprimiert. Diese Wirkungsweise war aus unserer vorangehenden Studie mit RU 486 bekannt und könnte durch die antigonadotrope Eigenwirkung der Substanz erklärt werden [2]. Es wird deshalb vermutet, daß RU 486 und ZK 98 734 in der gonadotropen Zelle ähnliche Eigenwirkungen besitzen.

Literatur

1. Drouin J. Labrie F (1981) Interactions between 17β-estradiol and progesterone in the control of luteinizing hormone and follicle stimulating hormone release in rat anterior piuitary cells in culture. Endocrinology 108:52–57
2. Ortmann O, Emons G, Knuppen R, Catt KJ (1987) RU 486: actions on gonadotropin secretion and antagonism of progesterone effects in gonadotrophs. Acta endocrinol Suppl 283:187–188

Kombinierte Gn-RH-Analogen/hMG/hCG-Behandlung

W. Braendle

Abteilung für klinische und experimentelle Endokrinologie, Universitätskrankenhaus-Eppendorf

Combined Gn-RH-Analogue/hMG/hCG-Therapy

Summary. Ovarian stimulation with human menopausal gonadotropins after Gn-RH-analogue induced pituitary desensitization has been shown to optimize the follicular maturation. This is mostly due to the avoidance of irregular endogenous LG-reactions which occur during hMG-therapy in about one third of the treatment cycles. In several studies using Buserelin or Decapeptyl as Gn-RH-analogue 282 patients were treated for in vitro fertilization, gamete intrafallopian transfer or as part of an "in vivo" therapy. Pregnancy rates were significantly improved in all groups: HMG/hCG therapy resulted in a pregnancy rate of 17% per patient whereas by the combined therapy in 25% of the patients a pregnancy was achieved.

Zusammenfassung. Die Stimulationsbehandlung mit humanen Menopausengonadotropinen nach hypophysärer Desensitivierung durch Gn-RH-Analoga führt zu eine besseren Follikelreifung. Dies ist im wesentlichen bedingt dadurch, daß irreguläre LH-Fluktuationen, die in etwa einem Drittel der hMG-Behandlungszyklen auftreten, vermieden werden. In mehreren Studien mit Buserelin oder Decapeptyl als Gn-RH-Analoga wurden 282 Patienten behandelt im Rahmen der in vitro-Fertilisation, eines intratubaren Gametentransfers oder als Teil einer „in vivo" Therapie. Die Schwangerschaftsrate konnte deutlich verbessert werden. Während bei der hMG/hCG-Behandlung 17% der Patienten gravide wurden, konnten durch die kombinierte Behandlung bei 25% der Patienten Schwangerschaften erzielt werden.

Die ovarielle Stimulationsbehandlung mit Gonadotropinen ist ein etabliertes Behandlungsverfahren bei amenorrhoischen Patienten, die östrogennegativ sind infolge fehlender endogener Gonadotropinstimulation. Die gleiche Behandlungsform wurde dann auch angewandt bei Patienten mit insuffizienter Follikelreifung wie bei anovulatorischem Zyklus oder Lutealphasendefekt, und sie wird ebenso benutzt zur Stimulation der Follikelreifung bei Patienten, bei denen eine Follikelpunktion für die in vitro-Fertilisation oder den Gametentransfer vorgesehen ist.

Patienten mit hypogonadotroper Amenorrhoe sind ideale Kandidaten für diese Behandlung. Bei normogonadotroper Situation kommt es jedoch unter der Stimulationsbehandlung zu irregulären endogenen Reaktionen, die mit der exogenen Gonadotropinstimulation interferieren. In bis zu einem Drittel der Stimulationszyklen wurden unvorhersehbare vorzeitige LH-Gipfel oder irreguläre LH-Fluktuationen beschrieben. Die Wahrscheinlichkeit, daß aus diesen Zyklen eine Fertilisation oder eine Gravidität resultiert, ist gering. Die meisten Arbeitsgruppen verzichten daher in derartigen Zyklen auf eine Punktion.

Unterschiedliche Behandlungsverfahren wurden diskutiert, um derartige irreguläre endogene Reaktionen zu vermeiden, und während der letzten Jahre sind LH-RH-Analoga benutzt worden, um pharmakologisch einen zeitlich begrenzten hypogonadotropen Zustand zu induzieren.

In einer ersten Untersuchungsreihe benutzten wir Buserelin-Nasalspray und begannen gleichzeitig mit der hMG-Stimulation. Die Ergebnisse waren widersprüchlich und die Schwangerschaftsrate niedrig. Die endokrinologische Analyse dieser Zyklen ergab, daß eine hypogonadotrope Situation unter der Stimulation nicht gegeben war, im Gegenteil, die Gonadotropine waren während der Stimulationsphase erhöht.

Aus diesem Grunde haben wir in einer zweiten klinischen Studie das Design geändert: Es wurde zunächst nur mit Buserelin behandelt und unter dieser Behandlung FSH, LH und die Östrogenspiegel bestimmt. Zusätzlich wurde die LH-Kurzzeitfluktuation gemessen und die LH-Reaktion auf eine zusätzliche Dosis Buserelin und auf exogene Östrogengabe getestet.

Die Stimulationsbehandlung mit exogenen Gonadotropinen wurde erst dann begonnen, wenn alle Tests negativ waren, d. h. die Hyophyse weder auf LH-RH bzw. LH-RH-Analogon noch auf einen Östrogenanstieg mit einer LH-Ausschüttung reagierte. Die LH-RH-Analogonbehandlung wurde während der Gonadotropinstimulationsbehandlung fortgesetzt entweder bis zur ersten hCG-Gabe oder bis in die nachfolgende Lutealphase bis ein endogener hCG-Anstieg als Zeichen der eingetretenen Gravidität registriert wurde oder bis zur Beendigung eines weiteren gleich anschließenden Stimulationszyklus.

Als LH-RH-Analogon benutzten wir anfänglich Buserelin-Nasalspray und begannen in der frühen Follikelphase eines Spontanzyklus, später in der Lutealphase. Als zweites LH-RH-Analogon wurde uns dann auch Decapeptyl zunächst für die tägliche subcutane Injektion, später die Depotpräparation zur Verfügung gestellt.

Die verschiedenen Behandlungsarten führten alle zu einem initialen Anstieg der Serum-LH-Werte, dem folgte ein Abfall, der unter Decapeptyl-Depot am ausgeprägtesten war. Im Mittel war die Zeitdauer bis zum Eintritt der hypopysären Desensitivierung 15 Tage. Die LH-Werte waren zu diesem Zeitpunkt extrem niedrig und in biologischen Testsystemen nicht mehr erfaßbar.

Die Östradiolspiegel zu Behandlungsbeginn spiegeln den Zykluszeitpunkt wider. Unter der Analogonbehandlung kommt es nach initialem Anstieg zu einem steilen Abfall auf Werte unter 20 pg/ml in allen Gruppen. Die Testosteronwerte fielen in allen Gruppen unter der LH-RH-Analogonbehandlung ab, sogar bei hyperandrogenämischen Patienten in den Normbereich. Ein Unterschied in den verschiedenen Gruppen oder Behandlungsarten wurde nicht gefunden.

Die Gonadotropinbehandlung wurde erst begonnen, wenn auch die Reaktionstests auf LH-RH und Östrogene negativ waren. Interessanterweise fand sich zu diesem Zeitpunkt nicht nur ein fehlender LH-Anstieg nach Östradiolgabe sondern sogar ein Abfall.

Die hMG-Dosierung erfolgte entsprechend der individuellen Reaktion der Patientin. Zur Überwachung der Stimulationsbehandlung wurde die tägliche Östrogenbestimmung im 24-h-Urin und die Ovarsonographie eingesetzt. Wir begannen normalerweise mit einer Dosis von 150 I.E. hMG, d. h. 2 Ampullen pro Tag über 4 Tage. Die ovulatorische Reifung wurde durch Gabe von 10 000 I.E. hCG induziert bei einer Follikelgröße von 18 bis 20 mm Durchmesser und adäquaten Östrogenspiegeln in Relation zur Zahl großer Follikel.

Bei der Analyse des Reaktionsverhaltens unter der Stimulation differenzierten wir zusätzlich zwischen erfolgreichen Behandlungen – d. h. Zyklen, die zur Schwangerschaft führten – und denen, die nicht in einer Gravidität resultierten.

Frühere Untersuchungen haben gezeigt, daß die zur Stimulation benötigte hMG-Dosis abhängig von der ovariellen Ausgangssituation ist: bei hypogonadotroper Amenorrhö wurden im Mittel 47 Ampullen benötigt, bei normogonadotroper Amenorrhö 35 und zyklischer Ovarialinsuffizienz (anovulatorischer Zyklus, Lutealphasendefekt) 24 bzw. 20 Ampullen. In dieser Studie benötigten die Patienten mit zyklischer Ovarialinsuffizienz die gleiche Menge hMG ohne Analogonbehandlung, nur gering mehr unter Buserelin/hMG, wesentlich mehr aber war erforderlich unter Decapeptyl-Depot: 34,8 Ampullen in Konzeptionszyklen und 50 in den Zyklen, aus denen keine Gravidität resultierte.

Die Länge der latenten und aktiven Phase ist ein guter Parameter zur Beurteilung der Effektivität der Behandlung und der ovariellen Reaktion. Vergleicht man alle Behandlungszyklen der verschiedenen Gruppen miteinander, so zeigt sich: die kürzeste latente Phase findet sich in der hMG/hCG-Gruppe, gering länger ist sie in der Buserelin/hMG/hCG-Gruppe und deutlich länger in der Decapeptyl-Gruppe. Betrachtet man aber nur die Konzeptionszyklen, so findet sich in allen Gruppen eine ähnlich lange latente Phase von 5 Tagen.

Die aktive Phase ist definiert als die Anzahl Tage ab Beginn eines signifikanten Östrogenanstiegs bis zum Tag der hCG-Gabe. Die aktive Phase ist deutlich länger in der Decapeptylgruppe, auch in Konzeptionszyklen. Dies resultiert aus der willkürlich verlängerten Stimulation. Bei der kombinierten Behandlung braucht man keinen vorzeitigen LH-Anstieg zu befürchten. Diesen Vorteil nutzt man aus, um die aktive Follikelwachstumsphase auszudehnen, damit möglichst viele Follikel vollständig heranreifen. Dadurch gewinnt man eine größere Flexibilität hinsichtlich des Zeitpunkts der hCG-Gabe und die Schwangerschaftsrate ist bei längerer aktiver Phase nicht niedriger.

Der Östrogenanstieg in der aktiven Phase war in allen Gruppen höher in Konzeptionszyklen. Dies bedeutet, daß in diesen Zyklen aktivere Follikel herangereift waren. Der steilste Anstieg und die höchsten Östrogenwerte bei hCG-Gabe fanden sich bei der kombinierten Behandlung.

Dies resultiert auch aus der größeren Zahl aktiver Follikel, die durch die kombinierte Behandlung erzielt wird. Interessanterweise ist die Östrogenproduktion pro Follikel höher in Konzeptionszyklen und am höchsten bei der kombinierten Behandlung. Die große Streuung der Östrogenwerte weist darauf hin, daß weitere kleine Follikel vorhanden gewesen sein müssen, die sich dem sonographischen Nachweis entzogen haben.

Wichtig scheint es mir noch, auf die Lutealphase einzugehen. 10000 I.U. hCG, die wir grundsätzlich zur Ovulationsauflösung geben, führen zur Ovulation und zu einem ausreichenden Progesteronanstieg in der frühen Lutealphase. Bei alleiniger hMG/hCG-Behandlung bleiben die Progesteronwerte hoch bis zum 12. Tag der Lutealphase trotz des Abfalls des exogenen hCG. Dies mag durch die endogene LH-Ausschüttung bedingt sein. Unter LH-RH-Analogon-Behandlung hingegen ist die endogene LH-Ausschüttung supprimiert. Vergleichen wir die Progesteronproduktion nach einer einzelnen Dosis von 10000 I.U. hCG in einem hMG/hCG-Behandlungszyklus mit der kombinierten Therapie, so fällt dort ein steiler Abfall des Progesteron auf ab dem 8. Tag nach der ovulationsauslösenden hCG-Gabe, d.h. am 6. Tag nach der Ovulation bzw. der Follikelpunktion, d.h. am 4. Tag nach dem Embryotransfer bei der in vitro-Fertilisation.

In „reinen" hMG/hCG-Zyklen aber bleiben die Progesteronspiegel hoch bis zum 12. Tag nach der ovulatorischen hCG-Gabe, einem Zeitpunkt zu dem in Konzeptionszyklen schon der endogene hCG-Anstieg nachweisbar ist, der die weitere Progesteronproduktion stimuliert. Aus diesem Grunde haben wir grundsätzlich eine zweite Dosis von 10000 I.U. hCG zum Zeitpunkt des Embryotransfers appliziert.

Dadurch erzielten wir eine ausreichende Progesteronproduktion bis zum Beginn des endogenen hCGH-Anstiegs, der an Tag 7 bis 8 nach dem Embryotransfer bzw. Tag 9–10 nach der Ovulation nachweisbar ist. Und hier finden sich auch keine Unterschiede zu den Progesteronverläufen in reinen hMG/hCG-Zyklen, die mit zweimaliger Injektion von 10000 I.U. hCG supplementiert wurden. Ob darüberhinausgehende hCG-Gaben sinnvoll sind, muß bezweifelt werden. Wir erzielten dadurch zwar eine verlängerte Progesteronproduktion aber keine zusätzliche Schwangerschaft.

Betrachtet man nun die Resultate insgesamt, so kann festgehalten werden: Die Schwangerschaftsrate ist sowohl pro Patient als auch pro Behandlungszyklus deutlich höher bei der kombinierten Behandlung (Tabelle 1).

Tabelle 1. Behandlungsresultate

	Pregnancy				
	n. Pat.	n. Cycle	n	%Pat.	%Cycle
h MG/h CG	247	740*	41	17	5.5
Buserelin h MG/h CG	233	385	58	25	15
Decapeptyl h MG/h CG	49	55	12	25	22

* sufficient 66%, premature LH-surge 16%, irreg. LH-fluctuation 18%

Dies liegt zum einen daran, daß bei der alleinigen hMG/hCG-Behandlung in 740 Zyklen nur in 66% der Zyklen entsprechend den analytischen Daten ein suffizienter Stimulationszyklus resultierte. Zum anderen ist offensichtlich, daß bei Gonadotropinstimulation unter Blockade der endogenen Reaktion eine stärkere ovarielle Reaktion sowohl in der Zahl der heranreifenden Follikel als auch deren endokriner Aktivität resultiert.

Außerdem müssen einige praktische Gesichtspunkte in Betracht gezogen werden: Der Beginn der Stimulationsbehandlung kann frei gewählt werden und ist nicht abhängig vom Zykluszeitpunkt. Noch wichtiger ist die größere Flexibilität hinsichtlich des Zeitpunkts der hCG-Gabe. Und schließlich ist ein ganz entscheidender Punkt: nahezu kein Behandlungszyklus muß abgebrochen werden, und das ist sowohl psychologisch als auch ökonomisch ein Gewinn.

Analyse von 440 Zyklen der kombinierten GnRH-Agonist/hMG-Therapie

T. C. Schlotfeldt, Ch. Lindner, M. Luckhardt, W. Braendle, G. Bettendorf

Abteilung für experimentelle und klinische Endokrinologie der Universitäts-Frauenklinik, Hamburg

Aus früheren Untersuchungen ist bekannt, daß die Graviditätsrate nach hMG-Therapie bei Patientinnen mit hypogonadotroper und normogonadotroper Amenorrhoe zwischen 40 und 50% liegt und damit deutlich höher ist als bei Patientinnen mit einer zyklischen Ovarialinsuffizienz (Zimmermann et al. 1982). In diesen Untersuchungen zeigte sich weiterhin eine längere, latente Follikelphase sowie eine höhere hMG-Gesamtdosis in der Gruppe der normo- und hypogonadotropen Amenorrhoe-Patientinnen im Vergleich zu den Patientinnen mit zyklischer Ovarialinsuffizienz.

Durch den Einsatz von GnRH-Agonisten ist es möglich, Patientinnen mit einer zyklischen Ovarialinsuffizienz in einen pharmakologischen Hypogonadotropismus zu überprüfen (Bettendorf et al. 1981). Nach GnRH-Agonist (GnRH-A)-Vorbehandlung kann eine nachfolgende hMG-Stimulation unabhängig von endogenen hypothalamisch-hypophysären Einflüssen erfolgen, wodurch eine höhere Schwangerschaftsrate resultiert (Lindner et al. 1987).

In einer Analyse von 440 Zyklen der kombinierten GnRH-A/hMG-Therapie unter besonderer Berücksichtigung der Konzeptionszyklen sollte überprüft werden, ob durch den pharmakologischen Hypogonadotropismus eine vergleichbare endokrine Situation und Reaktion geschaffen wird, wie es aus der Gruppe der Patientinnen mit einer normo- und hypogonadotropen Amenorrhoe bekannt ist.

Als GnRH-Agonisten wurden das intranasal zu applizierende Präparat Buserelin (Hoechst AG, Frankfurt a. M.) sowie das intramuskulär injizierbare Depot-Präparat Decapeptyl CR (Ferring, Kiel) eingesetzt. Die Ergebnisse von insgesamt 440 durchgeführten GnRH-A/hMG-Stimulationszyklen wurden verglichen mit Zyklen konventioneller hMG-Stimulation aus dem gleichen Zeitraum (n = 118) sowie den aus früheren Untersuchungen bekannten Daten in der Gruppe von normo- und hypogonadotropen Amenorrhoe-Patientinnen (Zimmermann et al. 1982). Bei der Analyse der Follikelreifungsphase wurden die sog. latente Phase (hMG-Stimulation ohne signifikanten Östrogenanstieg) sowie die aktive Phase (kontinuierlicher signifikanter Östrogenanstieg) unterschieden. Dabei zeigte sich eine Verlängerung der latenten Follikelphase nach GnRH-A/hMG-Stimulation gegenüber der konventionellen hMG-Behandlung. Der durchschnittliche Wert für die GnRH-A/hMG-Gruppe lag bei 7 Tagen im Vergleich zu 4 Tagen bei der hMG-Stimulation und ist vergleichbar mit dem Durchschnittswert von 8 Tagen in der Gruppe der hypo- und normogonadotropen Amenorrhoe-Patientinnen nach hMG-Stimulation. Zusätzlich tritt nach GnRH-A-Vorbehandlung jedoch auch eine Verlängerung der sog. aktiven Follikelphase auf. Während bei der konventionellen hMG-Stimulation diese Zeit durchschnittlich 6 Tage beträgt und dieses auch aus den Daten der hypo- und normogonadotropen Patientinnen bekannt ist, kommt es nach GnRH-A/hMG Behandlung zu einer Verlängerung auf 7–8 Tage. Hier scheint eine längere Follikelausreifung von Vorteil. Andererseits ist diese längere Reifungsphase auch möglich, da das Auftreten einer endogenen Luteinisierung nicht zu befürchten ist.

In der Analyse von latenter und aktiver Phase zwischen Konzeptions- und Nicht-Konzeptions-Zyklen wurden keine wesentlichen signifikanten Unterschiede gestellt. Dagegen zeigt sich bei der Untersuchung des Östrogenanstieges pro Tag in der aktiven Phase einerseits eine deutliche Erhöhung des durchschnittlichen Anstieges bei den Konzeptionszyklen (hMG-Gruppe 19 µg/pro 24 Stunden zu 41 µg/pro 24 Stunden, Buserelin-Gruppe 28 µg/24 Stunden zu 80 1 g/24 Stunden) als auch höhere Östrogenanstiegswerte in der Gruppe der GnRH-A/hMG-Stimulation gegenüber der Gruppe der hMG-Stimulation sowohl in den Konzeptions- als auch den Nicht-Konzeptions-Zyklen. Ebenfalls deutlich erhöht war der durchschnittliche Östrogenwert am Tag der Ovulationsauslösung durch hCG in den Konzeptionszyklen beider Gruppen. Entsprechend einer verlängerten Follikelphase ist bei GnRH-A/hMG-Stimulation die Anzahl von hMG-Ampullen höher. In der Gruppe der konventionellen hMG-Stimulation betrug der durchschnittliche Wert 22 hMG-Ampullen, bei der Buserelin/hMG-Gruppe 29 Ampullen und bei der Decapeptyl-Gruppe 51 hMG-Ampullen. Dies wiederum ist vergleichbar mit den Werten der Patientinnen mit einer hypo- und normogonadotropen Amenorrhoe, die durchschnittlich 40 hMG-Ampullen pro Zyklus verbrauchten, während Patientinnen mit zyklischer Ovarialinsuffizienz durchschnittlich 23 hMG-Ampullen benötigten.

Letztlich kommt es nach verlängerter Follikelphase und erhöhter hMG-Menge entsprechend des höheren täglichen Östrogenanstieges als auch des höheren Östrogenanstieges am Tag der hCG-Gabe zu einem Anstieg der Zahl der präovulatorischen Follikel bei Ovulationsauslösung. In der Gruppe der hMG-Stimulationen fanden sich durchschnittlich 3,5 präovulatorische Follikel (>16 mm), während in der Gruppe der Decapeptyl/hMG-Stimulationen 5,5 präovulatorische Follikel auftraten. Noch höher ist die Zahl der Follikel in Konzeptionszyklen, in der Gruppe der Decapeptyl/hMG-Konzeptionszyklen durchschnittlich 8 präovulatorische Follikel am Tag der hCG-Gabe.

Zusammenfassend läßt sich feststellen, daß nach GnRH-Agonist-Vorbehandlung ein pharmakologischer Hypogonadotropismus entsteht, der Patientinnen mit einer zyklischen Ovarialinsuffizienz in eine vergleichbare endokrine Situation überführt, wie es für Patientinnen mit einer hypogonadotropen Amenorrhoe bekannt ist. Die Reaktion auf eine hMG-Stimulation ist dieser Patientengruppe vergleichbar günstig. Eine verlängerte Follikelreifungsphase mit erhöhtem hMG-Verbrauch führt zu einer Zunahme der Anzahl präovulatorischer Follikel mit entsprechend höherer Östrogen-Produktion, ohne daß eine endogene Luteinisierung befürchtet werden muß. Diese endokrine Reaktion erklärt die verbesserten Konzeptionsraten der kombinierten GnRH-A/hMG-Behandlung.

Literatur

1. Bettendorf G, Braendle W, Weise C, Poels W (1981) In: Insler V, Bettendorf G (eds) Advances in diagnostic and treatment of infertility. Elsevier, North Holland, pp 45–50

2. Lindner Ch, Braendle W, Bispink L, Lichtenberg V, Bettendorf G (1987) Gonadotropin-Stimulation und in-vitro-Fertilisation nach selektiver Hypophysen-Suppression durch LHRH-Analogon. Geburtsh Frauenheilk 47:490–494
3. Zimmermann R, Soor B, Braendle W, Lehmann F, Weise Ch, Bettendorf G (1982) Gonado-tropin Therapy of Female Infertility. Analysis of Results in 416 cases. Gynecol obstet Invest 14:1–18

Therapie der Endometriose

L. Kiesel, K. Bertges, Th. Rabe, Th. von Holst, B. Runnebaum

Universitäts-Frauenklinik, Heidelberg

Therapy of Endometriosis

Summary. In a randomized study, the effect of gestrinone (2 × 2,5 mg/week) was compared with the effect of danazol (3 × 200 mg/day) in treating 30 patients with laparoscopically proven endometriotic implants for 6 months. Therapy was effective in 80%–90% of cases and pregnancy rates were similar, but the incidence of side effects was different in the groups. In addition, buserelin (900 µg/day intranasally) was investigated in a multinational, multicenter trial in 275 patients. In 80%, GnRH agonsit treatment induced the disappearance or reduction of endometriotic implants. The main side effects were due to estrogenic suppression. Presently, various methods of hormonal treatment are under investigation, especially to determine recurrency rates of endometriosis and long-term side effects.

Zusammenfassung. In einer randomisierten Studie wurden bei 30 Patientinnen 6 Monate lang die Wirkungen von Gestrinon (2 × 2,5 mg/Woche) und Danazol (3 × 200 mg/Tag) verglichen. Bei erfolgreicher Therapie in 80–90% der Fälle und ähnlicher Schwangerschaftsrate traten in beiden Gruppen jedoch unterschiedliche Nebenwirkungen auf. Zusätzlich wurde Buserelin in einer multinationalen multizentrischen Studie an 275 Patientinnen mit intranasalen Gaben von 900 µg/Tag untersucht. Bei 80% führte die Behandlung mit dem GnRH-Agonisten zum Abheilen oder zum Rückgang der Implantate. Die hauptsächlichen Nebenwirkungen waren auf die Östrogensuppression zurückzuführen. Zur Zeit werden verschiedene Methoden im Hinblick auf Rezidivraten und Langzeit-Nebenwirkungen getestet.

Endometriose ist definiert als dystopes Endometrium, welches im kleinen Becken und gelegentlich auch außerhalb dessen gefunden werden kann, wobei die Pathogenese trotz zahlreicher Entstehungstheorien bislang ungeklärt blieb [13]. Klinische Bedeutung gewinnt die Endometriose nicht allein auf Grund der Symptomatik (Dysmenorrhoe, Dyspareunie, pelvine Beschwerden), sondern auch wegen des gehäuften Auftretens bei Sterilitätspatientinnen. Therapiemöglichkeiten umfassen operative oder hormonelle Maßnahmen bzw. die Kombination beider Verfahren. Ziel der hormonellen Therapie ist eine Suppression der Endometrioseimplantate, die in 80–85% östrogen- und progesteronrezeptorpositiv sind. Als hormonelle Therapeutika stehen heute 4 Substanzklassen zur Wahl: Danazol, Gestagene/Antigestagene, LHRH-Analoga, Östrogene + Gestagene.

Danazol und Gestrinon

In einer randomisierten klinischen Studie verglichen wir Danazol (600 mg/Tag) mit Gestrinon (2 × 2,5 mg/Woche), einem neuen, noch nicht auf dem Markt befindlichen Gestagen. Beide Gruppen umfaßten 15 Patientinnen. Die Einteilung der Schweregrade der Endometriose erfolgte nach dem American-Fertility-Society (AFS)-Score durch Laparoskopie zu Beginn und Kontrollaparoskopie nach 6-monatiger Behandlung. Beide Substanzen verfügen über antigonadotrope und androgene Wirkungen. Bei Danazol ist zusätzlich noch Einfluß auf die Steroidogenese und Interaktion mit Androgen-, Progesteron- und Glukokortikoidrezeptoren sowie Einfluß auf SHBG-Bindung und Progesteronclearance bekannt [13]. Gestrinon scheint auch direkt an den Endometrioseimplantaten antigestagen zu wirken [2].

Nach Therapieende sank bei beiden Gruppen der AFS-Score vergleichbar ab. Bei Gestrinon kam es in einem Fall zu einer Zunahme des Scores unter Therapie, bei Danazol in 2 Fällen. Die Schwangerschaftsrate war bei beiden Kollektiven gleich (jeweils 4 von 15 Patientinnen). Ca. 80% der Patientinnen mit Gestrinon hatten Zwischenblutungen gegenüber 30% in der Danazolgruppe. Die androgenen Nebenwirkungen (Seborrhoe, Akne) traten bei Danazol häufiger als bei Gestrinon auf. Patientinnen mit Danazol klagten vermehrt über Kopfschmerzen und Hitzewallungen (30%) im Vergleich zu (10%). Im Rahmen eines 3-Stufen-Therapieplanes wurde die Wirkung von Danazol, Gestrinon und Lynestrenol verglichen, und die Behandlung mit Danazol und Gestrinon (beide etwa gleich) wurde der mit Lynestrenol vorgezogen [11].

LHRH-Analoga

Seit einigen Jahren ist die paradox supprimierende Wirkung von LHRH-Analoga bekannt, und diese wurde für den Einsatz in der Endometriosetherapie vorgeschlagen [5, 10, 12]. Nach einer initialen Stimulation der Hormonausschüttung kommt es bei Dauergabe des Analogons zu einer Desensibilisierung der Hypophyse und somit wird ein hypogonadotroper Zustand erreicht. Diese Suppression der Hypophysenzelle erfolgt auf Rezeptorebene, über Veränderung intrazellulärer Botenstoffe, z. B. Inositolphosphate [7] und Leukotriene [8]. LHRH scheint aber auch an nicht-hypophysärem Gewebe binden zu können [9].

In einer multizentrischen klinischen Studie untersuchten wir die Wirksamkeit des LHRH-Analogon Buserelin (3×200 µg/Tag intranasal). Bei 275 Patientinnen wurde laparoskopisch Endometriose festgestellt. Von diesen beendigten 239 die 6monatige Behandlung mit Buserelin. Nach einer 6monatigen Nachbeobachtungsphase konnten die Daten von 100 Patientinnen ausgewertet werden. Das Symptom der Dysmenorrhoe verschwand fast vollständig bei 6monatiger therapeutischer Amenorrhoe. Auch während der 6monatigen Nachbeobachtungsphase trat die mäßige bis schwere Dysmenorrhoe nur bei einem geringeren Prozentsatz der Patientinnen wieder auf (9% gegenüber 53% vor Therapie). Ähnliche Beobachtungen konnten für die Symptome Dyspareunie und pelvine Beschwerden gemacht werden. Die Rezidivrate betrug für beide Symptome 6 Monate nach Behandlung 20–30%. Betrachtet man den AFS-Score für Adhäsionen und Implantate vor und nach Therapie, so kommt es zu einer deutlichen Verschiebung der schwereren zu den leichten Formen bzw. Verschwinden der Symptome (34 Fälle). Sinnvoller ist es, lediglich den AFS-Score für Implantate heranzuziehen, da es wahrscheinlich ist, daß sich bestehende Adhäsionen unter rein medikamentöser Therapie lösen. Bei den Implantaten stellte sich der Therapieerfolg noch deutlicher dar: bei 69 Fällen verschwanden die Herde vollständig. Ein Vergleich von LHRH-Analoga (Nafarelin) und Danazol fand keine wesentlichen Unterschiede der Therapieerfolge [6]. Das Nebenwirkungsspektrum unterscheidet sich deutlich von dem der steroidalen Therapeutika. Im Vordergrund stehen die Östrogenentzugserscheinungen wie Hitzewallungen bei fast 90%, Kopfschmerzen bei 30%, trockene Haut und Scheide bei 18%. Die Intensität und

Frequenz der Kopfschmerzen, sowie die anderen Nebenwirkungen verschwanden vollständig in der Nachbeobachtungsphase. 50% der Patientinnen ovulierten innerhalb von 6 Monaten nach Beendigung der Therapie. Am Ende der Nachbeobachtung hatten alle Patientinnen wieder einen aktiven Zyklus. Die Schwangerschaftsrate betrug 6 Monate nach Therapieende 23%. Metabolische Nebenwirkungen von Buserelin sind, wie schon früher gezeigt, gering [1] und haben im Vergleich zu Danazol keinen hemmenden Effekt auf die HDL-Fraktion der Lipoproteine [3].

Zusammenfassend sind in Tabelle 1 die Vor- und Nachteile der einzelnen Therapieformen aufgelistet. In Zukunft könnte weiteren Substanzen eine Bedeutung bei der hormonellen Endometriosetherapie zukommen: Z. B. den Antigestagenen wie RU 486, den Antiöstrogenen wie Tamoxifen sowie den LHRH-Antagonisten. Der Hauptvorteil der LHRH-Antagonisten bestünde in der Vermeidung des initialen stimulatorischen Effektes auf die Gonadotropinausschüttung, und es könnte so eine schnellere Supprimierung der Hypophyse erreicht werden. Des weiteren wird das männliche Kontrazeptivum Gossypol diskutiert und in China bereits getestet.

Tabelle 1. Vergleich der Vor- und Nachteile der einzelnen Substanzklassen bei der Therapie der Endometriose

Substanzen	Vorteile	Nachteile
Östrogene/Gestagene	Kontrazeption	Schwache Wirkung, Nebenwirkungen der Pille
Gestagene	Fehlende östrogene Nebenwirkungen, niedrige Kosten	Blutungsstörung. androgene Nebenw.
Danazol	Langzeiterprobung gute Wirkung	Androgene Nebenw., Gewicht, Metabolismus
LHRH-Agonisten	Fehlende androgene Nebenwirkungen kombinierte Fertilitätstherapie	Klimakter. Beschwerden, Osteoporosegefahr

In der Zukunft sollte den verschiedenen Patientenkollektiven (androgener Typ, Sterilitätspatientin usw.) diejenige Therapieform zugeführt werden, die individuell die größte Akzeptanz findet und das bestimmte Kollektiv mit den geringsten Nebenwirkungen belastet (Tabelle 1). Eine große Rolle bei der Wahl des geeigneten Therapieverfahrens spielt die Familienplanung. Ist diese bereits abgeschlossen und besteht eine schwere Symptomatik, so sollten sie radikalen operativen Verfahren, eventuell kombiniert mit hormoneller Therapie, zugeleitet werden. Bei Kinderwunsch steht die mikrochirurgische und hormonelle konservative Therapie im Vordergrund [4]. Im Rahmen der Sterilitätstherapie bieten sich die LHRH-Analoga an, welche bei der Ovulationsstimulation bereits einen festen Platz haben. Bei Endometriose-Patientinnen ohne Kinderwunsch kann eine antikonzeptive Therapie versucht werden, es sollte jedoch darauf hingewiesen werden, daß mit zunehmender Dauer der Erkrankung das Risiko einer endometriosebedingten Sterilität zunimmt. Die in den letzten Jahren geprüften neuen hormonellen Therapieformen haben ihren Stellenwert in der Behandlung der Endometriose, obwohl Studien zu Langzeiteffekten noch nicht abgeschlossen sind.

Danksagung: Wir bedanken uns bei den Teilnehmern der International Buserelin Study Group für die hier zusammengefaßten Daten.

Literatur

1. Cirkel U, Schweppe KW, Ochs H, Schneider HPG (1987) Metabolische Effekte und allgemeine Nebenwirkungen bei Endometriosebehandlung mit einem LHRH-Agonisten. Geburtsh Frauenheilk 47:154–157
2. Cornillie FJ, Vasquez G, Brosens I (1985) The response of human endometriotic implants to the anti-progesterone steroid R 2323: a histologic and ultrastructural study. Path Res Pract 180:647–655
3. Dlugi AM, Rufo S, D'Amico JF, Seibel MM (1988) A comparison of the effects of Buserelin versus danazol on plasma lipoproteins during treatment of pelvic endometriosis. Fertil Steril 49:913–916
4. Donnez J, Lemaire-Rubbers M, Karaman Y, Nisolle-Pochet M, Casanas-Roux F (1987) Combined (hormonal and microsurgical) therapy in infertile women with endometriosis. Fertil Steril 48:239–242
5. Hardt W, Schmidt-Gollwitzer M, Schmidt-Gollwitzer K, Genz T, Nevinny-Stickel J (1986) Initial results in the treatment of endometriosis with the LHRH analogue buserelin. Geburtsh Frauenheilk 46:483
6. Henzl MR, Corson SL, Moghissi K, Buttram VC, Berquist C, Jacobson J (1988) Administration of nasal nafarelin as compared with oral danazol for endometriosis. N Engl J Med 318:485–489
7. Kiesel L, Bertges K, Rabe T, Runnebaum B (1986) Gonadotropin releasing hormone enhances polyphosphoinositide hydrolyis in rat pituitary cells. Biochem Biophys Res Commun 134:861
8. Kiesel L, Catt KJ (1987) Stimulation of luteinizing hormone release and cyclic nucleotide production by arachidonic acid in cultured gonadotrophs. Neuroendocrinology 46:1
9. Kiesel L, Kaufmann M, Haeseler F, Klinga K, von Holst T, Schmidt W, Runnebaum B (1988) GnRH receptors in human breast cancer tissue. Geburtsh Frauenheilk 48:420–424
10. Lemay A, Maheux R, Faure N, Jean C, Fazekas ATA (1984) Reversible hypogonadism induced by luteinizing hormone releasing hormone (LHRH) agonist (buserelin) as a new therapeutic approach for endometriosis. Fertil Steril 41:863
11. Mettler L (1987) Vergleich der medikamentösen Behandlung der Endometriosis genitalis externa mit Gestrinon, Lynestrenol und Danazol im Rahmen der Drei-Stufen-Behandlung. Fertilität 3:133–139
12. Schneider HPG, Schweppe K-W, Cirkel U, Ochs H (1986) Management of endometriosis. In: Rolland R, Chadha DR, Willemsen WNP (eds) Gonadotropin Down-Regulation in Gynecological Practice. Progr Clin Biol Res vol 225. Alan R Liss, New York, pp 135–156
13. Schweppe K-W (1984) Morphologie und Klinik der Endometriose. Schattauer, Stuttgart New York

Erste klinische Erfahrungen bei der Behandlung der Endometriose mittels dem LH-RH-Analogon Zoladex Depot

P. Rosenbaum, G. Bastert

Universitäts-Frauenklinik Homburg/Saar

Eine neue Therapiemöglichkeit der Endometriose hat sich durch den Einsatz der LH-RH-Analoga mit einer bis zu 200fach stärkeren Wirkung als das natürliche Dekapeptid ergeben. Zur Durchführung einer multizentrischen, offenen Studie wurde von der Firma ICI-Pharma Zoladex Depot zur Verfügung gestellt. Das synthetische Dekapeptid in einer Matrix aus einem Milchsäure-Glykolsäure-Kopolymer enthält 3,6 mg Zoladex und wird alle 28 Tage subkutan appliziert.

Sieben Patientinnen wurden über einen Zeitraum von 6 Monaten behandelt. Voraussetzung war eine mittels invasiver Diagnostik gesicherte und graduierte Endometrioseerkrankung. Zur Beurteilung dienten die „Neue Klassifikation der

Archives of Gynecology and Obstetrics Vol. 245, No. 1-4, 1989
Verhandlungen der Deutschen Gesellschaft für Gynäkologie und Geburtshilfe, 47. Versammlung, München 6.-10. September 1988
© Springer-Verlag Berlin Heidelberg

American Fertility Society" sowie der „Additive Durchmesser der Implantate". In 4wöchigen Abständen erfolgte eine Erhebung des subjektiven Gesamtscores, bestehend aus den Beckensymptomen Dysmenorrhoe, Dyspareunie, Beckenschmerzen und dem Palpationsbefund. Zusätzlich wurden hämatologische, biochemische und endokrinologische Parameter erfaßt. Nach Abschluß der Behandlung erfolgte eine Kontrollaparoskopie.

Ergebnisse

Bei den 7 Patientinnen trat im 1. Behandlungszyklus zu 43%, ab dem 2. Zyklus zu 100% eine Amenorrhoe auf, die im Durchschnitt 74 Tage nach Verabreichung des letzten Zoladex-Depots endete. An Nebenwirkungen traten lediglich Hitzewallungen, Schwitzen, sowie vereinzelt Kopfschmerzen auf. Die Beurteilung der hämatologischen und biochemischen Parameter inclusive des Lipidstoffwechsels erbrachte keine signifikanten Veränderungen. Die Gonadotropine FSH und LH zeigen ein deutliches Absinken, das durch die Down-Regulation der hypophysären LH-RH-Rezeptoren bedingt ist. Der Östradiolspiegel fällt für die Zeitdauer der Behandlung auf klimakterische Werte ab. Der Prolaktinspiegel zeigt keine signifikanten Veränderungen. Die Verlaufsbeurteilung des subjektiven Gesamtscores ergibt eine deutliche Besserung des Beschwerdebildes unter Therapie. Die Beurteilung des Schweregrades der Endometriose erbrachte in Zuammenschau beider Laparoskopien folgende Ergebnisse: Bei 4 Patientinnen trat eine Totalremission der Endometriose ein, in 2 Fällen eine partielle Remission, bei 1 Patientin ein no change.

Zusammenfassende Beurteilung

Die Therapie der Endometriose mittels Zoladex, einem LH-RH-Analogon in Depotform, führt zu einer reversiblen medikamentösen Ovarektomie ohne gravierende Nebenwirkungen. Bei den meisten Patientinnen kam es zu einer kompletten bzw. partiellen Remission und einer deutlichen Besserung der Beschwerdesymptomatik. Das Auftreten von Therapieversagern ist möglicherweise durch den unterschiedlichen Gehalt der Endometrioseherde an Östrogen- bzw. Gestagenrezeptoren zu erklären. Prospektiv wird der Behandlung der Endometriose mittels LH-RH-Analoga in Depotform ggf. in Kombination mit einer radikalen chirurgischen Sanierung eine bedeutende Rolle zukommen.

Abhängigkeit zwischen ovarieller Suppression und Rückgang der Endometriose-Implantate bei LHRH-Analog(Buserelin)-Therapie

H. Ochs, U. Cirkel, K.-W. Schweppe, H. P. G. Schneider

Universitäts-Frauenklinik, Münster

Die Wirksamkeit von LHRH-Analogen in der Therapie der Endometriose kann als erwiesen gelten [2, 4]. Trotzdem wird in einigen Fällen noch vitales Endometriosegewebe am Ende eines 6monatigen Behandlungszyklus histologisch nachgewiesen. Unter der Therapie können ferner gelegentlich über dem follikulären Bereich liegende Estradiol (E_2)-Serumspiegel beobachtet werden. Im folgenden wird daher untersucht, inwieweit eine Beziehung zwischen ovarieller Suppression und Endometrioseimplantat-Rückgang besteht.

Archives of Gynecology and Obstetrics Vol. 245, No. 1-4, 1989
Verhandlungen der Deutschen Gesellschaft für Gynäkologie und Geburtshilfe,
47. Versammlung, München 6.-10. September 1988

Es wurden 69 Patientinnen (Alter: $\bar{x} = 29{,}4 + 3{,}7$ Jahre) wegen Sterilität (70%) oder Beschwerden (30%) in die Studie aufgenommen. Nach praetherapeutischer histologischer Sicherung der Diagnose und Einteilung der Erkrankung in Schweregrade gemäß den AFS-Kriterien [1] wurde am 1. Zyklustag mit der intranasalen Applikation von 900 mcg (3×2 Sprühstöße) des LHRH-Analogons Buserelin (Hoechst AG, Frankfurt) begonnen. Vor der Therapie sowie in regelmäßigen Abständen unter der Behandlung untersuchten wir neben allgemeinen Stoffwechselparametern hypophysäre und gonadale Hormone und erhoben eine genaue Blutungsanamnese. Am Ende des 6monatigen Behandlungszyklus erfolgte eine Kontroll-Operation mit erneuter histologischer Sicherung im Falle des Vorliegens von Restendometriose. Nach lichtmikroskopischen Kriterien wurde zwischen den Vitalitätsgraden „regressiv", „proliferativ arretiert" und „autonom proliferierend" unterschieden und diese Befunde in Beziehung zu den E_2-Serumspiegeln gesetzt.

Am Therapieende zeigten 78% unserer Patientinnen eine Reduktion, 15% keine Veränderung und 7% eine geringe Erhöhung des Implantatscores. Im gleichen Zeitraum sanken die E_2-Serumspiegel von praetherapeutisch 457 pmol/l (Mittelwert aller Patientinnen) auf 104 pmol/l. Trotz anfänglich guter ovarieller Suppression wurden in etwa 15% der Fälle im Verlauf der Behandlung höhere E_2-Werte beobachtet. Die Blutungshäufigkeit reduzierte sich von 44% im 1. Therapiemonat auf 13% im 6. Monat. Bei den Patientinnen mit kontinuierlich guter ovarieller Suppression zeigten 80% einen Implantatrückgang. In jeweils 10% dieser Fälle fanden wir jedoch entweder keine Veränderung oder eine Zunahme des Implantatscores um maximal 2 Punkte. Auf der anderen Seite stellten wir bei 77% der Frauen mit zwischenzeitlich erhöhten E_2-Werten ebenfalls einen Implantat-Rückgang fest. In diesem Kollektiv war bei 18% keine Veränderung und bei 5% eine leichte Zunahme der Implantatpunkte zu verzeichnen. Die histologische Aufarbeitung der nach Buserelin-Therapie verbliebenen Endometrioseherde ließ einen unterschiedlichen Vitalitätsgrad erkennen. Wir fanden in 52% regressive, in 14% proliferativ arretierte und in 15% autonom proliferierende histologische Befunde. In 19% der Präparate waren mindestens 2 der genannten Vitalitätsgrade nebeneinander nachweisbar. Eine Abhängigkeit von den gemessenen E_2-Spiegeln war nicht ersichtlich.

Diese Befunde zeigen, daß eine vollkommene ovarielle Suppression allein eine komplette Regression der Endometriose nicht garantieren kann. Entsprechend der histologischen Vielfalt [5] und dem Fehlen von Östrogen- und/oder Progesteronrezeptoren in 20% der Implantate [3] muß mit einer unterschiedlichen Ansprechbarkeit der Endometriose auf eine endokrin ablative Therapie gerechnet werden.

Literatur

1. American Fertility Society (1979) Classification of endometriosis. Fertil Steril 32:633
2. Cirkel U, Schweppe K-W, Ochs H, Schneider HPG (1986) Effect of LH-RH agonist therapy in the treatment of endometriosis (German experience). In: Rolland R, Chadha DR, Willemsen WNP (eds) Gonadotropin Down-Regulation in Gynecological Practice. Alan R. Liss, New York, pp 189–199
3. Jänne O, Kauppila A, Kokko E, Lantto T, Rönnberg L, Vihko R (1981) Estrogen and progestin receptors in endometriotic lesions: Comparison with endometrial tissue. Am J Obstet Gynecol 141:562–566
4. Lemay A, Maheux R, Faure N, Jean C, Fazekas ATA (1984) Reversible hypogonadism induced by a luteinizing hormone releasing hormone (LH-RH) agonist (Buserelin) as a new therapeutic approach for endometriosis. Fertil Steril 41:863–871
5. Schweppe K-W, Wynn RM, Beller FK (1984) Ultrastructural comparison of endometriotic implants and eutopic endometrium. Am J Obstet Gynecol 148:1024–1030

Turner-Syndrom mit Peritoneal-Endometriose und Aszites
– therapeutische Effekte der Buserelin-Therapie –

K. Meinen, M. Crusius, U. Schulz

Gynäkologisch-geburtshilfliche Abteilung, St. Lukasklinik, Solingen

Die extragenitale Endometriose in Kombination mit massivem Aszites ist ein sehr seltenes Erscheinungsbild. Seit der 1. Publikation im Jahre 1954 von Brews wurden lediglich 12 weitere Fälle im englischen Sprachraum beschrieben. Über das Auftreten von Peritonealendometriose und massivem Aszites bei gleichzeitigem Vorliegen eines Turner-Syndroms wurde unseres Wissens bisher noch nicht berichtet. Da die massive Aszitesbildung mit einem Tumor im rekto-sigmoidalen Übergang einherging, bestand zunächst der Verdacht auf ein Rektum- bzw. Sigma-Carcinom mit Peritonealmetastasierung. Differentialdiagnostisch war das Krankheitsbild dadurch erheblich erschwert, da es sich um eine Patientin mit einer Gonadendysgenesie handelte, bei der zunächst das Vorliegen einer massiven extragenitalen Endometriose unwahrscheinlich erschien.

Es handelte sich um eine 20jährige, 44 kg schwere und 136 cm große Patientin mit den Stigmata des Turner-Syndroms wie Minderwuchs, Pterygium colli, tiefer Haaransatz im Nacken, Schildbrust mit weitem Mamillenabstand. Zur Ausbildung der sekundären Geschlechtsmerkmale erhielt die Patientin seit 5 Jahren ein hormonelles Antikonzeptivum, unter dem sie regelmäßig Blutungen mit ausgeprägter Dysmenorrhoe hatte. Anamnestisch bestand eine Gewichtsabnahme von ca. 14 kg innerhalb des letzten Jahres bei gleichzeitiger Zunahme des Bauchumfanges und rezidivierenden Obstipationen gefolgt von Diarrhoen. Bei der körperlichen Untersuchung fiel eine ausgeprägte Aszitesbildung auf, die sonographisch bestätigt werden konnte. Palpatorisch fand sich im kleinen Becken eine vom hinteren Scheidengewölbe aus nach caudal und zum Rektum hin entwickelte knochenharte immobile unebene Resistenz. Die Laborwerte waren bis auf eine BSG-Erhöhung von 25 mm n.W. im Normbereich. Der Hormonstatus TSH, LH, Testosteron, Östradiol, 17 Hydroxy-Progesteron, Progesteron und Antostendion entsprachen Werten, die in der Praepubertät zu finden sind. Bei der Aszites-Punktion wurde ein sanguilent-tingierter Aszites gewonnen, dessen Zytologie Erythrozyten und Mesothelien ohne Nachweis von Malignomzellen ergab. Der Colon-Kontrasteinlauf zeigte einen subtotal stenosierenden Rektumprozeß in 10 cm Tiefe mit fadenförmigem KM-Übertritt in das proximale Rektum. Im Abdominal-CT fand sich ein 5 × 5 cm großer tumoröser Prozeß retrovesikal mit Impression der Harnblasenwand und in flächenhafter Verbindung mit der vorderen Rektumwand stehend. Aufgrund der verstärkten retikulonodulären Struktur peritumorös bestand der Verdacht auf ein organüberschreitendes Wachstum eines Tumors, dessen Primärlokalisation nicht eindeutig zu differenzieren war. Die Probeexzisionen aus dem Rektumtumor sowie aus dem hinteren Scheidengewölbe ergaben wider Erwarten den hochgradigen Verdacht auf eine Endometriose.

Bei der Laparotomia explorativa stellte sich nach Absaugen von 5 Liter blutigtingiertem Aszites folgender Situs dar: Der Uterus war taubeneigroß, zur Blase hin fixiert, beide Ovarien waren nur als rudimentär strangförmige Gebilde vorhanden. Der gesamte Douglas'sche Raum war durch ödematös endometriotisch harte Strukturen völlig verlötet, diese Strukturen setzten sich auf der Rektumwand über eine Strecke von 5 cm nach cranial hin fort. Das Coecum war im Bereich der rechten Adnexe breitflächig durch die gleichen teils polypös, teils endometriotisch wirkenden Strukturen adhärent. Auf der gesamten Dick- und Dünndarmserosa fanden sich multiple blasenförmige Gebilde bis zu Bohnengröße, die mit sanguilentem dünnflüssigem Inhalt gefüllt waren. Das Omentum majus war ebenfalls mit den cystischen Strukturen durchsetzt, die zum Teil Daumenendgliedgröße erreichten, die Leber war unauffällig. Wir fanden Endometrioseherde im Bereich der Dünndarmserosa, Gewebsanteile aus dem Omentum majus mit verschieden großen Endometriosecysten und in einem Areal noch erhaltenes lipomatöses Fettgewebe mit Endometrioseherd. Wir nahmen daraufhin eine abdominale Hysterektomie und Adnexexstirpation beiderseits mit ausgedehnter Adhäsiolyse und Netzresektion und multiplen Probeexzisionen von Darm- und Beckenserosa vor. Weiterhin wurden soweit wie möglich die Endometriosecysten an Dünn- und Dickdarm eröffnet und elektrokoaguliert.

Der postoperative Verlauf war komplikationslos. Anschließend erhielt die Patientin eine 6-monatige Therapie mit dem synthetischen LH-Rh-Analogon Buserelin. Nach Ablauf von 6 Monaten wurde eine second look-Laparoskopie durchgeführt: Dabei zeigte sich keine Aszitesbildung mehr, das gesamte viszerale und parietale Peritoneum war frei von Endometrioseherden, Adhäsionen bestanden lediglich noch im Douglas'schen Raum. Bei der Kontroll-Coloskopie fand sich eine im Bereich des Rektums in 16 cm Höhe für das Coloskop gut passierbare Stenose mit kleinpolypoiden Veränderungen, mehrere Biopsien ergaben unverdächtige Dickdarmschleimhaut ohne Endometrioseherde. Es ist verständlich, daß die vorliegende Konstellation: Massiver Aszites und stenosierender Prozeß im Rektum zunächst an einen intestinalen Tumor oder ein Carcinom im Bereich der inneren Genitale denken ließ, zumal die Patientin trotz Zunahme des Bauchumfanges infolge des Aszites eine Gewichtsabnahme von 14 kg innerhalb 1 Jahres erlitt. Erhebliche differentialdiagnostische Schwierigkeiten ergaben sich dadurch, daß die Patientin an einer Gonadendysgenesie litt, wobei die Kombination von Turner-Syndrom und Endometriose äußerst selten ist. Lediglich von 3 Autoren wurde das Auftreten von Endometriose nach Substitutionstherapie mit einem zyklischen Östrogen-Progesteron-Präparat bei Patienten mit Turner-Syndrom beschrieben (Binns, Boesze, und Peress). In diesem Zusammenhang sind die verschiedenen Theorien der Endometriosehistogenese zu diskutieren: Verschleppungstheorie oder die Theorie der lokalen Neubildung. Wir kennen die Implantationstheorie nach Samson mit kanalikulärer peritubarer Aussaat von Endometriumzellen während der Menstruation sowie die embolisch-lymphogene Verschleppung von Endometriumzellen, die von Halban postuliert wurde. Nach von Recklinghausen gehen die Endometrioseherde vom Wolf'schen Gang aus, die Theorie von Cullen besagt, daß Endometrioseherde durch Versprengung Müller'scher Gänge entstehen.

In der Serosaepithelaberrationstheorie von Iwanow und Mayer kommt es als Antwort auf lokale Reizung in Kombination mit hormoneller Stimulation zur Transformation bestimmter undifferenzierter Zellen der Ovarienoberfläche in endometroide Zellen. Die Zölommetaplasie oder die Entstehung der Endometriose aus Resten des Müller'schen Gangsystems wird von verschiedenen Autoren als ätiologisches Prinzip der Endometriose bei Gonadendysgenesie, postmenopausalen Frauen und männlichen Patienten angesehen. Weiterhin wird in der endogenen oder exogenen hormonalen Stimulation eine wichtige Voraussetzung für die Histogenese der Endometriose gesehen, Publikationen, in denen die Kombination von Endometriose mit massivem Aszites beschrieben werden, weisen als Gemeinsamkeit das Auftreten der Erkrankung vornehmlich bei jungen Frauen, die Zunahme des Bauchumfanges, die Dysmenorrhoe sowie einen bräunlich-blutig-tingierten Aszites ohne Malignomzellen auf. Nach wie vor ist aber die Pathogenese des Aszites im Zusammenhang mit der Endometriose unklar: Nach Bernstein soll die massive Aszitesbildung aufgrund einer Irritation der Serosaoberfläche durch freies Blut und Endometriosezellen aus rupturierten Schokoladencysten zu erklären sein.

Bei unserer Patientin scheint eine bis dahin inapperente Endometriose bei gleichzeitiger Gonadendysgenesie durch die Verabreichung eines niedrig dosierten Ovulationshemmers (Nurifasic®) so stimuliert worden zu sein, daß es zu diesem eindrucksvollen Bild gekommen ist. Nach Absetzen des Ovulationshemmers sowie Hysterektomie und Ovarektomie schloß sich eine 6-monatige Therapie mit dem LH/RH-Agonisten Buserelin-Nasenspray an. Trotz praeoperativer Gonadodropinwerten, wie sie in der Praepubertät vorliegen, entschlossen wir uns zur adjuvanten Therapie mit Buserelin, da auch nach Entfernung der multiplen Peritoneal- und Netzendometrioseherde der stenosierende Prozeß im rektosigmoidalen Übergang im klinischen Vordergrund stand. Nach 6-monatiger Behandlung mit Buserelin zeigte sich bei der second look-Laparoskopie tatsächlich keine Peritonealendometriose und keine Aszitesneubildung mehr. Auch die stenosierende Rektum- und Sigmaendometriose war in deutlicher Rückbildung begriffen, so daß auf eine Resektion dieses stenosierenden Darmanteiles verzichtet werden konnte. Bei der letzten Untersuchung vor etwa 1 Monat war der auffallende Tastbefund im kleinen Becken weiterhin in Rückbildung begriffen, die Patientin hatte keinerlei Defäkationsbeschwerden mehr. Ob die offensichtlich 100%ige Rückbildung der Peritonealendometriose und der deutliche Rückgang des stenosierenden Rektumprozesses durch das Absetzen des Östrogen-Gestagen-Präparates oder die postoperative Gabe von Buserelin bedingt ist, muß offenbleiben. Bei der Behandlung der Endometriose strebt man zur Involution des ektopen Endometriums eine vollständige Ausschaltung der ovarialen Östrogenproduktion an. In unserem Falle handelte es sich aber um eine Patientin mit primärer Gonadendysgenesie, so daß die Peritonealendometrioseherde sicherlich nicht durch eine endogen ovarielle Östrogenstimulation entstanden sein können.

Therapie des Uterus myomatosus mit einem GnRH-Analogon

I. Gerhard[1], J. Neumann[1], A. Hege[1], W. Eggert-Kruse[1], H. Minne[2], B. Runnebaum[1]

[1] Abteilung für Gynäkologische Endokrinologie der Universitäts-Frauenklinik und [2] Medizinische Klinik, Heidelberg

Bei jungen Frauen im fortpflanzungsfähigen Alter stellen myomatöse Veränderungen des Uterus nicht nur ein erhöhtes Abortrisiko dar, sondern unter Umständen bereits ein Konzeptionshindernis. Deshalb war es das Ziel der vorliegenden Studie, die Wirkung einer vorübergehenden hormonellen Kastration auf den Uterus myomatosus und die spätere Fertilität zu prüfen.

Material und Methodik

Seit Juni 1987 wurden 10 sterile Frauen mit Uterus myomatosus über 6 Monate mit dem GnRH-Analogon Decapeptyl Depot® (Ferring, Kiel) behandelt (3,2 mg i.m. alle 28 Tage). Es galten die folgenden Einschlußkriterien: Alter zwischen 20 und 40 Jahren, Kinderwunsch, biphasische Zyklen mit normalen Gonadotropinwerten, mindestens eine normal durchgängige Tube, normales Spermiogramm, normaler Postkoitaltest, Uterus myomatosus sonographisch und/oder laparoskopisch gesichert. In monatlichen Abständen wurden körperliche Untersuchungen durchgeführt. Alle 3 Monate und 6 Monate nach Therapieende wurden folgende Befunde erhoben: Sonographie, Knochendichtemessung, Hämatologie, klinische Chemie, Urinstatus, Hormonbestimmungen.

Ergebnisse

Die Uterusgröße (Median, range) betrug vor Therapie 449 cm³ (324–2016), nach
3 Monaten 225 cm³ (120–1650), nach 6 Monaten 60 cm³ (72–2288). Lediglich 2
Patientinnen mit besonders großem Uterus myomatosus sprachen auf die Therapie nicht an. Bei den übrigen konnte über 6 Monate eine Größenreduktion um
31–84% erzielt werden. Unter der Therapie sanken die Serumkonzentrationen (Median) von FSH (6,5/4,7 mE/ml), LH (4,3/0,5 mE/ml), Östradiol
(44/15 pg/ml) und Prolaktin (5,5/3,6 ng/ml) signifikant ab. Bei der Knochendichtemessung zeigte sich eine Abnahme des Hydroxyapatids in der Lendenwirbelsäule. Serologisch konnte ein gesteigerter Knochenstoffwechsel nachgewiesen
werden. Serum Calcium (MW ± SD) stieg von 2,4 ± 0,1 auf 2,5 ± 0,1 mmol/l nach
6 Monaten an, ebenso Serumphosphat von 1,0 ± 0,3 auf 1,2 ± 0,3 mmol/l und die
alkalische Serumphosphatase von 80,2 ± 27,9 auf 96,6 + 40,1 U/l. Die Kalzium-
ausscheidung verdoppelte sich von 2,6 ± 1,2 auf 5,3 ± 1,2 mg/24 h. Die Hydroxy-
prolinausscheidung nahm ab (118 ± 71,8 auf 102 ± 63,2 µmol/24 h/m²). Während
Gewicht, Puls und Blutdruck unverändert blieben, stiegen der Hb-Wert (13,2 ± 1
auf 14,0 ± 0,6 g/dl), die Erythrozytenkonzentrationen (4,2 ± 0,3 auf 4,6 ± 0,2/pl)
und der HbE-Gehalt (29,4 ± 1,5 auf 31,2 ± 0,7 pg) signifikant an. Alle Frauen
klagten bereits nach einem Monat über Hitzewallungen und Schweißausbrüche.
Die weiteren Nebenwirkungen waren (Anzahl Patientinnen): Schlafstörungen (8),
Reizbarkeit (8), Kopfschmerzen (4), depressive Verstimmungen (7), Konzentra-
tionsschwäche (7), Gelenkschmerzen (4), Schwindelgefühl (3), Herzklopfen (2),
Libidoverlust (4), trockene Scheide (3), Schmierblutungen (3), Pollakisurie (3),
Harninkontinenz (1). Im Anschluß an die 6monatige Decapeptyltherapie mußte
eine Patientin, die nicht angesprochen hatte, hysterektomiert werden. Es fanden
sich zystisch-regressive Myome. Bei 5 Patientinnen konnten im Laufe der Behandlung verschiedene subseröse Myome differenziert werden, so daß bei ihnen
im Anschluß an die Decapeptyltherapie eine Myomenukleation möglich war. Bei
3 Patientinnen wurde im ersten Monat nach Decapeptyl eine medikamentöse
Ovulationsauslösung mit HMG durchgeführt und bei einer Patientin mit Hilfe
der pulsatilen GnRH-Applikation. Eine Schwangerschaft ist bisher bei keiner der
Frauen eingetreten. 3 Frauen konnten 6 Monate nach Abschluß der Decapeptyltherapie nachkontrolliert werden, wobei das Uterusvolumen wieder zugenommen, jedoch noch nicht die Ausgangswerte erreicht hatte.

Diskussion

Unsere Ergebnisse bestätigen die Befunde anderer Autoren, die unter einer
6monatigen GnRH-Analogon-Therapie eine signifikante Abnahme des Uterus-
volumens bei Uterus myomatosus nachweisen konnten [1–3]. Diese beruht auf
dem ausgeprägten Östrogenmangel. Trotz einer Veränderung des Knochenstoff-
wechsels ist bei dieser kurzfristigen Therapie nicht mit einer Osteoporose zu
rechnen. Im Anschluß an die Therapie bestehen bei der Hälfte der Patientinnen
bessere Möglichkeiten zur Myomenukleation als vorher. Ob allerdings die Fertilität dieser Patientinnen gesteigert werden kann, müssen längerfristige Verlaufskontrollen zeigen.

Literatur

1. Leusden van Haim (1986) Rapid reduction of uterine myomas after short-term treatment
   with microencapsulated D-Trp⁶-LHRH. Lancet:1213
2. Maheux R, Guilloteau C, Lemay A, Bastide A, Fazekas A (1984) Regression of leiomyomata
   uteri following hypoestrogenism induced by repetitive luteinizing hormone-releasing hormone agonist treatment: preliminary report. Fertil Steril 42:644
3. Scharla SH, Minne HW, Waibel S, Bremen T, Schiffl R, Schaible A, Wüster C, Schmidt-Gayk
   H, Leyendecker G, Ziegler R (1988) GnRH-agonist therapy alters calcium homoeostasis and
   reduces bone mineral content. Acta endocrinologica (Suppl) 117:287

Klimakterium – Physiologie oder Pathologie?

W. Distler

Universitäts-Frauenklinik Düsseldorf

The Menopause – Physiology or Pathology?

Summary. Nearly 30 years of a woman's life is spent after cessation of the reproductive function and about 30% of the female population in Europe is postmenopausal. The medical infirmities resulting from estrogen deprivation among postmenopausal women take a high toll. The greatest number of hip fractures because of osteoporosis occur in this group, resulting in a high death (20%–30%) and morbidity rate. Estrogen deprivation leads to a change of the lipid metabolism with acceleration of arteriosclerosis. While the "estrogen forever" era closed with a striking rise in the incidence of adenocarcinoma of the endometrium, combined estrogen-gestagen treatment drastically decreases the incidence of endometrial and breast carcinoma. Therefore, physicians must be aware of the benefits of estrogen-gestagen treatment and act appropriately.

Zusammenfassung. In der Bundesrepublik Deutschland befinden sich ca. 10 Millionen Frauen zwischen dem 45. und 60. Lebensjahr; dies entspricht etwa 30% der weiblichen Bevölkerung. Die Ausgaben unserer Krankenversicherungsträger allein für die Folgen der postmenopausalen Osteoporose sind fast nicht abschätzbar. Von großer Bedeutung ist auch die ungünstige Veränderung des Lipidstoffwechsels nach der Menopause. Die Prophylaxe sowie Behandlung von klimakterischen Beschwerden und Stoffwechselveränderungen muß daher auch unter sozialmedizinischen und sozio-ökonomischen Gesichtspunkten betrachtet werden. Während die reine Östrogentherapie zu einer Erhöhung der Endometriumkarzinom-Rate führte, läßt sich bei einer Östrogen-Gestagen-Therapie eine drastische Senkung der Endometriumkarzinom- und Mammakarzinom-Rate feststellen. Es muß deshalb heute für eine großzügige Östrogen-Gestagen-Substitution in der Postmenopause plädiert werden.

In der Bundesrepublik Deutschland befinden sich etwa 10 Mill. Frauen zwischen dem 45. und 60. Lebensjahr; dies entspricht 30% der weiblichen Gesamtbevölkerung. Diese Frauen sind definitionsgemäß im *Klimakterium,* d. h. sie machen die Übergangsphase von der Geschlechtsreife zum Senium durch. Die Begriffe *Klimakterium, Menopause* oder *Postmenopause* werden im in- und ausländischen Schrifttum oft synonym gebraucht. Nach der Nomenklatur der FIGO versteht man jedoch unter der Menopause die terminale Regelblutung, wobei deren Zeitpunkt im Klimakterium retrospektiv nach einer Amenorrhoe von einem Jahr festgelegt wird.

Die *Prämenopause* beginnt 2–5 Jahre vor der Menopause und ist durch zunehmende hormonelle Veränderungen (Östrogenabfall, Gonadotropinanstieg) charakterisiert. Der Lebensabschnitt nach der Menopause, die *Postmenopause* ist beendet, wenn die Östrogenwerte die des Seniums erreicht haben; dies ist 6–8 Jahre nach der Menopause der Fall. Der Begriff *Perimenopause* gilt für einen Zeitraum vor und nach der Menopause von insgesamt mindestens einem Jahr.

Von 10000 v. Chr. bis zum Jahre 1640 stieg die durchschnittliche *Lebenserwartung* der Frau von 28 auf nur 32 Jahre an. Der weibliche Organismus war neben den großen Seuchen wie Pest, Tuberkulose und Pocken, noch zusätzlichen Risiken ausgesetzt: Puerperalfieber, postpartale Blutungen und regelwidrige Geburtsverläufe. Erst um 1850 betrug das mittlere Lebensalter einer Frau 50 Jahre, so daß nun ein Großteil der Frauen die Menopause erreichen konnte.

Da heute die Lebenserwartung der weiblichen Bevölkerung in Europa etwa 80 Jahre beträgt, liegen 25–30 Jahre im Leben einer Frau jenseits der Menopause. Zwischen dem 50. und 60. Lebensjahr sind zudem 2 Mill. Frauen in der Bundesrepublik Deutschland berufstätig, wozu körperliches Wohlbefinden und Leistungsfähigkeit eine Voraussetzung sind. Die Prophylaxe sowie Behandlung von klimakterischen Beschwerden und Stoffwechselveränderungen muß daher auch unter *sozialmedizinischen* und *sozio-ökonomischen* Gesichtspunkten betrachtet werden.

Osteoporose

Bei Frauen steigt nach dem 50. Lebensjahr die Frakturhäufigkeit des distalen Radius um das 10fache an, bei Männern jedoch nicht [1]. Von den Oberschenkelhalsfrakturen treten 97% nach dem 65. Lebensjahr auf, wobei im Verhältnis 5:1 Frauen häufiger betroffen sind als Männer [2]. In Deutschland erleiden etwa 30 000 Frauen pro Jahr eine Oberschenkelhalsfraktur; dabei beträgt die Mortalität 10–20%. Die Ausgaben unserer Krankenversicherungsträger allein für die Folgen dieser Oberschenkelhalsfrakturen belaufen sich auf etwa 400 Mill. DM pro Jahr.

Von den Osteologen wird zwischen einer primären und sekundären Osteoporose unterschieden [13]. Zu den sekundären Formen zählt z. B. die Osteoporose nach Corticosteroidtherapie, während man bei den primären Osteoporosen eine postmenopausale und senile Osteoporose unterscheidet. Je nach Krankengut macht die postmenopausale Osteoporose bis zu 95% aus [11]. Bei der *Pathoätiologie* der Postmenopauseosteoporose spielen die hormonellen Veränderungen nach der Menopause eine wichtige Rolle [13]: Der Östrogenabfall in der Postmenopause führt zu einem relativen Überwiegen der Parathormonwirkung am Knochen, dies führt zu einer erhöhten Calciumfreisetzung aus dem Knochen mit Erhöhung des freie Calciums im Serum, welches die Sekretion von Parathormon aus der Nebenschilddrüse hemmt. Da Parathormon die Synthese von Vitamin D aus dem 25-Hydroxyvitamin D in der Niere stimuliert, kommt es bei Abfall des Parathormons zu einer verminderten Vitamin D-Produktion. Die erniedrigten Vitamin D-Spiegel führen zu einer verminderten aktiven Calciumabsorption aus dem Dünndarm, was eine negative Calciumbilanz zur Folge hat. Zusätzlich wird im Alter eine Erniedrigung des Calcitonins diskutiert welches eine erhöhte Osteoklastenaktivität bedeutet.

Die geschilderten Veränderungen des Calciumstoffwechsel können jedoch nicht vollständig das Entstehen einer Postmenopauseosteoporose erklären. Da nur bei 25–30% der Frauen nach der Menopause eine Osteoporose auftritt, kann der Abfall der Östrogene in der Postmenopause nicht die alleinige Ursache der Erkrankung sein. So spielen sicherlich *zusätzliche Risikofaktoren* eine Rolle (Tabelle 1).

Grundsätzlich sind demnach Frauen in der Postmenopause gefährdet, die schlank sind, rauchen und eine familiäre Belastung aufweisen. Auch bei Frauen mit endogener oder iatrogener Störung der Ovarialfunktion (Klimakterium praecox, Ovarektomie) oder bei Leistungssportlerinnen mit langfristiger sekundärer Amenorrhoe ist eine vorzeitige Reduktion der Knochenmasse zu befürchten. Dennoch ist von einigen Risikofaktoren nur wenig Konkretes für den Individualfall abzuleiten, da die durch Veranlagung determinierte maximale Knochenmasse bzw. die von der Vererbung mitbestimmte Knochenabbaurate im Einzelfall unbekannte Größen darstellen. Zur besseren Definition eines Osteoporose-Risikokollektivs werden deshalb heute Methoden zur *Knochendichtemessung* eingesetzt.

Tabelle 1. Osteoporosefaktoren bei der Frau

Osteoporose in der Familie
Asthenischer Habitus
Immobilisierung, geringe körperliche Aktivität
Langjähriger Leistungssport
Alkohol-, Nikotin- und Coffeinabusus
Nulliparität
Frühovarektomie, Klimakterium praecox
Ernährungsfaktoren (verminderte Kalziumzufuhr,
  vermehrte Eiweiß- oder Phosphatzufuhr)
Endokrinopathien (M. Cushing, Hyperthyreose)
Medikamente (Corticosteroide, Antikonvulsiva)

Zur quantitativen Messung der absoluten Knochenmasse sind die computerisierte Tomographie, die duale Photonenabsorptionsphotometrie sowie die Neutronenaktivierungsanalyse geeignet [4, 13].

Auch mit diesen modernen Diagnoseverfahren ist keine eindeutige Aussage bezüglich des *Frakturrisikos* im Individualfall möglich. Es kann jedoch der fortschreitende Knochenschwund durch Messung in jährlichen Abständen erkannt und auch die Effektivität einer Therapie bei manifester Osteoporose dokumentiert werden. Das größte Handicap der osteologischen Diagnoseverfahren liegt jedoch darin, daß sie nicht allgemein verfügbar sind und daher nicht flächendekkend eingesetzt werden können. Man muß daher nicht aus weltanschaulichen Gründen für eine großzügige Östrogen-Gestagen-Substitution zur Prävention der Postmenopause-Osteoporose plädieren, sondern es können eher praxisbezogene Überlegungen sein, die für eine Prophylaxe sprechen:

1. Die Wirksamkeit der *Östrogene* zur Prävention der postmenopausalen Osteoporose ist eindeutig belegt und steht nach dem heutigen Wissensstand außer Zweifel [11, 23]. Auch den Gestagenen wird ein günstiger Effekt auf den Knochenmineralgehalt zugeschrieben [19].
2. Die densitometrischen Verfahren sind auf absehbare Zeit flächendeckend nicht zur Verfügung.
3. Es ist mit und ohne aufwendige mathematische Kosten-Nutzen-Analyse erkennbar, daß die Hormonsubstitution in der Postmenopause die Aufwendungen der Krankenversicherungsträger für die Folgen der Osteoporose drastisch reduzieren wird [16, 18].

Lipidstoffwechsel

Von vielleicht noch größerer präventiv- und sozialmedizinischer Bedeutung ist die Beeinflussung des Lipidstoffwechsels durch die Sexualhormone, denn die degenerativen Erkrankungen des Herz-Kreislauf-Systems sind mit 54% bei Frauen in Deutschland die häufigste Todesursache. Neben den Sexualsteroiden sind bekanntlich auch die Ernährung, die körperliche Aktivität, Rauchgewohnheiten, Übergewichtigkeit sowie familiäre Defekte des Lipoproteinmetabolismus von Wichtigkeit.

Die Bedeutung der Sexualhormone auf die Verteilung der Lipoproteine im Plasma wurde schon durch die Framingham-Studie von 1976 belegt [12]. Bei Gegenüberstellung der Lipoprotein-Fraktionen von prä- und postmenopausalen Frauen zeigten sich keine signifikanten Unterschiede bei den Lipoproteinen hoher Dichte (HDL), jedoch waren die Low-density-Lipoprotein (LDL)- sowie die Very-low-density-Lipoprotein (VLDL)-Fraktionen und damit das Gesamtcholesterin bei den postmenopausalen Frauen signifikant erhöht. Epidemiologische Studien wiederum verbinden mit dem LDL-Anstieg eine Akzeleration der Atherogenese, da zusammen mit der HDL-Verminderung eine mangelnde Eliminierung des Cholesterins aus dem Gewebe angenommen werden muß [10].

Die Leber gilt als zentrales Organ des Lipidstoffwechsels. Oral applizierte Östrogene haben auf Grund des sogenannten First-pass-Effektes eine ausgeprägtere Wirkung auf den Fettstoffwechsel als parenteral applizierte Pharmaka. Sowohl natürliche als auch synthetische *Östrogene* führen zu einer Erhöhung der Triglyzeride sowie VLDL-Fraktion im Serum. Dies ist durch eine vermehrte Triglyzerid-turn-over-Rate sowie eine gesteigerte Sekretionsrate von VLDL und Triglyzeriden in der Leber bedingt [8, 9]. Durch die Vermehrung von Apolipoprotein-B-spezifischer Rezeptoren in der Leber kommt es zur Verminderung von LDL, und durch Aktivitätsverminderung der hepatischen Lipase (Triglyzeridhydrolase) zu einer HDL-Vermehrung [14]. Die Östrogene beeinflussen also den Fettstoffwechsel günstig, indem sie die atherogene LDL-Fraktion senken und die vor Arterosklerose schützende HDL-Fraktion anheben.

Die *Gestagene* hingegen vermindern die Konzentration von Triglyzeriden und VLDL im Blut, vereinzelt wird eine Vermehrung der LDL-Fraktion beobachtet, während durch die Aktivitätssteigerung der hepatischen Triglyzeridhydrolase die HDL-Spiegel abfallen. Möglicherweise ist die Aktivierung der *hepatischen Lipase* durch die Gestagene bzw. die Suppression dieses Enzyms durch die Östrogene als wesentlicher pathophysiologischer Mechanismus anzusehen, über den Steroidhormone Einfluß auf den Fettstoffwechsel ausüben [21]. Dabei gilt prinzipiell, daß die Effekte durch die 19-Nortestosteronderivate dosisbezogen stärker sind als die der Progesteronabkömmlinge. Allerdings können auch Progesteronderivate in hoher Dosierung (z. B. medroxyprogesteronacetat über 100 mg/Tag per os) 19-Nortestosteron-ähnliche Wirkungen auf den Lipidstoffwechsel haben. Für eine Hormonsubstitution in der Postmenopause muß daher mitberücksichtigt werden, welchen Einfluß die zugeführten Östrogene und Gestagene in der jeweiligen Dosierung, Kombination und Applikationsform auf den Fettstoffwechsel ausüben.

Karzinomrisiken

Retrospektive Untersuchungen aus den USA ließen ursprünglich bei kontinuierlicher Langzeiteinnahme hochdosierter konjugierter Östrogene ein erhöhtes Korpuskarzinom-Risiko erkennen [20, 24]. Deutsche Untersucher, wie Lauritzen [15] oder Völker [22], konnten keine derartige Assoziation bei einer zeitlich begrenzten, zyklischen Verabfolgung von niedrigdosierten konjugierten Östrogenen oder Östradiol finden.

Die heftig und kontrovers geführte Diskussion wurde erst durch eine großangelegte prospektive Studie von Gambrell [6] beendet. Die erste Auswertung der Wilford Hall USAF Medical Center-Studie nach 4 Jahren ergab bei unbehandelten Frauen eine Korpuskarzinom-Inzidenz von 2,5 auf 1000, unter Östrogenbehandlung fand sich dagegen eine erhöhte Inzidenz von 3,9 pro 1000, während das Risiko bei kombiniert behandelten Frauen mit einer 10tägigen Gestagenphase nur bei 0,49 pro 1000 lag. Durch Fortführung dieser prospektiven Studie [7] ließen sich die ersten Erkenntnisse bestätigen und sind inzwischen weltweit akzeptiert (Tabelle 2).

Ähnlich günstige Ergebnisse werden von Gambrell [7] auch für das *Mammakarzinom* berichtet: Die Inzidenz von 3,4 pro 1000 unbehandelten Frauen geht auf 0,7 bei mit Östrogen-Gestagen-Kombinationspräparaten behandelten Frauen zurück (Tabelle 2). Auch Lauritzen [17] sieht mit der Zugabe eines Gestagens eine Reduktion der Mammakarzinom-Inzidenz.

Tabelle 2. Inzidenz von Endometrium- und Mammakarzinom im Wilford Hall USAF Medical Center 1975–1983 [7]

Therapie	Inzidenz von Endometrium-Ca (pro 100 000)	Inzidenz von Mamma-Ca (pro 100 000)
Östrogen + Gestagen	49,0	66,8
Östrogen allein	390,6	142,3
Unbehandelte Frauen	245,5	343,5

Zum *Ovarialkarzinom* liegen keine Untersuchungen bei postmenopausalen Frauen vor; interessant sind aber die Beobachtungen von Cramer u. Mitarb. [3], daß die Ovulationshemmer-Einnahme zwischen dem 35.–55. Lebensjahr einen protektiven Effekt auf die Entstehung von Mammakarzinomen hat, so daß ähnliche Ergebnisse bei postmenopausalen Patientinnen möglich sind.

Die eingangs gestellte Frage „Klimakterium: Physiologie oder Pathologie?" sollte zusammenfassend so beantwortet werden: Das Klimakterium ist ein physiologisches Geschehen, der Arzt entscheidet darüber, ob es eine pathologische Lebensphase seiner Patientin wird. Alle zur Zeit zur Verfügung stehenden Erkenntnisse sprechen dafür, daß die Gesamtheit der Frauen von einer Östrogen-Gestagen-Substitution profitieren kann, so daß eine großzügige und langfristige Hormon-Substitution sinnvoll ist. Allerdings sind die klimakterischen Beschwerden einer Patientin nicht ausschließlich durch die Umstellung des Stoffwechselgeschehens erklärbar. Insbesondere in der Perimenopause muß man von einer komplexen Interaktion sozialer, psychologischer und physischer Faktoren ausgehen [5]. Die bequeme Flucht in eine Rezeptiermedizin sollte sich daher von selbst verbieten.

Literatur

1. Alffram PA, Bauer CH (1962) Epidemiology of fractures of the forearm. J Bone Jt Surg 44:105
2. Alffram PA (1964) An epidemiologic study of cervical and intertrochanteric fractures of the femur in suburban population. Acta Orthop Scand (Suppl) 65:9
3. Cramer DW, Hutchinson GB, Weldi WR (1982) Factors affecting the association of oral contraceptives and ovarian cancer. New Engl J Med 307:1047
4. Dambacher MA, Rüegsegger P (1985) Nicht-invasive Untersuchungsmethoden bei Osteoporose. Therapeutische Umschau 42:339
5. Frick-Bruder V (1980) Der therapeutische Umgang mit psychosozialen und psychosomatischen Problemen der Frau im Klimakterium. Gynäkologe 13:164
6. Gambrell RD (1978) The prevention of endometrial cancer in postmenopausal women with progesterons. Maturitas 1:107
7. Gambrell RD (1986) The menopause. Invest Radiol 21:369
8. Glueck CJ, Fallat RW (1974) Gonadal hormones and trigylcerides. Proc R Soc Med 67:667
9. Glueck CJ, Fallat RW, Scheel D (1975) Effects of estrogenic compounds on triglyceride cinetics. Metabolism 24:537
10. Gordon T, Castelli WP, Hjortland MC, Kannel WB, Dawbey TR (1977) High density lipoprotein as a protective factor against coronary heart disease. The Framingham study. Am J Med 62:707
11. Hesch RD (1987) Prävention der Osteoporose durch eine Substitutionsbehandlung der menopausalen Frau. In: Lauritzen C (Hrsg) Menopause – Hormonsubstitution heute. Perimed, Erlangen, S 125
12. Kannel WB, Hjortland MC, MacNamara PM, Gordon T (1976) Menopause and risk of cardiovascular disease: The Framingham-Study. Ann intern Med 85:447

13. Keck E, Krüskemper HL (1986) Pathogenese und Therapie der Osteoporose in der Postmenopause. Gynäkologe 19:220
14. Kovanen PT, Brown MS, Goldstein JL (1979) Increased bindings of low density lipoprotein to liver membranes from rats treated with 17β-ethinyl estradiol. J Biol Chem 254:11367
15. Lauritzen C (1977) Estrogens and endometrial cancer: a point of view. Clin Obstet Gynec 4:145
16. Lauritzen C (1986) Kosten-Nutzen-Risiko-Analyse der Östrogenbehandlung im Klimakterium. Gynäkologe 19:266
17. Lauritzen C (1987) Die Bedeutung des Zusatzes von Gestagenen bei der Langzeitöstrogentherapie im Klimakterium. In: Lauritzen C (Hrsg) Menopause – Hormonsubstitution heute. Perimed, Erlangen, S 103
18. Schneider HPG (1987) Kosten-Nutzen-Risikoberechnung der Östrogentherapie. In: Lauritzen C (Hrsg) Menopause – Hormonsubstitution heute. Perimed, Erlangen, S 153
19. Schneider HPG (1988) Osteoporose-Prophylaxe mit Östrogenen Gestagenen. Vortrag 47. Tag Dtsch Ges Gynäkol Geburtsh München, 6.–10. 9. 1988
20. Smith DC, Prentice R, Thompson DJ, Herrmann WL (1975) Association of exogenous estrogen and endometrial carcinoma. New Engl J Med 293:1164
21. Teichmann AT (1987) Gestagene und Lipoproteinstoffwechsel in der postmenopausalen Substitutionstherapie. In: Lauritzen C (Hrsg) Menopause – Hormonsubstitution heute. Perimed, Erlangen, S 89
22. Völker W (1980) Estrogen and estrogen-progesteron compounds. Is there a risk for the development of endometrial and breast cancer in the perimenopausal women. In: Pasetto N, Paoletti R, Ambrus JL (eds) The menopause and postmenopause. MTP Press, Lancaster, p 273
23. Völker W, Hesch RD, Schneider HPG (1985) Gedanken zur Langzeit-Östrogen-Substitution – müssen Gynäkologen umdenken? Geburtsh Frauenheilk 45:326
24. Ziel HK, Finkle WD (1975) Increased risk of endometrial carcinoma among users of conjugated estrogens. New Engl J Med 293:1167

Endokrinologie des Klimakteriums

Th. von Holst, K. Klinga, B. Runnebaum

Universitäts-Frauenklinik Heidelberg

Endocrinology of the Menopause

Summary. The endocrinology of the menopause is determined by the decrease of estrogens. In 250 healthy patients there was an observed decrease of estrone to 35 pg/ml and of estradiol to 10 pg/ml serum between the 49th and 54th year of age. Thereafter no further decline occurred, because the androgen precursors of the estrogens were secreted by the adrenal cortex until advanced age. In a period of 30 years there was a decrease of the androgen levels of only 25%. In 200 patients with severe obesity we found no differences in peripheral steroid concentrations, but the SHBC concentrations were significantly lowered; therefore, the amount of free active estradiol and the effect on the target organ is higher in these patients.

Zusammenfassung. Die Endokrinologie des Klimakteriums ist gekennzeichnet durch den Östrogenabfall. Bei 250 gesunden Frauen fielen die Östrogene durchschnittlich zwischen dem 49. und 54. Lebensjahr ab auf Werte von 35 pg/ml für Östron und 10 pg/ml für Östradiol. Diese Serumspiegel bleiben bis ins hohe Alter konstant, da sie durch periphere Konversion aus den Androgenen der Nebennierenrinde entstehen; die Nebennierenrinde bleibt aber bis ins hohe Alter funktions-

Archives of Gynecology and Obstetrics Vol. 245, No. 1-4, 1989
Verhandlungen der Deutschen Gesellschaft für Gynäkologie und Geburtshilfe, 47. Versammlung, München 6.-10. September 1988
© Springer-Verlag Berlin Heidelberg

fähig. Die Konzentrationen von Testosteron und Androstendion fallen über einen
Zeitraum von 30 Jahren nur um 25% ab. Bei 200 adipösen Frauen fanden sich
keine Unterschiede der peripheren Steroidkonzentrationen, deutlich erniedrigte
SHBG-Konzentrationen führen aber zu einer deutlichen Erhöhung des Anteils
von freiem, biologisch aktivem Östradiol.

Das Klimakterium der Frau ist gekennzeichnet durch eine zunehmende Insuffizienz der Ovarien; die psychovegativen und somatischen Störungen sind durch
den Abfall der peripheren Östrogen-Serumspiegel bedingt. Die typischen klimakterischen Beschwerden wie Hitzewallungen und Schweißausbrüche treten dabei
sofort mit dem Östrogenentzug auf, während andere Veränderungen wie Herz-
Kreislauf-Erkrankungen oder Osteoporose erst nach einer Latenzzeit von vielen
Jahren klinisch in Erscheinung treten.

Serum-Hormonbestimmungen bei gesunden Frauen

Bei 250 gesunden normalgewichtigen Frauen wurden zwischen dem 40. und 60.
Lebensjahr die Östrogene Östron und 17β-Östradiol sowie FSH bestimmt. Zwei
Jahrgänge wurden jeweils zu einer Gruppe zusammengefaßt. Die Medianwerte
dieser Gruppen zeigen ein konstantes Niveau bis zum 48. Lebensjahr. Dabei
kommen die zyklusbedingten Schwankungen aufgrund der großen Zahlen in den
Altersgruppen nicht zum Tragen. Nach dem 49. Lebensjahr findet sich ein steiler
Abfall der Östrogene, der durchschnittlich mit dem 54. Lebensjahr abgeschlossen
ist. Danach finden sich konstante periphere Östrogen-Serumspiegel von zirka
35 pg/ml für Östron und zirka 10 pg für Östradiol. Im Sinne einer Rückkopplung
steigt FSH auf das etwa 10fache seines Ausgangswertes an. Die Ergebnisse sind
in der Abb. 1 graphisch dargestellt.

Der Schnittpunkt der Östrogenkurven mit der FSH-Kurve liegt dabei in der
Altersgruppe der 51-/52jährigen Frauen; dies entspricht dem durchschnittlichen
Menopausealter in Europa von 51,4 Jahren [5]. Da die peripheren Östrogenspie-

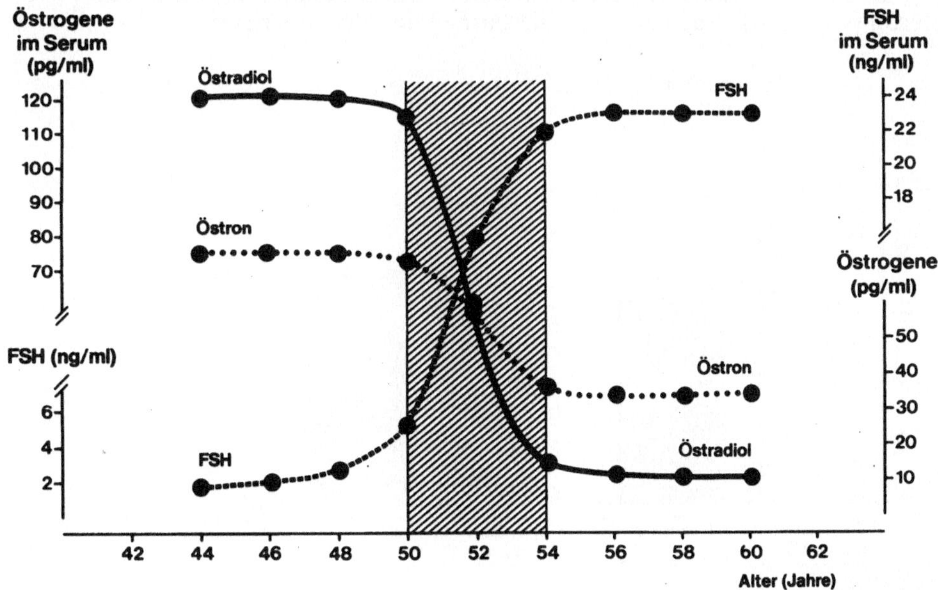

Abb. 1. FSH, Östron und Östradiol bei 250 gesunden, normalgewichtigen Frauen in der Prä-,
Peri- und Postmenopause. Jeweils zwei Jahrgänge sind zu einer Altersgruppe zusammengefaßt

gel bis in die späte Postmenopause konstant bleiben, und auch nach Ovarektomie nicht absinken, spielt das Ovar für die Aufrechterhaltung dieser Konzentrationen keine Rolle [6]. Die Östrogene entstehen durch die sog. periphere Konversion aus den Androgenen, die der Nebennierenrinde entstammen. So entsteht durch Aromatisierung des Ringes A aus Androstendion Östron und aus Testosteron 17β-Östradiol. Dieser metabolische Schritt ist irreversibel, während eine Interkonversion sowohl zwischen den Androgenen als auch den Östrogenen erfolgt (s. Abb. 2).

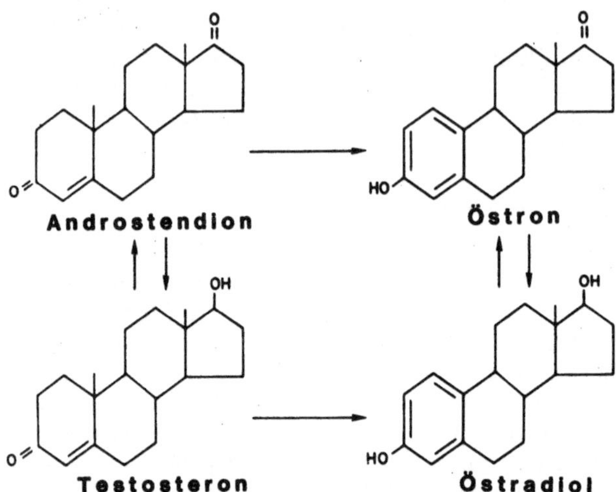

Abb. 2. Chemische Strukturen der Androgene Androstendion und Testosteron (C-19-Steroide) und der Östrogene Östron und Östradiol (C-18-Steroide) sowie ihrer Konversion bzw. Interkonversion

Im Gegensatz zum Ovar bleibt die Nebennierenrinde bis ins hohe Lebensalter der Frau funktionsfähig. Eine der Menopause entsprechende „Adrenopause" gibt es nicht [4]. Es findet sich lediglich ein allmähliches Absinken der Androgenkonzentrationen, die aber in keiner Lebensphase statistisch signifikant sind. So findet sich im Verlauf von drei Jahrzehnten ein Abfall um etwa ein Viertel der Ausgangswerte. Dabei ist Androstendion fünffach höher konzentriert als Testosteron (s. Abb. 3). Auch die Stimulierbarkeit der Nebennierenrinde bleibt bis ins

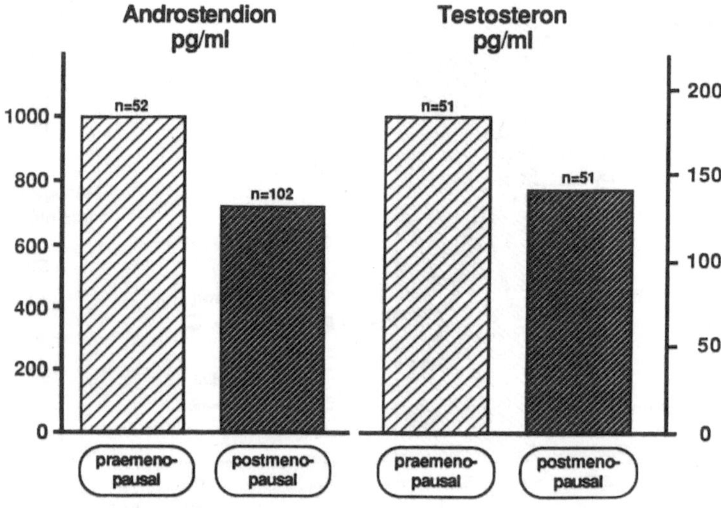

Abb. 3. Serumspiegel von Androstendion und Testosteron in der Prämenopause (helle Säulen) und in der Postmenopause (dunkle Säulen)

954

hohe Alter erhalten; wir konnten bei 17 postmenopausalen Frauen in einem ACTH-Test einen Anstieg von Androstendion auf das 2½fache des Ausgangswertes nach 2 und 4 Stunden zeigen; entsprechend fand sich ein statistisch gesicherter Anstieg auch für 17β-Östradiol, während sich für Testosteron und Östron keine Unterschiede ergaben. Wichtiger als die Frage der Stimulierbarkeit ist aber die Frage der Suppression. Die Unterdrückung der Androgensekretion durch Kortison – etwa im Rahmen einer Behandlung des Asthma bronchiale – führt zu einem Abfall der Androgene und auch der Östrogene auf ein Drittel des Niveaus vor Therapie [1]. Die kortikosteroidinduzierte Osteoporose ist heute ein fest umschriebener Begriff, der zu entsprechenden therapeutischen Gegenmaßnahmen führen sollte.

Serum-Hormonbestimmungen bei adipösen Frauen

In den 70er Jahren wurde zunächst in vitro, später in vivo festgestellt, daß im Fettgewebe Androgene zu Östrogenen konvertiert werden [9, 11]; allderdings wurde dieser Ort der Konversion anfangs in seiner Bedeutung überschätzt. Da Übergewicht das häufigste Syndrom bei Frauen mit Endometriumkarzinom ist, wurde angenommen, daß Fettmasse direkt höhere Östrogen-Serumkonzentrationen bedingt. Unsere Untersuchungen an 200 extrem adipösen Frauen zeigen aber, daß sich die peripheren Konzentrationen von Östradiol und Östron in der Postmenopause von denen des Normalkollektives nicht unterscheiden. Auch die Androgenkonzentrationen unterscheiden sich statistisch nicht. Dagegen finden sich auffällige und statistisch signifikante Unterschiede für die Konzentrationen des Sex-Hormon-Bindungsglobulines (SHBG). Diese liegen bei den adipösen Frauen sowohl in der Prämenopause als auch in der Postmenopause durchschnittlich 20 nmol/l unter denen normalgewichtiger Frauen, nämlich bei 35 anstatt 55 nmol/l [3]. Da SHBG sowohl Transportglobulin für Testosteron als auch für Östradiol ist – die Affinität zu Testosteron aber wesentlich höher ist – bedeutet eine Absenkung der SHBG-Konzentrationen einen höheren Anteil an freiem biologisch aktivem Östradiol [10]. Dies bedeutet für unser Kollektiv bei gleichen peripheren Östrogenkonzentrationen etwa eine Verdoppelung der Östrogenwirkung am Zielorgan. Die hierdurch bedingte Proliferationswirkung am Endometrium dürfte einer der Faktoren für das gehäufte Auftreten von Karzinomen bei adipösen Frauen sein.

Bei einem Kollektiv von 37 Frauen mit Endometriumkarzinom und einem gleich großen Kollektiv gesunder Frauen (sog. matched pairs) konnten wir ebenfalls keine Unterschiede der peripheren Steroidkonzentrationen zeigen.

Die vorgelegten Daten machen deutlich, daß aus den peripheren Steroidkonzentrationen nicht auf die tatsächliche Wirkung am Zielorgan geschlossen werden darf. Trotzdem findet sich bei Risikokollektiven häufig ein biochemisches Milieu, welches gekennzeichnet ist durch eine verstärkte Proliferation und eine Verminderung der Regression; dabei kann die Proliferation verstärkt werden durch verlängerte Östrogenphasen, erhöhte Östrogenspiegel, gesteigerte Bioverfügbarkeit der Östrogene, vermehrte Prekursoren (Androgene) oder durch beschleunigte Konversion. Die Verminderung der Regression zeigt sich durch fehlende oder verkürzte Gestagenphasen oder erniedrigte Gestagen-Serumspiegel. Ein exemplarisches Beispiel hierfür sind Frauen mit Stein-Leventhal-Syndrom, bei denen das gehäufte Auftreten eines Endometriumkarzinomes gut belegt ist.

Therapeutische Gesichtspunkte

Die Therapie mit Östrogenen zur Beseitigung psychovegetativer und somatischer Störungen ist nicht ganz ohne Problematik. Es konnte in einer großen prospektiven Studie eindeutig gezeigt werden, daß die alleinige Östrogengabe zu einer leichten Häufung von Endometriumkarzinomen führt. Dagegen konnte bei zyklischer Applikation von Gestagenen eine signifikante Senkung der Inzidenz sowohl des Endometrium- als auch des Mammakarzinoms gezeigt werden [2]. Dies bedeutet, daß bei nicht hysterektomierten Frauen mit der Induktion von Blutungen gerechnet werden muß. Das Wiedereinsetzen von Entzugsblutungen wird von vielen Frauen aber nicht akzeptiert. Ein neues therapeutisches Konzept – zumindest für die spätere Postmenopause – besteht in der kontinuierlichen, monophasischen Östrogen-/Gestagentherapie, die in der Regel zur Amenorrhoe führt.

Zur besseren Steuerung der peripheren Steroidspiegel sollte der oralen Therapie gegenüber Depotpräparaten der Vorzug gegeben werden; hier werden mit der transkutanen Therapie neue Möglichkeiten aufgezeigt, auch wenn das Fehlen eines geeigneten transdermalen Gestagens noch eine transdermal-orale Kombination notwendig macht.

Die notwendigen Dosen der Östrogenmedikation sind einerseits abhängig von der klinischen Symptomatik [7], andererseits von den peripheren Wirkungen, insbesondere im Lipid-Metabolismus und Calcium-Metabolismus am Knochen; so konnte gezeigt werden, daß eine Tagesdosis von 0,6 mg konjugierter Östrogene zur Aufrechterhaltung der Knochendichte erforderlich ist [8]. Eine Übersicht der möglichen Therapieformen zeigt die Tabelle 1.

Tabelle 1. Wirksamkeit verschiedener Östrogene auf die Erfolgsorgane

Tagesdosis	Synthetische Östrogene*	Konjugierte Östrogene	Östradiol per os	Östradiol transdermal	Östriol per os
Tagesdosis	30–50 µg	0,6–1,25 mg	1–2 mg	50–100 µg	1–2 mg
Klimakterisches Syndrom	+	+	+	+	(+)
Osteoporose	+	+	+	+	–
Atrophische Kolpitis	(+)	(+)	(+)	(+)	+
Endometrium	+	+	+	+	–

* In der Peri- und Postmenopause nicht zu empfehlen

Dabei muß auf die besondere Stellung von Östriol in der Therapie hingewiesen werden. Diese Substanz hat den Vorteil, daß in den üblichen Dosen eine Proliferation des Endometriums nicht erfolgt; es muß aber der große Nachteil deutlich gemacht werden, daß die Wirksamkeit für den psychovegetativen Symptomkomplex geringer ist und eine Wirkung am Knochen zur Vermeidung der Osteoporose nicht besteht. Zusammenfassend läßt sich sagen, daß aufgrund der schlechten diagnostischen Möglichkeiten, insbesondere zur rechtzeitigen Erkennung der Osteoporose, aber auch in Kenntnis der positiven Wirkungen der Östrogene auf den Lipid-Metabolismus der Frau, eine Östrogentherapie so großzügig wie möglich empfohlen werden soll.

Literatur

1. Crilly RG, Horsmann A, Marshall DH, Nordin BEC (1978) Post-menopausal and corticosteroid-induced Osteoporosis. In: Lauritzen C, van Keep PA (eds) Estrogen Therapy. Front Hormone Res 5, Karger, Basel, pp 53–75
2. Gambrell RD Jr (1986) Prevention of endometrial cancer with progestogens. Maturitas 8:159–168

3. von Holst Th, Eggert-Kruse W, Klinga K, Runnebaum B (1988) Die Bedeutung von Übergewicht für die Bioverfügbarkeit der Östrogene bei Frauen in der Prä- und Postmenopause. Akt Endokr Stoffw 4:12–21

4. von Holst Th (1988) Nebennierenrindenfunktion in der Postmenopause und im Senium. II. Treffen der deutschsprachigen Sektion der International Menopause Society Ascona 23. 03. 1988 (Publikation im Druck)

5. Jaszmann L (1973) Epidemiology of climacteric and postclimacteric complaints. In: Van Keep, Lauritzen (eds) Ageing and Estrogens. Hormone Res 2, Karger, Basel pp 22–34

6. Judd HL, Lucas WE, Yen SSC (1976) Serum 17β-estradiol and estrone levels in postmenopausal women with and without endometrial cancer. J Clin Endocrinol Metab 43:272–278

7. Lauritzen Ch (1975) Erfolge der hormonalen Therapie klimakterischer Beschwerden. Dtsch Ärztebl 9:575–580

8. Lindsay R, Hart DM, Clark DM (1984) The minium effective dose of estrogen for prevention of postmenopausal bone loss. Obstet Gynecol 63:759–763

9. Longcope C, Pratt JH, Schneider SH, Fineberg SE (1976) In vivo studies on the metabolism of estrogens by muscle and adipose tissue of normal males. J Clin Endocrinol Metab 43:1134–1145

10. Nisker JA, Hammond GL, Davidson BJ, Frumar AM, Takaki NK, Judd HJ, Siiteri PK (1980) Serum sex hormone-binding globulin capacity and the percentage of free estradiol in postmenopausal women with and without endometrial cacinoma. Am J Obstet Gynecol 138:637–642

11. Schindler AE, Ebert A, Friedrich E (1972) Conversion of androstenedione to estrone by human fat tissue. J Clin Endocrinol Metab 42:247–253

Operationen bei der alternden Frau

H. Schmidt-Matthiesen

Frankfurt

Der Anteil der über 65–70-Jährigen am operativen, gynäkologischen Krankengut beträgt heute mehr als 15%. Dies Kollektiv ist in höherem Maße gefährdet. Die Gefährdung resultiert aus Einschränkungen der Organfunktionen und aus der Tatsache daß mit zunehmendem Alter auch der Anteil der Krebskrankheiten mit primär höherer Risikorate zunimmt.

Die Vorbelastung betrifft kardiale Erkrankungen und Einschränkungen der Funktion von Lunge (Gasaustausch) und Niere, die keineswegs offenkundig sein müssen. Ferner sind Übergewicht, Hypertonie, Diabetes, Varizen sowie Hypovolämie, Hypoproteinämie und Anämie von teils erheblicher Relevanz. Die Rate der gen. Belastungen beträgt zwischen 30 und 50%, wozu Mehrfachbelastungen kommen.

Die üblichen intra- und postoperativen Komplikationen sind bei dem Alterskollektiv etwa 3–5 mal so häufig wie bei den übrigen, dazu kommt ggfls. noch das um das 2–3 fache erhöhte Risiko der Karzinomoperationen.

Das Alterskollektiv bietet aber nicht nur Negatives: Bei einem großen Teil werden körperliche Mängel durch emotionale Eigenschaften ausgeglichen: Viele sind geduldiger, gelassener und duldsamer als Jüngere, die Auswirkungen psychischer Alteration auf das vegetative Nervensystem ist oft geringer.

Die Zahlen über die pauschale Mortalität des operativen Alterskollektivs schwanken, nicht zuletzt auch infolge unterschiedlicher Grenzziehung und Indikationsstellung. Als realistisch sind Zahlen von 2,5–3% anzusehen, Angaben über 14% für Laparotomien sind schwer begreiflich. Es dürfte aber kein Zweifel bestehen, daß die älteren Frauen ein höheres Op.-Risiko haben, was Komplikationen und Letalität betrifft.

Das Gesagte muß drei Konsequenzen haben:
- sorgsamste Indikationsstellung,
- sorgfältige internistische Vorbereitung,
- optimales operatives Vorgehen und subtile postoperative Intensivüberwachung.

Die Indikation ergibt sich aus den zwei Aspekten: Besteht eine echte Gefährdung, – die nicht durch anderweitig reduzierte Lebenserwartung gegenstandslos wird –? oder bestehen derartige Beschwerden, die seitens der Patientin Abhilfe verlangen, für die wiederum keine ungefährlicheren Alternativen bestehen?

In die Beratung einbezogen müssen
- die Willensäußerung der aufgeklärten Patientin,
- die Realität des Erreichbaren im Vergleich zur Erwartung
- die Beurteilung des Internisten und des Anaesthesisten (der in hohem Maße die Lasten der Op.-Auswirkung zu tragen hat),
- kritische Betrachtungen, ob am Ort alle Rahmenbedingungen tatsächlich optimal sind.

Ergeben sich dabei Bedenken, so ist zu prüfen, ob unter diesem Aspekt nicht doch Alternativen denkbar sind, die man bei günstigeren Gegebenheiten nicht diskutieren würde: z. B. Palliativmaßnahmen oder gar rein medikamentöse Maßnahmen bei bestimmten Krebsbefunden (es gibt eine diesbezügliche Studie über eine rein palliative Tamoxifenbehandlung von Mammakarzinom-Altersfällen, die keineswegs ungünstig endet). Beratungen sollten im Team von Spezialisten erfolgen.

Ist die Indikation gestellt, so muß die o. e. internistische Vorbereitung erfolgen, ohne während dieser Zeit aber die Patientin an das Bett zu fesseln. Diese Zeit kann auch dazu benutzt werden, ein tragfähiges Vertrauensverhältnis zwischen Operateur und Patientin aufzubauen, welches hinsichtlich seiner Bedeutung gar nicht hoch genug eingeschätzt werden kann. Auch der Anaesthesist sollte frühzeitig eingeschaltet werden, da seinerseits mitunter wesentliche Aspekte auftauchen, die weder dem Internisten noch dem Operateur geläufig sind. Dazu gehört auch die frühzeitige Entscheidung über das Anaesthesieverfahren. Je nach Sachlage, Risiko, Operationsart und Patientineinstellung wird mal die Intubationsnarkose, mal die Peridural- bzw. Spinalanaesthesie die Methode der Wahl sein.

Alle Mängel im Elektrolyt-, Blutzucker- oder Hämoglobinstatus müssen präoperativ beseitigt werden. Die nahezu regelmäßig vorhandene Hypovolämie bei Hypoproteinämie muß an behandelt und intra- bzw. postoperativ ausgeglichen werden. Die Gesamtmenge des zirkulierenden Blutes ist besonders bei den mageren Frauen oft stark reduziert, was eine hohe Empfindlichkeit gegenüber Volumenverlust, speziell Blutverlust bedeutet.

Die Operation selbst muß gut vorbereitet sein. Operateur und Anaesthesist sollten die bestverfügbaren sein. Die Operation sollte schnell, dabei sorgfältigst durchgeführt werden, blutsparend und gewebeschonend. Von prophylaktischen Möglichkeiten ist Gebrauch zu machen (präoperativ beginnende Thromboembolieprophylaxe; perioperative Antibiotikaprophylaxe). Intensivüberwachung, häufige Blutanalysen (Elektrolyte, Blutzucker, Hb und Hk), Kontrollen des ZVD.

Postoperativ naturgemäß Intensivüberwachung. Beachtung der oft reduzierten Flüssigkeitsreserven alter Menschen. Frühzeitige Mobilisierung, Atemgymnastik.

Ältere Frauen bieten p. op. mitunter ein Bild geistiger Verwirrung. Dies ist als Summationseffekt reduzierter cerebraler Durchblutung, Anämie, Narkosefolge, Op.-Folge und Medikamentenwirkung anzusehen und nur flüchtiger Art; dennoch muß natürlich ein erkennbarer Mangel oder Versorgungsfehler gesucht und ggfls. abgestellt werden (Bilanzstörung, pulmo-cardiale Insuffizienz, Nachblutung, Medikamentenüberdosierung usw.).

Von großer Bedeutung ist ein geschultes, aufmerksames und im Umgang liebevolles, einfühlsames Personal, ein insgesamt großes Engagement aller Beteiligten mit besonderer Hinwendung zu den mitunter hilflosen und vereinsamten Patientinnen.

Insgesamt gibt es bei den heutigen Gegebenheiten nur sehr wenige Frauen, die man als „allgemein inoperabel" bezeichnen kann. Bei seriöser Op.Indikation und umsichtigem Management spricht zumeist nichts gegen eine Nutzen-versprechende Operation.

Osteoporose – Prophylaxe mit Östrogenen, Gestagenen

H. P. G. Schneider, M. Dören

Universitäts-Frauenklinik Münster

Eine erniedrigte Knochenmasse, entscheidende Voraussetzung für das Frakturrisiko, ist auf zwei Faktoren zurückzuführen:
1. Die Menge an Knochenmasse, die ein Heranreifender entwickelt und
2. ein akzelerierter Knochenverlust nach der Menopause oder nach Entfernung der Eierstöcke.

Die postmenopausale Akzeleration des Knochenverlustes betrifft alle Skelettregionen und ist charakterisiert durch einen vollständigen Verlust des trabeculären Knochens und nicht nur durch eine Ausdünnung existierender Trabeculae. Die Ursachen hierfür sind keineswegs geklärt. Der betroffene Patient entwickelt eine Kyphose (runde Schultern und die auf dem Beckenkamm ruhenden Rippen) mit chronischen Rückenschmerzen, einem deutlichen Größenverlust mit einer Verlagerung des Körperschwerpunktes und erhöhter Sturzgefahr.

Die Schwierigkeiten in der Behandlung der Osteoporose liegen darin, daß bei einmal eingetretenem Knochendefekt keine Therapie die normale Knochenarchitektur wiederherstellen kann. Selbst die Restitution der Knochenmasse eines Individuums wird die Körperkonfiguration nicht ändern. Um wirksam zu sein, muß sich die Behandlung daher auf die Prävention des akzelerierten Knochenverlustes nach der Menopause richten.

Prävention mit Östrogenen

Östrogene verzögern die Phase des beschleunigten Knochenverlustes und reduzieren die Häufigkeit nachfolgender Knochenbrüche. Nach operativer Entfernung der Eierstöcke kommt es zunächst zu einem beschleunigten Knochenabbau, im Laufe der Jahre erreicht der Knochenverlust ein Plateau und wird nach etwa 10 Jahren asymptomatisch, um sich dann dem typischen altersbedingten Knochenverlust anzupassen. Frauen, die sich Wirbelkörper brechen, haben offenbar eine verlängerte Phase des beschleunigten Knochenabbaus hinter sich.

Eine unmittelbar nach Entfernung der Eierstöcke durchgeführte Östrogen-Substitutionsbehandlung verhindert den Knochenverlust vollständig. Es wird sogar eine geringe Wiederauffüllung der Knochenmasse beobachtet, die auf eine Füllung der Remodellierungskapazität des Knochens zurückgeführt wird (der

Knochen befindet sich in einem ständigen biologischen Auf- und Abbau). Günstige Effekte auf den Knochenverlust werden auch gesehen, wenn die Östrogen-Behandlung erst Jahre nach Entfernen der Eierstöcke einsetzt. Der Effekt ist jedoch geringer, da der Knochenumsatz bei diesen Frauen auch verringert und die Remodellierungskapazität damit verkleinert ist. Hieraus folgert eindeutig, daß ein früher Behandlungsbeginn nach Östrogen-Verlust den besten Erfolg hinsichtlich der Erhaltung der Knochenmasse verspricht.

Dies gilt auch für die Frau in der Postmenopause. Die akzelerierte Phase des Knochenverlustes nach der Menopause entspricht durchaus der nach Entfernen der Eierstöcke, nach einigen Jahren kommt es auch hier zu einer Verlangsamung des Knochenumsatzes und damit zu einem Plateau des jährlichen Knochenverlustes. In zahlreichen retrospektiven Studien ist eine Abnahme der Knochenfraktur belegt worden. Viele Autoren haben die Oberschenkelhalsfraktur als Maß genommen, die primär als Fraktur des corticalen Knochens und der typischen altersbezogenen Osteoporose angesehen werden kann. Prospektive Untersuchungen zeigen auch eine Abnahme der Wirbelkörperfrakturen. Die Frequenz der Knochenfrakturen ist offensichtlich eine Funktion der akkumulierten Jahre nach der Menopause. Natürlich gibt es gelegentlich auch Knochenfrakturen bei Östrogen-substituierten Frauen, beobachtet über einen langen Zeitraum, genauso wie eine idiopathische Osteoporose bereits vor dem Klimakterium beobachtet werden kann. Die Tatsache, daß Östrogene den Knochenverlust präventiv verhindern, schließt die Osteoporose bei einigen wenigen Frauen nicht völlig aus.

Die effektive Knochenverlust verhindernde Dosis von Östrogenen ist in verschiedenen Studien auf 0,625 mg eines konjugierten Östrogenes pro Tag festgelegt worden. In Kombination mit 1500 mg Calcium kann diese Östrogen-Dosis auch halbiert werden. Neuerdings sind jedoch Zweifel aufgekommen hinsichtlich einer therapeutischen Wirksamkeit dieser minimalen Östrogen-Dosis auch über 3 Jahre hinaus (Gordan, pers. Mitteilung). Eine langfristige Behandlung über mindestens 5–10 Jahre, begonnen in der frühen Postmenopause, reduziert die Häufigkeit von Wirbelfrakturen um etwa 90% und von Hüftfrakturen um etwa 50%.

Seine Wirkung übt das Östrogen aus über eine Stimulation der Calcitonin-Produktion. Die daraufhin einsetzende Verminderung der Knochenresorption führt zu einem Verlust der Claciumspiegel und in der Konsequenz zu einem Anstieg der Blutkonzentrationen von parathyreoidalem Hormon (PTH). Letzteres bewirkt durch Stimulation der 1 α-Hydroxylase der Niere eine Aktivierung des Vitamin D und damit eine verstärkte Calciumaufnahme aus dem Darm sowie eine Calciumrückresorption aus den Nierentubuli.

Die Calciumzusatzbehandlung ist abhängig vom allgemeinen Nahrungsverhalten. Der zusätzliche Bedarf europäischer und amerikanischer Populationen schwankt dementsprechend sehr und wird zwischen 1000–1500 mg pro Tag geschätzt. Es gibt Hinweise für eine günstige Beeinflussung der Knochenmasse durch Calciumdiät und gleichzeitige körperliche Übung. Im übrigen ist jedoch eine Calcium-Behandlung allein nicht in der Lage, den Knochenverlust zu verhindern.

Welchen Anteil hat der Altersprozeß allein am Osteoporose-Risiko gegenüber dem Östrogen-Defizit? Diese Frage ist in einer Untersuchung von Richelson et al. (1984) durch den Vergleich einer Gruppe Frauen 22 Jahre nach Ovarektomie mit einer Gruppe anderer Frauen 22 Jahre nach der Menopause in Bezug auf perimenopausale Frauen beantwortet worden. Der Knochenverlust in der ovarektomierten Gruppe entsprach dem der postmenopausalen Gruppe, so daß eindeutig nicht das Alter, sondern der Östrogenmangel die Determinante darstellt für den Knochenverlust während der ersten beiden Dekaden nach der natürlichen Menopause.

Gibt es andere sekundäre für die Calcium-Homöostase verantwortliche Faktoren, die außer Calcium eine Bedeutung für die Wirksamkeit der niedrigen Östrogen-Dosis zur Erhaltung der Knochenmasse haben? Ein wichtiger Aspekt ist die begleitende Gelbkörperhormonbehandlung. In Studien verschiedener amerikanischer und europäischer Autoren erwiesen sich die marktgängigen Gestagene in folgender Weise als knochenwirksam:

1. Depot-Medroxyprogesteronazetat: Absenkung der renalen Calcium-Exkretion
2. Gestonoroncaproat: Zunahme der Mineralisationsdichte Metacarpale III der nicht dominanten Hand um 0,1% pro Jahr
3. Norethisteron: Abnahme der Konzentration von Calcium, Phosphat und alkalischer Phosphatase im Serum – Absenkung der renalen Calcium-Exkretion – Zunahme der Mineralisationsdichte um 1,65% pro Jahr (Photonen-Absorptiometrie am Unterarm)
4. Lynestrenol: Zunahme der corticalen Fläche vom Metacarpale II der nicht dominanten Hand (Rö-Aufnahme) – Zunahme des periostalen und endostalen Durchmessers vom Metacarpale II, Verringerung der corticalen Dicke.

Unsere eigenen Untersuchungen haben nach einem Jahr einer prospektiven kontrollierten Studie an prae- und postmenopausalen Frauen folgende Ergebnisse gehabt:

Therapie A (Östradiolvalerat 2 mg pro Tag fortlaufend und 5 mg pro Tag Medroxyprogesteronacetat für 12 Tage monatlich).
Therapie B (kontinuierlich Östrogene und Gestagene; je 2 mg Östradiol und 1 mg Norethisteronacetat)
A = $+2{,}5 \pm 8\%$; Kontrollen $- 4{,}0 \pm 7{,}1\%$
(QCT in mg K_2HPO_4/cm^3H_2O)
B = $+8{,}8 \pm 5{,}6\%$; Kontrollen $-4{,}0 \pm 7{,}1\%$

Nach Prae- und Postmenopause getrennt ergibt sich für A ein Gewinn von etwa 6% und für B von 18% Knochenmasse.

Unsere Untersuchungen weisen einen erheblichen Vorteil der Östrogen-Gestagen-Kombinationstherapie aus. Auch der Vergleich einer Östrogen-Monotherapie mit der kombinierten Östrogen-Gestagen-Therapie fällt zugunsten der kombinierten Therapie aus. Diese Untersuchungen dokumentieren sehr deutlich den zusätzlichen Gewinn einer Gestagen-Therapie. Die Bedeutung der Gestagene für den Knochenstoffwechsel liegt nach unserer Auffassung in einer primären Förderung des Knochenanbaues und einer sekundären Hemmung des Knochenabbaues. Dem liegt offenbar eine Interaktion mit dem Glucocorticoid-Rezeptor am Osteoblasten zugrunde. Als biologische Belege gelten die praemenopausale Progesteron-Abnahme, die zu einer relativen Wirkungsverstärkung der Glucocorticoide am Knochen führt sowie der Nachweis einer erniedrigten Progesteron-Konzentration bei Patientinnen mit schnellem Knochenverlust.

Vergleich der Östrogen-Monotherapie (ERT) mit einer sequentiellen Östrogen-Gestagen-Therapie (ERT-P) über 10 Jahre

Für die osteoporotische Hüftfraktur gelten die relativen Risiken von 0,40 versus 0,28, also eine bereits erkennbare Tendenz zur Begünstigung kombinationsbehandelter Frauen. Beim Endometrium-Carcinom reduziert sich das relative Risiko kombinationsbehandelter Frauen auf 1,0, während für ERT eine Steigerung des RR auf bis zu 6,0 errechnet wird.

Das Mamma-Carcinom liegt bei beiden Gruppen mit RR 1,6 gleich. Cardiovaskuläre Erkrankungen werden bei ERT auf 0,25 reduziert, bei ERT-P auf 0,69. Die Gesamtmortalität beträgt für ERT-P minus 163 auf 100000, bei ERT für hysterektomierte Frauen minus 256, für nicht hysterektomierte minus 230 pro 100000 (Henderson et al., 1988).

Zusammenfassung

Es nimmt deshalb nicht wunder, daß wir uns in einer Expertenrunde der Deutschen Gesellschaft für Endokrinologie auf die Empfehlung einer kombinierten Östrogen-Gestagen-Therapie geeinigt haben. Dabei wurden folgende Indikationen im Rahmen des Konsensus festgelegt:
1. Absolute Indikationen:
– Auftreten primärer Ovarialinsuffizienz durch vorzeitiges Erlöschen der Ovarialfunktion oder Ausschalten der Eierstöcke vor dem Eintritt des 50. Lebensjahres
– Osteoporose zum Zeitpunkt der Menopause
– Urethral-Atrophie mit entsprechenden Beschwerden zum Zeitpunkt der Menopause
– Menopause – typische reaktive dysphorische Verstimmungen
2. Relative Indikationen:
– Familiäre Osteoporose-Häufung: Da beim einzelnen Patienten das Risiko der Entstehung einer Osteoporose im Klimakterium durch laborchemische Analysen oder bildgebende Verfahren z. Zt. nicht mit hinreichender Sicherheit vorhergesagt werden kann, ist von großzügiger Indikationsstellung auszugehen
– Haut- und Schleimhautatrophie
3. Die Kontraindikation:
– Schwere Leberschädigung, bei der auch sonstige Medikamente nicht oder nur mit Zurückhaltung verordnet werden
– Bestehendes thrombo-embolisches Krankheitsbild; eine lange zurückliegende Thrombophlebitis oder Venenthrombose ist keine Kontraindikation
– Mamma-Carcinom und Corpus-Carcinom (Ausnahmen können klinisch begründet sein)
– Die übrigen potentiell Östrogen-abhängig wachsenden malignen Tumoren des Genitaltraktes
4. Keine Kontraindikationen:
– Beim Plattenepithel-Carcinom der Cervix, beim Ovarial- und beim Vulva-Carcinom
– Bei Hypertonus, Hyperlipidämie, Diabetes mellitus, Varikosis

Literatur

1. Lindsay R (1987) Estrogen therapy in the prevention and management of osteoporosis. Am J Obstet Gynecol 256:1347–1351
2. Ettinger B et al. (1987) Postmenopausal bone loss is prevented by treatment with low-dosed estrogen with calcium. Annals Inter Med 106:40–45
3. Richelson L et al. (1984) Relative contributions of aging and estrogen deficiency to postmenopausal bone loss. N Engl J Med 311:1273–1275
4. Henderson Be et al. (1988) Re-evaluating the role of progestogen therapy after the menopause. Fertil Steril 49:9–15
5. Dören M, Montag M, Schneider HPG (1988) Die postmenopausale Osteoporose. Radiologe 28:149–152

Prospektive perimenopausale Östrogen-Gestagen-Substitutionstherapien zur Osteoporoseprävention

M. Dören[1], M. Montag[2], H. P. G. Schneider[1]

Westfälische Wilhelms-Universität Münster, [1] Klinik und Poliklinik für Gynäkologie und Geburtshilfe B, [2] Institut für Klinische Radiologie

Etablierte Verfahren zur Überprüfung der osteoprotektiven Wirkung einer Sexualsteroidsubstitution in der Perimenopause fehlen. Die quantitative Computertomographie (QCT) der Lendenwirbelsäule (LWS) bietet sich als hochselektive Methode zur Bestimmung der vertebralen Spongiosadichte an [1]. Bei gesunden prä- und postmenopausalen Patientinnen mit durch QCT ermittelter Normo mineralisation wurde der Effekt zweier Östrogen-Gestagen-Substitutionen prospektiv ermittelt durch einen Vergleich zwischen Mineralisation vor und nach einem Jahr Therapie. Natürliche Veränderungen der Spongiosadichte innerhalb eines Jahres wurden bei prä- und postmenopausalen Kontrollen bestimmt (n = je 17). Behandelt wurden 16 prä- und 20 postmenopausale Frauen mit 2 mg Östradiolvalerat/Tag kontinuierlich und 5 mg Medroxyprogesteronacetat/Tag für 12 Tage monatlich sequentiell (E_2V/MPA) und 24 postmenopausale Frauen mit je 2 mg Östradiol + 1 mg Östriol + 1 mg Norethisteronacetat/Tag ($E_2/E_1/NETA$) kontinuierlich. Alter, Intervall nach Menopause und Hysterektomie, Gewicht, Größe, endogene und therapeutische Östradiolkonzentrationen waren vergleichbar zwischen Kontrollen und prä- bzw. postmenopausalen Therapiegruppen.

Ergebnisse

Beide Substitutionen verhindern im Vergleich zu postmenopausalen Kontrollen nicht nur eine Abnahme der Spongiosadichte (E_2V/PMA: p = 0,001, $E_2/E_1/NETA$: p = 0,008), sondern induzieren deren effektive Zunahme, die signifikant ausgeprägter ist bei der $E_2/E_1/NETA$-Gruppe im Vergleich zur E_2V/MPA-Gruppe (p = 0,001). Bei prämenopausalen Frauen wurde die Abnahme der Spongiosadichte durch E_2V/MPA-Therapie im Vergleich zu Kontrollen nicht beeinflußt (Tabelle 1).

Prospektive Längsschnittuntersuchungen bei Frauen in der frühen Postmenopause [2] zeigten einen LWS-Spongiosaverlust von ca. 7%, bei prämenopausalen Frauen von ca. 3%/Jahr [3], wir fanden Werte von 3 bzw. 2,3%/Jahr. Vergleichbare Daten zu unseren prä- und postmenopausalen Substitutionen fehlen. Da beide Therapien bei postmenopausalen Frauen vergleichbare Östradiolkonzentrationen induzierten und eine Dosisäquivalenz der verglichenen Östrogene bezüglich des Effektes am Skelettsystem angenommen werden darf, könnte der signifikant ausgeprägte spongiosaprotektive Effekt der $E_2/E_1/NETA$-Gruppe einer anabolen Wirkung des Norethisteronacetats zuzuschreiben sein.

Literatur

1. Cann CE, Genant HK (1982) Precise measurement of vertebral mineral content using computed tomography. J Comput Assist Tomogr 4:493–500
2. Ettinger B, Genant HK, Cann CE (1987) Postmenopausal bone loss is prevented by treatment with low-dosage estrogen with calcium. Ann Int Med 106:40–45
3. Firooznia H, Golimbu C, Rafii M, Schwartz MS (1961) Rate of spinal trabecular bone loss in normal perimenopausal women: CT measurements. Radiology 161:735–738

Tabelle 1. Entwicklung der LWS-Spongiosadichte bei prä- und postmenopausalen Frauen mit und ohne Sexualsteroidtherapie

	Postmenopause			Prämenopause	
	E_2V/MPA n=29	$E_2/E_1/NETA$ n=24	Kontrollen n=17	E_2V/MPA n=16	Kontrollen n=17
Alter (Jahre)	53,7± 4,8	53,3± 5,5	52,4± 4,7	47,9± 4,1	47,3± 4,2
Postmenopausales Intervall (Jahre)	6,3± 5,8	5,7± 4,5	5,5± 2,4		
Intervall nach Hysterektomie (Jahre)	9,9± 7,6	8,1± 5,2	7,3± 3,3	7,5± 4,6	8,0± 5,5
Gewicht (kg)	62,7± 7,4	61,7± 6,3	66,4±11,4	66,9± 9,8	64,7± 11,4
Größe (cm)	162,5± 6,5	162,3± 5,7	164,0± 6,4	162,0± 5,4	163,4± 6,4
Östradiol i.S. (pmol/l)					
– prätherapeutisch	48,0± 15,0	56,0± 39,0	50,0±15,0	571,0±948,0	468,0±476,0
– posttherapeutisch	276,0±157,0	282,0±117,0	58,0±21,0	411,0±242,0	423,0±286,0
LWS-Knochendichte (mg $K_2HPO_4/cm^3 H_2O$)					
– Ausgangswert	89,7± 27,4	90,3± 34,4	98,2±23,4	123,4± 24,6	127,9± 20,1
– nach 12 Monaten					
– absolut	94,4± 25,9	104,2± 31,8	94,5±21,4	120,9± 23,3	122,1± 20,9
– relative (%/Jahr)	+6,1± 11,2	+18,3± 14,7	−3,0± 9,4	−1,9± 4,3	−2,3± 8,8

Der periphere Knochenmineralgehalt unter dem Einfluß von Menarche, Parität, Laktation und oraler Kontrazeption

G. Heytmanek, H. Enzelsberger, B. Schurz, M. Metka

I. Universitäts-Frauenklinik Wien

Die Involutionsosteoporose ist die häufigste Erkrankung in der Menopause. Die Knochenquantität sowie Knochenqualität ist entscheidend für das Frakturrisiko. Der Höchstwert der Knochendichte ist genetisch determiniert [4], jedoch durch Lebensweise beeinflußbar. Menarche, Laktation und orale Kontrazeptiva beeinflussen die physiologische Calciumhomöostase und können deshalb einen positiven wie negativen Effekt auf die Knochendichte ausüben [3].

Patienten und Methode

135 postmenopausale Frauen im Alter von 45–54 Jahren wurden bezüglich Veränderungen des peripheren Knochens untersucht. Der Zeitpunkt der Menopause lag zwischen 6 und 36 Monaten zurück. Keine der Patientinnen hatte irgendwelche Medikation, die den Knochen beeinflussen könnte, erhalten, noch wies sie in der Anamnese eine Erkrankung des Endokrinums, der Niere oder des Skelettes auf. Der Knochenmineralgehalt wurde durch Single-Photonen-Absorption-densitometrie ermittelt.

Ergebnisse

Menarche: Frauen, deren Menarche vor dem 12. Lebensjahr einsetzte, wiesen einen höheren Knochenmineralgehalt auf als jene Gruppe, deren Menarche nach dem 15. Lebensjahr einsetzte.
Parität: Eine Parität von 4 und mehr Kindern bedeutet eine Verminderung des Knochenmineralgehaltes. Dieser Unterschied ist signifikant gegenüber jenen Frauen mit geringer Kinderzahl bzw. Nullipara (p = 0,003).
Laktation: Frauen, die ihre Neugeborenen stillten, hatten eine signifikant höhere Knochendichte aufzuweisen (p = 0,005). Frauen, deren Stillzeit einen Zeitraum von 6 Monaten überschritt, besitzen im Vergleich zu jenen mit einer Stillzeit unter 6 Monaten eine signifikant geringere Knochendichte [1].
Orale Kontrazeption: Frauen, welche orale Kontrazeptiva über einen längeren Zeitraum eingenommen haben (10 Jahre p = 0,001) sind signifikant weniger osteoporosegefährdet. Die Ergebnisse bestätigen, daß eine langjährige Einnahme von Ovulationshemmern einen positiven Einfluß auf die Prophylaxe der Osteoporose im Klimakterium hat [2].

Conclusio

Ein positiver Effekt auf die periphere Knochendichte zeigte sich bei der Gruppe mit früher Menarche, Parität (1–2 Kinder), eine kurze Stillzeit (unter 6 Monate) und eine Einnahme oraler Kontrazeptiva.

Eine negative Auswirkung zeigte sich bei jenen Frauen mit einer relativ späten Menarche (über 15 Jahre), einer Parität mit 4 und mehr Kinder, sowie einer Stillperiode, welche über einen Zeitraum von 6 Monaten hinausgeht.

Literatur

1. Aloia JF, Vaswani AN, Yeh JK, Ross P, Cohn EK (1983) Determinants of Bone Mass in Postmenopausal Women. Arch Intern Med 143:1700–1740

Verhandlungen der Deutschen Gesellschaft für Gynäkologie und Geburtshilfe,
47. Versammlung, München 6.-10. September 1988

2. Enzelsberger H, Metka M, Heytmanek G, Schurz B, Kurz Ch (1988) Influence of oral contraceptive use on bone density in climacteric women. Maturitas 9:375–378
3. Geusens P, Dequeker J, Verstaeten A, Nijs J (1986) Age-, Sex- and Menopause-Related Changes of Vertebral and Peripheral Bone: Population Study Using Dual and Single Photon Absorptiometry and Radiogrammetry. J Nucl Med 27:1540–1549
4. Smith DM, Nance WE, Kang KW, Christian JC, Johnston CC Jr (1973) Genetic Factors in Determining Bone Mass. J Clin Invest 52:2800–2808

Arthropathia climacterica – zur Ätiologie und Epidemiologie

M. Metka, G. Heytmanek, H. Enzelsberger, J. Huber, B. Schurz

I. Universitäts-Frauenklinik Wien

Einleitung

Unter den zahlreichen Symptomen des klimakterischen Syndroms stellen die Gelenkbeschwerden – vor allem der kleinen Gelenke – ein Symptom dar, welches sehr häufig für die betroffene Frau bzw. den behandelnden Arzt ein großes Problem darstellt. Unsere Arbeitsgruppe hat sich im Rahmen dieser Arbeit vor allem die Frage gestellt, in welchem Prozentsatz die „klimakterischen Gelenkschmerzen" auftreten und mit welcher Effizienz bzw. in welchem Zeitraum durch eine entsprechende Hormonsubstitutionstherapie eine Besserung bzw. eine Heilung erzielt werden kann.

Ergebnisse

Von 820 Frauen gaben 152 Patientinnen ausgeprägte Schmerzen in den kleinen Gelenken – vor allem metacarpal – an. 420 Frauen des Kollektivs gaben mittelgradige und 248 geringe Gelenksschmerzen an. Es konnte keine signifikante Korrelation zu den erhobenen Knochendichtewerten bzw. zum Handröntgen erhoben werden. Nach einer zwölfwöchigen Hormonsubstitutionstherapie kam es bei 35 der Patientinnen (23%) mit ausgeprägten Gelenksbeschwerden zu einem völligen Rückgang der Gelenksbeschwerden; bei 73 (48%) konnte eine deutliche Besserung derselben verzeichnet werden. Bei den verbleibenden Frauen konnte nur eine geringe bis gar keine Verbesserung der Symptomatik erreicht werden; Verschlechterung trat in keinem der Fälle auf. Die Ergebnisse bei den mittelgradigen Gelenksbeschwerden waren wie folgt: 189 Patientinnen (45%) verzeichneten einen völligen Rückgang, 138 Patientinnen (33%) konnten eine deutliche Besserung und bei 92 Patientinnen (22%) konnte keine Verbesserung erzielt werden.

Diskussion

Bezüglich der Terminologie bzw. der Ätiologie des „klimakterischen Gelenkschmerzes" können in der Literatur nur wenige Hinweise, und diese teilweise widersprüchlich, gefunden werden [1–3]. Die Pathologie hat den Begriff Arthropathia deformans climacterica – es bleibt jedoch eine offene Frage, ob diese unmittelbar endokrin bedingt ist. 3 Tatsachen zeigen den Zusammenhang von Gelenkbeschwerden des rheumatoiden Formenkreises mit Sexualhormonen: Es kann oftmalig gesehen werden, daß unter der Schwangerschaft „rheumatoide Beschwerden" sich bessern [1]. In epidemiologischen Studien könnte eine gewisse prophylaktische Wirkung oraler Kontrazeptiva gegenüber rheumatischen Be-

Archives of Gynecology and Obstetrics Vol. 245, No. 1-4, 1989
Verhandlungen der Deutschen Gesellschaft für Gynäkologie und Geburtshilfe,
47. Versammlung, München 6.-10. September 1988

schwerden gefunden werden [2]. Außerdem ist bekannt, daß Sexualhormone experimentell und auch beim Menschen in der Therapie von Arthritis eingesetzt wurden [3]. Bedenkt man, in welch großem Prozentsatz durch eine Hormonsubstitution innerhalb relativ kurzer Zeit die Beschwerden zurückgegangen bzw. abgeklungen sind, so kann daran die Bedeutung um das Wissen der Arthropathie climacterica in Diagnostik und Therapie ersehen werden.

Literatur

1. Hench PS (1983) The amelioration effect of pregnancy on chronic atrophic (infectious rheumatoid) arthritis, fibrositis and intermittent hydrathritis. Proc Staff Meet Mayo Clin 13:161–167
2. Linos AJ, Wothinton W, O'Fallon WM, Lurland LT (1978) Rheumatoid arthritis and oral contraceptives. Lancet 1:871
3. Müller MM, Kappas A (1963) Sex hormones in experimental and human arthritis. Proc Inst Med Chicago 29:650–654

Perimenopause und Sterilisation

M. Kusche, K. Kemper, H. Würz, A. Bolte

Universitäts-Frauenklinik Köln

Zyklusstörungen sowie das vorzeitige Auftreten klimakterischer Symptome werden als Spätkomplikationen nach Eileitersterilisation angesehen. Als Ursache für dieses als „posttubal ligation-Syndrom" bezeichnete Krankheitsbild wird die Destruktion von Eileiter und Mesosalpinx angesehen mit Zerstörung der Rami tubarius und ovaricus der Arteria uterina sowie derjenigen Bahnen des vegetativen Nervensystems, die die zyklusabhängige Weitstellung der ovariellen Gefäße beeinflussen.

Die vorliegende Untersuchung soll zur Klärung der Frage beitragen, ob die Eileitersterilisation den Ablauf der Perimenopause beeinflussen kann. Untersucht wurden 121 Patientinnen, die im Zeitraum 1980–1984 an der Universitäts-Frauenklinik Köln mittels Hochfrequenzstrom laparoskopisch sterilisiert wurden. Die im folgenden vorgestellten Untersuchungen wurden 3–7 Jahre post operationem vorgenommen. Das Alter der Probandinnen lag zwischen 36 und 50 Jahren. Als Vergleichskollektiv dienten 117 Patientinnen im Alter von 38–53 Jahren. Als Bedingung für die Aufnahme in das Vergleichskollektiv galt: keine vorgenommene Sterilisation oder Hysterektomie, keine Durchführung einer Hormontherapie. In persönlichen Interviews wurden die Patientinnen des Sterilisationskollektivs bezüglich des Auftretens von Zyklusstörungen, klimakterischen Erscheinungen und Beginn der Menopause exploriert. Gleichzeitig erfolgten zur exakten Beurteilung der endokrinen Funktion der Ovarien Blutentnahmen zur Bestimmung von FSH, LH und E_2. Die Blutentnahmen erfolgten fast ausnahmslos am 12.–14. Zyklustag.

Bei den klimakterischen Symptomen ist ein Anstieg der Symptomatik mit zunehmendem Alter in beiden Kollektiven zu verzeichnen, wobei für die einzelnen Altersgruppen zwischen beiden Kollektiven keine signifikanten Unterschiede bestehen. Die Anzahl der Zyklusstörungen nimmt in beiden Kollektiven in der Altersgruppe der 47- bis 48jährigen Frauen sprunghaft zu; auch hier bestehen zwischen dem Normalkollektiv und dem sterilisierten Kollektiv keine signifikanten Unterschiede. Der Zeitpunkt des Auftretens der Menopause tritt bei den

Verhandlungen der Deutschen Gesellschaft für Gynäkologie und Geburtshilfe,
47. Versammlung, München 6.-10. September 1988

sterilisierten Patientinnen zum erwarteten Zeitpunkt auf. Zwischen beiden Kollektiven besteht bezüglich der FSH-Verläufe kein Unterschied, wenn auch in der Gruppe der über 47jährigen die absoluten Werte für FSH im sterilisierten Kollektiv höher liegen. Der Unterschied zum Normalkollektiv ist jedoch nicht signifikant. Ähnlich liegen die Verhältnisse beim LH. Der Schnittpunkt der FSH- und E_2-Kurven liegt für beide Kollektive bei 47 Jahren, so daß auch die Hormonparameter nicht dafür sprechen, daß das Klimakterium bedingt durch die Eileitersterilisation verfrüht eintritt.

    Zusammenfassend läßt sich feststellen:

1. Nach Eileitersterilisation kann für unser Kollektiv keine Beeinflussung der Perimenopause gesehen werden.
2. Sterilisierte Patientinnen zeigen im Vergleich zu einem Normalkollektiv weder ein früheres Auftreten von klimakterischen Symptomen und Zyklusirregularitäten noch ein verfrühtes Auftreten der Menopause und des stabilen Hypergonadotropismus.
3. Der Kreuzungspunkt (Kreuz des Klimakteriums) zwischen FSH und E_2-Kurve in beiden Kollektiven liegt bei 47 Jahren.

Untersuchungen zur Akzeptanz der intravaginalen Applikation

W. Zieger, A. Wischnik, F. Melchert

Frauenklinik, Klinikum Mannheim

Heutzutage steht die vaginale Resorption aufgrund ausreichender Forschungen über die anatomischen Gegebenheiten der menschlichen Vagina außer Frage. Da für die Frau als lokale Applikationsform neben dem Pflaster eine zusätzliche Applikationsmethode zur Verfügung steht, wurden in diesem Zusammenhang Untersuchungen zur Bioverfügbarkeit bzw. klinischen Effizienz vaginaler Therapieverfahren durchgeführt. Die Frage, die jedoch nach wie vor im Raume stand bzw. steht, ist, inwieweit die vaginale Applikation von Substanzen seitens der Patientinnen akzeptiert wird. Zusätzlich war es uns wichtig zu erfahren, welchen Stellenwert die vaginale Applikationsform im Vergleich zur Pflastermethode bzw. oralen Medikation in den Augen der Patientinnen besitzt. Um diesen Fragen nachzugehen, befragten wir bisher 326 Frauen während eines stationären Aufenthaltes in der Frauenklinik des Klinikum Mannheim. Aus der z. Zt. noch laufenden Umfrage werden im folgenden einige Zwischenergebnisse vorgestellt. Zunächst wurden die Patientinnen befragt, welcher der 3 Applikationsformen eines Therapeutikums (oral, vaginal oder cutan z. B. Pflaster) sie bei gleicher Wirkung und gleicher Nebenwirkung den Vorzug geben würden. Kombinationsantworten waren ebenfalls möglich. Um in Erfahrung zu bringen, inwieweit sich das Verhalten der Patientinnen hinsichtlich der Applikationsform verändert, wurde anschließend die folgende Frage gestellt: „Welcher Applikationsform würden Sie nun den Vorzug geben, wenn Ihnen bekannt wäre, daß die lokale gegenüber der oralen Applikationsart bei gleicher Wirkung geringere Nebenwirkungen hätte?" Die verschiedenen Antwortmöglichkeiten zu beiden Fragen wurden quantitativ ausgewertet und zu den allgemein anamnestischen und biometrischen Daten der Patientinnen korreliert. Die Auswertung der ersten Frage, welcher der 3 Darreichungsformen eines Medikamentes bei gleicher Wirkung und gleicher Nebenwirkung der Vorzug gegeben würde, erbrachte, daß 18% der Befragten für die vaginale, 46% für die orale und 21% für die Pflastermethode waren. Jeweils 4% der

Archives of Gynecology and Obstetrics Vol. 245, No. 1-4, 1989
Verhandlungen der Deutschen Gesellschaft für Gynäkologie und Geburtshilfe,
47. Versammlung, München 6.-10. September 1988

Patientinnen waren für die Kombination vaginal + Pflaster bzw. oral + Pflaster. Inwieweit sich die Akzeptanz der einzelnen Darreichungsformen verändert, wenn man den Patientinnen erklärt, daß die lokale Applikationsform geringere Nebenwirkungen als die orale Medikation besitzt, zeigt die vermehrte Zustimmung für die lokal verabreichte Medikation bei 71% der Befragten. Dabei hatte die vaginale Applikationsform mit 38% eine etwas größere Akzeptanz erfahren, als die des Pflasters mit 33%. Setzen wir die Antwortmöglichkeiten der 1. und 2. Frage zueinander in Korrelation, so können wir folgende Aussage hinsichtlich einer „Wählerwanderung" treffen: 27% derer, die bei der 1. Frage für die orale Medikation waren, änderten bei der Beantwortung der 2. Frage nicht ihre Meinung und hielten somit an der oralen Medikation fest. 42% befürworteten nun die vaginale und 28% die Pflastermethode. Bei der Korrelation der Altersstufe der befragten Patientinnen zu den verschiedenen Applikationsformen kam es zu folgenden Resultaten: Bei gleicher Wirkung und gleicher Nebenwirkung waren 83% bzw. 60% der bis zu 19- bzw. 29jährigen für die orale Medikation. Interessant dagegen die geringe Akzeptanz oraler Medikation (14%) bzw. hohe Zustimmung (45%) zur lokalen Applikationsform bei über 50jährigen. Speziell in dieser Altersgruppe ist leider z. Zt. eine endgültige Aussage wegen der insgesamt geringen Fallzahl noch nicht möglich. Eine deutliche Veränderung der Akzeptanz in Korrelation zum Alter sehen wir dann, nachdem die Patientinnen darauf aufmerksam gemacht worden waren, daß die lokale Applikationsform geringere Nebenwirkungen hätte. Wir sehen nun in den beiden Altersstufen 20 bis 39 eine deutliche Ablehnung der oralen Applikation bei gleichzeitig verstärkter Zustimmung zur vaginalen Applikationsform. Bei den 40- bis 49jährigen erhält die Pflastermethode ganz eindeutig den Vorzug. Bei der Auswertung der Korrelation Schulabschluß zur Akzeptanz der verschiedenen Applikationsformen fiel zunächst die sehr hohe Akzeptanz der oralen Medikation von Seiten der Realschul- und Gymnasialabsolventen auf. Nach entsprechender Aufklärung der Patientinnen konnten wir eine wesentliche Zunahme der Akzeptanz der lokalen Applikationsform feststellen. Im weiteren wurden Korrelationen von Parität, Monatshygiene, Kontrazeptionsformen und Persönlichkeitsinventar zur Akzeptanz der verschiedenen Applikationsformen erarbeitet. Fassen wir alle Daten zusammen, um einen gewissen sogenannten Prototyp für die eine oder andere Applikationsform vorzustellen, so gelingt dies nicht. Was jedoch ganz deutlch sichtbar wird ist, daß durch entsprechende Aufklärung die Akzeptanzquote der lokalen Applikationsformen deutlich erhöht werden kann. Sollten sich die hier vorgestellten Zahlen in der alltäglichen Praxis bestätigen, so könnte bezüglich der Differentialindikation von gewisser Wichtigkeit sein, daß jüngere Patientinnen und evtl. auch über 50jährige eine vaginale Medikation und 40- bis 49jährige die Pflastermethode vorziehen. Wichtig für uns war es nachweisen zu können, daß im Gegensatz zur allgemeinen Meinung bei über 50% der Patientinnen nach entsprechender Aufklärung eine durchaus große Akzeptanz für lokal applizierte Therapeutika vorhanden ist und dabei für die vaginale Applikationsform ein beachtliches Interesse besteht.

Ovarialinsuffizienz, polyzystische Ovarien

Alle folgenden Beiträge wurden am 7. 9. 1988 vorgetragen. Ein Seminar zum Thema „Diagnostik und Klinik der Ovarialinsuffizienz" wurde von *G. Bettendorf,* Hamburg, vorbereitet und geleitet. Die beiden daraus eingegangenen Referate (*Lindner,* Hamburg; *Zahradnik,* Freiburg) finden sich in diesem Kapitel. Es folgen die Mitteilungen aus einer Anschlußsitzung, die gleichfalls von *G. Bettendorf* geleitet wurde, welche verschiedene diagnostische und therapeutische Aspekte zum Thema vertiefen. Die Mitteilungen aus der Sitzung „Androgenisierung, PCO-Syndrom", die von *M. Birkhäuser,* Basel geleitet wurde, schließen das Kapitel ab. H. L.

Ovarialinsuffizienz-Diagnostik: Klinische und laboranalytische Verfahren

W. Braendle

Abteilung für klinische und experimentelle Endokrinologie, Universitätskrankenhaus Eppendorf

Ovarian Insufficiency, Clinical and Endocrinological Diagnostic Procedure

Summary. The diagnostic procedure in ovarian insufficiency includes a subtle anamnesis of the patients history, general clinical examination, investigation of the cylically dependant factors (e.g. cervical mucus), ovarian sonography and analysis of the relevant hormonal parameters. For the exact interpretation of hormone values it is essential to relate on biologically proven normal values which can best be obtained in spontaneous conception cycles.

Zusammenfassung. Die Diagnostik der Ovarialinsuffizienz beinhaltet neben einer subtilen Anamneseerhebung, einer allgemeinen klinischen Untersuchung, das Erfassen der zyklusabhängigen Faktoren (z. B. Zervix), die Ovarsonographie und die Analyse der relevanten hormonellen Parameter. Für die Interpretation der Hormonwerte ist dabei der Bezug auf biologisch erwiesene Normalwerte essentiell. Diese können am besten ermittelt werden in spontanen Konzeptionszyklen.

Die normale Ovarfunktion beinhaltet Follikelreifung, Ovulation, Corpusluteum Formation und Regression. Diese Funktion des Ovars ist aber nur während der fertilen Phase gewährleistet. Die beginnt erst einige Jahre nach der Menarche, nimmt mit zunehmendem Alter langsam ab und endet im Klimakterium. Die Diagnose Ovarialinsuffizienz hat demnach je nach Lebensalter unterschiedliche Implikationen, und die Diagnostik wird differenzieren müssen, ob es sich um eine erwachsene Frau mit Kinderwunsch handelt oder ob Zyklusstörungen das Symptom sind, das zum Arzt führt. Diese verschiedenen Aspekte werden mit den jeweiligen therapeutischen Ansätzen im Einzelnen abgehandelt werden. Ich will im Folgenden versuchen die grundsätzlichen Schritte der klinischen und laboranalytischen Diagnostik der gestörten Ovarialfunktion aufzuzeigen.

Dabei muß man sich vergegenwärtigen, daß das Ovar kein selbständiges Organ ist sondern eingebunden in einen Regelkreis von Hypothalamus, Hypophyse

Archives of Gynecology and Obstetrics Vol. 245, No. 1-4, 1989
Verhandlungen der Deutschen Gesellschaft für Gynäkologie und Geburtshilfe,
47. Versammlung, München 6.-10. September 1988
© Springer-Verlag Berlin Heidelberg

und Ovar. Das Ovar hat darüber hinaus Erfolgsorgane, auf die es für die Frau spürbare und für den Untersucher sichtbare Einflüsse ausübt. Diese Einflüsse sind zum einen basale – findet grundsätzlich eine Östrogenwirkung statt oder nicht – zum anderen, und das ist ein hervorstechendes Merkmal, sind sie zyklisch.

Deshalb beginnt die Frage nach der Ovarialfunktion mit dem Erheben der Zyklusanamnese: Menarchealter, Blutungsintervall.

Blutungsfrequenz, deren Regelmäßigkeit, Stärke und Dauer der Blutung, dysmenorrhoische Symptome führen uns in der Diagnostik weiter sowohl die Ovarfunktion betreffend als auch – und dies ist bei der erwachsenen Frau und besonders im Klimakterium wichtig – deuten auf extraovarielle Ursachen von Blutungsstörungen hin: Adenomyosis uteri, Endometriumpolypen. Bei jungen Mädchen – insbesondere wenn eine Amenorrhö vorliegt – muß nach der Pubertätsentwicklung gefragt werden: Thelarche, Pubarche. Daraus können wir bereits einen Hinweis bekommen, ob lediglich eine verzögert einsetzende Ovarialfunktion vorliegt oder ob grundsätzliche Störungen anzunehmen sind.

Eine ganz entscheidende Rolle können dabei auch extraovarielle Ursachen spielen, die auf den verschiedenen Ebenen die zyklische oder sogar basale Funktionen des Hypothalamo-hypophysärovariellen Regelkreises stören. Ein entscheidender Faktor ist das Gewichtsverhalten. Für die Pubertätsentwicklung spielt die prozentuale Menge des Fettgewebes eine kritische Rolle. Untergewicht, Übergewicht oder sprunghafte Änderung des Körpergewichts können alleinige Ursache einer Ovarialinsuffizienz sein. Funktionsstörungen anderer endokriner Organe, Schilddrüse, Nebennierenrinde beeinflussen über Veränderungen der Steroidtransportproteine oder über Androgene die Ovarialfunktion.

Die klinische Untersuchung gibt uns noch mehr Möglichkeiten auf den Funktionszustand oder Störungen des ovariellen Endokriniums zu schließen. Dies liegt darin begründet, daß wir den Funktionszustand einzelner Organe quasi als Meßparameter eines Bioassaysystems benutzen können.

Der Entwicklungszustand der Mammae beim pubertären Mädchen läßt uns z. B. erkennen, wie lange schon Östrogene wirksam sein müssen. Akne, Seborrhö oder Hirsutismus weisen auf eine erhöhte Androgenwirkung hin. Und als entscheidende Parameter der zyklischen Östrogen- und Gestagenwirkung können wir die Veränderungen der Cervix und des Vaginalepithels heranziehen. Bezüglich der basalen Östrogenwirkung gibt uns schließlich der Gestagentest den besten Aufschluß über den Funktionszustand des hypothalamo-hypophysär-ovariellen Systems.

Betrachten wir beispielhaft den Untersuchungsgang bei der Amenorrhö. Hierauf bezog sich die erste Klassifikation der Ovarialinsuffizienz, wie sie 1973 von einer Arbeitsgruppe der WHO aufgestellt wurde. Genitalfehlbildungen müssen bei der primären Amenorrhö durch die klinische Untersuchung bereits ausgeschlossen sein. Die Cervix und das Vaginalepithel geben bereits Anhalt, ob es sich um einen östrogenpositiven oder -negativen Zustand handelt. Der Gestagentest vermag uns definitiv darüber Aufschluß zu geben. Das Eintreten einer Abbruchblutung nach der alleinigen Gestagengabe (10 mg Medroxyprogesteronacetat über 10 Tage) liefert den Beweis, daß eine basale Funktion der hypothalamischen LH-RH-Ausschüttung, der hypophysären Gonadotropinsekretion, der ovariellen Östrogenbildung und der Wirkung am Endometrium vorhanden sein muß. Denn Gestagene können am Endometrium nur wirken, wenn zumindest eine basale Östrogenwirkung vorhanden ist. Hinsichtlich des Gonadotropinstatus ist damit die Diagnose gestellt: normogonadotrope Amenorrhö. Bei negativem Gestagentest muß die weitere Diagnostik laboranalytisch erfolgen.

Einen Hinweis auf eine Hyperprolaktinämie können wir in vielen Fällen sowohl bei Amenorrhö als auch bei zyklischer Ovarialinsuffizienz aus einem klinischen Zeichen erhalten: der spontanen oder durch Druck provozierbaren

Galaktorrhö. Nur in seltenen Fällen findet sich eine Galaktorrhö ohne Hyperprolaktinämie und ebenso selten ist die laboranalytisch nachweisbare Hyperprolaktinämie ohne das klinische Zeichen der Galaktorrhö.

Bei Patienten mit regelmäßigen Blutungen ist der erste Schritt der klinischen Diagnostik die Kontrolle der Basaltemperatur und der Cervix in den verschiedenen Zyklusphasen. Per definitionem sprechen wir von einem biphasischen Zyklus und meinen damit einen ovulatorischen, wenn die Basaltemperatur in der Mitte des Zyklus um ca. 5/10 Grad Celsius ansteigt und eine hypertherme Phase von mindestens 10 Tagen besteht. Zu einem derartigen Temperaturverlauf gehören im normalen Zyklus typische Veränderungen der Cervix. Alle Parameter (Menge des Cervicalsekrets, Spinnbarkeit, Farnkraut und Weite des Muttermundes) nehmen unter der ansteigenden Östrogenwirkung zu bis sie präovulatorisch ein Maximum erreichen. Ebenso entscheidend ist die postovulatorische Veränderung der Cervix als Zeichen der Gestagenwirkung. Bei Lutealphasendefekt und noch ausgeprägter im anovulatorischen Zyklus fehlt diese gestagenabhängige Veränderung oder ist deutlich verzögert. Einen Hinweis auf den Ort der Störung kann die zusätzliche sonographische Analyse der Follikelreifung bringen.

Ein anderer klinischer Befund, der aber über die bisher genannte symptomatische Diagnostik bereits Hinweise auf die Ätiologie der Störung liefert, ist die Sekundärbehaarung. Virilismus, erworbenes AGS. An dieser Stelle kommen wir allerdings mit der klinischen Diagnostik nicht mehr aus. Um kausal entsprechend der primären Störung therapieren zu können benötigen wir die endokrinologische Labordiagnostik.

Entsprechend dem ebengenannten Beispiel des erworbenen AGS können wir die endgültige Diagnose durch die 17-OH-Progesteronbestimmung stellen und die kausale Therapie – die Glucocorticoidsubstitution – einleiten. Die Ovarialinsuffizienz, die in diesem Falle nur Sekundärfolge ist, wird sich normalisieren und die suffiziente Ovarialfunktion ist zugleich ein guter Parameter einer adäquaten Cortisolsubstitution.

Eine andere Gruppe endokriner Störungen außerhalb des hypophysärovariellen Regelkreises, die sich auf Ovarfunktion auswirkt, beziehen sich auf die Schilddrüsenfunktion. Sowohl die Hyper- als auch die Hypothyreose haben eine Ovarialinsuffizienz zur Folge. Eine für den Gynäkologen wichtige Form ist dabei die klinisch nicht manifeste Hypothyreose. Sie geht mit normalen T3–T4-Spiegeln einher und läßt sich nur durch eine überschießende Reaktion des TSH im TRH-Test diagnostizieren.

Problematischer noch ist die Labordiagnostik der ovariellen Parameter und der Gonadotropine. Für die Proteohormonbestimmung besteht darüber hinaus noch ein grundsätzliches Problem. Hormone sind biologisch wirksame Substanzen. Wir messen sie heute üblicherweise in Radioimmunoassays, bestimmen damit per definitionem eine Quantität Antigen, die in diesem Assay mit genau dem darin benutzten Antikörper so reagiert in Relation zu dem Bezugsstandard. D. h.: wir messen 1. keine biologische Aktivität und 2. keine Absolutwerte: Was das bedeutet mag durch zwei Beispiele erläutert werden:

Die Absolutwerte sind unterschiedlich, unterscheiden sich aber nicht zu jedem Zeitpunkt des Zyklus in gleicher Weise voneinander.

Die Kurzzeitfluktuation der LH-Serumspiegel ist in einem RIA und einem biologischen Meßsystem bestimmt worden. Hier finden sich bei einer Patientin nahezu identische Werte über den ganzen Meßbereich. Bei einer anderen Patientin findet sich in den gleichen Assays mit den gleichen Standards, d. h. Bezugsgrößen, ein ganz anderes Verhältnis der Werte zueinander und das Verhältnis ändert sich während des Untersuchungszeitraums. Dies sind wesentliche Gründe, warum es keine Absolutwerte gibt und keine absolut gültigen Normalwerte.

Was sind die Bezugsgrößen für Normalwerte?

.Wir haben einmal die Progesteronwerte biphasische Zyklen bestimmt, Referenz war hierfür die Basaltemperaturkurve und der Cervixbefund: Aus den Extremwerten der Progesteronwerte ist ersichtlich, daß nicht alle Zyklen ovulatorisch gewesen sein können, auch wenn der Mittelwert akzeptabel ist.

Da ist es denn auch nicht verwunderlich, daß wir bezogen auf die obengenannte Klassifikation für die verschiedenen klinischen Gruppen z. B. einen großen Streubereich für andere Hormone finden. Daraus ergab sich für uns, daß wir zunächst einmal den Normalzyklus strenger definieren mußten. Wir haben gesagt: Ein gewissermaßen ovulatorischer Zyklus ist der, in dem eine Gravidität eintritt.

Aus derartigen Zyklen ermittelte Werte müssen den Normbereich definieren, und wir können den Minimumwert tatsächlich als den unteren Grenzwert für einen Normalzyklus annehmen. Beziehen wir nun darauf unsere anderen Werte, so finden wir einen wesentlich geringeren Streubereich, und wir dürfen annehmen, daß wir die Normbereiche – und hier kommt wieder eine Einschränkung – für diese benutzten Assaysysteme ermittelt haben. Wechseln wir hingegen einen Assay, so müssen wir die Referenzbereiche neu ermitteln. D. h. zugleich, daß sich unsere Werte nicht unbedingt auf andere Labors übertragen lassen, mit anderen Worten: es gibt keine allgemein gültigen Normalwerte, sie beziehen sich jeweils nur auf das benutzte Assaysystem.

Und sie beziehen sich biologisch auch nur auf bestimmte Zyklusphasen. Die hier genannten Werte wurden in den ersten 5 Zyklustagen bzw. für Progesteron an den angegebenen Tagen der Lutealphase ermittelt. Bezogen auf diese Voraussetzungen ist eine pathophysiologisch orientierte Diagnostik möglich, die dann zugleich Hinweise auf die sinnvolle Therapie ermöglicht.

Behandlung der Ovarialinsuffizienz bei der reifen Patientin mit Kinderwunsch

Ch. Lindner

Abteilung für klinische und experimentelle Endokrinologie Universitäts-Frauenklinik Hamburg Eppendorf

Treatment of Infertility Caused by Different Forms of Ovarian Failure

Summary. Various forms of ovarian failure are classified based on the actual endocrinological profile with respect to diagnostic and therapeutic options. Resulting therapy of infertility caused by ovarian failure should be approached stepwise after sufficient diagnostics and a clear indication. Costs and risks have to be taken into consideration. The therapeutic steps comprise the application of prolactininhibitors, thyroide hormones, corticoids, antiestrogens, gonadotropins, GnRH as well as GnRH-agonists.

Zusammenfassung. Die verschiedenen Formen der Ovarialinsuffizienz werden basierend auf dem aktuellen Hormonstatus in ein therapieorientiertes Schema eingeteilt. Die sich daraus ergebende Therapie der durch Ovarialinsuffizienz bedingten Sterilität sollte nach einer exakten Indikationsstellung stufenweise unter Berücksichtigung von Aufwand und Risiko erfolgen. Die therapeutische Bandbreite umfaßt dabei den Einsatz von Prolaktinhemmern, Schilddrüsenhormonen, Glucocorticoiden, Antiöstrogenen, Gonadotropinen, GnRH sowie GnRH-Agonisten.

Die Symptome der Ovarialinsuffizienz in Form von Zyklusstörungen wie Amenorrhoe, Oligomenorrhoe, Anovulation oder Corpus luteum Insuffizienz stellen ein pathophysiologisches Kontinuum einer graduell unterschiedlichen Beeinträchtigung der sekretorischen Aktivität des Hypothalamus dar. Dabei können Störungen in unterschiedlichen Kompartimenten zugrunde liegen, deren schematische Ordnung in einer therapieorientierten Einteilung im Hinblick auf die Behandlung einer Sterilität sinnvoll ist (Abb. 1).

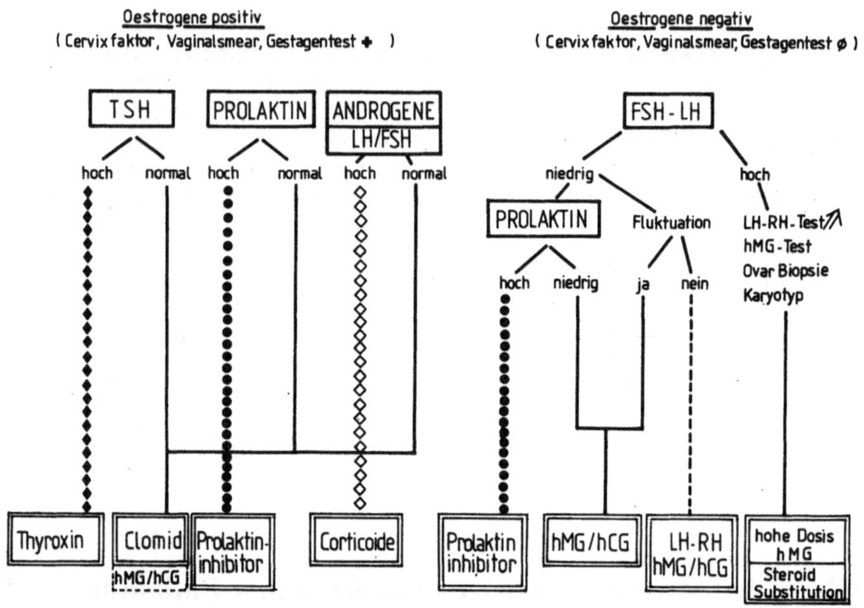

Abb. 1. Therapie orientierte Klassifikation ovarieller Funktionsstörungen. Im Gegensatz zum historisch zu sehenden WHO-Schema basiert diese Klassifikation auf dem aktuellen Hormonstatus, woraus sich die jeweilige Primärtherapie ergibt

Bei der Therapie der hyperprolaktinämischen Ovarialinsuffizienz (PRL-Werte >20 ng/ml bzw >500 mIU/l), deren pathophysiologische Mechanismen sowohl auf hypothalamisch-hypophysärer wie auch auf ovarieller Ebene eingreifen (Abb. 2), steht der Einsatz der Prolaktinhemmer Bromocriptin und Lisurid im Vordergrund. Durch Stimulation von Dopamin-Rezeptoren führen sie zur Herabsetzung der PRL-Ausschüttung. Die Therapie gestaltet sich relativ einfach, eine abendliche Einnahme wird aufgrund der nächtlich höheren Spiegel empfohlen, die Dosierung sollte einschleichend sein und sich an den PRL-Serumwerten orientieren, wobei ein unteres Limit von ca. 3 ng/ml nicht unterschritten werden sollte. Mit Eintritt einer Schwangerschaft sollte die Einnahme beendet werden.

Eine Hyperprolaktinämie kann auch Folge einer Hypothyreose sein, durch die kompensatorische TRH-Erhöhung erfolgt eine Stimulation der laktotrophen Hypophysenzellen (Abb. 2). Eine Abklärung der Schilddrüsenfunktion ist daher in jedem Fall zu empfehlen, wobei dem TRH-Test als Primärdiagnostikum der Vorzug zu geben ist. Eine erkannte präklinische Hypothyreose sollte mit Thyroxin substituiert werden, wobei nach Eintritt einer Gravidität die Dosierung zu adaptieren ist.

Bei der hyperandrogenämischen Ovarialinsuffizienz (Testosteron >0,5 ng/ml, DHEAS >4,5 µg/ml) (der Begriff „PCO-Syndrom" sollte gestrichen werden)

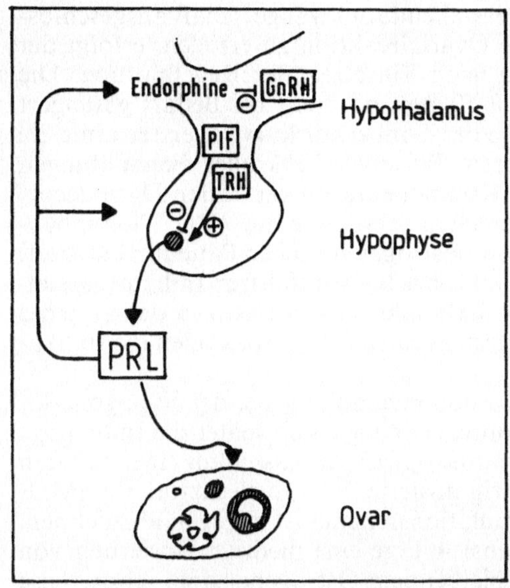

Abb. 2. Pathophysiologie der Hyperprolaktinämie. Die Ovarialinsuffizienz ist das Resultat von Wirkungsmechanismen auf den 3 Ebenen: Hypothalamus, Hypophyse und Ovar

findet im ersten Schritt die nebenwirkungsfreie, niedrig dosierte Cortisontherapie Anwendung. Es konnte gezeigt werden, daß neben der adrenalen auch die ovarielle Androgenproduktion inhibiert wird.

Als zweiter Schritt kommen die Antiöstrogene zum Einsatz, wobei das Clomiphen die weiteste Verbreitung findet. Neben der Besetzung der Östrogenrezeptoren im hypothalamischen Bereich existieren auch Interaktionen des Clomiphens auf hypophysärer und ovarieller Ebene (Abb. 3).

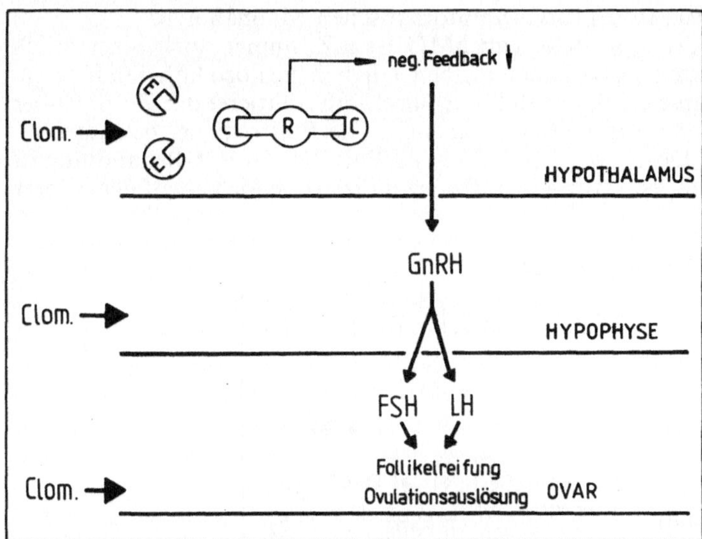

Abb. 3. Angriffspunkte des Clomiphens. Die Besetzung der Östrogenrezeptoren und die Inhibition ihrer Biosynthese führen zur Herabsetzung des östrogengekoppelten, negativen Feedbacks der GnRH-Ausschüttung. Daneben sind an der Ovulationsinitiation sowohl hypophysäre als auch ovarielle Mechanismen beteiligt

Vor einer Clomiphengabe muß eine bestehende Schwangerschaft ausgeschlossen sein. Um eine zyklusphysiologische Ovarialreaktion zu erzielen, erfolgt der Beginn der Behandlung am 3.–5. Tag nach Einsetzen der Regelblutung. Die Dosierung beträgt zunächst 5 × 1 Tbl. à 50 mg und kann bei Bedarf gesteigert werden. Die Überwachung umfaßt neben der Temperaturkurve in erster Linie die Follikulometrie sowie die Cervixfaktoren. Bei etwa 25% aller Behandlungen kommt es aufgrund der antiöstrogenen Komponente zur cervicalen Dysmuccorhoe, die durch Östrogengaben ausgeglichen werden kann. Die Clomiphen-Therapie ist bei der eugonadotropen-normoöstrogenämischen Patientin indiziert, hat nur geringe Nebenwirkungsraten und führt bei sorgfältiger Indikationsstellung in 60–80% zur Ovulation. Da ca. 70% aller Graviditäten in den ersten 3 Behandlungszyklen eintreten, sollte spätestens nach 6 Therapiecyclen die Indikationsstellung überprüft werden.

Nachdem ursprünglich die Gonadotropinbehandlung bei der hypogonadotropen Ovarialinsuffizienz eingesetzt wurde, erweiterte sich später die Indikation auf sog. Clomiphen-Versager. Nach laparoskopischem Ausschluß einer tubaren Sterilitätsursache ist eine zunächst niedrig dosierte individuell adaptierte hMG-Therapie zu empfehlen. Ein starres Stimulationsschema ist dagegen abzulehnen. Beginnend am 3. Cyclustag wird zunächst 4 Tage eine niedrige Dosierung von 1–2 Ampullen beibehalten, die bei ausbleibendem Östrogenanstieg schrittweise erhöht werden kann. Die Kontrolle der ovariellen Reaktion erfolgt durch Östrogenmessung, Follikulometrie und Beurteilung der Cervixfaktoren. Die Ovulation sollte in jedem Fall durch hCG ausgelöst werden. Die präovulatorischen Kriterien sind dabei eine Follikelgröße >16 mm sowie noch wichtiger ein konstanter adäquater Östrogenanstieg über mindestens 4–5 Tage (aktive Follikelphase). Von erheblicher Bedeutung ist die Erkennung eines vorzeitigen endogenen LH-Anstiegs. Eine zweite hCG-Gabe 2–4 Tage nach der Ovulationsauslösung erscheint sinnvoll, Gestagen-Supplementierung in der Lutealphase dagegen unnötig. Die nach wie vor wesentlichste Komplikation ist die Entwicklung des schweren ovariellen Überstimulationssyndroms, die nur schwerlich vorausgesehen und durch Zurückhaltung der hCG-Gabe verhindert werden kann. Die Therapie besteht in konservativen bzw. symptomatischen Maßnahmen.

Eine FSH-Behandlung anstelle von hMG ist z. Z. immer noch hinsichtlich seiner Vorteile umstritten, festzuhalten bleiben lediglich die noch höheren Kosten.

Die GnRH-Therapie erfolgt mittels chronisch-intermittierender Zufuhr über eine computergesteuerte Pumpe (i. v. oder s. c.). Die Pulsfrequenz beträgt üblicherweise 90/min, die Dosis zwischen 2,5–20 µg/Puls. Die GnRH-Behandlung ist bei der hypogonadotropen Ovarialinsuffizienz indiziert, jedoch ebenfalls in ihrer

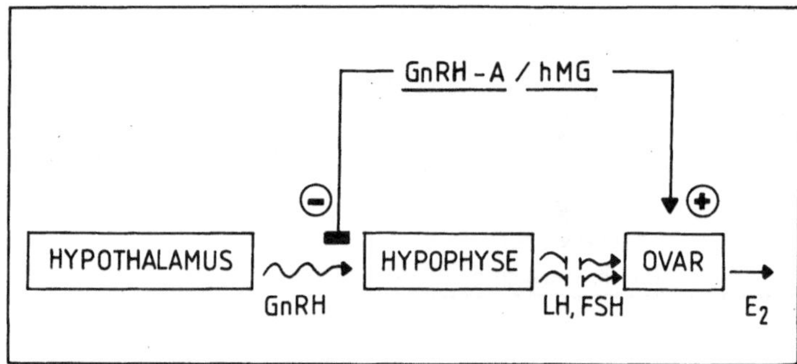

Abb. 4. Prinzip der kombinierten GnRH-Agonist/hMG-Therapie. Durch Desensitivierung der gonadotrophen Hypophysenzellen auf GnRH kann die ovarielle Stimulation durch hMG unabhängig von endogenen Interaktionen erfolgen

Bedeutung wieder mehr in den Hintergrund getreten, da letztlich eine hMG-Therapie vorteilhafter erscheint.

Als neuere Form der Stimulation erlangt dagegen die kombinierte GnRH-Agonist/hMG-Therapie zunehmende Bedeutung. Durch eine GnRH-A Vorbehandlung wird zunächst der reversible Zustand eines hypononadotropen Hypogonadismus erreicht (Densensitivierung der gonadotropen Zellen), die anschließende hMG-Stimulation kann nun frei von endogenen Interaktionen erfolgen (Abb. 4). Durch die GnRH-A/hMG Behandlung können sicher vorzeitige, prämature Luteinisierungen ausgeschlossen werden, die bei reiner hMG-Stimulation in bis zu 40% aller Cyclen auftreten. Zusätzlich werden bessere Stimulationsergebnisse hinsichtlich der Follikelzahl und daraus resultierenden Schwangerschaftsrate erzielt. Dieses entspricht den Erfahrungen bei Patientinnen mit einer hypogonadotropen Amenorrhoe (WHO-Gruppe I) und rechtfertigt den Einsatz dieser Kombinationstherapie bei bislang erfolglos behandelten Formen der Ovarialinsuffizienz.

Die präklimakterische Patientin

H. P. Zahradnik

Universitäts-Frauenklinik Freiburg

The Preclimacteric Woman

Summary. In spite of menstrual bleedings during premenopause FSH-concentration in blood increases significantly, however, without reaching postmenopausal amounts. Sometimes it is correlated with climacteric symptoms. FSH increases already 10 years before menopause, whereas LH does not change. Responsable for that is the partial reduction of follicular function, especially the loss of inhibin. Just during this time contraception is very important. Sometimes a therapy with sex steroids is necessary.

Zusammenfassung. Die Prämenopause ist der Zeitraum, innerhalb dessen die FSH-Konzentrationen trotz Menstruationen schon deutlich erhöht sind, ohne postmenopausale Werte zu erreichen, zum Teil verbunden mit den bekannten psycho-organischen klimakterischen Beschwerden. Schon 10 Jahre vor der Menopause steigt FSH an, LH dagegen nicht. Verantwortlich für die partiell zunehmende HVL-Aktivität ist das teilweise Nachlassen der Follikelfunktion, speziell dessen Verarmung an Inhibin. Gerade in dieser Zeit sollte die Schwangerschaftsverhütung beachtet werden. Eine Substitution mit Oestrogen/Gestagenkombinationen kann bereits notwendig werden.

Man muß sich den prämenopausalen Problemen einer Frau von zwei Seiten nähern. Es ist einerseits notwendig, die klinisch faßbaren psychoorganischen Besonderheiten zu erkennen. Andererseits bleibt das Verständnis für die Klinik aber nur bruchstückhaft, wenn die pathophysiologischen endokrinen Hintergründe dieser Probleme unklar sind.

Zunächst bedarf es aber einiger begrifflicher Erklärungen: Man unterscheidet zwischen der *Prämenopause,* der *Menopause* und der *Postmenopause.* Während der Menopause im Durchschnitt mit 50–53 Jahren, unschwer im Nachhinein als solche erkannt wird und die Zeit danach als Postmenopause gut definierbar ist, ist die Begriffsbestimmung der Prämenopause schwerer. Die Klinik läßt einen

Verhandlungen der Deutschen Gesellschaft für Gynäkologie und Geburtshilfe,
47. Versammlung, München 6.-10. September 1988

hierbei weitgehend im Stich. Nur hormonelle Parameter zeigen, ob eine Frau in dieser Phase ist. Die Prämenopause ist also der Zeitraum, innerhalb dessen Menstruationen auftreten, die FSH-Konzentrationen aber schon deutlich erhöht sind, ohne postmenopausale Werte zu erreichen [2, 12]. Die *Perimenopause,* synonym für *Klimakterium,* ist durch klinische Beschwerden geprägt.

Nicht alles *aber vieles* im Klimakterium beruht auf veränderten endokrinen Regulationsvorgängen. Schon 10 Jahre vor der Menopause steigt FSH an, LH nicht [2, 12]. Verantwortlich für die partiell zunehmende Hypophysenvorderlappen-(HVL)-Aktivität ist das teilweise Nachlassen der Follikelfunktion. Das Ovar verarmt an Granulosazellen, die neben den Sexualsteroiden auch Inhibin bilden. Dieses hemmt am HVL die FSH-Freisetzung und -Synthese [14].

Es ist unbestritten, daß die Erschöpfung der Follikel Hauptschrittmacher des reproduktiven Alterns der Frau ist. Aber auch die Pulsatilität der Gonadotropinfreisetzung ändert sich altersabhängig. Die Zahl der Neuronen des Hypothalamus nimmt ab, so daß weniger GnRH bei geänderter Pulsatilität gebildet wird. Die *LH-Antwort* des HVL auf GnRH unterliegt keiner altersabhängigen Veränderung [10].

Zu Caesars Zeiten betrug die Lebenserwartung der Frau 23 Jahre. Zur Zeit der Entdeckung Amerikas war die Lebenserwartung auf 30 Jahre angestiegen und betrug noch in der Viktorianischen Zeit nicht mehr als 45 Jahre [15]. In der neueren Zeit erleben 95% aller Frauen den Zeitpunkt der Menopause und 50% werden 75 Jahre alt. Dies bedeutet, daß in der BRD etwa 8–10 Mio. Frauen, die „modernen" prämenopausalen Probleme haben. Im Überblick sind dies: *Hitzewallungen* werden trotz regelmäßiger Menstruationen häufig angegeben. Sie dauern manchmal nur Sekunden, können aber auch bis zu 30 min anhalten. Sie treten einmal in der Woche oder sogar vielmals täglich auf. Diese Beschwerden werden mit der Pulsatilität von GnRH und LH in Zusammenhang gebracht [9]. Man findet hierbei höhere GnRH-Plasmaspiegel als bei der Frau ohne Hitzewallungen. Ein GnRH-Analogon verändert aber nicht das Erscheinungsbild der vasomotorischen Labilität [1]. Ferner sind die LH-Charakteristika bei Frauen mit und ohne Hitzewallungen identisch [8].

Der *Knochensubstanzverlust* spielt bei der 40–50-jährigen Frau nicht die gleiche Rolle wie nach der Menopause, er ist aber schon 5–10 Jahre vor der Menopause feststellbar [7]. Besonders bei den ausgewiesenen Risiken (körperliche Inaktivität, Kaukasierin, familiäre Belastung, Kalziummangel, Rauchen) können die ossären Beschwerden auch schon in der Prämenopause eine klinische Bedeutung bekommen [13]. Während der Prämenopause kommt es häufiger zu dysfunktionellen Blutungen. Die Zyklen sind unregelmäßig, häufig verkürzt und meist anovulatorisch. Öfters treten tastbare Ovarialzysten auf [11].

Zwischen 40 und 50 nimmt der Fettanteil der Brust zu Ungunsten der epithelialen Elemente zu, verbunden mit einer Häufung benigner Brusterkrankungen [16].

Die prämenopausale Frau nimmt deutlich an Gewicht zu. Hauptursache ist der Alterungsprozeß generell. Der ovariellen Involution kommt nur eine verstärkende Bedeutung zu [4]. Ein höheres Gewicht prädisponiert zur Hypertonie. Der Fett- und Lipoproteingehalt des Blutes zeigt hormon- und altersabhängige Verschiebungen, so daß man arteriosklerosegefährdende Konstellationen erkennen kann. Welche quantitative Bedeutung aber das Altern allein hat, ist zur Zeit noch ungenügend erforscht [3, 6].

Nachlassende Elastizität steht am Anfang der mit etwa 30 Jahren beginnenden Involution der Haut. Prämenopausale Hautveränderungen sind durch den nachlassenden Kollagengehalt charakterisiert. Verantwortlich für die Reduktion des natürlichen Fettfilms ist die merklich geringere Produktion ovarieller Steroide, v. a. der Androgene [5].

In welchem Umfang emotionale, psychische und sexuelle Probleme der Frau zwischen 40 und 50 auf die veränderte Ovarialfunktion zurückzuführen sind, wird zunehmend ungewisser. Umweltfaktoren spielen hierbei eine große Rolle. Ebenso wie eine alterstypische Neuorientierung der Wertigkeiten Hintergrund für die bekannten Alterationen sein können. Libidoverlust, Angst und Depression sind zu dieser Zeit häufig geklagte Beschwerden. Deren ursächlicher Zusammenhang mit einem Hormonmangel muß erst noch bewiesen werden [10]. Etwa 10 Jahre vor der Menopause nimmt die spontane Fertilität deutlich ab. Psychosexuelle Faktoren spielen hierfür sicherlich eine ebenso große Rolle wie chromosomale Fehler oder uterine Veränderungen [10]. Es ist aber zu betonen, Schwangerschaften, meist komplikationsreich sind bis zur Menopause hin möglich! Deshalb sollte man gerade während dieser Zeit die Schwangerschaftsverhütung sehr ernst nehmen.

Ovulationshemmer verbieten sich bei Raucherinnen oder z. B. bei Thromboembolie oder Hepatose. Bei allen anderen Frauen kommen niedrig dosierte orale Kombinationspräparate als sicherste Methode in Frage. Hiermit sind auch eine Prophylaxe der Osteoporose, Linderung psychovegetativer Beschwerden und Zyklusstabilität erreichbar. Auch das prämenstruelle Syndrom wird günstig beeinflußt.

Bei Kontraindikationen hormonaler Kontrazeptiva sind *Diaphragma* oder *IUP* gerade bei Frauen dieses Alters zu empfehlen. Hiermit können aber die beginnenden „Hormonmangelzustände" nicht behandelt werden.

Sollten bei einer Frau ohne Kontrazeptionswunsch psychovegetative und organische Symptome ein Nachlassen der koordinierten Ovarialfunktion vermuten lassen, so ist auch bei bestehenden Blutungen eine *Substitutionsbehandlung* mit Östrogen/Gestagenkombinationen empfehlenswert.

Literatur

1. Casper RF, Yen SFF (1981) Menopausal Flushes: Effects of Gonadotropin Desensitization by a Potent Luteinizing Hormone-releasing Factor Agonist. J Clin Endocrinol Metabol 53:1056–1058
2. Chakravarti SK, Collins WP, Thom MH, Studd JWW (1979) Relation between plasma hormone profiles, symptoms and response to estrogen treatment in women approaching the menopause. Br Med J i:983–985
3. Gualdoni StM, Sowers JR (1988) Hypertension in Elderly. In: Sowers JR, Felicetta JV (eds) Endocrinology of Aging. Raven Press, New York, pp 251–277
4. Hauser GA (1974) Symptomatologie des Klimakteriums. Ther Umsch 31:137–147
5. Judd HL (1987) Oestrogen Replacement Therapy: Physiological Consideration and New Applications. Clin Endocrinol Metab 1:177–206
6. Kasim S, Kreisberg RA (1988) Lipoprotein Metabolism and Aging. In: Sowers JR, Felicetta JV (eds) Endocrinology of Aging. Raven Press, New York, pp 175–194
7. Marcus R, Kosek J, Pfefferbaum A, Horning S (1983) Agerelated Loss of Trabecular Bone in Premenopausal Women: A Biopsy Study. Calcif Tissue Int 35:406–409
8. Raunikar V, Elkind-Hirsch K, Schiff I, Ryan KJ, Tulchinsky D (1984) Vasomotor Flushes and the Release of Peripheral Immunoreactive Luteinizing Hormone-releasing Hormone in Postmenopausal Women. Fertil Steril 41:881–887
9. Rice BF (1988) The Aging Ovary. In: Sowers JR, Felicetta JV (eds) Endocrinology of Aging. Raven Press, New York, pp 135–149
10. Saal vom FS, Finch CE (1988) Reproductive Senescense: Phenomena and Mechanisms in Mammals and Selected Vertebrates. In: Knobil E et al. (eds) The Physiology of Reproduction. Raven Press, New York, pp 2351–2413
11. Schröder R (1954) Endometrial Hyperplasia in Relation to Genitale Function. Amer J Obstet Gynec 68:294–309
12. Sherman BM, West JH, Korenmann SG (1976) The menopausal transition: analysis of LH, FSH, estradiol and progesterone concentrations during menstrual cycles of older women. J Clin Endocrinol Metab 42:629–636

13. Smith DM, Khairi MRA, Norton J, Johnston CC (1976) Age and Activity. Effects on Rate of Bone Mineral Loss. J Clin Invest 58:716–721
14. Steinberger A, Ward DN (1988) Inhibin. In: Knobil E et al. (eds) The Physiology of Reproduction. Raven Press, New York, pp 567–583
15. Studd JWW, Thom MH (1981) Ovarian Failure and Aging. Clinics in Endocrinology and Metabolism 10:89–113
16. Vorherr H (1985) Benigne Mammaveränderungen nach der Menopause: Mastopathie und Milchgangsektasie. Gyne Int 3:61–63

Endokrine Parameter der hMG Stimulation bei pharmakologisch induziertem Hypogonadismus

M. Luckhardt, T. Schlotfeldt, W. Braendle, G. Bettendorf

Abteilung für experimentelle Endokrinologie, Universitäts-Frauenklinik Eppendorf

Die ovarielle Stimulation mit humanem menopausalen Gonadotropin hat heute folgende Anwendungsbereiche:

1. bei amenorrhoischen Patientinnen mit niedriger Gonadotropinsekretion,
2. bei Patientinnen mit insuffizienter Follikelreifung und Lutealphasendefekt, die auf Clomiphencitrat nicht adäquat reagieren,
3. bei normogonadotropen, normal ovulierenden Frauen, die für eine In vitro Fertilisation vorgesehen sind.

Erstgenannte stellen die ideale Gruppe für eine hMG-Behandlung dar, da die Steuerung der Stimulation lediglich durch die hMG-Injektionen erfolgt. Bei den anderen Gruppen interferiert der endogene Regelkreis mit dem exogenen der hMG-Gabe. Durch vorzeitige LH-Peaks kommt es nur in ca. ⅔ aller Fälle zu einer gesteuerten Ovulationsauslösung.

Um die nicht steuerbare endogene LH-Ausschüttung auszuschalten, verwendeten wir die LH-RH-Agonisten

Buserelin Nasenspray 4 × p.d. 1,2 mg/d oder
Decapeptyl Depot 3,2 mg i.m./Zyklus.

Decapeptyl Depot wurde mittzyklisch appliziert. Nach der Abbruchblutung und Testung der Gonadotropininfluktuation mit dem LH-RH Test und fehlender LH-FSH Antwort auf Estradiolbenzoat wurde mit der hMG-Stimulation begonnen.

Voruntersuchungen zeigten, daß der Beginn in der Lutealphase die kürzeste Zeit benötigte, um eindeutig niedrigere Sekretionswerte zu erreichen. Die Testosteronspiegel fielen auf Werte von 0,3 ng/ml nach etwa 20 Tagen. Unter Stimulation stiegen in der aktiven Phase die Gesamtöstrogene im Urin bei den Schwangeren unter Buserelin und Decapeptyl Depot wesentlich steiler an. Bei den Nichtschwangeren unterschied sich der Oestrogenanstieg nicht von der reinen hMG-Stimulation, erreichte allerdings unter Decapeptyl Depot auch höhere Werte.

Die Zahl der Follikel steigt unter Blockung ebenfalls stark gegenüber der reinen Stimulation an. Auch hier ist wieder ein wesentlich geringeres Ansprechen der nicht Schwangeren. Die Gesamtöstrogene pro Follikel sind insgesamt nur mäßig erhöht unter Blockung.

Alle hormonalen Parameter fallen während des Herbeiführens des hypogonadotropen Zustandes kontinuierlich ab, um dann unter Stimulation wieder auf

Archives of Gynecology and Obstetrics Vol. 245, No. 1-4, 1989
Verhandlungen der Deutschen Gesellschaft für Gynäkologie und Geburtshilfe,
47. Versammlung, München 6.-10. September 1988

Normalwerte bzw. Werte anzusteigen, die Grundlage für eine Nidation bilden oder sie bereits, wie das hCG oder Progesteron, anzeigen (Abb. 1). Allein der LH-Spiegel bleibt auf Blockungsniveau. Hierbei ist nicht eindeutig klar, ob das gespritzte LH rasch aus der Blutzirkulation verschwindet oder ob der LH-Verbrauch durch das Ovar so hoch ist.

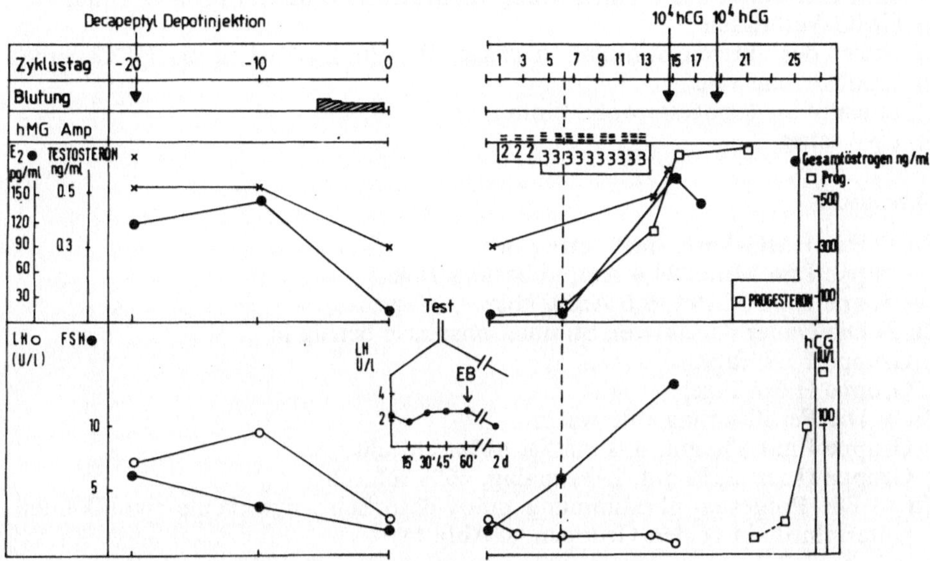

Abb. 1. Decapeptyl Depot/hMG/hCG/schwanger (N = 5)

Eine einmalige hCG-Gabe von 10000 IE reicht meistens nicht aus, um den Progesteronspiegel in der Lutealphase ausreichend hoch zu halten, da, bedingt durch die Gn-RH Agonisten spätestens bereits am Tag 8 und nicht erst am Tag 12 ein steiler Progesteronabfall erfolgt. Wir stützen daher die Lutealphase durch weitere 10000 IE hCG zwei Tage später.

Zusammenfassung

Stimulationen unter Gn-RH Agonisten
– dauern länger, sind aber zeitlich variabler,
– verbrauchen höhere Dosen hMG,
– führen zu verbesserter Follikelreifung,
– höhere Schwangerschaftsraten sind zu erzielen.

Zum Verhalten des Prolaktins bei normoprolaktinämischen Patientinnen unter Gonadotropinstimulation

J. Schläfke, W. Würfel, P. Albert

Universitäts-Frauenklinik Würzburg

Einleitung

Ziel der vorliegenden Untersuchung war es, das Verhalten des Prolaktins bei normoprolaktinämischen Patientinnen unter den speziellen Bedingungen einer GTH-induzierten Zyklusstimulation abzuklären.

Material und Methode

Untersucht wurden 51 Patientinnen (Durchschnittsalter 32,3 J.) während einer GTH-induzierten Zyklusstimulation. Dabei verglichen wir 2 Gruppen:
Gruppe I Patientinnen mit ansteigenden Prolaktinwerten >16 ng/ml N 23
Gruppe II Patientinnen mit Prolaktinwerten <16 ng/ml N 28
   Im Mittelpunkt der Untersuchung stand der Einfluß des Prolaktins auf:
1) HMG-Verbrauch
2) Dauer der aktiven Stimulationsphase (Beginn E_2-Anstieg bis HCG-Gabe)
3) Fertilisierungsrate
4) Lutealphase (Progesteronbestimmung)
5) E_2-Anstieg

Ergebnisse

Zu 1) Der HMG-Verbrauch betrug in
   Gruppe I im Mittel 24,4 Amp. über 8,8 Tage,
   Gruppe II im Mittel 19,6 Amp. über 7,8 Tage.
Zu 2) Die Dauer der aktiven Stimulationsphase betrug in
   Gruppe I 7,9 Tage,
   Gruppe II 6,7 Tage.
Zu 3) Die Fertilisierungsrate war in
   Gruppe I mit 8% gut, 8% mäßig, 84% schlecht,
   Gruppe II mit 25% gut, 29% mäßig, 46% schlecht.
Zu 4) Die Progesteronbestimmung präovulatorisch zeigte keine signifikanten
   Unterschiede in beiden Gruppen (s. Abb. 1).

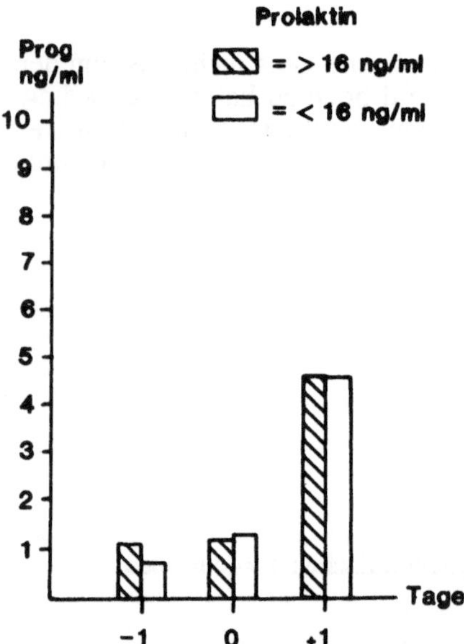

Abb. 1. Progesteronbestimmung

Zu 5) Die E_2-Werte bezogen auf den präovulatorischen Follikel, waren in beiden Gruppen nicht signifikant verschieden. Absolutwerte zeigten sich von
   130–145 ng/ml, d.h. unter der Berücksichtigung der Standardabweichung in
   der statistischen Auswertung ließ sich ein signifikanter Unterschied nicht feststellen.

Diskussion und Zusammenfassung

Unsere Ergebnisse und die einiger anderer Autoren [1–5] zeigen doch einen wesentlichen Einfluß des Prolaktins bei sonst normoprolaktinämischen Patienten während einer GTH-induzierten Zyklusstimulation; insbesondere in bezug auf HMG-Verbrauch – Dauer der Stimulationsphase – und Fertilisierungsrate und die Wirkung auf Follikel-, Granulosazell- und Eizellreifung.

Auch der höhere HMG-Verbrauch und die längere Stimulationsphase lassen es letztendlich sinnvoll erscheinen, die sich entwickelnde Hyperprolaktinämie bei untersuchten Patientinnen in weiteren Zyklen gezielt mit Dopaminagonisten zu unterdrücken.

Literatur

1. Kemeter P, Friedrich F, Fulmek R, Hermann U, Stöger S, Polak S, Springer-Kremser M (1978) Das Prolaktin der Frau. Neue diagnostische und therapeutische Gesichtspunkte für den Gynäkologen. Wi Klin Wochenschr 90:2
2. DeCherney AH, Tarlatzis BC, Laufer N (1985) Follicular development: Lessons we learned from human in vitro fertilization. Am J Obstet Gynecol 153:911
3. Reinthaller A, Deutinger J, Riss P, Bieglmayer Ch, Müller-Tyl E, Fischl F, Janisch H (1988) Relationship between steroid and prolactin concentration in follicular fluid on the maturation and fertilization of human oocytes (im Druck)
4. Reinthaller A, Deutinger J, Csaicsich P, Riss P, Müller-Tyl E, Fischl F, Janisch H (1987) Der Einfluß des Serum-Prolaktins auf Zyklusstimulation und Fertilisierung menschlicher Eizellen. Geburtsh Frauenheilk 47:246–248
5. Wramsby H, Kullander S, Liedholm P, Rannevik G, Sundström P, Thorell J (1981) The success rate of in vitro fertilization of human oocytes in relation to the concentrations of different hormones in follicular fluid and peripheral plasma. Fertil Steril 36:448

Kombinierte Anwendung von GnRH-Agonisten und Gonadotropinen in der Sterilitätsbehandlung

G. Emons, O. Ortmann, C. Schulz, F. Oberheuser

Klinik für Frauenheilkunde und Geburtshilfe, Medizinische Universität zu Lübeck

Die reversible Suppression der gonadotropen Hypophysenfunktion durch Superagonisten des GnRH ermöglicht die Ausschaltung fehlerhafter endogener Gonadotropinsekretion (eugonadotrope Anovulation, Corpus luteum Insuffizienz, PCO-Syndrom) und die Ruhigstellung der Ovarien (PCO-Syndrom, Endometriose) (zur Übers. vergl. 1). Unter entsprechender Suppression der Hypophysen/Gonadenachse können dann durch exogene Gonadotropine Ovulationen herbeigeführt werden.

Therapieschema

Bei Endometriose wurde eine 6monatige Vorbehandlung mit dem GnRH Superagonisten [D-Trp^6]-GnRH (Decapeptyl) durchgeführt. Verwendet wurde zunächst das freie Peptid (tägliche s.c. Injection), später die mikroverkapselte Depotpräparation (eine i.m. Injektion pro Monat). Wenn bei der second look Laparoskopie mindestens eine funktionsfähige Tube diagnostiziert werden konnte, wurden dann unter Fortsetzung der Decapeptylbehandlung mit einer individualisierten

983

Verhandlungen der Deutschen Gesellschaft für Gynäkologie und Geburtshilfe,
47. Versammlung, München 6.-10. September 1988

hMG/hCG-Therapie Ovulationen herbeigeführt. Bei Corpus luteum Insuffizienz (CLI) bzw. „idiopathischer" Sterilität (Zustand nach mehreren frustranen ovulatorischen Clomifen- bzw. Clomifen/hCG-Behandlungen) wurden die Patientinnen mit Decapeptyl-Depot und einem Sequenzpräparat (7 Tage 50 µg Ethinylestradiol, 15 Tage 50 µg Ethinylöstradiol + 125 µg Desogestrel) vorbehandelt. Unter Fortsetzung der Decapeptyltherapie erfolgte dann die hMG/hCG-Behandlung. Bei PCO-Syndrom (Status nach frustraner Therapie mit oralem Kontrazeptivum + Prednison, gefolgt von Clomifen) erhielten die Patientinnen solange o. g. Sequenzpräparat (in der Regel 3–4 Monate) bis sonographisch keine Zysten mehr nachweisbar waren. Dann erfolgte die kombinierte Therapie mit Decapeptyl-Depot und dem Sequenzpräparat über einen Monat und anschließend die hMG (hFSH)/hCG-Behandlung unter Fortsetzung der Decapeptylgabe.

Ergebnisse

Eine zuverlässige Suppression der Gonadotropinsekretion wurde, abgesehen von einer Ausnahme (s. u.) nach 2–3 Wochen erreicht.

Bei 2 von 4 Endometriosepatientinnen wurden im 1. bzw. 2. Behandlungszyklus Schwangerschaften erzielt. Bei 9 Frauen mit clomifenresistentem CLI bzw. „idiopathischer" Sterilität konnte bisher (maximal 3 Behandlungszyklen) nur eine Gravidität erzielt werden. In diesem Kollektiv war jedoch gehäuft eine Subfertilität des Partners vorhanden. Bei 3 Frauen mit PCO-Syndrom konnte jeweils im 1. bzw. 2. Behandlungszyklus eine Gravidität induziert werden. Eine genaue Analyse der Therapiezyklen der PCO-Patientinnen zeigte, daß bei nur 1monatiger Vorbehandlung mit Decapeptyl trotz suffizienter Suppression der gonadotropen Hypophysenfunktion unter der hMG-Therapie nicht nur die Östrogene, sondern auch die ovariellen Androgene massiv anstiegen. Gleichzeitig kam es zu multiplem Follikelwachstum. Diese Phänomene konnten durch die längere Vorbehandlung mit dem oralen Kontrazeptivum zuverlässig vermieden werden. Eine Endometriosepatientin menstruierte unter der GnRH-Agonist-Behandlung weiter, obwohl die Injektionsintervalle der Depotpräparation auf 3 Wochen reduziert wurden. Trotz der vollständigen Suppression der LH-Sekretion fanden sich zyklische FSH-Anstiege mit folgender vermehrter Östradiolsekretion. Eine Analyse der [D-Trp^6] GnRH-Plasmaspiegel deutete darauf hin, daß zum einen ein beschleunigter Metabolismus des GnRH-Analogs vorlag, andererseits aber auch die FSH-Sekretion refraktär gegenüber dem Decapeptyl war.

Schlußfolgerung

Die kombinierte Therapie mit [D-Trp^6]-GnRH und hMG/hCG bietet eine wichtige Ergänzung unseres therapeutischen Repertoires, insbesondere bei Endometriose und beim PCO-Syndrom. Die Vorteile dieser Therapie bei CLI und „idiopathischer" Sterilität erscheinen nicht so deutlich. Weitere Untersuchungen bei „Therapieversagern" sind erforderlich.

Literatur

Bartfai G (1988) Clinical applications of gonadotropin-releasing hormone and its analogs. Hum Reprod 3:51–57

Differenzierte Anwendung von Cyproteronacetat bei Androgenisierungserscheinungen der Frau

E. Kaiser

Stiftg. Deutsche Klinik für Diagnostik, Wiesbaden

Die Anwendung von Chlormadinonacetat (CMA) und Cyproteronacetat (CPA) ist die Methode der Wahl bei nicht-tumorbedingten Androgenisierungserscheinungen der Frau. Aber trotz Medikamenten-Variation bleibt oft schon bei mäßigschwerer Erkrankung der Behandlungserfolg unbefriedigend. Mit CPA läßt sich aber eine Behandlung individuell gestalten, da die Substanz sowohl zur oralen wie auch parenteralen Behandlung zur Verfügung steht. In drei klinischen Studien konnte bei mäßig-schwerer bis schwerer Androgenisierung die therapeutische Breite einer oralen Behandlung mit Diane-35 (150 Patienten/36 Zyklen) oder mit Diane-35 + Androcur 10 (159 Patientinnen/18 Zyklen) sowie eine parenterale Applikation von Androcur-Depot (+ Diane-35 oral) (40 Frauen/30 Zyklen) geprüft und die Auswirkungen auf Zyklusverhalten und Toleranzparameter (biochemische Meßwerte des Fett- und Kohlenhydratstoffwechsel und Leber-Sonographie) registriert werden.

Studie I: Blutdruck blieb konstant. Knapp ein Viertel der Probanden bemerkte eine Gewichtszunahme von mehr als 2 kg, was aber eine saisonale Ursache hatte. Blutungsparameter (Zykluslänge (Z), -Dauer (D) und -Stärke (St) blieben unbeeinflußt, Blutungsanomalien (Schmierblutungen (S) und Durchbruchblutungen (Du)) wurden entsprechend anderen Micropillen erwartet, blieben aber aus. Häufigste Begleiterscheinungen waren Brustspannen sowie Besenreiser oder Varizen. Die Besserung oder Abheilung der Androgenisierungserscheinungen setzte bei Akne auffällig im 6. Behandlungszyklus, bei Hirsutismus aber erwartungsgemäß infolge der niedrigen Antiandrogen-Dosis deutliche später ein (Tabelle 1).

Studie II: Blutdruck blieb konstant. Blutungsparameter erfuhren unter der Behandlung eher eine Normalisierung, Blutungsanomalien traten entsprechend der niedrigeren Oestrogen-Dosierung häufiger auf, zeigten aber mit dem 6. Behandlungszyklus eine Normalisierung.

Neben dem erzielten positiven Behandlungserfolg bei androgenetischer Alopezie reagierte eine Akne oder Seborrhoe durchschnittlich in 75% mit Abheilung, wogegen der Behandlungserfolg bei Hirsutismus erwartungsgemäß geringer ausfiel (Tabelle 2).

Zyklusanomalien und Zwischenblutungen waren geringfügig. Die biochemischen Parameter des Glukose-, Fett- und Leberstoffwechsels blieben ohne pathologische Veränderungen. Die Hormon-Parameter des Androgenstoffwechsels waren erhöht, lagen aber niemals im tumorverdächtigen Bereich. Die Leber-Sonographie zeigte in 4 Fällen eine leichte verfettende Degeneration des Parenchyms. Bei drei dieser Patientinnen dürfte die ausgangs vorhandene Adipositas in Verbindung mit der Hormontherapie eine Rolle gespielt haben. Anzeichen für Veränderungen im Sinne einer Neoplasie – als möglicher Einfluß hochdosierter Steroidtherapie auf die Leber – waren nicht nachweisbar. Die Nebenwirkungen einer parenteralen Applikation von CPA schienen geringer zu sein. Die Verbesserung der Androgenisierungssymptome war unterschiedlich; eine Akne kam immer zur Abheilung, nicht aber im selben Maße Störung der Haarmuster. Mit der oralen Anwendung von CPA in verschiedenen Dosierungen und darüber hinaus durch die Möglichkeit einer parenteralen Applikationsform stehen heutzutage mehrere Alternativen zur Verfügung, die durchaus Wert sind, bei der Behandlung von Androgenisierungserscheinungen in Betracht gezogen zu werden.

                                                                                     985

Verhandlungen der Deutschen Gesellschaft für Gynäkologie und Geburtshilfe,
47. Versammlung, München 6.-10. September 1988

Tabelle 1. Abheilung bzw. deutliche Besserung der Androgenisierungserscheinungen unter Behandlung mit Diane-35 (leicht/schwer)

| | Akne | | | Seborrhoe | Hirsutismus | | | |
	Gesicht	Rücken	Dekol.		Gesicht	Brust	Bauch	Beine
Patienten-Zahl	19/125	23/87	30/65	45/33	33/3	26/0	33/1	43/6
6. Behandlungszyklus	21,0/0	26,1/0	13,3/0	28,8/0	0/0	0/0	0/0	0/0
12. Behandlungszyklus	89,5/24,1	56,5/11,6	56,7/25,0	68,9/45,5	3,0/0	15,3/0	6,0/0	6,9/0
24. Behandlungszyklus	100/90,3	86,9/59,3	96,7/92,1	100/100	21,2/33,3	67,2/0	36,3/100	13,9/33,3
36. Behandlungszyklus	100/100	90,4/86,3	100/100	100/100	29,0/33,3	95,6/0	70,9/100	20,0/33,3

Tabelle 2. Abheilung bzw. deutliche Besserung (betr. Hirsutismus) der Androgenisierungserscheinungen unter der Behandlung mit Diane-35 + Androcur 10

| | Akne | | | Seborrhoe | Hirsutismus | | | |
	Gesicht	Rücken	Dekol.		Gesicht	Brust	Bauch	Beine
Patientenzahl	126	123	107	117	46	49	73	84
6. Behandlungszyklus	26,9%	11,4%	38,3%	60,3%	5,0%	6,8%	2,9%	1,3%
12. Behandlungszyklus	60,3%	39,8%	80,3%	95,2%	18,6%	37,8%	17,4%	3,8%
18. Behandlungszyklus	90,2%	87,0%	94,0%	99,2%	33,3%	71,5%	54,1%	9,7%

Neue Therapieformen beim Polycystischen Ovar-Syndrom (PCO-S)

M. H. Birkhäuser, P. R. Huber, S. Lüdin, E. Neuenschwander

Universitäts-Frauenklinik, Kantonsspital Basel

Die Induktion der Follikelreifung mit HMG ergibt bei der Clomiphen-resistenten hyperandrogenämischen Anovulation eine deutlich niedrigere Erfolgsrate als sie bei der hypogonadotropen Ovarialinsuffizienz erreicht werden kann [1–3]. In den letzten Jahren wurde deshalb nach neuen Behandlungsprinzipien gesucht. Dazu gehören sowohl die chronisch-pulsatile intravenöse Stimulation mit LH-RH als auch die intramuskuläre Gabe von reinem FSH. Beide Prinzipien wurden von uns bei 38 Patientinnen von 24–34 Jahren ($\bar{x} = 28{,}8$ J.) mit klassischem PCO-Syndrom untersucht.

Bei *pulsatiler intravenöser Gabe von LH-RH* (13 Pat., 20 Zyklen; 20 µg LH-RH pro Puls alle 90 min) beträgt bei einer Ovulationsrate von 69% die Schwangerschaftsrate pro Pat. 30,8% und die Erfolgsrate 15,4% (pro Zyklus 20% resp. 10%). Diese Resultate sind mit denjenigen der Literatur vergleichbar [4–6]. Obschon die Mehrlingsrate und die Hyperstimulationsrate (5% [WHO Grad I]) bei dieser Methode niedrig gehalten werden, kann sie wegen der bescheidenen Erfolgsrate nicht befriedigen.

Mit der *intramuskulären Gabe von FSH* (30 Pat., 68 Zyklen) können deutlich bessere Resultate erreicht werden: Beim PCO-Syndrom beträgt die Schwangerschaftsrate pro Pat. 52,7%, die Erfolgsrate 44,4% (pro Zyklus 29,4 resp. 20,6%). Eine Hyperstimulation der Grade I und II wurde in 19,1% resp. 8,8% beobachtet, die Mehrlingsrate lag bei 35,7% (3 × Zwillinge, 2 × Drillinge). Obschon diese Zahlen bei PCO-S als gut einzustufen sind und die Erfolgsrate höher liegt als mit HMG erreicht werden kann [7–9], kommen sie nicht an die Resultate bei hypogonadotroper Ovarialinsuffizienz heran. Durch die genaue Beobachtung des Follikelwachstums stießen wir auf die Bedeutung des vorzeitigen LH-Anstieges. Als vorzeitigen LH-Anstieg bezeichnen wir eine endogene LH-Ausschüttung, die bei einem unreifen Follikel mit einem mittleren Durchmesser von −14 mm eintritt. Seine Inzidenz beträgt 50% unter pulsatiler Gabe von LH-RH resp. 43,7% unter Stimulation mit reinem FSH und ist somit von der Therapieform unabhängig.

Wenn wir nun berücksichtigen, daß Zyklen mit vorzeitigem LH-Anstieg eine signifikant niedrigere Schwangerschaftsrate aufweisen als solche ohne, so kann eine Verbesserung der Erfolgsrate nur über die Blockade dieser verfrühten positiven Rückkoppelung durch eine „pharmakologische Hypophysektomie" mit einem LH-RH-Superagonisten gehen. Zur Down-Regulierung wurde von uns zunächst Buserelin in einer Dosierung von 1200 µg/Tag intranasal über 21 Tage verabreicht, und danach unter Fortführung der suppressiven Buserelin-Gabe mit der Stimulation durch FSH begonnen. Alle bisher durchgeführten 10 Behandlungszyklen konnten bis zur Ovulation geführt werden. Die Schwangerschaftsrate liegt mit 60% pro Behandlungszyklus resp. 75% pro Patientin deutlich über den Daten, die bei einer alleinigen Gabe von FSH beobachtet werden können. Hyperstimulations- und Mehrlingsschwangerschaftsrate scheinen allerdings auch mit diesem Therapieschema nicht zu senken zu sein.

Obschon die vorliegenden Zahlen noch klein sind, darf festgehalten werden, daß die Erfolgsrate beim PCO-S dann deutlich ansteigt, wenn durch eine vorgängig begonnene und unter FSH oder HMG konsequent weitergeführte Down-Regulation der Hypophyse mit einem LH-RH-Superagonisten ein vorzeitiger LH-Anstieg verhindert wird.

Archives of Gynecology and Obstetrics Vol. 245, No. 1-4, 1989
Verhandlungen der Deutschen Gesellschaft für Gynäkologie und Geburtshilfe,
47. Versammlung, München 6.-10. September 1988

Literatur

1. Insler V, Lunenfeld B (1983) Diagnose und Therapie endokriner Fertilisationsstörungen der Frau. Grosse, Berlin, S 82–111
2. Zimmermann R, Soor B, Braendle W, Lehmann F, Weise HC, Bettendorf G (1982) Gonadotropin Therapy of Female Infertility. Analysis of Results in 416 Cases. Gynecol Obstet Invest 14:1–18
3. Oelsner G, Serr DM, Mashiack S, Blankstein J, Snyder M, Lunenfeld B (1978) The study of induction of ovulation with menotropins: analysis of results of 1897 treatment cycles. Fertil Steril 30:538–544
4. Adams J, Polson DW, Abdulwahid N, Morris DV, Franks S, Mason HD, Tucker M, Price J, Jacobs HS (1985) Multifollicular ovaries: clinical and endocrine features and response to pulsatile gonadotropin releasing hormone. Lancet 2:1375–1379
5. Coeling Bennink HJT (1983) Induction of ovulation by pulsatile intravenous administration of LHRH in polycystic ovarian disease. The Endocrine Society (Program and Abstracts), 65th Annual Meeting (Juni 8–10, 1983), p 81
6. Berg D, Mickan H, Rjosk HK, Zander J (1984) Die Behandlung anovulatorischer Patientinnen durch pulsatile Gabe von Gonadotropin-Releasing-Hormon. Geburtsh Frauenheilk 44:715–718
7. Flamigni C, Venturoli S, Paradisi R, Fabbri R, Porcu E, Magrini O (1985) Use of Human Urinary Follicle-Stimulating Hormone in Infertile Women with Polycystic Ovaries. Reproduc Med 30:184–188
8. Garcea N, Campo S, Panetta V, Venneri M, Siccardi P, Dargenio R, De Tomasi F (1985) Induction of ovulation with purified urinary follicle-stimulating hormone in patients with polycystic ovarian-syndrome. Am J Obstet Gynecol 151:635–640
9. Hoffmann DI, Lobo RA, Campeau JD, Tsai HM, Homberg EA, Ono T, Frederick JJ, Platt LD, diZerega GS (1985) Ovulation Induction in Clomiphene-Resistant Anovulatory Women: Differential Follicular Response to Purified Urinary Follicle-stimulating Hormone (FSH) versus Purified Urinary FSH and Luteinizing Hormone. J Clin Endocrinol Metab 60: 922–927

Erste Erfahrungen und Ergebnisse mit dem GnRH-Agonisten D-TRP 6 LHRH (Decapeptyl-CR) bei der Behandlung des PCO-Syndroms

G. Freude, B. Artner, S. Leodolter

Ludwig Boltzmann-Institut zur Erforschung und Behandlung der weiblichen Sterilität an der gyn.-geb. Abteilung des Krankenhaus Lainz

Bei Patientinnen mit PCO-Syndrom und Kinderwunsch, die mit Clomiphen, Prednisolon bzw. HMG oder reinem FSH behandelt wurden, konnten nur geringe Schwangerschaftsraten erzielt werden. Vielfach wurden vorzeitige Luteinisierungen und Überstimulationssyndrome beobachtet. Diese Erfahrungen veranlaßten uns, den GnRH-Agonisten D-TRP 6 LHRH (Decapeptyl® – ein synthetisches Analog des GnRH) bei der Behandlung des PCO-Syndroms zu versuchen. Das Depot-Präparat (Decapeptyl-CR) mit einer Wirkungsdauer von 4–5 Wochen unterdrückt die physiologische GnRH-Freisetzung 11–16 Tage nach i.m. Applikation.

Material und Methodik

Die Diagnostik des PCO-Syndroms erfolgte durch den a) Hormonstatus (LH:FSH > 2, DHEAS erhöht, evtl. Testosteron erhöht), b) Vaginal-Sonographie (Ovarbeurteilung), c) Laparoskopie (Ovarbeurteilung, Abklärung des Tubenfaktors). 14 Pat. mit PCO-Syndrom, die vorher erfolglos mit HMG behandelt worden waren, wurden unserem Behandlungsschema unterzogen. Behandlungs-

Archives of Gynecology and Obstetrics Vol. 245, No. 1-4, 1989
Verhandlungen der Deutschen Gesellschaft für Gynäkologie und Geburtshilfe,
47. Versammlung, München 6.-10. September 1988
© Springer-Verlag Berlin Heidelberg

Tabelle 1

Pat. W. E. (März 87)					Pat. W. E. (September 87)				
Stimula-tionstag	E_2	Prog.	US	Dosis	Stimula-tionstag	E_2	Prog.	US	Dosis
1	30	240		2 A pergonal	1	20	310		2 A pergonal
2	150	470		2 A pergonal	2	20	160		2 A pergonal
3	330	280		2 A pergonal	3	10	280		2 A pergonal
4	440	310		2 A pergonal	4	20	210		2 A pergonal
5	840	270	li. 3F/1,2 re. beg.	2 A pergonal	5	20	380		2 A pergonal
6	1210	660	li. 4F/1,6 re. 3F/1,5	2 A pergonal	6	50	330		2 A pergonal
7	2270	130	li. 4F/1,8 re. 3F/1,7	10000 E HCG i.m.	7	40	290		2 A pergonal
8				IUI	8	110	210		2 A pergonal
					9	130	180	li. 1F/0,8 re. 2F/0,7	2 A pergonal
					10	270	150		2 A pergonal
	Überstimulationssyndrom				11	430	400		2 A pergonal
					12	840	320	li. 2F/1,5 re. 2F/1,6	2 A pergonal
					13	990	330	li. 2F/1,7 re. 2F/1,75	10000 E HCG i.m.
					14				IUI

schema: Vorbehandlung mit 0,3 mg Äthinylöstradiol und 2 mg Cyproteronacetat
(Diane mite) 18 bis 25 Tage lang. Dann Applikation von D-TRP 6 LHRH
(mikrokapsuliert) 4 mg (Decapeptyl-CR) i. m. und Bestimmung von FSH, LH
und E_2 im Serum. Neuerliche Hormonbestimmungen am 4., 8. und 12. Tag nach
Decapeptyl-CR Gabe. 12 Tage nach Decapeptyl-CR-Applikation tägliche Gabe
von 150 IE HMG (Pergonal) i. m. mit E_2 und Progesteron-Bestimmung aus dem
Serum sowie Vaginal-Sonographie der Ovarien. Nach 6- bis 7tägigem kontinuier-
lichem E_2-Anstieg und 18 mm Leitfollikel-Größe erfolgte die Ovulationsauslösung mit 10.000 IE HCG i. m. Bei 11 Pat. wurde wegen zusätzlichem andrologischen Faktor ca. 30 Stunden nach HCG mit präpariertem Sperma (swimup-
Technik) intrauterin inseminiert. 3 Pat. hatten ca. 30 Stunden nach HCG Verkehr.
Die Stützung der 2. Zyklushälfte erfolgte mit 3mal 5000 IE HCG i. m. alle 4 Tage.

Hormonprofile von FSH, LH sowie E_2 ab Decapeptyl-Applikation (Tag 0) bis
zum Beginn der HMG-Stimulation (Tag 12): kontinuierlicher Abfall der FSH-
Werte bis Tag 12. Anstieg der LH-Werte am Tag 4, dann Abfall bis Tag 12.
(1) Nach anfänglichem Anstieg der E_2-Werte Abfall auf Werte unter 30 pg/ml bis
Tag 12. Tabelle 1 zeigt die Unterschiede der alleinigen HMG-Stimulation zur
kombinierten Decapeptyl-HMG-Stimulation bei derselben Pat. Der E_2-Anstieg
erfolgte bei a) alleiniger HMG-Stimulation nach ca. 1,2 Tagen, b) bei Decapeptyl-
HMG-Stimulation nach ca. 5 Tagen. Der HMG-Ampullenverbrauch betrug
a) 14,3 Amp. bei alleiniger HMG-Stimulation, b) 21,8 Amp. bei Decapeptyl-
HMG-Stimulation.

Ergebnisse

Bei 14 Pat. traten mit kombinierter Decapeptyl-HMG-Stimulation 5 Schwangerschaften ein (1mal Gemini, 3mal Einlingsgrav, 1mal Ab.) 3 leichte Überstimulationssyndrome wurden beobachtet. Im Vergleich zur HMG-Stimulation mußte
bei Decapeptyl-HMG um 3,8 Tage länger stimuliert werden.

Diskussion

Die Behandlung des PCO-Syndroms mit der kombinierten Decapeptyl-HMG-
Stimulation läßt nach ersten Erfahrungen höhere Schwangerschaftsraten erwar-
ten als mit herkömmlichen Methoden (Clomiphen, Prednisolon, HMG bzw.
FSH). Komplikationen wie Überstimulationssyndrome und gehäuft auftretende
Mehrlingsschwangerschaften scheinen eher seltner.

Literatur

Wildt L, Diedrich K, van der Ven H, Al-Hasani S, Hübner H, Klasen R (1986) Ovarian
hyperstimulation for in-vitro fertilization controlled by GnRH agonist administered in combination with human menopausal gonadotrophins. Human Reproduction 1:5–19

Wachstumsfaktoren, Kohlehydrat- und Fettstoffwechsel bei Frauen mit Polyzystischem Ovar-Syndrom

W. Urdl, G. Desoye, B. Schmon, H. M. H. Hofmann, W. Hönigl

Geburtshilflich-gynäkologische Universitäts-Klinik Graz

Einleitung

In jüngster Zeit sind Insulin und Insulin-like growth factors (Somatomedine) als
intraovarielle Modulatoren der Steroidsynthese bei Frauen mit Polyzystischem

Archives of Gynecology and Obstetrics Vol. 245, No. 1-4, 1989
Verhandlungen der Deutschen Gesellschaft für Gynäkologie und Geburtshilfe,
47. Versammlung, München 6.-10. September 1988
© Springer-Verlag Berlin Heidelberg

Ovar-Syndrom (PCO-S) in den Mittelpunkt des Interesses gerückt. Auf Zusammenhänge zwischen Somatomedin-S-Plasmakonzentration und der gestörten Steroidsynthese beim „androgenen Typ" des PCO-S wurde hingewiesen [1]. Ziel der vorliegenden Untersuchung war es, Insulinmetabolismus und Fettstoffwechsel zu erfassen und mögliche Zusammenhänge zwischen Insulin- und Somatomedin-C (Sm-C)-Plasmakonzentration bei der Pathogenese des PCO-S zu diskutieren.

Material und Methoden

In die Studie wurden 19 Frauen mit PCO-S im Alter zwischen 19 und 33 Jahren einbezogen. Als diagnostische Kriterien des PCO-S galten eine LH/FSH-Ratio von über 2 und der sonographische Nachweis polyzystischer Ovarien. Entsprechend endokrinologischer Kriterien erfolgte die Unterteilung des PCO-S in drei Typen: 1) Der *„androgene Typ"* (n = 13), 2) der *„östrogene Typ"* (n = 3), 3) der *„adrenokortikale Typ"* (n = 3), [1].

Der Insulinrezeptorstatus wurde an roten Blutkörperchen mittels eines kompetitiven Radiorezeptorassays gemessen. Die Bestimmung der Serumkonzentrationen der Triglyzeride des Cholesterins, der freien Fettsäuren und der Glukose im peripheren Blut erfolgte enzymatisch, jene der Serum-Insulin-Konzentration mittels Radioimmunassay. Die ermittelten Daten wurden jenen einer Kontrollgruppe von 14 Frauen im Alter zwischen 18 und 30 Jahren ohne klinische bzw. endokrinologische Zeichen eines PCO-S gegenübergestellt. Die statistischen Berechnungen erfolgten mit dem parameterfreien Rangtest nach Wilcoxon.

Ergebnisse

Die Auswertung des Insulinrezeptorstatus an Erythrozyten der Frauen mit PCO-S des androgenen Typs zeigte eine signifikante Verminderung der Rezeptorzahl, eine signifikante Erhöhung der Rezeptoraffinität, sowie eine signifikant vergrößerte Konzentration des Insulin-Rezeptorkomplexes (Tabelle 1). Die höhere Insulin- und Glukosekonzentration im peripheren Blut dieser Frauen war signifikant. Der Body mass-Index (ein Quotient aus Gewicht in Kilogramm und Größe in Metern zum Quadrat) war bei diesen Frauen signifikant größer (Tabelle 2). Der orale Glukosetoleranztest der PCO-Patientinnen des androgenen Typs zeigte signifikant höhere Nüchtern-, Ein- und Zweistundenwerte. Die Auswertung der Konzentrationen des Cholesterins, der Triglyzeride und freien Fettsäuren dieser Frauen erbrachte eine signifikante Vermehrung der freien Fettsäuren.

Tabelle 1. Insulin-Rezeptoren an Erythrozyten bei Frauen mit Polyzystischem Ovar-Syndrom (Mittelwert ± Standardabweichung)

	n	Insulin-Rezeptor-Affinität			
		Rezeptoren/ Erythrozyten	Maximale Bindung %	k	Insulin-Rezeptor-Komplex
Type des PCO-S					
Androgen	13	884 ± 883 ★	$5,0 \pm 1,8$ ★	$1,0 \pm 1,8 \times 10^8$ ★	$3,2 \pm 2,1 \times 10^{-12}$ ●
Östrogen	3	729 ± 631	$3,8 \pm 1,0$	$1,1 \pm 1,7 \times 10^8$	$8,7 \pm 3,1 \times 10^{-13}$ ▲
Adrenokortikal	3	1640 ± 910	$3,5 \pm 1,4$	$4,8 \pm 3,0 \times 10^6$	$5,9 \pm 4,8 \times 10^{-13}$ ▲
Kontrollgruppe	14	1677 ± 1172	$3,5 \pm 1,6$	$6,7 \pm 7,5 \times 10^6$	$1,4 \pm 1,1 \times 10^{-12}$

★ $p < 0,05$
● $p < 0,01$
▲ $p < 0,05$ vs PCO-S des androgenen Typs

Tabelle 2. Body mass index (BMI), Insulin- und Glukosekonzentration im peripheren Blut bei Frauen mit Polyzystischem Ovar-Syndrom (Mittelwert ± Standardabweichung)

	n	Insulin (U/ml)	Glukose (mg/100 ml)	BMI (kg/m^2)
Typ des PCO-S				
Androgen	13	$14{,}5 \pm 12{,}3\star$	$97 \pm 9\star$	$27 \pm 6\star$
Östrogen	3	$4{,}1 \pm 0{,}8\blacktriangle$	90 ± 8	23 ± 6
Adrenokortikal	3	$3{,}4 \pm 2{,}0\blacktriangle$	$76 \pm 10\blacktriangle$	23 ± 4
Kontrollgruppe	14	$7{,}0 \pm 4{,}6$	80 ± 9	22 ± 3

$\star$ p < 0,05 $\blacktriangle$ p < 0,05 vs PCO-S des androgenen Typs

Diskussion

Aufgrund der Ergebnisse des Insulinrezeptor-Status an roten Blutkörperchen kann bei Frauen mit PCO-S des androgenen Typs das Vorliegen einer *Insulinresistenz* angenommen werden. Diese Annahme wird durch signifikant erhöhte Insulin- und Glukosekonzentrationen im peripheren Blut und die Ergebnisse des oralen Glukosetoleranztests bestätigt. Die Tatsache, daß das Vorliegen einer Insulinresistenz, wie auch erhöhte Plasma-Sm-C-Konzentrationen ausschließlich bei Frauen mit PCO-S des „androgenen Typs" nachweisbar sind, weist einmal mehr auf unterschiedliche pathogenetische Mechanismen bei der Entstehung polyzystischer Ovarien hin: Im Falle des „adrenokortikalen Typs" kann am ehesten ein „maskiertes" Adrenogenitales-Syndrom, insbesondere ein partieller 21-Hydroxilase-Defekt, als ursächlicher Faktor angenommen werden. Beim „östrogenen Typ" scheint die gesteigerte Konversion physiologischer Androgenmengen zu Östrogenen im vermehrten Fettgewebe, ein Vorgang, der mit einer Erhöhung der E_1/Δ^4A-Ratio verbunden ist, kausale Bedeutung zu besitzen. Beim „androgenen Typ" muß dem Hyperinsulinismus, möglicherweise aber auch erhöhten Sm-C-Plasmakonzentrationen [1], als intraovarielle Modulatoren der Steroidsynthese, pathogenetische Bedeutung beigemessen werden. Die Beantwortung der Frage nach der Ursache erhöhter Insulinkonzentrationen bleibe hypothetisch: Die Zunahme des Fettgewebes, wie dies für etwa 50% der Frauen mit PCO-S zutrifft, könnte hierfür verantwortlich sein. Dagegen spricht, daß dieses Syndrom vielfach bei normalgewichtigen Frauen beobachtet werden kann. Demnach müssen auch andere Faktoren, wie z. B. eine Kreuzreaktion von Sm-C mit Insulin am Rezeptor als auslösende Ursache für den Hyperinsulinismus bei Frauen mit PCO-S des androgenen Typs diskutiert werden. Die Erhöhung der Konzentration der freien Fettsäuren muß mit dem Hyperinsulinismus im Zusammenhang stehend interpretiert werden.

Zusammenfassung

In einer Studie an 19 Frauen mit PCO-S konnte bei jenen des „androgenen Typs" (n = 13) mittels Insulinrezeptorbestimmungen an Erythrozyten, wie auch mittels Erfassung von peripheren Kohlehydratstoffwechselparametern eine Insulinresistenz festgestellt werden. In diesen Fällen scheint der Hyperinsulinismus kausale Bedeutung für die Pathogenese des PCO-S zu besitzen. Als Ursache erhöhter Insulinkonzentrationen muß die Zunahme von Fettgewebe, insbesondere aber erhöhte Somatomedin-C-Plasmakonzentrationen, die bei Frauen mit PCO-S dieses Typs beobachtet werden können, angesehen werden.

Literatur

1. Urdl W (1988) Polycystic Ovarian Disease: Endocrinological Parameters with Specific Reference to Growth Hormone and Somatomedin. C Arch Gynecol Obstet 243:13–36

Der Einfluß von Flutamid auf die pulsatile Gonadotropinsekretion bei Frauen mit Hyperandrogenämie

T. Sir-Petermann*, B. Rabenbauer, L. Wildt

Universitäts-Frauenklinik Erlangen

Patientinnen mit Hyperandrogenämie weisen eine erhöhte Amplitude der pulsatilen LH-Sekretion sowie erniedrigte FSH-Plasmaspiegel auf. Es ist nicht bekannt, ob diese charakteristischen Veränderungen des Sekretionsmusters der Gonadotropine Ursache oder Folge der erhöhten Androgenspiegel sind. Wir untersuchten deshalb die Gonadotropinsekretion bei hyperandrogenämischen Patientinnen unter selektiver Blockade der Androgenrezeptoren durch das nicht-steroidale Antiandrogen Flutamid. Flutamid reduziert androgene Stimuli durch kompetitive Blockade der Androgenrezeptoren.

Material und Methodik

Sechs Patientinnen mit Testosteronkonzentrationen über 0.6 ng/ml und einem LH/FSH-Quotient größer als 3 wurden untersucht. Flutamid (Essex/Deutschland) wurde in einer Dosis von 750 mg/die über 6 Tage verabreicht. Blutproben wurden über 8 Stunden im Abstand von 10 Min. unmittelbar vor Beginn der Flutamidgabe (Tag 1) sowie am Tag 2 und 6 der Behandlung vorgenommen. An den übrigen Tagen wurden nur eine tägliche Blutprobe entnommen. LH, FSH, Prolaktin (Prl), Östradiol (E2), Androstendion (A), Testosteron (T), freies Testosteron (frT), SHBG und DHEA-S wurden radioimmunologisch bestimmt.

Ergebnisse

Bei allen 6 Patientinnen kam es unter Flutamidgabe zu einer Veränderung der pulsatilen Gonadotropinsekretion. Die LH-Pulsfrequenz stieg unter Flutamid bei 4 von 6 Frauen an. Bei 5 von 6 Patientinnen sanken sowohl die LH-Pulsamplitude als auch die mittleren LH-Konzentrationen deutlich ab. FSH sank ebenfalls bei allen Patientinnen unter Flutamidbehandlung ab. Die Muster der Prolaktinsekretion veränderten sich nicht signifikant. A, T, frT und DHEA-S fielen unter Behandlung ab. E2 und SHBG blieben unverändert.

Diskussion

Unsere Untersuchungen zeigen, daß die Blockade der Androgenrezeptoren durch ein spezifisches Antiandrogen zur Veränderung der Gonadotropinsekretion führt. Diese Veränderung ist gekennzeichnet durch eine Zunahme der LH-Pulsfrequenz und einen Abfall der Pulsamplitude. Entgegen der häufig vertretenen Auffassung, die Hyperandrogenämie der Frau sei durch eine erhöhte Frequenz der pulsativen LH-Sekretion gekennzeichnet, zeigen unsere Ergebnisse, daß die LH-Pulsationsfrequenz bei hyperandrogenämischen Patientinnen eher verlangsamt ist und durch Blockade der Androgenwirkung normalisiert werden kann. Der Anstieg der Pulsfrequenz führt zu einem Absinken der Pulsamplitude und dadurch zu einem Abfall der LH-Sekretion. Infolge des Absinkens der LH-Sekretion fallen die Androgene ab. Dieser Sachverhalt ist in Abb. 1 schematisch

---

* Stipendiatin der Alexander von Humboldt Stiftung.

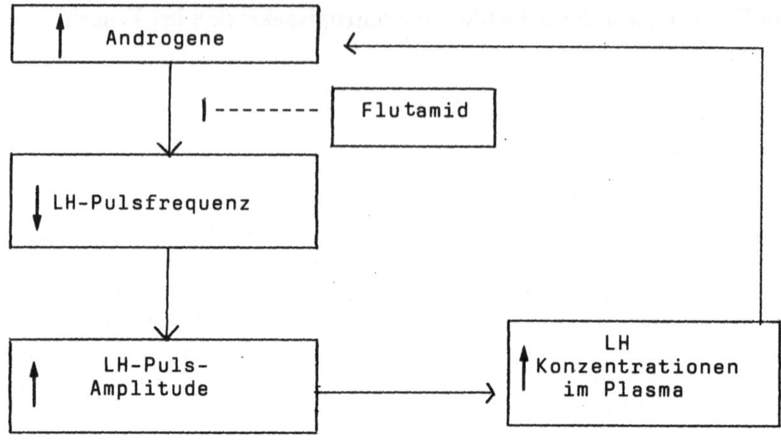

Abb. 1

dargestellt. Die Ergebnisse unserer Untersuchung sind im Einklang mit der Vorstellung eines circulus vitiosus als patho-physiologischer Mechanismus bei der Ausprägung und Unterhaltung der hyperandrogenämischen Ovarialinsuffizienz. Sie lassen weiterhin vermuten, daß die charakteristischen Veränderungen der Gonadotropinsekretion die Folge und nicht die Ursache der Hyperandrogenämie darstellen.

Der spontane endogene LH-Anstieg im stimulierten Zyklus

H. Alexander[1], M. Birkhäuser[2], G. Zimmermann[1], P. Huber[2], N. Pavic[2], M. Lehmann[1], D. Baier[1], W. Weber[1], K.-W. Haake[1]

[1] Klinik für Gynäkologie und Geburtshilfe der Karl-Marx-Universität, Leipzig
[2] Universitätsfrauenklinik Basel

Einleitung

Der IVF-Therapeut kennt die Bedeutung und die Gefahren des vorzeitigen LH-Anstieges während der Stimulation. Der Stellenwert dieses Phänomens wurde erst durch die IVF-Behandlung offenbar. Trotzdem gibt es zu dieser Problematik kaum Veröffentlichungen. Wenngleich keine IVF-Arbeitsgruppe die Bedeutung des vorzeitigen LH-Anstieges außer acht läßt, wird selten formuliert, was die jeweiligen Teams darunter verstehen.

Der im physiologischen Spontanzyklus mittzyklisch auftretende LH-Peak induziert normalerweise im Follikel
1. die Wiederaufnahme der Oozytenmeiose,
2. die Luteinisierung der Granulosazellen,
3. die Synthese von Prostaglandinen.

Durch nichtsteroidale Follikelfaktoren wird bis zu diesem Zeitpunkt eine prämature Luteinisierung und eine Oozytenreifung blockert (Dietrich et al. 1985). Wird der Follikel kurzfristig einer hohen LH-Konzentration ausgesetzt, ist er für jeden weiteren LH-Stimulus refraktär (Lindner et al. 1977). Im Spontanzyklus induziert der reife Follikel durch seine maximale E2-Sekretion einen zeitgerechten LH-Peak. Durch artifizielle Stimulation kann es zu einer Diskrepanz zwischen Follikelreife und Reaktionslage des Hypothalamus-Hypophysen-Vorderlappensystems kommen.

Archives of Gynecology and Obstetrics Vol. 245, No. 1-4, 1989
Verhandlungen der Deutschen Gesellschaft für Gynäkologie und Geburtshilfe, 47. Versammlung, München 6.-10. September 1988

Der LH-Anstieg kann auftreten, bevor ein ausreichendes Follikelwachstum erreicht ist. Er ist Ausdruck einer Asynchronität zwischen Follikelwachstum und E2-Anstieg (Smitz et al. 1987). Neuere Untersuchungen an Primaten haben gezeigt, daß ein nicht zeitgemäßer und zu geringer LH-Anstieg eine unreife Eizelle zur Folge hat (Schenken et al. 1986). Die vorliegende Studie sollte folgende Fragen beantworten:
1. Wie verhalten sich die Serumkonzentrationen von FSH, Östradiol (E2) und Progesteron bei Patientinnen mit spontanem endogenem LH-Anstieg?
2. Ist der inadäquate LH-Anstieg bei nur einmaliger LH-Bestimmung pro Tag frühzeitig erkennbar?
3. Wie ist die Erfolgsaussicht nach spontanem LH-Anstieg?

Material und Methodik

Wir sichteten retrospektiv HMG-, FSH- und LHRH-Zyklen auf das Vorhandensein eines spontanen endogenen LH-Anstieges. Dabei verwendeten wir Pergonal® und Metrodin® der Firma Serono und Lutrelef® der Firma Ferring. Die Dosierung der Präparate wurde individuell festgelegt. Die Behandlung wurde jeweils am 3. Zyklustag begonnen. Es wurden 60 IVF-Patientinnen der Klinik für Gynäkologie und Geburtshilfe der Karl-Marx-Universität Leipzig und 35 Patientinnen mit PCO-Syndrom der Universitätsklinik Basel in die Untersuchungen einbezogen. Mittels RIA und EIA wurde LH, FSH, E2 und Progesteron aus dem Serum bestimmt. Die Blutentnahme zur Hormonbestimmung erfolgte täglich in der Zeit von 7 bis 8 Uhr. Nach unserer Definition bestand ein spontaner endogener LH-Anstieg, wenn sich die einmal morgendlich gemessene LH-Konzentration im Serum verdoppelt hatte und dabei mindestens einen Wert von 15 IE/l erreicht bzw. ein Absolutwert von > 20 IE/l überschritten wurde.

Ergebnisse und Diskussion

Bei allen untersuchten Stimulationsarten konnten wir Zyklen mit einem vorzeitigem LH-Anstieg erkennen. Wir beobachteten ihn bei 19 von 60 HMG-Zyklen, bei 13 von 21 FSH-Zyklen und bei 11 von 20 LHRH-Zyklen (siehe Tabelle 1). Bemerkenswert war für uns auch das Vorkommen eines vorzeitigen LH-Anstieges nach LHRH-Stimulation. Die vorzeitige spontane endogene LH-Ausschüttung trat vom 6. bis zum 11., im Mittel um den 9. Zyklustag auf. Um einen näheren Einblick in die Dynamik des vorzeitigen LH-Anstieges zu gewinnen, synchronisierten wir die Hormonverläufe innerhalb der jeweiligen Stimulationsart auf den LH-Anstieg. In der Literatur liegen unseres Wissens dazu nur vergleichbare Kurvenverläufe von Ferraretti et al. 1983 und Testart et al. 1982 vor. Bei der Synchronisation der Hormonkurven kommt es trotz der Anwendung verschiedener Stimulationsmedikamente zu einem überraschend uniformen Kurvenverlauf von LH, FSH, E2 und Progesteron. Die Befunde wurden in der Tabelle 2 zusammengefaßt. Es ist festzustellen, daß der vorzeitige LH-Anstieg nicht unvermittelt auftritt. Ihm geht eine langsame progressive Konzentrationszunahme voran. Dieses Sekretionsverhalten ist auch für den mittzyklischen präovulatorischen LH-Peak charakteristisch. Somit ist, selbst bei einmaliger LH-Bestimmung pro Tag, der ungewollte LH-Anstieg vorhersehbar. Wie abweichende Einzelverläufe der untersuchten Zyklen zeigen, ist dies jedoch nicht immer gegeben. Deshalb bestimmen erfolgreiche und gut ausgerüstete Reproduktionskliniken das LH im 3- bis 4stündlichen Abstand, besonders in der zweiten Hälfte der Stimulationsphase (Gronow 1985, Trotnow 1983). Das *FSH* verhält sich dem LH fast gleichläufig. Besonders bei PCO-Patientinnen steigt es frühzeitig an. Hauptparameter der Zyklusstimulation sind die E2-Werte. Durch die Dosierung der Stimulationsmedikamente soll ein zunächst mäßiger und danach in der aktiven Follikelphase steiler Anstieg des E2 erreicht werden. Im Mittel konnten wir den gewünschten E2-Kurvenverlauf erreichen, wie aus Tabelle 2 hervorgeht. Die langsame Zunahme des Serumprogesteronspiegels, wie wir ihn nachwiesen, sehen wir als Folge des beginnenden LH-Anstieges. Betrachtet man die auf den LH-Anstieg synchronisierten Kurvenverläufe von LH, FSH, E2 und Progesteron in Tabelle 2, so ist eine gewisse Übereinstimmung zur präovulatorischen Hormonsituation im Spontanzyklus zu erkennen. Die zunehmende LH-Sekretion bereits vor dem spontanen endogenen LH-Anstieg könnte dann Ausdruck einer östrogenstimulierten Desensibilisierung des Hypothalamus-Hypophysenvorderlappen-Systems im Sinne einer Reduktion des negativen Feedback-Mechanismus sein, ähnlich wie sie von Döcke et al. 1986 für den Normalzyklus postuliert worden ist. Nach Durchlaufen dieser Übergangsphase, die charakterisiert ist durch eine langsame LH-Sekretionszunahme, wird es möglich, daß die weiter ansteigenden E2-Spiegel zentral einen positiven Feedback mit LH- und FSH-Ausschüttung in Form des spontanen endogenen LH-Anstieges verursachen.

Tabelle 1. Spontaner endogener (vorzeitiger) LH-Anstieg bei TVF- und PCO-Patientinnen in stimulierten Zyklen

Patienten	Stimulation	Zyklen n	Vorzeitiger LH-Anstieg n	Vorzeitiger LH-Anstieg %	Gravidität bei vorz. LH-Anstieg n	Gravidität insgesamt n
TVF-Pat. (UFK Leipzig)	HMG (Pergonal®)	60	19	31,7	–	3
PCO-Pat. (UFK Basel)	FSH (Metrodin®)	21	13	61,9	–	8
	LH-RH (Lutrelef®)	20	11	55,0	1	5

Wenngleich der vorzeitige spontane endogene LH-Anstieg nicht erwünscht ist, so scheint doch ein geringgradiger langsamer Anstieg des LH-Spiegels unmittelbar vor der HCG-Gabe in Zyklusmitte für die IVF-Erfolgsrate eher günstig zu sein (Wang et al. 1987) So berichteten Casper et al. 1987 über eine signifikant höhere Schwangerschaftsrate von Behandlungszyklen, in denen sie eine Konzentrationszunahme festgestellt hatten. Der LH-Anstieg könnte hierbei als ein Stigma der abgeschlossenen Follikelreifung betrachtet werden. Ausgehend vom Spontanzyklus würde ein physiologisches präovulatorisches LH-Sekretionsmuster vorliegen. Interessanterweise ist bis heute nicht sicher bekannt, ob im Normalzyklus die LH-Konzentrationszunahme vor dem mittzyklischen LH-Peak eine essentielle Bedeutung besitzt oder nicht. Durch die Verwendung der modernen GnRH-Analoga während der Zyklusstimulation wird eine baldige Beantwortung dieser Frage möglich sein.

Bisher wurde bei Patientinnen mit einem vorzeitigem LH-Anstieg die Therapie abgebrochen. Das betraf bei HMG-Zyklen bis zu einem Drittel der Frauen (Edwards 1985, Gronow 1985, Lindner et al. 1987). In der hier dargestellten IVF-Behandlungsserie führten wir trotz pathologischen LH-Verhaltens, also vorzeitigen LH-Anstiegs, unsere Therapie fort und erreichten bei 9 von 19 Frauen eine Fertilisierung, ohne daß die transferierten Embryonen zu einer Schwangerschaft geführt hätten. Als Ursache vermuten wir wie Schenken et al. 1986 eine Reifestörung der Oozyte. Diese Eizelle läßt sich zwar fertilisieren, führt aber zu

996

Tabelle 2. E_2-, Progesteron-, FSH- und LH-Verlauf bei Patientinnen mit spontanem endogenen LH-Anstieg

Stimu-lation	Vorz. LH-	LH (IE/l)				FSH (IE/l)				E_2 (nmol/l)				P (nmol/l)			
n	−3	−2	−1	0	−3	−2	−1	0	−3	−2	−1	0	−3	−2	−1	0	
HMG	19	6,9 ±0,5	7,2 ±0,6	11,2 ±1,8	29,7 ±3,4	14,1 ±4,0	14,3 ±4,0	14,4 ±1,0	19,1 ±1,6	2,5 ±0,2	4,0 ±0,4	5,58 ±0,7	7,86 ±0,9	2,4 ±0,2	2,3 ±0,2	3,8 ±0,4	5,5 ±0,5
FSH	13	10,3 ±0,7	14,4 ±3,0	19,3 ±3,1	39,6 ±3,8	11,0 ±0,9	11,9 ±1,6	13,7 ±2,3	13,3 ±0,9	1,0 ±0,2	2,6 ±0,7	2,4 ±0,6	4,6 ±1,2	1,6 ±0	2,1 ±0,2	2,3 ±0,2	2,5 ±0,5
LH-RH	11	20,1 ±3,5	15,1 ±1,2	28,9 ±3,5	36,0 ±2,2	8,1 ±3,2	4,5 ±0,4	5,3 ±0,5	6,7 ±0,6	0,5 ±0,1	0,4 ±0,1	0,7 ±0,2	0,9 ±0,3	2,3 ±0,7	3,0 ±0,4	3,6 ±1,5	4,1 ±1,5

keinem vitalen implantationsfähigen Embryo. Zu diskutieren wäre auch eine Reifestörung der Granulosazellen und damit des Gelbkörpers.

In jüngster Zeit wurden praktische Ansätze erarbeitet, den Therapiezyklus trotz vorzeitigem LH-Anstieg zu einem erfolgversprechenden Ende zu führen. Es scheint, daß durch die rasche HCG-Gabe und durch eine Verkürzung des Zeitintervalls zwischen HCG-Applikation und Eizellgewinnung ein positives Behandlungsergebnis möglich ist (Bordt et al. 1986, Cohen 1988). Punnonen et al. 1988 fanden heraus, daß mit einer Schwangerschaft nur dann zu rechnen ist, wenn die Zeitdauer von 12 Std. zwischen LH-Anstieg und HCG-Gabe unterschritten wird. Neuere Therapievorschläge wurden diesbezüglich vom Norfolker IVF-Team erarbeitet (Droesch et al. 1987). Für Patientinnen, die unter Stimulationsbehandlung gehäuft mit LH-Sekretionsstörungen reagieren, werden immer mehr GnRH-Analoga zur hypophysären Downregulation eingesetzt (Jones et al. 1986, Lindner et al. 1987, Smitz et al. 1987, Wildt et al. 1987).

Weitere Untersuchungen zum spontanen endogenen LH-Anstieg werden das Ursachen-Wirkungs-Gefüge dieses Phänomens weiter aufhellen und damit eine zielgerichtete Behandlung ermöglichen.

Literatur

Bordt J, Belkien L, Karbowski B, Cirkel U, Papadopoulos A, Vieg B, Hanker JP, Schneider HPG (1986) Über die Rechtzeitigkeit der hCG-kontrollierten Ovulationsauslösung in einem IVF/ET-Programm. In: Fortschritte der Fertilitätsforschung 13, Kongreßbericht Celle. Grosse, Berlin

Casper RF, Erskine HJ, Armstrong DT, Brown SE, Graves GR, Nisker JA, Yuzpe AA (1987) Pregnancy outcome in IVF-cycles with and without spontaneous LH surge. Fertil Steril Program Suppl 48: Abstr 226

Cohen J (1988) Contribution of in-vitro fertilization to classical ovulation induction. Human Reprod 3: 557–558

Diedrich K, van der Ven H, Krebs D (1985) Physiologie der Reproduktion. In: Krebs D (Hrsg) Reproduktion, Störung der Frühgravidität. Urban und Schwarzenberg, München Wien Baltimore, S 5–83

Döcke F, Rohde W, Gerber P, Stahl F, Dörner G (1986) Experimentelle Untersuchungen zur Bedeutung und zum Mechanismus der Desensibilisierung gegenüber der gonadotropinhemmenden Östrogenwirkung. Zentrbl Gynäkol 108: 783–793

Droesch K, Mnasher SJ, Kreiner D, Jones GS, Acosta AA (1987) Timing of oocyte retrieval in cycles with a spontaneous luteinizing hormone (LH) surge in a large in vitro fertilization (IVF) program. Fertil Steril Program Suppl 48: Abstr 57

Edwards RG (1985) In vitro fertilization and embryo replacement. Ann NY Acad Sci 442: 7

Gronow MJ (1985) Ovarian hyperstimulation for successful in vitro fertilization and embryo transfer. Acta Obstet Gynecol Scand Suppl 131: 7–80

Ferraretti AP, Gracia JE, Acosta AA, Jones GS (1983) Serum luteinizing hormone during ovulation induction with human menopausal gonadotropin for in vitro fertilization in normally menstruating women. Fertil Steril 40: 742–747

Jones GS, Muasher SJ, Rosenwaks Z, Acosta AA, Liu HC (1986) The perimenopausal patient in in vitro fertilization: the use of gonadotropin-releasing hormone. Fertil Steril 46: 885–891

Lindner Ch, Braendel W, Bispink L, Lichtenberg V, Bettendorf G (1987) Gonadotropin-Stimulation und in-vitro Fertilisation nach selektiver Hypophysen-Suppression durch LH/RH-Analoga. Geburtsh Frauenheilk 47: 490–494

Lindner HR, Amsterdam A, Solomon Y, Tsafiri A, Nimrod A, Lamprecht SA, Zor U, Koch Y (1977) Intraovarian factors in ovulation: Determinations of follicular response to gonadotropins. J Reprod Fertil 51: 215–221

Punnonen R, Ashorn R, Vilja P, Heinonen PK, Kujasauu E, Tuohimaa P (1988) Spontaneous luteinizing hormone surge and cleavage of in vitro fertilized embryos. Fertil Steril 49: 479–482

Schenken RS, Werlin LB, Williams RF, Prihoda TJ, Hodgen GD (1986) Histologic and hormonal documentation of the luteinized unruptured follical syndrome. Am J Obstet Gynecol 154: 839–844

998

Smitz J, Devroey P, Braeckmans P, Camus M, Khan I, Staessen C, van Waesberghe L, Wisanto A, van Steirteghem AC (1987) Management of failed cycles in an IVF/GIFT programme with the combination of a GnRH analogue and HMG. Human Reprod. 2:309–314

Testart J, Frydman R, Nahon K, Grenier J, Feinstein MC, Roger M, Scholler R (1982) Steroids and gonadotropins during the late pre-ovulatory phase of menstrual cycle. Time relationship between plasma hormone levels and luteinizing hormone surge onset. J Steroid Biochem 17:675–682

Trotnow S, Kniewald T, Hünlich T (1983) Die in-vitro Fertilisation, ein neues Verfahren zur Sterilitätsbehandlung. Geburtsh Frauenheilk 43:1–6

Wang T-A, Armant DR, Taymor ML, Seibel MM (1987) The influence of exogenous human chorionic gonadotropin cycles with spontaneous luteinizing hormone surge on the outcome of in vitro fertilization. Fertil Steril 48:613–616

Wildt L, Dietrich K, van der Ven, H, Al Hasani S, Huber H, Klasen R (1986) Ovarian hyperstimulation for in-vitro fertilization controlled by GNRH antagonist administered in combination with human menopausal gonadotropins. Human Reprod I:15–21

Kontrazeption, Sterilisierung

Eine Sitzung am 9. 9. 1988 war dem Thema „Kontrazeption und Sterilisierung" gewidmet. Sie stand unter der Leitung von *B. Runnebaum*, Heidelberg. Die Einzelmitteilungen aus dieser Sitzung berichten über vergleichende klinische Studien mit Desogestrel-/Gestoden-Kombinationen (Frankfurt), hämostaseologische Untersuchungen mit einem desogestrelhaltigen Sequenzpräparat (Tübingen, Münster, Essen, München). Es folgen einige prinzipielle Bemerkungen zu Feldstudien mit oralen Kontrazeptiva (Organon). Mitteilungen über Probleme der Empfängnisverhütung bei jüngeren Mädchen (Sofia), über zyklische Behandlung mit Buserelin und Progesteron zur Kontrazeption (Freiburg) und über Festlegung des Ovulationszeitpunktes mit Hilfe der 17-Hydroxy-Progesteron-Bestimmung. Beiträge zur Kupferabgabe aus zwei Intrauterinpessaren (Berlin) und über die Entwicklung endoskopischer Sterilisationsverfahren (Kiel) schließen das Kapitel ab.

H.L.

Neue Gestagene in oralen hormonalen Kontrazeptiva

B. Runnebaum, Th. Rabe

Abteilung für Gynäkologische Endokrinologie, Universitäts-Frauenklinik Heidelberg

New Progestogens in Oral Contraceptives

Summary. Three new progestins with a high gestagenic potency have been developed as derivatives of the levonorgestrel (in brackets: biological active substance in the human): desogestrel (3-keto-desogestrel), norgestimate (norgestimate), gestodene (gestodene). In combination with low dosages of ethinylestradiol (30–35 µg) an excessive steroid overload can be avoided, which is not necessary for contraceptive efficacy and control of the menstrual cycle. As an effect of dose reducing during long-time studies only a mild impact on the lipids and carbohydrates, and blood coagulation could be observed. The clinical side effects are moderate and for most patients acceptable.

Zusammenfassung. Als Derivate des Levonorgestrels wurden 3 neue Gestagene entwickelt (in Klammern: beim Menschen biologisch aktive Substanz): Desogestrel (3-keto-Desogestrel), Norgestimat (Norgestimat und seine Metabolite), Gestoden (Gestoden). Die entsprechenden Gestagene haben eine sehr hohe gestagene Aktivität, so daß in Kombination mit niedrigen Dosen an Ethinylestradiol (30–35 µg) eine unnötige Steroidbelastung vermieden werden kann, die nicht zur Kontrazeption und Zykluskontrolle notwendig ist. Als Folge dieser Dosisreduktion konnte bei Langzeitstudien gezeigt werden, daß die neuen Präparate nur einen geringen Einfluß auf den Lipidstoffwechsel, die Kohlenhydrate und die Blutgerinnung haben. Die klinischen Nebenwirkungen sind nur wenig ausgeprägt und weitgehend von der Patientin akzeptiert.

Die Entwicklung neuer selektiv wirksamer Gestagene für kontrazeptive Zwecke ist als eine weltweite Anstrengung zu sehen, um die gesundheitlichen Risiken,

Archives of Gynecology and Obstetrics Vol. 245, No. 1-4, 1989
Verhandlungen der Deutschen Gesellschaft für Gynäkologie und Geburtshilfe,
47. Versammlung, München 6.-10. September 1988

welche mit der Einnahme der Pille verbunden sind, so weit wie möglich auszuschalten. Die Pillen mit den neuen Gestagenen (Desogestrel, Norgestimat, Gestoden) sollten keine negativen Einflüsse auf das kardiovaskuläre System und auf den Stoffwechsel haben.

In den vergangenen 10 Jahren haben wir durch Risiko-Nutzen-Analysen der Pillen viel dazugelernt, wie das individuelle Risiko der Frau bezüglich thromboembolischer Prozesse durch genaue Beachtung der Risikofaktoren vermindert werden kann. Es stellt sich jetzt und für die Zukunft die Frage, ob mit Einführung der neuen Gestagene das gesundheitliche Restrisiko der Frau weiter vermindert oder ausgeschaltet werden kann. Auf diesem Wege sind bezüglich der Pillenzusammensetzung einige Faktoren von Bedeutung wie die Herabsetzung der Dosierung von Östrogen und Gestagen, Änderungen des Mengenverhältnisses von Östrogen zu Gestagen, Anwendung neuer selektiv wirkender Gestagene und Anwendung neuer Applikationssysteme. Im folgenden soll auf die niedrigdosierten Kombinationspillen (30–35 µg Äthinylöstradiol) eingegangen werden.

Die in den oralen hormonalen Kontrazeptiva enthaltenen Gestagene lassen sich in zwei Gruppen einteilen: 1) Derivate von 17-Hydroxyprogesteron (= Pregnane) (z. B. Chlormadinonazetat und Cyproteronazetat) bzw. 2) Derivate von 19-Nortestosteron, d. h. entweder Estrane (z. B. Norethisteron, Norethisteronazetat, Lynestrenol, Ethinodiolazetat und Norethinodrel) bzw. die Gonane mit einer Äthylgruppe an Position C-13 (z. B. Levonorgestrel, Desogestrel, Norgestimat und Gestoden) (Abb. 1).

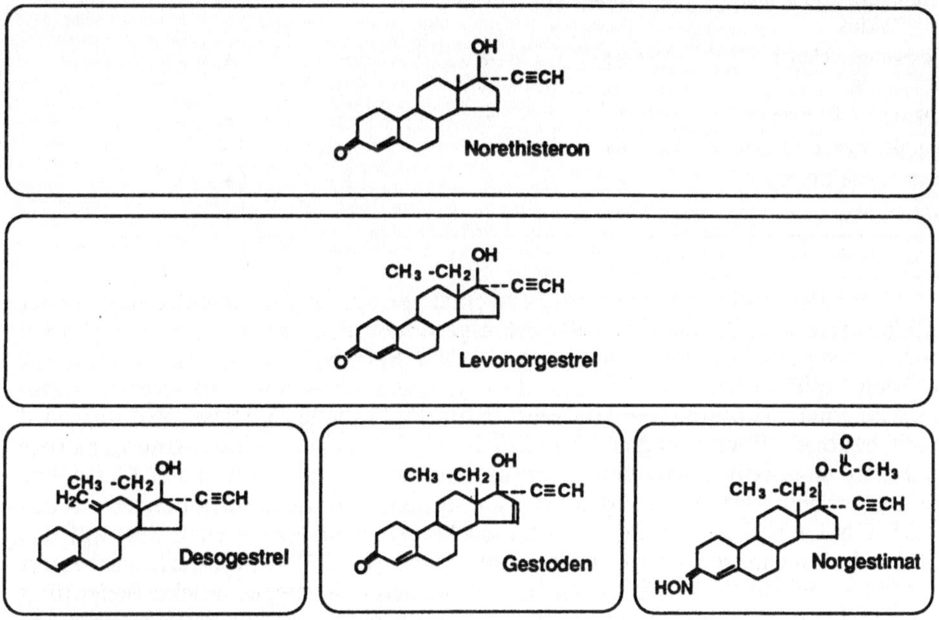

Abb. 1. Strukturformel der neuen Gestagene

Die Partialwirkungen der neuen Gestagene im Vergleich zum Norethisteron und Levonorgestrel sind in Tabelle 1 zusammengestellt. Alle neuen Gestagene zeichnen sich durch eine stark ovulationshemmende Wirkung aus, so daß niedrige Dosierungen für die Ovulationshemmung ausreichen. Aufgrund von strukturspezifischen Eigenschaften der neuen Gestagene scheinen nach bisherigen Kenntnissen die Stoffwechselwirkungen in verschiedener Hinsicht günstiger zu sein als die mit höherdosierten herkömmlichen Präparaten. Im Hinblick auf die Interpretation von Stoffwechseldaten erscheint es weiterhin wichtig, daß man hierbei die unterschiedlichen Versuchsbedingungen, Abweichungen aufgrund verschiedener Labormethoden, unregelmäßiger Pilleneinnahme, die Auswahl ethnischer Gruppen, sowie Interaktionen mit Medikamenten, Nahrung, Bewegung, Nikotin und Alkoholabusus beachtet. Weiterhin ist z. Zt. noch unklar, inwieweit die Stoffwechselveränderungen bei gesunden Frauen ohne entsprechende Prädisposition die gleiche Bedeutung haben wie bei kranken Frauen mit entsprechender Prädisposition, da möglicherweise außer der peripher zu messenden Veränderung der Laborparameter auch noch andere präexistente Veränderungen z. B. am Gefäßsystem, Gefäßtonus, und Blutdruck bei der Ausbildung des jeweiligen Krankheitsbildes eine Rolle spielen können. Bei der Bewertung geringfügiger Schwankungen von Glukose-, Insulin- und Lipidspiegeln sowie von Parametern der Blutgerinnung sind diese Faktoren ebenso wie der jeweilige Normalbereich der Laborparameter zu bedenken, damit keine Überinterpretation der Meßergebnisse zustandekommt.

Tabelle 1. Wirkungen synthetischer Gestagene

Parameter	Norethisteron	Levonorgestrel	Desogestrel	Norgestimat	Gestoden
Ovulationshemmung (mg/Tag)	0,5	0,05–0,1	0,06	0,25	0,04
Transformationsdosis mg/Zyklus	100–150	5–6	2,5	5–10	2–3
Schwangerschaftserhaltung	(+)	+	+	+	+
östrogene Effekte	+	−	−	−	−
antiöstrogene Effekte	(+)	+	+	+	+
androgene Effekte	+	+	(+)	(+)	(+)
antiandrogene Effekte	−	−	−	−	−

Unter allen Präparaten kommt es zu einer geringfügigen Verschlechterung der Glukosetoleranz, die bei der stoffwechselgesunden Frau keine Bedeutung haben dürfte (Irsigler et al. 1982, Luyckx et al. 1986, Skouby et al. 1983). Im Hinblick auf den Lipidstoffwechsel fällt auf, daß die neuen ebenso wie die älteren Gestagene zu einer Erhöhung der Triglyzeride führen (Tabelle 2). Diese Wirkung wird nach heutigen Vorstellungen hinsichtlich der Entstehung einer Atherosklerose nicht als ungünstig angesehen. Zum anderen zeigen alle drei neuen Gestagene keinen nennenswerten Einfluß auf das Gesamtcholesterin, sie erhöhen jedoch das HDL-Cholesterin geringfügig und haben keinen nennenswerten Effekt auf das LDL-Cholesterin, d. h. der Quotient von LDL- zu HDL-Cholesterin verbessert sich. Die nächsten Jahrzehnte werden wahrscheinlich zeigen, welche Bedeutung diese geringen Verschiebungen im Fettstoffwechsel für das kardiovaskulären System haben. Zum Einfluß der niedrigdosierten Pillen auf die Blutgerinnung liegen z. Zt. noch wenig Daten vor. Aufgrund eigener Untersuchungen können wir feststellen, daß bei den niedrigdosierten Präparaten keine nennenswerten Änderungen im Gerinnungssystem beobachtet wurden.

Bei der Bewertung von thromboembolischen Komplikationen fehlt häufig eine einheitliche und objektivierbare Methodik. Es geht hier insbesondere um die Beurteilung venöser thromboembolischer Prozesse, zweitens um zerebrale Insulte und drittens um Myokardinfarkte. Alle drei Komplikationen haben in der Dia-

Tabelle 2. Einfluß von Einphasenpillen auf den Fettstoffwechsel

	Lipidveränderungen in %				Literatur
	Triglyzeride	Cholesterin	HDL-Cholesterin	LDL-Cholesterin	
Levonorgestrel 30 µg EE 150 µg LNG	+15 bis +23%	−2 bis +10%	−7 bis −13%	+4 bis +15%	Kuhl (1986) Rabe et al. (1987)
Desogestrel 30 µg EE 150 µg DSG	+7 bis +27%	−1 bis +5%	−4 bis +24%	−4 bis +4%	Schweppe (1983) Gaspard et al. (1984) Schijf et al. (1984) Kuhl (1986)
Norgestimat 35 µg EE 250 µg NGM	+23 bis +40%	−3 bis +10%	+8 bis 10%	−14 bis +8%	Kaiser et al. (1986) Anderson (1987)
Gestoden 30 µg EE 75 µg GTD	+25 bis +49%	−2,2 bis +3,7%	+11%	−6 bis −9%	Rabe et al. (1987)

Beobachtungszeitraum: 6–12 Monate
(LNG = Levonorgestrel, DSG = Desogestrel, NGM = Norgestimat, GTD = Gestoden, EE = Ethinylestradiol)

gnostik eigene Probleme. In der Vergangenheit hatten viele prospektive und retrospektive Studien erhebliche Mängel in der diagnostischen Methodik und in der statistischen Auswertung, so daß sich signifikante Zusammenhänge zwischen den Thromboembolieereignissen und der Pilleneinnahme nicht herstellen ließen. Ob es in Zukunft überhaupt eine Möglichkeit gibt, große prospektive Studien mit entsprechenden Kontrollgruppen durchzuführen, um thromboembolische Prozesse im ursächlichen Zusammenhang zu sehen mit der Einnahme der Pille, ist zu bezweifeln.

Die Wirkung der hormonalen Kontrazeptiva am Endorgan (z. B. Endometrium) wurde bisher nur in wenigen Untersuchungen analysiert. Es handelt sich hierbei um licht- und elektronenmikroskopische Studien von Endometriumbiopsien unter Einnahme der Pille (Rabe et al. 1986). Es ist hierbei wünschenswert, wenn unter der Einnahme des jeweiligen Präparates am Endometrium keine Zeichen der Atrophie oder Proliferation auftreten; das Endometrium sollte weitgehend in seinem Aufbau und seiner Oberflächenstruktur mit dem sekretorisch umgewandelten Endometrium während eines normalen ovulatorischen Zyklus übereinstimmen.

Klinische Nebenwirkungen unter Einnahme der niedrigdosierten Präparate wurden in unterschiedlichen Vergleichs- und Longitudinalstudien wenigstens bis 2 Jahre beobachtet. Bezüglich der klinischen Verträglichkeit, die letztlich neben der kontrazeptiven Sicherheit von entscheidender Bedeutung ist, spielen das Gewicht, Veränderungen an der Haut (z. B. Akne), Brustspannen sowie Zyklusstörungen eine große Rolle. Es fällt hierbei auf, daß Zyklusstörungen (Durchbruch- und Schmierblutungen) während der ersten drei Einnahmezyklen am höchsten sind (10–15%) und sich danach auf Werte um 5% einpendeln (Anderson 1987). Die Pillenamenorrhoe tritt in einer Häufigkeit bis zu ca. 0,4–0,6% auf. Aufgrund der vorliegenden Studien konnte gezeigt werden, daß sich unter Anwendung der neuen Gestagene das Gewicht sowie die mittleren Blutdruckwerte nicht wesentlich verändern, wobei allerdings zu beachten ist, daß bei diesen Studien aufgrund der Median- oder Mittelwertangaben nicht ersichtlich ist, inwieweit diese Parameter sich in Einzelfällen ändern. Weiterhin ist aufgrund der vorliegenden Daten aus keiner Studie ersichtlich, inwieweit die Studienabbrecher aufgrund der einzelnen Nebenwirkungen möglicherweise das Endergebnis verändern. Eine Besserung von leichten Akneformen wird bei allen neuen Pillen gefunden.

Im Hinblick auf die Risikoverminderung von hormonalen Kontrazeptiva erscheint wichtig, daß man auf die Rauchgewohnheiten sowie auf präexistente Erkrankungen (z. B. Hypertonie, Diabetes mellitus, familiäre kardiovaskuläre Insulte) achtet, bei operativen Eingriffen mit längerer Immobilisation die Pille rechtzeitig absetzt und die Patientin altersabhängig individuell berät.

Zusammenfassend kann man feststellen, daß die niedrigdosierten Pillen mit den neuen Gestagenen (Desogestrel, Norgestimat, Gestoden) eine gute kontrazeptive Wirkung zeigen. Aufgrund der insgesamt niedrigeren Dosierung von Ethinylestradiol und dem jeweiligen Gestagen sowie aufgrund der schwachen, klinisch nicht relevanten androgenen Partialwirkung der neuen Gestagene ist ihre Wirkung auf den Stoffwechsel, insbesondere auf den Lipidstoffwechsel, günstiger als bei den bisher verwendeten Gestagenen. Die klinische Verträglichkeit der neuen Präparate ist gut. Weitere Untersuchungen werden zeigen, inwieweit noch Verbesserungen durch Dosisreduktion z. B. auf 20 µg Ethinylestradiol und Ersatz des Ethinylestradiols durch natürliche Östrogene möglich sind.

Literatur

Anderson F (1987) Ausgezeichnete Kontrolle des „Zyklus" aufgrund günstiger Effekte am Endometrium. In: Feldmann HU (Berichterstatter und Hrsg.) Norgestimat. Das direkt wirkende, selektiv wirksame Progestagen. Berichte und Informationen vom Internationalen Norgestimat-Symposium am 22./23. April 1987 in New York. H.U.F. Verlag, Mühlheim (Ruhr), S 43–47

Gaspard UJ, Romus MA, Gillain D (1984) Comparative study of lipid metabolism and endocrine function in women receiving levonorgestrel-containing oral contraceptives. In: Harrison RF, Bonnar J, Thompson W. (eds) Advances in fertility control and the treatment of sterility. MTP Press, Lancaster, pp 81–87

Irsigler K, Grabner E, Regal H (1982) Metabolische Wirkungen eines Dreistufenkontrazeptivums. In: Hammerstein J (Hrsg) Aktuelle Aspekte der hormonalen Kontrazeption. Excerpta Medica, Amsterdam, S 65–76

Kaiser E, Panitz N, Groth H (1986) Effects of Cilest 250/35 on carbohydrate and lipid metabolism. Zitiert in: Rabe T, Runnebaum B, Kaiser E, Anger H (eds) Metabolic effects of a norgestimate containing low-dose pill (Cilest 250/35): on lipid and carbohydrate metabolism and blood clotting. Gynecological Endocrinology, Parthenon Publishing, S. 443–449

Kuhl H (1986) Effekt von zwei oralen Kontrazeptiva mit abweichendem Gestagenanteil auf die Lipoproteinserumspiegel. In: Infomed Institut für Medizinische Kommunikation (Hrsg) 6. Internationales Gespräch, Münster/München 1986, Satelliten-Symposium: Hormonale Kontrazeption und Herzkreislauf, S 36–42

Luyckx AS, Gaspard UJ, Romus MA, Grigorescu F, De Meyts P, Lefèbvre PJ (1986) Carbohydrate metabolism in women who used oral contraceptives containing levonorgestrel or desogestrel: a 6-month prospective study. Fertil Steril 45:635–642

Rabe T, Leppien G, Kiesel L, Runnebaum B, Heinrich D, Johannisson E, Ludwig H (1986) Licht- und elektronenmikroskopische Veränderungen des Endometriums unter Einnahme eines norgestimathaltigen oralen Kontrazeptivums (Cilest®). Geburtsh Frauenheilkd 12: 883–891

Rabe T, Runnebaum B, Unger R, Kohlmeier M, Harrenberg J, Weicker H (1987) Clinical and metabolic effects of two low dose combined pills for oral contraception containing gestoden (Femovan®) or levonorgestrel (Microgynon®). Congress Proceedings 1st World Congress of Gynecological Endocrology, Madonna di Campiglio, Italien 1986

Schijf CPT, Thomas CMG, Demacker PNM, Doesburg WH, Rolland R (1984) The influence of the triphasic pill and a desogestrel-containing combination pill on some physical, biochemical and hormonal parameters: a preliminary report. In: Harrison RF, Bonnar J, Thompson W. (eds) Advances in fertility control and the treatment of sterility. MTP Press, Lancaster, pp 61–69

Schweppe KW (1983) Erfahrung mit einem neuen Kontrazeptivum Marvelon unter besonderer Berücksichtigung des Fettstoffwechsels bei Raucherinnen und Nichtraucherinnen. In: Mall-Haefeli M (Hrsg) Kongreßband: Internationales Symposium des Sozialmedizinischen Dienstes der Univ. Frauenklinik Basel, 7./8. April 1983. Karger, Basel, S 102–113

Skouby SO, Wagner HH, Amdersen O (1983) The short term effects of a low dose oral contraceptive on glucose metabolism, plasma lipids and blood clotting factors. Contraception 28:489–499

Endogene und exogene Hormonspiegel während der Einnahme zweier niedrig-dosierter Ovulationshemmer

C. Jung-Hoffmann

Abteilung für Gynäkologische Endokrinologie, Universitäts-Frauenklinik Frankfurt

Frühere Untersuchungen haben gezeigt, daß es große interindividuelle Unterschiede in den Serumspiegeln synthetischer Östrogene und Gestagene nach Applikation von oralen Kontrazeptiva gibt. Es wird angenommen, daß sowohl die kontrazeptive Sicherheit als auch Nebenwirkungen in einem bestimmten Maß mit den Steroidspiegeln in Beziehung stehen.

Während der Einnahme zweier Kombinationspräparate, die 30 µg Ethinylöstradiol sowie 150 µg Desogestrel (EE/DG) oder 75 µg Gestoden (EE/G) enthielten, untersuchten wir bei jeweils 11 Frauen die Serumspiegel von 3-Keto-Desogestrel oder Gestoden sowie verschiedene endogene Hormonparameter am Tag 1, 10 und 21 des 1., 3., 6. und 12. Einnahmezyklus. Die Serumspiegel beider Gestagene zeigten große interindividuelle Unterschiede mit Spitzenwerten nach 1–3 Stunden. Am 1. Einnahmetag waren die 3-Keto-Desogestrelspiegel relativ niedrig und stiegen bis zum 10. und 21. Tag deutlich an. In den folgenden Zyklen nahmen die Konzentrationen weiter zu und erreichten im 3. und 6. Zyklus Maximalwerte von 12 ng/ml. Im 12. Einnahmezyklus waren sie jedoch signifikant niedriger als zuvor. Trotz halber Dosis lagen die Gestodenspiegel wesentlich höher als die Serumspiegel von 3-Keto-Desogestrel. Ein Vergleich der Flächen unter den Konzentrationskurven (AUC) zeigt, daß die Serumspiegel des Gestodens um das 4- bis 5fache höher lagen als die von 3-Keto-Desogestrel. Es zeigten sich große individuelle Unterschiede, doch waren die Werte der einzelnen Frauen relativ konstant. Sowohl zwischen der AUC von 3-Keto-Desogestrel als auch der von Gestoden und der SHBG-Serumkonzentration besteht eine signifikante Korrelation. Die Bestimmung der Serumkonzentrationen der verschiedenen endogenen Hormone zeigte – mit Ausnahme von CBG und Cortisol – keinen Unterschied zwischen den beiden Präparaten. Serum-LH und -FSH wurden durch beide Präparate in gleichem Ausmaß, im Verlauf jedes Einnahmezyklus zunehmend, supprimiert. Sowohl unter EE/DG als auch unter EE/G kam es zum signifikanten Absinken von Östradiol. Auch Testosteron wurde um etwa ein Drittel reduziert. Die Serumkonzentration von DHEA-S war unter beiden Präparaten reduziert, während Cortisol um 45 bis 50% anstieg. Auch in der Wirkung auf die SHBG-Spiegel, die um 200% anstiegen, gab es keinen signifikanten Unterschied zwischen den beiden oralen Kontrazeptiva. Die Suppression des Gesamt-Testosteron und die Erhöhung des SHBG führten zu einer Reduktion des freien Testosteron um ca. 40–50%. Die CBG-Spiegel nahmen unter dem Desogestrelhaltigen Präparat um 90%, unter dem Gestoden-haltigen um 120% zu, wobei der Unterschied signifikant war.

Die Studie zeigt, daß die Behandlung mit EE/G trotz halber Dosierung des Gestagens zu weitaus höheren Serumspiegeln des Gestodens führt als die von 3-Keto-Desogestrel nach Einnahme von EE/DG. Die Serumspiegel beider Gestagene korrelieren mit der Serumkonzentration von SHBG, welches unter dem Einfluß von EE ansteigt. Die großen interindividuellen Unterschiede in den Gestoden- und Keto-Desogestrelspiegeln bleiben bei den einzelnen Frauen im Verlauf der Behandlung weitgehend erhalten. Die Bestimmung der endogenen Hormone zeigte – mit Ausnahme des CBG und Cortisol – keine Unterschiede zwischen EE/DG und EE/G.

Blutgerinnung und Fibrinolyse unter Oviol

R. C. Briel[1], A. E. Schindler[2], R. v. Hugo[3], C. Hermann[1], M. Zwirner[1]

Universitäts-Frauenkliniken Tübingen/Münster[1]/Essen[2]/Rechts der Isar, München[3]

Bei Frauen unter Ovulationshemmern mit einem Äthinyl-Östradiol (EE)-Gehalt von über 0,05 mg, sind gehäuft thromboembolische Komplikationen beschrieben. Das Rauchen gilt als wesentlicher zusätzlicher Risikofaktor. Mit den bisher zur Verfügung stehenden gerinnungsanalytischen Methoden ist es bisher nicht gelungen, im Einzelfall ein thrombotisches Ereignis sicher vorherzusehen oder zu erkennen. In einer prospektiven Studie wurden bei 7 Raucherinnen (R) und 9

Archives of Gynecology and Obstetrics Vol. 245, No. 1-4, 1989
Verhandlungen der Deutschen Gesellschaft für Gynäkologie und Geburtshilfe,
47. Versammlung, München 6.-10. September 1988
© Springer-Verlag Berlin Heidelberg

Nichtraucherinnen (NR) Gerinnungsuntersuchungen vor, während und nach
sechsmonatiger Einnahme des desogestrelhaltigen Zweiphasenpräparats Oviol
(7 Tage 0,05 mg EE, 15 Tage 0,05 mg EE + 0,125 mg Desogestrel) durchgeführt.
Zusätzlich zu konventionellen Gerinnungstests wurden folgende Inhibitoren und
Umsatzprodukte der Gerinnung erfaßt: Antithrombin III (AT III), Protein C,
Antiplasmin, Fibrinopeptid A (FPA) und D-Dimer. Bei FPA handelt es sich um
ein labiles Reaktionsprodukt der plasmatischen Gerinnung, das bei der
Fibrinogen-Fibrin-Umwandlung abgespalten wird. Das D-Dimer ist ein stabiles
Reaktionsprodukt der (reaktiven) Fibrinolyse, ein Abbauprodukt des quervernetzten Fibrins. Die Gerinnungstests Quick, aPTT, Thrombinzeit und Thrombe-
lastogramm zeigen nur minimale Veränderungen. Die Aktivität der Gerinnungsfaktoren I, VII, VIII und X steigt um 10–30% an. Die Veränderungen bewegen
sich innerhalb der Normbereiche und sind reversibel. Zwischen R und NR
bestehen keine Unterschiede. Die Antiplasmin-Aktivität bleibt bei R und NR
im gesamten Verlauf unverändert. Die Euglobulinlysezeit (ELZ) ändert sich bei
NR nicht. Bei R findet sich eine Verkürzung der vor und nach Oviol verlängerten ELZ. AT III und Protein C verhalten sich bei R und NR identisch. Die
AT III-Aktivität sinkt reversibel um 10% an die untere Grenze des Normbereichs.
Protein C steigt um 12% ebenfalls reversibel an. Fibrinopeptid A steigt von
durchschnittlich 2,4±1,4 ng/ml auf 4,7±2,8 ng/ml bei R und NR mäßig an.
Nach Oviol findet sich eine verzögerte Normalisierung der Werte. Auch das
D-Dimer steigt unter Oviol bei R und NR von 76±30 ng/ml auf 101±45 ng/ml
an. Nach Oviol sind die Werte noch um 15–20% erhöht. Aus Sicht des hämostaseologischen Gleichgewichts sind AT III-Abfall und Protein C-Anstieg zwei Veränderungen, die sich gegenseitig kompensieren. Die Anstiege von FPA und D-
Dimer sind zwar statistisch signifikant, jedoch wesentlich geringer ausgeprägt als
bei Hyperkoagulabilität und Thrombose. Die erhöhten Werte deuten auf eine
geringe Aktivierung der Gerinnung mit reaktiver Fibrinolyse hin. Ob diese Veränderungen möglicherweise eine Folge der erhöhten Konzentration an Faktoren in
beiden Systemen darstellen, u. U. eine erhöhte Reaktionsbereitschaft und Labilität anzeigen und erst bei Anwesenheit zusätzlicher Risikofaktoren wirksam werden, muß offen bleiben. Insgesamt sind die gefundenen Veränderungen gering
und reichen nach unserem derzeitigen Wissensstand nicht aus, um per se als
thrombogen zu gelten. Zwischen Rauchern und Nichtrauchern fanden sich nur
geringe Unterschiede. Die Bestimmung weiterer sensibler Marker und Reaktionsprodukte vermag möglicherweise in der Zukunft das individuelle Risiko für arterielle und venöse Thrombosen unter Ovulationshemmern besser zu definieren.
Von besonderer Bedeutung erscheint die Beachtung von Risikofaktoren wie Rauchen, familiäre kardio-vaskuläre Belastung, Diabetes und Alter.

**Welche Bedeutung haben Feldstudien mit oralen Kontrazeptiva?
Erfahrungen über 10 Jahre**

K.-H. Geißler

Organon GmbH, Oberschleißheim

Feldstudien sind Studien der Phase IV, in denen ein bereits zugelassenes Arznei-
mittel bestimmungsgemäß angewendet wird, um die Kenntnisse über Wirksamkeit und Sicherheit dieses Arzneimittels zu erweitern und eine Nutzen-Risiko-
Bewertung vorzunehmen. Nach dem AMG ist der Hersteller eines Arzneimittels
verpflichtet, 2 und 5 Jahre nach der Zulassung dem BGA einen Erfahrungsbericht

Verhandlungen der Deutschen Gesellschaft für Gynäkologie und Geburtshilfe,
47. Versammlung, München 6.-10. September 1988

vorzulegen, für dessen Erstellung die Erkenntnisse aus Studien mit größeren Fallzahlen nützlich sind. Dieser Bericht soll u. a. über Erfahrungen mit Nebenwirkungen Auskunft geben.

Während Detailuntersuchungen blutchemischer Veränderungen wie z. B. der Blutlipidstatus klinischen Studien vorbehalten bleiben, konnten wir aus Feldstudien durch die große Teilnehmerzahl auch Informationen allgemeiner Art wie z. B. über das Menarchealter oder die Rauchgewohnheiten von Pillenanwenderinnen gewinnen. Naturgemäß beinhalten Feldstudien einfache, gut abgrenzbare Fragestellungen.

Solche können sich beziehen auf: Blutdruck, Körpergewicht, subjektive Beschwerden/Veränderungen, depressive Verstimmung bzw. Befindlichkeit, Zyklusstörungen, Akne u. a. Als Nebenwirkung von Pillen mit nicht selektiven Gestagenen sind Gewichts- und Blutdruckerhöhungen beschrieben worden. Deshalb haben wir diesen Fragenkomplex für Marvelon mit dem selektiven Gestagen Desogestrel geprüft. Aus einer großen Studie, an der von 1983 an nahezu 10000 Frauen über 24 Monate teilnahmen, ist zu entnehmen, daß Blutdruck und Gewicht unter Marvelon im Durchschnitt unverändert bleiben. Das bestätigen Informationen verschiedener kontrollierter Studien mit geringeren Fallzahlen.

Einer weiteren großen Studie war 1981 zu entnehmen, daß eine vor Marvelon-Einnahme bestehende depressive Verstimmung in 90% verschwand, während sie bei 1% der Frauen neu auftrat. Um den Komplex „depressive Verstimmung" weiter aufzuschlüsseln und detailliertere Angaben zu erhalten, führten wir 1987/88 eine Befindlichkeits-Befragung durch. Mehr als 1000 Gynäkologen mit durchschnittlich 50 Patientinnen nahmen daran teil. Die Frauen hatten den Fragebogen auszufüllen zum Zeitpunkt vor Einnahme von Marvelon sowie im 3. und 6. Einnahmezyklus.

Eine Aufgliederung der Ergebnisse zeigt, daß von 4½ tausend Frauen, knapp 2000 eine Verbesserung der Befindlichkeit vom Bereich mäßiger hin zum Bereich guter Befindlichkeit zeigten. Über 1300 Frauen wiesen eine unverändert gute Befindlichkeit auf. Knapp über 900 Frauen gaben eine leichte Verschlechterung der Stimmung an, die sich jedoch immer noch im Rahmen der Gruppe 1 (= gute Befindlichkeit) befand und damit weit entfernt ist von etwaiger Depressivität. In 113 Fällen wurde eine schwankende Stimmung angegeben. Diese Ergebnisse könnten dazu beitragen Vorurteile, nämlich, daß die Pille Depressionen macht, abzubauen.

Feldstudien wird es in Zukunft infolge der neuen Musterregelung nicht mehr geben. An ihre Stelle werden Bemühungen treten, die mit dem Begriff „Drug Monitoring" beschrieben werden. Solche Beobachtungsstudien sind keine klinischen Prüfungen im Sinne des AMG. Ihnen liegt kein Prüfplan zugrunde, es gibt keine Ein- und Ausschlußkriterien. „Drug Monitoring" ist deutlich von „Feldstudien" abzugrenzen, deren Zielsetzungen wesentlich breiter gefächert waren.

Sexualaktivität, Abtreibungen und Kontrazeption unter den Jugendlichen

M. Sirakov

Institut für Geburtshilfe und Gynäkologie, Sofia

Die Sexualaktivität im Pubertäts- und Jugendalter und die damit verbundenen Fragen der außerehelichen Schwangerschaften, Geburten und Abtreibungen ist

Archives of Gynecology and Obstetrics Vol. 245, No. 1-4, 1989
Verhandlungen der Deutschen Gesellschaft für Gynäkologie und Geburtshilfe,
47. Versammlung, München 6.-10. September 1988

ein Problem von wachsender Bedeutung. Unser Untersuchungsziel war eine Information die uns helfen sollte, unsere prophylaktische Tätigkeit rationeller zu gestalten. Untersuchungsobjekt waren 234 Schüler aus Sofia (M = 108, J = 116) im Alter von 18 Jahren, 214 Mädchen im Alter von 13 bis 17 Jahren, deren Schwangerschaft auf Verlangen unterbrochen wurde und 120 Mädchen im Alter von 14 bis 17 Jahren, die ein außereheliches Kind gebaren. Als Methoden wurden die Umfrage mit Fragebögen und die Arbeit nach Dokumenten benutzt.

Resultate

Sexuelle Kontakte von den 234 befragten Schülern hatten 48,1% der Mädchen und 92,1% der Jungen. Das Alter von Kohabitarche ist auf Tabelle 1 zu sehen. Die Motive zum Beginn eines sexuellen Lebens stehen auf Tabelle 2. Zu kontrazeptiven Maßnahmen haben 50% der Mädchen und 53% der Jungen gegriffen. Die meist gebrauchte Methode bei den Mädchen ist Koitus inerruptus, gefolgt von Ogino-Knaus und mit dem gleichen Prozent (23%) die Kondoms, die Spülungen und die Pillen. Die Jungen berichten an erster Stelle von den Kondoms, gefolgt von Koitus interruptus und Ogino-Knaus. Ihre sexuelle Aufklärung bezeichnen die beiden Gruppen vorwiegend als mittelmäßig. Als Aufklärungsquellen geben sie an erster Stelle „Bücher" und „Freunde" (etwa 80%) an, es folgen „Eltern", „Schule" und „Arzt" mit dem niedrigsten Prozent. Ähnlich steht es um die Quellen der Verhütungsinformation, wobei hier die „Eltern" an letzter Stelle nach dem „Arzt" stehen. Von den 214 Mädchen, deren Schwangerschaft unterbrochen wurde, waren 56,1% in der Periode unter 12 W., 30,4% zwischen 12 und 20 W. und 13,5% über 20 W. Die letzten müssen ihr Kind gebären. 42% von den 67 befragten schwangeren Mädchen „wußten nicht, daß sie schwanger waren", die anderen 58% „wußten nicht, was sie machen sollten"; 45% haben überhaupt keine Kontrazeptionsmittel angewandt; 48% haben Verhütungsmaßregel vom Partner erwartet" und nur 7% haben Verhütungsmaßnahmen getroffen. Es muß darauf hingewiesen werden, daß während bei den Frauen über 18 Jahre der Schwangerschaftsprozent über 12 W. 10,6% beträgt, er bei den Mädchen auf 43,9% steigt. Bei 120 Mädchen die ein uneheliches Kind gebaren, haben wir in Wuchs und Gewicht der Babys im Vergleich zu den für das Land gültigen Normen keinen statistisch zuverläßigen Unterschied entdeckt. Es gab keinen wesentlichen Unterschied auch im Verlauf der Schwangerschaft und des Geburtsaktes.

Tabelle 1. Kohabitarche

Alter	13	14	15	16	17	18
M	2	4	10	12	10	14
J	–	10	40	14	36	16

Tabelle 2. Motive

	M	J
Zufall	23%	29%
Neugier	23%	31%
Wunsch	8%	22%
Liebe	46%	18%

Aus dem Obenerwähnten kann man folgende Schlußfolgerungen ziehen: die negativen Folgen der Sexualaktivität der Jugendlichen sind das Resultat ihrer Unwissenheit über sexuellen Fragen. Unsere Bemühungen müssen also folgender Aufgaben gelten: Sexualaufklärung, Schaffung von Kontakten mit den Jugendlichen und das Wichtigste – das Vertrauen der Kinder gewinnen. Damit sie selber zu uns kommen, ohne Angst, für wohlwollenden Rat und Hilfe.

Antikonzeption durch zyklische Behandlung mit Buserelin und Progesteron

P. Wieacker, F. Geisthövel, M. Breckwoldt

Endokrinologische Abteilung der Universitäts-Frauenklinik Freiburg

Bei Patienten mit absoluter oder relativer Kontraindikation für orale Ovulationshemmer erlaubt der Einsatz von Buserelin und Progesteron eine ungefährliche Antikonzeption. Von besonderer Bedeutung ist diese Therapie bei markumarisierten Patientinnen, die eine zuverlässige Antikonzeption aufgrund der Teratogenität von Marcumar benötigen, und bei denen eine Ovulationshemmung aufgrund des Risikos einer schweren intraabdominalen Blutung bei der Follikelruptur gefordert werden muß.

Bei 30 Patienten, bei denen eine Kontraindikation für orale Ovulationshemmer oder IUP bestand, wurde eine Antikonzeption nach folgendem Schema durchgeführt:
- Tag 1–21: 300–400 µg Buserelin/d intranasal,
- Tag 12–21: 100 mg Progesteron/d als Vaginalsuppositorium
- Tag 22–28: behandlungsfreies Intervall.

Es wurden 350 Zyklen mit FSH-, LH- und E_2-Bestimmungen überwacht. Während FSH und LH eine große Variabilität zeigten, lagen die E_2-Werte zwischen 40 und 60 pg/ml entsprechend der frühen Follikelphase. Nach dem E_2-Wert richtete sich jeweils die weitere Buserelin-Therapie. In diesem Zeitraum wurde keine Schwangerschaft beobachtet. Es kam meist zu regelmäßigen Menstruationen im behandlungsfreien Intervall.

Hauptindikation dieser Art von Antikonzeption stellen Marcumar-Behandlungen nach Thromboembolien oder andere schwere kardiovaskuläre Erkrankungen, ferner Nephro- und Hepatopathien dar. Für diesen Indikationsbereich erscheint die zyklische Buserelin/Progesteron-Therapie als eine zuverlässige und ungefährliche Antikonzeption, die allerdings eine sorgfältige Überwachung und zuverlässige Compliance seitens der Patienten erfordert. Toxische Nebenwirkungen sind nicht zu erwarten.

Literatur

Geisthövel F, Jenne D, Wieacker P, Breckwoldt M (1987) Administration of an LHRH analogue and of progesterone in risk patients to oral contraceptives. Contraception 36:459–469
Prömpeler H, Wieacker P, Hillemanns HG, Breckwoldt M (1988) Einsatz von GnRH-Analoga bei markumarisierten Patientinnen zur Antikonzeption und Prophylaxe von lebensbedrohlichen Ovulationsblutungen. GebFra 48:588–589

Zusätzliche Bestimmung des 17-Hydroxy-Progesteron zur Festlegung des optimalen Ovulationszeitpunktes

R. Campo, E. Heywinkel, W. Distler

Universitäts-Frauenklinik Düsseldorf

Im normalen menstruellen Zyklus steigt das 17-Hydroxy-Progesteron signifikant einen Tag vor Erreichen des LH-Peaks an. Dieser Anstieg verläuft parallel mit dem Erreichen des E2 Maximums. So erscheint uns die Frage berechtigt, ob die tägliche Bestimmung des 17-Hydroxy-Progesteron eine klinische Bedeutung in der Überwachung von Stimulationszyklen hat. Zur Beantwortung dieser Frage haben wir an der Universitäts-Frauenklinik Düsseldorf bei 47 aufeinanderfol-

Archives of Gynecology and Obstetrics Vol. 245, No. 1-4, 1989
Verhandlungen der Deutschen Gesellschaft für Gynäkologie und Geburtshilfe,
47. Versammlung, München 6.-10. September 1988

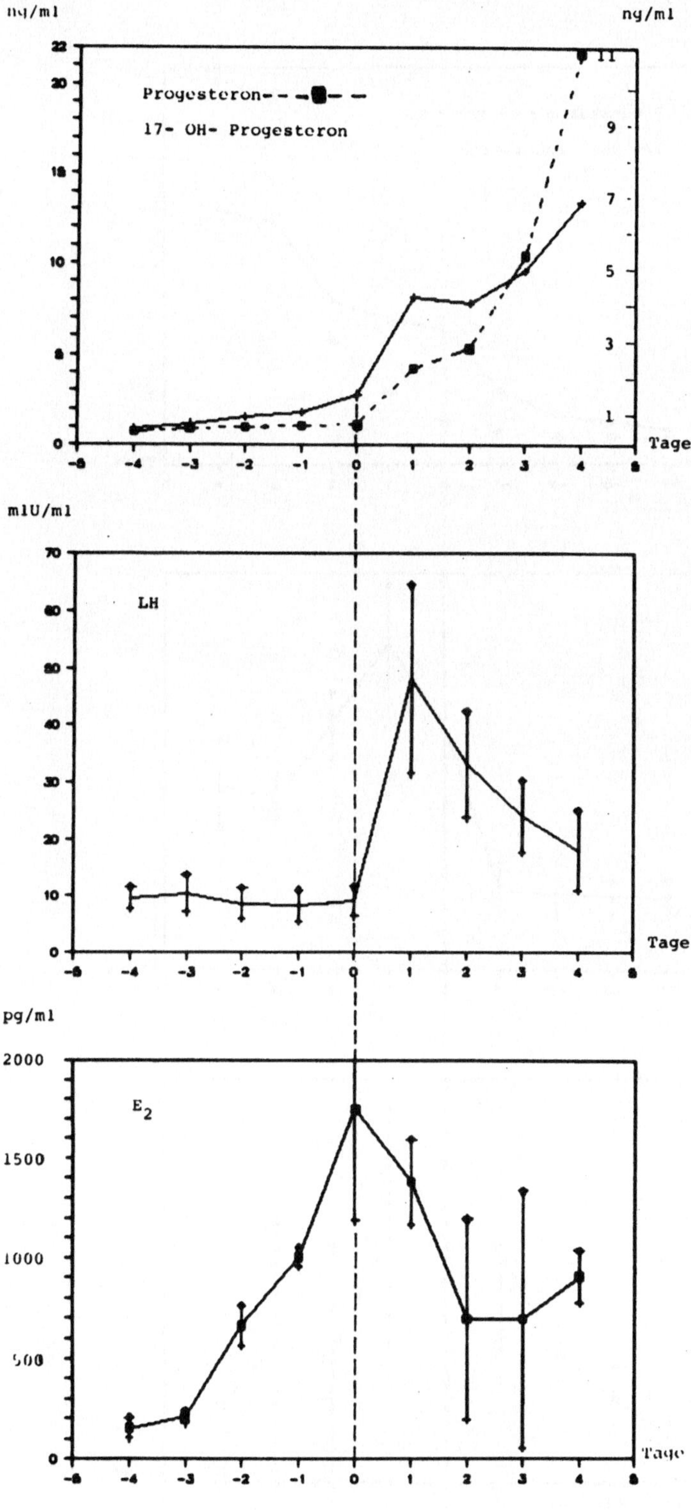

Abb. 1. Hormonwerte der Reaktionsgruppe I

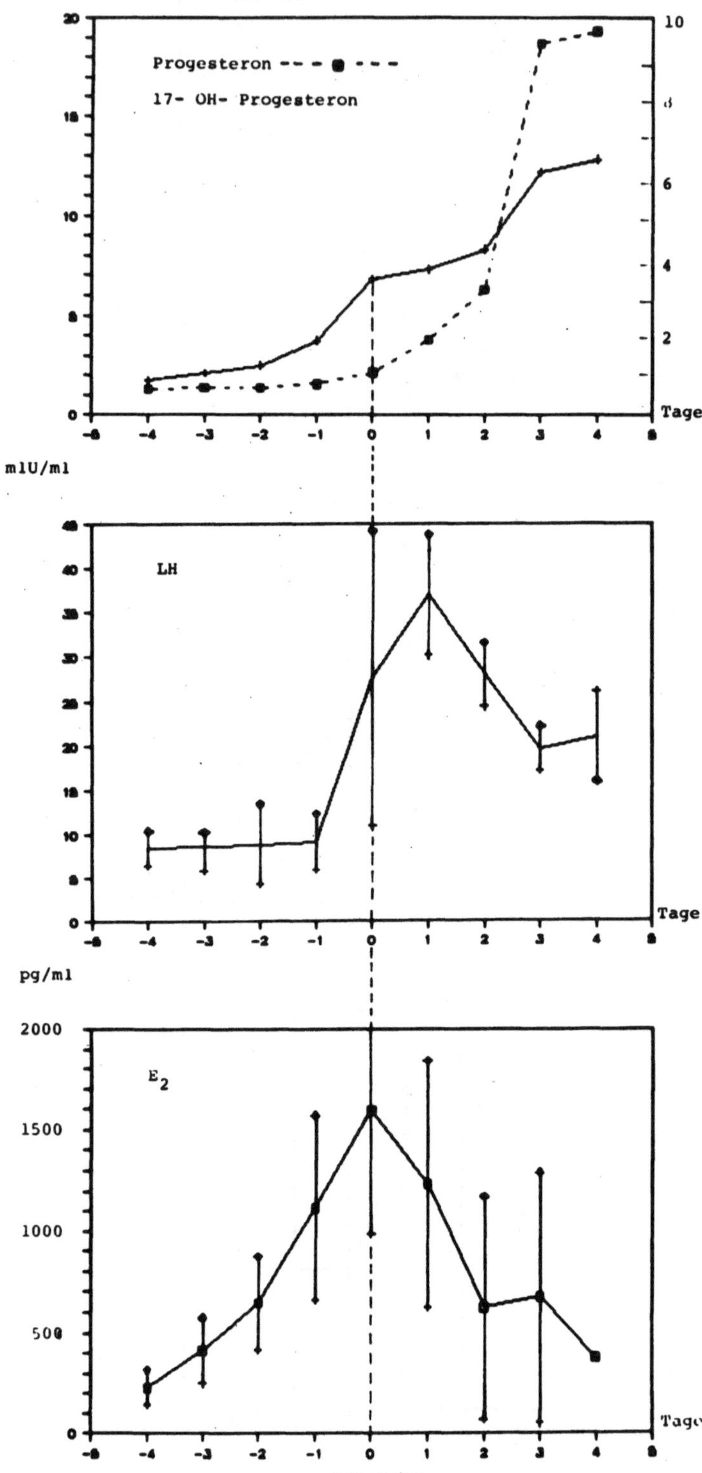

Abb. 2. Hormonwerte der Reaktionsgruppe II

1012

genden In-vitro-Fertilisationsversuchen retrospektiv LH, Progesteron und 17-Hydroxy-Progesteron bestimmt. Alle Patientinnen sind nach einem einheitlichen Schema mit Clomifen-Zitrat/HMG/HCG stimuliert worden. Blutentnahmen wurden täglich zwischen 8.00 und 9.00 Uhr morgens ab dem 1. Tag der HMG-Gabe durchgeführt. Als Sterilitätsursache handelte es sich in der Mehrzahl der Patientinnen um operativ nicht korrigierbare Eileiterstörungen. Retrospektiv kann man in diesem Patienten-Kollektiv drei Reaktionsgruppen unterscheiden. Die erste Gruppe ist gekennzeichnet durch einen normalen Östradiol-Anstieg mit basalen LH- und Progesteron-Werten bis zur Ovulationsauslösung. Eine Ovulationsinduktion wurde mit 10000 I.E. HCG vorgenommen, bei Östradiolwerten von 250−500 pg/ml pro Follikel mit einem Durchmesser ab 1,2 cm. Die zweite Gruppe unterscheidet sich durch einen signifikanten LH-Anstieg am Tag der Ovulationsauslösung. Dieser LH-Anstieg wurde nur retrospektiv diagnostiziert und somit wurde der Punktionszeitpunkt hierdurch nicht beeinflußt. Die dritte Gruppe ist gekennzeichnet durch variablen Östradiolverlauf sowie frühzeitige endogene LH-Anstiege mit signifikant erhöhter Progesteronbildung. Aufgrund ihrer Heterogenität bringt diese Gruppe keine einheitliche Information bezüglich des periovulatorischen Verhaltens des 17-Hydroxy-Progesteron im stimulierten Zyklus. In der Abb. 1 sind Mittelwerte der Serumkonzentration von Progesteron, 17-Hydroxy-Progesteron, LH und Östradiol für die erste Reaktionsgruppe aufgezeichnet. Das Verhalten des 17-Hydroxy-Progesteron in diesem Kollektiv erscheint uns vergleichbar mit dem periovulatorischen Verhalten im normalen menstruellen Zyklus. Im Gegensatz zum Progesteron kann man beim 17-Hydroxy-Progesteron einen Anstieg am Tag 0 beobachten, wonach ein erster Peak simultan mit dem LH-Anstieg am Tag 1 erreicht wird. Abb. 2 zeigt die Hormonwerte der Patientinnen, welche am Tag der Auslösung retrospektiv einen signifikanten endogenen LH-Anstieg hatten. Dieser vorzeitige LH-Anstieg ist nicht eindeutig im Verlauf der Progesteronkurve erkennbar. Der Verlauf des 17-Hydroxy-Progesteron zeigt dagegen einen Anstieg am Tag −1, wonach parallel mit dem endogenen LH-Anstieg ein eindeutiger Peak des 17-Hydroxy-Progesteron meßbar ist. In bezug auf die Schwangerschaftsrate konnte in den drei Reaktionsgruppen kein signifikanter Unterschied nachgewiesen werden. Zusammenfassend läßt sich sagen, daß 17-Hydroxy-Progesteron eine höhere Sensibilität als Progesteron in der periovulatorischen Übertragung von Stimulationszyklen besitzt. Der frühere periovulatorische Anstieg des 17-Hydroxy-Progesteron könnte Ausdruck dafür sein, daß eine Umschaltung von Delta 5 part-way auf Delta 4 part-way in der Biosynthese der Steroidhormone stattfindet. Ob jedoch diese höhere Sensibilität auch eine entsprechende klinische Relevanz besitzt, läßt sich anhand dieser Zahlen nicht beantworten. Es bedarf einer prospektiven Studie zur Beantwortung der Frage, in wievielen Fällen eine tägliche Messung des 17-Hydroxy-Progesteron einen endogenen LH-Anstieg frühzeitig vorhersagt, und ob sich daraus auch eine Vorhersage für die Schwangerschaftsrate treffen läßt.

Die Kupferabgabe der Intrauterinpessare Nova-T und ML Cu 250 short

U. J. Koch, J. Lorbach, J. Stange, W. Stichel

Institut für Reproduktionsmedizin und Bundesanstalt für Materialprüfung, Berlin

Das Ziel der Untersuchung war die Klärung der Frage, ob der Silber-Kupferdraht des Nova-T (0,1 mm Ag-Kern u. 0,1 mm Cu-Medikation) bzw. der reine

Verhandlungen der Deutschen Gesellschaft für Gynäkologie und Geburtshilfe,
47. Versammlung, München 6.-10. September 1988
© Springer-Verlag Berlin Heidelberg

Kupferdraht des ML Cu 250 short (0,4 mm Cu) Verbesserungen hinsichtlich der Langzeitanwendung von Intrauterinpessaren (IUP) bedeuten. Die früher eingeführten Kupfer-IUP wiesen bei Langzeitanwendung zum Teil Drahtfragmentationen auf, da die zur Medikation verwendeten Kupferdrähte nur einen Durchmesser von 0,2 bis 0,3 mm hatten.

Material und Methodik

350 Kupfer-IUP mit Unterschiedlichen Anwendungszeiten wurden korrosionstechnisch untersucht. Neben Querschliffpräpartionen kamen Auflicht- und Rasterelektronenmikroskopie von ungebeizten und abgebeizten Kupferdrähten sowie gravimetrische Massenverlustbestimmungen zur Anwendung. Die mittleren Ausgangswerte der neuen IUP betrugen beim Nova-T: Cu-Masse 120 mg, Ag-Masse 20 mg, Cu-Oberfläche 211 mm^2 und beim ML Cu 250 short: Cu-Masse 230,5 mg, Cu-Oberfläche 276 mm^2.

Ergebnisse

Bei der morphologischen Untersuchung der Kupferdrähte fiel die große Variationsbreite der Flächen- und Spaltkorrosion in Abhängigkeit von der Anwendungszeit auf. Im 5. Anwendungsjahr hatte bei einem großen Teil der Silberkern-Kupferdrähte der Kupferkorrosionsprozeß den Silberkern erreicht und teilweise lag der Silberkern völlig frei (Abb. 1). Drahtfragmentationen wurden weder beim Nova-T noch beim ML Cu 250 short bis zum 6. Anwendungsjahr beobachtet. Die mittlere Kupferkorrosionsrate betrug nach 5 Jahren beim Nova-T $21,3 \pm 11$ mg (SD) und beim ML Cu 250 short $47,5 \pm 23$ mg (SD). Pro 100 mm^2 Kupferdrahtoberfläche ergaben sich für das ML Cu 20 short größere Kupferkorrosionsraten als beim Nova-T (Abb. 2). Die Massenverlustraten waren pro Zeiteinheit starken Schwankungen unterworfen. Für beide IUP konnte ein linearer Verlauf des Massenverlustes in der Regressionsanalyse berechnet werden.

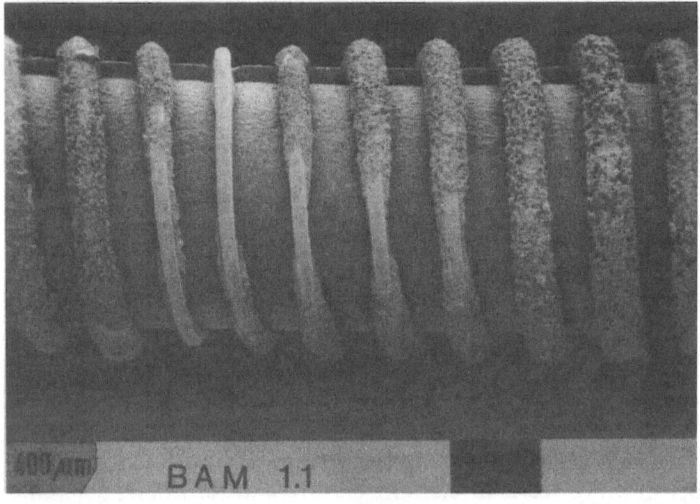

Abb. 1. Rasterelektronenmikroskopische Aufnahme eines Silberkern-Kupferdrahtes nach 5-jähriger intrauteriner Anwendung (Nova-T)

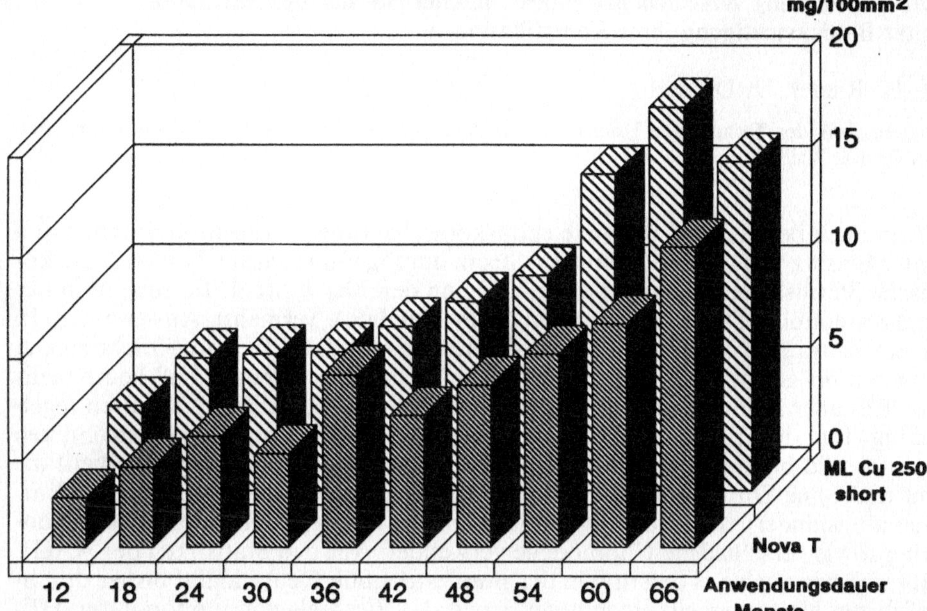

Abb. 2. Kupferkorrosionsraten von Nova-T und ML Cu 250 short im Zeitraum von 66 Monaten pro Flächeneinheit von 100 mm^2 (Nova-T-Kupferoberfläche 211 mm^2, ML Cu 250 short-Kupferoberfläche 276 mm^2)

Diskussion

Die Kupfermassenverlustkalkulationen lassen sich nicht auf den individuellen Korrosionsverlauf übertragen, da die Variabilität der Korrosionsgeschwindigkeit zu groß ist. Endokrinologische und endometriale Faktoren, die sich zyklisch und altersabhängig ändern, beeinflussen die Oxidationsfähigkeit der uterinen Sekrete und damit auch die Korrosionsgeschwindigkeit [1]. Andererseits muß davon ausgegangen werden, daß die Intensität des Korrosionsprozesses IUD-spezifisch variiert; sowohl das IUP-Design als auch die Wechselbeziehungen zwischen Korrosionsprodukt und metallischem Kupfer bzw. Silber sind von Relevanz. Beim Nova-T muß im 5. Anwendungsjahr mit dem partiellen Freiliegen des Silberkernes und einem dann beschleunigten Korrosionsprozeß gerechnet werden; die Anwendungszeit dieses IUP ist daher auf 4 bis 5 Jahre begrenzt. Beim ML Cu 250 short stellt sich das Problem des vorzeitgen Aufbrauches der kontrazeptiv wirkenden Kupfermedikation nicht, da auch nach Langzeitanwendung noch eine ausreichende Kupferreserve vorhanden ist, die eine optimale Kupferionenabgabe gewährleistet.

Zusammenfassung

Grundsätzlich sind Nova-T und ML Cu 250 short für eine Anwendungszeit von 5 Jahren geeignet; das ML Cu 250 short hat jedoch durch die größere Kupfermedikation kontrazeptive Vorteile gegenüber dem Nova-T sowohl bei der Kurzzeit- als auch bei der Langzeitanwendung.

Literatur

1. Koch UJ, Stichel W, Stange J (1987) Copper corrosion and life span of IUDs (ML Cu 250 standard). In: Shan Ratnam, S., E.-S. Teoh, S.-M. Lim (eds) Advances in fertility and sterility series, contraception. Volume 6, The Parthenon Publishing Group, Lancs, UK, New Jersey, USA, p 85

Die Entwicklung verschiedener endoskopischer Sterilisationsverfahren unter Berücksichtigung ihrer Komplikationen

H.-H. Riedel, U. Dernette

Frauenklinik der Technischen Hochschule Aachen und Frauenklinik der Christian-Albrechts-Universität Kiel

Wenn auch bereits 1936 die erste endoskopische Tubensterilisation durch Bösch unter Einsatz von monopolaren HF-Strom durchgeführt wurde, fanden endoskopische Sterilisationstechniken erst ab Beginn der 70er Jahre d. Jh. sowohl in der Bundesrepublik Deutschland als auch in den USA vermehrt Anwendung. In einem Zeitraum von jetzt 10 Jahren verbreitete sich diese Technik – nicht zuletzt wegen ihrer geringen Komplikationsraten – jedoch so extensiv, daß heute mehr als 90% aller Kliniken und Belegabteilungen in der BRD dieses Verfahren regelmäßig für die Eileitersterilisation einsetzen. Neben Koagulationstechniken (mono- und bipolare HF-Verfahren, Endokoagulation und Lasertechniken) die mit und ohne Durchtrennung Einsatz finden, werden insbesondere in den Entwicklungsländern aber auch in den USA mechanische Techniken wie der Yoon-Ring sowie verschiedene Clipmodelle verwendet. Aus den Statistiken der AAGL läßt sich wie auch aus den drei in der Bundesrepublik Deutschland bisher durchgeführten Umfragen ein eindeutiger Trend des Wechsels von monopolaren HF-Koagulationstechniken zu anderen Methoden hin nachweisen. Schwere Komplikationen bei endoskopischen Eingriffen werden aus den Statistiken der AAGL mit 2‰ angegeben. In gleicher Größenordnung finden sich auch die Komplikationsraten, die in den Pelviskopieumfragen 2 und 3 der BRD von Riedel et al. ermittelt werden konnten. Bei endoskopischen Sterilisationsverfahren sind als schwere Komplikationen, die eine Repelviskopie bzw. Laparotomie erforderlich machen, in erster Linie Gefäßverletzungen beim Einstechen der Veressnadel bzw. des Trokars aber auch Punktionsverletzungen von Intestinalorganen möglich. Hinzu kommt für die insbesondere in der BRD häufig benutzten Koagulationstechniken die Verbrennung von Intestinalorganen wie Ureter, Blase etc.; aber auch Blutungen aus der Mesosalpinx bei Durchtrennung der Eileiter post koagulationem. Die Versagerquoten nach Eileitersterilisation lagen in der BRD in den Umfragen 2 und 3 bei 2,5 bis 3‰; wobei aber zu berücksichtigen ist, daß insgesamt nur jeweils gut ein Drittel sämtlicher sich an der Umfrage beteiligenden Abteilungen überhaupt über Sterilisationsversager berichteten. An der Spitze der mit Versagern belasteten Koagulationstechniken lag die bipolare HF-Technik. Vereinzelt wurden aber auch besonders hohe Versagerraten bei Einsatz der Clipsterilisation dokumentiert. Bei fehlender Durchtrennung war die postoperative Versagerrate sowohl für die bipolare HF-Technik als auch für die Endokoagulation deutlich häufiger nachzuweisen. Sowohl in der Pelviskopieumfrage 2 wie auch 3 waren in den Kliniken und Belegabteilungen unter den Sterilisationsversagern ca. 30 bis knapp 50% EU-Graviditäten. Auch hier dominierte bei den Koagulationstechniken eindeutig das bipolare HF-Verfahren.

Bei der Beurteilung einer Sterilisationsmethode ist in jedem Fall den Gesichtspunkten des Operationsrisikos, dem technischen Schwierigkeitsgrad, der kontrazeptiven Sicherheit und der Reversibilität des Verfahrens Rechnung zu tragen. Daraus ist abzuleiten, daß Sterilisationen heute – wenn irgend möglich – unter Einsatz endoskopischer Verfahren zu erfolgen haben, da bekannt ist, daß vaginale oder per Laparotomie durchgeführte Sterilisationen nicht nur eine deutlich höhere Morbidität sondern auch Mortalität aufweisen und daß auch die Versagerraten – wie aus zahlreichen statistischen Erhebungen abzuleiten ist – keinesfalls niedriger sind als bei den vorstehend genannten endoskopischen Techniken.

Archives of Gynecology and Obstetrics Vol. 245, No. 1-4, 1989
Verhandlungen der Deutschen Gesellschaft für Gynäkologie und Geburtshilfe, 47. Versammlung, München 6.-10. September 1988
© Springer-Verlag Berlin Heidelberg

Hormonrezeptoren

Die Sitzung zur „Methodik des Nach- 9. 9. 1988 stand unter der Leitung von
weises von Hormonrezeptoren" vom *K. D. Schulz,* Marburg.   H. L.

Östradiol- und Tamoxifen-induzierte Hormonrezeptormodulation im Xenotransplantationsmodell

R. T. Michel, A. Vering, M. Mitze, M. Stegmüller

Universitäts-Frauenklinik Städt. Krankenhaus Kaiserslautern

Die Hormonrezeptorkonzentration (Östrogenrezeptor [ER], Progesteronrezeptor [PR]) gynäkologischer Karzinome ist keine feste Größe. Aus den Möglichkeiten einer therapeutisch induzierten Hormonrezeptormodulation könnten sich Ansätze für neue Behandlungskonzepte ergeben, weshalb wir uns seit einiger Zeit mit Fragen der Hormonrezeptormodulation im Modellversuch (Xenotransplantationsmodell der Nacktmaus) beschäftigen. Wie in eigenen Vorversuchen geklärt werden konnte, ist dieses weitgehend standardisierbare Modell für Basisuntersuchungen zu Fragen der Hormonrezeptormodulation gynäkologischer Karzinome gut geeignet.

Ziel der vorliegenden Arbeit war es, anhand eines serientransplantierten postmenopausalen Endometriumkarzinoms mit bekannter Hormonrezeptorkapazität (ER: 300 fmol/mg Protein, PR: 400 fmol/mg Protein) unter standardisierten Bedingungen die Möglichkeiten der Hormonrezeptormodulation durch Östradiol und Tamoxifen zu untersuchen, wobei die entsprechenden Untersuchungen für den ER (Doppelbestimmungen) simultan mit der biochemischen (DCC-Methode mit Scatchard-Plot-Analyse) und immunhistologischen (ERICA, Fa. Abbott, Wiesbaden) Methode durchgeführt wurden. Die Modulation der Rezeptoren erfolgte jeweils in einem Kurzzeitversuch (Äthinylöstradiol 1 × 60 µg i.m./Tier, Tamoxifen in öliger Lösung 1 × 50 µg i.m./Tier) und einem Langzeitversuch (Östradiolvalerat 2 × 20 µg i.m./Tier/Woche, Tamoxifen in öliger Lösung 2 × 50 µg i.m./Tier/Woche).

Die Kurzzeitmodulation mit Äthinylöstradiol ergibt einen raschen Abfall des ER innerhalb der ersten Stunden auf Werte um Null und einen deutlichen Wiederanstieg nach etwa 18–24 Stunden. Dabei korrelieren die Ergebnisse der biochemischen und immunhistologischen Bestimmungsmethode. Bei der Kurzzeitrezeptormodulation mit Tamoxifen läßt sich ein maximaler Abfall des ER (DCC-Methode) nach ca. 6 Stunden erkennen, wobei die meßbare Rezeptorkapazität auch noch nach 48–72 Stunden Werte um Null aufweist. Im ERICA bleibt der ER im Gegensatz zu den Verhältnissen unter Äthinylöstradiol immunhistologisch jedoch weiterhin nachweisbar. Die Langzeitrezeptormodulation mit Östradiolvalerat ergibt mit dem biochemischen *und* immunhistologischen Nachweis negative Rezeptorkapazitäten für den ER über eine Beobachtungszeit von 50 Tagen. Die mit der biochemischen Methode bestimmbare PR-Kapazität steigt dabei bereits nach 12 Stunden kontinuierlich an, erreicht nach einer Woche den etwa 10-fachen Wert, um denn im Verlauf der nächsten Wochen (unter weiterer Therapie mit Östradiolvalerat) wieder mäßig abzufallen. Bei der Langzeithormonrezeptormodulation mit Tamoxifen zeigen sich für den ER mit der biochemischen Rezeptorbestimmung Rezeptorkapazitäten um Null über den Beobachtungszeitraum von 50 Tagen. Im ERICA ist der ER jedoch weiterhin nachweisbar. Allerdings fällt generell ein Rückgang der Färbeintensität auf. Die biochemisch bestimmbare Kapazität des PR läßt sich unter Tamoxifen ähnlich wie unter Östradiolvalerat stimulieren, so daß hier prinzipiell keine Unterschiede bestehen.

Die Ergebnisse zeigen die Möglichkeiten einer Hormonrezeptormodulation im Modellversuch auf. Sie sprechen indirekt auch dafür, daß der ER unter Tamoxifen lediglich besetzt wird, jedoch weiterhin vorhanden ist, während er unter Östradiol verbraucht wird.

Darstellung und Reinigung des menschlichen Prolactin-Rezeptors (hPRLR)

G. P. Breitbach, S. Kaul, J. Knodel, H. Schiweck, G. Bastert

Universitäts-Frauenklinik des Saarlandes, Homburg/Saar

Östrogen- und Progesteronrezeptoren, deren Kenntnis für die Prognose und die Therapieplanung beim Mamma-Carcinom von herausragender Bedeutung ist, können mittlerweile nicht nur biochemisch sondern mit Hilfe monoklonaler Antikörper (mAk) auch immunhisto- oder -cytochemisch nachgewiesen werden. Ein Nachweis des Prolactinrezeptors gelingt bis heute lediglich biochemisch, ein mAk gegen hPRLR wurde bislang noch nicht dargestellt. Die Arbeit diente dem Ziel, den hPRLR zu reinigen und zu charakterisieren, um damit Balb/c-Mäuse zu immunisieren und so einen spezifischen mAk darzustellen.

Material und Methode

Als Ausgangsmaterialien wurden die Mamma-Carcinom-Zellinie T47 D (Keyder 1979) und menschliches Plazentagewebe verwendet. Das homogenisierte Rohmaterial wurde ultrazentrifugiert und die sedimentierten Plasmamembranbestandteile in den zwitterionischen Puffern CHAPS oder Triton resuspendiert. Die Reinigung geschah methodisch auf 2 Wegen:

a) Affinitätschromatographie an hPRL-gekoppeltem Affigel 10, wozu zunächst ein mAk gegen hPRL hergestellt und affinitätschromatographisch 2,5 mg hPRL aus Amnionflüssigkeit gewonnen werden mußte.

b) Affinitätschromatographie an mit menschlichem Wachstumshormon (hGH) gekoppeltem Affigel 10, da hGH und hPRL vermutlich an den gleichen Rezeptor gekoppelt werden.

Die Rohproteinfraktionen wurden durch Gelfiltrationschromatographie (FPLC) an Superose 12 aufgereinigt und durch Polyacrylamidgelelektrophorese (SDS-PAGE) sowie mit Hilfe eines Radiofestphasenassays charakterisiert. Die Aufarbeitung geschah bei 20 °C und 4 °C.

Ergebnisse

Bei der Reinigung der Plasmamembranfraktion an hGH Affigel 10 erhielt man bei 20 °C aus T47 D-Zellen und Plazentagewebe ein hochreines Protein mit 2 Molekulargewichtsbanden von 62 und 47 kDa (SDS-PAGE).

Bei Reinigung an hPRL Affigel 10 und 4 °C wurden dagegen aus der T47 D-Zelle Proteine mit 3 Molekulargewichtsbanden bei 180, 150 und 45 kDa gefun-

Archives of Gynecology and Obstetrics Vol. 245, No. 1-4, 1989
Verhandlungen der Deutschen Gesellschaft für Gynäkologie und Geburtshilfe,
47. Versammlung, München 6.-10. September 1988
© Springer-Verlag Berlin Heidelberg

den. In einem letzten Versuch wurde an hGH Affigel 10 plazentares Material bei 4 °C chromatographiert, wobei hochreine Proteine von 180, 150 und 47 kDa gewonnen wurden. Als Suspensionsmedium wurde dabei CHAPS benützt.

Diskussion

Die Ergebnisse belegen eine bislang nicht beschriebene Thermolabilität des hPRLR. Während bei Raumtemperatur lediglich 2 niedermolekulare Banden gefunden werden, wurden bei 4 °C statt der niedermolekularen Bande bei 62 kDa zwei höher molekulare Banden bei 180 und 150 kDa nachgewiesen. Unabhängig von der Reinigung über hGH- oder hPRL-Affigel 10 wurden gleiche Rezeptorproteine erhalten. Damit ist nachgewiesen, daß hPRL und hGH an das gleiche Rezeptorprotein koppeln.

hPRLR ist bislang nicht isoliert worden. Die Literaturdaten beziehen sich auf tierische Ausgangsmaterialien. Mit Triton als Suspensionsmedium werden höhere Molekulargewichte gefunden (z. B. Shiu und Friesen 1974: Brustdrüse Kaninchen – 220 kDa). Bei CHAPS hingegen werden niedere Molekulargewichte beschrieben (Berthon 1987: Brustdrüse Schwein – 42–45 kDa). Niedermolekulare Proteine scheinen die Bindungsuntereinheit des Rezeptors darzustellen und werden bei Aufarbeitung mit CHAPS beschrieben. Triton dagegen stabilisiert höhermolekulare Proteine, sodaß die niedermolekulare Bindungsuntereinheit hier nicht beschrieben wird. Die Isolierung des hPRLR sollte also mit dem Detergenz CHAPS und bei 4 °C vorgenommen werden.

Zusammenfassung

hPRLR wurde erstmals durch affinitätschromatographische Reinigung an hPRL- und hGH-Affigel 10 gewonnen und gelelektrophoretisch charakterisiert. Seine Bindungsfähigkeit wurde mit einem Radiofestphasenassay nachgewiesen, er ist thermolabil und vermag hGH und hPRL zu binden.

Literatur

1. Berthon P, Kelly PA, Djiane J (1987) Water-soluble prolactin receptors from porcine mammary gland. Proc Soc Exp Biol Med 184:300–306
2. Keyder I, Chen L, Kerby S, et al. (1979) Establishment of a cell line of human breast carcinoma origin. Eur J Cancer 15:659–670
3. Shiu RPC, Friesen HG (1974) Properties of a prolactin receptor from the rabbit mammary gland. Biochem J 140:301–311
4. Shiu RPC (1979) Prolactin receptors in human breast cancer cells in long-term tissue cultures. Cancer Res 39:4381–4386

Immunhistologischer und biochemischer Östrogen- und Progesteronrezeptor-Nachweis an normalen Endometrien

M. Mitze, W. Jonat, W. Braendle, T. Kipke

Universitäts-Frauenklinik Hamburg

Einleitung

Ziel der Untersuchung war es, den immunhistologischen Nachweis der Östrogen- (ER) und Progesteronrezeptoren (PgR) mit den biochemisch bestimmten Rezeptorkonzentrationen zu vergleichen, um so zu einer Validierung der immunhistologischen Nachweisverfahren zu kommen.

Material und Methode

Von 54 Hysterektomiepräparaten wurde unmittelbar nach der Entfernung des Uterus aus dem Endometrium des Fundus eine kleine Probe entnommen und in flüssigem Stickstoff tiefgefroren. Das restliche Endometrium wurde scharf vom Myometrium abgetrennt und sofort zur biochemischen ER und PgR Bestimmung nach der Dextran-coated-charcoal (DCC) Methode verwendet. Die Uteri stammten von jüngeren Frauen mit regelrechtem Zyklus ohne exogene Hormongaben. Jeweils 27 Endometrien konnten histologisch und nach der Zyklusanamnese der Proliferations- bzw. Sekretionsphase zugeordnet werden. An Kryostatschnitten des tiefgefrorenen Materials wurden ER und PgR immunhistologisch jeweils mit einem monoclonalen Antikörper (AK) nachgewiesen. Für die Darstellung des ER wurde ein AK gegen aus MCF-7 Zellen gereinigtes ER-Protein, der ERICA AK, verwendet. Zum Nachweis des PgR diente ein AK gegen aus Kaninchenuterus gereinigte PgR, der mPRI. Mit dem mPRI konnten insgesamt nur 40 der 54 Endometrien untersucht werden. Als immunhistologisches Nachweisverfahren diente bei beiden AK eine indirekte Peroxidase-Antiperoxidase Technik.

Ergebnisse

Die immunhistologische Darstellung des ER und PgR führte immer zu einer nur im Zellkern lokalisierten spezifischen Anfärbung. Diese konnte sowohl in den epithelialen Zellen der Schleimhautoberfläche und der Drüsen als auch in den Zellkernen der Stromazellen und der glatten Muskulatur des Myometrium nachgewiesen werden. Dabei zeigten beide Antikörper sehr ähnliche immunhistologische Bilder. Mit beiden Antikörpern ergaben sich zwischen proliferierenden und sezernierenden Endometrien deutliche Unterschiede. In der Proliferation fand sich mit beiden Antikörpern eine deutlich positive Reaktion in den Zellkernen der Drüsen, des Stromas und der glatten Muskulatur. In der Sekretionsphase fand sich häufiger eine vollständig negative Reaktion. Bei Anwendung des ERICA AK wurde die Reaktion meist zuerst in den Stromazellen negativ [2]. Mit dem AK gegen den PgR dagegen blieb die Anfärbung in den Stromazellen und in den myometranen Zellen bestehen, die Zellkerne der epithelialen Zellen dagegen wurden negativ [3, 7]. Die Zuordnung der Mittelwerte der biochemischen ER- und PgR-Konzentrationen zu den jeweils immunhistologisch positiven und negativen Endometrien zeigte für den ERICA AK signifikante Unterschiede (Tabelle 1). Dies wurde auch von anderen Autoren für normale und pathologische Endometrien sowie auch für Mammacarcinome bestätigt [1, 2, 4]. Für den mPRI AK

Tabelle 1. Vergleich von immunohistologischem und biochemischem Östrogenrezeptornachweis an normalen Endometrien (biochemische Werte in Mittelwerten $\pm$ SEM)

	ER-ICA +	ER (DCC) fmol/mg GP	ER-ICA −	ER (DCC) fmol/mg GP
Proliferation n=27	25	227* ±37	2	62 107
Sekretion n=27	16	318* ±74	11	113 ±27

konnten solche Unterschiede nicht nachgewiesen werden (Tabelle 2). Die in der Sekretionsphase mit AK gegen PgR häufig negative immunhistologische Reaktion ist durch die niedrigeren PgR-Konzentrationen in der 2. Zyklushälfte nicht ausreichend erklärt – auch die niedrigsten PgR-Konzentrationen liegen bei einigen hundert fmol/mg Gewebsprotein. Vielmehr könnte eine Erklärung für den negativen Reaktionsausfall in einer Hemmung der AK-Bindung durch Anwesenheit von Progesteron im Plasma liegen [3–5]. Vergleicht man in unserer Untersuchung die Serum-Progesteron-Konzentrationen von allen mit mPRI immunhistologisch negativen Endometrien mit allen immunhistologisch positiven, so zeigen die negativen signifikant höhere Serum-Progesteron-Werte als die positiven.

Tabelle 2. Vergleich von immunohistologischem und biochemischem Progesteronrezeptornachweis an normalen Endometrien (biochemische Werte in Mittelwerten ±SEM)

	PR-ICA+	PgR (DCC) fmol/mg GP	PR-ICA–	PgR (DCC) fmol/mg GP
Proliferation n=21	9	2267 ±193	12	3585 ±473
Sekretion n=19	6	2043 ±538	13	1875 ±386

Zusammenfassung

Der immunhistologische Nachweis des ER zeigt eine gute Korrelation mit den biochemisch bestimmten ER-Konzentationen. Dies ist für den immunhistologischen PgR-Nachweis nicht der Fall. Hier wird die Bindung des AK offenbar durch endogenes Progesteron beeinflußt. D. h. bei jüngeren Frauen ist der immunhistologische PgR-Nachweis nur mit Kenntnis der Zyklusanamnese oder der Serum-Progesteron-Konzentrationen richtig zu bewerten.

Literatur

1. Budwit-Novotny D, McCarty K, Cox E, Soper J, Mutch D, Creasman W, Flowers J, McCarty K Jr (1986) Immunhistochemical analysis of estrogen receptor in endometrial adenocarcinoma using a monoclonal antibody. Cancer Res 46:5419–5425
2. Charpin C, Martin P, Lavaut M, Pourreau-Schneider N, Toga M (1986) Estrogen receptor immunocytochemical assay (ER-ICA) in human endometrium. Int J Gynecol Pathol 5:119–131
3. Garcia E, Bouchard P, De Brux J, Berdah J, Frydman R, Schaison G, Milgrom E, Perrot-Applanat M (1988) Use of immunocytochemistry of progesterone receptors for endometrial dating. J Clin Endocrinol Metab 67:80–87
4. Giri DD, Goepel JR, Rogers K, Underwood JCE (1988) Immunohistological demonstration of progesterone receptor in breast carcinomas: correlation with radioligand binding assays and oestrogen receptor immunohistology. J Clin Pathol 41:444–447
5. Isola JJ (1987) The effect of progesterone on the localization of progesterone receptors in the nuclei of chick oviduct cells. Cell Tissue Res 249:317–323
6. Perrot-Applanat M, Logeat F, Groyer-Picard M, Milgrom E (1985) Immunocytochemical study of mammalian progesterone receptor using monoclonal antibodies. Endocrinology 116:1473–1484
7. Press MF, Udove JA, Greene GL (1988) Progesterone receptor distribution in the human endometrium. Am J Pathol 131:112–124

Progesteron- und Östradiol-Rezeptoren im Myometrium des schwangeren Uterus

A. Bernard, W. Jäger, E. Merkle, L. Wildt, N. Lang

Universitäts-Frauenklinik Erlangen

Die Rolle von Progesteron (P) und Östradiol (E_2) und deren Rezeptoren im Myometrium bei der Auslösung der Geburt ist nur ungenügend bekannt. Ziel der vorliegenden Arbeit war es daher, die Anzahl der P- und E_2-Rezeptoren im Zytosol des menschlichen Myometriums nach spontan einsetzender Wehentätigkeit und am wehenlosen Uterus zu bestimmen.

Material und Methodik

Myometrium wurde intraoperativ von 53 Schwangerschaften entnommen, bei denen aus unterschiedlichen Indikationen entweder eine elektive Sectio oder Sectio nach Wehenbeginn durchgeführt wurde. Das Myometriumgewebe wurde in eiskalter physiologischer Kochsalzlösung ausgewaschen, von Endometrium-, und Perimetriumteilen befreit und in flüssigem Stickstoff bis zur Verarbeitung max. 8 Wochen aufgehoben. Bei der Einleitung der Narkose wurde Blut abgenommen, gleich zentrifugiert, und das Plasma auf $-20\,°C$ bis zur Hormonbestimmung gelagert. Die Rezeptorbestimmung wurde mittels der Kohleabsorptionsmethode mit $16\alpha^{125}J$-$3E_2$-17β und ^3H-Org 2058 als Tracer nach dem Doppelliganden-Verfahren durchgeführt. Plasmakonzentrationen von P und E_2 wurden mit dem RIA gemessen. Die Resultate von Patientinnen aus der 38–41. SSW ($n=39$) wurden den Ergebnissen einer Gruppe von Patientinnen der 27.–35. SSW ($n=14$) gegenübergestellt. Als statistisches Verfahren zur mathematischen Auswertung der Ergebnisse kam der Newman-Keuls Test zur Anwendung.

Ergebnisse

Die Ergebnisse werden in Tabelle 1 dargestellt. Nach Auftreten von Wehen bestanden, unabhängig vom Gestationsalter, bei den P- und E_2-Konzentrationen im

Tabelle 1

	Vor Wehenbeginn		Nach Wehenbeginn	
	27.–35. SSW	38.–41. SSW	27.–35. SSW	38.–41. SSW
Plasma P ng/ml	$226{,}8\pm26{,}4$	$202{,}0\pm18{,}3$	$163{,}0\pm10{,}2$	$227{,}3\pm32{,}6$
Plasma E2 ng/ml	$16{,}7\pm3{,}4$	$24{,}2\pm6{,}8$	$16{,}4\pm1{,}4$	$28{,}3\pm3{,}2$
Anzahl der P Rezeptoren fmol/mg Prot.	$443{,}1\pm82{,}7*^+$	$124{,}9\pm26{,}9*$	$330{,}0\pm27{,}9*^+$	$87{,}4\pm23{,}5*$
Anzahl der E2 Rezeptoren fmol/mg Prot.	$79{,}7\pm23{,}0*^+$	$34{,}0\pm13{,}5*$	$102{,}1\pm39{,}2*^+$	$36{,}4\pm14{,}5*$
P/E2 Rezeptor Quotient	$8{,}1\pm2{,}5^+$	$4{,}4\pm1{,}6$	$4{,}8\pm2{,}1^+$	$3{,}6\pm1{,}3$

* $p<0{,}01$; $^+$ $p<0{,}05$

Archives of Gynecology and Obstetrics Vol. 245, No. 1-4, 1989
Verhandlungen der Deutschen Gesellschaft für Gynäkologie und Geburtshilfe,
47. Versammlung, München 6.-10. September 1988
© Springer-Verlag Berlin Heidelberg

Plasma keine statistisch signifikanten Unterschiede. Die Steroidenrezeptorenanzahl nahm zum Termin deutlich ab. Nach dem Auftreten von Wehen war die Zahl der P-Rezeptoren erniedrigt, während der E_2-Rezeptorgehalt zugenommen hatte. Diese Unterschiede waren in der Frühgeburtengruppe signifikant. Der Quotient aus P- und E_2-Rezeptorengehalt war in beiden Gruppen nach Wehenbeginn niedriger als im wehenlosen Uterus. Der Unterschied in der Frühgeburtengruppe war signifikant.

Zusammenfassung und Diskussion

Wir haben bei einem definierten Patientengut unter standartisierten Bedingungen eine prospektive Studie mit zuverläßigen Bestimmungsmethoden durchgeführt. Nach unseren Ergebnissen nimmt die Steroidrezeptorenzahl zum Termin ab. Das Verhältnis zwischen P und E_2 verändert sich im schwangeren menschlichen Myometrium nach Wehenbeginn. Der Rezeptorquotient P zu E_2 zeigt während der Wehentätigkeit einen niedrigeren Wert als im wehenlosen Myometrium. Dieses Ergebnis könnte bedeuten, daß die P-Dominanz, die während der Schwangerschaft im Myoemtrium existiert, mit Wehentätigkeit abnimmt. Die beobachteten Veränderungen des Rezeptorgehaltes im Myometrium können bei der Auslösung der Geburt eine Rolle spielen.

Endorphine, Clomid, endogene Steroide

Die Sitzung war überschrieben „Endorphine, Clomifen, endogene Steroide". Sie wurde am 7. 9. 1988 unter der Leitung von *H. D. Taubert,* Frankfurt, abgehalten und war verschiedenen Themen der gynäkologisch-endokrinologischen Forschung gewidmet: Endorphine, Leistungssport und Zyklus, endometriale Prostaglandinsynthese, follikuläre Steroidsekretion und Clomid.

H. L.

Diurnale β-Endorphin-Rhythmik in Abhängigkeit von der Zyklusphase

M. Graf, W. Distler, A. Flecken

Universitäts-Frauenklinik Düsseldorf

Der Opiatantagonist Naloxon übt stimulierende Effekte auf die LH- und Prolaktin (PRL)-Sekretion in der späten Follikel- und mittleren Lutealphase aus, nicht jedoch in der frühen Follikelphase und nicht bei hypogonadalen oder postmenopausalen Frauen [5]. Hieraus wurde geschlossen, daß die Wechselwirkungen zwischen endogenen Opiaten und der hypothalamisch gesteuerten Gonadotropin- und PRL-Sekretion auf ein gewisses Steroidmilieu angewiesen sind. Dazu passend lassen sich bei Affen in Abhängigkeit von der Zyklusphase unterschiedliche β-EP-Spiegel im hypophysären Pfortaderblut nachweisen [4]. Trotz einer um den Faktor 100 geringeren Konzentration als im portalen Venenblut [4] gibt es Hinweise auf zyklusabhängige Veränderungen der β-EP-Spiegel im peripheren Plasma beim Menschen. Bei Männern wurde zudem mehrfach eine zirkadiane Rhythmik von β-EP beschrieben, wobei sich die Hormonprofile von β-EP gleichsinnig zum zirkadianen Wechsel bei Cortisol (F), β-Lipotropin und ACTH veränderten [1].

Ziel unserer Arbeit war es festzustellen, ob bei Frauen eine Tagesrhythmik von β-EP in gleicher Weise anzutreffen ist, und inwieweit eine Abhängigkeit von Veränderungen der ovariellen Steroide besteht.

Material und Methodik

Untersucht wurde das tageszeitliche Sekretionsverhalten von regelmäßig menstruierenden Frauen im Alter von 19 bis 28 Jahren am 3./4. Zyklustag (n = 8) sowie am 6./7. Tag der hyperthermen Phase (n = 8) zwischen 18.00 Uhr abends und 10.00 Uhr vormittags. Die Blutentnahmen erfolgten in 2stündigen Abständen in vorgekühlte EDTA-Vacutainer. Die spezifische Bestimmung von β-EP wurde nach der Methode von Shaaban u. Mitarb. [2] durchgeführt. PRL und F wurden mit kommerziellen Jod-125-Kits bestimmt. Die statistische Auswertung der Daten erfolgte mittels Varianzanalysen mit Meßwiederholungen.

Ergebnisse

Bei den in der Follikelphase untersuchten 8 Probandinnen liegen die β-EP-Werte während des gesamten Beobachtungszeitraumes auf gleichem Niveau. In der

Archives of Gynecology and Obstetrics Vol. 245, No. 1-4, 1989
Verhandlungen der Deutschen Gesellschaft für Gynäkologie und Geburtshilfe,
47. Versammlung, München 6.-10. September 1988

Lutealphase zeigen sich im Vergleich zum Ausgangswert um 18.00 Uhr signifikante Anstiege um 20.00, 6.00, 8.00 und 10.00 Uhr. Die morgendlichen Anstiege erfolgen dabei zeitgleich mit den zyklusunabhängigen F-Gipfeln. PRL weist die bekannten schlafabhängigen Anstiege auf.

Diskussion

Unsere Untersuchungen belegen erstmals auch bei Frauen eine β-EP-Tagesrhythmik, jedoch nur in der *Lutealphase*. Die zeitgleichen Sekretionsmuster von β-EP und F sprechen für eine gemeinsame Ausschüttung mit ACTH aus der adrenokortikotropen Zelle [3] und somit für einen überwiegend hypophysären Ursprung von β-EP.

Während F in beiden Zyklusphasen eine Tagesrhythmik mit morgendlichen Anstiegen zeigt, läßt sich die diurnale β-EP-Rhythmik in der frühen Follikelphase nicht nachweisen. Die Ergebnisse legen den Schluß nahe, daß die beobachteten β-EP-Tagesschwankungen Östradiol (E_2)- und/oder Progesteron (P)- abhängig erfolgen. E_2- oder P-Wirkungen an der adrenokortikotropen Zelle sind nach unserem Wissen bisher nicht beschrieben worden. Unsere Beobachtungen sprechen dafür, daß zusätzlich zu den Veränderungen im Bereich des Hypothalamus auch auf die β-EP-Ausschüttung auf hypophysärer Ebene modulatorische Einflüsse von Sexualsteroiden erfolgen.

Literatur

1. Petraglia F, Facchinetti F, Parrini D, Micieli G, de Luca S, Genazzani AR (1983) Simultaneous circadian variations of plasma ACTH, beta-lipotropin, beta-endorphin and cortisol. Hormone Res 17:147–152
2. Shaaban MM, Hung TT, Hoffmann DI, Lobo RA, Goebelsmann U (1982) β-endorphin and β-lipotropin concentrations in umbilical cord blood. Am J Obstet Gynecol 144:560–568
3. Weber E, Voigt KH, Martin E (1978) Concomitant storage of ACTH- and β-endorphin-like immunoreactivity in the secretory granules of anterior pituitary corticotrophs. Brain Res 157:385–390
4. Wehrenberg WB, Wardlaw SL, Frantz AG, Ferin M (1982) β-endorphin in hypophyseal portal blood: variations throughout the menstrual cycle. Endocrinology 111:879–881
5. Yen SSC, Quigley ME, Reid RL, Ropert JF, Cetel NS (1985) Neuroendocrinology of opioid peptides and their role in the control of gonadotropin and prolactin secretion. Am J Obstet Gynecol 152:485–493

β-Endorphin bei Frauen unter GnRH-Analogon-Depot-Applikation

W. Distler, M. Graf, H. W. Schlößer

Universitäts-Frauenklinik Düsseldorf

Für β-Endorphin (β-EP) sind spezifische Rezeptoren im Zentralnervensystem zu finden; insbesondere die Endorphin-Bindungsstellen im Nucleus arcuatus müssen im Zusammenhang mit der GnRH-Regulation bzw. der FSH- und LH-Sekretion gesehen werden. Den endogenen Opioiden des ZNS wird eine inhibitorische Rolle bei der Kontrolle der LH- und FSH-Sekretion und damit auf die Ovarialfunktion zugeschrieben. Andererseits gibt es nur wenig Information darüber, inwieweit periphere Sexualsteroide auf die Opioide des Zentralnervensystems sowie der Hypophyse und damit auch auf die β-EP-Konzentrationen im Plasma Einfluß haben. So fanden Lee u. Mitarb. eine Verminderung des hypophysären β-Endorphins bei kastrierten männlichen und weiblichen Ratten, während bei Ratten beiderlei Geschlechts in der präpubertalen Phase erhöhte β-EP-Konzentrationen im Hypothalamus und in der Hypophyse nachweisbar waren.

Genazzani u. Mitarb. sowie Aleen u. McIntosh berichten übereinstimmend über signifikant erniedrigte β-EP-Werte im Plasma von Frauen in der Postmenopause bzw. mit beidseitiger Ovarektomie. Untersuchungen von Petraglia u. Mitarb. an gonadektomierten Ratten besagen, daß 2 bis 3 Wochen nach Abfall der Ovarialsteroide die Konzentrationen von β-EP im Plasma und in der Hypophyse vermindert sind, jedoch nicht im Zentralnervensystem (Hirnstamm, mediobasaler Hypothalamus, Eminentia mediana). In diesem Zusammenhang war es Ziel der vorliegenden Untersuchungen, die β-EP-Plasmaspiegel sowie die Serumwerte der Gonadotropine und wichtigsten Ovarialsteroide vor, während und nach langfristiger Suppression der Ovarialfunktion mit GnRH-Analoga zu vergleichen.

Im Abstand von 28 Tagen wurden 10 Patientinnen mit Endometriose ein GnRH-Analogon in Depotform (Zoladex®, Goserelin 3,6 mg) subkutan appliziert. Im 4-Wochen-Rhythmus wurden bei allen Patientinnen die FSH-, LH-, Prolaktin-, Östradiol- sowie Progesteron-Serumwerte bestimmt und bei 7 dieser Patientinnen zusätzlich noch die β-EP-Plasmaspiegel im ebengenannten Zeitraum. Für die spezifische Bestimmung von β-EP wurden die Peptide aus Plasmaproben von $5-10$ ml mit der Silicagel-Methode von Krieger u. Mitarb. extrahiert. Die Trennung von β-EP und β-Lipotropin erfolgter mittels Säulenchromatographie (Sephadex G-50). In unserem Labor lag die Wiederfindung von β-EP in Proben und Standards nach diesen Schritten im Durchschnitt bei 75%. Der RIA wurde als Doppelantikörper-Methode mit Sheep-Anti-Rabbit-Gammaglobulin und Polyäthylenglykol zur besseren Trennung und Fällung mit einigen Modifikationen zu Goebelsmann u. Mitarb. durchgeführt. Der Intraassay bzw. Interassay-Variationskoeffizient lag bei 8%, respektive 12%.

Nach mindestens 2 Monaten Goserelin-Applikation liegen die β-EP-Plasmawerte im Durchschnitt mit $47,0\pm17,5$ pg/ml tiefer als vor Beginn der Therapie ($70,5\pm21,2$ pg/ml) oder 2 Monate nach Absetzen der Behandlung ($75,6\pm22,3$ pg/ml).

2 Wochen nach Therapiebeginn kommt es zu einem signifikanten Abfall des Östradiols auf Werte der Postmenopause. Die FSH- und LH-Werte zeigen in den ersten 8 Therapiewochen größere Schwankungen, dennoch verbleiben sie während der Behandlung überwiegend im Normbereich für die Follikelphase (LH: $2-15$ mIU/ml; FSH: $2-8$ mIU/ml). Nach Absetzen von Zoladex® ist besonders auf den Wiederanstieg der Östradiol- und β-EP-Spiegel hinzuweisen, so daß 8 Wochen nach einer 6-monatigen Goserelin-Gabe wieder Ausgangswerte zu beobachten sind.

Zusammenfassend läßt sich sagen, daß bei Frauen unter langfristiger Suppression der Ovarialfunktion durch ein GnRH-Analogon ein Absinken der β-EP-Plasmaspiegel festzustellen ist, wobei sich nach Wiederaufnahme der Ovarialfunktion die β-EP-Plasmaspiegel wieder erhöhen. Unter Berücksichtigung der eingangs zitierten Untersuchung von Petraglia u. Mitarb., daß bei gonadektomierten Ratten tiefe β-EP-Konzentrationen im Plasma und in der Hypophyse, aber nicht im Hypothalamus, gefunden werden, lassen unsere Daten vermuten, daß vor allem auf die hypophysäre β-EP-Bildung modulierende Einflüsse von Sexualsteroiden erfolgen.

Follikuläre Steroidsekretion nach innen und außen

K. F. Westhof, G. Westhof, W. L. Braendle, G. S. diZerega

Allgemeines Krankenhaus Hamburg–Heidelberg und Univ.-Frauenklinik Hamburg/Eppendorf

Während die Steroidkonzentrationen in der Follikelflüssigkeit des Tertiärfollikels für die Oozytenreifung von Bedeutung sind, trägt die externe Steroidsekretion des Follikels zur Aufrechterhaltung der peripheren Sexualhormonspiegel bei. Aufgrund dieser unterschiedlichen Funktionen der vom Follikel nach innen und außen abgegebenen Steroide ist eine getrennte Regulation beider Parameter denkbar.

In einem Perifusionssystem wurden individuelle Schweinefollikel für 12 h in vitro inkubiert und anschließend deren Follikelflüssigkeit aspiriert. In Perifundat und Follikelflüssigkeit wurden Estradiol (E_2), Testosteron (T), Androstendion (A) und Progesteron (P) mittels RIA bestimmt. Es sollte geklärt werden, ob sich die massiven Änderungen der intrafollikulären Steroidspiegel kurz vor der Ovulation parallel verhalten zu Änderungen der follikulären Steroidsekretion nach außen. Nur große, präovulatorische Follikel wurden deshalb ausgewählt. Zur histologischen Kontrolle wurden zunächst große Follikel (n = 25) für 12 h in vitro perifundiert und anschließend histologisch untersucht. Morphologische Atresiezeichen fanden sich nicht. Auch große Follikel (> 7 mm) in ganzen, histologisch aufgearbeiteten Ovarien waren morphologisch intakt. Es konnte deshalb vorausgesetzt werden, daß große Follikel des Schweines stets intakt sind und die ovulatorische (dominante) Follikelpopulation repräsentieren. Charakteristisch für große Follikel war eine breite Streuung der Steroidspiegel im Perifundat, unabhängig vom Follikeldurchmesser. Mittelgroße intakte Follikel (n = 18) hingegen, die als Vergleichsgruppe dienten, zeigten eine geringe Streuung der Steroidspiegel im Perifundat und signifikante lineare Korrelationen der Perifundatspiegel an E_2, T, A und P mit der Follikelgröße. Große Follikel, deren Follikelflüssigkeit nach 12-stündiger Perifusion aspiriert worden war (n = 87), zeigten eine breite Variation der Steroidspiegel sowohl im Perifundat als auch in der Follikelflüssigkeit, mit nahezu identischem Verteilungsmuster. Für E_2, T, A und P fanden sich signifikante lineare Korrelationen zwischen den Konzentrationen in Perifundat und Follikelflüssigkeit. Während der zweiten Hälfte des 12-stündigen Perifusionsintervalls waren alle Follikel dieser Gruppe (n = 87) mit pFSH (1 µg/ml) stimuliert worden, so daß die FSH-Effekte auf die follikuläre Steroidsekretion nach innen und außen gleichzeitig untersucht werden konnten. Unter FSH kam es im Perifundat zu einer 1,5fachen Steigerung der E_2-, T- und A-Konzentrationen und einer 4-fachen Erhöhung der P-Spiegel. In der Follikelflüssigkeit hingegen waren nach FSH-Stimulation die E_2- und T-Spiegel 2-fach erhöht und die A- und P-Konzentrationen nicht signifikant verändert. Als Kontrollgruppe dienten 112 große, nicht-perifundierte Follikel, deren Follikelflüssigkeit sofort nach Präparation aspiriert worden war. Die linearen Korrelationen zwischen den Steroidkonzentrationen in Perifundat und Follikelflüssigkeit bestanden auch nach FSH-Stimulation.

Relative Unterschiede in der Steroidsekretion präovulatorischer Follikel nach außen werden offenbar passiv durch ähnliche Unterschiede im Steroidgehalt der Follikelflüssigkeit reflektiert. Eine getrennte Regulation der Steroidsekretion nach innen und außen besteht nicht. Bei FSH-Exposition intakter Follikel akkumulieren Steroide unterschiedlich in der Follikelflüssigkeit und perifollikulär.

Die Kurzzeitwirkung von Clomiphencitrat (CC) auf die hypophysäre Gonadotropinausschüttung

Th. Eva-Tabitha, J. Neulen, F. Peters, M. Breckwoldt

Universitätsfrauenklinik Freiburg

Seit über 20 Jahren stellt Clomiphencitrat (CC) das Mittel der Wahl bei der Behandlung der anovulatorischen Sterilität und in neuerer Zeit zur Ovulationsinduktion bei der In-Vitro Fertilisation (IVF) dar, obgleich sein Wirkungsmechanismus bislang nicht vollständig geklärt ist.

Neben der antiöstrogenen Wirkung am Östrogenrezeptor wurden auch östrogene Effekte des CC beobachtet. Als Hauptwirkungsorte werden Hypothalamus, Hypophyse und Ovar diskutiert, jedoch werden auch auf andere östrogenabhängige Gewebe Wirkungen beobachtet. Das Ziel dieser Untersuchung war es, über die Frühwirkung von CC auf die hypophysäre Gonadotropinsekretion neue Erkenntnisse zum Wirkungsmechanismus zu gewinnen. Bei 6 Frauen aus dem IVF-Programm der Univ.-Frauenklinik Freiburg wurde die Gonadotropinsekretion vor und nach Gabe von CC untersucht. An Tag 2 ihres spontanen menstruellen Zyklus sowie 2 Stunden nach Applikation von 100 mg CC am 3. Zyklustag erfolgten die Blutentnahmen in 10 min.-Intervallen über 6 Stunden. FSH und LH wurden mittels spezifischer RIAs gemessen. Die Pulsatilitätsanalyse wurde mit einem nach Santen & Bardin modifizierten Computerprogramm der Fa. Sandoz durchgeführt. Es wurde ein signifikanter Abfall der Amplitudenhöhe von LH von

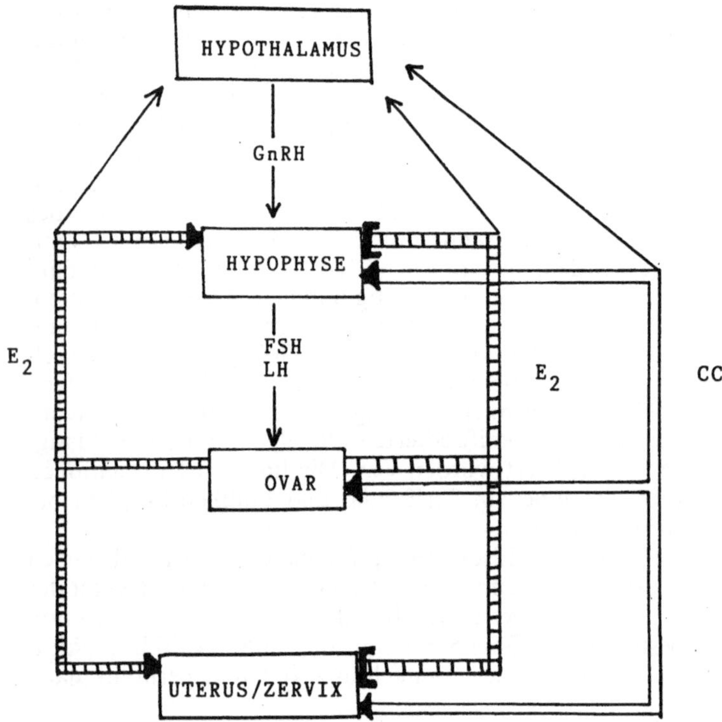

Abb. 1. Wirkorte von CC im endokrinen Regelkreis des menstruellen Zyklus

Archives of Gynecology and Obstetrics Vol. 245, No. 1-4, 1989
Verhandlungen der Deutschen Gesellschaft für Gynäkologie und Geburtshilfe,
47. Versammlung, München 6.-10. September 1988
© Springer-Verlag Berlin Heidelberg

3,22 ± 1,2 ng/ml auf 2,78 ± 1,0 ng/ml nachgewiesen (p < 0,02). Bei FSH konnte keine einheitliche Änderung der Amplitudenhöhe festgestellt werden. Die durchschnittliche Sekretion sank bei FSH von 2,55 ± 0,65 ng/ml auf 2,2 ± 0,29 ng/ml, bei LH von 2,51 ± 1,19 ng/ml auf 2,32 ± 0,89 ng/ml nicht signifikant ab. Die Pulsfrequenz von FSH und LH blieb unverändert.

Aufgrund der teils östrogenen, teils antiöstrogenen Wirkung von CC postulierte man eine Kompetition von CC um Östrogenrezeptorbindungsstellen, die in Abhängigkeit von Dosis, Dauer und Östradiolverfügbarkeit eine östrogene oder eine antiöstrogene Wirkung nach sich zieht [1]. An verschiedenen Geweben wurde in Tierversuchen eine CC-Östrogenrezeptorbindung nachgewiesen. Sowohl am Uterus wie in der Hypophyse wurde die CC-Rezeptorbindung mit Translokation in den Zellkern beobachtet. Dabei entdeckte man eine primär schwach östrogene Wirkung des CC-Rezeptorkomplexes im Zellkern [2–4]. Im Unterschied zu den Östradiolrezeptorkomplexen waren die CC-Rezeptorkomplexe nicht in der Lage, neue zytoplasmatische Rezeptoren zu induzieren. Durch Retention der CC-Rezeptorkomplexe im Zellkern wird die Neusynthese von Östradiolrezeptoren verhindert. Damit wird die Zelle für Östradiol refraktär.

Auf hypophysärer Ebene erklärt dies den primären Abfall der Gonadotropine kurz nach CC-Gabe. Durch den anfangs östrogenen Effekt von CC kommt es über die negative Rückkopplung, die sonst durch Östradiol vermittelt wird, zu einer Verminderung der Gonadotropinsekretion. Am Hypothalamus konnte die spezifische CC-Wirkung kaum oder nur nach hochdosierter Gabe von CC nachgewiesen werden [5, 6]. Auf ovarieller Ebene scheint CC eher östrogene als antiöstrogene Wirkung zu entfalten. Dies erklärt sich zum einen durch einen synergistischen Effekt vom CC mit FSH auf die Steigerung der Aromataseaktivität [7]. Zum anderen besteht eine hohe Östradiolverfügbarkeit in der Follikelflüssigkeit, sodaß die Kompetition am Rezeptor zugunsten des Östradiols verläuft. In anderen östrogenabhängigen Geweben weist CC mehr antiöstrogene Wirkungen aufgrund der geringeren Östradiolkonzentration am Rezeptor auf. Außerdem könnte eine erhöhte Empfindlichkeit bestimmter Organe auf Östradiol und CC vorliegen, sei es durch Unterschiede in der Rezeptorzahl und -verteilung, sei es durch Variation in der Rezeptordynamik in Beziehung auf Retention im Zellkern, Induktionsrate neuer Rezeptoren und Dauer des transitorischen Rezeptorverlustes der Zelle [8].

Zusammenfassend ist die östrogene oder antiöstrogene Wirkung von CC abhängig von der Östradiol-CC-Relation am Rezeptor. Die eigentliche Wirkung von CC am Rezeptor ist als eine kurzfristig schwach östrogene und längerfristig antiöstrogene Wirkung zu betrachten.

Literatur

1. Clark JH, Peck EJ, Anderson JN (1974) Oestrogen receptors and antagonism of steroid hormone action. Nature 251:446
2. Katzenellenbogen BS, Ferguson ER (1975) Antiestrogen action in the uterus: Biological ineffectiveness of nuclear bound estradiol after antiestrogen. Endocrinology 97:1
3. Katzenellenbogen BS, Ferguson ER, Lan NC (1977) Fundamental differences in the action of estrogens and antiestrogens on the uterus: Comparison between compounds with similar duration of action. Endocrinology 100:1252
4. Adashi EY, Hsueh AJW, Yen SSC (1980) Alterations induced by clomiphene in the concentrations of oestrogen receptors in the uterus, pituitary gland and hypothalamus of female rats. J Endocrinol 87:383
5. Adashi EY, Hsueh AJW, Bambino TH, Yen SSC (1981) Disparate effect of clomiphene and tamoxifen on pituitary gonadotropin release in vitro. Am J Physiol (Endocrin Metabol) 240:E 125

6. Kurl RN, Morris ID (1978) Differential depletion of cytoplasmic high affinity oestrogen receptors after the in vivo administration of the antioestrogens, clomiphene, MER-25 and tamoxifen. Br J Pharmacol 62:487
7. Zhuang LZ, Adashi EY, Hsueh AJW (1982) Direct enhancement of gonadotropinstimulated ovarian estrogen biosynthesis by estrogen and clomiphene citrate. Endocrinology 110:2219
8. Bergman MD, Karelus K, Felicio LS, Nelson JF (1987) Tissue differences in estrogen receptor dynamics: Nuclear retention, rate of replenishment, and transient receptor loss vary in hypothalamus, pituitary, and uterus of C57BL/6J mice, Endocrinology 121:2065

Die Pseudogravidität des Kaninchens als Lutealphasenmodell: Steroid- und Proteohormonspiegel nach Clomiphencitrat-Behandlung

M. Meyer-Wittkopf, A. Birkenfeld, H. M. Beier

Anatomie und Reproduktionsbiologie der Technischen Hochschule Aachen

Erst lange Zeit nach der ersten Mitteilung über die ovulationsinduzierende Wirkung von Clomiphencitrat (CC) durch Greenblatt im Jahre 1961 erlangte diese Substanz bei der Behandlung verschiedener Sterilitätsformen der Frau ihre heute immense klinische Bedeutung [5]. Auch in den meisten Zentren, die sich mit In-Vitro-Fertilisation (IVF) beschäftigen, wird heute überwiegend in CC-/ Gonadotropin-stimulierten Zyklen therapiert [2, 4]. In Anbetracht der Tatsache, daß befruchtete Eizellen am erfolgreichsten innerhalb von 48 Stunden nach der Follikelpunktion ins Uteruscavum der Mutter retransferiert werden, könnte man das Ankommen im Uteruscavum als „zu früh" bezeichnen. Dieser desynchronisierende Einfluß kann die Erfolgsaussichten für eine Schwangerschaft erheblich beeinträchtigen [2]. Ein wichtiger Ansatzpunkt für die Abklärung der oft enttäuschend niedrigen Implantationsraten in IVF-Programmen bietet sich in der genauen Untersuchung der endokrinen Auswirkungen der unterschiedlichen Stimulationsverfahren auf die Lutealphase. Hierfür stellen wir ein geeignetes Versuchstiermodell vor.

Material und Methoden

In der vorliegenden Arbeit wurden nullipare, pseudogravide Kaninchen verwendet, um die endokrinen Effekte unterschiedlicher CC/Gonadotropin-Kombinationsbehandlungen zur Follikelstimulation auf die frühe Luteal- und Periimplantationsphase zu untersuchen. In Kontroll- und Behandlungsgruppen wurden mit hCG-Injektionen (75 I.E. i. v. am Tag 0) experimentell Pseudograviditäten erzeugt, sowie verschiedene zusätzliche präovulatorische Medikationen berücksichtigt: Kontrollgruppe A erhielt nur hCG; Kontrollgruppe B erhielt PMS und hCG; Versuchsgruppe C erhielt nur CC; Versuchsgruppe D erhielt CC und hCG; Versuchsgruppe E erhielt PMS, CC und hCG. Nach peripherer venöser Blutentnahme im 48-Stunden Abstand wurden daran anschließend die Progesteron-, FSH- und LH-Werte analysiert.

Ergebnisse

Von den in der vorliegenden Studie verwandten 24 Kaninchen gingen die Daten von einem erkrankten Versuchstier der Kontrollgruppe A nicht in die Auswertung mit ein. Bereits 4 Tage nach Medikationsende kommt es bei den CC-behandelten Versuchstieren (Gruppe D und E) zu einer im Vergleich mit den

Archives of Gynecology and Obstetrics Vol. 245, No. 1-4, 1989
Verhandlungen der Deutschen Gesellschaft für Gynäkologie und Geburtshilfe,
47. Versammlung, München 6.-10. September 1988

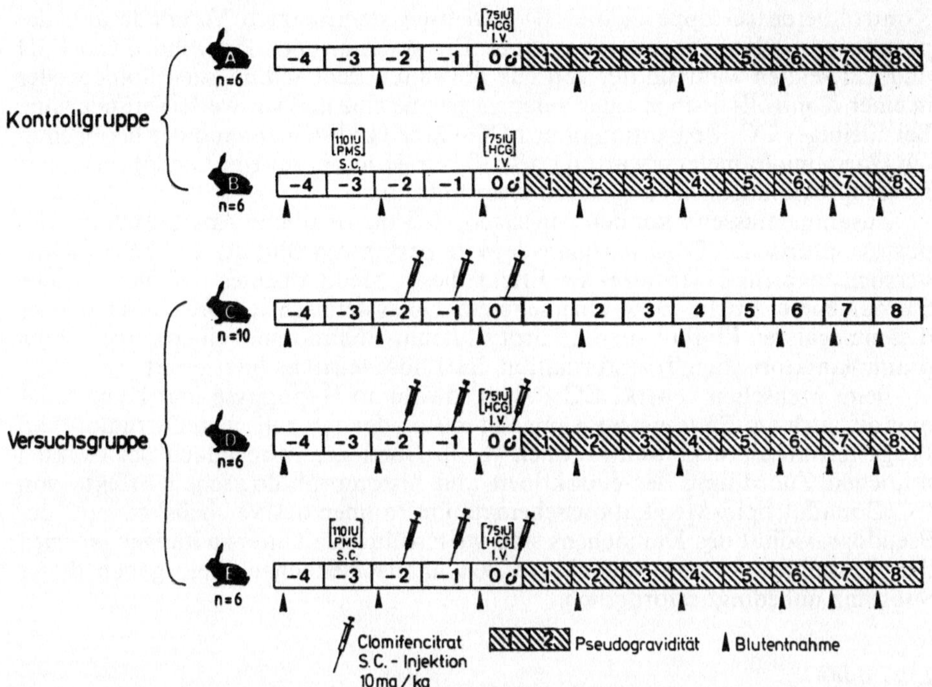

Abb. 1. Gonadotropin-/Clomiphencitrat-Behandlungsschema und Ovulationsauslösung beim Kaninchen; der Ovulationstag ist als Tag 0 definiert, bei CC-Medikation ohne hCG-Gabe entspricht dieser Versuchstag dem Zeitpunkt der letzten CC-Injektion (Versuchsgruppe C)

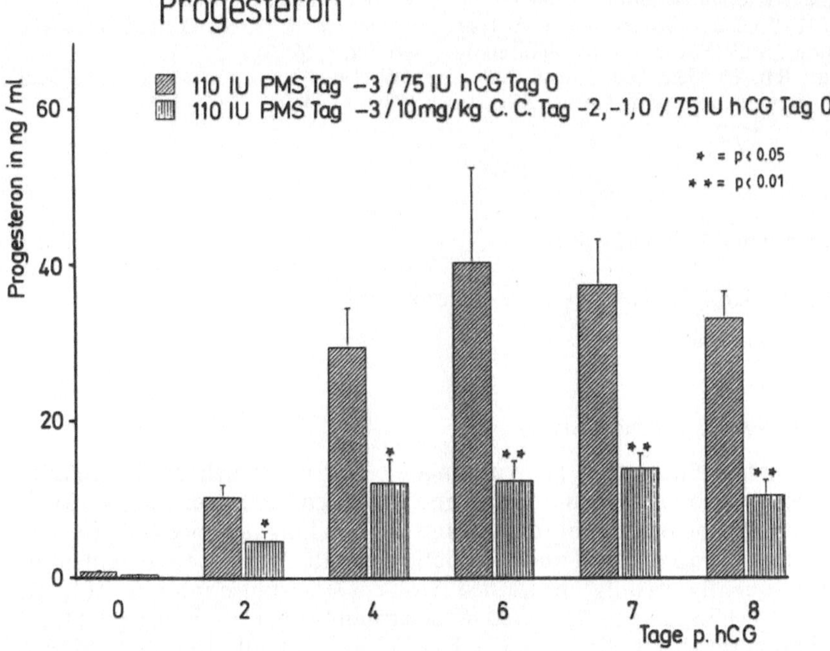

Abb. 2. Effekt von Clomiphencitrat auf den postovulatorischen Progesteronanstieg von präovulatorisch mit PMS behandelten pseudograviden Kaninchen (x ± SEM)

Kontrolltieren (Gruppe A und B) statistisch signifikanten Verminderung des postovulatorischen Progesteronanstiegs. Die gonadotropen Proteohormone FSH und LH zeigten während der von uns gewählten Beobachtungszeiträume weder in einer Kontroll- noch in einer Versuchsgruppe eine nennenswerte Veränderung. Bei alleiniger CC-Medikation ohne hCG-Gabe fand sich anhand der beobachteten Hormonparameter erwartungsgemäß kein Hinweis auf eine Ovulations- bzw. Pseudograviditätsauslösung durch diese Substanz.

Zusammenfassend können wir sagen, daß die deutliche Abschwächung des postovulatorischen Progesteronanstiegs im peripheren Blut der CC-behandelten Versuchstiere für einen direkten Effekt dieses Medikamentes auf die ovarielle Steroidgenese spricht. Es ist anzunehmen, daß systemisch verabreichtes CC über diesen negativen Einfluß auf die Corpus-luteum-Funktion mit einer zeitgerechten präimplantatorischen Transformation des Endometriums interferiert.

Beim Menschen bewirkt CC zudem sowohl an Hypophyse und Hypothalamus als auch am Endometrium eine Alteration der zytosolischen Östradiol- und Progesteronrezeptorkonzentrationen [1, 3]. Dank der Möglichkeit der exakten zeitlichen Zuordnung der endokrinen und histomorphologischen Effekte von CC/Gonadotropin-Medikationsschemata im Rahmen des Versuchskonzepts der Pseudogravidität des Kaninchens sind weiterführende Untersuchungen, speziell der steroidalen Rezeptorkinetik, an den unterschiedlichen Zielorganen dieser Substanz unbedingt erforderlich.

Literatur

1. Adashi EY (1984) Clomiphene citrate: mechanism(s) and site(s) of action – a hypothesis revisited. Fert Steril 42:331–344
2. Beier HM (1985) Extrakorporale Befruchtung und Embryotransfer. Grenzen der Methode: Physiologie und Pathologie der Implantation. Arch Gynecol 238:67–71
3. Birkenfeld A, Beier HM, Schenker JG (1986) The effect of clomiphene citrate on early embryonic development, endometrium and implantation. Human Reprod 1:387–395
4. Diedrich K, Wildt L, Van der Ven H, Al-Hasani S, Lehmann F, Krebs D (1985) Ovarielle Stimulation für die extrakorporale Befruchtung. Fertilität 1:26–31
5. Greenblatt RB, Bartfield WE, Jungck EC, Ray AW (1961) Induction of ovulation with MRL/41, preliminary report. J Amer Med Assoc 178:101–104

LH-Episoden unter Leistungssport

A. S. Wolf, R. Benz, G. Keckstein, K. Sterzik

Universitäts-Frauenklinik Ulm

Episodic LH Release During Exercise

Summary. For the elucidation of hypothalamic factors, which predominantly cause exercise-amenorrhea 10 untrained and 6 trained volunteers were experimentally tested during 6 hours of rest (R) and 2 hours long distance run (E). The exercise exerted several physical and metabolic demands, leading to increment of LH pulse frequently mainly in trained women (interpulse-interval IPI, R: 104 ± 50, E: 78, 8 ± 33), due to unaltered β-endorphin (R: $6,4 \pm 2$, E: $6,5 \pm 1,5$) and augmented norepinephrine (R: 462 ± 275, E: 1267 ± 773 pg/ml). In untrained subjects LH pulses decreased in frequency, as a consequence of increased β-E and NE (R: 6 ± 3, E: $12,2 \pm 7,4$ pg/ml) (R: 432 ± 208, E: 947 ± 473)

Archives of Gynecology and Obstetrics Vol. 245, No. 1-4, 1989
Verhandlungen der Deutschen Gesellschaft für Gynäkologie und Geburtshilfe,
47. Versammlung, München 6.-10. September 1988

Zusammenfassung. Zur Klärung der hypothalamischen Sportleramenorrhoe wurden die LH-Episoden und deren mögliche Neuromodulatoren von 10 untrainierten und 6 trainierten Frauen während 6 Std. Ruhe (R) und 2 Std. Langstreckenlauf (E) untersucht. Während der Belastung kam es überwiegend bei den trainierten Frauen zur Steigerung der LH-Frequenz (Interpuls-Intervalle: R: 104 ± 50, E: $78,8 \pm 33$ min) bei unverändertem β-Endorphin (β-E) (R: $6,4 \pm 2$, E: $6,5 \pm 1,5$) und gestiegenen Noradrenalinwerten (NE) (R: 462 ± 275, E: 1267 ± 773 pg/ml). Untrainierte reagierten mit deutlichem Anstieg von β-E (R: 6 ± 3, E: $12,2 \pm 7,4$ pg/ml) und NE (R: 432 ± 208, E: 947 ± 473 pg/ml) verbunden mit verlangsamten LH-Pulsen (IPI von $86,5 \pm 24$ (R) auf 105 ± 38 (E)).

Einleitung

Über 30% der Leistungssportlerinnen leiden an Oligo-Amenorrhoe. Als praedisponierende Faktoren sind der hohe Energieverlust, der niedere Körperfettgehalt, Veränderungen des Körperbildes und der Wettkampfstreß beschrieben. Hormon-analytisch handelt es sich bei der Sportler-Amenorrhoe um eine hypothalamische Zyklusstörung [2, 6, 7] mit Änderung der episodischen LH-Freisetzung, deren Ursache bislang noch nicht im Detail geklärt ist. Als mögliche Kausalfaktoren kommen streßinduzierte Alterationen von β-Endorphin und Katecholaminen während der sportlichen Belastung in Frage.

Material und Methode

10 untrainierte (U) und 6 trainierte Frauen mit >3 Std.-Training/Woche und regelmäßigem Zyklus (28 ± 2 Tg.) nahmen teil. Die Studie bestand aus 6 Std. Ruhe (R), 2 Std. Langstreckenlauf (E) unterhalb der anaeroben Schwelle im extensiven (Lactat $1-2$ mmol/1) oder intensiven ($2-3$ mmol/l) Leistungsbereich und einem Endspurt von 15 Min. (EE) sowie 1 Std. Nachkontrolle (N). Die Blutentnahmen erfolgten alle 15 Min. zur Bestimmung von LH, FSH, Prl, β-Endorphin (β-E), Noradrenalin (NE), 17-β-Estradiol (E2), Adrenalin (AD), Lactat. LH, FSH, Prl und β-E wurden radioimmunologisch (Kit BioMérieux, Nürtingen und IBL, Hamburg) bestimmt, die Spezifität von β-E durch Affinitätschromatographie (mit spezifischem Anti-β-E-Sepharose-Komplex, Kreuzreaktivität mit Lipotropin unter 5%) verbessert. NE und AD wurden mittels HPLC (Waters & Co., Eschborn) und elektro-chemischer Detektion bestimmt. Die LH-Episoden wurden mit dem Computer-Programm „PC pulsar" [3] analysiert.

Ergebnisse

Die sportliche Belastung während des Langstreckenlaufes führte zu unterschiedlichen Streßreaktionen mit differentem Verhalten von β-E und NE: Die Werte von β-E sind bei untrainierten Frauen höher als bei trainierten, während NE in beiden Gruppen gleichmäßigen Anstieg zeigt. Katecholamine und insbesondere NE steigt als schneller Indikator parallel mit der körperlichen Leistung an, während β-E gegenüber Leistungsbeginn und Anaerobiose (Lactatanstieg) deutlich verzögert ist. Der prozentuale Anstieg von β-E (in % gemessen an 100% Basalwert) zeigt zu NE gute (r=0,839) zum Lactat mäßige (r=0,618) Korrelation. Die unterschiedlichen Veränderungen von β-E und NE hatten unterschiedliche Änderungen der LH-Episoden zur Folge: In der Gruppe I mit vorwiegend untrainierten Frauen (n=10) war ein deutlicher Anstieg von β-E (R: $6,3 \pm 3$, E: $12,2 \pm 7,4$ pg/ml) mit einem mäßigen Anstieg von NE (R: 432 ± 208, E: 947 ± 473) begleitet. Der überwiegende β-E-Anstieg führte zur Frequenzverlangsamung der

1033

LH-Episoden (Interpuls Intervall IPI) von $86,5 \pm 24$, R: auf 105 ± 38 Min. In der zweiten Gruppe mit vorwiegend trainierten Frauen (n = 6) blieben β-E im Bereich der Basalwerte (R: $6,4 \pm 2$, E: $6,5 \pm 1,5$ pg/ml, mit deutlichem Anstieg von NE (R: 462 ± 275, E: 2267 ± 773 pg/ml). Entsprechend war hier die LH-Pulsfrequenz deutlich angestiegen (IPI: 104 ± 50 auf $78,8 \pm 33$ Min.) mit gering vergrößerter LH-Amplitude.

Der leistungsbezogene Anstieg von Prl war bei T höher als bei U mit deutlichem weiteren Anstieg beim Endspurt. E2 stieg linear in beiden Gruppen von $77,8 \pm 38$ (U) und $125,5 \pm 65$ (T) auf 179 ± 8 (U) und 209 ± 133 (T).

Tabelle 1. Werte der LH Pulsatilität, β-Endorphin und Noradrenalin in Ruhe und während eines 2-Std.-Langstreckenlaufs

		LH Pulse		β-Endorphin (pg/ml)	Noradrenalin (pg/ml)
		Amplitude	IPI		
Gruppe 1	R (Ruhe)	19 ± 10	87 ± 24	$6,3 \pm 3$	432 ± 208
(n = 10)	E (Lauf)	8 ± 6	105 ± 38	$12,2 \pm 7$	947 ± 473
Gruppe 2	R (Ruhe)	14 ± 7	104 ± 50	$6,4 \pm 2$	462 ± 275
(n = 6)	E (Lauf)	23 ± 19	79 ± 33	$6,5 \pm 1,5$	1267 ± 773

Diskussion

Sportliche Leistung führt zu Veränderungen der neuro-endokrinen Kontrolle des menstruellen Zyklus. Im Gegensatz zu früheren Untersuchungen [2, 6] ist die LH-Pulsatilität nicht in allen Fällen verlangsamt, bei einem Drittel sind z.T. deutliche Akzelerationen nachweisbar. Als Ursache für die unterschiedliche hypothalamische Antwort dürfte die variable Streßresponse sein: Verlangsamte LH-Pulsfrequenz bei überwiegendem Anstieg von β-E, steigende LH-Frequenz bei Überwiegen der Katecholamine und insbesondere NE. Die Beteiligung endogener Opiate während körperlicher Belastung ist unterschiedlich beschrieben [1, 4, 5] während andere Autoren [1] bei trainierten Frauen höhere β-E-Werte fanden, waren in der vorliegenden Studie bei gleicher Leistungsintensität niedrigere β-E-Werte bei trainierten im Vergleich zu untrainierten nachweisbar. Im Gegensatz zu Katecholamin erscheint β-E mit einer Verzögerung bis zu 30 Min. nach Leistungsmax. und ist somit ein langsamerer Streßindikator. Ein Zusammenhang zwischen Lactat und β-E besteht nur in Einzelfällen, so daß vermutlich weniger die periphere Anaerobiose das physiologische Freisetzungssignal darstellen dürfte.

Die vorliegenden Daten lassen den Schluß zu, daß der vorzugsweise Anstieg von β-Endorphin oder Katecholaminen die pulsatile LH-Freisetzung in spezifischer Art verändert. Obwohl die hier gemessenen peripheren Hormone nicht zwangsläufig die Situation im Hypothalamus widerspiegeln, zeigen sie jedoch an, welche der beiden Neurotransmitter-Systeme vorzugsweise bei der Streßreaktion involviert sind.

Literatur

1. Carr DB, Bullen BA, Skrinar GS, Arnold MA, Rosenblatt M, Beitins JZ, Martin JB, McArthur JW (1981) Physical conditioning facilitates the exercise-induced secretion of beta-endorphin and betalipotropin in women. N Engl J Med 305:560–563

2. Cumming DC, Vickoric MM, Wall SR, Fluker MR (1985) Defects in pulsatile LH release in normally menstruating runners. J Clin Endocrinol Metab 60:810–812
3. Gitzen JF, Ramirez VD (1986) PC-Pulsar – Pulsar pulse analysis for the IBM-PC. Life Science 38:17
4. Farrel PA (1981) Exercise and the endogenous opioids. N Engl J Med 305:1591–1592
5. Russel J-B, Mitchell D-E, Musey P-J, Collins D-C (1984) The role of β-endorphins and catechol estrogens on the hypothalamic-pituitary axis in female athletes. Fertil Steril 42:690–695
6. Veldhuis JD, Evans WS, Demers LM, Thorner MO, Wakat D, Rogol AD (1985) Altered neuroendocrine regulation of gonadotropin secretion in women distance runners. J Clin Endocrinol Metab 61:557–563
7. Wolf AS, Grünert M, Sir-Petermann T, Benz R (1984) Physical exercise interferes with episodic LH release. Acta endocrinol (Kbh) Suppl 264:150

Andrologie

Die Sitzung vom 7.9.1978 wurde von *W. Freundl,* Düsseldorf, geleitet. Das Kapitel enthält die eingegangenen Mitteilungen aus dieser Sitzung. Thematisch zugehörige Beiträge über Pestizide und Spermaqualität (Bonn, Düsseldorf) und über Laser-Doppler-Spektroskopie zu Messung des Motilitätsverhaltens von Spermatozoen aus der Sitzung „Varia" vom 9.9.1988, die von *C. Goecke,* Aachen, geleitet wurde, sind angefügt worden. H. L.

Sperma-Antikörper im zervikalen und endometrialen Sekret

D. H. A. Maas, M. Mesrogli, F. Degenhardt

Frauenklinik der Medizinischen Hochschule Hannover

Wird im Rahmen der Sterilitätsdiagnostik ein pathologischer Postcoitaltest festgestellt, so kann dieser auf einer Dysmucurrhoe, auf einer verminderten Spermaqualität oder auf der Wirkung von Spermaantikörpern in den Sekreten des weiblichen Genitaltraktes beruhen. Unter Verwendung eines Latexagglutinationstestes („Sperm antibody slide test", Fa. Biotec, Hannover) wurde daher das zervikale sowie das uterine Sekret von 117 Frauen auf das Vorhandensein von Spermatozoen-Antikörpern untersucht und deren Konzentration durch Verdünnungsstufen ermittelt. Mit Hilfe einer Tuberkulinspritze wurde Zervikalmukus aus dem Muttermund entnommen, während das uterine Sekret über einen transzervikal vorgeschobenen Kunststoffschlauch unter vorsichtiger Aspiration gewonnen wurde.

Als eine Kontrollgruppe dienten 20 Frauen ohne anamnestische Fruchtbarkeitsstörungen, die mindestens ein Kind ohne Probleme empfangen und ausgetragen hatten. Obwohl die meisten Sekretproben negative Resultate zeigten, kam es bei 4 Frauen zu einem Titeranstieg bis auf 1:200.

7 Patientinnen wurden nach Sterilitätsbehandlung mit ovulationsauslösenden Medikamenten und homologen Inseminationen schwanger. Diese Patientinnen wiesen ebenfalls niedrige Antikörpertiter bis zu 1:200 auf. Lediglich eine Patientin zeigte im zervikalen Sekret einen Titer von 1:1600 und von 1:800 im uterinen Sekret. Damit scheinen auch diese Ergebnisse darauf hinzuweisen, daß bis zu einer Titerstufe von 1:200 die Spermatozoenantikörper kein Konzeptionshindernis darstellen.

Bei den übrigen Sterilitätspatientinnen wurden Sperma-Antikörpertiter bis zu 1:12800 gemessen. Ein negatives Testergebnis fand sich bei nur wenigen Frauen. Berücksichtigt man aber, daß ein Titer von 1:200 als noch mit einer Empfängnis vereinbar ist – also noch als negativ anzusehen ist –, so finden sich im uterinen Sekret bei den Frauen mit einem pathologischen Postcoitaltest deutlich häufiger erhöhte Spermatozoen-Antikörper-Titer über 1:200, während die Unterschiede im Zervikalmukus nicht signifikant sind.

Titer über 1:200 – also positive Testergebnisse – zeigen eine enge Korrelation zu dem Auftreten eines pathologischen Postcoitaltestes und zwar für den Zervikalmukus von 88% und für das endometriale Sekret von 96%.

Archives of Gynecology and Obstetrics Vol. 245, No. 1-4, 1989
Verhandlungen der Deutschen Gesellschaft für Gynäkologie und Geburtshilfe,
47. Versammlung, München 6.-10. September 1988
© Springer-Verlag Berlin Heidelberg

Umgekehrt finden sich auch bei den Sterilitätspatientinnen mit einem normalen Postcoitaltest in immerhin 23% der Fälle positive Spermaantikörpertiter im Zervikalmukus und in 8% der Fälle im uterinen Sekret; bei einem pathologischen Postcoitaltest dagegen in 41% der Proben zervikalen Schleimes und in 50% derjenigen uterinen Sekretes. Dieser Unterschied ist für den endometrialen Schleim statistisch signifikant.

Obwohl die Rate der falsch-positiven Ergebnisse gerade im Zervikalmukus relativ hoch ist, erscheint die unmittelbare Bestimmung des Gehaltes von Spermatozoen-Antikörpern im uterinen Sekret von wesentlicher Bedeutung für die differentialdiagnostische Beurteilung des Postcoitaltestes.

Intrauterine Insemination mit gewaschenen Spermatozoen in Kombination mit Superovulation bei Ehesterilität (1704 Behandlungszyklen)

E. Roschmann, F. Maleika, M.-C. Maleika, G. Spengler-Schulz

Praxis für Reproduktionsmedizin Dr. Maleika, Stuttgart

Ziel dieser Untersuchungen war, die Wertigkeit der intrauterinen Insemination (IUI) mit gewaschenen Spermatozoen in Kombination mit Superovulation als Behandlungssystem bei Ehesterilität zu überprüfen. Die Indikation zur Insemination und Superovulation waren zervikale Hostilität, abnormales Spermiogramm (Oligozoospermie, Asthenozoospermie), tubarer Faktor sowie idiopathische Sterilität. Die mittlere Kinderwunschdauer betrug 5 Jahre, das Durchschnittsalter 31 Jahre. Zur Stimulation wurde HMG, HMG in Kombination mit Clomiphencitrat (CC), CC allein, CC in Kombination mit Cyclofenil (CF), CF allein und HMG in Kombination mit CC und CF verwendet. Die Stimulation wurde ultrasonographisch und durch die Bestimmung von Östradiol und LH im Serum überwacht. Die hohe IUI der gewaschenen und nach der Swim-up Methode selektionierten Spermatozoen erfolgte mit Ch-6-Plastikkatheter unter sonographischer Kontrolle.

516 Patientinnen wurden in 1704 Zyklen behandelt, aus denen 133 Graviditäten resultierten. Dies entspricht einer Schwangerschaftsrate von 7,8%/Zyklus bzw. 25,8%/Patientin. Insgesamt traten 103 intakte Schwangerschaften (77,4%), 16 Mehrlinge (12%) und 30 Aborte (22,6%) auf. Bezogen auf die Indikation waren die Schwangerschaftsraten/Zyklus: Idiopathie (16,7%), zervikale Hostilität (6,4%), tubarer Faktor (2,9%), Normozoospermie (9%), Asthenozoospermie (4%) und Oligozoospermie (3,1%).

Die Schwangerschaftsrate/Zyklus bei den verschiedenen Behandlungsmethoden ergab für: IUI und Stimulation 7,8%, nur Stimulation 3,2%, nur IUI 1,3% und nicht therapierte Pausenzyklen 1,1%.

Die Korrelation der Schwangerschaftsrate/Zyklus (%) und der Anzahl (n) präovulatorischer Follikel mit den verschiedenen Stimulationsschemata führte zu folgendem Ergebnis: Stimulation mit: HMG (9,5%, n=3,8); HMG u. CC (9,1%, n=4,1); CF u. CC (6,6%, n=2,0); CF (6,5%, n=2,1); CC (3,6% n=1,5). In konzeptiven (k) Zyklen wurde insgesamt eine durchschnittliche Zahl von 4,3 Follikeln gegenüber 3,3 Follikeln aus nichtkonzeptiven (nk) Zyklen erhalten, somit kann durch die Erhöhung der Zahl präovulatorischer Follikel die Konzeptionsrate erhöht werden.

Die Gegenüberstellung der Spermiogrammparameter aus k und nk Zyklen ergab: Dichte (Mill./ml) k: 128,7, nk: 95.5; Motilität (%) k: 63,7, nk: 56,1; Anzahl

(n) progressiv beweglicher Spermatozoen/Ejakulat k: 241.9, nk: 170,5; Anzahl (n) schnell beweglicher Spermatozoen/Ejakulat k: 88,6, nk: 59,5. Es zeigte sich also, je höher die Spermiendichte und die Motilität, je mehr progressiv und schnell bewegliche Spermatozoen/Ejakulat vorhanden sind, desto wahrscheinlicher ist die Konzeption. Die Korrelation der Schwangerschaftsrate/Patientin mit dem Alter bzw. der Sterilitätsdauer ergab: a. Alter (Jahre): 22–24 (29%), 25–30 (27%), 31–35 (28%), 36–38 (8%); b. Sterilitätsdauer (Jahre): 0–2 (33%), 3–4 (29%), 5–6 (22%), 7–16 (17%). Bezogen auf die Behandlungsdauer waren die Ergebnisse: nach 11 Behandlungszyklen ist ein Plateau der kumulativen Schwangerschaftsrate (52%) erreicht. Sämtliche Ergebnisse dieser Studie waren statistisch signifikant (P < 0.01).

Der hohe Anteil von Konzeptionen bei der Kombination von IUI und Superovulation, bringt uns dazu, dieses Behandlungsschema als generelles Prinzip der Behandlung von Fertilitätsstörungen zu empfehlen.

Die Wirkung eines dimeren Gestagen-Androgen-Esters auf die Spermatogenese und deren Regulationsmechanismen

H.-J. Born, J. Sandow, H. Hoffmann-Born, H. Kuhl

Universitätsfrauenklinik Frankfurt

Männliche Kontrazeption besteht bis heute überwiegend aus mechanistischen und irreversiblen Maßnahmen. Die Bemühungen um die Einführung hormonaler Kontrazeptiva des Mannes scheiterten bislang an den im Vergleich zu den Ovulationshemmern geringen Zuverlässigkeit, der eingeschränkten Anwendbarkeit, der Unverträglichkeit, den Nebenwirkungen und der daraus resultierenden geringen Akzeptanz dieser Stoffe durch die Anwender. Ein weiteres Problem besteht in der ungenügenden Kenntnis und Erforschung der männlichen Fortpflanzungsphysiologie.

In vorausgegangenen Untersuchungen an Ratten und Affen konnten wir zeigen, daß ein von Kuhl 1972 synthetisierter dimerer Ethynodiol-Testosteron-Ester zuverlässig, reversibel und nebenwirkungsfrei die Spermatogenese zu unterdrükken in der Lage ist. Hierbei wies der Androgen-Gestagen-Ester eine sichere, langanhaltende und damit praktikabel erscheinende Depotwirkung auf. Zur Erfassung der Angriffsmöglichkeiten dieser Verbindung auf die Spermatogenese untersuchten wir deren Wirkung auf das Keimepithel und dessen Regulationsmechanismen bei Ratten. Reife intakte männliche SIV-Ratten erhielten eine einmalige intramuskuläre Injektion von 10 mg Ethynodiol-Testosteron-Ester oder von je 6 mg eines Gemischs aus Norethisteronönanthat (NET-E) und Testosteronönanthat (T-E) gelöst in 0,5 ml einer öligen Lösung. Die Kontrolltiere erhielten lediglich 0,5 ml des öligen Lösungsmittels. Gruppen von je 6 Tieren, Gewicht 180–230 g, wurden 2, 4, 6, 8 und 12 Wochen nach Injektion dekapitiert, ein Hoden und ein Nebenhoden histologisch untersucht, der andere Hoden und Nebenhoden in Tris-Puffer homogenisiert, anschließend bei 105 000 g zentrifugiert und aus dem Überstand Testosteron und Androgen-bindendes-Protein (ABP) bestimmt. Neben den Gewichten von Hoden und Nebenhoden wurden die Serumkonzentrationen von LH, FSH und Testosteron bestimmt.

Der Ethynodiol-Testosteron-Ester führte zu einem Absinken der Gewichte von Hoden und Nebenhoden um 50%, zum Absinken von Serum LH und FSH um 50% und 30%, 2 und 4 Wochen nach Injektion, während das Serumtesto-

Archives of Gynecology and Obstetrics Vol. 245, No. 1-4, 1989
Verhandlungen der Deutschen Gesellschaft für Gynäkologie und Geburtshilfe,
47. Versammlung, München 6.-10. September 1988
© Springer-Verlag Berlin Heidelberg

steron 8 Wochen lang auf Werte von 20–25% der Kontrollen erniedrigt war. In den ersten 3 Wochen kam es zum Absinken des intratestikulären Testosterons auf 5% und 10% der Werte der Kontrollen. Danach kam es zum Wiederanstieg bis zum Erreichen der Normwerte nach 2 Wochen. Die ABP-Konzentrationen von Hoden und Nebenhoden waren ebenfalls erniedrigt auf Werte von 30% und 15% der Norm.

Die Wirkung des Gemischs aus NET-E und T-E führte lediglich zum Absinken der Gewichte von Hoden und Nebenhoden um 20%. LH und FSH waren 2 Wochen nach Injektion der Önanthate deutlicher unterdrückt, erreichten nach 6 Wochen aber wieder Normwerte. Während das intratestikuläre Testosteron nur 6 Wochen vermindert und testikuläres und epididymales ABP nur gering beeinflußt waren, zeigte die Serumkonzentration von Testosteron keinen Unterschied zu den Kontrolltieren.

Die histologischen Untersuchungen des Keimepithels erbrachten eine völlige Unterdrückung der Spermatogenese lediglich durch den dimeren Androgen-Gestagen-Ester, während es durch die Önanthate nur zu einer geringfügigen Alteration einzelner Tubuli seminiferi gekommen war. Wirkungsvergleiche erbrachten, daß beide Substanzen 4 Wochen nach Injektion zwar unterschiedlich im Ausmaß jedoch aber zu einer deutlichen Unterdrückung des Serum LH, des testikulären Testosterons und der ABP-Konzentration von Hoden und Nebenhoden geführt hatten. Anhand der aufgeführten endokrinen Parameter ließen sich in den Regulationsmechanismen der männlichen Keimzellentwicklung lediglich deutliche Unterschiede in der Testosteron-Serumkonzentration erkennen. Es steht daher zu vermuten, daß andere Faktoren, die abhängig vom Testosteron-Serumspiegel sind, in die Spermatogenese einbezogen und beeinträchtigt werden. Hierbei kommt möglicherweise der Sertolizelle eine Schlüsselfunktion zu.

Pestizide in Follikelflüssigkeit und Seminalplasma

U. Wagner, H. Schlebusch, H. van der Ven, D. Krebs

Universitäts-Frauenklinik, Klinisch-Chemisches Labor, Bonn-Venusberg

Einleitung

Derzeit werden jährlich über 2,3 Millionen Tonnen Pflanzenschutzmittel in die Umwelt eingebracht. Gleichzeitig nehmen Fertilitätsstörungen generell und besonders in Berufsgruppen der Land- und Forstwirtschaft zu. Zurückgehende Spermatozoenzahlen, Fertilitätsstörungen in belastenten Gebieten und Dezimierung von Tierpopulationen stehen, in bestimmten Fällen, im Zusammenhang mit der Belastung an chlorierten Kohlenwasserstoffen (cKW) [4, 5]. Wir haben daher in dem Patientenkollektiv des ivF-Programmes der UFK-Bonn Follikel- und Seminalflüssigkeiten auf ihren Schadstoffgehalt geprüft und ihrer Diagnose gegenübergestellt.

Material

Insgesamt wurden 50 Follikelflüssigkeiten von Patienten mit primär und sekundär tubarer und andrologisch bedingter Sterilität, als Kontrollgruppe, Patienten (14), die keine organisch faßbaren Ursachen aufweisen, gegenübergestellt. Das durchschnittliche Alter betrug 32,4 Jahre. Für das Seminalplasma sollen 20 unauffällige Spermatogramme den Patienten mit der Diagnose Teratospermie gegenübergestellt werden (i14). Die eingesetzten Proben wurden gaschromatographisch, nach den Angaben der DFG, auf Lindan, DDT + Metabolite und Polychlorierte Biphenyle untersucht.

Ergebnisse

Die Ergebnisse wurden mit Hilfe des T-Testes auf signifikanten Unterschied der Mittelwerte getestet (p 0,025). Siehe Abb. 1.

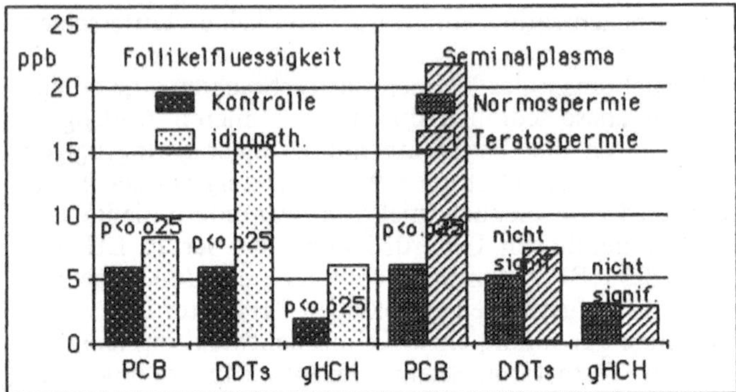

Abb. 1. Gegenüberstellung der Mediane einzelner Pestizide in Follikelflüssigkeit und Seminalplasma

Diskussion

Die Untersuchungen zeigen eine zum Teil erhebliche Belastung fertilitätsrelevanter Komponenten mit cKW, deren Konzentration bei idiopathischen Sterilitäten signifikant höher liegt als in der Kontrollgruppe mit organisch faßbaren Ursachen. – DDT und Metabolite besitzen Östrogenaktivität, verändern lysosomale Membranen, setzen Phospholipase A2 frei und stehen im Verdacht für Spontanaborte mitverantwortlich zu sein [3].

CKW (Ethylenbromid) sind in der Lage, in-vivo die Spermatogenese durch Schädigung des Nucleus, der perinucleären Substanzen und des Akrosomes zu beeinflussen [1]. In-vitro ist eine schädigende Wirkung solcher Stoffe bereits in den oben angegebenen Konzentrationen auf die Vitalität und Progression sowie Akrosomenreaktion erkennbar [2].

Zusammenfassend lassen sich eine Belastung von fertilitätsrelevanten Kompartimenten erkennen und cKW als Mitursache für Fertilitätsstörungen wahrscheinlich machen.

Literatur

1. Courtens JL, Amir D (1980) Abnormal Spermiogenesis in Bulls treated with Ethylendibromid. J Ultrastructure Res 71:103–115
2. Roediger B, Van der Ven H (1987) The Effect of environmental Pollutants on human Sperm Function in vitro. Human Reproduction 2 Suppl 1:42
3. Saxena M (1981) Organochlorine Pesticides in Specimens from Women Undergoing spontaneous Abortion, Premature or Full-Term Delivery. J Analyt Tox 5:6–9
4. El Batawi MA (1987) Effect of Occupational Health Hazards on Reproductive Functions. WHO Meeting, Genf
5. Whorton D (1977) Infertility in male Pesticide Workers. Lancet i:1259–1261

Einfluß von Pestiziden auf die Funktion von Spermatozoen in vitro

B. Roediger, H. van der Ven, H. Schlebusch, U. Wagner, M. Knapp,
S. Al-Hasani, K. Diedrich, D. Krebs

Universitäts-Frauenklinik und Institut für Medizinische Statistik, Universität Bonn

Die Diskussion über einen möglichen Zusammenhang zwischen Umweltschadstoffen und einer Beeinträchtigung der Spermaqualität stützt sich bisher weitgehend auf statistische Daten (Schill 1986). In der vorliegenden Studie wurde nun
der direkte Einfluß von verschiedenen chlorierten Kohlenwasserstoffen auf wichtige Spermafunktionen in vitro untersucht. Normozoosperme Samenproben wurden in BWW Medium gewaschen (500 × g, 5 min) und anschließend in BWW
(Kontrolle 1) BWW + 1% DMSO (Kontrolle 2) und BWW + Toxin (DMSO max.
1%) resuspendiert (10×10^6 Spermien/ml). Die eingesetzten Toxine waren HCB
(Hexachlorbenzol) DDE, Clophen (Gemisch verschiedener PCBs) und ein einzel-
nes Congener des PCB (22′66′ Tetrachlorobiphenyl). Die Spermasuspensionen
wurden 2–12 Stunden inkubiert, wobei die Toxinkonzentration 0,1–10000 ng/ml
betrug. Nach verschiedener Inkubationsdauer wurden folgende Spermaparame-
ter beurteilt: Motilität, Vitalität, akrosomale Integrität (triple stain) und die funktionelle Membranintegrität (HOS-Test). Unter den beschriebenen in vitro Bedingungen zeigten PCB, Clophen, HCB und DDE einen meist zeit- und
dosisabhängigen negativen Einfluß auf die untersuchten Spermafunktionen. Die
in dieser Studie verwendeten Substanzen sind unterschiedlich wirksam in bezug
auf die Spermaqualitätseinschränkung (z. B. PCB insbesondere Motilitätsein-
schränkung, DDE insbesondere Vitalitätseinschränkung und Induktion der
akrosomalen Reaktion). Unter in vitro Bedingungen zeigten sogar sehr niedrige
(„physiologische") Konzentrationen (1–10 ng/ml) einiger Toxine einen negativen
Effekt auf die Spermafunktionen. Es konnte somit gezeigt werden, daß Umwelt-

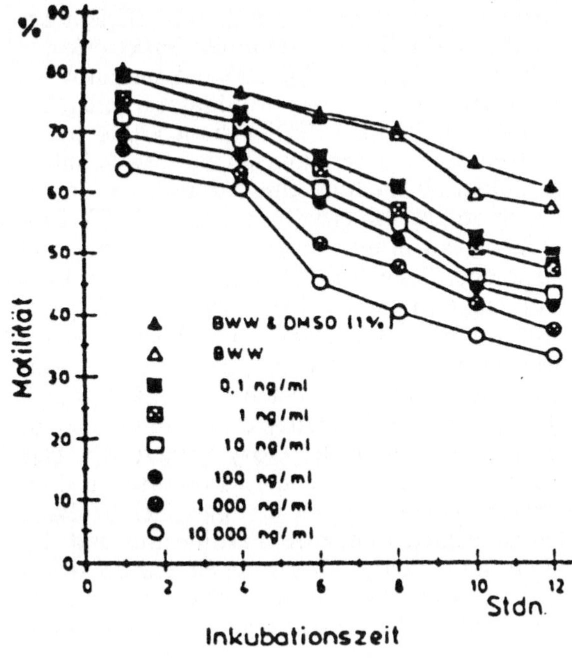

Abb. 1. Einfluß von PCB (22′66′-Tetrachlorobiphenyl) auf die Motilität menschlicher Spermatozoen (10×10^6/ml) in vitro

Verhandlungen der Deutschen Gesellschaft für Gynäkologie und Geburtshilfe,
47. Versammlung, München 6.-10. September 1988

schadstoffe unter in vitro Bedingungen zu Beeinträchtigungen wichtiger Spermafunktionen führen können. Obwohl eine direkte Übertragung der Untersuchungsergebnisse auf die in vivo Situation nicht möglich ist, erscheint dennoch
eine ähnliche Wirkung dieser Schadstoffe und eine Beeinträchtigung des Fertilisationspotentials auch unter in vivo Bedingungen nicht ausgeschlossen.

Literatur

1. Schill WB (1986) Der Einfluß von Umweltschadstoffen auf das Spermiogramm. Hautarzt
   37:301–303
2. Talbot P, Charcon RS (1981) A triple stain technique for evaluation of normal acrosome
   reaction of human sperms. J Exp Zool 215:201–205
3. Jeyendran et al. (1984) Development of an assay to assess the functional integrity of the
   human sperm membrane. J Reprod Fertil 70:219–226

**Laser-Doppler-Spektroskopische Messung des Motilitätsverhaltens
von Spermatozoen vor und nach Kontakt mit Oozyten**

R. Campo, E. Heywinkel, N. Hofmann

Universitäts-Frauenklinik Düsseldorf

Die Laser-Doppler-Spektroskopie zur Messung der Bewegung von Spermatozoen wurde erstmalig 1975 angewandt und anschließend von verschiedenen Forschungsgruppen weiter verfolgt und vervollständigt. Die Frequenzverschiebungen des Laser-Streulichtes, hervorgerufen durch den optischen Doppler-Effekt,
werden mit Rechnerunterstützung ausgewertet. Ein besonderer Vorzug der Meßanordnung ist die automatische Wiederholbarkeit der Messung für beliebig lange
Zeit. Weiterhin zeigen Untersuchungen eine gute Reproduzierbarkeit der Meßwerte für die Spermatozoen im Seminalplasma. Der Variationskoeffizient für
solche Messungen liegt zwischen 3 und 5%. Da die Laser-Doppler-Spektroskopie
ein schnelles Verfahren ist, die Motilität und Geschwindigkeit von Spermatozoen
objektiv zu messen, haben wir mittels dieser Methode das Motilitätsverhalten der
Spermatozoen im Inseminationsmedium für In-vitro-Fertilisationen untersucht.
Zudem interessierte uns die Frage, ob ein Einfluß der Oozyten auf das Verhalten
der Spermatozoen-Motilität im Inseminationsmedium eine Voraussage für das
Fertilitätsvermögen der Spermatozoen zuläßt. Innerhalb unseres IVF-ET-Programmes wurde das Ejakulat mittels der swim-up-Methode aufgearbeitet und
nach 1 Std. Inkubation jeweils eine solche Menge des Überstandes in den Reagenzgläsern mit 1 ml B2-Medium, in dem sich jeweils eine Oozyte befand, gegeben, so daß eine Endkonzentration von 100 bis 200 000 motile Spermatozoen
erreicht wurde. Als Kontrolle wurde jeweils ein Reagenzglas ohne Oozyten, ansonsten mit einem entsprechenden Ansatz, mitgeführt. Nach einer Inkubationszeit von 12–18 Std. wurde ein Mediumwechsel für die Oozyte vorgenommen und
gleichzeitig unter dem Mikroskop die Fertilisation der Oozyte überprüft. Das
Medium mit den Spermatozoen wurde dann hinsichtlich der Motilitätscharakteristik im Lasymot gemessen unter entsprechender Berücksichtigung der erfolgten
Fertilisation der Oozyten bzw. der nichtstattgefundenen Fertilisation und der
Proben ohne Oozytenkontakt. Bei 46 untersuchten Patientinnen zeigten sich 3
verschiedene Verhaltensweisen, die etwa in gleichen Teilen vorkamen. Die erste
Gruppe ist gekennzeichnet durch eine deutliche Verminderung des Anteils motiler

Archives of Gynecology and Obstetrics Vol. 245, No. 1-4, 1989
Verhandlungen der Deutschen Gesellschaft für Gynäkologie und Geburtshilfe,
47. Versammlung, München 6.-10. September 1988

Spermatozoen und des Anteils der Spermatozoen mit max. Motilität nach Oozytenkontakt im Gegensatz zur Kontrollgruppe ohne Oozytenkontakt. Eine Reduzierung zeigt sich auch in der mittleren Geschwindigkeit und in der max. Geschwindigkeit. In einer zweiten Reaktionsgruppe zeigt sich keinerlei Änderung in der Motilitätscharakteristik in allen drei Untersuchungsgruppen. Die dritte Reaktionsform zeichnet sich dadurch aus, daß der Anteil an motilen Spermatozoen und Spermatozoen mit max. Geschwindigkeit nach Oozytenkontakt wesentlich höher als in der Kontrollgruppe ohne Oozytenkontakt ist. Das gleiche zeigt sich auch für die mittlere Geschwindigkeit und die Maximalgeschwindigkeit. Als Einflüsse auf das Motilitätsverhalten der Spermatozoen läßt sich einmal die Qualität der Oozyten diskutieren, und zum anderen die Unterschiede zwischen den einzelnen Spermaproben, die zwar kurzfristig durch die Aufbereitung der Spermatozoen und der konstanten Konzentration von motilen Spermatozoen im Inseminationsmedium ausgeglichen werden können, jedoch nach 12–28stündiger Inkubation eine entsprechende Rolle spielen. Ansonsten werden die Meßbedingungen für alle Proben selbstverständlich gleich gehalten. Die Fertilisationsrate der Oozyte ist in allen drei Reaktionsformen der Spermatozoen gleich. Hinsichtlich der zuvor genannten Ursachen für die Beeinflussung des Motilitätsverhaltens müssen noch weitere Untersuchungen durchgeführt werden.

Allgemeines

Psychosomatik
Paare mit Kinderwunsch

Mit dem Vorstand der Deutschen Gesellschaft für Psychosomatische Gynäkologie und Geburtshilfe war in der Vorbereitung auf den 47. Kongress der Deutschen Gesellschaft für Gynäkologie und Geburtshilfe vereinbart worden, daß ein halbtägiger Programmabschnitt, Vorsitz *M. Stauber*, München, und *D. Richter*, Bad Säckingen, folgenden Themen gewidmet werden sollte: „Psychosomatische Probleme bei kinderlosen Paaren", „Psychosomatik von pränataler Diagnostik, Schwangerschaft und Geburt", sowie „Umgang mit Unheilbar-Kranken". Die Deutsche Gesellschaft für Psychosomatische Gynäkologie und Geburtshilfe ist diesen Anregungen gefolgt, wofür ihr an dieser Stelle nochmals gedankt werden soll. Die Beiträge dieses und der folgenden beiden Kapitel enthalten die eingegangenen Beiträge aus diesen Sitzungen. Das vorliegende Kapitel enthält auch die Vorträge der assoziierten Sitzung „Psychosomatik – Sterilitätspatienten", welche unter der Leitung von *V. Frick-Bruder*, Hamburg, stand.   H. L.

Psychosomatische Probleme bei kinderlosen Paaren

M. Stauber

I. Universitäts-Frauenklinik München

Psychosomatic Problems of Childless Couples

Summary. We discuss the late "wish for pregnancy" (involving women over 45 years of age). Late hopes for in vitro fertilization occur, encouraged by "solutions" that are deceptive and to our experience distract from inner conflicts. We consider the problems of idiopathic infertility, a diagnosis that is frequently accepted as final without exploration of the psychological background. Finally, we discuss secondary sexual dysfunctions, caused by a very technical approach to infertility treatment. We conclude with a demand for critical discussion of neuralgic problems in modern reproductive medicine (e.g., manipulation of embryonic structures and breaking up of family structures).

Zusammenfassung. Als erstes Problem wird der „sehr späte Kinderwunsch" (Frauen über 45 Jahre) aufgezeigt, der durch die Hoffnungen in die in-vitro-Fertilisation aktualisiert wurde und erfahrungsgemäß eine Scheinlösung eigener innerer Konflikte darstellt. Es wird dann die idiopathische Sterilität problematisiert, die in der Praxis viel zu häufig als endgültige Diagnose akzeptiert wird, ohne den psychischen Hintergrund auszuleuchten. Schließlich werden die sekundären funktionellen Sexualstörungen angesprochen, die durch eine zu mechanistische Kinderwunschbehandlung hervorgerufen werden. Zusammenfassend wird eine kritische Diskussion der neuralgischen Punkte in der modernen Reproduktionsmedizin (Verlassen der Familienstruktur, Manipulation am Embryo) gefordert.

Einleitend darf ich auf ein aktuelles Problem aus der Kinderwunschsprechstunde hinweisen, das in größerem Ausmaß erst seit Einführung der in-vitro-Fertilisation existiert. Es handelt sich um den „sehr späten Kinderwunsch" – also um Frauen meist zwischen 45 und 50 Jahren.

Schon bei der ersten Vorstellung spürt man den starken Leidensdruck, unter dem eine solche Patientin steht. Sie ist wie von einer Art Torschluß-Panik ergriffen und signalisiert dem Arzt; „Machen Sie mit mir was Sie wollen – aber ich brauche ein Kind." Von medizinischer Seite fällt dabei die grenzenlose Risikobereitschaft auf. Die Arzt-Patient-Beziehung wird stark erschwert, da eine Aussprache über den Hintergrund des Kinderwunsches, z. B. über die Motivation vermieden wird oder oberflächlich bleibt. Psychosomatischen Interventionen gegenüber verhalten sich solche Patientinnen meist abwehrend.

In den Fallgeschichten dieser Frauen mit sehr spätem Kinderwunsch findet man nicht selten instabile Partnerbeziehungen. Auch die früher beruflich sehr erfolgreiche Frau, die sich in einer präklimakterischen Krise befindet, kommt in diesem Patientengut wiederholt vor. Der sehr späte Wunsch nach einem Kind („Frostblume") stellt einen Lösungsversuch eigener Konflikte dar. Das Kind wird somit zum alleinigen Substitut für eigene Wünsche (z. B. Schutz vor innerer Leere, vor depressiven Gefühlen).

Die Risiko-Nutzen-Abwägung, die vor jedem medizinischen Eingriff notwendig ist, verbietet eigentlich die Anwendung moderner Reproduktionstechniken beim sehr späten Kinderwunsch. Problematisch kann hier aber die unheilvolle Allianz zwischen einer Patientin mit überwertigem Kinderwunsch und einem Arzt mit unbedingtem Erfolgsstreben sein. Der Frauenarzt hätte hier primär eine psychotherapeutische Funktion, indem er den sehr späten Kinderwunsch als Scheinlösung eines schwierigen Konfliktes der Patientin erkennt und ihr widerspiegelt. Es besteht dabei durchaus die Gefahr, daß die Patientin einen Arztwechsel vornimmt, um doch die mechanische Lösung ihres Kinderwunsches zu versuchen. Der wahrscheinliche Mißerfolg dieser Behandlung sowie evtl. medizinische Komplikationen führen zu einer neuen Enttäuschung und einer tiefer werdenden Ausweglosigkeit.

Ein zweites Problem, das ich ansprechen möchte, ist die „Sterilität ohne Organbefund", die sogenannte *idiopathische Sterilität*. Dieser Ausdruck der idiopathischen Sterilität wird in der Praxis zu häufig als endgültige Diagnose anerkannt, ohne daß zuvor die häufig vorhandenen psychischen Ursachen hinterfragt worden wären. Gerade bei Paaren mit fehlendem Organbefund findet man nicht selten psychische Konflikte (z. B. eine unbewußte Ablehnung einer Schwangerschaft), die sich in Hormonstörungen und Spermaqualitätsminderungen äußern können. In diesem Zusammenhang darf ich an die Untersuchungen in unserer Kinderwunschsprechstunde erinnern, die das auffällige Ergebnis erbrachte, daß ca. die Hälfte aller Schwangerschaften ohne medizinische Therapie eintrat. Bei der Durchsicht der Akten von 1061 eingetretenen Schwangerschaften wurden 502 Schwangerschaften (47,31%) ohne jegliche organische Behandlung registriert. Während der diagnostischen Maßnahmen wurden 255 Schwangerschaften (24,04%) beobachtet und lediglich 304 Schwangerschaften (28,65%) wurden nach therapeutischen Eingriffen (Hormonbehandlung bei Frau und Mann, Operationen, Inseminationen) festgestellt.

Dieses Ergebnis war vor allem auch deshalb möglich, da die Routine-Kinderwunschbehandlung zeitlich gedehnt erfolgte und bewußt Behandlungspausen vorgesehen waren. Wenn nun aber durch die modernen Reproduktionstechniken von vornherein medizinisch aktiv vorgegangen wird, vergibt man die Chance einer spontanen Schwangerschaft.

Ein drittes Problem in der Kinderwunsch-Sprechstunde sind die relativ *häufigen Sexualstörungen*. Dabei empfiehlt es sich zwischen primären und sekundären

Sexualstörungen zu unterscheiden. Bei der Aufnahme in die Kinderwunsch-Sprechstunde fallen auch heute noch „jungfräuliche Ehen" auf. Vor diagnostischen und therapeutischen Maßnahmen bietet sich hier die psychotherapeutische Paar-Therapie an. Bei isolierten, funktionellen Sexualstörungen (z. B. Vaginismus bei der Frau, Potenzstörungen beim Mann) bieten sich an erster Stelle psychotherapeutische Interventionen an. Das Problem des seltenen Verkehrs, das meist mit einer Vermeidung des Konzeptionsoptimums einhergeht, sollte konfrontierend und klärend in der Kinderwunsch-Sprechstunde bearbeitet werden. Sekundäre Sexualstörungen können im Laufe der Kinderwunschbehandlung eintreten. Diese wären häufig bei einem sensiblen Umgang mit den diagnostischen und therapeutischen Eingriffen beim kinderlosen Paar zu vermeiden. Problematisch sind vor allem die zu häufigen Maßnahmen, die eine spontane Sexualität unterbinden – ich denke hier an die wiederholten Spermiogramme, Penetrationsteste, Insemination, in-vitro-Fertilisation –. Während solcher Eingriffe empfehlen sich deshalb Behandlungspausen und auch parallel geführte Gespräche, die die sexuelle Dimension zum Inhalt haben. Die Mitteilung sub- und infertiler Spermiogrammparameter kann zum Gefühl der Sinnlosigkeit sexuellen Handelns führen. Diese oft tief erlebte Kränkung bedarf einer Aufarbeitung – ähnlich aller ungünstiger Befunde in der Kinderwunschsprechstunde.

Zum Schluß darf ich einige Entwicklungstendenzen der in-vitro-Fertilisation problematisieren, die ich bereits auf dem letzten Gynäkologen-Kongreß angesprochen habe. Es bedarf einer Grenzziehung in der modernen Reproduktionsmedizin. Ein Kind um jeden Preis ist aus verschiedenen Gründen zu problematisieren. Von medizinischer Seite bedarf es einer Risiko-Nutzen-Abwägung (Alter, Befunde, Indikation). Aus psychischer Sicht ist das Erkennen einer Ambivalenz, einer psychogenen Sterilität, einer instabilen Partnerschaft, eines überwertigen Kinderwunsches hilfreich für die Indikation. Aus ethischer Sicht müssen Fragen der Familienstruktur und mögliche Manipulationen am Embryo diskutiert werden.

Mit dem bekannt gewordenen „Berliner-Modell" wurden bereits zu Beginn der IVF-Ära die neuralgischen Punkte für die in-vitro-Fertilisation diskutiert und in verschiedene Kommissionen eingebracht. Speziell an der Universitäts-Frauenklinik Berlin-Charlottenburg und an der I. Universitäts-Frauenklinik München wird diese Grenzziehung vorgenommen. Hiernach erfolgt die IVF nur innerhalb der Familienstruktur ohne veränderte Manipulation am Embryo. Es erfolgt eine maßvolle Stimulation und Fertilisation zur Vermeidung von überzähligen Embryonen. Außerdem wird die Indikation zur IVF auch unter Berücksichtigung psychosomatischer Aspekte gestellt.

Da die Entwicklung der modernen Reproduktionstechniken weitreichende Konsequenzen für die Patienten und für die Gesellschaft haben können, ist auch in Zukunft eine interdisziplinäre Diskussion notwendig. Nach meiner Auffassung wurden die Entwicklungsschritte innerhalb der Arbeitsgruppen, die sich mit IVF befassen, noch zu wenig tiefgreifend hinterfragt. So haben z. B. alle Arbeitsgruppen damit begonnen, die in-vitro-Fertilisation streng an die Indikation irreparabler gestörter Eileiter zu binden. Schon kurz darauf wurde die Indikation auf idiopathische Sterilitäten ausgedehnt, ohne dabei auch immer nach psychischen Ursachen beim behandelten Paar zu forschen. Mit dem Argument, daß der Patientenwunsch an erster Stelle steht, werden oft die psychisch sehr belastenden Eingriffe durch Samenspende, Eispende, Embryonenspende und Leihmutterschaft heruntergespielt. Man vergißt hierbei, daß ein Patientenwunsch auch pathologisch sein kann. Ein weiterer Schritt, der mit einer „Gewissenslaxierung" einherzugehen scheint, wird durch das Argument untermauert: „Wir wollen doch den Fortschritt für die Methode der IVF, für die Krebsforschung, für genetisch gesunde Kinder." Dieser Schritt wurde bereits in einigen ausländischen Arbeits-

gruppen ohne große Diskussion vollzogen. Wahrscheinlich erfolgt hierbei eine
„Überich-Abschwächung", die sich in kleinen Schritten vollzieht und innerhalb
der Arbeitsgruppen kaum bemerkt wird. Als mögliches Ergebnis einer weiteren
Abflachung könnte in Zukunft vielleicht auch die in-vitro-Fertilisation als Hei-
lungstechnik gebraucht werden, um von Anfang an nur noch gesunde, neue
Menschen zu zeugen. Dies als provozierenden Ausblick.

Literatur

Stauber M (1979, 1988) Psychosomatik der sterilen Ehe. Grosse, Berlin

Paarbeziehung und Paardynamik steriler Ehen

V. Frick-Bruder

Zentrum für Reproduktionsmedizin, Universitätskrankenhaus Hamburg Eppendorf

Infertile Couples and Their Relationship Dynamics

Summary. Only if the couple can accept that both their wish to have a child and
their infertility are deeply rooted in their relationship will they be prepared to
undergo and tolerate the stresses and strains involved in fertility treatment without allowing it to govern their lives completely. If both sides – the doctor and the
couple – refuse to admit that there are limits and cannot acknowledge their
feelings of inadequacy and impotence, and the anger and sadness which are
inevitably linked with these, the couple will have no chance to mourn and finally
give up their desire for a child, if that becomes necessary.

Zusammenfassung. Nur wenn die Partner akzeptieren können, daß sowohl ihr
Kinderwunsch als auch das Sterilitätsproblem ein gemeinsames Anliegen ihrer
Beziehung sind, können sie die Anstrengungen der Behandlung auf sich nehmen,
ohne dieser ihre Lebenssituation zu sehr unterzuordnen. Wenn beide Seiten – das
Paar wie auch der behandelnde Arzt – es vermeiden, Grenzen anzuerkennen und
Gefühle von Hilflosigkeit, Ärger und Trauer anzunehmen, wird es das Paar
schwer haben, den Kinderwunsch wenn nötig aufzugeben und eine andere ge-
meinsame Erfüllung zu suchen.

Partner, die sich mit unerfülltem Kinderwunsch in medizinische Behandlung
begeben, stehen von Beginn an unter erheblichem Druck. Die Erfahrung, spontan
miteinander kein Kind zu bekommen, bedeutet eine Kränkung für das männliche
und weibliche Selbstgefühl, aber auch für die Beziehung beider zueinander. Der
starke Leidensdruck, der damit verbunden ist, erklärt, warum psychologisch
unauffällige Paare ebenso wie psychologisch auffällige im Laufe der Behandlung
in eine Art Spirale sich steigernder Bereitschaft zu medizinischen Maßnahmen
und weiterführenden Behandlungsschritten geraten, aus der sie sich in der Regel
auch dann selbst nicht mehr befreien können, wenn sie deutlich spüren, daß sie
von all dem genug haben. Es soll deshalb bewußt auf die Darstellung einer
Typisierung psychologisch auffälliger Paarstrukturen verzichtet und statt dessen
der Blick auf das durchschnittliche, d. h. psychologisch mehr oder weniger auffällige Paar gelenkt werden, das sich einer Sterilitätsbehandlung unterzieht. Dies
schließt den Blick auf den Behandelnden mit ein. Auch wenn sich zunehmend die

Überzeugung durchzusetzen scheint, daß mit ungewollter Kinderlosigkeit ein Paarproblem besteht, also auch das Paar möglichst gemeinsam – soweit es geht – behandelt werden muß, sind es noch immer sehr viel mehr die Frauen, die die Initiative ergreifen und zum Arzt gehen. Sie scheinen anders, oft auch stärker unter dem Problem zu leiden als ihre männlichen Partner. Schwangerschaft und Geburt sind mit der Identität der Frau eben sehr viel enger verwoben als der vergleichsweise flüchtige Vorgang der Zeugung beim Mann. Für sein Selbstwerterleben sind generative und sexuelle Potenz allerdings stärker miteinander verknüpft. Manche Frauen halten ihre Partner deshalb für kränkbarer als sich selbst und fürchten eine Erschütterung ihrer Beziehung, sie versuchen, dieser zu entgehen, indem sie den Partner erst gar nicht in die Behandlung miteinbeziehen. Mit einer manchmal grenzenlos scheinenden Bereitschaft nehmen sie dann diagnostische und therapeutische Maßnahmen auf sich und sind sogar bereit, wenn nötig die ganze Lebenssituation bis hin zur Aufgabe des Berufes für die Behandlung umzustellen. Wenn sie in diesem Alleingang von ihrem Arzt noch unterstützt werden, so geschieht dies meist, weil in der Sterilitätsbehandlung auf beiden Seiten der Beteiligten besondere Abwehrvorgänge wirksam werden, die die Voraussetzung dafür sind, daß die medizinisch-therapeutischen Maßnahmen bis hin zu den modernsten Reproduktionstechniken möglichst aktiv und unbeschwert eingesetzt werden können. Mit dem Gewahrwerden einer höchst problematischen Einstellung zum Kinderwunsch oder einer schwierigen Beziehungssituation der Partner wäre dies erfahrungsgemäß nicht mehr so ungehindert möglich. Hinzu kommt, daß die Zweierbeziehung zwischen der Patientin und ihrem Arzt auf den ersten Blick verführerisch einfacher und bequemer wirkt, als die von allen möglichen Beziehungsformen komplizierteste Dreierkonstellation gemeinsamer Gespräche mit beiden Partnern.

Von Beginn an besteht deshalb die Gefahr einer Abspaltung aller schwierigen Gefühle auf beiden Seiten, die in der Behandlung nicht Thema werden dürfen, weil sie die Abwicklung der medizinischen Maßnahmen behindern könnten. Auch ein noch so gutes psychotherapeutisches Gespräch mit einem hinzugezogenen Fachmann kann nicht ersetzen, was zwischen den Partnern und dem Arzt und seiner Patientin vor Ort, d. h. in der Beziehungsdynamik des Behandlungsprozesses angesprochen werden kann und soll. Dies schließt die Hilfe des Psychologen oder Psychotherapeuten im besonderen Fall oder als Supervision keineswegs aus. Denn selbst wenn psychologische Faktoren nicht im Vordergrund oder im ursächlichen Zusammenhang der Sterilitätsproblematik stehen, haben diagnostische und therapeutische Maßnahmen bei längerer Behandlung in aller Regel Folgen für die Beziehung. Bei nicht wenigen Paaren ist das sexuelle Zusammensein nun nicht mehr durch das spontane Bedürfnis bestimmt, sondern häufig allein durch das Ziel der Zeugung reglementiert. Manche von ihnen äußern, daß sie schließlich nur noch widerwillig miteinander schlafen und innerlich dabei Abneigung, manchmal sogar Haß empfinden, der eigentlich dem Kind gilt, das nach dem Mißverständnis seiner Eltern scheinbar solche Opfer verlangt. Als weitere Schwierigkeit kommt hinzu, daß sich wie in keiner anderen Behandlung Phasen von Hoffnung und Enttäuschung in einem zeitlich unbegrenzten Wechsel wiederholen und verkraftet werden müssen. Dabei wäre die Thematisierung der Grenzen notwendig, damit das Paar das Erleben seiner Unfruchtbarkeit bewältigen lernt. Nijs und Mitarbeiter (1986) beschreiben den Verarbeitungsprozeß, den ein großer Teil der Paare durchlaufen muß, um sich mit seiner Unfruchtbarkeit endgültig abfinden zu können: Nach anfänglich starker Trauer folgen Enttäuschung, Empörung, Verneinung und Selbstzweifel, sexuelle Funktionsstörung und depressive Verstimmung über einen Zeitraum, der sich bis zu 1 ½ Jahren hinstrecken kann. Danach sucht das Paar eine neue Selbstdefinition ohne die Dimension der Fortpflanzung, oder anders ausgedrückt, es schafft sich andere

Möglichkeiten, miteinander kreativ zu sein. Dieser Prozeß ist ein normales Geschehen, eine Verarbeitung des Verlustes der Hoffnung, miteinander ein Kind zu haben. In der Behandlungsroutine wird dieses Verlusterleben allerdings häufig vermieden, weil die damit verbundenen Gefühle von Kränkung und Hilflosigkeit auf beiden Seiten nicht ertragen werden. Die Entwicklung immer neuer Reproduktionstechniken, die für einige Paare die ersehnte Hilfe bringen, wird solchen Paaren dann gerade zum Problem, weil sie den Circulus vitiosus von Hoffnung und Enttäuschung unterhalten und das Paar in seinem Selbstgefühl eher schwächen, als stärken. Ein Circulus vitiosus schließt sich auch dort, wo Paare als Kompensation ihrer nicht bewältigten Sterilitätsproblematik immer wieder eine IVF-Behandlung suchen, weil sich durch die verstärkte Aufmerksamkeit, die sie in ihr finden, das angegriffene Selbstgefühl wenigstens vorübergehend restituiert. Hierzu eine Patientin nach ihrem ersten Embryotransfer in der Hoffnung auf eine Schwangerschaft „Noch niemals in meinem Leben hat man sich so um mich gekümmert, stand ich so im Mittelpunkt, es war toll, ich würde es immer wieder machen, ich hatte nur noch ein Gefühl: jetzt wird es endlich mit mir gemacht." Und die gleiche Patientin einige Wochen später: „Ich hänge durch, bin abwechselnd traurig und wütend, ich fühle mich mißbraucht." Dieses Zitat macht deutlich, wie dicht Allmachtsphantasien und Ohnmachtsgefühle in der Sterilitätsbehandlung manchmal nebeneinander liegen: eine Gratwanderung zwischen Hilfe und Manipulation, Idealisierung und Entwertung, die den Arzt bei jedem Paar vor andere Aufgaben stellt. Dies macht die Schwierigkeit der Sterilitätsbehandlung aus, aber könnte auch in aller Routine ihre reizvolle Herausforderung sein.

Literatur

1. Frick-Bruder V (1984) Die Arzt-Patient-Beziehung in der Sterilitäts-Behandlung. In: Frick-Bruder V, Platz P (Hrsg) Psychosomatische Probleme in der Gynäkologie und Geburtshilfe. Springer, Berlin, Heidelberg, New York, Tokyo
2. Frick-Bruder V (1986) Gesunder und krankhafter Kinderwunsch in der Sterilitätsbehandlung. Schleswig-Holsteinisches Ärzteblatt 10:639–642
3. Goldschmidt O, de Boor C (1976) Psychoanalytische Untersuchung funktionell steriler Paare. Psyche 10:899–923
4. Nijs P, Demyttenaere K, Hoppenbrouwers L (1986) Donor-Insemination, Adoption, In-vitro-Fertilisation. Psychosoziale und psychosexuelle Aspekte. Gynäkologe 19:23–27
5. Schulz-Ruhtenberg C (1980) Untersuchung über Auswirkung und Verarbeitung eines nicht erfüllten Kinderwunsches. Inauguraldissertation, Freie Universität Berlin
6. Stauber M (1979) Die Psychosomatik der sterilen Ehe. Grosse, Berlin
7. Stauber M (1986) Die Bedeutung der Sexualität in der Beziehung steriler Paare. Gynäkologe 19:19–22
8. Weller J (1978) Zur psychologischen Situation der kinderlosen Ehe. Geburtsh. und Frauenheilkunde 38:507–512

Ergebnisse aus psychosomatischen Begleituntersuchungen bei IVF-Patientinnen

H. Kentenich

Universitäts-Frauenklinik Rudolf-Virchow, Berlin Charlottenburg

Results of Psychological Investigations of In Vivo Fertilization Patients

Summary. The in vitro fertilization (IVF) treatment is very stressful for the couple. The emotional tension (waiting, hoping) plays a greater role than the bodily

Archives of Gynecology and Obstetrics Vol. 245, No. 1-4, 1989
Verhandlungen der Deutschen Gesellschaft für Gynäkologie und Geburtshilfe, 47. Versammlung, München 6.-10. September 1988
© Springer-Verlag Berlin Heidelberg

complaints (stimulation, follicle puncture). Sometimes the wish to get a child is very strong and is the motivation for IVF treatment. Psychological investigations show that IVF patients have fewer psychological complaints compared with other sterility patients; in the psychoanalytically oriented Gießen test there are no differences compared with other sterility patients. The aim of a treatment for IVF patients is the individual, medically and psychologically oriented therapy – sometimes involving the renunciation of a further IVF therapy.

Zusammenfassung. Die IVF-Behandlung ist für das Paar mit Streß verbunden. Die psychische Anspannung (Warten, Hoffen) ist bedeutsamer als die körperliche Beeinträchtigung (Stimulation, Punktion). Der mitunter überwertig erscheinende Kinderwunsch kann das Motiv zur IVF-Behandlung sein. Psychosomatische Untersuchungen zeigen, daß IVF-Patientinnen eher geringere psychosomatische Beschwerden haben als andere Sterilitätspatientinnen. Im psychoanalytisch orientierten Gießen-Test ergeben sich keine Unterschiede zu anderen Sterilitätspatientinnen. Ziel einer Betreuung der IVF-Paare muß die individuelle, medizinische und psychosomatisch orientierte Therapie sein, die das Gespräch über Verzicht auf weitere Therapie mit einschließt.

Die medizinischen Probleme der in vitro Fertilisation sind 10 Jahre nach der Geburt des ersten IVF-Kindes weiterhin groß: Die Schwangerschaftsrate nach IVF beträgt 20–30% pro Embryotransfer, jedoch enden etwa 25% aller IVF-Schwangerschaften mit einer Fehlgeburt. Auch die Rate an Tubargraviditäten ist mit 4–8% erhöht. Ein großes Problem bleibt die hohe Mehrlingsrate mit 20% (z. T. Vierlings- und Fünflingsschwangerschaften). Sectiones sind drei- bis viermal häufiger als normal. In großen Sammelstatistiken wurden vermehrt Spina bifida und Herzfehler beobachtet, wenngleich die Mißbildungsrate nicht erhöht ist. Wenn nun rein medizinisch die bisherige Bilanz nach 10 Jahren IVF eher ernüchternd ist, wie kann man dann verstehen, daß die IVF-Paare die große Belastung der Behandlung auf sich nehmen. Worin besteht diese?

Stress der IVF-Behandlung

Belastender als die körperliche Behandlung (Stimulation, Punktion) ist das Warten, Hoffen und Bangen, ob der nächste Schritt (die Stimulation, die Eizellentnahme, die Befruchtung oder der Embryotransfer) schließlich den gewollten Erfolg bringen.

Wir befragten über 200 IVF-Paare zum Streß der Behandlung – basierend auf einem von Frau Hoelzle/Münster entworfenen Untersuchungsinstrumentar. Dabei stellten wir fest, daß während der Zeit der Behandlung die seelische Belastung (66%) dominierend ist. 40% der Patientinnen berichteten über berufliche Schwierigkeiten, meist wenn IVF-Behandlung und Beruf miteinander verbunden werden mußten. 23% hatten körperliche Beeinträchtigungen (Schmerzen nach der Punktion, aber auch rein psychosomatische Beschwerden wie Kopfschmerz, Schlaflosigkeit). 12% berichteten über sexuelle Probleme während und nach der Behandlung. Nur 15% gaben keine Schwierigkeiten an.

Warum nehmen die Patientinnen all dies auf sich?

Es ist der Druck des Kinderwunsches, der manchmal überwertig erscheint, der auch selbst krank machen kann. „Ich will unbedingt ein eigenes Kind," „ich habe dann alles versucht". „Ich kann nicht ohne Kind leben" sind häufige Antworten. Eine gute Lebensqualität scheint für die Paare hierüber die Erfüllung des Kinderwunsches erreichbar.

Es ergeben sich folgende Fragen: Haben diese Patientinnen besondere psychische Auffälligkeiten? Neigen sie zu psychosomatischen Erkrankungen?

Zusammengefaßt: Haben nicht die Frauen, die ihren Körper mit Tabletten, Spritzen, vaginalen oder laparoskopischen Punktionen traktieren lassen, besondere Auffälligkeiten?

Psychosomatische Studien

In einer Untersuchung von 176 Kinderwunschpatientinnen zu psychosomatischen Beschwerden ergab sich (Befragung vor der Behandlung):

69% der Kinderwunschpatientinnen äußern gynäkologische Beschwerden (Dysmenorrhoe, Unterleibsschmerz, Harnwegbeschwerden, Periodenunregelmäßigkeit). 40% haben psychische Beschwerden wie Stimmungsschwankungen, Nervosität, innere Unruhe und Ängste. 40% erwähnen Symptome im Sinne der Erschöpfung (Müdigkeit, übermäßiges Schlafbedürfnis). Dann folgen eine Reihe von anderen Beschwerden. Nur 15% geben überhaupt keine Beschwerden an. Vergleichen wir nun die IVF-Patientinnen (n = 108) mit den übrigen Kinderwunschpatientinnen (n = 68), so zeigt sich, daß bei nahezu allen psychosomatischen Beschwerden die IVF-Patientinnen eine *geringere* Symptomatik zeigen.

Ziehen wir den auf einer psychoanalytischen Basis aufbauenden Gießen-Test (Erhebung vor Behandlung) in unsere Untersuchung mit ein, so ergibt sich für alle Kinderwunschpatientinnen (n = 186): In der Selbsteinschätzung zeigen sich kaum Unterschiede zur Normalbevölkerung. Kinderwunschpatientinnen sind ein wenig mehr positiv sozial resonant, dominant, unterkontrolliert, durchlässig und sozial potent. Vergleichen wir erneut die IVF-Patientinnen (n = 117) mit den Patientinnen der üblichen Sterilitätstherapie (n = 69), so zeigt sich, daß die Profile kaum voneinander abweichen. Alle Unterschiede sind *nicht* signifikant.

Es ergab sich die Frage, ob dies eine Beobachtung nur unseres Kollektivs ist. Eine Literaturübersicht über die psychosomatischen Besonderheiten der IVF-Patientinnen macht aber deutlich, daß wir sowohl eine Reihe von Untersuchungen mit „negativen Besonderheiten", mit „positiven Besonderheiten" als auch „ohne psychosomatischen Besonderheiten" finden.

Für uns bedeutet dies, daß es aus psychosomatischer Sicht die *klassische* IVF-Patientin in der Gegenüberstellung zu den anderen Sterilitätspatientinnen *nicht* gibt. Daraus läßt sich aber keinesfalls schlußfolgern, die psychische Situation sei belanglos. Das einzelne Paar, die Patientin als Individuum kann sich vollkommen anders darstellen. Insbesondere unsere Untersuchungen zum psychosomatischen Streß der IVF-Behandlung verdeutlichen, daß es nur eine *individuelle* Therapie und Begleitung geben kann.

Individuelle medizinische und psychosomatische Therapie

In der Handhabung der in vitro Fertilisation sollte unseres Erachtens berücksichtigt werden: Es ist weiterhin eine strenge Indikationsstellung notwendig. Mitunter ist es allerdings sinnvoll, zum Abschluß einer langjährigen Kinderwunschbehandlung einen einmaligen IVF-Versuch durchzuführen. Behandlungspausen zwischen den IVF-Versuchen, eine zeitliche Begrenzung (3–6mal) sowie eine Altersgrenze etwa bei 40 Jahren scheinen sinnvoll. Man sollte mit dem Paar immer wieder die Frage des Verzichts auf eine weitere Therapie ansprechen, ebenso wie die Adoption oder Annahme eines Pflegekindes.

Von psychischer Seite aus sollte es feste Ansprechpartner für das Paar geben. Auch bei der IVF ist das vertrauensvolle Arzt-Patienten-Verhältnis die Grundlage einer Behandlung. Empfehlenswert scheint eine „Notruf" möglichkeit für die Patientin bei Eintreten der Menstruationsblutung zu sein. Broschüren, Videos oder Filme können eine Grundlage der Information darstellen. In unserer Klinik haben wir gute Erfahrungen mit einer Gesprächsgruppe „unerfüllter Kinderwunsch" gemacht. Wir treffen uns einmal monatlich, wobei die Frauen über ihre tägliche Kränkung und den psychischen Druck der Kinderlosigkeit sprechen können. Von ärztlicher und psychologischer Seite aus ist dies ein Ort, um den individuellen Kinderwunsch und die individuelle psychosoziale Situation des Paares besser erkennen zu können. Bei Sexualstörungen sollten diese zuerst mit Hilfe einer Paartherapie angegangen werden. Die Möglichkeit zur Überweisung in eine Psychotherapie soll vorhanden sein. Auf der anderen Seite wollen wir nicht, daß die IVF-Paare unmündig durch mögliche Unbillen der Behandlung geführt werden (keine „over-protection").

Wenngleich die IVF-Behandlung rein medizinisch nicht besonders erfolgreich ist und psychisch sehr belastend ist, so scheint es uns doch möglich, mit Hilfe einer individuellen medizinischen und psychosomatisch orientierten Therapie eine adäquate Behandlung der betroffenen Paare zu gewährleisten.

Untersuchungen zum psychosozialen Hintergrund von Sterilitätspatienten

H. H. Pusch, W. Urdl, W. Walcher

Geburtshilflich-gynäkologische Universitäts-Klinik Graz, Österreich

Investigations on the Psychosocial Background in Sterility Patients

Summary. The psychosocial background of 300 childless couples from the Infertility Clinic of the Department of Gynecology and Obstetrics, University of Graz, was evaluated by means of a questionaire and statistical analysis of data from their files. Points of special interest were problems such as interactions of the couple, motivations for the desire of children, psychosomatics, andrological investigation within the gynecological department, sexual habits and motivation and compliance concerning investigations and treatment. 72% of the questionaires were returned. 50% of the sterile couples prefered to attend the infertility clinic together. 26% felt restrictions in their sexual behaviour due to the unrealized desire of children, 48% expected improvements in their partnership if they could have children. Compliance of male partners concerning the regular intake of prescribed medicaments was 83%, 63% accepted to stop smoking in cases of pathospermia.

Zusammenfassung. Bei 300 Paaren aus der Sterilitätsambulanz wurden mittels Fragebogen und statistischer Auswertung der Krankengeschichten folgende Themenkreise bearbeitet: Partnerbeziehung, Kinderwunschmotive, Psychosomatik, andrologische Untersuchung an einer Frauenklinik, Motivation und Compliance bei Behandlung und Sexualgewohnheiten. 72% der ausgesandten Fragebögen (mit 41 Fragen) wurden zurückgesandt und waren auswertbar. 98% sahen den unerfüllten Kinderwunsch als gemeinsames Problem, 50% würden gerne deshalb gemeinsam einen Arzt konsultieren. 48% erhofften eine Verbesserung ihrer Ehesituation durch ein Kind, 26% verspürten eine Beeinträchtigung ihrer vita sexualis durch die Kinderlosigkeit. Für 72% der Männer stellte die andrologische Untersuchung an einer Frauenklinik keine besondere Belastung dar, 63% wollten gemeinsam mit ihren Frauen den Andrologen aufsuchen. Daten zur Sozialstruktur der Patienten, sowie Angaben über Ehe- und Kinderwunschdauer und das Antikonzeptionsverhalten ergänzen die Untersuchung. Die Compliance der Männer bezüglich der regelmäßigen Einnahme von Medikamenten betrug 83%, ein striktes Rauchverbot bei Pathospermie wurde von 63% akzeptiert.

Die Möglichkeit, beide Partner eines kinderlosen Ehepaares „Unter einem Dach" zu betreuen, besteht an der Grazer Frauenklinik seit der Einrichtung einer andrologischen Ambulanz im Jahre 1979. Damit wurden nicht nur einer grundsätzlichen Forderung Fikentschers [1] Rechnung getragen, sondern es ergab sich auch die Möglichkeit, die gesamte Bandbreite der Problematik einer kinderlosen Ehe zu untersuchen. Wesentliche Vorteile für die Patienten ergaben sich durch die damit möglich gewordene Koordination und Optimierung der diagnostischen und therapeutischen Maßnahmen.

300 Paare aus der Sterilitätsambulanz wurden in die Untersuchung des psychosozialen Hintergrundes einbezogen. Neben der statistischen Auswertung der Daten aus den Krankengeschichten wurde ein Fragebogen über die folgenden Themenkreise aufgelegt: Basisdaten und Sozialstruktur, Partnerbeziehung, Kinderwunschmotive, Sexualgewohnheiten, andrologische Untersuchung an einer Frauenklinik, Compliance bei Diagnostik und Therapie. Der Fragebogen enthielt 41 Fragen, jeweils 15 gleichlautend an Frau und Mann, sowie 11 Fragen, die nur an den Mann gerichtet waren.

72% der Fragebogen wurden zurückgeschickt, 81% davon waren vollständig ausgefüllt. Im untersuchten Kollektiv lag das Durchschnittsalter der Männer bei 31 ± 3 Jahren, das der Frauen bei 28 ± 5 Jahren. Die Partnerschaft dauerte im Schnitt $5,1 \pm 3,3$ Jahre, der Kinderwunsch $3,8 \pm 2,7$ Jahre. 92% waren bislang kinderlos, 85 hatten ein oder mehrere gemeinsame Kinder, 95% waren verheiratet. Bei 18,5% der Befragten gab es Spannungen in der Partnerschaft, weil der Mann zum Andrologen sollte. 50,4% sprachen sich jedoch für einen gemeinsamen Erstbesuch beim Arzt aus. Für 41,5% stellte der unerfüllte Kinderwunsch das zentrale Eheproblem dar, für weitere 34,6% war dies immerhin ein wichtiges Problem; 48% erwarteten sich eine Verbesserung der Ehe durch die Erfüllung des Kinderwunsches. 35% der Männer fanden es bedenklich, die Hilfe eines Arztes in Anspruch nehmen zu müßen um ein Kind zu zeugen, für die Frau galt dies nur in 16,4%.

Bei der Kinderwunschmotiven steht der „Wunsch nach einer Familie" mit 36% weit im Vordergrund, gefolgt vom „Vervollständigung des Eheglücks" mit 19%, „Liebe zu Kindern" (12%) und dem Wunsch nach Erben (9%) sowie weiteren Aussagen. Die Sexualgewohnheiten sind in Tabelle 1 dargestellt. 25%

Tabelle 1. Sexualgewohnheiten

Koitusfrequenz pro Monat	
Männer unter 30 Jahren:	12 ± 4
Männer über 30 Jahren:	9 ± 4
Tageszeitliche Verteilung	
Vorwiegend morgens	3,9%
Vorwiegend abends	59,3%
Unregelmäßig	36,8%
Tagesverteilung des Koitus	
Kein bestimmter Tag	92,7%
Ausschließlich am Wochenende	5,3%
Oft längere Zeit getrennt	2,0%

Tabelle 2. Andrologische Untersuchung an einer Frauenklinik

Belastende Situation für den Mann?	
Ja:	2,8%
Teils-Teils:	25,0%
Nein:	72,0%
Anwesenheit der Partnerin erwünscht?	
Ja:	63%
Nein:	37%

49% mußten sich überwinden, den Andrologen aufzusuchen!

Ejakulatgewinnung als Belastung?	
Erheblich:	17,6%
Ja:	37,9%
Nein:	44,5%

Trotzdem: Ejakulatgewinnung in der andrologischen Ambulanz in 95% möglich

Tabelle 3. Compliance

Vorgeschriebene sexuelle Karenz:	5–6 Tage (Merkblatt)
Eingehaltene sexuelle Karenz:	5,3 ± 1,6 Tage
Kontrollen nach pathologischem Erstbefund:	91,3%
Kontrollspermiogramm rechtzeitig:	82,7%
Akzeptanz strikter Nikotinkarenz:	63,0%
Art der Medikamenteneinnahme:	
Sehr regelmäßig:	37%
Regelmäßig:	46%
Unregelmäßig:	14%
Sporadisch:	3%

der Befragten sahen die Spontaneität ihrer vita sexualis beeinträchtigt, 11% richteten den Koitus ganz, 43% teilweise nach der Basaltemperaturkurve aus. Der Problemkreis andrologische Untersuchung an einer Frauenklinik ist in Tabelle 2 dargestellt, Daten zur Compliance sind der Tabelle 3 zu entnehmen [2]. Die Erfassung der gestellten Problematik mittels Fragebogen bot den Vorteil, daß die Beantwortung im häuslichen Milieu ohne Streß erfolgen konnte. Eine Diskussion der Partner untereinander über die gestellten Fragen war sogar erwünscht, die daraus resultierenden Denkanstöße und Gespräche stellen Therapie im weitesten Sinne dar. Eine Intensivierung der Beratung sollte ermöglichen, den hohen Prozentsatz an Ehepaaren, die „nach dem Kalender leben", zu minimieren. Die andrologische Untersuchung [3] an einer Frauenklinik stellt für viele Männer ein Novum dar, wird jedoch ohne weiteres akzeptiert. Dem Wunsch der Patienten, mit ihrem Problem *gemeinsam* einen Arzt zu konsultieren, sollte durch die Errichtung bzw. den Ausbau von andrologischen Ambulanzen an Ausbildungsstätten für Frauenärzte Rechnung getragen werden.

Literatur

1. Fikentscher R (1974) Die Problematik der kinderlosen Ehe. Das ratsuchende Ehepaar aus gynäkologischer Sicht. In: Fortschritte der Fertilitätsforschung II. Grosse, Berlin
2. Pusch H (1985) Zur Motivation und Compliance andrologischer Patienten. Andrologia 17:194–199
3. Schirren C (1982) Praktische Andrologie. 2. Auflage, Karger, Basel München Paris London New York Sydney

Psychosomatische Aspekte und Persönlichkeitsmerkmale der Sterilitätspatientin: Untersuchungen im Rahmen einer begleitenden psychosomatischen Sprechstunde

M.-T. Maier-Ziegler, W. Stolz, D. Wallwiener, G. Bastert

Universitäts-Frauenklinik, Homburg/Saar

Einleitung

Trotz zahlreicher Forderungen [3–7] bleibt die psychosomatische Behandlung des sterilen Paares in der Praxis eher die Ausnahme. Deshalb erschien uns eine Exploration und Differenzierung der psychischen und somatischen Beschwerden und Problembereiche der Kinderwunschpatientinnen (Kw.-pat.) im Vergleich zu

Normstichproben notwendig. Dabei interessierte uns besonders die Frage, ob das Alter und der Sterilitätsbefund als Determinanten unterschiedlicher Belastungen und personaler Merkmale zu betrachten sind, und welche Implikationen die Ergebnisse für unsere begleitende psychosomatische Sprechstunde darstellen können.

Patientinnenkollektiv und Methode

Die Fragestellung wurde operationalisiert über einen von uns selbst entwickelten Fragebogen zur Erfassung psychologischer Problembereiche kinderloser Paare, über den Gießener Beschwerdebogen (GBB) von Brähler & Scheer [1], mit einer Erweiterung um emotionale Items und das Freiburger Persönlichkeitsinventar (FPI-R) von Fahrenberg, Hampel & Selg [2]. Befragt wurden 118 Kw-pat. im Alter von 21 bis 44 Jahren (Mittelwert = 30), mit einer mittleren Kinderwunschdauer von 5 Jahren.

Ergebnisse

Bei 40–50% der untersuchten Frauen fanden sich überwiegend emotionale, im seelischen Bereich anzusiedelnde Störungen, wie „Grübelei, innere Unruhe, Neigung zum Weinen und Reizbarkeit". 33% der Kw.-pat. wollten „durch ein Kind dem Leben einen Sinn geben". Es zeigt sich, daß die jüngeren Kw.-pat. (unter 31 Jahren) auf allen Skalen des GBB: „Erschöpfungsneigung, Magenbeschwerden, Gliederschmerzen, Herzbeschwerden und Beschwerdedruck" erhöhte Werte aufweisen, sowohl im Vergleich zu den älteren Kw.-pat. wie auch im Vergleich zur altersgleichen Eichstichprobe. Damit scheinen die jüngeren Kw.-pat. subjektiv durch mehr Beschwerden belastet zu sein, als ihre älteren Leidensgenossinnen und die Normstichproben. Ein weiterer auffälliger Aspekt ergibt sich daraus, daß die älteren Patientinnen mit ihren Beschwerdenmittelwerten auch noch unter denen ihrer altersgleichen Normgruppe liegen. Die Differenzen zwischen den jüngeren und den älteren Kw.-pat. sind statistisch signifikant. Die Angaben der älteren Untersuchungsgruppe sind jedoch mit Vorbehalt zu interpretieren, da sie weniger selbstkritisch, weniger offen und stärker sozial erwünscht antworteten, als die Jüngeren. Auch der Vergleich zwischen Kw.-pat. mit primärer Sterilität versus sekundärer Sterilität oder Infertilität ergab ebenfalls signifikante Gruppenunterschiede. So klagen die primär sterilen Frauen weniger über subjektive Beschwerden, wie Schlafstörungen und Magenbeschwerden, attribuieren diese auch stärker körperlich als seelisch. Trotzdem erweisen sie sich aufgrund der Ergebnisse aus dem FPI-R als gehemmter und kontaktscheuer, fühlen sich angespannter, überforderter und gestreßter, bei höherer Introversion, Ernsthaftigkeit und Zurückhaltung im Vergleich zu jenen Frauen, die mindestens schon einmal schwanger gewesen sind (sekundär steril oder infertil).

Interpretation und Schlußfolgerungen

Die von uns untersuchten Kw.-pat. klagen vermehrt über emotionale, nervöse Störungen. Viele der Befragten gaben funktionale Kinderwunschmotive an. Die Variablen Alter und Sterilitätsbefund indizieren ein unterschiedliches Belatungsausmaß. Die höhere subjektive Belastung der jüngeren Patientinnen kann das Ergebnis sowohl verschiedener Copingstile und Bewältigungsstufen sein, im Vergleich zu den Älteren, wie auch die Konsequenz unterschiedlicher sozialer Unterstützung und Verdrängungsmechanismen. Die gefundenen Differenzen zwischen Frauen mit primärer versus sekundärer Sterilität/Infertilität bedürfen ebenfalls einer weiterführenden Untersuchung hinsichtlich zusätzlicher Faktoren, wie soziale Unterstützung, Minderwertigkeitsgefühle wegen der Wahrnehmung eigener Konzeptionsunfähigkeit und Bewältigungsressourcen. Somit betrachten wir die Reflexion der Kinderwunschmotive, des Bewältigungsverhaltens und der Belastungen als zentrale Themen unserer psychosomatischen Sprechstunde.

Literatur

1. Brähler E, Scheer JW (1983) Der Gießener Beschwerdebogen (GBB). Huber, Stuttgart
2. Fahrenberg J, Hampel R, Selg H (1984) Freiburger Persönlichkeitsinventar (F-P-I), 4. Aufl. Hogrefe, Stuttgart
3. Hölzle C (1986) Lokalisiertes Leiden. Sterilitätskrise und Reproduktionsmedizin. Psychosozial 30:21–32
4. Knorre P (1986) Die Sterilität der Ehe als psychosomatisches Phänomen. In: Höck K, Vorwerg M (Hrsg) Psychosomatik I. Psychotherapie und Grenzgebiete 7. Barth, Leipzig, S 73–87
5. Molinski H (1981) Psychologische Aspekte der Sterilität. In: Kaiser R, Schumacher GFB (Hrsg) Menschliche Fortpflanzung. Fertilität – Sterilität – Kontrazeption. Thieme, Stuttgart, S 279–286
6. Stauber M (1979) Psychosomatik der sterilen Ehe. Grosse, Berlin
7. Stauber M (1984) Psychosomatische Befunde bei Sterilität. In: Frick-Bruder V, Platz H (Hrsg) Psychosomatische Probleme in der Gynäkologie und Geburtshilfe. Springer, Berlin, S 139–146

Beitrag zur emotionalen Belastung von Paaren mit Kinderwunsch; Messung mittels psychologischer Parameter

A. Martin, I. Gerhard, B. Runnebaum

Abteilung für Gynäkologische Endokrinologie der Universitäts-Frauenklinik Heidelberg

Ausgehend von der Annahme, daß emotionale Belastung (Stress) ein Verursachungsfaktor für einige Formen von Sterilität sein kann, war es das Ziel dieser Untersuchung, sterile Paare auf ihre emotionale Belastung hin zu überprüfen. Das allgemeine Streßmodell, von Selye [1] erstmals formuliert und im psychischen Bereich von Lazarus [2] erweitert, bietet einen inhaltlichen und methodischen Erklärungsansatz, wie verschiedene psychische Faktoren zur Infertilität beitragen können.

Material und Methodik

Eine Patientengruppe (PG) von 74 sterilen Paaren wurde mit 23 fertilen Paaren (Kontrollgruppe = KG) verglichen. Die PG wurde nach eingehender Sterilitätsdiagnostik in 4 Untergruppen aufgeteilt: Gruppe 1: Sicher organische Sterilitätsursachen seitens der Frau (n = 30). Gruppe 2: Hormonelle Ursachen bei der Frau und/oder andrologische Ursachen (n = 9). Gruppe 3: Leichte Funktionsstörungen unklarer Genese seitens der Frau und/oder des Mannes (n = 29). Gruppe 4: keine Ursache nachweisbar (n = 6). Neben der Erhebung biochemischer Streßparameter (Cortisol, Prolaktin, DHEA-S) wurden im Rahmen eines ca. einstündigen psychologischen Beratungsgespräch folgende Bereiche untersucht. (a) Allgemeine Streßbelastung – gemessen mittels eines allgemeinen Streßfragebogens [3], der 12 verschiedene Streßbereiche bzw. -reaktionen unterscheidet. (b) Spezieller Streßbereich; der zu diesem Zweck neu entwickelte spezielle Streßfragebogen bezieht sich auf die spezielle Problematik, die sich aus dem bisher unerfüllten Kinderwunsch ergab, wobei sich 6 Faktoren (zentrale persönliche, soziale und sexuelle Problematik, Opferbereitschaft für das eigene Kind, Erwartung der baldigen Beendigung des Zustands, Abneigung gegen Untersuchungen im Intimbereich) ergaben. (c) Ein fünfstufiges Globalrating bezüglich des allgemeinen Angst und Belastungsniveaus im letzten Jahr [3]. (d) Standardisiertes Interview zur sexuellen Beziehung. Die statistische Datenanalyse erfolgte mittels einer einfaktoriellen univariaten Varianzanalyse, Duncan-Tests und Produkt-Moment-Korrelationen nach Pearson.

Ergebnisse

Bezüglich der allgemeinen Streßbelastung wiesen Frauen der PG signifikant ($p < 0,05$) höhere Werte auf der Skala ‚Besitzstreben‘ auf. Hinsichtlich der speziellen Streßbelastung gab es – außer im Bereich ‚Opferbereitschaft‘ – sehr deutliche Unterschiede in die jeweils erwartete Richtung. Bei Aufschlüsselung der PG in die vier Untergruppen fiel auf, daß Frauen und Männer der Gr. 3 jeweils die höchsten Belastungswerte in den Bereichen ‚Zentrale persönliche Problematik‘, ‚Sexuelle Problematik‘ und ‚Abneigung gegen Untersuchungen im Intimbereich‘ aufwiesen. Im Globalrating von Angst und Belastung fanden sich keine Unterschiede. Im sexuellen Bereich ließen sich weder hinsichtlich Koitus- noch Orgasmushäufigkeit bzw. -störungen Unterschiede feststellen. Dagegen äußerten Frauen und Männer der PG ein signifikant ($p < 0,01$) geringeres sexuelles Verlangen, ebenso eine schlechtere Qualität des Verkehrs zur Zeit um den Eisprung (Frauen: $p < 0,05$; Männer: $p < 0,01$).

Diskussion

Hinsichtlich der allgemeinen Streßbelastung fanden sich keine wesentlichen Unterschiede zwischen den verschiedenen Gruppen. Bei Verwendung allgemeiner Persönlichkeitsfragebogen dagegen zeigte es sich, daß infertile Frauen ängstlicher und introvertierter als fertile waren [4, 5], sodaß die Berücksichtigung von Persönlichkeitsfaktoren als Moderatorvariablen sinnvoll erscheint. Die emotionale Belastung der Paare durch den unerfüllten Kinderwunsch war erwartungsgemäß sehr ausgeprägt, was sich insbesondere auf den persönlichen, sozialen und sexuellen Bereich negativ auswirkte. Die Notwendigkeit des „Verkehrs nach Stundenplan" führte zu erhöhter psychosexueller Belastung am Ovulationstermin, wobei dies möglicherweise Einfluß auf die Konzeptionswahrscheinlichkeit hat [6, 7]. Dagegen fanden wir keine Unterschiede hinsichtlich Koitus- und Orgasmushäufigkeit. Paare mit streßbedingter Sterilitätsursache lassen sich mit dem von uns verwendeten Testinstrumentarium nicht abgrenzen.

Literatur

1. Selye H (1936) A syndrome produced by diverse noxious agents. Nature 138:32–34
2. Lazarus RS (1966) Psychological stress and the coping process. McGraw Hill, New York
3. Brengelmann JC, Müller G, Maas M, Hohenberger E (1981) Streßdiagnostik: Die innere und äußere Validität neuer Streßskalen, 29–53. In: Brengelmann JC (Hrsg) Entwicklungen der Verhaltenstherapie in der Praxis. Röttger, München
4. Nijs P, Konincks PR, Verstaeten D, Mullens A, Nicasy H (1984) Psychological factors of female infertility. Europ J Obstet Gynecol Reprod Biol 18:375–379
5. O'Moore AM, O'Moore RR, Harrison RF, Murphy G, Carruthers MA (1983) Psychosomatic aspects in idiopathic infertility: effects of treatment with Autogenic Training. J Psychosom Res 27:145–151
6. Drake TS, Grunert GM (1979) A cyclic pattern of sexual dysfunction in infertility investigation. Fertil Steril 32:542–546
7. Walker HE (1978) Sexual problems and infertility. Psychosomatics 19:477–452

Streß und Sterilität. Messung emotionaler Belastung bei Kinderwunschpaaren mittels physiologischer Parameter

I. Gerhard, A. Martin, B. Runnebaum

Abteilung für Gynäkologische Endokrinologie der Universitäts-Frauenklinik Heidelberg

Seit langem wird eine Beziehung zwischen emotionaler Belastung (Streß) und einigen Formen von Unfruchtbarkeit vermutet. Da Streß durch hormonelle Veränderungen die Eireifung und Spermatogenese stören könnte, war es das Ziel der vorliegenden Studie, die Konzentrationen bestimmter Streßhormone bei Paaren mit Sterilität zu messen. Außerdem sollte überprüft werden, ob Zusammenhänge zwischen physiologischen und psychologischen Streßparametern bestehen, die Hinweise auf eine psychosomatische Sterilitätsursache geben könnten.

Material und Methodik

74 sterile Paare (Patientengruppe = PG) wurden mit 23 fertilen Paaren (Kontrollgruppe = KG) verglichen. Nach eingehender Sterilitätsdiagnostik wurde die PG in folgende Gruppen eingeteilt: Gruppe 1: Sichere organische Sterilitätsursachen seitens der Frau (n = 30). Gruppe 2: Hormonelle Ursachen seitens der Frau und/oder andrologische Ursachen (n = 90). Gruppe 3: Leichte Funktionsstörung unklarer Genese seitens der Frau und/oder des Mannes (n = 29). Gruppe 4: Keine Sterilitätsursache nachweisbar (n = 6). Zwischen 12. und 15. Zyklustag wurden Cortisol im 24-Stunden-Urin und Cortisol, DHEAS und Prolaktin im Serum (RIAs) gemessen. Anläßlich eines psychologischen Beratungsgespräches füllten die Paare einen allgemeinen Streßfragebogen aus [1], wobei 12 Streßbereiche unterschieden wurden. Außerdem wurde ihnen ein neu entwickelter, auf den Kinderwunsch bezogener Streßfragebogen vorgelegt, dessen 21 Items sich zu 6 Faktoren zusammenfassen ließen. Aus dem Projekt Stresa [2] wurde ein je fünfstufiges Globalrating für das allgemeine Angst- und Belastungsniveau des letzten Jahres benutzt. Schließlich wurde ein standardisiertes Interview zur sexuellen Beziehung durchgeführt. Die statistische Datenanalyse erfolgte mit einer einfaktoriellen univariaten Varianzanalyse, Duncan-Tests und Produkt-Moment-Korrelationen nach Pearson. Das Signifikanzniveau wurde auf 5%, bei speziellen Fragestellungen auf 1% festgelegt.

Ergebnisse

Die Analyse der physiologischen Daten zeigte, daß DHEAS bei den Patientenpaaren signifikant höher als bei den Kontrollpaaren lag: PG Frauen (Männer) 271 (443) µg/dl, KG Frauen (Männer) 197 (274) µg/dl. Die Aufschlüsselung nach Sterilitätsgruppen ergab, daß bei den Frauen die niedrigsten Werte in der KG und in der Gruppe 4 vorlagen, bei den Männern in der KG und der Gruppe 3. Die höchsten Werte wiesen Männer und Frauen der Gruppe 2 auf. In Bezug auf die Prolaktinwerte bestand ein Trend zu höheren Konzentrationen bei den Frauen der PG (p = 0,0549). Bei den übrigen Hormonen gab es keine signifikanten Unterschiede zwischen den Gruppen. Insgesamt wurden 288 Korrelationen zwischen den physiologischen und psychologischen Parametern berechnet. Es fanden sich lediglich 15 signifikante Korrelationen (durch Zufall zu erwarten 14). Auch nach Geschlechtern getrennt konnten keine signifikanten Zusammenhänge zwischen physiologischen und psychologischen Parametern nachgewiesen werden.

Diskussion

Die erhöhten DHEAS-Werte bei infertilen Paaren könnten die Annahme unterstützen, daß DHEAS ein Indikator für emotionale Belastung ist. Ähnlich stellten

Archives of Gynecology and Obstetrics Vol. 245, No. 1-4, 1989
Verhandlungen der Deutschen Gesellschaft für Gynäkologie und Geburtshilfe,
47. Versammlung, München 6.-10. September 1988
© Springer-Verlag Berlin Heidelberg

andere Autoren einen Zusammenhang zwischen erhöhten DHEAS-Werten und erhöhten psychologischen Streßwerten bei Frauen mit polycystischen Ovarien im Vergleich zur Kontrollgruppe fest [5]. Andererseits fanden sich die erhöhten DHEAS-Werte besonders in der Gruppe von Frauen mit Hormonstörungen und Männern mit andrologischer Störung, weshalb die DHEAS-Erhöhung auch organischen Ursprungs sein könnte. Bei Prolaktin und Cortisol fanden sich keine Unterschiede zwischen PG und KG. Von anderen Autoren wurden dagegen bei Streßbelastung immer wieder erhöhte Konzentrationen angegeben [4, 8], allerdings waren die Streßoren in diesen Untersuchungen immer sehr massiv und kurzfristig, während der Streß bei Sterilität eher von langandauernder und latenter Art ist. Denkbar ist auch, daß Hormonveränderungen dem modulierenden Einfluß bestimmter Persönlichkeitsmerkmale unterliegen [3, 7]. Der fehlende Zusammenhang zwischen physiologischen und psychologischen Streßparametern erlaubt keine Abgrenzung von Paaren mit psychosomatischen Sterilitätsursachen.

Literatur

1. Brengelmann JC (1982) Streßdiagnostik. Report Psychologie 3:13−23
2. Brengelmann JC, Müller G, Maas M, Hohenberger E (1981) Streßdiagnostik: Die innere und äußere Validität neuer Streßskalen, 29−53. In: Brengelmann (Hrsg) Entwicklung der Verhaltenstherapie in der Praxis. Röttger, München
3. Jacobs S, Brown SA, Mason J, Wahby V, Kasl S, Ostfeld A (1986) Psychological distress, depression and prolactin response in stressed persons. J Hum Stress 12:113−118
4. Konincks P (1978) Stress hyperprolactinaemia in clinical practice. Lancet 1:273
5. Lobo RA, Granger LR, Paul WL, Goebelsmann U, Mishell DR (1983) Psychological stress and increase in urinary norepinephrine metabolites, platelet serotonin, and andrenal androgens in women with polycystic ovary syndrome. Am J Obstet Gynecol 145:496−503
6. Mason JW (1972) Organisation of psychoendocrine mechanism, 3−91. In: Greenfield NS, Sternbach RA (eds) Handbook of Psychophysiology. Holt, Rinehart & Winston, New York
7. Mijabo S, Asato T, Mizishima N (1977) Prolactin and growth hormon response to psychological stress in normal and neurotic subjects. J Clin Endocrinol Metab 44:947−951
8. Noel GL, Suh HK, Stone JG, Frantz AG (1972) Human prolactin and growth hormon release during surgery and other conditions of streß. J Clin Endocrinol Metab 35:840−851

Psychosoziales Therapiekonzept für Frauen mit Ullrich-Turner-Syndrom

A. Bühren, J. Blin, K. D. Zang

Institut für Humangenetik, Universität des Saarlandes, Homburg/Saar

Es wird *ein verallgemeinerungsfähiges Prophylaxe- und Therapiekonzept* für Frauen mit Ullrich-Turner-Syndrom vorgestellt.

Es wurden qualitative und quantitative Daten bei 157 betreuten Familien mit betroffener Tochter erhoben. In 32 dieser Fälle waren betroffene Frauen selbst die primär Ratsuchenden. 10 Frauen nahmen 2 Jahre lang an einer themenzentrierten psychotherapeutisch ausgerichteten Gruppe teil, die sie seit 1 Jahr als *Selbsthilfegruppe* weiterführen, weitere Frauen nahmen sporadisch an Gruppensitzungen und Gesamttreffen teil. Mit diesen und allen übrigen Frauen stehen wir in regem Brief-, Telefon- und Besuchskontakt.

Ergebnisse

1. Die Hauptprobleme der ratsuchenden Frauen mit Ullrich-Turner-Syndrom waren: Minderwertigkeitsgefühle und Depressionen, Angst vor Partnerschaft,

soziale Isolierung und mangelhafte Loslösung vom Elternhaus. 2. 70% von ihnen benötigten eine psychotherapeutisch orientierte Unterstützung. 3. Bei den 10 Frauen, die regelmäßig über 2 Jahre an der *Therapiegruppe* in Homburg teilnahmen und diese in Selbsthilfe weiterführen, ergab sich: bei 3 zuvor bereits gut integrierten Frauen mit Lebenspartner Verbesserung der emotionalen Situation; bei 6 anderen deutliche emotionale, berufliche und private Entwicklungsschritte – Nachvollzug altersgemäßer Reife; eine Frau zeigte kaum Fortschritte. 4. Alle 32 betroffenen Frauen bestätigen, daß sie sich durch den gegenseitigen Erfahrungsaustausch weniger isoliert, dafür aber aktiver und weniger beeinträchtigt fühlen. 5. Mit der *„Deutschen Turner-Syndrom Vereinigung"* konnte erstmals eine Selbsthilfeorganisation auch für diese Betroffenengruppe gegründet werden. 6. Der von den Frauen aufgestellte Wunschkatalog für die frauenärztliche Betreuung beinhaltet die Forderung nach besserer Information über das Ullrich-Turner-Syndrom, dessen Auswirkungen und Therapiemöglichkeiten, und die Führung einer Kontaktwunschkartei. 7. Die von Money beschriebene Beobachtung der „Trägheit des emotionalen Antriebs" [4] wurde nicht bestätigt. 8. Die eigenen Ergebnisse widersprechen vielen Negativ-Aussagen von Jürgensen [3] und bestätigen eher die Erfahrungen von Mitgliedern der kanadischen „Turner's Syndrome Society" [2] und von Nielsen [5].

Schlußfolgerung

Durch eine zielgruppenorientierte psychosoziale Betreuung, durch Gruppentherapie und durch die Initiierung von Selbsthilfegruppen können bestehende Defizite im psychosozialen Bereich auch bei erwachsenen Frauen mit Ullrich-Turner-Syndrom immer verringert und teilweise sogar behoben werden.

Kontaktadresse

„Deutsche Turner-Syndrom Vereinigung", c/o Petra u. Alfons Winkelmeyer, Huppichterother Str. 25, 5223 Nümbrecht, Tel. 0 22 93/78 33.

Literatur

1. Bühren A, Blin J (1987) Modellprogramm für Patientinnen mit Turner-Syndrom. Ärztin 4:5
2. Charney S, Ander C, Smillie A (1987) The X's and O's of Turner's Syndrome. Toronto, Canada (Turner's Syndrome Society of Canada)
3. Jürgensen O, Stutzer M (1986) Das Selbstverständnis von Frauen ohne Gonadenfunktion. Gynäkologe 19:42
4. Money J (1963) Cytogenetic and psychosexual incongruity with a note on Space-Form-Blindness. Am J Psychiatry 119:820
5. Nielsen J, Stradiot M (1987) Transcultural study of Turner's Syndrome. Clin Genet 32:260

Wie möchten Frauen auf eine Operation vorbereitet werden? Analyse präoperativer Ängste und Einstellungen

U. Fuchs

Universitäts-Frauenklinik Tübingen

Einleitung

In den Medien wird mehr Menschlichkeit im Krankenhaus gefordert, andererseits muß sich der Arzt aus juristischen Gründen absichern. Das derzeit nicht zuletzt aus juristischen Gründen sehr weitgehende Postulat nach Aufklärung vor Operationen war Anlaß, die Patientinnen selbst zu befragen, wie sie auf eine Operation vorbereitet werden wollen und zu untersuchen, welche Ängste und Einstellungen Frauen vor und zu gynäkologischen Operationen haben.

Methode

112 Frauen, die die Ambulanz der Universitäts-Frauenklinik aufsuchten – 97 weil sie einen operativen Eingriff vor sich hatten und 15 aus anderen Gründen (Kontrollgruppe) – wurden in einem halbstandardisierten Interview gefragt, wie sie auf eine Operation vorbereitet werden möchten. Außerdem erhielten sie den ins Deutsche übertragene trait/state-Angstfragebogen von Spielberger und zwei selbstkonstruierte Fragebögen zur Erfassung situationsabhängiger Ängste und Einstellungen.

Ergebnisse

1. Wie wollen Patientinnen aufgeklärt werden?

Möglichst präzise und verständlich möchten 64% über ihre Erkrankung und 68% über die geplante Operation informiert werden. 75% möchten über die Notwendigkeit der bevorstehenden Operation und existierende Behandlungsalternativen und nur 11% über Komplikationen aufgeklärt werden. Das Gespräch sollte von einer verständnisvollen Ärztin/Arzt geführt werden, die/der Vertrauen erweckt und stützend wirkt. 61% wollten, daß das Gespräch eine optische Grundstimmung hinterläßt. 68% möchten eine Aufklärung, die sie in die Lage versetzt, sich für oder gegen die vorgeschlagene oder gewünschte Operation zu entscheiden.

2. Präoperative Ängste

In bezug auf die allgemeine Ängstlichkeit (trait) unterscheiden sich die Frauen vor einer Operation nicht signifikant (s.) von der Kontrollgruppe. Im state-Angstfragebogen haben sie s. mehr Angst. Das Ausmaß der Angst, gemessen im situationsabhängigen Angstfragebogen hängt von der Art der geplanten Operation, der Größe, des Zwecks der Notwendigkeit und der Betroffenheit ab. Situationsabhängig nimmt die Angst mit abnehmender zeitlicher Distanz zur Operation zu.

3. Einstellungen

61% der befragten Frauen können ihre Angst vor einer Operation mit der Einstellung: Hauptsache, bald wieder gesund und 18% mit der Einstellung: was sein muß, muß sein, regulieren.

Schlußfolgerungen

Frauen möchten weniger über Komplikationen, sondern mehr über ihre Erkrankung, die Operation selbst, ihre Notwendigkeit und Behandlungsalternativen aufgeklärt werden.

Die 3 eingesetzten Fragebögen erfassen unterschiedliche Aspekte von Angst. Die von Janis [2] und Auerbach [1] aufgestellte Hypothese, daß die präoperative Angst unabhängig von der Art und Größe des Eingriffs ist, läßt sich auf gynäkologische Patientinnen nicht übertragen.

Die natürliche Angst vor einer Operation läßt sich durch eine entsprechend positive Einstellung reduzieren und durch mehr Menschlichkeit leichter bewältigen. D.h., soviel Menschlichkeit wie möglich, juristische Absicherung soweit wie nötig.

Literatur

1. Auerbach SM (1973) Trait-state anxiety and adjustment to surgery. J cons clin Psych 40: 264–271
2. Janis IL (1958) Psychological stress: Psychoanalytic and behavioral studies of surgical patients. Wiley, New York

Psychosomatik:
Schwangerschaft und Geburt

Das zweite Unterthema der Plenarsitzung vom 8. 9. 1988 widmete sich der psychosomatisch orientierten Begleitung der Schwangeren und Gebärenden (*D. Richter*, Bad Säckingen), dem Schmerzausdruck und der „Trauerarbeit" bei prä- und perinatalem Kindstod (*K. H. Wehkamp*, Bremen) und Untersuchungen zu dem subjektiven Erleben pränataler Diagnostik und genetischer Beratung (*M. Endres, Ch. Scholz, J. Murken*, München). Das Kapitel wird vervollständigt durch Beiträge zur integrierten, psychologischen Geburtsvorbereitung (*W. Walcher, U. V. Wisiak*, Graz), möglichen Wirkungen geburtsvorbereitender Übungen auf die kindliche Befindlichkeit (*G. Hug* et al., Mannheim), zum Phänomen einer Schwangerschaftsverdrängung (*J. Wessel*, Berlin) und vertiefend zu Detailaspekten in der psychologischen Verarbeitung der pränatalen Diagnostik (*C. D. Constantin*, Rheda-Wiedenbrück; *C. Dinger* et al., München; *M. Langer* et al., Wien; *J. Derbolowsky*, München). Diese Vorträge wurden in einer assoziierten Sitzung am 9. 9. 1988 gehalten, welche unter der Leitung von *H. J. Prill*, Bonn, stand. H.L.

Psychosomatisch orientierte Begleitung der Schwangeren und Gebärenden

D. Richter

Geburtshilflich-gynäkologische Abteilung Kreiskrankenhaus, Bad Säckingen

Psychosomatic Care During Pregnancy and Childbirth

Summary. Knowledge of psychosocial risk factors and psychosomatic problems of pregnancy, childbirth, and childbed is still rather poor among obstetricians, midwives, pediatric nurses, and pediatricians. This means that psychosocial risk factors and psychosomatic disturbances during pregnancy, childbirth, and childbed are not always and not thoroughly enough discovered and thus they are not treated porperly. The necessity of a psychosomatically oriented care of the pregnant woman is pointed out with discussion of basic and advanced psychosomatic treatment.

Zusammenfassung. Der Wissensstand um psychosoziale Risikofaktoren und psychosomatische Veränderungen während Schwangerschaft, Geburt und Wochenbett ist unter Geburtshelfern, Hebammen, Säuglingsschwestern und Kinderärzten noch immer gering. Dies bedeutet, daß psychosoziale Risikofaktoren und psychosomatische Störungen im Verlaufe einer Schwangerschaft nicht immer kausal erkannt und daher auch nicht „umfassend" behandelt werden. Die Basisforderungen und Zielvorstellungen einer psychosomatisch orientierten Betreuung von Schwangeren und Gebärenden wird dargestellt.

Betrachtet man Schwangerschaft, Geburt, Wochenbett und Stillzeit aus psychosomatischer Sicht, d. h. aus einer Perspektive, die nicht nur körperlich-physiologische oder pathologische Vorgänge registriert, sondern auch individualpsychologische, interpersonale und soziale Phänomene mit berücksichtigt, so muß festgestellt werden, daß psychosomatisches Können in Diagnostik und Therapie bei weitem nicht dem inzwischen erreichten hohen Standard der „organ-medizinischen" Geburtshilfe und Perinatalmedizin erreicht.

Abgesehen von schwierigen äußeren psychosozialen Bedingungen wie z. B. unerwünschte Schwangerschaft, Schwangerschaft ohne Partner, gibt es eine ganze Reihe von psychosomatischen Störungen und Krankheiten, die ein erhebliches Risiko für Mutter und/oder Kind darstellen können, deren psychogenetische Zusammenhänge erforscht und bekannt gemacht worden sind, von einer noch überwertig organmedizinisch ausgerichteten Geburtsmedizin aber noch nicht ausreichend zur Kenntnis genommen werden. Es sei nur erinnert an Krankheitsbilder wie vorzeitige Wehentätigkeit mit Frühgeburtlichkeit, die essentielle EPH-Gestose, habituelles Abortgeschehen oder eine ganze Reihe von psychosomatisch bedingten Gebärstörungen. Daß diese Erkenntnisse außerhalb von Fachkreisen noch nicht genügend verbreitet sind, mag mit daran liegen, daß – zugegebenermaßen – diese Zusammenhänge nicht ganz einfach erfahrbar und auch nicht einfach darzustellen sind und eine psychosomatische Fort- oder Weiterbildung des einzelnen Geburtshelfers verlangen.

Es ist hilfreich, sich zum Verständnis des Schwangerschafts- und Geburtsverlaufes aus psychosomatischer Sicht immer wieder zu verdeutlichen, daß *Schwangerschaft immer auch ein Konflikt ist, der mehr oder weniger bewußt und unbewußt abläuft.* Schwangerschaft und Mutterschaft verlangen von einer Frau eine tiefgehende Neuorientierung. Hierbei kann es zu erheblichen inneren und äußeren Interessenskollisionen kommen. Die schwangerschaftsbedingten körperlichen Veränderungen können diesen konflikthaften Spannungszustand noch verstärken. Viele Faktoren beeinflussen diesen Schwangerschaftskonflikt. Das erklärt die höchst unterschiedliche individuelle Auseinandersetzung einer Schwangeren mit diesem Konflikt. Betrachten wir die aktuelle Lebenssituation, so ist es unschwer vorstellbar, daß gute soziale Verhältnisse oder eine stabile, glückliche Partnerbeziehung die Schwangerschaft günstig beeinflussen können. Gleiches gilt natürlich im umgekehrten Sinne für eine problembeladene Lebenssituation. Schwieriger zu beantworten ist schon die Frage, ob eine zufriedene Lebenssituation als Hausfrau und Mutter oder eine als befriedigend erlebte Berufstätigkeit sich positiv auswirken. Es könnte nämlich sein, daß zwar vordergründig ein Kind gewünscht wird, unbewußt durch das Kind aber auch Ängste vor einer Fixierung in einer „Nur-Hausfrauen-Rolle" mobilisiert werden oder vor einer endgültigen Abhängigkeit von einem Partner oder vor Aufgabe der Berufstätigkeit. *Der bewußte Wunsch nach einem Kind schließt also keinesfalls eine unbewußte Angst vor einem Kind aus.* Diese Diskrepanz kann bewußt und unbewußt erlebt werden. Darüber hinaus können sich physiologische Faktoren, wie Konstitution der Frau, Alter, Parität, eventuelle Vor- und Begleiterkrankungen auf die Schwangerschaft auswirken. Von größerer Bedeutung sind biographische Faktoren. Die Beziehung zu den eigenen Eltern, insbesondere zur Mutter, die fördernden und hemmenden Einflüsse, die man selbst in der eigenen Kindheit erfahren hat, die verdrängt und unbewußt sein können, beeinflussen den Verlauf der Schwangerschaft. So können z. B. kindheitsbedingt Konflikte und Ängste durch die Belastung der Schwangerschaft aktualisiert werden und die körperlichseelische Einheit der Frau gefährden. Eine „gesunde" Schwangere wird sich im Laufe der Zeit in etwa ihrer realen Konflikte und ambivalenten Gefühle bewußt. Sie kann diese erleben und zulassen. Dadurch wird sie Lösungen finden oder zu Entscheidungen kommen, z. B. indem sie vorübergehend oder für längere Zeit die zuvor als befriedigend erlebte Berufstätigkeit zugunsten der Betreuung ihres kleinen Kindes aufgibt. Eine andere Schwangere wird mit Ängsten und Konflikten unter Umständen nicht fertig, weil sie sich dieser Konflikte nicht bewußt ist. Viele Schwangere glauben, eine konfliktfreie Einstellung zu ihrem Kind zu haben, untergründig aber können zahlreiche Probleme vorhanden sein und weiterwirken.

Schwangerschaftsbetreuung

In so mancher Schwangerschaftsbegleitung beschränkt sich der Kontakt zwischen werdender Mutter und Arzt auf Laboruntersuchungen, ein orientierendes Abtasten des Leibes und das Prüfen der kindlichen Vitalität mit Ultraschall. Gespräche über Gefühle oder Erwartungen der Schwangeren kosten angeblich zuviel Zeit oder werden nicht riskiert. Aus psychosomatischer Sicht nicht akzeptabel ist eine von Unkenntnis oder Abwehr geprägte Haltung gegenüber psychosomatischen Zusammenhängen in der Schwangerschaft sowie eine Reduzierung des Arzt-Patientin-Kontaktes auf körperliche Untersuchungen und medizinisch-technische Anweisungen. Die Basisforderungen und anzustrebende Zielvorstellungen für eine psychosomatische Schwangerschaftsbetreuung sind:
Basisforderungen:
- Kenntnisse über normale psychische Veränderungen während der Schwangerschaft und deren Konfliktmöglichkeiten
- Kenntnisse über die psychischen oder psychosomatischen Störungen bzw. Erkrankungen während der Schwangerschaft
- psychosomatisch orientierte Schwangerenbetreuung mit ärztlich-therapeutischer Grundhaltung: freundliche Zuwendung, emotionale Offenheit, Vermittlung des Gefühls von Geborgenheit
- Während der Schwangerschaftsbegleitung Gespräche über Erwartungen, Ängste und Gefühle der Schwangeren.
Zielvorstellungen:
- Erfassen der Patientin in ihrer Konflikthaftigkeit
- Gezielte therapeutische Intervention zur Prävention psychischer und psychosomatischer Störungen
- Training dieser therapeutischen und diagnostischen Möglichkeiten in Balint- und Selbsterfahrungsgruppen.

Geburtsvorbereitung

Viele Eltern geraten unwissend und unvorbereitet in die Konflikt- und Problemkreise von Schwangerschaft, Geburt, Wochenbett und Elternrolle, denen sie manchmal hilflos gegenüber stehen. Geburtsvorbereitung aus psychosomatischer Sicht muß daher auf die Probleme und Konflikte, auf Gefühle, Ängste, irrationale Befürchtungen und Phantasien eingehen, die, in einem erweiterten Sinne, mit Schwangerschaft und Geburt zu tun haben. Aufklärung und Unterrichtung der Eltern über seelische Beziehungen zwischen Mutter, Vater und Kind, entwicklungspsychologische Fragen und Erziehungsberatung müssen einen breiten Raum einnehmen. Damit wird Geburtsvorbereitung in eine neue Dimension gerückt, sie erhält einen aktuellen gesundheitspolitischen Auftrag, in einem präventiv-psychohygienischen Sinne tätig zu werden. Zu keinem anderen Zeitpunkt wie während der Schwangerschaft sind Eltern für solche Fragen so aufgeschlossen, ja geradezu sensibilisiert. Es hat sich gezeigt, daß Eltern diese Dinge begierig aufnehmen, daß von solchen Geburtsvorbereitungskursen, die Schwangerschaft und Geburt in diesen größeren Zusammenhang stellen, weitreichende präventiv-psychohygienische Impulse ausgehen können.

Basisforderungen

- Paarweise Vorbereitung in Gruppen
- Angstabbau durch Aufklärung über den natürlichen Geburtsablauf, dabei Vorstellung der apparativ-technischen Überwachungsmethoden lediglich als sicherheitsbringende Hilfsmittel
- Besichtigung der für die Geburt ausgewählten Klinik unter Kontaktaufnahme zum geburtshilflichen Team
- Körperarbeit mit Erfahrung der eigenen Leiblichkeit, Atem- und Entspannungsübungen.

Zielvorstellungen:
- Einbeziehung möglichst vieler an der Geburtshilfe beteiligten Personen in die Phase der Geburtsvorbereitung
- Geburtsvorbereitung soll Vorbereitung auf die Elternrolle mit einschließen
- Von einem umfassenden Geburtsvorbereitungsprogramm können weit über die Geburt hinausreichende präventiv-psychohygienische Impulse ausgehen.
- Ständige Verbesserung der pädagogischen Fähigkeiten und der psychosomatischen Kompetenz des geburtsvorbereitenden Teams.

Geburt

Die allermeisten Frauen möchten die Geburt ihres Kindes als ein einmaliges prägendes Lebensereignis bewußt miterleben. Sie entwickeln eigene Vorstellungen und Phantasien von ihrer ganz persönlichen Geburt. Eine solche Geburt sollte so natürlich wie möglich unter dem eben notwendigen Einsatz medikamentöser oder technischer Hilfe ablaufen. Von der heutigen Geburtshilfe muß verlangt werden, daß sie sich bemüht zu diesem angstfreien, schmerzarmen, möglichst komplikationslosen und beglückenden Geburtserlebnis zu verhelfen. Das Einfühlen in das individuelle Erleben der Frau ist wichtiger als schematisches Anwenden der jeweils in einer Klinik üblichen geburtshilflichen Verfahren. Selbstverständlich dürfen Sicherheit für Mutter und Kind nicht gefährdet werden. Es gibt keine humane Geburt, die nicht auch eine sichere Geburt ist. Die psychosomatischen Forderungen für das Geburtsgeschehen lauten:

Basisforderungen:
- Angstfreie, schmerzarme, möglichst natürliche Geburt als individuelles Geburtserlebnis
- Anwesenheit des Partners als vertrauter Bezugsperson
- Psychologische Geburtsleitung durch das Kreißsaalteam
- Förderung der Mutter-Kind-Beziehung durch intensiven Frühkontakt unmittelbar nach der Geburt.

Zielvorstellungen

- Hilfen zur psychologischen Geburtserleichterung
- Erfassen psychosomatischer Gebärstörungen bzw. einer pathologischen Paardynamik
- Gezielte psychologisch, therapeutische Intervention durch das Kreißsaalteam
- Balint-Gruppenarbeit des geburtshilflichen Teams zur Vermeidung von Interaktionsproblemen.

Ein Kind zu empfangen, auszutragen, zu gebären, liebevoll zu betreuen und möglichst angst- und repressionsfrei großzuziehen gehört zu den verantwortungsvollsten und schwierigsten Aufgaben, die überhaupt in unserer Gesellschaft geleistet werden können. Psychosomatische Vorbereitung auf die Mutterschaft bedeutet demnach, daß Schwangerschaft, Geburt und Wochenbett in einen größeren Zusammenhang gesetzt werden. Von einer solchen Vorgehensweise können weitreichende, präventiv, psychohygienische Impulse ausgehen.

1068

Zur psychosomatischen Verarbeitung
von prä- und perinatalem Kindstod und Fehlgeburt

K.-H. Wehkamp, A. Scheffler

Frauenklinik I des Zentralkrankenhauses Bremen

Psychosomatic Impacts of Pre- and Perinatal Childdeath

Summary. The way how mother and the clinical staff deal with stillbirth and late abortion influences not only the psychological and mental development of the woman, but also her bodily health, her family-planning, the development of further pregnancies, her social behaviour and the development of sibling-childs. Grief support has to be integrated into the basic hospital performances.

In der heutigen Zeit und in unserer Gesellschaft ist der Tod eines Kindes vor, während oder nach der Geburt für die betroffene Mutter in der Regel eine Katastrophe, deren Ausmaß und Bedeutung noch viel zu wenig zur Kenntnis genommen wird. Schmerzausdruck und Trauerarbeit sind unabdingbar bei der Verarbeitung des Ereignisses, kulturell verankerte Trauerrituale für diese wiederum stützend. Die Einleitung der Verarbeitungsprozesse muß bereits in der Entbindungsklinik durch Ärzte und Hebammen gewährleistet werden. Dazu gehört ein „Zulassen der Realität des Kindstods": das Kind zeigen, den Tod und den damit verbundenen Schmerz zum Ausdruck kommen lassen, Beistand leisten.

Erfahrungen aus der Betreuung von über 150 Frauen sowie die Befragung von 40 Frauen nach Kindstod zeigen, daß Ereignis und Verarbeitungsweise eines Kindstods von Bedeutung sind für den seelisch-psychischen Zustand der Frau, ihren körperlichen Zustand, die weitere Familienplanung, Schwangerschaftsverläufe, Persönlichkeitsbild, soziale Verhaltensweisen sowie für die Entwicklung von Geschwisterkindern.

Die Untersuchung zeigt, daß der Kindstod für die betroffenen Mütter überwiegend als für sie schwerste seelische Belastung, zumeist schwerer wiegend als der Tod eines nahestehenden Erwachsenen, erlebt wird. Er hinterläßt jahrelange schmerzhafte Spuren und Persönlichkeitsveränderungen. Auch wenn der Schmerz bei einem Verlust nach dem ersten Trimenon größer zu sein scheint als in der Frühschwangerschaft, so zeigt sich doch keine lineare Verknüpfung von Dauer der Schwangerschaft und Ausmaß des Leids. Nur der geringere Teil der Mütter hatte sich von ihrem Kind „verabschiedet", die Hälfte der Frauen versuchte nach außen hin die Trauer zu verbergen. Der überwiegende Teil fühlte sich alleingelassen und in ihrem Schmerz nicht verstanden. Ehe und Partnerbeziehung werden auf eine schwere Probe gestellt, fast die Hälfte davon waren erschüttert worden, in einem Viertel der Fälle hatten die Eltern sich getrennt. Nur acht der vierzig Frauen fühlten sich in der Geburtsklinik hinreichend verstanden und unterstützt, nur elf würden wieder in dieselbe Klinik gehen.

Die Familienplanung wird ungünstig beeinflußt. Die meisten Frauen [28] suchten so schnell wie möglich eine neue Schwangerschaft, sechs wollten kein Kind mehr, neun gaben an, nur noch eine Schwangerschaft ertragen zu können. Eine erneute Schwangerschaft ist fast immer bis zur Geburt von Angst überschattet. Vorzeitige Wehen, präpartale Hospitalisation und operative Entbindungen finden sich überdurchschnittlich häufig.

Erfahrungen und Untersuchungen bestätigen die Ergebnisse des schwedischen Psychiaters Cullberg, demzufolge die „behinderte Trauer" schwere seelische Störungen nach sich ziehen kann. Zusätzlich zeigt sich die Betroffenheit des Körperlichen, der weiteren Schwangerschaftsverläufe, der Familienplanung, Partnerbeziehung sowie des sozialen und kulturellen Verhaltens.

Literatur

Cullberg J (1972) Mental reactions of women to perinatal death. In: Morris N (ed) Psychosomatic medicine in obstetrics and gynaecology, Karger, Basel, pp 326–339

Untersuchungen zum subjektiven Erleben pränataler Diagnostik und genetischer Beratung

M. Endres, Ch. Scholz, J. Murken

Abteilung für pädiatrische Genetik der Kinderpoliklinik der Universität München

Studies in the Experience of Prenatal Diagnosis and Genetic Counseling

Summary. Two surveys (one involving 650, the other 638 women) based upon interviews about the utilization of prenatal diagnosis by clients are reported. First it is demonstrated which factors obstruct a decision for prenatal diagnosis. Then, a contrast is made between the risk attitude of two groups, namely women who underwent amniocentesis or chorion villi biopsy and those respondents who decided against prenatal diagnosis. Finally, how the examination technique (amniocentesis of chorion villi biopsy) influences the experience of pregnancy is discussed.

Zusammenfassung. Es wird zusammenfassend über zwei empirische Studien berichtet, in der jeweils 650 bzw. 638 Frauen zur Inanspruchnahme von pränataler Diagnostik befragt wurden. Es soll gezeigt werden, welche Faktoren die Entscheidung zur Amniozentese erschweren und in welcher Hinsicht Frauen, die eine Amniozentese bzw. eine Chorionzottenbiopsie durchführen lassen, sich in ihrer Risikoeinschätzung von Frauen unterscheiden, die sich gegen eine pränatale Diagnostik entschließen. Weiter wird dargestellt, welchen Einfluß die jeweilige Untersuchungstechnik – Amniozentese oder Chorionzottenbiopsie – auf das Erleben der Schwangerschaft hat.

In letzter Zeit steht die pränatale Diagnostik zunehmend im Mittelpunkt öffentlichen Interesses, zum einen, weil neue Techniken eine Diagnostik kindlicher Erkrankungen in immer früheren Schwangerschaftswochen erlauben, zum anderen, weil die pränatale Diagnostik mit der Möglichkeit eines Schwangerschaftsabbruches vielfältige psychische und ethische Probleme aufwirft.

Im folgenden stellen wir drei Fragen zur Diskussion:
1. Welche Faktoren erschweren eine Entscheidung zur Amniozentese?
2. Unterscheiden sich Frauen, die sich für die Amniozentese oder Chorionzottenbiopsie oder gegen beide Untersuchungen entschließen, hinsichtlich ihrer Risikoeinschätzung?
3. Welche Auswirkungen hat die pränatale Diagnostik auf den normalen Verlauf der Schwangerschaft?

Archives of Gynecology and Obstetrics Vol. 245, No. 1-4, 1989
Verhandlungen der Deutschen Gesellschaft für Gynäkologie und Geburtshilfe,
47. Versammlung, München 6.-10. September 1988

Untersuchungspopulation und Methode

Wir stützen uns dabei, auf die Ergebnisse von zwei Studien, die an der Abteilung für pädiatrische Genetik der Kinderpoliklinik der Universität München durchgeführt wurden.

In der ersten Studie, konzipiert als Pilotstudie, wurden insgesamt 650 Frauen befragt, die 1985 die genetische Beratungsstelle in München besuchten und eine Amniozentese durchführen ließen, die einen normalen Chromosomenbefund des ungeborenen Kindes ergab. Ermittelt wurden hier Erwartungen, Einstellungen und Erleben dieser Frauen bezüglich genetischer Beratung, Amniozentese und Schwangerschaftsverlauf.

In einer zweiten Untersuchung wurden 1986 insgesamt 638 Frauen befragt, wobei sich jeweils ein Drittel von ihnen für eine Amniozentese, eine Chorionzottenbiopsie oder gegen eine pränatale Diagnostik entschieden hatten. Gefragt wurde nach Unterschieden in Risikoeinschätzung und Schwangerschaftseinstellung, sowie nach Faktoren, die die Inanspruchnahme pränataler Diagnostik beeinflußen.

Schwierigkeiten mit der Entscheidung zur Amniozentese

Für die Mehrzahl der von uns befragten Frauen verläuft die Entscheidungsfindung zur pränatalen Diagnostik weitgehend konfliktfrei. Ein Viertel der Frauen berichtet jedoch über Entscheidungsschwierigkeiten: sie treffen wesentlich seltener ihre Entscheidung in Übereinstimmung mit dem Partner, dem betreuenden Frauenarzt oder dem genetischen Berater, sie entscheiden sich später und äußern häufiger Ängste vor der Amniozentese als Frauen ohne Entscheidungsprobleme. Ihre Entscheidungsschwierigkeiten stehen in einem engen Zusammenhang mit der ablehnenden Einstellung des Partners zur Amniozentese, mit der positiven Einstellung der Befragten zu behinderten Kindern und der Ablehnung eines Schwangerschaftsabbruches im Falle einer kindlichen Erkrankung.

Unterschiede in der Risikoeinschätzung

Ein Vergleich zwischen Frauen, die die Amniozentese, die Chorionzottenbiopsie oder keine von beiden in Anspruch genommen haben, zeigt deutliche Unterschiede in ihrem subjektiven Bewertungen hinsichtlich der Einschätzungen von Eingriffsrisiken: Frauen, de sich gegen die Durchführung einer pränatalen Diagnostik entscheiden, schätzen kindliches und eigenes Verletzungsrisiko sowie das Fehlgeburtsrisiko durch den Eingriff eher als hoch ein. Frauen, die sich für die Durchführung einer pränatalen Diagnostik entscheiden, bewerten die Risiken der angebotenen Untersuchungen eher als niedrig, wobei der alternativ angebotenen und nicht in Anspruch genommenen Untersuchungsmethode in der Tendenz jeweils das höhere Risiko zugeschrieben wird.

In der subjektiven Bewertung des Risikos für die Geburt eines genetisch erkrankten Kindes ergeben sich in den Gruppen keine signifikanten Unterschiede.

Der Einfluß der pränatalen Diagnostik auf die Schwangerschaft

Die Auseinandersetzung um die Inanspruchnahme der pränatalen Diagnostik findet häufig vor Eintritt einer Schwangerschaft, spätestens jedoch im ersten Drittel der bestehenden Schwangerschaft statt. Sie verläuft häufig gerade bei den sogenannten späten Erstgebärenden nicht konfliktfrei, da die Schwangerschaft ihr Selbstbild als auch die Beziehungen zum sozialen Umfeld nachhaltig verändert, was vorübergehend zu einer größeren psychischen Verletzlichkeit führen kann. Vor allem im dritten Schwangerschaftsmonat, mit dem Verspüren der ersten Kindsbewegungen, stellt die pränatale Diagnostik eine Gefährdung der Schwangerschaft dar. Begründet wird dies mit der Vorstellung, das Kind durch den Eingriff zu gefährden, jedoch auch durch die vorweggenommene Auseinandersetzung mit einem pathologischen Befund, der einen möglichen Schwangerschaftsabbruch zur Folge haben kann.

Insbesondere Frauen, die sich für eine Amniozentese entscheiden, erleben die Wartezeit von 2–4 Wochen auf den Befund als besonders belastend. Hier kann es zu einer Stagnation der Entwicklung der Mutter-Kind-Beziehung kommen. Ein Großteil der Frauen versucht, die Thematik des Schwangerschaftsabbruches zu verdrängen, die meisten der von uns befragten Frauen wollten im genetischen Beratungsgespräch nicht über dieses Thema sprechen.

In einer anderen Situation befinden sich die Frauen, die sich zur Chorionzottenbiopsie entscheiden. Hier liegen die Befunde der Untersuchung meist vor der 12. Schwangerschaftswoche vor, zu einem Zeitpunkt, wo das Kind noch nicht unmittelbar gespürt werden kann. Die Durchführung eines eventuellen Schwangerschaftsabbruches ist einfacher und mit einer geringeren psychischen Traumatisierung der Schwangeren verbunden. Auf der anderen Seite beinhaltet die Chorionzotenbiopsie ein höheres Fehlgeburtsrisiko, was gerade älteren Erstgebärenden mit intensivem Kinderwunsch die Entscheidung zur Chorionzottenbiopsie erschwert.

Konsequenzen für die praktische Betreuung von Schwangeren
im Rahmen der pränatalen Diagnostik

Die Entscheidung eines Elternpaares für oder gegen die Durchführung der pränatalen Diagnostik ist weniger von der absoluten Höhe der Risikozahlen für eine kindliche Erkrankung oder Fehlgeburt abhängig, als vielmehr vom subjektiven Erleben dieser Risiken. Da die Indikation zur pränatalen Diagnostik im wesentlichen auf der subjektiven Angst vor einem individuellen Risiko beruht, ist die strikte Eingrenzung der pränatalen Diagnostik auf bestimmte Altersgruppen nicht zu rechtfertigen, zumal Kapazitätsengpässe in den letzten Jahren weitgehend beseitigt werden konnten.

Die individuelle Beratung vor pränataler Diagnostik ist von besonderer Bedeutung, da es gilt, sowohl in gynäkologischer Praxis als auch in genetischer Beratung die Frauen mit Entscheidungsschwierigkeiten zu erkennen, um eine intensive Betreuung zu gewährleisten. Wichtig ist hier die Einbeziehung der Partner, um im gemeinsamen Gespräch bestehende Entscheidungsschwierigkeiten zu bearbeiten, wobei die Auseinandersetzung mit den möglichen Konsequenzen der pränatalen Diagnostik in Form eines Schwangerschaftsabbruches nicht vermieden werden sollte. Darüber hinaus gilt es, im weiteren Verlauf der pränatalen Untersuchung auftretende psychische Komplikationen zu erkennen und als Ansprechpartner für die entstehenden Ängste der Schwangeren auch im Falle eines möglichen Schwangerschaftsabbruches zur Verfügung zu stehen.

Integrierte psychologische Geburtsvorbereitung

W. Walcher, U. V. Wisiak

Geburtshilflich-gynäkologische Universitäts-Klinik und Institut für Medizinische Psychologie, Graz

Das Ziel jeder psychologischen Geburtsvorbereitung ist das Durchbrechen der von Dick-Read beschriebenen Angst-Spannungs-Schmerz-Spirale. Alle Metho-

Archives of Gynecology and Obstetrics Vol. 245, No. 1-4, 1989
Verhandlungen der Deutschen Gesellschaft für Gynäkologie und Geburtshilfe,
47. Versammlung, München 6.-10. September 1988
© Springer-Verlag Berlin Heidelberg

den wirken umso besser, je ruhiger und intimer die Atmosphäre der geburtshilflichen Einrichtung ist und je vertrauter die an der Geburt beteiligten Personen miteinander sind. Neben qualitativ guter Geburtshilfe muß an großen Kliniken die Ausbildung von Studenten, Jungärzten und Pflegepersonal, sowie die Austauschbarkeit des Personals gewährleistet sein. Die Anwesenheit vieler und der Wechsel der Bezugsperson stellen ungünstige Voraussetzungen für ein positives Geburtserleben dar.

Ziel einer Arbeitsgruppe der geburtshilflich-gynäkologischen Universitätsklinik Graz war es, ein Modell für Geburtsvorbereitung zu erarbeiten, das die Nachteile des „Massenbetriebes" möglichst egalisiert. Zwei Ziele waren dabei zu verfolgen: 1. Das Verständnis und die psychologische Kompetenz des Personals anzuheben, um die Ängste und Verunsicherungen der werdenden Mütter zu verstehen, darauf einzugehen und angstauslösende Momente vermeiden zu lernen. 2. Den werdenden Eltern die Institution Klinik mit allen ihren Aufgaben so nahe zu bringen, daß es ihnen gelingt ihre widersprüchlichen Wünsche zur Deckung zu bringen: Sichere klinische Geburtshilfe gepaart mit individueller Betreuung in intimer Atmosphäre (wie bei Leboyer).

Die Forderungen an die psychosomatisch orientierte Geburtsvorbereitung hat Richter 1982 in Freiburg zusammengefaßt. Gestützt auf erprobte Modelle haben wir uns entschlossen Kurse anzubieten für geburtshilflich tätiges Personal und für werdende Eltern, die im wesentlichen inhaltsgleich sind. Sie bestehen in der Vermittlung von psychologischen Faktoren, die Schwangerschaft, Geburt, Wochenbett und Elternschaft positiv beeinflussen, dem Verständnis physiologischer Vorgänge und der Eigendynamik der Institution Klinik, dem Vermitteln einer gut reproduzierbaren Entspannungsmethode und schließlich in Vertrauensschulung. Für das Personal werden „Geburtsvorbereiterkurse" angeboten. Diese finden außerhalb der Klinik im vom Arbeitgeber gestützten Zwei-Tage-Intensivseminar im Internat statt.

Diese speziell Ausgebildeten stellen Kursleiter, die nun innerhalb der Klinik Geburtsvorbereitungskurse für Schwangere und ihre Partner abhalten. Die Kurse bestehen in wöchentlichen Zusammenkünften und stellen im Idealfall eine Begleitung von der 28.–36. Schwangerschaftswoche dar.

Die Vorbereitung der Mütter und werdenden Eltern schlägt sich in Angstabbau und positiven Rückmeldungen nieder und zeigt auch bei uns die Ergebnisse anderer Untersuchungen: Geringerer Medikamentenverbrauch, Geburt und Wochenbett werden beglückender und komplikationsärmer erlebt.

Der Erfolg der Personalschulung haben wir in der Hebammengruppe mittels halbstandardisierter Interviews und Arbeitsbeschreibungsbogen nach Neuberger zu objektivieren versucht. Statistisch zwar nicht signifikant zeigt sich bei Kursteilnehmerinnen eine kritischere Beurteilung ihres Arbeitsplatzes (z. B. Lärm und Enge stören mehr). Nichtkursteilnehmerinnen schätzen die Aktivität der Ärzte höher ein, können aber weniger mit ihnen ins Gespräch kommen. Im Interview zeigte sich daß „learning by doing" vor theoretischer Wissensvermittlung steht. Physikotherapeutische Übungen und Übungen in Gesprächsführung kamen besonders gut an. Auch ein Bedarf an Kenntnissen in Alternativmedizin, z. B. Akupressur, war zu erkennen.

Das Anheben der psychologischen Kompetenz und das bessere Umgehenkönnen mit werdenden Müttern und ihren Partnern, besonders in Krisensituationen, bedeutet für das Personal mehr Bezug zur und mehr Freude an der täglichen Arbeit und letztlich auch mehr persönliche Zufriedenheit.

Literatur

1. Dick-Read G (1971) Mutter werden ohne Schmerz, die natürliche Geburt. Hoffmann und Campe, Hamburg

2. Leboyer F (1984) Geburt ohne Gewalt. Kösel, Kempten
3. Neuberger RO (1983) Der Arbeitsbeschreibungsbogen. Seine Anwendung in der Praxis. Bratt-Institut für Neues Lernen, Goch
4. Richter D (1982) Geburtsvorbereitung: Psychosomatische Probleme in Geburtshilfe und Gynäkologie. Kehrer, Freiburg, S 222 ff

Auswirkungen von geburtsvorbereitenden Übungen auf die kindliche Befindlichkeit

G. Hug, A. Hettenbach, S. Gemar, A. Wischnik

Frauenklinik, Klinikum Mannheim

Im Rahmen der Geburtsvorbereitung nehmen Schwangere in zunehmendem Maß an schwangerschaftsgymnastischen Kursen teil. Ziel der Untersuchung war, den Einfluß von Übungen, die zur Muskelerhaltung, zur Beckenbodendehnung und zur Entspannung der Schwangeren bei der physiotherapeutischen Geburtsvorbereitung durchgeführt werden, auf die fetale Befindlichkeit und den mütterlichen Kreislauf zu überprüfen. In die Untersuchung gingen 31 Schwangere der 32.–33. SSW ein. Die kindliche Herzaktion und die uterine Aktivität wurden telemetrisch, der mütterliche Blutdruck und die Herzfrequenz oszillometrisch abgeleitet. Während Übungen, welche die Gebärhaltung simulieren oder Übungen im Liegen keine Veränderungen der kindlichen Herzaktion hervorriefen, fand sich bei Dehnungsübungen der Beckenbodenmuskulatur, wie dem Schneidersitz und bei Übungen im Stand eine deutliche Erhöhung der mütterlichen Herzfrequenz, bedingt durch die Kompression der venösen Beckengefäße und den orthostatischen Effekt. Der CTG-Score fiel im Mittel von 9 auf 7,2 Punkte. Auch war unter diesen Übungen bei 3 Patientinnen ein prolongierter Abfall der kindlichen Herzfrequenz unter 80 SqM nachzuweisen. Im Verlauf der schwangerschaftsgymnastischen Übungen sank der maternale Mitteldruck deutlich ab. Im Mittel von 96 auf 90 mm Hg. Dieser Effekt läßt sich dadurch erklären, daß nach intensiven Übungen eine Gefäßdilatation erfolgt und die Kreislaufgegenregulation bei Schwangeren eingeschränkt ist. Eine fetale Herzfrequenzerhöhung konnte unter allen Übungen beobachtet werden, insbesondere bei Standübungen, die mit Kreislaufbelastung einhergehen, sowie unter venenkomprimierenden Übungen wie Schneidersitz und Kniestand. Dies kann zu einem saltatorischen CTG führen, als Ausdruck der fetalen Kompensation auf die maternale Belastung. Dezelerationen unter den Übungen traten am häufigsten bei orthostatisch belastenden oder venenkomprimierenden Übungen auf. Ferner fanden wir vermehrt Dezelerationen in der Ruhe oder Nachlastphase. Die Ergebnisse zeigen, daß Übungen, die zur Geburtserleichterung durchgeführt werden, zum Teil mit einer Verschlechterung der fetalen Befindlichkeit einhergehen. Deshalb wäre es sinnvoll bei jeder Schwangeren, die zum ersten Mal an der Gymnastik teilnimmt den Blutdruck und das CTG zu kontrollieren und gegebenenfalls auf Übungen zu verzichten, die mit erhöhter materno-fetaler Belastung einhergehen. Auf ausreichende Entspannungsphasen zwischen den Übungen zu achten, am besten in Linksseitenlage oder mit Beinhochlagerung und keine kreislaufbelastenden Übungen in Sequenz durchzuführen, sondern im Wechsel mit Übungen ohne haemodynamisch bedeutsamen Effekt.

Literatur

Goeschen K (1980) Kardiotokographie-Praxis. Thieme, Stuttgart
Krahmann H, Steiner H (1983) Krankengymnastik in Geburtshilfe und Frauenheilkunde. Pflaum, München

Archives of Gynecology and Obstetrics Vol. 245, No. 1-4, 1989
Verhandlungen der Deutschen Gesellschaft für Gynäkologie und Geburtshilfe,
47. Versammlung, München 6.-10. September 1988
© Springer-Verlag Berlin Heidelberg

Zum Phänomen der Schwangerschaftsverdrängung

J. Wessel

Universitäts-Frauenklinik Charlottenburg, Berlin

Wird eine Gravidität erst am Ende des I. oder zu Beginn des II. Trimenon festgestellt, ist öfters eine Ambivalenz hinsichtlich der Schwangerschaft ausschlaggebend. Ausgesprochen selten wird eine Schwangerschaft bis zum III. Trimenon oder gar bis zur Geburt verdrängt [1, 3, 4, 6].

Es wird über 10 Fälle von August 1986 bis Juni 1988 berichtet. Bezogen auf die Gesamtgeburtenzahl ergibt sich eine Häufigkeit von 1 : 275. Das Alter der Entbundenen lag zwischen 16–41 Jahren. Bei 7 Frauen handelte es sich um die Erstschwangerschaft, 2 hatten ein Kind geboren, eine Frau 2 Aborte. Erkannt wurde die bestehende Gravidität 6× durch die Geburt am Termin, einmal ca. 1 Woche vorher, einmal bei einer Geburt in der 31. SSW, zweimal wurde sie in der ca. 29. SSW diagnostiziert. 7 Frauen lebten in einer festen Partnerschaft. 4 Entbindungen in Terminnähe fanden zu Hause statt, wobei die Schwangeren als Erstgebärende ohne jede Hilfe durch Arzt oder Hebamme alleine von der Geburt überrascht wurden. Von den 6 Klinikgeburten waren 2 Spontanentbindungen, eine VE und 3 Sectiones.

Das Geschlechtsverhältnis der Neugeborenen war ausgeglichen, das Geburtsgewicht lag zwischen 1540 g–4250 g. Das Gestationsalter reichte von der 31.–41./42. SSW. 5 Kinder kamen zu den Kindeseltern, je eines kam in die Familie der minderjährigen Kindesmutter, zu Pflegeeltern bzw. wurde zur Adoption freigegeben. 2 Kinder verstarben kurz nach der Geburt.

An erster Stelle der verdrängungsfördernden Faktoren standen menstruationsähnliche Blutungen in der Schwangerschaft. Als zweithäufigster Faktor fanden sich Rationalisierungen schwangerschaftstypischer Veränderungen. Seltener spielt eine gestörte Beziehung zur eigenen Mutter, eine problematische Partnerbeziehung oder eine Suchtanamnese (Alkohol bzw. Heroin) eine Rolle. Bei 4 Frauen, die während mens III/IV bzw. VII/VIII wegen charakteristischer Schwangerschaftsbeschwerden einen Arzt aufsuchten, wurde die Schwangerschaft nicht erkannt.

Abschließend soll die Frage nach der Art des zugrundeliegenden Abwehrmechanismus gestellt werden. In der älteren psychoanalytischen Literatur [2] werden die Kategorien Verdrängung und Verleugnung unterschieden. Die neuere Literatur [5] sieht das klassische Triebabwehr-Konflikt-Modell als unzureichend an. Die vorgestellten Patientinnen gelten demnach als vermutlich schwer gestört hinsichtlich ihrer Ich-Funktionen und des Körperbildes. Die Dynamik der Schwangerschaftsabwehr sollte somit eher in Hinblick auf das Vorliegen eines ichstrukturellen Defizits gesehen werden.

Literatur

1. Finnegan B, Mckinstry E, Robinson GE (1982) Denial of Pregnancy and Childbirth. Can J Psychiatry 27:672–674
2. Freud A (1984) Das Ich und die Abwehrmechanismen. Fischer Taschenbuch-Verlag, Frankfurt a.M.
3. Milden R, Rosenthal M, Winegardner J, Smith D (1985) Denial of Pregnancy: an Exploratory Investigation. J Psychosom Obst Gyn 4:225–261
4. Milstein KK, Milstein PS (1983) Psychophysiologic Aspects of Denial in Pregnancy: Case Report. J Clin Psychiatry 44:189–190

Archives of Gynecology and Obstetrics Vol. 245, No. 1-4, 1989
Verhandlungen der Deutschen Gesellschaft für Gynäkologie und Geburtshilfe,
47. Versammlung, München 6.-10. September 1988
© Springer-Verlag Berlin Heidelberg

5. Rhode-Dachser C (1983) Ichstrukturelles Defizit. In: Mertens W (Hrsg) Psychoanalyse. Urban & Schwarzenberg, München Wien Baltimore, S 83
6. Wessel J (1987) Geburten bei vorher nicht bekannter Schwangerschaft – Schwangerschaftsverdrängung und menstruationsähnliche Blutungen in graviditate. Geburtsh Frauenheilk 47:850–853

Der psychologische Einfluß der Ultraschall-Untersuchung

C. D. Constantin

Geburtshilflich-gynäkologische Abteilung St.-Vinzenz-Hospital, Rheda-Wiedenbrück

Die Empfindung der Mutter, schwanger zu sein, kann sich bei ausgeprägter Erwartungshaltung noch vor dem Ausbleiben der Menstruation einstellen. Später wird diese Empfindung verstärkt durch sogenannte indirekte Schwangerschaftszeichen wie Nausea und Emesis. In dieser Phase der Schwangerschaft erlebt die Mutter sich und ihr Kind als Einheit, dies allerdings weniger bewußt. Das zeigt sich deutlich im Augenblick der Trennung dieser Einheit durch technische Eingriffe wie Ultraschall und später durch akustische Beweise der Herzaktion. Nach und nach verliert sich die Beunruhigung und Ungewißheit über die Gesundheit und Lebensfähigkeit des Fötus. In dieser Studie haben wir zu klären versucht, welchen psychologischen Einfluß unsere routinemäßige Ultraschall-Untersuchung bei verschiedenen Gruppen von Patientinnen hat. Unser Patientengut bestand aus je 200 Frauen, erste Gesta, und je 200 Frauen, Multigesta bzw. -para, jeweils zwischen 20–24 Jahren, die in der 12., 18. und 32. SSW ultraschalluntersucht wurden.

Für eine randomisierte prospektive Studie wurden die Fälle in zwei Gruppen geteilt: Den Frauen der ersten Gruppe wurde der Embryo bzw. Fötus auf dem Bildschirm gezeigt und anatomische und physiologische Einzelheiten erklärt, zur zweiten Gruppe gehören die Frauen, denen der Bildschirm nicht gezeigt und weniger erklärt wurde. Die Studie ergab, daß bei den Frauen mit erster Gesta die positiven Gefühle bei der ersten Untersuchung langfristig und unterschiedlich anhielten (58% bei der ersten Gruppe und 29% bei der zweiten Gruppe). Bei der zweiten Untersuchung zeigte sich, daß 79% der Frauen aus der ersten Gruppe sich positiver verhielten in der Art, daß sie ihren Zigarettenkonsum und den Alkoholgenuß einschränkten, allgemeine ärztliche Kontrollen durchführen ließen und ihre Garderobe anpaßten. Bei der zweiten Gruppe waren dies nur 22%. Die dritte Untersuchung wurde in der Spätschwangerschaft bzw. bei der Entbindung durchgeführt. Die Angst vor fötalen Bewegungen, Kontraktionen und Wehentätigkeit war in der ersten Gruppe (20%) geringer als in der zweiten Gruppe (31%). Der Verlauf der Entbindungen war im Normbereich, bei der ersten Gruppe 95%, in der zweiten Gruppe 87%. Bei den Fällen mit Mulitgesta/-para zeigte das Ergebnis der ersten Untersuchung (12. SSW) einen positiven Einfluß bei der ersten Gruppe mit 60% gegenüber der zweiten Gruppe mit 40%. Hier ist der Unterschied nicht mehr so ausgeprägt wie bei den Fällen mit erster Gesta.

Kurios ist der beträchtliche Unterschied von 83% zu 36% bei der zweiten Untersuchung (18. SSW). Kaum differenzierbar ist das Ergebnis der dritten Untersuchung mit 88% zu 74% vom Ergebnis der Fälle mit erster Gesta; der Geburtsverlauf war fast identisch.

Obwohl bei den Fällen mit Multigesta/-para der Unterschied zwischen der ersten Gruppe (mit Erklärungen) und der zweiten Gruppe (ohne Erklärungen) weniger ausgeprägt war als bei den Fällen mit erster Gesta, was bedeutet, daß die

Archives of Gynecology and Obstetrics Vol. 245, No. 1-4, 1989
Verhandlungen der Deutschen Gesellschaft für Gynäkologie und Geburtshilfe, 47. Versammlung, München 6.-10. September 1988
© Springer-Verlag Berlin Heidelberg

eigene Erfahrung eine Rolle spielt, kann gesagt werden, daß Ultraschalluntersuchungen den Schwangeren eine größere Sicherheit und Beruhigung vermittelten. Dieser positive Effekt wurde wesentlich verstärkt durch ausführliche Erläuterungen bei der Untersuchung.

Zur psychischen Verarbeitung der Ultraschalldiagnose einer schweren fetalen Mißbildung

C. Dincer, Th. Schramm, G. Schaller, M. Stauber

I. Frauenklinik der Ludwig Maximilians Universität, München

An der I. UFK besteht eine Ultraschallintensivsprechstunde mit jährlich 600 Untersuchungen bei Frauen, bei denen extern der Verdacht auf eine fetale Mißbildung gestellt worden ist. In ca. 25% der Fälle wird der pathologische Befund bestätigt.

Wenn die Diagnose feststeht, wird das weitere Vorgehen mit den Eltern vereinbart. Entweder kommt es zum Schwangerschaftsabbruch oder die Schwangerschaft wird ausgetragen. Sobald sich der zunächst geäußerte Verdacht erhärtet, besteht für die Eltern die Möglichkeit der psychosomatischen Begleitung.

Wenn das Krankheitsbild klar ist, entscheidet sich das Schicksal dieser Schwangerschaft.

Dabei ist die Reaktion und die Verarbeitungsform davon abhängig, ob es zum Schwangerschaftsabbruch kommt, oder ob das Kind ausgetragen wird.

Kommt es zum intrauterinen Fruchttod bei fetaler Mißbildung, ist den Eltern der Entscheidungsprozeß abgenommen, für sie bleibt die narzistische Kränkung und die Trauer über das verlorene Kind zu verarbeiten.

Anders gelagert sind die Fälle, in denen es zum Schwangerschaftsabbruch kommt, wo letztendlich die Eltern sich aktiv für eine Abtreibung entscheiden. Leichter ist der Entschluß, wenn anhand der Mißbildung abzusehen ist, daß das Kind nicht wird leben können. Ist das Kind lebensfähig, müssen sich die Eltern gegen ein behindertes Kind entscheiden.

Typische Verhaltensmuster, wenn die Diagnose einer fetalen Mißbildung gestellt wird, zeigt die Abbildung 1.

Abb. 1. Häufige Reaktionsmuster von Frauen, bei denen es wegen einer fetalen Mißbildung zum Schwangerschaftsabbruch kommt

```
                              Gynäkologen

Information der Eltern durch    Pädiater

                              Kinderchirurgen

Beratung durch Sozialarbeiter für Inanspruchnahme finanzieller Hilfen

Vermittlung der Eltern an Beratungsorganisationen,mit Information über
behindertengerechte Kindergärten,Schulen etc

Kontakt mit betroffene Familien zum Erfahrungsaustausch
────────────────────────────────────────────────────────────────────
Paargespräche, Eingehen auf Partner-und Familienkonflikte

Änderung der Erwartungshaltung
```

Abb. 2. Psychosoziale Beratung, wenn ein behindertes Kind erwartet wird

Wenn es aber nun feststeht, daß ein behindertes Kind zu Welt kommen wird, so steht nach der schmerzlichen Betroffenheit eine andere Entwicklung im Vordergrund. Der Akzent liegt auf der psychosozialen Beratung.

Die Eltern müssen Klarheit bekommen, mit welchem Ausmaß einer Behinderung sie rechnen müssen. Breite Information steht im Vordergrund.

Die Eltern müssen behutsam lernen, das glänzende Bild, das alle Eltern von ihrem Kind haben, zu ändern, es annehmen können, so wie es wirklich ist. Wir können ihnen helfen, mit ihren ambivalenten Gefühlen umzugehen: der Angst um das zumeist schwerkranke Kind und dem heimlichen Wunsch, es möge sterben.

Psychische Begleitreaktionen von Amniocentese und Chorionsampling

M. Langer [1], H. Flores-Genger [1], M. Ringler [2], P. Husslein [1]

[1] I. Universitäts-Frauenklinik und [2] Institut für Tiefenpsychologie, Wien

Die technische Überwachbarkeit der Schwangerschaft, oder wie Silvestre und Fresco es nennen, ihre Medikalisierung, wurde in den letzten 15 Jahren perfekter, erhebt aber auch umfassendere Ansprüche. Vergleicht man moderne Technologien, wie Amniocentese und Chorionsampling mit älteren, wie CTG, herkömmlichem Ultraschall oder Hormonbestimmungen, so sind mehrere Tendenzen ablesbar: die Frühschwangerschaft wurde in die überwachte Zeit miteinbezogen, die Methoden sind invasiver und unmittelbarer auf den Fetus gerichtet. Sie verlangen der Schwangeren und ihrem Partner in einer Zeit, die oft von Ambivalenz zum Kind und zur Schwangerschaft geprägt ist, emotionell schwierige Entscheidungen ab.

Bei gleichzeitiger Information und Betreuung untersuchten wir die psychischen Auswirkungen von Amniocentese (AC) und Chorionsampling (CVS) sowie jene Mechanismen, die zur Ablehnung jeglicher zytogenetischen Untersuchung führten.

Wir berichten über eine Gruppe von 40 Patientinnen, davon 27 AC, 9 CVS und 4, die zytogenetische Methoden ablehnten. Als Befragungsinstrument ver-

Archives of Gynecology and Obstetrics Vol. 245, No. 1-4, 1989
Verhandlungen der Deutschen Gesellschaft für Gynäkologie und Geburtshilfe,
47. Versammlung, München 6.-10. September 1988

wendeten wir den Angstfragebogen STAI-X 1 nach Spielberger, ein von uns entworfenes Polaritätsprofil zum Bild vom Kind und halbstrukturierte, tiefenpsychologisch orientierte Interviews. Befragungs- und Betreuungszeitpunkte waren:
einige Tage vor der Untersuchung, während der Punktion, im Intervall und nach
Diagnosemitteilung.

Bei der Wahl der Methode zeigte sich der ausschlaggebende Einfluß des zuweisenden Gynäkologen: bis auf 2 bezeichneten ihn alle Frauen als wichtigste Informationsquelle und Entscheidungsgrundlage. Obwohl sich wenige Tage vor Punktion ca. 35% aller Frauen nicht ausreichend informiert fühlten, wurde keine
Entscheidung revidiert. Hinsichtlich der Persönlichkeitsstruktur gewannen wir
den Eindruck, daß Frauen, die einerseits bereits eine Beziehung zum Kind aufzubauen begannen, andererseits aber eher ihre Ambivalenz erkennen konnten, zur
AC neigten. Die CVS wurde von Frauen gewählt, die starke Bedürfnisse nach
Kontrolle zeigten; für manche von ihnen war das CVS eine Möglichkeit, rechtzeitig, d. h. noch vor Offenbarwerden der Schwangerschaft, über die Akzeptanz zu
entscheiden.

Testpsychologisch zeigten Frauen vor AC höhere Angstwerte im STAI-X als
jene vor CVS; alle Durchschnittswerte lagen höher als in der Grundpopulation.
Ein interessantes Einzelitem, das möglicherweise Leugnung anzeigt: obwohl
CVS-Patientinnen wußten, daß diese ein höheres Abortusrisiko birgt, waren sie
weniger „besorgt, daß etwas schief gehen könnte". Hinsichtlich des Bildes vom
Kind zeigten sich wenig Unterschiede. In der Dynamik der Gespräche gewannen
wir den Eindruck, daß gewissermaßen Angebote zur direktiven Beratung gegeben
wurden, d. h. mit anderen Worten, daß die Patientinnen sich eine Entscheidung
von außen in einer für sie schwer lösbaren Ambivalenzsituation erwarteten. Nur
durch Reflexion eigener Wertvorstellung ist es dem Arzt möglich, den Fehler der
Annahme dieses Angebotes zu vermeiden.

Gründe für die Ablehnung zytogenetischer Untersuchungen waren entweder
eine stark belastete geburtshilfliche Anamnese bei starkem Kinderwunsch („die
letzte Chance"), sozio-kulturelle Gründe oder massive intrapsychische Problematik, wie z. B. verdrängte Todeswünsche dem Kind gegenüber.

Literatur

1. Fresco N, Silvestre D (1982) The medical child – comments on prenatal diagnosis. J Psychosom Obstet Gynecol I (1):3–8
2. Langer M, Ringler M, Mazanek P (1987) Zur Betreuung von Paaren nach praenataler
   Diagnose fetaler Mißbildungen. Geburtsh Frauenheilk 47(3):186–190
3. Lippman A, Perry TB, Mandel S, Cartier L (1985) Chorionic villi sampling: women's attitudes. Am J Med Genet 22 (2):395–401
4. Phipps S (1986) Psychological response to amniocentesis: II. Effects of coping style. Am J
   Med Genet 25 (1):143–148

Körperbewußtsein – ein wichtiger Aspekt psychosomatisch orientierter Gynäkologie und Geburtshilfe

J. Derbolowsky

Institut für Psychotherapie und Psychopädie München-Puchheim

Körperbewußtsein ist eine Besonderheit und Eigentümlichkeit des Menschseins
in dieser Welt. Es beinhaltet folgende Aspekte: 1. Der lebendige Mensch ist

Bewußtsein. Ist er es nicht, so gilt er als bewußtlos oder tot. Bewußtsein ist somit ein fester Bestandteil menschlichen Lebens. Gleichzeitig hat der Mensch auch sein Bewußtsein. Er kann mit ihm umgehen, kann es einschränken (durch Drogen) oder erweitern (durch Halluzinogene) oder auf Etwas hin richten oder von Etwas weglenken. Dies gilt speziell für den eigenen Körper. Der Mensch kann sein Bewußtsein auf seine Gliedmaßen oder auf seine Organe richten, z.B. um seine körperlichen Funktionen und Möglichkeiten wahrzunehmen, sie als zu ihm gehörig zu erkennen. 2. Der menschliche Körper ist ein winziger Teil der physikalischen Welt. Der lebendige Mensch ist nicht nur materiell identisch mit seinem Körper, der seinen Namen trägt und von dem jede Zelle seine Erbformel enthält, sondern er hat zugleich auch seinen Körper, er besitzt ihn als ein ihm anvertrautes Gut. Für dieses trägt er Verantwortung. Er ist nicht nur Teil der Welt, er hat auch Teil an ihr. Er ist sozusagen weltoffen. Er kann mit sich, mit seinen Gliedmaßen und seinen Organen sowie mit aller Kreatur sprechen, sie erziehen und belehren. Er kann sich seine körperlichen Funktionen oder das Ganze, dessen Teil er ist, aber auch hassen, ablehnen, beschädigen oder verstümmeln. Als Folge dieser Ablehung können dann Störungen oder Krankheiten entstehen. 3. Die unzähligen Beziehungen und Verhältnisse, die sich hieraus ergeben, bilden nach Udo Derbolowsky die Seele des Menschen. Sie ist die Art und Weise unseres Lebens und unseres Umgangs mit uns selbst und in der Psychosomatik mit unserer Körperlichkeit. Eine Voraussetzung für den gesunden Umgang mit unserer Körperlichkeit besteht darin, daß wir ihre materiellen Gegebenheiten soweit wie möglich kennenlernen und uns mit ihnen vertraut machen. Dies ist ein wichtiger Reifungsvorgang in der Kindheit. Er wird als Bemächtigungs- oder Lambanophase bezeichnet. Im gynäkologischen Alltag sieht man, daß diese notwendigen Bemächtigungsschritte im Genitalbereich durch Tabuisierung häufig beeinträchtigt wurden und die Pat. nur wenig über Anatomie und Funktionsweisen ihrer Generationsorgane informiert sind. Aus diesem unausgebildeten Bewußtsein können später Ängste und auch ein selbstbeschädigender oder selbstzerstörerischer Umgang entstehen. Der Identitätsgrad mit seinem Körper, den ein Mensch sich durch Bemächtigungsschritte erarbeitet hat, bestimmt den Umgang mit sich sowie seine Befindlichkeit und seine Gesundheit. Dies ist durch viele Untersuchungen beispielsweise im Zusammenhang mit dem Autogenen Training (s. J. H. Schultz) bestätigt worden. Das Autogene Training ist eine Methode, die dabei helfen kann nicht erfolgte Lambanoschritte nachzuholen. Die hierbei erlernten Fähigkeiten, bewußter und gesünder mit seiner Körperlichkeit umzugehen, können besonders in der Geburtshilfe von Nutzen sein (s. H. J. Prill). Die Arbeit am Körperbewußtsein stellt einen wichtigen Ansatzpunkt psychosomatisch orientierter Gynäkologie und Geburtshilfe dar, um autoaggressives Verhalten abzubauen und unsere Pat. zu bewußterem, selbstverantwortlicherem und freundschaftlicherem Umgang mit ihrem Körper zu veranlassen und so zu besserer Gesundheit zu verhelfen. Nicht zuletzt beinhaltet Körperbewußtsein auch das Verstehen und bewußte Erleben des wichtigen Kommunikationsmittels Körpersprache.

Psychosomatik: Krebskranke

Das letzte Unterthema der Plenarsitzung vom 8. 9. 1988 widmete sich ethischen und psychosomatischen Aspekten in der Behandlung Unheilbar-Kranker (Referate *H. Hepp*, München; *H. Molinski*, Düsseldorf), ärztliches Tun als konkrete Philosophie (Karl Jaspers). Beiträge aus einer weiteren assoziierten Sitzung, die unter der Leitung von *H. Poettgen*, Düren, stand, setzten sich mit Pro und Kontra der (häufigen) Delegation der psychologischen Führung Krebskranker auseinander (*E. Greimel*, Graz; *M. Dorfmüller*, München), mit dem Erleben der Chemotherapie (*W. Schuth* et al., Freiburg). Das Problem der Krankheitsverarbeitung bei Brustkrebs (Rundtischgespräch; *J. Fiegl* et al., Wien) wurde in einem gemeinsamen Gespräch von Experten aus Bad Säckingen, Basel, Berlin und Zürich behandelt. Das Gespräch stand unter der Leitung von *C. Buddeberg*, Zürich. Es bildete den Abschluß der Plenarsitzung. H. L.

Ethische Aspekte in der Behandlung krebskranker Frauen

H. Hepp

Frauenklinik im Klinikum Großhadern, München

Ethical Aspects in Oncology

Summary. Ethical aspects in oncology are relevant in four areas: (1) professional competence, (2) patient information, (3) truth and (4) supportive attendance. Professional competence is the ethical imperative in oncology. Only it can mediate between the realms of humanity and technology for the doctor and patient. Extreme opinions on the topic of truth are wrong. Aiding patients in dying, in the sense of aiding them during the process of dying, is aiding them in living. Professional competence, medical responsibility, and humanity are the basis of medical handling. What the doctor does is therefore always concrete philosophy (Jaspers).

Zusammenfassung. Ethische Aspekte in der Onkologie tun sich für mich auf in vier Bereichen: 1. fachliche Kompetenz, 2. Aufklärung, 3. Wahrheit, 4. Begleitung. Fachliche Kompetenz ist gleichsam der ethische Imperativ der Onkologie. Nur sie vermag im Spannungsfeld zwischen Humanität und Technik für Arzt und Patient zu vermitteln. Extreme Positionen zum Thema Wahrheit sind falsch. Sterbehilfe im Sinne einer Hilfe beim Sterben ist Lebenshilfe. Medizinische Kompetenz, ärztliche Verantwortung und Demut sind die Grundlagen ärztlichen Tuns. Das Tun des Arztes ist so stets konkrete Philosophie (Jaspers).

Ich habe Scheu, über Ethik in der Behandlung der Krebskranken zu sprechen. Die Gefahr des Mißverständnisses ist außerordentlich groß, – so, als wollte ich, gleichsam im Besitz der Wahrheit, Empfehlungen für rechtes ethisches Verhalten geben oder gar Richtlinien erlassen.

I. Ethik und Medizin

Die ethischen Fragen in der Medizin beziehen ihre Antworten aus allen Geisteswissenschaften: Theologie, Philosophie, Medizingeschichte, Anthropologie, Psychologie, Soziologie. Es gibt also keine spezielle medizinische Ethik. Ohne langjährige persönliche Erfahrung im Umgang mit Patienten wird ein nur geisteswissenschaftlich tätiger Medizinethiker zum Thema Ethik und Medizin bzw. Onkologie wenig aussagen können. Ethisches Verhalten geschieht jeweils vor dem Hintergrund eigener Erziehung, Entwicklung und des daraus entstandenen Welt- und Menschenbildes mit all den darin immanenten Wertvorstellungen und Haltungen. Es unterliegt für mich keinem Zweifel, daß durch veränderte Bedingungen in der westlichen Gesellschaft, einmündend in die oft zitierte Definition der WHO von Gesundheit, die Frage nach dem Heil und Heilen und damit nach unserem Tun oft in das Irrationale bzw. immer häufiger in nicht erfüllbare Utopien gedrängt wird. Auch in Anerkennung dieser Freiheit des Patienten bleibt für die ärztliche Ethik die Sicherung und Wiederherstellung der Gesundheit des Kranken doch höchstes Gebot. Voluntas und Salus aegroti stehen nicht in Konkurrenz.

II. Ethik und gynäkologische Onkologie

Vor diesem gedanklichen Hintergrund, Eckpfeiler meiner ethischen ärztlichen Überzeugung, sei exemplarisch an der Klinik des Mammakarzinoms ärztliches Denken und Handeln ethisch reflektiert. Ich bin ein ständig Suchender und immer wieder auch Versagender. In dieser Thematik sind wir nie am Ziel, nie im Besitz der ganzen Wahrheit. Ethische Aspekte in der Onkologie tun sich für mich auf in vier Bereichen: 1. fachliche Kompetenz, 2. Aufklärung, 3. Wahrheit, 4. Begleitung.

1. *Fachliche Kompetenz* ist gleichsam der ethische Imperativ der Onkologie. Sie ist allen ethischen Aspekten in der Onkologie übergeordnet. Nur sie vermag im Spannungsfeld zwischen Humanität und Technik für Arzt und Patient zu vermitteln. Wie *nütze* ich dem Krebskranken, ausgerichtet auf sein Heil – ist stets die zentrale Frage. Der routinemäßige Ablauf oder Einsatz aller technischen Möglichkeiten in der Diagnostik wie auch eine Polypragmasie in der Therapie sind kein Ersatz für Wissen bzw. fachliche Kompetenz. Humanität äußert sich also im permanenten Ringen um die eigene Kompetenz. Unter allen Fachrichtungen ist die Gynäkologie jene, die am meisten in den individuellen und sozialen Alltag der Frauen hineinragt und wie keine „schneidet" sie nicht nur an einem Organ, sondern, – unsichtbar zwar – auch am Körperbild, an der Persönlichkeit der Betroffenen [2]. Auf die an einem *Mammakarzinom* leidende Patientin übertragen heißt dies heute, so schonend und organerhaltend wie möglich und so radikal wie nötig zu operieren. Kleines Karzinom heißt nicht kleine Therapie mit wenig Erfahrung. Die großen axillären Rezidive bzw. weiterwachsenden Karzinome werden in der Regel von den erstbehandelnden Ärzten nicht mehr gesehen. Es ist ein ärztlich-ethisches Gebot: Die brusterhaltende Chirurgie des Mamma-CA erfordert eine weit über das gewöhnliche Maß hinausgehende Kompetenz und Disziplin und eine intensive Zusammenarbeit verschiedener Fachgebiete wie Chirurgie, Strahlentherapie, Radiologie und Pathologie. Ein weiteres ethisches Gebot ist, unsere an einem Karzinom leidenden Patienten zu schützen, indem wir sie vor gefährlicher Verführung bewahren. Dies ist auch ein ernster Appell an die Medien, die immer wieder an dieser Verführung der Öffentlichkeit mitschuldig werden. Die Bekämpfung des Karzinoms bleibt im wesentlichen unvollendet, wenn sie nicht durch die Begleitung des Krebskranken ergänzt wird. Dies gilt in der Phase der adjuvanten Chemotherapie und vor allem bei Chemotherapie des

metastasierenden Mammakarzinoms, was wiederum hohe fachliche Kompetenz, d.h. Kenntnis der aktuellen Literatur voraussetzt. Der Patient muß jedoch permanent einen konkreten und konstanten Ansprechpartner haben. Bei der medikamentösen Krebstherapie bzw. Chemotherapie stehen wir nicht selten vor einem ethischen Dilemma bzw. einer echten medizinischen Aporie. Wir sollen und wollen nützen ohne zu schaden, wissen aber oft zu wenig über den Nutzen, viel jedoch über mögliche Nebenwirkungen, die den Patienten belasten. Grundsätzlich kann man die ethische Forderung aufstellen, die Lebensqualität des Patienten müsse den Wert der Therapie bestimmen. Diese Lebensqualität zu definieren und abzuwägen, bestimmt in der Regel den Konflikt. Der Patient weicht oft, spätestens in der Phase der Metastasierung, der unmittelbaren Arzt-Patientenbeziehung aus und wendet sich alternativen „Therapien“ zu oder er führt sie auch mit Wissen des behandelnden Arztes parallel durch. Hier sind wir m.E. beratend gefordert, vor allem dann, wenn es darum geht, Schaden, oft auch materieller Art, abzuwenden. Tragende Motive der Patienten in der Suche nach Alternativtherapie sind vor allem der Wunsch, selbst aktiv an der Krebstherapie mitzuwirken und die Suche nach Zuwendung und Begleitung. Offenbar haben wir hier Defizite, bedingt durch mangelnde Kraft, Persönlichkeit und Zeit, die unsere Patienten der sog. Alternativtherapie zuführen. Finden wir nicht die Kraft und besitzen wir nicht das Bewußtsein für eine Ethik der Sprache und des Gesprächs, werden sich uns diese Patienten entziehen. Ich bin mir bewußt und sicher, daß diese ärztliche Begegnung ungleich schwieriger ist als unser handwerkliches Tun im Akt der Operation selbst.

2. Aufklärung: Der Krebskranke ist heute vielfach nicht unheilbar krank und der unheilbar Kranke ist noch kein Sterbender. In der immer exzessiver geforderten Aufklärung vor operativen Eingriffen oder eingreifenden medikamentösen Therapieformen stoßen wir zunächst auf ein vordergründiges ethisches Dilemma. Um jedem Haftungsrisiko auszuweichen – wird vielerorts aus der Aufklärung ein bürokratisch perfektionierter Selbstschutz der Ärzte, der das Behandlungsrisiko letztlich völlig auf den Patienten abwälzt. Das ist inhuman und daher ethisch verwerflich, da sie die Situation des Kranken nicht berücksichtigt und zu einer Gefahr für den krebskranken Patienten wird. Es ist ein ethisches Gebot des Arztes, den Patienten zu schützen, auch auf die Gefahr hin, bei späterer Anklage sich einem hohen Haftungsrisiko auszusetzen. Diese Übernahme der vollen Verantwortung durch den Arzt setzt allerdings voraus, daß sich dieser in die Probleme des Kranken einfühlt und das Wollen des Patienten ergründet. Lösbar ist dieser Konflikt wohl nur durch gewachsenes Vertrauen. So ist stets auch nur die individuelle Aufklärung im ganz persönlichen ärztlichen Gespräch möglich. Dieses Sprechen ist fundamentaler Bestandteil der ärztlichen Leistung. Es ist nicht ein einmal gesprochenes Wort, sondern ein kontinuierlicher Dialog mit dem Krebskranken vor Beginn der Therapie, während der Behandlung, in der Phase der erkannten Unheilbarkeit und in der Begleitung beim Sterben. In der letzten Phase gibt es auch die Sprache des Schweigens.

3. Wahrheit: Extreme Positionen zum Thema Wahrheit am Krankenbett Krebskranker, sind falsch. Nur der kontinuierliche Dialog kann auch hier auf der Basis des wachsenden Vertrauens die jeweilige individuelle Persönlichkeit erfassen und die diesem Menschen *zumutbare* ‚Wahrheit‘ vermitteln. Es geht also auch hier nicht um einen einmal gefaßten „Mut zur Wahrheit“, sondern um die wachsende Wahrheit bzw. Wahrhaftigkeit, die anstelle von Verzweiflung Hoffnung läßt. Heroische Aufklärung ist ebensowenig ethisches Verhalten wie das bewußte Verpassen, das Sichentziehen der Begleitung, welche das Sprechen über den Tod einschließt. Sterbehilfe in dem von mir angesprochenen Sinne meint Hilfe *beim*

Sterben und ist so Lebenshilfe, – tägliche Hilfe bei der Bewältigung des durch das Karzinom in seiner Qualität und Dauer bedrohten Lebens. Sie ist Hilfe beim Sterben im Grenzbereich des Lebens. Diese Aufgabe ist eine außerordentlich schwierige ärztliche Kunst, die nur über die Entwicklung einer besonderen Sensitivität und eine ständige geistige Konfrontation mit dem zukünftigen eigenen Sterben zu leisten ist. Wer selbst das Problem des Sterbens dauernd verdrängt, wird es schwer haben, mit dem unheilbar Kranken über den Tod zu reden [4]. Der Tod ist letztlich eine Frage des Lebens. Diesen Gedanken hat der Internist Diehl sehr tief formuliert: „In der Begleitung beim Sterben begegnet der Arzt als Mensch im tiefsten und weitesten Sinne der Frage nach dem Heil, nach dem Mysterium des Lebens und des Todes. Wie er hier zu entscheiden hat, ist nur zu beantworten und zu verantworten nach Klärung der Frage nach dem eigenen Heil, dem Woher und Wohin, d. h. nach dem Sinn des eigenen Lebens" [1].

III. Schlußbemerkung

Der Einzelne, die Person Arzt nur kann Ethik in der Onkologie, d. h. ethisches Verhalten in der ganz persönlichen Interaktion mit den ihm anvertrauten Patienten leben und in seinem Arztleben entwickeln. Ethisches Verhalten ist demnach kein abstrakter Begriff. Demut und oft mehr Mut zum Verzicht kann im Einzelfall geboten sein. Auch in der Onkologie wird die Frage des ethischen Imperativs zur Frage der Vernunft: Nämlich, ob alles Machbare gemacht werden soll und ob alles Machbare gemacht werden darf. Medizinische Kompetenz, ärztliche Verantwortung und Demut sind die Grundlagen ärztlichen Tuns. Das Tun des Arztes ist so stets konkrete Philosophie, wie Jaspers uns gelehrt hat [3]. Dies zu begreifen und unser ärztliches Tun in diesem Sinne zu bewältigen, bedarf es nicht nur einer intellektuellen und auf den Moment hin ausgerichteten artefiziellen Ausbildung zum Arzt, sondern einer lebenslangen Entwicklung eigener Kritikfähigkeit und Sensibilität für ethische Probleme und darin eine weiterbildende Selbstbesinnung.

Literatur

1. Diehl V (1986) Medizin zwischen Heil und Unheil. Ethische Konflikte in der Medizin. Med Klinik:100–104
2. Fervers-Schorre B (1985) Psychologie des Krebskranken – Selbsthilfegruppen. Gynäkol Geburtsh 2
3. Jaspers K (1958) Die Idee des Arztes. In Philosophie und Welt. München
4. Pöldinger W (1986) Trost, Führung und Zuwendung bei unheilbar Kranken. XXI. Fortbildungskongreß für praktische Ärzte und Gynäkologen. 28.–30. 8. 1986, Basel

Ist die psychologische Betreuung unheilbar Kranker delegierbar?

E. Greimel

Geburtshilflich-gynäkologische Universitäts-Klinik Graz

In der Onkologie beachtet man in zunehmendem Maße Zusammenhänge zwischen Krankheitsverlauf, körperlicher Genesung und psychischem Zustand. Eine zentrale Aufgabe der Psychoonkologie ist es daher, den Patienten bei der Bewältigung der Krankheit und der Therapiefolgen zu helfen. Gerade in der Zeit des stationären Aufenthaltes ist eine gezielte psychologische Hilfe dringend erforderlich. In vielen Kliniken werden für die psychische Betreuung von Krebspatienten

Archives of Gynecology and Obstetrics Vol. 245, No. 1-4, 1989
Verhandlungen der Deutschen Gesellschaft für Gynäkologie und Geburtshilfe, 47. Versammlung, München 6.-10. September 1988

Psychologen angestellt mit der Erwartung, daß für das medizinische Personal die emotionale Belastung verringert und der tägliche Umgang mit den Patienten erleichtert wird.

Wenn allerdings die seelische Betreuung an den Psychologen übertragen wird, Ärzte und Pflegepersonal ihre Tätigkeit auf eine rein somatische Behandlung reduzieren, so fühlt sich der Psychologe in der Einzelbetreuung ohne Rückhalt des medizinischen Teams isoliert und bei Auftreten von medizinischen Folgen überfordert. Mangelnde Kommunikation zwischen Psychologen und Behandlungsteam führt unweigerlich zu Mißverständnissen. Dadurch, daß der Psychologe den Patienten mit den Ärzten und dem Pflegepersonal teilt, ist die Gefahr um den Kranken zu rivalisieren, sehr groß. Die Aufteilung der Bereiche Körper und Seele spricht gegen eine ganzheitliche medizinische Denkweise.

Welche Aufgaben kommen dem Psychologen bei der Betreuung schwerkranker Patienten zu? Die psychologische Tätigkeit an der Onkologischen Station der Grazer Frauenklinik bezieht sich einerseits auf die direkte therapeutisch-stützende Arbeit mit den Patienten und andererseits auf die Vermittlung von nutzbaren psychologischen Erkenntnissen und Informationen an Ärzte und Pflegepersonal. Voraussetzung für diese Arbeitsweise ist die Anerkennung und die Integration des Psychologen als ein gleichberechtigtes Mitglied im therapeutischen Team. Grundlage der betreuenden Arbeit mit krebskranken Frauen ist das patientenzentrierte Gespräch. Aktives Zuhören ermöglicht es den Patienten, ihre Gefühle mitzuteilen und stellt dadurch einen wesentlichen Beitrag zur psychischen Entlastung des Patienten dar.

Neben konkreten psychologischen Interventionen für stationäre Patienten, geht es auch um die vielfältigen Aspekte der Arzt-Patienten-Interaktion. So kann der Psychologe als Vermittler zwischen Arzt und Patient den therapeutischen Prozeß begünstigen, indem er Informationen über den psychischen Zustand und relevante Bedürfnisse des Patienten an Arzt und Pflegepersonal weiterleitet. Diese Informationen zu verstehen und umzusetzen gelingt dem medizinischen Personal leichter, wenn es sich dabei auf die Hilfe eines psychologisch Kompetenten stützen kann.

Es ist nicht sinnvoll, wenn der Arzt, der alle den Patienten betreffenden, notwendigen Entscheidungen fällt und somit die wichtigste Bezugsperson im Krankenhaus darstellt, die Bearbeitung psychischer Probleme an eine andere Berufsgruppe delegiert. Diese Aufspaltung in körperliche und seelische Betreuung würde den Patienten das Gefühl vermitteln, in ihren Nöten vom Arzt abgewiesen zu werden. Dadurch entsteht eine Störung in der Arzt-Patienten-Interaktion, die nur sehr schwer behoben werden kann. Die gute Kooperation aller an der Onkologischen Station Tätigen, Ärzte, Pflegepersonal und des integrierten Psychologen, wirkt sich letztlich positiv auf das Wohlbefinden und die Krankheitsverarbeitung des Patienten aus.

Die psychologische Betreuung onkologischer Patienten und ihrer Angehörigen

M. Dorfmüller

Städt. Krankenhaus Bogenhausen, Abteilung für Plastische Chirurgie, München

Die prämorbide Persönlichkeit des onkologischen Patienten

Biographische Anamnese mit Anlagenkomponenten, Umwelterfahrungen, Antriebsstärke, Lebenskonzepte, bisherige Strategie von Konflikt-, Angst- und

Streßbewältigung, aktuelle familiäre, soziale und berufliche Situation charakterisieren mit breitem individuellem Spektrum die prämorbide Persönlichkeit. In diesen Rahmen gehören auch die prinzipiellen Einstellungen zu Krankheit, Leid und Schmerz, die nach Diagnosenstellung spezifische Bedeutung erlangen. Nicht selten geschieht die Diagnosenstellung einer malignen Erkrankung an einem biographisch prägnanten Punkt bzw. in gravierenden Konflikt- und Entscheidungssituationen. Mögliche psycho-soziale Einflüsse auf das Immunsystem sollen hier nur angedeutet werden. Aber auch die medizinische Anamnese, Vorerfahrungen mit Ärzten, mit ambulanter und stationärer Behandlung üben ihre Prägungen im Vorfeld einer Erkrankung, eines operativen Eingriffes aus.

*Reaktionen von Patient und Angehörigen auf die Diagnose
einer malignen Erkrankung*

Der Patient

Die Diagnosenstellung einer malignen Erkrankung kann zu einer Skala von Gefühlen und Reaktionen wie Schuld- und Sühnegedanken, Rationalisierung, Verleugnung, Verdrängung, Dissimulation, Kränkung, Selbstwertkrisen, Mißtrauen, Ängsten, Bedrohungserlebnissen, Resignation, Kapitulation, Hoffnungslosigkeit, Verzweiflung, Trauer, Depression und Suizidgedanken führen. Aber auch Aggressionen, Wut und Zorn sind zu beobachten, durchaus als konstruktivkämpferisches Element zu deuten.

Nachhaltige Auswirkungen auf die weibliche oder männliche Identität, das Körpererleben sind zu konstatieren. Der operative Eingriff spezifisch an einem emotional hoch besetzten Organ wie Brust, Uterus, wird als verstümmelnd erlebt. Auch Ängste vor Metastasen, Lokalrezidiven, vor zunehmender Isolierung, vor gravierender Einschränkung der Lebensqualität, vor Liebesentzug, vor Auflösung und unerträglichen Schmerzen kommen mit individuellen Varianten zum Tragen. Die mögliche Prognose und Lebenserwartung spielt eine unübersehbare Rolle. Schmerzen signalisieren im Einzelfalle auch die Progredienz einer Erkrankung, verstärken Ängste und Bedrohungserlebnisse. Psycho-somatische Reaktionsbildungen können das Bild der organischen Erkrankung überlagern. Chemo- oder Radiotherapie vermag die bedrohliche Situation noch zu verschärfen. Schematische Einteilungen möglicher psychischer Symptomatik müssen zugunsten der Anerkennung einer Individualerkrankung zurücktreten. Eine wesentliche Rolle in der schmerzlichen und prozessualen Verarbeitung von Diagnose, Erkrankungsverlauf und Prognose kommt dem aktuellen psychosozialen Umfeld im Sinne einer Unterstützung oder aber mangelnder Geborgenheit zu.

Die Angehörigen

Die Situation der Angehörigen kann durch Schuld- und Sühnegefühle, Identifikation, Depression, Trauer, Hilflosigkeit, mangelnde Kompetenz und Kontrollmöglichkeit, Vorwurfshaltung ebenso belastet sein wie durch Verlustängste, Sorgen um Veränderungen der familiären Struktur und der finanziellen Möglichkeiten. Symbiotisch verschmolzene Partnerschaften oder Familienbande mit mangelnder individueller Abgrenzung bieten spezifische Probleme. Variabel nach Beziehung zum maligne erkrankten Angehörigen kann es zur Unterstützung von Phantasien, von Verleugnung, Verdrängung, von Depressionen und Angst, von Schmerzen, Hilflosigkeit, von regressiven Symptomen kommen. Diese Verhaltensweisen beeinträchtigen die kooperative Haltung des Patienten, seine emotions- und problemorientierte Auseinandersetzung und Neuorientierung. Verläßliche Freunde bieten nicht selten eine effektivere, weniger emotionsgetönte

Unterstützung des Patienten, da er ihnen gegenüber seine Ängste und Hoffnungen unbefangener artikulieren kann.

Generelle und individuelle psychologische Interventionsmöglichkeiten

Sie umfassen Patient, Angehörige, nahe Bezugspersonen und Behandlungsteam. Conditio sine qua non ist nach unseren langjährigen Erfahrungen die individuell angepaßte, aber mit wenigen Ausnahmen volle Aufklärung des Patienten über die maligne Erkrankung und seine jeweiligen Befunde. Die sogenannte barmherzige Lüge dürfte meist eigenen Ängsten, Hilflosigkeit und Unsicherheit entspringen. Die enge Kooperation mit den behandelnden Ärzten, u. U. die Anwesenheit der klinischen Psychologen bei der eingehenden Information über die Befunde und das geplante Behandlungskonzept haben sich an unserer Klinik im operativen Zentrum bewährt. Günstig erweist sich der Beginn der psychologischen Betreuung bereits präoperativ, wobei Absprachen mit Operateur und Anästhesist sinnvoll erscheinen. Das psychologische Behandlungskonzept unterliegt keinen rigiden Schemata, sondern orientiert sich an der individuellen Situation, den Reaktionen und Bewältigungsstrategien, der verschlüsselten Symbolsprache des Patienten, kann sich zunächst auch als reine Krisenintervention verstehen. Die Einbeziehung von situativen Elementen, die in der Krankenhausstruktur, der jeweiligen Station, den Interaktionen des Behandlungsteams mit dem Patienten und umgekehrt, den Zumutungen und Notwendigkeiten von diagnostischen und therapeutischen Maßnahmen liegen, ist empfehlenswert. Aber auch die Integration von klinischen Seelsorgern und Sozialarbeitern ist indiziert.

Die Motivierung zur Übernahme eines entscheidenden Eigenanteiles und von Verantwortung bei der Auseinandersetzung mit der malignen Erkrankung und deren Konsequenzen, zu Kontrolluntersuchungen, die passagere Akzeptanz von Schwäche, Hilflosigkeit, Trauer und Depressionen ist wesentlich. Der mögliche Hintergrund von Verhaltensweisen des Patienten muß den behandelnden Ärzten, dem sonstigen Behandlungsteam vermittelt werden. Immer wieder muß nach unserer eigenen Erfahrung verhindert werden, daß ein onkologischer Patient vorschnell als inkooperativ, depressiv, traurig, affektlabil, vorwurfsvoll, hypochondrisch oder aggressiv definiert und behandelt wird. Die sehr persönliche somatische und psychische Antwort auf eine als existentiell bedrohlich erlebte Situation muß angenommen werden. Patienten mit medizinisch und/oder psychosozial vorbelasteter Anamnese und Aktualsituation bedürfen spezieller Intervention und Aufmerksamkeit des gesamten Behandlungsteams.

Dem Abbau von Schuld- und Bestrafungsgefühlen kommt bei einer notwendigen Bilanz des bisherigen Lebens, spezifisch in seinen emotionalsozialen Bezügen, subjektiv erlebten Defiziten und positiven Aspekten eine große Bedeutung zu. Zielsetzung bei Wahrung aller individuellen Bedürfnisse und Hoffnungen ist eine bewußter-intensive Lebensführung, was schmerzvolle Auseinandersetzungen mit Bedrohungserlebnissen und Ängsten, mit Sinn- und Glaubensfragen keineswegs ausschließt. Lebens- und damit Überlebenskräfte werden damit im Einzelfalle aktiviert. Ähnliche, individuell variierte psychologische Interventionsmöglichkeiten ergeben sich gegenüber Angehörigen und nahen Bezugspersonen. Sie müssen ausgedehnt werden auf den Umgang des gesamten Behandlungsteams mit den Angehörigen und nahen Bezugspersonen. Auch den Angehörigen kann eine gewisse Handlungskompetenz mit Abbau von Gefühlen der Hilflosigkeit vermittelt, sie aus Gefühlen der Schuld, Abhängigkeit, aus Aggressionen und Vorwurfshaltung realistisch herausgeführt werden. Auf ihre wesentliche Rolle im Umgang mit dem onkologischen Patienten in seinem breiten Spektrum möglicher Empfindungen und Reaktionen sollten sie nachdrücklich hingewiesen, ihr Anteil herausgestellt werden.

Auf Fragen der Sterbebegleitung von Patient und Angehörigen kann in diesem Kontext nicht eingegangen werden.

Schlußfolgerungen

Die Diagnose einer malignen Erkrankung, notwendige operative und konservative Behandlungsschritte sollten nicht nur als grausam-sinnloser, die somatopsychische Ganzheit eines Menschen erfassender Schicksalsschlag charakterisiert werden. Sie vermögen der menschlichen Existenz eine sonst nur bedingt oder nicht erreichbare Dimension zu verleihen, also spezifische Chancen einer persönlichen Reifung und Entwicklung zu bieten. Der klinische Psychologe findet im Rahmen eines ganzheitlichen Behandlungskonzeptes nicht nur bei Patient und Angehörigen, sondern auch im Rahmen des Behandlungsteams und in der Übernahme von Fortbildungsveranstaltungen eine sinnvolle Aufgabe bei Wahrung fachspezifischer Grenzen.

Das Erleben der Chemotherapie (Cth)

W. Schuth, H. de Temple, A. Pfleiderer

Universitäts-Frauenklinik Freiburg

Im Sinne eines Erkundungsexperiments sollte hypothesengeleitet bei 21 Pat. mit Ov.-Ca III/IV zwischen 21 und 77 Jahren (M = 56) ihr Erleben der 6 Zyklen Cth mit Cisplatin bzw. Carboplatin/Cyclophosphamid erfaßt werden. Die Untersuchung wurde durch standardisierte Interviews und objektive Fragebögen vor jedem Zyklus durchgeführt.

Hypothese 1: Das Leiden an der Therapie ist stärker als das Leiden an der Krankheit

Sachinformationen durch den Arzt über die geplante Cth konnten nicht von den Pat. reproduziert werden, da sie aus folgenden Gründen verdrängt wurden:
- das Gefühl des hilflosen Ausgeliefertseins an die Krankheit, das „System Krankenhaus" und den Arzt
- Abwehr der Cth, die assoziativ ausschließlich negativ besetzt war („Gift", „Todesflasche"). Quellen dieser Bewertung waren eigene Vorerfahrungen mit Cth, Äußerungen von Mit-Pat. und Teilhabe an der kollektiven Vorstellung, daß im Gegensatz zur Operation und Strahlentherapie die Cth keine erfolgversprechende Karzinomtherapie sei
- die Notwendigkeit einer postoperativen Folgetherapie konnte kognitiv nicht akzeptiert werden, da sich die Pat. durch die Operation geheilt glaubten.
  Eine realitätsgerechte Einschätzung der Cth war den Pat. daher nicht möglich. Die Cth bringt sie in eine massive kognitive Dissonanz: sie sollen einer Therapie zustimmen, die sie als unwirksam, schädlich und nicht indiziert ansehen. Trotz der initialen Verdrängung war das Bedürfnis nach wiederholter Information und Aufklärung groß, was aber dem Arzt nicht mitgeteilt wurde.
  Die Angst vor jedem folgenden Zyklus nahm während der Therapiedauer zu, unabhängig vom Ausmaß der erlebten Nebenwirkungen (NW). Die Einstellung zur Cth wird zunehmend verschärft ambivalent: „Sie bringt mich um" vs. „Ohne sie wäre ich schon tot!"

Archives of Gynecology and Obstetrics Vol. 245, No. 1-4, 1989
Verhandlungen der Deutschen Gesellschaft für Gynäkologie und Geburtshilfe, 47. Versammlung, München 6.-10. September 1988
© Springer-Verlag Berlin Heidelberg

Im Intervall litten die Pat. vor allem an ihrer eingeschränkten Leistungsfähigkeit, was ausschließlich der Therapie zugeschrieben wurde. Erst nach Therapieende, das als Befreiung und gleichzeitig angstauslösend erlebt wird, tritt die Karzinomerkrankung wieder bedrohend in das Erleben.

Hypothese 2: Akzeptanz, Compliance und Ausmaß der NW sind mitentscheidend von der Qualität der Arzt-Pat.-Beziehung abhängig

Die Pat. erlebten den Arzt entgegen ihren Hoffnungen und Bedürfnissen zunehmend als krankheits- und nicht patientenzentriert. Enttäuschungsbedingt wurde er reduziert auf medizinische Funktionalität, blieb projektiv aber zentraler Hoffnungsträger. Das Ausmaß der NW war weder intra- noch interindividuell vorhersagbar und durch Allgemeinzustand, situative Faktoren und subjektive, selbstdestruktive Ätiologievorstellungen bedingt.

Hypothese 3: Das Ausmaß der NW ist mit abhängig von der Transformation „Cth ist Gift" zu „Cth ist Lebensretter"

Das Ausmaß der NW nahm trotz gelungener Einstellungstransformation, die durch die psychologische Betreuung ermöglicht wurde, nicht ab, doch wurden die NW als weniger belastend bewertet. Je mehr die Cth akzeptiert wurde, desto mehr trat das Leiden an der Gesamtsituation ins Erleben. Damit wurde eine Auseinandersetzung mit der verbleibenden Lebensperspektive erst möglich.

Krankheitsverarbeitung bei Patientinnen mit Brustkrebs

C. Buddeberg, A. Bergant, R. Steiner, C. Landolt-Ritter, A. Riehl-Emde, D. Richter

Psychiatrische Poliklinik, Universitätsspital Zürich

Coping Strategies in Breast Cancer Patients

Summary. The questions of the meaning of psychosocial factors and especially of coping behavior for the course of cancerous diseases have found increasing interest in psychosomatic research in the past several years. The results of studies already carried out to this topic are contradictous. Several studies indicate, that the course of disease in cancer patients reacting anxious and depressive are more unfavorable than in patients with a hopeful attitude toward their disease. In other studies these interdependences between psychic and somatic factors could not be found.

First results of a prospective research project of 107 breast cancer patients show, that the development of coping strategies of the individual patients are rather different. Somatic datas as stage of lymph-nodes, kind of surgery and additional treatments as radiation therapy or chemotherapy are of less importance for the coping process than cognitive attitudes of the patients toward their disease. When the course of the cancerous disease is favorable, the emotional and cognitive engagement in the disease decrease over time. In case of local recidivation or distant metastases however anxiety and depression increase distinctly.

With regard to the interdependences between the development of coping strategies for the one part and the course of somatic disease for the other part the preliminary results are as follows. The rate of progredience, measured by local recidivations, distant metastases, and cases of death is higher in the group of patients with continiously high scores for anxiety and depression than in the group with low scores. It remains to be seen, if further datas of our research project confirm this first findings or not. The question whether interdependences exist between the kind of coping behavior and the course of a cancerous disease will occupy the psychosomatic research still for some years.

Zur Frage, ob psychosoziale Faktoren und insbesondere die psychische Verarbeitung einer Krebserkrankung deren somatischen Verlauf beeinflussen können, liegen bisher widersprüchliche Ergebnisse vor. Einzelne Untersuchungen zeigten ungünstigere Krankheitsverläufe bei ängstlich-depressiven Krebskranken, in anderen konnte ein solcher Zusammenhang nicht nachgewiesen werden. Erste Ergebnisse einer prospektiven Verlaufsstudie an 107 Brustkrebspatientinnen weisen darauf hin, daß der Prozeß der Krankheitsverarbeitung bei den einzelnen Patientinnen unterschiedlich abläuft und somatische Variablen wie Lymphknotenstatus, Operationsart und primäre Nachbehandlung eine geringere Rolle spielen als kognitive Einstellungen der Patientinnen ihrer Krankheit gegenüber. Insgesamt nehmen bei günstigem Krankheitsverlauf mit zunehmender zeitlicher Distanz von der Primäroperation die emotionale und kognitive Auseinandersetzung mit der Krebserkrankung ab. Bei Auftreten eines Rezidivs oder Zeichen einer Fernmetastasierung nehmen jedoch Angst und Depressivität deutlich zu.

Hinsichtlich eines Zusammenhangs zwischen dem Prozeß der Krankheitsverarbeitung und dem Krankheitsverlauf ergab sich folgendes Bild. Bei Patientinnen mit anhaltend hoher Angst und Depressivität treten häufiger ein Rezidiv oder Fernmetastasen auf als bei Patientinnen mit geringer Angst und Depression. Der bisherige Beobachtungszeitraum von 12 Monaten ist jedoch noch zu kurz, um die Frage eines Zusammenhangs zwischen Krankheitsverarbeitung und Krankheitsverlauf bei Mammakarzinom-Patientinnen beantworten zu können. Sollte sich dieses Ergebnis im weiteren Verlauf der Studie bestätigen, so würden sich daraus für die Betreuung und Rehabilitation krebskranker Frauen wichtige Gesichtspunkte ergeben.

Supported by Schweizerische, Basler und Zürcher Krebsliga FOR.315.85

Psychologisch-medizinische Betreuung von Mammakarzinom-Patientinnen

J. Fiegl, M. Langer, M. Ringler

I. Universitäts-Frauenklinik Wien

Zahlreiche Studien [1–4] befassen sich mit der psychischen Belastung und den Folgereaktionen, die die Diagnose Krebs mit sich bringt.

Das Bedürfnis nach praktischer Umsetzung dieser bereits seit langem existierenden Forschungsergebnisse von Krankheitsverarbeitungsmechanismen, Adaptationsverhalten in Krisensituationen einerseits, und andererseits die an die Patienten immer wieder gestellte Forderung nach Compliance und Mündigkeit veranlaßten uns, ein Konzept der Betreuung zu entwickeln: Es sieht fokussierende Gespräche vor, mit dem Ziel, die Patientin bei einer für sie effektiven Krankheitsverarbeitung und Rehabilitation zu unterstützen.

Hauptschwerpunkt des Konzeptes ist *Kontinuität*
a) in Bezug auf die Betreuungszeitpunkte:
   1. Diagnostische Ambulanz
   2. präoperativ/stationär
   3. postoperativ täglich
   4. während der ambulanten Chemotherapie
b) in Bezug auf den Betreuer: eine gleichbleibende Bezugsperson.

Welche Aspekte berücksichtigt das Konzept?

1. Es gilt grundsätzlich für alle Patientinnen, die sich mit Verdacht auf Mammakarzinom an der Klinik vorstellen.
2. Die Betreuung setzt zum frühestmöglichen Zeitpunkt ein, bereits bei der Erstellung einer Verdachtsdiagnose.
3. Phasenspezifische Anpassung der Information an die jeweilige psychische Aufnahmefähigkeit; berücksichtigt die Prozeßhaftigkeit der Informationsverarbeitung.
4. Auslösung von Verarbeitungsprozessen, die für eine effektive Rehabilitation wichtig sind.
5. Miteinbeziehung der Angehörigen.
6. Wahren einer gewissen Überschaulichkeit der Krankheit und deren Konsequenzen.

Ergebnisse der Betreuungsarbeit

Wir befragten 34 nach oben beschriebenem Konzept betreute Patientinnen (A) und 17 nicht nach Konzept betreute Patientinnen (B) mittels eines semi strukturierten Interviews, durchgeführt von unabhängigen Befragern.
   Folgende Beobachtungen haben sich daraus ergeben:

	A	B
1) Schmerzen, eingeschränkte Beweglichkeit	20%	77%
2) Schlafstörungen	34%	56%
3) Informiertheit und Kompetenz im Umgang mit der Krankheit	86%	34%
4) Offenheit im Umgang mit der Krankheit	87%	22%
5) Einschränkung der Leistungsfähigkeit	32%	67%
6) Sozialverhalten, Wunsch, sich zu isolieren	13%	55%
7) Störung in Sexualität/Partnerschaft	65%	40%

Literatur

1. Greer S, Morris T, Pettingale KW (1979) Psychological response to breast cancer: Effect of outcome. Lancet 13:785–787
2. Herschbach P (1986) Psychosoziale Probleme und Bewältigungsstrategien von Brust- und Genitalkrebspatientinnen. Röttger, München
3. Maguire P, Lee EG, Bevington, DJ, Küchemann CS, Cabtree RJ, Cornell CE (1978) Psychiatric problems in the first years after mastectomy. British Medical J 1:865–963
4. Ziegler G, Pulwer R, Koloczek D (1984) Psychische Reaktionen und Krankheitsverarbeitung bei Tumorpatienten – erste Ergebnisse. Psychother, Psychosom, Med Psychol 34:44–49

Rechtsfragen

In Zusammenarbeit mit der Deutschen Gesellschaft für Medizinrecht kam ein Podiumsgespräch am 8.9.1988 über Rechtsfragen in der Gynäkologie und Geburtshilfe zustande, welches von *H. D. Hiersche,* Kaiserslautern, moderiert wurde. *H. Hirsch,* Augsburg, besprach die gegenwärtige juristische und rechtspolitische Situation der künstlichen Zeugung, *K. Ulsenheimer,* München, beschrieb Stellung und Funktion des gynäkologischen Sachverständigen im Zivil- und Strafprozeß, *H. D. Hiersche,* Kaiserslautern, umriß die rechtliche Position des Geburtshelfers gegenüber der werdenden Mutter, dem Vater und dem Kind.

H. L.

Künstliche Zeugung – juristische und rechtspolitische Situation

G. Hirsch

Augsburg

Zusammenfassung. Die neuen Verfahren der Fortpflanzungsmedizin ermöglichen es, in bestimmten Fällen Sterilität zu überwinden und den Lebenswunsch nach einem Kind zu erfüllen. Sie konfrontieren die Medizin, die Gesellschaft und die Rechtspolitik jedoch auch mit der Frage, ob alles erlaubt ist, was machbar ist. Im Mittelpunkt der Diskussion stehen die Fragen, ob bei der künstlichen Insemination und der IvF die Verwendung von Spendersamen mit Einschränkungen (Verbot der Anonymität des Spenders) erlaubt oder generell verboten werden soll, ob Ei- und Embryospenden sowie Leihmutterschaften untersagt werden sollen (wird überwiegend bejaht), was mit „überzähligen" Embryonen geschehen soll und ob Forschung mit menschlichen Embryonen zulässig sein soll (wird überwiegend verneint).

Selten haben medizinische Fortschritte die Öffentlichkeit so bewegt und beunruhigt wie die neuen Verfahren der Reproduktionsmedizin. Schon der Begriff des „Retortenbabys" erweckt Assoziationen zum Homunculus, zur Menschenzucht, zum genormten Kunstkind. Von der Ersetzung der Zeugung durch die Erzeugung von Menschen ist die Rede; berechtigte ethische Einwendungen, z. B. gegen die kommerzielle Leihmutterschaft, werden undifferenziert auf jede Art der künstlichen Befruchtung ausgedehnt. Darüberhinaus wird die Reproduktionsmedizin in bedauerlicher Begriffsverwirrung auch noch mit der Gentechnologie in einen Topf geworfen.

Die juristische Wertung und die rechtspolitische Situation stellt sich z. Zt. wie folgt dar:

1. Künstliche Insemination

Die künstliche Insemination einer Frau mit dem Samen ihres Ehegatten wirft keine rechtlichen Probleme auf, wenn sie medizinisch indiziert ist und lege artis durchgeführt wird. Ein gesetzliches Verbot steht nicht zur Debatte.

Archives of Gynecology and Obstetrics Vol. 245, No. 1-4, 1989
Verhandlungen der Deutschen Gesellschaft für Gynäkologie und Geburtshilfe,
47. Versammlung, München 6.-10. September 1988
© Springer-Verlag Berlin Heidelberg

Die künstliche Befruchtung mit dem konservierten Samen eines verstorbenen Mannes wird überwiegend abgelehnt (z. B. vom 56. Dtsch. Juristentag). Es steht zu erwarten, daß sie gesetzlich verboten werden wird, da es mit dem Wohl des Kindes und den Elternpflichten nach Art. 6 des Grundgesetzes nicht vereinbar ist, einem Kind gezielt den Vater vorzuenthalten.

Ob nichteheliche Lebensgemeinschaften im Hinblick auf die künstliche Befruchtung Ehegatten gleichzustellen sind, ist politisch umstritten und wird im Gesetzgebungsverfahren entschieden werden.

Kein Konsens besteht über die Frage, ob heterologe Inseminationen lediglich gewissen gesetzlichen Beschränkungen unterworfen oder aber generell verboten werden sollen. Einigkeit besteht darüber, daß die Verwendung von Samen eines anonymen Spenders unzulässig ist; die schon bestehende Pflicht des Arztes, die zur späteren Identifizierung des Spenders (Vaters) erforderlichen Daten festzuhalten wird wohl gesetzlich verankert werden.

2. In-vitro-Fertilisation

Trotz einiger Einwendung z. B. von psychosomatischer Seite (Petersen) stellt dieses Verfahren per se eine zulässige Sterilitätstherapie dar. Es ist jedoch nur dann unbedenklich, wenn es im homologen System praktiziert wird.

Insbesondere Ei- und Embryospenden werfen Probleme in einer neuen Dimension auf (Aufspaltung der Mutterschaft in eine genetische und eine Trage-Mutterschaft); es steht deshalb zu erwarten, daß die Verwendung von Keimzellen Dritter sowie das Austragen fremder Embryonen in der Bundesrepublik gesetzlich verboten werden wird.

3. Leihmutterschaft

Vereinbarungen, daß eine Frau ein Kind für Dritte austrägt, sei es aufgrund einer Insemination mit dem Samen des Auftraggebers („Ersatzmutterschaft") oder nach dem Transfer eines fremden Embryos („Tragemutterschaft"), sind nach geltendem Recht sittenwidrig und nichtig. Die ethischen und rechtlichen Probleme derartiger Fremdschwangerschaften (z. B. wenn die Auftraggeber die Abnahme des Kindes wegen einer Behinderung ablehnen oder wenn die Leihmutter das Kind behalten will) sind so gravierend, daß ein generelles gesetzliches Verbot zu erwarten ist.

4. Überzählige Embryonen

Werden mehr Eizellen befruchtet als anschließend auf die Frau übertragen werden und werden diese „auf Vorrat" gezeugten Embryonen auch später nicht mehr auf die Frau transferiert, stellt sich die Frage, was mit diesen kryokonservierten „überzähligen" Embryonen geschehen soll (vernichten, für die Forschung „verbrauchen", anderen Frauen zum Austragen überlassen?).

Um diese Problematik zu vermeiden, wird der Gesetzgeber verbieten, daß mehr Eizellen befruchtet werden, als nach ärztlicher Kunst anschließend der Frau eingesetzt werden sollen.

5. Forschung mit Embryonen

Artspezifisches menschliches Leben entsteht mit der Verschmelzung von Ei- und Samenzelle. Zur Zeit steht dieses menschliche Leben nicht unter spezifischem Rechtsschutz; die Schutzvorschriften der §§ 218 ff. StGB umfassen erst den in der Gebärmutter eingenisteten Embryo (§ 219 d StGB).

Aufgrund der Wertentscheidungen des Grundgesetzes für die Menschenwürde (Art. 1 GG) und das Leben (Art. 2 GG) wird allgemein ein Bedürfnis bejaht, in-vitro-Embryonen unter rechtlichen Schutz zu stellen. Mit dem Entwurf eines Embryonen-Schutz-Gesetzes ist in Kürze zu rechnen.

Auch unter Anerkennung des hohen Wertes der Forschungsfreiheit verbietet es sich, menschliches Leben im Interesse der Wissenschaft zu vernichten. Deshalb zeichnet sich ein gesetzliches Verbot ab, menschliche Embryonen zu Forschungszwecken zu vernichten.

Stellung und Funktion des gynäkologischen Sachverständigen im Zivil- und Strafprozeß

K. Ulsenheimer

München

Einleitung

Der sprunghafte Anstieg der gegen Ärzte, insbesondere Chirurgen, Anästhesisten und Gynäkologen gerichteten Schadensersatz- und Schmerzensgeldklagen sowie der rapide Anstieg der arztstrafrechtlichen Ermittlungsverfahren wegen fahrlässiger Tötung und fahrlässiger Körperverletzung haben geradezu eine „Inflation der Sachverständigen" [1] im Justizalltag ausgelöst. Dabei hat sich angesichts der mangelnden Sachkunde der Juristen auf medizinischem Sektor in der Praxis des Arzthaftungsrechts der Sachverständige „weitgehend als eine den Tathergang ermittelnde und die Entscheidung vorprogrammierende Institution etabliert" [2].

Diese „Übermacht" – von juristischer Seite aus als bedauerlicher Mißstand beklagt [3] – legt dem Gutachter aber zugleich auch eine besonders hohe Verantwortung für die sachliche Richtigkeit und Klarheit seiner Ausführungen auf. Wer in so herausragender Funktion an so exponierter Stelle der Rechtspflege mitwirkt, muß zur Vermeidung von Fehlleistungen, Mißverständnissen und Irrtümern nicht nur – „über das erforderliche Fachwissen hinaus – Grundkenntnisse der zivil- und strafrechtlichen Haftung, des Prozeß- und Beweisrechts" [4] besitzen, sondern auch seine jeweilige verfahrensrechtliche Stellung und die damit verbundenen Rechte und Pflichten kennen. Wie die Erfahrung zeigt, sind diese Voraussetzungen oftmals nicht gegeben, so daß das heutige Thema für Justiz und Ärzteschaft in gleicher Weise von besonderer Bedeutung ist.

Lassen Sie mich daher im folgenden zunächst die wichtigsten Grundsätze bzw. Richtlinien für die Tätigkeit des gynäkologischen Sachverständigen im Arzthaftungsprozeß herausstellen.

1. Der Sachverständige gehört neben Zeugen, Urkunden, u. a. zu den *Beweismitteln* des gerichtlichen Verfahrens. Er ist also weder Prozeßpartei noch sonst Verfahrensbeteiligter, weder Detektiv noch Strafverfolgungsorgan, sondern die durch ihre Sachkunde ausgewiesene, jederzeit austauschbare *Hilfsperson* des Richters, die ihm das fehlende Fachwissen zur Beurteilung der für die Entscheidung maßgebenden Fragen vermitteln soll.

2. Die *Ausgabe* des Sachverständigen gliedert sich im wesentlichen in *drei* Teilbereiche:

a) Er legt bestimmte *allgemeine Erfahrungssätze* dar, d. h. „generelle theoretische Erkenntnisse", die das Gericht in den Stand versetzen, „in eigener, selbständiger Gedankenarbeit" die für den Prozeß erheblichen Tatsachen zu verstehen und zu bewerten [5]. Beispiele hierfür bieten Ausführungen des Sachverständigen

Archives of Gynecology and Obstetrics Vol. 245, No. 1-4, 1989
Verhandlungen der Deutschen Gesellschaft für Gynäkologie und Geburtshilfe,
47. Versammlung, München 6.-10. September 1988
© Springer-Verlag Berlin Heidelberg

über die statistische Häufigkeit bestimmter Komplikationen, z. B. einer Fruchtwasserembolie oder einer Peritonitis im Anschluß an eine Laparoskopie, oder zu
der Frage, ob es bei einer bestimmten Krankheitssymptomatik eine allgemein
verbindliche Behandlungsmethode, eine sog. „Kunstregel", gibt.

b) In den meisten Fällen besteht die Aufgabe des Sachverständigen jedoch
weniger in der „Bereicherung des richterlichen Erfahrungswissens [6] als vielmehr
darin, auf einen bestimmten, für *erwiesen erachteten Sachverhalt sein Fachwissen
anzuwenden* und die mit dessen Hilfe gezogenen Schlußfolgerungen mitzuteilen
[7]. Dies tut der Gutachter z. B., wenn er von der Größe des Blutverlustes auf die
Notwendigkeit einer Uterusexstirpation, von der Fehlinterpretation eines CTG
auf die Dauer des Sauerstoffmangels oder aufgrund bestimmter Gegebenheiten
auf die absolute Indikation für die Schnittentbindung schließt.

c) Von besonderer Bedeutung ist in der Praxis die dritte Aufgabe des Sachverständigen, nämlich die für das Gutachten relevanten medizinischen Befunde und
Tatsachen *selbst* zu ermitteln, wenn dies nur mittels besonderer Sachkunde oder
Ausstattung möglich ist [8]. Zu dieser *eigenen* Ermittlungstätigkeit führt etwa die
Frage, ob der behauptete Schaden tatsächlich vorliegt, ob die antibiotische Behandlung der Krankheit unterdosiert oder ob z. B. eine entzündliche Erkrankung
der Adnexe zu einem bestimmten Zeitpunkt bereits gegeben war.

3. Da der Sachverständige „Richtergehilfe" ist, „bedarf er auch richterlicher
Unbefangenheit" [9], damit nicht ein durch Voreingenommenheit belastetes Gutachten auf die Entscheidung durchschlägt. Das Gebot der *Unparteilichkeit, strik-
ten Neutralität und persönlichen Unabhängigkeit* bei der Erstattung des Gutachtens ist ein tragender Grundpfeiler rechtsstaatlichen Prozedierens und daher von
der Judikatur stets mit besonderem Nachdruck hervorgehoben worden. Ausdrücklich hat der Bundesgerichtshof [10] vor falsch verstandener Kollegialität
„vor allem im Kunstfehlerprozeß" gewarnt und darauf hingewiesen, „auch heute
noch" habe „eine nicht geringe Zahl medizinischer Gutachter Schwierigkeiten,
sich bei der Ausübung ihres Amtes von überholten und in diesem Zusammenhang
der Rechtsordnung widersprechenden Standesregeln freizumachen".

Ob diese richterliche Kritik berechtigt war oder heute noch berechtigt ist,
mag offen bleiben. Tatsache ist jedoch, daß es leider auch eine – durchaus nicht
kleine – Gruppe von Sachverständigen gibt, die ihren Berufskollegen gegenüber
besonders kritisch, ja voreingenommen sind. Der vielfach gegen die Objektivität
der medizinischen Sachverständigen angeführte Satz: „Eine Krähe hackt der
anderen kein Auge aus" gilt heute oftmals in genau umgekehrtem Sinn: „Eine
Krähe hackt der anderen *beide* Augen aus"!

a) Die ärztliche Berufsordnung hindert den Sachverständigen nicht, die Be-
handlungsweise eines Standeskollegen einer sachlichen Kritik zu unterziehen [11].
Insoweit geht Objektivität vor Kollegialität.
Aber: Ebenso wie der Gutachter gegen Standesrecht verstößt und sich sogar
strafbar macht [§§ 258, 153 ff. StGB], wenn er einen Kollegen durch unvollständige oder verschleierte Angaben zu decken sucht, ebenso verletzt er aber auch
Rechts- und Standespflichten, wenn er ihm gegenüber die gebotene Sachlichkeit
und Distanz vermissen läßt. Die einschlägigen Vorschriften der Zivil- und Strafprozeßordnung verbieten *jede* Einseitigkeit und verlangen *absolute* Objektivität,
anderenfalls der Sachverständige wegen Besorgnis der Befangenheit abgelehnt
werden kann (§ 74 StPO, § 406 ZPO).

b) Daraus folgt: Die Verpflichtung zur Unparteilichkeit besteht unabhängig
davon, *wer* den Sachverständigenauftrag erteilt hat. Auch das sog. *Privat*- oder
*Partei*gutachten, das der Sachverständige im Auftrag des Beschuldigten oder
einer Partei im Zivilprozeß erstattet, darf also *nicht „parteiisch"* sein.
Zu bedauern ist dehalb der Standpunkt vieler Sachverständiger, die auf An-
frage von Rechtsanwälten immer wieder erklären, sie seien zur Übernahme eines

Gutachtenauftrages nur bereit, „wenn sie vom Gericht bestellt und geladen werden" [12]. Denn abgesehen davon, daß *Privat*gutachten von der Judikatur im Zivilprozeß lediglich als Parteivortrag gewertet werden, geht es ausschließlich darum, im Interesse des Beschuldigten oder Beklagten möglichst umfassend und „ungeschminkt" die „medizinische Wahrheit" zu erfahren.

Sie zu ergründen, ist allerdings schwierig, denn der Satz „Vier Juristen – fünf Meinungen" trifft offenbar auch auf die Mediziner zu, so daß divergierende Gutachten keine Seltenheit sind. Das „Vier- oder Sechs-Augen-Prinzip", wie es vielfach im Wirtschaftsleben praktiziert wird, ist deshalb auch in solchen, für die Existenz des betroffenen Arztes oftmals entscheidenden Prozessen, unverzichtbar. Das bedeutet, daß sich geeignete, kompetente Sachverständige auch der Verteidigung zur Verfügung stellen und im Zivilprozeß zur Übernahme eines „Parteigutachtens" bereit sein müssen.

c) Wegen der Pflicht des Sachverständigen zu unbedingter Objektivität ist für die Unterscheidung zwischen den Gutachtern der Staatsanwaltschaft, des Gerichts und der Verteidigung materiell-rechtlich kein Raum. Jeder Sachverständige hat vielmehr im Verfahren gleiche Rechte und gleiche Pflichten. Die Zuordnung zum Auftraggeber geht unterschwellig von der Prämisse aus, als sei der Sachverständige irgendwie von diesem abhängig und das Gutachten nicht objektiv, nach bestem Wissen und Gewissen erstattet. Der wirkliche Sachverständige, der auf seinen Ruf bedacht sein muß und als wissenschaftliche Kapazität in Fachkreisen anerkannt ist, wird jedoch kaum im Interesse eines Beschuldigten oder einer Partei aus finanziellen oder sonstigen Gründen ein gefärbtes Gutachten zu Gunsten des Arztes erstellen. Derartige „Gefälligkeitsgutachten" werden rasch „als solche erkannt und zur Enttäuschung des Auftraggebers entsprechend bewertet" [13], so daß der Nutzeffekt für alle gleich Null ist.

d) Die Verpflichtung zu absoluter Objektivität verbietet es dem Sachverständigen, Lücken in den tatsächlichen Feststellungen oder divergierende Beweisergebnisse durch Unterstellungen oder Vermutungen zu Gunsten oder Ungunsten einer Partei oder des beschuldigten Arztes zu beseitigen. Wenn ihm die Akten mit streitigen Tatsachen und ohne Würdigung des Beweißergebnisses übersandt werden, muß er sein Gutachten vielmehr für jede der in Betracht kommenden Sachverhaltsvarianten erstatten oder aber von sich aus auf die offenen Fragen, Mängel der Dokumentation, die Notwendigkeit weiterer Zeugenbefragung und Auffälligkeiten des Geschehensablaufs aufmerksam machen bzw. das Gericht um eine Weisung bitten, von welchem Sachverhalt er ausgehen soll.

e) Im Regelfall erstattet der Sachverständige ein schriftliches (Vor-)Gutachten, das die Gefahr der frühzeitigen und endgültigen Festlegung in sich birgt, obwohl im Strafprozeß *immer* und im Zivilverfahren im Falle der Verwahrung *nur das* maßgebend ist, was in der mündlichen Verhandlung vorgetragen wird. Die Verpflichtung zu Unparteilichkeit und Unvoreingenommenheit zwingt jedoch dazu, das „Gutachten u.U. zu revidieren" [14], wenn neue Tatsachen bekannt werden, die die Aufrechterhaltung der zunächst vertretenen Auffassung ausschließen. Dies mag angesichts unserer aller Neigung, „an einer einmal geäußerten Meinung festzuhalten und sie gegen alle Einwendungen zu verteidigen" [15], schwerfallen, muß aber von einem pflichtbewußten Sachverständigen ebenso verlangt werden wie das Eingeständnis eines sachlichen Fehlers oder Irrtums. „Sachverständig sein" heißt nicht „Allwissenheit". Falsch verstandenes „Prestigedenken" und der mitunter anzutreffende „Ehrgeiz und die Eitelkeit, bei Gegengutachten à tout prix etwas anderes, wenn auch Falsches feststellen zu wollen", oder der Versuch, „auch nach Widerlegung, also wider besseres Wissen, bei diesem Fehlgutachten zu beharren" [16], sind mit der hohen Verantwortung und Stellung des Sachverständigen als „Richtergehilfe" schlechterdings unvereinbar.

4. Da die *rechtliche Subsumtion* d. h. die rechtliche Würdigung des Tatsachenstoffs „zum ausschließlichen Reservat des Richters" [17] gehört, darf dieser sie
weder dem Sachverständigen überantworten noch jener quasi die Richterfunktion übernehmen. Das bedeutet konkret:

a) Der *Sachverständige* sollte, selbst wenn er unzulässigerweise danach gefragt
wird, niemals rechtliche Wertungen vornehmen, z. B. ein Verhalten als „grob
fahrlässig", schuldhaft oder strafbar bezeichnen, „da er im Bereich der Rechtsbegriffe genauso Dilettant ist, wie etwa der Richter" [18] im speziellen Fachbereich
des Sachverständigen. Dieser muß sich vielmehr stets bewußt sein, „daß nicht *er*
den Rechtsstreit *entscheiden,* sondern nur die medizinischen Grundlagen
„zusammentragen und in ihren Zusammenhängen und Gesamtauswirkungen so
darstellen" soll, „daß sich der Jurist ein eingehendes und schlüssiges Bild über die
medizinischen Tatbestände machen und den Fall entsprechend rechtlich qualifizieren kann" [19].

b) Daraus folgt zugleich, daß der *Richter* verpflichtet ist, im Rahmen seiner
freien richterlichen Beweiswürdigung das Gutachten kritisch auf seine Überzeugungskraft hin *selbständig* zu überprüfen und es nicht einfach – unter Berufung
auf die Autorität des Sachverständigen – vorbehaltlos quasi als unumstößliche
Gewißheit zu übernehmen. Anderenfalls würde die ohnehin schon vorhandene
Dominanz des Sachverständigen im Arzthaftungsprozeß in rechtlich unhaltbarer
Weise gesteigert und der „Richter in Weiß" wäre tatsächlich Wirklichkeit.

5. Nicht nur die Hochschullehrer der Medizin, sondern alle approbierten
Ärzte sind nach den einschlägigen Gesetzesregelungen [§§ 75 StPO, 407 ZPO]
verpflichtet, sich dem Gericht oder der Staatsanwaltschaft als Sachverständige
zur Verfügung zu stellen und dürfen den Gutachtensauftrag nur aus stichhaltigen
Gründen ablehnen, z. B. (Arbeitsüberlastung, Befangenheit, mangelnde Sachkunde).

Anerkannt ist ferner, daß die Gutachterpflicht eine *höchstpersönliche,* d. h.
nicht auf Mitarbeiter oder andere delegierbar ist. Das schließt nicht aus,
„Einzeluntersuchungen und Einzelwertungen", z. B. die Anamnese, die Feststellung bestimmter Beschwerden, die Labordiagnostik, EKG, Röntgenaufnahmen
usw. zuverlässigen Hilfskräften zu überlassen. Denn es gibt „keinen Rechtssatz
des Inhalts, daß bei Erstattung eines Sachverständigengutachtens der Gutachter
verpflichtet ist, alle für die Begutachtung notwendigen Tätigkeiten persönlich
vorzunehmen" [20]. Erforderlich ist vielmehr nur, daß der zum Sachverständigen
bestellte Arzt die *volle persönliche Verantwortung* für die Befunderhebung und
deren Auswertung trägt. Dies muß aber auch nach außen klar zum Ausdruck
gebracht werden. Der bloße Vermerk: „einverstanden" in Verbindung mit der
Unterschrift des beauftragten Klinikdirektors oder Abteilungsvorstands genügt
nach Ansicht der Rechtsprechung dafür lediglich bei reinen Aktengutachten [21].
Sind dagegen klinische Untersuchungen erforderlich, muß dem Umstand, daß der
Sachverständige sich den Inhalt des Gutachtens voll zu eigen macht und selbst
verantwortet, durch Zusätze wie „nach eigener Kenntnis und Beurteilung" oder
„aufgrund eigener Untersuchung und Urteilsbildung genehmigt" dargetan werden.

6. Ein neuralgischer Punkt ist in der Praxis die *Verständlichkeit* der gutachtlichen Ausführungen. Jede wissenschaftliche Disziplin hat natürlich ihre eigene
Fachsprache, doch sind viele medizinische Termini dem Laien unbekannt. Wer
deshalb nicht in der Lage ist, die zweifellos oft schwierigen medizinischen Zusammenhänge anschaulich und auch für einen mit normaler Intelligenz ausgestatteten
Juristen faßlich darzulegen, entwertet sein Gutachten und die darin investierte
Gedankenarbeit beträchtlich. „Muß der Richter, Staatsanwalt oder Verteidiger
zum Verständnis des Gutachtens erst klinische Wörterbücher benutzen, besteht

nicht nur die Gefahr" [22] von Mißverständnissen, sondern auch die Gefahr des Fehlurteils bzw. der Unbrauchbarkeit des ganzen Gutachtens.

Dessen Überzeugungskraft steht und fällt aber nicht nur mit der Verständlichkeit der Sprache, sondern auch mit seiner *intellektuelle Redlichkeit*. Damit meine ich die Pflicht des Sachverständigen, für bestimmte Lehrmeinungen der Medizin das benutzte Schrifttum zu zitieren, einen „Schulenstreit" sine ira et studio darzulegen und die daraus sich ergebenden Konsequenzen, z. B. verschiedene Behandlungsalternativen aufzuzeigen oder bei nicht eindeutigen Ergebnissen bzw. Sachaussagen entsprechende Vorbehalte und Einschränkungen zu machen. Alles das sollte an sich selbstverständlich sein, doch zeigt die Justizpraxis leider durchaus nicht selten ein anderes Bild: Gutachten mit maximal 5 oder 6 Seiten, ohne jeden Literaturbeleg, mit apodiktischen, z. T. widersprüchlichen Feststellungen, ohne Hinweis auf vertretbare andere Behandlungsmethoden und mit „kernigen" Sachaussagen, ohne deren im Einzelfall gegebene Fragwürdigkeit zu kennzeichnen.

7. Sowohl im Zivil- als auch im Strafprozeß gilt der Grundsatz, daß der Gutachter nicht für die Sachverhaltsermittlungen zuständig und an das durch die Fragestellung umrissene, dadurch aber auch zugleich umgrenzte (!) Beweisthema gebunden ist. Dieser Grundsatz ist jedoch in mehrfacher Hinsicht durchbrochen:

a) Der Sachverständige ist verpflichtet, auf Lücken oder Ungereimtheiten in der Fragestellung, auf vorhandene Möglichkeiten der Vervollständigung der Tatsachengrundlage z. B. durch Heranziehung von Krankenblattunterlagen oder Röntgenaufnahmen hinzuweisen, „in Zweifelsfällen auf Klarstellung, Änderung oder Ergänzung des Beweisthemas" [23] zu drängen oder im Wege der Interpretation „über die buchstäblich gestellte Frage hinaus zu antworten" [24], um Rückfragen oder Ergänzungsgutachten zu vermeiden. „Selbständige Feststellungen zum Streitgegenstand oder eigene Feststellungen zur Tat stehen dem Sachverständigen jedoch nicht zu" [25].

b) Darüber hinaus hält der Bundesgerichtshof auch im *Zivil*prozeß, in dem das Gericht nicht von Amts wegen ermittelt, sondern an den Sachvortrag der Parteien gebunden ist, den gerichtlich bestellten Sachverständigen für verpflichtet, spontan von sich aus über das Beweisthema zu Lasten des beklagten Arztes hinauszugreifen, wenn sich dies aufgrund konkreter Anhaltspunkte aufdrängen muß. Das bedeutet z. B.: Fragt das Gericht nur nach der Art und Weise der Durchführung des Eingriffs, nicht aber danach, ob dieser als solcher medizinisch indiziert war, so hat der Gutachter „das nicht sachverständige Gericht darauf hinzuweisen, „wenn" die inkriminierte ärztliche Handlung schon an sich verfehlt oder bedenklich war" [26]. Dagegen wäre es unzulässig, im Rahmen der konkreten Frage nach der Fehlerhaftigkeit und Ursächlichkeit einer bestimmten ärztlichen Maßnahme den Vorwurf der mangelnden Aufklärung zu erheben, obwohl der klagende Patient dies gar nicht gerügt hat.

Der Sachverständige bewegt sich hier also auf einem schwierigen Terrain und schmalen Grad zwischen der Pflicht zur „spontanen Erweiterung seiner Aussage zu Lasten einer Partei" und einem möglichen Antrag der benachteiligten Partei wegen Besorgnis der Befangenheit.

c) Anders ist die Stituation im *Strafverfahren*. Da das Ziel des Strafprozesses die materielle Wahrheitsfindung ist und im Hinblick darauf alle prozessualen Möglichkeiten und Beweismittel ausgeschöpft werden müssen, ist der Gutachterauftrag hier immer *umfassend* zu verstehen. Das heißt z. B., daß alle in Betracht kommenden Pflichtverstöße geprüft werden müssen, selbst wenn dem Sachverständigen nur die Frage nach der Pflichtwidrigkeit einer ganz konkreten Maßnahme gestellt wird. Der Gutachter darf und muß im Strafprozeß die Begrenztheit des ihm an die Hand gegebenen Beweisthemas sprengen, wenn er erkennt, daß die Entscheidung für oder gegen den beschuldigten Arzt von anderen wichtigen Umstände abhängt [27]. Um es an einem Beispiel zu demonstrieren: Wird der

Sachverständige danach gefragt, ob ein bestimmtes Medikament den Tod des Patienten verursacht hat und ist dies zu verneinen, so muß er etwaige Anhaltspunkte für eine andere Todesursache im Rahmen seiner Gutachterpflicht aufzeigen und würde deshalb ein falsches Gutachten erstatten, wenn er zu diesem Themenkreis schwiege.

Dies bedeutet jedoch nicht – und davor ist mit Nachdruck zu warnen – daß der Sachverständige im Strafprozeß die Rolle eines *„medizinischen Staatsanwalts"* [28] mit dem Ziel übernimmt, „eigene Feststellungen zur Tataufklärung zu treffen und neue belastende Tatsachen in das Verfahren einzuführen" [29]. Er darf vielmehr weder selbständig Zeugen vernehmen noch den Beschuldigten bzw. Angeklagten ausforschen oder gar unter Versprechungen oder Drohungen zum Reden bringen. Soweit er diesbezüglich für sein Gutachten Tatsachenfeststellungen benötigt, kann er allerdings gemäß § 80 Abs. 1 StPO Personen, von denen er sachdienliche Auskünfte erwartet, als Zeugen vernehmen *lassen* und dabei an sie unmittelbar Fragen stellen.

Unbenommen ist es dem Sachverständigen auch, mit dem Beschuldigten oder Zeugen *informatorische* Gespräche zu führen, Auskünfte einzuholen oder Krankengeschichten und behördliche Akten heranzuziehen [30]. Aber auch insoweit ist Vorsicht geboten und der „allzu eifrige Sachverständige" vor einer Kompetenzüberschreitung zu warnen [31], da der BGH im Hinblick auf die strengen Beweisvorschriften im Strafprozeß „gewichtige Bedenken gegen eine ausgedehnte eigene Ermittlungstätigkeit des Sachverständigen" erhoben hat [32] und im übrigen aus einem solchen Vorgehen leicht ein Befangenheitsgrund erwachsen kann.

Die rechtliche Wertung des Falles ist *nicht* die Aufgabe des Sachverständigen, doch erscheint deren Erfüllung ohne einige Grundkenntnisse der zivil- und strafrechtlichen Verantwortlichkeit des Arztes kaum möglich. Dazu gehören insbesondere folgende Punkte:

1. Obwohl der Begriff *„Kunstfehler"* von Medizinern und Juristen nach wie vor oft verwandt wird, besteht hinsichtlich seines Inhalts eine geradezu verwirrende Vielfalt höchst unterschiedlicher Auffassungen.

Jeder Sachverständige sollte daher diesen irreführenden Terminus vermeiden und die objektiv unsachgemäße ärztliche Maßnahme als *Behandlungsfehler* bezeichnen [33].

2. Das Gesetz verlangt nur die Einhaltung *der im Verkehr erforderlichen Sorgfalt,* die *berufsspezifisch* bestimmt und dadurch sowohl nach unten wie nach oben – durch Verzicht auf jede nur erdenkliche Sorgfalt und Vernachlässigung größeren individuellen Leistungsvermögens – begrenzt wird. Nach diesem *objektivtypisierenden* Sorgfaltsmaßstab kommt es darauf an, wie sich ein ausgebildeter, gewissenhafter Arzt in der konkreten Situation verhalten hätte müssen, wobei im Strafverfahren noch zusätzlich zu prüfen ist, ob er diese Anforderungen nach seinen individuellen Fähigkeiten und Kenntnissen hätte erfüllen können.

Daraus folgt für den Sachverständigen: bei der Erörterung der Frage des „Behandlungsfehlers" darf er nicht *seine* speziellen, dem durchschnittlichen Arzt vielleicht weit überlegenen Fertigkeiten und Erfahrungen als Entscheidungsmaßstab zugrunde legen oder von den in seinem Arbeitsbereich zur Verfügung stehenden besonderen personellen, technischen und apparativen Möglichkeiten, etwa dem Ausstattungsstandard einer Universitätsklinik ausgehen. Gerade für den hochqualifizierten, überzeugten Wissenschaftler ist in seiner Funktion als Sachverständiger hier größte Zurückhaltung geboten, damit er nicht der Gefahr erliegt, übersteigerte oder einseitige, noch nicht allgemein anerkannte Sorgfaltsanforderungen an seine Berufskollegen zu stellen. Denn wer „optimale, ja maximale Gegebenheiten in der eigenen Klinik einfach zum Minimalstandard aller Häuser" erklärt, darf sich nicht über Gerichtsurteile gegen Ärzte wundern, „die sich auf

Idealausstattungen gründen" [34] und auf einem überzogenen Sorgfaltsniveau beruhen.

3. Die Sorgfaltspflicht ist aus der Sicht *ex-ante,* also zur Zeit der Behandlung der Patienten zu beurteilen. *Später,* etwa bei einer Obduktion bekanntgewordene Umstände, nachträglich wissenschaftliche Erkenntnisse und *neueste,* erst im Zeitpunkt der Erstellung des Gutachtens publizierte Forschungsergebnisse und Beobachtungen muß der Sachverständige dagegen außer Betracht lassen. Anders formuliert: der Gutachter wird seiner Aufgabe nur gerecht, wenn er bei der Beurteilung des Verhaltens des Arztes sich räumlich, zeitlich und sachlich in dessen Lage zurückversetzt.

4. Demgegenüber muß der dem Patienten entstandene *Schaden* sowie die Frage der *Kausalität* zwischen Behandlungsfehler und Schädigung des Patienten aus der Sicht *ex-post* beantwortet werden, d. h. es ist die Sachlage zum Zeitpunkt der Gutachtens*erstattung* zugrunde zu legen. Dabei sollte der Sachverständige wissen, daß im Zivil- und Strafrecht *unterschiedliche* Anforderungen an den Nachweis der Kausalität gestellt werden. Während im *Zivilrecht* die *Adäquanztheorie* gilt, d. h. ein Schaden dann als ursächlich angesehen wird, wenn die ärztliche Maßnahme nach dem gewöhnlichen Verlauf der Dinge geeignet war, die Schädigung herbeizuführen, *wird im Strafrecht* mit Hilfe der *Äquivalenztheorie,* eine doppelte Kausalitätsprüfung vorgenommen. Danach ist eine pflichtwidrige Handlung oder Unterlassung des Arztes nur dann ursächlich, wenn bei sorgfaltsgemäßem Verhalten der Tod oder die Körperverletzung mit an Sicherheit grenzender Wahrscheinlichkeit vermieden worden wäre. Dabei ist dieser der medizinischen Fachsprache fremde Begriff nicht mit „hundertprozentiger Gewißheit" gleichzusetzen und auch von der Rechtsprechung nie i. S. bestimmter mathematisch-statistischer Prozentzahlen definiert worden. Die „an Sicherheit grenzende Wahrscheinlichkeit" läßt sich vielmehr *immer schon,* aber auch *nur dann* bejahen, wenn nach Ansicht des Gutachters *keine* aus konkreten Anhaltspunkten begründeten, „vernünftigen Zweifel" an der Kausalität des Fehlers für den Gesundheitsschaden bzw. Tod der Patientin bestehen.

Allerdings genügt es nach der *neueren* Indikatur des BGH für die positive Kausalitätsfeststellung, „daß der Tod mehrere Stunden *früher* eintrat, als er *ohne* das pflichtwidrige Verhalten des Arztes eingetreten wäre" [34 a].

Vor welche Schwierigkeiten der Sachverständige, damit gestellt ist, der die Überlebenszeit *quantitativ beziffern* und zum *Wahrscheinlichkeitsgrad* der Dauer des Längerlebens Stellung nehmen soll, bedarf keiner weiteren Worte. Man kann nur hoffen, daß die dazu berufenen Gutachter bei dieser rein *hypothetischen* Bewertung des Krankheitsverlaufs mit der nötigen Vorsicht und eigenen Skepsis vorgehen.

5. Schließlich sollte der Sachverständige auch in groben Umrissen die *Beweislastverteilung* im Zivil- und Strafprozeß kennen.

1. Im *Strafverfahren* gilt der Grundsatz *in dubio pro reo,* d. h., bleiben tatsächliche Zweifel hinsichtlich der Frage eines Behandlungsfehlers, der Kausalität oder des Verschuldens, sind diese zu *Gunsten* des Arztes zu berücksichtigen mit der Folge, daß das Verfahren eingestellt oder der Angeklagte freigesprochen werden muß.

2. Grundsätzlicher Ausgangspunkt der Beweislastverteilung im *Zivilprozeß* ist dagegen die Differenzierung zwischen Behandlungs- und Aufklärungsfehlern: Die Beweislast für den Behandlungsfehler trägt der Patient, die Beweislast für die ordnungsgemäße Aufklärung liegt beim Arzt.

Beweiserleichterungen zu Gunsten des Patienten bis hin zur Beweislastumkehr gibt es aber auch bei Geltendmachung eines Behandlungsfehlers:

a) Zum einen durch den *prima-facie-Beweis,* d. h. wenn ein Sachverhalt festgestellt ist, der nach der Lebenserfahrung auf einen bestimmten Geschehensablauf schließen läßt, so ist dieser regelmäßige Verlauf, wenn der Fall keine Besonderheiten aufweist, im Sinne eines „Beweises des ersten Anscheins" im Prozeß als bewiesen anzusehen. Der Anscheinsbeweis gilt also – nur – für *typische* Geschehensabläufe, die der Sachverständige festzustellen hat, während das Gericht dann – darauf gestützt – prima facie vermutet, daß auch im konkreten Fall der Ablauf der Ereignisse so war.

b) Eine *Beweislastumkehr* tritt nach ständiger Rechtsprechung bei *groben* Behandlungsfehlern ein. Für die Annahme eines „groben" Behandlungsfehlers genügt „nicht schon ein Versagen, wie es einem hinreichend befähigten und allgemein verantwortungsbewußten Arzt zwar zum Verschulden gereicht, aber doch passieren kann" [35]. Grob fehlerhaft ist vielmehr ein ärztliches Verhalten nur dann, wenn es bei Anlegung des für einen Arzt geltenden Ausbildungs- und Wissensmaßstabs nicht mehr verständlich und verantwortbar erscheint, weil ein solcher Fehler dem behandelndem Arzt aus objektiver Sicht schlechterdings nicht unterlaufen darf [36]. Das bedeutet konkret: ein grober Behandlungsfehler liegt vor, wenn

aa) *eindeutig* gegen gesicherte und bewährte medizinische Erkenntnisse und Erfahrungen verstoßen wird,

oder

bb) auf *eindeutige* Befunde nicht nach gefestigten Regeln der ärztlichen Kunst reagiert wird,

oder

cc) *grundlos* Standardmethoden zur Bekämpfung möglicher, bekannter Risiken nicht angewandt werden

und

dd) im Rahmen einer Gesamtbetrachtung des Behandlungsablaufs besondere Umstände fehlen, die den Vorwurf des Behandlungsfehlers mildern können.

c) Weitere Fälle der Beweiserleichterung bzw. der Beweislastumkehr ergeben sich bei fehlerhafter Dokumentation, d. h. fehlenden bzw. unvollständigen oder lückenhaften Krankenblattunterlagen bzw. bei *Organisationsmängeln*.

Zusammenfassend ist somit zum Abschluß dieser notgedrungenen fragmentarischen Ausführungen festzustellen: Jeder medizinische Sachverständige muß nicht nur seine Aufgabe und Funktion im Zivil- und Strafprozeß kennen, sondern auch über einige grundlegende Rechtskenntnisse verfügen. Hierin liegt zweifellos ein großes Problem, da der Mediziner im Rahmen seiner Ausbildung kaum oder gar nicht auf seine spätere Gutachtertätigkeit vorbereitet wird und auch die Gerichte den Sachverständigen meist nicht oder jedenfalls nicht genügend über die maßgeblichen Rechtsfragen des Falles unterrichten. Daher kommt es, daß oftmals Sachverständige und Juristen aneinander vorbeireden oder der eine den anderen mißversteht, woraus Vorbehalte und Vorurteile gegeneinander erwachsen. Dies führt dazu, daß von den Gerichten oder Staatsanwaltschaften häufig Rechtsmediziner zur Beurteilung *fach*spezifischer gynäkologischer Fragen eingeschaltet werden, weil sie mit der juristischen Terminologie besser vertraut sind und durch ihren ständigen Umgang mit der Justizpraxis über die nötigen Rechtskenntnisse verfügen. Diese Fehlentwicklung ist bedenklich. Eine Änderung setzt aber voraus, daß auch die Sachverständigen der klinischen Fächer entsprechend geschult, ausgebildet und erfahren sind. Die Bewältigung dieser Aufgabe ist daher ein Gebot der Stunde, die Juristen und Mediziner in gleicher Weise fordert.

Anmerkungen

1. Schreiber 1. Deutsch-Sowjetisches Kolloquium über Strafrecht und Kriminologie, (1980) S. 160
2. Krauss, ZStW 85, 320
3. Kaufmann JZ (1985) 1071

4. Weissauer, Anästhesiologie und Intensivmedizin, (1982) S 248
5. Eberhard Schmidt, Lehrkommentar zur Strafprozeßordnung, Teil II, Rdnr. 7 vor § 72
6. Eberhard Schmidt aaO Rdnr. 8
7. Vgl. Eberhard Schmidt aaO Rdnr. 8 vor § 72
8. BGHSt 7, 239
9. Hellmuth Mayer (1954) In: Festschrift für Metzger, S 467
10. NJW (1975) 1464
11. BayVerfGH Beschluß vom 24. 08. 79 – Vf. 12-VII-78
12. Lürken NJW (1968) 1163
13. Jessnitzer, Der gerichtliche Sachverständige, 4. Aufl., S 71
14. Lürken NJW (1968) 1162
15. Lürken aaO S 1162
16. Lürken aaO S 1162
17. Franzki, Der Frauenarzt (1988) 289
18. Eb. Schmidt aaO Rdnr. 1 zu § 78
19. Schwarz, Festschrift für Pfenninger (1956) S 151
20. Hanack NJW (1961), 2044; RGJW (1916) 1587 Nr. 8
21. BSG, Der Frauenarzt (1986) 31 ff.
22. Franzki, Der Frauenarzt (1988) 290
23. Weissauer, Anästhesiologie und Intensivmedizin (1982) S 251
24. Franzki (1981) In: Forensische Probleme in der Anästhesiologie, S 105
25. Dippel, Die Stellung des Sachverständigen im Strafprozeß (1986) 131
26. BGH VersR (1982) 169
27. So mit Recht Weissauer aaO S 249; Franzki (1981) In: Forensische Probleme in der Anästhesiologie, S 105
28. Jansen, Kriminalistik (1970) 436; vgl. RGZ 156, 334 (338); BGHZ 37, 390 (394)
29. Dippel aaO S 131
30. Vgl. Heinitz Festschrift für Englisch (1969) 699
31. Vgl. Heinitz aaO S 694
32. Vgl. Heinitz aaO S 700 mit weiteren Nachweisen; Krauss ZStW 97 (185) S 85; Krauss aaO S 85
33. Vgl. Schwalm, Festschrift für Bockelmann (1979) S 549
34. Rügheimer (1981) In: Forensische Probleme in der Anästhesiologie, Vorwort, S 10
34a. BGH NStZ 81, 218; 85, 26
35. BGH NJW (1983) 2080
36. BGH NJW (1983) 2080

Rechtliche Position des Geburtshelfers gegenüber der werdenden Mutter, dem Vater und dem Kind

H.-D. Hiersche

Frauenklinik, Städtische Krankenanstalten, Kaiserslautern

Während die Kunstfehlerprozesse trotz der Möglichkeit der Beweislastumkehr und der Möglichkeit des Rechtes auf Einsichtnahme in Krankenblattunterlagen nur gering zunehmen, steigen die Ermittlungen und Prozesse gegen Ärzte wegen unterstellter und tatsächlicher unterlassener Aufklärung steil an. Die Aufklärung des Patienten über einen Heileingriff zur Information und Erlangung seiner Einwilligung war weitgehend ein verbreiteter guter ärztlicher Brauch. Durch oft von außen induzierte Fehleinschätzung manches Patienten in Bezug auf seine medizinische Situation sowie Fehlverhalten in der Ärzteschaft und Fehlkenntnis bei den Juristen, kam es zu richterlichen Reglementierungen, u. a. von Aufklärung und Einwilligung in einen Heileingriff. Sie haben heute das erträgliche und mittrag-

Archives of Gynecology and Obstetrics Vol. 245, No. 1-4, 1989
Verhandlungen der Deutschen Gesellschaft für Gynäkologie und Geburtshilfe,
47. Versammlung, München 6.-10. September 1988
© Springer-Verlag Berlin Heidelberg

bare Maß für die Ärzte überschritten und stellen für den „einsichtigen Patienten"
eine zum Teil juristischerseits abgesegnete Belastung unter Verkennung der
menschlichen Natur dar. Aus meiner Sicht treten bei der Skizzierung der rechtlichen Positionen des Geburtshelfers im Kreißsaal unter besonderer Berücksichtigung auch der Aufklärungspflicht neben dem Arzt selbst, drei weitere betroffene
Personen in der geburtshilflichen Situation auf: Die werdende Mutter, der Vater
sowie das Kind als Leibesfrucht, respektive Mensch. In dem Referat wird ausführlich auf die Position des Arztes eingegangen, indem auf die Schwierigkeit der
rechtzeitigen Aufklärung über Komplikationen hingewiesen wird. Die Aufklärung sollte auf jeden Fall auf den speziellen Fall eingehen; die Darstellung aller
Komplikationen und Eingriffe, z. B. bei der vorgeburtlichen Kreißsaalführung,
ist wirklichkeitsfremd. Im einzelnen wird die Situation im Kreißsaal beschrieben
sowie diejenigen Punkte aufgezählt, die bei der ärztlichen Aufklärung berücksichtigt werden müssen und schließlich das, was bei der Aufklärung gesagt bzw. nicht
gesagt werden sollte. Auch die Situation der Mutter und ihre Verantwortung für
die Leibesfrucht wird unter Berücksichtigung richterlicher und höchstrichter-
licher Rechtsprechung dargestellt. In einem weiteren Abschnitt geht das Referat
auf die Situation des Vaters ein. Daß die Meinung des Vaters im Rahmen der
Entbindung sowohl bei der Abschätzung des Risikos für die Frau als auch für das
Kind rechtlich irrelevant ist, ergibt sich aus den beiden Extremsituationen
„Schwangerschaftsabbruch" und „Kaiserschnitt an der Sterbenden und Toten".
Allerdings kann man sich nicht des Eindruckes erwehren, daß zum Teil unter
rechtlich anders gelagerten Verhältnissen sehr wohl die Eltern – also Vater und
Mutter – als Geschädigte nach der Geburt eines Kindes auftreten können.
Schlußendlich wird die Situation des Kindes als Leibesfrucht respektive Mensch
dargestellt, wobei der Gesamtkomplex durch einige Urteile von Oberlandes-
gerichten verdeutlicht wird.

Elektronische Datenverarbeitung

Zu dieser Thematik wurde ein Seminar „EDV in Gynäkologie und Geburtshilfe," Leitung: *U. Siekmann*, Konstanz und eine Sitzung (Leitung: *H. H. Bräutigam*, Hamburg) abgehalten, die einen Überblick über die derzeitigen klinischen Einsatzmöglichkeiten und die Hard- und Softwareangebote gaben sowie Modellvorstellungen über zukünftige EDV-Anwendungen (vernetzte Systeme) vorstellten. Die bisher in den verschiedenen Kliniken erarbeiteten EDV-Lösungen entstanden vornehmlich aus der zunehmenden Dokumentationspflicht des Arztes in Verbindung mit dem Nachweis der Qualitätssicherung ärztlichen Handelns (*R. Hegerfeld, H. H. Bräutigam*, Hamburg). Da für die Erfassung und Auswertung der sehr komplexen geburtshilflich-gynäkologischen Datenstruktur kommerziell erhältliche Software nur beschränkt anwendbar ist, haben die einzelnen EDV-Spezialisten eigene Programme entwickelt (*K. Kaufmehl*, Freiburg; *T. Ahlhelm*, Konstanz; *J. C. Rageth*, Zürich) oder in bewährten Datenbanksystemen (z. B. dBase III, Windows) ihre eigenen Verwaltungs- und Auswertungsprogramme integriert (*R. Sandner*, München; *S. Querbach*, Mainz).

Die Schwerpunkte im klinischen Einsatz betreffen die Dokumentation operativer Daten als Ersatz des herkömmlichen OP-Buches einschließlich der Onkologie und Tumornachsorge, das EDV-gestützte Monitoring in der Sterilitätsbehandlung sowie die Erfassung und Auswertung von Infektionsdaten und Statistiken. Die Arztbriefdokumentation mit integriertem Textverarbeitungsprogramm gehört in der Mehrzahl der Programme zum Standard.

Datenbanksysteme aus Literaturhinweisen zu sehr speziellen Fragestellungen (z. B. Toxikologie, *K. Friese*, Mainz) vervollständigen die Anwendungsbereiche der EDV in der Frauenheilkunde. Inwieweit die zukünftige Verbreitung der EDV in Form vernetzter Systeme realisierbar sein wird, bleibt abzuwarten.   U. Siekmann

Seminar: EDV in Gynäkologie und Geburtshilfe

U. Siekmann

Frauenklinik, Krankenanstalten Konstanz

EDP in Obstetrics and Gynecology

Summary. Several possible procedures were discussed for computerizing clinical research and basic documentation. All approaches were evaluated with regard to available performance and installation effort. Additionally examples for personal computer aided data collection in the field of perinatology, oncology, endocrinology and expert systems were presented.

Zusammenfassung. Die Themenschwerpunkte des Seminars EDV in Gynäkologie und Geburtshilfe betrafen:
1. die vergleichende Analyse zwischen Einplatzsystemen (Insellösung) und Verbundsystem (Netzwerklösung),

Archives of Gynecology and Obstetrics Vol. 245, No. 1-4, 1989
Verhandlungen der Deutschen Gesellschaft für Gynäkologie und Geburtshilfe,
47. Versammlung, München 6.-10. September 1988
© Springer-Verlag Berlin Heidelberg

2. die Darstellung eigener Software-Entwicklungen für klinische und wissenschaftliche Fragestellungen,
3. die Beurteilung kommerzieller Software für medizinspezifische Datendokumentation und Datenauswertung.

Das Ziel des erstmals während der 47. Tagung der Deutschen Gesellschaft für Gynäkologie und Geburtshilfe veranstalteten Seminars zum Thema EDV war:
1. die Gegenüberstellung von verschiedenen Installations-Systemen, was mit den Schlagwörtern „Insellösung" (Einplatzsystem) bzw. „Netzwerklösung" (Verbundsystem) beschrieben werden kann,
2. die Darstellung eigener Software-Entwicklungen für klinische und wissenschaftliche Fragestellungen,
3. die Beurteilung kommerzieller Software-Produkte für medizinspezifische Problemlösungen.

Die in der Vorbereitungsphase zu diesem Seminar durchgeführte Befragung an über 80 Frauenkliniken ergab, daß weniger als 20% aller Abteilungen über eigene Erfahrungen zum EDV-Einsatz verfügen, jedoch über 70% aller Kliniken ein großes Informationsbedürfnis zu diesem Thema angaben.

A. Huch (Zürich) stellte heraus, daß aus seiner Sicht eine medizinische Einheit unabhängig von ihrer Größe auf die Möglichkeiten der EDV nicht verzichten kann. Die erste Entscheidung vor der Installation eines Systems betrifft die genaue Analyse der eigenen Zielsetzungen, in welchen Bereichen und für welche Zwecke die EDV eingesetzt werden soll, die Frage nach der Hardware ist von sekundärer Bedeutung. Der Anwendung von Standardsoftware (z. B.: dBASE IV als Datenbanksystem, MS-Word zur Textverarbeitung) gibt Huch den Vorzug vor Eigenprodukten, da nur die Standardsoftware die notwendige Kompatibilität (Datenaustausch) und die Option für aktualisierte Versionen gewährleistet. In der Zukunft werden moderne Vernetzungssysteme mit noch schnellerer Zugriffszeit und größerer Speicherkapazität die med. Datenverarbeitung bestimmen. U. Haller (St. Gallen) stellte mit dem Programm PERGYN ein medizinisches Informationssystem für die perinatologisch-gynäkologische Datenerhebung und Auswertung vor. Dieses Programm ist als Dialogsystem konstruiert, wobei die Eingabe über standardisierte medizinische Begriffe (MEDAUs) erfolgt. Die wesentliche Aufgabe dieses sehr umfangreichen Programms beinhaltet die im Verbundsystem erstellte Qualitätssicherung über eigene Klinikprofile. PERGYN ist von der Hardware und den Softwarekosten den Netzwerksystemen zuzuordnen.

Auf der Basis von dBASE III beschrieben B. Hinney und W. Kuhn (Göttingen) ein Programm zur Dokumentation operativer Daten. Die Daten können direkt im OP über einen PC eingegeben werden, interne Kontrollen auf Plausibilität und Vollständigkeit sind vor der Auswertung im Programmablauf integriert. Die Auswertung kann in Form von Monats- oder Jahresstatistiken ausgegeben werden.

Eine innovative Anwendung moderner Datenverarbeitung stellte P. Riss (Wien) in Form sogenannter Expertensysteme vor. Es handelt sich dabei um die computerunterstützte Entscheidungshilfe zur Differentialdiagnose der weiblichen Harninkontinenz. Die Daten zu Anamnese, klinischer Inkontinzenzprüfung und Urodynamik werden dem System eingegeben, wonach dieses die möglichen Diagnosen in der Reihenfolge ihrer Wahrscheinlichkeit berechnet. Die Ergebnisse zur präoperativen Inkontinenzabklärung bei 149 Pat. gibt Tabelle 1 wieder.

Zur Verbesserung der Dokumentation onkologischer Patientendaten in Klinik und ambulanter Nachsorge sowie ihrer wissenschaftlichen Auswertung stellten wir eigenes PC-kompatibles Programm vor (ONKDAT). Die Hardware-Voraussetzungen bestehen aus einem IBM XT/AT (oder kompatibler PC) mit

Tabelle 1. Prospektiver Einsatz des Experten Systems (149 Patientinnen)

	N	Sens	Spez	Pred Val pos	Pred Val neg
Reine Streß-Inkontinenz	92	81,5	79,0	93,6	95,7
Motorische Dranginkontinenz	5	60,0	99,3	75,0	98,6
Sensorische Reizblase	2	0	100,0	–	98,7
Gemischte Inkontinenz	22	54,6	89,0	46,2	91,9
Keine Inkontinenz nachweisbar	28	85,7	93,4	75,0	96,6

Festplatte, einem Diskettenlaufwerk, 512 kB Arbeitsspeicher sowie alternativ Hercules bzw. EGA-Grafikadapter. Die Dateneingabe erfolgt über menügesteuerte Bildschirmmasken. ONKDAT bietet u.a. die individuelle Verlaufsdarstellung aus Laborbefunden, apparativer Diagnostik, OP-Modus etc., die Auswertung aller Verläufe nach gewünschten Zielparametern (z.B. Tu-Stadium, Rezeptorenstatus, Tu-Marker, Art der Primärtherapie etc.) und liefert Life-Table-Analysen nach Kaplan-Meier (Abb. 1). Über das Informationsystem ISRA/R in der gynäkologischen Endokrinologie berichteten W. Brändle und Mitarb. (Hamburg). Der Einsatz dieses Programmes in der Sterilitätsbehandlung ermöglicht die Abfrage und Auswertung relevanter Parameter in bestimmten zeitlichen Intervallen, die wiederum in bezug zur Zyklusphase und zum Therapieverfahren stehen.

Für die geburtshilfliche Datenverarbeitung liegen derzeit die umfassendsten Erfahrungen vor. M. Pluta (Berlin) und K. Goeschen (Hannover) stellten das von Ihnen entwickelte Dokumentationssystem vor, daß auch in anderen Kliniken Eingang gefunden hat. Mit diesem Programm ist eine erhebliche Verbesserung der geburtshilflichen Qualitätskontrolle sichergestellt. Die im Rahmen der Perinatal-

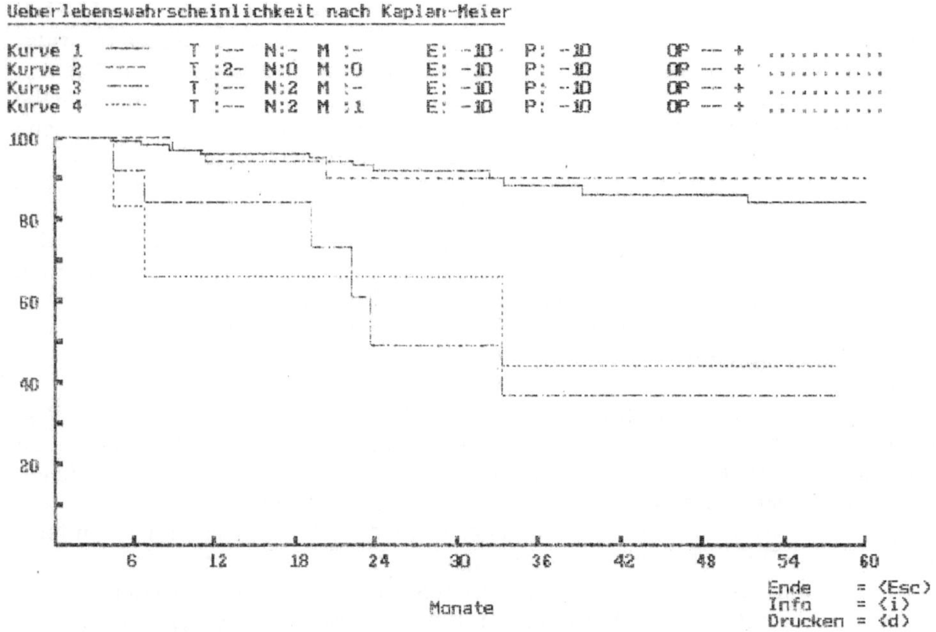

Abb. 1. Mamma-Karzinom: Life-Table-Grafik des Programmes: ONKDAT.
Kurve 1: Life-Table *aller* gespeicherten Patientinnen ohne weitere Spezifikation
Kurve 2–4: Life-Table von Pat. mit Spezifikation (siehe Abb.)

erhebung anfallenden Daten sind unabhängig von der zentralen Auswertung klinikintern verfügbar, eine klinikeigene Statistik kann graphisch dargestellt werden. Die Diskussion zu diesem Dokumentationssystem zeigte jedoch konträre Meinungen zur zukünftigen Art der Datenübertragung der in den Perinatalerhebungen zu dokumentierenden Daten zu den zentralen Auswertungsinstitutionen. In Zukunft muß in Zusammenarbeit mit den Trägern der Perinatalerhebung eine gemeinsame Lösung erarbeitet werden, die es ermöglicht, über ein gemeinsam akzeptierte Software und kompatiblen Übertragungssystemen die umfassenden Daten der Perinatalerhebungen überregional auszuwerten. Auch das von W. Hamm und Mitarb. (Köln) vorgestellte EDV-gerechte Krankenblatt zur computergestützten Auswertung von Schwangerschaft und Geburt dokumentiert das Bemühen, die geburtshilfliche Datendokumentation mit Hilfe der EDV zu rationalisieren. In einem abschließenden Referat von U. Hasbargen und P. Scheidel (München) wurde als Alternative zu der herkömmlichen Darstellung wissenschaftlicher Ergebnisse als Blaudia die Anwendung von Computer-Grafikprogrammen vorgeführt. Dabei wurden verschiedene Klassen solcher Programme mit unterschiedlicher Preis- und Hardwarekonfiguration erläutert.

Dieses Seminar war nach der Meinung aller beteiligten Referenten, Diskussionsteilnehmern und Zuhörern ein wichtiger Schritt auf dem Weg, die moderne Technik der Datenverarbeitung weiter in die Klinikorganisation zu integrieren. Die zukünftige Entwicklung wird zeigen, ob das Seminar diesem hohen Anspruch gerecht geworden ist.

„PERGYN: Perinatologisch-Gynäkologisches Informationssystem"

U. Haller[1], B. Frielingsdorf[1], M. Litschgi[2]

[1] Frauenklinik, Kantonsspital, St. Gallen Schweiz
[2] Geburtshilflich-Gynäkologische Abteilung, Kantonsspital Schaffhausen, Schweiz

PERGYN: Perinatal Gynecological Information System

Summary. PERGYN is a scientific research project of a purely medical nature. Its goal is to procure and evaluate the entire body of perinatal and gynaecological data in all its complexity. Data input is based on standardized medical concepts. Further details on the medical concept are stored in a course tree. In conjunction with the interview machine the course tree creates storable medical data. Data evaluation criteria are definable in dialogue on screen. Other medical areas can also be integrated into the data model. The conversion of medical constituents of the course tree calls for a process as „knowledge engineering".

Zusammenfassung. PERGYN ist ein wissenschaftliches System medizinischer Natur. Sein Ziel ist die Erfassung und Auswertung der perinatalen, geburtshilflichen und gynäkologischen Daten. Die Dateneingabe erfolgt auf der Basis von standardisierten medizinischen Begriffen (z. Zt. 15 000 Begriffe). Weitere Details zum medizinischen Begriff sind im Ablaufbaum enthalten. Er erzeugt zusammen mit der Befragungsmaschine abspeicherbare medizinische Daten. Das Informationssystem ist im Dialogsystem aufgebaut. Die Einführungszeit zur Beherrschung der Bedienung beträgt für einen Arzt 1 Stunde.

Archives of Gynecology and Obstetrics Vol. 245, No. 1-4, 1989
Verhandlungen der Deutschen Gesellschaft für Gynäkologie und Geburtshilfe,
47. Versammlung, München 6.-10. September 1988
© Springer-Verlag Berlin Heidelberg

Einleitung

PERGYN ist ein wissenschaftliches System medizinischer Natur. Sein Ziel ist die globale Erfassung und Auswertung relevanter perinataler, geburtshilflicher und gynäkologischer Daten. PERGYN versucht unter anderem, die Unzulänglichkeiten konventioneller medizinischer Dokumentation zu eliminieren.

Prinzip und Aufbau von PERGYN

Das System strebt an, Daten aus komplexen Sachgebieten im Bildschirmdialog von Experten des Sachgebietes selbst eingeben zu lassen, ohne daß diese dabei irgendwelche Hilfsmittel benützen müssen. PERGYN stützt sich dabei auf zwei spezifische Entwicklungen: den *Ablaufbaum* und den *Befragungsautomaten*. Der Befragungsautomat erlaubt eine Dialogtechnik, bei der die manuellen Tastatureinheiten auf ein Minimum reduziert werden und somit die Konzentration des Bedienenden nicht ausschließlich auf die Beherrschung der Bedienung verlagert wird. Der Einführungskurs für einen Arzt beträgt eine Stunde; damit ist er in der Lage, den Dialog zu führen und die Daten richtig einzugeben.

Anforderungen an ein Rechnergestütztes System für die medizinische Dokumentation im klinischen Betrieb

Aufgrund der Erfahrungen, der erbrachten Ergebnisse und der heute vorhandenen technischen Möglichkeiten stellen wir an ein System zur rechnergestützten Erfassung medizinischer Daten im klinischen Betrieb die Anforderungen, welche in der Tabelle wiedergegeben sind. Für jede geburtshilflich-gynäkologische Abteilung an einer Frauenklinik sollte eine Hardware-Einheit zur Verfügung stehen, welche mindestens die in Tabelle 1 wiedergegebenen Charakteristika für einen anwenderfreundlichen Betrieb aufweist.

Tabelle 1. Anforderungen an ein System zur Rechnergestützten Erfassung und Auswertung medizinischer Daten

---

- Hardware-Einheit für jede Geb/Gyn Klinik oder Abteilung
- Bildschirmdialog, der intelektuell befriedigt
- Dateneingabe dort, wo die Daten anfallen
- Standardisierter Befragungsautomat
- Schnell erlernbares Handling (1 Stunde)
- Rasche Zugriffzeit
- Arbeitszeitersparnis und Arbeitserleichterung
- Aktuelle Auswertung zu jeder Zeit
- Auswertung mit Möglichkeit der grafischen Darstellung
- Krankenhausinterner Informationsbedarf berücksichtigt
- Ausbaufähigkeit, Anpassung an eigene Bedürfnisse
- Unabhängigkeit von anderen Institutionen
- Möglichkeit für Verbundsystem (Klinikprofil, Sammelstatistik); Qualitätssicherung
- Garantie des Datenschutzes
- Anonymität für Patient und Klinik
- Freiwilligkeit

Praktischer Einsatz des Befragungsautomaten

Um den Befragungsautomaten zum Einsatz zu bringen, muß der Benützer sich entscheiden, ob er medizinische Daten *eingeben, anschauen,* evtl. *korrigieren,* ferner *auswerten* und/oder auf Papier *ausdrucken* will. Die Eingabe von medizinischen Daten erfolgt dadurch, daß ein medizinischer Begriff aus der MEDAU-Begriffswelt (MEDizinischer AUsdruck) bestimmt werden muß. Diese MEDAUs sind Begriffe, welche gynäkologisch-geburtshilflichen Standardwerken und der täglichen Praxis entnommen wurden. Der MEDAU wird im allgemeinen mittels lexikalischer Suche bestimmt: Dabei gibt man eine beliebige Anzahl Anfangsbuchstaben des gesuchten Begriffes ein und erhält auf dem Bildschirm eine Liste, welche von diesem Einstiegspunkt an lexikalisch geordnet ist (Abb. 1). Am Bildschirm selbst erscheint aus dieser langen Liste jeweils ein Ausschnitt von zehn Auswahlalternativen. Zur Zeit beinhaltet die lexikalische Liste, mit der wir arbeiten, 15 000 MEDAUs. Bestimmten Begriffen (MEDAUs) ist ein Ablaufbaum zugeordnet. Jedesmal, wenn für eine Patientin die Dateneingabe beendet ist, wird geprüft, ob bereits irgendwelche Prozeduren, Befunde oder Diagnosen für diese Patientin mit der gerade getätigten Eingabe in kausalem Zusammenhang stehen. Damit ist eines der grundlegenden Prinzipien unseres Informationssystemes angesprochen: Die Erfassung der Zusammenhänge zwischen Befund, Diagnose und Prozedur mit ihrer kausalen Begründung (Abb. 2). Der Datenausdruck auf Papier kann als Arztbrief verschickt, als ausgefülltes Formular in eine herkömmlich geführte Patientenakte eingeordnet oder in andere Organisationsmittel eingebunden werden. So wird z. B. das herkömmliche Operationsbuch oder das Geburtenbuch durch den Datenausdruck auf Papier ersetzt.

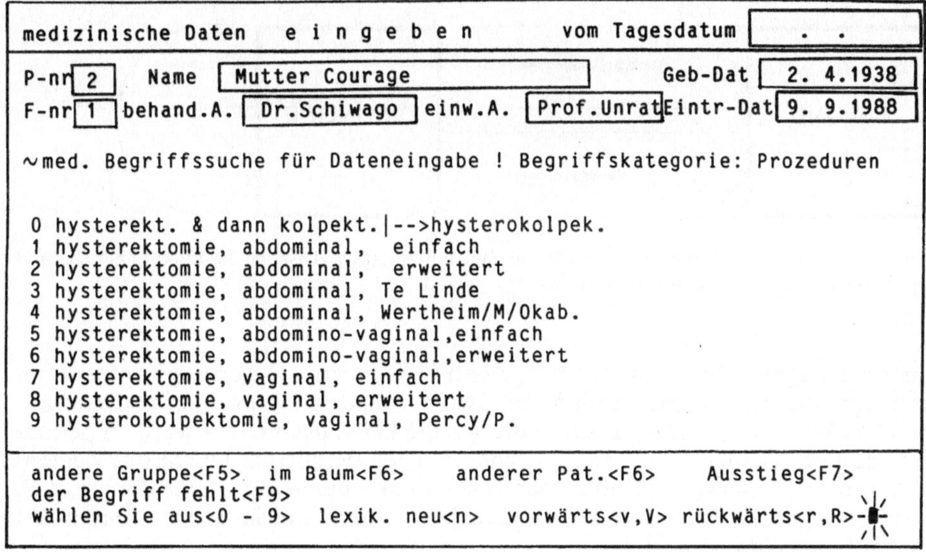

Abb. 1. Begriffssuche „Hysterektomie". Auf Eingabe der ersten vier Buchstaben „hyst" (MEDAU) erscheint am Bildschirm ein Ausschnitt von zehn Auswahlalternativen

Die beschriebenen MEDAUs sind Grundlage zur Auswertung. Beispiel: Suche nach der Größe des Blutverlustes bei allen Hysterektomien, jedoch eingeschränkt nur bei 31–41jährigen Patientinnen. Die Auswertung gibt die von Hochuli für die Arbeitsgemeinschaft Schweizerischer Frauenkliniken geforderten Daten ausgewählt wieder.

Ausblick

Im PERGYN können sich mehrere perinatologisch-gynäkologische Zentren zusammenschließen; sie haben damit die Möglichkeit, z. B. täglich oder wöchentlich

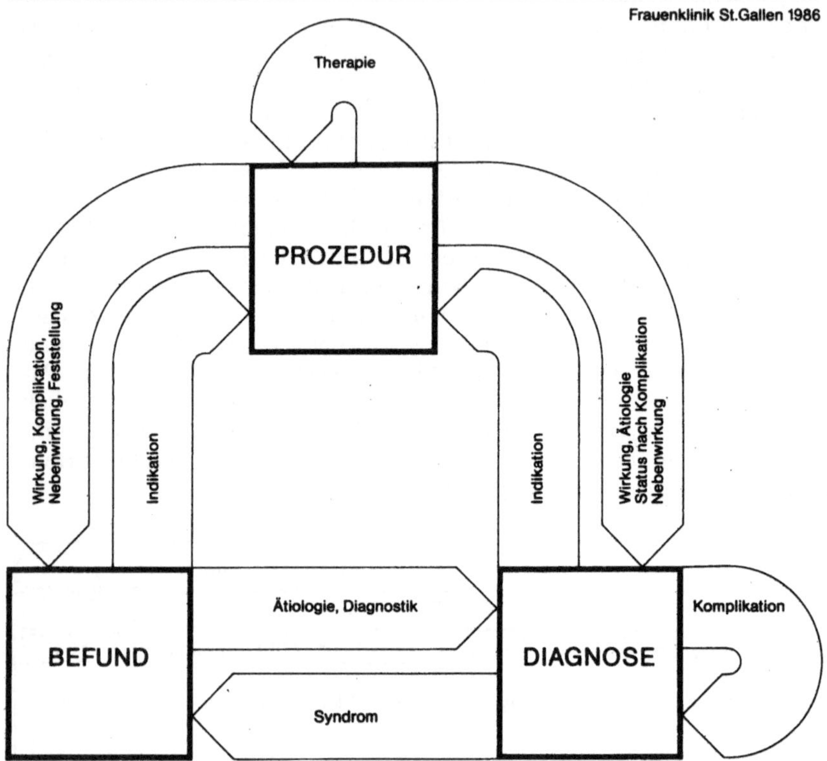

Abb. 2. Das Informationssystem erfaßt die Zusammenhänge zwischen Befund, Diagnose und Prozedur mit ihrer kausalen Begründung

die angefallenen Daten auf einem Datenträger an ein Auswertungszentrum mit gleichem Programm einzusenden, um so umgehend Klinikprofile für die einzelnen Merkmale zu erhalten. Damit läßt sich die Leistungsbreite sowohl im perinatologischen als auch im gynäkologischen Bereich definieren. Durch das Zustandekommen eines großen Zahlenmaterials können damit Zusammenhänge, z.B. zwischen Antibiotikaverbrauch, Infektiosität, Operationsdauer und Blutverlust etc. aufgezeigt werden.

In einem solchen Verbundsystem müssen besonders die Anonymität sowohl für den Patienten als auch für die Klinik abgesichert und der gesetzlich anerkannte Datenschutz gewährleistet sein.

Die Teilnahme für die einzelne Klinik muß selbstverständlich freiwillig sein; das Fernziel ist jedoch eine Beteiligung möglichst aller Kliniken einer Region. Damit wird es dem ärztlichen Bereich möglich sein, u.a. eine Qualitätssicherung zu garantieren, bevor evtl. von staatlicher Seite der entsprechende Druck auf uns augeübt wird.

Zusammenfassung

Das perinatologisch-gynäkologische Informationssystem PERGYN weist folgende spezifische Merkmale auf:

- rechnergestütztes
- medizinisches Informationssystem
- Dateneingabe dort, wo die Daten anfallen
- benützerfreundlich:
  - Bildschirmdialog
  - Einführungskurs: 1 Stunde
  - rasche Zugriffzeit
  - lexikalische Liste für 15000 medizinische Standardbegriffe (MEDAUs)
- spezifisch:
  - Ablaufbaum
  - Befragungsautomat
  - Kausalitäten zwischen Befund – Prozedur – Diagnose
- Verbundmöglichkeit:
  - Qualitätssicherung
- auf andere medizinische Disziplinen übertragbar
- Datenschutz, Anonymität garantiert
- Betriebssystem + Programmiersprache: UNIX „C"
- Computer: NCR 32/400

Dokumentation operativer Daten mit dBASE-III

B. Hinney, W. Kuhn

Universitäts-Frauenklinik Göttingen

Documentation of Surgical Data by dBASE-III

Summary. By the development of microelectronic it is nowadays possible to manage even large amounts of data by personal computers (PC). Quality control and a prescribed operationstatistics compels to use a computer. In most cases, however, the employment of a computer fails because of the lack of adequate soft-ware. As a basis of such a use the relational data bank system dBASE-III offers it's services. The introduced system OPSTAT serves to fill in and to control the operation manual and makes it possible to register and to analyse all operations, diagnoses, complications and special risk factors.

Zusammenfassung. Durch die Entwicklung der Mikroelektronik ist es möglich geworden, auch relativ umfangreiche Datenbestände mit Hilfe von Personalcomputern (PC) zu verwalten. Zum Einsatz der EDV zwingen die Notwendigkeit zur Qualitätskontrolle und die vorgeschriebene Diagnosenstatistik. Der EDK-Einsatz scheitert meist an der fehlenden Software. Als Grundlage für derartige Anwendungen bietet sich das relationale Datenbanksystem dBASE-III an. Das hier vorgestellte System OPSTAT dient zur Führung des OP-Buches mit Hilfe der EDV und erlaubt die Erfassung und Auswertung aller Operationen, Diagnosen, Komplikationen sowie spezieller Risikofaktoren.

Einleitung

Durch die Entwicklung der Mikroelektronik ist es in den letzten Jahren möglich geworden, auch relativ umfangreiche Datenbestände mit Hilfe von Personalcomputern (PC) zu verwalten. Abgesehen von dem in vielen Kliniken bestehenden

Wunsch nach Möglichkeiten zur vereinfachten Dokumentation zwingen auch die Notwendigkeit zur Qualitätskontrolle [1] und die neuerdings vorgeschriebene Diagnosenstatistik zum Einsatz der elektronischen Datenverarbeitung. Die Anwendung der EDV in der Klinik scheitert bisher allerdings häufig an der fehlenden Software. Fertige Programme sind für den jeweiligen Bedarf meist nicht verfügbar, die Neuentwicklung von Programmen ist aus Kostengründen normalerweise nicht möglich. Gewünscht wird häufig ein einfaches, auch für wenig geübte Anwender handhabbares und modifizierbares System. Als Grundlage für derartige Anwendungen bietet sich das relationale Datenbanksystem dBASE-III an. Nachfolgend soll die seit 4 Jahren an unserer Klinik übliche Führung des OP-Buches mit Hilfe des Datenbanksystems dBASE-III dargestellt werden.

Das System OPSTAT

Ziele der Erfassung operativer Daten mit der EDV waren: Erfassung aller operativen Eingriffe nach Art der Operation, Diagnose(n) und Komplikation(en), Erstellung von 2-Monats-, Halbjahres- und Jahresübersichten aller gespeicherten Daten, problemlose Auswertung aller gespeicherten Daten nach beliebigen Suchkriterien. Als Hardware stand ein IBM-XT mit 10 MByte Festplatte zur Verfügung. Bei der Konzeption des Programms standen folgende Gesichtspunkte im Vordergrund: Möglichst geringe zusätzliche Belastung aller Beteiligten durch die Dokumentation, Möglichkeit zur raschen Auswertung aller Daten, Minimierung des Platzbedarfs pro Datensatz zur problemlosen Speicherung zahlreicher Jahrgänge auf der Festplatte des PC. Die genannten Ziele waren nur unter Nutzung verschlüsselter Daten realisierbar; d. h. allen zu erfassenden, beliebig wählbaren Variablen wird eine Schlüsselnummer zugewiesen und nur die Schlüsselnummer wird gespeichert. Die Vorbereitung der Belege in der operativen Abteilung erfolgt gleichzeitig mit dem Eintrag der Operation in das OP-Buch. Die OP-Buch-Nr. ist für den weiteren Ablauf von entscheidender Bedeutung, da die Vollständigkeit des Datenbestandes über diese Nummer kontrolliert wird. Die Eintragung der jeweiligen Schlüsselnummern für Diagnose(n), Operation(en), Risikofaktoren, spezielle Medikamente, Transfusionen und Komplikationen erfolgt durch den Arzt mit dem Schreiben des Arztbriefes, anschließend erfolgt die Eingabe der Daten in den PC durch eine Dokumentationskraft. Nach Eingabe der OP-Buch-Nr. überprüft das Programm den Datenbestand daraufhin, ob unter dieser Nummer bereits ein Satz gespeichert ist. Falls dieser Satz nicht gefunden wird, kann die Eingabe erfolgen, anderenfalls werden die gespeicherten Daten gezeigt. Auf Wunsch können Änderungen erfolgen. Einige Felder werden bei der Eingabe auf Plausibilität überprüft. Das Alter wird aus Geburts- und OP-Datum errechnet, in gleicher Weise wird die Liegedauer vor und nach Operation aus den eingegebenen Daten errechnet.

Kontrollen

Die Prüfung des Datenbestandes auf Vollständigkeit wird vom Programm automatisch durchgeführt. Die Überprüfung der Datei auf Richtigkeit der Eingaben ist nur sehr begrenzt automatisierbar, andererseits zeigten die Erfahrungen nach Einführung des Systems, daß eine sinnvolle Auswertung ohne vorherige Kontrolle des Datenbestandes wertlos ist. Das System wurde daher so konzipiert, daß vor Erstellung der 2-Monatsübersichten eine Überprüfung der eingegebenen Daten durch die jeweiligen Kollegen der operativen Abteilung erfolgt. Zur Erleichterung dieser Überprüfung ist ein Programmteil vorgesehen, der die eingegebenen Daten in der Reihenfolge der Einträge im OP-Buch im Klartext anzeigt. In diesem Programmteil sind Korrekturen möglich. Anschließend können die OP-

Übersichten (Diagnosen, Operationen, Komplikationen) ausgedruckt werden. Da alle Aufstellungen über mehrere Jahre nach dem gleichen Muster erstellt werden, sind Vergleiche über längere Zeiträume problemlos möglich.

Zusätzliche Auswertungen

In einer Universitätsklinik stellen sich aus wissenschaftlichen Gründen regelmäßig Fragen zu durchgeführten Operationen bzw. Diagnosen. Das Programm OPSTAT bietet zu diesem Zweck eine Suchroutine, die alle Patientinnen der bisher erfaßten Jahrgänge nach beliebigen Suchkriterien auflistet und auf Wunsch ausdruckt. Weitere, spezielle Abfragen sind jederzeit unter Verwendung der in dBASE-III möglichen Abfragesprache auch für Nicht-EDV-Experten möglich. Voraussetzung für interessante Auswertungen ist die Möglichkeit, stets auf alle gespeicherten Jahrgänge zugreifen zu können; d. h. die gängige Speicherkapazität von PCs und der Platzbedarf der Datei müssen in einem geeigneten Verhältnis zueinander stehen. In der vorliegenden Version beansprucht jeder Datensatz mit allen Index- und Programmdateien ca. 130 Byte. Die z. Zt. gespeicherten 5 Jahrgänge belegen daher nur einen Bruchteil der Kapazität der 10 MByte Platte. Neben der OP-Dokumentation ist daher auf derselben Festplatte noch Platz für die ebenfalls in dBASE-III erstellte Karzinomdokumentation der Klinik mit z. Zt. ca. 2500 gespeicherten Patientinnen, 5500 Behandlungs- und ca. 8500 Nachsorgedaten. Da es sich bei dBASE-III um ein relationales Datenbanksystem handelt, können die Dateien über einen gemeinsamen Schlüsselbegriff (d. h. der für jede Patientin nur einmal vergebenen EDV-Nr.) verknüpft werden. So können z. B. jederzeit Überlebenskurven nach Karzinom-Operationen in einem integrierten Statistikprogramm dargestellt werden.

Datenschutz

Der Datenschutz ist gewährleistet, da sich der PC in einem abschließbaren Raum befindet, er ist mit keinem anderen Computer vernetzt, der Computer selbst ist abschließbar.

Diskussion

Das Datenbanksystem dBASE-III eignet sich zur Dokumentation aller anfallenden Patientendaten auf PCs. Die Kapazität des Systems ist auch für große Datenbestände geeignet (Ein Datensatz kann maximal 128 Felder umfassen, die Zahl der Datensätze ist nur durch die Hardware begrenzt). Eine eigene Programmiersprache erlaubt die Erstellung komplexer, anwenderfreundlicher Programme, der Interessierte ist durch eine leicht erlernbare Abfragetechnik in der Lage, auch nicht programmierte Abfragen durchzuführen. Änderungen der Datenbankstruktur sind jederzeit mit geringem Aufwand möglich. Die mit dBASE-III erstellten Dateien können in ASCII-Dateien umgewandelt und problemlos von allen gängigen Statistik- und Graphikprogrammen übernommen werden.

Literatur

1. Bräutigam HH, Hegerfeld R (1984) Qualitätssicherung in der operativen Frauenheilkunde. Bücherei des Frauenarztes, Bd 16, Enke, Stuttgart

Entwicklung eines Geburten-Dokumentations-Systems – Erfahrungen mit diesem System auf einem Kleinrechner

M. Pluta, K. Goeschen

Abteilung für Geburtsmedizin des Krankenhauses Berlin-Neukölln

Development of a Perinatal Data System – Routine Practice of this System on a Microcomputer

Summary. A simple on-line data collection system was developed for facilitating documentation and quality assessment in perinatal medicine. A microcomputer is used for acquisition of the most important obstetrical data. The system substitutes the handwritten birth notification form and permits automatic medical reporting. In addition an information system for day-to-day clinical routine is provided. Special programmes allow the compilation of statistical analysis as requested by the government as well as for actually internal quality assessment.

Zusammenfassung. Das Geburten-Dokumentations-System wurde zur Erleichterung der Dokumentation und zur Qualitätskontrolle in der Geburtshilfe entwickelt. Ein Personal-Computer dient zur Erfassung der wichtigsten Daten des Schwangerschafts-, Geburts-, und Wochenbettverlaufes. Dadurch wird die konventionelle Geburtenbuchführung ersetzt und die automatische Arztbriefschreibung ermöglicht. Mit Statistikprogrammen steht für den klinischen Routinebetrieb ein Informationssystem zur Verfügung, das auch die Erstellung der gesetzlich geforderten geburtshilflichen Statistik und eine klinikbezogene Qualitätskontrolle erlaubt.

Das Geburten-Dokumentations-System wurde zur Erleichterung der Dokumentation und zur Qualitätskontrolle entwickelt [1].

Ein Personal-Computer dient zur Erfassung der wichtigsten Daten des Schwangerschafts-, Geburts- und Wochenbettverlaufes. Dadurch wird die konventionelle Geburtenbuchführung ersetzt und die automatische Arztbriefschreibung ermöglicht. Mit Statistikprogrammen steht ein Informationssystem zur Verfügung, das neben der Erstellung der gesetzlich geforderten geburtshilflichen Statistik eine aktuelle klinikinterne Qualitätskontrolle erlaubt.

Ziel war es die Dokumentation mit der Qualitätskontrolle in einem Programm zu vereinen. Dadurch konnte eine zeitaufwendige mehrfache Erhebung gleicher Daten vermieden werden und die Qualitätskontrolle verbessert werden. Angestrebt wurde eine kleine praktikable Insellösung, da ein komplexes Klinikinformationssystem, das alle Informationsprobleme einer Klinik lösen soll, derzeit unrealistisch erscheint. Aus diesen Gründen und auch aus Kostengründen wurde auf ein Netzwerk verzichtet.

Besonderer Wert wurde auf eine leichte und bedienerfreundliche Anwendung gelegt, so daß der ungeübte Benutzer nach kurzer Einarbeitungszeit mit dem System vertraut ist. Durch menuegesteuerte Funktionen und Hilfstexte zu jedem Eingabefeld entfallen zeitraubende Einweisungskurse.

Geräteanforderung

Mindestvoraussetzung für die Hardware ist ein Hauptspeicher mit 512 KB und als Speichermedium eine Festplatte von 20 MB. An den Personal-Computer sind zwei Drucker angeschlossen, von denen der eine Drucker zum Ausdruck der

Archives of Gynecology and Obstetrics Vol. 245, No. 1-4, 1989
Verhandlungen der Deutschen Gesellschaft für Gynäkologie und Geburtshilfe,
47. Versammlung, München 6.-10. September 1988
© Springer-Verlag Berlin Heidelberg

Geburtenprotokolle, der Arztbriefe und Statistiken und der andere Drucker zum
Bedrucken von Haftetiketten dient. Diese Haftetiketten enthalten die wesentlich-
sten Informationen und dienen zur Geburtenbuchführung sowie zur Beschriftung
des Mutterpasses, des Kinderheftes und der Bettenkurven. Die Kosten für die
Hardware belaufen sich heutzutage auf 5000 bis 10000 DM. Als Datenbanksystem wird das dBASE III kompatible FoxBASE+ unter dem Betriebssystem
DOS 3.2 eingesetzt.

Eine wichtige Voraussetzung für die Qualitätskontrolle ist die Vollständigkeit
und die Richtigkeit der gesammelten Daten. Da die Daten unmittelbar nach jeder
Geburt im Kreißsaal direkt von den bei der Geburt beteiligten Hebammen bzw.
Ärzten eingegeben werden können und da das System entsprechend dem Geburtenbuch aufgebaut ist, werden alle Geburten erfaßt. Ein umfassendes Prüfpro-
gramm weist fehlerhafte Daten zurück. Zusätzlich können nach Abschluß eines
Monats die Daten mit einem speziellen Programm auf Vollständigkeit geprüft
werden. Hiermit wird neben Plausibilitätskontrollen unter anderem sichergestellt,
daß von jeder Patientin die Befunde des Wochenbettverlaufes eingegeben wurden.

Statistikprogramme

Mit den Statistikprogrammen steht dem Routinebetrieb ein klinisches Informationssystem zur Verfügung. Es können monatlich die geburtsmedizinische und die
amtlich vorgeschriebene geburtshilfliche Statistik sowie Verzeichnisse aller Geburten, der verlegten, der fehlgebildeten oder der verstorbenen Kinder erstellt
werden. Mit den Verzeichnissen ist eine Basis für die spätere Einzelfallanalyse von
Unterkollektiven gegeben.

Die zur klinischen Qualitätskontrolle herangezogene geburtsmedizinische
Statistik enthält übersichtlich die wesentlichen Angaben zur kindlichen und mütterlichen Morbidität und Mortalität des Gesamt-Klinikkollektivs. Im Gegensatz
zu anderen Verfahren, die die Ergebnisse erst mit einer Verzögerung bis zu einem
halben Jahr liefern, konnte mit diesem System jederzeit die statistische Auswertung auf dem aktuellen Stand mühelos erfolgen. Bei besonderen Fragestellungen
können im Vergleich zum Gesamt-Klinikkollektiv beliebige Unterkollektive, wie
z. B. das Kollektiv der Zwillinge, der Beckenendlagengeburten oder der Frühgeburten, ausgewertet werden. Mit Erfassung der perinatalen Basisdaten besteht
darüber hinaus die Möglichkeit der klinikexternen Qualitätskontrolle.

Literatur

1. Pluta M, Gesche J (1986) Geburten-Dokumentations-System: Eine Erleichterung der Dokumentation und Qualitätskontrolle in der Geburtshilfe. Geburtsh Frauenheilk 46:530

EDV-gerechtes Krankenblatt zur computergestützten Auswertung von Schwangerschaft und Geburt

W. Hamm, F. Wolff, H. Ebert, A. Bolte

Universitäts-Frauenklinik Köln

EDP-Adequate Case History for Computer Analysis of Pregnancy and Delivery

Summary. This article describes an EDP-adequate data collection system which
can also be used in the conventional way. The relational data base system used

is PROFESSIONAL ORACLE, Revision 5.1.; the requisite hardware consists of 3 IBM-AT-compatible personal computers with a main storage comprising 4 MB, system MS/PC-DOS, and a hard disk of at least 20 MB. The standardized case history compiles the user to collect the data carefully and completely. Besides formulating research problems the system automatically prepares the discharge report. By means of statistical analysis a continuous internal quality assessment was realized.

Zusammenfassung. Die Arbeit beschreibt ein EDV-gerechtes Krankenblatt, das auch zur konventionellen Krankenblattführung benutzt werden kann. Das relationale Datenbanksystem PROFESSIONAL ORACLE, Revision 5.1., läuft auf 3 IBM-AT-compatiblen Personalcomputern mit jeweils 4 MB Internspeicher sowie 20 MB oder 30 MB Magnetplatten mit dem Betriebssystem MS/PC-DOS. Das standardisierte Krankenblatt zwingt zur lückenlosen Datenerfassung und -dokumentation. Neben der Bearbeitung wissenschaftlicher Fragestellungen wird der Arztbrief automatisch erstellt. Aufgrund der monatlich erstellten Statistik wurde eine ständige klinikinterne Qualitätskontrolle realisiert.

Einleitung

Die ständig wachsende Datenmenge sowie die gestiegenen Anforderungen an eine exakte und lückenlose Befunddokumentation haben in den letzten Jahren zu einer erheblichen Mehrbelastung des medizinischen Personals geführt; darüber hinaus besteht heute an der Notwendigkeit fortlaufender Qualitätskontrollen in Geburtshilfe und Perinatologie kein Zweifel [1, 2, 10].

Die Tatsache, daß Schwangerschaft und Geburt relativ gut quantifizierbar sind, haben schon in den 70er Jahren zu ersten Entwicklungen von EDV-gerechten Krankenblättern in der Geburtshilfe und Neonatologie geführt, mit deren Hilfe auch ein computererstellter Arztbrief möglich wurde [4, 5, 8, 11].

Im folgenden soll das an der Universitäts-Frauenklinik (UFK) Köln 1979 eingeführte EDV-gerechte Krankenblatt und dessen Anwendungsmöglichkeiten vorgestellt werden.

Datenblatt und Datendokumentation

Das an der UFK Köln verwendete geburtshilfliche Krankenblatt umfaßt 12 verschiedene Datenblätter mit insgesamt ca. 400 Datenfeldern, wovon je die Hälfte unverschlüsselt und verschlüsselt im Rechner abgelegt werden. Unter den verschiedenen Schlüsselformen für Diagnosen, Komplikationen, Therapien u. a. stehen insgesamt 92 Schlüsselarten mit 897 Einzelschlüsseln zur Verfügung, wobei der in den Perinatalerhebungen in der Bundesrepublik Deutschland erhobene Datensatz vollständig enthalten ist. Zur praxisgerechten Anwendung und damit im herkömmlichen Sinne konventionellen Krankenblattführung sind auf allen Datenblättern Klartextfelder vorhanden, auf denen Sonderindikationen und seltene Diagnosen frei dokumentiert werden können.

Die Datenerhebung und -kodierung erfolgt durch Geburtshelfer und Hebammen (siehe Abb. 1).

Bei erstmaliger Vorstellung der Schwangeren wird das Deckblatt mit den Identitätsdaten der Patientin sowie das Datenblatt 1 (kurz GEB 1 genannt) mit Familien-, Eigen- sowie gynäkologisch-geburtshilflicher Anamnese angelegt; gleichzeitig wird eine ambulante Schwangerschaftskontrolle durchgeführt (GEB 2). Diese drei Datenblätter werden in der Krankenakte abgelegt.

Bei jeder Wiedervorstellung wird ein neues GEB 2-Blatt angelegt und gleichfalls in der Krankenakte abgelegt.

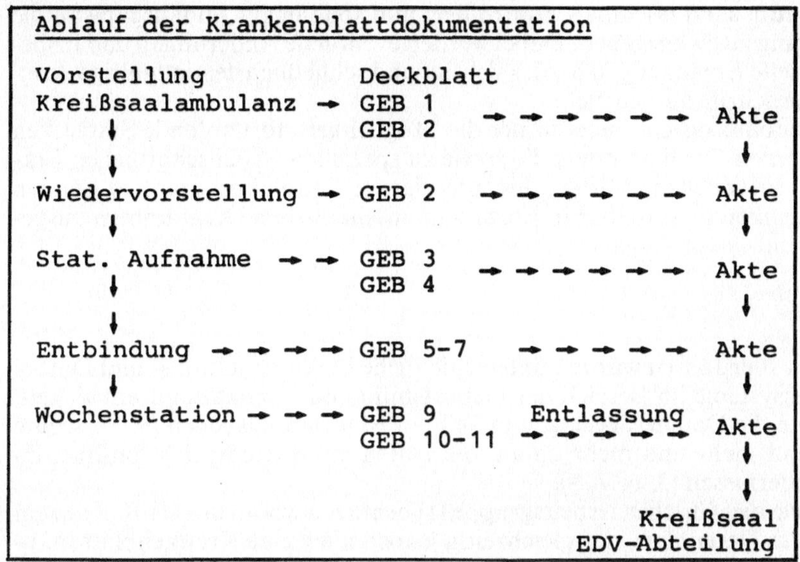

Abb. 1. Ablauf der Krankenblattdokumentation

Kommt die Schwangere zur stationären Aufnahme, so wird die bisherige Schwangerenbetreuung erfaßt und im Datenblatt 3 kodiert. Der stationäre Verlauf wird auf Datenblatt 4 im herkömmlichen Sinne handschriftlich festgehalten. Die Daten der Entbindung und Nachgeburtsperiode werden auf den Blättern 5–7 kodiert und anschließend in der Krankenakte abgeheftet.

Datenblatt 9 (Wochenbettverlauf) und die Datenblätter 10–11 (Neugeborenes) werden nach Entlassung der Patientin vom Stationsarzt kodiert in der Akte abgelegt.

Hardware und Software

Wir benutzen augenblicklich drei IBM-AT-Compatible Personalcomputer (PC) mit jeweils 4 Megabyte Internspeicher und jeweils 2 20-Megabyte- oder 30-Megabyte-Magnetplatten. Aus ergonomischen Gründen benutzen wir nur hochauflösende, graphikfähige Farbbildschirme. Die Ausgabe von Arztbriefen und Statistiken erfolgt über an jeden Rechner angeschlossene Matrixdrucker. Auf den Rechnern läuft das Betriebssystem MS/PC-DOS.

Das Datenbanksystem Professional ORACLE Revision 5.1., das auf der o. a. Hardware problemlos läuft, ist ein gehobenes relationales Datenbanksystem, das auch auf Großrechnern implementiert ist.

Dateneingabe und -verarbeitung

Unmittelbar nach Entlassung einer Patientin wird der gesamte Datensatz durch Eingabe in Bildschirmmasken erfaßt. Die Eingabe erfolgt durch medizinisch geschulte Mitarbeiter der hauseigenen EDV-Abteilung in einem gesonderten Raum im Kreißsaal und erfordert je nach Umfang 5–10 Minuten.

Im Anschluß daran wird der Arztbrief durch ein Reportgeneratorprogramm auf Diskette geschrieben. Vor Ausdruck wird der Brief mit Hilfe eines Texteditors am Bildschirm Korrektur gelesen und ggf. verbessert. Der vorläufige Arztbrief

1117

wird vom Stationsarzt nochmals kontrolliert und sodann zur Endausgabe an die EDV-Abteilung zurückgegeben. Dabei werden eventuelle Änderungen und insbesondere spezielle Ergänzungen berücksichtigt und schließlich der endgültige Arztbrief in Schönschrift ausgedruckt.

Das Datenbanksystem bietet ferner die Möglichkeit, fortlaufende Statistiken zur klinikinternen Qualitätskontrolle sowie zu speziellen wissenschaftlichen Fragestellungen zu erstellen. Mittels des integrierten Graphikprogramms können erstellte Statistiken unmittelbar in Form von anschaulichen Diagrammen ausgedruckt werden.

Diskussion

Bereits in den 70er Jahren wurden unterschiedliche Dokumentations- und Datenverarbeitungssysteme im Bereich der Geburtshilfe und Perinatologie entwickelt. Dabei erfolgte die Datenerfassung zum Teil mit Markierungsbögen [8, 11]; heute geht der Trend mehr und mehr dahin, die Daten unmittelbar, d.h. on-line, im Computer zu erfassen [3, 6, 7, 9].

Ebenso wie die Züricher Arbeitsgruppe [1] benutzen wir an der UFK Köln ein EDV-gerechtes Datenblatt, das gleichzeitig jedoch auch eine Krankenblattdokumentation im herkömmlichen Sinne darstellt.

Nach anfänglichen Schwierigkeiten bei der Datenerfassung und -kodierung hat sich dieses Krankenblatt nunmehr sehr bewährt, zumal für die EDV-gerechte Datenerfassung auch kein größerer Zeitaufwand entsteht als bei der herkömmlichen Krankenblattführung. Darüber hinaus zwingt das standardisierte Datenblatt, dessen Umfang weit über den des Perinatalerhebungsbogens hinausreicht, zu lückenloser und vollständiger Erfassung sowie Dokumentation der Daten, was wiederum einen wichtigen Schritt zur Qualitätssicherung darstellt.

Die automatisierte Erstellung des Arztbriefes bedeutet ferner eine erhebliche Zeitersparnis gegenüber dem herkömmlichen Diktat, wobei sich der Arztbrief jedoch dem Einzelfall entsprechend individuell gestalten läßt [1, 2, 10].

Durch die monatlich erstellte Geburtenstatistik wird eine aktuelle klinikinterne Qualitätskontrolle ermöglicht.

Darüber hinaus können wissenschaftliche Fragestellungen anhand des umfangreichen Datenmaterials schnell bearbeitet werden. Ferner können mittels des Graphikprogramms Statistiken in graphisch ansprechender Form ausgedruckt werden [1, 2, 10].

Literatur

1. Baumann H, Huch R, Huch A (1987) Geburtshilflich-perinatologische Datenerfassung mit dem Personal-Computer. Geburtsh Frauenheilk 47:401–405
2. Goeschen K, Pluta M (1988) Ständig wachsende Dokumentationsaufgaben für das medizinische Personal in Frauenkliniken. Frauenarzt 4:447–454
3. Haller U, Frielingsdorf B, Litschgi M (1986) PERGYN: Perinatal Gynecological Information System. Arch Gynecol 239:278–282
4. Hamacher M, Lang N, Voigt U (1973) Automatische Arztbrieferstellung mit Hilfe der Datenverarbeitung in der Geburtshilfe. Z Geburtsh Perinatol 177:279–291
5. Heinrich J, Putzar H, Seidenschnur G (1977) EDV-System zur automatischen Erstellung von Arztbriefen sowie statistischen Analysen für den Bereich der Geburtshilfe und Perinatologie. Zentralbl Gyn 99:129–138
6. Houlton M, Austin J, Jenkins D, Turner GM, Wilkins DG (1984) A microcomputer system in the delivery suite. Br J Obstet Gynaec 91:555–559
7. Huber P, Kristen R, Erasmi H, Pichlmaier H (1988) Der Computer in der gefäßchirurgischen Sprechstunde. Dtsch Ärztebl 34 (31/32):B–1534–1537

8. Lang N, Hamacher M, Hansmann M, Bellmann O, Voigt U (1973) EDV-Volldokumentation in der Geburtshilfe über Markierungsbelege – ein Schritt im Rahmen eines klinischen Informationssystems. Geburtsh Perinatol 177:262–278
9. Maresh M, Dawson AM, Beard RW (1986) Assessment of an on-line computerized perinatal data collection and information system. Br J Obstet Gynaecol 93:1239–1245
10. Pluta M, Gesche J (1986) Geburten-Dokumentations-System: Eine Erleichterung der Dokumentation und Qualitätskontrolle in der Geburtshilfe. Geburtsh Frauenheilk 46:530–532
11. Wagner H, Obladen M, Haller U, Wille L (1975) Neonatales Informationssystem I: Computer-lesbarer Schwangerschafts- und Geburtsbericht. Geburtsh Perinatol 179:68

Anwendung von Computergrafiksystemen zur Präsentation wissenschaftlicher Daten: Hat das Blaudia ausgedient?

U. Hasbargen, P. Scheidel

Frauenklinik im Klinikum Großhadern, Universität München

Computer Graphic Systems to Present Scientific Data

Summary. Computer graphic systems are widely used to present scientific data. Using paperprints generated with graphic software to produce slides is one possibility and direct transfer via computer-controlled and driven photo-electronical devices the other. Both methods offer easy and quick editing and updating. Scanning and color increases quality as well as cost significantly. Up to now paperprint based slide production is the most efficient way to present scientific data in routine clinical settings.

Zusammenfassung. Bei der Darstellung von wissenschaftlichen Daten mittels Computergrafik bieten sich als Möglichkeiten Papierausdrucke als Vorlage für Dias/Poster oder die Produktion von Dias durch elektronisch/fotooptische Geräte. Dadurch wird die Vorlagenerstellung beschleunigt, besonders bei Korrektur und Aktualisierung, und variantenreichere Gestaltung ermöglicht. Farbige Computergrafik mit Verarbeitung von Realbildern ist personalkostenintensiv und teuer in der Anschaffung) und deshalb für den Routineeinsatz noch nicht geeignet.

Es läßt sich grundsätzlich zwischen Textdaten, Grafik und Realbildern unterscheiden. Zahlen sind wiederum als Text und als Grafik darzustellen. Nach Auskunft unserer Fotoabteilung handelt es sich bei den durchschnittlich 8000 hergestellten Dias im Jahr in 50% um reine Textdias, in 45% um Dias mit grafischen Inhalten und in 5% um weiterbearbeitete Realbilder wie Fotos, Videoaufnahmen und Ähnliches.

Das einfache Blaudia läßt sich in seiner Qualität schon dadurch verbessern, daß die Vorlagenerstellung mittels Textverarbeitungssystemen und der Ausdruck durch hochauflösende Drucker erfolgt. Die Vorteile sind kontinuierliche Gestaltung, schnelle Editiermöglichkeit zur Aktualisierung bzw. Korrektur. Beispiele hierfür sind PC-Software wie MS-WORD, WORDSTAR, WORDPERFECT, VENTURA PUBLISHER, PAGEMAKER, etc. Grafikprogramme alleine oder als Teil von Tabellenkalkulationsprogrammen oder integrierten Softwarepaketen geben die Möglichkeit numerische Daten grafisch anschaulich darzustellen. Dies zusätzlich komfortabel durch Schnittstellen zu Datenbank bzw. Datenerfassungsprogrammen, wobei die Doppeleingabe der Rohdaten entfällt, und der jeweils aktualisierte Stand der Datei oder einer speziellen Auswertung präsentiert werden kann. Als Drucker empfehlen sich Laser, Tintenstrahl und Nadeldrucker.

Computergrafik richtig genutzt beginnt aber erst wenn die generierten Grafiken direkt, ohne die Zwischenstufe Papierausdruck, mittels spezieller vom Computer gesteuerter Kameras direkt auf Film transferiert – belichtet werden. Beispiele hierfür wären POLAROID PALETTE PLUS und PHOTOMETRIC 200PC mit niedriger (<2000 Linien/10 000–20 000 DM), MATRIX PCR/QCR-Z und HEWLETT-PACKARD 7510 mit mittlerer (2000–4000 Linien/ 30 000 bis 40 000 DM) und DICOMED IMAGINATOR und AGFA GX2500 mit hoher (>4000 Linien/$>150 000$ DM) Auflösung.

Für kleine und mittlere Systeme ist ein AT-kompatibler Rechner mit EGA-Monitor und Maus geeignet. Auch im Umgang mit Computern Ungeübte finden in 10–15 h einen Einstieg. Erweiterung der Gestaltungsmöglichkeiten ist durch einscannen von Realbildern (Dias, Buchvorlagen, Fotos) gegeben. Durch Manipulation wie Farbverstärkung, Polarisation und anderen Verfremdungstechniken im Rechner können Realbild und Grafik zu didaktisch wertvollen Dias verarbeitet werden. Diese Systeme erfordern eine ausgebildete Fachkraft!

Computergrafik ist zu unterteilen in die Nutzung des Computers zu Erstellung von Vorlagen für z. B. Blaudias, und die Produktion von Dias durch elektronisch/fotooptische Hardware. Die Vorlagenerstellung kann durch den Computer zeitsparend (Besonders bei Korrektur und Aktualisierung), optisch geradliniger und variantenreicher gestaltet werden und dies alles in den verfügbaren Fotoabteilungen schnell und kostengünstig.

Die farbige Computergrafik mit Verarbeitung von Realbildern ist faszinierend attraktiv, leider personalkostenintensiv, in der Anschaffung der Hard + Software teuer, empfindlich im Unterhalt und liefert scheußliche Ergebnisse in der Hand des Unerfahrenen.

Hat das Blaudia also ausgedient? Wir meinen „noch nicht".

Datenbankgestützte geburtshilfliche Medikamentenberatung der Universitäts-Frauenklinik Mainz

K. Friese, S. Querbach

Universitäts-Frauenklinik Mainz

Jeder Arzt muß immer wieder Schwangere medikamentös therapieren und beraten, wenn sie ohne Wissen um ihre Gravidität Medikamente eingenommen haben. Informationen hierfür sind nur bedingt vorhanden und die jeweiligen Arzneimittelhersteller können meist nur unzureichend weiterhelfen. Dabei ist zu bedenken, daß ein kleiner Teil der ca. 88 000 Interruptiones pro Jahr in der BDR aus Angst vor einer teratogenen Wirkung eines in Unwissenheit um die bestehende Gravidität eingenommenen Medikamentes vorgenommen wird. Um anhand der aktuellen Literatur beraten zu können, wurde deshalb im Jahre 1987 ein eigenes datengestütztes Beratungsprogramm für Kliniken und Ärzte zur Medikamenteneinnahme in Schwangerschaft und Stillzeit eingerichtet. Dabei wurde darauf geachtet, daß der Zugriff nicht nur zu Übersichtsarbeiten, sondern auch zu Einzelfallberichten bestand. Des weiteren sollten relevante Daten der zu beratenden Patientinnen gespeichert und nach Beendigung der Schwangerschaft einem gesonderten Datenpool zur Auswahl zugeführt werden. Auf diesen Überlegungen

Archives of Gynecology and Obstetrics Vol. 245, No. 1-4, 1989
Verhandlungen der Deutschen Gesellschaft für Gynäkologie und Geburtshilfe, 47. Versammlung, München 6.-10. September 1988
© Springer-Verlag Berlin Heidelberg

gründete sich dann die Struktur der Datenbank der Universitäts-Frauenklinik Mainz, indem zum einen alle Literaturhinweise oder Artikel, die sich mit dem Problem Medikamenteneinnahme in Schwangerschaft und Stillzeit befaßten, aus allen verfügbaren Datenbanken auf den Rechner zu übertragen. Des weiteren werden eigene Literatur-Recherchen in lesbarer Form in den Rechner eingegeben. Und zum dritten werden zur Datenrückkoppelung sämtliche Informationen der zu beratenden Patientinnen gespeichert und anschließend ausgewertet.

Soweit möglich, werden Literaturarbeiten in die Form gebracht, Titel der Arbeit, Autor der Literaturstelle, Schlüsselworte und Zusammenfassung. Die Stichwortsuche selbst läuft im Titel, in den Schlüsselworten und in der Zusammenfassung ab, damit kein Informationsverlust entsteht. Zum gegenwärtigen Zeitpunkt (8/88) sind ca. 6500 Publikationen bzw. Fakten aus der Datenbank abrufbar. Zur Aktualisierung erfolgt alle 3 Monate ein „up date". Sind von der Patientin ein Mischpräparat oder mehrere Medikamente eingenommen worden, so kann die Recherche für 6 Medikamente gleichzeitig durchgeführt werden.

Zusammenfassend erfüllt das Programm folgende Aufgaben: Kurzfristige Information von Arzt oder Klinik, adäquate Aufklärung für die Patientin, Verhinderung unnötiger Interruptiones, Empfehlung zu weiterführender Diagnostik wie CVS, Amniozentese oder Spezial-Ultraschalluntersuchungen, ggf. zur Interruptio, falls notwendig, Erstellung einer eigenen Risikoanalyse durch Korrelation von Literatur und eigenen gespeicherten Patientinnendaten.

EDV in der praenatalen Diagnostik – Erfahrungen mit einem eigenen Konzept

G. Kunze

Universitäts-Frauenklinik Marienhospital Herne, Ruhr-Universität Bochum

Im Zusammenhang mit der praenatalen Diagnostik fällt eine Fülle von Daten an: persönliche, anamnestische, sonographische und Labordaten. Jede beitragende Stelle (Ultraschall, Amniocentese, Labor, Sekretariat) erfaßt Daten, viele davon mehrfach. Statistische Auswertungen erfolgen oft mit hohem Zeitaufwand, dezentral und unvollständig. Zur Patientenaufklärung sind aber auch regionale Statistiken erforderlich („Situation vor der Haustür"). Darüber hinaus zwingt die Notwendigkeit, eine Kontrolle über die angewandten Methoden zur Praenataldiagnostik (z. B. unterschiedliche Punktionstechniken) unter Einbeziehung der Rückmeldedaten auszuüben, zur Datenerfassung durch den Arzt.

Das vorgestellte Konzept benutzt als Hardware IBM-kompatible PC mit Bildschirm (möglichst Farbe) und einen Drucker mit Briefqualitätsmerkmalen. Die Software wurde im Rahmen eines Datenbanksystems praxisnah programmiert, der Datenaustausch erfolgt mit Disketten. Der Ablauf ist nach den Gegebenheiten variabel:

Frauenklinik

Die persönlichen und anamnestischen Daten (Stammdaten) werden z. B. im Sekretariat oder im Ultraschallabor erfaßt, es besteht die Möglichkeit zum Ausdruck eines Laufzettels. Jeweils nach der Sonographie, der Amniocentese oder der Chorionbiopsie erfolgt die Eingabe weiterer Daten auf die mitgeführte Diskette. Das Begleitschreiben für das Material und der Arztbrief über den erfolgten Eingriff können sofort ausgedruckt werden.

Verhandlungen der Deutschen Gesellschaft für Gynäkologie und Geburtshilfe, 47. Versammlung, München 6.-10. September 1988

Zytogenetisches Labor

Die in der Frauenklinik auf Diskette gespeicherten Daten werden auf die Festplatte kopiert. Dabei werden Neueinträge von Arztadressen automatisch übernommen. Die Daten werden je nach Arbeitsgang vervollständigt. Die Ausgabe von Befundberichten (entweder an Kollegen oder die Patientin selbst) kann weitgehend (>90%) mit Standardtexten abgewickelt werden, ein Rückmelde-Formausdruck wird angehängt. Bei Problembefunden ist die Möglichkeit gegeben, die Briefe auf z. B Diskette zwischenzuspeichern und in einem Textverarbeitungsprogramm ergänzend zu bearbeiten. Schon am Tage des Analyseabschlusses können die Briefe versandt werden. Die letzte Dateneingabe erfolgt nach Rückmeldung über das „outcome" (Schwangerschaftsverlauf, Entbindung, Abort, Abbruch).

Die *Probleme* bei jeder Anwendung von EDV-Systemen sind darin zu sehen, daß ein Mindestmaß an Motivation der Beteiligten mit der Einsicht zur korrekten Dateneingabe erforderlich ist. Hardwareprobleme sind selten und meist lösbar. Bei externen Einsendungen muß für die Vollständigkeit der Angaben geworben werden.

Das System wurde bei ständiger Überarbeitung bisher an über 1500 Praenataldiagnostik-Fällen erprobt und hat sich bewährt. An inzwischen ca. 1000 kompletten Datensätzen können mit geringem Aufwand nach verschiedenen Gesichtspunkten statistische Auswertungen (Komplikationsrate, pathologische Befunde, Verknüpfungen u. v. a. m.) erfolgen.

Überlegungen zum Aufbau eines Diagnose- und Dokumentationssystems für die Uni.-Frauenklinik

H. Hüther, G. Müller, A. Morawski

Universitäts-Frauenklinik Homburg/Saar

Einleitung

In der Frauenklinik Homburg wird erwogen über kurz oder lang die Patientendatendokumentation (PDD) auf EDV umzustellen. Zur besseren Akzeptanz einer solchen Umstellung sind Überlegungen angestellt worden, wie man die Informationen, die in den Patientendaten (PD) enthalten sind, und die für die Arbeit in der Klinik von Interesse sind, und die für die Arbeit in der Klinik von Interesse sind, zugänglich und nutzbar machen kann, z. B. in Form der *automatischen Arztbrieferstellung,* einer *Datenbank* (DB) und/oder eines *Diagnosesystems* (DS). Die Informationen in den PD, die für ein DS von Interesse sind, werden an einfachen Beispielen erklärt.

Ausgangssituation

Wenn eine Umstellung der PDD auf EDV erfolgt, sollte damit auch die Voraussetzung geschaffen werden, daß die in den PD vorhandenen, und für die Arbeit des Klinikpersonals interessanten Informationen leicht zugänglich werden. Außer für eine Automatisierung der *Arztbriefschreibung* können Informationen in den PD für die *Forschung* in Form einer *DB* und für die *Diagnosefindung* in Form eines *DS* aufbereitet werden. Diese Überlegungen führen somit zu einem *integrierten Datenbank-, Dokumentations- und Diagnosesystem* (IDDDS) mit Hilfe stati-

Archives of Gynecology and Obstetrics Vol. 245, No. 1-4, 1989
Verhandlungen der Deutschen Gesellschaft für Gynäkologie und Geburtshilfe,
47. Versammlung, München 6.-10. September 1988
© Springer-Verlag Berlin Heidelberg

stischer Mittel. Die Beziehung zwischen PDD und DS soll näher betrachtet werden. Da bei vorhandenem Datenbanksystem die PDD mit Hilfe einer DB durchgeführt werden kann, wird diese Betrachtung auf die *Beziehung zwischen DB und DS* beschränkt.

Modell

Stellt ein Arzt bei einem Patienten die Symptome S_1, S_3 und S_7 fest, so kann in der DB die Information enthalten sein, daß diese Symptomkombination schon bei 10 Patienten beobachtet wurde, daß in 7 Fällen die Diagnose D_1, in zwei Fällen die Diagnose D_4 und in einem Fall die Diagnose D_{10} gestellt wurden (Abb. 1). Will der Arzt dann die Diagnose D_1 als Verdachtsdiagnose weiter verfolgen, so kann in der DB die Information vorhanden sein, daß bei 7 der 10 Patienten zusätzlich das Symptom S_9 beobachtet wurde und in all diesen Fällen die Diagnose D_1 gestellt wurde, während in den 3 Fällen, bei denen das Symptom nicht beobachtet wurde, diese Diagnose nicht gestellt wurde.

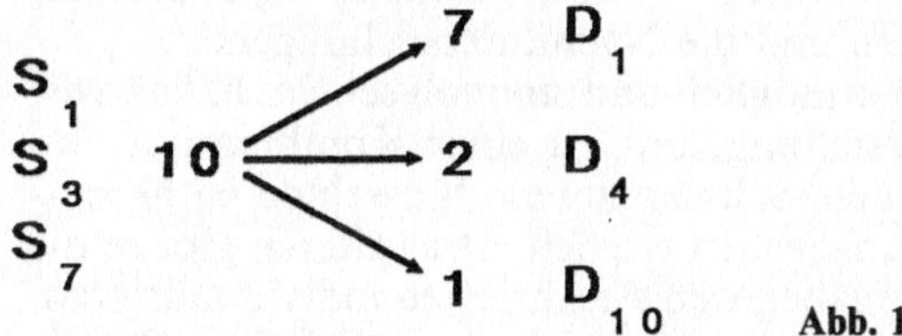

In der geschilderten Situation kann die für den Arzt interessante Information zum Teil in relativen Häufigkeiten festgehalten werden. Im allgemeinen jedoch enthalten relative Häufigkeiten allein nicht genügend Informationen zur Erhärtung bzw. Verwerfung einer Verdachtsdiagnose. Ist jedoch die zweidimensionale Häufigkeitsverteilung der relativen Häufigkeiten vorhanden, dann können diese Häufigkeiten mit mathematisch-statistischen Methoden [1, 2] in Erwartungswerte umgesetzt werden, die dem Arzt eine bessere Interpretationsmöglichkeit für die Bewertung der Relativen Häufigkeiten geben.

Literatur

1. Hüther H (1986) Schätzungen von Wahrscheinlichkeiten aufgrund kleiner Vorkommenshäufigkeiten in großen Kollektionen. Report DVII-87-1, TH Darmstadt, FB Informatik, DVS II
2. Fuhr N, Hüther H (1988) Opitmum Probability Estimation Based on Expectations. In: Chiaramella Y (ed) Proceedings of the 1988 ACM Conference on Research and Development in Information Retrieval. Presses Universitaires de Grenoble, pp 257–273

Datenerfassungssystem für Personalcomputer mit Arztbriefschreibung in der operativen Gynäkologie

S. Querbach, R. Seufert, M. Höckel, R. Kreienberg

Universitäts-Frauenklinik Mainz

Leistungserfassung und Qualitätskontrolle gewinnen für die operative Gynäkologie zunehmend an Bedeutung. Das zwingt schließlich zu einer Standardisierung der Einzelfalldokumentation, zur sofortigen und schnellen Verfügbarkeit klinischer, medizinischer Daten, zur Erhebung aktueller Statistiken und damit letztlich zur Automatisierung der Dokumentation. Die damit erreichte schnelle Verfügbarkeit eines relativ breiten Spektrums medizinischer und klinischer Daten in standardisierter Form bietet auch Hilfen bei wissenschaftlichen Fragestellungen.

Wir haben dazu an der UFK Mainz ein System für Personal-Computer entwickelt, das neben den oben genannten Eigenschaften auch die Möglichkeit zur automatischen Erstellung eines Arztbriefes bietet. Diese Kombinatiuon von Routineaufgaben (Arztbrief) mit der Automatisierung der Dokumentation erfüllt eine wichtige Randbedingung dieser Arbeit. Dadurch daß der betreuende Arzt an Stelle seines Arztbriefes nun den Erhebungsbogen diktiert, schafft die Datenerhebung keinen Mehraufwand für die leidige Dokumentationspflicht.

Am Anfang der Entwicklung dieses Systems mußten wir zunächst den klinischen Ablauf schematisieren, um überhaupt zu einem programmtechnisch zu verarbeitenden Datenkatalog zu gelangen. Das Ergebnis gliedert sich in einen Anamneseteil, einen präoperativen Diagnoseteil inklusive Risikoerfassung, sowie den Operationsteil mit Wachstationsphase und den postoperativen Beobachtungsbereich. Die gyanäkologischen Voruntersuchungen wie Röntgenuntersuchung, Ultraschall etc. werden ebenso erfaßt wie die Histologie, der Tumorstatus, die postoperativen Komplikationen und die Nachuntersuchungen.

Da eine Verschlüsselung nicht immer möglich und sinnvoll schien, haben wir, auch im Hinblick auf die Arztbrieferstellung, uns zu einer Kombination von Verschlüsselung und Klartext entschieden. Schwer zu verschlüsselnde pathologische Befunde können so im Klartext eingegeben werden. Desweiteren gibt es die Möglichkeit, durch zusätzliche Texteingaben den Arztbrief zu individualisieren. Die Verschlüsselung ist aber durchaus weit genug getrieben, so daß hinreichende Datengenauigkeit und -vollständigkeit für Statistiken und wissenschaftliche Fragestellungen besteht. Die wichtigsten Schlüssel sind: ICD für Diagnose und Risiko, GOÄ für die Operationen, Histologieschlüssel und ein eigener Schlüssel für die Symptomatik.

Zum Schluß sei noch erwähnt, welches die Hard- und Software-Voraussetzungen sind. Ein AT-kompatibler PC mit 640 kB RAM und einer 20 MB Festplatte ist sicher ausreichend. Ebenso genügt ein monochromer Monitor. Als Drucker verwenden wir einen Typenraddrucker, der schöneren Schrift wegen. Als Software benötigt man neben dem in der Programmiersprache von dBase III plus geschriebenen, ca. 50 kB langen und „Operatio" genannten Programm noch das Datenbanksystem dBase III plus bzw. dBRun. Eine compilierte (geclipperte) Version von „Operatio" ist geplant. Der Speicheraufwand pro Patient/in ist minimal 2 kB und durchschnittlich 4 kB.

Abschließend sei noch bemerkt, daß man mit dem System nun die Möglichkeit für aktuelle Querschnitts- und Längserhebungen hat, kurzfristig Trends erkennen kann und alles in allem eine verbesserte Qualitätskontrolle gewinnt.

PC-Nutzung zur integrierten Arztbriefschreibung und Befunddokumentation bei Tumorpatienten

K. Kaufmehl, E. Giese, G. Teufel, R. Klar

Tumorzentrum, Frauenklinik der Universität Freiburg

Tumorpatientinnen werden in der Regel mehrfach stationär und ambulant behandelt. Die Arztbriefe enthalten daher zu einem großen Teil wiederkehrende Informationen. Durch den EDV-Einsatz erhofften wir uns eine effektivere Arbeitsbewältigung in den Bereichen Arztbriefschreibung und Dokumentation.

Archives of Gynecology and Obstetrics Vol. 245, No. 1-4, 1989
Verhandlungen der Deutschen Gesellschaft für Gynäkologie und Geburtshilfe,
47. Versammlung, München 6.-10. September 1988

An ein PC-gestütztes Arztbriefsystem stellten wir die Forderung, daß Patientenstammdaten und Daten zu Verlauf und Therapie gespeichert werden, so daß zur Erstellung eines Briefes nur die jeweils aktuellen Daten eingegeben werden müssen. Die Adressaten des Briefes sollten aus einer Datenbank abrufbar sein. Bei ambulanten Patientinnen sollten die Nachsorgetermine überprüfbar sein.

Trotz intensiver Recherchen war kein entsprechendes Softwarepaket auf dem Markt zu finden, deshalb entwickelten wir ein eigenes Programmpaket. Als Programmiersprache diente Pascal (Turbo Pacal) mit den dazugehörenden Tools zur Datenhaltung (Turbo Database) und Textverarbeitung (Turbo Editor). Das Programmpaket wurde modular aufgebaut. Die Benutzeroberfläche orientiert sich an den derzeitigen Softwarestandards. Der Benutzer wird durch eine Menueleiste geführt. Die Dateneingabe erfolgt über Bildschirmmasken. Zur programmgesteuerten Erstellung eines Rohbriefes werden Patienten- und Diagnosedaten sowie Adressaten aus verschiedenen Datenbeständen abgerufen. Dieser Rohbrief wird mit einem selbstentwickelten WORDSTAR-ähnlichen Textverarbeitungsprogramm vervollständigt. Aus Datenschutzgründen wird vom Programm die Zugangsberechtigung des Anwenders geprüft.

Das Programmpaket befindet sich seit Oktober 1986 auf Personalcomputern im Routineeinsatz. Die Sekretärinnen arbeiteten sich innerhalb weniger Tage problemlos ein. Der Ausbau der Datenbestände bedeutete anfangs einen geringen Mehraufwand für die Sekretärinnen. Mittlerweile bewirkt das Programmpaket eine Arbeitsentlastung und eine erhebliche Beschleunigung der Arztbriefschreibung. Außerdem führte das Programmpaket zu einer Verbesserung der Dokumentation und unterstützt die Nachsorgeorganisation. Für statistische Auswertungen und zur raschen Information sind die Daten stets verfügbar, insbesondere aktuelle Informationen zum Rezidiv- und Überlebensstatus der Patienten.

Um eine wissenschaftliche Aufarbeitung des Krankengutes zu ermöglichen, wurden Spezialdokumentationen aufgebaut, die auf die Eigenheiten einzelner Tumoren zugeschnitten sind. Bisher wurden Mamma- und Endometriumkarzinome komplett dokumentiert. Es wurden tumorspezifische Erhebungsbögen entworfen, die Angaben zu Anamnese, Diagnostik, Therapie und Verlauf in codierter Form enthalten. Mit dBase III-plus richteten wir Datenbanken ein, die in ihrer Struktur den Erhebungsbögen entsprechen. Diese Spezialdokumentationen werden ständig fortgeschrieben und aktualisiert. Die aktuellen Daten können vom Arztbriefsystem übernommen werden.

Um im Netzwerk den gleichzeitigen Zugriff von mehreren Stellen auf einen einheitlichen Datenbestand zu ermöglichen, wurde das Programmpaket modifiziert. Turbo Database wurde durch das Datenverwaltungssystem BTRIEVE/N ersetzt, das PC-Netzwerke unterstützt. Das modifizierte Programmpaket wurde bereits auf verschiedenen Netzwerkinstallationen erfolgreich getestet und soll in den Routinebetrieb übernommen werden, sobald ein entsprechendes Netzwerk installiert ist.

Computergestütztes Qualitätssicherungsprogramm in der operativen Frauenheilkunde

R. Hegerfeld, H. H. Bräutigam

Frauenklinik des Marienkrankenhauses Hamburg

Für die Qualitätssicherung ärztlicher Dienste werden praktikable und finanziell machbare Programme benötigt. Neben der politischen und forensischen Bedeu-

Verhandlungen der Deutschen Gesellschaft für Gynäkologie und Geburtshilfe,
47. Versammlung, München 6.-10. September 1988
© Springer-Verlag Berlin Heidelberg

tung ist eine Qualitätssicherung ebenso wichtig für das ärztliche Selbstverständnis, Ärzte wollen und müßten Auskunft über die Ergebnisse ihrer Tätigkeit erhalten. In bisherigen Studien, wie z. B. bei G. Stark in der Gynäkologie, bei W. Schega in der Chirurgie oder in der Perinatalstudie, werden die Daten „off-line" auf Belegbögen erfaßt und zentral ausgewertet.

Bei uns werden Operationsdaten und postoperative Komplikationen im „on-line"-Verfahren direkt in den Computer der Krankenhausverwaltung eingegeben und ausgewertet. Die Speicherkapazität ist von der Verwaltung problemlos zur Verfügung gestellt worden, da das Programm die vorgeschriebenen Daten für die Kostenleistungsrechnung liefert.

Bei der Aufnahme der Patientin werden die persönlichen Daten im Aufnahmebüro erfaßt und unter einer Aufnahmenummer gespeichert. Auf der Bettenstation legt der Stationsarzt bei der Aufnahmeuntersuchung die präoperativen Risikofaktoren und Diagnosen bzw. Indikationen fest. Nach der Beendigung der Operation gibt der Operateur in einem Nebenraum des Operationssaals über ein Terminal im Dialogsystem die Operationsdaten ein. Das Programm wird aus Datenschutzgründen mit Hilfe eines Code aufgerufen, die Eingabe erfolgt in mehreren Schritten. Bei der Auswahl der Operationsart kann der Benutzer zunächst zwischen vaginalen, abdominalen, geburtshilflichen und Brustoperationen, Sterilisationen und kleinen Eingriffen wählen und dann die genaue Eingriffsart aussuchen. Z. Zt. stehen 69 verschiedene Operationsarten zur Verfügung.

Als nächstes werden präoperative Risikofaktoren ausgewählt. Operationstag und Uhrzeit werden ebenso erfaßt wie der Operateur. Die Operationsdauer wird in Minuten eingegeben, und technische, bei der Operation auftretende Besonderheiten werden ebenfalls standardisiert erfaßt. Schließlich muß der Benutzer noch die Diagnosen bzw. Indikationen auswählen, die zu dem Eingriff geführt haben oder intraoperativ gestellt wurden. Der in geburtshilfliche und gynäkologische Diagnosen unterteilte Katalog ist an einen ICD-Katalog gekoppelt, es entfällt dadurch die lästige ICD-Erfassung aller operativ versorgten Patienten.

Die während des operativen Verlaufes auftretenden Komplikationen werden von einem Oberarzt der Abteilung erfaßt und entsprechend einer standardisierten Komplikationsliste in den Computer eingegeben. Nach Bedarf können zu jedem Zeitpunkt sogenannte Statistiken ausgedruckt werden: Neben der Verteilung der Komplikationen und präoperativen Risikofaktoren fließen in die Auswertung auch die Ergebnisse aus verschiedenen, in den Klinikalltag integrierten Studien ein. Für Einzelfallanalysen steht eine namentliche Komplikationsliste zur Verfügung.

Datenerfassung und -erhebung muß leicht und ohne großen Aufwand zu bewerkstelligen sein. Rechner sollen nicht Erfahrungen verdrängen, sondern diese aus belegten Tatsachen speisen. Unser System hat sich bei jährlich 2200 Operationen seit 5 Jahren bewährt.

Eine einfache und klinisch brauchbare Vulvadokumentation auf Personal Computer

P. A. Riss, K. Radivojevic

2. Universitäts-Frauenklinik Wien

A Simple Database for Classification and Documentation of Vulvar Lesions on Personal Computer

Summary. We developed a simple menu driven database on personal computer for classification and documentation of vulvar lesions (IBM-PC, dBaseII). Vulvar

Archives of Gynecology and Obstetrics Vol. 245, No. 1-4, 1989
Verhandlungen der Deutschen Gesellschaft für Gynäkologie und Geburtshilfe,
47. Versammlung, München 6.-10. September 1988

lesions were classified according to morphologic appearance: red, white, dark, ulcer, small tumor (< 1 cm), large tumor. The data for each category are entered in multiple choice form and stored in a separate database file. For each category an automated table of the frequencies of the different diagnoses is provided, individual patients and variables can easily be accessed through the database query language.

Zusammenfassung. Wir entwickelten eine einfache menugesteuerte Datenbank auf Personal Computer zur Klassifizierung und Dokumentation von Vulvaveränderungen (IBM-PC, dBaseII). Als Grundlage für die Klassifizierung von Vulvaveränderungen verwendeten wir eine Einteilung nach dem Aussehen der Vulvaläsion: rot, weiß, dunkel, Ulcus, kleiner Tumor (< 1 cm), großer Tumor (> 1 cm). Innerhalb jeder Datei ist die automatische Auswertung nach Häufigkeit der verschiedenen Diagnosen vorgesehen, zu den einzelnen Variablen kann einfach mittels der Abfragesprache der Datenbank zugegriffen werden.

Um Veränderungen an der Vulva besser zu erfassen, zu klassifizieren und zu dokumentieren entwickelten wir ein Erhebungsblatt und ein dazugehöriges Dokumentationsprogramm auf Personal Computer.

Dokumentationsblatt

Für die einheitliche Dokumentation entwickelten wir zunächst ein Dokumentationsblatt. Dabei griffen wir auf die von Friedrich (1983) angegebene und klinisch sehr einleuchtende Klassifizierung der Vulvaveränderungen nach dem Erscheinungsbild zurück und bildeten 6 Kategorien:
1. rote Läsionen
2. weiße Läsionen
3. dunkle Läsionen
4. Ulcera
5. kleine Tumore (< 1 cm)
6. große Tumore (> 1 cm).

In jeder Untergruppe sind die möglichen Diagnosen aufgelistet, so daß der Untersucher jeweils nur nach dem Multiple Choice System die zutreffende Diagnose ankreuzen muß. Als 7. Kategorie bildeten wir eine Gruppe „Varia"; dort kann der Untersucher nicht klassifizierbare Befunde im Klartext einordnen (z. B. Fisteln, Verwachsungen, Verletzungen, u. ä.).

Die Rückseite des Dokumentationsblattes dient zum Festhalten der genauen Befunddokumentation: Beschreibung, Größe, Konsistenz, Lokalisation, Symptomatik, Sicherung der Diagnose, Dauer der Symptomatik, und schließlich Befund der *Vulvoskopie* (Niveau, Abgrenzung gegen Umgebung, Beschaffenheit der Oberfläche, Entzündungszeichen). Auch hier verwendeten wir systematisch das Multiple Choice System. Eine Skizze ergänzt die Beschreibung der Lokalisation und zeigt die Ausdehnung der Vulvaläsion.

Hardware und Software

Für die Einrichtung der Datenbank auf Personal Computer stand uns als Hardware ein IBM-PC mit 256 K Speicher und 2 Diskettenstationen zur Verfügung, als Software verwendeten wir dBaseII 2,4 (Ashton Tate, Culver City, California). Für jede der möglichen 7 Läsionen bildeten wir eine eigene Datenbankdatei.

Einrichtung der Datenbank auf Personal Computer

Das gesamte Datenbankprogramm ist menugesteuert. Nach Aufrufen des Programms muß sich der Benutzer zunächst entscheiden, um welche Art von Vulvaläsion es sich handelt (rot, weiß, dunkel, Ulcus, kleiner Tumor, großer Tumor, Varia), weiters kann vom Grundmenue aus direkt die Sammelstatistik über prämaligne und maligne Veränderungen aufgerufen werden. Wenn sich der Benutzer für einen bestimmten Typ von Läsion entschieden hat, werden ihm im folgenden Menue jeweils 3 Möglichkeiten geboten:
* Eingabe einer Läsion
* Änderung einer Läsion
* Statistik

Eingabe und Änderung sind identisch strukturiert und bestehen jeweils aus insgesamt 4 Bildschirmmasken, die genau dem Aufbau auf dem Dokumentationsblatt entsprechen.

Praktischer Einsatz

Während eines Zeitraums von 5 Monaten setzten wir die vorgestellte Dokumentation bei 117 Patientinnen mit Vulvaveränderungen in der allgemeinen gynäkologischen Ambulanz der II. Universitäts-Frauenklinik Wien ein. Im praktischen Einsatz zeigte sich, daß das Dokumentationsblatt vollständig war und alle vorkommenden Diagnosen berücksichtigte. Auch die Dokumentation der Vulvoskopie – in Anlehnung an Nauth (1986) – war ausreichend und vollständig. 2 Zeilen Klartext genügten zum Festhalten von Zusatzinformationen.

Diskussion

Die Idee von Friedrich (1983), das Erscheinungsbild der Vulvapathologie als Grundlage der Einteilung zu nehmen, löst die Schwierigkeiten einer konsequenten und einheitlichen Vulvadokumentation auf elegante Weise. Eine solche Einteilung spricht auch den Kliniker an, da vor jeder Diagnose die Beobachtung und Beschreibung der Läsion steht.

Die Ausrichtung auf das klinische Erscheinungsbild der Vulvapathologie bedingt, daß vulväre intraepitheliale Neoplasien (VIN) und Karzinome bei verschiedenen Läsionstypen dokumentiert werden. Diese Tatsache bedeutet keinen Nachteil, sie muß aber bei statistischen Auswertungen berücksichtigt werden. Wir haben deshalb eine automatisierte Übersichtsstatistik der prämalignen und malignen Vulvaläsionen entwickelt, wobei die Daten aus den verschiedenen Dateien zusammengetragen und in einer Liste dargestellt werden.

Das Dokumentationssystem kann leicht ergänzt oder für spezielle Fragestellungen geändert werden und ist nach unserer Erfahrung praktisch universell anwendbar.

Hinweis

Bei Zusendung einer formatierten Diskette (MS-DOS 5¼ Zoll, double side, double density) kopieren die Autoren die Programmdateien und die Struktur der Datenbankdateien.

Literatur

Friedrich EG (1983) Vulvar disease, 2nd edition. W. B. Saunders, Philadelphia London Toronto
Nauth HF (1986) Vulva-Zytologie. Thieme, Stuttgart New York

1128

Das Informationssystem ISRA/R in der gynäkologischen Endokrinologie

W. Braendle, S. Köhler, A. Plaep, H. H. F. Miltz

Abteilung für klinische und experimentelle Endokrinologie, Universitätskrankenhaus Eppendorf

The information System ISRA/R in Gynecological Endocrinology

Summary. This paper presents an information system for the support of clinical research in reproductive medicine (ISRA/R). The system is established on a database approach – all data arising at our center is instantly recorded on-line into the database. Thus a mighty tool has been established to aid us considerably in our daily work as well as in clinical studies.

Zusammenfassung. Vorgestellt wird ein Informationssystem für die Unterstützung der klinischen Forschung in der Reproduktionsmedizin (ISRA/R). Dieses System basiert auf einer Datenbank, in der alle in unserem Zentrum anfallenden Daten sofort im On-Line Betrieb erfaßt werden. Dadurch steht uns ein Werkzeug zur Verfügung, das sowohl den Ablauf des täglichen Routinebetriebes als auch die Durchführung klinischer Studien erheblich vereinfacht hat.

Einleitung

Anfang des Jahres 1985 wurde am Zentrum für Reproduktionsmedizin an der Universität Hamburg mit der Entwicklung eines Informationssystemes begonnen. Hintergrund war der Wunsch, sowohl ein Hilfsmittel für die Kommunikation der verschiedenen Abteilungen untereinander als auch ein Instrument zur Unterstützung der klinischen Forschung zur Verfügung zu haben. Ziel war ein flexibles, an wachsende Anforderungen anzupassendes System, das einerseits in den täglichen Routinebetrieb integrierbar und andererseits ohne großen Aufwand für die wissenschaftliche Arbeit nutzbar sein sollte.

Anforderungen an das System

Bei der Entwicklung von ISRA/R wurden eine Reihe von Forderungen an das fertigzustellende Produkt postuliert:
– Möglichkeit der Verarbeitung beliebig großer Mengen von Information (Begrenzung lediglich durch Hardwaregegebenheiten wie Plattenplatz etc.),
– Verfügbarkeit des Systems „vor Ort", also an den Stellen, wo Information „entsteht" und wo sie benötigt wird – beide Vorgänge können selbstverständlich simultan ablaufen,
– Nutzbarkeit durch unterschiedliche Personen (Arzt, MTA, Sekretärin, Dokumentationsassistenten),
– Nutzbarkeit des Systems für unterschiedliche Zwecke (klinische Routine, Forschung, Administration),
– Erfüllung grundsätzlicher Anforderungen in Hinsicht auf Datenschutz und Datensicherheit sowie schließlich
– Offenheit und Erweiterbarkeit des Systems.
Es stellte sich schnell heraus, daß ein Großteil der gestellten Forderungen die Möglichkeiten in Bezug auf Auswahl von Hard- und Software stark einschränkte.

Eingesetzte Mittel

Um den für uns herrschenden Notwendigkeiten gerecht werden zu können, entschied man sich für den Einsatz eines Multi-User-Systems. Eingesetzt wurde ein Rechner des Typs PCS CADMUS 9320 unter dem Betriebssystem UNIX. Angeschlossen sind elf Datensichtgeräte, an denen fast ständig im On-Line-Betrieb an dem System gearbeitet werden kann. Zusätzlich stehen zwei Drucker zur Verfügung. Dies entspricht der Philosophie eines zentralen Informationssystems – eine Verbindung zu anderen Systemen besteht aus Datenschutzgründen nicht.

Die Grundlage von ISRA/R selbst ist das relationale Datenbanksystem ORACLE, das eine außerordentliche Flexibilität garantiert: Änderungen und Anpassungen an neue Anforderungen sind jederzeit möglich, ohne bestehende Teile zu beeinträchtigen. Zudem sind in ORACLE selbst Möglichkeiten zur Wahrung von Datenschutz und -sicherheit realisiert.

Sowohl das Betriebssystem UNIX als auch das Datenbanksystem ORACLE sind inzwischen als Industriestandard anzusehen und auf die unterschiedlichsten Rechnertypen portiert. Damit ist die Möglichkeit einer Installation von ISRA/R auf andere Rechner ohne großen Aufwand gewährleistet.

Einsatz von ISRA/R:

Der hauptsächliche Nutzen des Systems in unserer täglichen Arbeit liegt in der Verbesserung und Beschleunigung der Kommunikation zwischen Labors und Sprechstunden. So stehen z. B. Laborwerte sofort nach ihrer Bestimmung im Labor in der Sprechstunde geordnet zur Verfügung. Ein besonderes Beispiel dafür ist der jederzeit mögliche Zugriff auf die Östrogenverläufe bei ovarieller Stimulationsbehandlung, ein wesentlicher Faktor bei der Überwachung der Patienten und für die Planung von Operationen.

Grundidee und Triebfeder bei der Planung und Erstellung von ISRA/R jedoch war trotz seines Wertes für die tägliche Routinearbeit, ein Instrument zur Verfügung zu haben, das die wissenschaftliche Arbeit unterstützen und erleichtern kann. Und genau hier liegt inzwischen auch der Hauptnutzen. Alle klinischen Studien werden mit dem System überwacht und ausgewertet. Ein besonderer Vorteil ist dabei die von uns benutzte Form der Zyklusbewertung. Die Darstellung zeitlicher Abläufe, wie sie gerade im Fall der Beurteilung der Zyklen unserer Patientinnen von entscheidender Bedeutung ist, ist gerade bei der Benutzung relationaler Datenbanksysteme nicht ganz einfach zu realisieren. Um einen Zyklus in Form einer Datenstruktur abzubilden, haben wir eine Relation (Tabelle „ZYKLUS-BEWERTUNG" eingeführt, die den schematisierten Verlauf der Basaltemperatur (BT) mit dem Beginn des Zyklus verknüpft. Auf diese Weise sind sämtliche mit einem Datum verbundene Parameter auf den Zylus einer Patientin beziehbar und damit analysierbar. So war es beispielsweise kein Problem, einen kompletten Behandlungsbogen mit all seinen enthaltenen Informationen (Stammdaten, BT-Kurve, klinischen Befunden, Laborparametern, Follikulometrien, durchgeführten Therapien) nach der routinemäßigen Erfassung aller Daten maschinell nachzuerstellen.

Durch die beliebige Verknüpfbarkeit verschiedener Einzeldaten läßt ISRA/R die Auswertbarkeit praktisch jeder Fragestellung zu. Aufgrund der leicht zu erlernenden Abfragesprache SQL von ORACLE, ist es auch EDV-„Laien" nach kurzer Einarbeitungszeit möglich, das System ISRA/R für Auswertungen eigenständig zu benutzen.

Bewertung

Betrachtet man den derzeitigen Stand von ISRA/R, so haben wir schon zum heutigen Zeitpunkt ein System zur Verfügung, das sowohl zur Unterstützung im laufenden Betrieb unseres Zentrums als auch zur wissenschaftlichen Auswertung klinischer Studien einsetzbar ist. Dabei sind hinsichtlich Fragestellung und Verknüpfung beliebig vieler Parameter die Möglichkeiten kaum begrenzt.

Ausblick

Eine Weiterentwicklung des Systems betreiben wir zur Zeit hauptsächlich auf dem Gebiet der Datenauswertung. Es gilt die bislang einzig mögliche Form der Ausgabe von Ergebnissen in Tabellenform zu erweitern und Schnittstellen zu komfortableren Ausgabeformen (z. B. Grafik) und anderen, mächtigeren Auswertungsprogrammen zu schaffen.

PC-gestützte Datenerfassung und -Auswertung in einem IVF-Programm

R. Sandner, R. Wiedemann, U. Noss, H. Hepp

Frauenklinik im Klinikum Großhadern, Universität München

Seit 1985 werden die Daten der Patienten, welche sich einer In-vitro-Fertilisation (IVF und ET) oder einem intratubaren Gametentransfer unterzogen haben, in einem von uns entwickelten Computerprogramm erfaßt. Seit 1987 ist es auch möglich, Befunde von mikrochirurgischen Operationen zu dokumentieren. Ebenso können alle Formen der medikamentösen Stimulation inklusive Inseminationsbehandlung erfaßt werden.

Das Programm arbeitet innerhalb der Benutzeroberfläche „Microsoft Windows" auf einem „IBM-AT"-kompatiblem Personalcomputer. Mit Hilfe einer sogenannten Menüleiste können die Funktionen des Programmes durch einfaches Anklicken mit der Maus aufgerufen werden. Dies ermöglicht es, ohne spezielle Computerkenntnisse nach kurzer Einarbeitungszeit mit dem Programm zu arbeiten.

Alle einzugebenden Daten werden über Nummern kodiert. Die Kodierungen können bei der Bearbeitung jedes Datenfeldes durch Knopfdruck abgerufen werden.

Im Teil „Patientin" werden neben Alter, Zyklusfunktion, Genitalsitus etc. die Befunde der operativ-diagnostischen Abklärung fixiert. Bislang erfolgte Stimulationsbehandlungen und Inseminationen können erfaßt werden.

Das Datenblatt Mann dokumentiert in analoger Form alle pathologischen Vorbefunde wie z. B. Varikozelen-Op, medikamentöse Vorbehandlung usw. In ausführlicher Form können zwei prätherapeutische Spermiogramme eingegeben werden. Die Dokumentation eines von uns durchgeführten IVF-Zyklus erfolgt auf einem gesonderten Datenblatt. Alle relevanten Daten zur Stimulation, wie das verwendete Medikament, die Zahl der benötigten Ampullen, der Tag der HCG-Gabe werden dokumentiert. Follikelzahl, gefundene Eizellen, Zahl der transferierten Embryonen lassen sich ebenfalls erfassen. Das Therapiespermiogramm kann gesondert aufgerufen werden. Hormonbefunde aus der Stimulationsphase und bis zum Tag 30 nach HCG-Gabe werden in einem gesonderten Datenblatt gespeichert. Es können pro Tag bis zu 5 Laborparameter erfaßt werden. Der Verlauf einer eventuell erzielten Schwangerschaft kann ebenfalls eingegeben werden. Die Dokumentation eines GIFT- bzw. eines Stimulationszyklus mit oder ohne Insemination ist auf einem ähnlichen Datenblatt möglich. Sollen die Daten einer mikrochirurgischen Operation erfaßt werden, so stehen hierzu

3 Datenblätter zur Verfügung. Das erste Datenblatt erfaßt die Befunde vor der OP; das 2. Datenblatt dokumentiert den durchgeführten Eingriff. Eine Textverarbeitung für OP-Bericht und Histologie ist angeschlossen. Im 3. Blatt wird der postoperative Verlauf einschließlich einer eventuellen Kontrollaparoskopie eingegeben.

Es erscheint uns als besonderer Vorteil des Programmes, daß die Bezeichnungen der Datenfelder sowie die Zahlenkodierungen nicht für immer fixiert sind, sondern vom Benutzer jederzeit geändert werden können.

Eine menügesteuerte Funktion erlaubt die Auswertung der Daten nach jeder denkbaren Fragestellung. Neben Mittelwertbestimmungen wie z.B. Durchschnittsalter – auch von Subgruppen – können Prozentwerte wie Anteil der schwangeren Patientinnen usw. abgerufen werden. Hormonverläufe lasssen sich sowohl graphisch darstellen als auch numerisch mit Mittelwert und Standardabweichung ausgeben.

Darstellung und Auswertung von Infektionsdaten über ein PC-Softwareprogramm (BAKDAS)

T. Ahlhelm, U. Siekmann

Anästhesiologie und Wiederbelebung, Krankenanstalten Konstanz

In den letzten Jahren ist die Zahl der bakteriologischen Untersuchungen unterschiedlichster Abstriche stetig angestiegen. Computer stellen das ideale Hilfsmittel zur Speicherung, Verknüpfen und Auswertung entsprechender Daten dar. Mit entsprechenden Programmen kann die Auswertung der bakteriologischen Untersuchungen die Antibiotikatherapie optimieren. BAKDAS besteht aus 4 Hauptprogrammteilen, den Stammdaten, den Patientendaten, der Auswertung, den Systemfunktionen. Wir erstellen Statistiken für die Stationen, die Abteilung und übergreifend für das Gesamtkrankenhaus. Je nach Interesse können hierbei variable Zeiträume berücksichtigt werden, so daß entsprechende Vergleichsstatistiken möglich sind. Die Diagnose-Datei ist identisch mit der aus dem Tumornachsorgeprogramm MEDDOK, Dr. Haunhorst, Köln. Eine einfache Diagnosestatistik kann erstellt werden. Die Auswertung aller Dateien erfolgt grundsätzlich mit gleichem Algorithums. Es werden keine Fehlerberechnungen durchgeführt. Trotzdem muß das Programm die Dateneingabe auf bestimmte Punkte überprüfen (bei BAKDAS erfolgt sie nur patientenbezogen). Sollten bei mehrfachen Eingaben die Kriterien Abstrich, Keim und Resistenzmuster identisch sein, so werden sie in verschiedenen Auswertungen nicht berücksichtigt. BAKDAS bietet verschiedene Möglichkeiten der Auswertungen an, so daß der Anwender entsprechende Fragestellungen durch Kombination der Auswertungen bearbeiten kann. Die Frauenklinik Konstanz kann BAKDAS erst seit 18 Monaten nutzen, so daß die Ergebnisse nur beispielhaften Charakter haben. Folgender Auswertungsweg wurde für die Zeiträume (1987/88) gewählt: Abstrichspektrum, Keimverteilungsspektrum und Resistogramm.

Abstriche	1987	1988
Katheter-Urin	58,41%	62,60%
Vaginalabstrich	10,27%	10,69%
Cervicalabstrich	9,03%	6,11%

Archives of Gynecology and Obstetrics Vol. 245, No. 1-4, 1989
Verhandlungen der Deutschen Gesellschaft für Gynäkologie und Geburtshilfe,
47. Versammlung, München 6.-10. September 1988

Durch die erste Auswertung lassen sich schon Abstrichverhalten erkennen und bei Bedarf ändern.

Keimverteilung K-Urin/Vaginal-Abstrich

Kein Keimwachstum	57,82/ 9,86	51,69/ 0,00
E. Coli	12,98/12,68	13,48/11,11
Enterokokken	11,80/16,90	14,61/11,11

Die Zahlen bestätigen frühere Untersuchungen und zeigen auch im zeitlichen Vergleich keine wesentlichen Unterschiede.

Resistogramm für E. coli

Doxycyclin	51,48	47,76
Mezlocillin	9,20	7,55
Imipenem	1,69	0,00
Ciprofloxacin	0,00	2,94

Auffallend war bei dieser Auswertung die hohe Resistenzrate von Doxycyclin. Durch gezielteren Einsatz des Präparates konnte im 1. Halbjahr 1988 der Selektionsdruck vermindert werden. Gegen Ciprofloxacin, erstmals 1987 eingesetzt, entwickelte sich, entgegen ersten Aussagen des Herstellers, eine Resistenz, die ebenfalls bei Ofloxacin mit ca. 10% beobachtet werden konnte.

BAKDAS kann die chemotherapeutischen Maßnahmen unterstützen und dem Kliniker ein brauchbares Instrument in der Therapie sein.

ADJUMED-Datenerfassungskonzept mit PC-Netzwerk an der Universitäts-Frauenklinik Zürich

J. C. Rageth, W. E. Schreiner, P. Semle

Universitäts-Frauenklinik Zürich, Gynäkologie

Der Bedarf an EDV-Einsatz am Spital ist begründet in der gestiegenen administrativen Belastung:
- Berichte
- Dokumentationspflicht
im vermehrten Bedarf an „feed back":
- Qualität und
- Quantität der geleisteten Arbeit
und durch den Bedarf an EDV-Unterstützung bei der Durchführung und Auswertung von
- wissenschaftlichen Studien
An Hardware-Mitteln stehen vor allem die Personal Computer zur Verfügung, welche sich beim Einsatz in folgenden *medizinisch-wissenschaftlichen* Gebieten bewährt haben:
- Textverarbeitung
- Literaturdatenbank-Recherchen über ein Modem
- Präsentationsgrafik (Erstellung von Dia-Vorlagen)
- Studienbegleitung (Datenbankprogramme, Tabellenkalkulation, Statistikprogramme)

An Software-Mitteln stehen Standardprogramme, welche für das eben genannte medizinisch-wissenschaftliche Einsatzgebiet einwandfrei geeignet sind, zur Verfügung.

Für den *medizinisch-administrativen* Bereich (Datenerfassung für die Berichtserstellung mit gleichzeitiger Ermöglichung wissenschaftlicher Auswertungen) existiert keine befriedigende Standardsoftware, was auf die sehr individuellen Klinikbedürfnisse und die Strukturen medizinischer Daten (unterschiedliche Gültigkeitsdauer, unterschiedlicher örtlicher Gültigkeitsbereich, unterschiedliche Wichtigkeit, Wiederholbarkeit der Datenerfassung, Erfassungszweck: Studien oder Administration) zurückzuführen ist.

In Zürich wurde eine medizinische Datenerfassungssoftware (ADJUMED) entwickelt, welche versucht, durch Flexibilität den genannten komplexen Datenstrukturen Rechnung zu tragen. Sie läßt individuelle Fragenkataloge für jeden Bereich (Op-Saal, Tumornachsorge etc.) zu und enthält auch einen Datenbereich mit Diagnosenliste und Anamnese, welcher für die gesamte Klinik Gültigkeit hat. Die Fragengruppen und die zu den Fragen gehörenden Codelisten sind frei definierbar, ergänzbar und auch umstellbar. Es können indexierte und sortierte Patientenlisten erstellt werden. Diese Listen werden auf dem Bildschirm, auf dem Drucker oder in eine Diskettendatei erstellt. Über eine sog. Schnittstelle werden die Daten als ASCII-Datei für die weitere Auswertung in ein Statistikprogramm überspielt. Die Software erlaubt es, ohne Programmierkenntnisse verschiedene Arten von Berichten zu definieren.

Das Netzwerk besteht aus einer Zentrale, dem Server, wo alle Daten gespeichert werden und mehreren, zur Zeit 6, im Endausbau ca. 20 Terminals in Sekretariaten, Op-Saal, Tumornachsorge und Bettenstation.

Die Datenerfassung geschieht am Ort der Datenentstehung, durch die Person, welche die Daten erfaßt hat und es wird jeweils sofort ein Ausdruck der erhobenen Informationen (z. B. Operationsbericht) vorgenommen, damit die Richtigkeit und Vollständigkeit sofort überprüft und unterschriftlich bestätigt werden kann.

Autorenverzeichnis

Abel, U. 737, 739
Adam, R. 610
Adrion, R. O. 529
Ahlert, Th. 631
Ahlhelm, T. 1132
Al-Hasani, S. 840, 843, 845, 899, 1041
Albert, P. 442, 445, 854, 981
Albrecht, H. 30
Albrecht, K. 214
Albrecht, M. 490, 744
Albrich, W. 3
Alexander, H. 994
Almendral, A. C. 767
Altenburg, P. 340
Anastasiadis, P. 234, 536
Anninos, Ph. 234
Anthuber, C. 116, 300, 746, 773
Arabin, B. 51, 95
Arendt, P. 824
Argiriou, Ch. 858
Artner, B. 988
Arzt, W. 121, 302, 437
Assen, A. von der 719
Augustin, W. 397

Baer, S. 577
Bäumler, C. 128
Baier, D. 994
Balcke, P. 233
Bald, R. 56, 59, 62, 106
Balke, R. 123, 330
Baltzer, J. 368, 498
Bannwart, F. 557
Barten, G. 552
Bartos, S. 645
Bartz, K. O. 440
Bartzke, G. 523
Bastert, G. 98, 108, 118, 418, 549, 550,
    569, 574, 586, 631, 684, 707, 733, 736,
    901, 940, 1018, 1057
Bauch, H.-J. 223
Bauer, H. 228
Bauer, M. 10, 13, 689
Bauer, O. 553
Bauman, R. 424
Baumann, A. 798

Baumann, H. 286
Baumann, R. 435, 436
Baumgartner, A. 563
Baumgartner, R. 495
Beck, L. 188, 561
Beck, T. 225, 523, 560, 581, 614, 700
Beck, Th. 211
Becker, U. 80, 139
Becker, W. 445
Behrendt, W. 464
Behrens, K. 260
Behrens, O. 297, 316
Beier, H. J. 575
Beier, H. M. 341, 868, 871, 873, 895, 1030
Beier-Hellwig, K. 871
Belkien, L. 888
Beller, F. K. 695
Bender, A. 868
Bender, H. G. 513, 555, 561, 689
Benz, R. 640, 1032
Berg, D. 905, 921
Berg, P. van der 81
Bergant, A. 1089
Berger, W. D. 374
Bergmann, P. L. 95
Bergmann, W. 583
Berle, P. 92
Bernard, A. 1022
Bernaschek, G. 94
Bertges, K. 937
Bettendorf, G. 860, 935, 980
Beyer, H. K. 119
Beyer, U. 282
Bieglmayer, Ch. 567, 635, 673, 853
Birkenfeld, A. 1030
Birkhäuser, M. H. 987, 994
Birmelin, G. 541
Bitzer, J. 767
Bläss, G. 171
Blanke, S. 843
Blin, J. 656, 1062
Bloomer, W. D. 704
Blumenthal, R. 704
Bode, U. 483
Böge, K. 674
Böhm, W. 640

Böhmer, S. 572
Börner, W. 445
Boesken, W. H. 231
Bolte, A. 226, 289, 460, 715, 967, 1115
Bonatz, G. 875
Bongards, G. 487
Bonn, B. 868, 871
Boos, R. 53, 55, 124
Born, H.-J. 1038
Bosse, E. R. 331
Braems, G. 114
Braendle, W. 860, 931, 935, 970, 980, 1019, 1027, 1129
Bräutigam, H. H. 1125
Brandner, P. 569
Brandt, B. 667
Breckwoldt, M. 926, 1010, 1028
Breitbach, G. P. 118, 733, 1018
Breitenecker, G. 600, 635
Bremen, Th. 585
Bremser, H. 464
Brezinka, Ch. 130
Briel, R. C. 1006
Brockerhoff, P. 225
Brökelmann, J. 106, 391
Brunnert, K. 719
Brusis, E. 138
Buchholz, F. 170
Buck, I. 674
Buddeberg, C. 1089
Budelmann, D. 850
Bühren, A. 1062
Bung, P. 819
Burger, R. 759
Burghardt, E. 588
Burkart, W. 280
Burrows, G. 309
Burster, J. 317

Caffier, H. 566, 622
Callies, R. 524, 743
Campo, R. 1010, 1042
Carsten, P. M. 374
Carstensen, M. H. 102, 140, 142, 358, 360
Casper, F. 228, 530, 556, 766
Celik, R. 63
Christmann, D. 319
Christmann, P. 736, 929
Chwalisz, K. 341
Chwat, M. 124
Cirkel, U. 941
Claußen, C. 550
Clees, J.-P. 128
Coburg, P. v. 755
Conrad, A. 339
Conradt, B. 699
Constantin, C. D. 1076
Conzelmann, E. 129
Cornely, M. 783
Čoupek, J. 476

Crombach, G. 284, 289, 672
Crusius, M. 943
Csaba, I. F. 851
Czermak, B. 315

Dallenbach, C. 5
Dallenbach, F. D. 5
Danneberg, A. 560
Davri, G. 217
Deck, H. J. 689
Deckardt, R. 801
Decleer, W. 899
Dederichs, M. 54
Degenhardt, F. 572, 578, 1036
Deichert, U. 443, 849
Deinert, S. 640
Dennemark, N. 339
Deparade, C. 288
Derbolowsky, J. 1079
Derfler, K. 233
Dericks-Tan, J. S. E. 424, 490, 744
Dernette, U. 1016
Desoye, G. 146, 161, 990
Detter, F. 865
Deutinger, J. 94, 838, 853
Diamond, E. 704
Dickson, R. 669
Diedrich, K. 840, 843, 845, 883, 893, 899, 1041
Diener, P. A. 577
Diergarten, K. 681
Dietl, J. 170, 409, 866
Dimpel, L. 564
Dincer, C. 1077
Distler, W. 149, 947, 1010, 1024, 1025
Ditfurth, M. von 149
Djalali, M. 837
Dören, M. 959, 963
Dörge, L. 357
Dohr, G. 146, 161
Dorfmüller, M. 1085
Dragar, U. 134
Dudenhausen, J. W. 37, 38, 179, 286
Duncker, H. R. 348
Dycker, R. P. de 683

Eberhard, J. 748, 751
Ebersbach-Schulz, B. 434
Ebert, H. 646, 1115
Ebinger, A. 418
Eckmann, C. 360
Edel, G. 135
Egarter, Ch. 413
Eggert-Kruse, W. 166, 457, 945
Ehret-Wagener, B. 6
Ehrhart, E. 656
Eibach, H. W. 460
Eick, C. 216
Eidtmann, H. 660, 661, 741
Eiermann, W. 495, 565, 637, 638, 681, 722, 724

Elger, W.   341, 929
Emons, G.   539, 649, 930, 983
Enders, G.   890
Endler, M.   233
Endres, M.   1070
Engel, K.   636
Enzelsberger, H.   774, 965, 966
Eren, S.   441
Ernst, G.   496
Ertle, B.   640
Ertmer, W.   494
Eva-Tabitha, Th.   1028

Faber, P.   760, 763
Fabsits, M.   376
Fallenstein, F.   330, 331
Fateh-Moghadam, A.   565, 637
Favre, Y.   557
Feichter, G. E.   643
Feistel, H.   487
Feldmann, H. U.   126
Fendel, H.   209, 227, 690
Fiedler, K.   890, 897
Fiegl, J.   1090
Fischbach, F.   449
Fischer, B.   869, 873
Fischer, J. H.   229
Fischer, P.   532
Fischer, W.   777
Fischer, W. M.   311
Fischl, F.   853
Fitz, R.   413
Flecken, A.   1024
Flock, M.   119
Flores-Genger, H.   1078
Fontaine, J.   656
Forell-Engelken, G.   722
Forssmann, W. G.   419
Frei, U.   259
Freude, G.   988
Frick-Bruder, V.   1050
Friedberg, V.   560
Friedl, A.   660, 741
Friedl, H. P.   528
Friedmann, W.   174, 544
Friedrichs, K.   658
Frielingsdorf, B.   1107
Friese, K.   1120
Fröhlich, H.   121, 425
Fromm, M.   216
Fuchs, A.-R.   316
Fuchs, P.   543
Fuchs, U.   1063
Fuhrmeister, O.   775

Galazios, G.   234, 536
Garssen, C. von   59
Gassner, I.   130
Gauwerky, J. F. H.   399, 401, 419
Geißler, K.-H.   1007

Geisthövel, F.   1010
Gemar, S.   1074
Gembruch, U.   56, 59, 62, 168, 893
Genis, E.   900
Genz, H.-J.   300
Genz, Th.   713
Geppert, M.   618
Gerber, B.   473
Gerhard, I.   166, 334, 457, 945, 1059, 1061
Gerlach, B.   135
Gerlach, H.   126
Gerner, R.   134, 285
Gerstner, G. J.   450, 528
Geyer, H.   582, 583
Giebel, A.   208
Giese, E.   670, 697, 1124
Gips, H.   900
Girardi, F.   543, 559
Gitsch, E.   606
Gitsch, G.   600
Glaser, D.   218
Gloning, K.-P.   138
Gmelin, E.   563
Gnirs, J.   53, 55, 78
Goecke, C.   351, 382
Goepel, E.   358, 679
Göppinger, A.   541
Goeschen, K.   316, 1114
Götz, A.   448, 461
Götze, O.   154
Golz, N.   283, 304, 628, 716
Gonser, M.   133
Gottschlich, A.   62
Grab, D.   87, 96, 99
Gradwohl, A.   782
Graeff, H.   63, 82, 449, 801, 817, 827
Graf, M.   1024, 1025
Gredler, B.   528
Gregorio, G. de   764, 775, 795
Greimel, E.   1084
Grill, H. J.   581, 648, 700, 735, 740, 929
Grillo, M.   850
Grischke, E.-M.   771
Grosch-Wörner, I.   185
Grospietsch, G.   230
Grün, B.   729
Gründel, J.   908
Grünsteidel, W.   113
Grüßner, A.   109
Grunwald, K.   863
Günter, H.   259
Günther, E.   165
Günther, R.   729
Günther, W.   229
Gutschow, K.   305, 448, 461
Gyergyay, F.   548

Haake, K.-W.   994
Haas, I.   730
Haas, J.   503, 543

Haas, P. 389
Haasteren, V. v. 714
Habauer, E. 134
Habler, O. 615
Hackenberg, R. 734
Hackl, S. 556
Häusler, M. C. H. 278
Hagens, G. von 106
Haider, F. 617
Halberstadt, E. 80, 139, 208, 285
Haller, U. 1107
Hamm, W. 226, 1115
Hanker, J. P. 280
Hansemann, K. 930
Hansmann, M. 56, 59, 62, 106, 168
Harbeck, N. 724
Hartje, M. 840
Hartter, P. 890
Hasbargen U. 1119
Haselbach, U. 586
Hassler, A. 82
Hauser, U. 541
Hege, A. 945
Hegele-Hartung, C. 341
Hegele-Hartung, Ch. 869
Hegerfeld, R. 1125
Heidler, H. 766
Heilmann, H. D. 452
Heilmann, L. 248, 311, 389, 524, 821
Hein, K. 78
Heine, O. 163
Heins, G. 382
Hellwege, H. H. 140, 142
Hengstberger, M. 680
Henne, K.-W. 13, 689
Henne, M. 523
Hepnar, C. 845
Hepp, H. 157, 193, 295, 404, 609, 877, 882,
    913, 1081, 1131
Hepp, S. 432
Herbe, E. 446
Herkenhoff, S. 719
Hermann, C. 1006
Hertwig, I. von 854
Herzog, R. E. 228, 530, 581, 614
Hesse, U. 746, 773
Hettenbach, A. 101, 255, 256, 257, 340,
    357, 378, 1074
Heytmanek, G. 570, 965, 966
Heywinkel, E. 1010, 1042
Hickl, E.-J. 29
Hiersche, H.-D. 1102
Hildebrandt, R. 333
Hilfrich, J. 578, 632, 737
Hilgarth, M. 541
Hillebrand, B. 272
Hillemanns, H. G. 76, 328, 764, 780
Hilsenbeck-Celik, R. 250
Hiltmann, W.-D. 101
Hinney, B. 154, 165, 369, 427, 1111

Hinrichsen, K. 123
Hintermüller, P. 425
Hirsch, G. 1092
Hirsch, H. A. 409
Hirsch, P. 890, 897
Hitschold, T. 92
Höckel, M. 211, 1123
Höffken, K. 731, 743
Hölscher, M. 625
Hölting, H. 283
Hönigl, W. 298, 990
Hötzinger, H. 118, 119, 446, 694
Hoffmann, L. 678
Hoffmann-Born, H. 1038
Hofmann, H. M. H. 278, 279, 298, 990
Hofmann, I. 646
Hofmann, J. (Gelsenkirchen) 452
Hofmann, J. (Marburg) 734
Hofmann, N. 1042
Hohl, M. K. 405
Hohlweg-Majert, P. 512
Holst, Th. von 334, 937, 952
Holzgreve, W. 135
Horny, H.-P. 170
Horst, J. 218
Hruby, H. 300
Huber, J. 966
Huber, P. 987, 994
Huch, A. 286
Huch, R. 286
Hübner, F. 236, 337
Hündgen, M. 550
Hünecke, B. 102, 140, 142, 360
Hüther, H. 1122
Hütter, W. 87, 96, 99
Hug, G. 1074
Hugo, R. v. 63, 250, 625, 827, 1006
Husslein, P. 413, 1078
Huter, O. 130

Ikenberg, H. 478, 541
Inthraphuvasak, J. 429, 646

Jäger, N. 475
Jäger, W. 485, 486, 487, 629, 1022
Jänicke, F. 430, 625
Jahn, K. 188
Jakobi, C. 260
Jaluvka, V. 434
Jandová, A. 476
Janisch, H. 313
Janke, S. 645
Jansen, O. 563
Jarasch, E.-D. 662
Jaspers, V. 118, 446
Jimenez, E. 171, 544
Jonat, W. 658, 660, 661, 731, 737, 741,
    1019
Juchem, M. 929
Juhnke, I. 443

Jung, H.   209, 337, 690, 916
Jung, Th.   869
Jung-Hoffmann, C.   1005
Junkermann, H.   11

Kaesemann, H.   622
Kainer, F.   89
Kaiser, E.   985
Kalogirou, D.   217
Kaltenbach, F.-J.   231, 775
Karbowski, B.   220, 223, 395
Karl, C.   262
Katzorke, T.   888
Kauffels, W.   351
Kaufmann, M.   636, 643, 662, 702, 730,
   737, 739, 741, 771
Kaufmehl, K.   670, 1124
Kaul, S.   631, 707, 1018
Keckstein, G.   416, 432, 1032
Keim, T.   87, 96, 99
Keller, W.   767
Kellner, U.   637
Kemper, K.   967
Kentenich, H.   862, 1052
Kerl, J.   780
Kern, F.   109
Kessler, H. H.   146, 161
Kessler, U.   681
Kesternich, P.   209, 337, 690
Khanaga, O.   900
Kieback, C. C.   687
Kieback, D. G.   687, 695
Kiesel, L.   937
Kipke, T.   755, 1019
Kipshagen, H.   373
Kirchheimer, J.   838
Kirchler, H.   130
Kirsch, J.   843
Kirschbaum, M.   348
Kitschke, H. J.   674
Kiwitt, A.   552
Klar, R.   1124
Kleine, W.   582, 583, 670, 775, 829
Kleinstein, J.   900
Klepsch, J.   743
Klick, A.   777
Kliem, M.   596
Klinga, K.   702, 952
Klink, F.   309, 563
Klosa, W.   596, 764
Knapp, M.   1041
Knapstein, P. G.   504
Knitza, R.   69, 295
Knodel, J.   1018
Knöpfle, E.   448
Knuppen, R.   649, 930
Kobilková, J.   476
Kobyletzki, D. v.   452
Koch, S.   185
Koch, U. J.   1013

Köhler, S.   1129
Kölbl, H.   600, 635, 788
Köppe, C.   687
Kofler, J.   463
Kolanczyk, B.   309
Kolodziej, F. B.   888
Kopecky, P.   729
Korell, M.   404
Kosian, K.   313
Kosukavak, M.   213
Kouskouni, E.   217
Koutzougeras, G.   234
Kovarik, R.   9
Kramann, B.   118
Kramer, D.   304, 628, 716
Krampe, C.   549
Kranzfelder, D.   575, 754, 798
Krebs, D.   81, 159, 237, 475, 483, 494, 553,
   645, 819, 840, 843, 845, 893, 899, 1039,
   1041
Krebs, N.   305
Kreienberg, R.   523, 566, 648, 735, 740,
   1123
Kreth, U.   689
Krieg, W.   666
Kriete, A.   348
Kristen, P.   754
Krohn, M.   214
Krone, S.   69, 116
Kruck, M.   389, 430
Krüsmann, G.   890, 897
Krug, H.   651
Kucera, H.   525, 617
Kübler, H. C.   643, 702
Kühn, W.   636, 643, 702
Kühnle, H.   369, 534, 627
Künzel, W.   200, 290, 348
Kuhl, H.   1038
Kuhn, U.   149
Kuhn, W.   154, 165, 230, 336, 339, 369,
   427, 534, 602, 817, 827, 1111
Kuntz, B. M. E.   149
Kunz, T.   661, 679, 731
Kunze, G.   123, 694, 1121
Kurbacher, C.   475
Kusche, M.   441, 634, 672, 715, 967
Kyung Song, H.   704

Ladner, H.-A.   689
Lahodny, J.   376, 377, 778, 779, 782
Lahousen, M.   503, 517, 620, 624
Landolt, H.   300
Landolt-Ritter, C.   1089
Lang, M.   193
Lang, N.   485, 841, 1022
Lang, U.   114, 290
Langer, M.   1078, 1090
Langnickel, D.   293
Laser, R.   862
Laudon, S.   862

Laufer, B. 744
Lauritzen, C. 837, 847, 895
Legat, J. 317
Lehmann, M. 994
Lehmann-Willenbrock, E. 480
Lehrer, St. 704
Leichtweiß, H. P. 358
Lellé, R. J. 654
Leodolter, S. 988
Lettau, R. 539
Leucht, W. 124, 684
Leyendecker, G. 585
Lichtenberg, V. 860
Lichtenegger, W. 559, 770
Limperis, B. 234
Lindner, Ch. 674, 860, 935, 973
Link, G. 354
Linnenkamp, J. 284, 289
Lippman, M. 669
Lissner, R. 211
Litschgi, M. 1107
Lohe, K. J. 266
Loos, W. 63, 82, 250, 817
Lorbach, J. 1013
Lorenz, U. 70, 216, 619, 666, 709
Loss, W. 449, 827
Luckhardt, M. 935, 980
Ludwig, H. 903
Lück, H.-J. 578, 632
Lücke, R. 640
Lüdin, S. 987
Lüdinghausen, M. v. 536
Lütticken, R. 460
Lung, S. 733
Luttkus, A. 352

Maas, D. H. A. 1036
Maas, U. 185
Maass, H. 466, 755
Macher, F. 707
Madjar, H. 596, 697
Maghsudi, M. 354
Mahlke, M. 504
Maier, G. 461
Maier-Ziegler, M.-T. 1057
Maleika, F. 849, 890, 1037
Maleika, M. C. 849, 890
Maleika, M.-C. 1037
Mallmann, P. 159, 168, 645
Mallmann, R. 168
Manz, B. 929
Martin, A. 1059, 1061
Mast, H. 283, 304, 628, 716
Mayer, H. O. 298
Mayer-Eichberger, D. 564
Mayr, B. 368
Mecke, H. 439
Meden, H. 534
Meerpohl, H. G. 627
Mehnert, H. 272

Meier, C. 485
Meier, W. 565, 609, 637, 638
Meinen, K. 943
Melchert, F. 101, 340, 378, 429, 646, 784,
968
Mempel, W. 157, 305
Mennel, C. 726
Merkle, E. 1022
Mertens, T. 460
Merz, E. 109
Mesrogli, M. 572, 1036
Metka, M. 570, 965, 966
Mettler, L. 379, 564, 858
Meybohm, J. 658
Meyer-Wittkopf, M. 1030
Mezger, J. 890
Michailov, M. Ch. 496
Michel, R. Th. 484, 490, 1017
Mickisch, G. 255, 257
Middeke, M. 244
Miedaner-Maier, I. 166
Mielke, M. 185
Miklaw, H. 5
Miltz, H. H. F. 1129
Minne, H. 945
Miny, P. 135
Mittermayer, C. 690
Mitze, M. 1017, 1019
Möbus, V. 648, 735
Montag, M. 963
Morawski, A. 1122
Morgenstern, J. 60
Mosny, D. S. 555
Motyčka, K. 476
Mühlen A. von zur 260
Mühlhaus, K. 297
Müller, A. 714
Müller, C. 284
Müller, G. 1122
Müller, R. 787
Mueller-Eckhardt, G. 163
Müller-Tyl, E. 853
Müllerleile, U. 678
Müntefering, H. 92
Murken, J. 1070
Murnik, R. 634
Mursch, G. 121, 302, 437
Mursch-Edlmayr, G. 425
Mutke, H. G. 343

Nachtwey, G. 373
Näher, H. 457
Nagel, W. 475
Nasse, S. 715
Naujoks, H. 663
Naumann, U. 60
Neeser, E. 409
Neis, K. J. 550, 569, 586, 707
Neises, M. 739, 784
Neppert, J. 163

Neßelhut, T. 230
Neu, E. 496
Neuenschwander, E. 987
Neufeind, P. 758
Neuhaus, W. 715
Neulen, J. 1028
Neumann, J. 945
Neumann, R. L. A. 683
Neumeyer, H. 154
Neunteufel, W. 567, 600, 673
Nieder, N. 397
Niedner, W. 667
Niesert, St. 252, 259, 260
Nitsch, C. D. 687, 695
Nocke, W. 237
Noss, H. 877
Noss, U. 1131

Oberheuser, F. 309, 539, 983
Obernitz, N. v. 746, 773
Ochs, H. 941
Oehme, A. 218
Öney, T. 23
Ortmann, O. 930, 983
Osmers, R. 336, 339, 369, 602, 824
Ostertag, H. 660, 661, 741
Ott, W. 134, 139, 285

Pahnke, V. G. 214, 701
Pahwa, G. S. 649
Palmtag, H. 783
Pape, H. 80
Pateisky, N. 606
Paterok, E. M. 785
Pavic, N. 994
Pawlowski, B. 288
Pediaditakis, D. 215, 440
Peters, F. 1028
Peters-Welte, C. 463
Petersen, E. E. 263
Petri, E. 22, 556, 766, 790
Petru, E. 503, 624
Pfeiffer, D. 609
Pfister, H. 543
Pfisterer, Y. 213
Pfleiderer, A. 478, 491, 541, 582, 583, 627, 670, 1088
Pfuhl, J.-P. 424, 435, 436
Pickel, H. 503, 543, 620, 624
Pieper, A. 918
Piotrowski, T. 636
Plaep, A. 1129
Pluta, M. 1114
Pohl, J. 491, 596, 627
Pohla-Gubo, G. 458
Poleska, W. 504
Pollmann, D. 549
Pollow, K. 648, 735, 740, 929
Possinger, K. 731
Potempa, D. 256

Prangenberg, G. 494
Preim, D. 729
Primavesi, C. A. 452
Pröbstl, R. 368
Prömer, H. 308
Prömpeler, H. J. 263
Propping, D. 888
Pusch, H. H. 1055

Quaas, L. 76, 231
Quakernack, K. 75, 118, 123, 330, 331
Queißer, A. 211
Querbach, S. 1120, 1123

Raab, G. 495
Raatz, D. 372
Rabe, D. 78, 684
Rabe, Th. 863, 937, 1000
Rabenbauer, B. 993
Radivojevic, K. 384, 1126
Rageth, J. C. 1133
Ragosch, V. 216
Rahn, P. 486
Ralph, G. 559, 770, 776
Rasel, D. 256, 257
Ratei, W. 89
Rath, W. 230, 336, 339, 369, 534, 602, 817, 827
Rathgen, G. H. 225
Redel, D. A. 56, 59, 62
Reifert, B. 397
Reinecke, A. 840
Reinecke, M. 399, 401, 419
Reinhard, H. 98
Reinhardt, M. 610
Reinold, E. 570
Reinthaller, A. 838, 853
Rembold, U. 296
Rempen, A. 169, 493
Reusch, K. 634, 672
Richter, D. 1065, 1089
Riedel, H.-H. 850, 1016
Riedewald, S. 51
Riehl-Emde, A. 1089
Riehm, S. 586
Rimbach, S. 901
Ringler, M. 315, 1078, 1090
Riss, P. 384, 788, 853, 1126
Ritzerfeld, W. 218
Röckelein, G. 359
Roediger, B. 1041
Roemer, V. M. 317, 346
Rohde, E. 552
Ronay, G. 726
Roos, Th. 566
Roschmann, E. 1037
Rosenbaum, P. 940
Rosenbusch, B. 837, 847, 895
Rosenthal, H. 581, 614, 700
Rothenaicher, M. 890, 897

Rotta, F. 370
Rotte, K. 622
Rudelstorfer, R. 94
Rück, A. 734
Rücker, K. J. 436
Rühle, W. 86
Ruffing-Kullmann, B. 547, 551
Rummel, H. H. 643, 702
Runnebaum, B. 166, 334, 457, 863, 937, 945, 952, 1000, 1059, 1061
Rutt, Th. 574

Sadoghi, H. 437
Safar, P. 377
Saftig, M. 129
Saling, E. 51, 95
Salzer, H. 617
Sandner, R. 882, 1131
Sandow, J. 1038
Sandt, M. van de 443
Sasse, V. 847, 895
Sauerbrei, W. 627
Scarfi, A. 720
Schachner-Wünschmann, E. 741
Schäfer, A. 171, 174, 185, 193, 544
Schäfer, D. 424, 436
Schär, G. 748, 751
Schaetzing, A. 546
Schaller, G. 361, 1077
Schander, K. 129, 215, 440
Scharl, A. 229, 359, 548, 699
Schauer, A. 534
Scheele, M. 678
Scheffler, A. 1069
Scheiber, T. 216, 666
Scheidel, P. 404, 609, 1119
Scheit, S. 524
Schenck, U. 547, 551
Schieder, K. 600, 635
Schieren, G. 262
Schillinger, H. 76, 491, 596, 697
Schindler, A. E. 389, 524, 683, 743, 1006
Schindler, E. M. 683
Schirrmacher, V. 631
Schiweck, H. 1018
Schläfke, J. 981
Schlebusch, H. 1039, 1041
Schleich, H. 646
Schlembach, U. 283
Schlensker, K.-H. 66, 441, 548
Schlief, R. 443
Schlößer, H. W. 1025
Schloßhauer, P. 662
Schlotfeldt, T. 935, 980
Schmiady, H. 862
Schmid, H. 636, 730, 741
Schmidt, C. 726
Schmidt, G. 386
Schmidt, S. 81, 494
Schmidt, W. 53, 55, 78, 86, 124, 714, 771

Schmidt-Matthiesen, H. 957
Schmidt-Rhode, P. 213
Schmitt, W. 429
Schmon, B. 990
Schmutzler, R. K. 237
Schneider, A. 495
Schneider, H. P. G. 220, 223, 280, 395, 941, 959, 963
Schneider, K. 399, 401
Schneider, K. T. M. 63, 82, 240, 250
Schnürch, H.-G. 555, 561
Scholz, Ch. 663, 1070
Schonlau, H. 236, 337
Schorsch, M. 209
Schrader, I. 346
Schramm, Th. 138, 368, 1077
Schreiner, W. E. 370, 557, 576, 577, 787, 1133
Schröder, H. 358
Schröder, T. 119, 330, 331
Schubring, Ch. 310
Schünemann, H. 727
Schürmann, R. 89, 768, 776
Schüßler, B. 300, 746, 773, 792
Schuhmann, R. 139
Schulz, C. 983
Schulz, K.-D. 213, 734
Schulz, U. 943
Schulz-Wendtland, R. 10, 689
Schulze-Tollert, J. 231, 775
Schumacher, A. 869
Schumacher, Th. 683
Schumann, R. 80
Schurz, B. 570, 965, 966
Schuth, W. 14, 1088
Schwartländer, B. 174
Schwarzenau, E. 632
Schwenzer, C. 758
Schwenzer, Th. 758
Schweppe, K.-W. 941
Schwörer, D. 478, 582
Seelbach-Göbel, B. 493
Seitz, R.-Chr. 102, 140, 142
Seitzer, D. 667
Semle, P. 576, 1133
Semm, K. 19, 379, 439, 564, 858
Seoudy, A. 309
Seufert, R. 228, 530, 614, 766, 1123
Sevelda, P. 617
Siebzehnrübl, E. 841
Siekmann, U. 91, 1104, 1132
Simon, W. E. 529, 618, 701
Singer, H. 61
Singh, S. 658
Sir-Petermann, T. 993
Sirakov, M. 1008
Sivridis, E. 536
Skalitzki, M. 463
Sohn, Ch. 227, 262
Soliman, I. 237

1142

Somville, Th.   60, 288
Soost, H.-J.   547, 551
Spätling, L.   24, 75, 118, 119, 330, 331, 446
Speckin, G.   701
Speer, Ch. P.   824
Spengler-Schulz, G.   1037
Spiegel, G.   159, 645
Spingler, H.   442
Spitz, C.   478
Spitzer, D.   458
Springer, F.   763
Staehler, G.   496
Stange, J.   1013
Stauber, M.   374, 1047, 1077
Stauch, G.   578
Staudach, A.   308, 458
Steck, Th.   445, 854
Steger, G.   233
Stegmeier, K.   357
Stegmüller, M.   484, 1017
Steil, B.   713
Stein, P.   764
Steinau, H.-U.   901
Steiner, M.   328
Steiner, R.   370, 557, 1089
Steinhoff, M.   729
Stelzer, E.   54
Stepp, K.   819
Sterzik, K.   837, 847, 871, 895, 1032
Stettner, H.   624
Steyer, M.   9, 382
Stichel, W.   1013
Stickelmann, P.   553, 819
Stieber, P.   565, 638
Stille, A.   440
Stoll, P.   564
Stolz, M.   98
Stolz, W.   98, 108, 569
Stolz,W.   1057
Stopfkuchen, H.   211
Storz, A.   618
Stoz, F.   282
Strasser, G.   782
Strauch, D.   9
Strittmatter, H. J.   784
Strobel, E.   319
Strowitzki, T.   69, 157
Stumpf, Ch.   236, 337
Sunder-Plassmann, G.   233
Swain, S.   669
Szabó, D. G.   851
Szepesi, T.   673

Tamussino, K.   770
Tatra, G.   567, 838, 851
Teichmann, A. T.   369, 824
Temple, H. de   1088
Terinde, R.   87, 96, 99
Tesseraux, M.   118, 550
Teufel, G.   1124

Tews, G.   121, 425, 437
Than, G. N.   851
Theobald, M.   490
Thyselius, D.   610
Todorow, S.   841
Tötsch, M.   130
Torsten, U.   386
Trams, G.   214, 701
Trost, D.   740
Tschada, R.   255, 256, 257
Tschahargane, C.   714
Tscherne, G.   488
Tulusan, A. H.   610, 726
Twes, G.   302
Tyka, W.   91

Uem, J. van   841
Ulmer, H. U.   679
Ulsenheimer, K.   1094
Umbach, G. E.   689
Unger, M.   171, 544
Untch, M.   722, 724
Unteregger, B.   108
Unteregger, G.   656
Urbancsek, J.   863
Urdl, W.   298, 990, 1055

Vaczi, L.   717
Vavra, N.   525
Ven, H. van der   840, 843, 845, 899, 1039, 1041
Vering, A.   484, 1017
Versmold, H.   295
Vierbuchen, M.   699
Vocks, M.   185
Völklein, K.   133
Völksen, M.   369, 602
Vogt, A.   263
Voigt, H. J.   61, 113
Volk, M.   435, 663
Volkert, H. R.   547
Voss, A.   449

Wachter, I.   305, 448, 461, 615
Wagner, U.   1039, 1041
Wahn, U.   185
Waibel, S.   585
Walcher, W.   1055, 1072
Waldhör, C.   638
Waldschütz, E.   311
Wallwiener, D.   418, 549, 901, 1057
Walter, I.   481
Walz, K.-A.   532
Weber, F.   672
Weber, W.   994
Weghaupt, K.   525
Wehkamp, K. H.   1069
Wehowsky, St.   920
Weikel, W.   581, 614, 700
Weinerowski, P.   694

Weingart-Jesse, B.   768
Weiss, E.   92
Weiss, P. A. M.   278, 279
Weissenbacher, E. R.   193, 305, 448, 461, 463
Weitzel, H.-K.   216, 333, 386, 619, 709
Welker, B. G.   893
Welsch, H.   321
Wenderlein, J. M.   296
Wenzl, R.   570
Werner, A.   475, 483, 899
Werner, E.   310
Wessel, J.   1075
Westerburg, A.   435
Westhof, G.   1027
Westhof, K. F.   1027
Wetzel, E.   865
Wetzel, V.   865
Weyerstahl, Th.   713
Widmann, N.   255
Wieacker, P.   1010
Wieczorek, A.   452
Wiedemann, R.   157, 404, 877, 882, 1131
Wiesinger, H.   404
Wiest, W.   646
Wight, E.   787
Wildt, L.   485, 486, 629, 841, 993, 1022
Wilhelm, C.   231
Wilhelm, Ch.   491, 596
Wilke, G.   427
Wilken, H.   473, 552
Windemuth, W.   553
Winkhaus, I.   441
Winter, R.   161, 620
Wirsching, R.   300

Wischnik, A.   101, 340, 357, 378, 968, 1074
Wisiak, U. V.   1072
Wisser, J.   69, 116, 295
Wittek, S.   416
Wörner, H.   118
Wolf, A.   282, 416, 432, 895, 1032
Wolf, H.   755
Wolff, F.   54, 226, 229, 284, 289, 1115
Wolff, J.   114
Wollein, M.   779
Wollny, B.   304
Würfel, W.   442, 854, 890, 981
Würz, H.   699, 967
Wulf, K.-H.   40
Wunderer, G.   481
Wuttke, W.   369, 427

Zahradnik, H. P.   14, 977
Zalasa, J.   596
Zang, K. D.   1062
Zapf, R.   215
Zempleni, J.   354
Zerega, G. S. di   1027
Zerres, K.   129
Zeuner, W.   504
Zieger, G.   464
Zieger, W.   378, 968
Zielberg, R.   211
Zimmermann, G.   994
Zippe, M.   556
Zorr, B.   185
Zourlas, P. A.   217
Zowislo, B.   159
Zwirner, M.   1006

Sachverzeichnis

A. arcuata, siehe Doppler-Flowmetrie
A. uterina, siehe Doppler-Flowmetrie
Abdominale Hysterektomie 379, 382
Abdominale versus transvaginale Punktion,
  IVF 890
Abort, Chlamydien 218
– habitueller 163
– HLA-Antigene 149, 159
– Immunologie 159, 163, 165, 166
– immunologische Ursachen 149
– Immuntherapie 159
– Infektionen 200
– spontan 169
Acetylsalicylsäure, Plazenta 358
Adaptation, postpartale 352
Adhäsiologie 374
Adipositas 952
ADJUMED, EDV 1133
Adjuvante Chemotherapie, Ovarialkarzinom
  622, 624
Adnextumoren, Computertomographie 368
– Kernspintomographie 368
– Ultraschall 368, 369
Adoleszentengynäkologie, Ovarialtumoren
  615
– Ultraschall 116
Adoleszenz 1008
– Vulvatumoren 532
Adrenoceptoren, Hypertonie 244
– Präeklampsie 244
Aengste, präoperativ 1063
AIDS, Epidemiologie 173
– Klinik 173
AIDS und Frauen, multizentrische Studie
  188
AIDS/HIV-Infektionen 193
Aktinomykose, Tuboovarialabszess 464
Alter, Operationsrisiken 957
Altersbedingte Veränderungen, Endometrium
  868
Amenorrhoe, hypogonadotrope 931
Amnioninfektionssyndrom 211
– CRP (C-reaktives Protein) 213
– Humanimmunglobulin 211
Amnioninfektion 824
Amniozentese, Alpha-Fetoprotein 124, 126
– psychische Verarbeitung 1069

Anämie, Fetaltherapie 138
Androgenisierung, Cyproteronazetat 985
Andrologie, IVF 850
Anhydramnie, Ultraschall 113
Antefixation, Laparoskopie 373
Anthropologie 920
Antiandrogene, Chormadinonazetat 926
– Cyproteronazetat 926
– Megestrolazetat 926
Antibiotika, postoperativ 449
– prophylaktisch 449
– septischer Schock 801
Antigene, Cytosol-assoziierte bei Ovarial-
  karzinom 645
– Sediment-assoziierte bei Ovarialkarzinom
  645
Antigestagene 926, 929, 930
– RU486 926
– ZK98299 926
– ZK98734 926
Antihormonbindung, Mammakarzinom
  741
Antihormone 926
– Mammakarzinom 736, 737, 739, 740
Antikörper, Endometrium 1036
– Sperma 1036
– Zervix 1036
Antioestrogene 926
– Clomiphen 926
– Tamoxifen 926
Antiprogesteron, Mammakarzinom 736
Aromatase, Mammakarzinom 660
Arrhythmie, fetal 60
Arrhythmien, Fetaltherapie 61
Arthropathia climacterica 966
Artifizielle Insemination 1092
Arztbriefe, EDV 1123, 1124
Aszites, Cholesterin-Konzentration 480
– gynäkologische Tumoren 480
– künstlicher 372
– Laparoskopie 372
– T-Kinin 481
Atriales natriuretisches Peptid, Schwanger-
  schaft 360

β-Endorphine, diurnale Rhythmik 1024
– GnRH-Analoga 1025

β-Interferon, CIN   550
Balneologie   6
Begutachtung   1094
Behandlungsergebnisse, Vulvakarzinom   513
Betabactyl   452
Bewegungen, fetale   53
"Bild der Frau"   916
Blasenfunktion, nach Radikaloperationen
   770
Blasenfunktionsstörungen, nach Radikal-
   operationen   771
– siehe auch Miktionsstörungen
Blasensprung, vorzeitiger   211, 824
Blasentraining, nach Radikaloperationen
   773
Blaudia, EDV   1119
Blutdruckmessung, Schwangerschaft   23
Blutfluß, uteroplazentar   63
Blutgasanalyse, sub partu   80, 81
Blutgerinnung, Desogestrel   1006
– Schwangerschaftshochdruck   250
Borderline-Tumoren   588
– Ovarialkarzinom   600
– Ovarialtumoren   610
Brusterhaltende Operation, Lokalrezidive
   714
– Mammakarzinom   713
Buserelin, IVF   865
– Kontrazeption   1010
– LH-RH-Analoga   941
– Mammakarzinom   743
– Turner-Syndrom   943

C-reaktives Protein   824
CA 15-3, Mammakarzinom   666, 674, 678
CA-125, Immunszintigraphie   487
– Ovarialkarzinom   636, 637, 638
– Zyklus   485
Carcino-embryonales Antigen, siehe CEA
CEA, Mammakarzinom   674, 678
– Zervixkarzinom   565
CEA (Carcino-embryonales Antigen)   486
Cefotaxim   450
Cefotetan   449
Ceftriaxon   450
Cerclage   316
Cervix, siehe Zervix
Cervix uteri, Non-Hodgkin-Lymphom   553
– Zytologie   539
Chemosensibilität   475
Chemotherapie, Borderline-Tumoren   610
– Erleben Krebspatient   1088
– intraperitoneal   483
– Mammakarzinom   730, 731, 733
– Novantron bei Ovarialkarzinom   632
– Ovarialkarzinom   622, 624
– subjektive Wahrnehmung   1088
– Treosulfan bei Ovarialkarzinom   628
Chirurgie, gynäkologische   19, 367 ff

Chlamydien, Abort   218
– Endometrium   457
– Laborparameter   458
– Schwangerschaft   217
– Sterilität   457
Chlormadinonazetat   926
Cholesterin-Konzentration, Aszites   480
Choriokarzinom, HCG   490
– Trophoblasttumoren   490
Chorionzottenbiopsie   123
– psychische Verarbeitung   1069
Christliche Ethik   908
Chromosomenanalyse, Eizellen   837
CIN, β-Interferon   550
– falsch negative Befunde   551
– HIV   544
– HPV   541
– HPV-Viren   543, 564
– Sexualverhalten   552
– Verlaufsbeobachtungen   547
– Verlaufskontrolle   541
– Zervixzytologie   544
Clomiphen   926
– Gonadotropine   1028
– IVF   863
– Pseudogravidität   1030
CO_2-Gastherapie   9
Collumkarzinom, siehe Zervixkarzinom
Computer, Urodynamik   764
Computertomographie, Adnextumoren   368
– Zervixkarzinom   556
CRP (C-reaktives Protein), Amnioninfek-
   tionssyndrom   213
CTG, Doppler-Flowmetrie   86
Curettage, diagnostische   384
Cyclophosphamid, Mammakarzinom   733
Cyproteronazetat   926
– Androgenisierung   985

Danazol, Endometriose   937
dBASE-III, EDV   1111
Decapeptyl   935
– IVF   860, 862
– LH-RH-Analoga   945
– Polycystisches-Ovar-Syndrom
   (PCO-Syndrom)   988
– Uterus myomatosus   945
Dermoid, Ultraschall   596
Desmosomen, Mammakarzinom   662
Desogestrel, Blutgerinnung   1006
– Kontrazeption   1000, 1005
Deszensus, Urodynamik   783
Dextran   821
Dezidua, Hofbauerzellen   171
– Immunologie   170
– lymphoretikuläre Zellen   170
DHEAS, Sterilität   1061
Diabetes, Doppler-Flowmetrie   89
– Fertilität   280

Diabetes und Schwangerschaft, Behandlungs-
  ergebnisse 289
- C-Peptidkonzentration 284
- Cortisol 272
- Diät 279
- Entbindungsmodus 266
- Fehlbildungen 266, 285
- Fruchtwasser 284
- Fructosamine 283
- geburtshilfliche Betreuung 290
- Glukosetoleranztest 279, 283
- Glukosurie 272
- HbA$_{1c}$ 282
- HPL 272
- Insulinkonzentration 284
- Insulintherapie 272, 279
- internistische Aspekte 272
- Makrosomie 282
- Mikroangiopathie 272
- perinatale Mortalität 266, 272, 285
- Phosphatidylglycerol 285
- prospektives Risiko 278
- Risikofaktoren 290
- Vererbung 272
Diagnosesystem, EDV 1122
Diagnostik, pränatal 1069, 1070
Diagnostische Curettage 384
Diaphragmaplastik, Miktionsstörungen
  788
Digitalisierung, transplazentar 133
Dignitätsbeurteilung des Ovars, Ultraschall
  596
Diurnale Rhythmik, β-Endorphine 1024
DNS, Mammakarzinom 661
- Ovarialkarzinom 643
DNS-Histogramm, Ovarialtumoren 614
Dokumentation, EDV 1119
- wissenschaftliche 1104ff, 1119
Dokumentationssystem, EDV 1114
- Geburten 1114, 1115
Donation, fetaler Organe 908
Dopamin-Agonisten 926
Doppler-Flowmetrie 87, 95
- A. arcuata 94
- A. uterina 94
- CTG 86
- Diabetes 89
- Hämodilution 91
- IUGR 96, 98, 99
- Magnesium 101
- Mehrlinge 99
- Plazentainsuffizienz 98
- Rhesus-Inkompatibilität 102
- Screening 92
Duplexscanner, Stresstest 82
Durchblutungsmessung, Mammatumoren
  697
Dysgerminome 588
- Ultraschall 596

Dysmenorrhoe, Endometriose 14
- Jugendliche 14

Echokardiographie, fetal 56, 62
EDV, ADJUMED 1133
- Arztbriefe 1123, 1124
- Blaudia 1119
- dBASE-III 1111
- Diagnosesystem 1122
- Geburten-Dokumentations-System 1114
- gynäkologische Infektionen 1132
- ISRA/R 1129
- IVF 1131
- Krankenblatt 1115
- MEDAU 1104, 1107
- Medikamentenberatung 1120
- PERGYN 1104, 1107
- pränatale Diagnostik 1121
- Qualitätssicherung 1125
- Tumorkranke 1124
- Vulvadokumentation 1126
- wissenschaftliche Dokumentation 1104ff,
  1119
EGF (Epidermal Growth Factor), Mamma-
  karzinom 669
Eileiter, endoskopische Diagnostik 418
- funktionelle Morphologie 391, 443, 445,
  447
- Mikrochirurgie 405
- Prostanoide 397
Eileiterschwangerschaft, Diagnose 425
- Endokrinologie 427
- Ergebnisse der konservierenden Behand-
  lung 416
- konservierende Behandlung 409
- Laparoskopie 439
- laparoskopisch-vaginale Operation 437
- Methotrexat 435
- Mikrochirurgie 3, 405, 409
- nach Anastomose 436
- nach Fibrinklebung 436
- nach Sterilisierung 434
- Pelviskopie 439
- postoperative Fertilität 429, 430
- Therapie mit Prostaglandinen 413
- Tubenwand 404
- Ultraschall 427
- Zytogenetik 424
Eizellen, Chromosomenanalyse 837
- Kaninchen 843
- Kryokonservierung 840, 841, 843, 845
- Oozyten 840
Elektrochirurgie, Vulvakarzinom 525
Elektrotherapie, nach Diaphragmaplastik
  788
- perkutane 525
Embolisation, blutendes Zervixkarzinom
  563
Embryonenforschung 1092

Embryotransfer, intratubar 883
Endodermale Sinustumoren 588
Endokrinologie, Eileiterschwangerschaft
 427
Endometriose, Buserelin 941
– Danazol 937
– Dysmenorrhoe 14
– Gestrinon 937
– GnRH-Analoga 937
– LH-RH-Analoga 940
– Ultraschall 596
– Zoladex 940
Endometrium, altersbedingte Veränderungen
 868
– Chlamydien 457
– Hormonrezeptoren 1019, 586
– immunaktive Zellen 875
– Implantationsbereitschaft 871
– Implantationsmilieu 873
– IVF 868
– Proteinmuster 871
– Sperma-Antikörper 1036
Endometriumkarzinom 466, 491, 576
– Endozyte 575
– Hormonrezeptoren 484, 578, 581, 582, 583
– Milzmetastasen 491
– Oestrogenrezeptoren 581
– PCO-Syndrom 577
– Progesteronrezeptoren 583
– transrektale Endosonographie 574
– Ultraschall 569, 570, 572, 602
– Vaginalsonographie 569, 570, 572, 602
– Zytologie 575
Endometriumpolypen 576
Endometriumsarkom, GnRH-Analoga 585
Endometriumstruktur, IVF 893
Endosalpingiosis 5
Endoskopische Diagnostik, Eileiter 418
Endoskopische Verfahren, Sterilisation
 1016
Endosonographie, Endometriumkarzinom
 574
– transrektal 574
Endotoxin 801
Endozyte, Endometriumkarzinom 575
EPH-Gestose 24, 233, 240, 819
– siehe Gestose
Epidemiologie, Vulvakarzinom 528
Epidermal Growth Factor (EGF), Mamma-
 karzinom 669
Episiotomie, Bakteriologie 313
– Spätfolgen 315
Ethik 903, 918, 920
– christliche 908
– IVF 913
– Krebspatient 1081
– Onkologie 1081
– philosophische 918
– pränatale Diagnostik 905, 921
– Reproduktionsmedizin 913

– Schwangerschaftsabbruch 916
Ethische Sensibilität 903
EUG, siehe Eileiterschwangerschaft
– siehe Ovarialgravidität
Excimertherapie, Tumorzellen 494
Exenteration, Vaginalkarzinom 561
– Zervixkarzinom 561
Experimentelle Wundheilung 386
Extrasystolie, fetal 59
Extrauterine Gravidität (EUG), siehe
 Eileiterschwangerschaft
– siehe Ovarialgravidität
Extrauteringravidität, IVF 897
Extremitätenknochen, fetale 109

Fabry-Syndrom 129
Feinnadelbiopsie, Mamma 690
Feldstudien, orale Kontrazeptiva 1007
Fernmetastasen, Mammakarzinom 672
Fertilisation 866
Fertilität, postoperativ 427, 430
Fetale Extremitätenknochen, Ultraschall
 109
Fetale Organe, Donation 908
Fetalentwicklung, Kardiotokogramm 76
Fetales Immunsystem 146
Fetaltherapie, Anämie 138
– Arrhythmien 61
– Lungenreifung 134
– Ovarialzysten 135
– Rhesus-Inkompatibilität 139, 140, 142
– siehe pränatale Therapie
– Thyroxin 134
– transplazentare Digitalisierung 133
Fetalverhalten 51
Fetometrie, bei Türkinnen 114
Fetozid, selektiver 903, 908, 913
Fibrinklebung, Eileiterschwanger-
 schaft 419, 436
– vorzeitiger Blasensprung 215
Fibrinolyse 801
Fluor, vaginale Keime 461
Flutamid, Gonadotropine 993
Follikel, Steroidsektretion 1027
Forzeps, Sensorzange 317
Frühgeburt, Infektionen 200
Frühgeburtlichkeit, postpartales kindliches
 Befinden 230
Frühstadien, Vulvakarzinom 498, 503
Frühüberwachung, postpartale 346

Gameten, alternde 849
Gametentransfer, intratubar 877, 882
Gardnerella, Zervixzytologie 546
Geburt, Psychosomatik 1065
Geburten-Dokumentations-System, EDV
 1114
Geburtseinleitung, Zeitgeber Kind 343
Geburtshelfer, rechtliche Position 1102

Geburtshilfe, Entwicklungen 29
– HIV-Infektionen 179
– Klinikgröße 30
– operative Entwicklungen 30
– Regionalisierung 40
– Risikokonzept 40
– Sektio 30
– Zentralisation 40
Geburtsmodus, post Sektio 308
Geburtsüberwachung, Organisation 293
Geburtsvorbereitung 38
– kindliche Befindlichkeit 1074
– psychologische 1072
– Psychosomatik 1065
Gefäßwiderstand, fetal 82
Gemini, siehe Zwillinge
Genitalgefäße, Vasomotoren 496
Gerinnungsstörungen 801
Gestagen-Androgen-Ester, Spermiogense
  1038
Gestagene, Kontrazeption 1000
– Osteoporose 959
Gestationsdiabetes, siehe Diabetes und
  Schwangerschaft
Gestoden, Kontrazeption 1000, 1005
Gestose, Biomagnetik 234
– EPH-Gestose 24, 233
– Interleukin-2 227
– Zerebralfunktion 234
Gestoseprävention, Magnesium 24
Gestrinon, Endometriose 937
GIFT (Gamete Intrafallopian Transfer),
  siehe intratubarer Gametentransfer
Glücksansprüche 918
Glukokortikoide, zur Lungenreifung 70
GnRH-Agonisten 926
– Kombination mit Gonadotropinen 983
– Mammakarzinom 741
– Stimulation für IVF 853
GnRH-Analoga 926, 931, 935
– β-Endorphine 1025
– Endometriose 937
– Endometriumsarkom 585
– Mammakarzinom 744
– Ovarialkarzinom 629
– Stimulation für IVF 858
GnRH-Antagonisten 926
GnRH-Bindung, Ovarialkarzinom 649
Gonadotropine, Clomiphen 1028
– Flutamid 993
– Kombination mit GnRH-Agonisten 983
– Prolaktin 981
– Stimulation für IVF 854
Granulosazellen, Plasminogenaktivatoren
  838
Granulosazelltumoren 588
Gravidität, extrauterin 391 ff, 897
Gynäkologische Chirurgie, Wandel 19
Gynäkologische Infektionen, EDV 1132
Gynäkologische Tumoren, Aszites 480

– Hormonbehandlung 466
Gynäkologische Urologie 22, 746 ff
– Fehlbildungen 130
– pränatale Diagnose 130

Habitueller Abort, Immunologie 157, 163,
  166
– Immuntherapie 154
Hämatokrit 248
Hämodilution, Doppler-Flowmetrie 91
Hämodynamik, Hypertonie in der
  Schwangerschaft 240
Hämorheologie 248, 821
Hämorrhagischer Schock 801
HAES, Hydroxyäthylstärke 821
Hamsterova-Penetration, IVF 847
Harninkontinenz 13, 746 ff
– Methodenwahl 759
– Rezidiv 755
– siehe Stressinkontinenz
Harnstauung, Hydrationssonographie 257
– in graviditate 255, 257
Harnverhaltung, postoperative 768
– psychogene 768
HCG-HMG 931, 935
Hebamme 38
HELLP-Syndrom 250, 817
Heparin 801
– niedermolekulares 389
Histomorphologische Befunde, Zervix-
  karzinom 560
HIV, Zervixzytologie 544
HIV-Antikörper 179
HIV-Infektionen 173
– bei Kindern 185
– Geburtshilfe 179
– Stillen 193
HLA-Antigene, Abort 149, 159
HMG-HCG 931, 935
Hofbauerzellen, Dezidua 171
– Immunologie 171
Hormonbehandlung, gynäkologische
  Tumoren 466
– intravaginale 968
– Mammakarzinom 734, 735
Hormonrezeptoren 466
– Endometrium 1019, 586
– Endometriumkarzinom 484, 578, 581,
  582, 583
– Mammakarzinom 484, 699, 700, 701,
  702, 707
– Myometrium 578
– Oestradiol 1017
– Ovarialkarzinom 635
– Tamoxifen 1017
HPV, CIN 541
HPV-Viren, CIN 543, 564
– Zervixkarzinom 564
HPV-Virus, Vaginalkarzinom 478

Humanimmunglobulin, Amnioninfektions-
syndrom 211
Humorale Faktoren, Hypertonie in der
Schwangerschaft 252
Hydramnion, Gemini 297
Hydrops fetalis, Immunologie 168
Hydroxyäthylstärke (HAES) 821
4-Hydroxyandrostendion (4-OHA), Mamma-
karzinom 731
Hypertonie, Adrenoceptoren 244
– humorale Faktoren 252
– Mikrozirkulation 223, 248
– Schwangerschaft 23, 240, 244, 248, 252
Hypertonie in der Schwangerschaft 240,
244
– Blutgerinnung 250
– Hämodynamik 240
– humorale Faktoren 252
– Mikrozirkulation 223, 248
Hypogonadismus 980
Hypogonadotrope Amenorrhoe 931
Hypoxie, zerebrale 348
Hysterektomie, abdominale 379, 382
– nach Laparotomie 378
– post partum 319
– präoperativer Tastbefund 382
– vaginale 378, 379
Hysterosalpingographie 446
Hysterosalpingokontrastsonographie 443
Hysterosalpingoszintigraphie 445
Hysteroskopie, Sterilitätsbehandlung 442

Immunaktive Zellen, Endometrium 875
Immunmorphologie, Ovarialkarzinom 600
Immunologie, Abort 159, 163, 165, 166
– Dezidua 170
– habitueller Abort 157, 166
– Hofbauerzellen 171
– Hydrops fetalis 168
– mixed lymphocyte reaction 165
– Präimplantationsembryonen 161
– rosette inhibition test 165
– Schwangerschaft 146
Immunologische Barriere, Plazenta 146
Immunologische Ursachen, Abort 149
Immunsystem, fetales 146
– mütterliches 146
Immunszintigraphie, CA-125 487
– Ovarialkarzinom 606
Immuntherapie, Abort 159
– habitueller Abort 154
– Ovarialkarzinom 631
Implantationsbereitschaft, Endometrium
871
Implantationsmilieu, Endometrium 873
Infektionen, Abort 200
– Frühgeburt 200, 208, 209
– geburtshilfliche 448, 450
– gynäkologische 448, 450, 452, 460
– intrauterine 200

– intrauterine und Wehen 200
– postoperative 448
– Zervikalflora 200
Infektionen gynäkologische, EDV 1132
Inkontinenz, siehe Harninkontinenz
Inkontinenzoperationen, Diaphragmaplastik
788
– Erfolgsbeurteilung 760
– Kolposuspension 776
– Kurzarmschlingenplastik 782
– Lyoduramatte 775
– Miktions-Zysto-Urographie 783
– Miktionsstörungen 748, 754, 763, 782, 788
– Nomenklatur 780
– Pad-Test 790, 792
– perkutane Elektrotherapie 788
– präexistente Miktionsstörungen 777
– Q-Tip-Test 790
– Schlinge 774
– subjektiver Erfolg 795
– topographische Anatomie 778
– Urethraprofile 751
– Urilos-Nappy-Test 790
– Urodynamik 724, 774, 784, 790, 792, 795,
798
– vaginales Konzept 778, 779
– Zystourogramm 790, 792, 798
Inneres Genitale, Kernspintomographie
118, 119
Innervation, peptiderge 399, 401
Insemination, artifizielle 1092
– in Kombination mit Superovulation
1037
Insuffizienz, Ovar 970, 973
Intratubarer Embryotransfer 883
Intratubarer Gametentransfer (GIFT) 877,
882, 900
Intrauterine Infektionen 200
Intrauterinpessare, Kontrazeption 1013
Intravaginale Hormonbehandlung 968
Intravaginale Kultur (IVC), IVF 895
ISRA/R, EDV 1129
IUGR, siehe Doppler-Flowmetrie
– siehe intrauterine Wachstumsretardierung
– siehe Wachstumsretardierung
IVC (Intravaginale Kultur) 895
IVF 843, 845, 900
– alternde Gameten 849
– andrologische Faktoren 850
– Decapeptyl 860, 862
– EDV 1131
– Endometrium 868
– Endometriumstruktur 893
– Erfahrungen 888, 890
– Ethik 913
– Extrauteringravidität 897
– Hamsterova-Penetration 847
– intravaginale Kultur (IVC) 895
– Plazentaproteine 851
– Psychosomatik 1052

IVF
- Stimulation mit Buserelin 865
- Stimulation mit Clomiphen 863
- Stimulation mit GnRH-Agonisten 853
- Stimulation mit GnRH-Analoga 858
- Stimulation mit Gonadotropinen 854
- Stimulation mit Kortikoiden 854
- Stimulationsvorbereitung 862
- transvaginale Punktion 888, 893
- transvaginale versus abdominale Punktion 890
- transvaginaler Ultraschall 888
- Tubendurchgängigkeitsprüfung 899
- Tubenschäden 441
- Ueberstimulation 860

Jugendliche, Dysmenorrhoe 14
- Kontrazeption 1008
- Sexualverhalten 1008

Kaiserschnitt, siehe Sectio caesarea
Kaninchen, Eizellen 843
Kardiotokogramm, antepartal 76, 78
- Fetalentwicklung 76
Karzinom, Endometrium 466, 484, 491, 569, 570, 572, 574, 575, 576, 577, 578, 581, 582, 583
- Mäuse-LDH-Virus 476
- Mamma 466, 473, 484
- Ovarialkarzinom 491
- Vagina 478
- Vulva 498, 503, 504, 512, 513, 517, 523, 524, 525, 528, 529, 530
Katamnese, Mammakarzinom 651
Keime, vaginal 461
Kernspintomographie, Adnextumoren 368
- inneres Genitale 118, 119
- Mammatumoren 694
- Pelvimetrie 118
- und Vaginalultraschall 118
Ki-67, Mammakarzinom 654
Kind, Zeitgeber für Geburtseinleitung 343
Kinder, Vulvatumoren 532
Kinderwunsch, Ovarialinsuffizienz 973
Kindliche Befindlichkeit, Geburts-
vorbereitung 1074
Klimakterium 947, 952
Klinikgröße, Geburtshilfe 30
Knochenmark, Mammakarzinom 722, 724
Knochenmineralgehalt 965
Körperbewusstsein 1070
Kollegialität 1094
Kollumkarzinom, siehe Zervixkarzinom
Kolposuspension, Inkontinenzoperationen 776
- Marshall-Marchetti-Krantz 787
- Urodynamik 776, 787
Konflikte, pränatale Diagnostik 921

Konservative Behandlung, Uterus myomatosus 945
Konservierende Behandlung, Eileiter-
schwangerschaft 409
- Ergebnisse 416
Kontrazeption, Buserelin 1010
- Desogestrel 1000, 1005
- Gestagene 1000
- Gestoden 1000, 1005
- Intrauterinpessare 1013
- Jugendliche 1008
- Levonorgestrel 1000
- LH-RH-Analoga 1010
- Norgestimat 1000
- orale 1000
Kontrazeptiva, siehe orale Kontra-
zeption
Kortikoide, Stimulation für IVF 854
Kortikosteron, Mammakarzinom 704
Krankenblatt, EDV 1115
Krankheitsverarbeitung, Mammakarzinom 1089
Krebspatient, Erleben Chemotherapie 1088
- ethische Aspekte 1081
- psychologische Betreuung 1084, 1085
Kryokonservierung, Eizellen 840, 841, 843, 845
Künstliche Zeugung, Rechtsfragen 1092
Kultur, intravaginal 895
„Kunstfehler" 1094
Kurzarmschlingenplastik, Inkontinenz-
operationen 782
- Miktionsstörungen 782

Laborparameter, Chlamydien 458
Laparoskopie 19
- Antefixation 373
- Eileiterschwangerschaft 439
- künstlicher Aszites 372
- Unterbauchschmerzen 370
Laparotomie, vaginale Hysterektomie nach 378
Laser, Mammachirurgie 720
Laser-Doppler-Spektroskopie, Spermatozoen 1042
Lasertherapie, Kontakttechnik 549
- Tumorzellen 494
- Zellkultur 495
Lebensqualität, Mammakarzinom 730
Lebermetastasen, Mammakarzinom 729
- Ultraschall 729
Leihmutterschaft, Rechtsfragen 1092
Leiomyomatosis disseminata 5
Leistungssport, LH-Episoden 1032
Leukozyten 824
Levonorgestrel, Kontrazeption 1000
LH-Episoden, Leistungssport 1032
LH-Hormon (luteinisierendes Hormon), Zyklus 994

LH-RH-Analoga 466
– Buserelin 941
– Decapeptyl 945
– Endometriose 940
– Kontrazeption 1010
– Turner-Syndrom 943
Lipidstoffwechsel, Postmenopause 952
Lokalrezidive, Mammakarzinom 714
Lues, siehe Syphilis
– Zervixzytologie 546
Lungenreifung, fetale 70
– Fetaltherapie 134
Lungenversagen, akutes 801
Luteinisierendes Hormon (LH-Hormon),
 Zyklus 994
Lymphknotenmetastasen, Mammakarzinom
 670, 672
Lymphogene Metastasen, Vulvakarzinom
 529
Lymphonodektomie, Ovarialkarzinom 618
Lymphoretikuläre Zellen, Dezidua 170
Lyoduramatte, bei Inkontinenzoperationen
 775

Mäuse-LDH-Virus, menschliches Karzinom
 476
Magnesium 75
– Gestoseprävention 24
Mamma, Feinnadelbiopsie 690
– Mikrokalk 684, 689
– Ultraschall 10, 683
Mammabefunde, okkulte, Markierung 11
Mammachirurgie, Laser 720
– Reduktionsplastik 717, 719
Mammakarzinom 466
– 4-Hydroxyandrostendion (4-OHA) 731
– Antihormonbindung 741
– Antihormone 736, 737, 739, 740
– Antiprogesteron 736
– Aromatase 660
– blinde Untersuchungsschwestern 680
– brusterhaltende Operation 713, 714
– Buserelin 743
– CA15-3 666, 674, 678
– CEA 674, 678
– Chemotherapie 730, 731
– Cyclophosphamid 733
– Desmosomen 662
– DNS, quantitativ 661
– EGF (Epidermal Growth Factor) 669
– Fernmetastasen 672
– GnRH-Agonisten 741
– GnRH-Analoga 744
– Hormonbehandlung 734, 735
– Hormonrezeptoren 484, 699, 700, 701,
 702, 707
– Katamnese 651
– Ki-67 654
– Knochenmark 722, 724
– Kortikosteron 704

– Krankheitsverarbeitung 1089
– Lebensqualität 730
– Lebermetastasen 672, 678, 724, 729
– Lokalrezidive 714
– Lymphknotenmetastasen 670, 672
– Mammographie 681
– MCA 673
– Medroxyprogesteronazetat 734
– Megestrolazetat 735
– Methotrexat 733
– Mikrokarzinom 695
– Mitoxandron 733
– Multizentrizität 695, 726
– nicht palpable Befunde 681
– Oestrogenrezeptoren 701
– Onkogene 656, 658
– Osmolaritärkultur 663
– Osteocalcin (OC) 679
– plastische Chirurgie 709
– präoperativer Ultraschall 683
– Progesteronrezeptoren 700
– Prognosefaktoren 654, 667, 670, 672, 673
– psychologische Betreuung 1090
– Skelettszintigraphie 727
– Skin-Expander 716
– Sofortrekonstruktion 715, 716
– subrenaler Kapsel-Assay 473
– Suprefact 744
– Tamoxifen 737, 739, 740, 741
– Tumormarker 666, 673
– Ultraschall 687, 729
– Zellkultur 663
– Zellzyklus 651
– Zoladex 741
– Zytokeratine 662
– Zytophotometrie 651
Mammatumoren, Durchblutungsmessung
 697
– Kernspintomographie 694
– Mammographie 694
– Prognosefaktoren 697
– Ultraschall 694
Mammographie
– Mammatumoren 666ff
– Mikrokalk 689
– nicht palpable Befunde 681
– Stereotaxie 689
Marshall-Marchetti-Krantz,
 siehe Kolposuspension 787
MCA, Mammakarzinom 673
MEDAU, EDV 1104, 1107
Medikamentenberatung, EDV 1120
Medrogestron 466
Medroxyprogesteronazetat 466
– Mammakarzinom 734
Megestrolazetat 466, 926
– Mammakarzinom 735
Mehrlinge 913
– akutes Hydramnion 297, 297
– Analyse 296

Mehrlinge
- Geburtsgewicht 295
- klinischer Verlauf 295
- siehe Doppler-Flowmetrie
Melanomatose, neurokutane, Vulvamelanom
  534
„Menschenmaterial" 918
Menschenwürde, philosophische Ethik 918
Metastasen, lymphogen, Vulvakarzinom
  529
Metastasierungswege, Ovarialkarzinom 620
Methotrexat, Eileiterschwangerschaft 435
- Mammakarzinom 733
Mikrochirurgie 900
- Eileiter 405
- Eileiterschwangerschaft 3, 409
- Tubenschäden 441
Mikrokalk Mamma, Mammographie 689
- Ultraschall 684
Mikrokarzinom, Mamma 695
- Vulvakarzinom 503
Mikrozirkulation, Hypertonie in der
  Schwangerschaft 248
Miktions-Zysto-Urethrographie,
  Inkontinenzoperationen 783
Miktionsstörungen, nach Diaphragmaplastik
  788
- nach Inkontinenzoperationen 748, 754,
  763, 777
- nach Kurzarmschlingenplastik 782
- Präexistenz 777
- siehe auch Blasenfunktionsstörungen
Milzmetastasen, Endometriumkarzinom
  491
- Ovarialkarzinom 491
- Ultraschall 491
Mitoxandron, Mammakarzinom 733
Mixed lymphocyte reaction, Immunologie
  165

Morphologie, funktionell, Eileiter 391
Mortalität, in Entwicklungsländern 328
- mütterliche 321
Motilität, Spermatozoen 1042
Mütterliches Immunsystem 146
Müttersterblichkeit 321, 328
- .Entwicklungsländer 328
Multizentrizität, Mammakarzinom 695, 726
Myometrium, Hormonrezeptoren 1022
Myometrium in Schwangerschaft 357

Nabelschnurarterie 359
Nabelschnurknoten 298
Neonatologie, kongenitale Schädelimpressionen 351
- postpartale Adaptation 352
- postpartale Frühüberwachung 346
- zerebrale Hypoxie 348

Neurokutane Melanomatose, Vulvamelanom
  534
Niedermolekulares Heparin 389
Nierentransplantation, nach Schwanger-
  schaft 259
Nomenklatur, Inkontinenzoperationen 780
Non-Hodgkin-Lymphom, Cervix uteri 553
Norantron, Ovarialkarzinom 632
Norgestimat, Kontrazeption 1000
Nuclear Magnetic Resonance, Pelvimetrie
  118

OC (Osteocalcin), Mammakarzinom 679
Oestradiol, Hormonrezeptoren 1017
Oestrogene, Osteoporose 959
- Substitutionsbehandlung 963
Oestrogenrezeptoren, Endometriumkarzinom
  581, 582
- Mammakarzinom 701, 702
- Zervixkarzinom 555
Oligohydramnie, Ultraschall 113
Onkogene, Mammakarzinom 656, 658
Onkologie, Ethik 1081
Oozyten, siehe Eizellen
Operation, Eileiterschwangerschaft 409,
  437
- laparoskopisch-vaginal 437
Operationsrisiken, im Alter 957
Operative Behandlung, Ovarialkarzinom
  619
- Vulvakarzinom 504, 512, 517, 523, 524
Operative Entwicklung, Geburtshilfe 30
Operative Versorgung, Rektozele 377
Orale Kontrazeption 1000
- Feldstudien 1007
- siehe Kontrazeptiva
Osmolaritärkultur, Mammakarzinom 663
Osteocalcin (OC), Mammakarzinom 679
Osteoporose 963
- Gestagene 959
- Oestrogene 959
- Postmenopause 947
Ovarialgravidität 440
Ovarialinsuffizienz 970
- Kinderwunsch 973
Ovarialkarzinom 491
- adjuvante Chemotherapie 622, 624
- Aszites 632
- Behandlung mit GnRH-Analoga 629
- Behandlung mit Norantron 632
- Borderline-Tumoren 588, 600
- CA-125 636, 637, 638
- Chemotherapie mit Treosulfan 628
- Cytosol-assoziierte Antigene 645
- DNS 643
- fortgeschrittene Stadien 625, 627
- GnRH-Analoge 629
- GnRH-Bindung 649

Ovarialkarzinom
- Hormonrezeptoren 635
- Immunmorphologie 600
- Immunszintigraphie 606
- Immuntherapie 631
- Lymphonodektomie 618
- Metastasierungswege 620
- Milzmetastasen 491
- operative Behandlung 619
- präoperative Diagnose 609
- Prognose 634, 635
- Prognosefaktoren 645
- RNase-Enzymmuster 646
- Sediment-assoziierte Antigene 645
- Stadium I 617, 618, 622
- Tumormarker 636, 637, 638, 640
- Zellkultur 648
Ovarialtumoren, Adoleszentengynäkologie
 615
- Borderline Tumoren 610
- Chemotherapie 610
- DNS-Histogramm 614
- Ultraschall 596, 602
- Ultraschallscreening 596, 602
- Vaginalsonographie 602
Ovarialvenenthrombose, septische 827
Ovarialzysten, Fetaltherapie 135
Ovartransplantation, autologe 901
Ovulation, Progesteron 1010

Paardynamik, Sterilitätspatienten 1050
Pad-Test, Inkontinenzoperationen 790, 792
PCO-Syndrom, Endometriumkarzinom 577
PCO-Syndrom (polycystisches Ovar-
 Syndrom) 987
- Decapeptyl 988
- Stoffwechsel 990
Pelvimetrie, Kernspintomographie 118
- Nuclear Magnetic Resonance 118
Pelviskopie 19
- Eileiterschwangerschaft 439
- Unterbauchschmerzen 370
Pemphigus vulgaris, Portiozytologie 536
Peptid, atriales natriuretisches in Schwanger-
 schaft 360
Peptide, regulative 401
Peptiderge Innervation, Tube 399, 401
- Uterus 399
PERGYN, EDV 1104, 1107
Perimenopause 947, 952
- Sterilisation 926
Perinatologie 40, 354ff
Personenwürde 908
Pestizide, Seminalplasma 1039
- Spermatozoen 1041
Philosophische Ethik, Menschenwürde 918
Phosphatidylglyzerol, vorzeitiger Blasen-
 sprung 216
Plasmaviskosität 248

Plasminogenaktivatoren, Granulosazellen
 838
Plastination, Ultraschall 106
Plastische Chirurgie, Mammakarzinom 709
- Vulvakarzinom 504, 512
Plazenta, Acetylsalicylsäure 358
- Energiestoffwechsel 229
- immunologische Barriere 146
Plazentainsuffizienz 240
- Endothel 223
- fetaler Stoffwechsel 225
- geburtshilfliches Vorgehen 226
- Morphologie 220
- mütterlicher Stoffwechsel 225
- Nierendurchblutung 227
- Prostaglandine 220
- siehe Doppler-Flowmetrie
- siehe Gestose
- Tamm-Horsfall-Protein 230
- Uterusdurchblutung 227
Plazentaproteine, IVF 851
pO_2-Messung, sub partu 80, 81
Polycystisches Ovar-Syndrom (PCO-
 Syndrom) 987
- Decapeptyl 988
- Stoffwechsel 990
Polypen, Endometrium 576
Portiozytologie, Pemphigus vulgaris 536
Postmenopausaler Uterus, Ultraschall 569
Postmenopause 947, 952, 963
- Lipidstoffwechsel 952
- Osteoporose 947
Prä- und postnatales Leben 903
Präeklampsie 819
- Adrenoceptoren 244
- Gel-Elektrophorese 231
- Zwillinge 228
Präimplantationsembryo, physikalische Ein-
 flüsse 869
Präimplantationsembryonen, Immunologie
 161
Präkanzerosen, Vulvakarzinom 498
Präklimakterium 977
- siehe Prämenopause
Prämenopause 977
- siehe Präklimakterium
Pränatale Diagnostik, Alpha-Fetoprotein
 126
- Amniozentese 124
- Chorionzottenbiopsie 123
- EDV 1121
- Ethik 905, 921
- Fabry-Syndrom 129
- Fehlbildungen 121
- Konflikte 905
- konnatale Infektionen 128
- psychische Verarbeitung 1076, 1077
- Psychosomatik 1069, 1070
- Ultraschall 1076
pränatale Therapie, siehe Fetaltherapie

Präoperative Aengste 1063
Präoperative Diagnose, Ovarialkarzinom
609
Präoperativer Tastbefund, Hysterektomie
382
Primipara, alte, geburtshilfliches Management
302
Progesteron, Ovulation 1010
Progesteronrezeptoren, Endometrium-
karzinom 583
– Mammakarzinom 700
– Zervixkarzinom 555
Prognosefaktoren, Vulvakarzinom 530
Prolaktin, Gonadotropine 981
– Rezeptor 1018
Prolaps, Stressinkontinenz 746
– vaginale Operation 376
Prostaglandine, Geburtseinleitung 336, 337
– intrazervikal 336, 337, 339
– Vaginaltabletten 340
– Zervixreifung 339
Prostaglandintherapie, Eileiterschwanger-
schaft 413
Prostanoide, Eileiter 397
Proteinaseinhibitoren 801
Proteinmuster, Endometrium 871
Pseudogravidität, Clomiphen 1030
Psychische Verarbeitung, Amniozentese
1078
– Chorionzottenbiopsie 1078
– pränatale Diagnostik 1076
Psychodynamik, Urge-Inkontinenz 767
Psychologie, der Geburtsvorbereitung 1072
Psychologische Betreuung, Krebspatient
1084, 1085
– Mammakarzinom 1090
– unheilbar Kranke 1084
Psychologischer Einfluss, Ultraschall 1076
Psychosomatik, Geburt 1065
– Geburtsvorbereitung 1065
– IVF 1052
– pränatale Diagnostik 1069, 1070
– Schwangerschaft 1065
– Sterilitätspatienten 1047, 1057
Psychosozialer Hintergrund, Sterilitäts-
patienten 1055
Psychosoziales Konzept, Turner-Syn-
drom 1062
Punktion, transvaginal 888, 893
– transvaginal versus abdominal 890

Q-Tip-Test, Inkontinenzoperationen 790
Qualitätssicherung, EDV 1125

Radikaloperation, Zervixkarzinom 559
Radikaloperationen, Blasenfunktion 770
– Blasenfunktionsstörungen 771
– Blasentraining 773
– Urodynamik 771, 784
Radiologie 10

Rechtliche Position, Geburtshelfer 1102
Rechtsfragen, künstliche Zeugung 1092
– Leihmutterschaft 1092
– Reproduktionsmedizin 1092
Reduktionsplastik, Mammachirurgie 714,
717
Regionalisierung, Geburtshilfe 40
Rehabilitationsmaßnahmen, Indikationen 6
Rektozele, operative Versorgung 377
Reproduktionsmedizin 903
– Ethik 913
– Rechtsfragen 1092
– theologisch-ethische Aspekte 908
Rezeptor, Prolaktin 1018
Rhesus-Imkompatibilität, Fetaltherapie
139, 140, 142
Rhesus-Inkompatibilität, siehe Doppler-
Flowmetrie
Rhythmik, β-Endorphine 1024
– diurnale 1024
Risiken, operative, im Alter 957
Risikokonzept, Geburtshilfe 40
Risikoschwangerschaft, Oestrioltages-
rhythmik 237
Risikoschwangerschaften, Selektion 40
RNase-Enzymmuster, Ovarialkarzinom 646
Rosette inhibition test, Immunologie 165
RU 486 926

Sachverständiger 1094
Sarkom, Endometrium 585
SCC-Antigen, Zervixkarzinom 565, 566, 567
Schädelimpressionen, kongenitale 351
Schilddrüsendysfunktion, post partum 260
Schlingenoperation, Inkontinenz 774
Schock 801
– hämorrhagischer 801
– septischer 801
Schwangerenberatung 38
Schwangerschaft, Blutdruckmessung 23
– Chlamydien 217
– Hypertonie 23, 240, 244, 248
– Immunologie 146
– Psychosomatik 1065
– Vaginalflora 200
– Zervixzytologie 548
Schwangerschaftsabbruch, Ethik 916
Schwangerschaftshochdruck 23
– siehe Hypertonie in der Schwangerschaft
Schwangerschaftskomplikationen, zerebro-
vaskuläre 300
Schwangerschaftsüberwachung, Ultraschall
1076
Schwangerschaftsverdrängung 1075
Sectio caesarea, Blasenentleerung 310
– Bluttransfusion 305
– Infektion 305
– Komplikationen 309
– Periduralanästhesie 304
– Venenthrombose 311

Sektio 30
Selektion, Risikoschwangerschaften 40
Seminalplasma, Pestizide 1039
Sensorzange, siehe Forzeps
Sepsis 801
Septischer Schock, Antibiotika 801
Sexualverhalten, CIN 552
– Jugendliche 1008
Sinustumoren, endodermale 588
Skelettszintigraphie, Mammakarzinom 727
Skin-Expander, Mammakarzinom 716
Sofortrekonstruktion, Mammakarzinom
 715, 716
Sperma-Antikörper, Endometrium 1036
– Zervix 1036
Spermatozoen, Einfluss Pestizide 1041
– Laser-Doppler-Spektroskopie 1042
– Motilität 1042
Spermiogenese, Gestagen-Androgen-Ester
 1038
Spontanabort 169
Stereotaxie, Mammographie 689
Sterilisation, endoskopische Verfahren 1016
– Perimenopause 967
Sterilisierung, Eileiterschwangerschaft 434
Sterilität, Chlamydien 457
– DHEAS 1061
– Stress 1061
Sterilitätsbehandlung, Hysteroskopie 442
Sterilitätspatienten, emotionale Belastung
 1059
– Paarbeziehung 1050
– Psychosomatik 1047, 1057
– psychosozialer Hintergrund 1055
– Stress 1061
Steroidsekretion, Follikel 1027
Stimlationsvorbereitung, IVF 862
Stimulation mit Buserelin, IVF 865
Stimulation mit Clomiphen, IVF 863
Stimulation mit GnRH-Agonisten, IVF
 853
Stimulation mit GnRH-Analoga, IVF 858
Stimulation mit Gonadotropinen, IVF 854
Stimulation mit Kortikoiden, IVF 854
Stimulationstest, akustisch 54
Stoffwechsel, Polycystisches Ovar-Syndrom
 (PCO-Syndrom) 990
Strafprozess 1094
Strahlenreaktion, Vasomotoren Genital-
 gefäße 496
Strahlentherapie, Vulvakarzinom 517, 525
Stress, Sterilität 1061
– Sterilitätspatienten 1061
Stressinkontinenz, konservative Behandlung
 766
– Prolaps 746
– siehe Harninkontinenz
– Stressprofil 758
– Urethra 758
– Urodynamik 758

Streßinkontinenz, Zystourethrographie 13
Stressprofile, Stressinkontinenz 758
Stuhlinkontinenz, postpartal 300
Subrenaler Kapsel-Assay, Mammakarzinom
 473
Substitutionsbehandlung, mit Oestrogenen
 963
Superovulation, Insemination 1037
Suprefact, Mammakarzinom 744
Syphilis, siehe Lues
– Zervixzytologie 546

T-Kinin, Aszites 481
Tamoxifen 466, 926
– Hormonrezeptoren 1017
– Mammakarzinom 737, 739, 740, 741
Tampons, beim Schwimmen 463
Teratome 588
Theologisch-ethische Aspekte, Reproduk-
 tionsmedizin 908
Therapie, vaginal 968
Thermoreaktion, Vasomotoren Genital-
 gefäße 496
Thrombopenie 250
– in graviditate 829
Thromboxan, Myometrium in Schwanger-
 schaft 357
Thyroxin, Fetaltherapie 134
Tokolyse, Fenoterol 334
– fetale Herzfrequenz 333
– klinisch-chemische Parameter 331
– mütterliche Herzfrequenz 330
Toxoplasmose 263
Transrektale Endosonographie, Endo-
 metriumkarzinom 574
– Ultraschall 574
Transvaginale Punktion, IVF 888, 893
Transvaginale versus abdominale Punktion,
 IVF 890
Transvaginaler Ultraschall, IVF 888
Treosulfan, Ovarialkarzinom 628
Trichomonaden, Zervixzytologie 546
Trophoblasttumoren, Behandlungsergebnisse
 488
– Choriokarzinom 490
Tubargravidität, siehe Eileiterschwanger-
 schaft
– siehe Eileiterschwangerschaft
Tube, funktionelle Diagnostik 443, 445,
 447
– peptiderge Innervation 399, 401
– regulative Peptide 401
– siehe Eileiter
Tubenanastomose, Eileiterschwangerschaft
 436
Tubenchirurgie, Fibrinklebung 419
Tubendurchgängigkeitsprüfung, IVF 899
Tubenepithel 395

Tubenschäden, IVF 441
– Mikrochirurgie 405, 441
Tubenwand, Eileiterschwangerschaft 404
Tuboovarialabszess, Aktinomykose 464
Tuboskopie 418
Tumor-Score, Ovar 596
Tumorkranke, EDV 1124
Tumormarker, Mammakarzinom 666, 673
– Ovarialkarzinom 636, 637, 638, 640
– Zervixkarzinom 565, 566, 567
Tumorzellen, Excimertherapie 494
– Lasertherapie 494
Turner-Syndrom, Buserelin 943
– LH-RH-Analoga 943
– psychosoziales Konzept 1062

Ueberstimulation, IVF 860
Ullrich-Turner-Syndrom, siehe
   Turner-Syndrom
Ultraschall, Adnextumoren 368, 369
– Adoleszentengynäkologie 116
– Anhydramnie 113
– Dermoid 596
– Dignitätsbeurteilung des Ovars 596
– Dysgerminome 596
– Echokardiographie 56, 62
– Eileiterschwangerschaft 427
– Endometriose 596
– Endometriumkarzinom 569, 570, 572, 602
– Extremitätenknochen, fetale 109
– fetales ZNS 69
– Fetometrie bei Türkinnen 114
– Hydrationssonographie in graviditate
   257
– Lebermetastasen bei Mammakarzinom
   729
– Mamma 10, 683
– Mammakarzinom 687
– Mammatumoren 683, 687
– Mikrokalk Mamma 684
– Milzmetastasen 491
– Neuralrohrdefekte 66
– Oligohydramnie 113
– Ovarialtumoren 596, 602
– Plastination 106
– postmenopausaler Uterus 569
– pränatale Diagnostik 1076
– psychologischer Einfluss 1076
– Schwangerschaftsüberwachung 1076
– Screening Ovarialtumoren 605
– Sonoembryologie 69
– transrektale Endosonographie 574
– transvaginal bei IVF 888
– Tumor-Score Ovar 596
– uterine Blutung 493
– Vaginalsonographie 493, 569, 570, 572,
   602
– Zervixlänge 108
Ultraschallscreening, Ovarialtumoren 602,
   605

Umbilikalarterie, siehe Nabelschnurarterie
Unheilbar Kranke, psychologische Betreuung
   1084
Unterbauchschmerzen, Adhäsiolyse 374
– Laparoskopie 370
– Pelviskopie 370
Untersuchungsschwestern, blinde, Mamma-
   karzinom 680
Ureterverletzung, Risiken 785
Urethra, Stressinkontinenz758
Urethraprofile, Inkontinenzoperationen
   751
Urge-Inkontinenz, Psychodynamik 767
Urilos-Nappy-Test, Inkontinenzoperationen
   790
Urodynamik, Computer 764
– Deszensus 783
– einfache Verfahren 790
– nach Inkontinenzoperationen 751, 774,
   784, 790, 792, 795, 798
– nach Kolposuspension 776, 787
– nach Radikaloperationen 771, 784
– nach Schlingenoperation 774
– Pad-Test 792
– Stressinkontinenz 758
Urologie, gynäkologische 22, 746 ff
Uterine Blutung, Ultraschall 493
Uteroplazentarer Blutfluss 63
Uterus, peptiderge Innervation 399
– postmenopausal 569
Uterus myomatosus, Decapeptyl 945
– konservative Behandlung 945

Vaginale Hysterektomie 379
– nach Laparotomie 378
Vaginale Keime, Fluor 461
Vaginale Operation, Prolaps 376
Vaginale Therapie 968
Vaginalflora, Schwangerschaft 200
Vaginalkarzinom, Exenteration 561
– HPV-Virus 478
Vaginalkeime, Zytologie 539
Vaginalsonographie, Endometriumkarzinom
   569, 570, 572, 602
– Ovarialtumoren 602
– Ultraschall 493, 569, 570, 572, 602
Vaginalultraschall, und Kernspintomographie
   118
Varicosis, in graviditate 262
Vasomotoren Genitalgefäße, Strahlen-
   reaktion 496
– Thermoreaktion 496
Verantwortung 920
Verlaufskontrolle CIN 541
Vitamine, Fett 354
– Schwangerschaft 354
Vorzeitiger Blasensprung 211
– Fibrinklebung 215
– konservatives Vorgehen 214

Vorzeitiger Blasensprung
– Phosphatidylglyzerol   216
Vulvadokumentation, EDV   1126
Vulvakarzinom, Behandlungsergebnisse   513
– Elektrochirurgie   525
– Entwicklungen   524
– Epidemiologie   528
– Frühstadien   498, 503
– lymphogene Metastasen   529
– Mikrokarzinom   503
– operative Behandlung   504, 512, 517, 523, 524
– plastische Chirurgie   504, 512
– Präkanzerosen   498
– Prognosefaktoren   530
– Strahlentherapie   517, 525
Vulvamelanom, neurokutane Melanomatose   534
Vulvatumoren, Adoleszenz   532
– Kinder   532

Wachstumsretardierung, intrauterin (IUGR)   55
– intrauterine (IUGR)   55
Wandel gynäkologischer Chirurgie   19
Wehen, und intrauterine Infektionen   200
Weiblichkeit   916
Wissenschaftliche Dokumentation, EDV   1104 ff, 1119
Wundheilung, experimentell   386

Zeitgeber Kind, Geburtseinleitung   343
Zellen, immunaktive   875
Zellkultur, Lasertherapie   495
– Mammakarzinom   663
– Ovarialkarzinom   648
Zellzyklus, Mammakarzinom   651
Zentralisation, Geburtshilfe   40
Zervikalflora, Infektionen   209
Zervix, Sperma-Antikörper   1036
Zervixkarzinom, CEA   565
– Computertomographie   556
– Exenteration   561
– histomorphologische Befunde   560
– HPV-Viren   564
– Oestrogenrezeptoren   555
– perkutane Embolisation   563
– Progesteronrezeptoren   555
– Radikaloperation   559
– SCC-Antigen   565, 566, 567
– Stadium I-Verlauf   557
– Tumormarker   565, 566, 567
Zervixlänge, Ultraschall   108
Zervixreifung, Antigestagene   341
Zervixzytologie, falsch negative Befunde   551
– Gardnerella   546
– HIV   544
– Lues   546
– Non-Hodgkin-Lymphom   553
– Schwangerschaft   548
– Syphilis   546
– Trichomonaden   546
Zivilprozess   1094
ZK98299   926
ZK98734   926
Zoladex, Endometriose   940
– Mammakarzinom   741
Zwillinge, Präeklampsie   228
Zyklus, CA-125   485
– LH-Hormon (luteinisierendes Hormon)   994
Zystourethrogramm   13
Zystourethrographie, Streßinkontinenz   13
Zystourogramm   13, 790
– Inkontinenzoperationen   790, 792, 798
Zytogenetik, Eileiterschwangerschaft   424
Zytokeratine, Mammakarzinom   662
– Schwangerschaft   361
Zytologie, Cervix uteri   539, 544
– Endometriumkarzinom   575
– Portio   536
– Vaginalkeime   539
Zytophotometrie, Mammakarzinom   651